カラー版 国際診療のための
内科アトラス大事典

編集
ユーサティーン／フェレンチック
メイヨー Jr.／スミス／チャムリー

総監訳
小林裕幸／徳田安春／渡辺重行

西村書店

The Color Atlas of Internal Medicine

Editors

Richard P. Usatine, MD
Professor, Family and Community Medicine
Professor, Dermatology and Cutaneous Surgery
Assistant Director, Medical Humanities Education
University of Texas Health Science Center at San Antonio
Medical Director, Skin Clinic, University Health System
San Antonio, Texas, USA

Gary Ferenchick, MD, MS
Professor of Internal Medicine
Division Chief, General Medicine
Internal Medicine Clerkship Director
Michigan State University, College of Human Medicine
East Lansing, Michigan, USA

E. J. Mayeaux, Jr., MD
Professor and Chairman, Department of Family and Preventive Medicine
Professor of Obstetrics and Gynecology
University of South Carolina School of Medicine
Columbia, South Carolina, USA

Mindy A. Smith, MD, MS
Clinical Professor
Department of Family Medicine
Michigan State University
East Lansing, Michigan, USA

Heidi S. Chumley, MD
Executive Dean and Chief Academic Officer
American University of the Caribbean

Original edition copyright © 2015 by McGraw-Hill Education.
All rights reserved.

Japanese edition copyright © 2019 by Nishimura Co., Ltd.
Japanese translation rights arranged with McGraw-Hill Global Education Holdings, LLC
through Japan UNI Agency, Inc., Tokyo
All rights reserved.
Printed and bound in Japan

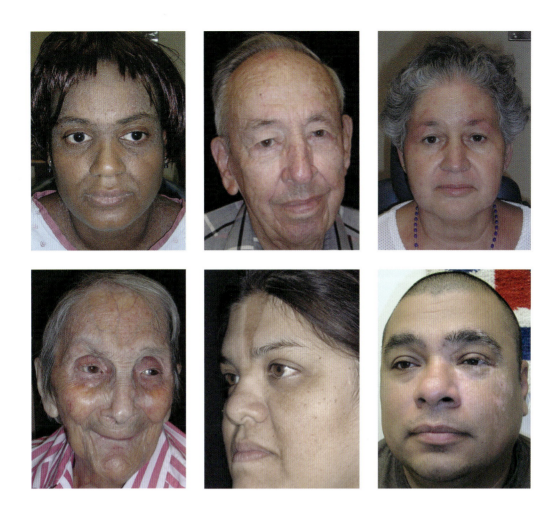

この本を，医学の研究と臨床の発展のため，私利私欲を捨て自分の病気やその苦悩を世界に向けて開示，掲載することを了解してくださったすべての患者さんに捧げる。彼らが彼らの病像を私たちに託してくれたことは，大変誇りであり，そして光栄なことである。患者さんは，次世代を担う医療従事者を育てることにいつも協力してくださり，私たちは，彼らからたくさんのことを学ばせていただいた。

総監訳者序文

　内科を英語であらわすと「medicine（メディスン）」と書く。また，メディスンには「医学」という意味もある。医学のうち，最も基本的で重要な部分が「内科」なのである。全人医療をベースにしながら成人での診断と治療を幅広く行うことができる診療科が，内科である。

　臨床医学の父とされるウィリアム・オスラーの時代から，最も尊敬される医師像とは，診断困難なケースでの診断の追求を懸命に行う医師たちであった。もともと生理学と病理学を研究する基礎医学者であったオスラーは，その後内科医となり，臨床医学の発展と医学教育の改革で世界的に大きな貢献をした。

　オスラーの遺志を引き継ぐ役割を果たすべく登場したのが総合内科医である。日本型の総合内科医は入院診療のみならず，救急外来と集中治療，そして外来もカバーできる守備範囲の広い医師集団である。これを，日本型ホスピタリストと我々は呼んでいる。

　総合内科または内科の医師は，世界中のメディアでしばしば取りあげられる題材にもなっている。アメリカでは『ドクター・ハウス』というテレビシリーズが人気だった。ドクター・ハウスは感染症内科と腎臓内科の両方を専門とする総合内科医である。また，周知のとおり，日本では，研修医と医師がガチンコでディスカッションする『総合診療医ドクターG』のシリーズがお茶の間でも有名である。また，近年は超高齢社会の到来によって，老年医学をカバーする内科の重要性がますます高くなってきた。さらには，インバウンド外国人の急増により医療の現場での国際化が急速に進んでいることから，これらの国際人の医療ニーズに対応できる内科医が医療現場でリスペクトを受けている。

　そんななか，大変好評のアトラスシリーズの内科版が登場した（姉妹編として小児科版もある）。超高齢および国際化の波で複雑化している現代医療のニーズに応えることができるための内科医にとって貴重なリソースである。このアトラスは，内科のなかで最も基本的でコアな部分を，写真と図解で身につけさせるものであり，真の内科医になるための海図となるだろう。そもそもわが国には画像と写真をふんだんに用いた本書のような内科の教科書が存在しないため，その価値は極めて高いと判断した。

　本書の総監訳メンバーは，筑波大学附属病院水戸地域医療教育センターを立ちあげた内科医たちである。民間病院に国立大学の教育部門を設置したいわゆる「水戸モデル」をつくった3人組である。この水戸3人組を中心とした人的ネットワークによって，情熱あふれる内科医が集結してこのアトラスを訳出してくれたのである。多忙な業務のなか，翻訳業務に携わってくださった先生方と，このアトラスを世に出すための執念と作業を持続させてくれた西村書店の編集部に心より御礼を申し上げる。

　内科医や内科・総合診療専門医，初期研修医だけでなく，臨床実習に入る前の医学生のみなさんや，メディスンをもう一度勉強したいと考えるベテラン医師の方々にも本アトラスをぜひ読んでいただきたいと思う。

小林裕幸，德田安春，渡辺重行

訳者一覧

総監訳者（五十音順）

小林　裕幸	筑波大学附属病院水戸地域医療教育センター・水戸協同病院総合診療科　副センター長／教授	
徳田　安春	群星沖縄臨床研修センター　センター長	
渡辺　重行	筑波大学附属病院水戸地域医療教育センター・水戸協同病院　センター長／教授	

監訳者（章順）

小林　裕幸	筑波大学附属病院水戸地域医療教育センター・水戸協同病院総合診療科　副センター長／教授　1-8, 52-54, 88-96, 134-139, 168-170, 189-194, 201-204 章，付録	
杉浦　好美	筑波大学医学医療系眼科　講師　9-22 章	
秋月　浩光	筑波大学附属病院水戸地域医療教育センター・水戸協同病院耳鼻咽喉科　副院長／部長　23-32 章	
鬼澤 浩司郎	筑波大学附属病院水戸地域医療教育センター・水戸協同病院歯科口腔外科　教授　33-40 章	
渡辺　重行	筑波大学附属病院水戸地域医療教育センター・水戸協同病院　センター長／教授　41-51, 125-133, 149-154, 241 章	
佐藤　浩昭	筑波大学附属病院水戸地域医療教育センター・水戸協同病院呼吸器内科　教授　55-64 章	
佐藤　匡美	筑波大学附属病院水戸地域医療教育センター・水戸協同病院消化器内科　部長　65-77 章	
錦　　健太	大場内科クリニック　副院長　78-87 章	
千野　裕介	筑波大学附属病院水戸地域医療教育センター・水戸協同病院膠原病リウマチ内科　講師　97, 99-101, 113 章	
万本　健生	筑波大学附属病院水戸地域医療教育センター・水戸協同病院整形外科　准教授　98, 102-112, 206-211 章	
徳田　安春	群星沖縄臨床研修センター　センター長　114-124, 140-148, 155-167, 171-174, 205 章	
長谷川 隆一	獨協医科大学埼玉医療センター集中治療科　175-184 章	
木下　賢輔	筑波大学附属病院水戸地域医療教育センター・水戸協同病院総合診療科　講師　185-188, 195-200 章	
矢野　晴美	国際医療福祉大学医学教育統括センター　教授　212-218 章	
野牛　宏晃	筑波大学附属病院水戸地域医療教育センター・水戸協同病院内分泌代謝・糖尿病内科　教授　219-229 章	
織田　彰子	筑波大学附属病院水戸地域医療教育センター・水戸協同病院神経内科　講師　230-235 章	
金井　貴夫	東千葉メディカルセンター総合診療科　科長　236-240 章	

訳者（章順）

梶　　有貴	東京大学大学院医学系研究科公共健康医学専攻　1-5 章	
木村　紀志	筑波大学附属病院総合診療科　6 章	
川嶋　久恵	筑波大学附属病院消化器外科　7, 8 章	
長崎　一哉	筑波大学附属病院水戸地域医療教育センター・水戸協同病院総合診療科　9-22 章	
秋月　浩光	筑波大学附属病院水戸地域医療教育センター・水戸協同病院耳鼻咽喉科　副院長／部長　23-32 章	
鬼澤 浩司郎	筑波大学附属病院水戸地域医療教育センター・水戸協同病院歯科口腔外科　教授　33-40 章	
小島　栄治	筑波大学附属病院水戸地域医療教育センター・水戸協同病院循環器内科　科長　41-51 章	
髙見澤 重賢	東京ベイ・浦安市川医療センター総合内科　52-54 章	
佐藤　浩昭	筑波大学附属病院水戸地域医療教育センター・水戸協同病院呼吸器内科　教授　55-57 章	
籠橋　克紀	筑波大学附属病院水戸地域医療教育センター・水戸協同病院呼吸器内科　准教授　58-61 章	
大原　　元	筑波大学附属病院水戸地域医療教育センター・水戸協同病院呼吸器内科　部長　62-64 章	
吉井　雅美	済生会宇都宮病院神経内科　65-71 章	

片山　皓太	白河総合診療アカデミー　72-77 章
入山　大希	順天堂大学医学部附属浦安病院救急診療科　78-82 章
鈴木　秀鷹	武蔵野赤十字病院救命救急科　83-87 章
児玉 祐希子	筑波大学附属病院水戸地域医療教育センター・水戸協同病院総合診療科　88-92 章
足立　結華	筑波大学附属病院産婦人科　93-96 章
髙木　雅生	順天堂大学医学部附属順天堂医院総合診療科　97, 99-101, 113 章
万本　健生	筑波大学附属病院水戸地域医療教育センター・水戸協同病院整形外科　准教授　98 章
辰村　正紀	筑波大学附属病院水戸地域医療教育センター・水戸協同病院整形外科　講師　102, 103 章
都丸　洋平	筑波大学大学院人間総合科学研究科　104, 105 章
長谷川 隆司	筑波記念病院整形外科　106, 107 章
小川　健	筑波大学附属病院水戸地域医療教育センター・水戸協同病院整形外科　准教授　108 章
小林　彩香	筑波大学附属病院整形外科　109, 110 章
井伊　聡樹	東京医科大学茨城医療センター整形外科　助教　111, 112 章
坂本　壮	順天堂大学医学部附属練馬病院救急・集中治療科　114-124, 140-145 章
三上　哲	西麻布インターナショナルクリニック　121, 144, 145 章
佐久間 崇文	君津中央病院消化器内科　125-128 章
戒能　賢太	筑波大学大学院人間総合科学研究科　129-133 章
藤井　優尚	筑波大学附属病院水戸地域医療教育センター・水戸協同病院内分泌代謝・糖尿病内科　134-139 章
青柳　直樹	ドクターメイト株式会社　代表取締役　140-143 章
原田　拓	昭和大学病院総合診療科　助教　146-148 章
任　瑞	筑波大学附属病院総合診療科　149, 150 章
任　明夏	筑波大学附属病院総合診療科　151-154 章
高橋　宏瑞	順天堂大学医学部附属順天堂医院総合診療科　助手　155-167, 171-174, 205 章
清水　佑一	大崎市民病院耳鼻咽喉科　168-170 章
上村　公介	慶應義塾大学医学部スポーツ医学総合センター　助教　175-177 章
萩本　聡	公立陶生病院呼吸器・アレルギー疾患内科　178-180 章
三森　愛美	東京都立小児総合医療センター感染症科　181-184 章
木下　賢輔	筑波大学附属病院水戸地域医療教育センター・水戸協同病院総合診療科　講師　185 章
渡辺　重行	筑波大学附属病院水戸地域医療教育センター・水戸協同病院　センター長／教授　186, 188 章
小林　裕幸	筑波大学附属病院水戸地域医療教育センター・水戸協同病院総合診療科　副センター長／教授　187 章
大矢　和正	筑波大学大学院人間総合科学研究科　189-194 章
内田　卓郎	筑波大学附属病院水戸地域医療教育センター・水戸協同病院総合診療科　195-200 章
村上　真慧	筑波大学附属病院整形外科　201-204 章
沼田　賢治	東京ベイ・浦安市川医療センター救急集中治療科　206-211 章
鈴木　智晴	順天堂大学医学部附属浦安病院救急診療科　助手　212-218 章
熊谷　亮	筑波大学附属病院水戸地域医療教育センター・水戸協同病院内分泌代謝・糖尿病内科　219-224 章
村松　愛子	筑波大学附属病院水戸地域医療教育センター・水戸協同病院内分泌代謝・糖尿病内科　225-229 章
児玉　泰介	筑波大学附属病院水戸地域医療教育センター・水戸協同病院総合診療科　230-235 章
笹木　晋	藤田保健衛生大学救急総合内科　助教　236-238 章
金井　貴夫	東千葉メディカルセンター総合診療科　科長　236-238 章
鎌田　一宏	Lazzaro Spallanzani National Institute for Infectious Diseases　239-241 章
多田　勝重	獨協医科大学埼玉医療センター集中治療科　付録

序　文

　内科医は心血管，皮膚，内分泌，消化器，自己免疫疾患をはじめとする幅広い分野の病気に遭遇する．そのようななかで，目にみえる所見や医学的な画像を鋭意収録した，この統括的なアトラスは，診断学を学ぶうえできわめて大きな力になるであろう．これらの目的のために，2,000 を超える非常に貴重な臨床像を集め，最新で包括的な内科のアトラスを刊行できたことを誇りに思う．なかには驚嘆するような写真もあるが，すべての画像は患者さんに降りかかった様々な苦悩を読者に教えてくれることだろう．

　本書を刊行するにあたっては多くの年月と多くの人々の努力を必要とした．編集長の私にとっては，この仕事はライフワークとなった．この仕事は，私が研修医だった頃から，様々なことをメモするために白衣のポケットに入れていた小さなノートブックから始まった．その後，そのメモはカラー写真に変わっていった．医学生や研修医に医学の技と科学を教えるために，私は患者の許可のもと，臨床的に重要で貴重な所見を写真に収めるべくいつもカメラを持ち歩くようになった．私はたくさんの偉大な臨床医から影響を受けてきたが，なかでも Jimmy Hara 先生から受けた影響は絶大だった．彼は 35 mm のスライドに驚くような臨床像を撮りためていた．彼の医学の知識は百科事典なみで，それは彼が所見を写真に収めていたことによるところが大きいと感じた．すなわち，写真は他者に教えるとき，強い印象を与えることができるのである．皮膚科領域の患者さんをみるようになると，私の写真のコレクションの数は大幅に増加した．デジタル写真の出現はたくさんの新しい画像を撮りためるのにとても役に立った．

　本書は内科医や成人の医療にかかわるすべての人に向けて書かれている．医学生や研修医，皮膚科医にも非常に役立つであろう．

　さらに本書は学習や教育，実践に向け，実際の臨床像をみたいと思う人にとって最適な内容である．1 章は画像やデジタル写真を使った学習の導入編である．この本は様々な病態を，解剖学的，そして生理学的側面から論じることを主眼とした．また内科学の基本から，身体的虐待や性的虐待，女性医学，違法薬物までカバーしている．

　本書は，たくさんの画像の提示に加え，エビデンスに基づいた情報を多数記載するとともに，よくある症例の診断と治療に役立つようになっている．文章は，読みやすい簡潔な箇条書きとした．各章は，患者さんの実際の写真による症例提示から始まる．写真のキャプションはありのままの患者の状態を感じられるように工夫した．また最適な患者ケアに向け，医学の科学的側面と技巧的側面の両者を知ることができるように，「推奨度（SOR）」をなるべく多く表示した．

　刊行後も臨床の知見は日進月歩で進歩するので，巻末に示した URL を参照しつつ常に新しい知識を得るようにしてほしい．患者さんの診療に真剣に従事すると同時に，診療を楽しむことが医療従事者冥利に尽きることだと私は思う．

Richard P. Usatine

謝　辞

　多数の有能な医師，医療スタッフ，そしてカメラマンの力なくして，本書が完成することはなかった．私たちは，世界中で活躍している人々からたくさんの画像の提供を受けることができた．すべての写真には，感謝を込めて提供者の名前を付した．非常にたくさんの画像を提供してくださった方もおり，特にこれらの方々のことは，本書の冒頭（献辞）において紹介させていただいた．Paul Comeau氏は，テキサス大学ヘルスサイエンスセンターサンアントニオ校（UTHSCSA）所属の眼科領域のプロカメラマンである．彼が撮った非常に美しい眼の外観像と眼内画像の数々は，本書の眼科の章を豊かで価値あるものにしてくれた．UTHSCSAの皮膚科スタッフは，その専門的知識をもって，写真の提供のみならず広汎に及ぶ皮膚科の章の執筆と校閲にあたってくださった．ここ数年，私は幸運にも，彼らやその研修医とともに一緒に仕事をする機会を得たが，彼らは寛大にも本書に多大な貢献をしてくれた．Eric Kraus医師は同皮膚科部長であるが，特に水疱性疾患の領域のたくさんの写真を提供してくださり，また，同皮膚科所蔵のたくさんの35 mmスライドを閲覧させてくださった．Jeff Meffert医師もたくさんの章に写真を提供してくださった．ルイジアナ州のSr. Jack Resneck医師は彼の40年以上に及ぶ経験から得た35 mmスライドをスキャンし使いやすいようにして，E. J. Mayeaux, Jr.医師に提供してくださった．こうして彼の皮膚科医としての膨大な経験は私たちのアトラスに反映された．

　UTHSCSAの頭頸部部門も本書のためにたくさんの写真を提供してくださった．特に，Frank Miller医師とBlake Simpson医師には心よりお礼を申し上げたい．またニューメキシコ州のDan Stulberg医師は，皮膚科とその写真記録に情熱を燃やしておられ，本書の多くの部分に写真を提供してくださった．

　私たちの研修医にも感謝したい．彼らは多くの章の執筆に力を貸してくれた．UTHSCSAの医学生と研修医，それにミシガン州立大学のプライマリケアに関するFD（faculty development〈教員が授業内容・方法を改善し向上させる組織的な取り組みの総称〉）プログラムのフェローのみなさんも本書の完成に熱意を注ぎ，執筆と写真の収集に尽力してくれた．若い彼らの執筆を指導し，執筆者としての栄誉をともに経験することは私たちの喜びでもあった．私（Richard P. Usatine）も，まだ十分に活躍できていなかった皮膚科の医員たちが貢献してくれたことに感謝している．私たちの皮膚科クリニックや無料の福祉診療所で働いてくれている優秀な彼らと，近くで一緒に仕事ができたことは，彼らから多くを学べたということもあって，幸運な機会であった．

　共同編集者であるGary Ferenchick医師，Mindy A. Smith医師，E. J. Mayeaux, Jr.医師，Heidi S. Chumley医師の才能あふれる執筆と編纂なくして本書の完成はなかった．彼らはその長年に及ぶ臨床経験，教育経験を本アトラスの執筆のために投じてくれた．Mayeaux, Jr.医師は，特に女性の健康問題の章において氏所有のたくさんの写真を本アトラスのために提供してくれた．

　何にもまして私たちは，患者さんに感謝しなくてはならない．彼らは寛大な心を持って，自

身の写真を使用する許可を与えてくれた。個人が認識できない写真もある一方で，顔の全体像を含む容易に個人が特定できてしまうような写真もたくさんある。彼らはありのままの姿で掲載されることに同意し，承諾書にサインしてくれた。何十年も前に撮られた写真のため，書面で同意を得ることができなかった画像については，眼のところを黒く塗るなどして個人が特定できないように配慮した。もちろん，撮影の段階で口頭では使用の承諾は得ている。

本書の最後では，違法薬物などの乱用とその治療法を扱っている。この章は，サンアントニオにあるアルコールおよび薬物依存の非営利治療施設「アルファホーム」の献身的なスタッフとそこに入居する女性たちの，惜しみない貢献なくしてはつくり上げることはできなかった。UTHSCSAの医学生と教員陣は毎週2日も3日も夜間に施設を訪れ，依存症に勇敢に立ち向かいアルコールや薬物から離れるために闘っている女性たちに無償でケアを提供した。彼女たちの写真は，彼女たちの快諾により掲載させていただいている。

ここから各編集者より，一言ずつ感謝の意を表する。

私，Richard P. Usatine 医師は，本書が完成するまでずっとサポートし続けてくれた家族に感謝を捧げる。診療と教育という日々の業務の傍ら，夜中や週末には長い時間を割いて本書の執筆にあてていたが，この間もずっと家族は私を助けてくれた。本書の創造に身を投じた私を支えてくれ，私の人生に価値を加えてくれた，愛する妻，有能な息子，素敵な娘，すばらしい義理の息子，そして，すごくかわいい孫たちに深く感謝したい。

Gary Ferenchick 医師より。本書の執筆に携わったわが子の Hannah Ferenchick 医師と，息子の Jesse に感謝したい。これをきっかけに彼らは，それぞれ自分の人生の物語を書きはじめた。愛する妻 Carol にも感謝を捧げる。彼女は，私の人生が容易に進むようサポートしてくれ，私の人生の「岩盤」となってくれている。

Mindy A. Smith 医師より。最近他界した夫 Gary Crakes と娘 Jenny に感謝する。2人は，私が執筆中や校正中，言葉遣いや言い回しに苦戦しているときでも，いとわずに私の話を聞いてくれた。また，編集者としての私をサポートしてくれた同僚の Barry Weiss 医師，Mark Ebell 医師，Richard P. Usatine 医師，Suzanne Sorkin 医師，Leslie Shimp 医師に深謝する。

E. J. Mayeaux, Jr. 医師より。仕事時間の多くを割いて，かつ長時間パソコンに向かっていた自分に理解を示してくれた妻と家族に感謝する。本書を Bob（Papa Bob）Mitchell 氏に捧げたい。Papa Bob はどんな状況においてもユーモアのある見方や考え方を示し，私に人生の伴侶と幸せをもたらしてくれた。私の新しい仕事仲間であるサウスカロライナ大学医学部コロンビア校の家庭医療・予防医学講座のみなさんにも感謝を示したい。私たちは，すばらしい仕事をすることができました！

Heidi S. Chumley 医師より。私のカオスのような人生に愛と平和を与えてくれた夫 John Delzell に感謝したい。また，私に楽しみと仕事を続けていくためのやる気を与えてくれた私の子どもたち，Cullen，Sierra，David，Selene，それに Jack に感謝します。たくさんの章を担当していたこともあって，夜中まで起きて仕事をし，疲れて不機嫌になったママを，彼らは明るく励まし助けてくれました。本当にありがたかったです。

最後に，このプロジェクトの価値を信じ，その完成まで私たちを導いてくれた McGraw-Hill 社の James Shanahan 氏，Harriet Lebowitz 氏に深謝します。また，Hardik Popli 氏の本書完成までの献身的な仕事に感謝を示します。

執筆者一覧

Cathy Abbott, MD
Assistant Professor
Department of Family Medicine
Michigan State University College of Human Medicine
East Lansing, Michigan

Oliver Abela, MD
Cardiovascular Fellow
University of Nevada
School of Medicine
Las Vegas, Nevada

Anna Allred, MD
Resident Physician
Department of Neurological Surgery
University of Texas South Western Medical Center
Dallas, Texas

Osama Alsara, MD
Chief Resident
Internal medicine program
Michigan State University
East Lansing, Michigan

Hend Azhary, MD
Assistant Professor
Department of Family Medicine
Michigan State University College of Human Medicine
East Lansing, Michigan

Michael Babcock, MD
Dermatologist
Colorado Springs Dermatology Clinic
Colorado Springs, Colorado

Yoon-Soo Cindy Bae-Harboe, MD
Boston University Hospital
Medical Center Department of Dermatology
Boston, Massachusetts

James C. Barrow, MD
Clinical Assistant Professor
Department of Obstetrics and Gynecology
Louisiana State University Health Center
Shreveport, Louisiana

Ruth E. Berggren, MD
Professor of Medicine
Division of Infectious Diseases
University of Texas Health Science Center
San Antonio, Texas

Margaret L. Burks, MD
Internal Medicine Resident
Vanderbilt University Medical Center
Nashville, Tennessee

Kevin J. Carter, MD
Assistant Professor
Department of Family Medicine
Louisiana State University Health Center
Shreveport, Louisiana

Gina R. Chacon, MD
Dermatology Resident
Marshfield Clinic - Marshfield Center
Marshfield, Wisconsin

Melissa M. Chan, MD
Family Practitioner
Sutter East Bay Medical Foundation
Albany, California

Satish Chandolu, MD
Hospitalist, Sparrow Hospital
Clinical Instructor
Michigan State University
East Lansing, Michigan

Pierre Chanoine, MD
Drexel University School of Medicine
Philadelphia, Pennsylvania
St. Christopher's Hospital for Children
Philadelphia, Pennsylvania

Thomas J. Corson, DO
Emergency Medicine
Banner Health Mckee Medical Center
Loveland, Colorado

John E. Delzell, Jr., MD, MSPH
Director, Medical Student Education
Associate Professor in Division of Family Medicine
Department of Humanities, Health, and Society
Herbert Wertheim College of Medicine
Florida International University
Miami, Florida

Rowena A. DeSouza, MD
Assistant Professor
Division of Urology
University of Texas Medical School at Houston
Houston, Texas

Lucia Diaz, MD
Chief Resident
Dermatology Department
University of Texas Medical School at Houston
MD Anderson Cancer Center
Houston, Texas

Hannah Ferenchick, MD
Resident, Emergency Medicine
Detroit Receiving Hospital
Detroit, Michigan

Lindsey B. Finklea, MD
Dermatologist
San Antonio, Texas

Javier LaFontaine, DPM, MS
Chief, Podiatry Section
Central Texas Veterans Health Care System
Temple, Texas

Kelli Hejl Foulkrod, MS
Psychotherapist/Yoga Teacher
Psychology Center of Austin
Austin, Texas

Jeremy A. Franklin, MD
Director, Medical Sciences
MedImmune LLC
Lubbock, Texas

Radha Raman Murthy Gokula, MD, CMD
Geriatrician & Palliative Medicine Consultant
University of Toledo Medical Center
Assistant Professor
Department of Family Medicine
University of Toledo
Toledo, Ohio

Wanda C. Gonsalves, MD
Professor and Vice Chair
Department of Family and Community Medicine
University of Kentucky College of Medicine
Lexington, Kentucky

Venu Gourineni, MD
Cardiology fellow
Rush University Medical Center
Chicago, Illinois

Kelly Green, MD
Ophthalmology, Private Practice
Marble Falls, Texas
Clinical Assistant Professor
Department of Ophthalmology
University of Texas Health Science Center
San Antonio, Texas

Alfonso Guzman, MD
Family Physician

San Antonio, Texas

Churlson Han, MD
Assistant Professor of Internal Medicine
Michigan State University
East Lansing, Michigan

Meredith Hancock, MD
Preliminary Resident Internal Medicine
Loyola University Medical Center
Maywood, Illinois

Jimmy H. Hara, MD, FAAFP
Professor of Clinical Family Medicine
David Geffen School of Medicine at UCLA
Los Angeles, California

David Henderson, MD
Associate Professor, Department of Family Medicine
Associate Dean, Medical Student Affairs
University of Connecticut School of Medicine
Farmington, Connecticut

Nathan Hitzeman, MD
Faculty, Sutter Health Family Medicine Residency Program
Sacramento, California

Michaell A. Huber, DDS
Associate Professor
Oral Medicine Subject Expert
Department of Comprehensive Dentistry
University of Texas at San Antonio Health Science Center Dental School
San Antonio, Texas

Karen A. Hughes, MD, FAAFP
Associate Director
North Mississippi Center Family Medicine Residency Program
Tupelo, Mississippi

Khalilah Hunter-Anderson, MD
Assistant Professor
Department of Traumatology & Emergency Medicine
University of Connecticut Health Center
Farmington, Connecticut

Carlos Roberto Jaén, MD, PhD, MS
Professor and Chair of Family and Community Medicine
Professor of Epidemiology and Biostatistics
The Dr. and Mrs. James L. Holly Distinguished Professor
Scholar, ReACH (Research to Advance Community Health) Center
University of Texas Health Science Center at San Antonio

San Antonio, Texas

Natalia Jaimes, MD
Assistant Professor
Department of Dermatology
Universidad Pontificia Bolivariana
Attending Physician
Aurora Skin Cancer Center
Medellin, Colombia

Adeliza Jimenez, MD
Staff Physician
Southern California Permanente Medical Group
Downey, California

Anne E. Johnson, MD
Psychiatry Resident
University of Texas Southwestern
Dallas, Texas

Rajil M. Karnani, MD, MME
Assistant Professor of Internal Medicine
Michigan State University
East Lansing, Michigan

Jonathan B. Karnes, MD
Faculty
MDFMR Dermatology Services, Main Dartmouth Family Medicine Residency
Augusta, Maine

Jennifer A. Keehbauch, MD, FAAFP
Director of Research, Graduate Medical Education
Florida Hospital
Assistant Director, Family Medicine, Residency, Florida Hospital
Director, Women's Medicine Fellowship, Florida Hospital
Orlando, Florida

Melanie Ketchandji, MD
Urology Resident
University of Texas Health Science Center
Houston, Texas

Amor Khachemoune, MD
Attending Physician, Dermatologist
Mohs Surgeon and Dermatopathologist
Veterans Affairs Medical Center
Brooklyn, New York

Joonseok Kim, MD
Fellow, Division of Cardiovascular Health and Disease
University of Cincinnati Medical Center
Cincinnati, Ohio

J. Michael King, MD
Otolaryngology, Head and Neck Surgery
Peak ENT and Voice Center
Boulder, Colorado

Robert Kraft, MD
Clinical Assistant Professor
Department of Family and Community Medicine
University of Kansas School of Medicine
Wichita, Kansas

Madhab Lamichhane, MD
Cardiovascular Diseases Fellow
Michigan State University
East Lansing, Michigan

Juanita Lozano-Pineda, DDS, MPH
Assistant Professor
Department of Comprehensive Dentistry
University of Texas at San Antonio Health Science Center Dental School
San Antonio, Texas

Ashfaq A. Marghoob, MD
Associate Professor
Director, Skin Cancer Clinic, Hauppauge, Long Island
Memorial Sloan-Kettering Cancer Center
New York, New York

Angie Mathai, MD
Assistant Clinical Professor
East Carolina University
Greenville, North Carolina

Laura Matrka, MD
Assistant Professor
Department of Otolaryngology—Head and Neck Surgery
The Ohio State University Wexner Medical Center
Columbus, Ohio

Carolyn Milana, MD
Assistant Professor of Pediatrics
Stony Brook Long Island Children's Hospital
Stony Brook, New York

Shashi Mittal, MD
Family Physician
MedFirst Northeast Primary Care Clinic
San Antonio, Texas

Asad K. Mohmand, MD, FACP
VCU Pauley Heart Center
Medical College of Virginia
Virginia Commonwealth University
Richmond, Virginia

Melissa Muszynski, MD
Resident, Department of Dermatology
Georgetown University Hospital
Washington Hospital Center
Washington DC

Anjeli Nayar, MD
Assistant Professor of Medicine

Uniformed Services University of the Health Sciences Medical School
Staff Physician, Internal Medicine Department of San Antonio Military Medical Center
San Antonio, Texas

Priyank Patel, MD
Hematology Oncology Fellow,
Roswell Park Cancer Institute,
University at Buffalo,
Buffalo, New York

Richard Paulis, MD
Emergency Medicine
Rochester General Hospital
Atlanta, Georgia

Deepthi Rao, MD
Fellow
Division of Endocrinology
Michigan State University
East Lansing, Michigan

Brian Z. Rayala, MD
Assistant Professor
Department of Family Medicine
University of North Carolina School of Medicine
Chapel Hill, North Carolina

Supratik Rayamajhi, MD
Assistant Professor of Internal Medicine
Director, Advanced Medicine Clerkship
Michigan State University
East Lansing, Michigan

Suraj Reddy, MD
Dermatology
Albuquerque Dermatology Associates
Albuquerque, New Mexico

Katie Reppa, MD
Resident
University of Pittsburgh
Pittsburgh, Pennsylvania

Karl T. Rew, MD
Assistant Professor of Family Medicine and Urology
University of Michigan Medical School
Ann Arbor, Michigan

Michelle Rowe, DO
Family Medicine
San Joaquin General Hospital
French Camp, California

Khashayar Sarabi, MD
Internal & Integrative Medicine
Irvine, California

Shehnaz Zaman Sarmast, MD
Dermatologist, Skin Specialist
Allen/Addison, Texas

Ana Treviño Sauceda, MD
Assistant Clinical Professor
Dermatology and Cutaneous Surgery
University of Texas Health Science Center San Antonio
San Antonio, Texas

Andrew D. Schechtman, MD, FAAFP
Adjunct Clinical Assistant Professor
Stanford University School of Medicine
Division of General Medical Disciplines
Faculty, San Jose–O'Connor Hospital Family Medicine Residency Program
San Jose, California

Angela Shedd, MD
Dermatopathology Fellow
ProPath
Dallas, Texas

Maureen K. Sheehan, MD, MHA
Associate Professor, Division of Vascular Surgery
University of Texas Health Science Center San Antonio,
San Antonio, Texas

Naohiro Shibuya, DPM, MS, FACFAS
Associate Professor of Surgery
Texas A & M Health and Science Center
College of Medicine
Bryan, Texas

C. Blake Simpson, MD
Professor, Department of Otolaryngology, Head and Neck Surgery
University of Texas Health Science Center
San Antonio, Texas

Linda Speer, MD
Professor and Chair
Department of Family Medicine
University of Toledo College of Medicine and Life Sciences
Toledo, Ohio

Ernest Valdez, DDS
Assistant Professor
Department of Oral and Maxillofacial Surgery
University of Texas Health Science Center at San Antonio
San Antonio, Texas

Yu Wah, MD
Assistant Professor
Department of Family and Community Medicine
University of Texas Health Science Center at Houston
Houston, Texas

Mark L. Willenbring, MD
Founder and CEO, ALLTYR
Saint Paul, Minnesota

Brian Williams, MD
Brian J. Williams Dermatology, Private Practice
Midvale, Utah

Bonnie Wong, MD
Assistant Professor of Clinical Family Medicine
Indiana University, School of Medicine
Indianapolis, Indiana

Jana K. Zaudke, MD
Assistant Professor
Department of Family Medicine
University of Kansas School of Medicine
Kansas City, Kansas

目 次

総監訳者序文 v
訳者一覧 vi
序　文 viii
謝　辞 ix
執筆者一覧 xi

第1部　画像やデジタル写真から学ぶ　　1

- **1** 患者のケア，学習と教育の質を高めるアトラス …… 2

第2部　内科領域の問題　　5

- **2** 医師-患者間の関係性 …… 6
- **3** 家族計画 …… 8
- **4** 終末期医療 …… 11
- **5** 社会的正義 …… 19
- **6** グローバル・ヘルス …… 26

第3部　身体的虐待，性的虐待　　41

- **7** ドメスティックバイオレンス …… 42
- **8** 性的暴力 …… 45

第4部　眼　　49

- **9** 翼状片 …… 50
- **10** 麦粒腫，霰粒腫 …… 52
- **11** 強膜・結膜色素沈着 …… 54
- **12** 角膜異物，角膜上皮剥離 …… 56
- **13** 結膜炎 …… 59
- **14** 強膜炎，上強膜炎 …… 62
- **15** ぶどう膜炎，虹彩炎 …… 64
- **16** 緑内障 …… 66
- **17** 糖尿病網膜症 …… 68
- **18** 高血圧性網膜症 …… 71
- **19** 乳頭浮腫 …… 73
- **20** 加齢黄斑変性 …… 74
- **21** 眼外傷—前房出血 …… 77
- **22** 眼の発赤 …… 79

第5部　耳，鼻，咽喉　　83

1節　耳　　84
- **23** 中耳炎—急性中耳炎，滲出性中耳炎 …… 84
- **24** 外耳炎 …… 88
- **25** 外耳道異物 …… 91
- **26** 結節性耳輪皮膚軟骨炎，副耳 …… 93

2節　鼻副鼻腔　　96
- **27** 鼻茸 …… 96
- **28** 副鼻腔炎 …… 97

3節　口腔咽頭　　101
- **29** 口角口唇炎 …… 101
- **30** 口蓋隆起 …… 103
- **31** 咽頭炎 …… 104
- **32** 喉頭（嗄声） …… 108

第6部　口腔　　113

- **33** 黒毛舌 …… 114
- **34** 地図状舌 …… 116
- **35** 歯肉炎，歯周病 …… 118
- **36** 歯肉増殖症 …… 120
- **37** アフタ性潰瘍 …… 122
- **38** 白板症 …… 126
- **39** 口腔咽頭癌 …… 128
- **40** 成人のう蝕 …… 130

第 7 部　循環器　　133

- 41　大動脈瘤 …………………… 134
- 42　心房細動 …………………… 139
- 43　ばち指 ……………………… 149
- 44　心不全 ……………………… 150
- 45　冠動脈疾患 ………………… 153
- 46　深部静脈血栓症 …………… 155
- 47　細菌性心内膜炎 …………… 158
- 48　高血圧 ……………………… 162
- 49　心膜炎，心膜液 …………… 164
- 50　末梢動脈疾患 ……………… 167
- 51　静脈不全 …………………… 173

第 8 部　血液　　177

- 52　鉄欠乏性貧血 ……………… 178
- 53　ビタミン B_{12} 欠乏症 ……… 180
- 54　鎌状赤血球症 ……………… 184

第 9 部　呼吸器　　189

- 55　喘息，肺機能検査 ………… 190
- 56　慢性閉塞性肺疾患 ………… 196
- 57　肺癌 ………………………… 202
- 58　胸水 ………………………… 208
- 59　市中肺炎 …………………… 211
- 60　気胸 ………………………… 216
- 61　肺血栓塞栓症 ……………… 218
- 62　肺線維症 …………………… 223
- 63　サルコイドーシス ………… 225
- 64　結核 ………………………… 230

第 10 部　消化器　　237

- 65　*Clostridium difficile* 感染症 … 238
- 66　大腸癌 ……………………… 240
- 67　大腸ポリープ ……………… 244
- 68　憩室炎 ……………………… 247
- 69　胆石 ………………………… 250
- 70　胃癌 ………………………… 253
- 71　逆流性食道炎 ……………… 256
- 72　痔核 ………………………… 259
- 73　虚血性大腸炎 ……………… 262
- 74　肝疾患 ……………………… 264
- 75　急性膵炎 …………………… 269
- 76　消化性潰瘍 ………………… 272
- 77　炎症性腸疾患 ……………… 275

第 11 部　腎・泌尿器・生殖器　　281

- 78　膀胱癌 ……………………… 282
- 79　水腎症 ……………………… 285
- 80　尿路結石症 ………………… 287
- 81　ネフローゼ症候群 ………… 290
- 82　多発性嚢胞腎 ……………… 293
- 83　前立腺癌 …………………… 296
- 84　腎血管性高血圧 …………… 299
- 85　腎細胞癌 …………………… 304
- 86　慢性腎臓病 ………………… 307
- 87　尿沈渣 ……………………… 309

第 12 部　女性　　313

1 節　腟炎，頸管炎　　314

- 88　腟炎の概要 ………………… 314
- 89　萎縮性腟炎 ………………… 316
- 90　細菌性腟症 ………………… 318
- 91　外陰腟カンジダ症 ………… 321
- 92　トリコモナス腟炎 ………… 325
- 93　クラミジア頸管炎 ………… 327

2 節　乳房　　330

- 94　乳腺炎，乳房膿瘍 ………… 330
- 95　乳癌 ………………………… 332
- 96　乳房パジェット病 ………… 336

第13部　筋骨格，リウマチ　339

- 97 関節炎の概要 …………………… 340
- 98 変形性関節症 …………………… 344
- 99 関節リウマチ …………………… 348
- 100 乾癬性関節炎 …………………… 351
- 101 強直性脊椎炎 …………………… 355
- 102 腰背部痛 ………………………… 357
- 103 腰部脊柱管狭窄症 ……………… 360
- 104 椎体骨折 ………………………… 361
- 105 痛風 ……………………………… 363
- 106 肘頭滑液包炎 …………………… 366
- 107 鎖骨骨折 ………………………… 368
- 108 橈骨遠位端骨折 ………………… 370
- 109 中足骨骨折 ……………………… 374
- 110 股関節骨折 ……………………… 375
- 111 膝関節 …………………………… 377
- 112 デュピュイトラン病 …………… 381
- 113 リウマチ性多発筋痛症，側頭動脈炎 ………………………………… 383

第14部　皮膚　387

1節　痤瘡様　388
- 114 尋常性痤瘡（アクネ，ニキビ） ……… 388
- 115 酒さ ……………………………… 394
- 116 偽性毛嚢炎，項部ケロイド痤瘡 …… 398
- 117 汗腺膿瘍 ………………………… 401

2節　細菌性　405
- 118 膿痂疹 …………………………… 405
- 119 毛嚢炎 …………………………… 407
- 120 点状角質融解症 ………………… 412
- 121 紅色陰癬 ………………………… 413
- 122 蜂窩織炎 ………………………… 417
- 123 膿瘍 ……………………………… 420
- 124 壊死性筋膜炎 …………………… 422

3節　ウイルス性　426
- 125 水痘（水疱瘡） ………………… 426
- 126 帯状疱疹 ………………………… 429
- 127 眼部帯状疱疹 …………………… 432
- 128 単純ヘルペス …………………… 435
- 129 伝染性軟属腫 …………………… 440
- 130 尋常性疣贅 ……………………… 443
- 131 扁平疣贅 ………………………… 448
- 132 性器疣贅 ………………………… 450
- 133 足底疣贅 ………………………… 455

4節　真菌　459
- 134 真菌の概要 ……………………… 459
- 135 カンジダ症 ……………………… 463
- 136 体部白癬 ………………………… 466
- 137 股部白癬 ………………………… 471
- 138 足白癬 …………………………… 474
- 139 癜風 ……………………………… 478

5節　寄生　481
- 140 シラミ …………………………… 481
- 141 疥癬 ……………………………… 484
- 142 皮膚幼虫移行症 ………………… 489

6節　皮膚炎，アレルギー性　491
- 143 アトピー性皮膚炎 ……………… 491
- 144 接触皮膚炎 ……………………… 497
- 145 手湿疹 …………………………… 504
- 146 貨幣状湿疹 ……………………… 509
- 147 精神性皮膚疾患 ………………… 512
- 148 蕁麻疹，血管浮腫 ……………… 516

7節　丘疹落屑性　522
- 149 脂漏性皮膚炎 …………………… 522
- 150 乾癬 ……………………………… 526
- 151 ばら色粃糠疹 …………………… 538
- 152 扁平苔癬 ………………………… 542
- 153 反応性関節炎 …………………… 547
- 154 紅皮症 …………………………… 550

8節　良性腫瘍　555
- 155 懸垂線維腫（軟性線維腫） …… 555
- 156 脂漏性角化症 …………………… 557
- 157 脂腺過形成 ……………………… 561
- 158 皮膚線維腫 ……………………… 563
- 159 化膿性肉芽腫 …………………… 566

9節　母斑　570
- 160 良性母斑 ………………………… 570
- 161 先天性母斑 ……………………… 575
- 162 表皮母斑，脂腺母斑 …………… 579
- 163 異形成性母斑 …………………… 582

10節　前癌状態，早期癌　586
- 164　光線角化症，ボーエン病 …………… 586
- 165　角化棘細胞腫（ケラトアカントーマ） …………… 590
- 166　悪性黒子 …………… 593
- 167　皮角 …………… 596

11節　皮膚癌　599
- 168　基底細胞癌 …………… 599
- 169　有棘細胞癌 …………… 606
- 170　メラノーマ …………… 612

12節　浸潤性・免疫性　622
- 171　環状肉芽腫 …………… 622
- 172　壊疽性膿皮症 …………… 626
- 173　サルコイドーシス …………… 631
- 174　皮膚T細胞性リンパ腫 …………… 636

13節　過敏症症候群　641
- 175　多形紅斑，スティーブンス-ジョンソン症候群，中毒性皮膚壊死症 …………… 641
- 176　結節性紅斑 …………… 645
- 177　血管炎 …………… 649

14節　結合組織疾患　655
- 178　ループス―全身性病変，皮膚病変 …… 655
- 179　皮膚筋炎 …………… 661
- 180　強皮症，斑状強皮症 …………… 667

15節　水疱性　673
- 181　水疱症の概要 …………… 673
- 182　水疱性類天疱瘡 …………… 678
- 183　天疱瘡 …………… 681
- 184　その他の水疱症 …………… 687

16節　髪と爪の状態　693
- 185　円形脱毛症 …………… 693
- 186　牽引性脱毛症，抜毛症 …………… 697
- 187　瘢痕性脱毛症 …………… 700
- 188　爪の正常変異 …………… 704
- 189　爪の色素沈着をきたす疾患 …………… 708
- 190　趾の陥入爪 …………… 712
- 191　爪真菌症 …………… 714
- 192　爪囲炎 …………… 718
- 193　爪乾癬 …………… 721
- 194　爪下血腫 …………… 724

17節　色素の増加，光線性皮膚疾患　726
- 195　肝斑 …………… 726
- 196　白斑，色素の脱失 …………… 729
- 197　光線過敏症 …………… 733
- 198　温熱性紅斑 …………… 738

18節　血管性　741
- 199　後天性血管腫・血管奇形 …………… 741
- 200　遺伝性・先天性の血管腫・血管奇形 …………… 744

19節　その他の皮膚疾患　747
- 201　薬疹 …………… 747
- 202　ケロイド …………… 754
- 203　遺伝性皮膚疾患 …………… 757
- 204　遠心性環状紅斑 …………… 762

第15部　足　765
- 205　鶏眼，胼胝 …………… 766
- 206　外反母趾 …………… 769
- 207　槌趾 …………… 771
- 208　虚血性潰瘍 …………… 774
- 209　神経障害性潰瘍 …………… 775
- 210　シャルコー関節 …………… 777
- 211　乾性壊疽 …………… 779

第16部　感染症　781
- 212　AIDS，カポジ肉腫 …………… 782
- 213　男性の尿道炎 …………… 785
- 214　腸管の蠕虫・寄生虫 …………… 787
- 215　ライム病 …………… 791
- 216　髄膜炎 …………… 796
- 217　骨髄炎 …………… 799
- 218　梅毒 …………… 804

第17部　内分泌　811

- 219 糖尿病の概要 …… 812
- 220 黒色表皮腫 …… 817
- 221 糖尿病皮膚障害 …… 819
- 222 リポイド類壊死 …… 821
- 223 脂質異常症，黄色腫 …… 824
- 224 肥満 …… 828
- 225 骨粗鬆症，骨減少 …… 833
- 226 甲状腺機能低下症 …… 838
- 227 甲状腺機能亢進症 …… 842
- 228 先端巨大症 …… 847
- 229 クッシング症候群 …… 850

第18部　神経　857

- 230 頭痛 …… 858
- 231 脳血管障害 …… 860
- 232 硬膜下血腫 …… 863
- 233 正常圧水頭症 …… 866
- 234 ベル麻痺 …… 867
- 235 神経線維腫症 …… 869

第19部　違法薬物　873

- 236 物質乱用障害 …… 874
- 237 タバコ嗜癖 …… 877
- 238 アルコール症（アルコール使用障害）… 885
- 239 メタンフェタミン（覚醒剤） …… 892
- 240 コカイン …… 896
- 241 注射薬物使用 …… 901

付録　907

- A EBMの解釈 …… 908
- B 外用もしくは病変内へのステロイドの使い方 …… 911
- C ダーモスコピー …… 913

URL，参考文献　925
索　引（和文索引／欧文索引）　1029

第1部

画像やデジタル写真から学ぶ

SOR	定義
A	一貫して質が高く，かつ患者由来のエビデンスに基づいた推奨*
B	矛盾があるか，質に一部問題がある患者由来のエビデンスに基づいた推奨*
C	今までのコンセンサス，日常行う診療行為，意見，疾患由来のエビデンス，または，診断・治療・スクリーニングのための症例報告に基づいた推奨*

・SOR：推奨度（strength of recommendation）
・患者由来のエビデンス：死亡率，罹患率，患者の症状の改善などを意味する
・疾患由来のエビデンス：血圧変化，血液生化学所見などを意味する
＊：さらなる詳細な情報を確認する場合は巻末の「付録A」参照

1 患者のケア，学習と教育の質を高めるアトラス

人はみる覚悟ができているものしかみることができない。
Ralph Waldo Emerson

図1-1をみれば，本でみても，水族館でみても，海のなかでみてもすぐに魚であると判断できるだろう。もっと魚に詳しい人であれば，頭が天使，後ろのヒレが天使の羽にみえるため，これはエンゼルフィッシュだとわかる。さらにもっと詳しくみてみると，眼の上に青い円があり女王の王冠にみえるため，この魚はクイーンエンゼルフィッシュだとわかる。

医学における診断もクイーンエンゼルフィッシュを認識するのに必要なパターン認識が関係することが多い。これは美しい鳥をみるときや，自分の好きな画家の絵をみるときにも同様の認識が働いている。つまり，判別(診断)するために必要な手がかりを見つける準備ができていたとしたら，観察するのに必要な本質となるものがみえてくるだろう。ではこれらをみるのにどんな準備が必要だろうか？　そのためには症例にあたる前に，1回でも実際に画像や問題となっている症例を以前に経験していることはこれ以上なく有用といえるだろう。一度みた強烈な視覚のイメージは頭に定着しやすく，すぐに思い出すことができるだろう。

医学の世界では，一目みて診断できない場合，どこにどのような必要な手がかりがあるかがわかると診療はやりやすくなるだろう。たとえば，逆乾癬は乳房下にできた皮疹で，抗真菌薬や白癬治療を繰り返し行っているが効果がみられない場合に考慮する(図1-2，図1-3)。理解している臨床家なら，乳房下にできる皮疹が必ずしも真菌によるものではないため，爪の変化(図1-2，図1-4)や肘，膝，臍の周囲に落屑を伴う紅色局面(図1-3参照)がないかどうかといった他の手がかりを探しにいく。どこをみて，何を探せばよいかを知っているので，熟練の臨床医たちは乾癬を診断することができるのだ。

感覚を研ぎすませる

われわれ臨床医は視覚，聴覚，触覚，嗅覚を使って臨床情報を集めている。昔の臨床医は糖尿病患者の尿を舐めてみたりするなど味覚も情報収集に使っていたらしいが，現在の医学ではめったにみられなくなった。われわれは情報収集のため心音や肺音の雑音を聴診し，打診も行う。患者の，塊や瘤，振戦，腫瘤を触診する。嗅覚は診断に役に立つこともあるのだが，残念ながらにおいが関係する疾患は非常に少ない。緑膿菌のフルーツ臭は市場で出回っているようなフルーツのにおいとは異なる。もちろんだがこれだけでなく，病歴，検査データ，画像検査技術を含めて診断し疾患の管理を行う。

われわれは本書が画像ツールとして価値あるものに発展してほしいと願っている。本書がカラー版の教科書として，またiPhone，iPod touch，iPad，アンドロイドに入る電子アプリケーションとして，世界中の医師に2,000を超える画像を届けられたことを嬉しく思う。

ますます増加する画像の記憶量

脳内にある画像の記憶量が増えれば増えるほど，よりよい

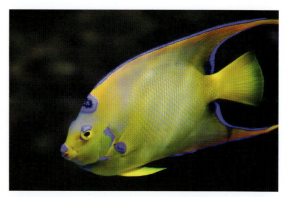

図1-1　クイーンエンゼルフィッシュ(*Holacanthus ciliaris*)
(*Reproduced with permission from Sam Thekkethil. http://www.flickr.com/photos/natureloving.*)

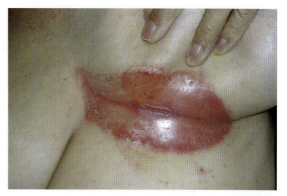

図1-2　乳房下にできた逆乾癬。眼が肥えていないと真菌感染にみえてしまうかもしれない。第3指の爪に爪下出血が認められ，乾癬の診断の手がかりとなる(*Reproduced with permission from Richard P. Usatine, MD.*)

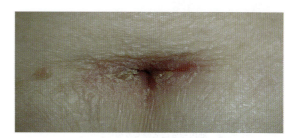

図1-3　図1-2と同一の逆乾癬の患者は臍部に典型的な乾癬の隣接を認めていた。乳房や爪の病変に加えて認められる唯一の所見であり，診断をつける際にどこから手がかりを得ればよいのかとう知識がなければ簡単に見逃してしまうだろう(*Reproduced with permission from Richard P. Usatine, MD.*)

臨床家，診断家になれるだろう。熟練の臨床家は膨大な画像を記憶しており，すぐにパターン認識として思い出すことができる。われわれの画像の記憶量は医学部の学生のときに授業や教科書に載っている画像をみて増やしていくことから始まり，臨床での経験を通してさらにその記憶量は増えていく。カラーアトラスやインターネット，電子媒体もまた参考になる。

アトラスから病気の型を学ぶと記憶のなかに画像が蓄積していき，さらに詳しくなっていくだろう。アトラスなら，たった1回参照するだけで長年かかる知識の蓄積となる。本

書は米国で初めて，口腔医学，皮膚科学，足病学，眼科学の分野を含んだ近代的で包括的な内科のアトラスになっている。

診断のための画像利用

いままでみたことがないような臨床所見に出会うことがある。このようなときは本書を開き，その臨床所見に合致するものを探すのだ。目次や索引を利用して，高画質な画像を探してみよう。ちょうど合致するものを見つけたら，うまく診断がつくかもしれない。必要であればさらに診断を確かめるための検査を実施してみよう。

本書のなかに適切な画像が見つからなかったら，インターネットや検索エンジンで探してみよう。画像検索を試してみるとすぐに答えが見つかるかもしれない。これは鑑別したい疾患を思い浮かべており，それを確かめたいときに使える方法だろう。鑑別診断が思いつかない場合は，疾患の特徴を言葉で羅列して検索していき，いま診察している疾患と合致しそうな画像を探してもよいだろう。検索しても疾患がわからなければ，ウェブで検索し他の手がかりとなりそうなリンクを探してみてもよいだろう。

最後に，インターネット上にはあなたが求めているようなアトラスがたくさんあるだろう。その多くのアトラスには検索機能が備わり，正しい診断に導くのを手助けしてくれるだろう。

表1-1にオンラインで使用できるリソースを載せる。

医師-患者間の信頼を築くための画像利用

病気の診断が確定したとき，その病気のその他の症例写真をみせれば，患者の信頼感が増し，また不安感も取り除いてくれさえするだろう。本書をこういった目的のために使用したり，インターネットとともに供覧したりするとよいだろう。これは長らく診断されず見逃されてきた患者にとっては特に有用である。まず最初は，同じような症例の画像をみたいという希望があるか聞いてみるとよいだろう。たいていの人は興味を引かれるはずだ。画像をみることによって自分の症状と他の症例の画像との共通点を見つけ，診断は妥当だと安心してくれるはずだ。患者に対しては診断名を書いてあげるなど，患者教育のスキルを使おう。

ただし患者の前でウェブ上の画像を検索するときは注意が必要だ。時々，好ましくない画像が出てくることもあるからだ（時々，G指定，PG指定の画像が出てくることもあるので注意していただきたい）。患者にはみせたいものだけを供覧するようにしたい。

教育の現場では，学生の前でこういった配慮を模範としてみせてほしい。参考書やインターネットが患者の診療に役立つ様子をみせてあげてほしい。

自分自身で写真を撮りためておく

自分のカメラで自分の患者の写真を撮影しておくと，記憶として定着し，すぐに思い出すことができる。なぜなら，そこには彼らとともに歩んだ道のりやストーリーがあるからだ。読者の諸君にはデジタルカメラ（スマートフォンのなかに入っているものやスタンドアローン型のカメラ）を使用することをおすすめする。あたりまえのことであるが，患者の写真を撮る際は必ず許可を得るようにしよう。写真を撮る目的として，他の医師への伝達のため，そしてちょうど今の状態を記録するために必要であることを説明しよう。はっきりと身元がわかってしまうような写真が含まれている場合，必ず文書での同意を求めるようにしよう。18歳以下の若い患者であるならば，両親に同意を得るようにしよう。画像はセキュリティサーバーに入れるか，パスワード管理やデータの暗号化を行うなど，米国における医療保険の相互運用性と説明責任に関する法令（HIPAA）におけるプライバシーの侵害にならないようなマナーに則りながら撮りためておく必要がある。これらの画像はたとえば母斑の変化などを観察するときなどに有用である。

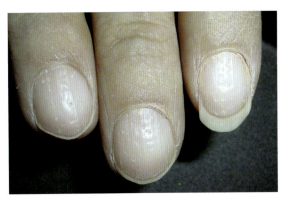

図1-4 乾癬の診断が思いついたときに，爪の陥凹または爪下出血や爪甲剥離症，油斑点などをみてみるとよいだろう。これは感染患者の爪の陥凹のよい例である（Reproduced with permission from Richard P. Usatine, MD.）

表1-1 インターネットでみられる優れた臨床画像集

サイト	アドレス	画像提供元および備考
DermIS	www.dermis.net	Dermatology Information System
DermNet NZ	www.dermnetng.org	皮膚疾患の画像集
Interactive Derm Atlas	www.dermatlas.net	Richard P. Usatine, MDによる画像集
ENT USA	www.entusa.com	ENT（Ear Nose & Throat）USAの内科医による画像集
Eye Rounds. org	www.eyerounds.org	University of Iowa
Figuresearch	www.figuresearch.askhermes.org	University of Wisconsin
Wikimedia Commons	www.commons.wikimedia.org	多分野の画像集
CDC Public Health Image Library	www.phil.cdc.gov	Infectious Diseases
MedPix	http://medpix.nlm.nih.gov/home	放射線画像集
Skinsight	www.skinsight.com/html	有用な画像を掲載

2018年9月現在

デジタル写真の撮影は臨床，教育，学習においてすばらしい方法といえるだろう。写真を使うことでたくさんの鏡を駆使することなく，彼らがみることのできない体の部位の状態や体のねじれ具合をみせてあげることができる。また，カメラやスマートフォンのズーム機能を使うことでより詳細に部位を観察しみせることもできる。子どもたちは写真を撮ってもらうことを非常に好むので，カメラのスクリーンに写っているのをみるだけでも非常に喜んでくれる。

デジタルカメラによって，より安価で，より簡便に，より長持ちする画像の保存ができるようになった。デジタル写真はあなたに迅速なフィードバックを与えてくれる。また，画像はすぐにみることができるため，満足がいく写真が撮れているか確認できるだけでなく，質がよくない写真であった場合，患者が院内に残っていたならば，再度撮りなおすこともできるのだ。カメラの初心者であっても，フィルムの頃とは期待できないぐらいの写真技術の上達も期待することができるだろう。

われわれの目標

本書の画像は私が過去27年間に診療の際に集めたものである。私の患者たちは臨床医や未来の患者を助けるためならばと，写真を撮ることを快く許してくれた。また，本書には他の臨床医や専門家の長年の経験を詰め込んだ写真が加えられている。Journals of Family Practice のなかの「Photo Rounds」の投稿写真も共有させてもらっている。カリフォルニア大学ロサンゼルス校（UCLA）やテキサス大学ヘルスサイエンスセンターサンアントニオ校（UTHSCSA）の学生たちがクラークシップの間に撮った，12年間分の写真もわれわれのアトラスに加えさせていただいていた。

本書の目標は，みなさんに病気の典型例や非典型例までの幅広い情報を提供し，診断と初期治療を行うために必要な知識を提供してくれるだろう。われわれは読者のみなさんに最高の診断医に近づいていただきたいと期待している。みなさんは Sir William Osler のような臨床医になり，シャーロック・ホームズのような洞察力を持ちたいと切望していることだろう。このアトラスに集められた画像は読者のみなさんが本当にみるべきものは何なのかを教え，正しい方向へ導いてくれることだろう。

【Richard P. Usatine, MD】

（梶有貴 訳）

第 2 部

内科領域の問題

SOR	定義
A	一貫して質が高く，かつ患者由来のエビデンスに基づいた推奨*
B	矛盾があるか，質に一部問題がある患者由来のエビデンスに基づいた推奨*
C	今までのコンセンサス，日常行う診療行為，意見，疾患由来のエビデンス，または，診断・治療・スクリーニングのための症例報告に基づいた推奨*

・SOR：推奨度(strength of recommendation)
・患者由来のエビデンス：死亡率，罹患率，患者の症状の改善などを意味する
・疾患由来のエビデンス：血圧変化，血液生化学所見などを意味する
*：さらなる詳細な情報を確認する場合は巻末の「付録A」参照

2 医師–患者間の関係性

誠実さは，患者と臨床医との関係性を人間というレベルで構築してくれる方法といえる。医師–患者間の関係性の前では政治でさえ立ち入ることはできない。

症例

患者が話す内容を，注意して，偏見もなくひたすら傾聴しているだけで，患者はその生活や経験をわれわれに提供してくれる。患者の話してくれたことは効果的に患者を理解する際の手助けとなり，それによって治療に結びつくような症状や病気の本質や意味，手がかりを得ることができるようになる。もしかしたら，患者が奮闘してきたことや人生の功績，変化や成長への努力を支えているもの，診断や治療の選択肢における患者の迷いを解き放つものは何であるのかを，われわれは発見することができるかもしれない。時々，患者が話す物語はわれわれの糧となり，それによってわれわれの人生も変わり，臨床への向きあい方をも変えてくれるような，われわれが忘れることができない経験となってくれるだろう（図 2-1）。

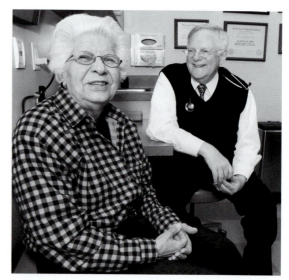

図 2-1　Jerry Winakur 医師と Lydia Guild。医師–患者としての関係は 30 年にもなるが，いまも来院を楽しんでいる様子だ。長年の苦楽を越えて，彼らはともに年をとっていくのだ（Reproduced with permission from Jeffrey M. Levine, MD）

患者が主治医に期待していること

2002 年に行った一般人への電話インタビュー（N = 1,031）によると[1]，多くの患者は自身の健康問題に積極的にかかわっていきたいと考えていることがわかった（家庭医に通院している患者の 82％，一般内科医に通院している患者の 91％）。主治医には様々な問題点について幅広く診療してもらいたいと期待している一方で，必要であれば専門家に紹介してほしいと考えている（それぞれ 88％ と 84％）。また，患者は，感情面，精神面，身体面を含めた全人的に診療できる医師を求めている（それぞれ 73％ と 74％）。さらに，39 個の医師の態度のうち，多くの患者が重要と感じている医師の態度やサービスは以下のようになった（68〜97％ が非常に重要，あるいはとても重要と述べたもの）。

- 判断してくれるのではなく，理解しサポートしてくれる。
- いつも素直で正直。
- 健康維持についてのパートナーである。
- 重篤なときもそうでないときもみてくれる。
- 身体面と感情面の両方について向きあってくれる。
- より健康的な生活習慣をすすめてくれる。
- 自分自身を理解しようとしてくれる。
- どんな問題でも助けてくれる。
- 年老いても側に寄り添ってくれる。

臨床医が患者に求めるもの

患者との関係のかたちや強さはそれぞれ違うとはいえ，患者とのよい経験や苦い経験を通して，臨床医としての土台をつくり，相手との関係のつくり方に影響を与え，医療の実践を変えてくれる。Arthur Kleinman は，彼の著書，"Patients and Doctors：Life-Changing Stories from Primary Care" の序文のなかで，「われわれはみな重大な出来事を経験したいと考えている（あるいは望んでいる）つもりかもしれないが，もしかしたら最も望んでいるのは，"われわれ自身が" 重大な出来事を経験することなのではないか」と記載している[2]。医師と患者とのよい関係はお互いの成長の 1 つとして現れる。この相互関係は目新しいものではなく，これは友情の古典的な概念が出てきた 500 年前の時代から，たとえばエラスムスの記載にもみてとることができるのだ[3]。

臨床医としては，患者にはわれわれとの出会いを通して，より有意義な方法でより健康的になってほしいと願っている。文化を超えて人を癒すための有意義な方法の要素としては以下のものがあげられる[4]。

- 患者に病気に対して意味のある説明を提供する。
- 患者への注意と関心を強調する。
- 病気や症状について習熟し，コントロールできるという可能性を提供する。

家庭医療の未来（future of family medicine：FFM）の一環として家庭医（N = 300）に行ったインタビューで，家庭医として満足感が得られたこととしては主に以下のとおりになった[1]。

- 長年にわたって患者と強い関係を築けたこと（54％）。
- 多様性：日によってまったく異なる（54％）。
- 強い目的意識を与えてくれる。なぜなら，人の人生にはっきりとした変化を与えることができるから（48％）。
- 病気に向きあうのに時間を使うのではなく，患者全体と向きあう時間を過ごすことができる（図 2-2）（46％）。

患者から学ぶこと

患者から学ぶためには，臨床医は以下のようなことを行う必要がある。

- 患者の世界観に触れ，患者の見方・考え方を受け入れ信じるようにする。
- 固定観念，偏った考え，独断的な意見から抜け出す。
- 積極的に傾聴を行い，患者を本質的にとらえ，反省的実践を行っていく[5]。
- 家族，友人，医療者，コミュニティを含む患者を支える

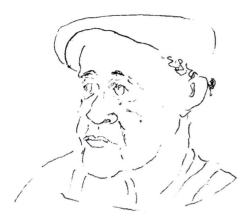

図2-2 Alan Blum医師は長年，担当患者のスケッチを描き続けている。彼に絵のことを聞くと，絵に込められた詩的な話をしてくれる。彼の絵のいくつかはJAMAにも掲載されたことがある。以下はこの絵に描かれた男性患者の話につけられていた詩である。「政府は無料でヒアリング治療をしてくれる機会を与えてくれたんだ。でも，医師のもとに訪れると，彼はこういうんだ。"やあ，大将。ここに来ても聞きたくもない話がたくさんあるだけだぜ！"」

チームのなかで，患者の尊厳と選択を重視するようにする。
- 患者を見捨てることなく，意見の違いや患者の拒否を寛大に受け入れる。
- それぞれの患者との出会いは文化を超えたイベントであると考えるようにする[4]。西洋医学の訓練を受けていると，臨床家は1つの世界観だけで問題点や解決策を考えることがある。この臨床家の考えと，患者にとって病気という出来事がもたらす意味と求めるものが一致しないことがある。長く病気とともに質の高い人生を過ごすにはどうしたらよいか，相談し，理解し，学んでいくことが必要である。

良好な医師-患者間の関係性の利点

臨床医と患者双方の経験を際立たせるだけでなく，医師-患者間の関係性も良好に発展していくことを示しているデータには以下のようなものがある。
- 患者が臨床医に満足していると，提案した治療方針に3倍の頻度でしたがってくれるようになる[6]。
- 共感のスコア（the physician's self-administered Jefferson Scale of Empathyによる）が高い臨床医によって糖尿病ケアを行った患者は，共感スコアが低い臨床医と比べてHbA1cの数値による血糖コントロールが著明によくなるとされている（それぞれ56％と40％）[7]。
- プライマリケア医との良好な関係を築いている患者は，築いていない患者と比較して喫煙率が低いことがわかっている（それぞれ26.5％と62.3％）[8]。
- 患者が与えた情報の量と患者満足度は相関関係がある[9,10]。
- 患者の満足度・理解度と臨床医との関係性とは強い相関がある[10]。
- 患者に健康のための情報を与えると，患者の意志決定がスムーズに進む。

医師-患者間の関係性の本質

医師-患者間の関係性は医療を提供する際のある種の契約にみえるかもしれないが，Candib医師はこの契約という見方で考えていると，「絶対的によい側面」とされている，慈善行為，福祉活動，モラルのある行動とはかけ離れた行為となっていくと考察している[11]。さらに，契約という見方では，医師は予測できないような情報を得られることができなくなり，また医師-患者間の力関係が不均衡を起こしていることも理解できなくなってしまうだろう。力関係が不均衡になると，臨床医は患者にある程度の権限を持ってもらうように自発的に促していく必要性があることをCandib医師は強調している。患者に権限を持たせる必要性については以下のようなことが示されている[12]。
- 患者が感じている抑圧を認知する。患者の直面している現実をサポートする目的で，患者の本質にかかわる問題（貧しさ，人種，宗教，性的嗜好など）や健康状態にかかわる不公平さ，抑圧の根本的な原因について理解しようとする。
- 共感を表現する。他者との価値観を確かめることを通して，患者に寄り添うようにする。
- 患者を1人の人間として尊敬する（特に，患者の意識がある人，もちろん意識のない人でも）。
- 患者の能力の変化に答えること。患者が最善の方向に向かえるように柔軟に，時間を調節し，能力を変えていくこと。
- 患者の力となるような言葉を使う。患者の症状を詳しく教えてもらえるように働きかけ，それを正しくとらえる。そして，患者が現在の不運な出来事をどうしたいと考えているか，それをどのようにとらえているか，それについて臨床医に何を求めているか，その問題点について患者が過去にどのような働きかけを行ったのかを質問しておく。
- 患者にとっての一大事としてとらえる。患者の心配を平凡なものとしてとらえるのではなく，患者の恐怖感に共感を示すことで，患者にとっての害や不安を取り除いてあげられるような時間を持てるようにする。
- 選択や自主性を支える。たとえ，健康が最優先でないという結論だとしても，患者にとっての優先事項と考えていることを受け入れようとする。そして，たとえそれが希望を捨てるような選択であったとしても，患者の選択する権利を尊重しようとする。
- 病気の経験を歴史的，社会的な出来事であったと認識するためにも，患者にとっての物語を引き出す。
- 患者が何を知っているのか，患者が何を知りたいのか，何か疑問を抱いていないかについて尋ねることで，患者に教育を施していく。健康について教育する際は，患者にとって意味のある診断計画や治療方針のリスクとベネフィット双方についてよく議論し，自分で意思決定を行うための手段や情報を患者に与えるようにする。

患者のなかには医学的判断を臨床医の判断に委ねたいと思っている人もいる。そのようなときは医師が患者の嗜好や価値観を見つけ出していくことになるが，これは非常に大変な作業だ。

ケアを行うことは，医師-患者間の関係性のなかで最も重要かつ特異な行為ともいえる。ケアは，患者とのつながりであり，その関係性から発展していくものである。この関係性のなかで，医師は患者の感情を知り，患者それぞれの人生における症状や病気の意味づけについて注意を払い，実際の感情を表現し，献身的な行動を実践していく[13]。つまり，患者にケアを行うためには，医師は患者自身に注意を向けるよう

にしないといけないのだ。

良好な医師-患者間の関係を築いていく能力

- 患者とのコミュニケーションを改善する1つの方法として，患者中心の医療面接を行うことがあげられる[14]。この技術は，患者の関心事に迅速に迫るため，患者の課題を明らかにすることに注目したものである。
- 患者の標準的な面接にThe BATHE method（Background, Affect, Trouble, Handling their current situation, Empathy）を組み込むことによって，患者満足度が11項目中8項目も増えることがわかっている[15]。
- ロールモデルとして導き，共感を示し，信頼をつくり上げ，より強い関係性を構築する目的で医師が自身の情報を開示していくことは他に考えられる方法としてあげられるだろう。しかし，この自己開示では，親密さをアピールするための手段となってしまうことがあるため，これにより患者になんらかのアドバンテージが出ないように注意する義務が出てくることと天秤にかけて判断しないといけない[16]。また，未解決の問題を開示してしまったり，繰り返すことによる冗長が出てこないようにする必要がある。

患者教育の効果を最大限に高める

行動変容を促す患者教育を最大限に高めるステップには以下のようなものがあげられる[17]。

- 行動変容に対する動機づけを促していくものとして，臨床医の専門性の影響力を理解する。
- 患者中心に考え，患者の言動に敏感になる（変容への準備ができているか，患者の自主性や自己決定権の希望はあるのか）。
- 目標の設定を1度につき1個の目標，多くても2個までに設定するようにする。
- アドバイスは具体的に行う。
- 患者に行動変容への誓約を得るようにする。
- 時間はかかるが，医療チームで多様な戦略を練る。
- 可能であれば社会的サポートを得るようにする。
- 適切なフォローアップを保証する。

患者の意志決定の過程についてのエビデンスを議論した文献も散見される。これらの文献は臨床アウトカムがまだ不足しているのだが，システマティックレビューで認められるのは以下のとおりである[18]。

- 一般的な用語を用いたり，エビデンスを数字であらわしたり，図解で表現したりするなど，意思決定の手助けをすることで患者の理解を深める。
- 特定の集団に限られたデータではあるが，患者が好ましい意思決定や情報について問う前に，臨床医は選択肢やその代わりになるものを提案しようとする。
- 絶対的リスクの減少が好まれる。
- 情報の提供や結果が出るまで時間がかかると，患者は偏った考えを持つかもしれない。
- 限られたエビデンスではあるが，人間のイラストや顔の表情の違い，棒グラフを使ったりすると情報を比較するときに有用である。
- あまり教育されていない人や高齢者は，パーセンテージを使った割合を好む傾向にあり，信頼区間については吟味しようとしない。

【Mindy A. Smith, MD, MS】
（梶有貴 訳）

3 家族計画

症例

患者は25歳の既婚女性で，学校を卒業するまでの2年間は子どもを持ちたくないと考えていた。夫とは最近まではコンドームを使用していた。彼女は生来健康でタバコも吸っていなかった。その夫婦と避妊のための方法について話しあう機会ができた。まずは，彼女の避妊の方法についての理解度を知り，どのような希望があるのか確認する。彼女はどうやら避妊用腟内装着リング（NuvaRing）（図3-1）かホルモンを放出する子宮内避妊具（IUD）に興味があるようだ（図3-2）。彼女のライフスタイルや健康問題にあった方法で，患者と一緒に最善の方法を検討していくこととなった。

概説

避妊は医学における様々な治療と同様，リスクとベネフィットが存在し，使用における大きな障壁となりうる，コンプライアンスの問題，費用の問題，社会的背景の問題などが存在する。患者に対しては適切に教育し潜在的な合併症を前もって説明しておくことで，コンプライアンスや満足度を上げることができる。

疫学

- 米国においておよそ半数は予期されずに妊娠し[1]，およそ半数の女性が避妊具を使用したことがある[2]。
- 米国で最もよく使用される避妊具としては経口避妊薬（OCP），コンドーム，不妊手術などがあげられる[3]。
- 長時間作用型の可逆的避妊法は徐々に有名になってきている。この方法が推奨される点は，意図していない妊娠をしてしまう確率が低いことがあげられる。短時間作用型の避妊法を中断していたり，間があいてしまうと意図していない妊娠につながることがある[4]。
- 新たな避妊法としては合併症という点が改善されていたり，患者に毎日の使用が必要とならないような便利なシステムが改良されていたりする。多様な避妊法のオプションがあることは患者にベストな手段を選択する際の手助けとなってくれる。
- 本章では米国で使用できる避妊法と，患者が方法を選択する際に言及しないといけない考えに焦点をあてていく。

考察

- 完璧な避妊法があるわけではない。個人およびカップルはそれぞれの避妊法の利点と欠点のバランスをとり，どれが最良の選択かを判断しなければならない。臨床医として，患者それぞれが抱える病気や避妊法の合併症に関連するような多くの要因，つまり合併症の発生率や経過がみやすい環境にあるかどうかなどに基づき，適切な決定を行えるように手助けする必要がある。
- 避妊法を考慮する際の最も重要な考え方として，潜在的に

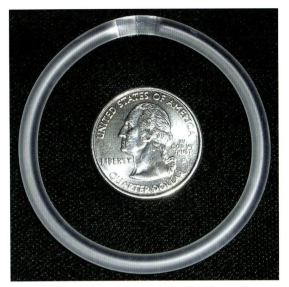

図 3-1　NuvaRing はホルモン含有の腟内避妊リングである。リングはやわらかい材質を使っており，簡単に挿入・抜去が可能である。25 セント貨幣とサイズを比較している（*Reproduced with permission from Richard P. Usatine, MD.*）

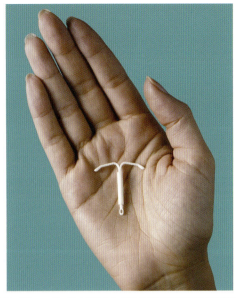

図 3-2　Mirena（レボノゲストレル放出子宮内器具）は最低でも 5 年間，効果的な避妊を行うことができる（*Reproduced with permission from Bayer HealthCare Pharmaceuticals Inc.*）

表 3-1　米国で使用できる避妊法（2012 年）

方法	使用 1 年間での意図しない妊娠をする率（典型的な数値）	使用 1 年間での意図しない妊娠をする率（理論上の数値）	非避妊目的の利点	授乳期での使用
使用しない	85	85	—	—
殺精子剤	29	18	なし	可能
妊娠中絶	27	4	なし	可能
定期禁欲	25	3〜5	なし	可能
ペッサリーの使用	16	6	なし	可能
女性用コンドーム	21	5	性感染症（STD）を防ぐ	可能
男性用コンドーム	15	2	性感染症（STD）を防ぐ	可能
経口避妊薬	8	0.3	月経周期や月経困難症の制限，卵巣癌・子宮内膜癌の減少，ニキビの減少	不可能
避妊パッチ	8	0.3	経口避妊薬と同様	不可能
避妊リング	8	0.3	経口避妊薬と同様	不可能
デポ・プロベラ	3	0.3	経口避妊薬と同様	可能
銅付加子宮内避妊具（IUD）	0.8	0.6	なし	可能
レボノゲストレル不可子宮内避妊具（IUD）	0.2	0.2	月経周期・月経困難症の制限	可能
女性の不妊手術	0.5	0.5	なし	可能
男性の不妊手術	0.15	0.10	なし	可能
エトノゲストレル（合成プロゲステロン）の移植	0.05	0.05	経口避妊薬と同様	安全な状況の場合

(Data from Trussell J. Contraceptive efficacy. In：Hatcher RA, Trussell J, Nelson AL, et al, eds. *Contraceptive Technology*, 20th rev ed. New York, NY：Ardent Media；2011：827-1010；Herndon EJ, Zieman M. New contraceptive options. *Am Fam Physician*. 2004；69：853-860；Herndon EJ, Zieman M. *Improving Access to Quality Care in Family Planning*：*Medical Eligibility Criteria for Contraceptive Use*. 2nd ed. Geneva, Switzerland：Reproductive Health and Research, World Health Organization；2000. http://whqlibdoc.who.int/publications/2004/9241562668.pdf.Accessed July 4, 2006；Speroff L, Fritz MA. *Clinical Gynecologic Endocrinology and Infertility* 7th ed. Philadelphia；PA：Lippincott Williams & Wilkins；2005.)

ある合併症，失敗する確率，非避妊目的の利点などがある（表 3-1）。

- 喫煙はエストロゲンが含まれた避妊具を使用する際の危険な副作用のリスクを増加させる。このことは患者を安全かつ最善の方法を選択する際の判断材料となるだろう。禁煙をすすめることはよい介入方法であるが，患者が完全に禁煙できるまではエストロゲンが含まれた避妊具を処方するのは避けた方がよいだろう。
- 高血圧や前兆を伴う片頭痛を持っている女性にはエストロゲンが含まれた避妊具は避けた方がよい。これらの病気を持っている人は利点よりも脳卒中を発症するリスクの方が上回ってしまうことが理論上証明されている。

新たな避妊法の選択

- 伝統的な 20〜35 μg のエチニルエスタジオール（EE）の経口避妊薬に加えて，30 μg，20 μg の EE に新しいプロゲス

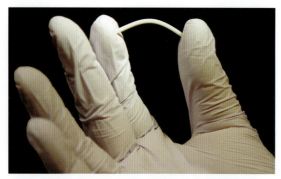

図3-3 ネクスプラノンは皮下に移植できる避妊器具である。挿入の際に使用する器具は尖った套管針であり、挿入するのはやわらかいシリコン状の管である（Reproduced with permission from E. J. Mayeaux Jr., MD.）

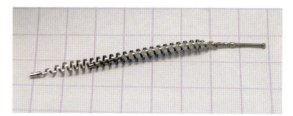

図3-4 Essureは隔日に頸管を結紮することで永久に避妊できる。子宮鏡を用いた経腟アプローチで卵管のなかに挿入する（Reproduced with permission from Jay Berman, MD.）

テロンであるドロスピレノン（Yasmin，YAZ）を併用した方法が使えるようになった。ドロスピレノンは抗ミネラルコルチコイド作用と水分保持作用を阻害することが示されており，月経周期の変化に相関する食欲の変化にも影響するとされている[4]。高カリウム血症のリスクがある女性には定期的な血清カリウム値の測定が必要となる。錠剤のなかに含まれているプロゲステロンはニキビを改善させる作用もある。Beyazは上記の新たな錠形に葉酸を加えたものである。患者がこの錠剤を内服している間に妊娠したときには，葉酸値が神経管欠損症を防ぐよう適度な値となってくれる。

- 経口避妊薬のレジメンが拡大され，レボノゲストレルEE錠の84日間投与，7日間の非ホルモン錠（Seasonale）の投与が使用できるようになった。Seasoniqueは最初の84日間は同様の錠剤であるが，最後の7日間は10μgのEEを使用し，合計91日でのサイクルを行うものである。これは1年に4回しか使用できないという点以外，他の経口避妊薬と比較しても遜色がない。レボゲストレルとEEの併用による経口避妊薬のレジメンが拡大され，非ホルモン系の錠剤がない場所にも使用が広がっている。
- ホルモン含有腟リングは経口避妊薬と同じ素材でできているが，経口薬と異なり毎日気にする必要がなくなる（図3-1参照）。腟に3週間に1度留置し（1週間休薬して），EEやエストラジオールを放出する。リングを留置していない時期には消退出血が認められることがある。腟リングは経口避妊薬と比較して破綻出血のリスクを減らしてくれる。
- 3カ月ごとに投与するデポ・プロペラの新しい形が出てきているが，これは筋肉注射ではなく皮下注となっている。皮下注の場合30％近くホルモンの量が少なくなっており，1回の注射につき，150 mgに対して104 mgの投与となっている。避妊薬としてはデポ・プロペラの筋肉注射と少なくとも同等の効果があり，子宮内膜症の疼痛に対して，またホットフラッシュの軽減や骨粗鬆症の軽減のためにもLupron Depotと同等の効果を示す。長期の使用を考慮しているのであれば，他の避妊法を選ぶのが賢明であるが，起こりうる骨粗鬆症のリスクを話しあったうえで，骨量をモニターしながらデポ・プロペラをさらに2年間継続することができる。これらの薬はプロゲステロンのアンドロゲン作用によってニキビの頻度を増やし，体重も増加させることがある。

- ミレーナIUDはレボノゲストレルを放出することで，避妊の状態が最低でも5年間継続できる（図3-2参照）。これによる妊娠率は不妊手術に匹敵するとされている。銅付加のIUDは10年もの長期に使用できる他の方法として考えられる。しかし，月経困難や不性性器出血が時々認められる。ミレーナを使用すると1年間は20％の女性で無月経となり，銅付加IUDにおいては排出されてしまうリスクがある。IUDでは異所性妊娠の絶対的リスクはきわめて低い。しかし，IUDを装着しながら妊娠した女性は，異所性妊娠の相対的な頻度は著増するといわれている[5]。
- ネクスプラノン（植込み型エトノゲストレル）は，皮下に植え込むかたちのエトノゲストレルが混入された管である（図3-3）。長期的な効果があり（3年以上），可逆的な避妊手段であるが，3年後にはこれを取り除く必要がある。このインプラントは4 cmの長さ，径は2 mm大で，プロゲステロンとエトノゲストレルを合成させたもの（ENG）である。これはエストロゲンやラテックスは含まれておらず，レントゲン不透過性である。ENGインプラントの避妊効果としては排卵を抑制し，頸管から分泌物の粘稠性を高め，子宮内膜の変化を呈することが含まれている。使用の最初の1年間は卵管結紮術を含む他の避妊法と比較しても避妊を失敗する確率は非常に低いとされる[7]。ネクスプラノンの理想体重の130％を超える体重の女性への効果はまだ研究されていない。ネクスプラノンの合併症は他のプロゲステロンのみの避妊法と同様である（ニキビや体重増加など）。
- ネクスプラノンによる避妊法は永久避妊を考えている場合によく使われ，とても効果的である。
- 子宮鏡による頸管結紮術は新たに出てきた技術であり（図3-4～図3-6），これは卵管のなかで組織を増殖するようにデザインされたやわらかいコイルである。切開する必要はなく，一般的な麻酔を必要とせず実施でき，30分もたたないうちに実施できる。デバイスを装着してから3カ月間は待つ期間が必要で，代替の避妊法を使う必要がある。3カ月のフォローアップの際に，卵管が閉じているかどうかを子宮卵管造影図（HSG）で確認する必要がある。
- 結合型避妊パッチ（Ortho Evra）はEEやノルエルゲストミンを放出し，経口避妊薬と同様の作用機序を示す（図3-7）。1週間に1回貼り替え，3週間続け，月経が起こる週はパッチをつけない。推奨される装着部位として前腕，殿部，胴体（背中や胸部を含む）があげられる。経口避妊薬と同等の効果があるが，90 kg以上の体重がある女性には効果が弱いとされる。まれではあるが有害事象が起こった場合は，取り外す必要がある。パッチに含まれているプロゲステロ

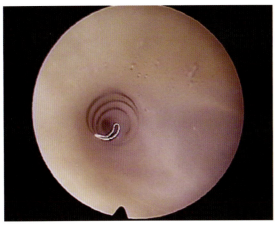

図3-5 インプラント挿入直後の子宮鏡でEssureの装置が卵管のなかに挿入されている様子である（*Reproduced with permission from Jay Berman, MD.*）

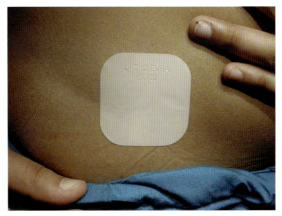

図3-7 Ortho Evraはホルモン含有の避妊パッチである。このパッチは3週間に1度交換し1週間休薬するというサイクルで使用する（*Reproduced with permission from E. J. Mayeaux, Jr., MD.*）

る。患者が可能性のある副作用に気がついたときにはすぐに主治医に相談するようにしておく。

【E. J. Mayeaux, Jr., MD／James Barrow, MD】
（梶有貴 訳）

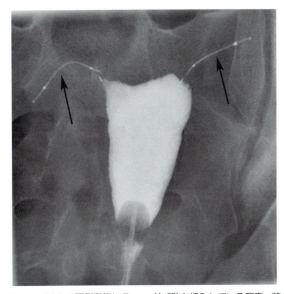

図3-6 HSGで両側卵管にEssure（矢印）を挿入している写真。装置が子宮腔で膨らんでいるが、子宮角や卵管、腹腔には入っておらず、結紮が成功していることがわかる。子宮内に入っている黒〜灰色の丸い像はHSGカテーテルのバルーンである（*Reproduced with permission from E. J. Mayeaux Jr., MD.*）

ンは、ニキビの重症度を減らしてくれる。

フォローアップ

副作用、使用法、耐用性をモニターしておく。避妊法は必要性や環境の変化にあわせて患者が異なる避妊法に代えたいと希望すれば、定期的に避妊法の選択肢を再検討するべきである。

患者教育

避妊法のいくつかを効果的に行うためには、患者が継続的かつ正しく施行しようとする必要があるが、その他の避妊法については患者側に特別な行動が必要というわけではない。患者は選択した方法のリスクとベネフィットを理解し、その方法がどのように働いているのかを確かめておく必要があ

4 終末期医療

症例

89歳の虚弱な女性で既往としてアルツハイマー病、甲状腺機能低下、うつ病、慢性心不全、眼の加齢黄斑変性がある。彼女の身体機能は徐々に低下していた。家族は24時間のケアを施すことは困難であり、介護施設に入所することとなった。介護施設に入ってから2年で彼女の認知機能は低下していき、会話や移動ができなくなり、尿失禁・便失禁を呈するようになっていった。支えてもらわないと立ち上がることができず笑顔をつくったり、自立して頭を起こしたりすることもできなくなった。この介護施設は非常に協力的であり、ホスピスに向けての相談が始まった。図4-1はGokula医師がホスピスの看護師とともにホスピスへの入所のために患者を訪れたときの様子である。

概説

終末期医療は予後が限られているすべての年齢層の患者に提供するケアである。これは症状緩和のために感情面や身体面において必要とされるものを提供することで、患者とその家族のサポートをするというケアである。

緩和ケアには以下の5つの基本原則がある[1]。

- 患者個人の目的や嗜好、選択を尊重するようにする。
- 医学面、感情面、社会面、スピリチュアルな面で必要となる介助を行う。
- 患者の家族が求めているものを支えるようにする。
- 求められる医療者や適切なケア環境を提供することで患者と家族を手助けする。
- 人生の終わりに最高のケアを提供する（図4-1 参照）。

以下に終末期の患者へのケアの質にかかわるような領域を

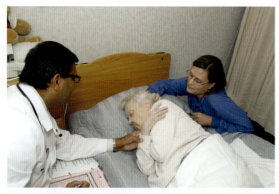

図4-1 家庭医のMurthy Gokula医師とホスピス看護師のChris Emchは，Heartland Hospiceで人生の終わりが近づいてきた終末期患者を元気づけながら診察をしている

あげる[2]．
- 身体的な症状と感情的な症状の管理．
- 身体機能，自主性，個人の尊厳，自己の尊重へのサポート．
- アドバンスケアプラニング．
- 臨死期の積極的な症状コントロール．
- 患者と家族の満足度．
- 患者のQOLや福祉を包括した評価．
- 家族の負担（感情面と経済面において）．
- 生存期間．
- 医療提供の継続とその能力．
- 死別にさしかかったときの対応．

疫学

- National Health Centerの統計では2009年の米国では約242万人の死亡があり，その大部分は心血管疾患か癌が原因であった[3]．
- 25～44歳の死因の多くは事故，癌，心血管疾患，自殺，殺人，その他の死因が占めていた．
- 45～64歳の年齢のなかで占めている死因としては，癌，心血管疾患，事故，慢性呼吸器疾患，肝疾患があげられる．65歳以上では心血管疾患，癌，慢性下気道疾患，脳卒中，アルツハイマー病がある．
- 2009年には，心血管疾患，癌，慢性下気道疾患，脳卒中，事故をあわせると米国の総死亡数の約64％を占めるとされている[4]．
- 2007年の米国での総死亡数の32％は入院中の患者であった[5]．1回の死亡退院でかかる入院費用は23,000ドルにのぼり，生存退院となった患者と比べて，約2.7倍高い金額となった．
ホスピスでの医療は死期が迫った患者の約20％に提供されていた[6]．ホスピス患者の約70％は癌患者であり，ホスピス患者の90％が院外で亡くなっていた．ホスピスの利用や終末期の医療は米国のなかで人種によって多種多様となっている[7]．
- 白人では非白人の患者や少数民族の集団と比べて，事前指示の内容に特に重点が置かれている．
- 延命治療については他の人種と比べてアフリカ系アメリカ人で利用される傾向にある．
- 終末期の情報を知りたいかどうかについては，人種によって異なるようである．韓国人，メキシコ人，日本人，アメリカンインディアンでは終末期の病気についての議論は，消極的であるようで，家族のみに伝えることを好む傾向にある．
- 終末期の意思決定のプロセスのなかで家族の参加を促すのは，どの人種でも共通している．しかし，アジア人やスペイン系アメリカ人は他の人種や少数民族と比べて家族中心の意思決定を好む傾向にある．

病因／病態生理

死因には多くの因子が絡んでいる．以下に主要な介入可能な因子をあげる．
- 喫煙：米国の全成人の20.6％が喫煙している．これは男性（23.5％），アメリカンインディアンやアラスカの先住民族（23.2％）[8]に多い傾向にある．米国の5人に1人は死因にタバコが関与しているとされる[9]．喫煙は肺気腫（10～13倍），心疾患・心血管疾患（2～4倍），癌（1.4～3倍）のリスクが増加する．
- 食生活の乱れ：脂肪分の多い食生活（消費カロリーの40％以上）では乳癌，結腸癌，子宮内膜癌，前立腺癌のリスクを増加させる．食生活は糖尿病や心血管疾患，肥満，慢性腎疾患のコントロールを行うのに重要である．
- 運動不足：定期的に運動を行っている人はより長く生き，より健康的になる．運動は心血管疾患や高血圧のリスクを減らし，うつ病や関節症，線維筋痛症を持つ患者の機能を改善してくれる．残念なことに，2008年のガイドラインで定められた有酸素運動やストレッチ運動を行っていたのは成人の20％にも満たないことがわかった[10]．
- 飲酒：全人口の80％が飲酒をしており，男性の10～15％，女性の5～8％はアルコール依存であると推定されている．アルコールの過剰消費（1日3 drinks以上）は気分障害（10～40％），肝硬変（15～20％），末梢神経障害（5～15％）に関係しているとされる．膵炎（3倍）のリスクが上がるのに加え，乳癌（1.4倍），食道癌（3倍），直腸癌（1.5倍）のリスクも上昇する[11]．加えて，2009年のデータからでは3,020万人（12％）の12歳以上の人が過去少なくとも1度は酒気帯び運転をしたことがあるとのことであった[12]．
- 外傷：2004年では167,184人が外傷によって亡くなっており，これは全死亡の7％を占める[13]．外傷関連の死因の多くは意図的でないものである．転倒は高齢者の外傷における死亡のよくある受傷機転であるが，35～53歳の成人では中毒がよくある外傷死亡の受傷機転となっている．交通事故は2歳以下を除いたすべての年齢層で多い外傷死亡の受傷機転となっている．これらの死亡のほとんどが防ぎうるものであった．
- 性行為：性行為感染症（STI）は最も一般的な感染症の1つであり，米国でも毎年約1,300万人が感染しているといわれており，またその多くは25歳以下に多いとされている[14]．性感染症（STD）はHIV/AIDSのリスクを増やし，2007年には米国では455,636人のAIDSの生存患者がいるとされている．AIDSによる死因としては，感染症（特に呼吸器・中枢神経感染），癌（特にカポジ肉腫や非ホジキンリンパ腫），心筋症や腎症などが含まれている．
- 薬物の非合法的な使用：薬物中毒は米国では大きい問題となっている．National Institute on Drug Abuse Monitoring

the Future Survey によると，第8学年から第12学年の学生46,000人のうち，日常的にマリファナを使用している者は増加しており（過去30日以内で高校性の21.4％が使用），第8学年で興奮剤を使用したことがある者も増加している（2009年では2.2％，2010年では3.3％）[12]。一方で，メタンフェタミンの使用（1999年では6.5％，2010年では2.2％）やコカインの使用（2003年には230万人，2009年には160万人）は減少している。コカインは呼吸抑制，不整脈，けいれんでの死亡に関連している。メタンフェタミンの使用は命にかかわるような高血圧，不整脈，くも膜下出血および頭蓋内出血，虚血性脳卒中，けいれん，昏睡などに関係している。

- 感染症：死因や合併症の大部分を占め，いまもなお新たな微生物が発見され，薬物耐性化が進行している。感染が直接の死因となっているのか，またはたまたま死亡時に付着したものなのかを確かめるのは困難であるが，剖検をもとにして作成されたニューメキシコ州の調査によると，(1994年後半から1996年中頃までの）死因の85%（125献体中106献体）が感染症に関係していると報告されている[15]。
- 中毒物質：毒そのものや環境汚染が含まれている。米国では2008年に36,500人の中毒死があり，その大部分は不慮の事故が原因であった[16]。麻薬による中毒は全体の40%以上を占めている。中毒死は2005〜2007年における自殺方法の第3位にあたり，そのなかの75％がアルコールや薬物の大量使用によるものであった。薬物による自殺でよく使われるものとしては，麻薬やベンゾジアゼピン系の薬物，抗うつ薬などの処方薬が中心であった[17]。

診断

全死亡のうち約70％が，近日中に命にかかわると思われるような疾患や病態が原因で亡くなっていくと推定される。その命にかかわる疾患や病態としては以下のようなものが含まれている。
- 全身に癌転移が広がり，もはやこれ以上有効な治療を行うことができない状態。他の手がかりとなる状態としては，日常生活動作が困難，著明な意図しない体重減少をきたしている状態があげられる。
- 認知症が進行し，自力で移動，清拭，衣服の着替えを行うことができなくなった状態。尿失禁や便失禁の発生と相関している。また，意思疎通が不可能，命を脅かすような感染症の出現，stage 3，4の多数の褥瘡の発生，十分な水分やカロリーの摂取不足，自立した生活の困難などが認められるようになる（身体機能低下を含む）。
- ベッドから離れられず，日常生活動作のすべてに介助が必要となる状態。
- BMIが22以下の栄養不良の状態であり，経腸栄養および非経口栄養で改善が得られない，あるいはそれを本人が拒んでいる状態。
- 心血管疾患で症状緩和のための治療に反応しない状態，NYHA分類でclassⅣの状態，慢性心不全で心拍出量が低下（≦20％）している状態。SUPPORT研究やFramingham研究，IMPROVEMENT研究などの複数の研究をもとにすると，1年死亡率はclass Ⅱ（軽度の症状）の状態では5〜10％，class Ⅲ（中程度の症状）の状態では10〜15％，class Ⅳ（重症の症状）の状態では30〜40％と推定されている。

心不全の患者の独立した予後不良因子としては，最近の心血管疾患での入院，腎不全（クレアチニン≧1.4 mg/dL），収縮期血圧が100 mmHgまたは脈拍100 bpm以上，治療抵抗性の心室性不整脈，低ナトリウム血症，悪液質，身体機能の低下，合併症の有無（糖尿病など）があげられる[18]。
- HIV/AIDSでCD4陽性T細胞の数が25以下またウイルス量が10万コピー/mL以上であり，少なくとも以下の1つを満たす状態。著明なるいそう状態（平均の体重の33％の消失），AIDS指標疾患（クリプトスポリジウム感染など）や癌（中枢神経，リンパ腫など），進行性多巣性白質脳症，腎不全，カルノフスキーパフォーマンスステータス（KPS）が50％以下，進行したAIDS認知症，著明な日常生活での身体機能低下など。
- 神経疾患（パーキンソン病，ALS，多発性硬化症，筋ジストロフィー，重症筋無力症など）がある患者で，迅速に症状が進行した状態，または致命的な栄養状態，12カ月継続する命を脅かす感染症，stage 3，4の褥瘡，致命的に悪化した呼吸機能，換気能の低下，命を脅かす合併症（再発する誤嚥や敗血症など）がある状態。
- 呼吸器疾患で，安静時の呼吸困難や努力性呼吸を呈する状態，救急外来の受診や入院が増えている状態，室内気での低酸素血症（酸素飽和度＜88％），肺性心，意図しない進行性の体重減少，安静時に100 bpm以上の頻脈がある状態。
- 進行性に悪化する終末期の腎疾患で，透析を望まない（あるいは適応とならない），クレアチニンクリアランスが10以下（または糖尿病を合併している場合は15以下）あるいは血清クレアチニンが8 mg/dLより高い状態（または糖尿病を合併している場合は6 mg/dL以上）。
- 進行性に悪化した終末期の肝疾患で，難治性の腹水がある状態，特発性細菌性腹膜炎，肝腎症候群，肝性脳症，治療にもかかわらず再発する静脈瘤がある状態。
- 急性期に昏睡状態を呈した脳卒中，脳幹反応が消失した昏睡，発語の反応がなくなった状態，痛み刺激に反応しない状態，発症3日目で血清クレアチニンが1.5 mg/dL以上となった状態，嚥下障害や十分な水分やカロリーの摂取ができない状態。身体機能の低下，脳卒中後の認知症など。
- 急速に悪化し，症状が進行する，あるいは進行性の体重減少を伴う非特異的な終末期の疾患。誤嚥性肺炎による嚥下障害，救急外来の受診や入院増加，適切な治療にもかかわらず悪化する褥瘡，または収縮期血圧が90 mmHg以下に低下した状態。

残念なことに臨床医は疾患が末期の状態に至るまで緩和ケアやホスピスケアを行うことに消極的であることが多い。また，臨床医は少なくとも6カ月以下の予後が予想されないと，確信を持ってホスピスケアに移行しようとしない。

The National Hospice and Palliative Care Organizationでは多くの非癌疾患の予後を推定するためのエビデンスに基づいたガイドラインがある[19]。この情報は臨床家が患者と終末期ケアにおいてアドバンスドケアプランニングを行う手助けとなってくれるであろう。

臨床医が予後を推定するのに有用な確立された方法として，PPS（Palliative performance scales）やKPSの2つがある。
- PPS（http://meds.queensu.ca/palliative/assets/pps_scale_tool.pdf）は移動，活動性，疾患の証拠，自身でのケア，摂食量，意識レベルなどによって数値化されている。PPSは，

緩和ケア病棟で入院している患者の生存率を予測するのに有用であることがわかっている[20]。この後ろ向きコホート研究の生存期間について，PPS の 10％の中央値は 1 日，PPS の 20％の中央値は 2 日，PPS の 30％の中央値は 9 日，一方，PPS の 60％の中央値は 40 日になる。

- KPS（http://www.hospicepatients.org/karnofsky.thml）は病気の経過をみる際に使われ，パフォーマンスステータスは正常（100％）から死亡（0％）まで幅があるものを使用している。

▶ 臨床所見

死に近づいている患者によくみられる臨床症状としては以下のようなものがある。

- 便秘（90％）。
- 疲労感と筋力低下（90％）。
- 呼吸困難（75％）と咳嗽などのその他心肺症状。
- 疼痛（30～90％）。
- 不眠。
- ドライマウス，食欲不振，嘔気・嘔吐，便秘，下痢，嚥下困難など他の消化器症状。
- 便失禁，尿失禁。
- めまい。
- 浮腫・四肢のしびれ。

また，死に近づいている患者の心理的・精神的な症状としては以下のようなものがある[6]。

- うつ病（75％は症候性，＜25％で大うつ病），希望の消失，不安感，いらいら感。
- 混乱やせん妄（終末期の 85％にものぼる）。

6 つの米国コミュニティにおける家族，友人，ケア提供者の集団ベースの研究では，以下のことが明らかとなっている[21]。

- 終末期の病態の患者の 71％で息切れを認めている。
- 50％の患者で中等度から重度の疼痛を認めている。
- 36％は尿失禁や便失禁を認めている。
- 18％は疲労感が強く，日中の 50％以上をベッド上で過ごしている。

治療

終末期の管理については，患者と患者の家族に死に至る可能性が高く，死が差し迫っているものであるという悪いニュースを伝えることから始まる。この作業はとても困難を極める。患者が法的な判断が困難なときには，法的な決定を代わりに行う人がいるかを確かめておく必要がある。加えて，患者が英語での会話が困難なときには，家族に頼るのでなく訓練された医学用語に精通した者に通訳してもらいながら対応すべきだろう。以下に示したような P-SPIKES アプローチが有用である[22]。

- Preparation（準備）：現在ある情報や行った内容をまとめる。
- Setting（環境調整）：時間と空間を調整し，プライバシーを守ることができる環境にし，サポートしてくれる人間を含めるようにする。
- Perception of patient（患者の認識）：患者や家族の病気についての理解度を尋ねる。
- Information needs（情報の必要性）：患者や家族が何を話してほしいと考えているか，どこまで詳しく話してほしいと考えているかを明らかにする。

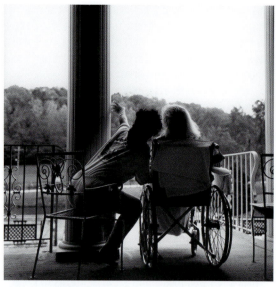

図 4-2　この写真は Marjorie Clarke を彼女の庭で撮ったものだ。彼女はアルツハイマー病を煩い，抑うつ状態・いらいら感があった。1996 年に撮影されたもので，Marjorie は自宅のベランダからみえる景色の話をする担当看護師の言葉に耳を傾けている。彼女は 1997 年の 1 月に他界した（Reproduced with permission from Marshall Clarke.）

- Knowledge of condition（状況についての理解）：悪いニュースについて，注意を払い，ゆっくりと話し，悪い出来事が差し迫っていると警告し，その理解力を確かめる。
- Empathy and exploration（共感と探求）：表出した患者の感情を理解し，患者と家族に十分な時間をとり，決して見放されることはないと再確認してもらう。
- Summary/strategic planning（要約と戦略）：次なるステップについて話しあう。さらに時間が必要であれば，話しあいのスケジュールを立てる。

プライマリケアを提供するものの役割として，相談を受け，予想される方向性を示していき，支えと安らぎを与えながら，症状について分析し管理を行っていく（疼痛コントロールもこれに含まれる）（図 4-2）。

死が差し迫っている患者とその家族の意思決定をサポートするとき，あるいはケア提供者自身がケアについての決定を行うときには，医師は以下のようなことについて話しあうよう準備をしておくべきである。

- 病気を癒すための現実的な治療法，初期の病気の過程をやわらげることについて。
- 事前指示書および延命治療の差し控えについて。
- 文化的な信仰や嗜好（例：真実を話すかあるいは患者には伏せておくか，宗教上の信仰など）。
- 死が差し迫っている患者が希望する終末期ケアの場所，他の人の助けを借りるかどうか，症状のコントロールについての希望など。

多くの要因が終末期の患者への最適なケアを提供するうえで重要となってくる。重篤な病気にかかっている患者，その遺族，終末期医療に携わった医師たちにとって重要だと考えられる要因について，以下のようなことが研究のなかで示されている[23]。

- 患者には次にあげるような希望があるという共通認識があ

る．何か書きたいという希望，症状をコントロールしてほしいという希望，清潔でいたいという希望，体に触れたいという希望，よいコミュニケーションを保ちつつ予期されることを知っておきたいという希望，すべきことを順序よく行い達成感を得たいという希望，尊厳やユーモアの感覚を維持したいという希望など．
- 患者は意識がある状態で居続けたいと思っており，また重荷になりたくないと感じており，祈ることの重要性に気づき神の一部になりたいと考えている．彼らは自宅で亡くなっていくことについては心配していない．
- 家族はすべての治療のオプションを行ってほしいと考えており，患者から疼痛，息切れ，苦しみを取り去ってほしいと考えている．

▶ 事前指示書

事前指示書やアドバンスドケアプランニングはいまだ使用されることは少ないようだ．臨床医は，患者がたとえ症状が強く自力でしゃべれない状態であったとしても，患者の力になり患者の希望を理解しながら，外来入院に関係なく以下にあげるような概念について提供する機会を与えられるようにすべきである．また，急性期から回復する可能性（ただし受け入れられる介入に限る）や植物状態になる可能性（生命維持のための介入についての希望）といったシナリオについて話しあっておく．

- National POLST（physician orders for life-sustaining treatment）Paradigm task force は，患者の希望に沿った効果的なコミュニケーション，治療方針についての文書，患者の願いを叶えたいという医療従事者による契約を基本として，終末期のケアの質を高めるようにデザインされた新しいプログラムである．詳しい情報は http://closure.org にあり，患者と医療者にウェブ上で利用できる情報が数多く載っている．
- 事前指示書は大きく2つに分けられる．instructional directives と proxy designations である
  - instructional directives はリビングウィルのようにケアや医療行為に関しての決定事項を記述するものである．これは一般的な医療行為，特定の医療行為のいずれについても該当する．約80％のアメリカ人がリビングウィルについての裏書きを行っているのに対し，たったの20％（そして医療従事者の1/3以下）しかこの指示書を作成していない．特定のフォームを使用する必要はなく，口答での指示でも効力を持ってくる[24]．
  - proxy designation は特定の個人や医学的決定を行える人物（例：医療に対する法的力を持った人物）と相談するものである．
- 法的側面：米国最高裁判所は，患者は医学的介入に対して治療を拒む権利，医療介入を終わらせるかどうかを決定する権利を持っているとしている．多くの州でリビングウィルについての法的書式が定められている．
  - 米国内科学会（ACP）やASIM（American Society of Internal Medicine）の終末期ケアのコンセンサスでは，延命医療を差し控えることができる場合として，患者が何も話すことができない状態になってしまったが差し控えることが本人の希望であると考えられるとき，代理人が差し控えることが患者の希望であると判断したとき，そして患者が差し控えに対して希望を持っていそうなとき，と記載されている．

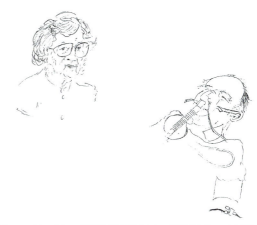

図 4-3　Alan Blum 医師は家庭医であり，患者のスケッチを長年描き続けている．彼は絵を描いたときに，その絵にあった詩をつけるようにしている．絵のいくつかは JAMA に掲載されている

- 死に至らしめるかもしれない終末期の患者に疼痛をやわらげるための高用量オピオイドを処方するのは，臨床医の苦痛をやわらげたいという思いから行われる行為であれば法的罰則の対象にはならない．

▶ ホスピスケアとサービス

ホスピスケアは，治療に結びつく介入がもはや利益をもたらさないと判断されるときに求められるケアである．このケアの形態は，在宅，病院，特別な居住施設を含む多くの環境で行われる．

- ホスピスのサービスのかたちとして，臨床医と看護師のケア，在宅療養，パストラルケア，相談，レスパイトケア，死別ケアのプログラムが含まれている（図 4-3）．
- ホスピスの一般適正ガイドラインでは以上のような終末期疾患の基準が含まれており，疾患の進行速度や治療の有無ではなく患者や家族双方の決定についての記述がされている．加えて，著明な身体機能の低下がみられるときに有用な方法として，FAST（Functional Assessment Staging），PPS，基本的日常生活動作（BADL），NYHA 分類で class Ⅳ の心疾患の有無などが参考になる．他の基準では 3～6 カ月で全体重の 7.5～10％ の体重減少，血清アルブミン値が 2.5 g/dL 以下である場合などが含まれる．

臨床医は Medicare Part A のもとで管理できるよう MHB（Medicare hospice benefit）についても気をつけなければならない（Medicare Part B では臨床医のサービスで費用が発生してしまう）[25]．米国では，MHB は医学，看護，カウンセリング，死別におけるサービスを含むすべてのホスピスケアの約 80％ が死を目前とした患者とその家族に対して支払われる．ホスピスケアを選択しメディケアの援助を受ける人は，終末期の病気に対して緩和治療やサービスを受けることができる．在宅ケアは入院している患者に必要に応じて提供されるが，他の多様なサービスは Medicare による保険のカバーはなされない．

- 患者には Medicare Part A または Medicaid の資格がある．
- 患者が終末期疾患になるということは，言い換えると，患者は疾患の末期状態であり，疾患が予想される経過をたどっており，生命予後が 6 カ月以内であると，主治医やホスピスの医療主任者によって判断されることといえる．医療主任者が医師である場合はその署名が必要である．

- 患者はホスピスケアを選択し，Medicare hospice benefit form を記載する必要がある。この過程は変更可能であり，患者は将来的に Medicare Part A に変更する権利を持っている。
- ホスピスは Medicare が認定したホスピスプログラムに則って提供される。
- Medicare のもとでは，DNR の状態では入院の必要性が認められない。

給付の期間

- 患者が資格基準を満たしている限りはホスピスを受ける権利がある。
- ホスピスにおける給付は 2 回の 90 日間の給付期間，その後の 60 日間の回数制限のない給付期間によって成立している。
- 給付期間は連続的または断続的に使うことができる。
- 患者はそれぞれの期間が始まる最初の時期に，終末期の病気であるという診断を受ける必要がある。
- Medicare の給付に対するホスピスの時間的な制限は設けられていない。
- 疾患の改善が得られ，ホスピスから退院することができた場合でも，以前のホスピスケアのサービスの利用にかかわらず，ホスピスケアを受ける権利を持っている。
- Medicaid の患者も同様の規則があてはまる。

サービスは医師，看護師，栄養士，医療ソーシャルワーカーによるサービス，医療提供や設備，外来における症状管理や疼痛管理のための薬，在宅ケア（治療，理学療法，作業療法，言語療法）などを含んでいる。他のサービスとしては以下のようなものがあげられる。

- 対応困難な疼痛やせん妄など，在宅では管理が困難な問題について短期の入院ケアを行う。
- 短期のレスパイトケア：ケアをしている家族を休ませるため 5 日まで許可されている。
- 患者と家族の在宅でのカウンセリング。
- 患者と家族への死後のケアや精神的ケア，スピリチュアルなケアのサポート。
- 医師への相談費用はすべて Medicare が 100% 負担してくれる。
- 医師，看護師，ソーシャルワーカー，カウンセラーをオンコールで 24 時間，週 7 日で呼ぶことができる。

サービスは終末期の疾患に対する積極的な治療については含まれていない（ただし，終末期の疾患の症状コントロールや疼痛管理のための治療の場合を除く）。また患者のホスピス業者と契約していない医師または施設によって行われたケア，看護による援助や看護施設を継続し莫大な費用がかかったときなどについては含まれていない。

▶ 緩和ケア

緩和ケアとは治療に影響を及ぼすわけではないが，病気の症状をやわらげ，防ぎ，癒し，やわらげることに焦点をあてたケアである[26]。これは死が差し迫っている患者だけに限定されているわけではなく，患者が完治を望んだ治療を行っていたとしても行うことができる。多くの病院で患者，その家族，プライマリケアの提供者に対して緩和ケアを提供することを目的として，入院による緩和ケアをすすめている。

緩和ケアの一般的なアプローチとしては広く 4 つの分野に焦点があてられる。身体的な症状の管理，精神的な症状の管理，社会のニーズへの取り組み，スピリチュアルなニーズの理解である。

- ニーズの評価：臨床医は 4 領域に焦点をあて，苦労の程度を理解しようとし，患者の人生に影響を与える問題についてどれほどのものかを理解しようとする。
- 目標を設定し，継続的な評価を行う。ケアの目標としては，症状の改善，機能障害の進行を防ぐ，平穏を見つけることにある。これらの目標は，容態が変わったり病気が進行したりする度に見直すようにする
- 疼痛管理：特に人生の終末期には，苦痛を求める患者はいないことは明確であろう。疼痛管理を行うための大きな障壁となっているものとして，疼痛の重症度を評価する医療提供者の能力が限られていること，制裁や告訴への恐れ，知識不足（ガイドラインの認識を含む）があげられる。
  - 疼痛の評価：重要な観点として，周期性（持続性など），疼痛部位，疼痛の強さ，増悪寛解因子，治療効果，患者への影響などがあげられる。
  - 介入：これには非薬物療法（マッサージ，体位，経皮的神経電気刺激〈TENS〉，理学療法），鎮痛薬，他の緩和的手技（神経ブロック，放射線療法，鍼治療）が含まれている。
  - 鎮痛薬は非オピオイド系鎮痛薬（例：アセトアミノフェン〈4 g/d〉，イブプロフェン〈1,600 mg/d〉）から弱オピオイド（例：コデイン〈30 mg，4 時間ごと〉やヒドロコドン〈5 mg，4 時間ごと〉），強オピオイド（例：モルヒネ 5〜10 mg，毎日 4 時間ごと）と段階的なアプローチを行う。用量は必要に応じて調節していく。副作用（例：便秘，嘔気，意識障害）を予期しておき，これらを防ぎ（緩下剤，制吐薬などで），あるいは治療を施す。患者はこれらの副作用を約 1 週間以上は耐えることになる。特定の痛みが出現している場合は追加も考えておく。以下のようなことが含まれている。
    - 持続痛がある場合は，定時の内服が必要となるのに加え，レスキュー用の薬が必要となり，定期的な評価と再調整が必要となる。レスキュー用の薬が必要な場合，翌日にはレスキューで使用した薬の総用量だけ増やした量を 1 日量とする。長期の使用が見込まれる場合は，経皮フェンタニルを考慮する（100 μg/時間はモルヒネ 4 mg/時間と同等の力価であり，48〜72 時間継続する）。
    - 神経原性疼痛（神経の障害や異所性のシグナル伝達より生じる）は典型的に電撃感，灼熱感のように感じられる。オピオイドに追加して必要となる薬剤としてはガバペンチン（1 日 100〜300 mg あるいは 1 日 3 回），5％リドカインパッチ（1 日 3 回使用し最大 12 時間効力がある），トラマドール（50〜100 mg，1 日 1〜3 回使用），三環系抗うつ薬（入眠時に 10〜25 mg，75〜150 mg まで用量調整）があげられる[28]。
    - 鎮痛補助薬はオピオイドの効果を増強する。これらは上記の神経原性疼痛の治療薬やグルココルチコイド（例：1 日 1 回のデキサメタゾン），クロニジン，バクロフェンなどが含まれる。
    - 法的な注意事項：臨床医は高用量オピオイドを与えることにためらいを持っており快く思っていない。なぜなら患者を死に至らしめる恐れがあるからだ。しかしながら，鎮痛のコントロールのために調整されたオピ

オイドによって死に至る恐れがあるという仮定は医学的なエビデンスに基づいていない。さらに，以上に記載したとおり，臨床医は死のリスクは理解しつつも苦痛をやわらげたいという意志は倫理的な判断であり，法的に問題になることは少ないと考えられる。

■ よくみかける症状のコントロール

- 便秘：薬剤や活動性の低下，栄養失調や脱水，限られた食物繊維の摂取，意識障害，糖尿病・甲状腺機能低下・高カルシウム血症により腸管閉塞の合併症を呈している場合などによって起こる。治療の目標としては1～2日に1回の排便が得られるようにする。便秘予防として標準的な麻薬のレジメンを行っているすべての患者に開始するべきである。治療としては食物繊維を増やし，排便をやわらかくするもの（例：ナトリウムドクセート〈Colace〉300～600 mg/d経口)，腸管を刺激するもの（例：プルーンジュース1/2～1杯/d，センナ〈Senokot〉2～4錠/d，ビサコジル5～15 mg/d経口または座薬)，浸透圧下剤（ラクツロース15～30 mg，4～8時間ごと，マグネシウムハイドロキセート〈牛乳や酸化マグネシウム〉15～30 mg/d）がある。
- 呼吸困難：可能であれば，可逆的な病態（感染や低酸素血症）について治療する。追加療法としてはオピオイド（例：コデイン30 mgを4時間ごと，モルヒネ5～10 mgを4時間ごと）や抗不安薬（例：ロラゼパム0.5～2 mg経口/舌下/静注，ジアゼパム5～10 mg経口/静注）がある。突発痛に対して行う用量と同じ非経口型の麻薬や長時間作用型の麻薬も試すことができる[29]。噴霧型のオピオイドは呼吸困難には効果がないとされている。呼吸器疾患の病歴がある患者には気管支拡張剤やグルココルチコイドも考慮される。気道分泌物が多い患者にはスコポラミンを考慮し，2時間ごとに低用量で開始し，必要に応じて呼吸困難を改善させる。酸素療法はよく使われる方法であるが，息切れの自覚症状の改善において効果をあらわすというデータはない[30]。1つのクロスオーバー比較試験では鼻カヌラから空気を循環させることで呼吸困難感を改善する効果があるとしている[30]。安価で単純な実践方法としては，循環空気を患者の顔に吹きつけることが呼吸困難を改善する手助けとなるかもしれない。
- 疲労感：原疾患の要因（例：心不全，腫瘍の壊死に伴う要因)，カヘキシー，脱水，貧血，甲状腺機能低下，薬剤性などに起因する。追加の方法としては，身体活動性を調整したり，耐えられる程度の運動を増やしたり，薬剤を変更したり，グルココルチコイド（例：デキサメタゾンを1日1回)，刺激薬（デキストロアンフェタミン5～10 mg経口）などがある。モダフェニルは覚醒剤であるが，考慮してもよいかもしれない（初期投与量200 mg)。
- うつ病：健康な人にうつ病と診断する際にみられるような多くの症状が，死が迫っている人に認められるようになるため，精神的な分類を行うことが治療選択を行うにあたって重要となってくる。方法としては，カウンセリング，運動，薬剤（例：選択的セロトニン再取り込み阻害薬〈SSRI〉）がある。
- 薬剤について：少量から開始していき（例：フルオキセチン10 mg/d)，必要に応じて増量していく。早期の対応が必要であれば精神刺激薬（例 デキストロアンフェタミンあるいはメチルフェニデート2.5～5 mgを1日2回）を考慮する。

これらは古典的抗うつ薬と組み合わせて使用される。
- せん妄：代謝異常（肝障害，電解質異常，ビタミンB_{12}欠乏)，感染，脳腫瘍，薬剤，その他多くの原因に起因する。治療としては可逆的な原因疾患を治療し，神経弛緩薬（例：ハロペリドール0.5～5 mg経口/皮下/筋注/静注を1～4時間ごと，リスペリドン1～3 mgを12時間ごと)，抗不安薬（例：ロラゼパム0.5～2 mg経口/筋注/静注)，麻酔薬（プロポフォール0.3～2 mg/時間持続静注）を行う。

■ 社会の需要に迫る

- 経済的負担やケア提供者について考慮すべきことがある。
  - 米国の保険医療システムでは，多くの患者とその家族は巨大な財政問題に直面することになる。
  - 終末期の疾患を抱える患者の20％は，保険での割増しが家族の収入のおよそ10％を占めている[6]。
  - 家族の10～30％は追加のお金を得るため，資材を売ったり，抵当に入れたりしている[6]。
  - ケア提供者の20％は終末期の家族のケアのために仕事を辞めている[6]。
  - 家族/ケア提供者は，入浴，身体的・精神的カウンセリング，レスパイトケア，死後の遺体の世話などで外部の助けを必要としていることが多い。
  - プライマリケアの提供者は，家族や友人の訪問，面会がしやすくなるよう工夫する（例：患者と読書をする，音楽を一緒に聞く，ビデオや録音テープ，スクラップブックをつくったりするなど)。
  - ホスピスやソーシャルワーカーは患者とその家族の求めるものを提供するため最大のサポートを行う。
- スピリチュアルな需要があることを理解する。
  - 死が迫った患者の約70％が終末期により宗教的あるいはスピリチュアルな状態になる。
  - Steinhauserらによると，患者は祈りまたは神とともにあることで得られる平穏の重要性に気づくようになる[24]。
  - 臨床医は患者や家族のスピリチュアルな表現をサポートし，希望があればパストラルケアをすすめることも考慮する。

患者と家族の教育

できるだけ早い段階で患者と家族が診断・予後について知りたいかどうか，という議論を行うことが重要である。
- プライマリケア医の役割の1つとして，他の医療者にもケアに参画してもらうかどうか検討すべきである。考えられる役割としては，ケアの需要についてコンサルテーションを行う，予後や予期される症状についての早めのガイダンスを行う，サポートと安心の提供，症状を管理する支援などが含まれる。
- 家族は患者に対してケアを行う際に，感情的に，スピリチュアル的に，また金銭的に悩まされることが多い[21]。家族は患者の苦しみをやわらげることはできないとわかったとき，失望，怒り，罪悪感，無力さを自覚することが多い。
- 終末期の患者にケアを必要としている家族は，コミュニティにある医療資源やFamily Medical Leave Actでの医療提供について知っておくべきだ[31]。
- 家族間での隠れていた衝突が終末期に表面化し，ケア提供者と患者の間に感情的な緊張感が生じケアが妨げられるのをしばしば見かけることがある。臨床医はこのような衝突

- や文化的な影響について敏感であるべきであり，よりよいサポートを提供するためにも，患者やその家族がどのようなコミュニケーションをとっているかを観察し，感情や心配事をうまく表に出すように促し，必要であれば適切なカウンセラーやサポートグループと連絡をとるなどの対応が必要となるだろう[32),33)]。
- 相手がたとえ子どもであったとしても，このプロセスから除外されるべきではなく，臨床医は，同意があれば，子どもが病気のことについてどこまで知っているかを考慮し，死が差し迫った家族の診断，予後，治療への期待といった正確な情報を与えていく必要がある。できる限りその子どもの日々のスケジュールや家族の日常生活を継続できるようにし，学校では問題がないか観察し，質問を促すようにし，臨死期の家族のもとに訪れたときに一緒にいる時間ができるようにケア提供者に助言を行う（例：物語の読み聞かせをするなど）。家族の状況について学校の教師やカウンセラーに知らせておき，教師から子どもが抱えている問題点や心配があるかどうかを親に知らせてもらうようにしておくことも重要だろう。
- 子どもが助けを求めているときや，学校，家庭，同級生に干渉するような不安や抑うつ症状，危険を伴うような行為，他人との著しい不仲などがあるときはコンサルテーションを考慮していく。

以下は多くの死が差し迫った人々が経験するプロセスである。

- 社会的な幕引き：初期では，周囲や世間の興味がなくなっていき，最終的には家族からも見放され，究極的にはコミュニケーションが断絶した状態となる。
- 必要栄養量が減少する。水分や固形物の摂取量が減ってくる。水分は好まれることが多く，無理矢理食べさせるよりも患者が求めるものを食べるようにするべきである。
- 失見当識：時間，場所，人に対する混乱を生じることが多くなる。患者はすでに亡くなった人がみえるといってみたり，死が近くなってきていると明言したりすることもある。患者が助けを求めてきたり，悩んだりしている場合には方向性を正すようにする必要がある。
- 感覚の減衰：聴覚・視覚が減衰してくる。幻視を減らすために優しい照明を使うようにする。終末期には患者に聞こえるようにやわらかく穏やかに話すようにする。聴覚は五感のなかで最後に失うものである。
- 不穏状態：終末期せん妄とも呼ばれ，体内の代謝の変化によって起こる。安心させることが重要で適切な薬剤による症状の管理が役立つ。
- 睡眠：睡眠時間が長くなる。これは体内の代謝の変化や背景疾患の自然経過の結果として起こる。ベッドサイドで過ごすと，患者が最も意識がはっきりしている時間がわかるようになる。
- 尿失禁や便失禁は死が近づくまで問題にならないことが多い。より快適に清潔を保つために吸収パッドを患者の下に引いておくことがある。また，尿道カテーテルを留置することもある。尿量は減少していき，終末期には濃い尿になっていく。

以下のような身体的変化が予想される。

- 皮膚の色は紅潮し，青みがかった色調に変化していき，皮膚の冷感を伴う。皮膚は死に近づいていくと黄疸を呈しているようにもみえる。四肢は触れると冷たく，手や足は紫の色調になっていく。膝，踵，肘にはしみが出てくる。これらの症状は循環の低下によって起こる。
- 血圧が低下する。脈拍は増加したり減少したりする。
- 体温は変動する。発熱はよく認められる。
- 発汗量は増加し，べとべとすることがある。
- 呼吸数は増加したり，減少したり，リズムが不規則になったりする。呼吸が中断する（無呼吸）こともある。
- うっ血によって肺野や上気道にガラガラとした音がすることがある。これは患者がみずから咳払いや気道の浄化ができないほど弱ってしまったために起こる。うっ血は体位が影響し，大きな音になったり，出たり消えたりする。頭部挙上や口腔ブラシで口腔内を清潔にするのも有効である。
- 患者は死を目前にすると昏睡状態に入り，言語や痛み刺激に反応しなくなる。

フォローアップ

▶ 延命治療の撤退

- このプロセスについての臨床医のためのエビデンスに基づいた基準は不足している。しかし，一般的なコンセンサスは患者のケアにおける倫理的，臨床的な原則に則って存在している[34),35)]。
- 延命治療の撤退に関しては完治が望める治療は不可能であり，支持的または他の治療ももはや望めず，患者に快適さを与えないときに考慮する。
- 延命治療の差し控えを行うことは，倫理的にも，モラルとしても，そして，法律的にも延命治療を撤退することと同等の意味を持つ。いかなる患者に施される治療であったとしても，治療の差し控え・撤退を行うことができる。これらの議論を患者およびその家族と行う際は，医師は患者が情報を知りたいかどうかという希望（例：限られた情報しか与えてほしくない），受け入れられる最小限のQOLや身体機能，患者が延命治療を施したときの結果を理解することができるかどうか，その手技が患者の価値観と相容れないかどうかなど，患者の助言やガイダンスの必要性を考慮する必要がある[36)]。
- 延命治療の撤退は医学的処置に順じ，処置の前にすべての取り決め（例：インフォームドコンセント）を満たす必要がある。
- ヘルスケアチームと患者のことをよく知っている家族の全員の一致が求められる。延命治療の撤退には以下のようなステップが必要となる[36)]。
  - インフォームドコンセント。
  - 適切な環境と観察。
  - 鎮静と鎮痛。
  - 治療撤退へのプランを用意しておく（プロトコルについての情報〈www.eperc.mcw.edu〉参照）。
  - パストラルケアや看護，感情のサポート。
  - 必要な書類。
- 延命治療の撤退のなかでケアを改善する介入で考えられるものとして，倫理委員会のコンサルテーション，緩和ケアチーム，家族との会議，延命治療の撤退に関する標準化した同意書などがある[37)]。

▶ 死別による悲しみのフォローアップ

- 死別による悲しみの特徴は精神的な症状（例：悲しみ，不

安，感情の変わりやすさ，無感情，集中力の低下）と身体的な症状（食欲不振，体重変化，睡眠導入・継続の障害，疲労感，頭痛）の療法からなる。死後1カ月間は，生存している家族や友人にこういった症状は死別による悲しみへの正常な反応であると安心させ，原因を追求しながらも，サポートや症状管理への提案を行うことは重要である。

- 継続外来にて悲嘆の家庭を評価し，うつ病にならないかを確認する。うつ病が確認されれば，精神科医への相談を考慮する。
- たいていの場合は，プライマリケア医が死に気づき，死の宣告（バイタルサインの消失および刺激への反応の低下に基づく）を行い，死亡診断書を完成させる必要がある（死因とそれに寄与した医学的状態を記載する）。
- 患者の死を見届けた際には，プライマリケアを行った者やスタッフからのお悔やみが望まれる。それは弔問カードを送ることから，弔問・葬式に出席するまで様々である。個人的な経験に基づくと，後者は深い悲しみをあらわすことができ，医師としての区切りもつけてくれる。

【Radha Ramana Murthy Gokula, MD／Mindy A. Smith, MD, MS】
（梶有貴 訳）

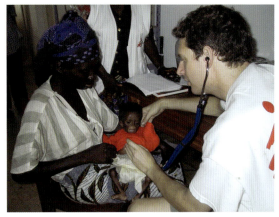

図 5-1 Andrew Schechtman 医師が戦争中のリベリアの町で救援活動を行っていたある日，1人の子どもが重度の栄養失調のためクリニックに連れてこられた。国境なき医師団の病院で提供できる最善の治療を施したにもかかわらず，子どもは栄養失調と肺炎の合併で命を落とすことになった。戦争と貧困の犠牲者となってしまったのだ（Reproduced with permission from Andrew Schechtman, MD.）

5　社会的正義

すべてのかたちの不平等のなかで，医療の不公平が最も衝撃的で非人道的である。

司祭にレビ人が尋ねた最初の質問は，「もし私がこの男を助けるのをやめたら，私に何が起こるだろうか？」であった。しかし，よいサマリア人は，質問を逆にした。「もし私がこの男を助けるのをやめなかったら，彼に何が起こるだろうか？」

マーティン・ルーサー・キング Jr.

症例

8カ月の幼児は体重がたったの5.5ポンド（10ポンドでさえWHOの成長曲線での体重の50％タイルに満たない）であり，重度の栄養失調を抱えていた。2003年の夏，リベリア内戦の最中，彼の叔父は彼を国境なき医師団の運営する病院へ連れてきたのだった。内戦のため，彼の家族は食事を与えてやるための器具一式を置いて故郷から逃れてきた。その日はAndrew Schechtman医師がリベリアの診療所に運ばれてきた子どもたちを診療する日だった（図5-1）。栄養失調と併発した肺炎にできる限りの治療を施したが，来院3日目に彼は命を落とすこととなった。

臨床家としてのわれわれのストーリー

医師や他の医療従事者になろうと考えている人には多くの動機がある。その1つの動機として，誰かを助けてあげたいという思いがある。医療者になる過程の途中で，われわれは日々奮闘，失望，責務，疲労を経験するが，特に悪い日に自分ではどうすることもできないようなことに直面すると，時々絶望してしまうこともある。しかし，自分自身の心に尋ね，ここで踏みとどまろうとすることで，わずかであるが立派な行いを続けることができる。

われわれ臨床家は特権的で，われわれ自身やコミュニティにおいて権力を持っていることに気がつかなくてはならない。ヘルスケアシステムは混沌としており，自然は害され，国家は戦争を継続している現在の状況ではあるのだが，本章を読んでいただければ，それでもわれわれにできることはたくさんあることがわかっていただけるだろう。われわれは聞き，観察し，目撃し，治療を施し，触れ，愛し，導いていくことができるのだ。

以下は，医療サービスを受けられず，住む場所もなく，不快な思いをしている人たちが直面した多くの問題点について解決策を見つけるために奔走する，われわれの同僚たちの姿のハイライトである。

国境なき医師団

疫学

国際連合難民高等議会によると，2011年には難民（国境から追い出された人たち）は1,090万人，国内避難民（IDP）は2,750万人いると想定されている[1]。2010年の終わり頃には国際連合難民機関ではIDPは1,470万人と推定されていた。複雑な人道主義的な緊急事態のなかで（国内外の紛争から権威が崩壊し，委任統治や潜在能力を越えて国際的な対応が必要とされる状況のある国，地方，社会で，人道主義的な危機と定義される），以下のことはしばしば起こりうることである[2]。

- 民間人の死傷者。
- 人々が殺到し，退去せざるをえなくなる。
- 重大な政治的または紛争に関連する救援物資の移送の問題。
- 通常の社会的，政治的，経済的な行動を追い求めることが困難となる。
- 労働者のリスクの高い安全面。

病因

人々は人災（戦争や虐待）や自然災害（津波や自身，台風など）によって故郷から追いやられることがある。戦争はその追いやられる原因として大きな意味を持つ。多くの難民を生

み出している国としてはアフガニスタン，スーダン，ソマリア，パレスチナ自治区，イラクがあげられる。
- 伝染性の病気は，発展途上国では人道主義的な危機における病気と死亡の大きな原因となっている。5歳以下の子どもが最も被害を受けやすい[2]。優先すべきこととして安全な水や食料，シェルター，暴力からの保護が与えられる場所が求められている。
- 発展途上国において人口に影響するほどの緊急事態の際に問題となってくる病気・死亡の一般的な原因（麻疹，マラリア，肺炎，下痢）以外にも，複雑化した定住環境によってコレラ，髄膜炎などといった病気がアウトブレイクを起こし，急速に広まっていくことがある。このアウトブレイクは爆発的に広がり，比較的短期間であるが多くの死亡につながる。

問題点の認識

Andrew Schechtman医師は，世界の多くの貧しい人々は，シェルターや食料，水を確保するために日々奔走し続けている，と記している。人災や自然災害によって故郷を追い出されると，コミュニティや家族は崩壊し，食料や水を手に入れる方法を失い，平凡な環境が絶望的な状況に変わってしまう。追い出された人は，支援を与えてくれる国際的な救援団体からも孤立してしまうことになるのだ。

解決策となること

人災や自然災害によってインフラが崩壊したとき，ヘルスケアのアクセスは制限されてしまうか，あるいは断たれてしまう。Schechtman医師は国境なき医師団のボランティア医師として派遣され，救援が得られない環境にいる孤立した人々の医学的なケアを行っている。図5-1のケースのような悲劇を目撃した場合は，別の救援方法を考えなくてはならない。つまり，権限を持っている者がこの子どものような犠牲者の代わりに声を上げ，こうした状況に公共の注意を向けさせる必要があり，政治的圧力を使ってでも紛争を終わらせることが必要だろう。

（Andrew Schechtman, MD）

自然災害の救援

疫学

ハリケーンカトリーナは1928年以来，米国で最も激しい台風の襲来となった。カトリーナは南フロリダにカテゴリー1の台風として2005年8月25日に上陸すると，急速に増大していき，メキシコ湾に達する頃にはカテゴリー5の台風となっていた。2005年9月24日には2度目のカテゴリー3の台風，ハリケーンリタが襲来したためニューオーリンズの救援活動が妨害され，メキシコ湾に近いルイジアナ/テキサスまで撤退せざるをえない状況となった。台風の襲来から数日で退去を余儀なくされた住民の数は少なくとも18もの非難場所で，合計20万人以上にものぼった（図5-2〜図5-4）。ルイジアナ，ミシシッピ，フロリダ，アラバマ，ジョージア州で1,800人以上もの死者が出た。

- ハリケーンリタの襲来から都市が復興するまで，ニューオーリンズの8つの病院と9つの急性期ケア施設を訪れた患者は17,446人（病気で8,997人〈51.6%〉，外傷で4,579

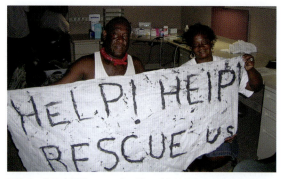

図5-2　ある夫婦はニューオーリンズのハリケーンカトリーナの襲来のなか，屋根の上に登り，手作りの横断幕を掲げていた。夫は一方の下肢を膝上から切断していたが，松葉杖を使ってなんとか洪水に見舞われた家の屋根に登ることができた。2日後彼らは洪水から救助されることになった。サンアントニオの避難所にて，彼らの命を救った横断幕をみせてくれた（Reproduced with permission from Richard P. Usatine, MD.）

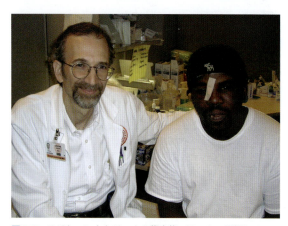

図5-3　ハリケーンカトリーナの襲来後，Usatine医師とニューオーリンズから避難してきた若い男性。彼らはサンアントニオの避難所におり，Usatine医師によって眼の近くにできた膿瘍の切除とドレナージを終えたところである（ドレナージ前の膿瘍の画像については図123-1参照）。サンアントニオの医療コミュニティはカトリーナから避難してきた人々に医療を提供するため，迅速な活動を行った（Reproduced with permission from Richard P. Usatine, MD.）

人〈26.2%〉）にのぼった[3]。
- 約1,500人（10.9%）もの人々が入院した。入院の大きな理由としては心血管疾患（26.6%），消化器疾患（12.3%），精神疾患（6.7%），熱中症（6.1%）であった。
- この時期に亡くなった25人（0.2%）のうち，23人は病気の増悪のため，2人は外傷で亡くなった。
- 外傷や病気で受診した約1,235人（9.1%）は救援者（派遣された軍や市民，個人のボランティアなど）であった。

病因

台風が上陸し，嵐や暴風，強い雨が襲来した結果起こる洪水によって広範な被害がもたらされる。ハリケーンカトリーナやハリケーンリタは，ミシシッピ，ルイジアナ，アラバマの海岸，フロリダ半島を中心とする東部に甚大な被害をもたらした。台風によってニューオーリンズの堤防は破壊され，都市の約80%を飲み込む悲惨な水害をもたらした[4]。ハリケーンカトリーナによって日常の生活用具や食料供給のシス

5章 社会的正義 21

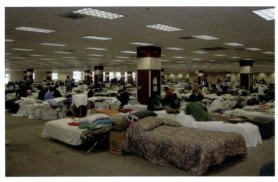

図5-4 2005年，サンアントニオの避難所にはニューオーリンズやガルフ海岸から避難してきた数千人の人々が寝床についていた。カトリーナの避難民は台風，洪水，「スーパードーム」の惨状に恐怖を覚えた。ガルフ海岸にハリケーンリタが襲来したことでさらに避難民は増加した（訳注：「スーパードーム」とはニューオーリンズにある多目的施設「メルセデス・ベンツ・スーパードーム」のこと。2005年のハリケーン・カトリーナの被害の際に強風と洪水により施設が激しく損傷した。大量の被災者を受け入れる避難所として使われ，ハリケーンカトリーナの被害を伝える象徴となっている）(Reproduced with permission from Richard P. Usatine, MD.)

テム，医療サービスが奪われ，ルイジアナやミシシッピの広範囲における連絡手段がたたれてしまった。

1990年以前では米国の台風関連の死亡の大部分は，突然の台風襲来による溺水が占めていた[5]。1990年以降は警報の技術が発達しすぐに避難ができるようになったため，間接的な死因や台風による外傷，つまり感電や外傷，一酸化炭素中毒などの割合が増加している。ハリケーンカトリーナの襲来中および襲来後の，台風による死亡の大部分は，ミシシッピやルイジアナの海岸，ニューオーリンズでの洪水による。

問題点の認識

テキサス大学サンアントニオ校ヘルスサイエンスセンター（UTHSCSA）の内科教授，Richard P. Usatine 医師はハリケーンカトリーナの恐ろしさをサンアントニオの家で仕事をしているときに目撃することとなった。2005年9月3日，ハリケーンカトリーナの最初の避難民がサンアントニオに連れてこられた。Usatine 医師は，避難民を受け入れるシェルターで医療を行うボランティア団体に参加していた（図5-2参照）。医学部の学生も，地元医師を助けるため患者のケアを手伝うよう動員された。ニューオーリンズから避難してきた数千人は Kerry 航空基地に案内され，食料，シェルター，社会的サービス，医療を受けることとなった。医薬品は地元の薬局から寄付され，コミュニティや病院からは地元の医師・看護師が医療を提供した。

清潔ではない洪水の水により皮膚感染を起こすなど，多くの医学的な問題が発生しては治療を行っていった。よくみられる皮膚問題としては，蜂窩織炎や皮膚の膿瘍，伝染性膿痂疹（図5-3参照）が含まれていた。さらに，コントロール不良の高血圧や糖尿病の患者は，内服薬を持たずに避難したり，内服薬をなくしたり処方が切れてしまうことで，命にかかわる状況になっていた。ある男性は1週間も抗てんかん薬を飲んでいなかったために，Usatine 医師の眼の前で強直けいれんをしはじめた。幸運なことに，彼の状態は安定し，地元の病院の救急部門へ搬送されることとなった。また身体的な苦痛を通して，避難民が被った精神的外傷のきっかけとなっていた。

解決策となること

どの避難民も経験した苦悩を話したい様子で，避難民のなかには離ればなれになってしまった家族や子どもをひたすら探し続けている者もいた。一度に多くの人々にシェルター，食料，医療や社会的サービスを届けるのは困難を極めたが，サンアントニオに招集された多くの医療機関やボランティアのおかげで，努力が報われたという声も多く聞かれた。サービスを提供し続け，最終的に避難民が定住できる環境をつくるのはさらに長い月日がかかるだろう。ハリケーンリタはハリケーンカトリーナ襲来後の4週間もの間，湾岸地帯を脅かしていたため，サンアントニオに助けを求めようとする避難民がさらに増加していった（図5-4参照）。臨床医として Usatine 医師もまた自然災害や災害への対策の不備によって被害を被ってしまったが，医療が必要とされている状況で奮闘していることにやりがいをも感じていた。この日から，彼はこのような恵まれた国家であったとしても，ニューオーリンズ市は想定された洪水のリスク管理を怠っていたこと，ニューオーリンズ市がハリケーンカトリーナによる被害に直面するまで堤防が未補修のままであったことに驚きを隠せなかった。彼は彼の故郷であるサンアントニオが行った貢献には誇らしく感じていたとのことだ。

(Richard P. Usatine, MD)

国際人道支援（エチオピア）

疫学

慢性的な食不足は世界中の7億9,200万人もの人々に影響を与え，発展途上国では全人口の約20％を占めている。栄養失調は著明に病気のリスクを増やし，死亡率を上げる。特に子どもたちの蛋白質不足は，発展途上国の5歳以下の死因の約半数に大きな影響を与えている[6]。栄養失調は3人に1人の割合で影響しており，特に貧しい人々，十分な健康教育や清潔な水，よい衛生環境が得られていない人々に多い。アフリカでは約26％の子どもが蛋白質不足の状態で生きながらえている。栄養失調の重症型として，マラスムスやクレチン症，非可逆的な脳へのダメージを与えるヨウ素不足，失明や感染や死亡のリスクを上げるビタミンA欠乏などがあげられる[6]。

世界では，2015年現在，24億人の人々が十分な公衆衛生環境に恵まれないまま生活している。2011年には7億6,800万人の人が不衛生な水に頼って生きている。アフリカの多くの国では，衛生環境が守られているのは50％以下に過ぎない[7]。エチオピアや隣国のソマリアで，衛生的な飲料水を手にすることができているのは人口の50％にも満たない。水道管による水の供給は健康的な環境を保つために重要であるが，その恩恵を受けられるのはエチオピアの人口のわずか1〜10％にすぎない。

病因

エチオピアの人口は9,100万人である。国民1人あたりの国民総所得は1,100ドルであり，世界で最も貧しい国の1つである。5歳以下の死亡率は1,000人の出生あたり68人にの

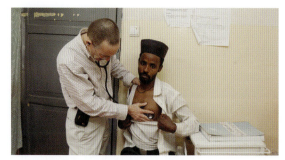

図 5-5 リウマチ性心疾患を持つエチオピア正教会の僧侶を診察している。この疾患に伴ううっ血性心不全が増えている（Reproduced with permission from Rick Hodes, MD.）

ほり，これは，出産時のケアを受けている女性の割合がほんのわずかであること，全出生の10％しか十分に訓練された医療人にみてもらっていないことが影響しているかもしれない[8]。医師の数は人口1万人あたり0.3人であり，看護師の数は1万人あたり2.5人であるため，ほとんど存在しないといってよいぐらいだ。エチオピアの健康問題としては栄養失調や清潔な水の不足，衛生環境がないことに加え，産婦死亡，マラリア，結核，HIV/AIDS などがあげられる。

問題点の認識

Rick Hodes 医師はエチオピアで 20 年以上も住み込んで働いている内科医だ。正統ユダヤ人の 1 人として，彼は他者や子どもたちの力になりたいと考えていた。好きな本は様々な場所で人々を助けた医師たちについて書かれた本だった。彼の初めてのエチオピア訪問は 1984 年頃，飢餓救済のために行ったときだった。エチオピアでのミッションを通して，マザーテレサと働いた経験が彼の人生を大きく変えた。彼はフルブライトフェローシップを通してエチオピアに戻り，1990 年に America Jewish Joint Distribution Committee に医学アドバイザーとして雇われることとなった。彼の初仕事はイスラエルからの 25,000 人もの移民のケアを行うことであったが，何度もエチオピアに戻り患者のケアを続けた。なぜ，米国での仕事を拒みアフリカのような貧困で資源も少ない場所で医療をしているのかと尋ねたところ，Hodes 医師は「確かにそれなら困ることもなかっただろうが，刺激的でもなかっただろう」と答えていた。

解決策となること

カトリックの布教に同伴して，Hodes 医師は心疾患（リウマチ性または先天性）（図 5-5），脊椎疾患（結核や側彎症）（図 5-6），感染症や癌などの患者を助けた。彼はエチオピアだけでなく，ルワンダ，ザイール，タンザニア，ソマリア，アルバニアの難民の救援も行った。Hodes 医師は American Jewish JDC のチームメンバーであった。Jewish 人権支援団体は 70 以上の国々で必要なサービスを提供する団体として 1914 年に設立された。イスラエルに移民しようとしている多くのエチオピアのユダヤ人に医療を提供することが，彼の JDC での責務のなかの 1 つであった。エチオピアのユダヤ人のコミュニティを支援するだけでなく，JDC はユダヤ人，非ユダヤ人にかかわらず，診療，ワクチン，栄養，家族計画，公衆衛生を通して数多くのエチオピア人に貢献した。

Hodes 医師は 1990 年から JDC に属しエチオピアで働いて

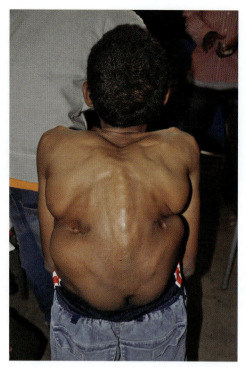

図 5-6 Hodes 医師の患者で，脊椎の結核感染に続発する重度の脊柱後彎症を患っている（Reproduced with permission from Richard P. Usatine, MD.）

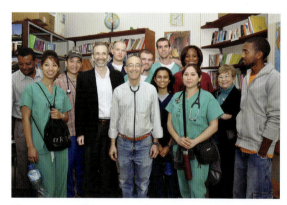

図 5-7 Hodes 医師と，エチオピアの Addis Ababa でのマザー・テレサによるミッションで彼の診療所を訪れた米国の医学生と医師たち（Reproduced with permission from Richard P. Usatine, MD.）

いる。患者に直接ケアを届けることだけでなく，脳外科手術や整形外科手術が必要な多くの子どもたちを米国やガーナで治療を受けられるように取り計らったりもした。彼は多くの孤児や 4 人の養子を育て，自費で必要な医療を提供した。その子どもたちのなかの何人かは米国で学校や大学に通っている。彼は医師チームを率いており，彼らはボランティアとして彼と一緒に働きたいと思い訪れている（図 5-7）。Hodes 医師は「1 人のユダヤ人医師によってカトリック病院で無償の医療を受けられることで，世界中が手を取りあうことができる。こういったことを世界が働きかけていくべきだ」とインタビューで話していた。

（Rick Hodes, MD）

障害を持つ人たちへのケア

疫学

約 5,400 万人のアメリカ人が現在も最低でも 1 つの障害を抱えて生活しており，その大半の人々(5,200 万人)が彼らのコミュニティのなかで生活している(図 5-8)[9]。

- 1999 年のデータからは，身体障害の有病率は女性では 24％となり，男性では 20％にものぼる[10]。約 3,200 万人の成人が 1 つ以上の機能的活動に障害を持っており，約 1,670 万人の成人が家事を行う能力に制限を持っている。200 万人の成人は車椅子で生活しており，700 万人は杖，松葉杖，ウォーカーで歩行している。
- 3〜17 歳の小児では，490 万人が学習能力の障害があるといわれており，12.8％(940 万人)は特別な健康問題をかかえているといわれている[9]。
- 少数民族は白人やアジア系アメリカ人と比較して障害を持っている確率が高いといわれている。障害を持っている 730 万人(15〜65 歳)は少数民族が占めるとされる。
- 2005 年に公衆衛生局医務長官は障害を持つ人々の心身の健康改善の要項(Call to Action)を発行した[9]。

病因

人間の健康に対する大きな障壁は，いつでも，どの世代であっても眼の前に立ちはだかるものである。身体障害は病気とは異なり，歩行，視覚，労働といった日常生活の機能に影響を与えるような状況に関して制限を持っている人々のことをいう[9]。また，身体障害とはすべての人が同じような影響を持っているとは限らない。

- 身体障害を持ったすべての成人のうち 4,120 万人(93.4％)は健康に影響するような障害を持っており，関節炎やリウマチ疾患(17.5％)，背部や脊椎の問題(16.5％)，心臓の問題や動脈硬化(7.8％)，肺・呼吸器の問題(4.7％)，難聴や聴覚の問題(4.2％)，精神や感情面の問題(3.7％)，盲目や視覚の問題(3.4％)，知的障害(2％)などが含まれる[10]。
- 障害の割合は高齢化，悲惨な病気や外傷の生存者，幼児や小児死亡を防ぐ技術の進歩に伴って，部分的に増加してきている。

問題点の認識

Laurie Woodard 医師は深刻な障害を抱えた子どもの母親の 1 人であるが，子どものケアや助けを施す際，医学的なトレーニングで役立つことは非常に限られていると指摘している(図 5-8 参照)。また，障害を抱えた人々は適した医師を見つけることが非常に難しく，ケアを提供してくれる医療者も障害を持った人に恐れを抱いていることがしばしばあるとも指摘している。彼女は「障害を持っていることが理由でケアをしたくないという医療者がいるということは，想像もしていなかった」といっている。医師は患者自身の全体像や家族に目を向けるのではなく，医学的な状態ばかりに目を向ける傾向にある。患者のヘルスケアの必要性や機能的な問題に直面したとき，医者というよりかはむしろソーシャルワーカーのような働きをしているという気持ちが現れてしまい，型にはまった医学に引き戻されてしまうのだ。また，障害を持っている人々への社会的なサポート，特に 1 人の成人として

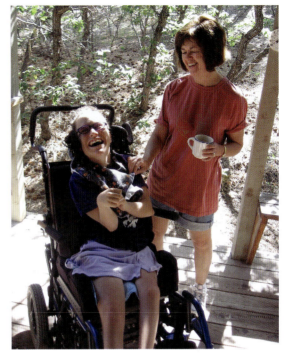

図 5-8 Laurie Woodard 医師と彼女の娘 Anika はニューメキシコに休暇で来ており，朝食後に素敵な笑顔をみせている。Anika は痙性四肢脳性麻痺によって日常生活のすべてにおいて介助が必要で会話も困難な状態だが，彼女は旅行が大好きで，すばらしいユーモアのセンスも持ちあわせている

持っている障害についてのサポートは，はかなく崩れてしまうものであるので，プライマリケア医はそれをつなぎあわせておく必要がある。

解決策となること

Woodard 医師は，文献を読み，実体験や患者の仕事について尋ねた経験を通して勉強をしながら，障害を持った多くの患者のケアを開始していった。また，医学生との仕事を通して，このような学習を医学生のカリキュラムにもっと組み込むことはできないかと画策した。そして，その 8 年後，第 3 学年の学生カリキュラムが大きく改変されたときに，彼女はついにその機会を得ることができた。12 週間のプライマリケアの実習のなかで，特定の障害を持つ人に対するカリキュラムが組まれることになり，Woodard 医師は障害を持った人々について授業を行う機会を得ることができたのだ。彼女のカリキュラムは 2005 年に実施され，障害を持った人への気配りの仕方を学ぶトレーニングから障害を持った人々それぞれの能力やニーズを理解するトレーニングまでを目標として構成された。このなかには以下のような構成要素が含まれていた。

- 8〜10 人の身体障害を持っている患者との診療所実習を行い，学生がペアとなって，ビデオでモニタリングしながら短い問診や身体診察を行うようにした。このセッションの終わりには患者と学生で一緒に振り返りを行った。
- パネルディスカッションは養護組織や団体の代表をしている様々な患者を交えて行われた。芸術やスポーツも含めた多様な内容に重点が置かれた。
- 学生がペアとなり(医学生 2 人か，あるいは医学生と理学

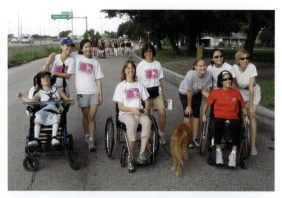

図5-9 Woodard医師とその娘Anika, 愛犬のNikkiはサウスフロリダ大学(USF)の医学生とその指導医, そして「wheel-a-thon」というタンパ市で初めて完全にアクセス可能な遊び場を提供するため資金を集める活動に参加してくれた家族たちである。医学生たちに障害を持った人々とのスポーツやレクリエーションを行うことの大切さを教えることは, USFのカリキュラムにおいて重要な役割を果たしている

療法の学生のペア), 家庭を訪問して, 準備シートとチェックリストをつけて, 障害が個人やその家族にどのように影響しているのかを学ぶようにした。

- サービスを学習するプロジェクトのなかでは, 成人のデイケア施設において, スタッフが選んだ健康に関するトピック(初期治療やインフルエンザなど)について学生が知的障害のある人や高校生にプレゼンテーションを行うことにした。あるいは, 障害を持った人とレクリエーションを行うことにした(治療としての乗馬プログラムなど)。
- 客観的臨床能力試験(OSCE)のなかに, 車椅子に座って肩の痛みを認めているようなケースも含められた。模擬患者も車椅子を使用している人を採用した。
- 気配りの方法についてトレーニングするセッションでは, レクリエーションとして学生にランダムに障害(車椅子の使用, 他の装具や目隠しなど)を割りあてるようにしたり, 映画のMurderball(教育的かつ前衛的なパラリンピックの車椅子ラグビー, その選手についてのドキュメンタリーなど)をみたりした。言語学者によるハンズオンのコミュニケーション器具についてのチュートリアルを行ったりもした。

「学生はまず患者と会って学習するべきだ」と彼女はいう。「障害を持った人々をケアするためには, 患者の障害について経験し, 問題を一緒に解決する過程を認識する必要がある。身体的に障害を受けた患者であっても充実した活発な生活を送ることができるとわかれば, それはつまらなさそうにしている学生の目を開かすような経験となる(図5-9)。

Woodard医師はこのプログラムを広げていき, 医学生や理学療法の学生が一緒に問診と診察を行えるよう, 理学療法士の教官と一緒に指導を行うことにした。さらに彼女は, このトレーニングを医学生の第1学年と第2学年に向けたコースのなかで行い, クラークシップを通してより複雑で困難な問題についても言及するようにした。彼女はAlliance for Disability in Health Educationの組織と共同で, AAMC(American Association of Medical Colleage)にカリキュラムのなかに障害者のトピックを加えることができたのだった。

Woodard医師の娘は2011年6月に高校を卒業した。家族は彼女らしい日常を組み立てていけるよう, 彼女の人権が守られるよう根気強く働きかけを続けていった。彼女は幸せであり, 健康的であり, 家族のメンバーもすばらしかった。彼女は, ケアを提供してくれる人や彼女を手助けしてくれる仲間を手に入れることができた幸せを噛み締めていた。

(Laurie Woodard, MD)

ホームレス

疫学

米国や諸外国では, 路上生活を強いられる人の数が増えている。2009年には少なくとも643,000人がホームレスであり, 200人に1人のアメリカ人(約156万人)が1年中, 避難シェルターのなかで一晩を過ごしている[11]。ホームレスのうち, シェルターに入れないホームレス(「粗末な生活者」)には, 健康面, 差別, 環境によるストレス, 精神病の問題が立ちはだかっている。路上でのホームレス生活者の特性と巨大化するコミュニティがあいまって, 高度に脆弱した人々が生み出されていき, よい介入方法がほとんど見つかっていない。多くの事例において, ホームレスの健康を扱うような部門ですらこのような人々に対しては望みが薄いままであり, 支援の準備が整っていないのが現状である。

路上生活者の数が増大していくにつれ, 経済的, 倫理的, 社会的な危機が発生しており, 複雑化した需要ときわめて急速に成長していく現代の医療との間にある「現実のギャップを埋めることができる」能力を持つ人材を育成できるよう, 将来の医師を教育していくことが医学教育のシステムに求められている。最も疎遠な状態でサービスを受けられない人々から学習することができる授業が求められている(図5-10)。実は, このように学習した能力は, 将来様々な人々の需要に応えていくには, どのようにヘルスケアのアプローチをするか, という問いについて重要な意味あいを持ってくるのである。自分たちのコミュニティにおいて, 橋の下や路地, 川沿いで生活している人々を効果的に巻き込んだ機能的なモデルをつくり上げることで, このような「現実のギャップ」を埋める1つのかたちを提供することができるのだ。

病因

路上生活者はそれぞれ理解しなければならないような過去を抱えている, 異質な環境にいる集団である。しかしながら, そこには路上生活者に至った共通の要因がある。そのなかには, 精神疾患や薬物依存, 中毒, 偏見, 法的問題などが含まれている(図5-11)。矛盾しているようであるが, 彼らは費用のかかる応急処置を必要とする人が含まれていることが多いにもかかわらず, 危機的な状況に陥ったときのみケアを受けようとする。当然, 彼らが予防医学やプライマリケアを受けるようなことはなく, 社会の主流から大きく離れたところにいる。このように彼らは独特の課題を持っており, 社会から疎遠になった人々の現実に対応したヘルスケアシステムを再構築する方法を学ぶためのよい機会となっている。

問題点の認識

「Go To The People(人々のなかへ)」というヘルスケア提供のための注目すべきモデルがあるのだが, 医療の大部分はシステムで定められた条件のもとでのケアのあり方を模索して

5章 社会的正義　25

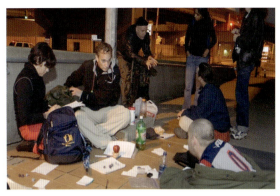

図 5-10 「路上での授業」。Withers 医師と 2 人の医学生，そしてピッツバーグの北側の橋の下で生活している若いホームレスのガイド（黒い帽子をかぶっている）が参加している（*Reproduced with permission from Pittsburgh Mercy Health System and Operation Safety Net.*）

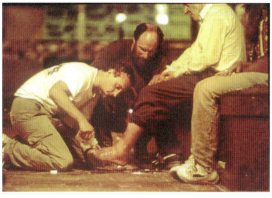

図 5-12　Withers 医師はピッツバーグの下町にある Market Square で年老いたホームレスの男性の足を洗っている。それを精神科の看護師がひげ剃りを持ってみている。男性の足は中等度の塹壕足炎になっておりケアを必要とした。最も重要なことは，この写真が医療提供のコンセプトを示してくれているということだ（*Reproduced with permission from Pittsburgh Mercy Health System and Operation Safety Net.*）

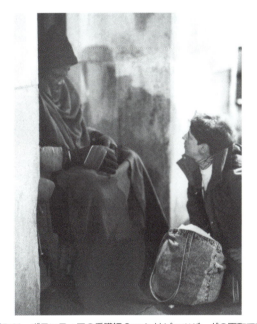

図 5-11　ボランティアの看護師 Carole はピッツバーグの下町で精神疾患を患ったホームレスと関係性を築こうとしている。この写真は尊敬の念を持って彼らが住んでいるところにまで会いにいくことの重要性を教えてくれている（*Reproduced with permission from Sandy Marlin. © 2013 Pittsburgh Mercy Health System and Operation Safety Net.*）

いく必要がある（訳注：「Go To The People」とは中国人公衆衛生学者の Dr James Yen による詩であり，国際開発における「参加型開発」の象徴とされている）。それができなければ，世界中で粗末な寝床についている人々は既存のケアシステムからさらに疎外されていき，既存のケアシステムに怒りすら感じてしまうだろう。こういった行き詰まった状況は効率的でないばかりではなく，互いに憎しみあう関係をも生み出してしまう。特に路上生活者のなかに少数民族の人々が含まれてしまっているときなどが顕著であろう。このような状況の最終的な代償として，より深刻な分断と恐怖につながってしまい，コミュニティとしての完全性は失われてしまいかねない。

　Jim Withers 博士（Pittsburg Mercy Health System の内科指導医）は，自分のキャリアの初期に，関係性が疎遠になった人々へのケアに対して，新たなアプローチを行うことで，需要のある医療サービスを直接提供していくことができ，また効果的な医療と社会の原則を探る機会となると気づいた。彼は子どもの頃の父との家庭訪問の経験や，国際保健のネットワーク，虐待での状況を注視してきた経験から，臨床家はその人々のやり方に沿ったかたちで働きかけることを学ぶ必要があると感じていた。この乖離した認識を埋めるためには劇的なアクションを起こす必要があると感じていた。

　1992 年，Withers 博士は路上生活者の服を着て，ピッツバーグの路上生活者と昼夜を共にすることにした。典型的なホームレスとして路上生活者のコミュニティのなかで信頼を集めている，「street guide」と呼ばれる人と同行することにした。彼はできるだけ偏見を持たないよう，医療的な解決という観点からは離れてとらえるように努めていたが，路上生活者との関係性が深まることで，癒しを施す方向性に結びついたのだった（図 5-12）。彼が最初に会った 119 人の路上生活者は，深刻な医学的，精神的な病気が広がっていたにもかかわらず，実際に十分なプライマリケアを受けていた人は誰もいなかった。

解決策となること

　Withers 博士はカバンのなかに医薬品を詰めていき，彼らそれぞれが望むよりよいケアを模索することから始めた。すぐに他の医療ボランティアや医学生たちも活動に加わっていった（図 5-10 参照）。電子カルテがつくられてからは問題点を追跡することができ，1993 年 1 月までに OSN（Operation Safety Net〈www.operationsafetynet.net〉）が Mercy 病院の Pittsburg Mercy Health System で稼働することとなった。

　OSN が稼働してからはピッツバーグにおける医療の提供と医学教育に多大なインパクトを与えることになった。毎年約 1,200 人の診療を路上で行った。いまはその多くが対象を限定した診療をしたうえで保険がかけられており，彼らのケアに特化したプライマリケアの診療所に直接アクセスできるようになった。路上の患者たちは「メディカルホーム」型のモデルで 24 時間のオンコールの質問を受けつける体制でケ

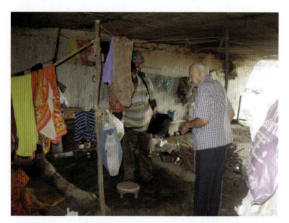

図5-13 Jack Preger医師は1979年に都市の路上生活者に直接医療を提供するためカルカッタ救援プログラムを設立した。Preger医師はホームレスの男性に医療物資を持って，カルカッタの橋の下まで行って活動を行っている

アのフォローアップも受けることができる（訳注:「メディカルホーム」とは患者中心の広範囲の医療を提供する方法・概念を指す。施設のことを指すわけではない）。また，どんな路上生活者であったとしても，救急部門などでは「路上生活者のためのホームケア」としてOSNと連絡をとることができる。患者のケアの改善のために，市レベルでの病院による相談サービスも受けることができ，よい退院計画も立案してくれるのだ。連携が成功し，資金提供も受けられるようになったおかげで，OSNは900人の2004～2013年まで長くホームレスをしている人々を支援することができるようになった。増加する包括的なケアシステムは路上生活者の人々を救うという特定のニーズを満たし，取り組みのどの段階であったとしても参加を選択できるようになった。毎年100人以上の学生がOSNモデルでトレーニングを受け，多くが世界中に各々の医療サービスに根差したプログラムを築こうとしている（図5-10参照）。

Withers医師は，カルカッタのJack Preger医師の取り組みを聞きつけ，1993年にインドを訪問した。Preger医師は1979年にカルカッタ救援プログラムを設立し，広範な都市の路上生活者に対して直接医学的なケアを提供していた（図5-13）。その際の会議で，Withers医師は視察を通して，どちらの都市も同じケア提供の基本原則が実践されていることを理解した。Withers医師は米国内外の多くの地域へ視察に行き，草の根の組織ネットワークをつくり上げ，現在「ストリートメディシン（路上医学）」として知られるものを実践していった。ボストン，サンティアゴ，ダブリンのような都市での多くの努力が実を結び，ストリートメディシンの運動が契機となって多くの新たなプログラムが出てきている。

ストリートメディシンの運動を活性化するため，2005年にピッツバーグにて第1回国際ストリートメディシンシンポジウムが開かれた。シンポジウムは毎年異なる都市で開催されており，最初のミーティングでは27人だったパイオニアたちも，2013年にボストンで開かれた第9回国際ストリートメディシンシンポジウムでは全米と12の国，5つの大陸から199人まで登録者が増えるほどまでに成長した。学生たちも彼らの広がったネットワークについて最新の知見を発表しており，19の学術ポスターが展示されるまでになった。

ストリートメディシン協会（www.streetmedicine.org）は世界中にストリートメディシン運動の「ホーム」となるべく，2009年にWithers医師とキーメンバーによって設立された。いつの日か，路上で生活を強いられているすべての人々が個人のニーズに沿ったかたちで医学的なケアに直接アクセスできることをビジョンにしている。また，できる限り保健科学系の学校での選択科目として「ストリートの授業」を開校することも想定されている。この授業を通して，将来の臨床家たちは自分自身のコミュニティのなかでサービス指向型の能力を育んでいくことができる（図5-10参照）。ストリートメディシン協会は，新しいストリートメディシンのプログラムを進展させる手助けを行い，ストリートメディシンの実践性を向上させ，活動の変わりゆく価値をよりよいものにしていき，ストリートメディシンの文脈のなかで学習する機会をつくることで貢献している。Withers医師は，自分たちのコミュニティの最も脆弱な部分に対して奉仕することで，医療を通してわれわれ自身と社会全体のなかで起こる好ましい変化を生み出す方法を学ぶことができると信じている。

(Jim Withers, MD)

【Mindy A. Smith, MD, MS／Richard P. Usatine, MD】

(梶有貴 訳)

6 グローバル・ヘルス

コミュニティストーリー

コモン・リバーは米国に拠点を置く非政府組織（NGO）である。エチオピアのアレタ・ウォンドで地域開発プログラムを行っている。このNGOの目的は，親を亡くした子どもたちの栄養状態，健康，教育環境を改善するとともに，農業生産（この地域ではコーヒーの有機栽培）を効率化するための方法を見つけ，普及させることである。

2009年以降，テキサス大学の医学生のグループは，毎年，学校健診と無償での医療提供のためにアレタ・ウォンドへ足を運んでいる。そこでは，現地の公立病院の援助のもと，地域特有の寄生虫感染症，トラコーマ，皮膚病の治療が行われている（図6-1A）。

図6-1Bはアレタ・ウォンドで撮影されたものである。テキサス大学の医学生が椅子に座ろうとする老人を介助する姿が写されている。老人はこれからメディカルチームの診察を受けるところである。アレダ・ウォンドの人々は消化管寄生虫に対するアルベンダゾールの内服治療や，アタマジラミ，白癬，トラコーマ，足の感染症といった一般的な疾患についての診察と治療を受けることができる。

図6-1Cは，女性たちがちょうど読み書きの授業を終えたところである。地域全体の健康を改善するためには，女性の識字率の向上が必要である。

グローバル・ヘルスとは何か

近年，医療資源の限られた地域での医療介入，ことに熱帯医療，風土病や飢餓，あるいは汚染された水，不十分な公衆衛生，不適切な妊産婦のケアによって起こる疾病に関して国際保健という言葉が使われるようになった[1]。より最近では，

6章 グローバル・ヘルス

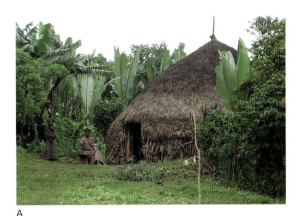

図6-1 A：エチオピアの代表的な住居。多くの人々がいまだに水道や電気のない極度の貧困のなかで生活している。ここでは祖母とその孫，そして1頭の牛が生活している。子どもは頸部の膿瘍と蜂窩織炎の治療のため地域の病院に入院していた。この写真は退院した子どもにセフトリアキソンの静脈注射を行った後に撮影したものである。医療チームはテキサス大学から派遣されており，コモン・リバーの一行とともに滞在している（Reproduced with permission from Richard P. Usatine, MD.）

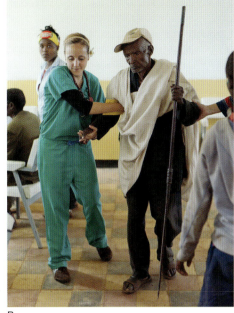

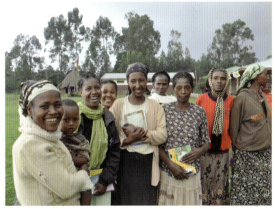

B：テキサス大学の医学生がこれから診察を受ける老人を椅子のある方に案内しており，その様子を現地の看護学生がみている。アレタ・ウォンドでの1枚（Reproduced with permission from Lester Rosebrock.）。C：笑顔で写っているのは，読み書きの授業を終えた女性たちである。地域の健康状態を改善するには女性の識字率向上が欠かせない（Reproduced with permission from Richard P. Usatine, MD.）

グローバル・ヘルスという言葉は先進国，発展途上国間での相互の知識と経験の共有を強調する場合のみならず，非伝染性疾患，慢性疾患を含めて強調する場合にも使われるようになった[2]。

Consortium of Universities for Global Health Executive Board の定義によれば，グローバル・ヘルスとは，「全世界すべての人々の健康を改善し，それを平等に行きわたらせることを目的とする学問，研究，訓練の場」とされている。この章では，発展途上国で頻繁に遭遇するいくつかの問題，特に伝染性疾患と栄養不良について述べる。

医療資源の豊富な場で活動してきた専門家が見知った環境を離れ，厳しい資源の不足に晒された場に適応しようとするとき，倫理的な葛藤に直面する。考えてみてほしい，たとえば，HIVの母子感染を予防するための母乳栄養についてのガイドラインはどうだろう。国際的なプロトコルは利用可能な資源によって異なるだろう。地域の状況によっては，HIV陽性の母親に対して母子感染予防のために母乳栄養はやめるべきだと伝えれば，その子どもは下痢によって命を落とすことになりかねない。もし，母乳栄養を制限するよう指導する方針へ転換するならば，乳児に対するなんらかの安全で安定した栄養供給が確保されることが必須であろう。

先進国の「標準」を維持し続けられないコミュニティに対して「標準」を押しつけることは，これまで長年行われ続けてきたことの単なる繰り返しにしかならない。コミュニティに対する介入は，その地域の医療者の信頼を損なうことのないように行われなければならない。でなければ，最終的には問題を解決するのではなく，ただ罹患率を増加させるだけの結果になりかねないからである。現地の医療者の協力をとりつけることは必須であるといってもよい。そのために足を運ぶことが地域にとっての利益を生むことだってありうるのだ。

この章では，いつか国際的に活動する準備ができたときのために，グローバル・ヘルスケアプロバイダーが馴染んでおかなければならない主な領域について紹介する。

ある国の健康状態を他の国と比較するための統計学的指標として，5歳以下の児童の死亡率と成人の平均余命があげられる。報告によれば，最も開発の進んでいない国では1,000人あたり112人の子どもたちが5歳になる前に命を落としており，一方で先進国では1,000人あたり8人にとどまっている。チャド共和国やスワジランドでは成人の平均余命が48～49歳であるのに比べ，日本やモナコでは88～89歳である[3]。また，各国の健康状態を比較する重要な指標として妊産婦死亡率があげられる。これは，10万出生あたりの妊産婦の死亡数によって定義される。こういった指標は疾患の基本的な疫学とともに公衆衛生において優先すべき問題を考えるための重要な手がかりとなる。

しかしながら，地域に固有の健康問題の重要性を統計学的指標によって測ることはできない。健康問題に関するアウト

カムを持続的に改善し続けるためには，その地域独自の優先順位に準じたかたちで問題に取り組むことが必要である．あらゆる健康の改善は，究極的には食事や薬の内服，運動，衛生環境といった長期的な生活習慣の変化によって達成される．集団としての習慣を変えるには，その土地の指導者の賛同と影響の下に介入を行うことが必要である．

前向きな変化をつくり出すための有効な手法として，コミュニティヘルスクラブを導入し，仲間同士のコミュニケーションによる成人教育の仕組みをつくることがあげられる．これは資源の限られた地域において優先順位を設け，地域の健康と開発のニーズを見出すために効果的である[4]．臨床的，構造的，予防的ななんらかの介入をする前に，その土地の，あるいは国家としての健康活動について学習し協力することが最善である．

水と衛生環境

資源の限られた環境における多くの疾患が，清潔な水の供給と貯水の不足，石鹸の不足，廃棄物を処理するためのインフラ（ゴミ捨て場や公衆トイレ）の不足といった問題に帰結する（図6-2）[5]．その最も重要な結果として腸チフス，コレラ，腸管寄生虫症があげられる．

発展途上国における行政機関や公衆衛生設備の不足は多くの人々に清潔な水のない生活を強いている．世界保健機関（WHO）と UNICEF による調査によれば，7億8,000万人の人々が清潔な水の供給を受けられない状態にあり，25億人，世界人口の37％にあたる人々が衛生資源の供給を受けられない状態にある[6]．

水と衛生の欠如は世界規模での下痢性疾患の最も重要な原因である．最もありふれた旅行者下痢症の原因は *Escherichia coli* である．全世界的に，栄養の不足した小児の予防可能な下痢による死亡はロタウイルス，*E. coli*，サルモネラ，シゲラ，カンピロバクターによるものである．

清潔な水の不足から死に至る疾患には腸チフスやコレラが含まれる．腸管寄生虫は通常死に至ることはないが，低栄養や貧血による慢性的な問題を引き起こす．それによって，学習の機会の喪失，生産性の低下，易感染性が引き起こされることで貧困と病気の連鎖は続く．

腸チフス

腸チフス（typhoid fever）は侵襲性の細菌である *Salmonella typhi* による急性全身性疾患である．*S. typhi* は汚染された水や食物を介して体内に入り，小腸粘膜表面に侵襲して菌血症や肝臓，膵臓，リンパ節への播種を起こす．

疫学

腸チフスは主に衛生状態の悪い地域で見つかる．そうした多くの地域では，血液培養による診断の確定が必ずしも行われないため，大半が報告されないままになっている．腸チフスの流行は多くの場合，雨季に洗い流された人間の排泄物が飲料水の原流に混入することで起きる．地下水の浅い場所や不適切なトイレの設置場所はチフス流行の環境的な危険因子となる．世界的には年間1,600万～3,300万人が発症しており，そのうち年間約50万人が命を落としている[7]．

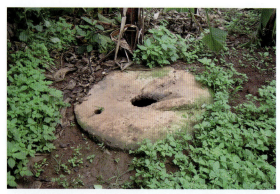

図6-2　エチオピアの公衆トイレ．ハエを減らそうという工夫はなく，地下水の近くに設置されている．豪雨の後には地下水が排泄物の病原体によって汚染されることになる（Reproduced with permission from Richard P. Usatine, MD.）

診断

血液，便，直腸スワブ，骨髄の培養による[8]．

▶ **臨床症状**

汚染された水や食物を摂取した後，持続的な発熱，全身倦怠感，腹痛を伴い，急性全身性に発症する．ここにはまさしく非特異的といっていい症状が含まれる．頭痛，軽度の咳嗽，便秘，嘔気・嘔吐などである．下痢をきたすことはあるが，必発ではない．10～20日間の潜伏期間の後，3週間以上にわたって階段状の発熱が続き，一過性のバラ疹（体感に出現する2～4 mmの紅斑で圧迫により消退する）がみられることもある．25％未満の患者では比較的徐脈がみられる．2週間が経過するとより全身状態不良となり，肝脾腫が出現する．治療しなかった場合，意識障害や神経症状をきたして進行し，また，小腸粘膜のパイエル板（リンパ組織）でのチフス菌の増殖により小腸穿孔を起こす場合がある．未治療の腸チフスの死亡率は20％程度だが，早期の抗菌薬投与により死亡率を減少させうる．腸チフスから回復した患者の約1～4％がその後，無症状で便中にチフス菌を排出し続けるキャリアとなる[7]．

鑑別診断

- マラリア：しばしば，臨床的には腸チフスとの区別が難しい．診断的な検査で確定ができない場合には[9]，腸チフス，マラリア両者を想定したエンピリックな治療を行うことが望ましい．
- 腸管侵襲性大腸菌．
- カンピロバクター．
- パラチフス：*Salmonella para typhi* やより毒性の弱いサルモネラ属細菌による．
- デング熱：ネッタイシマカに媒介されるアルボウイルス感染症．
- リケッチア症：発疹チフス，紅斑熱，Q熱．
- ブルセラ症．
- レプトスピラ症．
- 熱中症．

治療

生命を助けるためには迅速な診断と抗菌薬治療の開始が必

要である．経口補液はまず最初に行われるべきであり，続いて嘔吐がコントロール不可能かつ患者が意識変容をきたしている場合や循環血漿量減少性ショックに陥っている場合には4号液で補液を行う．抗菌薬耐性のパターンは発症地域によって異なる．

アフリカや南米の資源の限られた地域では，まずクロラムフェニコール1日1回1gを10〜14日間経口投与する．あるいはシプロフロキサシンも有効である．歴史的にはST合剤960 mgを2日ごとに10〜14日間経口投与されていたが[8]，これらの地域での薬剤耐性率が増大しており現在は用いられていない．一方アジアでは，多剤耐性 S. typhi が効率に検出されるため，シプロフロキサシン（500〜750 mg 2日ごと），セフトリアキソン（60 mg/kg 1日4回），あるいはアジスロマイシン（500 mg 1日1回）いずれも7〜14日間の投与を行う[8)〜10)]．アジスロマイシンは軽症例のみで使用すべきである．ガイドラインによっては，ショックや意識変容がみられた場合にデキサメタゾン3 mg/kg 初日4回投与後，1 mg/kg 6時間ごと2日間の投与を推奨しているものもある[8]．ワクチンに関しては章末を参照されたい．

コレラ

コレラ（cholera）は *Vibrio cholerae* による急性下痢性疾患である．通常汚染された水や食物によって感染し，公衆衛生の基盤や衛生状態を維持するための資源の不足した地域ではパンデミックを引き起こしうる．多くの場合症状は軽症であるか無症候性だが，5〜10%は重症となり，場合によっては生命の危険を伴う[11]．

疫学

V. cholerae は河口などの塩分の多い水に増える．ケンミジンコをはじめとする動物プランクトンを宿主とするが，最大の宿主は人間である．コレラのパンデミックはこれまで南アジア，アフリカ，ラテンアメリカで報告されている．特徴として，コレラの流行はその地域の公衆衛生基盤（水道，衛生，ゴミ収集システム）が崩壊した際に起きる．2010年のハイチ地震後の流行は，国連平和維持軍の兵士たちがその廃棄物によって風呂や用水，飲料水に使われていた河川を汚染したことに起因する．たった10カ月で30万人が罹患し，うち4,500人が死亡しており，流行は雨季が訪れるたびに繰り返されている[12]．感染するには多量の病原体に曝露される必要があるが，感染しても発症するのは10%程度にとどまる．幼児や老人，栄養失調の患者では致死的になりうる．

病態生理

V. cholerae は運動性のあるグラム陰性桿菌である．汚染された水や食物からの感染の後，強酸性の胃液をくぐり抜けて小腸にたどり着き粘膜表面にコロニーを形成しなければならない．病原体は非侵襲性であり血便はみられない．一方で強力な毒素を産生し，電解質を多量に含む分泌物を小腸内へ排出させる．ヒト-ヒト感染による伝播は確認されていない．原則として汚染された食物や水を介して感染する[13]．

臨床症状は軽症の水様便からコメのとぎ汁様と表現される激烈な水様性下痢にわたる．18〜40時間の潜伏期間の後，患者は1日30Lもの下痢とそれによって起きる代謝性アシドーシスや電解質異常に悩まされることになる．高度な脱水は時間の経過での死亡につながりかねない．嘔吐がみられる場合には，下痢をきたした後に出現する．脱水のある患者はツルゴールの低下や眼球陥凹，傾眠傾向がみられる．小児では微熱を認める場合がある．けいれんを起こすことがあるが，カルシウム，カリウムが不足しているためである[13]．

鑑別診断

発症初期の臨床像は毒素原性大腸菌と似ている．しかし，コレラでは非常に多量なコメのとぎ汁様下痢をきたすことで区別でき，これはコレラトキシンによるものである．*V. cholerae* は便培養や毒素をコードする遺伝子のPCR，特異抗血清を用いて固定した *V. cholera* の暗視野検鏡による観察といった検査によって同定することができる[14]．米国疾病予防管理センター（CDC）は便培養あるいは直腸スワブによるコレラの確定を推奨している．輸送培地としてはキャリー・ブレア培地が使われ，確定にはTCBS寒天培地が推奨される[11]．

治療

水と衛生管理に関する教育が必須となる．また，経口補液を開始しながら，医療的な注意点をすぐに探すこと，症状を認識する教育を施すことも必要である．最も適した経口補水の方法としては，WHOが提供する経口補水塩（ORS）を用いた液をつくりはじめることである．ORSはどんな遠方の土地へも供給することができる．経口補液は治療の鍵であり，大量の体液喪失に対して体液の補充をすべきである．ORS使用時は煮沸消毒した水を用意し，24時間以内につくったものを飲む必要がある．

患者が嘔吐している，あるいは脱水によるショック状態に陥る危険のある場合は，4号液あるいは経口補水液とともに，乳酸リンゲル液を開始すべきである．コレラ患者の脱水補正に必要な輸液量は過小評価されがちである．そのため，水様便をバケツに集めて計測する必要がある．

重症の場合には抗菌薬投与が必要である．以下に選択肢を示す[15]．

1) ドキシサイクリン300 mg 経口単回投与（妊婦には禁忌）．
2) アジスロマイシン1 g 経口単回投与（エリスロマイシンやシプロフロキサシンよりも有効である）．
3) シプロフロキサシン．
4) フラゾリドン100 mg 経口投与．

妊婦にはエリスロマイシン1日1回250 mg 経口投与．3日間も選択可能である．

予防

汚染水からの二次感染予防

浄化，あるいは加工された水を飲むこと，適切な方法で手を洗うこと，そして汚染された食物を摂らないことが必須となる．旅行者は生の水道水で歯を磨かないよう，また製造の段階で汚染された氷が飲み物に混ざらないよう注意する必要がある．炭酸飲料はその過程に殺菌効果があるため安全である．手洗いや水の加工についての教育が必要である．水道のない地域では（図6-3），蓋のついた容器に水を貯めておくべきである．各家庭の貯水タンクに塩素を加えることを示した地域ごとのガイドラインを作成すべきである．

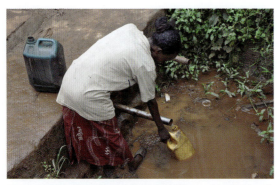

図6-3 エチオピアのこの地域には水道がない。水はポリタンクに貯めて集めている。何千人もの女性が満タンになった重いタンクをこの1本のパイプのある場所から何マイルにもわたって運ぶのである。地方都市にはこのようなパイプが1本あるだけである。地面には泥水がみえるが，パイプから流れてくる水は一見透明である。しかし，この水は細菌や寄生虫に汚染されているようである（Reproduced with permission from Richard P. Usatine, MD.）

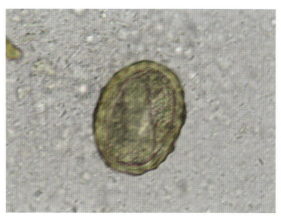

図6-4 腸管寄生虫症の患者の便から検出されたアスカリスの虫卵。先進国ではアスカリスはアルベンダゾールで広域に治療される。虫卵検査は常に行われるわけではないし，決してコストパフォーマンスがよいわけでもない（Reproduced with permission from Richard P. Usatine, MD.）

腸管寄生虫

疫学

地域分布

世界人口の約1/3の人々が腸管寄生虫（intestinal parasite）に感染している。多くの寄生虫症は無症状だが，一部の人々は健康上の問題を抱えている。特に，妊婦と小児への影響は重大である。鉤虫症に関連する貧血は母親，および低出生体重児，成長不良，学習障害をきたしうる。CDCはサハラ以南のアフリカ，南アジアへの旅行の出発前にアルベンダゾール600 mgの単回投与を推奨している。この治療により鉤虫症の多くを防ぐことができるが，*Strongyloides stercoralis*（糞線虫）や住血吸虫症には不十分である[16]。

診断

便からの虫卵および虫体の検出は，糞線虫や住血吸虫に関しては信頼性に乏しい（図6-4）。むしろ，血清学的診断がより有効である。好酸球増多症は寄生虫症を診断する重要な手がかりである。遷延する好中球増多を見つけたときには，注意深く寄生虫感染症の診断を行うべきである。

臨床所見

腹痛，蠕動痛，腹部膨満，食欲不振，貧血，全身倦怠，小児の成長不良，肝腫大（住血吸虫症）。

治療

成人

アルベンダゾール400 mg単回経口投与により鉤虫，回虫を治療することができる[17]。ただし，鞭虫はこの限りではない。*Thrichuris trichiura*を治療するにはアルベンダゾール3日間の投与あるいはイベルメクチンとメベンダゾールの投与が必要となる[18]。

予防

予防の目安としては人間の排泄物の適切な処理，トイレの後や調理前の手洗いあるいは鉤虫や糞線虫の予防のために靴を履くといったことがあげられる。WHOのガイドラインでは，集団治療として流行地域の学校に通う子どもたちに6カ月ごとにアルベンダゾール単回投与を行うことを推奨している。

低栄養

工業や移動手段の発達により，低栄養から栄養過剰による疾患への世界的な移行が進行している。にもかかわらず，世界の未就学児の1/4は栄養不足による成長不良をきたしている。資源に乏しい地域では，大人の肥満と子どもの低栄養が1つの家族のなかで共存している。一見すると矛盾しているようにもみえるこの現象の背景には，貧困にまつわる様々な要素が関係している。つまり，不適切な衛生環境下での感染症に対する小児の脆弱性や，食に関する教育の欠如，技術や移動手段の発達による身体活動量の低下，そして安価でカロリー過剰な食品の大量購入といったことである。

食生活の変化と微量元素の欠乏

肥満は世界中で死亡や障害を引き起こす原因となりつつある[19]。「食生活の変化」という言葉は炭水化物と食物繊維中心の食事から糖類や動物性脂肪中心への変化を示す言葉として使われている[20]。エネルギーの氾濫は食生活の変化をもたらした一方で，発達遅滞や認知機能，免疫不全，肥満，高血圧といった事象と深く関連する微量元素の世界的な欠乏を引き起こしている[21]。世界的に重要な4つの相関する微量元素欠乏症を認識しておく必要がある。いずれも小児の成長不良に関係し，低身長や低体重といったかたちで現れる。微量元素欠乏症からくる成長不良と成人の肥満の間には関連がある[22]。栄養摂取過剰な状態にあるにもかかわらず，肥満の成人もまた微量元素欠乏症を合併しうる[23]。多くのガイドラインが微量元素欠乏症を小児に特有の疾患としているが，実際には成人でも欠乏症は存在し，易感染性や生産性の低下，そして，もはや見慣れたものとなった病気と貧困の連鎖を引き起こしている。

ビタミンA欠乏症

ビタミンAは粘膜表面の維持に必要な栄養素であり，免疫

機能の重要な調整物質である．栄養の不足した地域でのビタミンAの補充は眼球乾燥による失明のリスクを低減するとともに，感染症（特に，麻疹，下痢，呼吸器感染症）による死亡率を低下させる．2009年，WHOの調査によれば，臨床的なビタミンA欠乏症（夜盲症）（vitamin A deficiency）および生化学的なビタミンA欠乏症（血清レチノール濃度 0.70 μmol/L 未満）の就学前の年齢の児童はそれぞれ520万，1億9,000万人存在すると見積もられている[24]．毎年約25万人の子どもたちがビタミンA欠乏症による失明に陥り，その半数は失明から12カ月以内に死亡している[25]．

診断

■ 臨床所見

ビタミンAの不足した地域では，妊婦の夜盲の訴えが最初の徴候となる．ビタミンA欠乏症の最初の徴候は夜間の視力低下であり，夜盲症，眼球乾燥，潰瘍形成，角膜損傷へと進行し，失明へと至る．ビタミンA欠乏症は貧血とも関連し，回避可能な妊産婦死亡の原因の1つである[26]．しかしながら，ガーナでの近年の研究によれば，年間50万人以上の女性がビタミンA欠乏症に罹患し，2,500人以上が死亡しており，週ごとのビタミンAの補充によっても妊娠可能年齢の女性の死亡率を下げることはできなかったと結論づけている[27]．

治療

大規模研究のメタ解析ではビタミンAの補充は5歳以下の多くの子どもたちの死亡率と罹患率を低下させるとされているが，成人への計画的なビタミンAの補充のメリットは明らかでない．小児においては，ビタミンAの補充は死亡率，罹患率，眼の障害とともに，下痢や麻疹の頻度を減らす．ビタミンAの不足が問題となる地域では，妊娠女性の多くが夜間の視力低下を訴えていることが報告されている．WHOは，ビタミンA欠乏症による大きな公衆衛生上の問題を抱えている地域では，夜盲症の予防としてビタミンAを投与すべきであるとしている．こうした地域では，妊娠女性に対して1万単位のビタミンAを連日投与するか，週に1回25,000単位のビタミンAを油性に調合したうえで経口投与する必要がある．特に，妊娠初期の3カ月間は25,000単位を超えてはいけない．これは催奇形性予防のためである．補充は妊娠から出産まで12週間継続する．WHOは妊娠女性の5％以上，2〜5歳児の5％以上が夜盲症のリスクに晒されていると定義している[28]．

活動性のある眼球乾燥では，治療として緊急にビタミンAの経口投与を行う．現在，夜盲症および/あるいは視野暗点を伴う眼球乾燥に対して推奨される治療は，連日1万単位あるいは週1回25,000単位の経口投与を3カ月間行うことである．ビタミンA欠乏症から活動性のある角膜潰瘍をきたすことはまれであるが，治療としてはビタミンA 20万単位を1日目，2日目，14日目に投与する[29]．

亜鉛欠乏症

亜鉛は細胞の成長，分化，代謝において中心的な役割を果たしている．身体的な成長や消化管および免疫機能にとって必要なものである．多くの亜鉛に関する研究から，脆弱性のある人々に対して亜鉛を補充することで小児の成長を改善し，感染症の頻度を減少できることが知られている．また，研究から国際的な亜鉛欠乏症（zinc deficiency）の予防はアフリカ，東地中海，南アジアで31％に到達しているとされている[30]．

診断

亜鉛欠乏症を評価するために有効なバイオマーカーは存在しないため，臨床所見と亜鉛の補充に対する反応性から診断するほかない．

■ 臨床所見

最も高頻度な亜鉛欠乏症の症状は非特異的な成長不良，性成熟の遅延，皮膚炎，そして免疫不全である．亜鉛欠乏症はマクロファージの機能障害をきたし，好中球の活動性を低下させ，T細胞の反応を低下させる[31]．亜鉛欠乏症により肺炎，下痢，マラリアによる死亡率が上昇することが広く知られている．

治療

WHOの下痢に関するガイドラインでは，低濃度の経口補水液に亜鉛を添加したものを10〜14日間投与することが推奨されている．小児に関しては研究が進められているが，一方で成人の下痢に対する亜鉛補充についてのデータはほとんど存在しない[32]．小児では，亜鉛の補充により下痢の持続期間と量を25〜30％低下させることができ，治療後1年間の外傷以外での死亡率を約50％減少させる[33]．不幸なことに，亜鉛の補充によるメリットは発展途上国の医療関係者の間で決して広く知られているわけではない[34]．

鉄欠乏症

鉄欠乏症（iron deficiency）は世界的に最もポピュラーな微量元素欠乏症である．20億人，つまり世界人口の約1/3が貧血をきたしている．資源の限られた地域では，鉄欠乏性貧血はマラリアや鉤虫のような消化管寄生虫，HIV，結核，住血吸虫などの慢性感染症によって引き起こされ，また悪化する．鉄欠乏症は重大な疾患を引き起こし，世界中の妊産婦死亡の20％をもたらしている．認知機能や身体発達の障害の結果，小児における疾病リスクの増大や労働者の生産性の低下をきたし，発展途上国における経済発達を阻害する要因となっている[35]．亜鉛やビタミンAと同様に，鉄欠乏症も好中球の機能低下をきたし，免疫力を低下させる[31]．

治療

WHOは全世界的な鉄欠乏症の是正を行うために3つの戦略を用意している．1つは食生活の多様化とサプリメントによる鉄分摂取量の向上，2つ目は栄養状態の改善，そして寄生虫症をはじめとする感染症をコントロールすることである．深刻な鉄欠乏性貧血，マラリア，蠕虫感染症を抱えた地域では，こうした介入は国際的な生産性を高め，貧困と疾病の連鎖を断ち切るきっかけとなりうる[35]．

ヨウ素欠乏症

食物からのヨウ素の摂取が不足すると，地域全体のIQの深刻な低下をきたし，中枢神経障害の原因となる．ヨウ素欠乏症（iodine deficiency）は年間1人あたり2セント分，食事による栄養摂取を強化するだけで解決できるが，アフリカ，ア

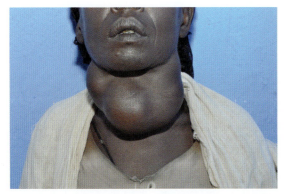

図 6-5　ヨウ素欠乏症により生じた巨大な甲状腺腫。この女性はアフリカのある地域の出身である。ヨウ素の補充は行われておらず，甲状腺腫は風土病の1つとなっている(Reproduced with permission from Richard P. Usatine, MD.)

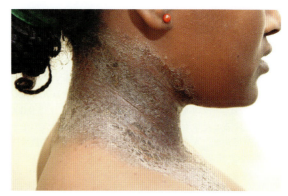

図 6-6　ナイアシン欠乏症によるペラグラ。カサルネックレスと呼ばれる典型的な皮疹がみられる(Reproduced with permission from Rick Hodes, MD.)

ジア，東地中海諸国では就学児童の60～90%にヨウ素欠乏症がみられる。ヨウ素欠乏症は，過去の氷河期の影響や繰り返す沈殿物の濾過により，土壌中のヨウ素の含有量が低い地域に起こる[36]。ヨウ素欠乏症は，過去の氷河期に繰り返し沈殿し濾しとられたことで土壌中のヨウ素含有量の少なくなってしまった土地で起きる。ヨウ素の不足した土地で育った穀物が，結果的に食物中のヨウ素の不足をきたすのである[37]。

診断

▶ 臨床所見

ヨウ素は甲状腺ホルモンを合成するために必要な物質である。そのため，ヨウ素欠乏症は甲状腺機能低下症と甲状腺腫大をきたす(図 6-5)。

ヨウ素欠乏症はクレチン症として知られる深刻な認知機能障害を引き起こす。そのほか，死産，聾唖，無症候性甲状腺機能亢進症/低下症，精神障害，発育障害をきたす[37]。

治療

ヨウ素は錠剤あるいは液体のかたちで毎日補充する必要がある。成人では，甲状腺機能を維持するために1日150 μgのヨウ素を摂取する必要がある。一般的なマルチビタミン製剤は1錠につき150 μgのヨウ素を含んでいるが，これは実用的ではない。集団的介入としてヨウ素添加塩を用いるべきである。いくつかの発展途上国では，井戸水へのヨウ素添加によりヨウ素欠乏症の撲滅がなされた。

ビタミン B₃(ナイアシン)欠乏症

臨床的には，ナイアシン欠乏症(niacin deficiency)は深刻な資源不足のある地域，つまり食料をトウモロコシや他のモロコシ属に依存している地域での問題である。ペラグラ(pellagra)は栄養不足に関連する疾患であり，ニコチン酸やトリプトファンの不足がある場合に起きる[38]。

診断

診断には後述する4Dのほかに危険因子が必要となる。ペラグラの危険因子としては，貧困とトウモロコシを中心とした食料に加えて，摂食障害，アルコール依存，吸収障害，薬剤(特にイソニアジド，ピラジナミド，フェニトイン，フェノバルビタール)，クローン病，甲状腺機能低下症といった要因があげられる。経口投与によるナイアシンの補充により，症状は数日のうちに改善し，それによって診断が確定する。

▶ 臨床所見

「ペラグラ」という言葉は下痢(diarrhea)，皮膚炎(dermatitis)，認知症(dementia)，時に死(death)の4Dと呼ばれる症状を伴う症候群をいい，ナイアシンが欠乏した場合にみられる。皮膚炎は日光過敏症をきたし，日光に曝露された首や胸の皮膚にネックレスのような皮疹を呈する(図 6-6)。また，手や前腕，あるいは踵を除いたブーツのように現れることもある。皮疹は初め紅斑として出現し，骨表面の隆起にそって過角化や色素沈着を伴う水疱や痂皮を形成する。見当識障害，ミオクローヌス，振戦，うつといった神経学的異常とともに，重症例では橋中心髄鞘崩壊症をきたす[39]。

治療

集団のレベルではナイアシンの豊富なトウモロコシの粉が非常に効果的である。患者に対して，卵，ピーナッツ，肉類，魚類，マメといったナイアシンの供給源となる食事について教育を施す必要がある。症状のある患者に対する治療として，ナイアシン100～500 mgを1日2～3回に分割して投与する。治療は完全に症状がなくなるまで3～4週間継続する[40]。栄養素の欠乏が単独の物質で起きることはまれであるため，蛋白，亜鉛，チアミン，ビタミン B₁₂といった代表的な栄養素欠乏症の治療もあわせて行う必要がある。皮膚炎が跡を残すことはまれだが，色素沈着は数カ月続くことがある。ナイアシンによるホットフラッシュや頭痛はナイアシンを内服する30分前にアスピリン325 mgを投与することで改善が見込める[41]。

昆虫媒介性疾患

マラリア

マラリア(malaria)はプロトゾアの感染による。流行地域ではハマダラカに媒介されることで感染が広まる。マラリア原虫には *Plasmodium falciparum*, *Plasmodium ovale*, *Plasmodium malariae*, *Plasmodium vivax* の4種が存在する。*P. falciparum* は感染すれば未治療では急速に進行し死に至るため，最も重要な病原体である。*P. falciparum* だけが血流に多数棲み着き，毛細血管の赤血球に潜伏する。この *P. falci-*

parum の特徴によって腎不全，急性呼吸窮迫症候群（ARDS），治療不可能な疾患に伴うような昏睡といった末梢臓器の深刻な障害をきたす[42]。

疫学

地域分布

全世界で毎年2億人がマラリアを発症している。WHOによれば，年間100万人以上がマラリアで命を落としている。うち，89%はアフリカで発症したものである。マラリアによる死者の大半は5歳以下の小児である。*P. falciparum*, *P. vivax*, *P. malariae*, *P. ovale* は熱帯地域に分布している。*P. vivax* はアジア，南米，オセアニア，そしてインドで高頻度にみられる。*P. ovale* は主に西アフリカでみられ，*P. malariae* は *P. vivax* や *P. falciparum* に比べればまれである。

マラリアのリスクは地域や標高（標高が高ければリスクは低下する），季節（雨季に高リスク），都市化の度合い（都市よりも農村部で高リスク）によって大きく変化する。したがって，旅行者はこのようなリスクの差異を意識して予防計画を立てるべきである。

CDCの公開している Health Information for Internal Travel (http://www.cdc.gov/travel/) では，地域ごとのマラリアのリスク，耐性菌の情報やガイドラインといった頻繁に変更される情報について問いあわせをするべきであるとしている[43]。

診断

▶ 臨床所見

1～3週間の潜伏期間の後，メスの蚊を介して感染が成立する。発症すると，非特異的な症状として高熱，頭痛，筋肉痛，悪寒振戦をきたす。また，高頻度に嘔気・嘔吐，背部痛，間欠的な下痢がみられる。脾腫大と溶血性貧血は4種類すべてのマラリアに共通してみられる。

未治療の *P. falciparum* は原虫の潜伏した赤血球が脳の毛細血管に至ることで脳性マラリアを起こす危険を伴う。脳性マラリアは重篤な頭痛と意識変容を特徴とする。これらの患者は ARDS，低血糖，アシドーシス，寄生虫血症に伴うショックを起こす場合がある。未治療の患者では脳性マラリアから最終的に昏睡をきたし，呼吸不全から死に至る[44]。

鑑別診断

マラリアの初期症状は非常に非特異的であり，（呼吸器症状を伴わない）インフルエンザ，腸チフス（「腸チフス」の項参照），デング熱，リケッチア感染症，ブルセラ症，リーシュマニアと誤診される。溶血が進行した場合には黄疸をきたすことがあり，ウイルス性肝炎やレプトスピラ症も鑑別にあがる[42]。

▶ 検査所見

マラリアは多くの場合，光学顕微鏡による末梢血ギムザ，フィールド，ライト染色の観察により診断される（図6-7）。

マラリアを疑った場合，特にマラリア流行地域から帰ってきた旅行者には，発熱している時点での厚層および薄層末梢血塗抹標本の観察を行うべきである。薄層塗抹は血液中の原虫数が多い場合に，原虫数の定量化および種の特定に有効である。一方，厚層塗抹は原虫が少ない場合に有効である。

1回の塗抹陰性ではマラリアを否定することはできないた

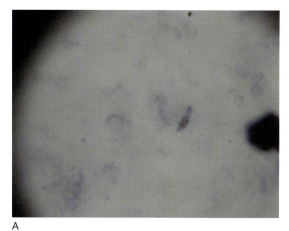

図 6-7　A：*P. falciparum* のバナナ型をした生殖母細胞。4種のマラリアのなかで，*P. falciparum* は最も有害で致死率も高い。B：*P. falciparum* の持つ環状クロマチン（Reproduced with permission from Richard P. Usatine, MD.）

め，検査は12～24時間の間隔をあけて少なくとも3回行う必要がある[45]。重度の寄生虫血症（5%以上）をきたしている患者の予後は不良であり，入院での治療を考慮すべきである。

他の診断法としては，アクリジンオレンジ染色を施しての蛍光顕微鏡での観察やPCR（広く普及しているとはいいがたいが，中体の量が非常に少ない場合に有効である）以外の診断的検査として，指先からカード上へ採取した血液を特異抗体と反応させる，迅速抗原検査が用いられる。米国では，米国食品医薬品局（FDA）がBinaxNOWマラリア検査を承認している。これは高価ではあるものの，野外で迅速に診断する際には簡便なキットである。しかし残念ながら，これらのイムノクロマトグラフィアッセイでは寄生虫症の確定診断をすることはできない[43]。

治療

多くの場合，マラリアは経口駆虫薬で有効に治療可能であり，非経口治療は重症例や嘔吐をしている場合のために残しておくことができる。地域ごとに薬剤耐性のパターンが異なるため，顕微鏡所見や迅速診断検査の結果に基づいて，治療開始前に最も可能性の高い種を決定しておく必要がある。

1度目の内服を終えた後1時間の経過観察が必要である。嘔吐が出現した場合にはメトクロプラミド10 mg 内服にて経

過を観察する．それでも30分以内に嘔吐が出現してしまう場合には，同じ量で投与を繰り返す．WHOは *P. falciparum* に対する治療としてアーテミシニンを中心とした多剤併用療法を推奨している．

投与スケジュールは以下のとおりである．アーテメータ・ルメファントリン合剤を治療開始から1, 8, 24, 36, 48, 60時間後に投与する．投与量としては，体重5〜14 kgの場合1錠，15〜24 kgの場合2錠，25〜34 kgの場合3錠，35 kg以上の場合4錠を1回に内服する．

他のアーテミシニン多大併用療法としては，アーテスネート・アモジアキン，アーテスネート・メフロキン，アーテスネート・スルファドキシン−ピリメタミンがあげられる．薬剤は地域ごとの耐性の状況によって選択する．アーテミシニンやその派生薬を単剤で使用すべきではない．

米国での流行地からの帰還者に対する治療は以下のとおりである．

- キニーネ＋ドキシサイクリン：キニーネ10 mg/kg 1日3回7日間，ドキシサイクリン1日2回7日間．
  あるいは，
- アトバコン−プログアニル：アトバコン20 mg/kg/日，プログアニル8 mg/kg/日 3日間．

P. falciparum 重症例に対する治療

重症のマラリアに対しては，アーテスネート，アーテメータ，あるいはキニーネ・デヒドロクロライド（ただし，米国では使用できない）を緊急に静注あるいは筋注すべきである．

米国ではキニジングルコネートを使用する．初期投与として，10 mg base/kg（最大600 mg）を生理食塩水に溶き，IV号液とともに1〜2時間かけて投与する．その後，心電図モニター下で0.02/mg/kg/分を内服可能となるまで持続投与する．キニーネとキニジンはボーラス投与すると，徐脈により致死的となる場合があるので注意を要する．

脳性マラリアの場合，腰椎穿刺を行い，細菌性髄膜炎を除外する必要がある．重症のマラリアでは低血糖をきたす場合があるため，4時間ごとに血糖値を確認するべきである．また，循環動態のモニタリングとけいれん発作への対応（ベンゾジアゼピンの経静脈投与）が必要である．

予防

予防対策は，公衆衛生上重要であり以下のものを含む．蚊の制御，家庭や庭にある淀んだ水の除去，少なくとも10〜50％のジエチルトルアミドを含有する防虫剤（DEET〈30％のDEETで6〜8時間の予防の効果あり〉），およびペルメトリンを染み込ませた蚊帳である．2000年以来，予防対策によりマラリアによる死亡率が世界で25％以上減少し，アフリカでは33％も減った[46]．

旅行者に対する予防策

予防的抗マラリア薬投与は目的地での *P. falciparum* の薬剤耐性パターンによって選択する必要がある．通常，予防投与は出発の1週間前から行われ，流行地を離れた4週間後まで継続される．アトバコン−プログアニルの場合，予防投与は現地に到着する前日から開始し，流行地を離れてから7日間で終了する．予防投与には通常，アトバコン−プログアニル（米国では高価なマラローンである），メフロキン（副作用として中枢神経症状を引き起こす），ドキシサイクリン（光覚に異常をきたす）といった薬剤が選択される．クロロキンは限られた地域でしか使われない．クロロキン感受性マラリアはカリブ海地域，中央アメリカ，中東の一部に限定される．

リーシュマニア症

リーシュマニア症（leishmaniasis）は，サシチョウバエによって媒介される昆虫媒介感染症である．大きく，皮膚型と内臓型の2つの病型に分類することができる．皮膚型が最も多く，よりまれな病型として，鼻や口の周囲に顔面の崩壊をきたす粘膜皮膚型が存在する．

別名

内臓リーシュマニア症は別名としてカラアザールとも呼ばれる．

疫学

- 近年では，メキシコ，中央アメリカ，南米で発見されている．古くはインド，アフリカ，中東，南ヨーロッパ，アジアの一部で報告がある．
- 多くのリーシュマニア症はイラクやアフガニスタンからの帰還兵など，流行地から帰還した旅行者の感染症として米国で診断される．
- 皮膚リーシュマニア症の一部はテキサスやオクラホマで報告されている[47]．
- 皮膚リーシュマニア症の90％はアフガニスタン，アルジェリア，イラン，サウジアラビア，ブラジル，コロンビア，ペルー，ボリビアで起きている[47]．
- 内臓リーシュマニア症の90％はインドの一部，バングラデシュ，ネパール，スーダン，エチオピア，ブラジルで起きている[47]．

病因／病態生理

- リーシュマニア症は20種以上のリーシュマニア属（*Leishmania*）の原虫により引き起こされる．
- リーシュマニア症はサシチョウバエに噛まれることで感染する．
- リーシュマニア属の無鞭毛体はマクロファージに感染し，その細胞内で増殖する．
- 他の昆虫媒介感染症と同様，ヒト−ヒト感染はまれである．

危険因子

- 流行国在住あるいは流行国への旅行．
- 流行国では農村地帯での感染リスクが高い．
- 夕方から明け方までの間，サシチョウバエから皮膚を防護していない．
- 血流感染，薬物使用者での注射器の使い回し，針刺し事故，先天性感染は内臓リーシュマニア症の危険因子として報告されている[48]．

診断

▶ 臨床所見

- サシチョウバエに噛まれてから6週間後，皮膚型では潰瘍や結節を形成し（図6-8），時にびまん性に広がる（図6-9）．
- 2〜6カ月の潜伏期間の後，内臓型では肝臓，脾臓，骨髄に障害をきたし，全身症状を引き起こす．発熱，貧血，盗汗，肝脾腫による腹部膨満といった症状が起きる[49]．

6章 グローバル・ヘルス 35

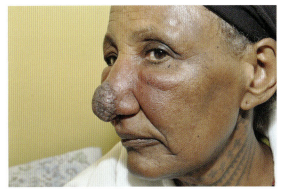

A

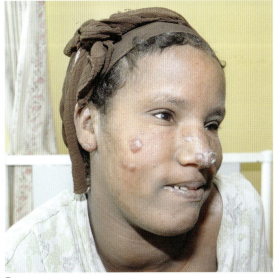

B

図6-8 顔面に発症したリーシュマニア症。サシチョウバエに刺された場所を中心に病変は拡大する。A, Bにみられるように, 鼻に好発する（Reproduced with permission from Richard P. Usatine, MD.）

- 粘膜皮膚リーシュマニア症では，鼻や口，鼻中隔や口蓋に影響を及ぼす（図6-10）。この病型は皮膚型リーシュマニア症が治癒してから数カ月から数年後に発症する。

▶ 典型的分布
- 皮膚型では鼻を中心として顔面に好発する（図6-8参照）。
- 皮膚型は四肢にもみられる。サシチョウバエは通常，衣服に覆われていない顔面や四肢を狙って刺すことに注意すべきである。
- 皮膚型が拡大した場合，頭部から爪先まで皮疹が出現する（図6-9参照）。

▶ 検査所見
- 皮膚リーシュマニア症では臨床症状に加えて潰瘍部位の生検あるいは剥離検体から診断する。活動性のある潰瘍の辺縁から採取した皮膚塗抹検体のギムザ染色により寄生虫を確認することができる[49]。施設によってはPCRが利用可能な場合もあり，選択肢の1つとして考慮される[50]。
- 内臓リーシュマニア症は血液検体あるいは骨髄生検により診断される。いくつかの凝集検査法（直接凝集法〈DAT〉あるいは蛍光凝集法〈FAST〉）は非常に高い感度でリーシュマニア抗体を検出することができる。骨髄穿刺培養あるい

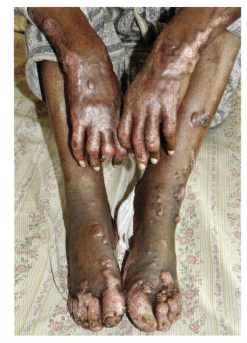

図6-9 アフリカ人男性の顔面から爪先へとびまん性に拡大したリーシュマニア症。多発する結節はハンセン病にも似るが，皮膚生検によりリーシュマニア症の診断が確定した（Reproduced with permission from Richard P. Usatine, MD.）

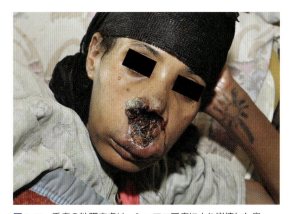

図6-10 重症の粘膜皮膚リーシュマニア症により崩壊した鼻（Reproduced with permission from Richard P. Usatine, MD.）

はPCRにより検出率を上げることができる[49]。

▶ 鑑別診断
- 皮膚リーシュマニア症の鑑別疾患として，ハンセン病，サルコイドーシス，壊疽性膿皮症，第一期梅毒，静脈うっ滞性潰瘍をあげる。
- 内臓リーシュマニア症の鑑別疾患として，マラリア，腸チフス，悪性リンパ腫をあげる。

▶ 治療
▶ 非薬物療法
潰瘍に対する治療が中心となる。
▶ 薬物療法
リーシュマニア症に対する薬物療法の中心はスチボグルコ

ン酸ナトリウム（CDCから利用可能である）とメグルミンアンチモン酸である[51),52)]。それ以外の薬剤としてはリーシュマニアに対する唯一の経口薬であるミルテホシン，フルコナゾール，そして米国ではFDAから内臓リーシュマニア症の治療薬として唯一承認を受けているアムホテリシンBが有効である[51),52)]。アムホテリシンBはアンチモンに対する耐性のため，インドでは標準治療として使用される[50)]。

外科療法

皮膚あるいは粘膜皮膚リーシュマニア症では形成外科的手術が行われることがある。

予防

昆虫媒介性疾患の予防

蚊やサシチョウバエといった媒介昆虫のコントロール，家屋や庭に溜まった水の除去，DEETを20〜30％含む昆虫忌避剤，ペルメトリンでコーティングした蚊帳といった予防策を講じることが優先される。サシチョウバエとハマダラカは夕方から明け方までの間に活動するが，デング熱を媒介するネッタイシマカは日中でも活動できるため，特にデング熱の発生地域では蚊帳の使用が重要となる。

予後

- 皮膚リーシュマニア症は自然寛解する場合がある。そうでない場合，治療に対して抵抗性である。予後は重症度と発症地域に関係する。治癒した場合でも傷跡を残すことが多い。
- 内臓リーシュマニア症は未治療では致死的である。

眼—トラコーマ

疫学

地域分布

Chlamydia trachomatis は全世界の失明のうち3％を引き起こしている感染性疾患である。世界で2,140万人がトラコーマに感染し，120万人が失明している[53)]。トラコーマは劣悪な衛生環境，不適切な水道設備，個人衛生の欠如といった問題に関連する。清潔でない手やハエ，家庭内の接触（フェイスタオルやベッドシーツの共有）によってヒトからヒトへ感染する。トラコーマはアフリカ（特に砂漠地帯）やインド，南アジア，オーストラリア，南米の一部で発生している。

診断

トラコーマは眼瞼の擦過検体を染色し，*C. trachomatis* を確認することで診断できる。しかし，トラコーマの発生地域では多くの場合この検査を行うことは困難であり，上眼瞼を翻転して観察するだけで十分である。逆さまつげと角膜混濁は両眼それぞれについて診察するべきである。上眼瞼を翻転して観察する際には患者には下をみてもらう。親指と他の指でまつげを摘み，綿棒を使って眼瞼を裏返す。鑑別疾患としては，アレルギー性結膜炎（やはり眼瞼結膜に濾胞を形成する）や，細菌性あるいはウイルス性結膜炎をあげる。

臨床所見

症状として，漿液性の分泌物を伴う眼の周囲の炎症，搔痒感，灼熱感，目のかすみが現れる。眼瞼結膜の診察では濾胞（直径0.5 mm以上，周囲の結膜よりも蒼白な円形の浮腫）が観察される。進行とともに強烈な炎症をきたし，多数の濾胞

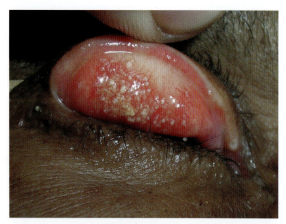

図6-11 *C. trachomatis* 感染者に現れた上眼瞼の濾胞。濾胞の観察には上眼瞼を裏返す必要がある（Reproduced with permission from Richard P. Usatine, MD.）

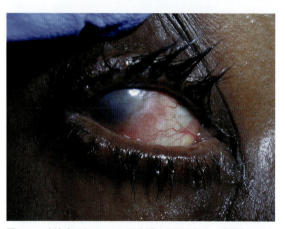

図6-12 未治療のトラコーマは失明の原因となる。世界中で最もありふれた失明の原因であるにもかかわらず，トラコーマはアジスロマイシン単剤で治療可能である。清潔な水や石鹸の供給により予防でき，3つのF，すなわちハエ（fly），手指（finger），顔面の衛生（facial hygiene）についての教育が重要である（Reproduced with permission from P. Usatine, MD.）

を伴う眼瞼結膜の発赤と肥厚がみられる（図6-11）。

トラコーマでは，逆さまつげや眼瞼内反をきたすとともに，白色の線状あるいは帯状の瘢痕を残す（図6-12）。

治療

- 成人ではアジスロマイシン1 g単回経口投与，小児では20 mg/kg単回投与。
- 妊婦の場合はエリスロマイシン500 mg 1日2回7日間。
- エリスロマイシンとテトラサイクリンの局所投与はあまり有効ではない[10)]。
- 場合によっては肥厚や逆さまつげに対して手術が必要となる。

予防

予防としては地域に対する衛生教育，石鹸と清潔な水を使った洗顔と手洗い，汲み取り式便所の普及によるハエの発生のコントロールが有効である。WHOはトラコーマ撲滅のためSAFEという標語を掲げている。

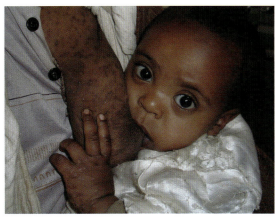

図 6-13　母親の胸と幼児の手を覆っている疥癬。医療資源の不足から疥癬は治療されないままになっている。そして、細菌の重複感染による膿痂疹を引き起こすことになる(Reproduced with permission from Richard P. Usatine, MD.)

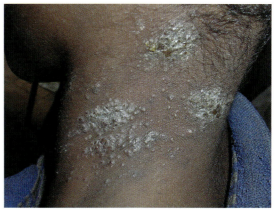

図 6-14　細菌感染により頸部に生じた蜂蜜色の痂皮形成を伴う膿痂疹。膿痂疹は不適切な衛生管理と医療資源の供給不足のため流行しやすい(Reproduced with permission from Richard P. Usatine, MD.)

- S：眼瞼肥厚と逆さまつげに対する手術(Surgery)。
- A：トラコーマ感染に対する抗菌薬療法(Antibiotics)。
- F：伝染を減らすための顔面の衛生(Facial cleanliness)。
- E：感染を媒介するハエの発生制御と清浄な水の供給(Enviromental improvements)[54]。

皮膚—感染性皮膚疾患

資源の不足した国では、人口の密集と清浄な水と石鹸の不足により多くの皮膚病が発生している。清浄な水が少なければ、入浴よりも飲料や料理に使われることになる。そのため、清潔の維持が困難な地域では疥癬やシラミが発生する。先進国では、清潔な冷水や温水、石鹸、シャンプーといったものは当たり前に手に入る。しかし発展途上国では、たとえ水が手に入ったとしても、温水のシャワーや風呂を手に入れることは難しい。

しかしながら、個人の衛生管理のために無料の石鹸を配布するというシンプルな介入ですら簡易診療所の前に盛大な群衆を形成することになる。それを考えれば、全世界に蔓延する、衛生手段の供給の不平等を是正しようとすれば途方もないことになるだろう。たとえ人々が石鹸や清浄な水の重要性を認識したとしても、こうした贅沢な品々の不足は皮膚の感染症のヒトからヒトへの大規模な流行を引き起こすことになる。

皮膚疾患はダニなどの寄生虫、細菌、ウイルス、真菌感染症に分類することができる。こうした皮膚感染症は本書の第14部「皮膚」で取り扱っている。ここでは、発展途上国でみられるいくつかの疾患について取り扱うことにする。

疥癬はヒゼンダニによって起きる疾患である(141章「疥癬」参照)。ヒゼンダニは皮下を掘り進み、掻痒感を引き起こす。患者は掻痒感から夜通し眠れない状態となり、引っ掻き傷からの細菌の重複感染を引き起こす。疥癬は皮膚の直接接触、シーツや衣服、あるいは他の身の回りのものを共有することで伝播する(図6-13)。

シラミはアタマジラミ、コロモジラミ、ケジラミの3種に分類される(140章「シラミ」参照)。就学児童は特に洗髪の難しい地域ではアタマジラミのリスクがあり、多くの児童はすでにシラミに感染している。コロモジラミは衣服に寄生し宿主の血液を吸う。コロモジラミは入浴の習慣を持たず何日も同じ衣服を着ている成人に流行しやすい。ケジラミは性感染症であり、発展途上国での流行は比較的少ない。発展途上国におけるアタマジラミやコロモジラミの流行は、水と衛生の問題によって引き起こされている。

皮膚細菌感染症は世界中でありふれたものである。膿痂疹は蜂蜜色の痂皮形成や水疱の形成を伴う表皮の細菌感染症である(図6-14)(118章「膿痂疹」参照)。適切な衛生管理によって膿痂疹を予防することが可能であり、したがって、石鹸や清浄な水の不足した地域で膿痂疹を発症しやすいことは想像にかたくない。膿痂疹は多くの場合、疥癬や真菌感染といった皮膚のバリア機能を障害する他の皮膚疾患に伴って二次性に発症する。発展途上国では、疥癬や白癬からの二次感染が多い。

皮膚のウイルス感染症として単純ヘルペス、水痘、伝染性軟属腫、パピローマウイルス感染症をあげる。これらの感染症は抗レトロウイルス薬の投与を受けていないHIV感染患者に多くみられる。HIV流行国では、重症の軟属腫、ウイルス性疣贅、若年者の帯状疱疹をみた場合には、可能であればHIVの検査を行う必要がある。伝染性軟属腫やウイルス性疣贅は世界中で非常にありふれた疾患であり、健康な人々、正常な免疫機能を持つ人々でも罹患する可能性があることを念頭におくことが重要である。麻疹や水痘によるウイルス性発疹症はワクチンの普及していない地域で流行しやすい。

皮膚の真菌感染症は頭の先から爪先までどこにでも起こりうる。温暖、湿潤、入浴の習慣がないといったことが皮膚真菌感染症を引き起こす要因となる。したがって、熱帯地方の発展途上国は頭部白癬、体部白癬、陰部白癬の発生地域となる。

マイコバクテリウム

ハンセン病と結核およびHIVの重複感染症。

ハンセン病

症例

ある女性は顔面に著しい変化をきたしている(図6-15)。女

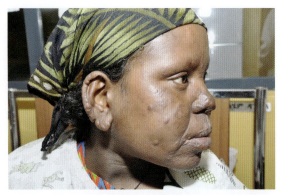

図 6-15 らい様の顔貌を呈するらい腫型らいの女性。睫毛禿と呼ばれる睫毛の消失および顕著な耳の病変を認める(Reproduced with permission from Richard P. Usatine, MD.)

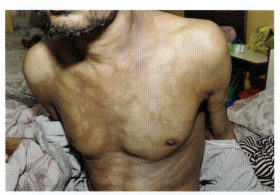

図 6-16 多菌型ハンセン病に伴う色素脱失斑。こうした皮疹はマイコバクテリウム感染に伴う皮膚の知覚神経への障害による知覚鈍麻を伴う(Reproduced with permission from Richard P. Usatine, MD.)

性の耳たぶから皮膚スメア検査を行ったところ、多数の抗酸菌を認め、*Mycobacterium leprae* と同定された。この女性はWHO の推奨する標準の多剤併用療法としてリファンピシン、クロファジミン、ダプソンを使った治療を受けた。

概説

ハンセン病は *M. leprae* による感染症であり、清浄な水の入手が困難な発展途上国の多くがその発生地となっている。かつて、ハンセン病患者は「lepers」と呼ばれ、顔形の変貌していくその疾患が伝染するのではないかと恐れた人々によって集落を孤立させられていた。近年の科学、疫学によってハンセン病が鼻や口からの飛沫に長年接触し続けることで感染するものであり、日常的な軽い接触では伝染しないことが判明した。このように、ハンセン病患者のもとで働く医師たちは実際にはまったく伝染するリスクに晒されていない。しかし、彼らに対する偏見や差別の問題は現在も存在し続けている。

疫学

- 2011 年には世界 105 カ国で 219,075 人の新規発症が報告されている[55]。
- 米国では 2011 年に新たに 173 例が報告されている[55]。
- 1990 年以降 1,400 万人、2000～2010 年では 400 万人のハンセン病患者が治癒している[56]。

病因／病態生理

- ハンセン病の臨床症状は感染に対する免疫反応によって起きる。ハンセン病では、以下のように 2 つのまったく異なる結果を迎える。
  - らい腫型：組織中の大量の *M. leprae* に対して強烈な抗体反応を示す一方、細胞性免疫反応が弱いことで生じる（図 6-15 参照）。
  - 類結核型：組織中の *M. leprae* の数が少なく、強い細胞性免疫を惹起する一方で抗体反応が弱いことで生じる。感覚鈍麻と色素脱失を伴う皮疹を生じることがある（図 6-16）。
- また、境界型ハンセン病では細胞性免疫と抗体反応の両方が生じることでらい腫型、類結核型両者の臨床的特徴を示す。

- 治療レジメンは少菌型と多菌型のどちらであるかにより異なる。らい腫型、境界型ハンセン病は多くの場合多菌型である。

危険因子

- 貧しい、あるいは発生地域在住である。
- 清浄な水や衛生管理の不足。
- 感染者が家事を担っている。
- *M. leprae* の自然宿主であるアルマジロなどの動物を食べたり飼育したりしている。

診断

▶ 臨床所見

- 顔面に特徴的な症状が現れる。代表的なものとして、獅子様顔貌、睫毛禿（図 6-15 にみられるような睫毛の脱落）、耳たぶの延長と変形、鼻軟骨、鼻骨の破壊による鞍鼻といったものがあげられる。
- 肉眼的な皮膚の変化として、らい腫型での結節、類結核型や境界型での色素脱失斑（図 6-16 参照）、境界型での受け皿様の環状皮疹といったものがみられる。
- 末梢神経障害として鷲手（図 6-17 にみられるような手指の進展拘縮）、下垂手、下垂足、ベル麻痺、つち状足趾がみられる。また、感覚障害によって神経萎縮性潰瘍や外傷性の水疱をきたす。
- 眼症状として角膜の知覚鈍麻、角膜炎、上強膜炎、兎眼症（眼輪筋麻痺により眼を完全に閉じられないことで起きる）、失明といった症状がみられる。
- 未治療のまま進行したハンセン病では、感覚鈍麻により外傷を繰り返すことで骨吸収をきたし、手指の短縮あるいは欠失がみられるようになる（図 6-18）。

▶ 典型的分布

らい腫型ハンセン病の結節は顔面や耳に多いが、他の場所に出現することもある。色素脱失斑は顔面を含む身体のあらゆる場所に出現する。

▶ 検査所見

- 症状の明らかなハンセン病の場合、耳たぶからの皮膚スメア検査で得られる菌指数が最も重要である。これにより、多菌型あるいは少菌型のどちらかを決定することができる。
- ハンセン病が疑われる場合、（特にハンセン病発生地域で

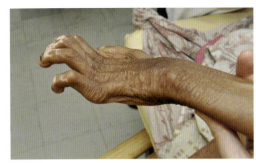

図 6-17 ハンセン病に伴う神経障害により生じた鷲手。腱移植術などの手術が奏効することがある (Reproduced with permission from Richard P. Usatine, MD.)

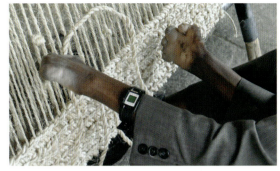

図 6-18 この老人はハンセン病により手足を失ってしまったが、ハンセン病院で絨毯を織ってそれを売ることで生活している (Reproduced with permission from Richard P. Usatine, MD.)

は) 疑われる皮膚病変のパンチ生検が組織中の *M. leprae* を発見するうえで有効である。

鑑別診断

表皮心筋症，尋常性白斑，皮膚フィラリア症はいずれもハンセン病によく似た色素脱失斑を示す。ハンセン病に似た皮膚浸潤を示す疾患としては，リーシュマニア症，乾癬，そしてサルコイドーシスがあげられる[57]。

治療

ハンセン病患者たちの苦しみをやわらげるために，早期診断と多剤併用療法が必要である。WHO はすべてのハンセン病発生地域の患者に対して，無料で必要な薬剤を提供している[58]。

- ハンセン病は治療可能であり，早期に治療開始すれば障害を予防することができる。
- 多菌型に対する多剤併用療法としてリファンピシン，ダプソン，クロファジミンを用いる。少菌型ではリファンピシンとダプソンを用いる[57]。
- 多剤併用療法の治療期間は，多菌型では 12〜24 ヵ月，少菌型では 6 ヵ月となる[57]。
- 抗ハンセン病薬の単剤での使用は耐性菌を生む原因となる。したがって，これは非倫理的な治療方針といえる。
- ハンセン病を世界から根絶するために，早期に多剤併用療法をはじめとする治療を受けられる患者を増やすための戦略が必要である。結核菌の予防ワクチンの研究とともに，ハンセン病のワクチンの開発も続けられている[59]。
- 神経障害を伴う進行した症例では治療を完遂するために足や手のケアを行い，手足の障害を予防すべきである[57]。
- 鷲手に対する腱移植など，障害によっては外科療法を行うことのできる施設もある[60]。

結核，HIV

疫学

結核は HIV 関連感染症として非常にポピュラーな疾患である。少なくとも全世界の HIV 関連死亡のうち 13% を結核によるものが占めている[61]。2010 年だけをみても，110 万人が HIV に関連して新規に結核を発症しており，その多くはサハラ以南のアフリカで起きていると WHO は見積もっている。全世界では，HIV 感染者の約 1/3（少なくとも 1,100 万人）が結核に重複感染している[62]。

病因

結核は飛沫核を介して伝染する（64 章「結核」参照）。HIV 感染者では，細胞性免疫の低下により病勢が急速に進行し，結果高い致死率をもたらす。同時に，未治療の結核感染は HIV 感染による免疫不全の進行を加速する。これら 2 つの疾患はいずれも薬剤や医療的な支援に乏しい集団に好発するため，多剤耐性結核菌の出現はより大きな脅威となりつつある。

診断

結核と診断された患者に対しては必ず HIV のスクリーニング検査を行うべきである。また，HIV 感染者では毎年 1 回，精製蛋白質誘導物試験（PPD），胸部 X 線検査，インターフェロンγ遊離測定法（IGRA）のうち可能なものをスクリーニング検査として行う必要がある。

CD4 細胞の減少した（200/μL 以下）患者では，結核に対する皮膚検査への反応が乏しいことが知られている。そのため，慎重な曝露歴の聴取や症状の検討，胸部 X 線検査の経過観察が活動性の結核の証拠をつかむために必要となる。CD4 細胞数が 200/μL 以上へ増加した場合には，結核スクリーニング検査を繰り返し行うことも有効である。

▶ 臨床所見

比較的免疫機能の残存している（CD4 陽性 T 細胞数 350/μL 以上）HIV 感染者では，結核の症状は HIV 陰性の患者と変わりがない。しかしながら，より重篤な免疫不全をきたしている患者では，結核はしばしば非典型的な経過をとる。胸部 X 線検査で典型的な上葉の結節影や空洞病変を認めないこともあり，一方で肺外病変（リンパ節腫大，強膜炎，心外膜炎，髄膜炎）がみられる。結核性リンパ節腫大と皮膚結核（頸部に生じた場合には瘰癧(るいれき)と呼ばれる病変を形成する）を図 6-19 に示す。

治療

潜在性結核

HIV 陽性潜在性結核患者では，胸部 X 線検査と 3 回の喀痰抗酸菌染色により，活動性結核を否定する必要がある。活動性結核が除外できた場合，以下に示す特徴を持つ HIV の陽性患者では年齢に関係なくイソニアジドの予防投与を行うべきである。(a) 潜在性結核に対する診断的検査が陽性の場合。(b) 診断的検査は陰性だが，胸部 X 線検査で陳旧性，あるい

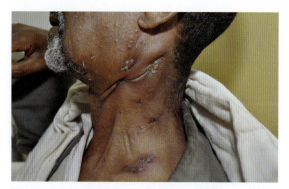

図 6-19　*M. tuberclosis* によって頸部に生じた瘰癧。この患者は結核の治療を完遂していない。長期にわたる治療を完遂することは難しく，薬剤耐性結核菌が出現する結果となっている（Reproduced with permission from Richard P. Usatine, MD.）

は治りきっていない結節影がみられる場合．(c)診断的検査は陰性だが，肺結核発症者との濃厚接触歴がある場合．

- 潜在性結核の治療：イソニアジド 300 mg 1 日 1 回あるいは週 2 回，9 カ月間投与する。イソニアジドの副作用である末梢神経障害を予防するため，同時にビタミン B_6（ピリドキシン 25 mg 1 日 1 回）を投与する。他のレジメンとしては，週に 1 回，12 回分のイソニアジド–リファンピシンを投与する方法も選択可能である[63]。

活動性結核

　HIV 陽性患者に咳嗽，あるいは肺野に浸潤影が認められた場合，別個に採取した 3 回の喀痰による抗酸菌染色および抗酸菌培養で結核が除外されるまでは患者の隔離が必要となる。このルールは，胸部 X 線検査で空洞病変や上肺野の浸潤影が認められなかった場合にも適用される。塗抹陰性であっても培養陽性となる例は珍しくない。

　HIV・結核重複感染者の治療は，結核単独感染者のそれと同様のものとなる。抗レトロウイルス療法と結核の治療を同時に行わないことが重要であり，これにより薬剤アレルギーや副作用の混在を避けることができる。加えて，結核治療導入後すぐに抗レトロウイルス療法を開始してしまうと，免疫再構築症候群（immune reconstitutuion inflammatory syndrome：IRIS）を起こす可能性がある。

　ガイドラインによれば，CD4 細胞数が 50 未満である場合には結核の治療開始後 2 週間以内に，50 以上であれば 8～12 週以内に抗レトロウイルス療法を開始すべきであるとしている。また，IRIS を発症した場合でも，IRIS のマネジメントともに抗レトロウイルス療法，結核治療をいずれも継続すべきである[64]。

　HIV・結核重複感染者の結核治療では，対面服薬確認治療を行うことを強く推奨する。

おわりに

　医学生や医療専門職はグローバル・ヘルスへと強く導かれつつある。そこでは異文化への理解を深めたいという願いから，国際保健の平等に力を尽くすという使命，苦痛をやわらげたい，あるいは地域的な制約を越えて広く医療を普及させたいといった様々な理由に基づいている。

　個々の動機が何であれ，そうした活動は訓練を積むことなしにはなしえないはずだ。医療専門職は分化や言語，そしてそれぞれの地域の政府，医療者やそこに住む人々にとって何が必要か，何を優先すべきかといった事柄について学ばなければならない。さらに，住人の間で流行している疾患についての診断やその地域に適したマネジメントについても学習する必要がある。同様に，ワクチンやマラリアの予防薬といった適切な予防策によって自分自身の身を守ることもまた重要である。各個人が専門的な準備を忘れば，簡単に彼らが所属する国家・政府にとっての重荷となるだろう。つまるところ，十分に訓練を積んだ医療教育者や臨床家は生命を守るための知識を共有する特別な立場におり，彼らこそがより平等な世界への導き手なのだということができるのではないだろうか。

【Ruth E. Berggren, MD／Richard P. Usatine, MD】

（木村紀志　訳）

第3部

身体的虐待，性的虐待

SOR	定義
A	一貫して質が高く，かつ患者由来のエビデンスに基づいた推奨*
B	矛盾があるか，質に一部問題がある患者由来のエビデンスに基づいた推奨*
C	今までのコンセンサス，日常行う診療行為，意見，疾患由来のエビデンス，または，診断・治療・スクリーニングのための症例報告に基づいた推奨*

・SOR：推奨度(strength of recommendation)
・患者由来のエビデンス：死亡率，罹患率，患者の症状の改善などを意味する
・疾患由来のエビデンス：血圧変化，血液生化学所見などを意味する
＊：さらなる詳細な情報を確認する場合は巻末の「付録A」参照

7 ドメスティックバイオレンス

症例

ボーイフレンドの虐待から逃げ出した女性が，他の女性たちと，居住施設のある薬物依存治療プログラムのテーブルに座っているのが観察できる。彼女の顔のあざを見逃すことはできない（図7-1）。プログラムの医師が尋ねてみると，彼女は自発的にこのプログラムに入ったことを告げ，彼に殴られたことが判明した。彼もまた薬物依存者であり，以前から彼女に対し身体的に虐待を繰り返していた。暴力がエスカレートしたのは，アルコールと薬物をやめるには助けが必要だと彼女が訴えたときだったという。別れた後も，彼が追いかけてくるとは思っていなかった。プログラムの管理で保証したのは，施設に彼を近づけず，回復中に彼女の身の安全を守るためにできることは何でもするということだった。図7-2は2カ月後に撮られたものであるが，顔だけでなく心も気力も癒えているのがわかる。90日のプログラムを終了し，現在は働いており，元気に12ステップのプログラムを継続している。

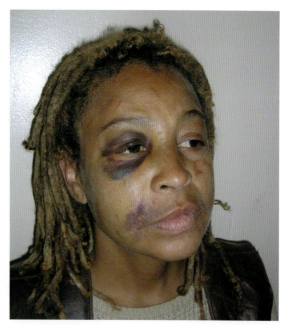

図7-1 虐待を繰り返すボーイフレンドから逃げた女性の紫斑
(Reproduced with permission from Richard P. Usatine, MD.)

概説

ドメスティックバイオレンス（intimate partner violence）は親密なパートナーによる身体的，感情的，または性的虐待と定義される。身体的暴力とは，意図的な身体的暴力の使用であり，死亡，後遺症，損傷または傷害の原因となる可能性のあるものである。身体的暴力には，引っ掻く，押す，噛む，殴る，凶器の使用，身体拘束，他人に対して体の大きさや力を見せつけること，などが含まれる[1]。

疫学

ドメスティックバイオレンスは，米国では約半分ほどの女性が経験する[2]。

- 毎年，米国の女性（18歳以上）では，約490万のパートナーによる強姦や身体的暴行があり，男性では約290万の身体的暴力が起きている。これらの身体的暴力のほとんどは，押したり，つかんだり，突いたり，叩いたり，打ったりで，大きな損傷には至らない[3]。8,000人の女性および8,000人の男性を対象にした電話による国の調査では，パートナーにより身体的に暴力を受けた女性の41.5%は，最近の暴力で負傷したと答え，男性は19.9%であった[4]。
- パートナーによる身体的暴力は，死亡を含む直接の損傷の原因となる可能性があり（女性1,181人，男性329人〈2005年〉）（2007年連邦捜査局），心理的および社会的な有害事象や，慢性のストレスや他のメカニズムにより内分泌的または免疫的な障害の原因となりうる[4]。
- 国の調査では，毎年パートナーによるストーカー被害が，概算で，女性で503,485人，男性で185,496人に起きている[4]。
- 臨床医が把握しているのは被害者のごく一部である（1.5～8.5%）[1]。報告されているのは，パートナーによる強姦および性的暴力の約20%，身体的暴力の25%，女性に対するストーカーの50%のみであり，男性に対する報告は少な

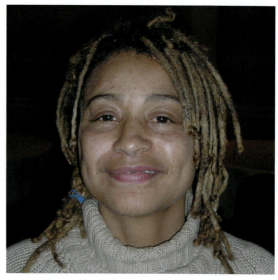

図7-2 図7-1と同一患者の2カ月後。顔も心の傷も癒えている
(Reproduced with permission from Richard P. Usatine, MD.)

い[4]。
- 妊娠中の女性の4～8%の者が虐待を受けている[5]。
- 女性に対する暴力に関する国の調査では，18歳以上の女性の20万人以上が，調査に先立つ12カ月の間に，パートナーに強姦されていた[6]。

危険因子

ドメスティックバイオレンスの危険因子には，以下のものが含まれる[7]。

- 個人の因子：ドメスティックバイオレンスの既往，子どもの頃の暴力の目撃や体験，女性，若年者，妊娠，教育水準

が高くない，失業，アルコールや違法薬物の多使用者，精神的問題（うつ病，境界性人格障害，または反社会的人格障害など），若い頃の攻撃的または非行的な行為。
- 女性でリスクが上がるのは，パートナーより教育レベルが高いこと，アメリカ先住民，アラスカ先住民，またはアフリカ系アメリカ人であること，パートナーの言葉が虐待的であること，嫉妬しやすいこと，独占欲の強いことなどがある。加えて，最近住まいを変えた女性では，変えなかった女性と比較すると，過去の相手や新しい相手によるドメスティックバイオレンスのリスクがほぼ倍になった[8]。
- 男性では，異文化のパートナーを持つと，ドメスティックバイオレンスのリスクが増加した。
- 関係性の因子：2人の収入差，教育レベル差，仕事の状態の格差，関係の優位性や支配，結婚の不一致や不安定性などが含まれる。
- 地域社会の因子：貧困およびその他の関連因子，またはドメスティックバイオレンスに対する地域の処罰が軽いことなどが含まれる（警察の関与の非協力など）。

診断

定期的な外来で暴力について直接患者に聞いてみたり，きっかけ（以下記載）があるときには，ドメスティックバイオレンス（「スクリーニング／予防」の項参照）を受けていないか患者に確認することが推奨されている[1),4)]。患者中心のアプローチを用いることが重要である。
- 質問には，家庭でうまくいっているかなどの質問のほか，より詳細に虐待行為が非暴力的（侮辱的か，脅迫的かなど）であるか，暴力的（つかむ，押す，殴る，性行為の強要）であるかなどの質問がある。
- ドメスティックバイオレンスを検出するには，女性虐待スクリーニングツール（WAST）を含め，いくつかの自己管理可能な手段が利用できる[9]。スクリーニングの手段の研究では，女性は，自己記入式のアプローチ（面談に対して）を好むが，スクリーニングの手段や方法による有病率には差がない[10]。主にヒスパニック系の場合，スペイン語版の4つの質問からなる方法 HITS（hurt-insult-threaten-scream〈傷害，侮辱，脅迫，悲鳴〉）が，WAST と比較して，スペイン語を言語とする患者には妥当で信頼性もかなり高いことが調査で知られている[11]。HITS は男性の被害者にも妥当性があることが知られている[12]。

▶ 臨床所見

病歴で手がかりになるものには以下のものがある。
- 慢性的な疼痛障害（頭痛，腰痛，胃痛，または骨盤痛）。
- うつ病。
- 薬物およびアルコール乱用。

成人で身体的に暴力を受けた女性の 42％ および男性の 20％ は，最近の虐待での損傷が持続していた。身体診察の手がかりには以下のものが含まれる。
- 身体的損傷：ほとんどはたいしたことはない（打撲，裂創，擦過傷など）が，骨折，外傷性脳損傷，ナイフによる切創などが含まれる（図 7-1 〜図 7-3）。
  - 眼科の損傷には軟部組織損傷，角膜損傷，眼窩骨折，水晶体脱臼，網膜剥離，視野欠損，複視および失明が含まれる（図 7-1 参照）。
  - 口や唇に対する外傷には骨折，歯牙破折，舌裂創および

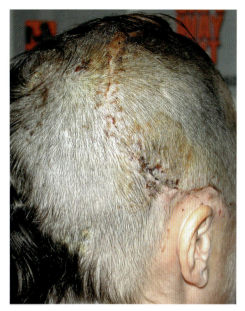

図 7-3　開頭術による大きな創部のある女性で，フィアンセにより頭部を板で殴られたため，頭蓋内出血を除去することが必要となった（Reproduced with permission from Richard P. Usatine, MD.）

　味覚や臭覚障害がある。
- 虐待が疑われる損傷には，衣服で隠されている損傷や，治癒のステージが異なる損傷，特に手や腕など創部のパターンが暴力から身構えてできたような損傷がある。
- 上部胴体への損傷は，頸椎，頸部大血管，胸部，肺への損傷のリスクとなる。
- うつまたは心的外傷後ストレス障害（PTSD）の症状（感情離脱，睡眠障害，フラッシュバック，暴行の想起など）。
- 強要された性的暴力の証拠。
- 性感染症の存在。

治療

- 虐待の同定に続く初期評価では，女性や子どもに差し迫った危険がないか見極める（今晩家に帰っても安全だと思いますか？　パートナーはどこにいますか？　など）。危険が感じられた場合は，安全な場所を探す（図 7-4，図 7-5）。
- 所見をすべて記録に残し，可能なら日付けを入れた写真を含める（図 7-6）。
- 安全計画を立てる。以下のものを含める。
  - 虐待者に知られていない物理的に安全な場所。
  - その場所への交通手段。
  - 持参すべき物のリストまたは荷造りしたスーツケース：衣服，鍵，現金，重要書類，電話番号，処方箋，子どもが興味のある物。
- 子どもにもしっかり対応する。30 〜 40％ の子どももまた，身体的に損傷を負っている[1]。
- 効果的な介入のデータは少ない。
  - 南アフリカ郊外の地域介入プログラムでは，貧困の女性に 2 週間ごとにお金を貸付け，参加型の学習および活動カリキュラムと融資の相談を組み合わせたところ，ドメスティックバイオレンスが減少した[13]。
  - ドメスティックバイオレンスの施設の女性居住者では，

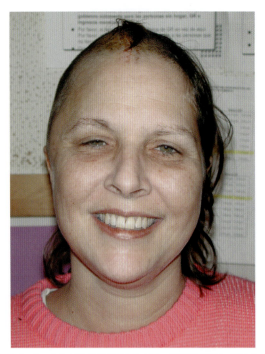

図 7-4　ホームレス施設での図 7-3 と同一患者の正面像。施設やクリニックのスタッフの助けを得て，再び人生を取り戻した（Reproduced with permission from Richard P. Usatine, MD.）

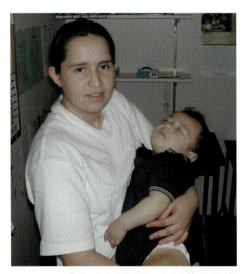

図 7-5　ホームレス施設のなかのクリニックでの若いヒスパニック系の母親と赤ちゃん。虐待する夫から子どもと逃げてきた（Reproduced with permission from Richard P. Usatine, MD.）

社会的なサポート介入により，心理的ストレスの症状が改善し医療機関の利用が減少した[14]。
- ドメスティックバイオレンスの被害者である中国人女性のための提唱による介入では，臨床的に，うつの症状を減らさなかった[15]。
- 虐待をする男性に対する認知行動療法に関するコクランレビューでは，規模の小さな4つの研究しかなく，暴力を減らす因子としては有意な効果は認められなかった（相対リスク 0.86，95%CI 0.54〜1.38）。著者は効果の判定について，研究の数が少なすぎて結論できないとして

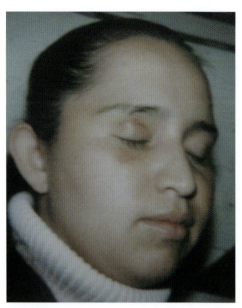

図 7-6　女性が財布のなかに入れていた写真のコピー。1カ月前に夫から殴られてできた眼の周りの青あざ。自分と子どもの人生のため，恐ろしい夫の元を離れた（Reproduced with permission from Richard P. Usatine, MD.）

いる[16]。

スクリーニング／予防

- スクリーニングに関して，米国予防医学専門委員会（USPSTF）では，青少年を含む妊娠可能年齢の女性に対し，ドメスティックバイオレンスのスクリーニングが陽性だった場合，介入サービスを提供または紹介するよう推奨している[17]。SOR Ⓑ
- ある無作為化比較試験（RCT）では，コンピュータによるスクリーニングにより，忙しい家庭医療の診療場面でも，ドメスティックバイオレンスの検出と議論の機会が増加した[18]。
- 救急外来に訪れた 2,134 人の患者の便宜的なサンプル（25.7%がスクリーニング陽性）を用いた観察研究では，1週間後と3カ月後の再診時，ドメスティックバイオレンスのスクリーニングを行うことによる有害性は認められず，スクリーニング陽性者の35%が，地域の団体に連絡したと報告している[19]。
- アウトカムに関して，カナダのRCT（N＝6,743人，18〜64歳の英語を話す女性）では，11の救急外来，12の家庭医療，3の産婦人科クリニックで実施したが，ドメスティックバイオレンスのスクリーニングは，再発率を有意に減少しなかった（スクリーニングあり46%vsスクリーニングなし53%，オッズ比 0.82，95%CI 0.32〜2.12）[20]。

予後

- 女性の多くは，いろいろな理由で，虐待にある関係から離れる準備ができていない。ある研究では，虐待の期間は，1年未満から中央値が5年で，ドメスティックバイオレンスが20年以上続いていたのは3〜5%であった[21]。
- 虐待を受けた女性では，PTSD，うつ病（虐待を受けた女性の6人に1人は自殺を試みる）[1]，不眠症，悪夢，アルコー

ル乱用(16倍のリスク)[1]および薬物乱用(9倍のリスク)[1]を起こすリスクが高い。
- 女性に対するドメスティックバイオレンスは、薬物乱用の治療を完了させるオッズ比も減少させる[22]。

フォローアップ
- 女性が虐待のある関係から離れるには時間がかかることが多いため、次回の診察計画を立て、進行中のサポートを提供する。
- うつ病、不眠症、悪夢、アルコール乱用および薬物乱用を監視する。

患者教育
- 患者に虐待のサイクルを認識させる、すなわち、暴力に続き、自責の念または謝罪があり、緊張が増加する時期(患者は恐怖感や孤独感、強制的な依存性、途切れ途切れの報いを経験しうる)を経て、また新たな暴力のエピソードが起きる。
- 被害者に教育および地域にある資源の情報を提供する(巻末の「患者向けURL」参照)。
- 離れるには時間がかかることを認識させる。
- 虐待からの回復には、恥辱感や罪悪感を伴うことがあるが、自意識ならびに自尊心の改善につながることが多い。
- 保護施設を出た女性の追跡調査では、雇用された女性はQOLが高くなると報告されており、実用的な援助が与えられ、個人的な問題を話せる人とつながりを持てるようになると、再度、被害者にはなりにくいことが認められた[23]。

【Mindy A. Smith, MD, MS】
(川嶋久恵 訳)

8 性的暴力

症例

▶ 症例1
19歳の女子大生が、3週間前にレイプされ、クリニックを受診した。デートに出かけ、意志に反して性行為を強要された。彼女は処女だったが、彼が陰茎で腟を貫通し出血させたと主張した。やめさせようとしたが、彼は頑丈でさらに酔っていたので、激しいけんかになることを恐れたという。話をしながら彼女は泣いた。どうすればよいかわからず、長いこと悩んで助けを求めてやってきたのだ。緊急用の避妊ピル(EC)をすぐに内服したところ、妊娠反応は陰性だった。性感染症(STD)がないかのチェックを望んでいる。診察では、5時方向にあった処女膜の裂傷の治癒を認めた(図8-1)。感染症状はなく性感染症のスクリーニングも実施された。彼女は、告訴するかどうか悩んでいたが、レイプのカウンセリングプログラムへの紹介を希望した。

▶ 症例2
47歳の女性がうつ病のフォローアップで受診した。彼女は、数カ月前、駐車場でレイプされたことを認めたが、警察には通報しなかった。やっかいな悪夢にうなされ、事件のフラッシュバックを体験していた。仕事に集中するのが困難

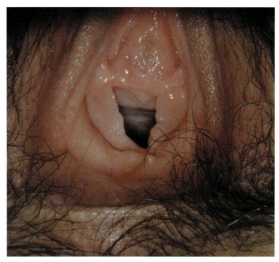

図8-1　19歳の女子大生の外陰部で、処女膜が5時方向に裂けているのがわかる。写真が撮られた3週間前のレイプが原因である
(Reproduced with permission from Nancy D. Kellogg, MD.)

で、社会生活に安楽を感じることができないでいた。

概説
性的暴行とは、被害者の意志に反する場合、または被害者が年齢、疾病、障害、アルコールや薬物の影響で同意の意志を示すことができない場合に、性行為が完了または未遂されたことである[1]。実際または脅しの身体的な暴力や、銃や他の武器の使用、威圧、脅迫、圧力などを含む。性的暴力に含まれるのは、意に反した性交(完了した性行為とは、貫通を含む陰茎と外陰部の接触または陰茎と肛門の接触と定義される)、性行為の未遂、虐待的な性的接触(被害者の意志に反する、または同意する能力がないときに、意図的に陰部、肛門、鼠径部、乳房、大腿内側、殿部に直接または衣服を通して触ること)、のぞきなどの非接触性の性的虐待、意図的な露出症、意に反したポルノグラフィへの露出、言葉や行動による性的嫌がらせ、性的暴行の脅迫、同意なしまたは同意や反対をできないときに他人の性的なヌード写真を撮ること、などである。

疫学
- 16,000人以上の成人を対象にした全国ドメスティックバイオレンスおよび性的暴行調査(NISVS, 2010)に基づくと、米国の5人に1人の女性(18.3%)、71人に1人の男性(1.4%)がレイプされている[2]。半分以上の女性は、親しいパートナーによりレイプされ(7章「ドメスティックバイオレンス」参照)、40.8%は知り合いによる。男性では、半分以上は知りあいによりレイプされ、15.1%は見知らぬ者による[2]。
- NISVSによると、女性の27.2%、男性の11.7%に望まない性的接触が報告されている[2]。
- NISVSによると、女性の6人に1人(16.2%)、男性の19人に1人(5.2%)が一生の間でストーカーの被害を報告している[2]。
- 性的暴行の被害者のほとんどが若年である。
  - NISVSによると、ほとんどの女性(79.6%)は、最初のレ

イプを25歳より前に経験していて，42.2%は18歳より前である[2]。レイプされたことのある男性被害者の1/4以上は，最初のレイプを11歳より前に経験していた。
- 同様の初見は，別の国の調査でも報告されており，女性被害者の60.4%，男性被害者の69.2%は，最初のレイプを18歳より前に経験していた[3]。女性の1/4は最初が12歳より前であった。
- 大学生の調査では，毎年10%の女性がレイプがあったことを打ち明け，17%がレイプの未遂を報告し，26%が意に反した性的な強要を受け，63%が意に反した性的な接触を経験していた[4]。
- 薬物乱用治療中の女性は，暴力を経験したことのある特にリスクの高いグループである。ある研究では，89%が暴力を報告し，70%が性的暴力の既往を報告していた[5]。
- 男性は性的暴行の加害者であることがほとんどである[2]。男性の被害者に対してさえ，レイプや意に反した非接触性の性的な事象を犯したのは，主に男性の加害者で，男性のストーカー被害のほぼ半分は，男性の加害者によるものであった。
- 連邦捜査局(FBI)の犯罪統一報告によると，2010年，法執行機関にはおよそ84,767人の強姦が記録され，女性10万人あたり54.2人で，2009年より5%の減少，2001年より6.7%の減少であった[6]。しかしながら，女性のほとんどは，警察にレイプされたことを通報していない。
  - 本章で提示された症例のように，性的暴行はほとんどの場合，通報されない(5人に1人の女性だけが，警察にレイプを届け出る)[7]。通報できない理由は，仕返しへの恐怖，恥ずかしさ，司法制度への恐れ，行為をレイプとして認識できない，などがあげられる。さらに，NISVSの被害者記録によると，強姦者が刑事訴追されたのは，警察に通報されたレイプの37%のみで，有罪判決は訴追されたうちの半分以下(46.2%)であった[2]。

病因／病態生理

性的暴力には2つのタイプの因子が寄与すると考えられている。個人が不利益を被る可能性を増加させる被害的因子と，個人が不利益の原因となる可能性を増加させる危険因子である。被害的因子も危険因子も，それ自体が直接，性的暴力の原因とはならないものである[3]。

危険因子

性的暴力の被害的因子には，若年，女性に加えて，以下のものが含まれる[8],[9]。
- 性的暴力を受けた既往。
- 障害がある(身体疾患，精神病または認知障害)。
- 妊娠。
- 貧困，ホームレス。
- 多くの性交渉相手がいる，または風俗店で働いている。
- アルコールや違法薬物の摂取。
加害者の危険因子には以下のものが含まれる[8],[10]。
- アルコールや薬物使用。
- 幼少時の身体的，性的虐待の既往や家庭内暴力の目撃体験。
- 性的なものに対する高圧的な空想。
- 個人の感情を交えない性の好み。
- 女性に対する敵意。

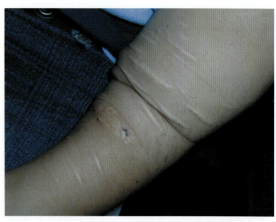

図8-2 26歳女性の切り裂かれた腕で，女性は写真が撮られた5年前にレイプされていた。レイプされたあと，自殺傾向が強くなり，繰り返し自分の腕を切り刻みはじめた。腕のさらなる変形は，以前の静脈内薬物使用からの骨髄炎の影響である(Reproduced with permission from Richard P. Usatine, MD.)

- 性的に攻撃的で過失を犯した仲間との関係。
- 暴行に特徴づけられた家庭環境と援助の欠如。
- 貧困と雇用の機会の欠如。
- 性暴力，男性優位，性の権利を容認する社会規範。
- 不十分な男女平等に関する法や政策。

診断

性暴力や暴行の影響を受けている人を同定できるよう，通常の外来に加え，救急外来，また薬物乱用，うつ病，身体的な手がかり(以下)などがあるときには，直接暴力について患者に尋ねることが推奨されている(7章「ドメスティックバイオレンス」参照)。

▶ 臨床所見

- 女性の約33%，男性の16%は，レイプが原因の身体的な損傷があり，損傷のある女性の36.2%は治療を受けていた[1]。
- レイプを受けた女性は，受けていない女性と比較し，有意に陰部の損傷や性感染症を受けている可能性が高く，そのうえ，性交時痛，子宮内膜症，月経不順，慢性骨盤痛など生殖機能や性機能に関して，有意に問題を持つ場合が多い[11]。
- 性的暴力を受けた女性の多くは，心的外傷後ストレス障害(PTSD)の症状のような精神的な障害を持つ[1]。
  - 即時の心理的な結果として，混乱，不安，引きこもり，恐怖，罪悪感，つらい回想，感情離脱，フラッシュバックが起こる。
  - 被害者のなかにはレイプされたあと，自殺を試みる者もいる(図8-2)。

治療

▶ 非薬物療法

性的暴力のあと，殺されるかと思ったという女性が多い。生き抜いた者でも，恐怖におののき，暴力についてあらいざらい話をすることはできない。支援を提供し，とりあえずの安全を保証することが重要で，まず診察や検査，他人との接触の同意を得る。許可が得られたら，臨床医はレイプ危機管

理担当者や警察と接触するが，刑事責任として届け出るかどうかを決定するのは当事者であり，一般的には，患者が 18 歳以上で，障害なしで，精神に異常なく，高齢者でなければ，法執行機関への通知は必要ない。このような場合には，患者から同意を得た場合にだけ，通知がなされる。武器による損傷や生命を脅かす暴力の場合は，性的暴行であるかどうかによらず，法的機関（法律による）に通知しなければならない[12]。

- オレゴン州でできたガイドラインでは，米国司法省が性的暴行の被害者の緊急医療評価を行うことができる[12]。評価の段階は，簡単に以下に示す。性的暴力から 84 時間以内であれば，法医学的な評価が妥当である。標準的性的暴力法医学的痕跡キット（SAFE）が，法医学的証拠を集める際に使われている。
- 患者の安全や精神衛生上のニーズについて評価する。病歴は，暴力の詳細な内容（日，時間，場所，襲撃者の特徴），身体や性的な接触の種類（穴を貫通したか，何か物が使用されたか），暴力以後の性的な活動，入浴，洗浄を含む[9),12]。50 州すべての法で，生存者の以前の性活動の病歴を証拠として用いることは厳しく制限されており，生存者の証言の信頼性を攻撃するための手段として，生存者の以前の性感染症の証拠は使用できない[13]。
- 外傷を治療する。身体診察では，感情面の観察や衣服や染みの記述を含める。許可を得ながら徐々に，裂創，擦過傷，皮下出血，咬傷がないか診察する。損傷の大きさ，種類，色，場所を記載する際は，体のイラストを用いると便利である。陰部の診察は，生存者に与える障害を最小限にするよう，経験ある臨床医によって行われるべきあり，診察は病歴に沿って行う。
- 性感染症の検査と治療：性的暴行に続く性感染症の治療ガイドラインが，米国疫病管理予防センター（CDC）から入手できる[13]。
  - トリコモナス症，細菌性腟症，淋病，クラミジアは，性的暴行後に診断される最も多い感染症である。これらの感染症の有病率は性的に活発な女性には多いので，性的暴行後の感染症の存在は，必ずしも暴行で獲得されたものを意味するわけではない[13]。
  - 核酸増幅法（NAAT）は，淋病やクラミジア・トラコマチスに推奨される。貫通した場所，貫通が試みられた場所に関係なく，性的暴行の被害者の診断評価には，この方法が望まれる。
  - 腟トリコモナス感染症には，腟ぬぐい検体の検鏡や迅速テストが推奨される。帯下，悪臭，かゆみがある場合は特に，検鏡で細菌性腟症やカンジダ症の所見がないかを調べる。
  - HIV，B 型肝炎，梅毒の迅速評価のため血清を採血し，妊娠可能年齢の女性では，妊娠検査のため血清や尿を採取する。患者に意識変容や意識消失の病歴がある場合，または薬物の影響があると疑う場合には，薬物中毒やアルコール中毒の検査を行う[12]。

▶ 薬物療法
予防的治療として，以下の予防法が示されている。

- 性的暴行被害者には，以前に B 型肝炎ワクチンが接種されていなければ，最初の診察時に，B 型肝炎ワクチンを投与し，B 型肝炎免疫グロブリンは使用しない。初回投与後，1～2 カ月後および 4～6 カ月後に追加ワクチン投与を行う。
- クラミジア，淋病，トリコモナスの経験的抗菌薬治療は，セフトリアキソン 250 mg 筋注単回投与，または，セフィキシム 400 mg 経口単回投与＋メトロニダゾール 2 g 経口単回投与＋アジスロマイシン 1 g 経口単回投与またはドキシサイクリン 100 mg 経口 1 日 2 回 7 日間，である。臨床医は患者に，治療の有益性と，消化器系などへの副作用について説明する。
- HIV のセロコンバージョンは，性的暴行や虐待が唯一の危険因子である人に起こったことがあるが，そのリスクは低い（合意に基づく腟性交による HIV 感染リスクは 0.1～0.2%，直腸を介する性交による受け側のリスクは 0.5～3%，口を介する性交によるリスクはきわめて低い）[13]。
- 医療従事者は，加害者の HIV のリスクとなる行為について得られる情報（例：男性と性交渉する男性，静脈薬物注射，クラックコカイン使用など）を評価し，地域の HIV/AIDS の疫学や，強姦者の明らかな特徴を知る必要がある。HIV 感染のリスクを増加させるかもしれない暴行の特殊な状況は，腟や肛門，口腔での出血を伴う外傷，粘膜への精液の曝露，精液中のウイルス量（複数の加害者など），加害者や生存者の性感染症や陰部病変の存在である。
- HIV 曝露後の予防（PEP）が提供されうるときには，以下の情報を患者と議論すべきである。(a)抗ウイルス療法の有益性と知られている副作用，(b)緊密なフォローアップが必要であること，(c)推奨する容量にするアドヒアランスの有益性，(d)可能な効果を最大限にするため，すぐに始める必要性（性的暴行後できるだけ早くから 72 時間まで）。提供者は，PEP は耐用性良好で，重大な副作用はまれであることを強調すべきである。
- PEP のレジメの専門家へのコンサルトが推奨される。生存者と臨床医が，PEP が望まれると決めた場合，次の再診までに十分な内服薬を与え，初期評価から 3～7 日後に再評価して，薬の耐用性を評価する[13]。
- PEP が始まったら，血算，血清生化学をベースとして採取する（結果を待つために PEP の開始を遅らせるべきではない）。
- 法的な証拠としてサンプルを集める。救急外来のほとんどには，レイプや性的暴力用のセットがあり，告訴を支援する検体の集め方の指示書も入っている。すべてのサンプルには注意深く名前をつけ，監視のもと保管する[12]。
- 妊娠可能年齢の女性の生存者は妊娠の評価をすべきで，必要に応じて，緊急避妊用ピルを提供する。提供者は，緊急避妊用ピルがエストロゲンを含んでいる場合は，嘔気どめの薬について考慮する。
- 皮膚に損傷があり，破傷風の免疫が最新でない場合，破傷風の予防について考慮する。B 型肝炎の既往がなく，B 型肝炎ワクチンの接種がすべて済んでいなくて，暴行の際に分泌液と粘膜の接触があった場合には，B 型肝炎ワクチンを提供する[12]。
- 安全性を確保する。
- 外来や患者に与えられた指示について文書の情報を提供する。

▶ 紹介
- 被害者の受け入れが可能なら，弁護士やカウンセリングに紹介する。

- 自分が主担当の医療従事者でなければ，フォローアップの診療を手配する。

予防

- 青年期に身体的に暴力を受けた女性は，大学時に再度被害者となるリスクが高くなる[14]。デートでの暴力予防介入プログラムは，一様に成功しているわけではないが，さらなる被害を避けるため，女性と対策を練る必要がある（危険な状況の把握，アルコールの制限，友人との安全性確保）。安全なデートという無作為化比較試験（RCT）のプログラムでは，性的暴行の犯行の予防や阻止に効果があることが示されている[15]。
- 生活スキルと教育のプログラムの実施が必要である。男性に対し，自分たちの行為についてもっと責任をとり，他人とうまくつきあい，女性を尊敬し，効果的にコミュニケーションをとるように促す。正式に評価されたプログラムは多くないが，カンボジア，ガンビア，南アフリカ，ウガンダ，タンザニアの地域では，このプログラムにより，女性への暴力が減ったことが報告されている[8]。
- 他の予防的な取り組みには，メディアのキャンペーン，文書の資料，被害者リスク減少スキル（自己防衛，意識など），男性の加害者の集まり（男性はレイプをやめることが可能など），学校中心のプログラム，法的または政策的な対応（報告の促進，レイプや性的暴行の定義を広げることなど）がある[8),16]。計画的なプログラムでは，CDC が準備した文書に提供されている情報が役に立つ可能性がある[16]。医療従事者は多くのレベルで，予防の活動に参加することが可能である。
  - 性差別や迷惑行動を安全に阻止するために，高校での向上プログラムや第三者の訓練を通して，個人の知識とスキルを強化する。
  - 肯定的な文化的規範を強化し，責任ある性行動を促すような演劇などの活動を後援することや，信頼できるメディアによる取材を認めて賞を与えることで，地域での教育を普及する。
  - リトルリーグのコーチ，刑務所の警備員，養護施設の職員など，地域の他のリーダーや医療従事者を教育する。
  - 性暴力を予防するために，地域の理解や対策を促す目的でグループの統合やネットワークを育成する。
  - 学校や職場でのセクシャルハラスメント対策の推進と施行のように，組織的に運営の改善を促し，十分な明るさの確保や緊急通報電話など環境的に安全な手段を実現する。
  - 性的暴行の予防を含む包括的な性教育プログラムを中学校，高校に提供するなど，政策や法律制定に影響を及ぼす。

予後

- 年間 32,000 件以上の妊娠が，レイプが原因で起きている（レイプの約 5％が妊娠に至る）[8]。
- 慢性的な精神疾患の結果：17 の症例対象研究と 20 のコホート研究のメタ解析では（N＝3,162,318 人の参加者），性的虐待と各種診断の関連性は，不安障害（オッズ比〈OR〉3.09，95％CI 2.43〜3.94），うつ病（OR 2.66，95％CI 2.14〜3.30），摂食障害（OR 2.72，95％CI 2.04〜3.63），PTSD（OR 2.34，95％CI 1.59〜3.43），睡眠障害（OR 16.17，95％CI 2.06〜126.76），自殺未遂（OR 4.14，95％CI 2.98〜5.76）であった[17]。
- 慢性的な身体疾患の結果：23 の研究のメタ解析では，性的虐待と各種診断の関連性は，機能性消化器疾患（OR 2.43，95％CI 1.36〜3.15），非特異的慢性疼痛（OR 2.20，95％CI 1.54〜3.15），心因性のけいれん（OR 2.96，95％CI 1.12〜4.69），慢性骨盤痛（OR 2.73，95％CI 1.73〜4.30）であった[18]。レイプと診断に有意な関連があったのは，線維筋痛症（OR 3.35，95％CI 1.51〜7.46），慢性骨盤痛（OR 3.27，95％CI 1.02〜10.53），機能性消化器疾患（OR 4.01，95％CI 1.88〜8.57）であった。

フォローアップ

フォローアップの外来で提供できる内容として以下のものがある。(a)支援と弁護を提供，(b)損傷や現在の症状の解決と治癒の評価，(c)暴行の時期や事後に罹患した新たな感染症の診断，(d)適応により B 型肝炎ワクチンの接種，(e)全面的なカウンセリングや他の性感染症の治療，(f)処方された場合は，PEP の副作用のモニターやアドヒアランス[12]。

- 最初のフォローアップは暴行後 1〜2 週間以内にする。
- 継続的に支援を提供する。性的虐待の生存者は，家庭や友人，パートナーとギクシャクした関係となることを訴えており，友人や近親者からの感情面の支援が減り，接触が少なくなる[8]。加えて，被害者の約半分しか予約を守らないため，広い範囲での努力が必要になる。
- 検査結果を振り返り，梅毒検査を曝露後 3 カ月後，HIV を 6 週間，3 カ月，6 カ月後に採血する計画を立てる（初期の検査が陰性の場合）。
- 長期の支援，モニター，治療には以下が含まれる。
  - PTSD にかかった女性には，内服薬が有効な場合があり，SSRI やリスパダールがある[19]。女性のレイプ被害者の PTSD，うつ病，不安障害の治療には，認知処理療法や持続エクスポージャー療法が最も有効である[20),21]。しかしながら，1/3 以上の女性は PTSD の診断のままであるか，治療から脱落してしまう[21]。
  - イメージリハーサル療法は，慢性的な悪夢を減らし，睡眠の質を改善して，PTSD の症状を軽減するのに有用である[22]。

患者教育

- 性的暴行からの回復はゆっくりしたプロセスである。ある研究では，生存者の 1/3 は 1 年以内に回復したと報告しているが，1/4 の者は，4〜6 年後でも回復していないと考えていた[23]。
- カウンセリングや時に内服薬は，症状のコントロールや，うつ病および PTSD を治療するのに有効で，いつでも利用可能であり，困難に立ち向かうためには，患者が助けを訴え求めるよう，促すことが必要である。

【Mindy A. Smith, MD, MS】

（川嶋久恵 訳）

第4部

眼

SOR	定義
A	一貫して質が高く,かつ患者由来のエビデンスに基づいた推奨*
B	矛盾があるか,質に一部問題がある患者由来のエビデンスに基づいた推奨*
C	今までのコンセンサス,日常行う診療行為,意見,疾患由来のエビデンス,または,診断・治療・スクリーニングのための症例報告に基づいた推奨*

・SOR:推奨度(strength of recommendation)
・患者由来のエビデンス:死亡率,罹患率,患者の症状の改善などを意味する
・疾患由来のエビデンス:血圧変化,血液生化学所見などを意味する
*:さらなる詳細な情報を確認する場合は巻末の「付録A」参照

9 翼状片

症例

彼はメキシコの国境付近にあるテキサスの南部に住み，屋外での仕事に就業している50歳の男性である。視力には問題ないが，自分の眼に何かが発生しており，それが何であるか，また除去する必要はあるかなど疑問に思い外来を受診した（図9-1）。眼はしばしば乾燥し，不快感がある。翼状片（pterygium）と診断され，今後視力に障害が出なければ除去する必要はないと指導された。眼の乾燥と不快感に対しては人工涙液が推奨され，さらに眼を覆うタイプのサングラスを装着し，紫外線の曝露と風や埃の刺激を避けるようにも指導された。

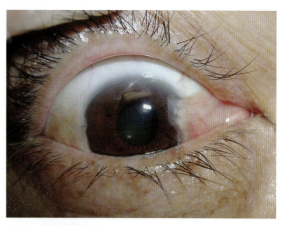

図9-1 鼻側の翼状片（Reproduced with permission from Richard P. Usatine, MD.）

概説

翼状片は一般的に眼に発生する良性の結合組織の増殖であり，慢性的に紫外線曝露がある成人に発生する。翼状片は片側もしくは両側眼に生じ，主に鼻側に位置し，角膜に侵入する。通常治療は必要としないが，視野を妨げる場合は外科的に切除することを考慮する。ドライアイがある場合は，翼状片が発生しやすく，進行する傾向にある。

疫学

- 翼状片は通常20〜50歳で発症する。
- 翼状片の頻度は日光への曝露と年齢で上昇する。インドネシアで実施されたコホート研究では，有病率は3％（21〜29歳）から18％（50歳以上）であった[1]。中国の農村地域では，有病率は3.76％であり，年齢とともに上昇した[2]。
- オーストラリアで実施されたある研究では，日光への曝露が一貫した最大の危険因子であることが示され，危険因子の43％を占めた[3]。

病因／病態生理

- 翼状片は眼球の表面に生じる結合組織の増殖であり，角膜に侵入していく。
- 翼状片の病因は完全には解明されていないが，慢性的な紫外線曝露が誘因であると理解されている。慢性的な炎症と酸化ストレスも病因の一因と考えられている。
- 翼状片は正常組織への浸潤や高い再発率など悪性の組織が示すような特徴がある[4]。翼状片は前癌病変と関連している可能性がある[4]。

危険因子

危険因子は慢性的な紫外線曝露と関連している。
- 低緯度，降水量が低い地域への居住[2]。
- 男性[2]。

診断

▶ 臨床所見

- 患側眼の発赤，掻痒感，刺激（無症候性のこともある）。
- 視力障害は翼状片が視軸を越えて浸潤すれば生じるが，視軸上にない場合でも高度で不規則な乱視を生じ視力を障害

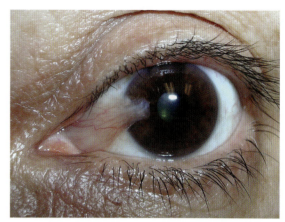

図9-2 翼状片が角膜を侵入しているが，視軸は覆っていない。翼状片は鳥の羽のような形をしている。細い血管増殖が認められる（Reproduced with permission from Richard P. Usatine, MD.）

しうる。
- 翼状片は特徴的な外観によって臨床的に診断される（図9-1〜図9-4）。

▶ 典型的分布
- 片側もしくは両側。
- 鼻側もしくは鼻側と耳側。
- 片側で耳側の場合は別の診断を考慮する。

▶ 生検
- 生検は通常適応がないが，前癌病変と関連することもあるため切除された翼状片は病理検査を行う[4]。

鑑別診断

- 瞼裂斑は結膜に生じる黄色の斑や結節であり，角膜には侵入しない（図9-5）。
- 結膜炎は不快感と眼脂を伴う結膜の炎症である（13章「結膜炎」参照）。
- 結膜の扁平上皮癌はまれであり，片側眼の耳側に生じた場合や明瞭な血管新性を認める場合に考慮すべきである。免疫不全患者（癌やHIVなど）は，眼表面の悪性腫瘍の危険因子である。

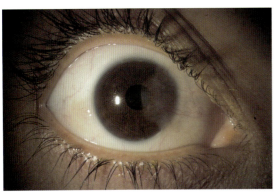

図9-3 翼状片が視軸を覆っており，視界が妨げられている。患者は手術が予定されている（Reproduced with permission from Paul D. Comeau.）

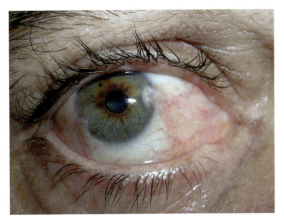

図9-4 鼻側，耳側に翼状片を認めている（Reproduced with permission from Richard P. Usatine, MD.）

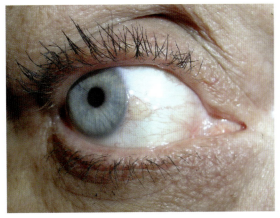

図9-5 瞼裂斑は角膜には侵入しない。色調は黄色（Reproduced with permission from Richard P. Usatine, MD.）

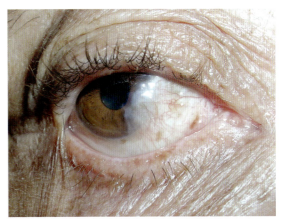

図9-6 赤道直下に住んでいる男性で，鼻側の翼状片が視軸を覆っている。患者は日頃サングラスを装着していない。着色斑があるが良性である（Reproduced with permission from Richard P. Usatine, MD.）

治療

▶ 非薬物療法
- 日光への曝露を回避し，回避困難な場合は紫外線のフィルターのあるサングラスを装着する。

▶ 薬物療法
- 人工涙液や角膜保護薬は炎症を緩和するために推奨される。眼科医は症状が強いときに短期間のステロイド点眼を処方することがある。

▶ 外科療法
- 一般的な治療は外科的切除であり，通常視野を妨げたり，強い刺激や痛みを生じたりする場合に考慮する（図9-3参照）。
- 翼状片は再発率が高いが，結膜の自己移植やマイトマイシンCの使用により再発率を減少させることができる[5]。

▶ 関連リスク
- 翼状片は乱視に影響する[6),7)]。また黄斑変性の頻度の上昇と関連している。しかし，外科療法がそれらのリスクを減少するかはわかっていない。
- 翼状片がある，もしくはその術後の眼では，高齢での黄斑症のリスクが上昇し（オッズ比〈OR〉3.3，95%CI 1.1～10.3），早期の黄斑症のリスクも上昇する（OR 1.8，95%CI 1.1～2.9）[8]。

予防
- 100%紫外線を除去できるサングラスは紫外線曝露を受けるすべての人に推奨される（図9-6）。反射光や散乱光を防ぐため，サングラスは顔に密着させて装着すべきである[9]。

予後
- ほとんどの翼状片は治療が不要であるが，治療が必要である場合，手術で除去しても高率に再発する。

フォローアップ
- 特にフォローアップは必要ではないが，年齢に関連した黄斑症のリスクが増えるため1年おきに検査を行うことも考慮される。

患者教育
- 眼を覆うタイプのサングラスは，紫外線の曝露と風や埃の刺激を避けることができる。人工涙液はドライアイや眼の不快感に推奨される。

【Heidi S. Chumley, MD】
（長崎一哉 訳）

10 麦粒腫, 霰粒腫

症例

35歳の女性が上眼瞼の疼痛を伴う結節と両眼瞼の発赤, 痂皮形成を主訴に来院した(図10-1)。上眼瞼には大きな外麦粒腫を認める。下眼瞼を翻転すると, 内麦粒腫も認められる。医師は1日4回の眼瞼への温罨法を指示し, 7日後には軽快した。

概説

麦粒腫(hordeolum)は急性の疼痛を伴う眼瞼の腺の感染であり, 通常細菌により起こる。麦粒腫は眼瞼の皮膚側または結膜側に発症する。内麦粒腫が完全に寛解せず, 囊胞を形成したものを霰粒腫(chalazion)と呼ぶ。

別名

外麦粒腫はものもらいとも呼ばれる。

疫学

米国における発症率や有病率は不明であるが, 学童児(霰粒腫0.2%, 麦粒腫0.3%)[1]と30~50歳の成人で多いといわれている。

病因/病態生理

麦粒腫(急性の疼痛を伴う眼瞼の結節)
- マイボーム腺の感染(内麦粒腫)であり, その後霰粒腫となることが多い(図10-1 参照)。
- ツァイス腺またはモル腺の感染(外麦粒腫)(図10-2, 図10-3)。
- 最も多い原因微生物は黄色ブドウ球菌。

霰粒腫
- マイボーム腺の閉塞であり, 眼瞼炎に伴うことがある。
- マイボーム腺が閉塞すると, 眼瞼組織内に腺の内容物が排出され反応し, 脂肪肉芽腫が形成される(図10-4)。
- 初期には急性の疼痛と発赤を示し, その後慢性的な結節となる(図10-5)。

危険因子

- 麦粒腫:黄色ブドウ球菌性眼瞼炎, 麦粒腫の既往。
- 霰粒腫:脂漏性眼瞼炎, 酒さ。

診断

- 霰粒腫と麦粒腫は臨床診断である。
- 霰粒腫は眼瞼の圧痛のない結節である。
- 麦粒腫。
  - 眼瞼の圧痛と発赤のある結節(図10-1~図10-3 参照)。
  - 瞼結膜の充血を認めることもある。
  - 発熱, 耳介前リンパ節, 視力の変化は認められない。
  - 臨床検査は通常適応にならない。

鑑別診断

- 水囊腫:眼瞼の縁に発生する液体で満たされた良性の囊胞

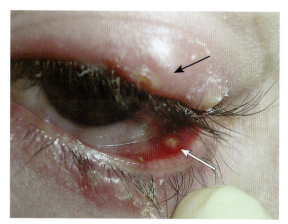

図10-1 外麦粒腫(黒矢印)と内麦粒腫(白矢印)(Reproduced with permission from Richard P. Usatine, MD.)

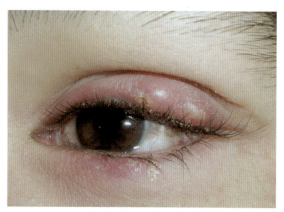

図10-2 上眼瞼の周囲に発赤を伴う外麦粒腫(Reproduced with permission from Richard P. Usatine, MD.)

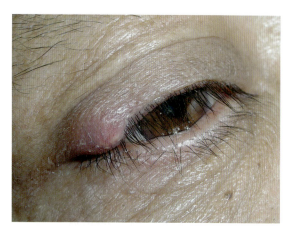

図10-3 化膿した外麦粒腫であり, 眼瞼の輪郭に変形がみられている(Reproduced with permission from Richard P. Usatine, MD.)

性疾患(図10-6)。
- 眼瞼黄色腫:内眼角に生じる黄色の丘斑(plaque)(223章「脂質異常症, 黄色腫」参照)。
- 伝染性軟属腫:光沢のある中心に陥凹を伴う結節で, 通常複数認める(129章「伝染性軟属腫」参照)。
- 皮脂腺癌:中年から高齢に認めるまれな悪性腫瘍で, 生検を行わなければ, 再発性の霰粒腫や片側性の慢性的な眼瞼

10章 麦粒腫，霰粒腫   53

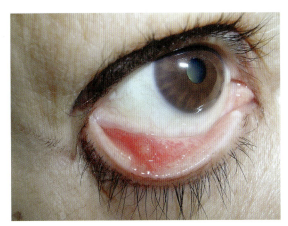

図 10-4　眼瞼の内側に霰粒腫があり，黄色の脂肪肉芽腫を認めている（Reproduced with permission from Richard P. Usatine, MD.）

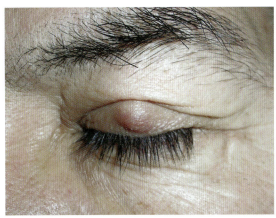

図 10-5　霰粒腫が 4 カ月あり症状は軽度だが，美容的な問題がある（Reproduced with permission from Richard P. Usatine, MD.）

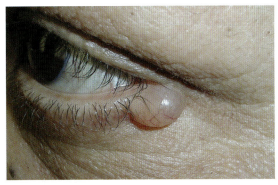

図 10-6　水囊腫であり，毛細血管拡張を認めている。囊胞は簡単に切開でき，液体は透明・漿液性（Reproduced with permission from Richard P. Usatine, MD.）

炎と鑑別することは難しい。
- 基底細胞癌：パール様の外観で，毛細血管拡張と中央陥凹を伴うことがある。下眼瞼の内側に生じることが多い（168章「基底細胞癌」参照）。

治療

内麦粒腫
- 非外科療法についての研究では，コクランレビューで取りあげられるようなエビデンスはない[1]。SOR Ⓐ
- 外麦粒腫と同様の治療をする。

外麦粒腫
- 15 分間の温罨法を 1 日 3～4 回行えば，ほとんどの症例で十分なドレナージができる。SOR Ⓒ
- 局所抗菌薬は再発性もしくはドレナージができている麦粒腫に有用である可能性がある。SOR Ⓒ
- 温罨法に反応しない，もしくは痛みが強く腫脹を認める症例では，#11 のメスでの小切開でドレナージを行う。切開を眼瞼の内側または外側に行うかは麦粒腫がどちら側にあるかで決定する。霰粒腫用クランプを用いると，眼球を保護しながら実施することができる。SOR Ⓑ
- 抗菌薬は切開とドレナージを行った後では有用でない[3]。SOR Ⓑ
- 眼窩隔膜前蜂巣炎でなければ，全身の抗菌薬投与は通常必要でない。SOR Ⓒ

霰粒腫
- 清潔を保ち温罨法を行うことで，保存療法が可能である。温罨法は 1 日 2～3 回実施すればよいが，効果が出るまで数週から数カ月かかることがある。SOR Ⓒ
- ある研究では，1％のクロラムフェニコール軟膏と温罨法の併用で，58％の奏効率であった[3]。SOR Ⓑ
- 切開掻爬もしくはステロイド局注（例：0.3％トリアムシノロンアセトニド）で高い奏効率を達成することができる（80～92％）[4]〜[6]。SOR Ⓑ
- 霰粒腫は霰粒腫用クランプを用いて眼球を保護しながら，眼瞼内側からドレナージを実施する。局所麻酔を実施した後に，#11 のメスで注意深く霰粒腫を切開する。霰粒腫用鋭匙は脂肪肉芽腫を掻爬するのに有用である。創部は開放し，縫合は不要である。
- 136 人の患者で行われた研究では，トリアムシノロン局注，切開掻爬，温罨法の 3 つの治療を比べ，奏効率はそれぞれ 84％，87％，46％であった[6]。SOR Ⓑ
- ある研究では年齢が 35.1 歳以上，期間が 8.5 カ月以上，病変が 11.4 mm 以上の状況において，切開掻爬が有用であったと報告されている[5]。SOR Ⓑ

▶ 紹介
眼科医へは視力に異常をきたしている場合や治療に反応しない場合に紹介する。外科的介入が必要な場合，その経験がない場合も眼科に紹介する。

予防
眼瞼やその周囲を清潔に保つことで，麦粒腫を予防できるかもしれない。

予後
霰粒腫は治療されなければ数年間改善しないことがある。霰粒腫や麦粒腫が再発しやすい患者もいる。

フォローアップ
麦粒腫で膿の排出が多く腫脹も強い場合は，2～3 日後に再

評価するか眼科医へ紹介する。霰粒腫法は霰粒腫については効果が出るまで時間がかかるため，保存的に治療する場合，再診は1カ月後にする。

患者教育

麦粒腫は通常温庵法と局所抗菌薬で改善する。再発することもあり，慢性的な霰粒腫へ移行することもある。霰粒腫に移行した場合は外科的な切開やステロイド局注が必要となることがある。

【Heidi S. Chumley, MD】
（長崎一哉 訳）

11 強膜・結膜色素沈着

症例

40歳の白人男性が眼球の褐色斑について受診した（図11-1）。数年前から自覚していたが，最近インターネットで眼球の色素沈着について書かれた記事を読み，眼球のメラノーマが心配になった。色素斑が徐々に拡大していることを自覚しているが，眼の不快感や視力の変化は認めていない。病変の生検が実施され，良性の母斑で特に治療の必要はないと判明した。

概説

強膜と結膜の色素沈着（scleral and conjunctival pigmentation）はよくみられ，通常は良性である。母斑は経過観察でよく，サイズが増大する場合は専門医を紹介する。原発性後天性メラノーシス（primary acquired melanosis：PAM）は異型を伴う場合は悪性腫瘍へ進行する可能性があり，生検が必須である。結膜メラノーマはまれだが，致死的である。

疫学

生理的でない眼球の色素沈着の頻度についての疫学は少ないが，ある研究では生検が実施された色素沈着のうち，母斑は52％，PAMは21％，メラノーマは25％であった[1]。

- 強膜・結膜母斑（図11-1，図11-2）は皮膚色素の薄い人種で最も多い眼球の色素沈着の原因である。若年者で特に気づかれやすく，白人で多い[2]。
- 生理的（人種的）メラノーシス（図11-3）は黒人の90％でみられる[3]。先天性のこともあり，若年から認められる。
- PAM（図11-4）は中年から高齢で認められ[4),5)]，白人に多い。
- 結膜メラノーマ（図11-5〜図11-7）はまれな疾患であり，白人の0.000007％（100万人中7人）で認められる。その他の人種ではより頻度が低い[5]。

病因／病態生理

強膜・結膜の母斑の病因についてはよく解明されていない。人種的な色素沈着は遺伝である。結膜メラノーマは強い異型を伴うPAM，母斑から発症するが，新規に発症することもある[6),7)]。

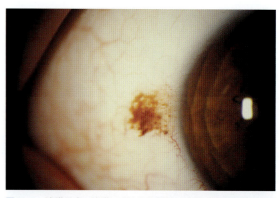

図11-1 強膜母斑。強膜に認める片側性の暗色の境界明瞭な色素沈着（Reproduced with permission from Paul D. Comeau.）

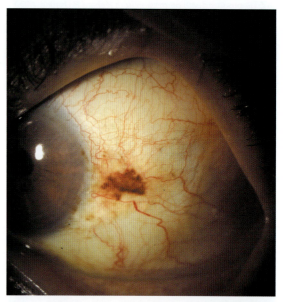

図11-2 結膜母斑。結膜に認める片側性の暗色の境界明瞭な色素沈着（Reproduced with permission from Paul D. Comeau.）

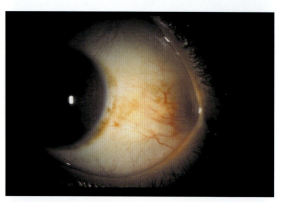

図11-3 生理的（人種的）メラノーシス。平坦な結膜の色素沈着で，角膜輪部から両側性に認められ，特に瞼裂の部位で顕著である。眼瞼の内側にも色素沈着を認めている（Reproduced with permission from Paul D. Comeau.）

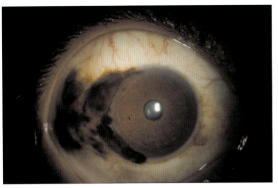

図 11-4 PAM。片側性，多発性の黒色の境界不明瞭な色素沈着（Reproduced with permission from Paul D. Comeau.）

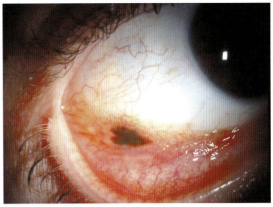

図 11-6 初期の結膜メラノーマ。輪郭の不整と色調変化あり（Reproduced with permission from Paul D. Comeau.）

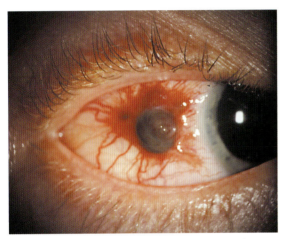

図 11-5 結膜メラノーマ。片側性，結節を伴う。輪郭や色調は不整で，周囲に充血性の血管を認める（Reproduced with permission from Paul D. Comeau.）

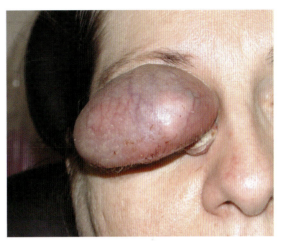

図 11-7 結膜マラノーマ。治療を拒否した図 11-6 と同一患者の1年後（Reproduced with permission from Paul D. Comeau.）

危険因子

- 非ヒスパニック系の白人では，結膜メラノーマの頻度は緯度が低くなるごとに上昇する[8]。
- 肌の色素が薄い人は結膜メラノーマのリスクがより高い。

診断

眼の色素沈着の確定診断は生検によって行われる。

▶ 臨床所見

- 良性母斑や生理的・人種的色素沈着は長期間変化がないが，PAM やメラノーマは変化する。
- 母斑では囊胞がよくみられるが，人種的な色素沈着，PAM，メラノーマではまれである。細隙灯顕微鏡で検出することができる[9]。

▶ 典型的分布

- 生理的な色素沈着は通常両側性かつ対称性に認められる。
- 母斑，PAM，メラノーマは通常片側性に認められる。しかしある研究では PAM の 13％ が両側性であった[7]。

▶ 検査所見

- 生検以外の検査は不要である。

▶ 画像検査

- 通常は不要であり，生検により診断される。
- 前眼部光干渉断層計は，母斑の診断において囊胞を検出することができるため研究が進められている。ある研究では，陽性的中率（PPV）が 100％ であったが，陰性的中率は（NPV）は 60％ のみであった[9]。

▶ 生検

- 生検で診断された母斑のうち，87％ はその後特に変化を認めなかった[4]。
- より悪性腫瘍である可能性が高い特徴としては，潰瘍形成，出血，色調変化，病変周囲の血管新生である。
- 結膜メラノーマのうち死亡率が高くなる病理学的な要因は，腫瘍の進達度，位置（眼瞼結膜・涙丘・結膜円蓋部），有糸分裂活性が高い，リンパ節転移，PAM からの発症などである[10]。

鑑別診断

強膜や結膜の色素沈着の鑑別診断は以下のとおりである。
- 良性母斑：片側性であり，長期間変化しない（図 11-1，図 11-2 参照）。
- 生理的（人種的）メラノーシス：両側性・対称性であり，周

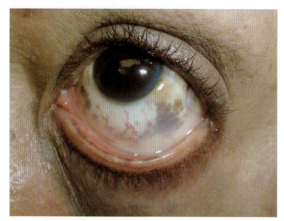

図11-8　太田母斑（眼皮膚メラノサイトーシスとしても知られる）。片側性の青灰色の眼球の色素沈着であり，眼窩周囲の色素沈着を伴っている（Reproduced with permission from Richard P. Usatine, MD.）

囲に盛りあがりを認めることが多い。生涯にわたりほぼ変化しない（図11-3 参照）。
- PAM：通常片側性で，暗色の色素沈着が多中心性にみられる。長期間かかり悪性腫瘍に変化することがある（図11-4 参照）。この概念は病理学的な精査が不明な場合，臨床的に使用される。
- 二次性後天性メラノーシス：ホルモン変化や放射線，化学性，慢性炎症などの刺激により発症する。
- 結膜メラノーマ：片側性で結節を伴う。色調はまだらでサイズ変化がある（図11-5～図11-7 参照）。
- アルカプトン尿症：黒色尿と関節炎を伴うまれな疾患。
- 太田母斑（眼皮膚メラノサイトーシス）：黒色・青色の強膜の色素沈着で，眼球周囲の皮膚にも認められる（図11-8）。アジアで頻度が高いが，すべての人種で認められる。両側性のこともある。最も重要なことは緑内障とメラノーマの発症リスクが高いため，眼科医のフォローアップが必要なことである。

治療

- 人種的なメラノーシスと母斑は生検が不要であり，変化のフォローアップのみ行う。
- 変化がある色素沈着は生検が実施できる専門医へ紹介する。
- 生検で異型のない PAM と診断された症例では切除は不要であるが，経過観察が必要である。SOR C
- 異型を伴うメラノーシスはメラノーマへ進展する可能性があり，大きくマージンを確保して切除するべきである[4]。SOR C
- 結膜メラノーマに対する初期治療は外科的切除である。後療法としては凍結療法，放射線療法，化学療法が行われる。SOR C

予防

結膜メラノーマはサングラスを装着し，紫外線の曝露を減らすことでリスクを減らすことができる。SOR C

予後

ある研究では，異型を伴わない，もしくは異型が軽度の PAM はメラノーマに進展しなかった。強い異型を伴う PAM のうち13％でメラノーマへ進展した。虹彩周囲に認められる PAM はメラノーマへ進展するリスクが高い（図11-4 参照）[6]。ある研究では，結膜メラノーマは PAM や母斑から発症，または新規に発症することもある。新規に発症したメラノーマは特に予後が悪い。その他の予後不良因子は，結膜円蓋部での発症と結節を伴うことである[7]。

フォローアップ

フォローアップは病変のタイプに基づき実施される。変化がない母斑と生理的メラノーシスは，生検をせずに経過観察する。PAM はメラノーマへ進展する可能性があり，慎重な経過観察が必要である。太田母斑は緑内障とメラノーマへの進展をモニターする必要がある。

患者教育

多くの眼の色素沈着は良性で，長期間変化しない。色素沈着に変化を認める場合には相談するように指導することが重要である。

【Heidi S. Chumley, MD】
（長崎一哉 訳）

12 角膜異物，角膜上皮剥離

症例

眼の保護具をつけずにノコギリを使用していると，眼に何かが飛んできたのを感じ，その後眼痛，流涙，羞明と異物感などの症状を認め来院した28歳の男性。細隙灯顕微鏡検査で角膜に貫入した木片を認めた（図12-1，図12-2）。彼は眼科医へ紹介され，異物は無事除去された。鎮痛のため短期間の非ステロイド性抗炎症薬（NSAIDs）の局所投与を行い，完全に治癒した。

概説

角膜上皮剥離（corneal abrasion）は眼の外傷により発症し，炎症性の反応を伴うことがある。角膜上皮剥離はフルオレセイン染色と紫外線ライトにより検出できる。角膜異物（corneal foreign body）は，明るい場所での注意深い視診や細隙灯顕微鏡検査で認めることができる。貫通していない異物は経験がある医師であれば，局所麻酔を用い除去することができる。異物が角膜を貫通している場合は眼科医に紹介する。

別名

角膜上皮剥離は角膜上皮欠損と呼ばれることもある。

疫学

- 角膜上皮剥離はよくみられる疾患であるが，一般人口における有病率や発症率は不明である。
- 角膜上皮剥離は成人の眼外傷で ER を受診する患者の85％を占める[1]。

12章 角膜異物，角膜上皮剥離　57

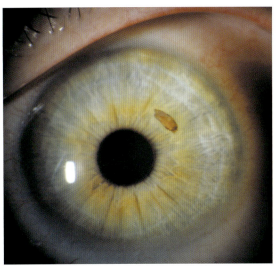

図 12-1　視診により，木片が角膜に認められる（Reproduced with permission from Paul D. Comeau.）

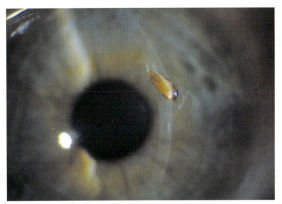

図 12-2　角膜を貫入する木片を認める細隙灯顕微鏡像（Reproduced with permission from Paul D. Comeau.）

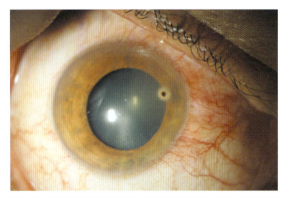

図 12-3　角膜実質にさびを伴う金属の異物が認められ，結膜充血を伴う（Reproduced with permission from Paul D. Comeau.）

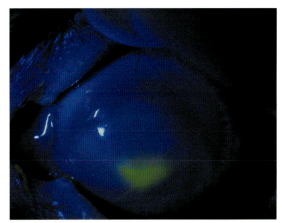

図 12-4　フルオレセイン染色で緑色に染まる角膜上皮剥離（Reproduced with permission from Paul D. Comeau.）

病因／病態生理

- 角膜は虹彩の前面に位置し，保護バリア，紫外線に対するフィルター，また光を屈折して網膜に写すなどの役割がある。
- 角膜上皮剥離は通常異物による直接的な外傷原因であり，その結果炎症性の反応が引き起こされる。
- 炎症反応が疼痛などの症状を起こし，異物が除去された後でも数日間症状が持続する。

危険因子

- 金属工，木工，炭坑夫，庭師などの職業は異物により角膜を損傷するリスクが高い[2]。
- ホッケー，ラクロス，ラケットボールなどのスポーツは眼の外傷から角膜上皮剥離を発症するリスクが高い[2]。
- 鎮静化された患者では瞬目反射が低下しており，角膜上皮剥離を起こすリスクが高い[2]。
- コンタクトレンズ（特にソフトコンタクトレンズ）を長期間装着すると，感染による角膜上皮剥離を発症するリスクが高く，潰瘍化することもある[2]。

診断

▶ 臨床所見

病歴，身体所見

- 外傷や眼を擦ったという病歴（角膜上皮剥離は外傷の病歴がなくても発症することがある）。
- 症状は痛み，眼の発赤，羞明，異物感。
- 異物は視診もしくは細隙灯顕微鏡で認められる（図 12-3）。
- フルオレセイン染色を実施すると，コバルトブルーライト下で緑色の病変（角膜上皮の欠損による）として検出される（図 12-4）。
- コンタクトレンズの既往。
- 眼，もしくは口腔周囲のヘルペスウイルス感染。

▶ 検査所見

感染が疑われる場合は培養を行う。

▶ 画像検査

- 異物が角膜を穿孔しているが，診察上はっきりしない場合は画像検査が有用である。角膜を完全に貫通している場合は，画像検査を使用せずに異物を検出することは困難である。
- CT検査で金属や金属でない異物を検出することができる。
- 金属の異物は眼球のX線で検出できる。金属異物が疑われる場合，MRI検査は禁忌である。

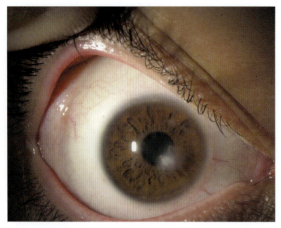

図12-5　視軸上の小さな角膜潰瘍（Reproduced with permission from Paul D. Comeau.）

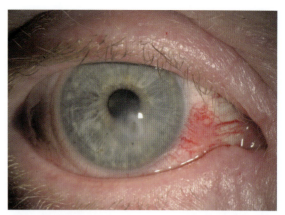

図12-6　視軸を妨げている大きな角膜潰瘍（Reproduced with permission from Paul D. Comeau.）

- 超音波や超音波生体顕微鏡装置で眼内の異物を検出できる症例もある。

鑑別診断

- ぶどう膜炎，虹彩炎：通常片側性。全周性の充血，眼痛，羞明，視力低下を認める（15章「ぶどう膜炎，虹彩炎」参照）。
- 角膜炎，角膜潰瘍：びまん性の毛様体充血があり，縮瞳，眼脂，眼痛，羞明を認めるが，潰瘍病変の部位によっては視力低下を認めることもある。通常外傷，単純ヘルペスウイルス感染，コンタクトレンズ装着の病歴あり。至急眼科医へ紹介する必要がある（図12-5，図12-6）。
- 結膜炎：結膜充血，眼脂，ザラザラした不快感があり，視力低下は認めない。呼吸器系の感染や眼の発赤を伴う人との接触などの病歴を認めることがある（13章「結膜炎」参照）。
- 急性閉塞隅角緑内障：角膜混濁や強膜の充血，片側性の頭痛を伴う眼痛，著明な視力低下，急性の眼圧上昇を認める（16章「緑内障」参照）。

治療

▶ 非薬物療法

- 異物が視認できなければ，フルオレセイン染色や紫外線ライトを使用して診断を確認するべきである（図12-4参照）。
- 注意深く異物を検索するべきである。上眼瞼を翻転させてよく観察する。角膜を貫通している場合は細隙灯顕微鏡検査が必要になることがある（図12-2参照）。
- 角膜を貫通していない異物を認める場合は，除去するか専門医に除去を依頼するべきである。プロパラカインやテトラカインなどの局所麻酔を併用する。除去を行うときは流水での洗浄，先端を湿らせた綿棒，細い針などを使用する。
- コンタクトレンズは角膜の状態が改善するまでは使用しない[3]。SOR Ⓒ
- 角膜上皮剥離が10 mm以下の場合は，角膜保護用のパッチは効果がないため使用しない[4]。SOR Ⓐ

▶ 薬物療法

- 眼科用の局所NSAIDsを眼痛に対して処方する[5]。SOR Ⓐ
- 局所抗菌薬を考慮する。SOR Ⓒ　クロラムフェニコール眼軟膏は再発性の潰瘍のリスクを減少させることが前向き研究で示されている[6]。米国ではクロラムフェニコールはあまり使用されず，エリスロマイシン眼軟膏などが使用される。SOR Ⓒ

▶ 紹介

角膜を貫通した異物については，経験のある眼科医へ紹介する。

予防

リスクが高い職業やスポーツなどを実施する場合は，眼保護具を装着するべきである。

予後

予後は通常よい。感染を合併したり，さびが生じたりする場合は予後が悪い。

フォローアップ

すべての患者で24時間後に再評価を行うべきである。改善が認められなければ，初診時に見逃された異物や全層性の外傷を検索する必要がある。改善を認めない患者は眼科医へコンサルトすることを躊躇してはいけない。

患者教育

- 特定の職業（木工，金属工など）やスポーツ（ラケットボール，ホッケーなど）を行う患者には，一次予防として眼の保護具の装着をすすめるべきである。
- 角膜上皮剥離の患者には，改善するまで2～3日かかり，痛み，発赤，羞明が持続する可能性があることを説明する。
- コンタクトレンズを装着したまま就寝しないよう指導する。

【Heidi S. Chumley, MD】

（長崎一哉　訳）

13 結膜炎

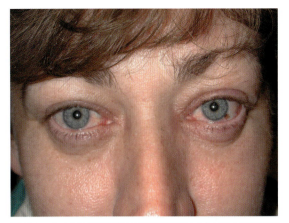

図13-1 ウイルス性結膜炎で両側の結膜充血とわずかな眼脂を伴う。左眼に結膜母斑を認めている(*Reproduced with permission from Richard P. Usatine, MD.*)

症例

35歳の女性が2日前からの眼の発赤と流涙を主訴に外来を受診した(図13-1)。眼脂を認めるが,起床時に眼が開けられないほど固着することはなく,まばたきをして分泌物を除去すれば視力に問題は生じない。両眼には不快感とかゆみがあるが,激しい眼痛は認めていない。コンタクトレンズは装用しておらず,過去に同様の症状の既往はない。ウイルス性結膜炎と診断され,臨床スコアは1であった(「診断」の項参照)。眼を清潔に保つよう指示され,3日間で治癒した。

概説

結膜炎(conjunctivitis)は眼瞼や眼球の粘膜の炎症であり,眼の充血(ピンク色〜赤色),眼脂(軽度〜膿性),ザラザラとした不快感を伴うが,視力低下は伴わない。結膜炎は一般的には感染症(ウイルス性か細菌性)かアレルギーであるが,刺激物で発症することもある。診断は臨床診断である。

別名

結膜炎はピンクアイとしても知られる。

疫学

- 感染性結膜炎はよくみられる疾患であるが,流行性の発症もみられ,有病率の推定は困難である。
- 米国では,推定された年間の細菌性結膜炎の発症率は1万人中135人である[1]。
- ウイルス性結膜炎は細菌性結膜炎より頻度が高い。
- 1988〜1994年に米国で実施された大規模研究では,アレルギー性結膜炎の有病率は6.4%であり,生涯有病率は40%であった[2]。

病因/病態生理

成人の結膜炎は主に感染性(ウイルス)もしくはアレルギー性である。

- 成人と6歳以上の小児では,ウイルスとアレルギーが結膜炎の主な原因である[3]。アデノウイルスが最も一般的に認められるウイルスである。
- コクサッキーウイルスはアジアにおいて大規模な流行を複数認めている。
- 単純ヘルペスウイルスは通常角膜炎を発症するが,結膜炎や眼瞼結膜炎のみを発症することもある[4]。
- 6歳以下の小児ではウイルス性より細菌性結膜炎が多くみられ,周囲の成人(親など)から感染することがある(図13-2)。米国では最も一般的な起因菌はヘモフィルス属や肺炎球菌であり,小児における全症例の90%に相当する[3]。

診断

- 結膜炎とその他の眼球充血を区別するには,眼痛と視力低下の有無を問診するべきである。眼球充血の患者に激しい眼痛とまばたきで改善しない視力低下を認める場合は結膜炎の可能性は低く,さらなる検索を行うべきである。

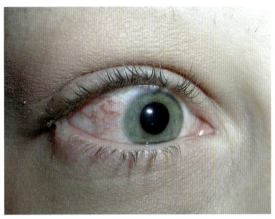

図13-2 細菌性結膜炎で明らかな膿性眼脂を伴う(*Reproduced with permission from Richard P. Usatine, MD.*)

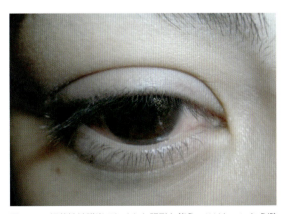

図13-3 細菌性結膜炎でわずかな眼脂を伴う。ハリケーンから避難している間にコンタクトレンズを洗浄できず,両側の結膜炎を認めている(*Reproduced with permission from Richard P. Usatine, MD.*)

- コンタクトレンズは細菌性結膜炎を含むすべてのタイプの結膜炎のリスクとなるため,装用しているか必ず問診するべきである(図13-3)。
- すべての結膜炎で特徴的な所見としては,眼脂,ザラザラした不快感,両側もしくは片側のピンク色の眼を認める

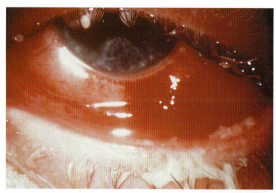

図 13-4　淋菌性結膜炎で多量の眼脂を認める。重症例であり部分的な失明に至った（*Reproduced with permission from Centers for Disease Control and Prevention*［*CDC*］*.*）

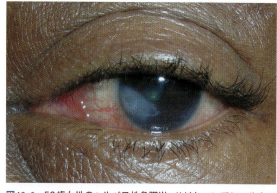

図 13-6　56 歳女性のヘルペス性角膜炎。ハリケーンでシェルターに避難している（*Reproduced with permission from Richard P. Usatine, MD.*）

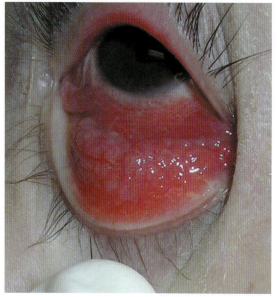

図 13-5　コンタクトレンズ装用者の巨大乳頭結膜炎（*Reproduced with permission from Richard P. Usatine, MD as contributed by Mike Johnson, MD.*）

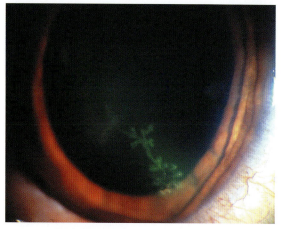

図 13-7　細隙灯顕微鏡検査にてフルオレセイン染色でヘルペス性角膜炎による樹枝状の潰瘍を認めている（*Reproduced with permission from Paul D. Comeau.*）

が，視力低下は認めないことである。感染は通常片側性に発症するが，対側にも伝染することがある。
- 細菌性結膜炎（図 13-3，図 13-4）は膿性の分泌液がウイルス性やアレルギー性結膜炎より多くみられる。
- コンタクトレンズを装用していない健康な成人において細菌性結膜炎とその他の結膜炎を区別する臨床スコアが考案されている。点数は +5 から -3 であり，以下のように点数をつける。
  - 両眼が眼脂で固着（+5）。片眼が眼脂で固着（+2）。結膜炎の既往（-2）。眼の掻痒感（-1）。
  - 5, 4, 3 点であれば細菌性結膜炎の診断に有用であり，特異度はそれぞれ 100％，94％，92％である。
  - -1, -2, -3 点であれば細菌性結膜炎の除外に有用であり，感度はそれぞれ 98％，98％，100％である[5]。

アレルギー性結膜炎は通常両側性であり，眼の掻痒感を伴う。巨大乳頭結膜炎はアレルギー反応の一種であり，通常はソフトコンタクトレンズ装用者で認められる（図 13-5）。

検査所見

外来で実施可能なアデノウイルス迅速検査（RPS adeno detector）は，ウイルス培養細胞に免疫染色を行い判定する方法と比べ感度 88％，特異度 91％である[6]。

鑑別診断

- 上強膜炎：局所性またはびまん性の上強膜の炎症（ピンク色）であり，不快感は軽度〜なしだが圧痛を認める。視力障害は認めない（14 章「強膜炎，上強膜炎」参照）。
- 強膜炎：局所性またはびまん性の強膜の炎症（暗赤色，紫色，青色）であり，激しい刺すような眼痛があり頭部や頸部へ放散することがある。羞明や視力低下を伴う（14 章「強膜炎，上強膜炎」参照）。
- ぶどう膜炎，虹彩炎：全周性の充血，眼痛，羞明，視力低下を認める。初期には結膜炎として治療されることがある（15 章「ぶどう膜炎，虹彩炎」参照）。
- 角膜炎，角膜潰瘍：びまん性の結膜充血があり，縮瞳，眼脂，疼痛，羞明を伴い，病変の部位によっては視力低下を認めることもある。ヘルペス性角膜炎は見逃してはいけない疾患である（図 13-6，図 13-7）。フルオレセイン染色や紫外線ライトは特徴的な樹枝状潰瘍とその他の病変を区別し，早急な眼科医への紹介に役立つことがある（図 13-7 参

13章 結膜炎　61

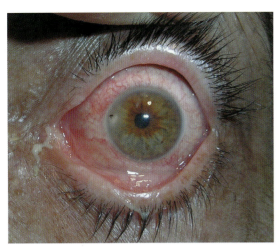

図 13-8　機械工の眼に発症した異物による結膜炎。角膜に金属片が認められ周囲に細胞浸潤がある。膿性の眼脂を伴い細菌感染の合併を示す（Reproduced with permission from Richard P. Usatine, MD.）

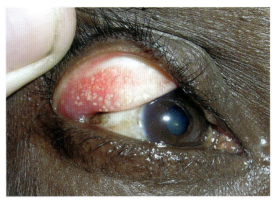

図 13-9　トラコーマでは上眼瞼の内側に白色の濾胞を多数認める（Reproduced with permission from Richard P. Usatine, MD.）

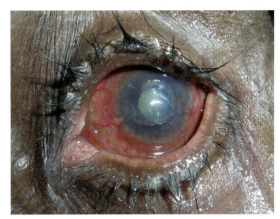

図 13-10　進行して角膜混濁により失明したトラコーマ。*C. trachomatis* 感染による激しい結膜充血と膿性眼脂を認める（Reproduced with permission from Richard P. Usatine, MD.）

照）。コンタクトレンズ装用者は，角膜炎の有無について早急に眼科医へ紹介するべきである。
- 急性閉塞隅角緑内障：角膜混濁や強膜の充血，片側性の頭痛を伴う眼痛，急性の眼圧上昇，著明な視力低下を認める（16章「緑内障」参照）。
- 眼の異物は結膜の充血を起こし，細菌感染を合併することがある。異物が保存的な方法で除去できない場合や潰瘍や炎症細胞浸潤を伴い感染を合併している場合は早急に眼科医へ紹介する（図 13-8）。

トラコーマは *Chlamydia trachomatis* による眼の感染症で，米国ではまれであるが，発展途上国の農村部などではよくみられる。トラコーマは発展途上国における最も頻度が高い失明の原因である。貧困や不衛生が主な危険因子である。感染を起こすと，上眼瞼結膜上に濾胞が形成される（図 13-9）。上眼瞼結膜に瘢痕が形成され眼瞼内反が起こると，角膜損傷が生じ，最終的に失明に至ることもある（図 13-10）。

春季カタルは夏（春ではない）に起こる再発性の重症のアレルギー性結膜炎である。春季（vernal）という言葉から春に起こると誤解されるため，温暖な気候による（warm weather）結膜炎と呼ばれることもある。敷石状の巨大な乳頭を認める。若年男性で頻度が高く，年齢ごとに再発率が減少していく。

治療

手指衛生は感染性結膜炎の流行を抑えるのに重要である。
多くの急性感染性結膜炎はウイルス性であり，特別な治療は不要である。成人で臨床スコア 3 以上であれば細菌性結膜炎として局所抗菌薬を処方する。
- 研究では，80％以上の患者で 0.3％シプロフロキサシン，トブラマイシン，ノルフロキサシン，ゲンタマイシンの処方により臨床的な改善を認めた[7),8)]。
- 0.5％レボフロキサシンは 1 日 3 回点眼する[9)]。
- 抗菌薬をエンピリカルに処方せずに臨床経過にあわせて処方すると，抗菌薬の使用が 50％減少し，治療効果にも差がないことが示されている[10)]。

アレルギー性結膜炎は抗ヒスタミン薬，ケミカルメディエーター遊離抑制薬，非ステロイド性抗炎症薬（NSAIDs），ステロイド，免疫抑制剤で治療が可能である[11)]。

▶ 紹介

- 視力低下や多量の膿性眼脂（視力低下の原因となりうる淋菌感染が疑われ，培養が必須である），激しい眼痛，治療への反応不良，眼の単純ヘルペスや帯状疱疹ウイルス感染の既往がある患者は眼科医へ紹介するべきである。
- 眼の局所ステロイドを使用する場合は眼科医が診療を行うべきである。ステロイドの使用は様々な合併症の重大なリスクを伴う。

予防

手や顔を石鹸や流水で洗浄して清潔に保つことが推奨される。

フォローアップ

症状が 3〜5 日で軽快すれば，通常フォローアップは不要である。

患者教育

- 多くの成人（6 歳以上の小児を含む）の結膜炎は非細菌性である。
- 結膜炎が改善するまではコンタクトレンズは装用しない。

- 顔を触ったり眼をこすったりしない。また触ったあとはただちに手を洗浄すること。
- フェイスタオル，メイク用具，コンタクトレンズケースを共有しない。
- 眼痛や視力低下があれば，すぐに相談するよう伝える。

【Heidi S. Chumley, MD／Richard P. Usatine, MD】
(長崎一哉 訳)

14 強膜炎，上強膜炎

症例

45歳の女性が毎日増悪する眼痛，眼球充血，視力低下を訴え来院した。診察では強膜充血と眼球の圧痛を認めた（図14-1）。全身検索にて朝のこわばりや両手の腫脹を認めた。眼科医へ至急紹介され強膜炎（scleritis）と診断された。彼女の視力低下はわずかであった。細隙灯顕微鏡検査では青色の色調変化を伴う強膜充血が指摘でき，前房中の炎症はほぼない。後眼部は問題なかった。眼科医は経口非ステロイド性抗炎症薬（NSAIDs）であるインドメタシンを処方した（インドメタシンは血液脳関門を通過し眼に十分な濃度で達することができる）。また，リウマトイド因子陽性であったため，彼女は膠原病内科へ紹介された。

概説

上強膜炎（episcleritis）と強膜炎は眼球の深い層における炎症であり，血管に富む上強膜と血管に乏しい強膜に発症する。上強膜炎は局所的な眼の充血，強い痛みを伴わない不快感を認めるが，視力低下を伴わない。強膜炎は上強膜炎と同時に合併することがあるが，青紫色の色調変化，眼痛，視力低下を認める。また強膜炎は通常基礎疾患（自己免疫疾患や感染症）と関連があり，原疾患の特定と治療が必要で，NSAIDs，ステロイドの全身投与，免疫抑制剤で治療する。強膜炎の患者は視力低下も認めることが多く，眼科医へ紹介されることが多い。

疫学

強膜炎
- 強膜炎は通常30〜50歳で認められ，女性に多い（男性の2倍）[1]。
- 専門病院を受診する強膜炎患者の44％は全身疾患を有しており（37％は膠原病，7％は感染），最も多いのは関節リウマチ（15％）である[2]。

上強膜炎
- 有病率は知られていない。
- 上強膜炎は20〜50歳で認められることが多く，女性で多い傾向にある。
- 結節性，再発性の上強膜炎は，単発性の上強膜炎と比べ，全身疾患と関連していることが多い。

病因／病態生理

- 強膜炎と上強膜炎は炎症性の疾患であり，強膜の無血管野を覆っている血管に富んだ3つの層（結膜，上強膜，強膜静

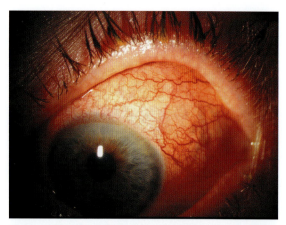

図14-1 眼痛と激しい眼球の圧痛を伴う強膜炎。未治療の強膜炎は失明に陥ることがある（Reproduced with permission from Paul D. Comeau.）

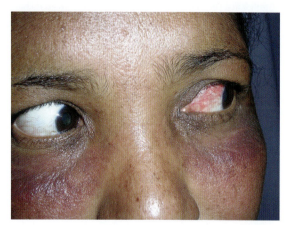

図14-2 SLEの若年女性に発症した強膜炎。蝶形紅斑も認めている（Reproduced with permission from Richard P. Usatine, MD.）

脈叢）のうちの深い2層にうっ血を生じた状態である。
- 強膜炎は上強膜炎を併発することが多い。上強膜炎は強膜には影響を与えず，強膜炎へは進行しない。
- 強膜炎は血管構造を破綻させ視力が低下することがあるが，上強膜炎では視力低下は認めない。

強膜炎
- 強膜炎の原因として関節リウマチ，ウェゲナー肉芽腫症，血清反応陰性脊椎関節症，再発性多発軟骨炎，全身性エリテマトーデス（SLE）などの全身性自己免疫疾患がある。図14-2はSLEの若年女性に発症した強膜炎である。
- 感染症（シュードモナス属，結核，梅毒，帯状疱疹ウイルス）。
- まれな原因としては痛風やサルコイドーシス。
- 特発性。

上強膜炎
- ほとんどが特発性。
- 結節性や再発性である場合は上記の強膜炎の原因と関連して発症することがある。

14章 強膜炎，上強膜炎

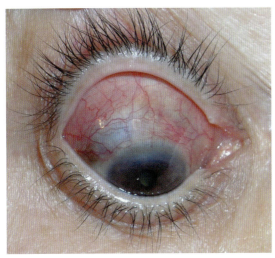

図14-3 ウェゲナー肉芽腫症患者の強膜炎。深部の血管が障害され，紫色・青色の色調変化を認めている (Reproduced with permission from Everett Allen, MD.)

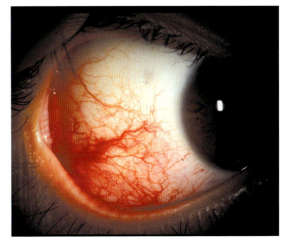

図14-4 上強膜炎患者で血管うっ血を伴う結膜および上強膜の炎症を認める。区域性に発症しており，典型的である。2.5%フェニレフリンでうっ血が退縮するため，強膜炎との鑑別の助けになる (Reproduced with permission from Paul D. Comeau.)

診断

▶ 臨床所見

強膜炎

- 局所性やびまん性の強膜の炎症（暗赤色，紫色，青色）であり，上強膜や結膜の炎症を伴う（図14-1～図14-3）。
- 激しく刺すような眼痛があり，眼球運動で増悪し頭部や頸部へ放散することがある。20%の患者では痛みは伴わず，そのなかには壊死性（穿孔性強膜軟化症）や発症前に免疫抑制剤を投与されている患者も含まれる。
- 羞明症や視力低下。

上強膜炎

- 局所性またはびまん性の上強膜の炎症（ピンク色）であり，結膜充血を伴う（図14-4，図14-5）。
- 不快感は軽度だが圧痛を認める。
- 視力障害はない。
- 強膜炎と上強膜炎は，病歴と身体診察から通常区別することができる。しかしながら強膜炎は上強膜に炎症が波及することがあり，その場合は診断が困難となる。強膜炎は治療と基礎疾患の評価が必要であり，上強膜炎と区別されなければならない。
- 10%フェニレフリンで上強膜と結膜の血管の充血を消退させることができるが，強膜の血管は消退しない。強膜炎ではこれを利用し，上強膜の充血に覆われた強膜の病変を発見することができる。
- 強膜炎と上強膜炎は，上強膜の充血を伴った虹彩炎と異なり，眼球に圧痛点を有する。圧痛点は局所麻酔後に無菌性の綿棒を使用して検索することができる。

▶ 典型的分布

- 強膜炎は後部（外直筋と内直筋の後方）および前部に分けられる。
  - 後部強膜炎は網膜剥離や網膜下液を生じ，ぶどう膜炎（虹彩，毛様体，脈絡膜の炎症）を併発することがある。
  - 前部強膜炎はびまん性，結節性や壊死性（炎症性もしくは非炎症性）のこともある[1]。

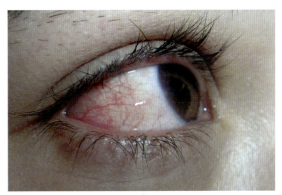

図14-5 上強膜炎であり，結膜と上強膜組織にのみ炎症を認める。強膜炎で認められる紫色の色調変化は指摘できない (Reproduced with permission from Richard P. Usatine, MD.)

- 強膜炎は50%の患者で両側性である[1]。
- 上強膜炎はびまん性のこともあるが，通常局所性であり，経過は良性のことが多い。

▶ 検査所見

強膜炎で基礎疾患が診断されていない患者では，血算，生化学検査，尿検査，抗好中球細胞質抗体，抗核抗体，リウマトイド因子，抗CCP抗体，RPR，ライム病抗体（流行地であれば）などの検査を提出する。ツベルクリン検査，ウイルス肝炎検査，細菌・ウイルス・真菌に対する培養も考慮する。

▶ 画像検査

強膜炎で基礎疾患が診断されていない患者では，胸部X線，副鼻腔CT，仙腸関節X線を考慮する。後部強膜炎を診断するには，超音波や眼球CTで強膜の肥厚を検出できる。

▶ 生検

眼科医は膠原病，感染症，サルコイドーシスによる強膜炎を区別する必要があれば，生検を実施することがある。

- 膠原病：前部強膜組織の欠損を伴う強膜における区域性の壊死性肉芽腫性炎症。
- 感染症：微小膿瘍を伴う壊死性強膜炎。
- サルコイドーシス：サルコイド肉芽腫性炎症を認めること

がある。

鑑別診断

強膜炎と上強膜炎以外の眼の充血(red eye)の鑑別診断は以下のとおりである。

- ぶどう膜炎，虹彩炎：角膜周囲を中心とする全周性の充血，眼痛，羞明，視力低下を認める(15章「ぶどう膜炎，虹彩炎」参照)。
- 角膜炎，角膜潰瘍：びまん性の毛様体充血があり，縮瞳，眼脂，眼痛，羞明を伴い，病変の部位によっては視力低下を認めることもある。
- 結膜炎：結膜充血，眼脂，ザラザラした不快感があり，視力低下は認めない(13章「結膜炎」参照)。
- 急性閉塞隅角緑内障：角膜混濁や強膜の充血，片側性の頭痛を伴う眼痛，著明な視力低下を認める(16章「緑内障」参照)。

治療

強膜炎の患者で関連した全身疾患の既往がなければ，それを検索する。

- 関節リウマチ，ウェゲナー肉芽腫症(呼吸器および腎症状)，再発性多発軟骨炎(耳や鼻の軟骨周囲や気管周囲の血管炎〈図14-6〉)や血清反応陰性脊椎関節症(炎症性の背部痛，関節炎，炎症性腸疾患)などの症状と身体所見を評価する。
- 感染症の症状や身体所見およびリスク(眼の外傷，最近の眼の手術，再発性の単純ヘルペスや帯状疱疹ウイルス感染，結核など)を評価する。
- 痛風やサルコイドーシスの症状や身体所見を評価する。

▶ 薬物療法

- 強膜炎は，初期にはNSAIDsの全身投与とステロイドの局所投与で治療される。ある研究では，2週間1%プレドニゾロンを2時間ごとに2滴点眼する治療で，47%の患者しか改善を認めなかった[3]。SOR B
- NSAIDsやステロイドの局所投与で改善しない強膜炎では，ステロイドの全身投与，ステロイドの結膜下注射，免疫抑制剤が必要なことがある。SOR C
- 上強膜炎は自然に改善することが多い。眼の充血と不快感は，50%の症例で1週間以内に改善する。NSAIDsの局所投与は人工涙液と比べ，充血や不快感をより改善させることはない[4]。SOR B

▶ 紹介

- 強膜炎を疑った場合は，早急に眼科医へ紹介するべきである。視力低下や眼痛を認める場合は特に重要である。
- 上強膜炎が改善を認めない場合は，眼科医へ紹介する。

予後

- 単純性の上強膜炎は7〜10日で改善する。結節を伴ったり，全身疾患に関連する上強膜炎では，改善まで2〜3週間を要する。
- 喫煙患者では上強膜炎や強膜炎から改善するまでに長期間かかる。ある後ろ向き研究では，喫煙をしている上強膜炎もしくは強膜炎の患者では，いかなる薬物療法にも治療の反応を4週間以上認めない割合が5.4倍(95%CI 1.9〜15.5)と多い傾向であった[5]。

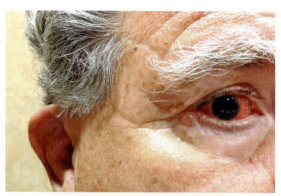

図14-6 再発性多発軟骨炎に関連した強膜炎。再発性多発軟骨炎の典型的な所見である変形した耳(floppy ear)がみられる
(Reproduced with permission from Everett Allen, MD.)

- 視力低下は強膜炎でよくみられ，強膜炎の種類によりそのリスクは異なる。びまん性/前部9%，結節性26%，壊死性74%，後部84%[6]。

フォローアップ

- 上強膜炎の患者には，眼痛の増強，視力変化，あるいは1週間で改善がなければフォローアップが必要なことを伝える。
- 強膜炎の患者には，背景となる全身疾患について検索が必要な旨を伝える。検査で診断されなかったとしても，特発性強膜炎では年間に4%の患者で全身性疾患を発症するため，再検査を考慮する[2]。

患者教育

- 上強膜炎の患者には通常良性の経過をたどることを伝え，不快感に対して経口NSAIDsを使用することを説明する。
- 強膜炎の患者には全身性疾患の関連と今後のフォローアップが必要なことを伝える。

【Heidi S. Chumley, MD／Kelly Green, MD】

(長崎一哉 訳)

15 ぶどう膜炎，虹彩炎

症例

28歳の男性が突然発症した右眼の充血，激しい眼痛，流涙，羞明と視力低下で受診した。眼の外傷はなく，全身検索では数年間持続する腰痛とこわばりが陽性であった。身体診察で毛様充血(図15-1)と視力低下を認めた。彼は眼科医へ紹介され，急性前部ぶどう膜炎と診断された。強直性脊椎炎で特徴的であるHLA-B27が陽性であった。ステロイドの局所投与で治療を行った。

概説

ぶどう膜炎(uveitis)は虹彩(前部)，毛様体(中間部)，脈絡膜(後部)で構成されるぶどう膜の炎症疾患である。多くのぶどう膜炎は前部であり，虹彩炎(iritis)とも呼ばれる。ぶどう

15章 ぶどう膜炎，虹彩炎

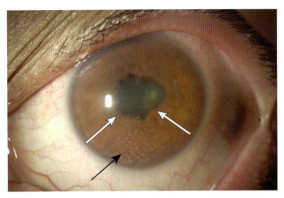

図 15-1　角膜後面の炎症細胞の沈着（黒矢印）と虹彩後癒着（白矢印）を伴う急性前部ぶどう膜炎（Reproduced with permission from Paul D. Comeau.）

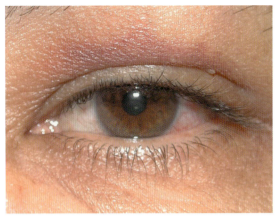

図 15-2　若年男性に発症した外傷性虹彩炎（前部ぶどう膜炎）。眼に野球のボールが直撃した。羞明と眼痛を伴う（Reproduced with permission from Richard P. Usatine, MD.）

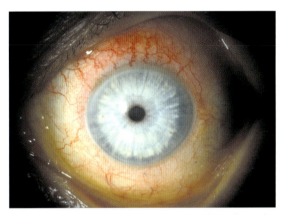

図 15-3　特発性中間部ぶどう膜炎。毛様充血は輪部に沿ったびまん性の発赤であり，角膜に隣接する血管の拡張による。強膜に 3 mm 程度広がっており，紫色の色調を帯びている（Reproduced with permission from Paul D. Comeau.）

膜炎は外傷や炎症，感染が原因となるが，一般的にはぶどう膜のどの部位で起こっているかで原因も異なってくる。患者は視力の変化で受診するが，前部ぶどう膜炎であれば眼痛，眼球充血，流涙，羞明を伴う。すべてのぶどう膜炎患者は眼科医へ紹介されるべきである。

別名

前部ぶどう膜炎は虹彩炎と虹彩毛様体炎を含む。虹彩炎は病変が虹彩に限局している場合であり，毛様体に波及している場合は虹彩毛様体炎と呼ばれる。後部ぶどう膜炎は脈絡膜炎と網脈絡膜炎を含む。

疫学

- ぶどう膜炎の年間発生率は人口 10 万人に対し 17～52 人であり，有病率は人口 10 万人に対し 38～714 人である[1]。
- すべての年齢で発症するが，20～59 歳で多くみられる[1]。
- 一般病院やクリニックにおけるぶどう膜炎は，前部ぶどう膜炎（虹彩炎）が 90％程度を占める[1]。
- 米国においては，非感染性ぶどう膜炎が法的盲の 10％を占める[2]。

病因／病態生理

- ぶどう膜炎は外傷，感染症，炎症性疾患から発症し，まれではあるが腫瘍性疾患によることがある。部位により病因の頻度は異なる[3]。
- 虹彩炎：外傷が一般的である（図 15-2）。非外傷性の症例では，特発性（50％），血清反応陰性脊椎関節症／反応性関節炎／乾癬性関節炎／炎症性腸疾患（20％），若年性特発性関節炎（10％）などの原因がある。感染症はあまりみられないが，ヘルペスウイルス，梅毒，結核と関連することがある[3]。未治療の HIV 患者でも虹彩炎を発症することがある。
- 中間部：通常特発性である（図 15-3）[3]。
- 後部：トキソプラズマによる感染症が最も一般的で，次に特発性が多い[3]。
- 汎ぶどう膜炎（すべての層に発症）：特発性（22～45％）とサルコイドーシス（14～28％）[3]。片側性びまん性ぶどう膜炎は眼内炎（内因性もしくは外傷や手術と関連）を併発することが多い。両側性びまん性ぶどう膜炎は，サルコイドーシスや梅毒が原因としてあげられる。

危険因子

ベーチェット病と強直性脊椎炎の患者は，ぶどう膜炎の発症が一般人口の 4～20 倍多く認められ，ヒト白血球抗原（HLA）と関連している[4]。

診断

● 臨床所見

急性前部ぶどう膜炎

- 片側性の眼痛，発赤，流涙，羞明，視力低下がよくみられる。
- 全周性の角膜辺縁の充血があり，辺縁付近ではっきりと認められる（図 15-1，図 15-2，図 15-4）。
- 眼の外傷，全身疾患の既往や，感染のリスクがある。
- 重篤な前部ぶどう膜炎では，前房に白血球や線維組織が沈殿し前房蓄膿を引き起こす（図 15-4 参照）。

ベーチェット病と HLA-B27 関連疾患の 2 疾患のみが非感染性の前房蓄膿の原因である。

中間部・後部ぶどう膜炎

- 視力の変化と飛蚊症。
- 眼痛や発赤，流涙，羞明を呈しないこともある。

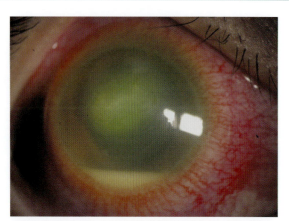

図15-4 重症の前部ぶどう膜炎で前房蓄膿(前房への白血球や線維芽細胞の沈着)を伴っており、無菌性のこともあるが感染性のこともある。激しい毛様充血も認めている。HLA-B27 陽性患者で通常認められる。前房蓄膿は悪性疾患と関連していることもある(網膜芽細胞腫, リンパ腫)(Reproduced with permission from Paul D. Comeau.)

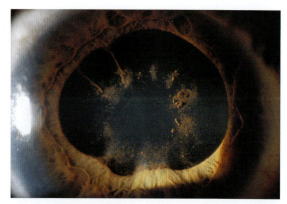

図15-5 本症例は虹彩後癒着を認めており、虹彩と水晶体前嚢が癒着している。治療的な散瞳により癒着は解除できたが、前嚢の左側に色素沈着が残存している(Reproduced with permission from Paul D. Comeau.)

サルコイドーシスぶどう膜炎

- 汎ぶどう膜炎(前部, 中間部, 後部)。
- 緩徐に発症し, 通常両側性である。
- 視力の障害は, 白内障もしくは緑内障をきたさない限りは起こりにくい。
- 細隙灯顕微鏡検査での特徴的な所見(例:豚脂様角膜後面沈着物, 虹彩後癒着)[5]。

▶ 典型的分布

前部ぶどう膜炎は典型的には片側性で, サルコイドーシスによるぶどう膜炎は両側性である。

鑑別診断

ぶどう膜炎以外の眼の充血の原因。

- 強膜炎:局所性またはびまん性の強膜の炎症(暗赤色, 紫色, 青色)であり, 激しい刺すような眼痛があり頭部や頸部へ放散することがある。羞明や視力低下を伴う(14章「強膜炎, 上強膜炎」参照)。
- 上強膜炎:局所性またはびまん性の上強膜の炎症(ピンク色)であり, 不快感は軽度だが圧痛を認める。視力障害は認めない(14章「強膜炎, 上強膜炎」参照)。
- 角膜炎, 角膜潰瘍:びまん性の毛様充血があり, 縮瞳, 眼脂, 疼痛, 羞明を伴い, 病変の部位によっては視力低下を認めることもある。外傷, 単純ヘルペスウイルス感染, コンタクトレンズ装着の病歴があることが多い。至急眼科医へ紹介する必要がある。フルオレセイン染色で角膜の病変を検査する。
- 結膜炎:結膜充血, 分泌物, ザラザラした不快感があり, 視力低下は認めない(13章「結膜炎」参照)。眼の充血を認める患者との接触や上気道症状を伴うこともある。
- 急性閉塞隅角緑内障:角膜混濁や強膜の充血, 片側性の頭痛を伴う眼痛, 著明な視力低下を認める(16章「緑内障」参照)。家族歴を認めることがある。

治療

視力低下を伴う眼の充血は眼科医へ紹介する。眼科医によって, 必要な追加検査が実施される。

- 外傷性ぶどう膜炎:他の眼の外傷に対して眼底(散瞳)検査, 眼圧測定, 隅角解離や緑内障発症のリスクに対して隅角鏡検査を実施する。治療としては局所ステロイドを用い, 症状緩和のため散瞳薬を併用することもある。
- 非外傷性ぶどう膜炎:細隙灯顕微鏡検査と生化学検査は基礎疾患の診断に有用である。治療は基礎疾患に基づくが, 通常はステロイド点眼を用い, 散瞳薬を併用することもある。
- 虹彩後癒着を改善させるために, 治療目的に散瞳させることがある(図15-5)。

予後

ぶどう膜炎は治療が遅れる, もしくは治療されなければ, 視力低下, 白内障, 緑内障に至る。HLA-B27 関連疾患は前部ぶどう膜炎の最も多い原因であり, 再発性かつ両側性の前部ぶどう膜炎を起こす。

フォローアップ

適切な経過観察は, 基礎疾患に基づき実施される。

患者教育

- 眼の充血に視力低下を伴った場合は医療機関を受診する。
- ぶどう膜炎の原疾患について複数の検査が実施されるが, 明らかではないことも多い。

【Heidi S. Chumley, MD】
(長崎一哉 訳)

16 緑内障

症例

50歳の黒人男性が, かかりつけ医で施行された眼底検査にて乳頭陥凹径比(C/D比)が大きいことを指摘された(図16-1)。患者は視力の変化はないと訴えている。さらなる検査にて眼圧(IOP)の上昇と初期の視野異常が認められた。眼内圧を下げるための治療が開始され, その後数年にわたり無症状

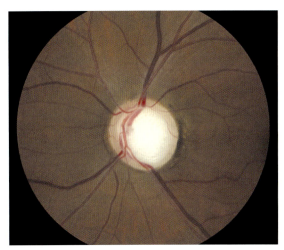

図16-1　50歳男性の緑内障患者であり，C/D比は0.8と大きい。C/D比の中央値は0.2～0.3であるが，個人差がある（*Reproduced with permission from Paul D. Comeau.*）

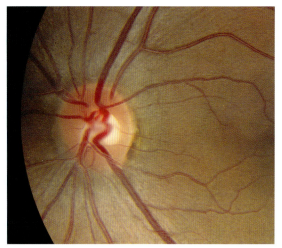

図16-2　健常者であり，C/D比は0.4と正常である。C/D比が0.5を超える症例では追加検査が必要である（*Reproduced with permission from Paul D. Comeau.*）

で視野異常も進行しなかった。

概説

緑内障（glaucoma）は米国における失明に至る主な原因の1つであり，世界的にも同様である。開放隅角緑内障は後天的な網膜神経節細胞の消失が本態であり，眼圧は上昇または正常，C/D比の増加，そして視野異常が特徴的な所見である。治療は眼圧を下げることであり，通常は点眼で治療する。閉塞隅角緑内障は，開放隅角緑内障と比べ頻度は少ないが，機械的な閉塞による急速な眼圧の上昇を特徴とし，視力低下を起こさないために緊急で治療を行う必要がある。

疫学

- 米国における緑内障患者は約250万人である。
- 米国における失明の原因の第2位であり，アフリカ系アメリカ人では最も多い原因である[1]。
- コホート研究では，2010年の全世界における緑内障患者は6,050万人と予測され，そのうち74%が開放隅角緑内障である[2]。
- 女性が全緑内障患者の60%を占めるが，そのうち70%は急性閉塞隅角緑内障である[2]。
- アジア系人種は全緑内障患者の47%を占めるが，そのうち87%は急性閉塞隅角緑内障である[2]。
- ミネソタ州で実施された集団研究では，原発性開放隅角緑内障の頻度は40歳以上の成人において10万人に対して8.3人である[3]。
- ある集団研究によると，緑内障の家族歴は緑内障を発症するリスクが増大する（オッズ比3.08）[4]。

病因／病態生理

- 緑内障の病態生理は完全には解明されていないが，最終的には後天的な網膜神経節細胞と軸索の消失により不可逆的な視力低下をきたす。
- 眼圧の上昇はよく知られた発症のリスクであるが，近年は血圧と眼圧の差である眼灌流圧（ocular perfusion pressure：OPP）が注目されている。眼灌流圧は血圧から眼圧を引くことで求められるため，高眼圧と低血圧により眼灌流圧は低下する[5]。良好に眼圧がコントロールされた患者で視野障害が進行する場合は，拡張期血圧の著明な低下による視神経への血流の低下が原因の可能性がある。よって，緑内障の治療では拡張期血圧を意識する必要がある。
- 緑内障は開放隅角緑内障と閉塞隅角緑内障に分類される。
  - 開放隅角緑内障：前房隅角に明らかな病理学的な異常を認めない房水排出機能の障害。
  - 閉塞隅角緑内障：前房隅角の閉塞。
- 房水の排出機能の障害により眼圧が上昇する患者がいるが，開放隅角緑内障の多くの患者では眼圧は正常である。
- 視神経萎縮は，視神経乳頭陥凹拡大と不可逆的な視野障害として認められる。異常（図16-1 参照）と正常（図16-2）な視神経乳頭陥凹を比べよ。

危険因子

開放隅角緑内障では以下の発症リスクがある。
- 修正不可能：50歳以上，第一度近親者の家族歴，アフリカ系人種[6]。
- 修正可能：高眼圧，高血圧もしくは低血圧，おそらく糖尿病[6]。

急性閉塞隅角緑内障はアジア系人種で頻度が高い。

診断

▶ 臨床所見

開放隅角緑内障
- 病歴：通常は無症状。視野狭窄（「tunnel vision」）を認めることがある。
- 身体所見：視神経乳頭陥凹拡大。高眼圧（緑内障性は眼圧が正常範囲でも発症する）や自動視野計で検出できる周辺視野の消失（典型的には両側性だが，非対称）を伴うことがある。

急性閉塞隅角緑内障
- 病歴：片側性の疼痛を伴う眼の充血，視力低下，頭痛，嘔気，ハロー（光の周囲がぼんやりみえる現象），嘔吐（図16-3）。

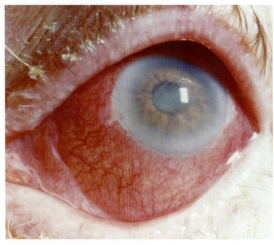

図16-3 急性閉塞隅角緑内障であり，疼痛を伴う眼の発赤，視力低下，頭痛，嘔気・嘔吐を認める。膨化水晶体（水晶体起因性）による続発性閉塞隅角緑内障である。成熟緑内障により水晶体の前後径が増大し，水晶体虹彩隔壁が前方に動き隅角や瞳孔が狭小化し，高眼圧，結膜充血，角膜混濁に至る（Reproduced with permission from Gilberto Aguirre, MD.）

- 身体所見：浅前房，視神経陥凹拡大，高眼圧，結膜充血，角膜混濁（図16-3 参照）。

典型的分布
- 開放隅角緑内障は典型的には両側性。
- 閉塞隅角緑内障は典型的には片側性だが，解剖学的に異常な狭隅角を伴う場合は同様のメカニズムで対側の眼にも発症するリスクがある。

鑑別診断
緑内障は最も一般的な視神経乳頭陥凹拡大の原因であり，高眼圧を伴うこともある。
- 視神経乳頭陥凹に高眼圧を伴わない場合は以下の原因がある[7]。
  - 生理学的な陥凹（図16-2 参照）。
  - 先天的な視神経乳頭の異常（例：視神経乳頭欠損〈coloboma〉，傾斜乳頭）。
  - 虚血性（例：腫瘍による圧迫），外傷性（例：閉鎖性頭部外傷），遺伝性視神経症。
- 緑内障による視神経陥凹はその他の疾患と比べ以下のような特徴がある[7]。
  - 大きな C/D 比（図16-1，図16-2 参照）。
  - 視神経陥凹の垂直方向への拡大。
  - 乳頭出血。

治療
薬剤の局所投与により眼圧を 20～40％減少させることができ，緑内障の進行を抑えることができる[8]。SOR Ⓐ 以下の薬剤を含む多くの薬剤が使用される。
- 非特異的 β 遮断薬（例：チモロール 0.5％，1日1～2回）。
- プロスタグランジン製剤（例：ラタノプロスト 0.005％，1日1回）。
- 炭酸脱水素酵素阻害薬（例：ドルゾラミド 2％，1日2～3回）。
- α 刺激薬（例：ブリモニジン 1.0％，1日2～3回）。

紹介
- 閉塞隅角緑内障が疑われた場合は，すみやかに眼科医へ紹介する（図16-3 参照）。
- 異常な視神経陥凹の観察（C/D 比が 0.5 以上。両眼での C/D 比の差が 0.2 以上。非対称性の視神経陥凹），眼圧計での高眼圧，視野欠損を認める患者は評価をする（もしくは評価を依頼する）。
- 自動視野計で視野障害の位置や範囲を計測して記録する。
- 浅前房，高度の遠視，急性閉塞隅角緑内障の既往があれば，眼科医へ紹介する。
- 薬剤での眼圧のコントロールが不十分であれば，外科的な評価を依頼する。

予防
- スクリーニング：米国予防医学専門委員会（USPSTF）の 2005 年版によると（http://www.ahrq.gov/clinic/uspstf/uspsglau.htm），すべての人口に対して開放隅角緑内障のスクリーニングを実施する十分なエビデンスはないとされる。しかし，研究においてはアフリカ系アメリカ人が実際より少ない数で評価されていた。以前は 40 歳以上のアフリカ系アメリカ人，65 歳以上の白人，緑内障の家族歴がある患者へのスクリーニングが推奨されていた[1]。SOR Ⓒ

予後
多くの開放隅角緑内障の患者では，治療が適切に行われていれば視力を失うことはない。

閉塞隅角緑内障は，視力低下を防ぐために緊急で治療を行う必要がある。

フォローアップ
緑内障の患者は治療効果を評価するため，眼圧と視野を定期的に測定する必要がある。

患者教育
患者には，緑内障は進行性の疾患であり，視力を維持するために継続して治療が必要であることを伝える。

【Heidi S. Chumley, MD】
（長崎一哉 訳）

17 糖尿病網膜症

症例
38 歳の男性が 10 年前に左眼の視力低下に気づいてから初めてかかりつけ医を受診した。病歴聴取では糖尿病を疑わせる症状や危険因子があり，眼底検査では眼底出血と硬性白斑を多数認めた。外来で実施した簡易血糖測定で血糖値は 420 mg/dL であった。糖尿病として治療が開始され，糖尿病網膜症（diabetic retinopathy）の評価のため眼科医へ紹介された（図17-1）。

概説
糖尿病網膜症は米国における失明の主な原因の1つであ

17章 糖尿病網膜症　69

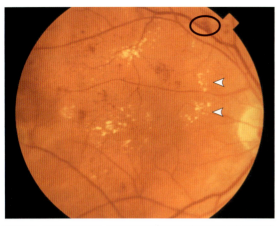

図17-1　散瞳眼底写真。微小動脈瘤（血管に隣接する赤色の腫脹）があり、糖尿病網膜症で早期に認められる変化である。さらに、斑状出血（楕円）と硬性白斑（矢頭）も認められる。硬性白斑は黄色。本症例は非増殖糖尿病網膜症の一例である（Reproduced with permission from Paul D. Comeau.）

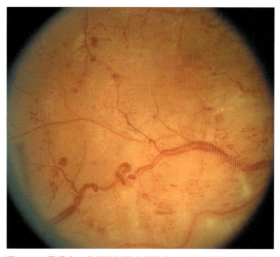

図17-2　最重症の非増殖糖尿病網膜症であり、複数の深部の点状-しみ状出血、静脈のビーズ状およびループ状の変化を認める。本症例は汎網膜光凝固の適応である（Reproduced with permission from Paul D. Comeau.）

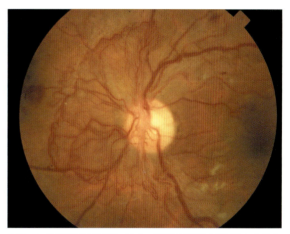

図17-3　増殖糖尿病網膜症であり、視神経乳頭や網膜周辺に新生した脆弱な血管が認められる。網膜光凝固は硝子体出血、網膜剥離、および血管新生緑内障の発症を防ぐと考えられている（Reproduced with permission from Paul D. Comeau.）

る。非増殖糖尿病網膜症は微小動脈瘤，黄斑浮腫，綿花様白斑，表層（火炎状）や深部（点状）の出血，硬性白斑といった特徴的な所見を認める。増殖糖尿病網膜症は網膜，視神経乳頭，虹彩の血管に血管新生を引き起こす。患者は視力低下が起こるまでは無症状なため，すべての糖尿病患者でスクリーニングの適応がある。良好な血糖コントロールが糖尿病網膜症の発症リスクを低下させる。

疫学

- 先進国では，糖尿病網膜症は40歳以下における最も多い失明の原因である[1]。
- ある地域に基づいた集団研究では，40歳以上の糖尿病患者のうち29％の患者で糖尿病網膜症を認めた。黒人の有病率は白人より高い（38.8％ vs 26.4％）[2]。
- 2型糖尿病と診断された時点で，21％の患者が網膜症を発症している[3]。
- 2型糖尿病患者のうち，60％が診断後20年以内に網膜症を発症する[3]。
- 1型糖尿病と診断された40年後には，84％の患者が網膜症を発症する[4]。

病因／病態生理

- 高血糖は網膜症などの微小血管障害を引き起こす。
- 高血糖から網膜症を発症するいくつかの生化学的な経路が提唱されている[3]。
- 非増殖糖尿病網膜症では，細動脈瘤は血管壁を脆弱化させる。その後血管から滲出液，脂質や血液などが漏れることで，黄斑浮腫，白斑，出血などが引き起こされる（図17-1，図17-2）。
- 綿花様白斑は網膜表層の神経線維層に微小血管の閉塞が起こることで生じる。
- 増殖糖尿病網膜症では，虚血に応答して血管新生が生じる（図17-3）。

危険因子

- 1型糖尿病では，長い罹病期間，HbA1c高値，高血圧，喫煙，男性が危険因子として特定されている[4],[5]。
- 2型糖尿病では，長い罹病期間，HbA1c高値，収縮期血圧の上昇，男性，アルブミン尿の存在，薬物療法が危険因子として特定されている[6]。

診断

確定診断は眼科医により実施される。

- ゴールドスタンダード検査は，立体鏡による網膜カラー写真を7象限に対して評価を行うことである[3]。
- ゴールドスタンダード検査と比較し，散瞳せずにモノクロのデジタル写真を1枚撮影する検査は，糖尿病網膜症の存在を確認することにおいて感度71％，特異度96％と十分である[7]。SOR B

▶ 臨床所見

- 黄斑浮腫や黄斑虚血による中心視力の低下。
- 非増殖網膜症：微小動脈瘤が初期に認められ（軽症），その

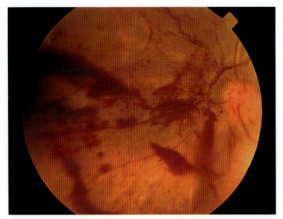

図17-4 脆弱な新生血管壁が自発的に破裂し，硝子体出血を認めている。患者は「赤いドットのシャワー」と表現し，それが視界を妨げて視力低下に至る(Reproduced with permission from Paul D. Comeau.)

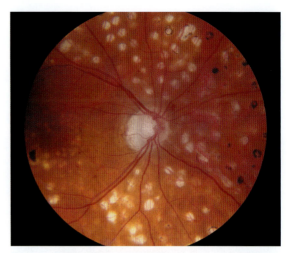

図17-5 汎網膜光凝固とは周辺網膜に対するレーザー照射である。虚血に陥っている周辺網膜は数千ものレーザーで照射され，血管新生を促進させる因子が除去される。レーザー照射により網膜と脈絡膜に瘢痕形成が生じ，低形成(白点)か過形成(黒点)となる(Reproduced with permission from Paul D. Comeau.)

後黄斑浮腫，綿花様白斑，表層(火炎状)や深部(点状)出血，白斑を認める(図17-1 は中等症であり，図17-2 は重症)。
- 増殖糖尿病網膜症：視神経乳頭(図17-3 参照)，網膜，虹彩の血管新生。

鑑別診断

網膜症は以下のような他の全身疾患や感染症でも認められる。
- 高血圧性網膜症：動脈の狭小化もしくは動静脈交叉現象を認め，綿花様白斑を伴うこともある(18章「高血圧性網膜症」参照)。
- HIV 網膜症：綿花様白斑を伴い，サイトメガロウイルスなどの感染を認める。

治療

糖尿病およびその他の血管リスクはコントロールされるべきである。
- 血糖値のコントロールは網膜症のリスクを減少させる(HbA1c が 1 減少すると 35％ 発症リスクが減少する)[3]。SOR Ⓐ
- 血圧コントロールは視力の予後を改善させる(34％で網膜症が進行するリスクを減少させ，47％で視力が低下するリスクを減少させる)[3]。SOR Ⓐ
- 1 型糖尿病で ACE 阻害薬かアンジオテンシンⅡ受容体拮抗薬(ARB)，もしくは 2 型糖尿病で ARB の内服療法を行うと，血圧のコントロールとは独立して網膜症の進行を抑えることができる[8),9)]。SOR Ⓑ
- 脂質異常症の患者では硬性白斑が多く視力低下が起こるリスクが高いとされるが，脂質のコントロールが予後を変えるかどうかは解明されていない。SOR Ⓒ

▶ 紹介

視力低下を防ぐため眼科医と連携する必要がある。
- 糖尿病網膜症の合併症には，硝子体出血(図17-4)，網膜剥離，および血管新生緑内障がある。これらの合併症により著明な視力低下をきたすことがある。
- 眼科医は網膜光凝固が適応となる時期を判断する(図17-5)。光凝固には周辺視野の障害と夜間視力低下という副作用があるが，重度の視力低下のリスクを 50％ 以上減少させる[10]。SOR Ⓐ 硝子体手術などのその他の外科療法は成功率が低い[3]。

予防

2 型糖尿病の発症を予防したり，糖尿病を厳格に管理したりすることで糖尿病網膜症の予防を行う。
糖尿病患者の網膜症のスクリーニングは国の推奨に基づき行う[11]。
- 1 型糖尿病：成人もしくは 10 歳以上の小児において，診断後 5 年でスクリーニングを受け，その後は専門医の推奨に従いスクリーニングの間隔を決める。
- 2 型糖尿病：診断時に網膜症のスクリーニングを受け，その後毎年実施する。

眼科医へ紹介するか，電話相談やかかりつけの外来や訪問診療で撮像した網膜写真でスクリーニングを実施してもらう[12),13)]。
スクリーニングの間隔を個人にあわせるための数理モデルが発展してきた。ある研究ではスクリーニングの間隔は 6〜60 カ月(中央値 29 カ月)であった。その結果，毎年のスクリーニングと比べ，安全性は変わらずに受診回数が 59％ 低下した[14]。

フォローアップ

糖尿病網膜症と診断された場合，検査の間隔は眼科医が決定する。

患者教育

糖尿病と高血圧をコントロールすることはその他の治療と比べ，網膜症による視力の低下をより防ぐことができる[3),10)]。

【Heidi S. Chumley, MD／Kelly Green, MD】

(長崎一哉 訳)

18 高血圧性網膜症

症例

37歳の男性が診察のために受診し，その際の血圧は198/142 mmHgであった．彼は無症状であったが，医師が散瞳眼底検査を実施したところ，乳頭浮腫，綿花様白斑，火炎状出血，点状-しみ状出血，動静脈交叉現象，そして滲出物が認められた（図18-1）．その他の神経診察や心電図は正常であった．患者は追加の評価と高血圧緊急症の治療のため，救急外来を紹介された．

概説

高血圧性網膜症（hypertensive retinopathy）は，血圧の上昇により発症する．高血圧性網膜症は高血圧患者において，眼底鏡や網膜写真でみられる古典的な網膜所見から臨床的に診断される．高血圧性網膜症は視力障害をきたすこともあり，血圧のコントロールにより治療される．

疫学

- 人口に基づく集団研究では，糖尿病のない49〜73歳の男女において有病率は7.7%（黒人），4.1%（白人）である[1]．
- 複数の研究では，中等症の高血圧性網膜症を認める患者は網膜症を有さない患者と比較して，血圧のコントロールが同等であれば，脳卒中が起こる頻度が2〜3倍高いことが示されている[2]．

病因／病態生理

高血圧は以下のような網膜所見をきたす[3]．
- 拡張期血圧が90〜110 mgになると，網膜血管が狭小化・直線化する．
- 動静脈交叉現象（図18-2の楕円）は動脈壁が動脈硬化により肥厚し，静脈を圧迫することで出現する．高血圧の患者は網膜中心静脈・分枝静脈閉塞症のリスクがあり，著明な視力低下をきたすことがある．
- 微小動脈瘤と火炎状出血（図18-1，図18-2参照）は血管内圧が上昇することで出現する．綿花様白斑（図18-2の点線矢印）は網膜神経線維層の虚血を示す．硬性白斑は血管からの漏出を示唆する（図17-1の矢頭）．
- 拡張期血圧が110〜115 mmHgになると血管から血漿蛋白や血球などが漏出し，網膜出血や硬性白斑を引き起こす（図18-1〜図18-4）．
- 拡張期血圧が130〜140 mmHgとなると，乳頭浮腫が出現する（図18-3参照）．

診断

診断は，高血圧患者の典型的な眼底所見から臨床的になされる．これらの所見は眼底鏡や眼底写真で診察することができる．眼底写真は眼底鏡と比べ，観察者間での診断の信頼性が高い[4]．

▶ 臨床所見

臨床所見は以下の順で重症度が高くなる．
- 軽度の動脈の狭小化．

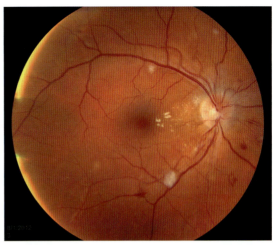

図18-1 高血圧性網膜症であり，乳頭浮腫，綿花様白斑，火炎状出血，点状-しみ状出血，動静脈交叉現象，硬性白斑を伴う
（Reproduced with permission from EyeRounds.org and The University of Iowa.）

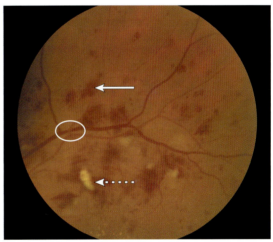

図18-2 より進行した高血圧性網膜症であり，火炎状出血（矢印），動静脈交叉現象（楕円），綿花様白斑（点線矢印）を伴う
（Reproduced with permission from Paul D. Comeau.）

- 重度の動脈の狭小化と動静脈交叉現象．
- 網膜出血，微小動脈瘤，硬性白斑，綿花様白斑．
- 視神経乳頭の腫脹と黄斑部の星芒状白斑を認めれば，加速性や悪性高血圧性網膜症とも呼ばれる．

▶ 典型的分布
- 両側性かつ対称性．

▶ 検査所見
- 生化学検査は診断には不要．
- 高血圧患者では，尿検査，血糖値，ヘマトクリット，カリウム，クレアチニン，カルシウム，脂質の検査が推奨される．
- 12誘導心電図も推奨される[5]．

鑑別診断

網膜血管の狭小化，動静脈交叉現象，微小動脈瘤，網膜出血，硬性白斑，綿花様白斑は，血流が阻害される以下の他の病態でも認められる．

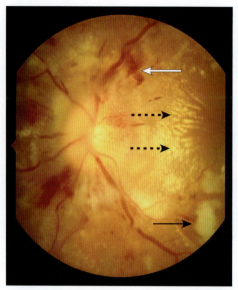

図18-3 悪性高血圧に伴う網膜症で，視神経乳頭浮腫（乳頭浮腫），火炎状出血（白矢印），綿花様白斑（黒矢印），滲出物を伴う黄斑浮腫（点線矢印）を伴う．本症例では入院し，悪性高血圧を積極的に治療された（Reproduced with permission from Paul D. Comeau.）

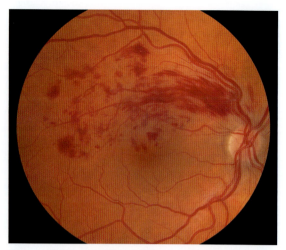

図18-4 高血圧により網膜中心静脈から分枝する静脈の閉塞を認めている．患者は新規発症の視力低下と視野障害を訴えている．閉塞した静脈に沿って火炎状出血がみられている（Reproduced with permission from Paul D. Comeau.）

- 糖尿病網膜症（17章「糖尿病網膜症」参照）．
- 放射線性網膜症．
- 静脈や頸動脈の閉塞性疾患．
- 膠原病などの全身疾患．
- 貧血や白血病などの血液疾患．
- HIVなどの全身感染症．

乳頭浮腫と黄斑部の星芒状白斑（星状の黄斑部の滲出物）は以下の疾患で認められる．
- 視神経網膜炎．
- 糖尿病視神経症．
- 放射線による視神経網膜症．
- 視神経炎．
- 頭蓋内疾患．

治療

高血圧性網膜症の眼底所見を呈する患者では血圧測定を実施し，心疾患や脳血管疾患のリスクを減少させるために治療をするべきである[5]．SOR Ⓐ

▶ 非薬物療法
- 禁煙をすすめる．禁煙は罹病率や死亡率の減少に最も寄与する．
- 体重を減少させ，BMIを正常に保つ．
- 果物や野菜を多く摂取し，飽和脂肪酸の摂取を減らす．
- 塩分摂取を1日6g以下とする．
- 1日30分の運動を推奨する．
- アルコールは男性で1日2単位，女性で1日1単位に制限する．

▶ 薬物療法
- 禁忌がなければサイアザイド系利尿薬を開始し，血圧を140/90 mmHg以下とする．糖尿病の患者では血圧の目標は130/80 mmHgとし，初期治療としてはACE阻害薬を考慮する．強い推奨がなければその他の薬剤は使用しない．

- 初めの薬剤投与が最も予後を改善させるが，140/90 mmHgを達成できなければ追加の薬剤投与を検討する．
- 脂質異常症や糖尿病を含むその他の心血管リスクの評価と管理を行う．

▶ 紹介
- 急性発症の視力障害を認めた場合は出血や乳頭浮腫の評価のため眼科医へ紹介する（図18-3，図18-4参照）．

予防
- 健康的な生活と必要があれば薬剤を使用し，正常な血圧を保つ．
- 高血圧のみの患者であればルーチンでの眼底検査は必要ないが，糖尿病の合併があればルーチンで実施する[6]．SOR Ⓐ
- 予防は高血圧の予防や管理により達成される．

予後
- 予後は高血圧性網膜症の重症度による．
- 3年生存率は軽症の動脈の狭小化を認める症例では70％だが，乳頭浮腫や黄斑部の星芒状白斑を認める症例では6％とされる[7]．

フォローアップ

高血圧の診断がなされれば，患者は血圧が正常となるまで毎月受診し，その後3〜6カ月に1度受診する[4]．SOR Ⓒ

患者教育
- 高血圧性網膜症は急性の視力変化が起こらなければ血圧のコントロールのみで十分である．
- 血圧のコントロールが行われれば高血圧性網膜症の所見は通常改善するが，乳頭浮腫は例外であり，永続的な視力低下をきたす．
- 血圧のコントロールは心筋梗塞や脳卒中のリスクも下げる．

【Heidi S. Chumley, MD／Kelly Green, MD】

（長崎一哉 訳）

19 乳頭浮腫

症例

29歳の肥満体型の女性が早朝や臥位で増悪する慢性的な頭痛で受診した。嘔気やその他の神経症状の訴えはなく，基礎疾患や常用薬もない。診察では，視力は20/20と正常であり，両側のうっ血乳頭(papilledema)(図19-1)，網膜静脈自発拍動(spontaneous venous pulsation：SVP)の消失を認めるが，その他の神経所見はない。脳のMRI検査では脳腫瘍や水頭症はなく，腰椎穿刺で頭蓋内圧の亢進を認めた。特発性頭蓋内圧亢進症(idiopathic intracranial hypertension：IIH)と診断され，視力に変化が起こらないかフォローアップされた。アセトゾラミドが開始され，体重を減少させるプログラムを実施した。18カ月の経過で症状は改善した。

概説

うっ血乳頭という用語は特に頭蓋内圧亢進による視神経乳頭部の浮腫に対して用いられる。巣症状や頭蓋内占拠性病変がなければ，45歳以下の症例ではIIHがよくみられる疾患であり，特に肥満女性で多い。IIHの患者は拍動性の頭痛や嘔気を連日認めることが多く，一過性の視力障害や拍動性の耳鳴りを併発することもある。「シュッ」という音が聞こえると訴えることもある。ほぼすべての患者で，両側のうっ血乳頭と視野検査で視野欠損が認められる。腰椎穿刺での初圧の上昇が診断に必要な所見である。

別名

うっ血乳頭は偽脳腫瘍や良性頭蓋内圧亢進症としても知られている。

疫学

IIHは以下のように発症する。
- 約10万人に1人[1]。
- 15〜44歳の肥満女性では約10万人に20人[1]。
- 有病率は肥満度が上昇すると増えていく。英国の研究では肥満女性では約10万人に85.7人[2]。
- 平均の診断時の年齢は約30歳。

病因／病態生理

視神経乳頭部の浮腫は頭蓋内圧の亢進により発症する。IIHでは，脳脊髄液圧の上昇を認める。この原因については解明されていないが，現在の仮説としては，IIHとは脳脊髄液の再吸収低下によるものと考えられている。

危険因子

IIHは，妊娠可能な年齢の肥満女性でより頻度が高い。

診断

うっ血乳頭を認める患者では画像検査，特にMRIを撮像し，その後腰椎穿刺を実施する。IIHは除外診断であり，以下の診断基準がある[3]。
- 頭蓋内圧の上昇による症状や所見(頭痛，一過性の視力障

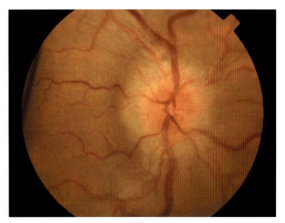

図19-1 頭蓋内圧亢進によるうっ血乳頭。視神経乳頭が盛りあがっており，網膜静脈の怒張により充血も認める。視神経乳頭の境界が不鮮明になっている。視神経症でも乳頭部周辺の境界が全体的に不鮮明となることがあるが，通常は一部分のみである (Reproduced with permission from Paul D. Comeau.)

害，うっ血乳頭)を認める。
- 神経所見は正常だが，例外として第Ⅵ脳神経麻痺を認めることがあり，複視を訴える。
- 頭蓋内圧の亢進が認められる。側臥位での腰椎穿刺で初圧が25 cmH_2O 以上であり，脳脊髄液が正常でなければならない。
- 頭部MRIで腫瘍，水頭症，血管病変が認められない。
- 頭蓋内圧を亢進させる指摘可能な原因を認めない。

臨床所見
- 90％以上のIIHの患者は妊娠可能年齢の肥満女性である。小児，男性，高齢者では他の原因を検索するべきである[3]。
- 頭痛と視力の変化が最も頻度の多い症状である。
- 思考力や集中力の低下の訴えはよくみられる。近年の研究では認知機能の低下が示されており，特に学習や記憶の領域で認められる[4]。
- SVPは視神経乳頭部の網膜静脈の拍動であり，IIHの患者では典型的には消失する。SVPは頭蓋内圧が正常な患者では90％に認められ，頭蓋内圧が190 mmHg以上になると消失する。脳脊髄液圧はIIHの患者では一過性に正常になることもあり，SVPの存在はIIHを否定することはできず，少なくともその時点では脳脊髄液圧が正常であることを示す[5]。

典型的分布
うっ血乳頭はほとんどの症例で両側性である(図19-1，図19-2)。片側性の乳頭浮腫では頭蓋内圧亢進によることはまれである。

検査所見
脳脊髄液を細胞数と培養の検査に提出する。

画像検査
- 画像検査は頭蓋内腫瘍や静脈洞閉塞を除外するために実施されるが，いくつかの画像検査では頭蓋内圧のモニターを可能とし，再度の腰椎穿刺の必要性を減らすことができる。
- 眼球エコーによる視神経鞘径の増加が頭蓋内圧上昇を検出する感度は90％，特異度は84％である[6]。
- 網膜光干渉断層撮影(OCT)は眼科で行われる検査で，IIH患者において網膜神経層の厚さを測定することで，正常な

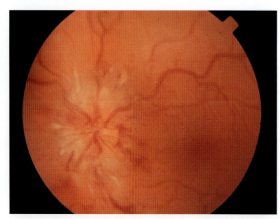

図19-2 重症の急性発症の乳頭浮腫であり，乳頭部に火炎状出血と綿花様白斑を認めており血管が不鮮明になっている。乳頭部の辺縁がぼやけており星型にみえる(Reproduced with permission from Paul D. Comeau.)

視神経乳頭，中等度の上昇，うっ血乳頭を区別することができる[7]。
- IIHの患者で認められるMRI所見は視神経の不整，部分的なトルコ鞍空洞症候群，横静脈洞の狭窄がある。これらの変化は頭蓋内圧が低下すると消失し，上昇すると再発する[8]。

鑑別診断

- 偽性乳頭浮腫や乳頭ドルーゼンは視神経の異常であり，視神経乳頭部の隆起と辺縁の不鮮明化を認める。視神経乳頭の石灰化により発症する。
- 視神経炎は両側もしくは片側の視神経乳頭部に生じる全体的もしくは部分的な腫脹であり，虚血や脱髄(多発性硬化症など)で発症する。1型糖尿病患者の1〜2%で認められる[9]。
- 頭蓋内圧の亢進は閉塞性病変や基礎疾患，薬剤により生じる[3]。
- 腫瘍性疾患，水頭症，静脈洞や頸静脈血栓，髄膜炎。
- アジソン病，甲状腺機能低下症，慢性閉塞性肺疾患(COPD)，睡眠時無呼吸症候群，腎不全，肺高血圧，重度の貧血。
- テトラサイクリン系抗菌薬，ビタミンA，同化ステロイド，リチウム，ステロイド離脱。

治療

IIHではほとんどの症例で症状は自制内で，視力の異常なく数年で改善する。しかし，視力障害が遷延または増悪する場合は，頭蓋内圧を低下させ，視神経の障害と不可逆的な視力低下を予防する必要がある。治療法を決める場合は，頭痛に対する対応が重要となる。

▶ 非薬物療法

- 視力の変化について慎重な経過観察(通常は眼科医)を行う。正式な視野検査の適応となる。
- 体重を15%減少させることは有益だが，視力障害を認めている場合は頭蓋内圧を十分すみやかには減少させることはできない[1]。SOR C

▶ 薬物療法

- アセトゾラミド1,000〜2,000 mg/日。初期の研究ではトピラマートも効果があるといわれている。フロセミドはあまり効果がない[10]。SOR C
- まれな症例ではあるが，急速に進行する視力障害に対しては，短期間の高用量ステロイドを使用する[1),10)]。SOR C

▶ 紹介，入院

- 外科療法は重症で治療抵抗性の症例に適応となり，視神経鞘開窓術や腰椎-腹膜シャントが行われる。妊婦や透析中の患者でも手術が考慮される[1),10)]。SOR C
- 横静脈洞ステント術は新しい手術治療であり，今後期待されている[11]。

予防

理想体重を維持することでIIHが予防できるかもしれない。

予後

IIH患者の2/3では視力障害が認められるが，多くの患者で改善する。ある研究では，9%の患者で永続的な視力低下をきたすと報告されている[12]。

フォローアップ

患者は3〜6カ月ごとに視神経乳頭の観察や視力，視野検査を施行できる臨床医にフォローアップされるべきである。視力変化があればすみやかに受診するべきである。

患者教育

新規のうっ血乳頭が認められた患者には，頭蓋内圧が亢進する重篤な疾患(頭蓋内腫瘍など)について精査が必要と伝える。IIHの患者には，数年で自然に寛解することもあるが，視力の変化があればすぐに報告するよう伝える。

【Heidi S. Chumley, MD】
(長崎一哉 訳)

20 加齢黄斑変性

症例

78歳の白人女性が，過去6カ月で徐々に増悪する中心視力の低下を訴え来院した。以前は完全に自立していたが，今は運転することができず日常生活動作(ADL)の低下も認められる。患者の周辺視力は保たれていた。眼底検査では黄斑部の脱色素とドルーゼン(黄斑網膜下の黄色の沈着物)を認める(図20-1)。萎縮性の加齢黄斑変性(age-related macular degeneration)と診断された。かかりつけ医が抗酸化剤や治療オプションについて説明したところ，彼女は抗酸化剤の内服を開始し，レーザー治療，外科療法，薬物療法については眼科医と相談することにした。

概説

加齢黄斑変性は高齢者で中心視力の低下をきたす。加齢黄斑変性の病態生理はまだ完全には解明されていないが，環境・遺伝的な要因による慢性的な網膜や網膜色素上皮の変化

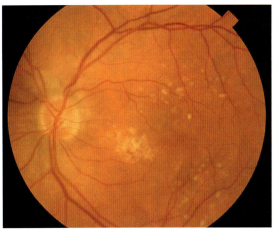

図 20-1　中等度の萎縮性加齢黄斑変性であり，黄斑部の脱色素とドルーゼン（黄斑網膜下の黄色の沈着物）を認める。本症例では視野の中心に歪みがある（Reproduced with permission from Paul D. Comeau.）

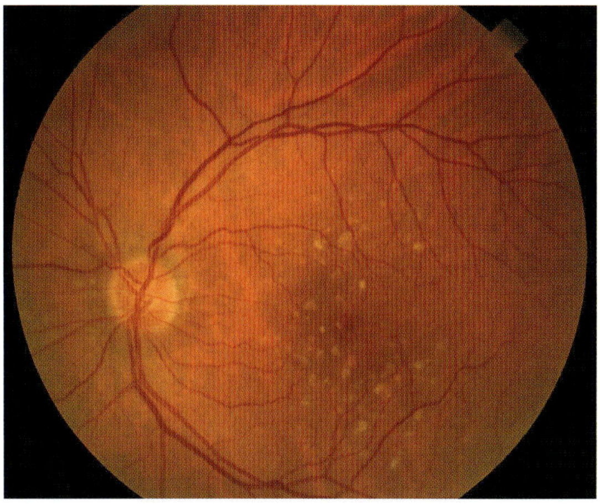

図 20-2　初期の萎縮性加齢黄斑変性であり，ドルーゼン（黄斑網膜下の黄色の沈着物）を認める。現段階では患者に症状はないだろう（Reproduced with permission from Paul D. Comeau.）

が関与している。加齢黄斑変性は眼科検査にてドルーゼンを検出することで診断する。健康的な生活習慣は加齢黄斑変性の発症や進行のリスクを抑える。眼科医に硝子体内注射，レーザー光凝固・光線力学療法，手術の適応について紹介する。

疫学

加齢黄斑変性は，先進国における頻度の高い不可逆的な視力低下の原因の1つである。

- 進行した加齢黄斑変性の有病率は40歳以上の成人で1.4％，80歳以上の白人女性で15％である[1]。
- 著明な視力低下を伴う加齢黄斑変性は黒人やヒスパニック系と比べ白人で多い[2]。
- 喫煙は女性でリスクを上昇させる（リスク比は喫煙者では2.5で，喫煙の既往では2.0）[2]。
- 加齢黄斑変性は家系により集団発生するが，明らかな遺伝子や家族性の危険因子ははっきりしていない[2]。

病因／病態生理

加齢黄斑変性は中心視力に影響を与えるが，周辺視力には影響を与えない。年齢による生理学的な変化であるが，環境や遺伝の要因でリスクが高まる[3]。

- フリーラジカル産生による酸化ストレスは網膜色素上皮の損傷を起こす。
- 網膜色素上皮の損傷は慢性的な炎症反応を発生させ，それには補体系が関連している。補体系に関する特殊な遺伝的多型が罹患の進行と関係している[4]。
- 網膜色素上皮の損傷や炎症は細胞外マトリックスに異常を生じさせ，網膜や網膜色素上皮の栄養の拡散を阻害させる。
- 細胞外マトリックスや栄養の拡散の異常は網膜の萎縮と新生血管を発生させる。

危険因子

- 加齢黄斑変性の重症化には，年齢，現在の喫煙，白内障の術後（人工レンズは太陽光からの保護が弱くなる），加齢黄斑変性の家族歴が重大なリスクである。

- 中等度のリスクとしては，BMIの増加，心血管疾患のリスク，高血圧，フィブリノーゲンの増加が関連している。
- 軽度のリスクとしては，性別，人種，糖尿病，虹彩の色，脳血管疾患の既往，総コレステロール，リポ蛋白，トリグリセリドが関連している[5]。

診断

診断は眼底検査によりなされる。加齢黄斑変性は萎縮性（早期，中期，進行期）と滲出性（常に進行期）がある。

- 萎縮性，早期：視力変化なし。ドルーゼンを認める（図20-2）。
- 萎縮性，中期：視野の中心の歪み。複数の中等度のドルーゼンを認める（図20-1 参照）。
- 萎縮性，進行期（滲出なし）：黄斑周囲組織の萎縮による著明な中心視野の低下。
- 滲出性，進行期（滲出あり）：緩徐もしくは急性の著明な視力低下。新規発症の歪み。黄斑下に新生血管を発生させ出血することがある（図20-3）。後期の変化としては，網膜下の瘢痕化や網膜の萎縮を認める（図20-4）。

▶ 臨床所見

- 視力低下の前に，変視症（視野の歪み）や中心暗点（固定された中心部の視野欠損）をきたす。
- 中心視力の低下があるが，周辺視力や夜間視力は影響されない[6]。
- ドルーゼンは古典的な臨床所見である（図20-1，図20-2 参照）。
  - 硬性：小さい，点状の結節。
  - 軟性：大きい，淡黄色もしくは灰白色。境界は不明瞭。

▶ 典型的分布

両側性だが，通常は片側の眼から影響が現れる。

▶ 補助検査

黄斑機能は視力低下の前に障害され，それはグレア回復機能や中心網膜感度の検査を行うことで検出できる[7]。光干渉断層計検査（OCT）とフルオレセイン造影検査は異常血管からの滲出の有無を検査するために通常用いられる。滲出が認められれば，抗VEGF抗体療法の適応となる。

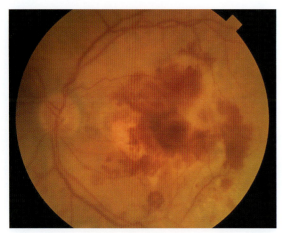

図 20-3　進行期の滲出性加齢黄斑変性であり，網膜下出血を伴う。患者は通常著明な中心視力の低下を起こす（Reproduced with permission from Paul D. Comeau.）

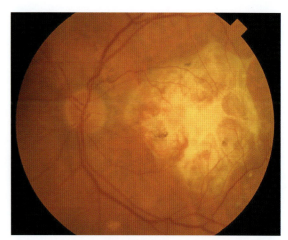

図 20-4　進行期の滲出性加齢黄斑変性であり，網膜下に瘢痕を認める。黄斑周囲の網膜の萎縮を認めており，患者は著明な視力低下をきたしている（Reproduced with permission from Paul D. Comeau.）

鑑別診断

高齢者の視力低下は以下のような原因でも起こる[8]。

- 緑内障（開放隅角）：進行するまでは通常無症状である。進行すれば，中心視力を失う代わりに視野障害が出現する。眼底検査では大きい C/D 比が認められる（16 章「緑内障」参照）。
- 糖尿病網膜症：黄斑浮腫により，中心視力の低下をきたすことがある。眼底検査では細動脈瘤，綿花様白斑，出血，滲出がみられる（17 章「糖尿病網膜症」参照）。
- 白内障：視野のぼやけやグレアが出現する。赤色反射の検査をすると，水晶体の混濁がみられる。

ドルーゼンは以下のような原因でもみられる。

- 色素性母斑や脈絡膜悪性黒色腫。
- 網膜剥離。
- 糸球体腎炎，特に膜性増殖性糸球体腎炎 2 型[6]。

治療

硝子体内注射，レーザー光凝固・光線力学療法，手術の適応について眼科医に紹介する。

▶ 非薬物療法

- ダイエット，運動，禁煙などの健康的な生活。

▶ 薬物療法

- ペガプタニブとラニビズマブ（抗 VEGF 抗体）の眼内注射は，進行した新生血管を伴う加齢黄斑変性患者の視力低下のリスクを減らすことができる（治療必要数〈NNT〉3～14）[9]。SOR Ⓐ
- ベバシズマブもラニビズマブと同様の効果がある[10]。
- 眼内注射により重篤な合併症が 1%，軽度な合併症が 5%でみられる[11]。

▶ 補助療法，代替療法

- 抗酸化剤（ビタミン C 500 mg，ビタミン E 400 IU，βカロテン 15 mg）に加え，亜鉛 80 mg を毎日内服することで，中期から進行期の加齢黄斑変性において視力低下を悪化させるリスクを減らす[12]。SOR Ⓑ　これらの抗酸化剤は合剤となり，単剤での内服が可能である。βカロテンは，喫煙者や過去 10 年以内の喫煙歴がある患者では避けるべきである。

▶ 紹介

- ほとんどの患者は眼科医により治療され，硝子体内注射，レーザー光凝固・光線力学療法，手術などが施行される。
- 萎縮性加齢黄斑変性の患者で視力の急な変化（視野の歪みなど）を認めた場合，緊急で眼科医に紹介する。

予防

- 食事：健康的な食事を摂取している人は不健康な食事を摂取している人と比べ，加齢黄斑変性を発症するリスクが 46% 減少する[13]。
- 運動：活動的な人はそうでない人と比べ，加齢黄斑変性を発症するリスクが 54% 減少する[13]。
- 生活：健康的な食事を摂取し，運動を行い，喫煙をしない生活スタイルを実践する人はそうでない人と比べ，加齢黄斑変性を発症するリスクが 71% 減少する[13]。
- 「加齢性眼疾患研究（AREDS）」で使用された栄養素（ビタミン A/E/C，亜鉛）の日常的な摂取は，加齢黄斑変性を発症するリスクを減らす[14]。

予後

25～33% の加齢黄斑症（加齢黄斑変性の初期）は，7 年かけて加齢黄斑変性へと進行する。喫煙，CRP の上昇，特殊な補体に関連した遺伝子型が進行のリスクを高める[4]。

フォローアップ

加齢黄斑症や加齢黄斑変性の患者は，眼科医によりフォローアップされるべきである。

患者教育

- 加齢黄斑変性は視力低下を起こしうる病気であり，本を読んだり運転をしたりすることが難しくなる。日常生活の多くの場面で影響を受ける。
- 健康的なライフスタイルは，加齢黄斑変性の発症や進行を抑えることができる。
- 視力低下のリスクを減少させるための治療がある。

- ほとんどの加齢黄斑変性の患者はかかりつけ医だけでなく，定期的な眼科医の受診も必要となる。

【Heidi S. Chumley, MD】
（長崎一哉 訳）

21 眼外傷—前房出血

症例

22歳の男性の眼に野球のボールがあたり，救急外来に眼痛，眼の充血，視力低下で受診した。前房への血液の貯留がみられ（図21-1），前房出血（hyphema）と診断された。眼の保護具を装着すること，鎮痛のためにアセトアミノフェンを内服すること，前房出血が改善するまでスポーツは行わないように指示された。眼科医へ緊急で受診したが，その他の部位に問題はなかった。前房出血は5日間で改善した。

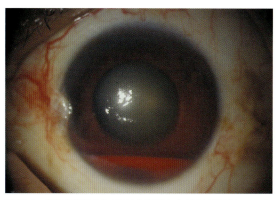

図21-1 鈍的外傷により前房内に層状の赤血球を認める。grade 1の前房出血であり，前房内の1/3以下に血液貯留がみられる
(Reproduced with permission from Paul D. Comeau.)

概説

前房出血は，前房内の血液貯留であり，眼外傷（eye trauma），凝固異常，血管異常，悪性腫瘍による圧迫などにより発症する。外傷性前房出血は男児や男性でよくみられ，スポーツや仕事に関連している。前房出血は典型的には5〜7日間で改善するが，再出血を起こし複雑な経過をたどる症例もある。

疫学

- 米国において，前房出血は年間10万人中17〜20人に発症する[1]。
- 60%の前房出血は，スポーツによる外傷により発症する[2]。特に眼外傷のリスクが高いスポーツとしては，ペイントボール，野球，ソフトボール，バスケットボール，サッカー，釣り，アイスホッケー，ラケットスポーツ，フェンシング，ラクロス，ボクシングなどである。

病因／病態生理

- 前房出血は血液，特に赤血球の貯留であり，前房内に層をつくる。
- 外傷が最もよくみられる原因であり，多くの場合でボール，空気銃のペレット弾，BB弾，石，拳などの投射物が直接眼に衝突することにより発症する。
- 眼に対する直接的な外力（鈍的外傷）により眼球が内側に陥凹し，眼の正常構造を歪ませる。
- 眼圧の一時的な上昇により水晶体，虹彩，毛様体が後方へ移動し，結果的に血管が破綻し出血を起こす。
- 眼圧は上昇し続け，眼圧が血管を十分圧迫できるまで上昇すると出血が止まる。
- フィブリンと血小板によるクロットが形成され，4〜7日間で安定化する。クロットは最終的に線溶系であり，線維柱帯網から排出される。

診断

前房出血の診断は臨床的であり，前房に層状出血という古典的な外観から診断される。

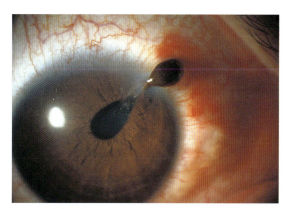

図21-2 患者は名前が記入されたラミネートカードの角に眼をぶつけた。鋭い角によって角膜の穿孔がみられ，創部の外に虹彩の一部が脱出している。瞳孔の輪郭に異常を認める。前房出血は認められない。本症例は緊急で外科的な修復を行う必要がある
(Reproduced with permission from Paul D. Comeau.)

▶ 臨床所見

病歴，身体所見

- 前房内の層状出血。
- 眼外傷の既往や非外傷性前房出血のリスク。
- 眼圧の上昇（32%）。
- 視力低下。
- 前房出血は前房内の出血量により分類される[1]。
  - grade 1：前房内の1/3以下（図21-1参照）。全症例の58%。
  - grade 2：前房内の1/3〜1/2。全症例の20%。
  - grade 3：前房内の1/2からほぼすべて。全症例の14%。
  - grade 4：前房内のすべて。全症例の8%。
- 前房出血を伴わない眼外傷（図21-2，図21-3）は結膜下出血，前部ぶどう膜炎をきたし，正常構造の歪みを生じ，眼球破裂する症例もある。

▶ 検査所見（補助検査も含む）

出血性疾患を評価するために血液検査を考慮する。出血時間，鎌状赤血球症に対する電気泳動，血小板数，プロトロンビン時間や部分トロンボプラスチン時間，肝機能検査を施行する。

▶ 画像検査

外傷機転により眼窩骨折や眼内異物の存在が疑われる場合

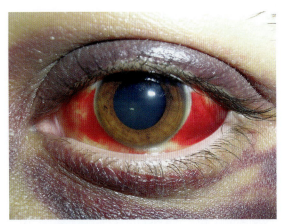

図 21-3 偶発的な外傷により，結膜下出血と眼瞼紫斑を認める。前房出血は認めない（Reproduced with permission from Richard P. Usatine, MD.）

は，CT 検査を考慮する。

鑑別診断

前房出血は見逃されない臨床所見であり，以下のような原因で発症する。

- 外傷：外傷の既往，非偶発的な外傷（小児虐待など）も含む。
- 血液凝固異常：血液疾患の既往歴や家族歴。外傷はない，もしくはわずか。黒人（鎌状赤血球症の頻度が増加）。
- 薬剤による抗凝固：慢性的なアスピリンやワルファリンの使用。外傷はない，もしくはわずか。
- 血管新生：糖尿病網膜症を伴う糖尿病，その他の眼疾患の既往（網膜中心静脈閉塞症），眼手術の既往（白内障）。外傷はなく，通常疼痛はない。突然発症し視力障害を生じる。
- メラノーマもしくは網膜芽細胞腫：部位やサイズによって症例のバリエーションは多い。前房出血は腫瘍による圧迫で水晶体，虹彩，毛様体の血管が破綻することで発症する。
- 若年性黄色肉芽腫などの異常脈管構造：赤色から黄色の丘疹や結節が眼や皮膚，内臓にできる。多くは 1 歳までに発症。

治療

- 多くの前房出血は 5〜7 日間で改善する。眼の保護や再出血などの合併症を減らすといった管理を行う。
- 眼圧の上昇やその他の眼外傷を評価，もしくは評価のために眼科医へ紹介する。眼球破裂の可能性があれば緊急で紹介する。

近年のコクランレビューでは，以下の介入を評価している。抗線維素溶解薬，副腎皮質ステロイド，調節麻痺薬，縮瞳薬，アスピリン，結合型エストロゲン，アイパッチ，頭位挙上，ベッド上安静。

- 視力を大きく改善させる介入はない。
- アミノカプロン酸（トラネキサム酸の代謝物）は抗線維素溶解薬であるが，初期の前房出血に使用すると症状の改善が遅延する。
- 抗線維素溶解薬：アミノカプロン酸，トラネキサム酸，アミノ安息香酸が再出血のリスクを減らす[3]。

▶ 非薬物療法

アイパッチ，頭位挙上，ベッド上安静はそれらが独立して視力には影響しない。しかし，専門家は包括的な治療の一環として，外傷を受けた眼のアイパッチを行い，外来通院を促すことを推奨している[1]。SOR **C**

▶ 薬物療法

最善の治療については議論の余地があるが，以下の各治療は無作為化比較試験（RCT）において再出血のリスクを減少させることが示されている。

- 抗線維素溶解薬の経口投与（アミノカプロン酸 50 mg/kg 4 時間ごと 5 日間〈30 g/d を超えない〉，トラネキサム酸 75 mg/kg 分 3）[4]。SOR **C**
- アミノカプロン酸の局所投与（30％ゲル含有剤 1 日 4 回）は，経口投与と同等の効果がある[4]。SOR **C**
- アスピリンや非ステロイド性抗炎症薬（NSAIDs）は再出血のリスクを上昇させるために避ける。
- 必要があれば，アセトアミノフェンを使用する。

▶ 紹介，入院

- 角膜，結膜，強膜の穿孔，眼の正常構造の歪み，ぶどう膜組織の露出や歪み（虹彩など。瞳孔の偏移をきたす）などの眼球の破損が疑われれば，手術の適応や修復術のために至急眼科医に紹介する（図 21-2 参照）。
- 前房内を満たす出血が持続する場合や眼圧の上昇が持続する場合は，外科療法が推奨される。
- フォローアップ外来は治療計画に従うことが可能な成人において許容される[4,5]。SOR **B**

予防

90％のスポーツ関連の眼外傷は適切なアイウェアにより予防することができる[6]。

予後

視力 20/40 まで改善する患者の割合は，前房出血の重症度により異なる。grade 1：80％，grade 3：60％，grade 4：35％[1]。

フォローアップ

患者は最初の 5 日間は，前房出血の経験がある医師にモニターされるべきである。外傷性緑内障の素因となる隅角後退，高眼圧が出現しないかをフォローアップするべきである。外傷性緑内障は，眼外傷からの遅発性の失明の原因となる。

患者教育

- 合併症としては，再出血，視力低下，虹彩前・後癒着，角膜染血，緑内障，視神経萎縮が出現する。緑内障に対しては，手術や薬剤による治療が必要となる。
- 再出血しやすい患者としては，黒人（鎌状赤血球形質による）[7,8]，grade 3〜4 の前房出血，初期の高眼圧を伴う患者。
- 外傷性の前房出血で隅角後退がみられる可能性があることを患者に伝えるべきである。それは生涯にわたる外傷性緑内障のリスクとなり，特に症状を認めないまま失明することがある。患者は定期的に眼科医によって，高眼圧と緑内障性神経変化のモニターを行う必要がある。

【Heidi S. Chumley, MD】

（長崎一哉 訳）

22 眼の発赤

症例

41歳の男性が朝目覚めると，両側の眼の充血を認めていた（図22-1）。眼の灼熱感とかゆみがあるが，疼痛はない。睫毛に眼脂の付着を認めている。診察では視力低下や異物はなく，瞳孔は正円で対光反射正常であり左右差はない。ウイルス性結膜炎と診断され，抗菌薬は不要とされた。周囲に結膜炎を広げないための感染対策を指導され，眼痛や視力低下があればすぐに医師に相談するよう伝えられた。数日で自然に合併症もなく改善した。

概説

眼の発赤（red eye）は眼の炎症をあらわす。鑑別診断は良性から失明に至るものまで含まれる。眼の発赤のパターン，眼痛や羞明の有無，視力低下，分泌物，角膜病変，視力が原疾患を診断するのに役立つ（表22-1）。

一般外来では多くの眼の発赤の原因はウイルス性結膜炎であり，眼の充血を起こす重症な疾患は眼科医へ至急紹介するべきである。

疫学

- 急性の眼の充血は，外来や救急外来でよく認められる主訴である。
- 結膜炎は，一般外来で最も多い非外傷性の眼の充血の原因である。

病因／病態生理

眼の発赤は以下の原因により起こる。
- 眼の様々な層に対する感染や非感染性の炎症（結膜炎，上強膜炎，強膜炎，ぶどう膜炎，角膜炎）。
- 眼瞼病変（眼瞼炎，眼瞼内反，眼瞼の位置異常）。
- 急性緑内障（通常は閉塞隅角）。
- 外傷。
- 結膜下出血。

鑑別診断

急性発症の眼の発赤は以下の原因により起こる。
- 結膜炎[2]：結膜充血，分泌物，ザラザラした不快感があり，視力低下は認めない（図22-1～図22-4）（13章「結膜炎」参照）。
- 上強膜炎：局所性またはびまん性の上強膜の炎症（ピンク色）であり，不快感は軽度だが圧痛を認める。視力障害は認めない（図22-5）（14章「強膜炎，上強膜炎」参照）。
- 強膜炎：局所性またはびまん性の強膜の炎症（暗赤色，紫色，青色）であり，激しい刺すような眼痛があり頭部や頸部へ放散することがある。羞明や視力低下を伴う（図22-6）

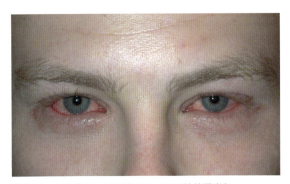

図22-1　41歳男性．両側性のウイルス性結膜炎（Reproduced with permission from Richard P. Usatine, MD.）

表22-1　眼の発赤の診断における臨床的特徴

	結膜炎	上強膜炎	強膜炎	ぶどう膜炎
発赤	びまん性	区域性，ピンク	区域性，びまん性，暗赤，紫，青色	全周性，角膜周囲
眼痛	なし	軽度，圧痛あり	強い，刺される	時にはあり
視力低下	なし	なし	時にはあり	時にはあり
分泌物	ほとんどあり	なし	なし	なし
羞明※	なし	なし	あり	前部であり
瞳孔	正常	正常	正常	縮瞳
角膜	正常	正常	正常	正常～混濁
関連疾患	上気道炎，アレルギー，有害物質への曝露	しばしば全身性疾患	全身性疾患	全身性疾患，特発性

	角膜炎	閉塞隅角緑内障	結膜下出血	眼型酒さ
発赤	びまん性，毛様充血	びまん性，強膜性	血性，血管外	びまん性
眼痛	ほとんどあり	あり	なし（外傷は例外）	なし
視力低下	部位による	あり	なし	重症例であり
分泌物	時にはあり	なし	なし	なし
羞明※	あり	あり	なし	時にはあり
瞳孔	正常～縮瞳	中散瞳，反射遅延	正常（外傷は例外）	正常，もしくは新生血管，混濁
角膜	混濁	ほとんど混濁	正常	
関連疾患	コンタクトレンズ，HSV，帯状疱疹，酒さ	頭痛，嘔気・嘔吐，消化器症状を生じる	高血圧，外傷，咳，バルサルバ，出血傾向	皮膚の酒さ（なくても），眼瞼炎

HSV：単純ヘルペスウイルス
※ペンライトで検出できる羞明の存在は眼の発赤の重篤な疾患を特定することに関して，陽性的中率60%かつ陰性的中率90%である[1]

80　第4部　眼

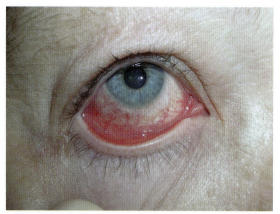

図22-2　コンタクトレンズ装用者に発症した細菌性結膜炎（*Reproduced with permission from Richard P. Usatine, MD.*）

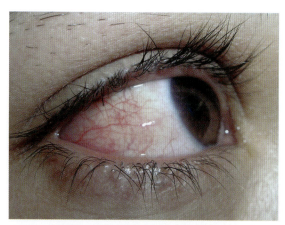

図22-5　上強膜炎による区域性の発赤を認める（*Reproduced with permission from Richard P. Usatine, MD.*）

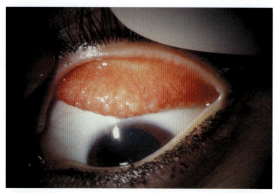

図22-3　コンタクトレンズ装用者に発症した巨大乳頭結膜炎（*Reproduced with permission from Paul D. Comeau.*）

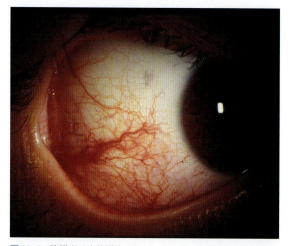

図22-6　強膜炎は上強膜炎と比べ，より深い位置に暗赤色の血管を認める（*Reproduced with permission from Paul D. Comeau.*）

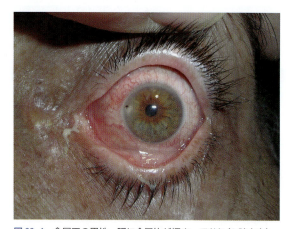

図22-4　金属工の男性。眼に金属片が埋まっており（9時方向），結膜の刺激症状が生じている（*Reproduced with permission from Richard P. Usatine, MD.*）

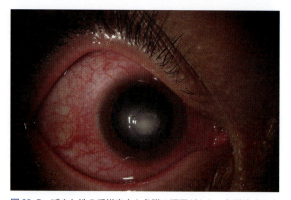

図22-7　びまん性の毛様充血と角膜の混濁があり，角膜潰瘍や炎症細胞浸潤を伴う角膜炎がみられる（*Reproduced with permission from Paul D. Comeau.*）

（14章「強膜炎，上強膜炎」参照）。
- 角膜炎，角膜潰瘍：びまん性の毛様充血があり，縮瞳，眼脂，疼痛，羞明を伴い，病変の部位によっては視力低下を認めることもある（図22-7）。コンタクトレンズの使用にしばしば関連する。
- 結膜下出血（図22-8）：明赤色の結膜下の血液。通常疼痛は伴わない。激しい咳嗽，くしゃみ，外傷後，ドライアイの

患者で眼を擦ることによる軽微な外傷などで発症する。視力低下は起こらない。
- 眼型酒さ：顔面の酒さがみられる患者の50％以上で認められる。眼瞼炎，結膜炎，上強膜炎，角膜潰瘍や血管新生の原因となりうる（図22-9，図22-10）。
- ぶどう膜炎，虹彩炎：全周性の充血，眼痛，羞明，視力低

22章 眼の発赤

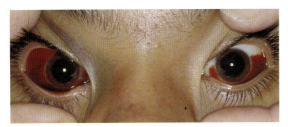

図22-8 外傷による結膜下出血(Reproduced with permission from Paul D. Comeau.)

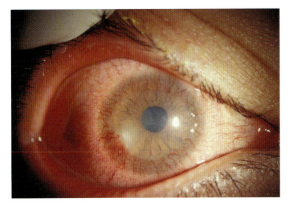

図22-9 眼型酒さであり，角膜に新生血管の増殖がみられる。多くの酒さの患者では，眼瞼炎（眼瞼の炎症），結膜炎（最も頻度が高い），上強膜炎（まれ），角膜炎，角膜潰瘍や血管新生などの所見がみられる(Reproduced with permission from Paul D. Comeau.)

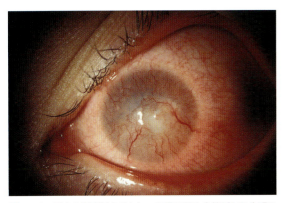

図22-10 重症の眼型酒さであり，角膜の新生血管があり失明に至っている(Reproduced with permission from Paul D. Comeau.)

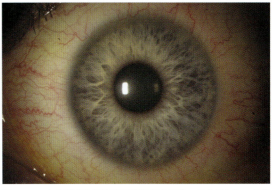

図22-11 虹彩炎（前部ぶどう膜炎）は全周性の発赤があり，角膜周囲に赤色や紫色のリングがみられる。比較として，結膜炎では図22-2にみられるように周辺には病変を認めない。本症例は眼痛や視力低下があり，結膜炎ではみられない(Reproduced with permission from Paul D. Comeau.)

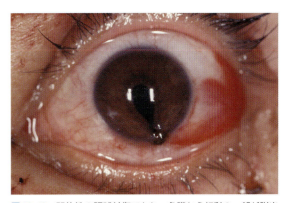

図22-12 開放性の眼球外傷であり，角膜から虹彩の一部が脱出しており，瞳孔に異常を認める。結膜充血と出血があり，眼の発赤を認めている(Reproduced with permission from Paul D. Comeau.)

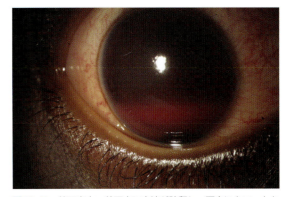

図22-13 前房出血。前房内に血液が貯留し，下方にクロットもみられる(Reproduced with permission from Paul D. Comeau.)

下を認める（図22-11）(15章「ぶどう膜炎，虹彩炎」参照)。
- 外傷による眼球損傷。前房内に出血があれば，前房出血と呼ばれる（図22-12，図22-13）(21章「眼外傷─前房出血」参照)。
- 翼状片：眼球表面に認められる結合組織の増殖であり，角膜に侵入する（図22-14）(9章「翼状片」参照)。
- 前房蓄膿は，前房内にみられる層状の白血球(膿)の貯留である。虹彩の炎症や眼の感染症により発症する。炎症や感染により結膜や強膜の発赤もみられる（図22-15）。
- 急性閉塞隅角緑内障：角膜混濁や強膜の充血，浅前房，片側性の頭痛を伴う眼痛，急性の眼圧上昇，著明な視力低下を認める（16章「緑内障」参照）。
- 眼瞼病変：眼瞼炎（眼瞼の炎症）（図22-16）。眼瞼内反は眼瞼が内側に入り，結膜や角膜に不快感を生じる。

治療

それぞれの原因に対する治療は関連した章で言及されている。以下の症状がある場合は眼科医へ相談する[3]。SOR C
- 視力低下。
- 中等度から重度の眼痛。

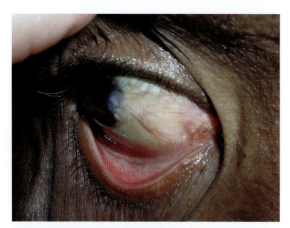

図 22-14　翼状片は不快感や発赤をしばしば伴う（*Reproduced with permission from Richard P. Usatine, MD.*）

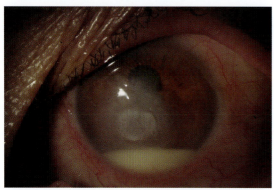

図 22-15　前房蓄膿。前房内に白血球の堆積がみられる（*Reproduced with permission from Paul D. Comeau.*）

- 多量の膿性分泌物。
- 角膜病変。
- 結膜瘢痕。
- 治療の反応性が乏しい。
- 局所ステロイド療法。

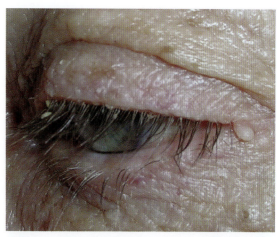

図 22-16　眼瞼炎であり，眼瞼の発赤や睫毛に眼脂の付着・蓄積がある（*Reproduced with permission from Richard P. Usatine, MD.*）

- 再発。
- 眼球破裂や穿孔。
- 単純ヘルペスによる眼疾患の既往。
- コンタクトレンズ装用。

予後

原疾患によって異なる（関連した章参照）。

フォローアップ

　フォローアップのタイミングや追加検査の必要性は，原疾患によって異なる（関連した章参照）。

患者教育

　眼痛（眼のザラザラとした不快感ではない）や視力低下があれば，医師に相談するよう伝える。

【Heidi S. Chumley, MD／Richard P. Usatine, MD】

（長崎一哉 訳）

第 5 部

耳，鼻，咽喉

SOR	定義
A	一貫して質が高く，かつ患者由来のエビデンスに基づいた推奨*
B	矛盾があるか，質に一部問題がある患者由来のエビデンスに基づいた推奨*
C	今までのコンセンサス，日常行う診療行為，意見，疾患由来のエビデンス，または，診断・治療・スクリーニングのための症例報告に基づいた推奨*

・SOR：推奨度（strength of recommendation）
・患者由来のエビデンス：死亡率，罹患率，患者の症状の改善などを意味する
・疾患由来のエビデンス：血圧変化，血液生化学所見などを意味する
＊：さらなる詳細な情報を確認する場合は巻末の「付録A」参照

1節　耳

23　中耳炎─急性中耳炎，滲出性中耳炎

症例

　左耳痛を主訴にかかりつけ内科医を受診した35歳の男性会社員。出張中だった1週間前から感冒症状があり，受診3日前に帰りの飛行機のなかで両耳閉感を自覚，右耳はすぐに改善したが，左耳は耳閉感が持続し受診前日には耳痛が出現した。耳鏡所見上，左鼓膜陥凹とわずかな発赤を認めた（図23-1）。鼓膜加圧観察法では鼓膜の可動性が消失していた。医師は急性中耳炎（acute otitis media）と診断し，アモキシシリン10日分を処方した。

概説

　急性中耳炎は，発熱や耳痛などの急性症状を伴い中耳滲出液の貯留が特徴的である。滲出性中耳炎（otitis media with effusion）は中耳の液体貯留が特徴的だが，急性の感染徴候を伴わず，しばしば小児に発症する。

疫学

- 急性中耳炎に対しては，2000年には50億ドルの国民医療費の支出があった[1]。
- 大半の小児が2～3歳までの間に急性中耳炎を経験するが[2]，成人ではまれであり，ある後ろ向き研究によれば，その頻度は0.25%である[3]。
- 国際プライマリケアネットワークの研究によれば，成人例は急性中耳炎患者の20%以下である[4]。
- 急性中耳炎は，米国において外来抗菌薬療法の対象疾患として最も多い[5]。
- 滲出性中耳炎は200万人以上の小児において診断され，直接的・間接的な保健医療費は年間40億ドルである[6]。

病因/病態生理

　急性中耳炎には，しばしば咳や鼻汁などの上気道炎症状が先行する。
- 急性中耳炎の病因[7]。
  - 耳管機能不全（通常は上気道感染による）とそれに引き続く耳管閉塞。
  - 中耳腔における過剰な陰圧状態の持続。
  - 中耳の液体貯留。
  - 微生物の増殖。
  - 化膿（これが急性中耳炎の臨床症状を導く）。
- 米国と英国における最も一般的な病原微生物[8],[9]。
  - 2000年に7価の肺炎球菌ワクチンが導入されて以来，肺炎球菌は少ない。
  - 非莢膜型インフルエンザ菌。
  - モラキセラカタラーリス。
  - 黄色ブドウ球菌。
- 成人34人の中耳炎症例中，インフルエンザ菌と肺炎球菌が検出された例は，それぞれ9例と7例（26%，21%）で

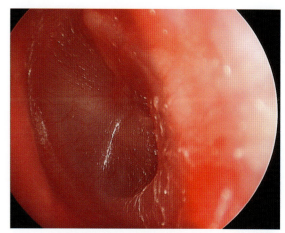

図23-1　耳管閉塞期における早期の急性中耳炎。鼓膜の軽度陥凹，ツチ骨柄の水平化と外側突起の突出を認める（Reproduced with permission from William Clark, MD.）

あった[10]。
- ウイルスは16%の症例で検出され，RSウイルス，ライノウイルス，インフルエンザウイルス，およびアデノウイルスが多い[11]。
- 滲出性中耳炎は，急性中耳炎に続発することが最も一般的である。
- 中耳滲出液は耳小骨の伝導性を低下させ，難聴を生じさせる。
- 中耳炎において液体貯留が持続する理由は不明である。
- 「glue ear」は，きわめて粘稠度の高い中耳滲出液が貯留する滲出性中耳炎の亜型である。

危険因子

　成人における最も重要な危険因子は喫煙である。

診断

▶ 臨床所見

急性中耳炎
- 急性中耳炎を診断するためには，急性発症であること，中耳滲出液の証明，さらに中耳炎の症候と所見の存在を評価する必要がある[6]。SOR Ⓒ
- 急性中耳炎の定義の要素は以下のとおりである[6]。
1）通常は突然の中耳炎症状と中耳滲出液の貯留を認める。
2）中耳滲出液の存在（図23-2）。しばしば鼓膜の充血や（図23-1参照），鼓膜の膨隆を伴う（図23-3）。また鼓膜内側の液面形成（図23-2参照）は中耳滲出液の存在を疑う。
3）中耳滲出液を確認する方法として以下のような客観的な方法がある[6]。
　a．鼓膜加圧観察法による鼓膜の可動性制限または欠如（図23-1，図23-4）。
　b．ティンパノメトリーなどの検査。
　c．耳漏の存在。
4）中耳炎症所見は以下のいずれかによって示される（図23-1〜図23-3参照）。
　a．正常鼓膜と比較して明らかな充血があること（図23-5）。
　b．強い耳痛（明らかに日常生活または睡眠を阻害するか，それを不可能にするほどの不快感）。

23章　中耳炎—急性中耳炎，滲出性中耳炎　85

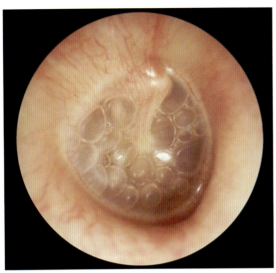

図23-2　右滲出性中耳炎。軽度陥凹し，発赤のない，透明な鼓膜に複数の液面形成を認める(Reproduced with permission from Frank Miller, MD.)

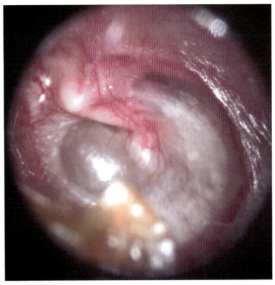

図23-4　左滲出性中耳炎。陥凹した鼓膜によりツチ骨が引き上げられ，水平化している(Reproduced with permission from Glen Medellin, MD.)

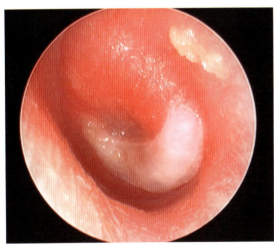

図23-3　化膿期の急性中耳炎。鼓膜の裏に膿性滲出液，鼓膜膨隆，鼓膜の後上象限の腫脹，および鼓膜全体の浮腫を認める。白色の部分は過去の中耳炎による鼓室硬化症である(Reproduced with permission from William Clark, MD.)

滲出性中耳炎

- 半数以上の患者にみられる最も一般的な症状は，軽度難聴である。
- 急性中耳炎との鑑別点は急性症状を示さないことである。
- 一般的な耳鏡所見は以下のとおりである。
  - 液面形成または気泡（図23-2 参照）。
  - 正常鼓膜（図23-5 参照）と比較した鼓膜混濁（図23-1 参照）。
  - 鼓膜の発赤は滲出性中耳炎の約5％に認められる。
- 臨床医は滲出性中耳炎の初期診断のために鼓膜加圧観察法を用いる[12]。**SOA** Ⓐ
  - 鼓膜の可動性低下は中耳滲出液の存在を示す。
  - メタ解析によれば，鼓膜加圧観察法による鼓膜可動性低下は，感度94％，特異度80％，陽性尤度比（LR＋）4.7，陰性尤度比（LR－）0.075である[12]。

検査所見，画像検査

- 急性中耳炎と滲出性中耳炎の多くは臨床的に診断されるため，検査の役割は限定的である。臨床所見や耳鏡検査を含む身体所見で確定できない場合には，以下のような検査が補助的診断に役立つ。
  - ティンパノメトリー：鼓膜の反響音を測定することにより，鼓膜のコンプライアンスを測定するもので，急性中耳炎と滲出性中耳炎においては波形が減弱または消失する。
  - アコースティックオトスコープ：ティンパノメトリーに似た検査であるが，外耳道を密閉することなく，鼓膜の反響音を測定し鼓室内の気体と液体貯留を区別するものである。
  - 鼓室穿刺：急性中耳炎において患者がトキシック，免疫抑制状態，または抗菌薬が効果的でない場合，鼓室穿刺の適応となる。

鑑別診断

急性中耳炎と滲出性中耳炎の鍵となる鑑別点は，滲出性中耳炎においては急性炎症所見（発熱，刺激感，耳痛など）がないことである。耳鏡所見は類似していることがある。急性中耳炎や滲出性中耳炎と混合しやすい他の疾患には以下のようなものがある。

- 外耳炎：耳痛と耳漏，軽度難聴をきたすが，それらは急性中耳炎においても認められることがある。身体所見上は，耳珠部の疼痛と耳鏡での外耳道の炎症所見の存在により急性中耳炎と区別しうる。耳洗浄は鼓膜の観察を容易にし，鑑別のために役立つことがある（24章「外耳炎」参照）。
- 航空性中耳炎：しばしば強い耳痛を伴う。病歴聴取上の鍵は，上気道炎の先行，飛行機への搭乗，潜水，耳外傷などである。
- 真珠腫：急性中耳炎と異なり初期症状が乏しい疾患である。耳鏡により中耳に白色の角化物を認めることで診断す

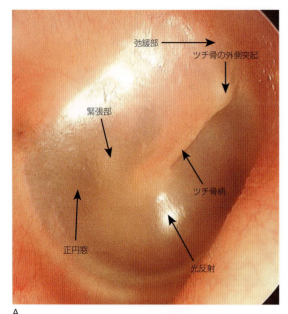

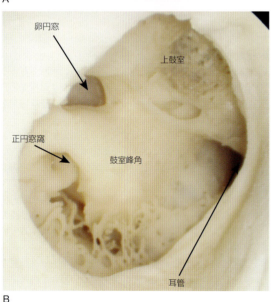

図23-5　A：右の正常鼓膜と内耳の骨性構造物との関係。B：耳小骨は取り除かれている（Reproduced with permission from William Clark, MD.）

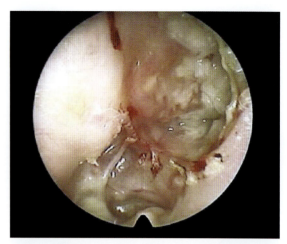

図23-6　真珠腫（Reproduced with permission from Vladimir Zlinsky, MD, in Roy F. Sullivan, PhD. Audiology Forum：Video Otoscopy, www.rcsullivan.com.）

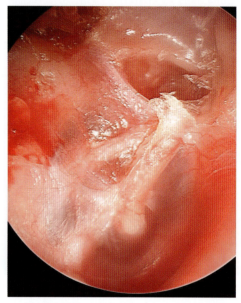

図23-7　後天性真珠腫。上鼓室の陥凹部からdebrisが取り除かれている（Reproduced with permission from William Clark, MD.）

る（図23-6，図26-7）。
- 異物：耳痛をきたすことがある。耳鏡にて異物を証明する（25章「外耳道異物」参照）。
- 水疱性鼓膜炎：急性中耳炎の起炎菌のほか，ウイルスやマイコプラズマ感染症によって発症し，約1/3の症例において感音難聴を伴う。耳鏡所見では鼓膜表面に漿液性の内容液を含んだ水疱を認める（図23-8）。患者は強い耳痛を訴える。
- 慢性化膿性中耳炎：病歴上，慢性的な耳漏や反復する中耳感染症があり，耳鏡所見にて鼓膜穿孔と耳漏を認める。
- 関連痛：両側性の関連耳痛はまれである。耳痛の症例において急性中耳炎の臨床像に合致しない場合には考慮すべきである。関連痛は通常は他の頭頸部領域から来る（歯，顎，

頸椎，リンパ節，唾液腺，鼻副鼻腔，扁桃，舌，咽頭，髄膜など）。
- 乳様突起炎：抗菌薬未投与の急性中耳炎患者に乳様突起部に増強する疼痛や叩打痛が生じた場合や，抗菌薬投与後に乳様突起部の疼痛や圧痛が再燃した場合に，単純な急性中耳炎と鑑別される。耳漏の増加とともに，再燃，または持続する発熱も臨床的特徴である。乳様突起部の腫脹により耳介が聳立する（図23-9）。
- 外傷性鼓膜穿孔（図23-10）：膿性耳漏を伴わない鼓膜穿孔を認める。

治療

急性中耳炎と滲出性中耳炎の治療に関しての多くの研究は小児を対象としている。データがない部分について，成人例において有用であると思われる治療法を以下に提示した。

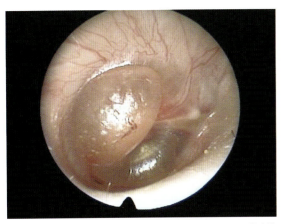

図 23-8 水疱性鼓膜炎は，鼓膜表面の漿液性水疱により，滲出性中耳炎と鑑別する（Reproduced with permission from Vladimir Zlinsky, MD, in Roy F. Sullivan, PhD. Audiology Forum：Video Otoscopy, www.rcsullivan.com.）

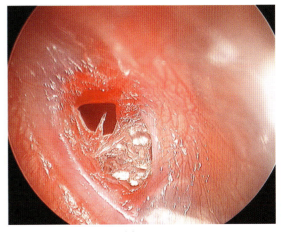

図 23-10 左外傷性鼓膜穿孔（Reproduced with permission from William Clark, MD.）

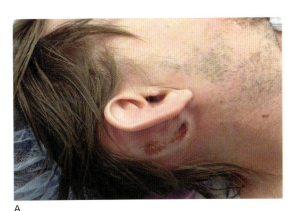

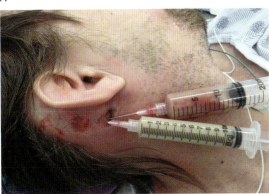

図 23-9 A：4 週間前からの中耳炎の経過中発生した乳様突起炎。不適切な抗菌薬使用や適切でない経過観察は静かなる乳様突起炎を生じることがある。CTでは，頭蓋内への骨破壊像と乳様突起の骨膜下膿瘍を認めた。B：乳突削開術の前に膿瘍穿刺を行うと 20 mL 以上の膿汁が吸引された。手術室にて乳突削開術が施行された後，幸運にも脳膿瘍を発症することなく回復した（Reproduced with permission from Randal A. Otto, MD.）

▶ 非薬物療法

単純な急性中耳炎の治療においては抗菌薬は不要である[13]。SOR Ⓐ 滲出性中耳炎の初期対応は経過観察である。ほとんどの症例は 3 カ月以内に自然軽快し，1 年以上遷延するのは 5〜10％のみである。処置は期間と症状次第であるが，以下の点を考慮する。

- 一側/両側性，貯留する期間，関連する症状と重症度[6]。SOR Ⓒ
- 聴力検査は小児において 3 カ月以上持続する場合に必要である[6] SOR Ⓑ が，成人においてはその意義は不明である。
- ゴム風船を使った自己通気が小児において有益であることが示されており，成人に対しては，口を閉じ鼻腔を塞ぎ鼻をかもうとすることで通気を促すよう指導する。

▶ 薬物療法

- 経口アセトアミノフェンとイブプロフェンは耳痛を軽減させる。
  - 急性中耳炎における表面麻酔薬の鎮痛効果の評価については十分なデータがない[14]。SOR Ⓑ
- 抗菌薬は急性中耳炎の症状をより早期に軽減させるが，下痢や嘔吐，皮疹などの副作用のリスクを増やす[13]。SOR Ⓑ
  - 抗菌薬は第 2〜第 7 病日の耳痛を軽減させ，対側耳の急性中耳炎の進行を予防する可能性があるが，プラセボとの比較で副作用が増える。
  - 抗菌薬はどのレジメンがよいのかに関しての十分なデータはない[13]。
  - 急性中耳炎に対して効果的と思われる抗菌薬には，アモキシシリン，アモキシシリン/クラブラン酸，アンピシリン，ペニシリン，エリスロマイシン，アジスロマイシン，ST 合剤やセファロスポリン系がある。
  - 抗菌薬の長期投与（8〜10 日間）は，短期間での治療不成功例を減少させるが，短期投与（5 日間）との比較において長期経過への利点はない[13],[15]。
- 即時の抗菌薬投与は急性中耳炎の有症状期間を短縮させるが，72 時間後投与開始群と比較して嘔吐，下痢，皮疹を増加させた[13]。SOR Ⓑ
- 血管収縮薬と抗ヒスタミン薬の必要性はない[16]。SOR Ⓑ
- 滲出性中耳炎において抗菌薬と血管収縮薬は効果がない[6]。SOR Ⓐ
- 抗菌薬とコルチコイドは滲出性中耳炎に効果はない[6]。SOR Ⓐ

▶ 紹介

- 専門家（耳鼻咽喉科医，言語聴覚士，言語病理学者）への紹介は以下の場合に行う[6]。SOR Ⓒ

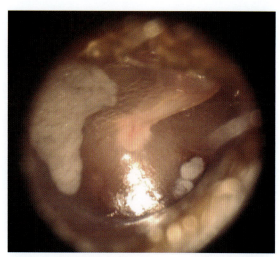

図 23-11　反復性中耳炎と鼓膜換気チューブ留置後に生じた鼓室硬化症（Reproduced with permission from Glen Medellin, MD.）

- 持続する難聴と4カ月以上に及ぶ貯留液。
- 鼓膜や中耳構造の破壊。

予防

- キシリトールチューインガムまたはシロップの1日5回投与は，急性中耳炎の再発に対してわずかな予防効果がある[13]。SOR Ⓑ
- 鼓膜換気チューブは小児において急性中耳炎の発症数を減らすが，鼓室硬化症のリスクが増した（図 23-11）[13]。SOR Ⓑ

予後

- 抗菌薬を使用せず，小児の急性中耳炎の約60%は24時間以内に，約80%は3日以内に軽快した。抗菌薬が投与されない場合の合併症の頻度は0.13%である[17]。
- 滲出性中耳炎の大半は3カ月以内で自然軽快した。5〜10%のみが1年以上要したが，30〜40%の患者において中耳滲出液が再発した[6]。

フォローアップ

- 急性中耳炎患者が48〜72時間以内に初期治療に反応しない場合には，急性中耳炎を確定するか他の疾患を除外するために再度診察するべきである。急性中耳炎が確定したならば，抗菌薬の投与を開始するべきである。初期治療において抗菌薬を使用していたならば，それを変更するべきである[6]。SOR Ⓑ
- 乳様突起炎や顔面神経障害などの重症合併症の可能性がある場合には，早急に専門医に紹介するべきである。
- 急性中耳炎治療後のフォローアップの時期や，どのような患者がフォローアップされるべきなのかについてのコンセンサスはない。保護者が，抗菌薬療法後の急性中耳炎の軽快または持続について，信頼しうる決定因子となるというエビデンスもある[18]。

患者教育

- 禁煙するべきであり，禁煙援助が必要である（237章「タバコ嗜癖」参照）。

- 急性中耳炎が高頻度で自然軽快することと抗菌薬の副作用について，保護者には理解させる必要がある。初診時の抗菌薬処方をしつつも，投与開始についてアドバイスすることは（48時間までは経過観察することなど），即時治療と比較して抗菌薬の使用を減らすことにつながる[19]。
- 滲出性中耳炎については自然軽快が期待しうることを知らせるべきである。
  - 中耳滲出液の吸収の定期的なフォローアップが重要であり，中耳滲出液と難聴が持続する場合には追加治療や専門家への紹介を考慮すること。

【Brian Z. Rayala, MD】
（秋月浩光 訳）

24　外耳炎

症例

2型糖尿病を患う40歳の女性が，受診2日前からの両側耳痛，耳漏，難聴にて家庭医を受診した。症状は右耳から始まり，すぐに左に広がった。発熱があり全身状態は不良だった。両側の外耳は腫脹し，蜂蜜様の痂皮を認めた（図 24-1，図 24-2）。外耳道は狭窄し膿汁を認めた（図 24-3）。耳鼻咽喉科に紹介され，悪性外耳炎の疑いで入院した。MRIでは側頭骨の骨破壊を認めた。シプロフロキサシンの静注を開始し，耳漏からはシプロフロキサシン感受性の緑膿菌が検出された。患者は軽快し，5日後経口シプロフロキサシンを内服とし退院した。

概説

外耳炎（otitis externa）は一般的な疾患であり，外耳道の感染を伴う炎症である[1]。

疫学

- 正確な発生頻度は不明だが，生涯発生率は10%との報告が1つだけある[2]。
- 小児より成人に多く発症する。

病因／病態生理

- 一般的な起炎菌は外耳道の常在菌の一部である，主に好気性菌（緑膿菌，黄色ブドウ球菌）であり，次いで嫌気性菌（バクテロイデス，ペプトストレプトコッカス）である。まれに（2〜10%）は真菌の増殖による（アスペルギルスニガーはしばしば抗菌薬長期投与にて発症する）[1]。
- 外耳炎の病態生理は以下のとおりである。
  - 日常の刺激である外傷により皮膚の統合性が破綻する。
  - 皮膚の炎症や浮腫が生じ，皮膚付属器（耳垢腺，皮脂腺，毛根）の閉塞をきたす。
  - 掻痒感により擦過する機会が増え，さらなる皮膚の外傷をもたらす。
  - その結果，外耳道の環境変化（耳垢の質的量的変化，外耳道のpHの上昇　外耳道上皮の移動の障害）。
  - 最終的に，外耳道温度が上昇し，アルカリ化，湿潤環境となり，種々の病原微生物の増殖に理想的な環境となる。

24章 外耳炎　89

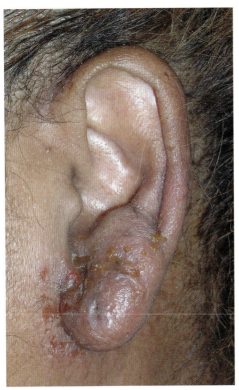

図24-1　40歳女性の糖尿病に併発した悪性壊死性外耳道炎。耳介の腫脹と蜂蜜様の痂皮の付着を認める。外耳道や側頭骨も巻き込まれている（Reproduced with permission from E. J. Mayeaux, MD.）

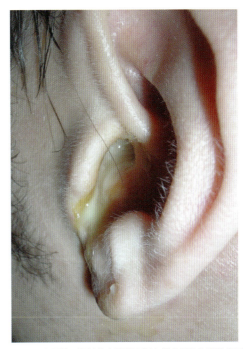

図24-3　25歳男性の慢性的な膿性耳漏を伴う慢性化膿性中耳炎。このような所見は穿孔を生じた急性中耳炎や化膿性外耳道炎でも認められる（Reproduced with permission from Richard P. Usatine, MD.）

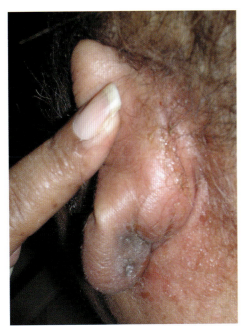

図24-2　違う角度からみた悪性壊死性外耳道炎（Reproduced with permission from E. J. Mayeaux, MD.）

危険因子

【環境因子】[3]
- 湿潤：外耳道皮膚を軟化させ、pHの上昇をもたらし、外耳道を保護する耳垢を落とす（水泳、発汗、多湿）。
- 外傷：外耳道皮膚の損傷をもたらす（綿棒、爪、補聴器、耳栓、クリップ、マッチ、機械的な耳垢除去）。
- 高温環境。

【宿主因子】
- 解剖学的：耳垢の堆積と保湿（外耳道狭窄や多毛外耳道）。
- 耳垢：耳垢の欠如または産生過剰（それぞれ、保護層の欠損または湿潤をもたらす）。
- 慢性皮膚疾患（萎縮性皮膚炎、乾癬、脂漏性皮膚炎など）。
- 免疫不全（化学療法、HIV、AIDSなど）。

診断

▶ 臨床所見
- 外耳炎は癤のような局所性のものと全般性のものとがある（図24-4）。後者は、びまん性外耳炎もしくは単純性外耳炎として知られる。外耳または外耳道の脂漏性皮膚炎は、びまん性または全般性となりうる（図24-4参照）。
- びまん性皮膚炎の種類[1]。
  - 急性（＜6週間）（図24-5、図24-6）。
  - 慢性（＞3カ月）：難聴と外耳道狭窄をきたす（図24-7）。
  - 壊死性または悪性：通常、糖尿病や免疫不全患者において側頭骨の骨破壊をきたし、しばしば重篤となる（図24-1参照）。

病歴
- 耳痛、掻痒感を含む。
- 耳漏（図24-3参照）。
- 軽度難聴。

身体所見
- 耳朱部の圧痛、耳介牽引痛：超軽症例では認められない。

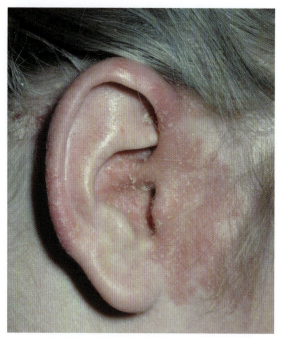

図 24-4　脂漏性湿疹は耳介または外耳道に発赤や脂ぎった鱗屑を生じる。脂漏性皮膚炎自体が皮膚を損傷させ、掻痒感を伴い患者自身が外耳道を傷つけ、感染をきたすことになりうる（*Reproduced with permission from Eric Kraus, MD.*）

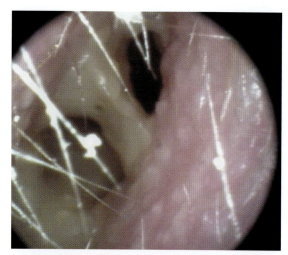

図 24-6　補聴器を装用中の高齢者の急性外耳道炎。粘稠な膿性耳漏と外耳道狭窄を認める（*Reproduced with permission from Roy F. Sullivan, PhD. Audiology Forum：Video Otoscopy, www.rcsullivan.com.*）

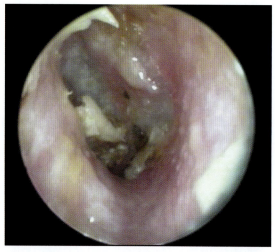

図 24-5　急性外耳道炎。膿性分泌物と外耳道狭窄を認める（*Reproduced with permission from Roy F. Sullivan, PhD. Audiology Forum：Video Otoscopy, www.rcsullivan.com.*）

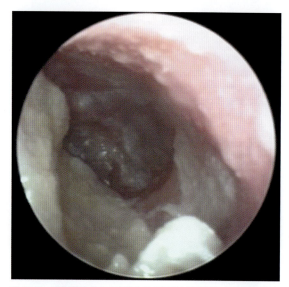

図 24-7　補聴器使用中の高齢女性の慢性外耳道炎。外耳道に狭窄はないが、膿性分泌物が膜状に付着している（*Reproduced with permission from Roy F. Sullivan, PhD. Audiology Forum：Video Otoscopy, www.rcsullivan.com.*）

- 外耳道の炎症所見（浮腫，紅斑，耳漏など）（図 24-5 〜図 24-7 参照）。
- 発熱，耳介周囲の紅斑，リンパ節腫脹。
- 進行した外耳道炎においては外耳道の完全閉塞をきたすことがある。
- 鼓膜が正常であることと中耳滲出液がないことを確認することは，化膿性中耳炎や真珠腫などを除外するうえで重要である。

▶ 検査所見，画像検査

- 外耳炎のほとんどは臨床的に診断するものであり，検査の役割は限定的である。経験的な治療に抵抗する場合には，外耳道滲出物の微生物検査は有効な治療法の選択に有用である（抗細菌薬と抗真菌薬など）。
- 壊死性または悪性外耳炎が疑われる場合には，聴器または頭部の CT や MRI を施行する。

鑑別診断

- 慢性化膿性中耳炎：耳鏡により鼓膜穿孔を認め，病歴にて慢性的な耳漏や反復する中耳感染を認める（図 24-3 参照）。
- 外耳や外耳道に及ぶ脂漏性皮膚炎は，炎症を引き起こし皮膚に侵入する（図 24-4 参照）。掻痒により外耳道を損傷させ，これが二次的な感染と感染性外耳炎をもたらす。
- 鼓膜穿孔を伴う急性中耳炎は，耳痛や発熱などの全身症状とともに外耳道から膿性滲出液を呈する。もしも鼓膜が観察できるならば，鼓膜は発赤し穿孔を認めるだろう（「23 章

中耳炎」参照)。
- 外耳道異物:耳鏡により証明する。異物は炎症反応を刺激し,耳痛や耳漏をきたす(25章「外耳道異物」参照)。
- 真菌症:掻痒感が特に強く外耳道炎症状(耳痛,耳漏)がはっきりしない。真菌は外耳道に特徴的な所見を呈する。
- 接触皮膚炎:しばしばネオマイシン,ベンゾカイン,プロピレングリコールなどの局所作用による。経験的な外耳道炎治療に抵抗する患者にしばしば認められ,臨床的に際立った特徴は掻痒感,紅斑,痂皮形成,表皮剥離がある。

治療

▶ 非薬物療法
- 耳の清拭の有効性は不明である[3]。SOR **B**
- 専門医による手術用顕微鏡と機械を用いた耳処置の効果については知られていない[1]。SOR **B**

▶ 薬物療法
- 急性外耳炎の治療においては,痛みの評価が重要で,痛みの強さに応じた鎮痛治療が求められる[4]。SOR **B**
- 合併症のない外耳炎には局所療法単独の治療が有効である。経口抗菌薬を必要としない[3]。SOR **B**
- ステロイド点耳液の効果についてのエビデンスはとても限定的である[3]。SOR **B**
- ほとんどの局所処置が等しく効果的だとすれば,その選択は他の要因,たとえば,耳毒性や接触感受性,薬剤耐性の進行の危険性,費用,投与日程などによって決定することになる[3]。SOR **B**
  - キノロン系点耳薬と非キノロン系点耳薬の効果に差は認められなかった[3]。SOR **B**
  - 抗菌薬とステロイドを含む局所療法を施行した患者は,ステロイドを含まない局所療法を施行した群と比較して,腫脹と高度の発赤,滲出,鎮痛薬使用量において有益であるとのエビデンスがある。強いステロイドは弱いものより効果的であろう(強い痛み,炎症,腫脹に関して)[3]。SOR **B**
  - 酢酸は抗菌薬またはステロイドと比較し1週間の時点で効果的であった。しかしながら,それ以上の延長治療においては効果が劣った。加えて自覚症状は抗菌薬またはステロイドより2日間長く持続した[3]。SOR **B**
  - 酢酸アルミニウムによる局所療法は,急性外耳炎の治癒率において抗菌薬またはステロイドと同等の効果があった[1]。SOR **B**
- 抗菌薬またはステロイド点耳液が処方された患者において,症状は約6日で消失した。通常は7〜10日間の処方を受けていたが,多くのケースが過剰治療を受けているということが明白である。点耳薬を処方する場合には,少なくとも1週間点耳を使用するよう指示し,その時点で症状が持続していれば,症状が消失するまでの間(おそらくその数日後まで),最大で7日間延長,という方法がより実用的であろう[3]。SOR **B**
- 1つの低質なトライアルでは,グリセリンイクタモールが急性外耳炎の除痛に関して,トリアムシノロン/ゲンタマイシン/ネオマイシン/ナイスタチン含有ウィックよりも効果的であった[3]。SOR **B**
- 外耳炎における局所の抗真菌薬の使用についてのエビデンスはない(ステロイドの併用・非併用ともに)[1]。SOR **B**

予防
外耳炎の予防的治療(局所の酢酸,ステロイド,洗浄)についてのエビデンスは評価されていない[1]。SOR **B**

予後
急性外耳炎は6週間以内に軽快するが,再発することがある。

フォローアップ
- 48ないし72時間以内に経験的治療に反応しない場合には,再診のうえ他の原因を除外するべきである[4]。SOR **B**
- 2週間を超えて症状が持続する場合には,治療失敗と考え別の治療を開始するべきである[3]。SOR **B**

患者教育
- 反復する感染を予防するために,以下のような推奨または提言がある[5]。
  - 綿棒を使わないこと。
  - 石鹸での頻繁な耳洗浄を避ける。正常な外耳道の酸性の環境を中和してしまう。
  - 汚い水での水泳を避ける。
  - 水泳や入浴後には外耳道内の水分を空にする。頭を回すか,紙縒にしたティッシュペーパーを持ち行う。
- 外耳道炎を頻繁に起こす水泳選手には点耳薬の使用を考慮する。外耳道を乾燥させ酸性を保つために70%イソプロピルアルコールと酢酸を2:1に混合して用いる[5]。SOR **C**
- 外耳道を傷つけ外耳炎を誘発するために水泳の際に耳栓は使用しない[5]。

【Brian Z. Rayala, MD】
(秋月浩光 訳)

25 外耳道異物

症例
左耳痛にて救急外来を受診した28歳の女性。ハイキング中に虫が左耳に入り耳痛を生じた。彼女は水で洗浄を試みたが何も出てこず,虫が耳のなかを動く音が聞こえているとのことであった。彼女は苦悶様で,耳鏡所見では鼓膜近くに小さな甲虫を認めた。外耳道に軽度発赤を認めたが,鼓膜は正常であった。内科医は虫の動きを止めるため,鉱物油を耳に滴下した。耳を洗浄し吸引で,それを除去した。

概説
外耳道異物は,耳痛,耳漏,聴力低下を呈するが,時に無症状であることがある。

疫学
外耳道異物は一般的に小児に多いが[1],健康または認知障害を持つ成人にもみられる。

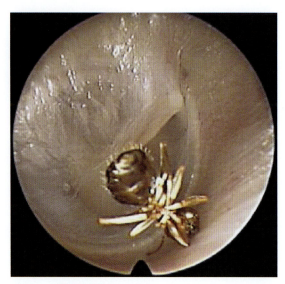

図 25-1　外耳道内の蟻（Reproduced with permission from Vladimir Zlinsky, MD in Roy F. Sullivan, PhD. Audiology Forum：Video Otoscopy, www.rcsullivan.com.）

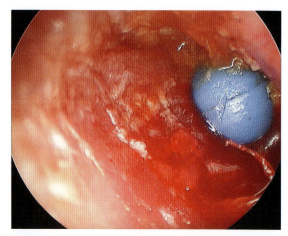

図 25-2　3歳女児の外耳道異物（ビーズ）（Reproduced with permission from William Clark, MD.）

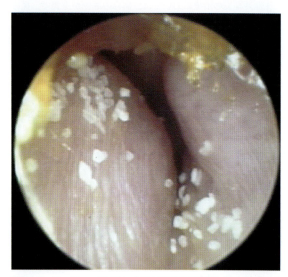

図 25-3　サーファーズイヤーにおける外耳道狭窄。砂が付着している。サーファーズイヤーは冷たい水で泳ぐ人やサーフィンをする人にしばしば発生する（Reproduced with permission from Roy F. Sullivan, PhD. Audiology Forum：Video Otoscopy, www.rcsullivan.com.）

病因／病態生理

- オーストラリアの救急診療科による2つの後ろ向き研究によると，多くの外耳道異物患者は成人（217/330）だった[2]。異物の種類は以下のとおりである。
  - 綿棒の先や，綿花，シリコン耳栓などの無生物性異物。
  - 虫（図 25-1）。
- この研究によると成人例は小児例と比較し外耳道炎の合併が多かった[2]。以下は，外耳道異物患者における外耳炎の鍵となる要素である。
  - 初期における耳垢・皮膚によるバリアの破壊。
  - 皮膚の炎症や浮腫による付属器（耳垢腺，皮脂腺，毛嚢など）の閉塞。
  - 異物反応によるさらなる外耳道損傷。
  - アルカリ電池による電気化学的反応は，重篤なアルカリ外傷をもたらす。

危険因子

シリコンまたは蝋耳栓は，体温により軟化して練り粉のような粘度により外耳道に密着し塞栓する[3]。

診断

▶ 臨床所見

- 病歴上の鍵となる特徴は以下のとおりである。
  - 耳痛。
  - 耳漏，耳出血。
  - 軽度難聴。
  - 掻痒感，異物感。
  - 耳鳴。
  - 異物の挿入を疑う，または証明する病歴。
- 時に無症状。
- 確定診断は耳鏡による異物の証明である（図 25-1〜図 25-3）。
- 耳鏡所見上，外耳道の炎症を認めることがある（浮腫，発赤，耳漏など）（図 25-2 参照）。

▶ 検査所見，画像検査

外耳道異物のほとんどは臨床的に診断されるものであり，検査の役割はきわめて限定的である。

鑑別診断

- 外耳炎：耳痛，耳漏，軽度難聴などすべて外耳道異物と共通している。耳鏡にて異物がないことが鍵となる（24章「外耳炎」参照）。
- 急性中耳炎（穿孔性または非穿孔性）：耳鏡により外耳道異物を認めず，中耳に炎症所見（鼓膜の膨隆，発赤，混濁，可動性低下など）を認める。発熱などの全身症状を認める（23章「急性中耳炎，滲出性中耳炎」参照）。
- 慢性化膿性中耳炎：耳鏡にて異物を認めず，鼓膜穿孔，病歴上慢性的な耳漏，反復する中耳の感染を認める。

治療

▶ 薬物療法
外耳炎を合併している場合には局所療法が必要となることがある（24章「外耳炎」参照）。

▶ 処置
- 適切な器具を用いると，ほとんどの外耳道異物を容易に摘出可能である。SOR ❻
  - 異物の形態や組成や部位により，摘出時に傷つけることとなる場合には，全身麻酔の適応となることがある[3]。SOR ❻
- 洗浄，吸引，または器具にて摘出する。摘出方法は異物のタイプによる。
  - 小さな無生物異物は洗浄にて摘出しうる。洗浄の禁忌は以下のとおりである。
    ・鼓膜穿孔。
    ・植物性素材：洗浄により植物性成分が膨張し，さらに嵌頓する。
    ・アルカリ（ボタン）電池：洗浄により内容の漏洩を助長させ，融解壊死とアルカリ熱傷を引き起こす。
- 表面に突起がある，または不整な辺縁を持つ異物は，直視下にアリゲータ鉗子を用いて摘出する。
- 丸い，または脆い異物に対しては，ワイヤーループ，鋭匙，フックを異物の向こうに進め慎重に掻き出していく。
- シアノアクリル酸系接着剤（「Superglue」など）は，きつく嵌頓する異物や，平滑，球状の異物の除去に用いる。
- 生きている虫は摘出前に殺虫するべきである（洗浄か鉗子によって）。アルコールまたは鉱物油の点耳は殺虫に有用である。

▶ 紹介
耳鼻咽喉科への依頼を考慮すべき状況には以下のようなものがある。
- 複数回の試みが不成功であった場合[4]。
- 摘出に複数の器具が必要な場合[5]。
- かたく球状の異物[6]。
- 平滑で把持しづらい異物（図25-1 参照）[7]。

予防
- 幼児や認知障害のある成人からは小さいもの（ビーズ，小さなおもちゃなど）を遠ざける。
- 綿棒の使用を避け，シリコンまたは蝋耳栓の長期使用を避けるよう注意する。

予後
都市部の救急診療科での後ろ向き調査によれば，救急医は，摘出術を要することなく大半の外耳道異物を除去している（53～80％）[4～7]。

しかしながら，摘出困難または摘出の試みが不成功であった患者については適切なタイミングで相談するべきである。

フォローアップ
外耳道の炎症または感染が疑われる場合には，経過観察が重要である（頻回の試行，多くの器具の使用，異物の長期留置など）。

患者教育
両親へは，外耳道異物摘出の成功は異物の留置期間に大きく依存することを説明すべきである。

【Brian Z. Rayala, MD／Mindy A. Smith, MD, MS】
（秋月浩光 訳）

26 結節性耳輪皮膚軟骨炎，副耳

症例
1年来の右耳の有痛性結節を主訴に受診した44歳の白人男性（図26-1）。職業柄日光曝露を受けているが，皮膚癌の既往はなかった。右耳の結節は眠れないほどに痛み，爪切りでとろうとしたところ多くの出血があったとのことであった。結節性耳輪皮膚軟骨炎（chondrodermatitis nodularis helicis）が疑われ，診断のために生検が施行された。日光曝露による皮膚癌の可能性を説明されたが，薄片生検により結節性耳輪皮膚軟骨炎と確定診断が得られ，根治的な治療についての説明がなされた。

概説
結節性耳輪皮膚軟骨炎は，耳介軟骨の良性新生物であり，過度の圧力，たとえば睡眠中や日光曝露などに関連しているとされている。軟骨の局所性増殖に次いで皮膚の変化が起こる。副耳（preauricular tag）は耳介の奇形である。

別名
慢性結節性耳輪軟骨皮膚炎と同義である。

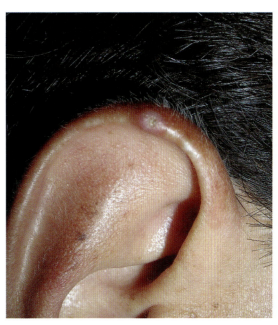

図26-1 44歳男性の右耳輪の結節性耳輪皮膚軟骨炎（Reproduced with permission from Richard P. Usatine, MD.）

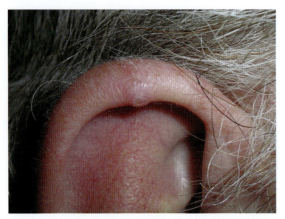

図26-2　62歳男性の右耳輪の皮膚軟骨炎。基底細胞癌で認められるような真珠様の結節である(Reproduced with permission from Richard P. Usatine, MD.)

疫学

結節性耳輪皮膚軟骨炎
- 発症率は不明である。
- 40歳以上の男性に多く発症するが、高齢の女性にも多い。

副耳

　性別や人種によらず、およそ1万〜12,500出生に1人発症する。いくつかの染色体異常の症状の1つとして副耳を認めることがある[1]。

病因／病態生理

結節性耳輪皮膚軟骨炎

　まれに、特に若年期発症例において血管炎やその他の膠原病などの毛細血管障害を伴う基礎疾患に関連していることがある[2]。

副耳
- 過剰な耳介結節の残存から発生する[3]。
- 胎生早期に側頭部に切れ込み様の構造物である鰓溝が生じる。上方の4つの鰓溝の間の3つの耳介結節から耳介が発生するが、副耳は過剰な耳介結節の残存による小奇形である[4]。

診断

▶ 臨床所見

結節性耳輪皮膚軟骨炎
- かたい有痛性結節で大きさは3〜20 mmである(図26-1〜図26-4)。
- 耳輪は男性における好発部位である(図26-1、図26-2参照)。対耳輪は特に女性の好発部位である(図26-3、図26-4参照)。
- 表面の皮膚は正常または紅斑性で中心に潰瘍を伴うことがある。

副耳
- 耳前部の瘤である(図26-5、図26-6)。
- 出生時から存在する。
- 一般的に無症状である。

▶ 典型的分布
- 結節性耳輪皮膚軟骨炎は耳輪または対耳輪に局在する。右

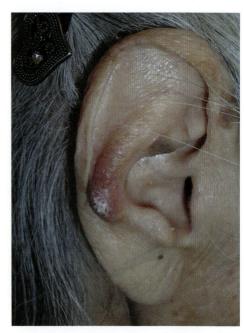

図26-3　86歳女性の右対耳輪に発生した皮膚軟骨炎。紅斑と落屑を認める。扁平上皮癌と鑑別するため薄片生検を施行した(Reproduced with permission from Richard P. Usatine, MD.)

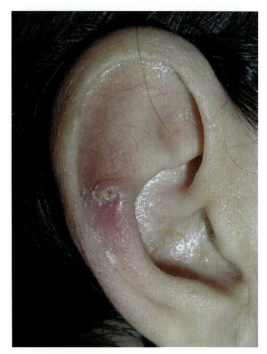

図26-4　52歳女性の右対耳輪に発生した皮膚軟骨炎。中心部に落屑を伴う真珠様結節を認める。基底細胞癌または扁平上皮癌と鑑別するため薄片生検を施行した(Reproduced with permission from Richard P. Usatine, MD.)

耳に多い。
- 副耳は一側性または両側性である。左耳に多い。

▶ 生検
- 結節性耳輪皮膚軟骨炎において、特に紫外線障害または他の皮膚癌の既往のある場合に、悪性腫瘍を除外するために

26章 結節性耳輪皮膚軟骨炎，副耳　95

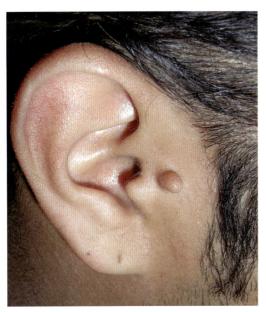

図26-5　成人男性の副耳（Reproduced with permission from Richard P. Usatine, MD.）

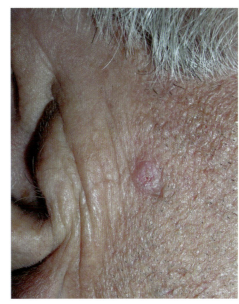

図26-7　耳前部の基底細胞癌（Reproduced with permission from Richard P. Usatine, MD.）

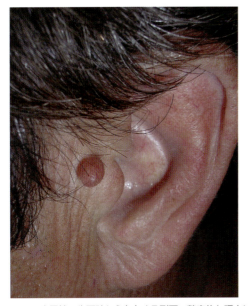

図26-6　59歳男性の生下時から存在する副耳。整容的な理由により切除を希望した（Reproduced with permission from Richard P. Usatine, MD.）

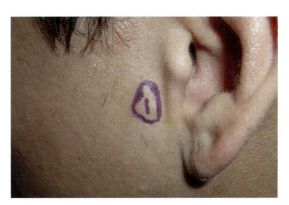

図26-8　先天性耳瘻孔。切除のためマークされている（Reproduced with permission from Richard P. Usatine, MD.）

しばしば施行される。
- 副耳においては示されていない。

鑑別診断

- 結節性耳輪皮膚軟骨炎は皮膚癌，特に扁平上皮癌と混同されやすい（169章「有棘細胞癌」参照）。扁平上皮癌においては表面の皮膚が潰瘍化し腫瘍の境界が不明瞭となる。
- 副耳は単一奇形のほか，重要臓器，特に腎奇形の一症状として認められることがある。皮膚所見は類似するものとして基底細胞癌（図26-7）や瘻孔（図26-8）がある。

治療

結節性耳輪皮膚軟骨炎の治療は以下のとおりである。

▶非薬物療法

結節性耳輪皮膚軟骨炎

　減圧装具やドーナツ型の枕が選択される[4),5)]。SOR C これはスポンジの中心に穴をあけてつくることができ，必要があればヘッドバンドで固定する。既成の枕もある（http://www.cnhpillow.com/）。

▶処置

- 薄片生検は診断が得られるとともに一時的に症状を緩和させる。SOR C
- 薄片生検にて悪性所見が得られなければ，凍結療法，ステロイド局所注射，掻爬，電気乾燥を施行する。SOR C
- 光増感剤を使用した光線力学療法は疼痛を緩和させるという症例報告がある[6)]。SOR C
- 結節の小さな楕円状切除は軟骨の炎症部分を切除することによりよい結果が得られる（図26-9）[7),8)]。SOR C
- 副耳は，放置するか整容的な理由により切除する。SOR C

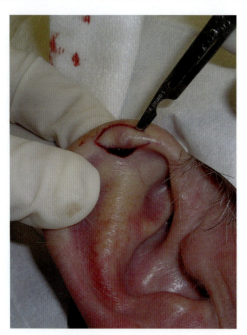

図26-9 結節性耳輪皮膚軟骨炎。楕円状に切除している（Reproduced with permission from Richard P. Usatine, MD.）

フォローアップ

しばしば再発し，追加治療を要する。

患者教育

結節性耳輪皮膚軟骨炎は，良性疾患であるが再発しやすいため，治療オプションを議論しておくべきである。

【Linda Speer, MD】
（秋月浩光 訳）

2節　鼻副鼻腔

27 鼻茸

症例

数カ月前から増悪する一側性鼻閉を主訴に受診した35歳の男性。鼻鏡所見にて鼻茸（nasal polyp）を認めた（図27-1）。

概説

鼻茸は，鼻道および副鼻腔粘膜から発生する良性疾患である。一般的に半透明である。

疫学

- 有病率は成人で1～4％である[1]。
- 成人における男女比はおよそ2：1である。
- 発症年齢は20～40歳に多く，10歳以下の小児ではまれである。
- 関連する病態。
  - アレルギー性および非アレルギー性鼻炎，副鼻腔炎。
  - 喘息：鼻茸患者の20～50％に認められる。
  - 囊胞性線維症。
  - アスピリン不耐症：鼻茸患者の8～26％に認められる。
  - アルコール不耐症：鼻茸患者の50％に認められる。

病因／病態生理

- 鼻茸の原因は不明である。
- 病原微生物による粘膜障害がトリガーとなりうる。
- 活性化した上皮細胞は，好酸球を代表とした炎症細胞を誘導する伝達物質の放出源となり，線維芽細胞の活性化と増殖を促す[2]。サイトカインと増殖因子はポリープにかかわる粘膜の炎症維持の働きをしている。
- 食物アレルギーは鼻茸と強く関連している。

診断

▶ 臨床所見
- 丸く表面が平滑である（図27-1 参照）。
- 湿潤し透明感がある（図27-2）。
- 大きさは様々である。
- 色調は無色から深い赤まで。

▶ 典型的経過
中鼻道が好発部位である。

▶ 検査所見，画像検査
- アレルギー検査を考慮する。
- 鼻副鼻腔CTで病変の広がりを示す（図27-3）。

▶ 生検
組織診断では典型例では線毛上皮の偽重層，間質浮腫，80～90％の症例で好酸球を含む炎症誘発細胞を認める。

鑑別診断

以下のような比較的まれなケースにおいて鼻腔内の腫瘤を生じる。

27章 鼻茸／28章 副鼻腔炎　97

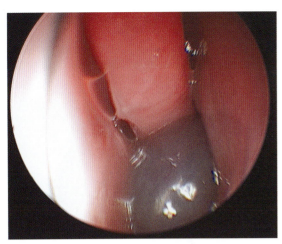

図 27-1　右中鼻道の鼻茸。周囲の粘膜は正常である（Reproduced with permission from William Clark, MD.）

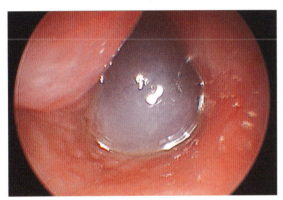

図 27-2　右鼻茸。アレルギー性鼻炎による鼻粘膜の炎症を伴っている（Reproduced with permission from William Clark, MD.）

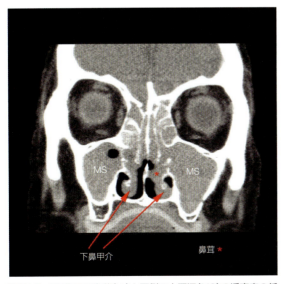

図 27-3　CT像では鼻茸（＊）と両側の上顎洞（MS）の透亮度の低下を認める。左鼻茸は上顎洞から発生し下鼻甲介の上方にある（Reproduced with permission from Richard P. Usatine, MD.）

- 乳頭腫：鼻腔腫瘍の約1％，成人において年間10万人に1例が発症する。局所浸潤性であり，完全摘出しないと再発する。病因は不明だが，慢性副鼻腔炎や大気汚染，ウイルス感染症と関連している。視診では不整で脆く易出血性である[3]。
- 髄膜瘤：視診上，灰白色でゼラチン様である[4]。
- 鼻咽頭癌：かたくしばしば潰瘍化する。
- 化膿性肉芽腫：皮膚や粘膜に発生する比較的一般的な良性の血管性新生物である（159章「化膿性肉芽腫」参照）[5]。
- 脊索腫：ゼラチン様の容貌を呈し脊索の遺残から発生する局所浸潤性の新生物である。すべての年齢において発症する（平均48歳）[6]。
- 膠芽腫：成人で一般的な脳腫瘍がまれに出現する。

治療

▶ **薬物療法**

- 鼻内への局所ステロイド療法[7]。SOR Ⓐ
- 重症例では2～4週間の経口ステロイドを考慮する[8],[9]。SOR Ⓐ
- ステロイドは鼻茸を縮小させるが，消失させない。術前において鼻茸を縮小させるために有用である。
- 経口ドキシサイクリン1日100 mg 20日間の投与は鼻茸を縮小させ，12週間の有効性があったことが無作為化比較試験（RCT）で報告されている[10]。SOR Ⓑ
- 局所の血管収縮剤は症状を軽快させるが，鼻茸を縮小させない[11]。SOR Ⓑ
- モンテルカストは，両側鼻茸症例において経口または吸入ステロイドと併用した場合に症状を軽快させる[12]。SOR Ⓑ

▶ **処置**

- 症状を軽快させるためには鼻茸切除が必要となることが多い。
- アレルギー体質のある患者においては免疫療法を考慮する。

予後

良性だが再発傾向がある。

フォローアップ

再発率が高いため，定期的な再評価が必要である[13]。

患者教育

良性の疾患であるが，再発傾向があることを説明すべきである。

【Linda Speer, MD】
（秋月浩光 訳）

28　副鼻腔炎

症例

2週間にわたる顔面圧迫感にて受診した55歳の女性。頭痛，鼻汁，後鼻漏，咳を伴っていた。これらの症状は3週間前の感冒から始まった。通年性アレルギー性鼻炎も患っていたが，右顔面の圧迫感がより強まり，右上顎部の痛みを生じ

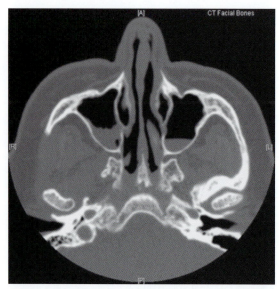

図 28-1 両側上顎洞炎のCT軸位断像。両側上顎洞に右優位で液面形成を認める(Reproduced with permission from Chris McMains, MD.)

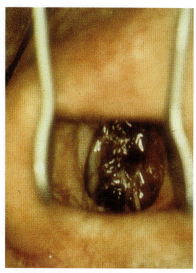

図 28-3 糖尿病患者の真菌性副鼻腔炎。古典的な黒色の鼻腔分泌物を認める(Reproduced with permission from Randal A. Otto, MD.)

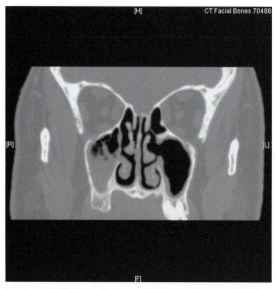

図 28-2 両側上顎洞炎のCT冠状断像。図 28-1 と同一患者 (Reproduced with permission from Chris McMains, MD.)

た。鼻汁は変色し，熱感を自覚していた。上顎道炎と診断され，抗菌薬を処方された。2週間後，症状が持続したためCTを施行され，両側の上顎洞に液面形成を指摘された（図28-1，図28-2）。抗菌薬はアモキシシリン/クラブラン酸に変更され，症状を緩和させるため生理食塩水による鼻洗浄を指示された。症状が軽快しない場合，耳鼻咽喉科を受診しさらなる評価を受けるようすすめられた。

概説

　副鼻腔炎(rhinosinusitis)は，副鼻腔と鼻腔およびその粘膜における炎症性疾患である[1]。粘膜浮腫は粘液の排出を阻害し，ウイルスや細菌の培地を形成させる。鼻副鼻腔炎は罹病期間から，4週間未満を急性，4〜12週までを亜急性，12週以上を慢性と呼ぶ。

疫学

- 鼻副鼻腔炎は米国において一般的な疾患であり，年間で成人人口の 14〜16% が罹患する[1,2]。罹患率は，女性，そして米国南部の住人に高い。
- 副鼻腔炎症状で受診したプライマリケア患者のなかで，実際に細菌感染であるのは 1/3〜1/2 のみである[3]。
- 副鼻腔炎は米国内で抗菌薬が使用される第 5 位の疾患である[1]。
- この問題は，毎年数百万人もの患者がプライマリケア医に受診することによる[1]。

病因／病態生理

- 副鼻腔は粘液産生気道上皮に覆われている。粘液は線毛運動によって自然口を抜け鼻腔に運ばれる。正常の状態では副鼻腔は無菌状態であり，粘液貯留もない。
- 細菌性副鼻腔炎は自然口が閉塞するか，線毛運動が障害され粘液が貯留し細菌が増殖することによって発症する。
- 副鼻腔炎の原因は以下のとおりである[4]。
  - 感染：一般的にはウイルス感染（ライノウイルス，パラインフルエンザ，インフルエンザなど）に引き続き細菌感染（市中感染の急性症例においては，肺炎球菌，インフルエンザ菌，次いでモラクセラカタラーリスなど）が続く。免疫抑制状態では，劇症型真菌感染症を生じることがある（鼻脳型ムコール症など）（図 28-3）。
  - 非感染性閉塞：アレルギー，ポリポーシス，圧外傷（ダイビング，飛行機など），化学炎症，腫瘍（扁平上皮癌，肉芽腫症，内反性乳頭腫など），粘液の組成変化（嚢胞性線維症など）。

診断

　診断は以下に示す典型的症状と臨床像に基づく。ウイルス感染による発症は一般的に第 5 病日かそれ以前にピークとな

る。急性細菌性副鼻腔炎は，第10病日かそれ以降，または安定か軽快した後に増悪した際に診断され，症状が異常に強いか副鼻腔外の感染徴候がある場合にもまた診断される[1]。細菌の混合感染はウイルス性鼻副鼻腔炎の0.5〜2%に発生する[1]。

▶ 臨床所見

- 大半の症例はウイルス性の上気道炎に引き続き発症し，感染というより副鼻腔の炎症を呈する[3]。
- 非特異的な症状としては，咳，くしゃみ，発熱，鼻汁（おそらく膿性か変色した鼻汁），鼻閉，頭痛がある。
- 米国耳鼻咽喉科学会（AAO）のガイドラインとEuropean Position Paper on Rhinosinusitis and Nasal Polypsは，鼻副鼻腔炎の診断の際に，鼻閉を伴う膿性鼻汁，顔面の痛み−圧迫感−閉塞感のなかから2つ以上の項目を求めており，後者は嗅覚減退または嗅覚脱失も臨床的特徴としている[1],[5]。これらは前向き研究による検証はなされていない。
- その他の臨床所見としては，屈むか寝たときに生じる罹患した副鼻腔付近の痛みや圧迫感（前頭洞であれば前額部，上顎洞であれば頬部，篩骨洞であれば眼の間，頭頂部や項部であれば蝶形骨洞），上顎の歯痛，典型的には上顎大臼歯で，これは細菌性副鼻腔炎でしばしば認められる。口臭も細菌性でしばしば認められる。
- 慢性鼻副鼻腔炎患者の研究においては，症状に基づく診断は不確実であり，嗅覚障害と鼻茸の存在のみが，画像診断での正常と異常を区別しえた[6]。

▶ 典型的分布

多くの副鼻腔炎は上顎洞に罹患し，頻度的には次いで前部篩骨洞，前頭洞，そして蝶形骨洞の順であるが，大半の症例では複数洞が罹患する。

▶ 検査所見，画像検査

- 鼻腔または鼻咽腔の細菌学的検査は，ウイルス性と細菌性の副鼻腔炎を区別しえないため必要ない[1]。
- 耐性菌が疑われるか持続する感染があり培養検査が必要とされた場合には，近年のメタ解析では，内視鏡下に中鼻道から採取する方法がよいとされている[7]。
- 急性副鼻腔炎の診断基準に合致する患者に対しては，合併症や別の疾患が疑わしい場合を除いて画像検査は必要ない[1]。臨床的に不確実，または合併症（眼窩内，頭蓋内，または軟部組織への波及など）のある症例において画像検査を施行した場合，副鼻腔単純撮影では，急性副鼻腔炎を液面形成，完全な不透明化，または6 mm以上の粘膜肥厚で診断した場合の感度は76%，特異度は79%であった[8]。篩骨洞と蝶形骨洞の診断における単純写真の感度にはかなりの限界がある。
- 内視鏡で副鼻腔開口部での膿性滲出物を確認することは，急性副鼻腔炎の診断における単純写真と同等である[7]。慢性副鼻腔炎が疑われる症例において，CTをゴールドスタンダードとして，内視鏡を診断基準に加えた場合に感度は同等（88.7%対84.1%）であったが，特異度は著明に向上した（66%対12.3%）[9]。
- CTは症状が遷延する場合や合併症の調査を行う場合に予定されるべきである（図28-4，図28-5）。被曝量（単純写真の約10倍）は，撮影条件を注意深く選択することにより技術的に抑制することが可能である。

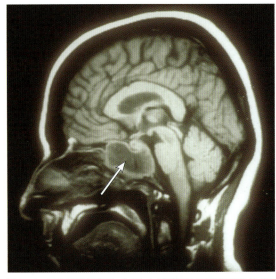

図28-4 細菌性副鼻腔炎に合併した蝶形骨洞の膿粘液嚢胞（矢印）
（Reproduced with permission from Randal A. Otto, MD.）

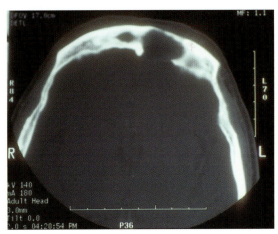

図28-5 前頭骨を侵食した前頭洞炎。脳膿瘍や海綿静脈洞血栓症を合併する恐れがある（Reproduced with permission from Randal A. Otto, MD.）

▶ 紹介，入院

- 眼窩骨膜下膿瘍，髄膜炎，硬膜外または脳膿瘍，海綿静脈洞血栓症などの致死的合併症の可能性（図28-6，図28-7）。
- 前頭洞炎のリスクとしては，前頭骨を腐食させ，前方でPott's puffy tumorを生じ，内側には脳や海綿静脈洞に波及するものがある（図28-5参照）。
- 眼窩内膿瘍は重篤であり，前頭洞または篩骨洞から波及する（図28-6参照）。
- 免疫低下患者においては，電撃型真菌性副鼻腔炎により，眼窩腫脹，蜂窩織炎，眼球突出，眼瞼下垂，眼球運動障害，鼻咽腔潰瘍，鼻出血をきたすことがある。骨破壊が著明である。鼻腔粘膜は黒（図28-3参照）や白色，または発赤する。
- 入院患者においては，患者は非常に重篤であり局所症状を欠く。通常このような患者における感染は，黄色ブドウ球菌，緑膿菌，セラチア，肺炎桿菌，エンテロバクターなどによる混合感染である[5]。

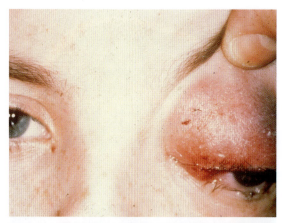

図 28-6　左眼球突出を伴った眼窩内膿瘍。前頭洞炎が眼窩上部の骨を侵食したことによる合併症である（Reproduced with permission from Randal A. Otto, MD.）

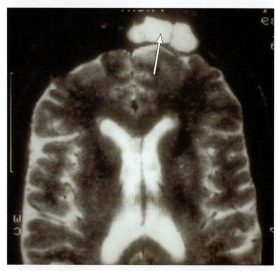

図 28-7　左前頭洞炎に合併した膿粘液嚢胞（矢印）のMRI像（Reproduced with permission from Randal A. Otto, MD.）

鑑別診断

- 上気道感染症：ライノウイルスをはじめとしたウイルス感染による一般的な感染症であり，成人では年間2～4回，小児では年間6～8回罹患する。感染は自然寛解し（およそ7～10日間），典型的な症状としては，鼻汁，鼻閉，咽頭痛，そして咳嗽がある。急性上気道炎はしばしば急性副鼻腔炎に先行する。
- アレルギー性鼻炎：くしゃみ，掻痒感，水様性鼻汁。
- 腫瘍（扁平上皮癌）：まれ，一側性の鼻出血，鼻汁，鼻閉，反復性副鼻腔炎，疼痛。
- 片頭痛，群発頭痛：中等度から高度の頭痛であり，通常は頑固でしつこく拍動性である。発作を反復し，嘔気や嘔吐，羞明，閃輝暗点を伴うことがある。発作は4～72時間で終了する。
- 三叉神経痛：激しく発作性，ショック様の疼痛が三叉神経に沿って起こり，数秒から数分間持続する。洗顔，気流，咀嚼などにより誘発されやすい。

- 歯痛：う歯または歯肉炎に続発する。う歯が歯髄に及ぶと，叩打痛を生じ熱い食物や冷たい食物が沁みるようになる。歯髄が壊死に陥ると，疼痛は強く鋭く拍動性となり，特に臥位において強まる。膿瘍形成により歯肉や周囲組織の疼痛や腫脹，発赤が増し，膿汁の排出をきたす。
- 側頭動脈炎：一側性の拍動性頭痛であり，全身症状を伴う（発熱，体重減少，筋肉痛など）。発症年齢は通常50歳以上で，血沈の上昇（>50）を伴う。

治療

大部分の患者が特異的な治療なしで改善するため，第7病日まで注意深い観察期間をおくことがガイドラインに示されている[1]。特に疼痛に対しての対症療法が重要である。

▶ 非薬物療法

成人における急性上気道感染症に対する食塩水を使用した鼻洗浄は，データが少ないが，一般的に効果がない[10]。急性鼻炎に対する緩衝高張食塩水（3～5％）による鼻洗浄の有効性が2つの研究により示されている[1]。SOR Ⓑ　成人の慢性副鼻腔炎に対する鼻洗浄は，単独またはステロイド局所療法との併用において，症状の緩和に寄与する[11]。SOR Ⓑ

▶ 薬物療法

- 鎮痛薬（アセトアミノフェンまたは非ステロイド性抗炎症薬〈NSAIDs〉単独またはオピオイドとの併用）は鎮痛に有用である[1]。
- 経口または局所の血管収縮剤は，副鼻腔炎において無作為化比較試験（RCT）による有効性の検証はなされていないものの症状の緩和のためにしばしば使用される[12]。局所の血管収縮剤は効果的であるが，使用終了後の鼻腔のうっ血による鼻閉をきたすため，使用期間は3日間までと推奨されている[1]。
- 局所ステロイドは急性副鼻腔炎における症状の緩和に有用である[13]。SOR Ⓑ
- 成人の急性細菌性副鼻腔炎に対する粘液溶解剤の有効性についての臨床試験は行われていない。しかし，痂皮化の予防や滲出物の液化に有用であろう。SOR Ⓒ
- 改善しない，または重い症状を有する患者には抗菌薬を使用する。SOR Ⓐ　成人では通常10日間投与となるが，3～5日間の短期投与が同等の効果がある[1]。
  - 成人（第7病日以降）：アモキシシリン（500 mg 1日3回または875 mg 1日2回）10日間[1]，代替療法としてはトリメトプリム，スルファメトキサゾール（1DS 1日2回）またはマクロライド10日間[1]。
- 米国感染症学会（IDSA）は，成人の急性細菌性副鼻腔炎のエンピリック治療において，アモキシシリン単独よりアモキシシリン／クラブラン酸を推奨している[14]。
- 急性副鼻腔炎に対する抗菌薬療法の評価についてのコクランの59の試験において，抗菌薬は治療不成功を約10％減少させた[15]。抗菌薬のクラス間の比較では，差がなく，狭域スペクトラム抗菌薬が第一選択となるべきである[15]。
- 耳鼻咽喉科頭頸部外科ガイドラインによると，7～12日での改善または治癒率における抗菌薬の有益性は，有害事象（主に胃腸，皮疹，帯下，頭痛，めまい，倦怠感）に対して不利であった[1]。

▶ 処置

- 手術と静注抗菌薬は，膿瘍や眼窩内進展を含む合併症に対

して適用される[4]。
- 真菌性副鼻腔炎は十分な郭清と抗真菌薬（アムホテリシンなど）により治療する[4]。
- 3つのRCTによれば，内視鏡下副鼻腔手術は薬物療法と比較し優れてはいない。1つの研究によれば，非手術例に対して再発率が低い（2.4%対5.6%）[16]。SOR❸ 重症度（抗菌薬や経口ステロイドの使用頻度），併存症（喘息，アスピリン過敏症など），そして全体的な臨床像（ポリープ形成や真菌症の存在）によって選ばれるべきであろう。

■ 補助療法，代替療法

エビデンスは少ないが，代替療法に関してはSinupretとBromelainは急性鼻副鼻腔炎に対して補助療法として有用である可能性がある[17]。SOR❸

予防

喫煙は副鼻腔炎の危険因子であるため禁煙すべきである[1]。

予後

- コクランレビューによれば，急性副鼻腔炎の2週間以内の治癒または改善率は，プラセボ群（80%），抗菌薬使用群（90%）ともに高い[15]。
- 慢性副鼻腔炎の後ろ向き研究によれば，薬物療法（N=74）の約半数で治療成功，26人は部分的治癒，45人では手術を要した。顔面圧迫感，疼痛，粘膜炎，内視鏡的な重症度評価などで治療失敗を評価した[18]。

フォローアップ

7日間の抗菌薬療法が無効であった成人例においては，非細菌性または耐性菌を考慮すべきであり[1]，アモキシシリン／クラブラン酸（1日4gアモキシシリン量）1日2回投与10日間，または気道フルオロキノロン（レボフロキサシン1日500 mgなど）7日間が代替される[1,4]。SOR❸

患者教育

- 感冒後の鼻閉，化膿性鼻炎，顔面痛は副鼻腔感染症を示唆する。感冒による症状は1週間で軽快する。
- 副鼻腔を排液させる方法には，経口または点鼻収縮剤と生食洗浄がある。リバウンドを避けるため，点鼻収縮剤は3日以上は使用しない。長期使用には局所ステロイドの効果が期待できる。
- 10日以上症状が持続するか増悪する場合にはかかりつけ医への受診が推奨され，細菌性炎症が示唆されれば抗菌薬の適応となる。

【Mindy A. Smith, MD, MS】
（秋月浩光 訳）

3節　口腔咽頭

29　口角口唇炎

症例

中年女性が4カ月前からの右口角の痛みを訴えクリニックを受診した（図29-1）。身体所見上，右口角に亀裂を認めた。口角口唇炎（angular cheilitis）と診断し，非処方クロトリマゾールクリームと1%ヒドロコルチゾン軟膏（1日2回）にて治療し2週間で治癒した。

概説

口角口唇炎は口唇の交連部，口角部に発生する炎症性疾患であり，口角の拡大や亀裂の形成が特徴的である。

別名

- 口角炎，口角びらん，交連部口唇炎，口角口内炎。

疫学

高齢者において好発する。スコットランドの施設入所中の高齢者の25%に口角口唇炎を認めた[1]。

病因／病態生理

- 通常，浸軟が素因である。病原微生物（*Candida albicans*が最多）が浸軟部位に浸潤する（図29-2）[2]。抗菌薬使用後にも発症し，後述する危険因子のある患者に発症しやすい（図29-3）。
- 口唇舐めは口角炎とともに唾液による接触皮膚炎をきたす（図29-4）。
- 歴史的にビタミンB欠乏症と関連しているが，文明国ではまれである。

危険因子

- 浸軟は，無歯顎，顔面の深いしわ，歯列矯正処置，高齢者における不適合義歯と関連している（図29-5）。
- 他の危険因子としてはデンタルフロスの不適正使用による

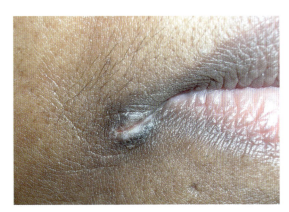

図29-1　口角口唇炎。口角部の乾燥と紅斑，亀裂を認める（Reproduced with permission from Richard P. Usatine, MD.）

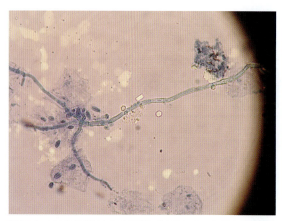

図 29-2 口角口唇炎の局面を丁寧に擦過し KOH と青インクを滴下し検鏡すると，*Candida albicans* を認める（Reproduced with permission from Richard P. Usatine, MD.）

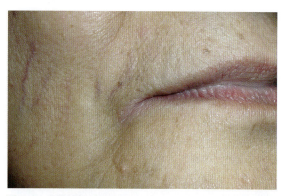

図 29-5 高齢女性の口角口唇炎。口角から下方に伸びるしわが顔面の解剖学的変化を示唆している。口角口唇炎は技師の修理を待っている間に発症した（Reproduced with permission from Richard P. Usatine, MD.）

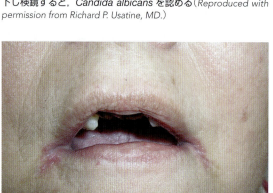

図 29-3 生歯が少なく，尿路感染症にて抗菌薬投与後に口腔カンジダ症を発症した女性の口角口唇炎（Reproduced with permission from Richard P. Usatine, MD.）

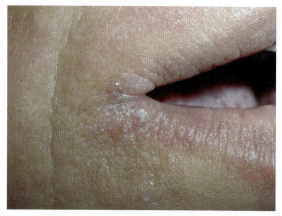

図 29-6 萎縮性皮膚炎に伴った口角口唇炎（Reproduced with permission from Richard P. Usatine, MD.）

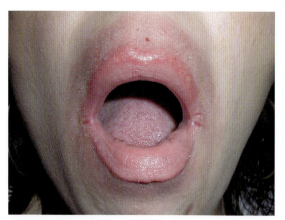

図 29-4 口唇舐めに関連した接触皮膚炎を伴った女性の口角口唇炎（Reproduced with permission from Richard P. Usatine, MD.）

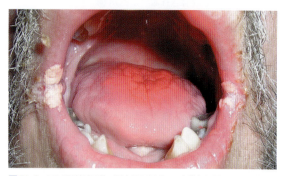

図 29-7 HIV 陽性患者における口腔カンジダ症を伴った口角口唇炎。両側の口角部にカンジダの発育を認める（Reproduced with permission from Richard P. Usatine, MD.）

外傷，口腔顔面の肉芽腫のような口唇を増大させる疾患がある。
- 萎縮性皮膚炎（図 29-6）。
- HIV その他による免疫不全症は，カンジダの増殖による重症の口角口唇炎を合併する（図 29-7）。
- イソトレチノインは口唇を乾燥させ口角口唇炎を誘発しやすい。

診断

▶ 臨床所見

口角部の滲出や潰瘍を伴わない紅斑と亀裂を認める（図 29-3〜図 29-7 参照）。

▶ 典型的分布

- 口の両脇（唇交連または口角）。よって交連部口唇炎や口角口唇炎と呼ばれる。

▶ 検査所見

擦過しKOHで検鏡すると，カンジダを証明することがある（図29-2，図29-3 参照）。

▶ 生検

通常必要ない。

鑑別診断

- 膿痂疹：黄色の痂皮，滲出物を認めるが，口角口唇炎では認めない（118章「膿痂疹」参照）。
- 単純ヘルペス（口唇ヘルペス）：水疱に続き浅い潰瘍形成が特徴的である（128章「単純ヘルペス」参照）。

治療

▶ 非薬物療法

- 不適合義歯のような増悪因子を改善させる。
- 口唇舐めをやめるよう説得する（図29-4 参照）。
- 必要に応じてワセリン，リップバームを用いる。
- 噛みタバコや喫煙をやめるよう指導する。

▶ 薬物療法

- クロトリマゾール1日2回塗布などの局所の抗真菌軟膏またはクリームを塗布する[3]。SOR Ⓑ
- 1%ヒドロコルチゾンクリーム1日2回などの弱い局所ステロイドを炎症成分の治療として用いる。SOR Ⓑ
- ナイスタチントローチ剤は有効であるが，苦味が強いので使用は限られる[3]。SOR Ⓒ 鵞口瘡があれば，クロトリマゾールトローチを処方。
- 1つの無作為化比較試験（RCT）によれば，薬用チューイングガムはナーシングホームの老人における口角口唇炎を減らす。口角口唇炎を患う高齢者に対しては，キシリトール含有ガムの使用を考慮する[4]。SOR Ⓑ

予防

以下のような素因に注意し可及的に修正しておく。

- 全歯欠損。
- 不適合義歯。
- 流涎。
- 口唇舐め（図29-4 参照）。
- 萎縮性皮膚炎（図29-6 参照）。

保護的なリップバームは，当該薬剤に対してアレルギーがなければ口角口唇炎の再発予防に有用である。口唇の乾燥に対しては，通常はワセリンが最も安全である。

患者教育

前述した増悪因子を自覚させ修正するよう患者に指導する。保護バームも有用である。

【Linda Speer, MD／Richard P. Usatine, MD】
（秋月浩光 訳）

30 口蓋隆起

症例

高齢女性の診察中に，口腔内を診察すると硬口蓋正中に隆起を発見した（図30-1）。成人後自覚しており，支障をきたしてはいないとのこと。口蓋隆起（torus palatinus）であることと治療の必要はないことを説明し，患者は突起の名前とそれが無害であることを知らされ，安心しいくぶん幸せな気持ちになった。

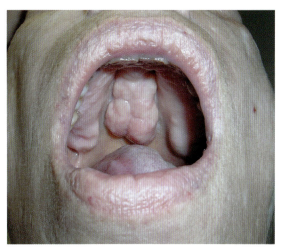

図30-1 66歳女性の口蓋隆起。自覚症状はなく，偶発的に発見された（Reproduced with permission from Richard P. Usatine, MD.）

概説

口蓋隆起は硬口蓋の正中線上に生じる良性の外骨症である。下顎隆起は良性の多発性外骨症であり，口腔底に発生する。

疫学

- 顎顔面にみられる最も一般的な外骨症である。
- 通常30歳以上の成人に発生する。
- 有病率は9.5～26.9%，人種によって幅があり，ベトナム人で0.9%，アフリカ系アメリカ人で30.8%である[1]。
- 男性より女性に多い。
- いくつかの地域に遍在する傾向がある（米国中西部など）[2]。

診断

▶ 臨床所見

- 硬口蓋正中に基部を有するかたい隆起であり，正常な粘膜に覆われている（図30-1，図30-2）。
- 2mm未満の小さな隆起は高頻度に認められる（70～91%）[1]。
- 平坦，結節状，分葉状，紡錘型があり，結節状が最多である[1]。二分型もある（図30-3）。

▶ 典型的分布

- 硬口蓋正中の隆起であり，良性の経過をたどる。

鑑別診断

- 下顎隆起：同様に外骨症であるが，舌下部に認められ正中から外れ両側性であることが多い（図30-4）。
- 扁平上皮癌は，それほどかたくはなくしばしば潰瘍化する。口蓋隆起では外傷を引き起こさない限り表面の粘膜は正常である。

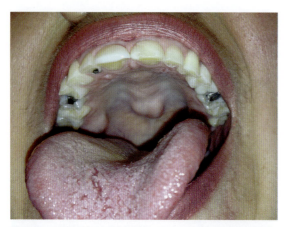

図30-2 42歳女性の口蓋隆起(Reproduced with permission from Richard P. Usatine, MD.)

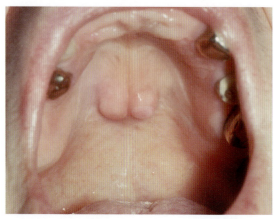

図30-3 二分した口蓋隆起(Reproduced with permission from Richard P. Usatine, MD.)

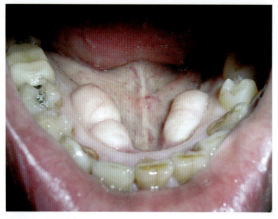

図30-4 下顎隆起は舌下部に認められ，外骨症による。両側性，対称性であり，口蓋隆起に類似している。無症状で，偶発的に発見された(Reproduced with permission from Richard P. Usatine, MD.)

- 腺様囊胞癌はまれな腫瘍であり，硬口蓋上の小唾液腺から発生する。口蓋隆起のように正中から発生することは少ないことを留意すべきである。隆起が正中でない場合には，この悪性腫瘍を除外するために生検が必要である(図30-5)。

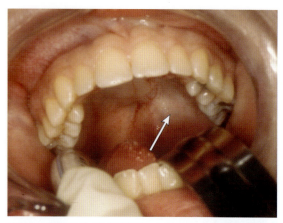

図30-5 22歳女性の腺様囊胞癌。矢印で示した腫瘍は一側性であり，下顎隆起と混同することはない(Reproduced with permission from Randal A. Otto, MD.)

治療

- 隆起が義歯不適合などの機能障害をきたす場合には切除を考慮する。切除は外来治療で可能である[3),4)]。
- まれに，発声障害，外傷性炎症や潰瘍化，審美的理由，歯科手術における自家皮質骨移植の材料として切除の適応となる[1)]。

予後

- 非常に緩徐な増大であり，自然に停止しうる[1)]。
- 切除時の合併症としては鼻腔への瘻孔，神経障害，骨壊死，出血，口蓋骨骨折がある[1)]。

患者教育

良性の経過をたどり，邪魔になるようなら切除を考慮することを説明する。

【Linda Speer, MD／Mindy A. Smith, MD, MS】
(秋月浩光 訳)

31 咽頭炎

症例

2日前からの咽頭痛と発熱，悪寒があり，強い嚥下時痛により水分以外のものが摂取できなかった27歳の女性。鼻閉や咳嗽はなかった。身体所見上，両側の扁桃に発赤と滲出物を認めた(図31-1)。前頸部のリンパ節に圧痛を認めた。咳嗽を伴わない発熱とリンパ節の圧痛，そして扁桃の滲出物の所見からA群β溶連菌(group A β-hemolytic *Streptococcus*：GABHS)咽頭炎と診断され，抗菌薬を処方された。

概説

咽頭炎(pharyngitis)は咽頭組織の炎症であり，通常痛みを伴う。「咽頭痛」の訴えは一次治療施設においては一般的であり，のどのいがいが感や発熱，頭痛，倦怠感，発疹，関節痛や筋肉痛，リンパ節腫脹などの症状や徴候を伴うことがある。

31章 咽頭炎 105

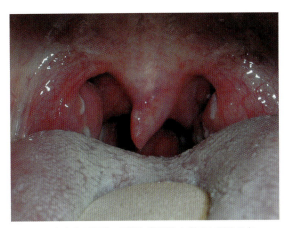

図31-1 溶連菌咽頭炎。扁桃に滲出物と発赤を認める（Reproduced with permission from Michael Nguyen, MD.）

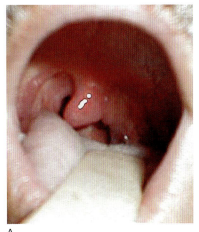

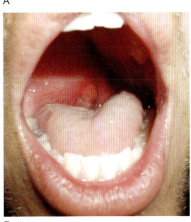

図31-3 A：左扁桃周囲膿瘍。口蓋垂の偏位を認める。B：右扁桃部の腫脹と変形を呈した右扁桃周囲膿瘍（Reproduced with permission from Charlie Goldberg, MD. Copyright © 2005 The Regents of the University of California.）

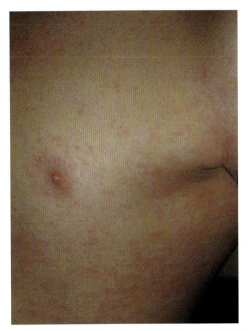

図31-2 猩紅熱におけるサンドペーパー様皮疹。7歳男児，典型的なサンドペーパー様皮疹と溶連菌咽頭炎と発熱を認めた。紅斑は特に腋窩部に集中する（Reproduced with permission from Richard P. Usatine, MD.）

病因／病態生理

- アデノウイルスなどのいくつかのウイルスは，粘膜への直接浸潤，または咽頭分泌物により二次的に咽頭粘膜の炎症をきたす[4]。ライノウイルスなどの他のウイルスはブラディキニンなどの伝達物質により神経終末を刺激し咽頭痛を引き起こす。
- GABHSは，菌体外毒素やプロテアーゼを放出する。発赤毒素は猩紅熱紅斑の原因となる（図31-2）[5]。感染後にヒト組織成分と交叉反応を示す抗体が産生されることにより，リウマチ熱や弁膜症が発症する[6]。抗原抗体複合体は溶連菌感染後急性糸球体腎炎の原因となりうる。
- 未治療のGABHSは，菌血症，中耳炎，髄膜炎，乳様突起炎，頸部リンパ節炎，心内膜炎，肺炎，扁桃周囲膿瘍（図31-3）などの合併症をきたす可能性がある。非化膿性合併症には，リウマチ熱や溶連菌感染後糸球体腎炎がある。

危険因子

- 免疫不全。
- 慢性刺激（アレルギー，喫煙など）。

疫学

- 咽頭炎は初期診療への受診の1％を占める[1]。
- ウイルス感染が咽頭炎の原因の60〜90％を占める。
- 咽頭炎の5〜30％は細菌感染が原因であるが，季節や年齢によって変わる。
- GABHSは成人における咽頭炎の5〜10％，小児においては15〜30％の原因である[2]。GABHSが原因となるのは最大で38％である。
- 冬に流行する。
- 急性リウマチ熱は米国においては最近はまれである。
- 咽頭炎の14％で深頸部感染症をきたす[3]。

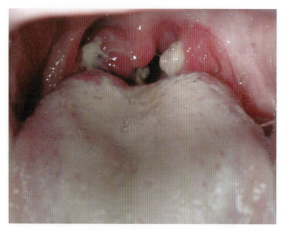

図31-4 若年者の伝染性単核球症。著明な扁桃滲出物を認める（Reproduced with permission from Tracey Cawthorn, MD.）

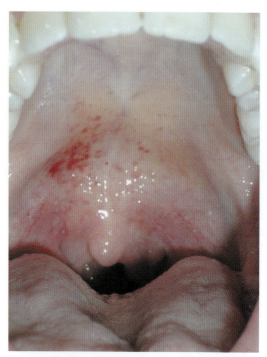

図31-6 口蓋の点状出血を呈したウイルス性咽頭炎。口蓋の点状出血はどの咽頭炎においても認められる（Reproduced with permission from Richard P. Usatine, MD.）

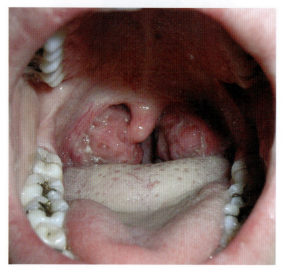

図31-5 若年者のウイルス性咽頭炎。腫大し発赤と滲出物を伴った陰窩性の扁桃を認める（Reproduced with permission from Richard P. Usatine, MD.）

診断

▶ 臨床所見

- 鼻汁と咳はウイルス感染に起因したものを疑う。
- 急激な嚥下時痛，扁桃の分泌物，前頸部リンパ節腫脹，および発熱は，溶連菌感染を疑う。
- すべての扁桃の分泌物が溶連菌感染によるものではない。伝染性単核球症や，他のウイルス感染においても扁桃の分泌物を認める（図31-4，図31-5）。扁桃分泌物の陽性的中率はせいぜい31％であり，扁桃分泌物を認める患者の69％は他の原因である。
- 扁桃の正中または前方偏位を伴う扁桃周囲または扁桃上方の浮腫は，扁桃周囲膿瘍が疑われる（図31-3 参照）。牙関緊急と前頸部リンパ節腫脹と圧痛を伴う。
- 口蓋の点状出血はどの咽頭炎においても認められる（図31-6）。
- サンドペーパー様皮疹は猩紅熱を疑う（図31-2 参照）。
- ウイルス感染や胃食道逆流症（GERD），またはアレルギー

から来るリンパ組織過形成は，咽頭後壁の敷石状病変をきたす（図31-7）。リンパ組織過形成はウイルス感染やアレルギー性鼻炎において認められるが，溶連菌咽頭炎においても観察されることがある（図31-8）。

- GABHS 咽頭炎の診断において，以下の診断基準が役立つ[7〜10]。
  - 病歴上の発熱または38℃以上の発熱（1点）。
  - 咳嗽がない（1点）。
  - 前頸部リンパ節腫脹・圧痛（1点）。
  - 扁桃の腫脹または滲出物（1点）。
  - 年齢。
    ・15歳未満（1点）。
    ・15〜45歳（0点）。
    ・45歳を超える（マイナス1点）。

GABHS の確率は，−1〜0点で約1％，4〜5点では約51％である[11]。

▶ 検査所見，画像検査

- 溶連菌抗原迅速キットは GABHS の診断においてしばしば使用される。選択しうる検査としては，酵素免疫測定，ラテックス凝集反応，免疫クロマトグラフィなどがある。免疫クロマトグラフィは感度0.97，特異度0.97，陽性尤度比（LR＋）32.3，陰性尤度比（LR−）0.03 である[12]。
- 溶連菌感染症の診断のためのゴールドスタンダードは，咽頭培養陽性である。しかしながら，GABHS は多くの患者において口腔咽頭の常在菌の1つであるため，急性溶連菌咽頭炎を診断するためには，急性感染症の臨床症状と培養陽性の両者を確認しなければならない。
- GABHS の保菌者においては，培養検査において偽陽性となりうる。

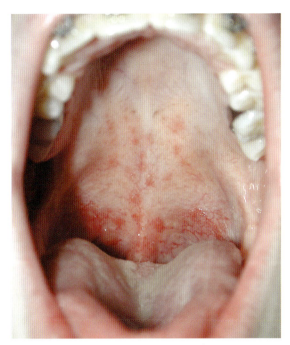

図31-7　軟口蓋の血管拡張とリンパ組織過形成を呈したウイルス性咽頭炎(Reproduced with permission from Richard P. Usatine, MD.)

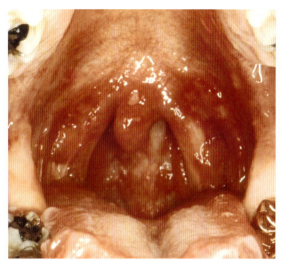

図31-9　コクサッキーウイルスA16によるヘルパンギーナ

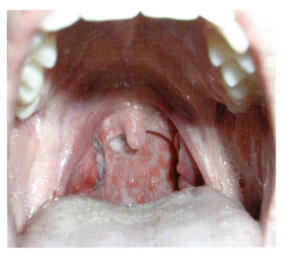

図31-8　右扁桃の暗色の壊死部分と咽頭後壁の敷石状模様を伴う溶連菌咽頭炎(Reproduced with permission from Richard P. Usatine, MD.)

- 不適切な検体採取方法によって偽陰性が生じうる。
- monospot test陽性(発症第1週での尤度比5.7)，かつ/または，末梢血液中の異型リンパ球40％以上(尤度比39)は，伝染性単核球症を示す[12]。
- 水疱から得られた検体のウイルス培養は，コクサッキーウイルスやヘルペスウイルスを証明しうるが，通常それらの診断は臨床診断に基づく。
- 頭頸部のCTは扁桃周囲膿瘍の診断に寄与するが，深頸部への進展が疑われる場合に適用されるべきである[13]。

鑑別診断

- 伝染性単核球症：嘔気・嘔吐のない食思不振，口蓋垂浮腫，全身の対称性リンパ節腫脹，全身倦怠感，特に10代または若年成人においては伝染性単核球症(Epstein-Barrウイルス)を疑う。咽頭所見はGABHSに類似している(図31-4参照)。肝脾腫はEBウイルス感染を示唆する。
- ヘルパンギーナ/コクサッキーウイルス感染症：口腔咽頭の水疱と口蓋の潰瘍はヘルパンギーナを示唆する。大半はコクサッキーウイルスA16が原因である(図31-9)。
- 口腔カンジダ症：口腔咽頭の白苔はカンジダ症/鵞口瘡を示唆し，成人においては免疫不全症に合併することがある(135章「カンジダ症」参照)。
- 性感染症：急性HIV感染症，淋菌性または梅毒性咽頭炎は咽頭痛を呈しうるため，高リスク集団においては考慮するべきである。
- 原発性ヘルペス性歯肉口内炎：口腔の潰瘍と疼痛の原因となる。単純ヘルペスウイルス1型の初感染による広範性の口腔潰瘍により他の咽頭炎と区別する(128章「単純ヘルペス」参照)。
- サイトメガロウィルス(CMV)：免疫正常者における急性CMV感染症は通常無症状である。免疫不全患者においては，単核球症様の症状を呈し，臨床的にはEBウイルス感染症と鑑別不能である。
- 深頸部感染症：頸部の非対称性腫脹，頸部腫瘤，咽頭壁の偏位を認めた場合に疑う。息切れは気道閉塞への危険な徴候である。他の合併症としては，誤嚥，静脈血栓症，縦隔炎と敗血症性ショックである[13]。
- 喉頭蓋炎：急な発熱，倦怠感，咽頭痛，流涎，そして咳嗽の欠如が急性喉頭蓋炎の徴候であり，成人にはまれである。病状の進行は致命的な気道閉塞をきたしうる。幸いなことにHIB(Haemophilus influenzae type b)ワクチンの予防効果によりまれとなった。
- 声門上炎：症状は喉頭蓋炎に類似している。咽頭痛と嚥下時痛は90％以上に認められる主要な症状である。含み声と流涎，呼吸困難，吸気性喘鳴，咳嗽を認める症例は50％以下である。大半の症例において原因となる微生物が検出されない。小児の喉頭蓋炎と異なり，成人の喉頭蓋炎においてはHIBが関与するのは20％以下であるが，細菌検査陽性のなかでは多くを占めている。死亡率は20％以上であ

る．最近ではHIBワクチンにより喉頭蓋炎より多い．
- ジフテリア：ほとんどの患者が免疫を獲得しているため今日の米国においてはまれな疾患である．しかしながら，ワクチンを接種されていない患者や，移住民には注意が必要である．咽頭ジフテリアの症状は咽頭痛，軽度の発熱と倦怠感である．咽頭発赤と剥がれにくい灰白色の偽膜が特徴である．合併症には心筋炎があり，うっ血性心不全，心内膜炎，神経障害がある．
- 他の細菌感染症：non-group A *Streptococcus*, *Fusobacterium necrophorum*, *Mycoplasma pneumoniae*, *Chramydophila pneumoniae*, *Arcanobacterium haemolyticum* が咽頭炎の起炎菌として検出される．臨床的に重要ではないが，一般的に溶連菌咽頭炎の治療に反応する．

治療

▶ 非薬物療法
- 多量の水分補給．
- 塩水含嗽．
- 緩和のためのトローチ剤．

▶ 薬物療法
- アセトアミノフェンとイブプロフェンを発熱と頭痛のために使用する．
- ステロイド（デキサメタゾン10 mg静注など）を免疫不全のない重症扁桃炎に対して投与する[12]．SOR C しかしながら，伝染性単核球症に対するステロイド投与はよいエビデンスがない[14]．
- 極度の咽頭炎の症例においては，スプーン1杯の粘性リドカイン2％をコップ半分の水に溶かし食事の20〜30分前に含嗽することで嚥下時痛が緩和される．誤嚥やリドカイン中毒，口腔熱傷などの危険性があるため，適応される症例は限られている．重症であれば入院治療を考慮した方がよい．
- 抗菌薬使用：GABHSの可能性を評価するためにclinical prediction ruleを使用する（「臨床所見」の項参照）[7〜11]．
  - 可能性が低い（検査を行わないGABHSの治療もなし）：スコア0点の場合，対症療法を行い，抗菌薬は使用しない．
  - 可能性が中程度（検査を行い結果によって治療を行う）：スコア1〜3点の患者（GABHSである確率は約18％）には溶連菌抗原迅速検査を行い，陽性であれば抗菌薬を使用する．
  - 可能性が高い（検査は行わずGABHSの治療を行う）：スコア4〜5点の患者に対してはエンピリック抗菌薬療法を考慮する．
- 成人のGABHS疑いまたは確定例に対しては，ペニシリンV 500 mg，1日2〜3回内服を10日間行う[15]．ペニシリンアレルギーがある場合にはエリスロマイシン500 mg，1日4回内服を行う．経口接種が困難な場合にはペニシリンG120万単位を筋注する．
- 扁桃周囲膿瘍に対してはペニシリンG（600 mg，6時間ごとに静注を24〜48時間）とメトロニダゾール（15 mg/kg，1時間以上で静注，その後7.5 mg/kg，6〜8時間ごと，1時間以上で静注）が推奨されている．

▶ 紹介
- 気道狭窄の徴候があった場合，救急搬送するべきである．

気管内挿管はかなり困難で危険を伴う．
- 扁桃周囲膿瘍の場合には耳鼻咽喉科へ相談し，抗菌薬の投与とともに膿瘍切開を行う．
- GABHSの反復が明らかな場合や薬剤アレルギーや薬剤耐性などがある反復例は，扁桃摘出術について耳鼻咽喉科への相談を考慮する[16]．しかしながら，単発例に関しては扁桃摘出術の効果にはエビデンスがない[17]．

予後
- 原因によらず咽頭痛は通常自然治癒する．主要症状は3〜4日で軽快する．
- 長期的な合併症はまれであるが，続発症を予防するための抗菌薬が正当化されている．抗菌薬の使用が病悩期間を約1日短縮させ，リウマチ熱の発症リスクが高い集団において発症リスクを約2/3に減少させる[15]．しかし，軽度の下痢などの胃腸症状はしばしば認められる副作用である．第3日目の1人の咽頭痛を予防するために必要な症例数は少なくとも6例であり，1週間目の1人の痛みを予防するには21例以上必要である[15]．

フォローアップ

臨床症状の悪化，特に嚥下困難と呼吸困難の増悪や，強い頭痛が出現した場合にはフォローアップをする．

患者教育
- 大半の非GABHS咽頭炎に必要な治療は患者教育である．ウイルス感染と細菌感染の違いと，抗菌薬が投与されない，またはされる理由について理解させることが必要である．ウイルス感染症であることが明らかな患者への抗菌薬治療は不適切である．抗菌薬を処方することよりも，疾患の経過について十分な時間をかけて説明を行った方が患者の満足度が高まるとの研究がある[18), 19)]．
- 休養と水分補給，鎮痛薬により症状が軽快する．
- 抗菌薬を内服する患者に対しては，症状の軽快後も抗菌薬を最後まで飲むこと．皮疹や嘔気，下痢など抗菌薬の一般的な副作用について説明する．
- 脾腫を伴う単核球症の患者には，激しいスポーツは控えるように話す．脾破裂の防止のため．

【Brian Williams, MD／Richard P. Usatine, MD／Mindy A. Smith, MD, MS】

（秋月浩光 訳）

32 喉頭（嗄声）

症例

年に40箱の喫煙習慣がある47歳の男性が，約6週間前から嗄声（hoarseness）を自覚し増悪してきたため受診した．喉の異物感と固形物の嚥下障害を自覚していた．嚥下時痛や耳痛，血痰，吐血などの症状はなく，発熱や悪寒，または体重減少もなかった．

中年男性のこれらの症状は一般的であるが，鑑別すべき疾患は多い．喫煙歴と症状の持続期間から喉頭の悪性腫瘍の可

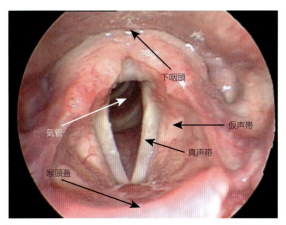

図32-1 正常な喉頭（Reproduced with permission from C. Blake Simpson, MD.）

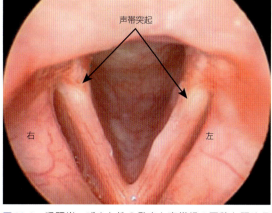

図32-2 喉頭炎。びまん性の発赤と声帯縁の不整を認める（Reproduced with permission from C. Blake Simpson, MD.）

能性が示唆されるが，咽頭喉頭逆流症（laryngopharyngeal reflux：LPR）に続発する声帯ポリープの頻度は高い。

概説

嗄声の評価を行う場合，成人の喉頭扁平上皮癌，小児の再発性呼吸器乳頭腫症（recurrent respiratory papillomatosis：RRP）など最も深刻な病態を除外することから検査が開始されることが多く，喉頭に影響する多くの良性疾患を考慮しづらい焦点を絞った精密検査が継続される傾向がある。これらの良性疾患の治療には，患者の生活様式や発声の必要度などが密接に関与しており，水分摂取の推奨や声の酷使の改善，胃酸逆流の防止など，声の衛生についての教育を取り入れる必要がある。

別名

- 嗄声，発声障害，気息音。
- 声帯，声門，真声帯（図32-1）。
- 仮声帯，声門の上方にある粘膜襞であり，声門との間には喉頭室がある。
- 撓性喉頭ファイバースコープ，直接喉頭鏡，上咽頭内視鏡，経鼻喉頭ファイバースコープ。
- ストロボスコープ，ビデオ喉頭ストロボスコープ。

疫学

- 成人および小児における嗄声の最も多い原因はウイルス感染による喉頭炎である（図32-2）。
- 音声または喉頭の障害を訴える患者の約50％にLPRが存在する[1]。嗄声の原因であることは少ない。
- 喉頭癌の95％は扁平上皮癌である。米国においては毎年およそ11,000人が発症し，60～70歳代に多く発症し，男性に優位に発症する[1]。
- RRPは小児の良性喉頭腫瘍としてしばしば発症し慢性的な嗄声の原因となる。若年発症の危険因子は，第1子（75％），10代の母親，経腟分娩である。有病率は小児10万人あたり4.3人，成人10万人あたり1.8人である[2]。母親のヒト乳頭腫ウイルス感染症と若年発症のRRPには関連があることがわかっているが，正確な感染経路は不明である。陰部ヒト乳頭腫ウイルスに感染した母親から出生し

た小児がRRPに罹患する確率は0.25～3％である[3]。帝王切開によってもすべてのRRPを予防することはできないため，尖圭コンジローマを持つ母体の予防的帝王切開は近年では推奨されない。

病因／病態生理

- 喉頭炎という言葉は各種原因による喉頭の炎症を示す非特異的な用語である。一般的にはウイルスによる上気道炎である。正常な喉頭所見（図32-1参照）と比較すると，喉頭炎の所見（図32-2参照）では声帯のびまん性発赤と浮腫や一過性の声帯縁の不整が認められる。喉頭の症状は，喉の乾燥や粘液のうっ滞，咳嗽や咳払いから生じる。
- LPRは胃食道逆流症（GERD）とは区別しなくてはならず，胃酸の逆流はより胸焼けや胃もたれ，逆流を生じやすく，喉頭もしくは上気道に及ばなくともよい。LPRは，頻繁な咳払い，空咳，嗄声，喉の異物感を生じやすく，60％以上の患者で胸焼けを伴わない。喉頭は少量の胃酸やペプシンに対しても敏感である。したがって，食道炎とGERD症状をもたらすほどの重症な逆流がない患者も喉頭の粘膜障害症状をきたすことがある[1,4～6]。
- 扁平上皮癌の発病は多因子性であるが，患者の90％は多くの喫煙歴やアルコール摂取歴がある。これらの危険因子には相乗的効果がある。他の危険因子としては，塗装工，金属工，ディーゼル燃料やガソリン煙霧の曝露，治療量の放射線曝露がある。
- RRPの原因はヒトパピローマウイルス6（HPV-6）やHPV-11であり，幼児期の発症が多い。臨床経過は予測困難であり，きわめて多様である。気管や気管支，肺へ波及し，扁平上皮癌への悪性転化をきたすことがあるが，悪性転化はまれである。気管支肺への波及は，外科的切除が不能であり一様に致命的である。
- 声帯結節は機械的外傷（声の酷使や誤用）から生じる良性の病変であり，しばしば声帯の「タコ」と称される。声帯ポリープや声帯嚢胞も声の酷使により発症し，粘液腺の閉塞や声帯の出血，ポリープ様声帯炎を背景として生じるものや特発性のものがある。これらは歌手や教師など職業上声を使用する人の発声障害として一般的である。声帯肉芽腫症はLPRや気管内挿管による損傷に関係しており，手術適

応はあまりない。
- 声帯の不全麻痺または麻痺の原因は様々である[1)~7)]。
  - 手術（頸椎前方固定術，頸動脈血栓内膜剥離術，甲状腺腫術など）による医原性のものが最多である（25％）。
  - 喉頭以外の悪性腫瘍（縦隔，気管支肺，頭蓋底）（24％）。
  - 特発性，しばしばウイルス性と予測される（20％）。
  - 外傷（鋭的外傷，鈍的外傷，挿管による損傷）（10％）。
  - 神経学的原因（脳梗塞，中枢神経腫瘍，多発性硬化症，筋萎縮性側索硬化症）（8％）。
  - 炎症または感染症（2〜5％）。
- presbyphonia（老人性喉頭）は，喉頭の老化に起因する声の変化を示す除外的診断である（徐々に弱まる声，声が響かない，粗造な声質）。60歳以上の嗄声においては良性の声帯疾患によるものが最も多く，悪性疾患と声帯麻痺がそれに次ぐ。presbyphoniaは高齢患者の約10％において嗄声の原因になっており，萎縮した声帯が特徴的である[8)]。

診断

▶ 臨床所見
- 病歴と身体所見は，良性疾患とより深刻な問題とを鑑別するのに役立つ。
  - 耳痛：しばしば咽頭癌や喉頭癌による関連痛となる。良性疾患においてはあまりみられない。
  - 嚥下障害，嚥下時痛（飲み込むときに痛む）：非特異的な訴えであるが，閉塞性の病変や反応性の咽頭浮腫が懸念される。
  - 喘鳴または呼吸困難：呼吸促迫を伴う喘鳴は，切迫した気道狭窄を除外するために緊急で評価しなければならない。声帯麻痺においては発声時の息漏れによるあまり重篤でない呼吸困難が認められるが，詳細な病歴は，それが発声時のみ生じることや声門閉鎖不全によりバルサルバ法を行うことができないことを明らかにするであろう。
  - 咽頭違和感：持続的または断続的な無痛性の喉の腫脹感または異物感である。LPRと関連深い。
  - 頸部腫瘤：一側または両側の頸部リンパ節腫脹は，他の疾患が明らかになるまでは喉頭の新生物を疑う。
  - タイミング：発症様式，症状の持続時間や頻度は重要である。
- 喉頭癌の危険信号は，喫煙歴とアルコール依存，頸部腫瘤，体重減少または重篤な嚥下障害，吸気性喘鳴（初期には睡眠時や臥位で認められる），そして耳痛である。
- LPRの症状は，嗄声，咳払い，後鼻漏，慢性咳嗽，嚥下困難，咽頭違和感，そして咽頭痛である。胸焼けは必要な症状ではない。
- 確定診断は，喉頭の直接的観察である。耳鼻咽喉科医によって撓性ファイバー検査がしばしば使用される。ストロボスコピーは，声帯の粘膜波動の観察が必要な場合に行われる。粘膜波動の観察により，声帯表面にある病変の深達度と，その音声への影響の重症度の評価に有用である。

▶ 検査所見，画像検査
- 臨床検査が役立つことは少ないが，診断されていないリウマチ関連疾患が初期症状として音声障害をきたした場合には有用である。
- 胸部単純X線写真は，声帯麻痺の際に気管支肺または縦隔腫瘍を除外するために有用である。しかし喉頭の原発腫瘍

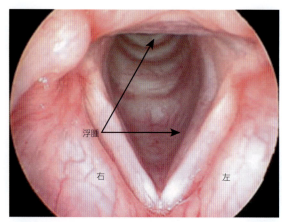

図32-3　咽頭喉頭逆流症。後交連の浮腫と声帯縁直下の浮腫を矢印で示す（Reproduced with permission from C. Blake Simpson, MD.）

の評価には役立たない。
- 頸部と胸部の造影CTは，原因不明の声帯麻痺において反回神経に沿った病変を除外するために有用である。また癌が疑われ，特に頸部リンパ節腫脹がある場合に有用である。胸部単純X線写真はしばしば胸部CTに代わり施行される。
- 単純または造影MRIは，中枢神経系または頭蓋底の病変の評価に有用である。軟口蓋挙上障害のある場合など，高位での迷走神経障害が疑われる場合に特に有用である。
- 消化器科に依頼して行うdual-channel 24時間pHモニタリングは，LPRが疑われる場合に有用な検査である。

鑑別診断
- 喉頭炎（図32-2参照）。
- 喉頭咽頭逆流症（図32-3，図32-4）。
- 扁平上皮癌（図32-5）。
- 喉頭乳頭腫症（図32-6，図32-7）。
- 声帯結節（図32-8）。
- 声帯ポリープ（図32-9）。
- 声帯嚢胞。
- 声帯不全麻痺，完全麻痺。
- prebyphonia（老人性喉頭）。
- 神経疾患（多発性硬化症，パーキンソン病，筋萎縮性側索硬化症，脳腫瘍）。
- 全身疾患（ウェゲナー肉芽腫症，サルコイドーシス，関節リウマチ）。

治療
- 喉頭炎：エンピリック治療は，咳嗽や鼻腔，咽頭の分泌物を緩和させることを目的としている。補水は緩和のために重要である（水分摂取を増やす，スチームシャワー，加湿器，サウナ）。咳払いは避け，声の安静を推奨する。発声を控えるが，禁止はしない。ささやき声の方が通常の発声法より声帯に負荷をかけることを患者に説明する。
- 声帯結節，声帯ポリープ，声帯嚢胞：初期治療としては，脱水，アレルギー，後鼻漏，そしてLPRの治療とともに音声療法を行う。難治性の場合には外科的切除が必要となる。
- 喉頭乳頭腫症：多くの児は，難治性の経過をたどり，気道

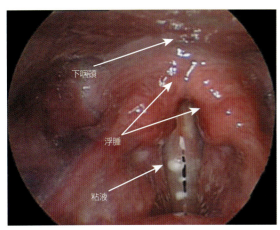

図 32-4 咽頭喉頭逆流症の発声時。びまん性の発赤と粘液を認める(Reproduced with permission from C. Blake Simpson, MD.)

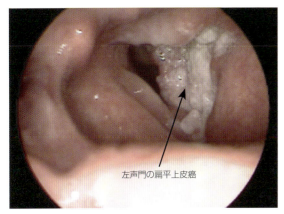

図 32-5 扁平上皮癌。左声帯麻痺を伴う進行癌(Reproduced with permission from C. Blake Simpson, MD.)

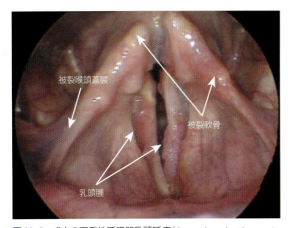

図 32-6 成人の再発性呼吸器乳頭腫症(Reproduced with permission from C. Blake Simpson, MD.)

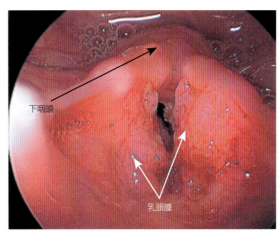

図 32-7 3歳児の再発性呼吸器乳頭腫症。乳頭腫は気道を閉塞させつつあり、減量手術が必要である(Reproduced with permission from C. Blake Simpson, MD.)

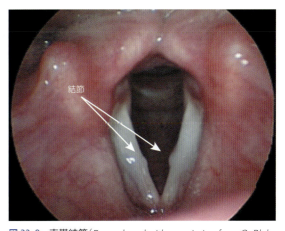

図 32-8 声帯結節(Reproduced with permission from C. Blake Simpson, MD.)

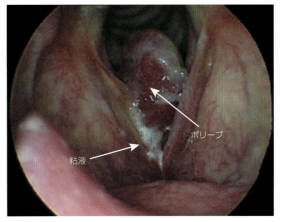

図 32-9 巨大な声帯ポリープが気道を狭窄させており、周囲に厚い粘液が付着している(Reproduced with permission from C. Blake Simpson, MD.)

を維持するために耳鼻咽喉科医による定期的なデブリードマンを行う必要がある。自然寛解することがある。手術の際にシドフォビルを上皮内に接種するなど、活動性の病変に対しては補助療法が行われている。ガーダシルワクチンの投与がRRPの頻度を減少させることが期待されている。ガーダシルを非予防的な方法でRRP患者に投与している開業医がいるが、ワクチンの治療効果を支持する強いエビデンスは現時点ではない[2),3)]。

- LPR：治療の柱は、食事や生活習慣を変えるための患者教

育である(酸性の食事や脂っこい食事を避ける，喫煙を避ける，飲酒とカフェインの制限，減量，寝る直前の食事を避ける)。内科療法としては，プロトンポンプ阻害薬(PPI)の1日2回食前30～60分前に内服し，数カ月で減量していく。ラニチジン300 mgの就寝前投与など，ヒスタミンH_2受容体拮抗薬が有効な場合もある。
- 扁平上皮癌：集学的治療が最善である。臨床病期により，手術，放射線または化学療法のなかから1つか複数の治療法を適用する。
- 声帯不全麻痺，声帯麻痺：原因疾患の治療を行う。手術的にインプラントを声門に挿入することによる声帯内転術を行う場合もある。まれに麻痺側を内転させたことにより，気道狭窄をきたすことがあるが，これらの治療は声の質を回復させ，慢性的な誤嚥を軽減させる。
- 神経疾患：多発性硬化症，重症筋無力症，パーキンソン病，筋萎縮性側索硬化症，本態性振戦によって喉頭の異常が生じうる。原疾患の治療とともに，音声療法が時に有用である。
- 全身疾患：まれに，ウェゲナー肉芽腫症，サルコイドーシス，再発性多発軟骨炎，リウマチ性関節炎などの疾患によって喉頭がおかされる。これらの疾患を有する患者において発声障害や嚥下障害をみた場合には，耳鼻咽喉科医の診察によって，音声を改善しうる治療がないか，または気道狭窄の有無について評価する。
- presbyphonia：除外診断による。器質的な病因が除外された場合，萎縮した声帯への異物注入術などの手術療法を行う前に音声療法が推奨される。

フォローアップ

- 病歴上，または身体所見上，癌が疑われる場合には，喉頭ファイバースコープのため，耳鼻咽喉科医に早急に相談する。
- 症状が悪化するか改善しない場合には，耳鼻咽喉科医(または喉頭科医)への紹介が必要である。

- LPRが疑われる患者に対しては，PPIによる経験的初期治療と生活指導の開始から6～8週間経過観察するべきである。適切な行動管理や医学的管理によっても症状が改善しない場合や，長期間(12カ月以上)PPIによる治療が必要な患者は，耳鼻咽喉科または消化器科へのコンサルテーションが必要である。慢性咳嗽や長期のPPI投与が必要となる一部の患者に対しては，経鼻的食道内視鏡検査または食道胃十二指腸内視鏡検査が必要である。近年のエビデンスにおいては，慢性咳嗽が食道の腺癌の独立した指標であることを指摘しており，PPIの長期内服者においてはバレット食道を除外するべきである[9]。

患者教育

- 良性疾患においては，声の衛生と生活指導が治療上重要である。水分をよく摂取し，カフェイン摂取を控え，禁煙，過剰な飲酒を控えることが必要である。
- 声帯結節，声帯ポリープ，声帯嚢胞は声を出すことを職業としている人(牧師，競売人，教師など)に多い。誤った発声法の避け方を患者に指導することで音声障害を予防・改善させる際には，言語療法士が中心的存在となる。
- 胃食道逆流やLPRをコントロールすることによって，良性の喉頭疾患は改善しうるが，必ずしも治癒するわけではない。GERDとLPRの危険因子について指導が必要である。
  - 刺激物，酸味が強い，脂っこい食事。
  - 喫煙と飲酒。
  - カフェイン入り飲料(特に炭酸飲料)。
  - クエン酸ジュース，トマトソース，チョコレート，ミント。
  - 肥満。
  - 食後2, 3時間以内の臥床。

【Laura Matrka, MD／C. Blake Simpson, MD／
J. Michael King, MD】

(秋月浩光 訳)

第6部

口腔

SOR	定義
A	一貫して質が高く,かつ患者由来のエビデンスに基づいた推奨*
B	矛盾があるか,質に一部問題がある患者由来のエビデンスに基づいた推奨*
C	今までのコンセンサス,日常行う診療行為,意見,疾患由来のエビデンス,または,診断・治療・スクリーニングのための症例報告に基づいた推奨*

・SOR:推奨度(strength of recommendation)
・患者由来のエビデンス:死亡率,罹患率,患者の症状の改善などを意味する
・疾患由来のエビデンス:血圧変化,血液生化学所見などを意味する
*:さらなる詳細な情報を確認する場合は巻末の「付録A」参照

33 黒毛舌

症例

喫煙習慣のある60歳の男性が，アルコール臭を漂わせながら，黒く変色した舌と時々嘔気が出ることを訴えて来院した。男性は1日に1～2箱喫煙し，6～8杯以上のビールを毎日飲んでいた。歯磨きはほとんど行わず，歯科医院も長いこと受診していなかった。口腔内では，歯は色素沈着により変色し，舌は長く伸びて褐色になった舌乳頭に覆われていた（図33-1）。患者は，黒毛舌（black hairy tongue），口腔衛生不良，およびタバコとアルコール中毒と診断された。

概説

黒毛舌は，異常に肥大し伸長した舌の糸状乳頭によって引き起こされる良性の疾患である[1]。舌背の糸状乳頭で落屑が低下し，伸長して毛状を呈するようになる[2]。

別名

- 舌の過角化症，lingua villosa nigra。

疫学

黒毛舌の罹患率は，対象集団の危険因子により影響を受ける。
- 薬物中毒患者では，57％と高率に認められる[3]。
- ミネソタ州の学童では，0.06％であった[4]。
- トルコの歯科患者調査で，黒毛舌は，男性，喫煙者および紅茶の愛飲者に多く認められ，ヘビースモーカーが54％と最も高い罹患率を示した[5]。

病因／病態生理

- 黒毛舌（図33-1 参照）は，糸状乳頭の落屑が低下して，伸長，肥大することにより生じる[2,6]。
- 正常では1 mm程度の舌乳頭が，12 mmの長さまで伸長することもある。
  - 長く伸びた糸状乳頭に，残渣，細菌，真菌，異物などが集積，沈着する。
- 黒毛舌を誘発した薬物は，82％が抗生剤であった（図33-2）[1]。
- 薬物，タバコ，放射線療法による口腔乾燥症は，黒毛舌の原因となる[1]。

危険因子

- タバコ（煙タバコ，噛みタバコ）[1]。
- アルコール中毒や薬物中毒（特に喫煙される薬物）。
- 不潔な口腔衛生状態。
- 薬物療法（特に抗生剤および口腔乾燥を引き起こす薬物）。
- 酸化作用のある洗口剤（過酸化水素含有）。
- 癌，特に放射線療法。
- 紅茶，コーヒーの摂取。

診断

▶ 臨床所見

- 通常は無症状であるが，残渣などが舌乳頭に集積してくる

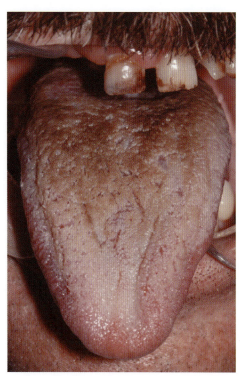

図33-1 ヘビースモーカーで飲酒癖のある男性にみられた黒毛舌。伸長した糸状乳頭が褐色に変色し，歯はタバコによる色素沈着を認める（Reproduced with permission from Brad Neville, DDS.）

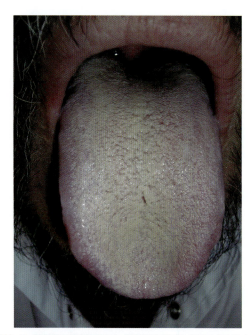

図33-2 薬物誘発性黒毛舌で，黄色味を帯びた茶色の伸長した糸状乳頭を認める。患者は広域スペクトラムの抗菌薬を服用していた（Reproduced with permission from Richard P. Usatine, MD.）

と，味覚異常，嘔気，口臭，そして舌の疼痛や灼熱感などを生じる[1]。

黒毛舌は視診で診断する。

- 黒毛舌は，摂取した食物，タバコ，コーヒーや紅茶の消費

33章 黒毛舌　115

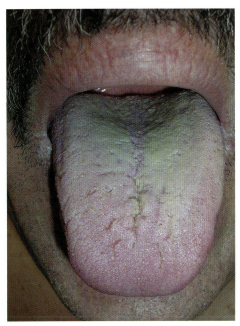

図 33-3　ヘビースモーカーの皺状舌に生じた黒毛舌で，口角びらんも認める。男性は，歯の状態も悪く，口臭もある（Reproduced with permission from Richard P. Usatine, MD.）

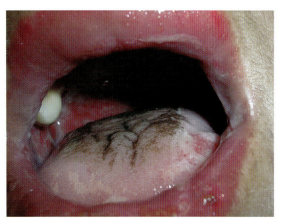

図 33-4　未治療の尋常性天疱瘡の女性に生じた黒色舌で，舌乳頭は伸長していない。舌の黒色部分に接して，口蓋にびらんを認める。プレドニゾロン投与開始後2日で黒色部は消失し，患者は摂食可能となった（Reproduced with permission from Richard P. Usatine, MD.）

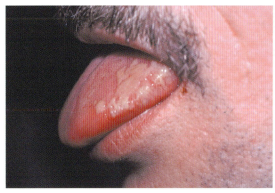

図 33-5　Epstein-Barr ウイルスよる口腔毛状白板症で，AIDS の男性患者の舌に生じている（Reproduced with permission from Richard P. Usatine, MD.）

量により，黒，茶色，黄色にみえる（図 33-3）。

典型的分布
病変は有郭乳頭前方の舌背にのみみられるが，まれに舌尖や舌側面まで拡大する。

検査所見
カンジダ症を排除するために，水酸化カリウムテストも考慮する。

鑑別診断
- 黒色舌は次サリチル酸ビスマスやミノサイクリンの摂取でも生じるが，舌乳頭の伸長，肥大は生じないので黒毛舌ではない（図 33-4）。
- 毛状白板症：Epstein-Barr ウイルスに関連して生じる白い角化性の縞模様で，免疫抑制患者，特に HIV 感染患者の両側舌縁に発生するのが典型的である（図 33-5）。
- 口腔カンジダ症：頬粘膜，舌，口蓋にみられる白苔で，白苔を拭い去ると粘膜は紅斑を呈す。白色病変なので，黒毛舌とは容易に鑑別できる（135 章「カンジダ症」参照）。

治療

非薬物療法
- 危険因子（タバコ，アルコール，抗生剤など）を避ける。SOR C
- 薬物誘発性黒毛舌では，可能なら発症に関連している薬物を中止する[1]。SOR B
- やわらかい歯ブラシや舌ブラシを使用して，定期的に舌をブラッシングする。SOR C

薬物療法
カンジダ症がある場合には，抗真菌薬を投与する。肝疾患がなければ，フルコナゾール1日100 mg の 14 日間投与が望ましい。また，クロトリマゾールトローチ1日5回投与を14日間でもよい。ナイスタチンは効果が低い。口腔咽頭のカンジダ症を発症した HIV 患者に対し，フルコナゾールで治療した患者は，他の抗真菌薬で治療した患者より長くカンジダ症が抑えられる[7]。SOR A

紹介
口腔衛生状態が不良な患者は歯科医に紹介する。すべての患者に，少なくとも年2回は歯科医の受診をすすめる。

予防
口腔内を清潔に保ち，危険因子を避けることが必要である。

予後
黒毛舌は自己調整可能な疾患なので，口腔を清潔にして治療を受ければ良好な予後が見込まれる。

患者教育
1日に2回の歯磨きと舌のブラッシングを指示する。中毒は，やめられるように援助する。新鮮なリンゴのようなかたい食物の摂取は，舌をきれいにするのに役立つのですすめる。

【Richard P. Usatine, MD／Wanda C. Gonsalves, MD】
（鬼澤浩司郎　訳）

34 地図状舌

症例

23歳の男性が舌の変な模様を訴えてクリニックに現れた。男性には，疼痛や不快症状はなく，発症時期は不明だったが，病変が変化するようにみえていた。診察をすると，舌に境界明瞭で表在性の平滑な紅斑を認めた（図34-1）。舌の病変は，地図状舌（geographic tongue）（良性移動性舌炎）と診断され，患者は症状がなければ治療の必要がない良性の疾患であると説明された。

概説

地図状舌は，舌背や舌縁の粘膜に生じる良性の炎症性疾患で，再発を繰り返すが通常は無症状である。地図状舌は，角化性の白帯に囲まれた不規則な形状の丸い紅斑が特徴で，紅斑部は舌の糸状乳頭が萎縮消失している。まれに，症状を自覚することがある。

別名

- 良性移動性舌炎，地図状口内炎。

疫学

- 罹患率は1〜3%である[1]。
- 子どもから大人まで生じるが，女性により多い。
- 米国では，メキシコ系アメリカ人より白人や黒人に多く認められる[2]。

病因／病態生理

- 地図状舌は，よくみられる口腔の炎症性疾患であるが，病因は不明である。
- アレルギー，膿疱性乾癬，ストレス，1型糖尿病，溝状舌，ホルモン障害などがあると，発症頻度が上がる[3]。
- 病理所見は乾癬と類似している[4]。
- 地図状舌は紙巻きタバコの喫煙と逆の相関がある[2,5]。

診断

▶ 臨床所見

- 視診と臨床経過で診断する。病変は，白い海に囲まれた赤い大陸という地図状模様を呈する（このため地図状舌という）（図34-1 参照）。
- 地図状舌は，境界明瞭で光沢のある平滑な紅斑とそれを取り囲む白色の暈で構成される（図34-2）。
- 糸状乳頭の萎縮により生じた紅斑を，曲線状で軽度に盛りあがった白から黄色の辺縁が囲んでいる（図34-1，図34-2 参照）。
- 典型的な病変は，継時的に大きくなったり小さくなったりするので，病変が移動しているようにみえる（このため移動性舌炎という）。
- 病変は，数日，数カ月，数年間続くが，瘢痕は形成しない。
- 通常無症状であるが，時に疼痛や灼熱感，特に刺激物の摂取時に症状を訴えることがある。
- 患者が乾癬性皮膚病変や結膜炎，尿道炎，関節炎および反

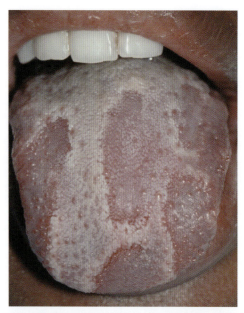

図34-1　地図状舌（良性移動性舌炎）。白い海に囲まれたピンク色の大陸のようにみえる（Reproduced with permission from Gonsalves WC, Chi AC, Neville BW. Common oral lesions：part II. Am Fam Phys. 2007；75(4)：501-508. Copyright © 2007 American Academy of Family Physicians. All rights reserved.）

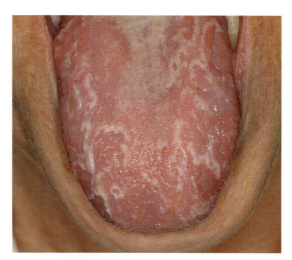

図34-2　71歳女性の地図状舌。糸状乳頭が萎縮した紅斑の周りに白い暈を認める（Reproduced with permission from Michaell Huber, DMD.）

応性関節炎の皮膚症状を有していた場合には，乾癬や反応性関節炎の口腔症状を疑う（153章「反応性関節炎」参照）。

▶ 典型的分布

- 典型的な罹患部位は，舌の前方2/3の舌背である。
- 地図状舌は，頬粘膜，口唇粘膜，まれに軟口蓋などの舌以外の部位にも生じる[3]。

鑑別診断

- 紅板症，白板症：病変が軟口蓋にみられる場合は疑う（38章「白板症」参照）。
- 扁平苔癬：頬粘膜によくみられる病変で，レース状に白線が織りなす網状型，潰瘍を取り囲んで放射状に縞模様を呈

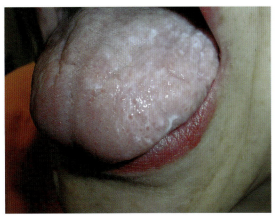

図34-3 舌の扁平苔癬。白いスジ模様を認め，舌乳頭の喪失により病変部の表層は平滑である(Reproduced with permission from Richard P. Usatine, MD.)

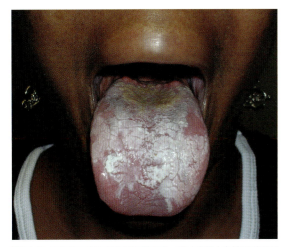

図34-4 重症な皮膚の尋常性乾癬を患っている黒人女性の舌にみられた白色斑。病理標本は地図状舌と類似している(Reproduced with permission from E. J. Mayeaux, Jr., MD.)

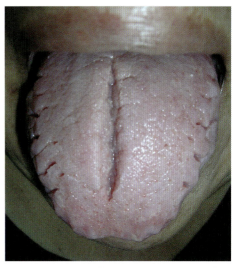

図34-5 出生後からある溝状舌。以前は陰嚢舌とも呼ばれたが，現在は溝状舌という病名が好まれている(Reproduced with permission from Richard P. Usatine, MD.)

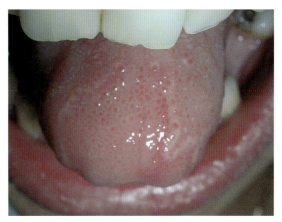

図34-6 無症状の地図状舌。糸状乳頭の萎縮と周囲にかすかな白色の暈がみえる(Reproduced with permission from Richard P. Usatine, MD.)

するびらん型がある(図34-3)(152章「扁平苔癬」参照)。
- 乾癬：皮膚病変の活動性に応じて，口腔内に紅斑や白斑を生じる(図34-4)(150章「乾癬」参照)。
- 反応性関節炎：尿道炎，関節炎，結膜炎の3徴候によって特徴づけられる疾患で，まれに頬粘膜や口蓋に無痛性の潰瘍性丘疹のような病変を生じる(153章「反応性関節炎」参照)。
- 溝状舌：遺伝性疾患で舌に多数の溝を生じるが，症状はない。過去には陰嚢舌とも呼ばれたが，患者には溝状舌の病名の方が好まれている(図34-5)。

治療

ほとんどの患者が無症状なので，処置を必要としない(図34-6)。
- 有症状例に対して種々の臨床的な試行が行われているが，効果的なものはない[6),7)]。
  - トリアムシノロン歯科用軟膏(ケナログ)などの局所ステロイドホルモン。SOR Ⓒ
  - 亜鉛，ビタミンB_{12}，ナイアシン，リボフラビンなどの補充療法。SOR Ⓒ
- 抗ヒスタミン薬(ジフェンヒドラミン)の含嗽。SOR Ⓒ
- 局麻剤での含嗽[6),7)]。SOR Ⓒ

地図状舌はまれに持続的に痛みが出る(図34-7)。0.1%タクロリムス軟膏を1日2回塗布し2週間継続する治療が有効であったとの報告もある[8)]。SOR Ⓒ
しかし，おしなべて効果的な治療法はない[9)]。

フォローアップ

患者には，10日以上症状が気になる場合には連絡をするように指示し，さらに，以下の症状が生じた場合には，救急科に即受診すべきことを伝える。
- 舌が異常に腫れている。
- 呼吸困難。
- 会話困難，咀嚼や嚥下困難。

患者教育

良性の疾患であることを伝え安心させる。刺激性のあるス

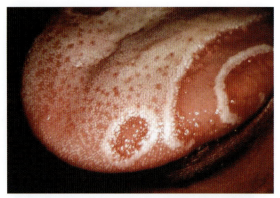

図 34-7 強い症状を伴う地図状舌。刺激物の摂取時に疼痛や灼熱感を自覚している。正常舌粘膜と舌乳頭が萎縮した紅斑との対比が著しい（Reproduced with permission from Ellen Eisenberg, DMD.）

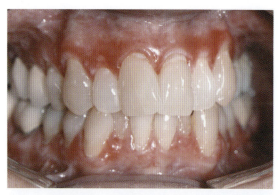

図 35-1 慢性歯肉炎で，歯間乳頭歯肉が腫れている。一部に歯肉退縮を認め，歯磨き時には歯肉から出血する（Reproduced with permission from Gerald Ferretti, DMD.）

パイシーな飲食物は避けるように指導する。

【Ernest Valdez, DDS／Richard P. Usatine, MD／
Wanda C. Gonsalves, MD】

（鬼澤浩司郎 訳）

35 歯肉炎，歯周病

症例

1日1箱の喫煙習慣がある35歳の女性が，半年前から歯磨き時に出血するようになったことを訴えて来院した。口腔内をみると，ほとんどの歯に歯垢が付着し歯間部の乳頭歯肉が発赤し腫脹していた（図 35-1）。医師は，患者に歯肉炎であること，および1日2回の歯磨きと毎日のデンタルフロス使用が必要であることを話した。また，喫煙は口腔も含めてあらゆる部位に悪影響を及ぼすことを説明し，禁煙の援助を申し出るとともに，口腔内状況の改善のため歯科医を紹介した。

概説

歯肉炎（gingivitis）は歯肉に限局した炎症で，歯を支えている組織までは炎症が及んでいないので可逆的な状態である（図 35-1 参照）。

歯周炎（歯周病〈periodontal disease〉）は，歯肉だけでなく歯を支えている結合組織や骨を喪失する慢性の炎症性疾患である。歯槽骨（歯根と結合している骨）と骨と歯根を結びつけている歯根膜が破壊され，成人が歯を失う主な原因となる（図 35-2～図 35-4）。

疫学

- 歯肉炎，歯周病は，最も頻繁に認められる成人の口腔疾患である。
- 米国の30歳以上の成人は，35％が歯周病に罹患している。22％は重症，13％は中等症から重症の歯周病[1]。
- ホームレスの人々は，歯肉炎，歯周病などあらゆる歯科疾患に罹患する高リスク集団である（図 35-4 参照）。
- 歯周病が心臓の冠動脈疾患や慢性の腎臓病と関連すること

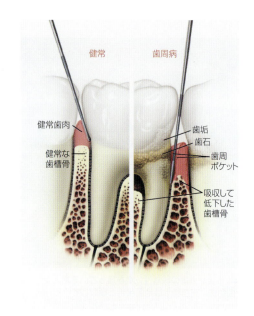

図 35-2 健康な歯周組織と歯周病（Reproduced with permission from the American Academy of Periodontology； http://www.perio.org/consumer/2a.html. Copyright 2014, American Academy of Periodontology.）

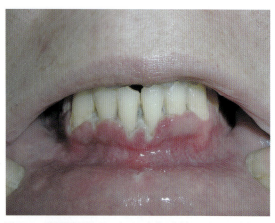

図 35-3 喫煙習慣があるコカイン中毒の女性にみられた重症の歯周病。乳頭歯肉の腫大と顕著な歯肉退縮を認める（Reproduced with permission from Richard P. Usatine, MD.）

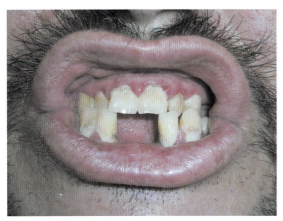

図35-4 アルコール中毒で喫煙習慣のある男性にみられた重症の歯周病で，腫大した乳頭歯肉を認める。このホームレスの男性は，歯周病のため2本の歯を喪失している（Reproduced with permission from Richard P. Usatine, MD.）

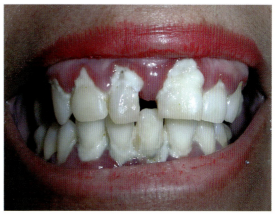

図35-5 ANUGで，歯の周りに紅斑と潰瘍を認める。急性の感染症として経過し，歯間乳頭部は壊死している（Reproduced with permission from Richard P. Usatine, MD.）

が示唆されている[2]）。
- 妊婦における歯周病は，早産に関連している[3), 4]）。

病因／病態生理

- 歯周病は，歯垢中の細菌によって引き起こされる歯肉の炎症（歯肉炎）や歯を支持する軟組織と骨の炎症（歯周炎）である。
- 健常な歯肉縁は，その内面にある骨や歯を口腔細菌から守っている。
- 歯肉炎は，歯肉が歯垢や歯石に長期間さらされた結果生じる可逆的な炎症である（図35-2 参照）。
- 歯肉炎は，外観（潰瘍性，出血性），病因（薬剤性，ホルモン性），期間（急性，慢性），炎症程度（軽症，中等症，重症）により分類される。
- 重症の病態として，ワンサン感染あるいは塹壕口内炎とも呼ばれる急性壊死性潰瘍性歯肉炎（acute necrotizing ulcerative gingivitis：ANUG）（図35-5）があり，α溶血性レンサ球菌，嫌気性紡錘菌，非トレポネーマ性口腔スピロヘータの混合感染である。塹壕口内炎は，第一次世界大戦の際に，塹壕内の兵士にANUGがよく認められたので命名された。素因に，糖尿病，HIV，化学療法などがある[2]）。
- 歯垢により引き起こされる慢性歯肉炎は，最もよくみられる歯肉炎である（図35-1 参照）。このタイプは，4歳以上の集団なら半数に認められる。歯肉縁下や歯肉縁上に付着した歯垢が石灰化して歯石となり，炎症をさらに悪化させる。その歯石に付着している歯垢により，骨破壊（不可逆性変化）と歯の動揺が引き起こされ，その結果，歯が脱落する。
- 歯肉炎は，数カ月，数年間，歯周炎に進行しないでとどまっていることもある。歯周病の進行には宿主側の感受性が大きく関与している[5]）。

危険因子

不潔な口腔衛生状態，喫煙，アルコール依存症，環境因子（歯列不正，口呼吸），免疫低下を生じるような併存状態（HIV，ステロイド，糖尿病），低学歴，低収入[6)〜8]）。

診断

▶ 臨床所見

- 単純性，または辺縁性歯肉炎は，歯間乳頭部の歯肉腫脹から始まり，その後，歯肉全体に進展する（図35-1〜図35-4 参照）。
- 軽症の歯肉炎は痛みもなく，歯磨き時やかたい食物摂取時に出血する程度である。
- ANUG（図35-5 参照）は有痛性で，潰瘍を形成し，浮腫状にもなるため，口臭や歯肉出血を生じる。ANUG患者は，筋肉痛や発熱など全身的症状を呈することもある。

▶ 典型的分布

歯肉炎は歯肉辺縁から始まり，炎症は歯の周囲組織，歯槽骨へと拡大する。

▶ 画像検査

歯周病による骨吸収の程度はX線により評価する。

鑑別診断

- 歯肉炎は不潔な口腔衛生状態だけで引き起こされるが，糖尿病，アジソン病，HIV，妊娠などから二次性に発症することもある。
- 歯肉増殖症は，Ca拮抗薬，フェニトイン，シクロスポリンのような薬物などによる歯肉の過成長である。これは，歯肉炎に関係なく生じる（36章「歯肉増殖症」参照）。

治療

- 喫煙するすべての患者に禁煙をすすめる[7]）。SOR Ⓐ 患者の禁煙努力を行動カウンセリングや薬物療法などにより援助する（237章「タバコ嗜癖」参照）。SOR Ⓐ
- アルコール依存症の患者には禁酒をすすめ，アルコーリクス・アノニマス（Alcoholics Anonymous）などを紹介する。大量に飲酒はするがアルコール中毒とは診断されていない患者に対しては，摂取量を減らすことをすすめる（238章「アルコール症」参照）[8]）。SOR Ⓐ
- 歯科の専門家は，1日2回の歯磨きと毎日のデンタルフロスをすすめている。SOR Ⓒ しかしながら，コクランレビューでは，毎日のフロッシングが歯垢や歯肉炎のパラメーターを改善するとの有効性は示していない[9]）。SOR Ⓐ

- 電動歯ブラシが手動の歯ブラシより効果的だとする意見もあるが，明らかにはされていない。SOR Ⓒ 実際，歯学部の学生で行った研究では，プラークコントロールに関して電動歯ブラシは2種類の手動の歯ブラシと比較して効果に差がなかった[10]。SOR Ⓑ
- システマティックレビューでは，クロルヘキシジンが抗歯垢効果，抗歯肉炎効果のある含嗽剤として有効であることが示されている[11]。SOR Ⓐ 含嗽は歯磨きに置き換わるものではない。0.12%クロルヘキシジンは，口腔咽頭領域での一般的な含嗽剤として使用できる。15 mLを30秒間ブクブクして吐き出すことを1日に2回行うことがすすめられる。
- クロルヘキシジン（ゲルやスプレー）による処置は，特別なケアが必要な子どもたちの歯垢や歯肉出血を有意に抑えることができ，両親や介護者はクロルヘキシジンのスプレータイプをより好んだとされている[12]。SOR Ⓑ
- ANUGの治療は，抗生剤，非ステロイド性抗炎症薬（NSAIDs）および疼痛コントロールとしてのリドカインビスカスの局所使用である。生理食塩水，3%過酸化水素水，あるいは0.12%クロルヘキシジンなどによる含嗽も有効であろう。SOR Ⓒ
- ANUGに対するおすすめの抗生剤は，ペニシリンVK，エリスロマイシン，ドキシサイクリン，クリンダマイシンである。SOR Ⓒ
- すべての患者は，歯科の専門家による歯周病の予防と治療を継続的に受けるべきである。

予防
- 禁煙する。
- 酒，薬物の乱用を避ける。
- 歯磨きとデンタルフロスにより口腔を清潔に保つ。
- 妊娠中でも，少なくとも年2回は歯科を受診する。

フォローアップ
　ANUG患者は緊密に経過を観察する。すべての患者は，かかりつけ歯科医に定期的に受診させる。

患者教育
- 喫煙に安全なレベルはない。禁煙は健康にとって重大事項である。
- 適度な飲酒，または禁酒する。
- 歯垢を除去して（1日2回のブラッシングと毎日のフロッシング），口腔をきれいに保つ。
- クロルヘキシジン含有の含嗽剤を使用する。
- 定期的に歯科での検診を受ける（特に口腔衛生状態が改善しないとき）。
- 妊娠は，歯科受診や口腔のクリーニング治療の禁忌ではない。

【Richard P. Usatine, MD／Wanda C. Gonsalves, MD】
（鬼澤浩司郎 訳）

36 歯肉増殖症

症例
　発作性疾患の既往のある31歳の女性が，歯肉の腫大に気づいて来院した（図36-1）。女性は，働いていないため歯科保険がなく，10年以上歯科医院を受診していなかった。歯磨きは1日1回で，デンタルフロスは使用していない。発作を抑えるために，幼少期からフェニトイン（ダイランチン）を内服していた。医師は口腔衛生状態を改善する必要があることを話し，低収入の人のための歯科医院を紹介した。

概説
　歯肉増殖症（gingival overgrowth）（肥大）は遺伝性に発症したり，薬剤の副作用（フェニトイン，シクロスポリン，Ca拮抗薬）として生じたりする。審美的な問題だけでなく，口腔衛生状態を良好に保つのは難しい状態となる。

別名
- 歯肉肥大，薬剤誘発性歯肉増殖症（drug-induced gingival overgrowth：DIGO），遺伝性歯肉線維腫症。

疫学
- フェニトインによる歯肉増殖症は，服用患者の15～50%にみられる（図36-1，図36-2）[1,2]。
- シクロスポリンを3カ月以上内服している患者では，ほぼ70%に歯肉増殖症を認める（図36-3）[3]。
- Ca拮抗薬を内服している患者では，10～20%に歯肉増殖症を認める[2]。

病因／病態生理
- 歯肉増殖症の病因は完全にはわかっていないが，危険因子として次の因子があげられている。不潔な口腔衛生状態による非特異的な慢性炎症，ホルモンの変化（妊娠），薬剤（Ca拮抗薬，フェニトイン，シクロスポリン），全身疾患（白血病，サルコイドーシス，クローン病）。
  - フェニトイン，シクロスポリン，ニフェジピンは，角化上皮細胞，線維芽細胞，コラーゲンとの相互作用により，感受性のある個体では歯肉組織の増殖が生じることが示されている[2]。
  - 15種類以上の薬剤が歯肉増殖症を生じさせている。
  - 最もよくみられる不可逆性のDIGOはフェニトインによるものである（図36-1，図36-2参照）。
  - 組織学的にみると，歯肉の増殖の原因は線維芽細胞，コラーゲン，慢性炎症細胞の増殖である。

危険因子
- フェニトイン，シクロスポリン，Ca拮抗薬（特にニフェジピン）の長期服用。
- 妊娠。
- 全身疾患（白血病，サルコイドーシス，クローン病）。
- 口腔衛生状態不良と歯周病の存在。

36章 歯肉増殖症　121

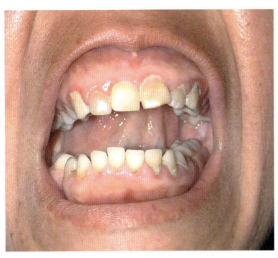

図36-1　フェニトイン（ダイランチン）を服用しているてんかんの女性患者にみられた歯肉増殖症（Reproduced with permission from Richard P. Usatine, MD.）

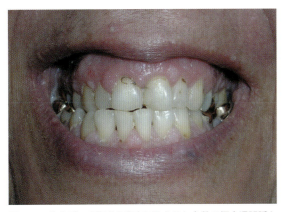

図36-2　カウデン病患者の歯肉にみられた多数の極小過誤腫とフェニトインによる歯肉増殖症（Reproduced with permission from Richard P. Usatine, MD.）

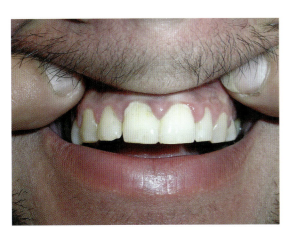

図36-3　重症の尋常性乾癬の治療に1年間シクロスポリンを服用した患者に生じた歯肉増殖症。歯間乳頭歯肉が丸く肥大している（Reproduced with permission from Richard P. Usatine, MD.）

診断

▶ 臨床所見
徴候，症状
- 診断は，視診と病歴をもとに行う（図36-1～図36-3参照）。
- 歯肉は浮腫状に膨隆し，スティップリングが消失している。腫大した歯肉はやわらかかったり，かたかったりする。
- 非特異的な慢性炎症，ホルモン，白血病などの全身疾患が関与する場合は，歯肉は赤く炎症を伴い，出血することもある。

▶ 典型的分布
薬剤の開始2, 3カ月後から，前歯部の歯間乳頭歯肉が増大することから始まり，その後拡大し，12～18カ月頃に最も重症化する（図36-3参照）。

▶ 検査所見
明らかな病因が不明な場合は，白血病を鑑別するために，血液検査も考慮する。

▶ 画像検査
歯周病歯科医や口腔内科専門医は，歯周病の程度を評価するために，咬翼法によるX線検査を行う。

鑑別診断
- 一般的な歯肉炎：歯の周囲の歯肉が炎症を起こした状態で，口腔清掃不良に起因する（35章「歯肉炎，歯周病」参照）。
- 妊娠性歯肉炎：妊婦の半数以上が，ホルモンの変化により炎症性歯肉炎を生じる。
- 化膿性肉芽腫：小さな赤い隆起で，出血して，1/2インチ程度まで大きくなる。皮膚によくみられる疾患であるが，外傷や妊娠などに継発して口腔内にも生じる。妊婦に生じた場合は，妊娠腫（妊娠性エプーリス）とも呼ばれる。また，化膿性でも肉芽腫性でもない小葉状毛細管血管腫がある（159章「化膿性肉芽腫」参照）（図36-4）。
- 白血病：白血病細胞が軟組織に浸潤して生じるので，びまん性で圧痛のない歯肉腫脹となり，潰瘍が形成されたり出血したりする。

治療

▶ 非薬物療法
- 口腔内を清潔に保つことが重要で，3カ月に1回は口腔内のクリーニングとプラークコントロールが必要である。SOR ◯C
- シクロスポリンを使用している小児の臓器移植患者では，口腔衛生指導とともに電動歯ブラシの使用が歯肉増殖症を減少させる[4]。SOR ◯B
- 可能であれば歯肉増殖を誘発している薬剤を中止する。薬物刺激が中断されることにより，多くの症例（フェニトインは除く）で歯肉が元の状態に戻りうる。
- 薬剤が中止できない場合は，歯肉増殖は用量依存性なので減量を試みる。

▶ 薬物療法
- タクロリムスは，シクロスポリンに比べて歯肉増殖症は少ない。腎移植後の歯肉増殖症の発症率は，シクロスポリン群が60％であったのに対しタクロリムス群では29％であったとの報告がある[5]。SOR ◯B　また，シクロスポリン

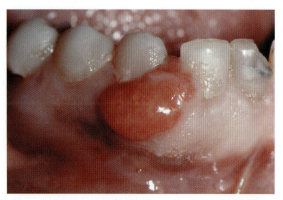

図36-4 歯肉の小さな外傷後に急速に腫れてきた化膿性肉芽腫
(Reproduced with permission from Gonsalves WC, Chi AC, Neville BW. Common oral lesions：partⅡ. Masses and neoplasia. Am Fam Physician. 2007；75(4)：509-512. Copyright © 2007 American Academy of Family Physicians. All Rights Reserved.)

からタクロリムスに変更したら，1カ月後に歯肉増殖症は軽減したという[6]。SOR Ⓑ
- メトロニダゾールとアジスロマイシンの経口投与により，増殖した歯肉が退縮したとの報告がある。歯肉増殖症患者を対象にした，5日間のアジスロマイシン内服または7日間のメトロニダゾール内服療法の無作為化比較試験(RCT)では，アジスロマイシンの方がメトロニダゾールより効果的であることが判明した[3]。SOR Ⓑ
- アジスロマイシンと口腔衛生管理を組みあわせると，シクロスポリンによる歯肉増殖症の軽減を図ることができた[7]が，口腔衛生管理だけでは口腔症状(疼痛，口臭，歯肉出血)は改善したが，歯肉増殖症は軽減しなかった[7]。SOR Ⓑ
- クロルヘキシジンで就寝前の含嗽，食後の洗口は，歯肉炎のリスクのある患者には推奨される[2]。SOR Ⓒ 継続させるためには，クロルヘキシジンは味がよくないことと，歯に色素沈着が生じるが歯科医院でクリーニングをしてもらえば除去できることを事前に説明する。

▶ 紹介

上記の方法で改善しない患者には歯科医院を紹介し，歯肉切除術を検討してもらう。歯肉切除は，メスまたはレーザーにて施行される。

予防

Ca拮抗薬，フェニトインを投与開始前，あるいはシクロスポリンを使用予定の臓器移植前には，歯周組織が健全であることを確認する。

フェニトイン治療を受けている子どもでは，1日0.5mgの葉酸の補給が歯肉増殖症の予防に役立つとの報告がある(歯肉増殖症の発生率：葉酸群21%，プラセボ群88%)[1]。SOR Ⓑ

フォローアップ

患者が歯肉増殖症を誘発する薬剤を服用している間は，歯周病専門歯科医や口腔内科専門医による定期的なチェックが必要である。

患者教育

患者には良好な口腔衛生状態を保つこと(少なくとも1日2回の歯磨きと1日1回のデンタルフロスの使用)，定期的に歯科医院を受診して歯周病が悪化していないかチェックを受けることを助言する。

【Richard P. Usatine, MD／Wanda C. Gonsalves, MD】
(鬼澤浩司郎 訳)

37 アフタ性潰瘍

症例

58歳の男性が，1年も続いている口のなかのただれを訴えて来院した(図37-1〜図37-3)。男性は，この病気になる前は健康であったが，口腔がただれるようになってからは食事摂取が困難となり，1年間で10kgも体重が減少した。潰瘍は，できては消えてを繰り返し，舌，歯肉，頰粘膜，下唇粘膜に生じていた。医師は，大アフタ型の再発性アフタと診断した。背景となる全身疾患は認められないので，プレドニゾン内服が開始され，局所薬としてデキサメタゾンのエリキシル剤が投与された。1週間以内で，患者は楽に飲食ができるようになり，体重も徐々に回復した。他の薬剤の併用により，プレドニゾンを漸減し，再発なく中止することができた。

概説

アフタ性潰瘍(aphthous ulcer)は，口腔に生じる有痛性潰瘍で，単発性，多発性，散発性あるいは再発性に生じる。潰瘍は大小様々だが，有痛性であり，食事，会話，嚥下に支障をきたす。口腔の外傷，ストレス，全身疾患などアフタ性潰瘍に寄与しうる因子はあげられているが，病因は明らかではない。再発性アフタ性口内炎(recurrent aphthous stomatitis：RAS)は，痛みの軽減や予防を積極的に行うに値するストレスフルな状態である。

別名

- 潰瘍性口内炎(canker sore)，アフタ性口内炎，アフタ，再発性アフタ性潰瘍(recurrent aphthous ulcer：RAU)，RAS。

疫学

- 一般集団の20%はアフタ性潰瘍を有している[1]。
- RAUの罹患率は，成人で0.85%，青少年で1.5%と報告されている[1]。
- RASは，女性，40歳より若い人，白人，非喫煙者，社会経済的地位の高い人により多く認める[1]。

病因／病態生理

- 種々の宿主側の因子や環境因子があげられているが，正確な病因，病態発生については依然として明らかではない。
- 家族性の罹患がRAS患者の1/3にみられる。ヒト白血球抗原(HLA)のタイプA2，A11，B12，DR2の頻度が多いことから遺伝的素因が考えられている[1]。
- ヘルパーT細胞サブタイプ1(Th1)の活性化がRAU患者ではより強く起こっていることが示されている。心理的ストレス，非ステロイド性抗炎症薬(NSAIDs)，クローン病，および腹腔の疾患などのRAUの頻度を増やす状態の多くは，

37章 アフタ性潰瘍

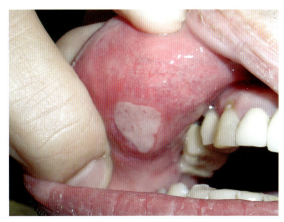

図 37-1　1年あまり再発性アフタ性潰瘍に悩まされ続けてきた58歳男性の頰粘膜にみられた大アフタ (Reproduced with permission from Richard P. Usatine, MD.)

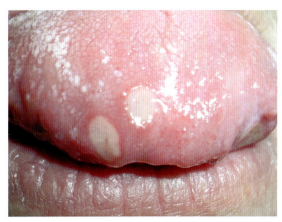

図 37-2　再発性アフタ性口内炎の58歳男性にみられた舌の2つのアフタ性潰瘍 (Reproduced with permission from Richard P. Usatine, MD.)

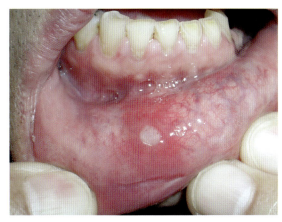

図 37-3　頰粘膜に大アフタがみられた58歳男性に，同時にみられた小アフタ (Reproduced with permission from Richard P. Usatine, MD.)

Th1 に対して免疫応答をシフトさせる。Th1 の免疫応答経路を阻害する作用のある状況や薬物，すなわち妊娠，サリドマイド，グルココルチコイド，テトラサイクリンなどは RAU の発生頻度が減少する[2]。

- RAU 患者の20〜39％で，血清の TNF-α が正常値より有意に上昇している[3]。ペントキシフィリン，レバミゾール，サリドマイドのような抗 TNF-α 効果のある薬物は，RAU の治療に有効である[1〜4]。
- RAU に免疫が関与していることは報告されているが，病因と病態発生を明らかにするにはさらなる研究が必要である。

危険因子

- 口腔の外傷。
- ストレスと不安。
- 全身疾患（腹部疾患，クローン病，ベーチェット病，HIV，反応性関節炎）。
- 薬物（NSAIDs，β 遮断薬，ACE 阻害薬）。
- ビタミンなどの欠乏（亜鉛，鉄，B_{12}，葉酸）。
- 食物や化学物質の感受性。

診断

▶ 臨床所見

病歴

- 症状は灼熱感から始まり，潰瘍部を動かすことにより痛みが増悪する。
- 食事，特に酸性度の高い飲食物の摂取は痛みを強くする。
- 再発や発症が薬物に関連していないかを尋ねる。
- 胃腸症状，陰部潰瘍，HIV 危険因子，関節痛を尋ねる。

身体所見

- 潰瘍の大きさから以下の3型に分類。
  1) 小アフタ型（4〜9 mm）（図 37-3 参照）：最も多い。
  2) 大アフタ型（＞10 mm）（図 37-1 参照）。
  3) ヘルペス型（＜3 mm）：最も少ない。
- 最もよくみられる小アフタ型は，1 cm 以下の境界明瞭な丸い潰瘍で，単発性または多発性に生じるもので，通常10〜14日で瘢痕もつくらず治癒する（図 37-4）。
- ヘルペス型は，一般に20歳代までは発生しない。
- 潰瘍は孤立性，あるいは多発性に生じ，紅暈に囲まれた灰白色ないし黄褐色の偽膜に覆われている（図 37-4 参照）。

▶ 典型的分布

アフタ性潰瘍は，通常，非角化性粘膜に生じ（口唇粘膜，頰粘膜，舌下面），付着歯肉や硬口蓋（非可動性粘膜）には生じない。

▶ 分類

- 単純性アフタ症：同時にできるアフタは少なく，全身的疾患の関連はなく，年に2〜4回生じる状態。
- 複雑性アフタ症：全身疾患に関連しているアフタ，一度に多数のアフタが生じる状態，外陰部にアフタ性潰瘍が生じる状態，アフタが治りながら新しいアフタが生じて常にアフタが存続する状態，あるいは年に4回以上アフタが再発する状態。ベーチェット病は複雑性アフタ症の一例である。

▶ 検査所見

単一で発症したアフタ性潰瘍の診断は，病歴と診察で行う。RAS の場合は，血算，フェリチン，ビタミン B_{12}，葉酸，赤沈，ウイルス培養，組織生検，そして適応があれば HIV 検査。胃腸障害があれば腹部疾患の検査。

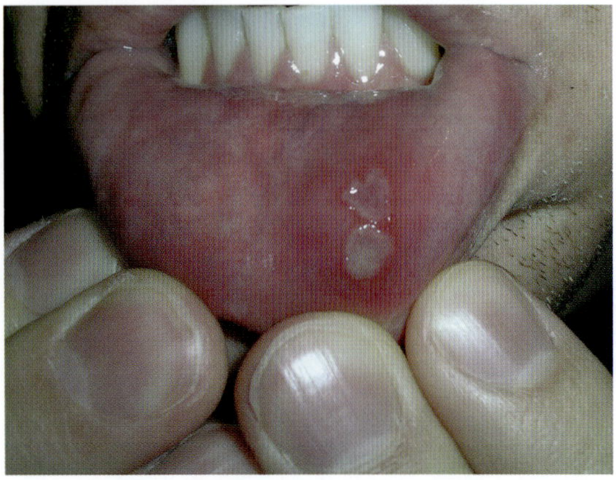

図37-4 再発性アフタ性潰瘍の既往がある27歳男性の下唇にみられた2個のアフタ性潰瘍。紅暈に囲まれた灰色の壊死部を認める。アフタ性潰瘍はストレスがかかると再発しやすい(Reproduced with permission from Richard P. Usatine, MD.)

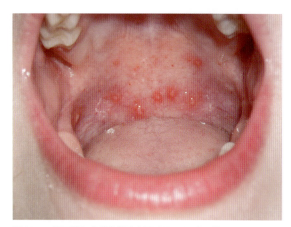

図37-5 軟口蓋に多発性潰瘍を認めるヘルパンギーナ。コクサッキーA16ウイルスにより引き起こされ、潰瘍の出現状態がアフタ性潰瘍とは異なっている(Reproduced with permission from Emily Scott, MD.)

鑑別診断

- 初発の単純ヘルペスウイルス口腔感染(ヘルペス性歯肉口内炎):小水疱として発症し、すぐにあらゆる口腔粘膜に潰瘍を形成する。発熱、倦怠感、食欲不振、咽頭痛などの全身的症状を伴う。潰瘍は、可動性粘膜だけでなく非可動性粘膜(付着歯肉や口蓋粘膜)にも生じる。潰瘍は、口唇のような角化した皮膚にも生じることがある(128章「単純ヘルペス」参照)。
- ヘルパンギーナ:特に軟口蓋と口峡部の前方に多発性の潰瘍が生じる(図37-5)。多くの場合は、コクサッキーA16ウイルスによる感染で引き起こされ、潰瘍の分布がアフタ性潰瘍とは異なっている。
- カンジダ症:白苔の付着で、これを除去すると発赤している(図37-6)。舌圧子で白苔を擦りとり、水酸化カリウム溶液を用いて直接鏡検により仮性菌糸や出芽酵母を確認する(135章「カンジダ症」参照)。
- 口腔癌:2週間以内で治らない潰瘍性病変(39章「口腔咽頭癌」参照)。
- 多形紅斑:単純ヘルペスウイルス(HSV)感染、マイコプラズマ肺炎、あるいは薬剤の曝露などの先行後に発症する粘膜皮膚病変。口腔病変は粘膜斑から始まり、その後不正形の大きくて浅いびらんや潰瘍に発展する。好発部位は、口唇、舌、頰粘膜、口底、軟口蓋である。皮膚の標的状病変の存在は、多形紅斑とRASの鑑別に役立つ(175章「多形紅斑、スティーブンス-ジョンソン症候群、中毒性皮膚壊死症」参照)。
- びらん型扁平苔癬:紅斑を伴う潰瘍性病変で、周囲を線条模様で囲まれている(152章「扁平苔癬」参照)。
- ベーチェット病:①再発性口腔内アフタ性潰瘍(図37-7)、②外陰部潰瘍、③ぶどう膜炎の三徴がある。そのアフタ性潰瘍は、ベーチェット病以外の人のアフタと変わらない。再発性の外陰部潰瘍は、有痛性で治って瘢痕を残す(図37-8)。診断は臨床基準に基づいて行われ、再発性口腔内アフタ性潰瘍に加え、再発性外陰部潰瘍、眼症状、皮膚症状、皮膚の針反応のうち2症状を要する[5]。ベーチェット病が疑われた場合には、患者を眼科に紹介し、ぶどう膜炎や網

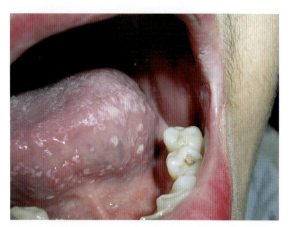

図37-6 免疫が抑制された女性にみられた口腔カンジダ症(鵞口瘡)。舌下面に小白苔で、わずかな紅暈を認めるが、アフタ性潰瘍とは見た目は異なる。水酸化カリウム溶液による鏡検でカンジダを示せるであろう(Reproduced with permission from Richard P. Usatine, MD.)

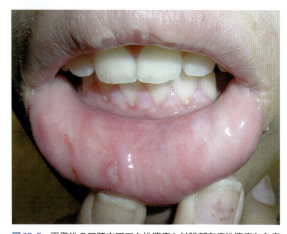

図37-7 再発性の口腔内アフタ性潰瘍と外陰部有痛性潰瘍を主症状とする若い女性のベーチェット病患者。そのアフタ性潰瘍は、ベーチェット病以外の人のアフタと変わらない(Reproduced with permission from Richard P. Usatine, MD.)

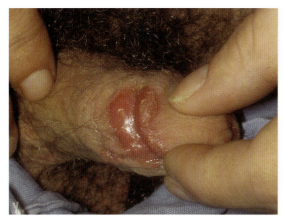

図37-8 ベーチェット病患者の陰茎にみられた有痛性潰瘍。この潰瘍は瘢痕治癒した（Reproduced with permission from Richard P. Usatine, MD.）

膜血管炎の徴候を検査してもらう。また，ベーチェット病は多臓器性血管炎疾患であるので，リウマチ科医に紹介する。
- 手足口病は，エンテロウイルスによって引き起こされ，手，足，口に粘膜皮膚病変が生じる疾患である。子どもによくみられるが，時に子どもから大人に感染する。口腔内はあらゆる部位に発症するが，1週間以内に軽快する（128章「手足口病」参照）。

治療

ビタミン欠乏症，関連性のある全身疾患，口腔内外傷の繰り返しなどを見つけて治療する。また，ストレス管理も重要である。表37-1 にエビデンスに基づいた治療法の要約を示す。

▶ 非薬物療法

ほとんどの単発性アフタは治療を必要としないか，一時的な局所療法で十分である。

▶ 薬物療法
局所療法

- 5％アンレキサノクス軟膏（aphthasol）は，潰瘍を小さくし，有痛期間や治癒期間を短縮する[6]。本剤は非処方薬調剤であり，1日4回治癒するまで潰瘍に塗布する[6]。SOR Ⓑ
- クロベタゾールゲルやフルオシノニドゲルのようなコルチコステロイド局所塗布は，治癒を促進し，RASの重症度を軽減する[7]。患者には，うがいをした後に潰瘍を乾かしてからゲル，軟膏，クリームを塗布し，その後30分以上は食事をとらないように指導する。SOR Ⓑ
- リドカインの1％クリームの塗布は，プラセボと比較して，痛みを減少させる[8]。SOR Ⓑ
  - 硝酸銀による焼灼は，1度の適用でアフタ性潰瘍の痛みを軽減しうる。この方法は痛みを伴うので，すぐにアフタ性潰瘍の痛みから解放されたいことを望む10歳代の患者なら受け入れられるだろう。この方法は，医師が診療室で行うべきである。治癒期間には効果がない[9]。
  - debacterolは局所塗布薬で，1日で痛みを軽減するが処方箋が必要である。また，塗布時に痛みを生じるので，使用が限定される[10]。

全身療法

重症のRAS症例では，経口ステロイド，モンテルカスト，コルヒチンの投与も考慮する。

- プレドニゾンとモンテルカストとも，無作為化比較試験（RCT）においてアフタ性潰瘍の数を減少させ，痛みの軽減と潰瘍の治癒促進にプラセボ群と比較して効果的であった[11]。プレドニゾンは痛みをとめて（$p<0.0001$），潰瘍の治癒を促進する（$p<0.0001$）効果がモンテルカストより高かった。モンテルカストは長い治療期間を必要とする症例やプレドニゾンを避けるべき症例には有効であろう[11]。この試験では，プレドニゾンは1日25 mgを18日間投与後1日12.5 mg 15日，6.25 mg 15日とし，その後6.25 mg 隔日で15日投与した。モンテルカストは10 mg 毎夕に1カ月投与し，次の1カ月は隔日投与した[11]。SOR Ⓑ
- 1日5 mgのプレドニゾンと1日0.5 mgのコルヒチンのRASに対する効果についてのRCTでは，プレドニゾンもコルヒチンも有意にRASを減少させたが，副作用はコルヒチン（52.9％）がプレドニゾン（11.8％）より有意に多く発現した。プレドニゾンの方がRASの症状軽減にはより効果的である[12]。SOR Ⓑ

▶ 補助療法，代替療法

ビタミンCは小アフタの頻度を減らし疼痛を軽減するという効果が，10代の患者に観察された[13]。

予防

- クロルヘキシジンによる洗口は，再発性アフタ性潰瘍の罹患している期間を短縮させた[14]。SOR Ⓑ
- ビタミンB_{12}の経口投与の効果に関するRCTでは，6カ月後にアフタ性潰瘍を生じない人がビタミン投与群で対照群より有意に多く認められた（74.1％ vs 32.0％，$p<0.01$）。

表37-1 エビデンスに基づく治療法の要約

治療	方法/比較	対象患者数	結果	有効性
アムレキサノクス5％軟膏[6]	局所1日4回/偽薬	1,335	3日までに無痛	NNT＝5（42％ vs 22％，$p<0.05$）
			前駆状態での潰瘍治療	NNT＝1.6（97％ vs 35％，$p<0.01$）
			3日までに潰瘍治癒	NNT＝7（47％ vs 21％，$p<0.05$）
コルチコステロイド（種々）[7]	局所1日4回	116	痛みの軽減	4つのうち3つの臨床試験で有効
硝酸銀[9]	1度の局所適用/偽薬	97	1日で痛みの減少	NNT＝1.7（70％ vs 10％，$p<0.001$）
debacterol[10]	1度の局所適用/偽薬	60	6日までに潰瘍完全治癒	NNT＝1.4（100％ vs 30％，$p<0.01$）
クロルヘキシジン[14]	1日4回洗口	77	潰瘍保有期間の短縮	3つのうち2つの臨床試験で有効
ビタミンB_{12}[15]	予防として毎日服用	58	6カ月目での新アフタなし	NNT＝2.3（74％ vs 32％，$p<0.01$）

NNT：治療必要数
（Data from Bailey J, McCarthy C, Smith RF. Clinical inquiry. What is the most effective way to treat recurrent canker sores? J Fam Pract. 2011；60：621-632. With permission.）

この処置は，血清ビタミンB_{12}レベルに関係なしに実施された[15]。SOR **B** 高齢者や若年者に適用しやすい治療法であろう。

患者教育

辛い食べ物や酸味の強い食べ物は，痛みを増悪させるので，症状が強いときは避ける。アフタ性潰瘍を傷つけないために，やわらかい毛の歯ブラシの使用をすすめる。

【Richard P. Usatine, MD】
（鬼澤浩司郎　訳）

38 白板症

症例

喫煙習慣のある57歳の男性が，7カ月前から舌に無痛性白斑が生じていることを気にして来院した。彼は毎晩2～3杯のビールを飲み，毎日1箱喫煙する習慣があった。口腔内を診察すると，舌縁に無痛性で，亀裂を伴う白色の肥厚した病変を認めた（図38-1）。生検で前癌病変と診断され，患者は禁煙と禁酒を指示された。また，患者はその異形成の精査目的で口腔外科医を紹介された。

概説

世界保健機関（WHO）は臨床用語としての白板症（leukoplakia）を，「癌化のリスクを高めない既知の疾患や障害を除外した癌化のリスクが疑われる白斑」と定義している[1,2]。白板症全体（「臨床所見」の項参照）では癌化のリスクは約1％であるが，白板症のうち赤い部分など高度に表面構造の変化したものは，より高い発癌リスクと関連している。

紅板症（erythroplakia）は真っ赤な病変で，「他のいかなる疾患にも，臨床的に，病理的に特徴づけられない燃えるような赤い病変」とWHOで定義されている[1,2]。紅板症は，平坦ないしわずかに陥凹した病変で，表面は平滑あるいは顆粒状構造を呈する。大部分の紅板症は悪性化していく。

別名

- 均質型白板症，不均質型白板症，紅斑混在型白板症，結節型白板症，疣贅型白板症，紅白板症，紅板症，紅色肥厚症。

疫学

- 白板症は成人の0.5～2％に発症し，中年以降の男性に好発する[1]。
- 紅板症は，成人の0.02～0.83％に生じ，中年以降の人によくみられるが，性差はない[1]。

病因／病態生理

- 白板症および紅板症とも，異形成から発癌過程における多段階の分子レベル変化に応じて臨床病態が変わる。
- 白板症全体では約1％の癌化率であり，紅斑を伴う白板症はより高い発癌リスクを有している[1]。
- 紅板症の悪性化リスクは非常に高く，85％の症例で生検時に異形成ないし上皮内癌の状態になっている[3]。

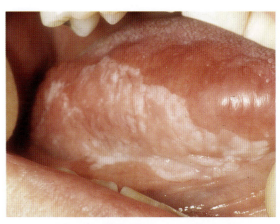

図38-1　喫煙歴の長い患者の舌縁に生じた均質型白板症。均一な表面の白斑で，表層の亀裂もある。4mmのパンチバイオプシーでは中等度の異形成が認められた（Reproduced with permission from Richard P. Usatine, MD.）

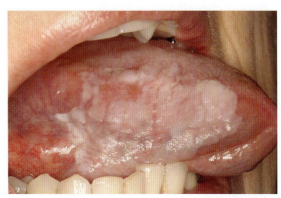

図38-2　54歳の白人女性の右舌縁にみられた不均質型白板症。女性は非喫煙者ではあったが，飲酒癖があった。6年前の生検では過角化症と診断されたが，今回の生検では中等度から高度の異形成が確認された。患者は全摘出術を受け，アロダームの移植術を受けた（Reproduced with permission from Michaell Huber, DDS.）

危険因子

- 白板症と紅板症にとって喫煙と飲酒が最大の危険因子のため，組みあわさるとさらに高リスクになる[1]。
- ヒトパピローマウイルス（HPV）は，口腔咽頭癌の危険因子であるが，白板症や紅板症との関連は不明である[4]。
- 白板症の27％は特発性である[4]。

診断

白板症，紅板症ともに，他の疾患を除外して臨床的に診断する。

▶ 臨床所見

- 白板症：均質型と不均質型に分けられる[1,2]。
- 均質型白板症：均一に薄い表面的な白斑で，時に浅いひび割れを伴う（図38-1 参照）[2]。
- 不均質型白板症：さらに紅斑混在型（白色病変が優勢で，紅斑が散在性にあるタイプ），結節型（赤色や白色の小さなポリープ状の突出），疣贅型（皺状やひだ状の表面性状）などがある（図38-2，図38-3）[2]。

38章 白板症 127

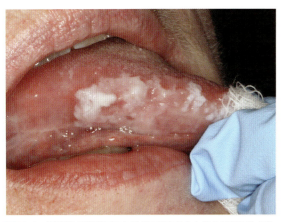

図38-3 長期間の喫煙歴のある65歳の白人女性の舌縁に生じた中等度の異形成を認める白板症(不均質型)。女性は舌の白斑の違和感を訴えて現れ、生検で中等度の異形成と診断された。この病変は再々発の異形成病変であり、摘出術と緊密な経過観察が必要である。数年前に禁煙したにもかかわらず、過去の害が異形成を進行させている(Reproduced with permission from Ellen Eisenberg, DMD.)

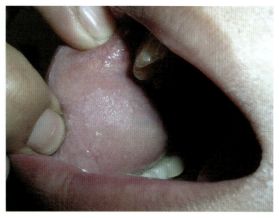

図38-5 咬癖傷(口腔粘膜を習慣的に咬むことより生じた白板症)。この若い男性に、両側性に生じていることを示して、咬む習癖を自覚させた(Reproduced with permission from Richard P. Usatine, MD.)

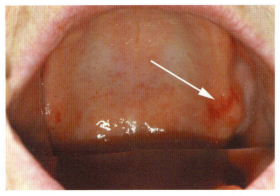

図38-4 無歯顎患者の上顎歯槽堤に生じた紅板症(矢印)(Reproduced with permission from Gerald Ferritti, DMD.)

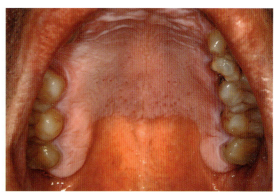

図38-6 喫煙者にみられたニコチン性口内炎。硬口蓋の過角化症と小唾液腺開口部の紅斑を認める(Reproduced with permission from Michaell Huber, DDS.)

- 紅板症(図38-4):平坦ないしわずかに陥凹した赤い病変で、平滑あるいは顆粒状の表面を呈する[1],[2]。

▶ 典型的分布
- 白板症、紅板症とも、口腔咽頭領域のあらゆる部位の粘膜に発生しうる[4]。
- 口底、舌下面、舌縁、軟口蓋に生じた病変は癌化のリスクが高い[4],[5]。
- 特発性の白板症は、リスクに関連して生じた白板症より癌化リスクが有意に高い[4]。

▶ 検査所見
病変の組織学的特徴を決定するには生検が必要である。最初は4 mmのパンチバイオプシーが望ましいが、サンプリングエラーによる偽陰性に注意する。検査結果が陰性であっても、病変に疑いがある場合には、口腔外科医に紹介すべきである。

鑑別診断
- アスピリン/化学熱傷:病歴で決定[1],[2]。
- カンジダ症(鵞口瘡):典型的には左右対称性に発症し、拭い取ることができる(135章「カンジダ症」参照)。

- 円板状狼瘡:同時に皮膚病変の存在、口腔粘膜では紅斑を取り囲む放射状の白線、病理組織的評価も必要。
- 毛状白板症:特徴的臨床所見(舌の両側に発生)、Epstein-Barrウイルスの病理組織的確認。
- 扁平苔癬:縞模様の存在、左右対称性に出現(152章「扁平苔癬」参照)。
- 扁平苔癬様病変:縞模様の存在、原因物質の関与(例:新薬、歯科材料、ホームケア製品)。
- 白線:咬合線に平行に存在、しばしば両側に発生。
- 咬癖傷:口腔粘膜を咬む習慣により生じる、しばしば両側性(図38-5)。
- ニコチン性口内炎:喫煙習慣のある人、特徴的な所見(図38-6)。
- 嗅ぎタバコ斑:タバコを置く部位にできるひだ状、皺状の特徴的な所見。
- 白色海綿状母斑:家族性、左右対称性に生じ、しばしば他の粘膜部位にも症状が出現する。

治療

▶ 薬物療法
白板症や紅板症の処置として有効な薬物療法はない。

▶ 外科療法

- すべての白板症や紅板症は、上皮異形成、上皮内癌、扁平上皮癌の有無を確認するために、摘出術ないし生検術を施行すべきである[1),6),7)]。SOR Ⓒ
- 経過観察はすすめられない。

▶ 紹介

口腔外科医、口腔内科専門医、耳鼻咽喉科医に紹介する。

予防／スクリーニング

- リスクを減らす対策が望まれる。
- 日頃から専門的な軟組織のスクリーニングを徹底的に実施する。

予後

- 白板症の予後は様々である。退行性変化して消失したり、そのまま持続したり、癌化したりする。また、摘出しても再発することがある[6)～8)]。
- 紅板症はほとんどすべてが癌化していく[1),3)]。

フォローアップ

- 再発に関して定期的(3〜6ヵ月ごと)にチェックするべきである[6)～8)]。SOR Ⓒ
- 危険因子を弱めることが再発リスクを減らしうる[1),6),9)]。

患者教育

タバコ愛用者(喫煙あるいは無煙タバコ)にはやめるように忠告する。毎回禁煙の意志を尋ねて、禁煙日時を特定した契約書にサインさせる。禁煙のために使用可能な道具(巻末の「患者向けURL」参照)を提供する(237章「タバコ嗜癖」参照)。

【Michaell A. Huber, DDS／Wanda C. Gonsalves, MD】
(鬼澤浩司郎 訳)

39 口腔咽頭癌

症例

66歳の男性が口蓋の難治性病変を訴えて来院した(図39-1)。病変は徐々に大きくなっており、父親が口腔癌で亡くなっていることから心配していた。男性は11歳頃から父親からタバコをもらって喫煙しており、多量に飲酒をする習慣もあった。生検にて扁平上皮癌と診断され、患者は頭頸部外科を紹介された。

概説

ヘルスケアに携わる者にとって、口腔咽頭領域は比較的容易にみて触って検査することができるにもかかわらず、口腔咽頭癌(oropharyngeal cancer：OPC)患者の2/3は、診断時には進行癌の状態である[1)]。開業医がルーチン検査として軟組織の徹底的なチェックをしていないため、早期癌が見逃されていることや[2)]、35%以上の患者が定期的に歯科受診をしていないことが診断遅延につながっていることが注目されている[3)]。口腔咽頭癌の90%は扁平上皮癌であり、5年生存率は

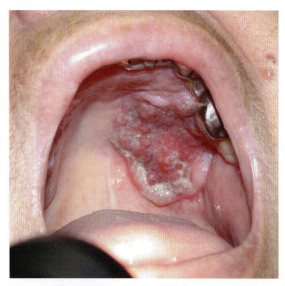

図39-1 長期の喫煙歴とアルコール依存症のある66歳男性の口蓋に生じた扁平上皮癌(Reproduced with permission from Frank Miller, MD.)

白人で62%、黒人で42%である[1)]。

別名

- 口腔癌、口腔扁平上皮癌、口の癌、部位別の癌(歯肉癌、舌癌、口唇癌など)。

疫学

- 米国では、毎年4万人の口腔咽頭癌症例が発生し、全悪性腫瘍のうち男性では3.3%、女性では1.5%を占める[1)]。
- 患者の年齢の中央値は62歳で、70%以上は55歳以降に発症している[4)]。
- 発生頻度は、ヒスパニック系女性の10万人につき3.9人から白人男性の10万人につき16.1人まで様々である[4)]。
- 口腔咽頭癌患者の35%は、5年以内に新しい原発腫瘍を生じている[5)]。

病因／病態生理

典型的な口腔咽頭癌は、分子レベルの変化を伴う複雑な多段階発癌過程で生じ、表現型の変化、それに伴う扁平上皮の臨床病態像の変化へとつながる[6)]。

危険因子

- 口腔咽頭癌にとって、タバコは大きな危険因子であり、約75%の症例に関与が示されている[7)]。
- 飲酒も大きな危険因子であり、タバコとの合併でそれぞれ単独のリスクより相乗的にリスクを大きく増大させる[7)]。
- ヒトパピローマウイルス(HPV)(特にHPV-16)は、舌扁桃や口蓋扁桃癌の新たに同定された危険因子である[8)]。
- 他の危険因子としては、betel quidを噛む習慣、果物や野菜の低摂取、免疫抑制、マテ茶があげられる[9)]。
- 過度の日焼けは口唇癌の大きな危険因子である[7)]。

診断

診断には、メスによる組織生検が必要である[5),10)]。

39章 口腔咽頭癌 129

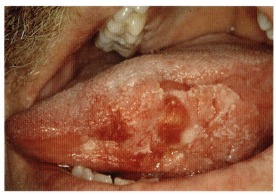

図 39-2　舌縁に生じた扁平上皮癌。浅い潰瘍を伴った広範囲の紅板白板型の病変（Reproduced with permission from Ellen Eisenberg, DMD.）

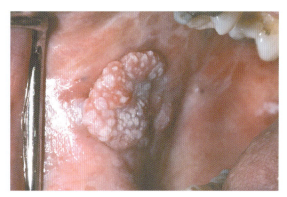

図 39-3　頬粘膜の扁平上皮癌（Reproduced with permission from Gerald Ferritti, DDS.）

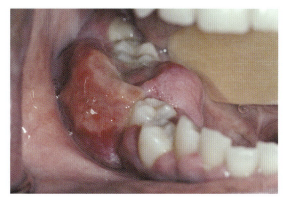

図 39-4　外向性に増殖する口腔癌（Reproduced with permission from Gerald Ferritti, DDS.）

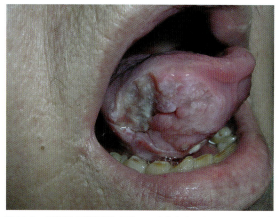

図 39-5　長期間の喫煙歴とアルコール依存症のあるホームレス女性の舌右側面に、硬結を伴った潰瘍性病変として現れた扁平上皮癌（Reproduced with permission from Richard P. Usatine, MD.）

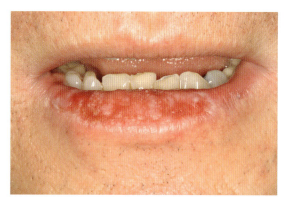

図 39-6　51歳男性の下唇に生じた扁平上皮癌。赤唇部切除術にて治療された（Reproduced with permission from Michaell Huber, DDS.）

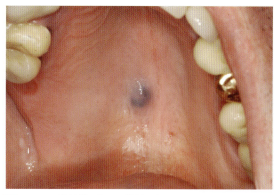

図 39-7　58歳男性に生じた境界明瞭でやわらかく青みがかったガラス圧診法陽性の結節で、良性の血管性病変が最も考えやすいが、小唾液腺腫瘍やカポジ肉腫も考慮すべきである（Reproduced with permission from Michaell Huber, DDS.）

▶ 臨床所見

- 口腔咽頭癌は口腔咽頭のどこにでも生じうる。
- 早期の口腔咽頭癌は、白板症や紅板症として現れる（図39-1 参照）。高リスク部位は、口底、舌下面、舌縁（図39-2）である。
- より進行した腫瘍では、硬結、難治性潰瘍、膨隆、びらん、痛み、感覚異常、機能障害、リンパ節腫大などを呈する（図39-3〜図39-5）[10]。
- HPV関連癌は、しばしば扁桃炎や咽頭炎の症状と類似している（咽頭痛、嗄声、耳痛、リンパ節腫大など）。進行すると嚥下困難、喀血、体重減少などを呈する[10]。
- 典型的な口唇癌は、再発性あるいは持続性のかさぶた、斑点、あるいは潰瘍として現れる（図39-6）。前駆症状として光線口唇炎もよく認められる。
- 非扁平上皮型の癌（例：唾液腺腫瘍、悪性黒色腫、肉腫）は、しばしば粘膜下の結節性腫脹や腫瘤（図39-7、図39-8）と

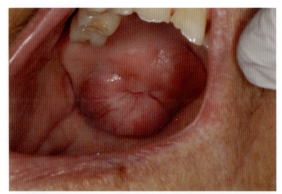

図39-8　80歳のヒスパニック系女性の口蓋に25年前からある腫瘤で，最近大きくなりだしたと訴えた。生検にて low grade 腺癌と診断された（Reproduced with permission from Michaell Huber, DDS.）

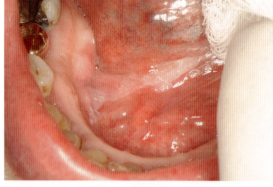

図39-9　64歳女性にみられた白板症で，女性には熱いコーヒーで火傷した既往があった。2週間後も白板症が認められたので，全摘除生検を施行し，上皮内癌と診断された（Reproduced with permission from Michaell Huber, DDS.）

して生じる。

▶ 典型的分布

口腔咽頭癌がよくみられるのは（発生頻度順に），舌，口底および下唇の赤唇部である。ワルダイエル咽頭輪（舌根から軟口蓋に及ぶ扁桃組織）のリンパ組織は，HPV 関連口腔咽頭癌の発生リスクが最も高い[8]。

▶ 検査所見

メスによる生検が診断には必要である。疑わしい組織全体を確認する目的で，全摘除生検も好ましい。癌と診断された症例は，TNM 分類により stage を決める。

鑑別診断

- 初期の口腔咽頭癌は様々な良性病変，たとえば，アフタ，慢性潰瘍性病変，咽頭炎，扁桃炎などとよく似ている（31章「咽頭炎」参照）。
- 癌が少しでも疑われる病変を見つけたら，精査および診断目的に，専門医（口腔外科医，口腔内科専門医，あるいは耳鼻咽喉科医）を紹介すべきである。
- 問題ないと判断された病変でも，2週間以内に再評価を行い，再評価時に病変が存続する場合は専門医に依頼し，さらなる評価，検査を受けるべきである（図39-9）。

治療

- 口腔咽頭癌と確定された場合には，あらゆる種類の抗腫瘍療法が施行可能で，かつ適切な支援サービス，たとえば歯科的ケア，栄養学的，心理学的，社会的支援の提供ができるオンコロジーチームにみてもらうのが最善である。TNM による病期分類は，治療法の計画や予後の予測に役立つ。
- 主な治療法は，外科療法，放射線療法，化学療法である[11],[12]。
- 治療法の選択は，原発巣の大きさ，部位および病期，患者の治療に対する耐容力，そして患者の希望により決まる[11],[12]。
- 外科的切除は，境界が明らかでアクセスしやすい多くの固形癌に適用される。しかし，アクセスしづらい腫瘍やリンパ節転移，遠隔転移が生じた進行した腫瘍に対しては限界がある[11],[12]。
- 放射線療法は，手術療法の代替療法として，あるいは手術や化学療法と組み合わせて頭頸部癌の局所療法として有効である[11],[12]。
- 化学療法を同時併用した放射線療法により，局所制御と生存率が改善している[12]。

予後

- 初期の口腔咽頭癌（stage I および II），特に口唇および口腔原発の癌は治癒率が高く，stage I では5年生存率が90%を超えている[11]。
- 進行した口腔咽頭癌（stage III および IV）の5年生存率は23〜58%である[1]。

フォローアップ

- 術後は6カ月ごとの定期観察が必要である。
- 口腔咽頭癌患者は，術後に年3〜7%の割合で二次癌を発生するリスクがある[12]。

患者教育

患者に喫煙と飲酒をやめるように忠告する。

【Michaell A. Huber, DDS／Wanda C. Gonsalves, MD】
（鬼澤浩司郎　訳）

40　成人のう蝕

症例

41歳のホームレスの男性が，歯痛を訴えてどや街のクリニックに来院した（図40-1）。男性は，飲酒と喫煙の習慣があったが，歯磨きやデンタルフロスの習慣はなかった。男性のほとんどの歯はぐらぐらで，すでに何本もの歯を喪失していた。男性は，この歯の状態では誰も雇ってくれないだろうからといって，歯科治療を受けるための援助と歯科を受診するまでの歯痛に対する処置を求めた。口腔を診察すると，歯の欠損，口の中全体にわたり歯垢の付着および多数のう蝕がみられた。

40章 成人のう蝕　131

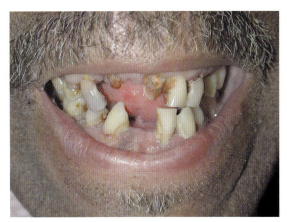

図40-1　ホームレスの男性にみられた進行したう蝕（Reproduced with permission from Richard P. Usatine, MD.）

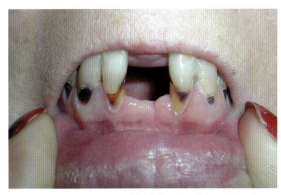

図40-2　薬物乱用歴のある女性の歯根う蝕。彼女は上顎の歯をすべて失っており、下顎の歯も徐々に失いつつある。歯根が露出してう蝕で黒くなっている（Reproduced with permission from Richard P. Usatine, MD.）

概説

う蝕（dental caries）は多因子性の疾患で、細菌が炭水化物に作用して酸を産生し、経時的に歯の表面を脱灰する。歯垢（バイオフィルム）の粘着性、唾液の質と量、免疫システム、フッ素の使用、う蝕を促進する食物の摂取量など宿主側の要因は、初期う蝕の脱灰に関与している。う蝕リスクは行動科学的、生物学的、環境学的、ライフスタイル的、身体的な因子に影響される。年齢、糖尿病、人種、歯肉退縮、喫煙、社会経済的地位は、う蝕の高い有病率に関連している[1]。

別名

dental decay、dental cavity、cavitated lesion は、う蝕（dental caries）と同義語である。

疫学

- 成人の多くは未治療のう蝕を有している（20～34歳の31％、35～49歳の27％、50～64歳の24％、65歳以上の20％）（図40-1参照）[2]。
- 黒人とヒスパニック系成人、より若い成人、低収入で低学歴の人は、未治療のう蝕をより多く有している[3]。
- 多くの高齢者は、歯根にう蝕を有している（図40-2）。成人の歯根う蝕の罹患率は年齢とともに増加する（20～39歳の8％、40～59歳の11％、60歳以上の13％。罹患率は、非ヒスパニック系黒人〈20％〉および貧困境界線より下の成人〈19％〉に高い）[4]。
- 喫煙者（19％）は、非喫煙者（7％）の2倍以上高頻度に歯根う蝕を有している[4]。

病因／病態生理

- う蝕は、歯垢中の細菌がショ糖や他の糖類から酸を産生し、エナメル質や象牙質を脱灰し、蛋白質を分解して進行する。主たる細菌は、ミュータンスレンサ球菌である。
- う蝕を促進する糖分や酸を多く含む食物は、脱灰を増加させる。う蝕を抑制するカルシウムを含む食物は酸性を緩衝する作用を助け、エナメル質表面の再石灰化を増加させる。
- 唾液分泌量の減少やpHの低下は脱灰を増加させる。歯垢により生じた酸を緩衝する唾液の欠乏は、う蝕リスクを増大させる。
- う蝕が進行するか修復されるかは、脱灰と再石灰化のバランスによる。う蝕が治療されずに進行した場合には、徐々に歯牙が崩壊し、歯髄に達し歯髄を感染させ、さらに歯根尖から骨内へ感染が波及する。
- 歯垢は歯肉にも影響を及ぼす。歯垢が除去されないと唾液中のミネラルが沈着し歯石となる。

危険因子

成人う蝕の危険因子として以下のものがある[5～7]。
- 酸性の環境を増加させる因子。
  - 発酵性炭水化物や酸を多く含む食物。
  - 大量の細菌あるいは不潔な口腔衛生状態。
  - 口腔衛生管理に支障をきたす身体的、医学的障害。
  - pHを低下させる薬物療法[6]。
  - 呑酸。
  - 過食症。
- 唾液分泌減少と口腔乾燥症。
  - 薬剤性唾液分泌低下（三環系抗うつ薬、抗ヒスタミン薬、ステロイド、利尿薬）。
  - メタンフェタミン、コカインなど違法ドラック（図40-3）。
  - 頭頸部への放射線療法による唾液腺の損傷。
  - シェーグレン症候群による唾液分泌低下。
- 歯の修復物や義歯の存在。
- 歯肉退縮による歯根の露出（より高いpHで脱灰される）。
- ケアを受けることが困難な社会経済的地位の低さ。

診断

う蝕は、視診により、初期の白斑（ホワイトスポット）から大きなう窩まで診断が可能である。X線像では、X線不透過性である石灰化した歯の内部に、う蝕はX線透過性病変として現れる（脱灰とう窩の形成）。

▶ 臨床所見

う蝕は、最初痛みのない白斑（エナメル質の脱灰、ホワイトスポット）として始まり、う蝕の危険因子が存続すれば、う蝕は象牙質内へと進行し茶色に変色する。う蝕が象牙質内に進行するか歯髄に到達すると痛みを感じる。痛みは、冷たい物や甘い物、まれに熱い物の刺激により発生し、刺激がなくなるとすぐに静まる。う蝕から感染した歯髄は壊死に陥る。その際、患者は自発痛、温熱痛が続いてさらに痛みが強くなり、

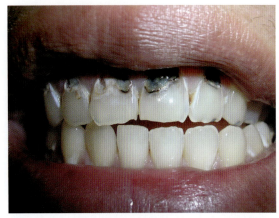

図40-3 メタンフェタミン，コカイン，ヘロインなど違法ドラッグ使用癖のある若い女性の多発性歯頸部う蝕（Reproduced with permission from Richard Usatine, MD.）

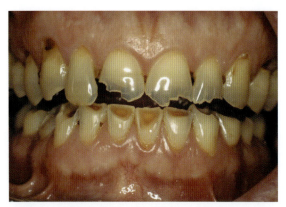

図40-4 過食症の女性にみられた歯の崩壊。胃酸がエナメル質を溶解している（Reproduced with permission from Gerald Ferretti, DMD.）

周囲の軟組織が腫脹してくることもある。

▶ 典型的分布

う蝕は，咬合面，隣接面，歯根面などエナメル質，露出した象牙質およびセメント質のどこでも生じる。

▶ 検査所見，画像検査

X線によりう蝕の範囲が示されるが，脱灰している範囲のすべてではない。

鑑別診断

- フッ素症：軽度のフッ素症は，初期う蝕に類似した白斑として認められる。
- 歯の深いへこみや溝へのタバコや歯石による黒い着色。
- 歯の破折：スポーツ，事故，暴力，てんかん発作などに関連して上顎切歯によくみられる。
- 酸蝕症：炭酸飲料・フルーツドリンク，摂食障害に関連した頻回の嘔吐，胃食道からの逆流，アルコール依存症。
- 咬耗症：歯ぎしり（ブラキシズム）や歯を摩耗させる食物摂取など，歯の咬合によって生じた磨耗。
- 摩耗症：かたい歯ブラシと研磨剤の入った歯磨き粉によるブラッシングに起因して生じる。
- 過食症は，胃酸による歯の酸蝕を生じる（図40-4）。

治療

- 脱灰した病変（ホワイトスポット）とう蝕に対して，フッ化物塗布（5%NaF，23,000 ppm フッ素イオン）を年に2回歯科医院などで受けると21%う蝕を減少させる[7]。
- フッ化物での洗口（0.2%NaF，900 ppm フッ素イオン）を毎日実施することは，う蝕制御に効果的である[7]。
- 歯の窪みや溝のシーラント処置を歯科に依頼する[8]。
- ホワイトスポットやう歯を有する患者に歯科を紹介する[5]。
- 口腔乾燥症の患者には，Biotene社のオーラルバランスのような代用唾液を使用する[5]。

予防／スクリーニング

う蝕の多くは予防が可能である。適切な口腔衛生（毎日のブラッシングとフロッシング）を行い，毎日フッ化物を使用（全身的あるいは局所的）し，糖類過剰にならない健全な食事を摂取すれば，う蝕の発生と進行を抑制できる。視診によるスクリーニング検査で，早期のう蝕を発見できる。

予後

う蝕は早期の段階あるいは歯髄に近づく前に見つければ，予後は非常に良好である。う蝕を除去し，充填物にて修復すれば機能も回復し，さらなるう蝕の進行も防げる。

フォローアップ

初期う蝕のホワイトスポットや活動性のう蝕を有する患者には歯科治療の必要性を気づかせ，進行したう蝕のある患者にはすぐに治療を受けるよう歯科を紹介する。

患者教育

- よい口腔衛生状態を維持するために，ヘッドの小さいやわらかめの歯ブラシでフッ化物入りの歯磨剤を使用して，1日2回ブラッシングを行うように助言する。電動歯ブラシは，手がうまく動かせない人には有効である。歯の間の歯垢や食物残渣を除去するために，1日1回はデンタルフロスの使用をすすめる。
- ミュータンスレンサ球菌を抑えるべく，クロルヘキシジン含有の洗口剤の使用をすすめる。歯の色素沈着が増えるのでコーヒー，紅茶，赤ワインの愛飲者には注意を喚起する[5]。
- 口腔乾燥症の患者には，よい口腔衛生状態を保ち，水分の摂取を増やして，砂糖を含む食物を控えさせるなど助言する。砂糖を含まないガムを噛むことは，唾液分泌を促す[5]。
- 口腔乾燥症の患者は，口腔を乾燥させるアルコールを含有した含嗽剤は避けるべきである。
- 砂糖を含まないガムを噛むこと，生の果物や野菜を食べることなどは，歯の表面を機械的に清掃することで細菌が減り，歯垢の形成抑制につながる。
- 喘息に対する吸入薬を使用している患者には，口腔内に残存する吸入薬を減らすためにうがいすることをすすめる。多くの吸入薬は乳糖（発酵する糖類）を含んでいる。
- 牛乳やチーズのようなカルシウムを含んだ食物は，酸性の環境を緩衝するのに役立ち，再石灰化に作用する。
- 少なくとも年1回は歯科医院を受診して，口腔内清掃と検査を受けることを助言する。

【Juanita Lozano-Pineda, DDS, MPH／Wanda C. Gonsalves, MD】

（鬼澤浩司郎 訳）

第7部

循環器

SOR	定義
A	一貫して質が高く，かつ患者由来のエビデンスに基づいた推奨*
B	矛盾があるか，質に一部問題がある患者由来のエビデンスに基づいた推奨*
C	今までのコンセンサス，日常行う診療行為，意見，疾患由来のエビデンス，または，診断・治療・スクリーニングのための症例報告に基づいた推奨*

・SOR：推奨度（strength of recommendation）
・患者由来のエビデンス：死亡率，罹患率，患者の症状の改善などを意味する
・疾患由来のエビデンス：血圧変化，血液生化学所見などを意味する
＊：さらなる詳細な情報を確認する場合は巻末の「付録A」参照

41 大動脈瘤

症例

72歳の男性が，背中に放散する臍周囲の鈍痛のため救急外来を受診した．痛みは2日前，娘の引っ越しを1日中手伝った後，生じた．痛みは5/10の強さで，労作で増悪，アセトアミノフェンは無効．嘔気・嘔吐，下痢，下血，血便，胸部灼熱感はない．生来健康，著患を知らず，20年以上受診歴，常用薬なし．1日20本の喫煙歴あり．バイタルサインは安定していたが，臍周囲に筋性防御を伴う圧痛を認めた．血液検査に感染徴候なし．腹部単純X線で腹部大動脈領域の石灰化を認めたため，腹部CTを撮影．その結果，後腹膜に出血を伴う6.5 cmの腹部大動脈瘤（abdominal aortic aneurysm：AAA）を認めた（図41-1）．まもなく血圧が低下，ただちに緊急開腹手術が施行された．術後は合併症なく経過し患者は回復した．

概説

大動脈瘤（aortic aneurysm：AA）とは，径が正常の1.5倍以上に拡大した大動脈をいう[1]．なお，大動脈径の正常値は，大動脈の部位，年齢，性別，体格により異なる[1]．

大動脈瘤には，形態的分類と部位による分類とがある．形態的には，全周性に拡大した紡錘状動脈瘤と，一部分が張り出した囊状大動脈瘤とに分けられ，前者の方が多い[1]．部位的分類は，治療方針がこれによって決定されるため非常に重要である．胸部大動脈瘤（thoracic aortic aneurysm：TAA）は上行大動脈瘤と下行大動脈瘤に分類される．上行大動脈瘤には冠動脈より上のもの（冠動脈起始部を含まない），大動脈弁輪部のもの（大動脈弁輪や大動脈起始部を含む），管状のもの（上行大動脈全体が拡大）がある[1]．下行大動脈瘤は，多くは紡錘状で動脈硬化と関連している[1]．腹部大動脈瘤の多くは腎動脈分岐部以下にみられる（図41-2）．

【混同してはならない類似の用語】
- 大動脈解離．
- 大動脈断裂．
- 壁内血腫．

疫学

- 胸部大動脈瘤と腹部大動脈瘤を含む大動脈瘤は，米国の死亡原因の第17位である[1),2)]．
- 胸部大動脈瘤の発症率は，1年で人口10万人あたり10.4で，年齢とともに増加する[3)]．
- 腹部大動脈瘤は破裂するまでは無症候性であることが多く，有病率は報告により異なるが，多くの集団調査によると，65～80歳の男性における有病率は4～8％であり，男性，高齢者により多い[4)]．
- しかし，動脈瘤の多くは症状がないために罹患率は過少報告されていると考えられる．
- 腹部大動脈瘤はより男性に多いが，胸部大動脈瘤の有病率に男女差はない[4),5)]．

病因／病態生理

胸部大動脈瘤[7),8)]

- 原因は，加齢による変性であり，高血圧症，脂質異常症，喫煙や遺伝的要因などによって促進される（表41-1）．胸部大動脈瘤の大多数が上記変性によって生じるが，特に弓部大動脈瘤と胸部下行大動脈瘤がこれに相当する[7)]．
- 胸部下行大動脈瘤ではアテローム性動脈硬化も主原因の1つである[7),8)]．
- 遺伝学．
  - マルファン症候群：エラスチンを構成するフィブリリン遺伝子の変異が原因である常染色体優性遺伝性疾患．大動脈の弾力性が損なわれ，かたさが増すことにより大動

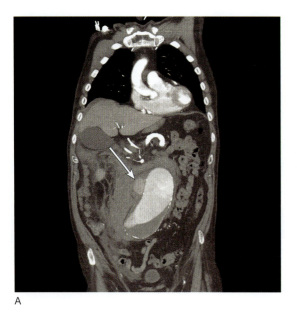 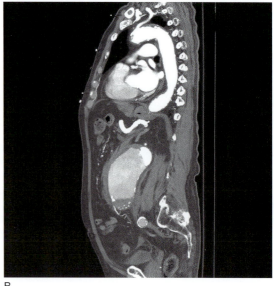

図41-1　A：破裂した腹部大動脈瘤の矢状断像．わずかな造影剤の漏出を認め（矢印），ポケットをつくるように大動脈の右側の壁に沿って拡大している．B：同患者における冠状断像（Reproduced with permission from Gary Ferenchick, MD.）

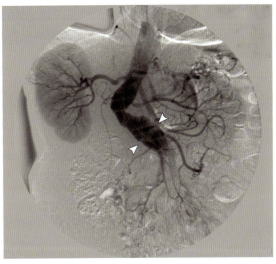

図 41-2　腎動脈以下の大きな紡錘状動脈瘤（矢頭）。びまん性にアテローム性動脈硬化のある患者の血管造影像（Reproduced with permission from Gary Ferenchick, MD.）

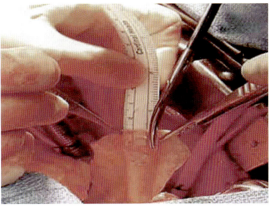

図 41-3　定規のマーキングが大動脈壁を透過して容易に確認でき，蛋白分解（おそらく MMP に関連していると考えられる）により菲薄化した大動脈壁であることを示している（Reproduced with permission from Fuster V, Walsh RA, Harrington RA, et al. Hurst's The Heart. 13th ed. New York, NY: McGraw-Hill; 2011.）

表 41-1　大動脈瘤の原因

胸部大動脈瘤	腹部大動脈瘤
遺伝性[7] ・マルファン症候群 ・エーラス-ダンロス症候群 ・ロイス-ディーツ症候群 ・ターナー症候群 ・大動脈二尖弁 ・家族性非症候性胸部大動脈瘤症候群	遺伝性
アテローム動脈硬化性/変性性 ・喫煙 ・脂質異常症 ・高血圧症	アテローム動脈硬化性/変性性 ・喫煙 ・加齢または高血圧症 ・脂質異常症
大動脈炎 ・感染性：梅毒，サルモネラ菌	
外傷	

脈拡大をきたす。マルファン症候群患者の75％は大動脈の拡大を伴う[7],[8]。

- エーラス-ダンロス症候群：胸部大動脈瘤の原因となるもう1つの遺伝性結合組織疾患である。頻度はマルファン症候群より少ない[7]。
- 家族性非症候性胸部大動脈瘤症候群：胸部大動脈瘤の重要な原因の1つであり，家族集積があり常染色体優性遺伝であるが，浸透率には差がある[7]。
- ロイス-ディーツ症候群：TGFBR1 または TGFBR2 遺伝子の変異によって起こり，大動脈あるいはそのほかの臓器をおかす常染色体優性遺伝性疾患である[7]。
- 大動脈二尖弁：大動脈二尖弁患者に生じる胸部大動脈瘤は多くは紡錘型であり，大動脈弁が三尖である例のそれより進行が速い[7]。
- ターナー症候群：典型的には上行大動脈をおかす[7]。

- 大動脈炎。
  - 梅毒，サルモネラ菌，マイコバクテリウム属などが原因となる[7]。
  - 非感染性大動脈炎では巨細胞性血管炎や高安動脈炎による大動脈瘤が多い。他にベーチェット病，関節リウマチ，再発性多発性軟骨炎，他の肉芽腫性疾患が原因となる[7]。
- 外傷。

腹部大動脈瘤[6],[8]

- 遺伝子異常は同定されていないが，腹部大動脈瘤の家族歴は，特に男性において腹部大動脈瘤発生の重要な危険因子である。
- 腹部大動脈瘤の80％は腎動脈と大動脈腸骨動脈分岐部間に発生する。
- アテローム性動脈硬化が主要原因である。
- 蛋白分解と炎症が腹部大動脈瘤の拡大をきたす。
  ・病理学的には，感受性のある患者において生じるメタロプロテアーゼによる中膜の変性である[9]。
  ・エラスチンとコラーゲンは中膜を構成する重要な2つの蛋白である。これらの蛋白がメタロプロテアーゼによって変性するため，硬化度が増し，弾性が低下，脆弱となって大動脈壁の拡大が起こる。そしてこの過程は，高血圧や喫煙などのストレスにより促進される（図 41-3）[9]。
  ・炎症も1つの原因であり，特に炎症性腹部大動脈瘤の場合はそれが主因である。炎症は瘤周囲の線維化，サイトカイン，マクロファージの集積によって示される[6]。
  ・ラプラスの法則により，動脈の径が増加すれば壁張力が増加し，さらにそれによって動脈瘤のサイズが大きくなる。
- 腹部大動脈瘤が存在する場合，腸骨，大腿，膝窩，また胸部大動脈にも動脈疾患が存在することが多いことに注意しなければならない[6]。
- 腹部大動脈瘤の成長速度は，一般的には0.4 cm/年前後であるが，その速度に最も影響するのはそのサイズである。破裂のリスクは喫煙者，高血圧患者，女性で高い[8]。
- 変性または特発性の胸部上行大動脈瘤の拡大速度は0.1 cm/年程度であり，胸部下行大動脈瘤の拡大速度より，わずかに速い[1],[7]。
- しかしながら，遺伝的素因が存在する場合や診断時点での瘤が大きい場合，拡大の速度が速いことが多い[1],[7],[8]。

危険因子

- 遺伝的素因。

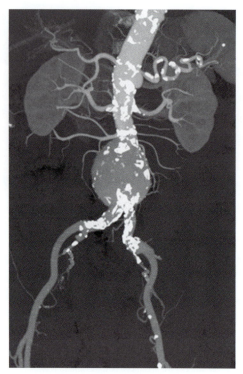

図41-4 広範囲の石灰化と巨大な腹部大動脈瘤 (Reproduced with permission from Pahlm O, Wagner GS. Multimodal Cardiovascular Imaging: Principles and Clinics Applications. New York, NY: McGraw-Hill; 2011.)

- アテローム性動脈硬化は，特に腎動脈以下の腹部大動脈瘤の主な原因である(図41-4)[7]．
- 喫煙は最も強く影響する腹部大動脈瘤の危険因子であり，年齢，脂質異常症，高血圧症がそれに続く．
  - 喫煙は最も重要な修正可能な危険因子である．
    - 腹部大動脈瘤患者の90%は喫煙歴がある[10]．
    - 喫煙歴のある高齢男性の5%に腹部大動脈瘤がある[11]．
    - 喫煙者は非喫煙者の5倍，腹部大動脈瘤を発生する[10〜12]．

スクリーニング

表41-2 参照．

胸部大動脈瘤

- スクリーニング：胸部大動脈瘤または大動脈解離と関連した遺伝子 (FBN1, TGFBR1, TGFBR2, COL3A1, ACTA2, MYH11) の変異を持つ患者の第一度近親者の親族は，遺伝子診断や遺伝子カウンセリングを受けるべきである．そして，遺伝子変異が発見されたときは大動脈の画像診断を受けるべきである[9]．SOR C
- 既知の遺伝子変異がない胸部大動脈瘤や大動脈解離の患者においても，第一度近親者の親族は，大動脈の画像診断がすすめられる[9]．SOR B
- 第一度近親者の親族の1人以上に胸部大動脈瘤，大動脈瘤，大動脈解離などが認められた場合は，第二度近親者の親族にも画像診断を行うことは合理的である[9]．SOR C

腹部大動脈瘤

- 腹部大動脈瘤は大動脈の径が3 cm以上のものと定義される[1),4),6)]．

表41-2 大動脈瘤のスクリーニング

胸部大動脈瘤[9]	腹部大動脈瘤[13]
・遺伝子変異が原因の胸部大動脈瘤の患者の第一度近親者の家族に対する遺伝子検査，および遺伝子検査が陽性であったものへの画像診断 ・遺伝子変異のない胸部大動脈瘤の患者の第一度近親者の親類に対する画像診断	・喫煙歴のある65〜75歳の無症状の男性には超音波検査

- 65歳で腹部大動脈瘤のスクリーニングを行えば，腹部大動脈瘤の多くを発見でき，その破裂を約50%減少させ，大動脈瘤に関連する死亡率を約40%低下させる（しかしながらスクリーニングによって総死亡率が低下するかどうかは不明である）[10〜12]．
- 以下は米国予防医学専門委員会 (USPSTF) の推奨[13]．
  - 喫煙歴のある男性には65〜75歳の間に一度，スクリーニングを行うこと（推奨グレードB）．
  - 喫煙歴のまったくない男性には検査の推奨なし（推奨グレードC）．
  - 女性に対するスクリーニング検査は推奨グレードDである．

診断

▶ 臨床所見

- 大動脈瘤における病歴，身体所見は感度，特異度ともに低い．
- しかし，大動脈瘤の家族歴，突然死や説明のつかない死亡の家族歴を聞き出すことは重要である．
- また，全身をくまなく診察し，危機的状況にある大動脈疾患に気づくように心がけることが重要である．
- 大動脈瘤の破裂や解離が生じると，強い疼痛やショック，その他種々の合併症が生じるが，それが起こる前には無症状である．
- 末梢動脈の遅脈，脈圧の増大，上肢の血圧の左右差，血流の途絶，神経学的欠落徴候は，大動脈瘤の破裂や解離を想定させる所見であり，そのチェックは必須である．

胸部大動脈瘤

- 痛みや不快感は胸部大動脈瘤の最も多い症状である．胸骨裏側，頸部，顎の痛みが胸部上行大動脈瘤では起こりうる．また，胸部下行大動脈瘤では背中や肩甲骨，肩の痛みが起こりうる[1),9)]．
- 炎症性胸部大動脈瘤では発熱をきたすことがある[9]．瘤から慢性的な血液の漏出を伴う例においても発熱や黄疸をきたすことがある．
- 臓器の圧迫による徴候を示すこともある．たとえば，左反回神経の伸展による嗄声，気管や気管支の圧迫による吸気性喘鳴，肺の圧迫による呼吸困難，食道の圧迫による嚥下障害，上大静脈の圧迫によるうっ血や浮腫などである[9]．
- まれではあるが，肺実質への浸潤によって喀血が，食道への浸潤によって吐血が生じることがある[1]．
- 大動脈基部の拡大により，大動脈弁逆流とそれに伴う心不全を生じることもある[9]．
- 胸部の大動脈疾患では特異的な身体所見はあまりない．遺伝性疾患や結合組織疾患，炎症性疾患ではそれらの所見がみられる．
- 胸部上行大動脈瘤は，胸骨左縁で拡張期灌水様雑音をきた

表41-3 無症候性の胸部大動脈瘤に対するサーベイランス

胸部大動脈瘤	変性性	遺伝性疾患
上行大動脈瘤[7),9)]	3.5〜4.4 cm：1年ごとのCTまたはMR 4.5〜5.4 cm：半年ごとのCTまたはMR	3.5〜4.4 cm：1年ごとのCTまたはMR 4.4〜5 cm：半年ごとのCTまたはMR
下行大動脈瘤	3.5〜4.4 cm：1年ごとのCTまたはMR 4.5〜5.9 cm：半年ごとのCTまたはMR	3.5〜4.4 cm：1年ごとのCTまたはMR 4.4〜5.5 cm：半年ごとのCTまたはMR

すような大動脈弁逆流を合併しないかぎり，身体所見から同定するのは困難である。
- 胸部下行大動脈瘤は極端な瘤の拡大を伴わないかぎり，瘤を触知することはない。

腹部大動脈瘤
- 症候性の腹部大動脈瘤の多くは，下腹部や下背部の持続痛を示す。
- 新規疼痛の突発や，以前からある痛みの急激な悪化は，瘤の拡大と切迫破裂の徴候である[1)]。
- 腹部大動脈瘤は拍動性の腫瘤として臍上部に触知されるが，肥満患者では触知困難なことがある。

■ 検査所見
- 特異的な臨床検査はない。
- 胸部大動脈瘤をきたしうる種々の症候群においては，遺伝子検査を行うことができるものがある。
- 炎症性疾患による胸部大動脈瘤では，炎症マーカーの検査が有用である。
- 感染性胸部大動脈瘤が疑われる例では，感染症のワークアップを行うべきである。
- 血算や生化学などの一般的な臨床検査は，外科的手術が予想される場合は必要となる。

■ 画像検査
胸部大動脈瘤
- 大動脈瘤は一般的には自覚症状がない一方，複雑例における死亡率が高いため，大動脈瘤に対する検査の閾値は低く考えた方がよい。
- 胸部大動脈瘤は，胸部単純X線写真において縦隔の拡大や大動脈弓の拡大としてとらえられる。しかしながら感度は限定されており，拡大した大動脈陰影は大動脈瘤よりも大動脈の蛇行を示すことが多い[8)]。
  - 造影CTやMRAは胸部大動脈瘤の評価によいモダリティである。SOR **B**
    - しかしながら，CTでは大動脈基部がよく評価できないこと，および大動脈の蛇行の激しい例においては径が過大評価になってしまうことが問題となる。大動脈のサイズを正確に計測するにはCTアンギオグラフィがよい[8)]。
- MRAもまた胸部大動脈瘤を正確に検出し，そのサイズを正確に計測することができ，特に大動脈基部の瘤に対し有用である[8)]。
- 経食道心エコーはマルファン症候群における大動脈基部の瘤の評価によく用いられる。しかし，経食道心エコーは大動脈弁の解剖や機能を評価することがより有用な検査である[7)]。

腹部大動脈瘤
- 腹部大動脈瘤の評価において腹部超音波は廉価で，被曝がなく，非常に優れたスクリーニング検査である[8)]。SOR **B**
- CTは腹部大動脈瘤の形態やサイズをよく評価することができる。しかしながら電離放射線と造影剤使用の問題から，腹部大動脈瘤のスクリーニング検査に用いるより，それが存在する例のサイズフォローの検査として用いられることが多い。
- CTが禁忌の場合，腹部大動脈瘤を描出するには，MRIが代替検査となりうる。

鑑別診断
- 胸部大動脈瘤においては以下を鑑別する。
  - 肺塞栓：突然発症の胸痛で胸膜痛であり，低酸素血症を伴う。
  - 気胸：突然発症の胸痛で胸膜痛で，患側の呼吸音減弱を伴う。
  - 心筋梗塞：多くは胸骨周辺の痛みで，心電図に異常があらわれ心筋逸脱酵素が上昇する。
- 破裂した腹部大動脈瘤は，それに伴う臨床所見から以下のような疾患との鑑別を要する。すなわち，腸管虚血や穿孔性消化性潰瘍などの急性消化管疾患，腎結石や感染などの泌尿生殖器疾患，椎間板ヘルニアのような脊髄疾患などである。

治療

■ サーベイランス
胸部大動脈瘤（表41-3）
- 胸部大動脈瘤を診断した後は6カ月ごとに画像診断でフォローアップする。瘤のサイズが一定であれば，1年ごとに延長してもよい。逆に瘤の拡大速度が大きくなれば，期間を短くする[8)]。

【胸部大動脈瘤のサーベイランス】[7),9)] SOR **B**
- 変性による胸部上行大動脈瘤で3.5〜4.4 cmの大きさなら，1年ごとのCTまたはMR。
- 変性による胸部上行大動脈瘤で4.5〜5.4 cmの大きさなら，半年ごとのCTまたはMR。
- マルファン症候群，大動脈二尖弁，その他の遺伝性疾患による胸部上行大動脈瘤で3.5〜4.4 cmの大きさなら，1年ごとのCTまたはMR。
- マルファン症候群，大動脈二尖弁，その他の遺伝性疾患による胸部上行大動脈瘤で4.4〜5 cmの大きさなら，半年ごとのCTまたはMR。
- 変性による胸部下行大動脈瘤で3.5〜4.4 cmの大きさなら，1年ごとのCTまたはMR。
- 変性による胸部下行大動脈瘤で4.5〜5.9 cmの大きさなら，半年ごとのCTまたはMR。
- マルファン症候群，大動脈二尖弁，その他の遺伝性疾患による胸部下行大動脈瘤で3.5〜4.4 cmの大きさなら，1年ごとのCTまたはMR。
- マルファン症候群，大動脈二尖弁，その他の遺伝性疾患による胸部下行大動脈瘤で4.4〜5.5 cmの大きさなら，半年

表41-4 無症候性の腹部大動脈瘤に対するサーベイランス

腹部大動脈瘤[6]	径が4 cm未満	径が4～5.4 cm
腎動脈以下	明らかではないが2年ごとの超音波検査	半年ごとの超音波検査またはCT
腎動脈以下以外の腹部大動脈瘤	1年ごとのCTまたはMR	6～12カ月ごとのCTまたはMR

ごとのCTまたはMR。

腹部大動脈瘤（表41-4）

【腹部大動脈瘤のサーベイランス】SOR B

- 腎動脈以下。
  - 4 cm以下の腹部大動脈瘤は，2年ごとの超音波検査。
  - 4～5.4 cmの腹部大動脈瘤は，半年ごとの超音波検査。
- 上記のもの以外。
  - 4 cm以下の腹部大動脈瘤は，1年ごとのCTまたはMR。
  - 4～5.4 cmの腹部大動脈瘤は，半年から1年ごとのCTまたはMR。

▶ **内科療法**（表41-5）

【血圧】[8],[14]

- 積極的な降圧は大動脈瘤の合併症を減らすことが証明されている。SOR B
- 血圧は正常範囲のなかでもさらに低めに保つ。

【脂質異常症】[8],[14]

- 大動脈瘤の患者，特にアテローム性動脈硬化の大動脈瘤の患者では脂質異常症の是正が必要である。SOR C

【喫煙】[8],[14]

- 大動脈瘤の患者では禁煙をすすめるべきである。SOR B

【β遮断薬】[8],[14]

- β遮断薬は大動脈壁のずり応力を減少させ，マルファン症候群の患者において胸部大動脈瘤の拡大速度を低下させる。SOR B
- 現在，すべての大動脈瘤の患者にβ遮断薬の投与が推奨されている。SOR C

【スタチン】[8],[14]

- 大動脈瘤の拡大には酸化ストレスが関与することが知られており，スタチンの効果が検討されてきた。
- 現時点では，臨床研究によるスタチンが大動脈瘤の拡大を抑えることの証明はないが，脂質異常症のコントロールのために用いられている。

【ARB，ACE阻害薬】[8],[14]

- アンジオテンシンⅡ受容体拮抗薬（ARB）は成長因子を阻害し酸化ストレスを減少させるため，大動脈瘤の拡大を抑える可能性があり，研究は現在も続いている。

【その他の薬剤】[8],[14]

- ドキシサイクリンは成長因子やMMPの阻害薬であり，大動脈瘤の患者への有用性が研究されている。

▶ **外科療法**（表41-6）

- 外科療法の適応。

胸部大動脈瘤[7],[9] SOR B

- 変性による胸部上行大動脈瘤はサイズが5.5 cm以上か，1年に0.5 cm以上拡大するか，またはサイズにかかわらず自覚症状があれば手術適応と考えられる。
- 変性による胸部下行大動脈瘤はサイズが6 cm以上か，1年に0.5 cm以上拡大するか，またはサイズにかかわらず自覚症状があれば手術適応。
- マルファン症候群，大動脈二尖弁，その他の遺伝性疾患による胸部上行大動脈瘤ではサイズが4.4～5 cmより大きい

表41-5 大動脈瘤の治療

内科療法[8],[14]	外科療法
血圧コントロール ・β遮断薬 ・ACE阻害薬/ARB	直視下外科的修復
脂質コントロール ・スタチン ・その他	血管内治療
瘤の拡大予防 ・β遮断薬 ・ARB ・スタチン ・トランスフォーミング増殖因子抗体	

か，1年に0.5 cm以上拡大するか，またはサイズにかかわらず自覚症状があれば大動脈弁置換の手術適応。
- マルファン症候群，大動脈二尖弁，その他の遺伝性疾患による胸部下行大動脈瘤ではサイズが5.5 cmより大きいか，1年に0.5 cm以上拡大するか，またはサイズにかかわらず自覚症状があれば大動脈弁置換を含む手術適応。

腹部大動脈瘤[6] SOR B

- 腹部大動脈瘤はサイズが5.5 cmを超えるか，自覚症状があれば手術適応。

予後

- 胸部上行大動脈瘤に対する待機的手術の死亡率は3～5%であるが，これは大規模施設の数値である[8]。同様に胸部下行大動脈瘤の死亡率は5～14%である[8]。
- 未治療の胸部大動脈瘤患者の5年生存率は報告によって異なるが，多くの臨床試験で19～64%である[14]。
- 腹部大動脈のほとんどの死亡原因は突然の破裂である。腹部大動脈瘤の外科療法後は65歳で11年，75歳で8年の生命予後が見込まれるが，これは併存する疾患にもよる[10]。
- 外科療法または血管内治療に伴う死亡率は，瘤の位置，形態，患者の年齢，併存症，病院の規模，外科医の経験，緊急手術か否かなどいくつかの要因に左右される。
- 外科手術の合併症として，出血，脳卒中，対麻痺，腎代替療法を必要とする腎不全などが報告されているが，その発生頻度は報告により異なる。
- 外科療法後の長期的予後は，併存する心血管疾患によるところが大きい。

フォローアップ

- 無症候性の大動脈瘤患者では，前述したサーベイランスのガイドラインに従う。
- 内科療法が行われている患者は定期的に管理し，至適な血圧コントロール，脂質コントロールをめざす。
- 血管内治療が行われた患者には，手技の合併症の有無をCTまたはMRで定期的なフォローアップを行う。

患者教育

- 大動脈瘤のある患者には破裂のリスクがあるため，重い物

表 41-6 大動脈瘤の手術適応

胸部大動脈瘤[6),7),9)]

	加齢性	遺伝性
上行大動脈	サイズが5.5 cm以上か，1年に0.5 cm以上拡大するか，またはサイズにかかわらず自覚症状があるもの	サイズが4.4～5 cmより大きいか，1年に0.5 cm以上拡大するか，またはサイズにかかわらず自覚症状があるもの
下行大動脈	サイズが6 cm以上か，1年に0.5 cm以上拡大するか，またはサイズにかかわらず自覚症状があるもの	サイズが5.5 cmより大きいか，1年に0.5 cm以上拡大するか，またはサイズにかかわらず自覚症状があるもの

腹部大動脈瘤
サイズが5.5 cmより大きいか，サイズにかかわらず症状があるもの

を持つなどの特定の身体活動を制限する。
- 大動脈瘤のある患者には，瘤の破裂や出血を示唆する症状について教育し，その場合はただちに医療機関を受診するように指導する。
- 患者は医療機関を受診した際に，医療スタッフに大動脈瘤があることを伝えるべきである。それはいつでも破裂の症状に留意してもらうためである[6]。

【Deepthi Rao, MD／Venu Gourineni, MD】
（小島栄治　訳）

42 心房細動

症例

冠動脈疾患の既往を有する66歳の女性。48時間持続する動悸を訴え受診した。軽度の胸部不快感，息切れ，めまいを伴うという。患者は2年前に心筋梗塞後の軽度うっ血性心不全と診断され，それ以後，内服薬服用を欠かさなかった。糖尿病や脳卒中の既往はないという。内服薬はリシノプリル，シンバスタチン，アスピリン，そして必要に応じてフロセミド内服との内容であった。飲酒，喫煙歴はない。初診時，血圧は安定していたが，心拍数は131/分であり，心電図では速い心室応答を伴う（rapid ventricular rate：RVR）心房細動であった（図42-1）。患者はバイタルサインが安定した新規発症の心房細動の診断でモニタリング下の入院となった。入院後心拍数は落ち着いた。心エコーがオーダーされ，β遮断薬とヘパリンの静注が開始された。

概説

- 心房細動（atrial fibrillation：AF）は最も多い不整脈である[1)～4)]。米国では全人口の1～2％（220万人）が発作性または持続性の心房細動を有する[1),2),4)]。
- 心疾患の増加と心房細動の検出率の増加により，心房細動に関連した入院は，この20年で約60％増加した[3)]。
- 2050年には，米国における心房細動の患者数は560万人から1,210万人にまで増加すると予測されている[2),5)]。

定義

- 心房細動は，心房の活動にまとまりがなくなることを特徴とする上室性不整脈で，正常の心房機能が失われ，心房収縮が損なわれる[1)]。
- 心電図ではP波が消失し，細動波が出現する。細動波は不整で，電位や出現のタイミング，形が不定である（図42-1参照）[1)]。

分類

- 心房細動の分類はいくつか提唱されているが，ACC/AHA/ESCのガイドラインが最も一般的である（表42-1）[1),4),6)]。
- この分類は，かつて用いられていた急性心房細動，慢性心房細動のような言葉に代わって用いられる。分類中の各カテゴリーは相容れないものではない。たとえばある患者において，発作性に心房細動が起こり，時に持続性心房細動になったりするし，またその逆も起こるからである[1),4),6)]。
- 心房細動は表42-1のように分類化・パターン化されている。

疫学

■ 年齢による差異
- 心房細動が発生する年齢の中央値は75歳で，心房細動患者の70％が65～85歳である[1)]。
- フラミンガム試験において心房細動の男性の発症率は，30～39歳では1,000人あたり0.4人であるが，80～89歳では45.9人であり，女性ではそれぞれ0人，35.8人であった[7)]。
- 心房細動の有病率と発症率は，年齢が進むほど，また心血管疾患を有するほど高くなる[1),7)]。

■ 性差
- 年齢調整した心房細動の有病率は男性の方が高い[8)]。しかし，有病率は高齢ほど高く75歳以上では女性の方が人口が多いことから，男女での心房細動患者の絶対数は同等である[1),2),8)]。
- しかし心房細動のある女性は，男性よりも血栓塞栓症を起こしやすく死亡率も高い[4),8)]。

■ 他の要因
- 心房細動を有すると血栓が形成されやすく，脳卒中の危険性が増大する。脳卒中の5件に1件は心房細動による[4)]。
- フラミンガム試験の34年間の追跡では，年齢調整した脳卒中発症率は，心房細動を有すると5倍に上昇した[9)]。
- 心房細動は2つの点で心不全の増加と関係している。心房細動は心不全を悪化させる点と，心不全が心房細動を招く点である。心不全においてはこの2つをあわせて治療していく必要がある[1)]。
- 未治療の心房細動は重大な合併症や心血管合併症，死亡につながるため，心房細動を放置せず治療することが必須である。

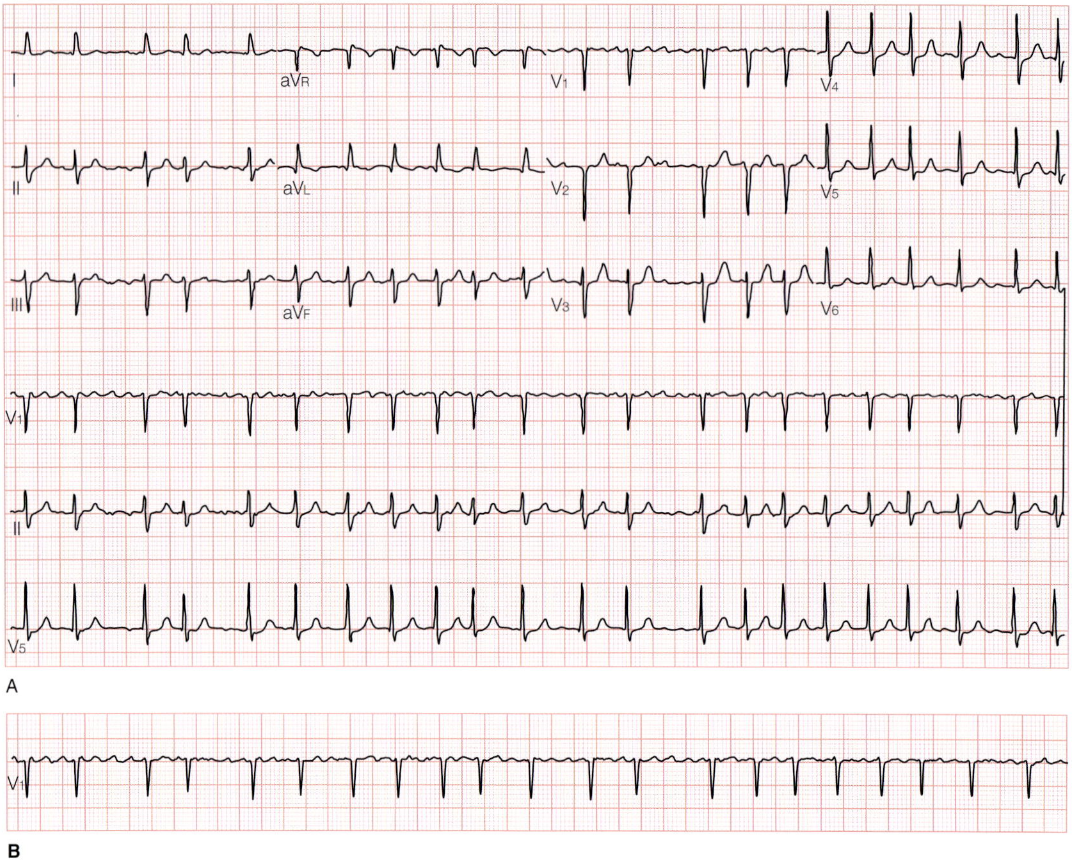

図 42-1 A：速い心室応答を伴う心房細動の 12 誘導心電図。B：同じ心電図の V₁誘導。不規則で心拍数 131/分の心房細動を呈している
(Reproduced with permission from Gary Ferenchick, MD.)

表 42-1 ACC/AHA/ESC ガイドラインに基づいた心房細動の分類[1),4),6)]

心房細動の同定され方に基づく分類	心房細動と同定されたのちの分類	他の分類
初めて診断/同定された心房細動 ・自覚症状あり、または自然軽快 ・発作性または持続性心房細動 ・新規発症心房細動と同一とは限らない	**発作性心房細動** ・エピソードが 7 日間未満（多くは 24 時間未満）で自然停止したもの	**二次性心房細動または「可逆性な」心房細動** ・その他の疾患により生じた心房細動 ・心房細動に対する急性期治療と背景の疾患の治療により、心房細動が停止し再発しないもの ・本当の二次性心房細動なら、最初のエピソード後、再発しないはずである。心房細動が再発したのであれば、心房細動治療の一般原則が適用される **二次性心房細動の背景となる一般的疾患** ・急性心筋梗塞 ・心筋炎または心膜炎 ・心臓または胸部術後 ・大量飲酒またはカフェインの摂取 ・肺塞栓 ・甲状腺中毒症 ・褐色細胞腫
再発性心房細動 ・2 回以上の心房細動のエピソード	**持続性心房細動** ・7 日間以上自然停止しないもの ・心房細動を洞調律化させるのに薬物療法またはカルディオバージョンを行ったもの **永続性心房細動** ・1 年以上持続し、カルディオバージョンに失敗したかまたは施行されなかったもの ・患者と医師がリズムコントロールを行わないことに決めて、心房細動のまま治療することにしたもの	**孤立性心房細動** ・臨床的にも超音波検査上にも心肺疾患がなく、高血圧症もない 60 歳以下の患者に生じた心房細動 ・二次性心房細動とは異なる **非弁膜症性** ・リウマチ性僧帽弁疾患、人工弁、僧帽弁修復術のいずれもないもの

病態生理

- 心房細動は高血圧や冠動脈疾患、弁膜症などの器質的疾患と関連しているが、これらがどのような機序で心房細動に関連するのかは完全にはわかっていない[1),4),10)～12)]。

- 心房細動も、他のすべての頻脈性不整脈と同様、その開始には「引き金の要因（trigger factor）」が存在し、その持続には「基質（substrate）」が必要である[4)]。
- トリガーとしては、過剰な交感神経や副交感神経の活動、期外収縮、心房の急激な拡大などがある[12)]。

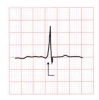

図42-2　WPW症候群に特徴的なデルタ波。房室結節は生理的な伝導遅延を生じる役割を持つが，これをバイパスする副伝導路（ケント束）によって左室が早期再分極することでデルタ波が生じる。WPW症候群患者の多くは他の器質的異常を持たない（Reproduced with permission from Gary Ferenchick, MD.）

- 加齢，遺伝子，炎症に伴う器質的心疾患は，心房のリモデリング，拡大，線維化をきたし，それによって心房細動が持続するための電気的，解剖学的なsubstrateが構築される[1],[4],[10]〜[12]。
- 心房の拡大は心房細動の「原因」と「結果」である。心房拡大は心房細動を引き起こし，同時に心房細動はコンプライアンスの増加と心房収縮の低下により心房拡大をきたす[12]。
- 心房細動が持続すると心房の不応期が短縮し，さらに心房細動を永続させる（AF begets AF）[13]。
- 心房細動の詳細な電気生理学的機序は複雑であるが，局所的メカニズムとmultiple wavelet hypothesisの2つが有力な説である[1],[4]。

病因／危険因子

- 心房細動は器質的心疾患を有する患者に多い。心房細動に関連した心疾患は，弁膜症，特に僧房弁疾患，心不全，冠動脈疾患，高血圧症（多くは左室肥大に関連），心筋症（肥大型，拡張型，拘束型），先天性心疾患，特に心房中隔欠損などにみられる[1]。
- 他の原因としては心臓腫瘍，肺高血圧症がある。
- WPW（Wolf-Parkinson-White）症候群も心房細動と関連し，この2つの組み合わせを治療するときには格別の注意が必要である（図42-2）。
- 背景に心筋疾患を有さない家族性の心房細動が存在する。その背景となる病態生理や分子生物学的異常，遺伝様式などは不明である[1],[4]。
- 肥満と睡眠時無呼吸も心房細動と関連している病態である[1]。
- 迷走神経や交感神経も心房細動の開始に関連しており，vagally mediated AF，adrenergically induced AFと呼ばれる[1],[4]。

診断

▶ 臨床所見

病歴，身体所見

- 心房細動に伴う自覚症状は，あることもないこともある。
- 自覚症状の多くは速い心室応答を伴う（RVR）心房細動によって生じ，動悸，めまい，意識朦朧，疲労感などを示す。
- 脳塞栓や心不全のような心房細動の合併症やその続発症状が，心房細動の初発症状であることがある。
- 心房細動を促進する因子や背景の疾患を念頭において，見逃しのない心血管系の身体所見をとる必要がある（表42-

表42-2　心房細動の診断評価

初期検査
● 病歴と身体所見 　・発症，持続時間，頻度，心房細動の病型，自覚症状，背景の心疾患，可逆的原因 ● 心電図 ● 経胸壁心エコー検査 ● 腎機能，肝機能，甲状腺機能検査
追加分析
● 経食道心エコー検査 ● 胸部X線写真 ● 運動負荷試験 ● ホルター心電図，植込み型ループレコーダー ● 血中アルコール濃度，（患者が内服していれば）ジゴキシン血中濃度，HbA1c

(From Fuster V, Rydén LE, Cannom DS, et al. 2011 ACCF/AHA/HRS focused updates incorporated into the ACC/AHA/ESC 2006 Guidelines for the management of patients with atrial fibrillation: a report of the American College of Cardiology Foundation/American Heart Association Task Force on Practice Guidelines developed in partnership with the European Society of Cardiology and in collaboration with the European Heart Rhythm Association and the Heart Rhythm Society. J Am Coll Cardiol. 2011; 57: e101-e198.)

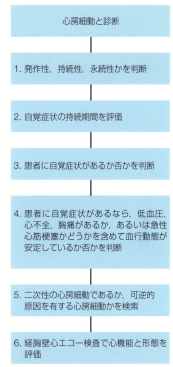

図42-3　心房細動の初期評価と管理手順[1]〜[3]

2）。

▶ 初期診断

- 心房細動の初期評価と管理手順を図42-3に示した。
- 心房細動は心電図診断であり，1誘導のモニターやホルター心電図，あるいはループレコーダーでも同定される。
- 心房細動の診断基準は，明瞭なP波がないことと，RR間隔が絶対的不整（irregularly irregular）であることである（図42-4）。時に，振幅や形，間隔が連続的に変化するf波（細動波あるいは振動波）がきれいに認識される[1],[4]。
- 心電図から左室肥大，脚ブロック，左房拡大，WPW症候群が診断されることもある。

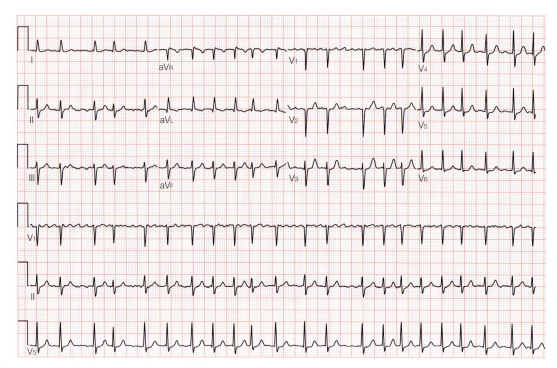

図42-4 速い心室応答を伴う心房細動の12誘導心電図。P波がないことと絶対的に不規則な脈であることに注目（Reproduced with permission from Gary Ferenchick, MD.）

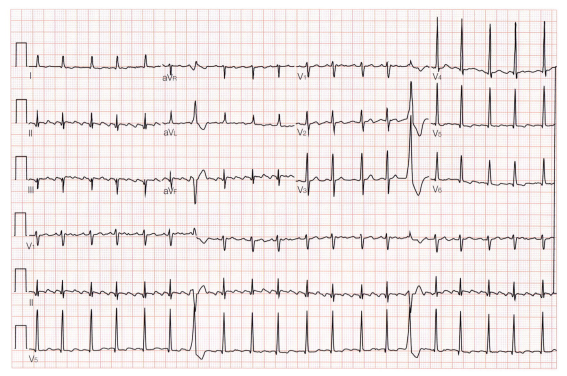

図42-5 心室性期外収縮を伴う心房粗動の12誘導心電図。II誘導では粗動の古典的にいうところの「鋸歯状波」に注目。QRS 1つにつき鋸歯状波3つがあり，3：1伝導の心房粗動である（Reproduced with permission from Gary Ferenchick, MD.）

鑑別診断

- 心房細動と多源性心房頻拍（通常3つの異なるP波を有する）との鑑別は時に難しいが，後者では，P波どうしが等電位線を挟んで分離できることが多い。
- 心房細動はしばしば心房粗動を合併する（図42-5）。心房粗動は，下壁誘導で明瞭で規則的な「鋸歯状波」を有する[1]。
- 他に心房頻拍，上室性頻拍が鑑別にあがるが，これらのリ

ズムは一般に規則的である。

■ 追加検査
- 初めて心房細動と診断されたすべての患者に経胸壁心エコー検査を行い，左房径，左室機能，左室径，左室壁厚を評価しなければならない[1),4]。また，肺疾患を否定するために胸部単純X線写真も必要である（表42-2 参照）。
- 経食道心エコー検査が初期評価に必要とされることは滅多にないが，電気的除細動を行う場合や左房内血栓を同定するためには有用である。
- 運動負荷試験は多くの場合行われないが，永続性心房細動の患者においてはレートコントロールの指標として用いることがある[1),4]。
- 時に，植込み型ループレコーダーや携帯型心電計の長期モニタリングが自覚症状のない発作性心房細動，特に原因不明の脳卒中患者の心房細動を発見するのに必要となる[1),4]。
- 電気生理学的検査が行われることは少ないが，心房細動がリエントリー性頻脈に続発する可能性があるときやWPW症候群の例においては行われる（失神の患者で心電図でデルタ波を認めた場合はWPW症候群による偽性心室頻拍を否定するために電気生理学的検査を行うべきである）[1),4]。
- 心房で産生されるANPや心室で産生されるBNPなどの心筋マーカーは，時に心房細動に関連して上昇する[1]。

治療
- 心房細動の治療には目的が3つある。
  1) レートコントロール。
  2) リズムコントロール，すなわち洞調律化とその維持。
  3) 血栓塞栓症予防，すなわち抗凝固療法。

【心房細動治療の到達目標】
- 脳卒中の予防。
- 心房細動の脈拍数に関連した合併症の治療。
- 心房細動に関連した心機能障害の予防。
- 図42-6と図42-7にそれぞれ急性心房細動と再発性心房細動へのアプローチを示した。

レートコントロールの方法
- 頻脈性心房細動は，虚血や血行動態の悪化，心室内伝導の悪化をきたしうる[1]。
- 現在のガイドラインでは自覚症状や左室機能障害のない持続性心房細動や永続性心房細動の患者においては，安静時心拍数110/分以下というあまり厳しくないレートコントロールが推奨されている。しかしながら頻脈性心筋症が起こるのを防ぐために左室機能の綿密なモニタリングが必要である[6),14]。
- レートコントロールの基準は年齢によって異なる。永続性心房細動の患者においてレートコントロールの適切性を評価するために運動負荷試験が有用なことがある。特に，安静時レートコントロールが適切にもかかわらず自覚症状を有する例においては大変有用である[1),4]。

レートコントロールのための薬剤
- β遮断薬。
  - β遮断薬は，術後の交感神経過剰状態や運動誘発性の頻脈など急性期に好んで用いられる。
- ソタロールは洞調律維持において優れた効果を示す。しかしながらレートコントロールのために単独で使用してはならない[4]。
- Ca拮抗薬。
  - 非ジヒドロピリジン系Ca拮抗薬のベラパミルやジルチアゼムは，どちらもレートコントロールに有用であるが，陰性変力作用があるため収縮障害の心不全には用いない[1]。
- ジゴキシン。
  - ジゴキシンは房室結節の副交感神経刺激作用を通して作用するが，交感神経緊張の強い例には効果が少なく，レートコントロールの第一選択薬ではない[1]。
  - ACC/AHA/ESCガイドラインは，β遮断薬またはCa拮抗薬とジゴキシンの組み合わせを適切な脈拍を得るための合理的な組み合わせであるとしている[1]。SOR🅱
  - 心不全例で副伝導路を有さない例においては，ジゴキシンやアミオダロンは推奨されている[1]。SOR🅱
- レートコントロールとしての抗不整脈薬。
  - アミオダロンは，他のすべての方法が無効である場合にレートコントロールとして用いられうる。しかし重篤な副作用があるため，それを加味して考慮されるべきである[1]。SOR🅲

レートコントロールの他の方法
- 房室結節アブレーションとペースメーカ植込み。
  - レートコントロールの第一選択は薬剤であるが，薬剤でレートコントロールできなかったり頻脈性心筋症の例では，房室結節アブレーションが有用なことがある[1),4]。
  - 房室結節アブレーションを行えば永久ペースメーカ植込みが必要となる。房室結節アブレーションが行われた患者においても，リスクスコアに応じて抗凝固療法が必要である[1]。
- 房室結節アブレーションを行わないペースメーカ植込み。
  - 心房細動を伴う徐脈頻脈症候群の患者においては，レートコントロールの薬剤で著明な徐脈をきたすことがあるためペースメーカ植込みが望ましい[1]。
- WPW症候群と早期興奮症候群に対するレートコントロール。
  - WPW症候群に心房細動が合併した場合，コントロールできない心室応答，心室細動，低血圧，循環不全をきたすことがある。このため，房室結節の応答だけを抑える薬剤であるβ遮断薬やCa拮抗薬は禁忌である[1),4]。
  - 早期興奮症候群の心房細動患者で，コントロールできない心室応答や血行動態が不安定な状態であれば，即時の直流カルディオバージョン（CV）が行われるべきである（エビデンスレベルB，推奨度classⅠ）[1]。
  - 早期興奮症候群の心房細動患者で血行動態が安定していて電気的除細動がすぐに必要ない場合，ACC/AHAガイドラインは，プロカインアミドが考慮されうると述べている（エビデンスレベルB）[1]。しかし，心房細動を洞調律化できずアブレーションも不成功の場合でレートコントロールが必要な場合，アミオダロンも候補にあがるが，その推奨度は低い（表42-3）[1]。SOR🅲
  - 以上のことから，副伝導路の高周波カテーテルアブレーションが決定的な治療である[1]。SOR🅱

リズムコントロール
- 心房細動を洞調律に復帰させるリズムコントロールは，患者の自覚症状や心房細動の持続時間に基づいて行われる。リズムコントロールを行うとき，その手段にかかわらず，

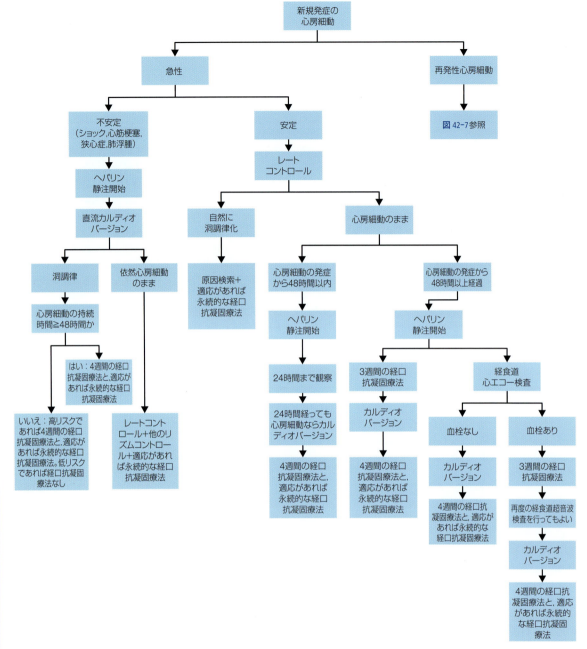

図 42-6 新規発症の急性心房細動へのアプローチ

同時にレートコントロールが行われ，抗凝固療法の必要性が検討されていなければならない。
- 洞調律化させるためのカルディオバージョンは待機的にも緊急的にも行われる。
- 緊急カルディオバージョンは，血行動態が不安定であったり，心不全の主要な悪化要因が不整脈である場合，そして，急性心筋梗塞の際の虚血や胸痛のコントロールのために行われる[1]。

薬理学的カルディオバージョン
- 薬物療法には2つのステップがある。洞調律化させることと，それを維持させることである。
- 新規発症の心房細動は24～48時間以内に自然に洞調律化する可能性が高い[1),4)]。
- 自然に洞調律化する可能性は心房細動の持続時間が長くなるほど低くなり，7日間以上経過すると非常に低値となる。このため薬物療法は発症から7日間以内に行うのが効果的である[1)]。
- Vaughan Williams 分類で[15)]，抗不整脈薬は作用機序に従って分類されている（表 42-4）。
- 最初の洞調律化。
  - ACC/AHA のガイドラインに従うと，発症7日間以内の心房細動の薬理学的カルディオバージョンには，Ⅰc群の薬剤（フレカイニド，プロパフェノン）とⅢ群の薬剤（ドフェチリド，イブチリド）が推奨される[1)]。SOR🅐 た

42章 心房細動　145

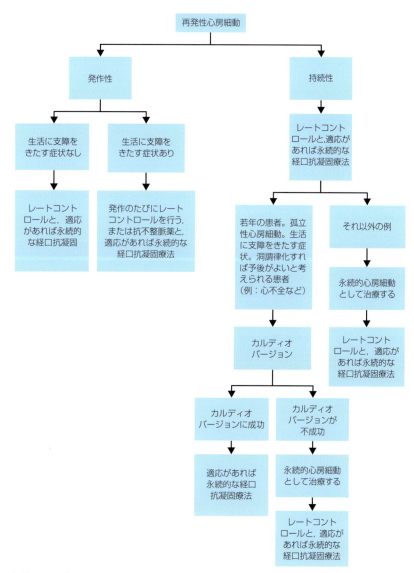

図42-7　再発性心房細動へのアプローチ

表42-3　レートコントロールのための薬剤選択		
心房細動の病型	薬剤選択	推奨度
・副伝導路やうっ血性心不全のない心房細動	・β遮断薬/Ca拮抗薬	・class I B
・副伝導路はないがうっ血性心不全のある心房細動	・ジゴキシン/アミオダロン	・class I B

(From Fuster V, Rydén LE, Cannom DS, et al. 2011 ACCF/AHA/HRS focused updates incorporated into the ACC/AHA/ESC 2006 Guidelines for the management of patients with atrial fibrillation : a report of the American College of Cardiology Foundation/American Heart Association Task Force on Practice Guidelines developed in partnership with the European Society of Cardiology and in collaboration with the European Heart Rhythm Association and the Heart Rhythm Society. J Am Coll Cardiol. 2011 ; 57 : e101-e198 and Michelena HI, Powell BD, Brady PA, Friedman PA, Ezekowitz MD. Gender in atrial fibrillation : ten years later. Gend Med. 2010 ; 7(3) : 206-217.)

表42-4　抗不整脈薬の分類

- class I ：ナトリウムチャネル拮抗薬
  - I a(ジソピラミド，プロカインアミド，キニジン)
  - I b(リドカイン，メキシレチン)
  - I c(フレカイニド，プロパフェノン)
  *ナトリウムチャネルへの結合/遊離速度と活動電位時間への効果に基づく分類である
- class II ：β遮断薬
- class III ：カリウムチャネル遮断薬(アミオダロン，ドロネダロン，ドフェチリド，イブチリド，ブレチリウム)
- class IV ：Ca拮抗薬(非ジヒドロピリジン系)

(From Vaughan Williams EM. A classification of antiarrhythmic actions reassessed after a decade of new drugs. J Clin Pharmacol. 1984 ; 24 : 129-147.)

だし，フレカイニドとプロパフェノンは器質的心疾患や冠動脈疾患，左室機能障害例では禁忌である[1),4)]。
- 通常，7日間以上持続した心房細動にはアミオダロンやイブチリドよりも SOR Ⓐ，ドフェチリドが推奨され

る[1)]。SOR Ⓐ
- アミオダロンは7日間以内または7日間以上持続した心房細動のいずれにも推奨されるが SOR Ⓐ，特に器質的心疾患や左室機能障害のある患者に用いられる[1),4)]。
- I a群の薬剤であるプロカインアミドは，発症24時間以内の心房細動の洞調律化にプラセボに比し有効である

表42-5 洞調律維持のための抗不整脈薬選択

全身状態	抗不整脈薬	第二選択薬
心疾患なし（冠動脈疾患，高血圧症，心不全なし）	ドロネダロン，フレカイニド，プロパフェノン，ソタロール	アミオダロン，ドフェチリド
高血圧症 ・左室肥大なし ・左室肥大あり	ドロネダロン，フレカイニド，プロパフェノン，ソタロール，アミオダロン	アミオダロン，ドフェチリド
冠動脈疾患	ドロネダロン，ソタロール，ドフェチリド	アミオダロン
心不全	アミオダロン，ドフェチリド	

(From Fuster V, Rydén LE, Cannom DS, et al. 2011 ACCF/AHA/HRS focused updates incorporated into the ACC/AHA/ESC 2006 Guidelines for the management of patients with atrial fibrillation : a report of the American College of Cardiology Foundation/American Heart Association Task Force on Practice Guidelines developed in partnership with the European Society of Cardiology and in collaboration with the European Heart Rhythm Association and the Heart Rhythm Society. *J Am Coll Cardiol*. 2011 ; 57 : e101-198 ; European Heart Rhythm Association, European Association for Cardio-Thoracic Surgery, Camm AJ, et al. Guidelines for the management of atrial fibrillation : the Task Force for the Management of Atrial Fibrillation of the European Society of Cardiology(ESC). *Eur Heart J*. 2010 ; 31 : 2369-2429 ; and Wann LS, Curtis AB, January CT, et al. 2011 ACCF/AHA/HRS focused update on the management of patients with atrial fibrillation(updating the 2006 guideline) : a report of the American College of Cardiology Foundation/American Heart Association Task Force on practice guidelines. *Circulation*. 2011 ; 123 : 104-123.)

表42-6 最新のガイドラインにおけるアブレーションの適応

心房細動の病型	要件	推奨度
自覚症状のある発作性心房細動	1. 少なくとも1種類の抗不整脈薬が無効 2. 正常または軽度の左房拡大 3. 正常または軽度の左室機能障害 4. 重篤な肺疾患なし 5. 経験のある施設（年間50症例以上）	classⅠ，エビデンスレベルA
自覚症状のある発作性心房細動	重症な器質的心疾患	classⅡb，エビデンスレベルA
自覚症状のある持続性心房細動	少なくとも1種類の抗不整脈薬が無効	classⅡa，エビデンスレベルA

(From Wann LS, Curtis AB, January CT, et al. 2011 ACCF/AHA/HRS focused update on the management of patients with atrial fibrillation (updating the 2006 guideline) : a report of the American College of Cardiology Foundation/American Heart Association Task Force on practice guidelines. *Circulation*. 2011 ; 123 : 104-123.)

が，副作用のために用いられなくなってきている[1]．

- β遮断薬とCa拮抗薬はもっぱらレートコントロールに用いられ，これらがリズムコントロールにも有益であるという臨床試験成績はない．ソタロールやジゴキシンは洞調律化のために用いられるべきでない[1,4]．

- 洞調律の維持（表42-5）．
    - 洞調律の維持は洞調律化させた後の重要な課題である．心疾患の有無によって薬剤は決定される．
    - ソタロールは初めの洞調律化ではなく，もっぱら洞調律の維持のために用いられる[1]．
    - アミオダロンは，Ⅰ群薬やソタロール，プラセボよりも，発作性心房細動や持続性心房細動例の洞調律維持に効果がある[1,16]．しかしその重篤な副作用のため，器質的心疾患や左室肥大，左室機能障害のない患者ではⅠc薬の方が好んで使用される．
    - ドロネダロンはアミオダロンと類似した薬剤であるが，アミオダロンより半減期が短く，ヨード基を持たず副作用が少ないことが特徴としてあげられる．しかしながら，ドロネダロンはNYHA分類Ⅳ度の心不全の患者には使用してはならず，NYHA分類Ⅱ～Ⅳ度でも，直近の代償不全発症例や，駆出率（EF）35％以下の収縮障害がある場合，そして，永続性心房細動の場合は禁忌である[6,17]．
    - 新規の抗不整脈薬として，臨床試験からはベルナカラント，ラノラジン，テジサミルが有望視されている[1]．

非薬理学的カルディオバージョン

【直流カルディオバージョン】
- 直流カルディオバージョンは自己心拍のR波にあわせて電気ショックを与えるものである．これは非同期に電流を与える除細動とは異なる．
- 直流カルディオバージョンは待機的または緊急で行われる．血行動態的に不安定なすべての例，薬理学的カルディオバージョンが不成功であった例，心筋梗塞，狭心症，症候性の心不全のため不安定と考えられる例，早期興奮症候群例の場合，第一選択の治療法である[1]．SOR A
- 血行動態が安定していても心房細動の自覚症状に耐えられない患者では，直流カルディオバージョンも治療法の1つになりうる．
- カルディオバージョンの前に抗不整脈薬を前投与しておくことは有用であり，特に，カルディオバージョン後の再発例には，そうすべきである[1]．
- 直流カルディオバージョンが行われる前にジギタリス中毒を除外しなければならない．
- 直流カルディオバージョンが成功する予測因子は薬剤によるカルディオバージョンと同様で，若年であること，心房細動の持続が短いこと，左房径が小さいこと，である[18]．

【アブレーション】
- 外科的アブレーション：メイズ法による外科的アプローチは心房細動のメカニズムがリエントリーであるという考えに基づいている．心房の切開線は伝導を妨げ，心房細動の持続を断ち切る[1,4]．僧帽弁手術に際して行われるメイズ法が高い成功率を有することが知られるが，人工心肺を使用しなければならないことから広く行われるには至っていない[1]．
- カテーテルアブレーション．
    - 高周波または冷凍凝固により，心房細動のトリガーである肺静脈と心房細動の基質である心房を隔離する[1,4]．
    - 近年は，特に選別された患者群でより多くの可能性が示されており，このため最新のガイドラインや勧告がある（表42-6）[6]．

表42-7 CHADS₂スコア

クリニカルパラメータ	点数
C：うっ血性心不全	1
H：高血圧症の既往	1
A：年齢 75 歳以上	1
D：糖尿病	1
S₂：一過性脳虚血発作，脳梗塞，全身性塞栓症の既往	2

(Data from Fuster V, Rydén LE, Cannom DS, et al. 2011 ACCF/AHA/HRS focused updates incorporated into the ACC/AHA/ESC 2006 Guidelines for the management of patients with atrial fibrillation : a report of the American College of Cardiology Foundation/American Heart Association Task Force on Practice Guidelines developed in partnership with the European Society of Cardiology and in collaboration with the European Heart Rhythm Association and the Heart Rhythm Society. *J Am Coll Cardiol*. 2011 ; 57 : e101-e198 and European Heart Rhythm Association, European Association for Cardio-Thoracic Surgery, Camm AJ, et al. Guidelines for the management of atrial fibrillation : the Task Force for the Management of Atrial Fibrillation of the European Society of Cardiology(ESC). *Eur Heart J*. 2010 ; 31 : 2369-2429.)

表42-8 CHADS₂スコアに基づいた経口抗凝固薬の推奨

CHADS₂スコア	推奨度
0	経口抗凝固薬は必要ないがアスピリンは考慮される
1	経口抗凝固薬が望ましいがアスピリンは代替となりうる
≧2	経口抗凝固薬

(From Guyatt GH, Akl EA, Crowther M, et al. Antithrombotic therapy and prevention of thrombosis, 9th ed : American College of Chest Physicians evidence-based clinical practice guidelines. Chest. 2012 ; 141(2)(suppl) : 7S-47S.)

表42-9 CHA₂DS₂-VASc スコア

クリニカルパラメータ	点数
C：うっ血性心不全	1
H：高血圧症の既往	1
A₂：年齢 75 歳以上	2
D：糖尿病	1
S₂：一過性脳虚血発作，脳梗塞，全身性塞栓症の既往	2
V：血管疾患(陳旧性心筋梗塞，末梢動脈疾患，大動脈プラーク)	1
A：年齢 65～75 歳	1
Sc：性別(女性)	1

(From European Heart Rhythm Association, European Association for Cardio-Thoracic Surgery, Camm AJ, et al. Guidelines for the management of atrial fibrillation : the Task Force for the Management of Atrial Fibrillation of the European Society of Cardiology (ESC). *Eur Heart J*. 2010 ; 31 : 2369-2429 and Lip GY, Nieuwlaat R, Pisters R, Lane DA, Crijns HJ. Refining clinical risk stratification for predicting stroke and thromboembolism in atrial fibrillation using a novel risk factor-based approach : the euro heart survey on atrial fibrillation. Chest. 2010 ; 137(2) : 263-272.)

表42-10 ACC/AHA による脳卒中危険因子分類

高度危険因子
1. 一過性脳虚血発作，脳梗塞，血栓塞栓症の既往
2. 僧房弁狭窄
3. 人工弁

中等度危険因子
1. 年齢 75 歳以上
2. 高血圧症
3. 心不全
4. 心筋症，駆出率≦35%
5. 糖尿病

低度危険因子
1. 女性
2. 年齢 65～75 歳

(From Fuster V, Rydén LE, Cannom DS, et al. 2011 ACCF/AHA/HRS focused updates incorporated into the ACC/AHA/ESC 2006 Guidelines for the management of patients with atrial fibrillation : a report of the American College of Cardiology Foundation/American Heart Association Task Force on Practice Guidelines developed in partnership with the European Society of Cardiology and in collaboration with the European Heart Rhythm Association and the Heart Rhythm Society. *J Am Coll Cardiol*. 2011 ; 57 : e101-e198.)

抗凝固療法—血栓塞栓症の予防

- 塞栓症予防のための抗凝固療法はレートコントロール，リズムコントロールの治療方針にかかわりなく，すべての心房細動の患者で考慮されるべきである。

【脳卒中の危険因子評価とスコアリング】

- 脳卒中の危険因子や予測因子の評価に，これまで多くの脳卒中危険分類評価法がつくられてきた。
- Gage らによって作成された CHADS₂スコアは，非リウマチ性(非弁膜症性)心房細動例への抗凝固療法の必要性について評価したものだが，脳卒中リスク評価スコアとして最も簡便で，広く用いられている(表42-7)[9]。
- 経口抗凝固薬(OAC)の推奨は血栓塞栓症や脳卒中のリスクを予測する CHADS₂スコアに患者をあてはめて決められる。永続的な経口抗凝固療法はスコアが2以上で推奨され，スコアが1であればアスピリンまたは経口抗凝固療法が行われる(表42-8)。
- このスコアリングの補足に，CHADS₂スコアの低リスク患者においてさらなる脳卒中危険修飾子を考慮したものとして CHA₂DS₂-VASc スコアをヨーロッパの研究者が考案した(表42-9)。
- CHADS₂スコアも CHA₂DS₂-VASc スコアも，非弁膜症性心房細動患者に適用される。
- 一方，ACC/AHA は心房細動の患者への抗凝固療法の必要性を，「脳卒中危険因子」とその危険度の高さで分類している(表42-10，表42-11)。

【カルディオバージョンに際しての抗凝固療法】

- 血栓の形成は心房細動の持続時間に依存する。このため抗凝固療法の推奨は心房細動の持続時間に従って分類される。

- 48 時間以上続く心房細動。
  - 発症時期が不明か不確実な例は，48 時間以上続く心房細動として扱う。
  - ACC/AHA/ESC ガイドラインは，待機的な電気的または薬物によるカルディオバージョンに際しては，施行前3週間以上と施行後4週間の抗凝固療法を推奨している[1]。
  - 血行動態が不安定でただちにカルディオバージョンが必要な患者においては，カルディオバージョンに先行してヘパリンを投与し，その後4週間，抗凝固療法を続ける[1,4]。
  - カルディオバージョン後4週間の抗凝固療法が行われたのちは，前述した脳卒中危険因子スコアに基づいて継続するか否かを決定する。
  - 経食道心エコー検査によるアプローチ：48 時間以上続く心房細動の患者において，カルディオバージョン前に3週間の抗凝固療法を行う代わりに，経食道心エコー検査を行って左房および左心耳内の血栓を否定できれば，すぐにカルディオバージョンを行うことができる[1,4,21]。カルディオバージョンの際には経静脈的にヘパリンを投

表42-11 ACC/AHAによる経口抗凝固薬の推奨

経口抗凝固薬の用い方	推奨度
1. 1つ以上の高度危険因子があるか2つ以上の中等度危険因子がある場合の経口抗凝固薬投与	SOR A
2. 中等度危険因子が1つの場合，アスピリンまたは経口抗凝固薬投与	SOR A
3. 低度危険因子が1つ以上ある場合，アスピリンまたは経口抗凝固薬投与。ただし患者自身の選択や出血リスクをよく評価すること	SOR B
4. 危険因子がない場合，アスピリン投与（年齢60～74歳と孤立性心房細動は除く）	SOR A
5. 孤立性心房細動の場合，アスピリン投与または薬剤投与なし	SOR A

(ACC/AHA recommendations from Fuster V, Rydén LE, Cannom DS, et al. 2011 ACCF/AHA/HRS focused updates incorporated into the ACC/AHA/ESC 2006 Guidelines for the management of patients with atrial fibrillation : a report of the American College of Cardiology Foundation/American Heart Association Task Force on Practice Guidelines developed in partnership with the European Society of Cardiology and in collaboration with the European Heart Rhythm Association and the Heart Rhythm Society. J Am Coll Cardiol. 2011；57：e101-e198.)

表42-12 新規抗凝固薬

種類	抗凝固薬		
	ダビガトラン	リバーロキサバン	アピキサバン
薬剤のタイプ	直接トロンビン阻害薬	第Ｘa因子阻害薬	第Ｘa因子阻害薬
大規模臨床試験	ReLY試験[23]	ROCKET-AF試験[24]	ARISTOTLE試験[25]
非弁膜症性心房細動における脳梗塞予防としてのFDAの承認	はい	はい	はい
他の適応	膝関節置換術後の静脈血栓症予防（ヨーロッパのみ）	膝関節または股関節置換術後の静脈血栓症予防	適応なし

与し，引き続き4週間の抗凝固療法を行うこと。
- 経食道心エコー検査で血栓が認められた場合はカルディオバージョンを行ってはならない。経口抗凝固薬を最低でも3週間投与したのちにカルディオバージョンが行われるべきである[1),21)]。
- 持続が48時間未満の心房細動。
  - 持続時間が48時間以内で，急性心筋梗塞や不安定狭心症，低血圧，心不全などにより血行動態が不安定な心房細動患者においては，ただちにカルディオバージョンを行ってよい。SOR C
  - 持続時間が48時間未満の心房細動患者に対するカルディオバージョン前後の抗凝固療法の必要性は，患者の血栓塞栓症の危険因子スコアに基づいて決定されるが[1)] SOR C，多くの臨床医はカルディオバージョン前にヘパリンを投与し，その後4週間の抗凝固療法を行うことをすすめている。

【抗凝固薬/抗血栓薬】
- ワルファリン。
  - ワルファリンは強力なビタミンK拮抗薬であり抗凝固薬である。
  - ACC/AHA/ESCガイドラインは，心房細動患者の脳梗塞予防に，PT-INR 2～3を目標に経口ビタミンK拮抗薬を用いることを推奨している[1),4)]。
  - いくつかの臨床試験が，高リスクの患者においてさえも，経口抗凝固薬が十分に使用されていないことを報告している[22)]。
  - これには多くの原因が考えられるが，医師が高齢患者の出血のリスクや，特に内服コンプライアンスが不良な例においてPT-INRを頻回にモニタリングしなければならないことに配慮した結果と考えられる。
- ダビガトラン。
  - 新規抗凝固薬であり，頻回のモニタリングが必要なく，大規模臨床研究から種々の用量が設定された（表42-12）。短い半減期で予測された効果を発揮し，固定用量で，相互作用が少なく，効果の発現が速い。直接トロンビン阻害薬であるダビガトランは最初に臨床使用できるようになった新規抗凝固薬である[23),26)]。
  - ダビガトランは主に腎臓から排泄される。このため腎機能低下例では用量を調節しなければならない[19),23),26)]。
  - ACC，AHA，Heart Rhythm Societyの新しい勧告は，血行動態に有意な弁膜症や人工弁，重篤な腎不全，肝不全の例を除いて，ダビガトランは脳梗塞予防の代替薬であると強調されている[26)]。SOR B
  - 市販後調査で出血の副作用が多かったが，米国食品医薬品局（FDA）のガイドラインは，適切に処方されればダビガトランの有益性はリスクを上回るとして，その使用を推奨している[26)]。
- リバーロキサバン。
  - リバーロキサバンは，膝部と腰部の人工関節手術における深部静脈血栓症の予防と非弁膜症性心房細動の脳梗塞の予防にFDAに認可された初めての経口第Ｘa因子阻害薬である[19),24),27)]。腎臓から排泄されるため重度の腎障害では禁忌である[27)]。
- アピキサバン。
  - 近年の研究で有望な第Ｘa因子阻害薬である[25)]。
- エドキサバン。
  - 現在調査中の第Ｘa因子阻害薬である（訳注：有効性，安全性から有用であることが示された）。

フォローアップ

- 心房細動の患者には定期的なフォローアップが必要で，特にレートコントロールを行っている患者に対しては心電図やホルター心電図を行う。
- 経口抗凝固療法を行っていない心房細動の患者でも，危険因子の新規出現による経口抗凝固療法の必要性を定期的に評価する必要がある。
- ビタミンK拮抗薬を用いている患者には，頻回のPT-INRのモニタリングが必要である。

43 ばち指

【Venu Gourineni, MD】
(小島栄治 訳)

症例

症例は 31 歳の先天性心疾患患者で，子どもの頃からばち指が（clubbing）みられた（図 43-1，図 43-2）。拡大写真のように，指の末節骨は幅の広い棍棒状の形を呈していた。彼は先天性心疾患のため生活活動を制限する必要があることを自然に学んでおり，指がばち状であっても困ることはまったくなかった。

概説

ばち指は紀元前 400 年頃にヒポクラテスによって発見された身体所見である。ばち指は原発性（肥厚性皮膚骨膜症または肥大性骨関節症），あるいは続発性（心疾患，肺疾患，消化器疾患，HIV 感染症）に生じる。診断は臨床所見に基づき，爪郭の角度と，指節の厚さの比率によって診断される。ばち指の治療は基礎疾患を治療することであり，それにより治癒しうる。

別名

ばち指はヒポクラテス爪またはヒポクラテス指，太鼓ばち指とも呼ばれる。

疫学

一般人口における有病率は不明である。
- 英国ウェールズの内科または外科に入院した患者の 2% にみられた[1]。
- 38% の患者にクローン病が，15% の患者に潰瘍性大腸炎がみられる[2]。
- 33% の患者に肺癌が，11% の患者に慢性閉塞性肺疾患（COPD）がみられる[3]。

病因／病態生理

- ばち指の病因の詳細は不明である。
- 爪床における結合組織の増生と血管新生が指を変形させ，棍棒状になると考えられている。
- 巨核球の放出する血小板活性化増殖因子，低酸素，血流中の血管拡張因子，神経循環因子，線維化促進因子の産生を伴うマクロファージの持続的活性化，などが現時点に存在する説である[4]。

危険因子

- 家族歴。
- ばち指に関連する疾患の病歴。

診断

■ 臨床所見

- 現病歴：指先やつま先の無痛性の緩徐な肥大。
- 家族歴の存在は原発性肥大性骨関節症（HOA）や家族性

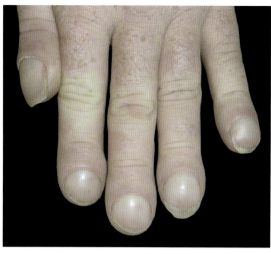

図 43-1　31 歳の先天性心疾患患者。すべての指にばち指がみられる。爪の近位部爪郭付近の肥厚に留意（Reproduced with permission from Richard P. Usatine, MD.）

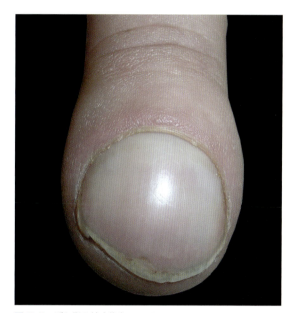

図 43-2　ばち指の拡大像（Reproduced with permission from Richard P. Usatine, MD.）

ばち指を示唆する。
- アスベスト，炭鉱，鳩などへの曝露，肺癌の危険因子であるタバコ，HIV や結核の危険因子の有無などの社会歴も重要。
- システマティックレビュー：先天性疾患，肺，消化管，筋骨格系の症状が基礎疾患への手掛かりとなる[5]。

身体所見

- 爪郭角度の異常（図 43-3）[6]。
  - 横からみた爪郭角度 ABC が 180 度以上である。
  - 爪床の角度 ABD が 192 度以上である。
  - 指節の厚さの比（BF：GF）が 1 以上である（図 43-3 参照）。
- シャムロス徴候とは，左右の同じ指の背側どうしをくっつけたとき，正常でみられるダイヤモンド状の間隙がみられない所見（図 43-4）。陽性尤度比（LR＋）7.60〜8.40。陰性尤

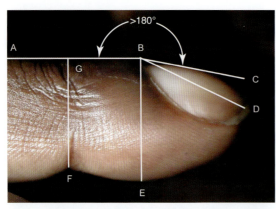

図 43-3　55 歳の COPD 患者のばち指。横からみた爪郭角度（ABC）と爪床の角度（ABD）の異常がみられる。指節末梢の厚さ（BE）は指節間の厚さ（GF）より大きい（Reproduced with permission from Richard P. Usatine, MD.）

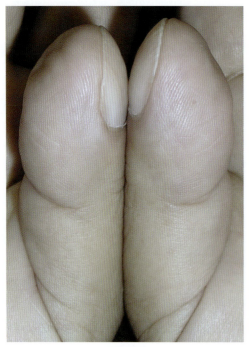

図 43-4　シャムロス徴候。ばち指の患者では，両側の母指の背側どうしをくっつけたとき，正常時にみられるダイヤモンド状の間隙がみられない（Reproduced with permission from Richard P. Usatine, MD.）

度比（LR−）0.14〜0.25[7]）。

▶ 典型的分布

- 両側性で，すべての手指にみられる。足趾にみられることもある。
- 片側性であったり，いくつかの指しかおかされないこともある。その場合は神経性のものや外傷性のものを考える。

▶ 検査所見

検査は，ばち指が続発性のものか否かを判断するのに有用である。以下を考慮する。

- 危険因子があれば HIV 感染症の有無。
- 発熱，盗汗，体重減少など全身症状があれば血算と血液培養を行う。

- 眼球突出または前脛骨粘液水腫があれば甲状腺刺激ホルモン（TSH），サイロキシン（T_4）を測定する。
- 右季肋部圧痛や黄疸があれば，肝機能と肝炎の血清抗体を測定する。

▶ 画像検査

- 基礎疾患が同定されなければ，胸部単純 X 線にてスクリーニングを行う。
- 手の単純 X 線にて爪床が 3 mm 以上であるかどうかで，ばち指かそうでないかを区別できる[8]）。

鑑別診断

原発性ばち指

- 肥大性骨関節症：ばち指，周囲骨組織形成と関節炎または関節痛。
  - 原発性肥大性骨関節症は肥厚性皮膚骨膜症として知られ，常染色体優性遺伝を示す。
  - 続発性肥大性骨関節症は多くは肺腫瘍と関連する。
- 家族性ばち指は原発性肥大性骨関節症の不全型と考えられている。

続発性ばち指

続発性ばち指は以下の多くの状態から生じうる。

- 肺疾患：特発性肺線維症，悪性腫瘍，アスベスト肺，COPD，囊胞性線維症。
- 心疾患：先天性心疾患，心内膜炎，動静脈奇形，動静脈瘻など。
- 消化器疾患：炎症性腸疾患，肝硬変，セリアック病など。
- HIV 感染症：ある研究では 36％の患者にばち指がみられた[9]）。

治療

- ばち指は基礎疾患の治療により改善する[2]）。
- 明らかな原因疾患がなければ，肺癌を探す[5]）。SOR Ⓒ
- COPD があり，指節の厚さの比が 1 以上の場合，肺癌を探す（LR 3.9）[3]）。SOR Ⓑ

予後

ばち指の予後は基礎疾患に依存する。基礎疾患の治療が成功すれば，ほとんどの場合，ばち指は消える。

フォローアップ

フォローアップの必要性は基礎疾患に依存する。

患者教育

ばち指は，重篤なものを含む多くの疾患に伴って生じうる。

【Heidi S. Chumley, MD】
（小島栄治　訳）

44　心不全

症例

この数日間で出現，増悪した息切れと発作性に起こる夜間の呼吸困難，起坐呼吸のために救急外来を受診した 60 歳の

44章 心不全　151

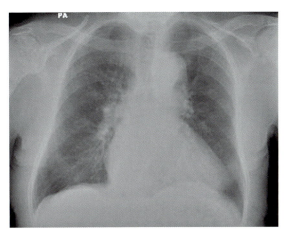

図44-1　正面像における心拡大。心胸郭比は50％以上である（Reproduced with permission from Heidi Chumley, MD.）

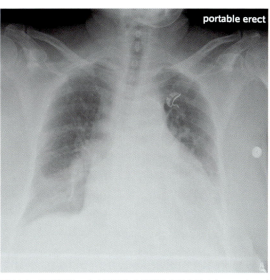

図44-2　肺静脈うっ血と両側胸水貯留を伴う心拡大（Reproduced with permission from Heidi Chumley, MD.）

男性。彼には心不全や心筋梗塞の既往はなかった。身体所見ではⅢ音が聴取され、頸静脈の怒張が認められた。胸部単純X線では心拡大が認められ（図44-1）、BNPは600 pg/mLに上昇していた。彼は心不全（heart failure：HF）と診断され、冠動脈疾患を含めた原因疾患が精査され、初期にはACE阻害薬と利尿薬で治療が行われ、のちにβ遮断薬と抗アルドステロン薬による治療が追加された。

概説

心不全はまれでなく、年齢とともに増加する。多くの病因が心不全の原因となる心ポンプ力の低下の背景となりうる。ACE阻害薬とβ遮断薬、場合によってはそれに加えて抗アルドステロン薬、アンジオテンシンⅡ受容体拮抗薬（ARB）が薬物療法の中心をなす。

別名

心不全はうっ血性心不全（congestive heart failure：CHF）とも呼ばれる。

疫学

- 心不全の有病率は年齢とともに上昇する。45～54歳で0.7％、55～64歳で1.3％、65～74歳で1.5％、75歳以上で8.4％にみられる[1]。
- 心不全患者の40％以上は、左室駆出率が50％より高値である[1]。
- 40歳の時点での心不全の生涯リスクは、男性で21％（95％CI 18.7～23.2）、女性で20.3％（95％CI 18.2～22.5）である[2]。

病因／病態生理

- 心臓のポンプ機能は多くの原因（例：心筋梗塞、心筋虚血、高血圧、弁機能不全、心筋症、心内膜炎や心筋炎などの感染）により低下する。
- 心機能障害はアドレナリン系やレニン・アンジオテンシン・アルドステロン系を活性化する。
- これらのシステムは短期的には代償的に作用するが、長期的には心筋リモデリングを生じ心機能を悪化させる。
- ノルエピネフリン、アンジオテンシンⅡ、アルドステロン、組織壊死因子もそれぞれこれらの病態を進行させる。
- アンジオテンシンⅡは心肥大をきたすのみならず、ネクローシスやアポトーシスのかたちで細胞死を引き起こす。

診断

病歴、身体所見、X線写真、心電図、検査所見は、息切れを訴え救急外来を受診した患者が心不全であるか否かを診断するのに役立つ[3]。

▶ 臨床所見

病歴，身体所見

- 心不全の既往（陽性尤度比〈LR＋〉5.8）、心筋梗塞の既往（LR＋3.1）。
- 夜間発作性呼吸困難（LR＋2.6）、起坐呼吸（LR＋2.2）、浮腫（LR＋2.1）。
- 聴診でⅢ音を聴取（LR＋11）、肝頸静脈逆流（LR＋6.4）、頸静脈怒張（LR＋5.1）。

▶ 検査所見

- BNP値が250以上であれば心不全らしく（LR＋4.6）、100未満であれば心不全らしくない[3]。
- 心電図心所見で、心房細動（LR＋3.8）、T波異常（LR＋3.0）、何らかの心電図異常（LR＋2.2）。一方、心電図異常がない場合は心不全の可能性は低くなる（陰性尤度比〈LR－〉0.640)[3]。

▶ 画像検査

X線写真での肺うっ血像（図44-2）（LR＋12.0）、間質の浮腫（LR＋12.0）、肺胞浮腫（LR＋6.0）、心拡大（図44-1、図44-3）（LR＋3.3)[3]。

鑑別診断

徐々に増悪する息切れは以下のものによっても引き起こされる。

- 慢性閉塞性肺疾患（COPD）は労作時の息切れを起こしうるが起坐呼吸は起こさない。胸部X線写真では正常の大きさの心陰影、肺の過膨張、横隔膜の平低化が認められる。肺機能検査で異常所見を示す。

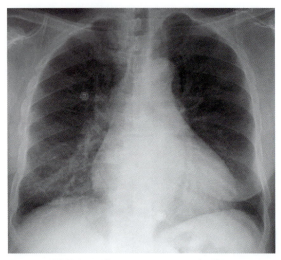

図44-3 肺血管陰影の増強とKerley Bライン(下肺野にみられる2～3 cmの水平な線)を伴う心拡大(Reproduced with permission from Heidi Chumley, MD.)

- 活動不足による身体機能低下での息切れでは、胸部X線は正常である。
- 代謝性アシドーシスは、どんな原因のものでも、動脈血液ガスで鑑別できる。
- 心因性不安でも間欠的に息切れをきたすが、労作とは関係なく胸部X線も正常である。
- 神経筋疾患による易疲労性では、肺機能検査は異常をきたしうるが、胸部X線は正常である。
- 肺炎では発熱や胸部X線写真での浸潤影を認める。

治療

▶ 非薬物療法

- 心不全患者の遠隔モニタリングは全死亡を減少させた(相対リスク0.66)。遠隔モニタリングや組織的な電話によるサポートは心不全に関連した入院を減少させた(それぞれ相対リスク0.79, 0.77)[4]。
- 運動リハビリテーションは左室収縮機能障害の患者において、QOLを改善させ入院を減少させた[5]。
- 塩分制限は心不全の患者において全死亡を増加させた(相対リスク0.84〈訳注：相対リスクは0.84でなく2.59〉)[6]。

▶ 薬物療法

ACE阻害薬、β遮断薬、抗アルドステロン薬(AA)はすべてそれぞれ死亡率を減少させる。よって、禁忌のない限りすべての患者に投与を考慮するべきである。

- ACE阻害薬を投与すること。SOR🅐 ACE阻害薬は全体で死亡率を23％低下させる。無症候性の左室機能低下例とすべてのstageの心不全患者に用いるべきである[7]。
- β遮断薬を投与すること。SOR🅐 β遮断薬は死亡率を32％低下させる[8]。β遮断薬は少量から開始し2～4週ごとに倍量にし、患者の忍容性の範囲内で、目標用量に達するまで増量する。ある研究では、すでにACE阻害薬が投与されている患者群でも死亡率を減少させた。つまり、ACE阻害薬単独よりも2剤併用の方が死亡率を減少させる可能性がある[7]。SOR🅑
- クレアチニンが2未満であれば、腎機能やカリウムをモニ

ターしながらAAを投与する[7]。SOR🅐 AAはすでにACE阻害薬が投与されている患者でも死亡率を低下させる[8]。SOR🅑
- ACE阻害薬に忍容性がない患者にはARBを考慮する[4]。中等度以上および進行性の心不全患者では、ACE阻害薬に加えてARBまたはAAを投与することが有益である可能性があるがSOR🅑、3剤併用の安全性については不明である[7]。
- 心筋梗塞後の患者において、ARBはACE阻害薬と同等に死亡率を低下させたが、併用療法は予後を改善しなかった。非カリウム保持性利尿薬やCa拮抗薬、ジゴキシンは症状を改善させるかもしれないが、死亡率の低下作用はない。
- フロセミドのような非カリウム保持性利尿薬は単独で使用すると、予後と死亡率を悪化させる。前述したようにACE阻害薬、β遮断薬、AA、(±ARB)の投与下で、容量過負荷に対して使用する[8]。
- ベラパミルやニフェジピンなどのCa拮抗薬は収縮障害の心不全には避けるべきである。Ca拮抗薬は拡張障害による心不全の症状を改善させるかもしれないが死亡率を低下させない[9]。SOR🅐
- ジゴキシンは入院を減少させ臨床症状を改善させるが、死亡率は低下しない[8]。ACE阻害薬、β遮断薬、AA、(±ARB)の十分な投与下でも症状があるときに追加投与を検討する。

▶ 紹介、入院

- 左室駆出率(LVEF)が35％未満でQRS幅が150 msより大きい患者では、心臓再同期療法の可否について専門医に紹介する[5]。近年のメタ解析で、心臓再同期療法がNYHA分類Ⅱ度の心不全患者に対し、全死亡と心不全による入院を減少させることが示された。1入院の減少に対する治療必要数(NNT)は12である[10]。
- NYHA分類Ⅱ～Ⅳ度でLVEFが35％未満の患者には植込み型除細動器(ICD)を考慮する。SOR🅒 ICDは死亡率を30％以上低下させ、抗不整脈薬よりも大きくリスクを減少させる[11]。

予後

心不全患者の死亡率は高い。
- 駆出率が保たれている(＞50％)患者の死亡率は1年間1,000人あたり121である[12]。
- 駆出率が低下している(＜40％)患者の死亡率は1年間1,000人あたり141である[12]。

フォローアップ

遠隔医療や組織化された電話診療を含め、綿密なフォローアップは患者の入院と死亡率を低下させる[4]。

患者教育

水分と塩分の制限がしばしば指導されるが、近年のコクランレビューでは塩分制限で死亡率が上昇した。

【Heidi S. Chumley, MD】

(小島栄治 訳)

45 冠動脈疾患

症例

　安静により軽快する労作時胸部圧迫感が出現するようになった45歳の男性。彼には糖尿病，高血圧症，脂質異常症，心筋梗塞の既往はなかった。身体所見，安静時心電図は正常であった。次に運動負荷試験が行われ陽性であったため冠動脈造影検査が施行された。その結果，左冠動脈に有意狭窄を認めた（図45-1）。彼は冠動脈ステント留置術を受け，アスピリンとコレステロールを低下させる薬剤が投与された。

概説

　米国では，冠動脈疾患（coronary heart disease：CHD）によって39秒に1人，命を失っている。冠動脈疾患は動脈硬化に起因し，背景には多くの修正可能な危険因子が存在する。冠動脈疾患があってもなくても，禁煙し，至適血圧と至適なコレステロール値を維持し，運動し，適正体重を達成して維持し，糖尿病があるならそれをコントロールすべきである。

疫学

- 冠動脈疾患は米国国民の死因の第1位であり，2008年にはおよそ40万人がそれによって命をおとした[1]。
- 毎年，150万人の初発または再発の心筋梗塞が生じ，その33％が死亡している[1]。
- 2006～2010年のデータでは，米国の18歳以上の成人の冠動脈疾患有病率は，男性で女性よりも高く（7.8％対4.6％），高等教育未満の集団で大卒集団より高かった（9.2％対4.6％）[2]。
- 有病率はヒスパニック（5.3％），黒人（5.9％），白人（4.2％）よりもアメリカンインディアンまたはアラスカ先住民（8.4％）で高かった[2]。

病因／病態生理

- 冠動脈疾患は動脈硬化性疾患の1つであり，血管内皮の異常から始まる[3]。
- 正常な血管内皮は，血管収縮と血管拡張のバランスをとり，血小板凝集を予防し，フィブリン産生をコントロールしている。
- 血管内皮障害が生じると，マクロファージの接着，プラークの進展，血管壁への炎症性細胞の浸潤による血管収縮が促進され，動脈硬化へのステップが開始される。
- 血管壁で平滑筋細胞とコラーゲン線維が被膜を形成し，線維性粥腫となる。
- これらの病変は増大していくが，血管自体が外側に拡大するためプラークが増大しても内腔の狭小化を生じない。
- 冠動脈の内腔が狭小化した結果ではなく，プラークが破綻して血栓が形成されることにより生じる急性冠症候群が全体の2/3を占める[3]。
- 破綻しやすいプラーク（高リスクなプラーク）は大きな脂質コアとたくさんのマクロファージの浸潤がみられ，逆に平滑筋細胞が少なく，線維性被膜が非常に薄い。

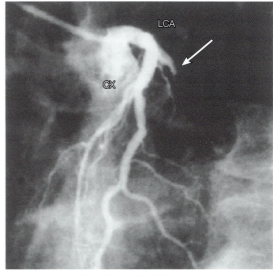

図45-1　左冠動脈（LCA）の高度狭窄（矢印）を示している冠動脈造影。回旋枝（CX）には有意狭窄はない

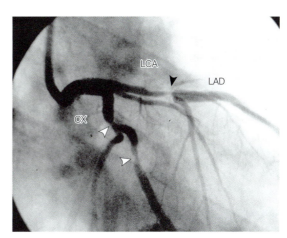

図45-2　左前下行枝（LAD）近位部に高度狭窄（黒矢頭）を有する左冠動脈（LCA）の冠動脈造影。回旋枝の2カ所に中等度狭窄（白矢頭）を認める

- プラークが破綻した後，血管内に露出した脂質コアが血栓形成を誘導し，血管を血栓性に閉塞させる。
- LDLコレステロール高値，喫煙，高血糖などの冠危険因子によって血栓形成は促進される。
- 急性冠症候群の残りの1/3は高度狭窄病変により生じる（図45-2）[3]。

危険因子

- 若年での父または兄弟の心筋梗塞の家族歴があると冠動脈疾患のリスクが50％高まる[1]。
- 喫煙や副流煙は冠動脈疾患のリスクを上昇させ，禁煙はリスクを低下させる[1]。
- 総コレステロール高値，LDLコレステロール高値，HDLコレステロール低値は，それぞれ独立した危険因子である。
- 運動不足は冠動脈疾患の相対リスクを1.5～2.4倍にする[1]。
- 体重超過や肥満は冠動脈疾患のリスクを増加させる。それぞれ体重超過は男女ともに20％，肥満は男性で46％，女

性で64%，リスクを増加させる[1]。
- 糖尿病は冠動脈疾患のリスクを増加させる（ハザード比2.5）[1]。

診断

▶ 臨床所見
- 典型的な症状は胸部の痛みまたは圧迫感であり，労作またはストレスで誘発され，安静またはニトログリセリンで軽快する。
- 非典型的な症状でも，上記3つの典型的特徴のうち2つを示すことが多い。ただし，女性の冠動脈疾患患者では頸部，喉，顎の痛みを訴えることが多い[4]。
- 心疾患によらない胸痛は，3つの特徴のうち1つ以下しか有しないことが多い。

▶ 検査所見
- 危険因子評価：脂質プロファイルと空腹時血糖。
- 急性冠症候群：心筋特異的トロポニンが推奨される。カットオフ値 0.1 g/L (0.1 mg/mL) のとき，感度93%，特異度91%，陽性尤度比（LR＋）10.33，陰性尤度比（LR−）0.08 である。

▶ 非侵襲的検査
- トレッドミル運動負荷試験[5]：感度52%，特異度71%，LR＋1.79，LR−0.68。
- 負荷心エコー検査：感度85%，特異度77%，LR＋3.70，LR−0.19。
- 負荷タリウムシンチグラフィ：感度87%，特異度64%，LR＋2.42，LR−0.20。
新しい方法としてCTが用いられつつある[6]。
- 4列または16列スライスCT：感度95%，特異度84%，LR＋5.94，LR−0.06。狭窄の存在については78%および91%のセグメントで評価可能である。
- 64列スライスCT：すべてのセグメントで評価できる画像が得られれば，狭窄が存在するか否かについて感度100%，特異度100%[7]。
- CTとそれによる非侵襲的冠血流予備能：虚血が存在するか否かについて感度90%，特異度54%[7]。

鑑別診断
胸痛は以下のいくつかの状況でも生じる。

【心臓】
- 心膜炎：徐々に起こる痛みで動作や吸気によって増悪し，心電図に特徴的な変化がみられる。

【呼吸器】
- 気胸：息切れが突然発症し，特徴的なX線所見を示す。肺炎：しばしば発熱，咳嗽，息切れまたは低酸素血症を伴い，X線写真で所見がある。肺塞栓：息切れが突然発症し，換気血流シンチグラフィで陽性となるかCTで所見を認める。

【消化器】
- 胃食道逆流：食事と関連し，ヒスタミン H_2 受容体拮抗薬やプロトンポンプ阻害薬で改善する。

【筋骨格系】
- 肋軟骨炎：胸壁筋に圧痛がある。

治療

▶ 非薬物療法
- 冠動脈疾患患者には禁煙を指導する[8]。SOR🅐
- 1週間に5～7日の30分の運動をすすめる[1,8]。SOR🅑
- BMIで18.5～24.9を目標とする体重管理を指導する[8]。SOR🅑

▶ 薬物療法
以下の方法で危険因子を管理する。
- 生活習慣の改善とHMG-CoA還元酵素阻害薬（スタチン）によるLDLコレステロール低下療法は，全死亡率（相対リスク0.90），心血管疾患による死亡率（相対リスク0.80），致死性または非致死性心筋梗塞（相対リスクがそれぞれ0.82，0.74）を減少させる[9]。SOR🅐
- 血圧を140/90まで低下させる。心筋梗塞後の患者は β 遮断薬，サイアザイド系利尿薬または抗アルドステロン薬により治療を行う[10]。SOR🅐
- ST上昇型または非ST上昇型急性冠症候群の既往例，慢性安定狭心症の患者にはアスピリンを処方する。または，クロピドグレル単独を慢性安定狭心症の患者に処方する。また，非ST上昇型急性冠症候群の患者にアスピリンとクロピドグレルを処方する[11]。SOR🅐
- β 遮断薬の処方：複数の臨床研究で，種々の β 遮断薬が急性心筋梗塞または陳旧性心筋梗塞の患者の死亡率を25～40%低下させることが示されている[12]。

自覚症状には以下の方法で対処する。
- 狭心痛のすみやかな寛解のために，ニトログリセリンを舌下投与またはスプレー投与する[13]。SOR🅑
- β 遮断薬が禁忌の場合，長時間作用型のニトロ製剤やCa拮抗薬を用いる。ただし，許容できない副作用を起こすかもしれないため，症状をコントロールしようとはしないこと[13]。SOR🅑

▶ 紹介，入院
- 非侵襲的検査で陽性となった場合は，心臓カテーテル検査による評価のために紹介する。
- 最良の治療方針の決定のために，循環器内科と心臓血管外科にコンサルトする。
- 伝統的には，左冠動脈主幹部の50%より強度の狭窄例，主要3枝の近位部狭窄例，左前下行枝近位部とその他もう1枝の有意狭窄例においては冠動脈バイパス手術が行われてきた[14]。SOR🅐
- 薬剤溶出性ステントの進歩により，ステントの恩恵を受ける患者の数と病変タイプは増加するかもしれない[14]。

予防
冠動脈疾患の予防は危険因子のコントロールによって達成される。喫煙，LDLコレステロール高値，高血圧，アスピリンの使用なしの4つを危険因子として採用した際，高齢男性においてその危険因子1つ，2つ，3つ，4つがそれぞれコントロールされたときの，心血管イベントを予防するための治療必要数（NNT）は，それぞれ22，8，6，5であった[15]。

フォローアップ
フォローアップの頻度は，疾患の進展度や症状による。プライマリケア医がみるか専門医が担当するかなどについても

同様である。危険因子や自覚症状について4〜12カ月ごとに患者を評価するべきである。専門家によるガイドラインは，慢性安定狭心症の患者に毎年，運動負荷試験を行うことを推奨している[13]。SOR Ⓒ

患者教育

冠動脈疾患の長期管理には，生活習慣の改善と薬物療法が重要であることを患者に伝える。

【Heidi S. Chumley, MD】
（小島栄治 訳）

46 深部静脈血栓症

症例

ここ3日間，左下肢の腫脹，発赤，疼痛があり，一般内科を受診した55歳の男性。症状は，休暇で行ったハワイからボストンに戻るフライトの後すぐに起こった。呼吸困難，胸痛，めまいは認めなかった。身体所見上，左下肢全体に紅斑があり，腫脹していて，触ると疼痛を訴えた（図46-1）。左のふくらはぎの周囲長は右よりも4 cm，大であった。超音波検査により，左大腿静脈に圧迫で圧縮されない所見を認め，血栓の存在が強く疑われた。患者は左大腿の深部静脈血栓症（deep venous thrombosis：DVT）と診断され，エノキサパリンの皮下注射とワルファリンの経口投与が開始された。5日後，エノキサパリンの投与を中止し，ワルファリンは継続した。数週間後，患者のPT-INR値は治療域で安定し，左下肢の所見は軽快した。

概説

深部静脈血栓症は静脈系のどこであれ血栓が血管内にできるものである。深部静脈血栓症は下肢の静脈に最も多く起こる。

別語

深部静脈血栓症は血栓性静脈炎または静脈血栓塞栓症（venous thromboembolism：VTE）ともいわれる。

疫学

- 米国では1年間に人口10万人あたり約100人に初発する[1]。
- 初回の発症率は年齢とともに指数関数的に増加する[1]。
- 深部静脈血栓症の危険性はアジア人やヒスパニック系で2.5〜4倍低い[1]。
- 夏よりも冬の方が多く発症する[1]。
- 深部静脈血栓症は初めの6カ月で7%に再発する[1]。
- 3年間での再発率は男性で約19%，女性で約10%である[1]。

病因／病態生理

血栓の形成はウィルヒョウの3要素に関連した1つまたはそれ以上の原因によって起こる[2]。
- 長期のベッド上療養，長時間の旅行，直近の脳卒中。
- 外傷，手術，炎症による内皮の障害。
- 血栓傾向となる血液の素因。たとえば遺伝子変異（プロテ

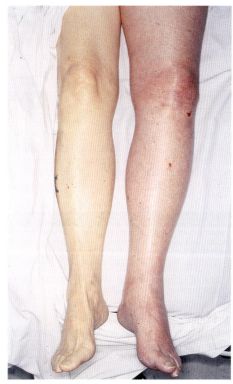

図46-1 腫脹，紅斑，自発痛，圧痛など古典的な所見のある左脚の深部静脈血栓症（Reproduced with permission from Knoop KJ et al. The Atlas of Emergency Medicine, 3rd ed. McGraw-Hill, 2010；Photo contributor：Kevin J. Knoop, MD, MS）

イン C 欠乏症，プロテイン S 欠乏症，プロトロンビン20210 A 変異，アンチトロンビンⅢ欠乏症，第Ⅴ因子ライデン変異），過粘稠，ネフローゼ症候群，外傷，悪性腫瘍，妊娠後期，薬剤〈ホルモン置換療法，タモキシフェン，ラロキシフェン，ダルベポエチン〉）など。

- いったん深部静脈で血栓が形成されるとそれが静脈還流を阻害し，静脈が拡張し，紅斑，腫脹，熱感，疼痛を起こす。血栓が移動すると静脈還流にのって心臓を通り，肺循環に詰まることにより肺塞栓を起こす。

危険因子

【危険性の強い順】[2,3]
- 直近の手術（過去4週間以内）。
- 直近の外傷。
- 不動。
- 悪性腫瘍。
- 神経疾患（下肢麻痺のあるもの）。
- 経口避妊薬。
- ホルモン療法。

診断

▶ 臨床所見

病歴
- 足の痛みまたは腫脹。
- 深部静脈血栓症の既往。
- 直近の不動，癌，ホルモン療法などの危険因子。

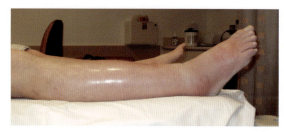

図46-2 右下肢の深部静脈血栓症により，ふくらはぎと足に明らかな腫脹と紅斑を認める。ドップラ超音波検査で腓骨静脈と後脛骨静脈に血栓を認めた（Reproduced with permission from Dean S, Satiana B. Color Atlas and Synopsis of Vascular Disease. New York, NY：McGraw-Hill；2014.）

表46-1　修正ウェルズスコア

基準	点数
・活動性の癌（治療中，6カ月以内の既往，または緩和ケア中）	1
・麻痺，不全麻痺，最近のギプス固定	1
・最近の3日間以上の寝たきり状態，または12週以内の全身麻酔または局所麻酔を必要とする大手術	1
・深部静脈の走行に沿った局所の圧痛	1
・足全体の腫脹	1
・無症状である側の足に比べて3 cm以上のふくらはぎの腫脹（脛骨粗面から10 cm下で測定する）	1
・症状のある側に限った圧痕性浮腫	1
・表在の側副血行路（静脈瘤でないもの）	1
・深部静脈血栓症の既往	1
・深部静脈血栓症と同じくらいの確率で他の診断がありそうな場合	−2

・合計点が0点以下の場合，深部静脈血栓症の確率は低度である
・合計点が1〜2点の場合，深部静脈血栓症の確率は中等度である
・合計点が3点以上の場合，深部静脈血栓症の確率は高度である

身体所見

- 患側だけの腫脹，紅斑，疼痛，患側肢の圧痛（図46-2）。
- 患側肢のふくらはぎの直径が3 cm以上増大するのは深部静脈血栓症で認められるが特異的ではない。

検査所見

- Dダイマー値は深部静脈血栓症で感度が高いが特異的ではない（陽性であれば深部静脈血栓症が有力とまではいえないが，陰性であれば深部静脈血栓症の見込みは低くなる）。
- 深部静脈血栓症の事前可能性が低〜中等度である外来患者で，Dダイマーが正常である場合，その後3カ月の深部静脈血栓症の発症率は0.4〜0.5％である。

臨床的な予測の原則

- 深部静脈血栓症の診断に最も広く受け入れられているのは修正ウェルズスコア（modified Wells clinical score）である。
- 修正ウェルズスコア（表46-1）は，各基準項目にポイントをつけるものである[4]。
  - 病歴の項目：活動性の癌，下肢の不動，直近の寝たきり，過去の深部静脈血栓症。
  - 身体所見の項目：深部静脈に沿った痛み，下肢全体の腫脹，ふくらはぎで3 cm以上の腫脹，患側肢の圧痕浮腫，表在静脈の側副血行。

診断ステップ

以下の診断ステップが用いられる[3]。

1. 修正ウェルズスコアが可能性低値のとき，Dダイマーを測定する。
   a. Dダイマー値が陰性であれば，深部静脈血栓症は否定される。
   b. Dダイマー値が陽性であれば，患側の超音波検査で圧迫法を行う。
      i. 超音波検査で陽性であれば，深部静脈血栓症の治療を開始する。
      ii. 超音波検査で陰性であれば，1週間後に再び超音波検査を行う。
         (1) 超音波検査で陰性であれば，深部静脈血栓症は否定される。
         (2) 超音波検査で陽性であれば，深部静脈血栓症の治療を開始する。
2. 修正ウェルズスコアが中等度より高い場合，患側の超音波検査で圧迫法を行う。
   a. 超音波検査で陽性であれば，深部静脈血栓症の治療を開始する。
   b. 超音波検査で陰性であれば，Dダイマーを測定する。
      i. Dダイマー値が陰性であれば，深部静脈血栓症は否定される。
      ii. Dダイマー値が陽性であれば，1週間後に再び超音波検査を行う。
         (1) 再度の超音波検査で陰性であれば，深部静脈血栓症は否定される。
         (2) 再度の超音波検査で陽性であれば，深部静脈血栓症の治療を開始する。

鑑別診断

以下のものは深部静脈血栓症と症状が類似している[3]。

- 静脈弁不全による静脈還流異常は加齢または肥満が原因で起こる。
- 表在性の血栓性静脈炎は，典型的には圧痛のあるかたい静脈瘤のようにみえる（図46-3）。
- 筋肉の損傷または裂傷では筋肉群の特定の可動域で疼痛が生じるため性質が異なり，多くは下肢の損傷または外傷が先行する。
- ベーカー嚢胞は足の後面の膝窩部に一致した疼痛を起こし，典型的には超音波検査で同定される。ベーカー嚢腫が破裂した場合，疼痛や炎症は深部静脈血栓症に類似する。
- 蜂窩織炎は皮膚の紅斑，熱感，浮腫を呈する（図46-4）。上行性のリンパ管炎を起こすこともあるが，これは深部静脈血栓症ではみられない。深部静脈血栓症の鑑別のためには，超音波検査を行い血栓を認めないことを示せばよい。
- 下肢のリンパ浮腫は，多くは深部静脈血栓症よりも下肢の腫脹が強い。リンパ浮腫の多くは慢性で，長期に持続する結合組織の変化により赤褐色を呈し，かたくなる。そしてまたリンパ性の腫脹による丘疹や液体の滲出を伴うこともある（図46-5）。

治療

- 治療の柱は抗凝固療法である。上肢の深部静脈血栓症は，下肢のそれと同じように治療する。カテーテルによる上肢の深部静脈血栓症は，カテーテルがしっかりと機能していて，かつカテーテル使用の適応がある場合は抜去の必要はない[2]。
- 以下の状況では入院治療がすすめられている[3,5]。

46章 深部静脈血栓症　157

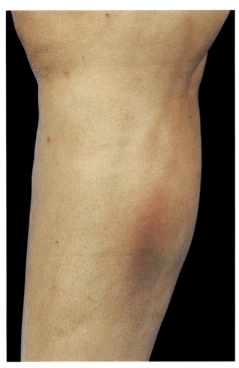

図 46-3　脚の後面に線状の炎症，硬結を認める表在性血栓性静脈炎（Reproduced with permission from Wolff K, Johnson RA. Fitzpatrick's Color Atlas and Synopsis of Clinical Dermatology. 6th ed. New York, NY：McGraw-Hill；2013.）

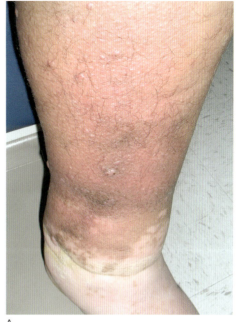
A

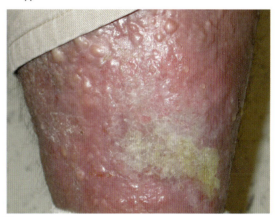
B

図 46-5　脚の腫脹と赤褐色の色調変化を生じているリンパ浮腫。リンパ組織の拡大を示唆する丘疹に注目。A：褐色はヘモジデリンの沈着による。B：液体の滲出とリンパ組織の拡大に注目（Reproduced with permission from Richard P. Usatine, MD.）

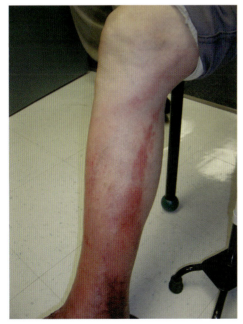

図 46-4　脚のリンパにそって広がった蜂窩織炎（Reproduced with permission from Richard P. Usatine, MD.）

- 腎不全（クレアチニンクリアランス＜30 mL/分）。
- 肺塞栓の合併。
- 両側性の深部静脈血栓症または再発。
- オピオイド系鎮痛薬を使用するような疼痛。
- 出血リスクがある場合。

- 直近が寝たきりであること。
- 慢性心不全。
- 癌。
- 血液過凝固状態。
- 妊娠。
- 外来治療にアドヒアランスが不良そうな患者。
・深部静脈血栓症の外来治療は，選ばれた症例に行えば，入院治療と同様に安全で効果的である[5]。SOR Ⓐ
・深部静脈血栓症が強く疑われた場合，禁忌である場合を除き，ただちに以下の抗凝固療法を開始するべきである[3),5]。
　・ガイドラインは，未分画ヘパリン（unfractionated heparin：UFH）でなく低分子ヘパリン（low molecular weight heparin：LMWH）を第一選択とするよう推奨している。[5] SOR Ⓐ
　　・低分子ヘパリンの用量は以下のとおりである。
　　　─ダルテパリン：200単位/kg，1日1回，皮下注。

表46-2 深部静脈血栓症治療の推奨期間

特徴	治療期間
・一時的な危険因子（現在は除去されているもの）	3カ月間
・一時的な危険因子（現在も続いているもの）	危険因子が除去されたあと6週間
・特発性かつ初発のもの：凝固亢進病態の可能性が低いもの	6カ月間
・特発性かつ初発のもの：凝固亢進病態の可能性が高いもの	明確でない
・特発性で再発性	明確でない
・抗凝固療法施行中の血栓症の再発：危険因子ありと特発性の両者	明確でない
・悪性腫瘍に伴う血栓症	明確でない

　　―エノキサパリン：1 mg/kg，1日2回，皮下注．
　　―チンザパリン：175単位/kg，1日1回，皮下注．
・ヘパリン起因性血小板減少症などヘパリンが使用できない患者においては，フォンダパリヌクス7.5 mgの1日1回皮下注を考慮する．
・低分子ヘパリンが使用できないために未分画ヘパリンを用いる場合は，80単位/kgをボーラスで静注したのちに1時間あたり18単位/kgで持続静注を行い，活性化トロンボプラスチン時間（APTT）が正常上限の1.5～2.5倍になるように用量調節する．

● ワルファリンによる長期的な経口抗凝固療法も初日から行われるべきで，少なくとも4～5日間継続し，連続2日間のPT-INR値が2.0～3.0になるようにする．
　・この段階で，ヘパリン/低分子ヘパリン/フォンダパリヌクスは投与を中止し，ワルファリンを継続する．
　・ワルファリンの継続期間は深部静脈血栓症と診断された状況による（表46-2）[3),5)]．
　・ワルファリンの治療期間を長くすると深部静脈血栓症の再発率は低下し全体的なリスクも低下するが，出血の副作用のリスクは残る[5),6)]．
● 新規抗凝固薬であるダビガトランのような直接トロンビン阻害薬やリバーロキサバンのような第Ｘa因子阻害薬は，深部静脈血栓症治療においても有用性が期待されている[7),8)]．SOR **B**
● その他の治療[2)]．
　・下大静脈フィルター：抗凝固療法が禁忌であるか，抗凝固療法施行中に血栓症が再発するか，肺塞栓の高リスクの患者に留置される．
　・カテーテルによる血栓溶解療法：腸骨から大腿の広範囲に及ぶような深部静脈血栓症に行われる．
　・組織型プラスミノーゲン活性化因子（tPA）の静注：血行動態が不安定な肺塞栓に投与される．

■ **補助療法**[3),5)]
● 早期の離床：合併症のない，抗凝固療法施行中の深部静脈血栓症では強く推奨される．
● 弾性ストッキング：血栓症後症候群の発生を50％低下させる．圧は20～40 mmHgで，6～12カ月使用するべきである[5),9)]．SOR **A**

予後／臨床経過

● 深部静脈血栓症の再発率は初めの6カ月で約7％[1)]．
● 合併症のない深部静脈血栓症の再発率は，初めから3年で，男性で19.7％，女性で9.1％[10)]．
● ワルファリンを使用しているうちは深部静脈血栓症の再発率は低下するが，出血のリスクは残る．
● ある研究では，血栓症後症候群の発現率は2年後，5年後，8年後でそれぞれ24.5％，29.6％，29.8％であった[11)]．

フォローアップ

● ワルファリンで治療中の患者では，PT-INRが治療域にあるかを定期的にモニタリングする必要がある．
● 凝固異常（凝固亢進）が疑われる場合は，抗凝固療法の中止2週間後以降にそれに関する精査を行うべきである．
● 痛みの再発や，腫脹，血流うっ滞の皮膚徴候などの血栓症後症候群の発現の有無をチェックし，必要に応じ治療すること．

患者教育

● 抗凝固療法には重篤な出血のリスクを伴うため，患者は怪我を起こしうる活動を避けるべきである．
● ビタミンB_{12}を大量摂取すると抗凝固療法に影響が生じるため，必要に応じワルファリンの用量を調節しなければならない．

【Rajil M. Karnani, MD, MME】
（小島栄治　訳）

47 細菌性心内膜炎

症例

　25歳の男性が，数週間前からの熱と全身倦怠を訴え来院した．彼はここ2カ月間，ヘロイン注射を定期的に行っていたという．身体所見では発熱とともに，心雑音を認めた．心雑音を以前に指摘されたことはないという．手指の爪には線状出血を（図47-1），眼底検査ではロート斑を認めた（図47-2，図47-3）．心エコー検査では三尖弁に疣贅が確認された．入院し，細菌性心内膜炎（bacterial endocarditis）に対する経験的治療が開始された．血液培養の結果が黄色ブドウ球菌であるとのレポートの後，治療は感受性検査結果に基づき変更され，6週間続けられた．

概説

　細菌性心内膜炎は重症の感染症であり，人工弁を有する患者，注射による薬剤使用者，HIV患者，特に静注薬物使用者，免疫抑制状態にある患者で最も多くみられる．診断はDukeの診断基準による．治療は，抗生物質注射（IV）で行うが，治療下でも死亡率は26～37％に及ぶ．

疫学

● 1年間で10万人あたり約5～7.9例にみられる[1)]．
　・歴史的に男性により多いといわれているが，女性の発症率も増加している．発症率は1年間10万人あたり，男性8.9～12.7人，女性1.4～6.7人である[1)]．
　・平均年齢は，46.5歳（1980～1984年）から70歳（2001～2006年）に高齢化した[1)]．

47章 細菌性心内膜炎

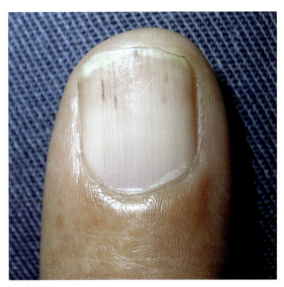

図47-1 線状出血。爪の下,爪床内に赤色の線状の出血として認められる。線状出血は感染性心内膜炎でみられるが,より一般的には乾癬や外傷に際してみられる（Reproduced with permission from Richard P. Usatine, MD.）

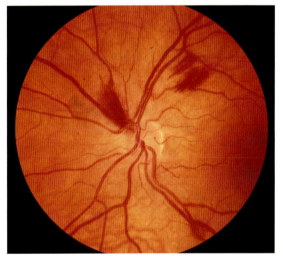

図47-2 細菌性心内膜炎でみられたロート斑。中心部に白色部分を有する網膜出血である。ロート斑は白血病や糖尿病でもみられる（Reproduced with permission from Paul D. Comeau.）

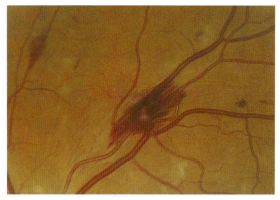

図47-3 ロート斑の拡大像。実際には出血に囲まれた綿花状白斑である。綿花状白斑は軸索の虚血による破損に由来し,出血は細動脈の虚血性の破綻に由来する（Reproduced with permission from Paul D. Comeau.）

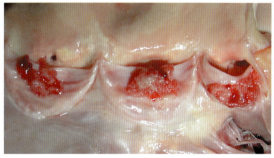

図47-4 細菌性心内膜炎で死亡した患者の病理標本。細菌の増殖は,弁の三尖すべてにみられる（Reproduced with permission from Larry Fowler, MD.）

- 麻薬使用者の発症率は,年間1,000人あたり3人とも年間1～5％ともいわれる[2]。
- HIV患者で静注薬使用者では,1,000人あたり年間13.8人である[2]。
- 中心静脈カテーテル留置または血液透析中の患者で,かつ免疫抑制患者では,
  - 50％が医療関連で,43％は市中で,7.5％は院内発症である[1]。
  - 死亡率は16～37％である[3]。
- 人工弁の心内膜炎は,心内膜炎の症例の10～15％を占める。
  - 1年に0.1～2.3％の発生率[4]。
  - 早期(手術後2カ月)に生じることも多く,また遅れて起こることもある。

病因／病態生理

- 内皮が機械的または炎症過程により傷害を受ける。
- 一時的な菌血症の間に細菌が傷ついた内皮に付着する。
- 起因菌として一般的なのは,黄色ブドウ球菌(麻薬使用者,院内感染,人工弁患者),ウシレンサ球菌(高齢患者),腸球菌(院内感染),表皮ブドウ球菌(人工弁の早期感染)。
- 血液が凝固を促進する内皮下因子と接触する。
- 起因菌が単球,サイトカインに結合し,活性化,組織因子産生を亢進させ,弁の疣贅を増大させる。
- 疣贅が増大すると心臓弁が損傷され(図47-4),適時に適切な治療が行れなければ死に至りうる。
- 敗血症性塞栓症が起こりうる。最も一般的には脳,脾臓または腎臓に生じる[4]。

危険因子

- 人工弁。
- 麻薬使用者。
- HIV患者。
- 免疫不全。

診断

- Dukeの診断基準は,病歴,身体検査,検査所見,および心エコー検査を用いており,いくつかの研究で感度80％前後とされている[5]。

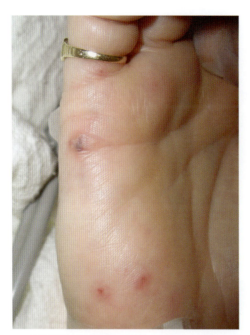

図47-5 急性細菌性心内膜炎で入院した女性の手のひらに生じたジェーンウェー病変。疼痛はない(Reproduced with permission from David A. Kasper, DO, MBA.)

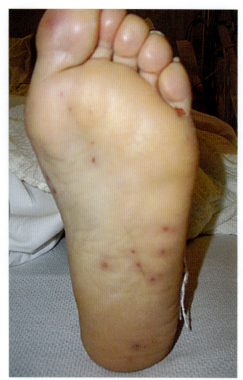

図47-6 図47-5と同一患者の足の親指の趾球に生じた有痛性のオスラー結節。オスラー結節は有痛性である(覚え方：オスラー結節〈osler node〉のOはouch!〈痛っ!〉のO)。足底に複数の痛みのない平らなジェーンウェー病変があることにも注目(Reproduced with permission from David A. Kasper, DO, MBA.)

- 患者が2つの主要基準を有するか，1つの主要基準と3つの小基準，あるいは，5つの小基準を有するとき，診断は確実である，とする[5]。
- 患者が1つの主要基準と1つの小基準，あるいは，3つの小基準を有するとき，診断は可能性あり，とする[5]。

【主要基準[5]】
- 以下を満たす，2つの血液培養が陽性である。
  - *Streptococcus viridans*(緑色レンサ球菌)，*S. bovis*(ウシレンサ球菌)，*Haemophilus*(ヘモフィルス)，*Actinobacillus*(アクチノバチルス)，*Cardiobacterium*(カルジオバクテリウム)，*Eikenella*(エイケネラ)，*Kingella*(キンゲラ)のいずれか。
  - 感染巣を有しない市中感染での，*S. aureus*(黄色ブドウ球菌)または*Enterococcus*(腸球菌)。
  - 感染性心内膜炎の診断で以前の検出された血液培養と一致する微生物。
- 以下のいずれかで証明された心内膜病変。
  - 心エコー検査での疣贅，膿瘍，または人工弁部分の新しい部分的裂開。
  - 新しい弁逆流。

【小基準[5]】
- 素因(例：先天性または後天性弁膜疾患などの心臓病，麻薬使用者，心内膜炎の既往歴など)。
- 38℃を超える体温。
- 動脈塞栓，敗血症性肺梗塞，細菌性動脈瘤，頭蓋内出血，ジェーンウェー病変などの臨床徴候(図47-5，図47-6)。
- 糸球体腎炎，オスラー結節，ロート斑，またはリウマチ因子陽性(図47-2，図47-3，図47-6参照)。
- 主要な基準を満たさない陽性の血液培養。
- 主要な基準を満たさない感染性心内膜炎と一致する心エコー検査所見。

▶ 臨床所見
- 熱：患者の85～99%にみられ，典型的には軽度の発熱で，約39℃前後。
- 新規か変化する心雑音：患者の20～80%にみられる。
- 敗血症性塞栓症：主に疣贅の大きさ(<10 mm)と可動性に依存し，最大60%にみられる。
- 頭蓋内出血：30～40%にみられ，敗血症性塞栓または細菌性性動脈瘤から生じる。
- 細菌性動脈瘤：動脈壁への感染プロセスに起因する動脈瘤。一般的には，胸部大動脈や脳動脈にみられる。
- ジェーンウェー病変：非常にまれである。手掌や足底の，平らな無痛性の赤色から青色の斑点(図47-5，図47-6参照)。
- 線状出血：手指や足趾の爪床に赤い線状の筋として観察される(図47-1参照)。
- 糸球体腎炎：免疫が関与して生じ，血尿や腎不全を引き起こすことがある。心内膜炎の患者の約15%に生じる。
- オスラー結節：手指球の皮下の圧痛のある小結節(図47-6参照)。
- ロート斑：微小塞栓に起因する網膜出血。およそ5%の患者にみられる。
- リウマチ因子陽性：最大50%の症例にみられる。

▶ 典型的分布
- 自己弁に生じた心内膜炎：僧帽弁(リウマチ熱や僧帽弁逸脱既往例)，次いで大動脈弁(リウマチ熱既往例や二尖弁に起因する石灰化性弁狭窄例)に多い。

- 人工弁の心内膜炎：あらゆる部位の人工弁に生じうる。
- 麻薬使用者：三尖弁，次いで大動脈弁に多い。

▶ 検査所見，補助検査
血液培養に加えて，血算で貧血および白血球増加症および血沈(ESR)(約90%で上昇)をチェック，また尿検査で蛋白尿と顕微鏡的血尿(約50%にみられる)を検査する。
- 血液培養：最初の2つの培養の陽性率は90%[4]。

▶ 画像検査
- 心エコー検査で85%に異常所見がみられる。
- 経胸壁心エコーが正常でも心内膜炎が疑われる場合は，経食道心エコーを行う[6]。SOR A

鑑別診断
明確な原因を伴わない発熱には以下のようなものがある。
- 結合組織疾患：各疾患特有の徴候があり，血液培養は陰性，心エコーは正常である。
- 不明熱：血液培養は陰性，または陽性でも非定型的な細菌であり，心原性でなければ心エコーも正常である。
- 腹腔内感染：発熱と血液培養陽性，しかし心エコー検査は正常である。

細菌性心膜炎に似た心エコー検査所見は以下のものでもみられる。
- 非感染性の疣贅：発熱はなく，血液培養も陰性である。
- 心臓腫瘍：塞栓合併症や右心不全，左心不全を伴うこともあり，弁以外の場所に腫瘤がみられ，血液培養は陰性。
- 弁尖のプロラプス：熱はなく，血液培養は陰性。
- 粘液腫様変性：弁葉に結合組織の増生がみられる。
- lamb excrescence：弁のほころびや裂傷で生じる弁に付着するより糸状の構造物。一般的には大動脈に起こり，熱はなく血液培養は陰性である。

治療
- 血液培養(2〜3組)を行い，疑わしい症例を静脈内抗生剤治療のために入院させる。
- ただちに経験的に抗生剤を開始する(特定の治療計画 SOR C)。

▶ 薬物療法
- 自己弁の心内膜炎ではレンサ球菌をカバーする。ペニシリンGを1日1,200万〜1,800万単位，4時間ごとに分割して投与。それに加え，ゲンタマイシンを初回1.5 mg/kg負荷量投与し，その後，1 mg/kgを8時間ごとに投与する。
- 静脈内麻薬の常習者では，ブドウ球菌をカバーする。ナフシリン2 gを4時間ごとに投与し，ゲンタマイシンを併用する。MRSA感染の既往があるなどその可能性のある場合には，ナフシリンの代わりにバンコマイシンを用いる。
- 人工弁の感染性心内膜炎ではMRSAをカバーする。バンコマイシン30 mg/kg/日を8時間ごとに分割投与し，ゲンタマイシンを併用する。
- 培養結果に基づき，抗生剤を変更する。SOR A
- グラム陽性菌に対してはβラクタム系を用いる。近年のエビデンスは，アミノグリコシドを併用することを支持していない[7]。SOR A

▶ 外科療法の考慮
- 感染組織の外科的切除には，手術直後の期間に10〜16%の死亡率を伴う[8),9)]。以下の場合，外科にコンサルする。

- 僧帽弁または大動脈弁逆流による重篤な心不全。
- 適切な抗生剤治療にもかかわらず，7〜10日間発熱や菌血症が持続するときや，膿瘍や弁周囲組織への炎症の波及，または真菌が同定された場合。
- 適切な抗生剤治療下に塞栓が再発，または疣贅が10 mmを超える大きさで塞栓のリスクが大きい場合。SOR C
- 大きな疣贅に対する早期手術は，塞栓のリスクを低下させるが，全死亡率には変化がない[10]。
- 抗凝固薬やアスピリンは，感染性心内膜炎には適応でない。また，脳合併症または動脈瘤を有する例には禁忌である。

予防
- 細菌性心内膜炎は重大な生命を脅かす疾患であり，長期の抗生剤とその後の経過観察を必要とする。
- 心内膜炎の発症のリスクが高い患者には，特定の処置の前に予防的抗生剤投与が重要であることを教育する。以下は2007年米国心臓協会(AHA)の推奨事項である[11]。
  - 最もリスクの高い患者にのみ予防的に抗生剤を処方する。SOR B
    - 人工心臓弁を有する患者。
    - 感染性心内膜炎の既往例。
    - 心臓弁形成術を受けた心臓移植患者。
    - 以下の先天性心疾患(CHD)患者：未修復のチアノーゼ性CHD，CHDで人工物を使用した修復術の6カ月以内，修復術後のCHDで用いた人工物部位あるいはその周辺に残存異常のあるもの。
- 僧帽弁逸脱症候群患者では，予防的な抗生剤はもはや推奨されていない。
- 以下のいずれかの処置を受ける患者にのみ予防的に抗生剤を投与する。
  - 歯肉組織や歯根先端周囲領域への操作，または口腔粘膜の穿孔を含む歯科処置。SOR C
  - 扁桃摘出術またはアデノイド切除などの呼吸器粘膜の切開，生検を伴う呼吸器処置。SOR C
  - 感染した皮膚，筋骨格組織の処置。
- 消化管系や泌尿生殖器系の処置に際しては，感染性心内膜炎の予防処置はもはや推奨されない。SOR B
- 処置の30分〜1時間前に服用する1回分を処方をする[11]。
  - アモキシリン2 gの経口投与。
  - 経口薬を服用できない場合：アンピシリン2 g，あるいはセファゾリンかセフトリアキソンのいずれかを1 g，筋注(IM)または静注(IV)する。
  - ペニシリンアレルギーのとき：クリンダマイシン600 mgの経口，筋注または静注。またはアジスロマイシンまたはクラリスロマイシン500 mgの経口。ペニシリンアレルギーがアナフィラキシー，血管浮腫，蕁麻疹ではない場合はセファレキシン2 g，セファゾリン，セフトリアキソン1 gの筋注か静注でもよい。

予後
細菌性心内膜炎では，死亡率を低下させるために早期発見と積極的な抗生剤療法が必要である。
- 30日後の死亡率は16〜25%[3]。
- 90日後の死亡率は14.5%[3]。

- 6カ月以後の死亡率は20〜37％である[3]。

フォローアップ

- 大部分の細菌性心内膜炎の患者は，4〜6週間の静脈内抗生剤投与を必要とする。
- 抗生剤に応じて，一部の患者は投与量モニタリングが必要となる。
- 治療効果の判定のため血液培養を繰り返し行う。
- 心内膜炎の患者は再発リスクが高いため，治療終了後にも心エコー検査を行い，将来のベースライン画像として記録しておくと有益である[6]。SOR C

患者教育

- 細菌性心内膜炎は重大な疾患であり，死亡率も高い。
- 抗生剤の治療を最後まで行い，治療が適切に行われたことを確認するため，フォローアップをしっかり受けること。
- 6カ月経過後でも死亡率の上昇は継続する。
- 再発は珍しくなく，危険因子が残存している場合(例：免疫抑制または静脈内薬剤継続患者)はなおさらである。

【Heidi S. Chumley, MD】
(小島栄治 訳)

48 高血圧

症例

健康診断で血圧が180/100 mmHgだったとのことで受診した40歳の男性。特に症状はなく，受診日の血圧は178/98 mmHgであり，これら2つの数字から，高血圧 stage 2の診断となった。家族歴に，高血圧(hypertension)が濃厚だった。身体所見では，心尖拍動が拡大しかつ外側に偏位していた。これ以外に特記事項はなかった。BMIは正常。尿検査，血算，空腹時脂質プロファイル，血糖，さらにカリウム，血清クレアチニンおよびカルシウムを含む血液生化学検査を依頼した。心電図は左室肥大を示した(図48-1)。生活習慣の改善が提示され，2種類の投薬を開始。2週間後のフォローアップを予約した。

概説

高血圧は心筋梗塞，脳卒中，両者の主要な危険因子である。原発性高血圧症が高血圧症例の90％を占める。初期治療は生活習慣の改善と投薬である。多くの患者は血圧のコントロールに2種類以上の薬を必要とする。3種類の薬でもコントロールができない患者では，二次性高血圧の精査を行うべきである。

疫学

- 米国の18歳以上の成人のうち，30.4％が高血圧症を有している[1,2]。
- 高血圧症患者のうち，血圧がコントロールされているのはおよそ50％のみである[1,2]。
- 血圧のコントロール状況が特に悪いのは，保険証を持たない人(29％)，メキシコ系アメリカ人(37％)，18〜39歳

(31％)である[1,2]。
- コントロールされていない高血圧症の患者の90％は，通常のケアおよび健康保険を有している[2]。
- 米国では，すべての死亡の1/7に高血圧が関与し，心血管疾患に関連する死亡の1/2に高血圧が関与している[2]。
- 米国の保険医療システムに占める高血圧の費用は，年間1,310億ドルと推定されている[2]。

病因/病態生理

- 原発性高血圧症(患者の90％超)：具体的な原因は不明であるが，環境要因(例：塩分摂取過多，過剰アルコール摂取，肥満)と遺伝性要因の両方が重要な要因である。
- 二次性高血圧症(患者の5〜10％)：原因には，薬物療法，腎疾患，腎動脈狭窄(図48-2)，甲状腺疾患，アルドステロン症および睡眠時無呼吸が含まれる。まれな原因として，大動脈縮窄，クッシング症候群，褐色細胞腫などがある。

危険因子

- 家族歴や遺伝的素因。
- 肥満。
- 塩分摂取過多。
- 経口避妊薬，非ステロイド性抗炎症薬(NSAIDs)，鼻粘膜充血除去薬，および抗うつ薬などの医薬品。
- カフェイン，甘草，アンフェタミン，コカイン，およびタバコなど。

診断

外来診察時に毎回坐位にて2回以上測定し，その2機会以上の平均の収縮期(SBP)・拡張期(DBP)血圧値で判定する。
- 前高血圧：SBP 120〜139 mmHg，DBP 80〜89 mmHg。
- 高血圧 stage 1：SBP 140〜159 mmHg，DBP 90〜99 mmHg。
- 高血圧 stage 2：SBP 160 mmHg以上，DBP 100 mmHg以上。

■ 臨床所見

- 症状はないことが多い。
- 血圧が高いときに，頭痛，視力の変化，混迷，胸痛または心筋梗塞，肺水腫，脳卒中，または血尿が生じる可能性がある。
- 高血圧性網膜症も生じうる(図48-3)(18章「高血圧性網膜症」参照)。
- IV音は高血圧の早期徴候となりうる。
- 左心室肥大が，心尖拍動の拡大や外方移動，あるいは，心電図や胸部X線の異常として捉えられうる(図48-1参照)。
- 腎動脈狭窄による血管雑音が腹部に聴取されるかもしれない。

■ 検査所見

- 高血圧の治療に先立って，以下の検査を施行する。
- 尿検査，血算，空腹時脂質プロフィール，および空腹時血糖，カリウム，クレアチニンおよびカルシウムを含む血液生化学。
- 他の疑わしい症状がある場合は，甲状腺ホルモン(TSH)を含む甲状腺疾患の検査を行う。
- スクリーニング検査で異常を認めた例，二次性高血圧の疑いがある例，または3種類の薬剤でもコントロールできない高血圧例では，以下の検査を行う。

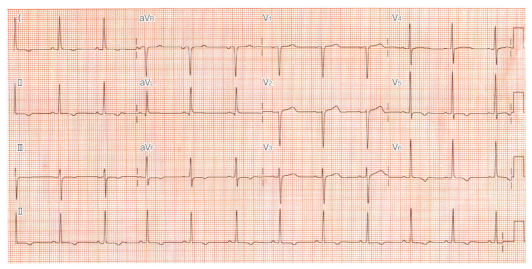

図48-1 血圧が178/98 mmHgであった58歳男性の心電図。SV1＋RV5＞35 mmであり、左室誘導にST-T異常を伴い、左室肥大を示している（Reproduced with permission from Gary Ferenchick, MD.）

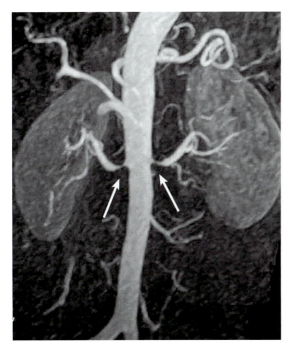

図48-2 両側性腎動脈狭窄（矢印）の血管造影像。二次性高血圧症の一般的な原因の1つであり、高齢患者においてはアテローム性動脈硬化が原因である（Reproduced with permission from Figure 111-15A in Hurst's the Heart, 13th ed.）

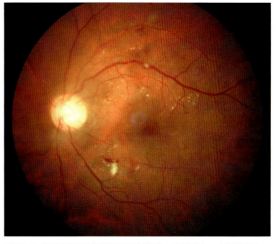

図48-3 高血圧性および糖尿病網膜症。点状出血、火炎状出血、硬質滲出液がみられる。細動脈は高血圧により狭小化している（Reproduced with permission from Carrie Cooke.）

- 低カリウム血症の患者では、血清アルドステロンおよび血漿レニン活性。
- 腎疾患の疑い例では、24時間の尿蛋白およびクレアチニン定量。
- クッシング症候群の疑い例では、24時間の尿中フリーコルチゾールまたはデキサメタゾン抑制試験。
- 褐色細胞腫疑い例では、血漿および尿中カテコールアミンおよびメタネフリン。
- 副甲状腺機能亢進症の疑いがある例では、副甲状腺ホルモンの測定を行う。

■ 画像検査、補助検査

- すべての高血圧患者に心電図検査を行う。
- 胸部X線はすべての患者には行わないかもしれないが、行えば、心拡大があるかもしれない。大動脈縮窄の疑われる患者では、肋骨侵食像（Rib-notching）がみられる。
- 心エコーで心肥大を評価する。
- 腎動脈狭窄はMRAや動脈造影で評価する（図48-2参照）。
- 腎臓を超音波で検査すれば、その萎縮や欠損を発見できる。

鑑別診断

- 血圧が実際より高く測定されてしまう要因として、不適切なカフサイズ（太い腕に対して小さいカフ）、または計測の方法（患者が座っていない、腕の位置が正しくない）などの可能性がある。
- 急激な血圧の上昇は、物質（例：タバコ）によって引き起こ

されている可能性がある。
- 白衣高血圧は，医療者の前では一貫して血圧が 140/90 mmHg 以上であるが，自由行動下血圧モニタリングでは平均が 135/85 mmHg 未満であるものをいう。

治療

▶ 非薬物療法
- 過体重，肥満である場合は減量する。
- DASH（dietary approaches to stop hypertension）ダイエットを行う。すなわち，塩分摂取を抑えるために果物や野菜を多く摂り，カルシウム，カリウム，マグネシウムなど血圧を低下させるものを多く含む食品を摂る。
- 低脂肪食。
- 低塩分食。
- 定期的な有酸素運動。
- 過度なアルコール摂取を避ける：男性は 1 日 2 ドリンク以下，女性は 1 日 1 ドリンク以下。
- 心血管リスク軽減のため禁煙。

▶ 薬物療法
- ほとんどの例では，サイアザイド系利尿薬を開始する。白人男性ではアンジオテンシン変換酵素（ACE）阻害薬でもよい。
- 血圧が，目標値よりも 20/10 mmHg 以上高い場合は，2 つ目の薬物を検討をする。目標血圧値は 140/90 mmHg で，糖尿病または慢性腎臓病（CKD）患者では 130/80 mmHg である。
- 追加する薬物は，ACE 阻害薬，アンジオテンシンⅡ受容体拮抗薬（ARB），β遮断薬，または Ca 拮抗薬などである。
- 病態に応じて以下のような薬物が推奨される。
    - 心不全：利尿薬，β遮断薬，ACE 阻害薬，ARB，アルドステロン拮抗薬。
    - 心筋梗塞後：β遮断薬，ACE 阻害薬，アルドステロン拮抗薬。
    - 糖尿病：利尿薬，β遮断薬，ACE 阻害薬，ARB，Ca 拮抗薬。
    - 慢性腎臓病：ACE 阻害薬，ARB。
    - 脳卒中二次予防：利尿薬，ACE 阻害薬。

▶ 紹介，入院
- 血圧コントロールができない患者。
- 妊娠予定，または妊娠中の高血圧症の女性は，妊娠高血圧の管理の実績がある病院へ紹介すべきである。

予防
すべての人は健康的な生活習慣，すなわち，体重減少（過体重，肥満の場合），DASH，適切な身体活動の開始と維持，アルコール摂取の適量化を心がけるべきである。

予後
- 血圧が上昇すれば，心血管疾患リスクが増大する。
- 40～70 歳の成人において，血圧値 115/75～185/115 mmHg の範囲で，20 mmHg の SBP の上昇または 10 mmHg の DBP の上昇ごとに心血管疾患のリスクが倍増する[3]。

フォローアップ
- 血圧が目標値になるまで，毎月外来フォローアップする。

- stage 2 の高血圧症，または重症合併症のある患者では，外来受診をさらに頻繁にすすめる。
- 血圧コントロール後には，3～6 カ月ごとにフォローアップする。

患者教育
- 高血圧症は，生涯にわたる生活習慣の改善を必要とする慢性疾患であり，ほとんどの者は 1 種類以上の薬物療法が必要である。
- 高血圧症の適切な管理は，心臓発作および脳卒中のリスクを低下させる。

【Heidi S. Chumley, MD】
（小島栄治 訳）

49 心膜炎，心膜液

症例
50 歳の男性が，急性発症の胸痛と息切れを訴え来院した。胸痛は前傾すると軽減するという。内服薬はなく，最近の外傷や手術の既往もない。聴診すると心膜摩擦音が聞かれた。心電図検査では，広汎な誘導に ST 異常を認めた（図 49-1）。胸部 X 線では古典的球形の心陰影を認めた（図 49-2）。心エコー検査により心タンポナーデには至らない心膜液（pericardial effusion）貯留を認めた（図 49-3）。患者は短期入院し，高用量のアスピリンで治療された。心膜炎（pericarditis）の原因は明らかでなかったが，その後数カ月で回復した。

概説
急性心膜炎は典型的には，胸膜性の胸痛を呈し，胸水を伴うことも伴わないこともある。症例の 85％が特発性であるが，感染，腫瘍性疾患，自己免疫疾患，または，外傷や心筋梗塞後に起こることもある。診断は，病歴と身体所見，心電図検査に基づいて行われる。治療は，非ステロイド性抗炎症薬（NSAIDs）による。

心膜液は，一般集団にも発見され，発症率は年齢とともに増加する。心疾患，手術，結合組織疾患，新生物，感染，腎疾患，甲状腺機能低下症，または薬剤によっても生じるが，原因が特定されるのは 50％にとどまる。確定診断は，心エコー検査による。

疫学
- 救急において，心原性でないとされた胸痛患者の 5％は心膜炎である[1]。
- Framingham 研究に参加した成人（とその家族）5,652 人を対象とした集団ベースの調査では，心エコー検査で 6.5％に心膜液を認めた。またその率は，20～30 歳では 1％未満，80 歳以上では 15％であった[2]。
- 心臓弁または冠動脈バイパス手術後の患者の 77％に心膜液が生じるが，治療が必要となるのは 1％未満である[3]。

病因／病態生理
心膜炎は，心膜の炎症性疾患である。85％の症例が特発

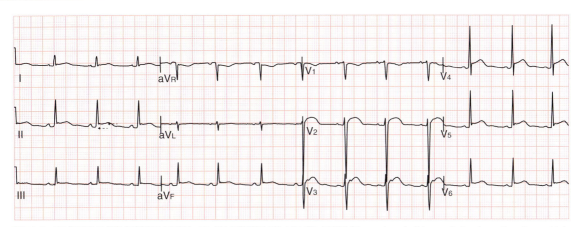

図49-1 50歳男性の急性心膜炎の心電図。すべての誘導にST上昇がみられる(Reproduced with permission from Gary Ferenchick, MD.)

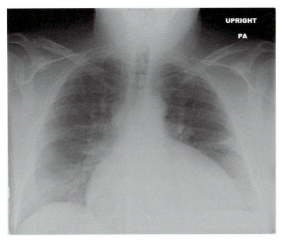

図49-2 急性心膜炎と心膜液貯留を呈した50歳男性の胸部X線像。球状の心臓陰影がみられる。心外膜液でみられる球状の心臓のシルエットは，water-bottle heartとも呼ばれるが，心拡大との鑑別は単純X線のみでは困難である(Reproduced with permission from Heidi Chumley, MD.)

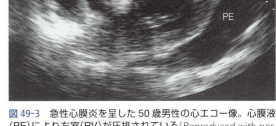

図49-3 急性心膜炎を呈した50歳男性の心エコー像。心膜液(PE)により右室(RV)が圧排されている(Reproduced with permission from Heidi Chumley, MD.)

性，またはウイルス性と想定される。病歴や身体所見で基礎となる全身疾患や感染症の所見が明らかでない場合，検査所見に特有のものはない。

心膜液は，急性であれ慢性であれ，心膜液の生産の亢進か，除去の低下により出現する。病因は，診断時に明らかであるのは25%で，また，検査によりさらに25%において明らかになるが，残る50%では特発性との結論となる[4]。

特発性症例の多くは少量の心膜液にとどまり，中等度から重度の心膜液貯留例においては，90%で原因が特定可能である[5]。

危険因子

急性心膜炎の85%が特発性，またはウイルス性と想定されるが，その他の原因は以下のとおりである[6]。

- 感染症(特定されたウイルス，細菌性，結核性，まれに真菌性，寄生虫性)。
- 新生物疾患。
- 自己免疫疾患。
- 急性心筋梗塞。
- 腎不全，特に透析患者。

急性心膜炎の基礎疾患は以下のとおりである。

- うっ血性心不全。たとえば，リウマチ性心疾患，肺性心，心筋症[7]。
- 心筋梗塞後，心臓手術後[3]。
- 結合織疾患(強皮症，エリテマトーデス，関節リウマチ)[7]。
- 新生物：良性(心房粘液腫)，原発性悪性腫瘍(中皮腫)，二次性悪性腫瘍(肺癌，乳癌など)[7]。
- 慢性腎臓病(尿毒症，血液透析)，他の原因による低アルブミン血症。
- 感染症：急性(エンテロウイルス，アデノウイルス，インフルエンザウイルス，肺炎球菌，Q熱コクシエラ)，慢性(結核，真菌，寄生虫)[4]。
- 薬剤(プロカインアミド，ヒドララジン)，放射線療法後[7]。
- 重度の甲状腺機能低下症(粘液水腫を伴うもの)[7]。

診断

急性心膜炎は，4つの基準のうち少なくとも2つを満たす。特発的な胸痛，心膜摩擦音，特徴的心電図変化，心外膜液[6]。また，臨床的所見，胸部X線，心電図から心膜液が疑われ，

心エコー検査で確認され診断される。

▶ 臨床所見

急性心膜炎
- 胸膜痛的疼痛を後胸骨に感じる。前傾姿勢で改善する。
- 心膜摩擦音。経過中85%にみられる。

心膜液
　血行力学に影響を及ぼす量が貯留すると，症状や所見が生じる。急性では150～200 mLで生じる。慢性の場合，心膜の拡張が生じるため，症状を引き起こす時点で心膜液が2 Lに達することもある[7]。
- 血圧低下，頸静脈圧の亢進，小さい心音，が古典的な心臓タンポナーデの三徴であるが，この3つがそろうのは約30%にとどまる[7]。
- 一般的な症状として，食欲不振（90%），呼吸困難（78%），咳（47%），胸痛（27%）がある[7]。
- 一般的な身体検査所見には，奇脈（急性タンポナーデで77%，慢性心膜液貯留で30%），洞頻脈（50%），頸静脈怒張（45%），肝腫大，末梢浮腫（35%）などがある[7]。

▶ 検査所見

急性心膜炎
- 心電図では，初期にびまん性のST上昇とPRの低下がみられる（図49-1参照）。その後にはT波の逆転が生じる。
- 検査所見では，病因の特定に至ることはほとんどない[6]。
  - 血沈やCRPは上昇する。
  - 自己免疫の疑いがある場合は，抗核抗体（ANA）を測定する。
  - 感染の疑いがある場合は，結核，HIV検査を行い，血液培養を提出する
  - 心筋梗塞が疑われる場合はトロポニンを検査する。
- 心膜液が疑われれば，心エコー検査を行う。

心膜液
　心電図では90%で異常を認める。所見として，QRS低電位，非特異的ST-T変化（59～63%），電気的オールタナンス（0～10%）などがある[7]。

　病因が不明なとき，心膜液の検査を行う。細胞数およびその分画，LDH，グルコース，グラム染色，細菌培養，真菌培養，抗酸菌染色と培養，細胞診。結合組織疾患が疑われる場合は，リウマチ因子，ANA，補体レベルを測定する[7]。HIVリスクのある患者ではHIV測定を行う。

　明確な原因が特定できないときは，以下のセットを検査すればこれまで報告されているより高率に原因を特定できる（27.3% vs 3.9%，$p<0.001$）[8]。
- 好気性と嫌気性血液培養。
- インフルエンザ，アデノウイルス，エンテロウイルスの咽頭ぬぐい液培養。
- サイトメガロウイルス，インフルエンザ，Q熱コクシエラ，マイコプラズマ，トキソプラズマの血清検査。
- ANA，甲状腺刺激ホルモン（TSH）。

▶ 画像検査

急性心膜炎
- 心膜液貯留が少ないと，胸部X線はしばしば正常である。
- 心臓CTでは，心外膜液が検出されたり，心膜肥厚が確認されたりしうる[6]。
- 心臓MRIでは，心膜に遅延増強効果が認められ，非常に敏感な所見であるが，一般的には診断に必要ない[6]。

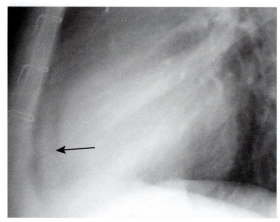

図49-4　中程度の心膜液が拡大した心膜腔（矢印）としてみられる
（Reproduced with permission from Heidi Chumley, MD.）

心膜液
- 胸部X線検査は，球状の心臓拡大（図49-2参照）（中等度または重度の心膜液で，感度78%，特異性34%）やpericardial fat stripe（心膜脂肪ストライプ〈訳注：臓側心膜の脂肪と心囊外脂肪との間に認められる心膜液による帯状の透過性低下領域〉）（感度22%，特異性92%）を認める（図49-4）[7]。
- 心エコー検査は心膜液の評価に最適な検査であり，心膜液定量化も可能である（回収された液量との相関は0.7）[9]。エコー輝度の高い心膜液に比し低エコーの心膜液では，収縮性心膜炎の発生や心膜液再発のリスクが少ないことも知られている[10]。
- CTでも心膜液の存在を証明することができるが，他の目的がなければそれだけのために行うことは少ない。また，エコー検査ほど正確にその量を定量することはできない（回収された液量との相関0.4）[9]。

▶ 鑑別診断

急性心膜炎
- 心筋梗塞も突然の胸痛を示すが，その性状は胸膜性，心膜性とは異なる。心電図所見はより限局的に現れる。トロポニンも，急性心膜炎でみられうる軽度の上昇よりも明確に上昇する。
- 胸膜炎は胸膜性の疼痛を示し，疼痛部位は胸膜摩擦音が聞こえる部位に限局する。
- 肋軟骨炎は再現性のある胸痛を示し，炎症所見は陰性である。

心膜液
- 心不全においても心膜液貯留に似る多くの症状，所見（呼吸困難，頸静脈怒張，肝腫大，浮腫）を示すが，肺の湿性ラ音を認める点が心膜液貯留と異なる。心膜液を伴わない心不全症例では，胸部X線側面像において心膜影の肥厚はみられない（図49-5）。
- 胸水を伴う例でも呼吸困難を呈するが，心膜液貯留例とは身体所見もX線所見も異なり鑑別可能である。
- 心膜液貯留を伴わない急性心膜炎でも，心膜液貯留でみられる胸痛や非特異的な心電図変化を示すことがある。しかし急性心膜炎では，しばしば炎症マーカーの上昇があり，胸部X線像は正常である。

50章 末梢動脈疾患 167

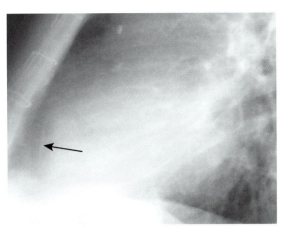

図 49-5　心膜液を有さない例の胸部 X 線側面像。正常な薄い心膜を示している（矢印）（正常＜2 mm）（Reproduced with permission from Heidi Chumley, MD.）

る。ブレオマイシンまたはテトラサイクリンなどの腐食性物質を心膜腔に注入し，4 時間留置する。
- 再発を軽減させるための他の選択肢として，カテーテルによるバルーン心膜切開術，放射線療法，および手術（すなわち，心膜開窓術）がある。

予後

予後はその病因に依存する。
　高リスク要素を有さない急性心膜炎の予後は良好である[11]。収縮性心膜炎は，ウイルス性または特発性心膜炎ではめったに生じないが，他の原因，特に細菌性の場合，心膜炎は複雑化することがある[12]。
　心膜液貯留以外の理由で心エコー検査を受けた高齢者を対象とした研究では，小量の心膜液が見つかった患者は，心膜液のない患者に比べ 1 年後の死亡率が高かった（26％ vs 11％）[13]。

フォローアップ

基礎疾患に基づいて行われる。急性心膜炎の患者では，心膜炎の経過と治療の副作用を頻繁にみていく必要がある。基礎疾病がコントロールされれば心膜液は消失することが多く，逆に基礎疾患がコントロールされなければ再発することが多い（転移性癌など）。

患者教育

- 心膜炎の原因は特定されないことも多いが，特別な治療が必要な基礎疾患がありうるので，原因検索を行う必要がある。
- 入院が必要な場合もあるが，多くの心膜炎の患者は抗炎症薬によって外来で治療可能である。
- 心外膜液の原因が特定されるのは 50％程度であるが，治療可能な原因を特定するための検査を実施する必要がある。
- 特発性にみえる心膜炎患者の 2 大原因は，感染症（インフルエンザ，Q 熱，結核など）と癌である。

【Heidi S. Chumley, MD】
（小島栄治 訳）

治療

急性心膜炎

- 二次性のときはそれを治療する。
- NSAIDs（アスピリン 800 mg を 6～8 時間ごとに 7 日間投与後，週に 800 mg 減量し 3 週間投与）。胃保護のため，ミソプロストールまたはオメプラゾールを加える。インドメタシンやケトロラクも有効である[6]。
- 禁忌がなければ（特に 1 週間の NSAIDs に反応しなかった例では），コルヒチンを 4～6 週間投与することを検討する[6]。
- コルチコステロイドは，自己免疫性の例では有効である。しかし，そうでないときは心膜炎の再発の独立した危険因子である。従って，その投与は NSAIDs とコルヒチンの併用が無効な症例にのみ考慮する[6]。
- リスクの高い症例においては入院を考慮する。たとえば，発熱，白血球増多，大量の心膜液，心タンポナーデ，外傷，免疫抑制状態，抗凝固薬使用，NSAIDs 無効，トロポニン高値などである[6]。

心膜液

- 二次性のときはそれを治療する。
- 原因が不明確で患者が血行力学的に安定している場合，特に炎症性マーカーが上昇している場合は，NSAIDs が有効かもしれない。
- 血行力学的に不安定な場合は心膜穿刺が必要である。心膜穿刺は心膜液が大量の例や，細菌感染や新生物による心膜液と考えられる例でも有効である。
- 心膜穿刺は，局所麻酔のもと専門医により行われる。患者を 45 度の半坐位とする。左肋骨弓と剣状突起との間から針を，15 度ほど頭方あるいは肩の方向に傾け，挿入する。エコーガイド下に行えば合併症は軽減される。心膜液はしばしば再貯留するため，心膜ドレナージカテを留置することもできる。ドレナージカテの留置は感染を防ぐため 72 時間以内とすべきであり，その間に，再貯留を抑制するための処置を施す。
- 硬化療法は，患者の 70％以上において，30 日以内の心膜液再貯留による症状の再発や再処置の必要性を減少させ

50　末梢動脈疾患

症例

　高血圧症，高脂血症，管理不良の糖尿病がある 51 歳の女性が，左第 2 趾の難治性創傷を訴え来院した（図 50-1）。4 カ月前に同部位に部分的な切断術を受けたという。ここ数カ月，足の痛みが生じるため 1 ブロック以上歩くことができなかった。彼女はタバコを 20 年間，1 日 2 箱吸っていたが，4 カ月前にやめた。左第 2 趾の付け根には軽度の悪臭と滲出液を伴う創傷を認め，周囲に軽度の圧痛を伴った。左足背動脈と左後脛骨動脈は触知できなかった。足の X 線検査で，第 2 趾基節骨に局所的な骨減少を認めた。左後脛骨動脈および足背動脈のドップラエコー検査は単相波形を呈した。足関節上腕血圧比（ABI）は，左足背動脈で 0.39，左第 1 趾では 0 だった。左下肢血管造影では，前脛骨動脈が起始部で 100％閉塞，

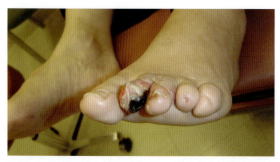

図 50-1 コントロール不良の糖尿病で重症 PAD 例における左第 2 趾の壊死性病変(Reproduced with permission from Gary Ferenchick, MD.)

腓骨動脈も近位部で完全閉塞を示し，後脛骨動脈も遠位部で完全閉塞を示した。前脛骨動脈には足首より末梢で側副血流が入っていた。左後脛骨動脈に血管形成術が施行された。その後，創傷部のデブリードマンが施行され，培養結果が広域スペクトル β-ラクタマーゼ陽性大腸菌であったことから，エルタペネムが投与され退院した。

概説

- 末梢動脈疾患(peripheral arterial disease：PAD)は，脳，内臓器官および四肢動脈の構造的，機能的異常によって引き起こされる疾患で，広範囲の非冠動脈疾患が含まれる[1]。
- 動脈の構造的，機能的異常は，これらの組織，器官を栄養する動脈の狭窄，閉塞，あるいは動脈瘤性拡張をもたらし，急性あるいは慢性虚血の病態を生じさせる。
- PAD は，静脈やリンパ循環も含む末梢血管疾患に対し，動脈の疾患であることを強調して用いられる。

別名

- 末梢動脈閉塞性疾患(血管反応性または動脈瘤性のものを除外した PAD)。
- アテローム硬化性血管疾患(アテローム硬化性の動脈疾患のみを含む PAD)。

疫学

- PAD の有病率は年齢とともに増加する。
- 40 歳以上では 4.3%，70 歳以上では 14.5% である[2]。
- 米国の約 500 万人の成人が PAD を有する[2]。
- アフリカ系アメリカ人の有病率は 2 倍高い[3]。

病因／病態生理

- PAD に至る病態生理的プロセスには，アテローム性動脈硬化症，形成異常症，血管炎，変性疾患，血栓塞栓症などがある[2]。
- アテローム性動脈硬化症が主要な原因。
  - 危険因子は，高脂血症，喫煙，糖尿病，高血圧症，家族歴，閉経後，高ホモシステイン血症および CRP 高値など，他のアテローム性動脈硬化症の危険因子と同様である[1]。
  - PAD のリスクは，喫煙年数と 1 日あたりのタバコの本数とともに高まる。
- マルファン症候群やエーラス-ダンロス症候群などの変性疾患では，血管の構造異常により，動脈瘤または動脈解離が引き起こされる。
- 線維筋性異形成などの異形成症では，腎動脈，頸動脈および腸骨動脈がおかされることが多く，進行性の内腔狭窄が生じる。
- 血管炎はあらゆるレベルの動脈に生じる。
  - 大血管(大動脈とその第 1，第 2 枝)：巨細胞動脈炎(高安病)，ベーチェット病，再発性多発性軟骨炎，関節炎に伴う血管炎。
  - 中血管(導管動脈，筋性動脈)：側頭動脈炎，結節性多発動脈炎。
  - 小血管(細動脈，微小血管)：関節リウマチ，全身性エリテマトーデス(SLE)，血清病，および他の結合組織，自己免疫疾患。
- 閉塞性血栓性血管炎(バージャー病)は動脈の閉塞性，血栓性疾患であり，喫煙している若者に多く，四肢遠位の小動脈および表在静脈がおかされる[1]。
- 原発性血栓形成性疾患は凝固系の異常によって起こる。たとえば，プロテイン C 欠乏，プロテイン S 欠乏，アンチトロンビンⅢ欠損，第Ⅴ因子ライデン異常症，抗リン脂質症候群，そして悪性腫瘍や炎症性腸疾患に伴う血栓形成性状態などである。
- 血栓塞栓性動脈塞栓症。
  - 大きな塞栓は通常心原性であり，左心耳，心房細動，心室壁在血栓などに由来する。
  - 微小塞栓は心臓(病的弁膜や血栓の付着した人工弁など)からも生じうるが，コレステロール含有プラークの破裂による動脈源性にも生じる。
- 血管けいれん性疾患：血管けいれんは，一次性にはレイノー症候群として，二次性には SLE，強皮症のような結合組織疾患に伴って生じる。
- その他の原因：外傷，エントラップメント，外的圧迫。

危険因子

- 糖尿病。
- 高血圧症。
- 高脂血症。
- アテローム硬化性心血管疾患の家族歴。
- CRP 高値[1]。

診断／スクリーニング

- PAD に対するスクリーニングに関しては，ガイドラインごとに記述に差異がみられる[3]。
- 米国予防医学専門委員会(USPSTF)では，無症状の症例に対する PAD スクリーニングは推奨していない。

▶ 臨床所見

病歴
以下を参考に問診する。
- 患者の大多数は無症状である。下肢 PAD で有症状の患者より，無症候性の例が 2～5 倍多い[1]。
- 非侵襲的検査で下肢 PAD が明らかになったもののうち，有症候性のものは 1/5 にすぎない[1]。

症状
- 間欠性跛行：跛行が存在すれば PAD の可能性が高い(尤度比⟨LR⟩ 3.30～4.80)。

- 跛行の欠如は中度から重度の PAD の可能性を減少させる（LR0.43～0.76）が，軽症を含めた PAD の可能性は低下しない[4]。
- 労作性の日常生活制限や歩行制限。
- 痛みが症状として存在すると，血管の閉塞部位が推定できる。
  - 腸骨動脈：殿部，大腿部，ふくらはぎに痛みが生じる。
  - 大腿動脈および膝窩動脈：ふくらはぎ。
  - 脛骨動脈：ふくらはぎまたは（足関節以下の）足。
- 脚や足の治療不良や治癒していない創傷。
- 勃起不全の病歴。
- 腹部大動脈瘤の家族歴（1 親等以内）。
- 最近の血管内カテーテル歴，易疲労や筋不快感，両側性の下肢症状，網状皮斑，クレアチニン高値。
- 重症下肢虚血（CLI）：血管狭窄と血流減少は非常に深刻で，四肢の痛みは安静時にもあり，症状が 2 週間以上持続する[5]。四肢の潰瘍，治癒不良や治癒しない創傷，壊疽などの症状が発症する恐れがある。
  - 虚血性の創傷があるか壊疽のある例で足首の血圧が 70 mmHg 未満，第 1 趾圧が 30 mmHg 未満，または安静時疼痛を有する例で足首の圧力が 50 mmHg 未満である場合，CLI が存在すると考える[6]。
  - CLI では 2 つ以上のレベルで，血管の狭窄や閉塞が存在することが一般的である。
- 急性下肢虚血（ALI）：急性発症の病態であり症状が 2 週間以内の発症である。
  - 急激に突然に四肢灌流の減少が生じ，組織の壊死につながる新たな虚血症状や所見，あるいはそれらの増悪が生じる[5]。
  - アテローム性プラークの破裂による血栓性閉塞，下肢バイパスグラフトの血栓閉塞，心臓や近位側の動脈瘤から生じた血栓塞栓症などに起因する。
    - 血栓塞栓症は血栓性閉塞より急激発症である。
    - アテローム性動脈硬化以外の原因：動脈外傷，血管けいれん（例：麦角中毒），動脈炎，凝固亢進，コンパートメント症候群，動脈解離，外部からの動脈圧迫など。

検査

- 頸部，腹部（側腹部を含む）の聴診。
  - 安静時の血管雑音（腸骨，大腿，膝窩）の存在は，PAD の可能性を増加させる（LR5.60）[6]。
  - 鼠径部の血管雑音の欠如は，PAD の否定にはほとんど役立たない（LR0.83）[4]。
- 両側の足背動脈と後側脛骨動脈が触知可能で，大腿部の血管雑音がなければ，PAD がないことに対する感度，特異性は 58.2%，98.3% であり，PAD の陰性予測値は 94.9% である[7]。
- 上腕，橈骨，尺骨，大腿，膝窩，足背および後脛骨動脈の脈拍を触診する。
  - 拍動の強度は以下のようにグレード化する[2]。
    - 0：触知せず。
    - 1：減弱。
    - 2：正常。
    - 3：増強。
  - 脈拍の減弱または欠損は PAD の可能性を高める（LR4.70）[6]。
- 足背動脈は健常者でも 8.1% で触知されないので，その脈拍減弱は，大腿動脈，後脛骨動脈に比べて PAD に対する特異度が低い[4]。
- 頸動脈雑音の有無はその狭窄の LR に影響を与えない[8]。
- 慢性虚血：下垂時の発赤，挙上時の早期の蒼白，毛細血管再充満の遷延，皮膚温低下，潰瘍，遠位部の脱毛，皮膚の萎縮，爪の肥大などがみられる。潰瘍は乾燥傾向を有し，有痛性で壊疽に至ることもある。
- ALI の特徴的症状は 6 P である。すなわち，pain（疼痛），pallor（蒼白），paresthesia（感覚障害），pulselessness（脈拍触知なし），paralysis（麻痺），poikilothermia（変温性）。
- アテローム塞栓症の末梢症状としては，網状皮斑があげられる。大きな塞栓物は，血管径が減少する血管分岐点に嵌頓するのが一般的である[2]。
- 毛細血管再充満時間：第 1 趾の足底面を 5 秒ほど強く圧迫してその解除後，正常な肌の色に回復する時間の延長[6]。その延長は，中等症から重症の血管病変の存在を示す。
- バージャーテスト。
  - 患者を仰臥位とし下肢を 45 度挙上，足先が蒼白となるかをチェックする。
  - 蒼白となったとき，脚をゆっくり下げ，足先に赤みが戻るまでの必要角度を循環充足角（angle of circulatory sufficiency）と呼ぶ。
  - 45 度で蒼白となるなら検査は陽性である。

▶ 検査所見

- 危険因子の同定：ヘモグロビン A1c（HbA1c），脂質，空腹時血糖，CRP，ホモシステイン。
- よりまれな疾患については臨床症状に応じて検査対象に含めるか検討する。抗核抗体（ANA），血管けいれん性疾患ではリウマチ因子，血管炎では抗好中球細胞質抗体（ANCA），凝固亢進状態に対する諸検査など。

▶ 画像検査

症状や所見から PAD が疑われるとき，以下の検査を行い，閉塞性病変の局所とその重症度を同定する。

足関節上腕血圧比（ABI）

- 下肢 PAD の診断確定のために行う。適応症例はたとえば以下のもの。
  - 労作時の脚症状，治りづらい創傷，65 歳以上，50 歳以上の有喫煙歴または糖尿病例[9]。SOR ⓑ
  - ABI は，患者を仰臥位とし，10 分間以上の安静の後，両側の上腕動脈，足背動脈，後脛骨動脈の収縮期血圧を測定するものである。
    - 下肢 PAD の診断確定のため行う。
    - 罹病期間の長い糖尿病患者，慢性腎不全，超高齢者などにおいては，ABI が誤って実際より高く測定されることがある。
    - 正常な足首収縮期血圧は，脈波の反射のため上腕動脈より 10～15 mmHg 高い。
    - ABI の 50% 以上の動脈狭窄の診断能は，感度 79%，特異度 96% である[1]。
  - ABI の解釈[10]。
    - 正常値 1.00～1.40。
    - 圧縮不能：1.40 以上。石灰化血管である。追加検査を要する（例：足趾上腕血圧比〈TBI〉）。追加検査で異常を認めれば，PAD と判断する。

- ・軽症～中等症：0.41～0.9。間欠性跛行を呈することが多い。
- ・重症 0.40 以下。多発性の血管病変を示す。
- トレッドミル運動負荷試験を行い，あわせて運動前後の ABI 測定を行う。
  - ・下肢跛行および治療に対する効果判定のために行う[1]。SOR B
  - ・跛行症状を有するが，安静時 ABI が正常である場合に行う。
  - ・動脈性跛行と非動脈性跛行を区別するのに役立つ。SOR B

ドップラを含むエコー検査
- PAD の狭窄の局在と程度を評価する[1]。SOR A
- 人工血管ではなく静脈グラフトを使用した大腿膝窩動脈バイパス，大腿脛骨足バイパス術後のバイパス開存を確認する。検査間隔は術後おおよそ 3，6，12 カ月後で，その後 1 年おきに行う[1]。SOR A
- 人工血管を用いた大腿膝窩バイパス後の経過観察[1]。SOR B
- 速度比＞4.0 は 75％狭窄の存在を示す。
- 腸骨動脈から膝窩動脈領域の 50％以上の狭窄に対する感度および特異度は，ともに 90～95％である。
- 正常な動脈ドップラ速度は三相性である。平坦な波形は，重度の狭窄を示す。
- 大動脈から腸骨動脈領域，および石灰化の強度の血管では，診断精度が低下する。

足趾上腕血圧比（TBI）
- 後脛骨動脈や足背動脈が石灰化により圧縮不良である場合は有用である[1]。SOR B
- 糖尿病のような，小血管が罹患している例で足趾の灌流を測定することができる。
- TBI＜0.7 は下肢 PAD と診断される[1]。足趾の創傷が治癒するためには少なくとも 30 mmHg を超える足趾灌流圧が必要である[11]。

経皮的酸素測定[1]
- プラチナ酸素電極（platinum oxygen electrode）は，胸壁，脚または足に装着して用いる。
- 足の通常の酸素張力は 60 mmHg であり，胸/足比は 0.9 である。足の酸素張力が 40 mmHg より高ければ，傷は治癒する可能性が高いが，糖尿病患者の場合はさらに高い値が必要なことが多い。

MRA
- 狭窄の部位と程度の評価に有用。また，血管内インターベンション適応例 SOR A，外科的手術適応例 SOR B の選別に有用。
- メタ解析によると，MRA による 50％以上の狭窄病変の診断能は，血管造影と比較して，感度，特異度とも 90～100％であった。
- MRA は狭窄を過大評価する傾向がある。また，MRI 禁忌例では施行できない。

CTA
- 血管のみならず軟部組織に関する情報も提供され有効であるが，造影剤使用のため腎不全例では禁忌である。小規模な研究によるとは，マルチ検出器 CTA の 50％以上の狭窄の診断能は，感度 89～100％，特異度 92～100％であった。
- MRI 禁忌例でも使用することができる。
- 三次元画像にすれば，偏在性の狭窄や不明瞭な病変の視覚化に役立つ。

血管造影
- PAD 評価のゴールドスタンダード。
- 血管造影は，該当動脈の支配領域全体の解剖学的評価を可能とし，その病変の広がりや，流入血流，流出血流を画像化でき，介入治療の有効性を決定する際にきわめて有用である[1]。SOR B
- デジタルサブトラクション血管造影（DSA）は従来の血管造影法と比較し，画像の質が向上され，その使用が推奨されている[1]。SOR A
- 侵襲的診断の前に，エコー検査，MRA，CTA などのうちどの非侵襲的画像検査を使用するかは施設によって異なるが，これら非侵襲的検査は，病変の同定とともに，侵襲的検査における手技やアプローチ部位の選択などに関する重要な情報を与える[1]。
- 血管造影後には，造影剤に対する過敏反応，腎機能障害，アテローム塞栓症，出血，感染，血管合併症など，検査に伴う偶発症の出現について観察を怠らないこと。

鑑別診断
- 脊柱管狭窄（偽性跛行）：痛みはしばしば両側の殿部，大腿に広がりデルマトームに一致する。筋力低下がより前面に出る。痛みは腰椎の屈曲によって軽減され，立位や伸展で悪化する。
- 股関節炎：大腿部，股関節部外側に痛みを伴う不快感が生じる。運動や荷重により痛みは悪化。関節変性疾患の既往を有する。
- 有痛性青股腫を伴う深部静脈血栓症（DVT）は，ALI に似る。
- 慢性コンパートメント症候群：ふくらはぎに激しい破裂するかのような痛みが生じる。激しい運動後に生じ，挙上で軽減する。
- 静脈性跛行：静脈うっ血や浮腫を伴う腸骨大腿静脈系の深部静脈血栓症の既往があり，歩行後に激しい痛みが生じ下肢挙上で軽減する。
- 神経根圧迫：鋭い刺すような痛みがしばしば安静時に存在し，下肢末梢に放散する。背部に何らかの症状の既往がある。
- 有症状性のベーカー嚢胞：膝窩に腫脹と圧痛を認め，安静時や運動時に疼痛が生じる。

治療

▶ 治療目標
以下を目標として治療を行う[5]。
- 跛行や虚血による疼痛を緩和する。
- 虚血性潰瘍を治癒させる。
- 四肢の喪失を防ぐ。
- 患者の機能と QOL を改善させる。
- 生存期間を延ばす。

▶ 危険因子の是正
禁煙[1] SOR B
- 禁煙は PAD の進行を抑制する（237 章「タバコ嗜癖」参照）。
- 観察研究によると，治療介入後にも喫煙を続けている例では，肢切断率が高く，血管形成術や再灌流治療後の開存率が低い[12]。

糖尿病，高血圧症，高脂血症などの危険因子の治療

- PAD を有するすべての糖尿病患者では，緊急に評価する必要がある[1]。SOR C
- LDL コレステロールの治療目標は 100 mg/dL 未満であり，高リスク患者では 70 mg/dL 未満である。治療にはスタチンが選択される[1]。SOR B
- スタチンは，コレステロール低下効果とは無関係に歩行距離および速度を改善させる[10]。
- 血圧は，140/90 mmHg 以下，糖尿病や慢性腎疾患を有する例では 130/80 mmHg 以下に抑えることが望ましい[1]。SOR A

運動療法

- 患者を監視下運動プログラムに紹介すべきである。運動療法は間欠性跛行患者がまず始めるべき治療である[1),13]。SOR A
- 監視下運動プログラムを行うことが困難な場合は，非監視下運動療法が推奨される[14]。SOR C
- トレッドミルやトラックウォーキングによる運動は，最低 3 カ月以上，週に 3 回 30 分以上持続して行い，亜最大の下肢痛が生じるまで行えば，跛行の痛みが軽減し，歩行距離を増やすことができる[5]。SOR A
  - ある研究では，6 カ月間の運動療法により，下肢痛が生じるまでのトレッドミル歩行距離が 115％，最大歩行距離が 65％改善したという[13]。
  - 糖尿病患者では，毎日の観察と清潔保持，適切な履物の使用などのフットケアと，足病変チームへの紹介が推奨され，また，他の患者を含めて局所的な保湿クリームの使用が推奨される[1]。SOR B

▶ 薬物療法

- 抗血小板薬。SOR A
  - アスピリン 75～325 mg/日はアテローム動脈硬化性下肢 PAD 患者の，心筋梗塞，脳卒中，血管死のリスクを低下させる[9]。
  - クロピドグレル（75 mg/日）はアスピリンに代わる抗血小板療法であり，同様の効果がある[9]。SOR B
- 出血リスクが高くなく，高リスクの下肢 PAD 患者に対するアスピリンとクロピドグレルの併用療法には，一定の効果がある（CHARISMA トライアル）[9]。SOR B
- ワルファリンを抗血小板薬に追加することには心血管イベントを減少させるとのエビデンスがなく，かつ出血のリスクが増加する可能性が高いため，おそらく有害である（WAVE トライアル）[9]。SOR B
- シロスタゾール。
  - ホスホジエステラーゼ 3 の阻害薬であり，環状 AMP を増加させ，血管拡張および血小板阻害作用を発揮する。間欠性跛行に対する作用の正確なメカニズムは明らかではない[1),15]。
  - 100 mg 1 日 2 回を 12～24 週間投与後に，歩行距離が 50％，無痛歩行距離が 67％増加したと報告されている[6),15]。
  - 間欠性跛行を有する下肢 PAD 患者で，運動療法が有効でない例に使用される。生活制限が生じている跛行症例には使用すべきである[1]。SOR A
  - 心不全例には禁忌である。主な副作用は，頭痛，下痢，めまい，動悸など。
- ペントキシフィリンはシロスタゾールが禁忌または用いることができない場合の第二選択薬で，400 mg を 1 日 3 回服用する。
  - 血液および血漿の粘度を低下させ，赤血球および白血球の変形能を増加させる。また好中球の接着，活性化を阻害し，血漿フィブリノーゲン濃度を低下させる[1]。
  - 臨床上のメリットは疑わしい[5]。SOR C
- ナフチドロフリル：ヨーロッパのみで利用可能。
  - 5 ヒドロキシテルミン 2 アンタゴニストで，赤血球や血小板の凝集を抑制する。
  - 無痛歩行距離と QOL の向上をさせることが示されている。

▶ 感染症の治療

- 感染症には早期治療が望まれ，積極的に治療すべきである。
- 糖尿病患者では，グラム陽性球菌，グラム陰性桿菌，嫌気性菌など複数の菌の重複感染が生じる傾向にある[5]。
- 広域抗生剤は創傷培養結果に基づき，より狭いスペクトラムの抗生剤に変更すべきである。深部の感染は，壊死組織のデブリードマンと骨髄炎の評価が必要である。

▶ 再灌流療法

- 適応。
  - 跛行のため著しく生活習慣が制限されている患者[14]。SOR C
  - 運動や薬物療法が無効で，治療によるリスクに対し，効果が見込まれる例[14]。SOR C
  - CLI（図 50-2A，B）。
- CLI 例では，血行再建を行わないと 40％が 6 カ月以内の切断術を受けることになる。よって，迅速な血管専門医への紹介が重要である。
- 治療前に心血管リスクの評価が必要[1]。
- 喫煙者は非喫煙者に比べて，死亡，心筋梗塞，下肢切断のリスクが高く，下肢血管形成術や外科的再灌流術後の開存率が低い[9]。
- 下肢切断の可能性が高い例では，再灌流療法が技術的に可能であるなら行うべきである[14]。SOR A
- 452 人を対象とし，バイパス術をはじめに行う群とバルーン血管形成術をはじめに行う群とを比較した多施設研究である BASIL 試験では，2.5 年以上の観察期間で，下肢非切断生存率，全死亡率とも両群に有意差はみられなかった[9]。
- 血管内治療は有害事象，死亡率とも低値で（合併症 0.5～4.0％，技術的成功率 90％）[14]，短期間での臨床成績は容認できるものである。しかし，無作為に 2 年間生存した患者でみると，開存率は外科手術例の方が高い（図 50-3A，B）[9]。
- inflow disease（腸骨動脈領域の病変）と outflow disease（大腿，膝窩動脈および膝下の病変）の両方を有する患者では，inflow disease を最初に治療するべきである[9]。SOR C
- 動脈の分岐部狭窄の例では，血管再建術の有効性が低下する可能性がある。また，腎動脈バイパス術を受けている患者においても，high volume センターでのバイパス術の方がすすめられる[9]。
- 救肢のための血行再建は，余命が 2 年以上見込めるなら自己静脈を用いたバイパス術が，そうでない患者においてはバルーン血管形成術が推奨される[1]。SOR B

▶ 急性下肢虚血の管理

- 血栓進展による虚血増悪を防ぐために，すべての患者に対

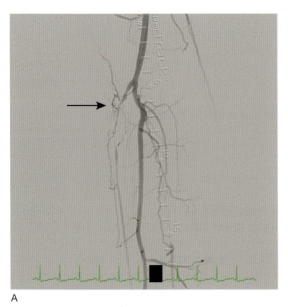
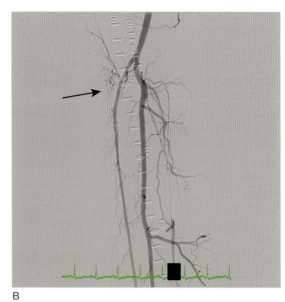

図50-2　後脛骨動脈造影。治療前（A）とステント治療後（B）。血管形成術後は末梢血流が改善している（Reproduced with permission from Madhab Lamichhane, MD and Millind Karve, MD.）

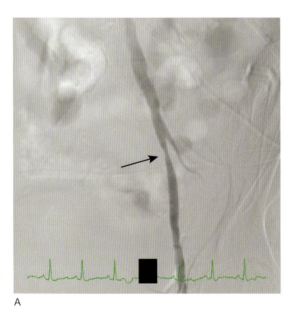
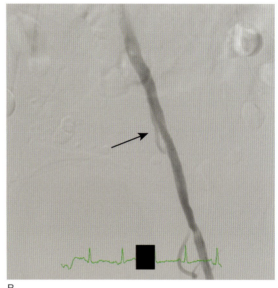

図50-3　浅大腿動脈の治療前（A）とステント留置後（B）（Reproduced with permission from Madhab Lamichhane, MD and Millind Karve, MD.）

し抗凝固療法の静脈内投与を開始する[14]。SOR C
- すぐに血管専門医に相談する。
- 不可逆性で救肢不能な徴候，すなわち，重度の感覚喪失や麻痺，硬直を認める場合，切断が必要となる[14]。
- 救肢の可能性があるときは，緊急で画像診断（ドップラを含むエコー検査または血管造影）（図50-4）と併存疾患の評価を行う。
- 血行再建の手段は，閉塞の原因（血栓か塞栓か），部位，虚血の持続時間，併存疾患，導管（動脈かグラフトか），治療に伴うリスクとメリットにより決定する[14]。
- 再灌流傷害（コンパートメント症候群）：ALI血行再建術後の5.3％に生じる[5]。

- 身体所見で説明できないほどの痛み。感覚異常と浮腫。
- コンパートメント圧力が20 mmHg以上。
- 治療は4コンパートメントの筋膜切開術である[5]。
  SOR C　20％の患者に横紋筋融解症がみられるが，それに対しては輸液と尿のアルカリ化で対応する。
- 切断：不可逆的で救肢不能のとき。
- フォローアップケア：すべての患者に，術後にすぐヘパリン化する。その後，ワルファリンを用い，3～6カ月あるいはそれ以上継続する[5]。
- 虚血再発のリスクは高い。よって長期的治療が必要である。

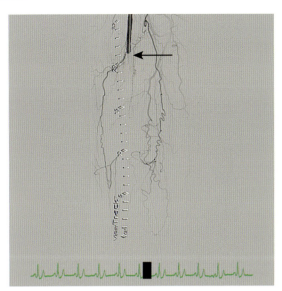

図50-4 浅大腿動脈の急性閉塞。この後，血栓溶解療法が行われた（Reproduced with permission from Madhab Lamichhane, MD and Millind Karve, MD.）

予後

- 下肢PAD患者において，冠動脈疾患および脳血管疾患を有する率は一般の2〜4倍である。
- 冠動脈疾患はPAD患者の死因のトップ（40〜60%）であり，脳動脈疾患も10〜20%を占める[5]。
- CLIを除いたPAD患者は，年に2〜3%，非致死的心筋梗塞を発症する。
- 慢性的なCLIの患者では，はじめの1年の死亡率は20%に及ぶ[10]。
- 25%は切断を必要とする[5]。
- 急性下肢虚血では，短期死亡率は15〜20%に及び，大切断は25%に達する[5]。
- 血行再建術を受け，受容可能な血管開存と救肢が得られた患者でも，3カ月以内の再血行再建術や，6カ月以内の再入院は半数に生じる[14]。

フォローアップ

- 機能障害のないPAD患者では，年1回のフォローアップ検査を行う[1]。
- 4〜6カ月の運動療法およびシロスタゾール投与後は，6カ月ごとにフォローアップする[12]。
- 腸骨動脈領域のPAD患者では，症状が生じたとき，および6〜12カ月ごとに定期的に，ABIとドップラを含むエコー検査を行う[12]。
- 大腿動脈領域以下の病変で血管形成術，ステント留置術，バイパス手術を受けた患者においては，はじめの24カ月は6カ月ごとに，それ以後は1年ごとに，ABIとドップラを含むエコー検査を行う[12]。

患者教育

- 喫煙をし，ダイエットをするなど危険因子の改善に努める。
- 監視下運動療法を行う。監視下が無理なら，運動と歩行距離の増加の経過のわかる日誌の記録を指導する。
- 安静時に疼痛がある場合は，早期に以下をチェックするよう指導する。傷，冷感，青みがかった色調，感染。

【Madhab Lamichhane, MD】

（小島栄治 訳）

51 静脈不全

症例

脚が重く疲れやすいと訴え来院した45歳の女性（図51-1）。朝，症状は軽いが，日が進むにつれ，そして長時間立っているほど症状は増すという。何時間も立っていると，両方の脚に浮腫が出る。症状はふくらはぎ内側で特にひどく，著明な蛇行した静脈を伴った。この静脈に気づいたのはおよそ20年前，彼女が妊娠していたときであった。当初，不快感は感じなかったが徐々に大きくなり，ここ10年間，痛みを伴うようになり増強してきたという。彼女の母にも同様な足の静脈症状があったことを覚えているという。

概説

静脈不全（venous insufficiency），すなわち静脈系の弁不全は，以下のような様々な症状を引き起こす。長く立っていたあとの脚の重い感覚，むくみ，あるいは，疲労感，痛み，脚の静脈瘤からの出血，皮膚の変化，潰瘍などである。罹患率は先進国で高く，米国では人口の15〜30%に及ぶ。

別名

静脈不全は静脈瘤，静脈うっ滞ともいわれる。

疫学

- 静脈不全の定義や地域によって異なるが，有病率は一般的には人口の27%に及ぶ[1]。
- 有病率の推定値は，男性では10.4〜23%，女性では29.5〜39%。
- 女性の方が多い[2,3]。
- 2/3以上は症状を伴っている。
- 静脈瘤がみられるのは静脈不全患者の半数ほどである[4]。

病因／病態生理

- 多くの例では弁機能不全が静脈不全の原因である。
- 弁機能障害は，一次性または二次性（外傷，深部静脈血栓症〈DVT〉，メイ-ターナー症候群）に生じる。
- 深部静脈（大腿静脈）にも表在静脈（伏在静脈）にも生じる。
- 表在静脈異常が，単独であるいは深部静脈異常と併存して，症例の88%に関与する。
- 静脈機能不全により静脈の区分化が喪失し，その拡張と内圧の亢進が生じる（図51-1，図51-2）。
- 静脈内圧亢進は，微小血管系に伝達され，基底膜の肥厚，毛細血管の伸長をきたし皮膚変化をもたらす（図51-3，図51-4）。

危険因子

- 家族歴。

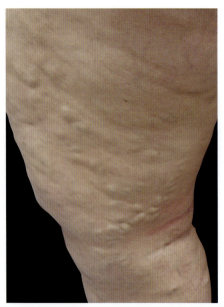

図 51-1　大腿部に静脈瘤を認める。他に合併症は生じていない（Reproduced with permission from Maureen K. Sheehan, MD.）

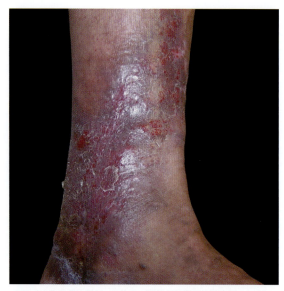

図 51-3　ヘモジデリン沈着，脂肪性皮膚硬化を認める（Reproduced with permission from Maureen K. Sheehan, MD.）

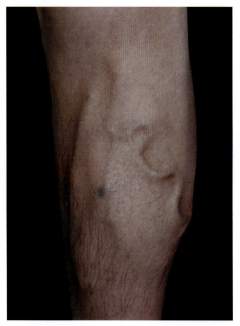

図 51-2　下腿後面の静脈瘤。ヘモジデリン沈着，脂肪性皮膚硬化や潰瘍などは生じていない（Reproduced with permission from Maureen K. Sheehan, MD.）

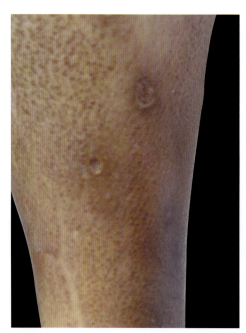

図 51-4　治癒した潰瘍。ヘモジデリン沈着を認める（Reproduced with permission from Maureen K. Sheehan, MD.）

- 深部静脈血栓。
- 女性。
- エストロゲン増加（ホルモン補充，妊娠，経口避妊薬）。
- 加齢。
- 肥満。
- 長時間立位。

診断

▶ 臨床所見

症状

下肢の重い感じ，易疲労感，浮腫。朝には症状がないが，長時間の立位または歩行で悪化し，脚を上げておくと改善する。

▶ 典型的分布

静脈瘤は，静脈の異常がどこに生じるかによって下肢のあらゆる部分に生じうるが，潰瘍は内果周辺に生じることが多い（図 51-5）。

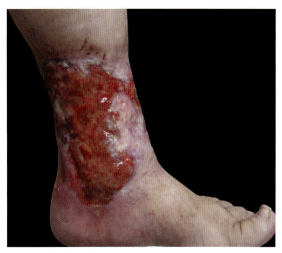

図 51-5 静脈うっ滞により生じた潰瘍。このように内果周辺に生じるのが典型的（Reproduced with permission from Maureen K. Sheehan, MD.）

● 検査所見

弁閉鎖機能の評価のため，ドップラを含むエコー検査を施行する。正常の静脈弁は閉鎖するのに0.5～1秒程度しかかからない。

鑑別診断

- 動脈性潰瘍：つま先や脛，または圧力点（かかと，足の両サイド）に生じやすい。
- 糖尿病性潰瘍：歩行時に圧のかかるところ（主に第1中足骨頭）に発生しやすい。
- 悪性腫瘍：（基底細胞癌または扁平上皮細胞癌）。
- 慢性感染症（骨髄炎，ハンセン病）。
- 血管炎：境界が不規則で，黒色壊死，紅斑を呈し，隣接領域が青または紫色に変色。

治療

- 段階的弾性ストッキング：深部静脈（大腿静脈）にも表在静脈（伏在静脈）にも適応。SOR C
    - 15～20 mmHg：逆流が軽度で軽微な症状の例に。
    - 20～30 mmHg：中等度から重度の逆流で有症状，中度の浮腫例，術後例。
    - 30～40 mmHg：重度の逆流で有症状，重度の浮腫。
- 開放性潰瘍に対する圧迫[5]。SOR B
- 弾性ストッキングは病態に対する治療ではなく対症療法。着用時のみ有効である。
- 表在静脈が関与する場合，血管内アブレーション，ストリッピング，結紮などの外科療法の選択肢もある。
- 深部静脈のみが関与する場合は，弾性ストッキングが主な治療となる。SOR C
- 表在系および深部系ともに病態に関与する場合[6]，表在系を治療すると1/3の症例において，深部系の逆流も改善する。
- 患者を，ストリッピング術または結紮術を施行する群と弾性ストッキング群とにランダムに振り分けた研究では，手術群の方がQOLの改善が良好であった[7]。SOR A
- 静脈内治療は，高周波またはレーザーにより静脈を焼灼するものである。治療は超音波ガイド下に血管を穿刺して行うため，皮膚の切開を伴わない。
- ストリッピング術または結紮術に比較して静脈内治療は，術後の疼痛および鎮痛薬使用が有意に少ない[8]。SOR A
- いずれの手術においても，静脈の枝に存在する静脈瘤に対する追加的な静脈切除術または硬化療法が必要である。

予防

静脈不全を発症するリスクを有する人（家族歴，長時間立位の仕事など）には，弾性ストッキングが発症予防に有効である。

予後

静脈不全の患者の大半は，大きな続発症もなく生存できる。表在静脈のみが関与する患者は，表在静脈，深部静脈の両者，または深部静脈のみが関与する患者よりも，治療による改善が良好であるが，ほとんどの患者は弾性ストッキングまたは手術により症状の改善が得られる。

フォローアップ

- 行う治療や重症度によって異なる。
- 潰瘍保護のための包帯は少なくとも毎週交換する必要がある。
- 弾性ストッキングは6カ月ごとに交換する。
- 外科的手術後のフォローアップは術式による。ストリッピング術や結紮術後は創傷処理が必要。静脈内アブレーション後はエコー検査でフォローアップする。

患者教育

静脈不全は美容上の問題にとどまらず，皮膚病変（図51-3，図51-4参照）や潰瘍（図51-5参照）をきたす病態である。弾性ストッキング着用を継続することが必要である。弾性ストッキングは病態を治療するものではなく対症療法なので，手術療法を行ったあとでも新たな静脈瘤が生じる可能性があるためである。

【Maureen K. Sheehan, MD】
（小島栄治　訳）

第8部

血液

SOR	定義
A	一貫して質が高く，かつ患者由来のエビデンスに基づいた推奨*
B	矛盾があるか，質に一部問題がある患者由来のエビデンスに基づいた推奨*
C	今までのコンセンサス，日常行う診療行為，意見，疾患由来のエビデンス，または，診断・治療・スクリーニングのための症例報告に基づいた推奨*

・SOR：推奨度(strength of recommendation)
・患者由来のエビデンス：死亡率，罹患率，患者の症状の改善などを意味する
・疾患由来のエビデンス：血圧変化，血液生化学所見などを意味する
*：さらなる詳細な情報を確認する場合は巻末の「付録A」参照

52 鉄欠乏性貧血

症例

逆流性食道炎の既往がある62歳の女性。ここ数カ月で増悪する疲労感と労作時呼吸困難を訴えた。診察上、呼吸音、心音は正常だが、眼瞼結膜の貧血を認め（図52-1）、直腸診で便潜血が陽性となった。血液検査では、小球性低色素性貧血とフェリチンの低値を認め、潜在性の出血による鉄欠乏性貧血（iron deficiency anemia）と診断し、出血源把握のため精査となった。

疫学

- 鉄欠乏性貧血の原因は、栄養不足が最多である。

米国で有病率が高い集団[1],[2]

- 女性（特に妊娠中）。
- メキシコ系アメリカ人。
- アフリカ系アメリカ人。
- 低所得者層。

病因／病態生理

- 鉄の吸収量と貯蔵量の不足。

原因[1]

吸収量低下

- 栄養不足。
- 制酸薬。
- 上部消化管（胃、十二指腸、空腸）疾患、胃バイパス手術、吸収不良症候群。

消費量増加

- 月経。
- 妊娠。
- 出血（潜在性、肉眼的）。

鉄代謝[3]

- 鉄は上部消化管の腸上皮から吸収され、トランスフェリンと結合する。
- 血液中のトランスフェリンは、赤血球および肝細胞に取り込まれる。
- 鉄はフェリチンのかたちで貯蔵される。
- 貯蔵鉄は、骨髄内に蓄えられる。

鉄不足の病態

- 鉄不足の状態では、まず、トランスフェリンと結合している鉄が利用される。
- 次に、肝臓および骨髄中の貯蔵鉄が利用される。
- 貯蔵鉄が尽きると、赤血球は小さくなり（小球性）、ヘモグロビン量は減る（低色素性）。

危険因子

- 妊娠。
- 出産可能年齢の女性の月経過多や、年1回以上の献血。
- 頻回の献血。
- 肥満症に対する手術、胃切除、小腸切除の既往。
- セリアック病、炎症性腸疾患。

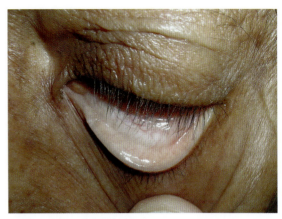

図52-1　重度の眼瞼結膜貧血の62歳女性。上部消化管出血による鉄欠乏性貧血と診断（Reproduced with permission from Richard P. Usatine, MD.）

診断／スクリーニング

- 米国予防医学専門委員会（USPSTF）は、妊娠可能年齢の女性に対する鉄欠乏性貧血の定期的スクリーニングは、有用なエビデンスがあると述べている。一方、貧血ではない妊婦に対する定期的な鉄の補充には、十分なエビデンスが存在しない。
  - 低所得者層の未成年の妊婦における鉄欠乏性貧血の有病率は、妊娠初期1.8%、中期8.2%、後期27.4%である[4]。

▶ 臨床所見[1],[5]

多様な症状がみられるが、疲労感と蒼白が多い。

病歴

- 疲労感。
- 運動量低下。
- 呼吸困難。
- 蒼白。
- 脱毛。
- 異食症（土や泥、チョークなどを食べる）。
- 血液量低下（吐血、血便、月経過多、血尿など）。

身体所見

- 皮膚、結膜の蒼白（図52-1 参照）。
- 収縮期雑音。
- 出血源の確認。
- 便潜血陽性。
- さじ状（スプーン状）爪（図52-2）。

▶ 検査所見、画像検査

- ヘモグロビン値：男性13 g/dL未満、女性12 g/dL未満。
  - 赤血球スメア：小球性低色素性（図52-3、図52-4）。
  - 鉄が完全に欠乏していない場合は、正常値をとる場合もある。
- MCV、MCH：鉄欠乏によって低下する。

フェリチン[1],[2],[5]～[8]

- 鉄不足の判別に最も正確な検査である。
- 15～30 ng/mL未満：鉄欠乏の可能性が高い。
- 100 ng/mL以上：鉄欠乏の可能性は低い。
- カットオフ値についてはコンセンサスが存在しない。
- 炎症がある場合は正常〜高値となる。

52章　鉄欠乏性貧血　179

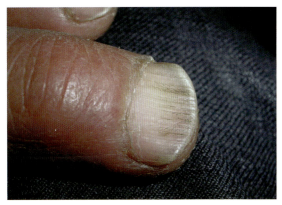

図52-2　さじ状(スプーン状)爪。重症鉄欠乏性貧血によって，爪は脆く，縦に縞が入る(Reproduced with permission from Richard P. Usatine, MD.)

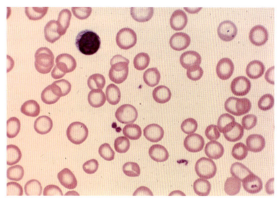

図52-4　鉄欠乏性貧血の末梢血スメア。ほぼすべての赤血球が低色素性で，縁のヘモグロビンのみ染まる。大きさもリンパ球より小さく，ばらつきがある(Reproduced with permission from Lichtman MA, Shafer MS, Felgar RE, Wang N. Lichtman's Atlas of Hematology. New York, NY：McGraw-Hill.)

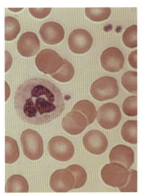 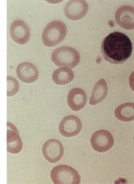

図52-3　末梢血スメア。左：正常，右：鉄欠乏性貧血。正常な赤血球はリンパ球と同じ大きさであるが，鉄欠乏性貧血では赤血球の中心が白く，大きさもリンパ球より小さくなる(Reproduced with permission from Longo DL, Fauci AS, Kasper DL, Hauser SL, Jameson JL, Loscalzo J. Harrison's Principles of Internal Medicine. 18th ed. New York, NY：McGraw-Hill.)

可溶性トランスフェリン受容体[3),6)～8)]

- 可溶性トランスフェリン受容体(sTfR)の上昇は，鉄需要の増大を示唆する。
- sTfR は，鉄欠乏性貧血と炎症性貧血の鑑別に有用である。
- 炎症によりフェリチンが高値を示す場合に有用である。
- sTfR が陰性の場合のコンセンサスはない。赤血球形成が亢進している場合，偽陽性となる。
- sTfR/Log フェリチン比が1未満は，炎症性貧血の存在を示唆する。

血清鉄，総鉄結合能，トランスフェリン飽和度[2)]

- 血清鉄(SI)とは，血清中でトランスフェリンと結合している鉄である。
- 総鉄結合能(TIBC)は，鉄と結合していない遊離トランスフェリンの量を反映する。
- トランスフェリン飽和度(TSAT) = SI/TIBC×100。
- 鉄欠乏性貧血：血清鉄低値，TIBC 高値，TSAT 低値。

赤血球遊離プロトポルフィリン[8)]

- ヘム合成において鉄が不足している場合，亜鉛を代わりに利用する。
- 鉄欠乏性貧血と炎症性貧血の鑑別には有用でない。

骨髄生検

- 診断のゴールドスタンダードである。
- 骨髄中に含まれる鉄を染色する。
- 侵襲的で高価な検査である。

一般的な診断の流れ[2),6),7)]

- フェリチン値を調べる：15～30 ng/mL 未満ならば鉄欠乏の可能性が高い。100 ng/mL 以上ならば鉄欠乏の可能性は低い。
- フェリチン値が30～100 ng/mL ならば，SI, TIBC, TSAT, sTfR, sTfR/Log フェリチン比を調べる。
- それでもはっきりせず，さらなる精査が必要な場合には，骨髄生検を施行する。

鑑別診断

サラセミア[9)]

- ヘモグロビン α 鎖と β 鎖が小球性低色素性である。
- 鉄欠乏がなければ，赤血球数は代償的に増加する。
- 家族歴がある。
- フェリチンは正常～高値を示す。
- β サラセミアとの鑑別にはヘモグロビン電気泳動が有用である。

炎症性貧血[3),6),9)]

- 鉄欠乏性貧血と同様に正球性もしくは小球性である。
- フェリチンは正常～高値を示す。
- 血清鉄，TIBC は低下する。TSAT は正常である。
- sTfR/Log フェリチン比は1未満である。

鉄芽球性貧血

- 先天性または後天性に発生する骨髄中の鉄芽球数の異常である。
- 小球性低色素性である。
- 後天性の原因としてはアルコール，イソニアジド，クロラムフェニコールがある。
- 骨髄生検で診断する。

鉛中毒[10)]

- 仕事での鉛への曝露による。
- 小球性低色素性で好塩基性斑点がみられる。
- 血液中の鉛濃度で診断する。

治療

- 鉄の補充：貯蔵鉄の補充を目的とする[1),3),6),8),10),11)]。
  [経口鉄剤]
  - 硫酸第一鉄（$FeSO_4$），グルコン酸第一鉄，フマル酸第一鉄，ビスグリシン酸鉄。
    - 費用面および利用効率面から，硫酸第一鉄，グルコン酸第一鉄が好まれる。
    - 鉄欠乏性貧血と診断した後，325 mg を 3 回/日で使う。
  - 胃酸環境下で吸収効率が上がる。
    - アスコルビン酸（ビタミン C）と同時投与する。
    - 胃酸を中和させる食事や治療を避ける。
  - 頻度の高い上部消化管の副作用：嘔気，胃痛，便秘。
  - 非経口鉄剤による治療よりも安全で，簡便で，費用が安い。

  [非経口鉄剤]
  - 鉄スクロース，グルコン酸第二鉄ナトリウム，デキストラン鉄，カルボキシマルトース鉄。
  - 適応。
    - コントロールがつかない出血や血液透析に伴う鉄必要量の増大。
    - 上部消化管病理検査によって証明された鉄の吸収不良。
    - 経口鉄剤治療に対する抵抗性があるとき。
  - デキストラン鉄による副作用として，アナフィラキシーが高頻度に生じる。
    - デキストラン鉄の試験投与が必要である。
- 重症疾患や感染症に対する鉄の補充は，推奨されない[3),9)]。
- 急性かつ症状を伴う貧血に対しては，赤血球輸血が必要となる。SOR **C**
- 栄養状態の評価および身体診察[1)]。SOR **C**
  - 出血や吸収不良に対して，胃腸の検索を行う。SOR **C**
  - 50 歳以上の男性および閉経後の女性に対しては，上部・下部消化管検査が推奨される。
- 遺伝子組換えヒトエリスロポエチンの同時投与については，議論の余地がある[8),12)]。
  - 内因性エリスロポエチンが低値または無効のときに推奨される[12)]。
  - 静脈内の鉄とともに働く。
  - 重症疾患においては，有病率および死亡率の改善は望めない[8)]。

予防／スクリーニング

- 一般集団に対してスクリーニングをするべきではない。
- 危険因子を持つ集団に対してスクリーニングをする。
- 鉄欠乏の予防のため，妊娠中の女性および年 1 回以上献血をする出産可能年齢の女性に対しては鉄の補充をする。

予後／フォローアップ

- 経口鉄剤によって，2 週間でヘモグロビン値は 1～2 g/dL の改善が見込まれる。貯蔵鉄の補充には 3～4 カ月かかる[1),12)]。SOR **C**
- 治療開始 3 カ月後に鉄の値を再検する[11)]。SOR **C**
- 難治性の鉄欠乏性貧血や原因不明例は血液内科への紹介を検討する[12)]。SOR **C**

患者教育

- 鉄欠乏の治療には鉄の補充が必須である。
- 鉄の補充では重大な副作用が起きる可能性がある。
- 鉄欠乏の原因検索が必要である。

【Churlson Han, MD】
（高見澤重賢 訳）

53 ビタミン B_{12} 欠乏症

症例

疲労感，左下肢を針で刺されるような痛み，3，4 カ月で次第に増悪する記憶障害を主訴に来院した 71 歳の女性。既往歴に甲状腺機能低下症があり，甲状腺ホルモンの補充を受けている。夫と暮らし，日常生活は自立している。身体所見上，萎縮性舌炎（図 53-1），膝下の前外側部の感覚異常，足首の振動覚低下を認めた。MMSE（Mini-Mental-State examination）は 26/30 点で，注意力，計算力，記憶力が低下していた。血液検査では，Hb 11.0 g/dL，MCV 122 fL の大球性貧血を認めた。ビタミン B_{12} は 184 ng/L と低値を示した。抗内因子抗体は陰性であったが，末梢血スメアで，過分葉好中球および卵形赤血球を認めた（図 53-2）。ビタミン B_{12} の筋注が開始され，6 週間後には，下肢の感覚異常および認知機能に改善を認めた。

概説

ビタミン B_{12}（シアノコバラミン）欠乏症は，無症候性のこともあり，摂取量の低下もしくは消化管における消化・吸収障害によって，血中ビタミン B_{12} 貯蔵量が減少することで発症する。古典的には悪性貧血も含まれる。臨床的には，特徴的な血液症状，消化管症状，神経症状が出現する。

Thomas Addison と Anton Biermer は，19 世紀後半に悪性貧血を報告し，内因子（IF）の発見につながった。その後，1946 年にビタミン B_{12} が発見された。

ビタミン B_{12} の欠乏は様々な原因で生じ，悪性貧血もそのうちの 1 つである。ビタミン B_{12} 欠乏症は先進国の高齢者において一般的であったが，近年は途上国でより流行している。

別名

ビタミン B_{12} 欠乏はコバラミン欠乏とも呼ばれる。

疫学

- ビタミン B_{12} 欠乏症の有病率には年齢，社会経済状態，食事内容が影響する。
  - 米国全国健康・栄養調査（NHANES）によると，1999～2002 年までの間，ビタミン B_{12} が 148 pmol/L 未満と低値を示したのは，20～39 歳において 3% 以下，40～59 歳において約 4%，70 歳以上で約 6% にのぼった。全体の 1% 以下の人が 74 pmol/L 未満と，重度のビタミン B_{12} 欠乏であった。軽度低下（148～221 pmol/L）は，20～59 歳の 14～16%，60 歳以上の 20% 以上にみられた[1)]。
- ビタミン B_{12} 欠乏症の有病率は途上国においてかなり高

53章 ビタミンB_{12}欠乏症

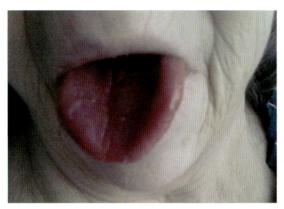

図53-1 ビタミンB_{12}欠乏症による萎縮性（ハンター）舌炎の71歳女性。主訴は疲労感、ビタミンB_{12}欠乏症による大球性貧血と診断された。舌は赤く肥大し、萎縮性変化により舌表面が平滑になる（Copyright Gary Ferenchick, MD.）

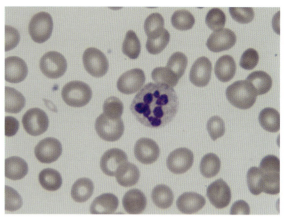

図53-2 過分葉好中球。ビタミンB_{12}欠乏症の71歳女性。正常な好中球は3〜5分葉であるが、好中球は7分葉で、ビタミンB_{12}欠乏の存在を示唆する所見である（Reproduced with permission from Gary Ferenchick, MD.）

い。下位中流階級のアジア系インド人男性において、150 pmol/L以下の人は68％にものぼり、菜食主義者は独立した危険因子である[2]。同様に、ケニア人学童の40％が148 pmol/L以下である[3]。

病因／病態生理

ビタミンB_{12}の代謝経路

- ビタミンB_{12}の吸収は複雑なプロセスで行われ、このメカニズムに何らかの変化が生じると、ビタミンB_{12}欠乏が起こる。
- ビタミンB_{12}の栄養源は、動物由来の食事（例：乳製品、魚、肉）のみである。
- 胃：食品中のビタミンB_{12}は蛋白質と結合している。胃酸によって加水分解された後、トランスコバラミンⅠ（TCⅠ、Rバインダー）と結合する。
- 小腸：ビタミンB_{12}-TCⅠ複合体は、膵酵素によって分離し、胃壁から分泌される内因子と結合してビタミンB_{12}-内因子複合体となる。
- 回腸：ビタミンB_{12}-内因子複合体は回腸の刷子縁に分布する受容体に結合して、エンドサイトーシスによって細胞内に取り込まれる。10p12.33-p13染色体上のcubilin（CUBN）と、ヒト14番染色体上のamnionless（AMN）遺伝子が責任遺伝子である[4]。cubilin/AMN複合体は、2q24-q31染色体上のLRP-2遺伝子によってコードされたmegalin（gp330、LRP-2）受容体によって、Ca^{2+}依存的に取り込まれる[5]。
- ビタミンB_{12}は上記のような経路で能動的に吸収するが、1%以下は粘膜表面から受動的に吸収する。
- 血液中：ビタミンB_{12}は内因子から離れて、輸送蛋白質であるトランスコバラミンⅡ（TCⅡ）と結合する。
- 細胞内：ビタミンB_{12}-TCⅡ複合体はTCⅡ受容体と結合して、megalin（LRP-2）を介したエンドサイトーシスによって細胞内に取り込まれる。
  - リソソーム：ビタミンB_{12}-TCⅡ複合体は分離して遊離型コバラミンとなり、細胞質内に移動する。
  - コバラミンはメチオニン合成酵素の余因子として働き、ホモシステインをメチオニンに変化させる。また、メチレンテトラヒドロ葉酸レダクターゼによって合成された5-メチルテトラヒドロ葉酸をテトラヒドロ葉酸へ変化させる。
  - テトラヒドロ葉酸はDNA複製において、プリン体とピリミジン合成に関与する。
  - ビタミンB_{12}は、ミトコンドリア内ではアデノシルコバラミンとして存在する。メチルマロニルCoAムターゼの補酵素として働き、メチルマロニルCoAは奇数鎖脂肪酸やプロピオン酸を経て、スクシニルCoAへ異化される。
  - ビタミンB_{12}欠乏によって、ホモシステインとメチルマロニルCoAが増加する。

栄養上の原因

- 完全菜食主義者および菜食主義者は、動物由来の食事（乳製品、魚、肉）をとらないため、ビタミンB_{12}欠乏に陥りやすい。
- アルコール中毒者は食事量が低下しており、ビタミンB_{12}が欠乏する。
- 経済的に貧しい発展途上国や地域では動物由来の食事摂取量が少なく、ビタミンB_{12}が低値で、他の栄養素も不足しやすい。

消化上の原因

悪性貧血

- 古典的には、ビタミンB_{12}欠乏症と巨赤芽球性貧血の原因と定義される。悪性貧血は一部の高齢者にのみ影響を与える。
- 60歳以上の高齢者のうち、約2％が潜在的な悪性貧血患者である[6]。
- 自己免疫性胃炎であるA型胃炎において、胃粘膜の壁細胞が失われ、悪性貧血を生じる。
- 胃壁細胞および内因子に対する抗体が存在する。
- 悪性貧血患者の親族のうち、約20％が罹患している。しかし、発症に関与する特定の遺伝子は同定されていない[7]。

食品に含まれるビタミンB_{12}の吸収不良

- 高齢者におけるビタミンB_{12}欠乏症の主な原因であり、60〜70％を占める[8]。
- 減酸症の腸内環境下で、食品中や結合蛋白に含まれるビタミンB_{12}を吸収することができない。

- 食事量が正常で，シリングテストが正常で，抗内因子抗体が存在しないにもかかわらず，血中ビタミン B_{12} が低値であることが特徴的である．
- 受動的経路によるビタミン B_{12} の吸収は正常である．

胃切除
- 胃の全切除でも部分切除でも発症する．ビタミン B_{12} 欠乏症の重症度は，切除された胃の大きさと相関する．
- 内因子の欠乏，術後吸収不良，細菌の異常増殖によって生じる．
- 術後に，非経口でビタミン B_{12} の投与を開始するべきである[9]．

吸収
- 内因子をコードする 11 番染色体の遺伝子変異によって発症する[10]．

先天性内因子欠乏症
- 小児における，ビタミン B_{12} 欠乏症のまれな原因として，二世代にわたる巨赤芽球性貧血が存在する．

Imerslund-Gräsbeck 症候群（MGA1）
- 巨赤芽球性貧血が 1～5 年間，存在する．
- 尿細管性蛋白尿を伴う．
- CUBN 遺伝子または AMN 遺伝子の変異によって生じ，腸細胞におけるビタミン B_{12}-内因子複合体の吸収が障害される[11]．
- シリング試験はほとんど行われないが，MGA1 と内因子欠乏症との鑑別に役立つ．内因子欠乏症では，放射性同位体で標識されたビタミン B_{12} が内因子とともに正常に吸収されるが，MGA1 では異常を示す[10]．

吸収不良症候群
- 慢性膵炎，セリアック病，クローン病，小腸結核，ウィップル病，慢性 GVHD，腸内細菌異常増殖症候群などの疾患は，ビタミン B_{12} の吸収不良を引き起こす．
- ビタミン B_{12} は低値を示すが，症状が出現するほど重症ではない．

回腸切除
- 回腸末端は，ビタミン B_{12} の吸収において重要な働きをする．
- 回腸末端を 60 cm 以上切除するとビタミン B_{12} 欠乏症を引き起こし，生涯にわたって補充が必要となる[12),13]．
- 20 cm 以下の切除であれば，ビタミン B_{12} 欠乏症の発症リスクとはならない．
- 小児における回腸切除後のビタミン B_{12} の吸収は正常化するが，大人では正常化しない[13]．

制酸薬
- プロトンポンプ阻害薬（PPI）や抗ヒスタミン薬は，胃酸の分泌を低下させ，十二指腸において細菌が増殖する．
- 胃酸の働きによって，食品中に含まれる蛋白質からビタミン B_{12} が分離する．
- PPI の短期間の使用ではビタミン B_{12} の低下は起こらないが，特に高齢者における長期間の使用で，ビタミン B_{12} 欠乏症を引き起こす[14]．

メトホルミン
- メトホルミンを使用している 71 人の糖尿病患者を調査したところ，30％の人にビタミン B_{12} の吸収不良がみられた[15]．
- メトホルミンの投与量および投与期間がビタミン B_{12} 欠乏症の発症危険因子となる[16]．
- 腸細胞における膜電位の変化により Ca^{2+} が移動し，Ca^{2+} 依存性のビタミン B_{12}-内因子複合体の吸収が低下する[17]．

輸送
先天性トランスコバラミンⅡ欠損症
- ビタミン B_{12} の輸送蛋白質として働く TCⅡ が先天的に欠損し，ビタミン B_{12} を適切に食事で摂取しているにもかかわらず，ビタミン B_{12} の安定性が低下する．
- 初期の巨赤芽球性貧血が存在する．神経学的症状が伴う場合も伴わない場合もある．
- 治療は非経口で大量のビタミン B_{12}（上限：200 μg/週）を投与する．

先天的細胞内ビタミン B_{12} 欠乏症
- 遺伝的異常によってビタミン B_{12} の代謝経路に異常が生じ，高ホモシステイン血症やメチルマロン酸血症を引き起こす．
- 培養したヒト線維芽細胞の分析に基づき，cblA～cblH と mut 相補群に分類される[18]．
- たいていは幼児，小児期から存在するが，思春期もしくは成人してから発症する場合もある．
- 発達遅延，巨赤芽球性貧血，重度の神経精神的障害や血栓症が生じる．

診断／スクリーニング
- ビタミン B_{12} 欠乏症は血液検査によって診断する．
- しかし，病歴および身体所見から，潜在的な病因と臨床的徴候を見つけることができる．
- 診断のゴールドスタンダードは存在しない．
- ビタミン B_{12} 欠乏症は，症候性と潜在性に分類される．

症候性ビタミン B_{12} 欠乏症
- 臨床症状や徴候が存在する（症状が軽度で，1 つの臓器のみの場合もある）．
- 97％の症例で，ビタミン B_{12} は 148 pmol/L 以下である．
- 99％の症例で，代謝異常が存在する．

無症候性ビタミン B_{12} 欠乏症
- 臨床症状がない．
- ビタミン B_{12} はわずかに減少する（148～221 pmol/L）．
- 少なくとも 1 つの代謝異常が存在する（メチルマロン酸〈MMA〉の上昇，総ホモシステイン〈tHcy〉の上昇）．

▶ 臨床所見
病歴
以下の項目について具体的に質問する．
- 非特異的症状：感覚異常，疲労感，全身倦怠感，記憶障害や気分障害（怒りっぽいなど）．
- 食事の好み：菜食主義者，完全菜食主義者は動物由来の食事をほとんど，もしくはまったく摂取せず，ビタミン B_{12} が低値となる．
- 社会歴：アルコール中毒者，悪性貧血の家族歴．
- 手術歴：腹部の手術．

身体所見
身体診察によって情報が得られる．
- 筋力および感覚を含む神経診察によって，感覚異常やしびれを明らかにする．
- 亜急性連合変性症では，運動失調，バランス障害，そのほかの神経所見がみられる．

- MMSEやうつ病スクリーニングで，認知力を含む神経心理学的検査を行う。

▶ 検査所見

全血球検査，末梢血スメア
- 大球性貧血（MCV＞100 fL）であることが多い。ビタミンB_{12}欠乏症以外の大球性貧血の原因として，過分の飲酒，肝疾患，甲状腺機能低下，薬剤（ジドブジンや抗悪性腫瘍薬）による影響を鑑別にあげる。
- 過分葉好中球は感度の高いマーカーで，ビタミンB_{12}が低値（＜150 pmol/L）の患者の約2/3にみられる（図53-2参照）[19]。正常群では4％のみにみられる。
- 神経症状のある患者が，全血球検査（CBC）では正常な値を示すこともある。

骨髄生検
- 骨髄生検はルーチンの検査ではない。費用面と有病率から考えて，診断上の有用性は平均程度である。
- M/E比が上昇し，細胞数が増加する。巨核球は減少し，異常形態を示す[20]。

生化学検査

血液中ビタミンB_{12}濃度
- ビタミンB_{12}欠乏症の診断において，すぐに調べることができ，安価である。
- 74 pmol/L未満：重度低値，148 pmol/L未満：低値，148～221 pmol/L：軽度低値。
- 症候性ビタミンB_{12}欠乏症に対しては，感度は97％であるが，特異性を欠く。
- 骨髄増殖性疾患では高値を示す。
- 妊娠，多発性骨髄腫，葉酸欠乏，トランスコバラミン欠乏では低値を示す[20]。
- 薬剤によって異常値が出る。
- 神経症状，精神症状を伴い，臨床的にビタミンB_{12}欠乏症が強く疑われ，高齢者，栄養失調，アルコール中毒，完全菜食主義などの危険因子があれば，ビタミンB_{12}が軽度低値で血液検査が正常であっても，ビタミンB_{12}欠乏症を除外するべきでない。追加の生化学検査（tHcyやMMA）を検討するべきである。

tHcy
- 症候性ビタミンB_{12}欠乏症に対する感度が高いが，特異度は低い。
- 13 μmol/L以上：高値。
- ビタミンB_{12}欠乏症ではtHcyが高値を示す。
- それ以外の原因として，腎不全，Cr上昇，アルコール中毒，葉酸欠乏症，ビタミンB_6欠乏症，甲状腺低下症，薬剤（イソニアジド），ホモシステイン代謝の先天的障害がある[11]。

MMA
- 0.4 μmol/L以上：高値。
- かなり感度が高く，tHcyより特異度の高いマーカーとなる。
- MMA高値，ビタミンB_{12}正常下限～低値ではビタミンB_{12}欠乏症を疑う。
- 腎不全で高値を示す。
- 費用が高く，汎用性が低く，分析の煩雑さのため，あまり利用されない。

悪性貧血に対する追加検査

抗胃壁細胞抗体
- 悪性貧血患者の約85％，健常者の3～10％で陽性である。

抗内因子抗体
- より特異的な指標で，約70％の悪性貧血患者で陽性である[7]。

胃萎縮の指標
- ガストリン高値およびペプシノーゲン低値は，胃萎縮の指標となる。
- 抗内因子抗体の存在およびビタミンB_{12}低値は悪性貧血を疑う[20]。

鑑別診断

- 食事に含まれる葉酸不足，および腸の吸収不全による葉酸欠乏によって，巨赤芽球性貧血を発症する。
- この場合，葉酸は低値を示す。葉酸強化食品のおかげで，米国では葉酸欠乏はまれである。
- 巨赤芽球は骨髄異形成症候群（MDS）でもみられる。末梢血スメアで，形成異常もしくはペルゲル・フェット核異常がみられ，骨髄生検で確定診断する。
- HIVはDNA合成に直接的影響を与え，巨赤芽球様変化を起こすが，症状は異なる。

治療

非経口治療
- 古典的には，ビタミンB_{12}欠乏症は，ビタミンB_{12}の皮下注射もしくは筋肉注射によって治療する。
- 用量：ビタミンB_{12}を毎日1,000 μg，7日間投与し，その後，毎週1,000 μgを4週間，そして生涯にわたって月に1度の投与を続ける。
- 基本的には，ビタミンB_{12}の補充は生涯にわたる。しかし，食事摂取不足やアルコール中毒のような可逆的な原因である場合，ビタミンB_{12}が正常化すれば，治療は中断できる。

経口治療
- 経口で，1日摂取推奨量の200倍以上と高用量（500～2,000 μg/日）のビタミンB_{12}を投与する。小腸における受動拡散によって，ビタミンB_{12}は吸収される。この経路は全吸収量の1％である
- 経口治療では服用コンプライアンスが重要となる。
- 鼻腔内や舌下投与も可能ではあるが，有効性を示すデータは不足している。
- ビタミンB_{12}欠乏症患者に対するビタミンB_{12}の1,000～2,000 μg/日の経口補充による治療効果は，筋肉注射と同等である。SOR Ⓐ

スクリーニング

- すべての人を対象とした定期的なスクリーニングに対するガイドラインは存在しないが，高齢者に対しては，定期的なスクリーニングを推奨する意見もある[21]。
- ビタミンB_{12}欠乏症の恐れのある患者（慢性アルコール中毒者，完全菜食主義者，高齢者，胃の手術を受けた人）に対しては，年齢に関係なくスクリーニングを推奨する意見もある[22]。
- ビタミンB_{12}欠乏症に対する定期的スクリーニングは，貧血，認知機能低下，神経症状のある患者に対して必要であ

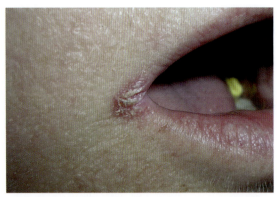

図53-3　ビタミンB_{12}欠乏症女性の口角炎（Reproduced with permission from Richard P. Usatine, MD.）

予後／臨床経過

血液学的変化
- DNA複製の異常によって，巨赤芽球性貧血，血小板減少症，白血球減少症，汎血球減少症などの無効造血が生じる。
- ビタミンB_{12}の補充によって，血液学的変化はすぐに回復し，貧血が改善する。

消化器症状
- 消化管粘膜上皮の増殖が盛んになる。
  - 萎縮性（ハンター）舌炎（図53-1参照）：舌は赤く肥大し，正常な舌乳頭が消失することによって，表面が平滑になる。
  - 一部の患者では，口角炎（図53-3），再発性口腔内潰瘍，下痢などがみられる。
  - ビリルビンとLDHが上昇する。

神経症状
- 中枢神経系（CNS）の脱髄が起こり，異常な髄鞘形成およびS-アデノシルメチオニンが低値となる[23]。また，ビタミンB_{12}欠乏症の原因の1つとして，高齢者における加齢性のリソソームの機能障害が提唱されている[24]。
- その他の症状。
  - ニューロパチー，感覚異常。
  - 運動失調。
  - 亜急性連合性脊髄変性症。
  - 認知症。
  - 脳卒中。
  - てんかん。
  - 視神経萎縮。
  - 尿失禁，便失禁。
- ビタミンB_{12}の補充によって神経症状が改善することもあるが，ほとんどの場合は障害が永続的に残る。改善の程度は欠乏の期間および重症度に反比例する。SOR Ⓑ ビタミンB_{12}の投与によって，症状の悪化を抑えることができる。

精神症状
- 様々な精神症状がビタミンB_{12}欠乏症と関連する。治療によって回復するかは，まちまちである。
  - 抑うつ。
  - 幻覚。
  - 性格変化。
- 異常行動，精神異常。

フォローアップ
- ビタミンB_{12}補充開始後6～10日で，治療効果判定のため，CBC，網状赤血球数，ビタミンB_{12}を測定する。
- 8週間後に再度測定し，正常値に回復したか調べる。
- 補充を受けている患者に対して，長期間のビタミンB_{12}のフォローアップは必要ない[25]。

患者教育
- 肥満外科手術後，悪性貧血患者，回腸末端切除後は，生涯にわたってビタミンB_{12}の補充が推奨される。
- ビタミンB_{12}欠乏症による神経症状がある場合，症状の回復はあまり望めない。
- 厳格な菜食主義者はビタミンB_{12}欠乏症のリスク患者であり，その子どもも潜在的リスク患者となる。

【Priyank Patel, MD】
（高見澤重賢　訳）

54　鎌状赤血球症

症例

鎌状赤血球症（sickle cell disease：SCD）の26歳の患者。殿部と下背部に疼痛発作を認めた。身体所見では，下背部と両側殿部に圧痛を認めた。来院8週間前から，左踵内側には焼けるような痛みがあり，中心部に浅いクレーターを伴う12.5 cmの表在性潰瘍を認めた（図54-1）。疼痛コントロールおよび潰瘍処置のため入院して，湿乾ドレッシングおよびハイドロコロイド被覆材であるデュオダームによるデブリードマンと抗菌薬，亜鉛華による治療を受けた。

概説

SCDは常染色体劣性遺伝する。貧血，疼痛発作，慢性疼痛，臓器不全という4つの代表的な症状を起こし，多くの障害を起こす。鎌状赤血球貧血（sickle cell anemia：SSA）は，米国において，SCD患者の約70％にみられ，ヘモグロビンC病やβサラセミアも含む。

別名

SSAはSSDの同意語。

疫学

- SCDは，アフリカ系アメリカ人の新生児に約1/371例で発生する。他民族では，より少ない。
- 米国において，SCD患者数は約8万人である。大部分はアフリカ系アメリカ人である[1]。
- アフリカ系アメリカ人において，8％は鎌状赤血球の形質を持つが，ヘモグロビン値は正常であり，死亡率も健常者と変わらない[2]。
  - ただし，深部静脈血栓症と肺塞栓症のリスクは，2～4倍増加する。

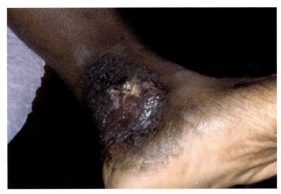

図 54-1　SCD 患者の下肢潰瘍。成人 SCD 患者のうち，約 10% が下肢潰瘍を発症する(Reproduced with permission from Lichtman MA, et al. Lichtman's Atlas of Hematology. New York, NY : McGraw-Hill ; 2007. Copyright The McGraw-Hill Companies.)

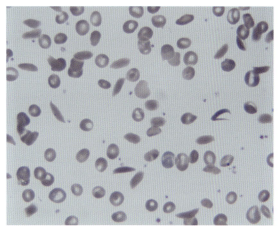

図 54-2　SSA 患者の血液スメア。多数の鎌状赤血球がみられる。ヘモグロビン SS は低酸素状態で結晶化して，赤血球が変形する。鎌状の形によって血流は滞り，微小循環で栄養されている組織の虚血や梗塞を引き起こす(Reproduced with permission from Gary Ferenchick, MD.)

病因／病態生理

- 鎌状赤血球は網内系で破壊され，血管内溶血を引き起こすため，生存期間が短い(図 54-2)。
- 鎌状赤血球は大小様々な血管を閉塞させる。

貧血と後遺症

- SCD は，ヘモグロビン A の β グロブリン鎖のグルタミン酸のバリンの変異によって鎌状の赤血球となる。
- SCD は正球性正色素性で，網状赤血球数，血小板数，白血球数が増加する。
- SSA 患者の平均ヘモグロビン値は 7〜8 g/dL である。
- ヘモグロビン電気泳動では，アルカリ条件下(酢酸セルロース)でも，酸性条件下(クエン酸寒天)でも，複数種類のヘモグロビンが分離でき，異常ヘモグロビンを特定できる。

繰り返す急性疼痛(発作)

- 成人患者における入院理由として，激しい疼痛発作が最多である。
- 18,356 人の SCD 患者に対する約 5 年間の前向きコホート研究では，1 年間の発作平均回数は 0.8〜1.3 回である。疼痛発作とは以下のようなものである。
  - SCD 患者に急に予期しない痛みが出現する。
  - SCD 患者の 39% の人が疼痛に対して医療的な対応を求めない。
  - SCD 患者の 5.2% の人が疼痛発作を 3〜10 回経験している。
    - このコホート研究は，すべての疼痛発作のエピソードのうち約 33% を占める。
  - SCD 患者の 1% は，1 年間に 6 回未満の発作である[3]。
  - 疼痛発作の発生頻度は，0〜9 歳や 40 歳以上と比べて，20〜29 歳の集団で高い。
  - SCD 患者において，疼痛発作の平均持続時間は 10.1 時間〜9.6 日間である[1]。
- 疼痛発作の頻度は死亡率と相関している。20 歳以上の患者で 1 年間に 3 回以上発作があれば，発作頻度がそれ以下および 20 歳未満の集団と比べて死亡率が 2 倍高い[3]。
- Platt によると，重症 SCD 患者は疼痛発作の発生が少ない傾向があり，臨床症状と血液学的重症度には乖離がある。重症貧血患者では，血液粘度が低いことが影響している可能性がある。

慢性疼痛症候群

- SCD 患者の少なくとも 29% が慢性疼痛を経験する。特に 25〜44 歳における頻度が高い。
  - 慢性の殿部痛：81%。
  - 慢性の背部痛：60%。
  - 慢性の多数の領域や骨痛：14%。
- 慢性疼痛と QOL の低下には相関がある。

急性胸部症候群

- 急性胸部症候群は SCD 患者における肺障害であり，発熱，呼吸困難(多呼吸，喘鳴，咳嗽)，胸部 X 線で浸潤影の出現がある。
- 急性胸部症候群に陥る前に，ほとんどの人は平均 2.5 日間入院している。20 歳以上の約 9% が急性胸部症候群により死去する[4]。

臓器不全

- SCD 患者において，慢性腎不全，脳卒中，無血管性骨壊死，肺高血圧といった臓器不全は，加齢とともに発生する[5]。

診断／スクリーニング

米国予防医学専門委員会(USPSTF)は，すべての新生児に対して，SCD のスクリーニングを推奨している。米国家庭医学会議(AAFP)，米国小児科学会(AAP)も同様である。

▶ 臨床所見

病歴，症状

以下の事項を具体的に尋ねる。

- 頻回かつ経験したことないような背部，胸部，四肢，関節の疼痛の有無：疼痛は平均して 5〜10 日間持続する[6]。
- 若年性の脳血管障害の有無：SSA 患者の約 10% が脳血管障害に陥る。健常な同年齢のアフリカ系アメリカ人と比べて，脳血管障害のリスクは 3 倍である[7]。
- 大腿骨，上腕骨頭の骨壊死：成人 SSA 患者の約 50% に発症する。
- 持続勃起症，下肢潰瘍，感染症：急性胸部症候群は閉塞，感染，塞栓，無気肺を引き起こし，発熱，胸痛，咳嗽，肺浸潤影を生じる。

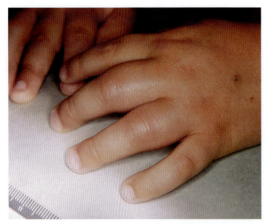

図54-3 血管閉塞による指炎発作。指炎は4歳までの小児SCD患者に多く，指が腫脹する。骨髄壊死と関係する（Reproduced with permission from Knoop K, Stack L, Storrow A, Thurman RJ. The Atlas of Emergency Medicine. 3rd ed. New York, NY：McGraw-Hill；2010. Photo contributor：Donald L. Rucknagel, MD, PhD.）

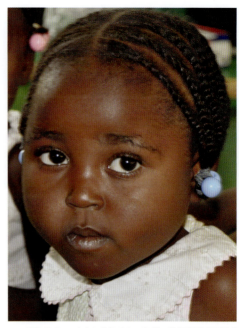

図54-4 未治療のハイチの小児SCD患者。前額部が前頭隆起しており，成長が遅延する（Reproduced with permission from Richard P. Usatine, MD.）

身体所見

詳細に観察する。以下の所見がみられる。
- 急性胸部症候群による胸部所見として，ラ音，喘鳴，浸潤影がみられる。
- 心肥大，収縮期雑音が一般的である。
- 未治療の小児の場合，指炎（図54-3）や，前額部の前頭隆起，幅広い顔，低身長（図54-4）がみられる。これらの変化は成人まで持続する。

検査所見

- 全血球検査（CBC）：正球性正色素性貧血を示す。
- 網状赤血球数：無形成発作がない限り，高値を示す。
- LDH：溶血の程度と相関する。

ヘモグロビン電気泳動

- 正常ヘモグロビンであるヘモグロビンAは，2つのα鎖と2つのβ鎖（$\alpha_2\beta_2$）で構成される。
- 最多の異常ヘモグロビン症はβ鎖の異常である。

SSA

- SSAはSCDのなかで，最多かつ最重症の型である。
- 遺伝子型はヘモグロビンSS（α_2/β_2^S）である。α鎖は正常だが，β鎖におけるグルタミン酸のバリンの変異により，ヘモグロビンA（HbA）が2つともHbSとなる。
- ヘモグロビン電気泳動。
  - HbS＞90％。
  - ヘモグロビンF：約6％。
  - HbA_2：約3.5％。
  - HbA：0％（過去数カ月に輸血を受けていない場合）。

鎌状赤血球形質

- 黒人の約10％が鎌状赤血球の形質を持つ。遺伝子型は$\beta S/\beta A$で，鎌状赤血球症の遺伝子をヘテロで持つ。
- 鎌状赤血球形質は良性で，両親は本質的には正常で，熱帯熱マラリアに耐性を持つ。しかし尿濃縮障害を有し，低張尿である。
- ヘモグロビン電気泳動ではHbAとHbSを示す。
  - HbA：常に50％以上。
  - HbSの比率はα鎖の遺伝子型による。
    - 35〜40％：4a遺伝子。
    - 30〜35％：3a遺伝子。
    - 25〜30％：2a遺伝子。
    - 17〜25％：1a遺伝子。

ヘモグロビンSC症

- β鎖の1つがヘモグロビンSで，もう1つがヘモグロビンC。
  - HbS：約50％。
  - ヘモグロビンC：約50％。

βサラセミア

- サラセミア遺伝子は正常ヘモグロビンを形成するが，量が少ない。
- SSAとβサラセミアの鑑別は困難である。ヘテロ接合体：β鎖の産生が低下，ホモ接合体：β鎖の完全欠損。
- 小赤血球症，HbA_2高値，最近の輸血歴がないにもかかわらずHbAが少量存在する場合，βサラセミアを疑う。

HbF

- 胎児ヘモグロビンであるHbFはSSAの重症度の指標となる。

画像検査

- SSAの小児に対して，脳卒中リスク評価のために2歳から経頭蓋ドップラエコーを行う。陽性ならば，長期にわたる輸血が必要となる。これにより，脳血管障害リスクを92％減少させる[8]。
- 肺高血圧症の評価のために心エコーを行い，三尖弁逆流量を調べる。しかし，陽性的中率は25％である[9]。

治療

急性期治療

- 緊急で必要ならば，単回の輸血を行う。正常ヘモグロビンを蓄えて，HbSを減らすことを目標とする。SOR Ⓐ
  - 緊急症状：無形成発作，急性胸部症候群，急性の神経症

- 状，敗血症（髄膜炎），多臓器不全，出血，肝臓・脾臓の塞栓。
- 繰り返しの輸血は鉄過剰を招くので，疼痛発作に対する初回治療としては推奨されない。
- 血液粘度が増加するため，ヘモグロビン値が 10 g/dL 以上の場合は輸血してはならない。
- 術前はヘモグロビン値 10 g/dL を目標に，単回の輸血を検討する[2]。
- 急性期脳血管障害のある SSA 患者には，緊急交換輸血を検討する。これにより，より早く HbS 濃度を減らすことができる。SOR Ⓐ
- 疼痛に対しては，鎮痛薬（オピオイド，非オピオイド）を用いる。疼痛軽減のために，患者が多量の麻薬を求めることがある。
- 急性胸部症候群の治療は，酸素投与，適切な水分補給，スペクトラムの広い抗菌薬，気管支拡張薬，インセンティブ・スパイロメトリー，HbS を 30% 未満に減らすための輸血である[2]。
- 血管閉塞による疼痛発作を起こした SCD 患者 150 人において，一酸化窒素の吸入は発作の改善と相関しなかった[10]。

■ 慢性期治療
- スクリーニング陽性の新生児には，重症感染症予防のために肺炎球菌ワクチンを行い，ペニシリン予防内服を 5 年間行う。SOR Ⓐ
- ヒドロキシ尿素によって，SSA 患者において HbF が上昇し，長期死亡率が低下し，日常の疼痛を緩和する。疼痛緩和の程度は，HbF の増加量と相関する[11),12)]。SOR Ⓐ
- 長期のヒドロキシ尿素の使用は，17.5 年間にわたり死亡率を低下させる。また悪性腫瘍のリスクは増加しない[11]。
  - 血管閉塞による発作予防の閾値は，HbF の比率が 20% である[6),12),13)]。
  - ヒドロキシ尿素によって疼痛発作が 44% 減少し，死亡率は 40% 低下する。
  - 交換輸血によって HbS の比率が低下する。
- 16 人の SSA 患者に対する予備実験で，ω-3 脂肪酸の補給を 6 カ月間行ったところ，疼痛発作の回数が減少した[14]。SOR Ⓑ
- 骨髄移植によって治癒が期待でき，無病生存期間は 95% である[15]。SOR Ⓑ
- SSA 患者に対する複数回の輸血は鉄過剰のリスクとなる。ガイドラインでは，血中フェリチンが 1,000 ng/mL 以上の患者，もしくはこれまでに 120 袋以上の赤血球輸血を受けた患者に対しては，鉄キレート療法の開始を推奨する。1 日 1 回の経口鉄キレート剤（デフェラシロクス）によって，血中フェリチンは 50% 低下する。この治療は，頻回輸血による鉄過剰リスクのある SSA 患者に対して，臨床的安全性が許容されている[16),17)]。

予後／臨床経過

SCD の主な合併症
- 脳血管性障害が米国の SSA 患者において，8.5～17% にみられる。
- SSA 患者において，IQ，記憶力，処理スピード，行動力といった神経認知機能障害がよくみられる[18]。
- SCD において，網膜症がよくみられる。
- SSA 患者の死因として，急性胸部症候群などの心臓，肺の合併症が最多である。うっ血性心不全，肺高血圧症では，2 年以内に死亡する確率が 25～50% である[19]。
- SCD 患者ではビリルビン結石による胆石症が起こる。
- 脾梗塞が起こる。
- 腎障害。
  - 健常者と異なり，SCD 患者の Cr 正常値はとても低い（0.2～0.5 mg/dL）。
  - 健常者における正常値である Cr 1.2 mg/dL という値は，SCD 患者においては 40% 以上の腎機能が失われたことを意味する。
  - GFR を検査して，ACE 阻害薬による早期の治療を検討する。
- 持続勃起症：発作後，約 1/3 は完全にインポテンツとなり，1/3 は一時的にインポテンツとなり，残り 1/3 の人は正常に回復する。
- 下肢潰瘍：成人 SSA 患者のうち，約 5～10% が下肢潰瘍を発症する。特に，くるぶしの付近，男性患者に多くみられる（図 54-1 参照）[20]。
- 無血管性壊死が問題となる。
- 感染症：SSA 患者は免疫不全のため，感染しやすくなる。
- SSA 患者の血圧はたいてい正常よりも低くなる。血圧が高い場合は有病率，死亡率上昇のリスクである。
- 特に 5 歳未満の小児において，指炎（手足症候群）（図 54-3 参照），脾腫大，脾梗塞がよくみられる。
- パルボウイルス B19 との混合感染による無形成発作が，よくみられる。

フォローアップ
- 安定した患者は，4～6 カ月ごとにフォローアップするべきである。
- 眼科医による定期的な網膜のスクリーニング，および肺高血圧症評価のため，定期的な心エコーを検討する。

患者教育

過度な高温および低温は避けて，適切な水分補給を心がける。

【Gary Ferenchick, MD】

（高見澤重賢 訳）

第9部

呼吸器

SOR	定義
A	一貫して質が高く，かつ患者由来のエビデンスに基づいた推奨*
B	矛盾があるか，質に一部問題がある患者由来のエビデンスに基づいた推奨*
C	今までのコンセンサス，日常行う診療行為，意見，疾患由来のエビデンス，または，診断・治療・スクリーニングのための症例報告に基づいた推奨*

・SOR：推奨度(strength of recommendation)
・患者由来のエビデンス：死亡率，罹患率，患者の症状の改善などを意味する
・疾患由来のエビデンス：血圧変化，血液生化学所見などを意味する
*：さらなる詳細な情報を確認する場合は巻末の「付録A」参照

55 喘息，肺機能検査

症例

32歳のヒスパニック系女性が咳嗽のため来院した。3カ月前に感冒に罹患し，その後咳嗽が出現，持続した。咳嗽は喀痰を伴わず，発熱，悪寒，夜間の発汗はなかった。喘息を含め呼吸器疾患の既往はないが，感冒後持続する咳嗽で医療機関を受診したことはあるとのことであった。喘息症状について患者は理解していなかったが，夜間に喘鳴があり，苦しくなることは自覚していた。身体所見では，身長は152.5 cm，99.8 kg，BMIは43であった。ピークフローは予測値の80％。喘鳴は聴取されなかったが，病歴，身体所見からは喘息が疑われた。短時間作用型のβ_2刺激薬を救済吸入薬としてスペーサーをつけ処方し，呼吸機能検査をオーダーした。看護師に吸入薬の正しい使用法を含めた喘息教育を実施すること，体重を減らすことの説明を指示した。患者は1週間後に来院し咳嗽は改善したと話していた。患者の肺機能検査結果(図55-1)では，気道末梢での可逆性の気道攣縮があることが明らかとなった。表55-1に示すように肺機能検査結果では，残気量の増加による肺の過膨張があるものの拡散能は正常であった(図55-1B)。全体的には喘息(asthma)に一致する所見であるため，喘息の行動計画が作成され，また患者の肥満改善のため栄養士受診が指示された。

概説

喘息は，β_2刺激薬によって，あるいは治療を要することなく可逆的に，気道閉塞および気道反応性が改善する疾患である。喘鳴，呼吸困難，胸部圧迫感，咳嗽(特に夜間や早朝に強い)といった症状を繰り返す特徴を有する。

疫学

米国の18歳以上の人口では，喘息の推定罹患率(2010年)は，8.2％(1,870万人)で[1]，喘息死は2009年で3,388人(110万人)であった[1]。喘息での入院については，2005年には479,000回の退院があり，入院期間は4.3日であった[1]。米国での推定医療費は，2002年には5,300万ドルであったが，2007年には5,600万ドルになっている[2]。

病因／病態生理

- 正確な原因は不明であるが，気道を介してハウスダストやゴキブリなどのアレルゲンへの曝露が関係しているとされる。小児期のウイルスなどの呼吸器感染症がまず既往として存在し，その後発症する例がみられる。環境要因に加え，詳細は不明であるが，喘息には遺伝性要因があると考えられている[3]。ADAM33遺伝子が気道のリモデリングに関与するメタロプロテイナーゼを介し，喘息リスク増加に関与しているとする報告がある[4]。
- 喘息で引き起こされている気道閉塞には，気道粘膜の浮腫，粘液産生，細気管支平滑筋収縮，好中球(喫煙は職業性喘息に関連)などの複合的かかわりがあることが示唆されている[4]。時間の経過により気道平滑筋の過形成，リモデリング(基底膜下組織の肥厚，上皮下細胞の線維化，血管増生や拡張)が粘液栓形成とあいまって病態を複雑化する[4]。アレルゲンには急性の気道攣縮，IgE依存性の肥満細胞からの起炎物質の放出が関与する[4]。

危険因子

- 喘息の家族歴[5]。
- 小児期の複数回の呼吸器感染症罹患やアトピー[5]。
- 親の喫煙[5]。
- 男性[5]。
- アセトアミノフェンの投与は青年の喘息症状と関連ありとする報告がある(投与のなかった例と比較して，少なくとも年に1度，あるいは月に1度は，オッズ比〈OR〉1.43, 95％CI 1.33〜1.53，および OR 2.51, 95％CI 2.33〜2.70)とする報告がある[6]。このことについては，免疫反応をアセトアミノフェンが弱めることやライノウイルス感染の持続と関連する機序が考えられている[7]。
- 肥満と喫煙も危険因子であり，特に喫煙は，職業に関連する喘息の危険度を増大させる[4]。

診断

喘息の診断は，繰り返す症状の存在，可逆性の気道閉塞や反応性の存在によって疑われる疾患であり，スパイロメトリーの結果により確認される疾患である[3]。他の疾患の鑑別も必要である。

▶ 臨床所見

喘息の最も一般的な症状は繰り返す喘鳴，呼吸困難，胸部違和感と咳嗽である。身体所見上喘鳴がないからといって喘息は除外できない[3]。喘息患者の25％程度の例では，肺機能検査上異常ありとされる状態でも身体所見上正常である[4]。喘息の診断のためには以下の事柄の問診をする必要がある[3]。

- 症状のパターンと増悪させる因子があるかどうか。症状に関しては，夜間，運動，ウイルス感染，アレルゲンや刺激物の曝露や吸入で症状が増悪することがあるかどうか。タバコの煙，薪の煙，化学物質，気候の変化，強い情動の表出，月経やストレスなどで増悪があるかどうか[3]。
- 家族歴，近親者の喘息やアレルギー，アトピーがあるか。
- 喘息の増悪歴：頻度，持続期間，治療内容。

身体所見[3]

- 上気道：鼻汁の増加，粘膜の肥厚や副鼻腔炎。
- 肺：呼吸音減弱は33〜65％の症例でみられる一般的所見である[4]。喘鳴，強制呼出での呼気延長，呼吸補助筋を使った呼吸，肩の筋肉が目立つ所見や胸郭の変形をきたす例もみられる。重症の喘息増悪時にはむしろ喘鳴は消失する。
- 皮膚：アトピー性皮膚炎や湿疹の存在(143章，145章，146章参照)。喘息とアレルギー性鼻炎，結膜炎との関係が知られている(図55-2)。しかしながらこれらがすべて揃って存在していることは必ずしも多くはない(図55-3)。幼児期のアトピー性皮膚炎，次にアレルギー性鼻炎が出現し，その後喘息が発症するとの報告がある[8]。

通常の治療に反応しない持続する重症な喘息発作では以下のような症状がみられることが多い[4]。

- 心拍数120/分以上の頻脈および呼吸数30/分以上の頻呼吸。
- 呼吸補助筋を使った呼吸。
- 奇脈：収縮期血圧の吸気時の10 mmHg以上の低下。
- 低酸素および高二酸化炭素血症による意識状態の変化。

	気管支拡張薬負荷前			気管支拡張薬負荷後		
【スパイロメトリー】	予測値	測定値	%予測値	測定値	%予測値	%変化率
FVC(L)	3.14	3.27	104	3.69	117	+12
FEV$_1$(L)	2.64	2.16	81	2.68	101	+24
FEV$_1$/FVC(%)	85	66	77	73	85	+9
FEF$_{25〜75\%}$(L/秒)	3.14	1.44	45	2.47	78	+70
FEF Max(L/秒)	6.14	4.83	78	6.73	109	+39
FEF$_{25\%}$(L/秒)	5.06	2.88	56	4.70	92	+62
FEF$_{50\%}$(L/秒)	4.36	1.72	39	2.82	64	+64
FEF$_{75\%}$(L/秒)	1.79	0.69	38	1.28	71	+86
FIVC(L)		3.24		3.75		+15
FIF$_{50\%}$(L/秒)	4.18	5.09	121	5.45	130	+6

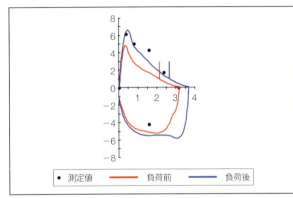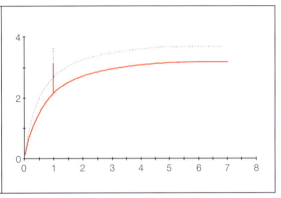

A

	気管支拡張薬負荷前			気管支拡張薬負荷後		
【肺気量】	予測値	測定値	%予測値	測定値	%予測値	%変化率
SVC(L)	3.14	3.17	101			
TLC(Pleth)(L)	4.30	5.12	119			
RV(Pleth)(L)	1.23	1.95	158			
RV/TLC(Pleth)(%)	29	38	131			
TGV(L)	2.32	3.33	143			
Raw(cmH$_2$O/L/s)	1.86	3.71	199			
ERV(L)	1.16	1.38	118			
IC(L)	1.98	1.79	90			
【拡散能】						
DL$_{CO}$unc(mL/分/mmHg)	17.53	27.25	155			
DL$_{CO}$cor(mL/分/mmHg)	17.53					
VA(L)	4.30	5.11	118			
DL/VA(mL/分/mmHg)	4.08	5.33	130			

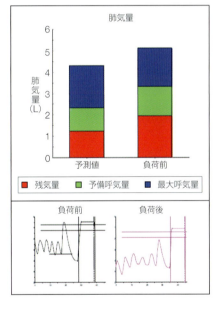

B

図 55-1 喘息が疑われる女性の肺機能検査結果。A：気管支拡張薬投与前後のフローボリュームループと努力肺活量（FVC）のグラフ。FEV$_1$は正常でもFEV$_1$/FVC比，FEF$_{25〜75\%}$は低い値を示している。気管支拡張薬の投与で，FEV$_{25〜75\%}$で示される細気管支領域で特に良好な反応がみられている。B：肺気量は残気量を含めて改善があり，これは過膨張とエアトラッピングの改善をみていると考えられる。拡散能は正常である。従って気道の軽度の閉塞，過膨張は気管支拡張薬への良好な反応があり，これらは喘息の診断を示唆している。患者には軽度の気道閉塞があると判断される（訳注：Bは原書のとおり）（*Reproduced with permission from Richard P. Usatine, MD.*）

- 吸気時の腹部の奇異性運動。

検査所見

- 青年，成人症例においては可逆性の気道閉塞の存在を明らかにするため，米国喘息教育予防プログラム（NAEPP）はスパイロメトリーの実施を推奨している（図 55-1，図 55-4，図 55-5）[3]。SOR **B**
- 重症度の評価：疾患の重症度により[3] NAEPPは症例を4群に分けている。すなわち，間欠型，軽症持続型，中等度持続型，重症持続型である（表 55-2）。
- 重症度は，一秒量（FEV$_1$）やピークフローが予測値の40%以下であれば重症の増悪状態であると判断される。FEV$_1$やピークフローが予測値の70%以上であれば救急の状態から脱したと判断される。
- 喘息の状態がコントロールされたと判断された際には，必

表 55-1 肺機能検査

FVC	努力肺活量
FEV_1	一秒量
FEV_1/FVC	一秒量/努力肺活量
$FEF_{25〜75\%}$	努力肺活量の 25〜75％の呼気中の努力呼気流量
FEF_{max}	最大呼出気速
FEF_{25}	肺活量の 25％の気量位における気速
FEF_{50}	肺活量の 50％の気量位における気速
FEF_{75}	肺活量の 75％の気量位における気速
FITC	努力性吸気肺活量
FIF_{50}	50％肺活量時の気速
SVC	静的肺活量
TLC	全肺気量
RV	残気量
RV/TLC	残気率
TGV	胸郭内ガスボリューム
Raw	気道抵抗
ERV	予備呼気量
IC	最大呼気量
DLco	拡散能
VA	肺胞換気量
DL/VA	死腔換気率

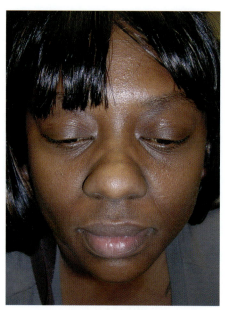

図 55-3 アトピーの三徴のある例の顔貌。アレルギー性鼻炎によってできた鼻周囲の「しわ」がみられている（Reproduced with permission from Richard Usatine, MD.）

▶ 画像検査

胸部単純 X 線検査は診断には有用ではないが，他疾患の鑑別や心不全などの合併疾患の有無を判断する際には役立つ検査である。胸部 X 線上の主な所見は肺の過膨張（喘息症例の約 45％でみられる）である[4]。肺の過膨張は以下のような所見で明らかである。

- 胸郭の前後径の増大。
- 胸骨後腔の増加（図 55-6）。
- 心陰影より下方のエアースペース。
- 横隔膜の平低化（側面像で特に明らか）。
- 滴状心。

無気肺は，急性の重篤な病態発生に際してみられる所見である（図 55-7）。

鑑別診断

成人において喘鳴，胸部圧迫感，呼吸困難を呈する際の鑑別疾患は以下のとおりである。

- 慢性閉塞性肺疾患（COPD）：通常 40 歳以上になってから発症する呼吸困難（持続性，進行性，労作に伴う），慢性の咳嗽（間欠性や乾性咳嗽），湿性咳嗽，あるいは COPD の家族歴を含む COPD の危険因子を有する場合（56 章「慢性閉塞性肺疾患」参照）。
- 慢性気管支炎：2 年間で 3 カ月以上持続する咳嗽，喀痰の存在によって臨床的に診断される疾患であり[9]。このなかには COPD やスパイロメトリーでは正常とされる症例が含まれる。
- 肺炎：発熱，悪寒や胸膜病変に伴う胸痛を伴い，打診上濁音，気管呼吸音の聴取，声音振盪，X 線上病変が存在する部位における複雑音の聴取などの所見がみられる（59 章「肺炎」参照）。
- 肺結核：いずれの年齢でもみられる，慢性の咳嗽や胸部 X 線での浸潤影の存在，培養検査結果での陽性所見がみられ

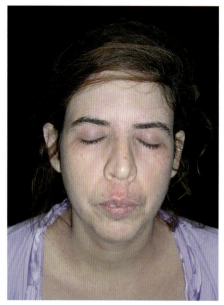

図 55-2 重度喘息，アトピー性皮膚炎，アレルギー性鼻炎（アトピーの三徴）（Reproduced with permission from Richard P. Usatine, MD.）

要とされる治療内容に応じた治療ステップを評価する。以下の検査が有用である[3]。

- スパイロメトリーの結果が正常ないしほぼ正常に近いにもかかわらず喘息が疑われる例では，メサコリン，ヒスタミン，寒気や運動などの気道刺激が有用である。反応がなければ喘息の否定に役立つ。
- チアノーゼ，呼吸数増加など低酸素血症の症状がみられる際には，酸素飽和度や血液ガス検査が有用である。
- 救急の現場では，悩性ナトリウム利尿ペプチド（BNP）が心不全と呼吸器疾患の鑑別に有用である[4]。

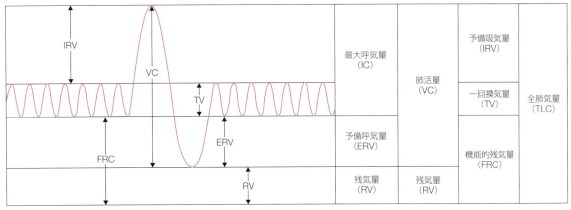

図 55-4 肺気量の模式図。一回換気量，肺活量など重要な肺気量に関する関係を示している

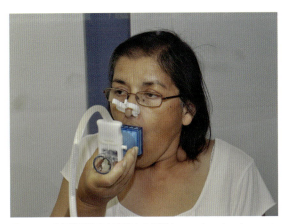

図 55-5 呼吸機能検査を実施中の患者（Reproduced with permission from Richard P. Usatine, MD.）

る（64章「結核」参照）。
- うっ血性心不全：非特異的な複雑音の聴取，胸部X線で心拡大があり，心エコーで心不全の有無が確認される（44章「心不全」参照）。
- 薬剤性二次性咳嗽や声帯機能障害：ACE阻害薬などの内服でみられることがある。薬剤投与に関する病歴聴取や肺機能検査で明らかになることがある。
- 喘息はこれらの病態と同時に発症しうる。

治療

NAEPPでは，「評価とモニタリング」，「増悪に備えた教育」，「環境要因や合併疾患のコントロール」と「薬剤の投与」の4つの要素について概説している[3]。喘息治療の目標は以下に示す2つのポイントよりなっている[3]。
- 疾病自体による障害を減らすこと：慢性の症状発症を抑えること，症状を救済するための追加吸入を減らすこと，正常に近い肺機能検査結果を維持すること，普通の生活活動レベルを維持することは患者本人および家族の満足に合致する。
- リスクを軽減すること：繰り返す増悪を抑えること，救急，病院での治療の必要性を減らすこと，呼吸機能の悪化を抑えること，副作用を減らしつつ最適な薬物療法を提供することが重要である。

▶ 非薬物療法
- 運動：喘息症例を対象とした有酸素運動は，運動耐容能，有症状の頻度，健康に関連するQOL，喘息症状のない日数，不安，うつなどの点で有用であったとする無作為化比較試験（RCT）がある[10]。
- 空気清浄機は，家庭での受動喫煙と関連した喘息発症のための医療機関受診回数を減らしたとするRCTの結果がある[11]。
- 食事の影響：地中海式の食事は喘息症状の発現頻度を減らしたとする報告がある[12]。
- 患者教育 SOR Ⓐ：通院，救急外来受診回数の減少，欠勤や学校の欠席を減らすことに関し，喘息に関する患者教育が有用であったとする報告がある[4]。
- 喘息発症に関する家庭環境因子の除去は，有症状日数を減らす可能性がある[4]。SOR Ⓑ
  - 喘息症例の多くは，ハウスダストへのアレルギー反応を有する（図55-8）。寝具の清潔化によりハウスダスト曝露を減少可能とする報告がある[3]。
- 環境因子を減らす試みについては，NAEPPのウェブサイトに記載がある[3]。

▶ 薬物療法
適切な薬物療法を実施するには，症候，薬物の必要量，肺機能に基づいた重症度の評価が重要である。さらに「ステロ

	間欠型	軽度持続型	中等度持続型	重症持続型
症状	週2回以下	週に2日以上	毎日	1日中
夜間覚醒	月に2回	月に3～4回	毎日ではないが週1回以上	毎晩
追加吸入薬使用	週2回以下	連日ではないが週2回以上	連日	1日に数回
日常生活の支障	なし	軽度支障あり	支障あり	大いに支障あり
呼吸機能	EFV₁＞予測肺活量の80％，労作でも低下なし	＞予測肺活量の80％	60～80％	60％以下

表 55-2 喘息の重症度分類

(Data from National Heart, Lung and Blood Institute. Expert Panel Report 3: guidelines for the diagnosis and management of asthma.)

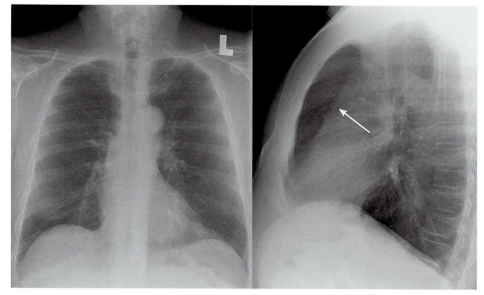

図 55-6　喘息の急性増悪例の胸部単純X線像。肺の過膨張所見がみられ、特に側面像で胸骨後腔の拡大（矢印）がみられる（Reproduced with permission from Carlos Santiago Restrepo, MD.）

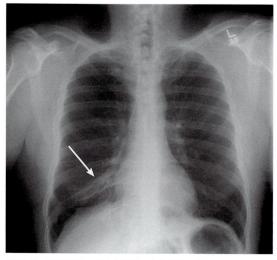

図 55-7　28歳男性の喘息増悪例の胸部単純X線像。肺の過膨張、右中葉の無気肺と考えられる線状影がみられる（Reproduced with permission from Carlos Santiago Restrepo, MD.）

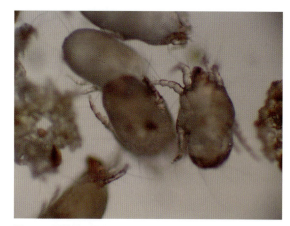

図 55-8　顕微鏡で観察されたチリダニ。喘息やアレルギー性鼻炎患者では、チリダニは一般的なアレルゲンである。環境中のダニを減らすことは、喘息のコントロールには有用な例がみられる（Reproduced with permission from Richard P. Usatine, MD.）

イドの全身投与を要する増悪回数」に基づいた重篤さの評価が重要である。

　12歳以上の若年者および成人において、持続的に症状が認められる喘息は、軽症、中等症、重症の3つのグループに分けられる。それらは以下に示す治療のステップに対応する。喘息治療に関するNAEPPの6つのステップは以下に示すとおりである[3]。

- ステップ1：いずれの年齢においても間欠的に症状のある喘息では、短時間作用型β刺激薬（SABA）の吸入がすすめられる。SOR Ⓐ　スペーサーのついた定量吸入器は副作用も少なく、ネブライザーと同等の効果がほとんどの患者で得られる。
- ステップ2：いずれの年齢においても、持続型の喘息の長期間のコントロールとして少量吸入副腎皮質ホルモン

（ICS）が好ましい。SOR Ⓐ　他の治療としては、クロモリン吸入、ロイコトリエン受容体拮抗薬（LTRA）、ネドクロミル、あるいはテオフィリンがある。LTRA は偽薬より効果があったが、ICS より効果が劣るとする報告がある[3]。SOR Ⓐ

- ステップ3：少量のICSと長時間作用型β刺激薬（LABA）あるいは中等量のICSはそれぞれ等しい追加療法である[3]。SOR Ⓐ　他の治療としては、少量ICSとLTRA（この組みあわせはICSとLABAとの併用より劣る）、テオフィリン、チレウトンがある。テオフィリンは血中濃度のモニタリングが必要である。チレウトンは限定されたデータしかないことや肝機能のモニタリングを要する点が望ましくない。コクランレビューの著者は、青年、成年では経口の副腎皮質ホルモンを要する増悪の危険性を減弱するにはICSとLABAの組みあわせの方が高用量のICSよりも効果的であるとしている[13]。

- ステップ4：中等量のICSとLABAの組みあわせが推奨される。他の治療としては，中等量のICSとLTRAの組みあわせ，テオフィリン，チレウトンがある。
- ステップ5：高用量のICSとLABAの組みあわせが推奨される。
- ステップ6：高用量のICSとLABAの組みあわせと経口副腎皮質ホルモンが推奨される。

他の薬剤の選択肢
- 喘息では効果が証明されていないもののCOPDで治療薬とされているLTBAである臭化チオトロピウムをICSに加えることが，2倍量のICSより肺機能と症状の改善において有意に優れ，他方ICSにLABAを加える治療に劣らなかったとするRCTが報告されている[14]。
- 11歳以上でアレルギー性の喘息およびステップ5ないし6の治療を必要とする成人喘息ではオマリズマブの投与を考慮すべきである[3]。都市で生活する小児，青年419例を対象としたRCTでオマリズマブは有症状日数，増悪発作症例の割合を減少（30.3%，偽薬群では48.8%）したとする報告がある[15]。
- 禁煙を支援すること：ニコチン補充療法や支持的カウンセリングにより禁煙成功率を2倍まで向上させうる（237章「タバコ嗜癖」参照）[16]～[18]。SOR A
- アレルギーの関与が高いと判断される持続型の喘息症例では，アレルギーに関する免疫療法の可能性が報告されている[3]。SOR B 皮内試験陽性を対象とした特異的免疫療法が薬剤の減量に有用であったとするメタ解析がある（治療必要数〈NNT〉5）。また高IgEを伴う症例で免疫療法が増悪を減らしたとする報告がある[4]。
- 成人喘息ではプロトンポンプ阻害薬には喘息の改善に関連がないとする報告がある[19]。
- 労作時呼吸困難がありピークフローが予測値の70%以上の増悪例では，SABAと副腎皮質ホルモン頓用が，アクションプランに従って自宅での管理に用いられる。NAEPPでは，経口副腎皮質ホルモンを必要とする例に対するICSの倍量投与を推奨していない[3]。コクランレビューでは，短期間の経口副腎皮質ホルモンは，副作用を増やすことなく再発の回数，追加療法，入院およびSABAの投与を減らしていると結論づけている[20]。
- 日常の活動に支障をきたす程度の呼吸困難がありピークフローが予測値の40～69%の中等症増悪例では，通常の診察受診ないし救急外来受診を要する。SABAと成人では40～60 mgの経口副腎皮質ホルモンを3～10日投与することがすすめられる。SOR A SABAは必要に応じ20分ごとの投与に加え，臭化チオトロピウムの吸入によって入院の必要性を減らすことができる可能性がある[4]。SOR A 症状は1～2日で減弱する。
- 安静時呼吸困難があり，ピークフローが予測値の40%未満の重症増悪例では，救急外来受診ないし入院治療を要する。SABAと抗コリン薬のネブライザーを時間ごとないし持続投与を実施し，経口副腎皮質ホルモンと以下に示す治療を必要に応じ実施する。治療を開始してからでも症状は3日以上持続することが多い。
- 呼吸困難のため会話ができない，ピークフローが予測値の25%未満まで低下した生命に危険が及ぶような最重症例では，救急外来受診および入院が必要であり，ICUでの管理が考慮される。SABA，点滴による副腎皮質ホルモンの投与およびそれらに付随する治療が必要である。
- 酸素療法：中等度から生命に危険が及ぶ増悪例に低酸素を改善することを目的として酸素が投与される。酸素飽和度90%以上を維持する[3],[4]。SOR C
- 初回の評価のあとまったく反応がなく増悪がみられる際には，硫酸マグネシウムの静脈内投与やアルブテロール吸入を考慮する。
- FEV₁やピークフローを連続的に実施し治療に対する反応をモニターする。酸素飽和度は重症のエピソードや呼吸機能検査が施行不能なほどの重症例では有用である。連続的に低酸素を評価することは入院の必要性を予測する際に有用である。
- 重症あるいは生命に危険が及ぶ症例が初期治療に反応しない際には，挿管，人工呼吸器管理が必要となることがある。意識の混濁は切迫呼吸不全症状である。
- 以下に示す事項は支持するエビデンスがない場合には実施すべきでなく，有効な治療を遅らせる可能性がある。大量の水分摂取，暖気や湿気のある空気の吸入，処方薬以外の薬物摂取，抗ヒスタミン薬など[3]。さらにNAEPPではメチルキサンチン，抗菌薬（合併疾患で用いる場合を除く），急激な輸液，胸部理学療法，去痰薬，救急外来や入院での沈静は推奨していない[3]。

▶ 紹介
- 喘息の症候が非典型的である場合，他の疾患の評価に問題がある場合，あるいは他の専門的な検査が必要である場合には喘息の専門医への紹介を考慮する。
- 良好な治療効果が得られない場合，喘息のコントロールを維持できない場合にも専門医への紹介を考慮する。経口副腎皮質ホルモンの必要量が多い場合，入院治療を要する増悪があった場合，免疫療法やオマリズマブ治療を考慮する際も同様である[3]。
- ステップ3や4以上の治療を要する持続型の喘息症例も喘息の専門医への紹介を考慮する[3]。

予防／スクリーニング
- 禁煙，職業上曝露，室内気汚染の除去が予防に有用と考えられる。
- インフルエンザと肺炎球菌ワクチン接種がすすめられる[3]。SOR B
- ビタミンA, D, E，亜鉛，果物，野菜，地中海式の食事が喘息の予防に有用である可能性があるとする報告がある[21]。さらに生乳消費がよいとする報告がある（OR 0.59, 95%CI 0.46～0.74）[22]。

予後
- 喘息を有する小児の半数が，6歳までに症状が消失する[4]。
- 母親の喘息は，児の低出生体重（相対リスク1.46, 95%CI 1.22～1.75），低胎齢（相対リスク1.22, 95%CI 1.14～1.31），早産（相対リスク1.41, 95%CI 1.22～1.61），早期子癇（相対リスク1.54, 95%CI 1.32～1.81）の増加に関連があるとのメタ解析がある[23]。早産の相対リスクは喘息がコントロールされることにより低下する。治療を継続することで妊娠によって喘息の重症度を増すことはないとの報告がある[24]。

- 重篤化の病歴があった症例では，以下のものが，喘息関連死のリスクを高くする因子として重要である。そうした症例では，重篤化の兆しがあれば医療機関の早期受診が必要である[3]。
  - 挿管，人工呼吸器管理，ICU管理を要したなど以前の重篤化の病歴。
  - 前年に2回以上の入院治療あるいは3回以上の救急外来受診歴。1カ月間に2個以上のSABA吸入器の使用。気道閉塞や重篤な喘息増悪の自覚。低所得階層や劣悪な環境にある都市住民。

フォローアップ

喘息症例の多くは必ずしも良好なコントロール状態にあるとはいえない。NAEPP 2007 ガイドラインでは，喘息のモニタリング，重症度およびコントロールに注目している。喘息の症候の治療による改善，治療のゴールに符合するよう喘息の程度を定義している。

- 各回の受診の際には，現在および最近の症候の頻度，強さを聴取することが重要である。NAEPPの自己評価票や簡単な症候チェックリストは同プログラムのウェブサイトからダウンロードできるので，重症度はコントロールに必要な治療のステップにより判断できる[3]。 SOR ◉
- さらに各外来受診時に増悪，肺機能低下，薬剤の副作用の有無の可能性について評価する。症状やピークフローなど患者の自己評価票は NAEPP へアクセスすることで利用できる[3]。ピークフローの標準値との比較をみることによって，いつ投薬を追加するか，医療機関をいつ受診するか，経口副腎皮質ホルモン製剤の必要性や救急外来受診の必要性を減らすことができる[25]。
- 投薬を受けている患者にとって，呼吸のしやすさの変化があるかなど治療効果のモニタリングをすることは重要である。
- 禁煙を希望する患者には，禁煙を推奨すること。
- 増悪や入院について記録することは，追加治療を考えるうえで重要である。
- 心疾患やCOPDなどの合併症に注意を払い，それらをコントロールすることは重要である。
- 呼気一酸化窒素測定は，気道の炎症の非侵襲的定量的評価として意義があり[26]，喘息を含めた気道疾患の補足的検査法の1つである。

患者教育

- 禁煙は，繰り返しすすめる必要がある。肥満があったら肥満の改善，あるいは適切な体重の維持を目的に運動実施をすすめる。
- NAEPP は，発作の治療，短期的および長期的な治療などの役割，適切な吸入薬の使用や自己モニタリングでの患者側の役割など，喘息治療の実際についての患者教育に関するキーメッセージを示している。
- 喘息に関する行動計画を作成することは，患者の自己管理，喘息の増悪のサインを理解するうえで有用である。こうした行動計画について NAEPP は例を提示している[3]。
- 喘息の行動計画は，通常交通信号と同じように，緑，黄，赤の3つの色調を用いている。緑のゾーンは，症状が少なく，ピークフローが80〜100%とコントロール良好のゾー

ンである。黄ゾーンは軽度から中等症の症状があり，ピークフローは50〜80%でコントロールが必ずしも良好でないゾーンである。赤ゾーンは強い症状があり，ピークフローは50%未満で注意，警告のゾーンで，救済治療後15分以内に改善がなければ救急外来受診がすすめられるといったことを示しているものである。初期対応者が変更可能な説明が各ゾーンには含まれている。

【Mindy A. Smith, MD, MS】
（佐藤浩昭 訳）

56 慢性閉塞性肺疾患

症例

長期の喫煙歴があり，全身倦怠感と息切れを訴えている74歳の女性。ここ何年も医療機関を受診していないが，まあまあ健康で暮らしてきたといっていた。身体所見では顔色不良でやや「るいそう」があり，口唇にはチアノーゼがあった。呼吸音の減弱があり，胸部の両下方部位で副雑音が聴取された。心音は心窩部に最強点があり，第3音を聴取した。末梢に浮腫があり，酸素飽和度は74%であった。胸部単純X線では気腫化があり（図56-1），心エコーでは心不全であることが確認された。

概説

慢性閉塞性肺疾患（chronic obstructive pulmonary disease：COPD）は，進行性で，粉塵や有害なガスによる異常な炎症性反応と関係がある[1]，気流制限に特徴づけられる疾患と定義される。COPDは，予防可能な疾患であり，治療可能な疾患であるが，一部の症例では主に心臓など肺以外の臓器に影響を及ぼす場合があり，これらが疾患自体の重篤さに影響する。全世界的には，喫煙がCOPDの主因と考えられている（図56-2）。

別名

機能検査で診断されるCOPDは，肺胞の破壊という形態学的変化である肺気腫とほぼ同義である。

疫学

- 米国の18歳以上の人口におけるCOPDの推定罹患率は，2008年で4%程度(1,320万人)とされている(95% CI 3.8〜4.1)[2]。
- COPDは，米国および全世界で死因の第4位である。男性では1999〜2006年で死亡率の低下があるが（57 から 46.4/10万人)，女性では死亡率は横ばいである（35.3 から 34.2/10万人）[3]。
- 中南米では，罹患率は人口の7.8〜19.7%であり[4]，非喫煙者の罹患率は3〜11%との報告がある[1]。非喫煙者での高率の罹患率は薪燃料による室内での調理との関連がある。
- スウェーデンのCOPDの研究(1919〜1950年)では，10年間のデータの蓄積から，GOLD(Global Initiative for Chronic Obstructive Lung Disease)の診断基準に基づいた罹患率は13.5%（表56-1）であるとしている[5]。
- 米国のCOPDの推定直接経費は2,900万ドルで，間接経

56章 慢性閉塞性肺疾患

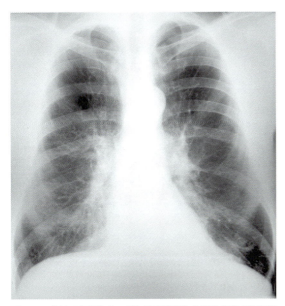

図56-1 軽度の気腫化と一部に閉塞性変化を伴う症例の胸部単純X線像（*Reproducd with permission from Miller WT Jr. Diagnostic Thoracic Imaging. New York, NY: McGraw-Hill; 2006: 106, Figure 3-37 A. Copyright 2006.*）

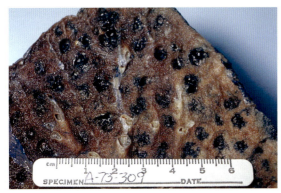

図56-2 喫煙による小葉中心性気腫を示す肺のマクロ病理像。黒色の痰分沈着により境界される多数の嚢胞状変化を示す近接像（*Reproduced with permission from Centers for Disease Control and Prevention [CDC] and Dr. Edwin P. Ewing, Jr.*）

費は2,040万ドルであった[1]。

病因／病態生理

- 環境要因，特に喫煙によって，終末気道など肺局所への炎症反応の侵入と組織破壊を起こす酵素の放出によって細胞外の構造物が障害され，不十分な再生・修復という慢性炎症を介して引き起こされ生じるとされている。COPDの進展，増悪のメカニズムとして酸化ストレスが重要な役割を果たしていると考えられている。

- さらにプロテアーゼとアンチプロテアーゼの不均衡が，COPD症例の肺で存在しているとする考え方がある。
- 炎症プロセスは，閉塞によって始まり，さらには気道の終末構造や肺実質の破壊に進展する。
- 流血中の炎症性メディエーターは，筋肉量の減少や「るいそう」，さらには心不全や糖尿病といった合併症の増悪に関与するとの報告がある[1]。
- ガス交換の異常は，低酸素血症や高二酸化炭素血症の進展へと進行する。
- 小肺動脈レベルの低酸素性血管攣縮の結果として肺高血圧症へ進展することがある。
- a_1-アンチトリプシン欠損（2,000～5,000例に1例）がみられることがある。45～50歳ないしはそれよりも若年で気腫化がみられた際には，遺伝子の異常を疑ってみるべきである[6]。
- COPDの家族歴，少ない喫煙曝露での発症。遺伝子多型（SNP）の例としては，TNS1，GSTCD，HTR4がCOPDと関連があり，SOX5のトランスクリプションファクターの遺伝子変異も関連しているとする報告がある[7],[8]。

危険因子

- 喫煙（直接および受動喫煙）：COPDにおける過去喫煙の相対リスクは2.89（95％CI 2.63～3.17）であり，現在喫煙していることの相対リスクは3.51（95％CI 3.08～3.99）に増える[9]。
- 気道の過敏性亢進：15％の症例が関連するとの報告がある[1]。
- 職業的曝露の関連：金，石炭，綿埃などの関連が示唆されている。
- 薪燃料やその他の燃料，ストーブなどによる換気不良の室内での曝露[1]。
- 呼吸機能の低下[1]。
- 感染症[1]。
- 貧困。
- COPDの家族歴（オッズ比〈OR〉1.73)[10]。
- a_1-アンチトリプシン欠損。

診断

COPDの診断は，40歳以上の症例で考慮する必要がある。持続的で，進行性，労作での増悪のある呼吸困難，間欠的であることもあり，喀痰を伴わないこともある慢性的な咳嗽，および喀痰がみられる際には疑われる疾患である[1]。

▶臨床所見

- COPDの最も一般的な症状は，労作時呼吸困難，咳嗽，喀痰である。近年のある報告では，新規に診断されたCOPDでは，85％の症例で咳嗽，70％の症例で労作時呼吸困難，45％の症例で喀痰が認められたとしている[11]。大部分の症例は，GOLDの0～1期（42％）あるいは2期（46％）であっ

表56-1 COPDの重症度―GOLDの分類

	FEV_1/FVC	FEV_1
軽度 COPD（GOLD 1）	<0.7	予測値の80％以上
中等度 COPD（GOLD 2）	<0.7	予測値の50～80％
重症 COPD（GOLD 3）	<0.7	予測値の30～50％
最重症 COPD（GOLD 4）	<0.7	予測値の30％以下ないし50％以下で呼吸不全ないし右心不全を伴う

Box 56-1	修正英国 MRC(MMRC)呼吸困難スケール
grade 0	強い労作でのみ息切れを感じる
grade 1	平地を急ぎ足で歩行する，または緩やかな坂を歩いて上るときに息切れを感じる
grade 2	平地歩行でも同年齢の人より歩行が遅い。または自分のペースで平地歩行していても息継ぎのため休む
grade 3	約100ヤード(91.4 m)歩行した後，息継ぎのため休む。または数分間，平地歩行した後，息継ぎのため休む
grade 4	息切れがひどくて外出ができない，または衣服の着脱でも息切れがする

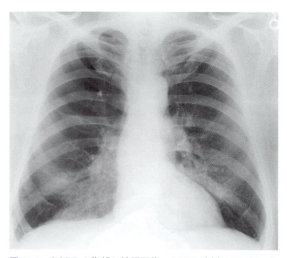

図56-3 COPDの胸部X線正面像。COPD症例でのエアートラッピングの結果としてみられる横隔膜平低化所見と血管影が乏しくみえる所見が特徴的である(Reproduced with permission from Miller WT Jr. Diagnostic Thoracic Imaging. New York, NY：McGraw-Hill；2006：108, Figure 3-40 A. Copyright 2006.)

た(表56-1参照)。

- 胸部圧迫感は通常労作後にみられる。全身倦怠感，体重減少，食欲不振は，進行した時期にみられる症状である。
- COPDの症状の評価に関してはいくつかの質問票がある。GOLDは修正英国MRC(MMRC)の質問紙票あるいは8つの質問からなるCOPD評価テスト(CAT)の使用を推奨している(Box 56-1)[1]。
- 身体所見としては以下のような所見がみられる。
  - タバコ臭や爪のニコチンによる着色。
  - 呼気延長や呼気時の喘鳴。
  - 胸郭の過膨張所見：樽状胸，横隔膜の動きの低下。
  - 呼吸補助筋を使った呼吸：肋間筋，胸鎖乳突筋や斜角筋を使った呼吸。
  - 進行期では口唇や爪床のチアノーゼ，疲労，肺性心(右心不全，頸静脈の怒張，右心拡大，腹水や末梢の浮腫)。

検査所見

気管支拡張薬の投与前後でスパイロメトリーにより診断が確定し，重症度の分類の情報が得られる[1,12]。SOR **B**

- 慢性の咳嗽，喀痰があった場合，スパイロメトリーが正常であっても発症にかかわる因子が存在する例では，疾患の管理に有用である以下のようなものに留意する。急性増悪として肺炎が疑われる際には喀痰培養検査があり，貧血や多血症の評価には血算検査がある。酸素飽和度が92%以下の際や二酸化炭素分圧が45 Torr以上の際の呼吸不全の評価には血液ガス検査が重要である[1,13]。
- 45歳以下での発症，下葉の気腫化，家族歴のある例，喫煙指数が少ない例では，血液検査で α_1-アンチトリプシンを測定することが重要である。
- 障害の程度の評価やリハビリの効果の判定に際しては，運動(歩行)試験が有用である[1]。

画像検査

胸部単純X線は，診断を確定する検査ではないが，他の呼吸器疾患の鑑別や心不全などの合併症を明らかにするには有用な検査である。COPDでは以下のような所見がみられる[3]。

- 肺の過膨張所見として(図56-1～図56-3)。
  - 胸郭前後径の増大(図56-4)。
  - 心臓下腔の拡大。
  - 側面像で横隔膜の平低化。
  - 滴状心がみられる。
  - 囊胞は単純X線では判断は難しいが，CTでは容易に判

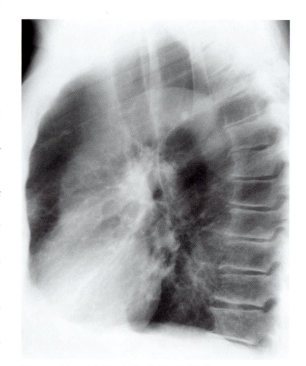

図56-4 図56-3と同一患者の胸部X線側面像。COPDのエアートラッピングの結果，過膨張のため胸郭の前後径の増大があることを示している(Reproduced with permission from Miller WT Jr. Diagnostic Thoracic Imaging. New York, NY：McGraw-Hill；2006：108, Figure 3-40 B. Copyright 2006.)

断できる(図56-5～図56-8)。
- 末梢肺野では血管影が乏しい(図56-3参照)。
- 右心系圧の上昇がある例では，中枢の肺動脈の拡張がみられる。
- α_1-アンチトリプシン欠損がある例では，非喫煙でも若年からの発症がある。図56-9は30歳女性の α_1-アンチトリプシン欠損を有する進行例の画像である。単純X線では肺の過膨張，横隔膜の平低化，滴状心がみられ，上葉では血

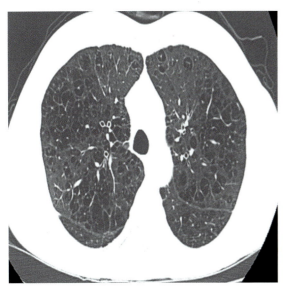

図 56-5　小葉中心性気腫所見を示す COPD の肺の高分解能 CT 像。びまん性気腫性変化は両側肺全体に囊胞状の「低吸収域」としてみられている（Reproduced with permission from Carlos S. Restrepo, MD.）

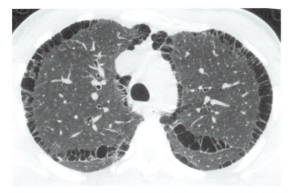

図 56-6　COPD 症例の大動脈弓レベルの CT 像。上葉優位の気腫化と胸膜直下の囊胞状変化がみられる（Reproduced with permission from Miller WT Jr. Diagnostic Thoracic Imaging. New York, NY：McGraw-Hill；2006：110, Figure 3-41 D. Copyright 2006.）

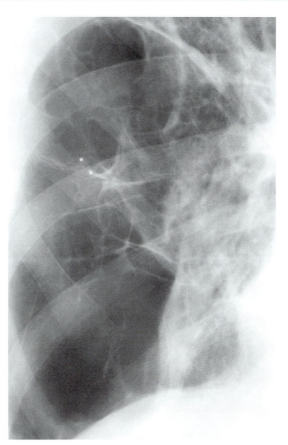

図 56-7　COPD 症例の胸部単純 X 線拡大像。多数の大きなブラがみられている（Reproduced with permission from Miller WT Jr. Diagnostic Thoracic Imaging. New York, NY：McGraw-Hill；2006：111, Figure 3-42. Copyright 2006.）

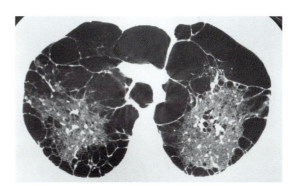

図 56-8　図 56-7 と同一患者の CT 像。多数の大きなブラがみられる（Reproduced with permission from Miller WT Jr. Diagnostic Thoracic Imaging. New York, NY：McGraw-Hill；2006：111, Figure 3-42. Copyright 2006.）

管影が目立っている。CT では，汎小葉性気腫化が中・下肺野でみられている（図 56-10）。

CT は気腫化の診断に重要であるが，CT 所見は治療には直接的に影響しない[6]。

囊胞化している所見は CT でより明瞭である（図 56-5，図 56-6，図 56-8 参照）。気道の閉塞は呼気，吸気時の CT 撮影で明らかにすることができる。外科療法を考慮する際には，CT 実施による評価がすすめられる[1]。

右心不全が疑われる際には心エコー検査の実施がすすめられる[13]。

鑑別診断

持続する喀痰を伴う咳嗽や呼吸困難がある例では以下に示す疾患の鑑別を要する。

- 気管支喘息：小児期発症を含む 40 歳以下での発症，アレルゲンや職業的曝露に対する反応性の増加や発作的増悪がある場合鑑別を要する。症状による夜間覚醒，気管支拡張薬による改善がある場合も同様である（55 章「喘息」参照）。
- 慢性気管支炎：2 年間に少なくとも 3 カ月以上持続する咳嗽，喀痰により臨床的に診断される疾患である[1]。COPD でもこのような症状がみられることがあり，気道狭窄の増悪と関連がある。慢性気管支炎はスパイロメトリーが正常でも臨床症状があれば診断される。
- 肺炎：発熱，悪寒，胸膜刺激による胸痛がみられることがある。打診上濁音，気管支呼吸音，炎症が存在する部位で

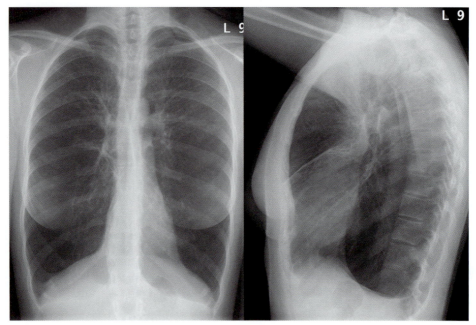

図56-9 α₁-アンチトリプシン欠損症の30歳女性にみられた進行した肺気腫。胸部X線では肺の過膨張、横隔膜の平低化、滴状心がみられる（Reproduced with permission from Carlos S. Restrepo, MD.）

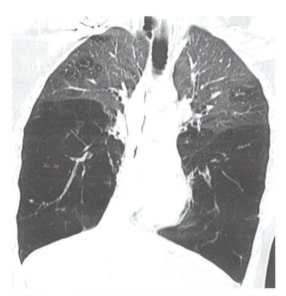

図56-10 α₁-アンチトリプシン欠損症の30歳女性のCT像。冠状断CTでは典型的所見である中・下肺野での汎小葉肺気腫があり、上肺野の血管が下肺野と比較して太くみえる（「cephalization」of flow）（Reproduced with permission from Carlos S. Restrepo, MD.）

の副雑音が聴取される例では鑑別すべき疾患である（59章「市中肺炎」参照）。

- 肺結核：いずれの年齢でも発症する可能性があり、慢性の咳嗽がみられる例では鑑別すべき疾患である。胸部X線上浸潤影があり、喀痰培養検査で確認される（64章「結核」参照）。
- うっ血性心不全：非特異的に肺底部位での副雑音の聴取。胸部X線で心拡大がみられ、心エコーで診断が確認される（44章「心不全」参照）。
- 肺癌：症状は中枢性発症の肺癌や気管支内発育性の腫瘍でみられる。その症状は咳嗽、血痰、喘鳴、呼吸困難である。腫瘍による気道の閉塞や閉塞性肺炎、胸壁や胸膜への進展による胸痛、腫瘍の局所進展による嚥下困難、反回神経麻痺による嗄声、呼吸困難、横隔神経麻痺による横隔膜挙上などがみられる際には鑑別すべきである。胸部X線やCTで一部分あるいは一側性の陰影がみられ、組織学的に診断が確定される（57章「肺癌」参照）。

以上の疾患、病態では気腫化を生じることがある。

治療

COPDの管理は、症状、危険因子、増悪の病歴、重症度、生存予測などに基づく。GOLDの分類では症例を4つのカテゴリーに分類している（表56-2）。

▶ 非薬物療法

以下はすべてのCOPD症例に対して考慮すべき非特異的管理療法である[1),5)]。

- インフルエンザ、肺炎球菌ワクチンは高齢の症例で効果が示されている。SOR Ⓑ 特に吸入ステロイド（ハザード比〈HR〉2.09、95%CI 1.38～3.16）、内服ステロイド（HR 3.00、95%CI 2.40～3.75）を投与されているCOPD症例では、ヘルペスゾスターに対するワクチンを考慮する必要がある（HR 1.68、95%CI 1.45～1.95）[14)]。
- 患者教育は医療費や入院治療を減らすのに役立つ[1),15)]。SOR Ⓐ
- リハビリテーションプログラムは6～12カ月時点での入院を減らし、QOLを向上させ、呼吸困難を改善し、運動耐用能の改善に役立つ[1),5)]。SOR Ⓐ 呼吸リハビリテーションは、生存期間の延長や入院治療後の症状の改善を促進する可能性がある[1)]。SOR Ⓑ
- COPD症例に対する持続陽圧呼吸は、睡眠時無呼吸症候群の合併がない例では有用ではないが、合併がある例では生

表 56-2　GOLD の分類と増悪の病歴に基づいた COPD 症例の推奨される治療

患者グループ	定義	非薬剤以外の治療	第一選択の治療
A	症状少ない(MMRC grade 0～1 あるいは CAT スコア 10 以下, GOLD 1～2)	禁煙, 身体活動保持, インフルエンザなどのワクチン	必要に応じて短時間作用型 β_2 刺激薬
B	MMRC grade 2 以上あるいは CAT スコア 10 以上, GOLD 1～2)	禁煙, 身体活動保持, インフルエンザなどのワクチン, 呼吸リハビリ	長時間作用型の抗コリン薬あるいは β_2 刺激薬
C	MMRC grade 0～1 あるいは CAT スコア 10 以下, 年に 2 回以上の増悪や GOLD 3～4)	禁煙, 身体活動保持, インフルエンザなどのワクチン, 呼吸リハビリ	吸入ステロイド, 長時間作用型の抗コリン薬あるいは β_2 刺激薬
D	MMRC grade 2 以上あるいは CAT スコア 10 以上, 年に 2 回以上の増悪や GOLD 3～4)	禁煙, 身体活動保持, インフルエンザなどのワクチン, 呼吸リハビリ	吸入ステロイド, 長時間作用型の抗コリン薬あるいは β_2 刺激薬

検査所見の項参照

存や入院リスクを減少させる[1]。

中等度以上の COPD において，症状の増悪，喀痰量や性状の変化で定義される急性増悪について以下のような評価や非特異的介入がすすめられる[1,13]。

- 重症度の評価を実施すること SOR C：呼吸補助筋を使った呼吸，胸部の奇異性呼吸，チアノーゼの出現や改善，末梢浮腫の出現，循環動態の不安定，精神状態の悪化などは重篤な急性増悪の所見である。酸素飽和度を測定すること。
- 中等度以上の症状や他疾患の鑑別を目的とした所見がみられる場合には，胸部 X 線検査の実施を考慮すること。
- 心疾患の合併を疑う場合には心電図の実施を考慮すること。
- 貧血，多血症，白血球の増加が疑われる場合には血算の実施を考慮すること，テオフィリン洗剤の投与の際には血中薬物濃度の測定の実施を考慮すること，黄色痰や発熱がみられる際には喀痰や血液の培養の実施を考慮すること。
- 意識障害，高二酸化炭素血症の出現や増悪例，急性増悪の頻度の高い例，高齢症例，呼吸性アシドーシスを疑う例，2 型呼吸不全例，心不全合併や重症 COPD 症例，外来での治療がうまくいかない例，あるいは家庭での支援が得られず症状の増悪がある例では，臨床判断のあと，入院治療を考慮すべきである[1]。SOR C

▶ 薬物療法

安定した状態にある COPD 症例に対しては，禁煙および低酸素血症を伴う例には酸素療法が予後を改善するとされている[1]。SOR A

- 禁煙支援：ニコチン代替療法，ニコチン補充療法およびカウンセリングなどによって禁煙成功率は 2 倍になるとする報告がある（237 章「タバコ嗜癖」参照）[1,16～18]。SOR A
- 酸素飽和度が 89％以下の症例には酸素療法が実施される。動脈血酸素分圧（PaO_2）55 Torr 以下，3 週間に 2 回酸素飽和度が 89％以下となる肺高血圧症例や右心不全例などでは酸素療法の実施が生存に寄与するとの報告がある[1]。SOR B 以下の治療が症状の改善に推奨される。
- β 刺激薬であるアルブテロールやイプラトロピウムなどの抗コリン薬の間欠的投与 SOR A，短時間作用型の気管支拡張薬については，副作用や患者の嗜好などを考慮して薬物の選択を行う[1]。
- サロメテロールやインダカテロールなどの長時間作用型 β 刺激薬（LABA）：定期的吸入が最も効果的である。しかしながら費用および頻脈や振戦といった副作用には注意を要する[1]。SOR A
- LABA と抗コリン薬の合剤の吸入は症状の改善に有用である[1]。SOR B 状態の悪化や急性増悪を防ぐにあたり，吸入ステロイドとの組みあわせ吸入が有用である[1]。SOR A

- 長時間作用型の抗コリン薬であるチオトロピウムは，24 時間効果が持続し，急性増悪の減少や症状の改善に有用である[1]。SOR A チオトロピウムの副作用には口内乾燥がある[1]。チオトロピウム投与例の方が偽薬群に比較して死亡率の上昇があったとする報告が 1 報のみある[19]。
- 副腎皮質ホルモン製剤の吸入：定期吸入は QOL に関連し，急性増悪の頻度をわずかに低下させるが，口内カンジダ症の増悪，易出血性，骨量減少に関連するとの報告がある[1]。SOR A 急性増悪の頻度が高い中等度以上の COPD 症例での投与が推奨される。安定した COPD 症例には副腎皮質ホルモン製剤の経口投与は有益でない。コクランレビューでは，吸入ステロイドと LABA とを比較しているが，急性増悪の頻度の減少を含め，呼吸機能検査での LABA の有用性が示され，吸入ステロイドの QOL の改善と肺炎のリスクの増加があるとしつつも両者の有用性を報告している[20]。
- テオフィリン：症状改善 SOR A と急性増悪の減少 SOR B に中等度の有用性があるが，悪心との関連や血中濃度の上昇によるテオフィリン中毒のリスクがある[1,21]。
- 喀痰溶解薬：カルボシステインなどがあるが，急性増悪の頻度や有症状日数の減少でわずかな改善があることが報告されている[22]。SOR A しかしながら GOLD では，同薬剤の定期的投与は推奨していない[1]。
- ホスホジエステラーゼ 4 阻害薬は，すでに吸入気管支拡張薬が投与されている中等度以上の COPD 症例に対する臨床試験が実施されている。急性増悪の改善や悪心，下痢，体重減少，頭痛などの副作用を含む関連事項の改善があるとの報告がある[23]。

COPD の急性増悪に対しては気管支拡張薬，副腎皮質ホルモン，抗菌薬といった薬剤が通常投与される。

- 吸入気管支拡張薬：β 刺激薬と抗コリン薬はいずれも単独ないし組みあわせで投与される。定量吸入器を用いた吸入やネブライザーの使用はコストの面でも有用であり，より重篤な例で考慮される[1]。SOR A
- 副腎皮質ステロイド：30～40 mg/日のプレドニンを 10～14 日間の経口投与ないし経口投与が不能な例では経静脈投与が考慮される。ステロイドは回復の期間の短縮，在院日数の短縮および再発率を低下させる[1]。SOR A
- 抗菌薬：COPD 症例に対する抗菌薬投与については議論がある。偽薬群を置いた 4 つの臨床試験と 1 つのメタ解析では，偽薬群に比較して有意な改善がみられたとする報告がある[24]。他方 6 つの研究では，統計学的有意差はなかったと報告している。GOLD では，呼吸困難の増悪，喀痰量の増加，喀痰色調の悪化，人工呼吸器を必要とする症例に対す

る5～10日間の抗菌薬の投与を推奨している[1]。SOR B 喀痰量の増加，呼吸困難がある黄色痰の増加例では，抗菌薬投与を考慮すべきである[1]。SOR C

- どの抗菌薬を選択するかは，細菌の耐性化や疾患の重篤さに関連するとの考え方がある。あまり重篤でない増悪では，アモキシシリン，ドキシサイクリン，トリメトプリムなど狭いスペクトラムの抗菌薬を用いる。重篤な増悪では，アジスロマイシン，クラブラン酸アモキシシリン，レボフロキサシン，セフォロキシムを選択，入院例では静脈投与が考慮される。SOR C
- 酸素療法：酸素飽和度が88％以上を継続するよう投与する[1]。SOR C
- 持続陽圧呼吸（CPAP）は，死亡率低下，気管挿管の必要性を減らし，入院期間を短縮する[1]。SOR A しかしながら使用に堪えない例がみられることには留意すべきである。中等度以上の呼吸困難がみられる例，pH 7.35以下のアシドーシス，動脈血二酸化炭素分圧（$PaCO_2$）45 Torr以上の高二酸化炭素血症，呼吸回数25回/分の頻呼吸例では適応を考慮する[1]。
- 人工呼吸器の適応については，持続陽圧呼吸に耐えられない例のほか，重篤な呼吸困難，広範囲に及ぶ誤嚥や排痰不能例，PaO_2 40 Torr以下あるいはPaO_2/F_1O_2 200以下の重篤な呼吸不全，pH 7.25以下のアシドーシス，PaO_2 60 Torr以上の高二酸化炭素血症，心拍数50/分以下，重篤な心室性不整脈，呼吸停止例などが適応となる[1]。SOR C

■ 補助療法，代替療法

- 免疫刺激による在院日数短縮，シネオールによる症状，呼吸機能の改善，朝鮮人参による呼吸機能，QOLの改善に関する報告がある[25〜27]。SOR B
- TaichiとQigongが有用とする報告がある[28]。SOR B

■ 外科療法

最適な治療法を実施しても改善がみられない重篤なCOPD症例に対して，以下の2つの外科療法を考慮するという考え方がある。

- 肺容量減少術：上葉の病変が優位な例で，運動耐用能が低い例では症状の改善が得られる可能性がある[1]。このような例では生存の改善に寄与した（54% vs 38.7%），との報告がある[1]。SOR A
- 肺移植：合併症のない65歳以下の症例で考慮される。GOLDではBODEという5つの指標で5以上の例に適応があるとしている[1,29]。しかしながら219例を対象としたノルウェーの研究では，肺移植は生存に寄与することはなかったと報告している[30]。

■ 紹介

診断が不明な例，重篤な例，肺性心の発症，ステロイド，呼吸リハビリテーション，外科療法の評価を要する例，一秒量（FEV_1）の急速な低下のある例，COPDの家族歴のある例，頻回の感染合併，喀血のある例[13]，$α_1$アンチトリプシン欠損例などは呼吸器内科医の診断，治療のための紹介・移送の適応となる。

予防／スクリーニング

- 最も重要な予防は，喫煙しないこと，禁煙することである。職業上の曝露や室内での薪燃料燃焼など室内空気汚染を減らすことも重要である。
- GOLDは，人口全体を含めたスクリーニングをすすめていない[1]。米国政府の予防担当部署では，スパイロメトリーを用いた成人のCOPDスクリーニングをすすめている[31]。

予後

- 日本における227例を対象とした検討では，5年生存率は73％で，呼吸困難と予後の関連はあるもののFEV_1との直接的関連はないとしている[32]。増悪による入院，3年生存の予測に重症度分類が重要とされている。
- BODEインデックスは，体格（BMI），閉塞（FEV_1），呼吸困難（MMRCスコア）と運動耐容能（6分間歩行テスト）による生命予後予測の指標である。呼吸障害に起因する死亡リスクはBODEスコアが1ポイント増すと60％以上上昇する[33]。オンラインで計算式にアクセスでき，スコアを計算することができる。
- アシドーシスを伴う高二酸化炭素血症増悪での入院中死亡については約10％程度とされ，人工呼吸を要する例の退院後1年間の死亡は40％程度とする報告がある[1]。

フォローアップ

疾患の進行や合併症の出現がないか定期的にフォローアップする必要がある。

- 外来受診に際しては，症状，活動性，睡眠について問診する。喫煙者については禁煙をすすめる。症状のモニタリングには質問紙（GOLDでは2〜3カ月に1度の実施を推奨している）が用いられる。
- 少なくとも年に1度のスパイロメトリー検査をGOLDは推奨している[1]。SOR C
- 薬物投与例については，効果と副作用をモニターする。適切な使い方ができているか，吸入薬投与例では吸入指導を実施する。
- 心不全，高血圧，骨粗鬆症，不安やうつ，肺癌，感染，メタボリックシンドローム，糖尿病といった合併症のモニタリングとコントロールを行う。GOLDではこれらについての情報提供を行っている[1]。
- 重症例については，長期の酸素療法，社会的な特殊なサービスへの要望については，年2回程度はかかわりを持つべきである[13]。ホスピスへの入所希望にも対処すべきである。

患者教育

禁煙については何度も粘り強く指導すべきである。運動療法の推進をすすめる。上腕筋力をつけることは呼吸補助筋を使った呼吸を容易にする，たとえばカートや歩行器，車椅子を押すこと，あるいはトレッドミルを使用することもすすめられる。

【Mindy A. Smith, MD, MS】
（佐藤浩昭 訳）

57 肺癌

症例

6カ月前からかたい圧痛のない可動性のある腫瘤を右胸部

57章 肺癌

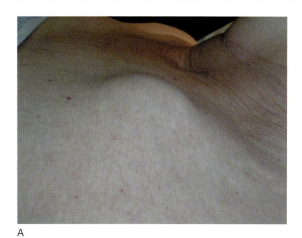

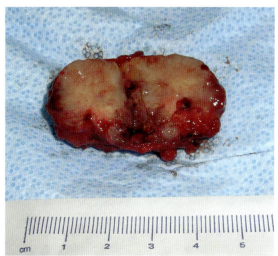

図57-1 A：成人後60歳になるまで喫煙してきた女性にみられた増大する胸部腫瘤。B：診察室で外科的に切除された胸壁の皮膚腫瘤（Reproduced with permission from Leonard Chow, MD and Ross Lawler, MD.）

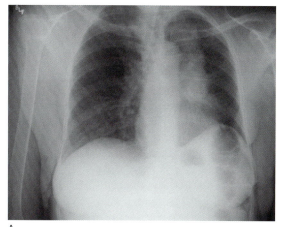

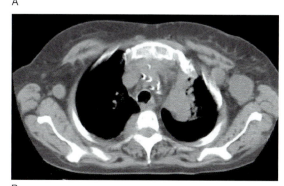

図57-2 A：左肺に腫瘤を形成する扁平上皮肺癌の胸部単純X線像。B：左縦隔に隣接する扁平上皮肺癌（Reproduced with permission from David A. Kasper, DO, MBA.）

に触知したため来院した60歳の女性。腫瘤ははじめ貨幣大の大きさであったがここ1カ月で増大した（図57-1A）。ダイエットをしていないにもかかわらず，ここ1年で4.5 kgの急速な体重減少があった。16歳から1日20本の喫煙があり，息切れもみられている。ここ数カ月で喫煙者によくみられる咳が増強し血痰も出現した。家庭医を受診したところ，胸部の腫瘤は切除され病理検査に提出された（図57-1B）。標本が肺扁平上皮癌であるとの診断が得られた時点で，胸部X線検査がオーダーされた（図57-2A）。放射線科医によりCTの実施をすすめられ，その結果，肺病変の存在が画像上も確認された（図57-2B）。患者は積極的治療を希望せず，10カ月後に死亡した。

概説

原発性肺癌（lung cancer）は，肺の悪性腫瘍であり，気管支，細気管支，肺胞の呼吸上皮由来の癌である。腺癌と扁平上皮癌の頻度が最も高い。

疫学

- 2007年には米国で203,546例が肺癌と診断された（男性109,643人，女性93,893人）[1]。1999年以降発生，死亡とも男性では減少に転じているが，女性では減少はみられていない。
- 年齢調整発生率は，米国ではアフリカ系男性（99.8人/10万人）が最も高く，次いでコーカサス系男性（75.3人/10万人），コーカサス系女性（54.6人/10万人），ヒスパニック系男性（41.5人/10万人），ヒスパニック系女性（26.1人/10万人）の順である[2]。
- リスクは年齢とともに上昇する。60歳代男性では10年後の肺癌発症の率は2.29%で，20年後は5.64%である[1]。60歳代女性での発症率はそれぞれ1.74%，4.27%である。
- 2007年において肺癌は全癌死亡のなかで最多である（全癌診断の14%，全癌死亡の28%を占める）[3]。
- 米国の2011年の推定肺癌発生数は221,130例で，156,940例が死亡していると推定されている[4]。

病因／病態生理

- 肺癌は肺に発生し，所属リンパ節および気管，食道といった胸郭内の臓器に進展する。剖検時には50〜95%の例に遠隔転移があるとされるほど転移の率は高い。特に脳，骨，肝などの臓器転移が少なくない[5]。
- 発癌：癌の進展の過程で，癌遺伝子の発現，癌抑制遺伝子

の不活化を含むいくつかの遺伝子変異（EGFR など）が肺癌細胞に出現する[5]。
- 肺癌は，非小細胞肺癌（nonsmall-cell lung cancer：NSCLC）と小細胞肺癌（small-cell lung cancar：SCLC）に大別される。また以下の4つの組織型に分けられるが，これらの組織型で全体の88％を占める[5]。
  - 腺癌（肺胞上皮癌を含む）：32％を占める。
  - 扁平上皮癌：29％を占める。
  - 小細胞癌（燕麦細胞癌を含む）：18％を占める。
  - 大細胞癌：9％を占める。
- これらのうち腺癌，扁平上皮癌，大細胞癌は，診断，病期，治療法などの観点から非小細胞肺癌として扱われる[4]。
- 腺癌，扁平上皮癌では，前癌状態というべき病変が存在し，過形成，異形成，上皮内癌などと称される[3]。

危険因子

- 喫煙は最も重要な危険因子である。現在あるいは過去の喫煙歴は90％の例でみられる。喫煙による相対リスクは13倍（受動喫煙では1.5倍）であるとされる[3]。
- 米国では現在，男性の28％，女性の25％，高校生の38％に喫煙の習慣がある。タバコ発癌は女性の方が高い傾向がある（237章「タバコ嗜癖」参照）。
- 職業上の有害物質の曝露としては，アスベスト（鉱業，操作），溶接，殺虫剤（ヒ素），冶金（クロム），コークスなどの燃焼酸化物，鉄酸化物，塩化ビニル，ウランがあげられる[3]。ラドン，ディーゼル燃焼物への曝露もリスクである[2,6]。
- 乳房，胸部への放射線照射[4]。
- 肺癌の家族歴。
- 喫煙者の β-カロテンのサプリメントは，わずかではあるがリスクを増すとされる。
- 女性のホルモン治療は，肺癌の発癌のリスクは増さないが，主として非小細胞肺癌で癌死のリスクを増やす（73 vs 40，0.11％ vs 0.06％）とする報告がある[7]。

診断

症状は発生部位，腫瘍の大きさ，組織型および遠隔転移の有無により違いがある。
- 5〜15％の症例は無症状である。他の理由でたまたま撮影された胸部画像で発見される例がみられる[5]。
- 原因不明の食欲不振，るいそう，体重減少などの全身症状がみられることがある。

より侵襲性の低い手段による組織採取によって得られた検体を用いた組織学的診断により診断される。検体採取の手段としては，喀痰細胞診，気管支鏡，リンパ節生検，外科手技による検体採取，針生検（EVAS など），CT ガイド下生検，胸水からの細胞ブロック作製などである[5,8]。
- 腺癌に対する TTF-1，扁平上皮癌に対する p63 などの免疫組織化学は，組織型決定の補助診断として用いられる[8]。組織型と同時に分化度の評価も治療上重要である。
- 中枢発作の肺癌が疑われる際には，少なくとも3回の喀痰細胞診が最初に実施する検査として適切であり，その後気管支鏡検査を必要であれば実施する[5]。 SOR B
- 2 cm 以下の末梢発生の肺癌が疑われた際には，喀痰細胞診では診断するのは難しく，経気管支鏡下針生検が有用である[5]。 SOR A
- 限局性肺癌が疑われた際には，外科的に生検後に肺癌であることが病理学的に確認された後に，葉切除に切除法を切り替えるという選択もありうる[5]。 SOR B

▶ 臨床所見

診断時の最も一般的な症状としては，増悪する咳嗽と胸痛があげられる[4]。症状は以下に示すような際に生じることがある[5]。
- 中枢性，気管支内進展のある例では，咳嗽，血痰，喘鳴，呼吸困難を生じることがある。
- 腫瘍による気道の閉塞機転のある例では，二次性の閉塞性肺炎を生じることがある。
- 胸膜，胸壁への進展のある例では，胸膜性胸痛，呼吸困難がある。
- 空洞形成による肺化膿症を生じることがある。
- 局所進展による気管の狭窄，閉塞をきたす例があり，食道への進展があれば嚥下障害，反回神経麻痺では嗄声，呼吸困難，横隔神経への進展では障害された側の横隔膜挙上がある。ホルネル症候群を生じる例がある。
- リンパ節への進展では鎖骨上窩，腋窩，鼠径リンパ節腫脹をきたす例がある。
- 剖検時には50〜95％の例で転移がみられるほど肺癌では遠隔転移はまれではない。
- 脳転移による神経症状，骨転移による疼痛と病的骨折，骨髄浸潤による血液異常，肝転移による肝機能障害をきたす例がみられる。
- 腫瘍随伴症候群は，主として小細胞肺癌でみられる。複数の内分泌に関する以下のような症候群がある。副甲状腺ホルモン（PTH）や PTH 関連蛋白による高カルシウム血症，低リン酸血症，抗利尿ホルモン（ADH）分泌による低ナトリウム血症，副腎皮質ホルモン分泌による電解質異常，通常近位筋優位の筋力低下・歩行の異常・倦怠感・自律神経障害などを示すランバート-イートン症候群などである。これらのなかで最も頻度の高いものは抗利尿ホルモン分泌異常症（SIADH）（小細胞肺癌の15〜40％にみられる）とクッシング症候群（小細胞肺癌の2〜5％にみられる）である[8]。
- 骨格筋や結合組織系の症候群としては，ばち指（30％の症例でみられる。特に非小細胞肺癌），痛みや腫脹を伴う肺性肥大性骨関節症（1〜10％にみられる。特に腺癌）などがみられることがある。
- 肺癌の皮膚転移による皮膚結節は無痛性であるが，予後不良の所見である（図 57-1，図 57-2 参照）。

▶ 検査所見

標的治療の急速な進歩が非小細胞肺癌の領域でみられており，それに伴い遺伝子変異のプロファイルを調べる分子生物学的検査がますます一般的になってきている。特に EGFR 遺伝子変異を明らかにすることは EGFR-チロシンキナーゼ阻害薬への反応をみる重要な指標となっている[9]。スペインにおける多施設による研究では，EGFR 遺伝子変異は全体の16.6％の例であった。女性では69.7％，非喫煙者では66.6％，肺腺癌では80.9％の例であったと報告している[10]。

▶ 画像検査

- たまたま発見され肺癌が否定できないような肺腫瘤について，米国放射線専門医会（ACR）では，経生検または全身のPET 検査を実施することを推奨している。特に肺癌の危険因子を有する例ではPET 検査の実施をすすめている[11]。

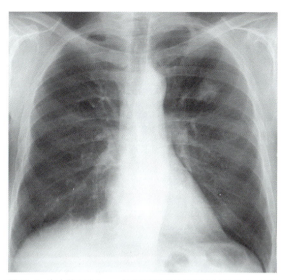

図57-3 左上葉の2.5 cm台の辺縁不整の結節影が確認できる胸部単純X線像(Reproduced with permission from Miller WT, Jr. Diagnostic Thoracic Imaging. New York, NY：McGraw-Hill；2006.)

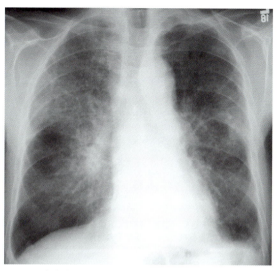

図57-5 右上葉で陰影の増強が顕著であったびまん性のスリガラス状陰影を呈した症例の胸部単純X線像。開胸生検で肺胞上皮癌であることが病理学的に確認された(Reproduced with permission from Miller WT, Jr. Diagnostic Thoracic Imaging. New York, NY：McGraw-Hill；2006.)

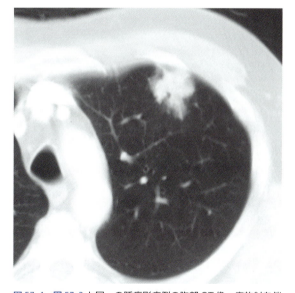

図57-4 図57-3と同一の腫瘍影症例の胸部CT像。癌放射を伴う結節は外科切除により腺癌と診断された(Reproduced with permission from Miller WT, Jr. Diagnostic Thoracic Imaging. New York, NY：McGraw-Hill；2006.)

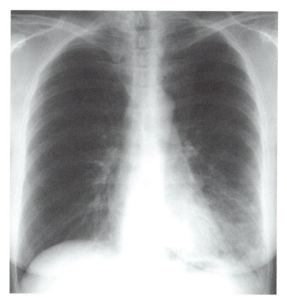

図57-6 左下葉に限局する固質化陰影。抗菌薬を2カ月投与したにもかかわらず増大がみられ，外科的生検が実施された。その結果肺胞上皮癌であることが病理学的に確認された(Reproduced with permission from Miller WT, Jr. Diagnostic Thoracic Imaging. New York, NY：McGraw-Hill；2006.)

PET以外の画像診断のみのフォローアップは肺癌の危険因子のない例のみに推奨される。
- 縦隔リンパ節腫脹を伴う例では，切除可能と判断される非小細胞肺癌を対象とした縦隔の病期診断において，超音波内視鏡下針生検は，縦隔鏡に匹敵するとする報告がある[12]。
- 胸部単純X線は，基本的検査として有用であるが，CTは必須であり，これらの検査は腫瘍であるのか(図57-3, 図57-4)，肺炎によるびまん性の肺野異常であるのかを明らかにする検査である(図57-5〜図57-7)。

▶ **典型的分布**
- 扁平上皮癌は中枢の病変であることが多く，また気管支内発育もみられる[5]。

- 腺癌や大細胞肺癌は末梢に存在することが多く，胸膜を巻き込むこともしばしばである。

▶ **病理所見**
- 小細胞肺癌は細胞質に乏しく，細かいクロマチンパターンに富む核を有するが，核小体は不明瞭である。特に特定の構造をとらず，びまん性の分布を示す特徴がある[5]。
- 非小細胞肺癌は，細胞質に富み，核の大小不同，粗造なクロマチンパターンを有する。腺管構造(腺癌)あるいは層状構造(扁平上皮癌)などの特徴を有する。

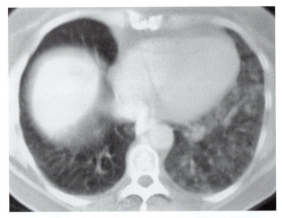

図 57-7　図 57-6 と同一患者の胸部 CT 像。左下葉と舌区にスリガラス状陰影がみられる。抗菌薬を 2 カ月投与したにもかかわらず増大がみられ、外科的生検が実施された。その結果、肺胞上皮癌であることが病理学的に確認された（Reproduced with permission from Miller WT, Jr. Diagnostic Thoracic Imaging. New York, NY：McGraw-Hill；2006.）

鑑別診断

症例の肺病変に関する鑑別診断については以下のような点に注意する。

- 慢性閉塞性肺疾患（COPD）：最も一般的な症状は咳嗽，喀痰および労作時呼吸困難である。喀血は起こりうるが，肺に腫瘤病変はみられない。COPD 症例では，肺癌のリスクは高い。
- 肺炎：発熱，胸痛，打診上濁音，気管呼吸音，やぎ音，画像上浸潤影のある部位での副雑音が聴取される。

治療

治療は，病期と組織型により異なっている。腫瘍の存在部位などの解剖学的因子と患者の治療に耐えうる身体能力にかかわる双方の因子を十分留意すべきである。すべての症例で以下の事項を実施すべきである[5],[8]。**SOR C**

- 十分な病歴聴取と身体診察。
- 臨床検査の実施：分画を含む血算，電解質，血糖，カルシウム，リン，腎および肝機能検査の実施。

非小細胞肺癌の病期診断として，ACR では以下の画像検査の実施を推奨している[13]。

- 禁忌でなければ造影 CT，脳底から大腿までの FDG-PET。FDG-PET は従来の病期決定の検査より縦隔や胸郭外病変の有無の評価に有用とする報告がある[14]。他方，PET 検査が切除不能例への外科療法を回避するために有用であるかを評価する無作為化比較試験（RCT）では，有用性を証明することはなかったとする報告もある[15]。
- 神経症状のある例，3 cm 以上の腺癌，縦隔リンパ節腫脹のある例では，脳の単純および造影 MRI 検査の実施が推奨される[11]。
- 切除可能あるいは放射線照射可能な非小細胞肺癌例に対しては，肺機能検査の実施，凝固系検査，心肺の労作負荷試験を実施する[5]。

小細胞肺癌の病期診断に際して，ACR は，禁忌でなければ造影 CT，脳底から大腿までの FDG-PET，脳の単純および造影 MRI 検査の実施を推奨している[11]。

> **BOX 57-1　肺癌の TNM 分類**
>
> - 0 期：上皮内癌（TisN0M0）
> - ⅠA 期：腫瘍径が 2 cm 以下（1a），2 cm 以上 3 cm 未満（1b）（T1a, bN0M0）
> - ⅠB 期：腫瘍径が 3 cm 以上 5 cm 未満（2a）で，主気管支に浸潤がない（気管分岐部までの距離が 2 cm よりも離れている），臓側胸膜に浸潤なし，肺門に及ぶ無気肺や閉塞性肺炎がない（T2aN0M0）
> - ⅡA 期：腫瘍径が 5 cm 以上 7 cm 未満（2b）で同側肺門リンパ節への進展がある（T2bN0M0, T1, bN1M0, T2aN1M0）
> - ⅡB 期：腫瘍径が 5 cm 以上 7 cm 未満（2b）あるいは腫瘍径が 7 cm 以上，胸壁，横隔膜，横隔神経，縦隔胸膜，心膜への直接浸潤，主気管支に浸潤し，気管分岐部までの距離が 2 cm 未満であるが気管分岐部に直接浸潤が及ばない，一側肺全体に及ぶ無気肺や閉塞性肺炎，同一肺葉内の転移性腫瘤の存在（T3）（T2bN1M0, T3N0M0）
> - ⅢA 期：腫瘍径にかかわらず縦隔への直接浸潤，心臓，大血管，気管，反回神経，食道，椎体，気管分岐部への浸潤，同側他葉内の転移性腫瘤の存在（T4）（T1a, b or T2a, bN2M0, T3N1, 2M0, T4N0, 1M0）
>
> T：原発腫瘍の腫瘍径，N：所属リンパ節（N0：所属リンパ節に進展なし，N1：同側肺門リンパ節までの進展，N2：同側縦隔リンパ節および気管分岐部リンパ節までの進展，N3：対側縦隔，対側肺門リンパ節，斜角筋リンパ節，鎖骨上窩リンパ節への進展），M：遠隔転移（M0：遠隔転移なし，M1：遠隔転移あり）

- 診断時に肝転移がまれではないので腹部 CT を実施する。今までの多くの化学療法に関する研究は FDG-PET 検査が一般化する前に実施されたものであるため，この検査の小細胞肺癌での実施については議論のあるところである[8]。

肺癌の病期決定は，TNM 分類に従って実施される。T 因子は，原発病変の大きさ，N 因子は所属リンパ節への進展，M 因子は遠隔転移の有無である（**BOX 57-1**）[16]。診断時 15% の例は局所のみ，22% の例は所属リンパ節までの進展，56% の例は遠隔転移があるとされる[2]。

▶ 非薬物療法

支持的療法は本人，家族に対して実施すべきであり，対症的，姑息的治療は適切な疼痛除去を含め実施すべきである。

- 早期からの対症療法は，転移を有する非小細胞肺癌例を対象とした比較試験で「QOL」や「生存」に寄与するとする報告がある[17]。
- 禁煙：喫煙の継続は，原因を問わない全死亡のリスクの増加，早期非小細胞肺癌の再発リスクの増加，二次癌の発生，限局型小細胞肺癌再発リスクの増加に関係したとするメタ解析がある[18]。モデルを使った研究があるが，65 歳の早期非小細胞肺癌で喫煙をやめることで，5 年生存率は 33% から 70% に，65 歳の限局型小細胞肺癌で喫煙をやめることで，5 年生存率は 29% から 63% に上昇したとする研究がある（237 章「タバコ嗜癖」参照）。

▶ 薬物療法

- 疼痛治療は必要に応じ実施すべきである。麻薬（コデイン，モルヒネ）は咳嗽にも効果的である。

- 非小細胞肺癌の術後化学療法は，放射線療法の併用の有無にかかわらず，5 年生存率を 4～5％改善する[8),19)]。
- 非小細胞肺癌の術前化学療法は，5 年生存率を 6％改善する[20)]。微小転移を抑える効果が期待される[8)]。
- 非小細胞肺癌では，殺細胞性薬剤であれチロシンキナーゼ阻害薬であれ，維持療法は全生存期間の延長に寄与する可能性がある[21)]。
- 小細胞肺癌に対してはプラチナを含む化学療法が実施される[5),22)]。**SOR A** 小細胞肺癌に対する標的治療は明らかにされていない[22)]。

▶ 補助療法，代替療法

毎日 2.2 g の魚油の摂取は体重と筋肉量の維持に有用であったとする RCT の報告がある[23)]。魚油は化学療法に対する反応性を改善し，生存に寄与する可能性があるとする報告がある[24)]。

▶ 外科療法，放射線療法

非小細胞肺癌に対しては以下のような治療法がある。
- 病期 II，III 期といった局所に病変が限局している例では肺切除を実施する[5),25),26)]。**SOR A** 胸腔鏡を用いた手術か開胸術による切除か，いずれが勝るかについての結論は得られていない。従って両方の方法が現時点では用いられている[8),25),26)]。
- 切除例では，術中の縦隔リンパ節のサンプリングないし郭清は正確な病期診断のために実施される[25)]。データは限られているが，コクランレビューでは縦隔リンパ節のサンプリングよりも郭清を実施した方が生存には望ましいとする結果が得られている[27)]。
- I～III 期ではあるものの外科療法の対象とならない例では，体外からの放射線照射療法がすすめられる[28)]。定位照射や温熱療法についての報告もある[25),26)]。**SOR B**
- II 期例に対する術後化学療法がすすめられている[25),29)]。
- III A 期例については，年齢，心血管機能や発生部位を考慮し，外科療法以外に化学放射線療法が選択される。
- III B 期例については，放射線療法，化学放射線療法が実施される[25)]。
- IV 期例には，病変のある部位への照射，化学療法，分子標的薬の投与，胸水のコントロールのための胸腔チューブの挿入，単発の脳転移，副腎転移で切除が考慮される[5),25)]。コクランレビューでは，化学療法は全生存期間の改善（12 カ月生存を 9％改善〈20％から 29％〉），奏効期間中央値を 1.5 カ月改善する（4.5 カ月から 6 カ月）と結論づけている[30)]。
- 根治を目指した放射線照射は，良好な全身状態で病期が I～II 期例に考慮されるべきである[25)]。
- I 期の限局型小細胞肺癌に対しては，外科療法の実施と化学療法の追加が推奨される。予防的脳照射についても考慮する[22)]。II～III 期の小細胞肺癌については，1～2 コース目の化学療法と同時照射ないし化学療法後の放射線照射が，胸郭内病変で部分寛解以上の結果が得られた際には考慮すべきである[5),22)]。こうした治療後に進行がみられない例については予防的脳照射についても考慮する[22)]。
- 進展型（IV 期）の小細胞肺癌については，生存の延長についてはデータが十分ではない（63～84 日）[31)]。支持療法，姑息的胸部照射は，化学療法（アジア以外ではシスプラチン＋エトポシド，アジアではシスプラチン＋イリノテカン）の後に考慮すべきである[22)]。
- 化学療法の適応とならない例では，姑息的照射を考慮すべきである[22)]。姑息的照射は 1 年生存率を 5％程度上昇させ，より多くの線量が投与できた例ほど予後の改善があったとする報告がある[32)]。
- EGFR 遺伝子変異がある例にエルロチニブなど分子標的プロファイルを参照にして標的治療が実施される。
- 呼吸困難，咳嗽，血痰，胸痛に対して症状緩和を目的とした照射が実施される[5)]。

予防

- 喫煙しないこと，受動喫煙を避けること，禁煙することが重要である。
- 職場での危険な発癌物質の曝露を避けること。
- 毎日のアスピリン投与は肺腺癌の発症を抑えるとする報告がある[33)]。
- 肺癌に対する検診は現時点で「受診がすすめられるとする成績」は得られていない。米国の予防機関では，どのような検査法であれスクリーニングの有用性を支持するデータはないとしている[34)]。154,901 例を対象としたある試験では年 1 回の単純 X 線による検診を実施したが，有用性を示すことはできなかった[35)]。
- しかしながら 53,454 例の肺癌高リスク群を対象とした別の研究では，低線量 CT と単純 X 線との比較で，前者の方が有意に肺癌死を低下させたと報告している[36)]。この報告では全死亡の低下がもたらされたことも報告している。その一方で，有用であったとされる CT 群では，偽陽性の高さについてもあわせて報告している[37)]。肺癌高リスク群を対象としたスクリーニング検査については，その有用性は完全には証明されていない。

予後

- 111 施設による 18,000 症例を対象とした報告では，肺癌切除後の死亡率は 2.2％である[38)]。死亡の予測因子は，一側肺全摘，二葉同時切除，全身状態不良，術後化学療法，副腎皮質ホルモン投与，高齢，腎機能障害である。
- 非小細胞肺癌の予後因子は，肺に由来する症状の存在，3 cm 以上の腫瘍，非扁平上皮癌，TNM 分類 N 因子に関連した多発リンパ節転移，血管浸潤である[4)]。
- SEER データによると，2001～2007 年の肺癌全体でみた 5 年生存率は 15.6％である。また性別でみると，女性で 18.3％，男性で 14.5％であり，人種別ではコーカサス系男性で 13.7％，アフリカ系男性で 11.6％であった[2)]。
- 5 年生存率は病期の進行とともに低下する。局所に病変がとどまる際には 52.2％で，遠隔転移のある例では 3.6％に低下する[2)]。推定 5 年生存率は，I A 期 73％，I B 期 65％，II A 期 46％，II B 期 36％，III A 期 24％，III B 期 9％，IV 期 13％である[16)]。
- 小細胞肺癌では，限局型の生存中央値は 15～20 カ月（2 年生存率 20～40％）である。進展型では，生存中央値は 8～13 カ月（2 年生存率は 5％）である[8)]。
- 肺切除例のフォローアップにおける二次癌発生のリスクは 1～2％程度である[5)]。
- 長期生存例では 10％の肺癌，20％の全癌の二次のリスクがあるとの報告がある[39)]。
- 小細胞肺癌では，年間 2～10％の二次癌発生が報告されて

いる[22]）。

フォローアップ

- 原発巣の再発や異時性の腫瘍の発生については，複数の診療科チームによる監視が必要である[5]。フォローアップについては，治療開始から症例ごとの状況に応じて適切なアプローチが必要である[5]。SOR C
- 根治治療後に実施する検査として，血液検査，FDG-PET，喀痰細胞診，腫瘍マーカー，気管支鏡があるが，サーベイランス上実施をすすめるべきとするデータは現時点ではない[2]。

患者教育

- 喫煙しない，禁煙する，職場環境の発癌物質曝露の回避は，根治的切除例の再発や二次癌のリスクを減少させるうえですすめられる事項である。
- 転移を有する例においては，禁煙することは，症状の改善との関連はみられても全生存期間に大きな影響を及ぼすことはない。
- 地域のホスピスに関する情報や支援団体に関する情報提供は実施されるべきである。そのような情報は巻末のいくつかのウェブサイトからアクセスすることができる。

【Mindy A. Smith, MD, MS】
（佐藤浩昭 訳）

58 胸水

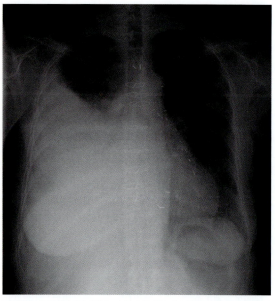

図58-1 呼吸器悪性疾患による右胸部の大量胸水を示す胸部X線正面像（Reproduced with permission from Gary Ferenchick, MD.）

症例

48パックイヤーの喫煙歴がある63歳の女性。縦隔リンパ節転移があり，1年前に肺癌と診断され，3日前から息切れが出現した。激しい乾性咳嗽と起坐呼吸がみられ，入院している。3カ月前にも同様の症状で入院し，悪性胸水と診断され，胸腔穿刺を施行された。右胸部の打診で，肺底部から肺尖部にかけての濁音を呈しており，同側で，呼吸音減弱および声音振盪がみられる。胸部画像所見では，右肺尖部までの胸水貯留を呈している（図58-1）。入院し，胸腔カテーテルを挿入し，数時間で呼吸困難は消失した。

概説

胸腔は臓側胸膜と壁側胸膜の間の腔であり，通常は約10 mLの液体が存在している。胸腔内の液体が大量になると，胸水貯留として認識される。胸水（pleural effusion）は毛細血管で産生され，同側の臓側胸膜内のリンパ管から排出される[1]。臓側胸膜のリンパ管は，末梢毛細管の20倍以上液体を排出することができる。

別名

- hydrothorax。
- 肺炎随伴性胸水。
- 乳び胸：胸腔内のリンパ液の貯留。
- 膿胸：胸腔内に膿が貯留。

病因／病態生理

- 膨張圧が低下し，漏出する状態。
  - 肝硬変。
  - ネフローゼ症候群。
  - 腹膜透析。
  - 粘液水腫。
- 静水圧が上昇し，漏出する状態。
  - うっ血性心不全。
  - 肺塞栓。
  - 上大静脈閉塞。
- 血管壁が破綻し，滲出する状態。
  - 外傷（食道破裂も含む）。
  - 感染症。
  - 膠原病性の血管炎。
  - 悪性疾患。
  - 医原性。
  - リンパ管異常。
  - 治療（薬剤や化学療法）。
  - 腹腔内疾患（滲出液）。
  - 膵臓疾患。
  - 腹腔内膿瘍。
  - 横隔膜ヘルニア。
  - 腹部手術後。
  - 内視鏡的静脈硬化療法。
  - 肝移植後。
- 臓側胸膜や（横隔膜の開孔部を通じて）腹部から液体貯留。

診断

▶ 臨床所見

病歴，症状

病因に基づいて，以下の症状が出現。

- 息切れ。

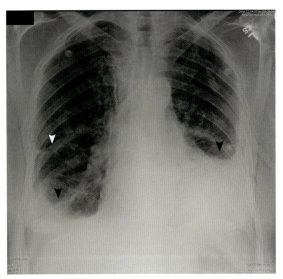

図 58-2 肝硬変症による両側胸水貯留を示す胸部X線正面像。肋横隔膜角のメニスカスサインを示す（黒矢頭）。上中葉間裂が拡大し葉間腔に胸水が貯留していることを示している（白矢頭）
(Reproduced with permission from Gary Ferenchick, MD.)

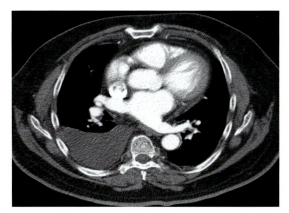

図 58-3 胸壁から肺まで 10 mm 以上の胸水がある胸部 CT 像
(Reproduced with permission from Gary Ferenchick, MD.)

- 起坐呼吸。
- 発作性の夜間呼吸困難。
- 胸痛。
- 咳嗽。
- 発熱。
- 悪寒。
- 体重減少。
- 腹部膨満。

身体所見

- 胸水の発症時期と重症度によって胸水貯留のない健側への気管偏位がみられる。
- 触診：病因によるが，胸腹部に圧痛がみられる。
- 打診：患側の濁音がみられる。腹部に原因がある場合，液体の振動音や移動音がみられる場合がある。
- 聴診：病側の呼吸音の減弱，液面形成位で，ヤギ音を呈することもある。

▶ 画像検査

- 胸部 X 線（AP 側，側面とも）は，胸水の診断には最も有効である。
  - 病因によるが，胸水は両側性，片側性いずれもみられる。
  - 典型的には，胸水があると判断できるのは，PA 側で約 300 mL であるが，側臥位では約 50 mL 程度の貯留で判明する[2]。
  - 臥位 X 線の他の利点は，被包化された胸水を識別できること。
  - 胸水の典型的な X 線所見は，胸水により，肋横隔膜角や心横隔膜角の鈍化がみられる（図 58-2）。病因によるが，（心疾患が原因の場合）左房拡大と肺血管の拡張，浸潤あるいは空洞性変化（肺炎随伴性胸水など），リンパ節腫脹がみられる。
- 胸部 CT は，胸水を最も感度よく診断でき，10 mL でも検出できる（図 58-3）。CT は肺炎随伴性を示唆する潜在的な浸潤影や胸膜肥厚，胸膜裂孔，胸膜の石灰化，肺膿瘍，膿胸，血胸，肝硬変を検出し，ガイド下の胸腔穿刺に有用である[3]。
- 胸部超音波は，被包化された胸水とされていない胸水を特定し，充実性の腫瘍と判別するのに有用である[4]。

▶ 検査所見

- 胸腔穿刺は，胸腔から胸水を採取する手技である。診断的のみでなく，治療的意義がある。
- 胸水の原因が不明であれば，診断的な胸腔穿刺が必要である。
- 胸水検査は，漏出性と滲出性を判別することを通して，特定の治療に有用である。
- ライトの基準では以下のように漏出性と滲出性を判別する[5]。

パラメーター	濾出性	滲出性
胸水蛋白/血清蛋白	<0.5	>0.5
胸水 LDH/血清 LDH	<0.6	>0.6
胸水 LDH（血清 LDH の 2/3 以上）	いいえ	はい

LDH：乳酸脱水素酵素

  - 漏出液は 3 つすべての基準に合致する。
  - この基準では，約 25％の漏出液を滲出液と診断するので，臨床的に漏出液を強く疑う場合，血清と胸水の蛋白の値を測定することが役立つ。
  - 基準では，滲出液であっても，31 g/L 以上の違いがあれば，漏出液である。
- 滲出液では，グラム染色，抗酸菌染色，グルコース，アミラーゼ，pH，細胞診，細胞分画，トリグリセリド，コレステロール，培養検査を含めたさらなる解析を行うことは，診断確定に有用である。
- 新基準が提案されており，ライトの基準と正確さは同等。以下の少なくとも 1 つの基準を満たせば，滲出性である。
【2 つの基準】[6]
  - 胸水コレステロールが，45 mg/dL 以上。
  - 胸水 LDH が，血清 LDH 正常上限の 0.45 倍以上。
【3 つの基準】[6]
  - 胸水蛋白が，2.9 g/dL（29 g/L）以上。
  - 胸水コレステロールが，45 mg/dL 以上（1.165 nmol/L）。
  - 胸水 LDH が，血清 LDH 正常上限の 0.45 倍以上。

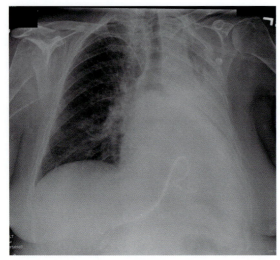

図 58-4 ほぼ含気がない左大量胸水と左肺底にピッグテールカテーテルが留置されている胸部 X 線像（Reproduced with permission from Gary Ferenchick, MD.）

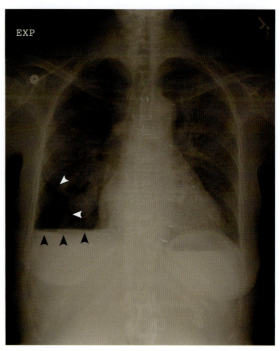

図 58-5 気胸（白矢頭），胸水（黒矢頭）を有する医原性の気胸を呈する 62 歳女性の胸部 X 線像（Reproduced with permission from Gary Ferenchick, MD.）

治療

- 非悪性（NMPF）の漏出性，滲出性胸水は，潜在疾患の治療にしばしば反応する。
- しかしながら，胸水による症状がある，あるいは，潜在疾患の治療後にも胸水が存在する場合は，胸腔穿刺が必要である。
- 胸水再貯留－胸水が緩徐に貯留する場合（月に 1 回程度，特定のガイドラインなし）や患者に負担にならない場合は，繰り返し，胸腔穿刺が必要である。

胸膜癒着

- 閉鎖胸腔に炎症，次いで線維化を起こすためタルク，ブレオマイシン，テトラサイクリンを注入する。臓側胸膜と壁側胸膜の間に胸水が再貯留しないように，線維化をさせる必要がある。（肝性胸水など）急速に貯留する場合や（肺の拡張障害などの）解剖学的な障害がある場合，化学的な胸膜癒着が成功しないこともある[7]。
- 腹膜透析，黄色爪症候群，乳び胸，ネフローゼ症候群，ループス胸膜炎，心不全，悪性胸水は，胸膜癒着による有効性が高い。

その他の治療選択肢

- 胸水により著しい呼吸困難がみられるとき，急速な経過で胸水をドレナージし，肺を拡張させるために胸腔ドレーンを留置することは，選択肢の 1 つである。
- （一般にピッグテールカテーテルや PleurX といわれている）留置カテーテルドレナージにより，間欠的に胸水を排液することができる（図 58-4）[8]。
- （体内へのドレナージである）胸腔腹膜シャントは選択肢の 1 つである[9]。
- （体内へのドレナージである）胸腔静脈シャントも使用できる。
- 外科的胸膜切除も治療選択肢の 1 つである[10]。

■ 合併症

- 未治療の胸水は感染を起こすことがある。
- 胸水により肺の拡張障害が起こり，無気肺や肺炎を引き起こすことがある。
- 胸腔穿刺により血管を損傷し，出血や血胸を起こすことがある。
- 胸腔穿刺により肺実質を損傷し，気胸を起こすことがある（図 58-5）。
- タルクによる胸膜癒着の際には，全身性，急性の炎症性反応を起こしうる。
- 肺が硬化し，十分に拡張できないと，胸膜癒着は成功しない。

特別な症状

うっ血性心不全

- うっ血性心不全は両側胸水を呈する。
- 慢性心不全で片側性の胸水を呈する場合，胸腔穿刺を行い，ヒト脳性ナトリウム利尿ペプチド前駆体 N 端フラグメント（NT-proBNP）を評価する。1,500 pg/mL であれば，心不全に伴う胸水と診断する。

肺炎随伴性胸水

- 細菌性肺炎がみられる例での胸水貯留では，肺炎随伴性胸水の可能性をまず最初に考える必要がある。
- 胸壁から肺までの距離が 10 mm 以上あるような例では，治療的胸腔穿刺を施行すべきである。以下のような症例では，肺炎随伴性胸水[11]に対して治療的胸腔穿刺を行うか決定する。
  - 多胞性胸水。
  - 胸水の pH 7.20 未満。
  - 胸水のグルコース 3.3 mmol/L 未満（<60 mg/dL）。
  - 胸水グラム染色あるいは培養が陽性。
  - 胸腔内に大量の膿瘍が貯留。
- 治療的胸腔穿刺の後の再発例など，特異な経過をたどる場合，繰り返し胸腔穿刺を行うべきである。治療的胸腔穿刺

で胸水が消失しないときは，胸腔ドレーンの挿入や(tPA 10 mg など)フィブリノーゲン溶解薬の注入や癒着剥離を目的とした胸腔鏡による処置を行うべきである。測定値から感染が疑われる際には，被膜剥離を考慮することがある。

- X線での液面形成：気胸が併発している証拠である。一般的に交通事故で肺，胸壁の外傷，肋骨骨折などで胸水が出現した際にみられる。

フォローアップ

片側性の胸水には様々な原因があり，診断後も引き続き経過観察することで，明らかにされていない病因を見出すことができうる。

患者教育

- 胸水治療の目標は，胸水が消失し，再貯留しないように原因を診断することである。
- 感染症で貯留した胸水は抗菌薬を使用し，心不全で貯留した胸水は利尿薬を使用するが，癌で胸水が貯留した際には，一般的には胸腔ドレーンで排液しながら，同時に癌の治療を行う。

【Satish Chandolu, MD】

（籠橋克紀　訳）

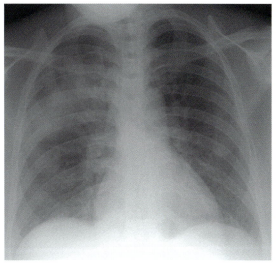

図59-1　右上葉の固質化陰影を示す胸部X線像(Reproduced with permission from Miller WT Jr. Diagnostic Thoracic Imaging. New York, NY：McGraw-Hill；2006：218, Figure 5-1 B. Copyright 2006.)

59　市中肺炎

症例

症例は激しい咳嗽と発熱が数日間続いた65歳の男性である。仕事での出張から帰宅し，疲労しており，錆色の喀痰を伴う咳嗽をしていた。元来健康で，非喫煙者。胸部X線像は，図59-1 に示すとおりである。細菌性肺炎である可能性が高いと診断され，抗菌薬投与されている。インフルエンザや肺炎球菌のワクチンを接種しておらず，症状回復後の外来通院時に，接種をすすめる予定である。

概説

肺炎は下気道感染(末梢気管，肺胞，間質)である。市中肺炎(community-acquired pneumonia：CAP)は，これまでは病院外で感染した肺炎とされていたが，近年，(入院歴がある，透析中，老人ホーム入居者，免疫抑制状態の者などの)危険因子を持つ CAP のサブグループ群が分けられており，これらを，HCAP(health care-associated pneumonia)と分類している。多剤耐性(multidrug-resistant：MDR)菌が軽度増加し，HCAP の重症度，死亡率が上昇しているが，他方多剤耐性と死亡率増加の相関や広域スペクトラムを持つ抗菌薬使用による有効性は，多くの研究でいまだに証明されていない[1]。(高齢，合併症，診断時点で重症であることなどの)患者側の潜在的な要因が高い死亡率の原因であると考えられる[1,2]。

疫学

- 米国において1年間に300万～400万人の成人が診断されている(年間8～15/1,000人)[3,4]。
- 入院を必要とする CAP は，人口10万人に267人で，65歳以上の高齢者では1,014人である[5]。
- 約10～20％の症例が入院する[3,4,6]。そのなかで，10～20％が ICU に入院する[7]。
- 男性に多く，白人と比較し黒人に多い[3]。
- CAP は米国において，感染性疾患の死亡原因として最も高頻度であり，全死亡原因の第8位である(2007年)[7,8]。
- 米国における CAP の医療費は，120億ドル以上であると算出されている[6]。

病因／病態生理

- 米国の1つの病院で，HCAP を区別した CAP の成人症例(N＝208)における病原菌は，Streptococcus pneumoniae (40.9％)，Haemophilus influenzae (17.3％)，Staphylococcus aureus (13.5％)，メチシリン耐性黄色ブドウ球菌(methicillin-resistant S. aureus：MRSA)(12％)であった[9]。HCAP では，高頻度な病原菌は，MRSA(30.6％)，Pseudomonas aeruginosa (25.5％)であった。HCAP での起炎菌比率については，症例の背景の特殊性と関連していると考えられる[3]。
- 最も一般的な感染経路は，病原菌が常在している口腔内の分泌物のわずかな誤嚥である。このような背景では，S. pneumoniae，H. influenzae が最も一般的な病原菌である。
- 術後や脳神経疾患症例で，顕性誤嚥をして二次的に肺炎を生じる。嫌気性，グラム陰性桿菌が一般的な病原体である。
- 大腸菌性肺炎は，尿からが最も多いが血行性感染を介して生じ，黄色ブドウ球菌性肺炎は，心内膜炎症例で血管内にカテーテルを留置することで血行性感染を介して発症する可能性がある。
- 結核菌(Mycobacterium tuberculosis：TB)，真菌，レジオネラ菌と呼吸器感染症を引き起こすウイルスの多くは，エアゾル化と関連した感染経路が考えられる。報告されている非定型病原体の発生率は報告によって異なっている。たとえば，レジオネラ群による肺炎は，CAP の1.3％(尿中抗原陽性で診断)[9]，1.4％(抗体価の4倍上昇，あるいは抗体価 400以上で診断)[10]，18.9％(抗体価の4倍上昇，あるいは

抗体価128以上）[11]）であり，約10%で，他の病原体感染に併発しているとされている。
- CAPの70%の病因は不明である。

危険因子

- 70歳以上（60～69歳と比較。相対リスク1.5）[3),4),12)]。
- 1日20本以上の喫煙（オッズ比〈OR〉2.77，95%CI 1.14～6.7）。
- アルコール（相対リスク9）。
- 喘息（相対リスク4.2），慢性気管支炎（OR 2.22，95%CI 1.13～4.37），他の慢性肺疾患や肺水腫。
- 呼吸器感染症の既往（OR 2.73，95%CI 1.75～4.26）。
- 尿毒症。
- 免疫抑制状態（相対リスク1.9）。
- 栄養状態不良。
- 胃酸抑制薬（プロトンポンプ阻害薬〈OR 1.27，95%CI 1.11～1.46〉，ヒスタミンH_2受容体拮抗薬〈OR 1.22，95%CI 1.09～1.36〉）[13]）。

診断

病歴が病原菌特定に重要である[3]）。

- アルコール依存症：*S. pneumoniae*，*Klebsiella*，*S. aureus*，嫌気性菌。
- 慢性閉塞性肺疾患（COPD）：*S. pneumoniae*，*H. influenzae*，*Moraxella*。
- コントロール不良の糖尿病：*S. pneumoniae*，*S. aureus*。
- 鎌状赤血球症：*S. pneumoniae*。
- CD4低下を伴うHIV感染：*S. pneumoniae*，*Pneumocystis carinii*，*H. influenzae*，クリプトコッカス，TB。

▶ 臨床所見

- 症状は，咳嗽，発熱，悪寒，胸膜由来の胸痛，喀痰がある。全身倦怠感，筋肉痛，頭痛がみられることがある。ウイルス性や非定型肺炎（マイコプラズマやクラミジアなど）では，数日以上続く発熱，乾性咳嗽，全身症状がしばしばみられる。レジオネラ症例では，胃腸症状（gastrointestinal：GI）が最初に現れることがある[4]）。
- 呼吸回数の増加，打診で濁音，気管支呼吸，ヤギ音，crackle，笛声音，胸膜摩擦音などの徴候がみられる。非定型肺炎の肺病変の広がりは，よりびまん性になることがある。

▶ 検査所見

- 喀痰のグラム染色は，入院症例で起炎菌診断に役立つ。良質の検体が得られるなら，治療前に喀痰をとり，グラム染色と培養を行うべきである。検査値は，血液培養と同様である[14]）。適切な検体では，強拡大で25個以上の白血球，10個未満の上皮細胞である。重症市中肺炎による挿管症例では，気管内の球菌検体を採取すべきである[14]）。
- 誘発喀痰で結核，カリニ肺炎を調べることができる。SOR Ⓐ 特殊染色が，TBやカリニ肺炎や真菌の検出には必要である。
- 成人の外来市中肺炎症例で，起炎菌を特定するためにルーチンで診断的な検査を行うことは，オプションである[14]）。SOR Ⓒ 体温が38.5℃以上，36℃未満である場合やホームレス，アルコール依存である場合は，歩行できる症例でも血液培養を考慮すべきである[3]）。SOR Ⓒ

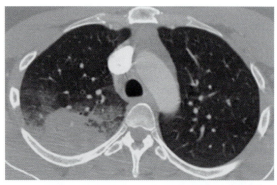

図59-2　図59-1と同一患者のCT像。細菌性肺炎で一般的にみられる固質化陰影の辺縁に，スリガラス状陰影を伴う固質化陰影の融合する部分があることを示している（Reproduced with permission from Miller WT Jr. Diagnostic Thoracic Imaging. New York, NY： McGraw-Hill；2006：218, Figure 5-1 C. Copyright 2006.）

- 血液培養検査（抗生剤開始前に2セット採取）は，臨床的背景（空洞性病変，白血球数低下，アルコール依存，慢性重症肝疾患，無脾症，尿中肺炎球菌抗原陽性，胸水貯留）を有する入院症例やICU入室症例で推奨される[14]）。SOR Ⓐ 血液培養検査は，6～20%で陽性である[3]）。カナダの報告では，血液培養検査の有効性に関しては，合併症を有さない市中肺炎症例における有効性は限定的であり，血液培養検査結果によって直接治療法の変更がなされていたのは1.97%（760例中15例）のみであった[15]）。
- 尿中抗原は，レジオネラ（*Legionella pneumophila*）と肺炎球菌の診断に有用であり，重症市中肺炎症例で推奨される[14]）。SOR Ⓑ
- プロカルシトニンは，救急外来で，肺炎（検査値上昇）と喘息増悪を判別するのに用いられてきた（ROC曲線0.93，95%CI 0.88～0.98）[16]）。ある研究では，下気道感染症例に対してプロカルシトニン測定を用いるガイドラインを使用すると，プロカルシトニン測定を用いない標準的なガイドラインと比較して，抗生剤の投与期間が短縮（平均期間5.7日 vs 8.7日）された[17]）。
- 肺炎症例ではパルスオキシメトリーを行い，低酸素血症を疑うべきである。低酸素血症があれば，必要に応じた看護やさらなる診断目的の検査法を決定する。SOR Ⓑ

▶ 画像検査

臨床経過と検査所見に基づいて成人のCAPを診断すると，感度47～69%，特異度58～75%であり，それゆえ，胸部X線が標準的な評価方法である[3),14)]。臨床的特徴と関連する浸潤影の出現により診断する[6]）。肺炎の臨床的な特徴症候を持つものの，胸部X線で陰影がない例では，24～48時間後に胸部X線を繰り返し撮影するか，胸部CTを考慮すべきである。SOR Ⓒ 超音波検査は胸水の評価には有用である[18]）。

胸部X線で肺炎症例では，一般的に4つのパターンがある[3]）。

- 大葉性：肺葉全体に固質化（consolidation）（図59-1～図59-5）。固質内の膿瘍形成を示唆する液面形成を伴う空洞性病変も時折みられる（図59-5参照）。
- 気管支炎：1つあるいは複数の肺葉に（図59-6，図59-7），通常は下葉背側優位に広がる斑状影（図59-3参照）。
- 間質性肺炎：間質に関連する炎症過程，通常は斑状，びま

59章 市中肺炎 213

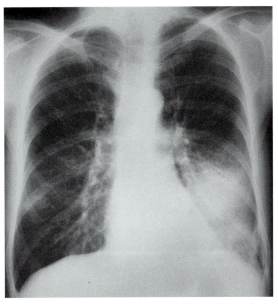

図59-3 左下葉の3つの肺底区すべてを占拠する固質化陰影を示す胸部X線正面像。肺炎随伴性の胸水を示唆する左肋横隔膜角の鈍化がある（Reproduced with permission from Miller WT Jr. Diagnostic Thoracic Imaging. New York, NY：McGraw-Hill；2006：219, Figure 5-2 C. Copyright 2006.）

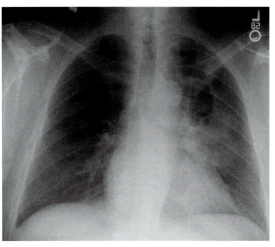

図59-5 左上葉の固質化陰影を示す胸部X線像。浸潤影のなかに空洞形成を示す半透明な楕円形の陰影あり。Klebsiella pneumoniae の症例（Reproduced with permission from Miller WT Jr. Diagnostic Thoracic Imaging. New York, NY：McGraw-Hill；2006：223, Figure 5-6 A. Copyright 2006.）

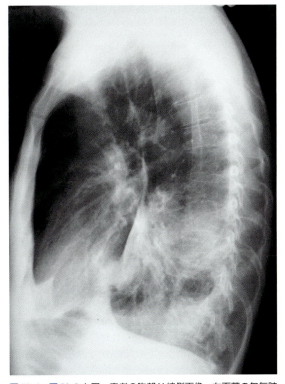

図59-4 図59-3と同一患者の胸部X線側面像。左下葉の無気肺を示唆する大葉間裂の背側への偏位がある（Reproduced with permission from Miller WT Jr. Diagnostic Thoracic Imaging. New York, NY：McGraw-Hill；2006：219, Figure 5-2 D. Copyright 2006.）

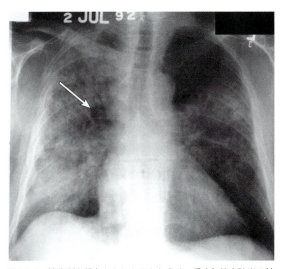

図59-6 抗生剤を投与したにもかかわらず，重症気管支肺炎の特徴である両側肺野の浸潤影が増悪している。右肺にair-bronchogram（矢印）を形成している。レジオネラ肺炎と診断された症例（Reproduced with permission from Miller WT Jr. Diagnostic Thoracic Imaging. New York, NY：McGraw-Hill；2006：221, Figure 5-4 B. Copyright 2006.）

（64章「結核」参照）。

鑑別診断

- 気管支炎を含め上気道の疾患は，胸部X線で陰影は明らかではないが，咳嗽，発熱，寒気，喀痰がみられる。
- 胸膜由来の胸痛や低酸素血症があり，胸部X線で陰影がみられない場合は，肺血栓塞栓症を考慮すべきである（61章「肺血栓塞栓症」参照）。
- 気管支喘息では，分泌物充満による気道の虚脱がなく，胸部X線で陰影がみられなくても，咳嗽，喘鳴，呼吸困難がみられる（55章「喘息，肺機能検査」参照）。

ん性（図59-8）。結節性の間質影は，ヒストプラズマ症（図59-9），粟粒結核，塵肺，サルコイドーシスでみられる。
- 粟粒肺炎：血行性に広がった多数の非連続性小粒状病変

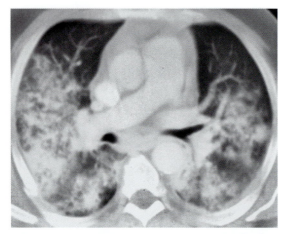

図59-7 レジオネラ肺炎のCT像。図59-6と同一患者の主肺動脈のレベルで、両側肺野に固質化陰影が広がっている（Reproduced with permission from Miller WT Jr. Diagnostic Thoracic Imaging. New York, NY：McGraw-Hill；2006：221, Figure 5-4 D. Copyright 2006.）

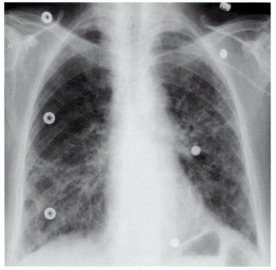

図59-8 70歳女性の下肺野優位の間質性陰影を示す胸部X線像。特発性間質性肺炎が最も疑われる（Reproduced with permission from Miller WT Jr. Diagnostic Thoracic Imaging. New York, NY：McGraw-Hill；2006：81, Figure 3-10 A. Copyright 2006.）

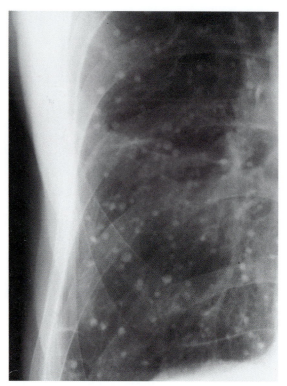

図59-9 多数の石灰化した肉芽腫性病変を持つ結節性間質性陰影で、ヒストプラズマの症例（Reproduced with permission from Schwartz DT, Reisdorff EJ. Emergency Radiology. New York, NY：McGraw-Hill；2000：460, Figure 17-15. Copyright 2000.）

治療

　病気の重症度を最初に判定し、外来治療をできうるCAP症例を判別する[14]。

- 基礎疾患がなく呼吸回数（RR）が30回/分以上であることが、最良の予測因子である。
- 英国胸部疾患学会（BTS）の規定：次の4つのなかで1つ以上あることが予後予測因子である。錯乱状態、尿素窒素（BUN）が7 mmol/L以上、RRが30回/分以上であること、収縮期血圧が90 mmHg未満あるいは拡張期血圧が60 mmHg未満であること。死亡率は、いずれもなければ2.4％、1つあれば8％、2つあれば23％、3つあれば33％、4つすべてあれば80％である。
- 多数の重症度スコア（例：CURB-65基準〈錯乱状態、尿毒症、RR、低血圧、65歳以上〉やPSI〈肺炎重症度インデックスのような予後因子モデル〉など）[4),14]が有用であるが、ある報告では、BTSの修正版が最もよいことを証明し、各々の臨床的背景で妥当であると推奨している[19]。
- 酸素消費量あるいは低酸素血症の評価。

▶ 非薬物療法

- 成人の肺炎症例のケアとして、理学療法を推奨するデータはない[20]。陽圧呼吸（理学療法なしと比較）と整体治療（プラセボと比較して）は入院期間を軽度短縮する可能性があるとする程度である（それぞれ2.02日、1.4日）[20]。
- 米国感染症学会（IDSA）と米国胸部学会（ATS）は、挿管を必要としない低酸素血症や呼吸困難がある症例に対して、PaO_2/F_1O_2比が150未満の重症低酸素血症と両側肺胞浸潤のある例で、非侵襲的人工呼吸器を慎重に用いることを推奨している[14]。
- ある無作為化比較試験（RCT）（N＝40）では、CAPおよび中等度の低酸素血症をきたした急性呼吸不全症例で、ヘルメットを用いた持続陽圧呼吸（CPAP）は酸素療法単独と比較してより迅速（それぞれ中央値1.5時間、48時間）に酸素化を改善したと報告している[21]。

▶ 薬物療法

　成人の市中肺炎の経験的治療は以下のとおりである[14]。

- 合併症がない外来症例（生来健康で、薬剤耐性肺炎球菌〈DRSP〉感染のリスクなし）：マクロライド系薬（エリスロマイシン、アジスロマイシン、クラリスロマイシン）SOR🅐、あるいはドキシサイクリン。SOR🅒 コクランレビューの著者らのまとめでは、歩行できる市中肺炎例の

抗生剤選択に十分な根拠はなく，個々の研究では，様々な抗生剤や様々な系統の抗生剤群間での有効性の差は示されていない[22]）。
- （心疾患や糖尿病など）合併症やDRSPの危険因子ある外来症例：呼吸器フルオロキノロン系薬（レボフロキサシン750 mg，モキシフロキサシン，ゲミフロキサシンなど）あるいはβ-ラクタム系薬＋マクロライド系薬。SOR Ⓐ マクロライド耐性肺炎球菌の可能性が高い（25％以上）群では，代替薬の使用を検討する。
- （ICU以外の）入院症例：呼吸器フルオロキノロン系薬あるいはβ-ラクタム系薬（セフォタキシム，セフトリアキソン，アンピシリン，選択症例に対してエルタペネム）＋マクロライド系薬の併用。SOR Ⓐ ドキシサイクリンは，マクロライド系薬の代替薬として考える。治療は救急室で開始すべきである。しかしながらコクランレビューでは，市中肺炎による入院症例に対して，経験的に非定型的なカバー（キノロン単剤にβ-ラクタム系薬やセフアロスポリン追加）をすることで，生存率や有効性の改善は見出せなかったとしている[23]）。
- ICU入院症例：β-ラクタム系薬（セフォタキシム，セフトリアキソン，アンピシリン-スルバクタム）＋アジスロマイシン SOR Ⓑ，あるいはフルオロキノロン系。SOR Ⓐ ペニシリンに対してアレルギーを有する症例は，呼吸器フルオロキノロン系薬とアズトレオナムが推奨される。緑膿菌感染に対しては，抗肺炎球菌性で抗緑膿菌性のβ-ラクタム系薬（ピペラシリン-タゾバクタム，セフェピム，イミペネム，メロペネム）＋シプロフロキサシン，あるいはレボフロキサシン（750 mg）を使用。β-ラクタム系薬＋アミノグリコシド系薬とアジスロマイシンの併用，β-ラクタム系薬＋アミノグリコシド系と抗肺炎球菌性であるフルオロキノロン系薬を併用する。
- CAPの原因菌が信頼できる微生物学的検査で同定できた場合，その病原菌に対する抗菌薬を使用すべきである。
- （症状出現から48時間以内の）オセルタミビル，ザナミビルによる早期の治療開始は，インフルエンザAで推奨される[14]）。
- 期間：最短で5日間。SOR Ⓐ 48～72時間で解熱し，抗生剤の中止前にCAPの症状（例：体温37.8℃以上，頻脈，呼吸数24回/分以上，低血圧，酸素飽和度90％未満，経口摂取不良，意識状態の変調など）が消失する[14]）。
- デキサメタゾンは免疫抑制状態がないCAP症例に対して，抗生剤治療に追加することで，入院期間を約1日短縮したとする報告がある[24]）。この研究では，治療関連死亡率や重篤な有害事象に有意差はみられなかった。β刺激薬の併用をしなかった症例では，ステロイドを使用することで，入院期間と再入院が増加した。

▶ 入院

成人で外来治療できる症例を判別するのに病気の重症度スコアが用いられる。SOR Ⓐ 重症市中肺炎（CURB-65基準2以上，あるいはBTSスコア0より大きいとき），低酸素血症があるとき，症状が増悪するとき，自宅治療での安全性が担保できない状態にあるとき，72時間以上の改善が得られないときは，入院を考慮する[3,14]）。

予防

- ワクチン：肺炎球菌多糖ワクチンは，65歳以上の症例や高リスクの疾患を有する一部の症例で推奨される[14]）。SOR Ⓑ 若年者，50歳以上の人，インフルエンザ併発の危険性がある人，医療従事者は，CAPを予防するためにインフルエンザワクチンを接種すべきである[14]）。SOR Ⓐ すべての症例で入院時にワクチン接種状態を評価し，退院時に適切なワクチン接種をすすめるべきである[14]）。SOR Ⓒ
- 喫煙者は禁煙するようすすめるべきである。
- 呼吸器疾患の病原菌拡散を防止するために，呼吸器に関する細菌学的検査などが実施されるべきである[14]）。咳嗽がある症例，特に外来や救急では，肘や手を使い，マスクやティッシュを使うことも含まれている。

予後

- CAP症例に対する適切な治療がなされると，48～72時間以内に臨床的な改善がみられる。
- 外来の死亡率は1％。入院症例の死亡率は平均で12％，ICUに入院する重症CAP症例の死亡率は40％である[3]）。カナダにおける多施設研究では9％（N＝89）の症例が病院で死亡し，10％が30日で死亡し，そして247症例（26％）が1年で死亡していた。病院での死亡率は，低血糖で入院した症例よりも高率であった[25]）。
- 大規模なデータベースを使用すると，CAPに対するガイドラインを遵守した治療（65％の症例）は，病院内での死亡率（OR 0.70，95％CI 0.63～0.77），敗血症（OR 0.83，95％CI 0.72～0.96），腎不全（OR 0.79，95％CI 0.67～0.94）を減少させ，病院の入院期間と非経口治療期間を短縮した（いずれも0.6日間）[26]）。

フォローアップ

- 必要性を評価し，肺炎球菌とインフルエンザワクチンを退院時あるいは外来フォローアップ時に行う。
- 改善しているかモニタリングし，合併症の治療をする。
- 40歳以上や喫煙者の症例である場合，X線は改善するまで繰り返して施行する。2％の症例では，肺癌が潜在している[3]）。

患者教育

- 喫煙者には禁煙をすすめる。
- 65歳未満の生来健康な外来症例では，48～72時間で改善傾向になり，約4～5日で仕事や学校へ復帰し，2週間以内に寛解する。
- 入院症例では，臨床的な改善は3～7日であり，死亡率は8％，そのうち70％は呼吸不全，うっ血性心不全，ショック状態，不整脈，心筋梗塞，消化管出血，腎不全などの合併症を併発する。

【Mindy A. Smith, MD, MS】

（籠橋克紀 訳）

60 気胸

症例

生来健康であった25歳の男性。突然に胸痛および呼吸困難が出現した。身体所見で，バイタルサインは正常，右側で呼吸音の減弱と打診で鼓音がみられている。胸部画像所見では，右気胸を呈していた（図60-1）。経過観察のため入院。翌日，気胸（pneumothorax）は増悪しており，胸腔ドレーンが挿入された。入院3日後にフォローアップ目的に撮影された胸部画像所見で肺は再膨張しており，ドレーンを抜去。ドレーンが抜去された翌日に退院した。

概説

気胸は，胸腔内の空気が肺の膨張を妨げる状態とされている。自然気胸（spontaneous pneumothorax：SP）は，明らかな原因がない場合，あるいは潜在性肺疾患がある場合で起こりうる。

用語

- 原発性自然気胸（primary spontaneous pneumothorax：PSP）：潜在性肺疾患なし。
- 続発性自然気胸（secondary spontaneous pneumothorax：SSP）：潜在性肺疾患あり。

疫学

- 毎年，米国で約2万人の新規の自然気胸症例あり。
- 原発性自然気胸の年間発生率は，男性10万人あたり7.4人，女性10万人あたり1.2人である[1]。
  - 若い人に多く，ピークは20～40歳[2]。
- 続発性自然気胸の年間発生率は，男性10万人あたり6.3人，女性10万人あたり2.0人である[1]。
- 性差の理由は不明である。

病因／病態生理

- 原発性自然気胸は，通常，上葉肺尖部の胸膜直下の気腫性変化であるブレブの破裂で起こる。
- 原発性自然気胸の発生機序は気道炎症によるもので，ブレブを形成しやすい遺伝的傾向と関連がある。
- 続発性自然気胸は肺疾患が潜在していることが多く，ほとんどすべての呼吸器疾患で合併しうる。
  - 近年の研究では，慢性閉塞性肺疾患（chronic obstructive pulmonary disease：COPD）とニューモシスチス肺炎が最も一般的な続発性自然気胸の原因とされている。
  - 他の続発性自然気胸の原因には，気管支喘息，嚢胞性線維症，サルコイドーシス，腫瘍，結核，マルファン症候群がある。
  - 強直性脊椎炎，組織球症X，特発性間質性肺炎，リンパ脈管筋腫症，転移性肉腫，壊死性肺炎，関節リウマチなどもまれな原因である。
- 非医原性の外傷性気胸は，胸部の貫通と鈍的損傷によって起こる。
  - 貫通性の胸部外傷によって生じた気胸は，肺内の空気が

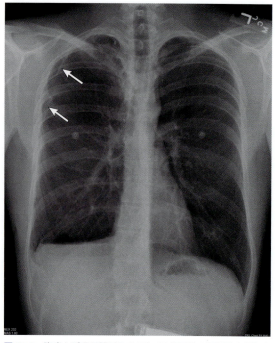

図60-1　胸痛と呼吸困難がみられた25歳男性の原発性自然気胸（矢印）。右肋横隔膜角に胸水を伴う胸水症である（Reproduced with permission from Gary Ferenchick, MD.）

臓側胸膜に漏れ出るか，外傷側から胸腔内に直接空気が入ることで生じる。

- 胸部の鈍的外傷によって生じた気胸は，臓側胸膜の損傷を生じた肋骨骨折で起こりうる。
- 緊張性気胸のメカニズムとしてはチェックバルブ機序などがあり，人工呼吸器管理下で発症することが最も一般的である。
- 外傷性気胸のなかで，11～38％が肩甲骨骨折と関連がある。
- 医原性の気胸は，胸腔穿刺，中心静脈ライン留置，肩峰下の注射，その他の侵襲的な手技などの様々な医学的過程で生じる。報告によると，医原性気胸は最も一般的な気胸であるとされている（図60-2）。

危険因子

原発性自然気胸

- 喫煙：原発性自然気胸の90％が喫煙者に起こり，重喫煙者では高率に発症する。男性では，重喫煙者は非喫煙者と比較して，原発性自然気胸の相対リスクは102倍である[3]。
- 気胸の家族歴は11％にある。
- 原発性自然気胸は高身長で，痩せた，若年男性がより一般的である。
- マルファン症候群は危険因子である。
- 胸腔内子宮内膜症は，原発性自然気胸の危険性と関連がある。

続発性自然気胸

- ほぼすべての呼吸器疾患は危険因子である。

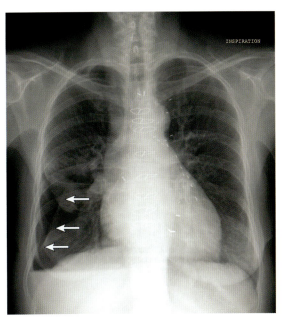

図60-2 右肺が虚脱し，右胸腔に胸水がある医原性の気胸。右の大量胸水を排出した結果である（Reproduced with permission from Gary Ferenchick, MD.）

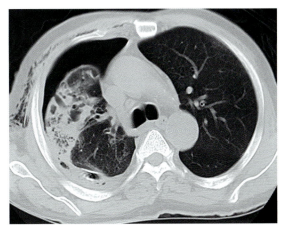

図60-3 ブドウ球菌による壊死性肺炎と気腫性変化を伴う右自然気胸のCT軸位断像（Reproduced with permission from Carlos S. Restrepo, MD.）

診断

▶ 臨床所見
病歴，身体所見
- 気胸の一般的な症状は，呼吸困難と胸膜関連の疼痛である。
- 原発性自然気胸は，バイタルサインに大きな変動はない。頻脈以外に，バイタルサインは通常は正常である。
- 続発性自然気胸の症例では，呼吸困難，チアノーゼ，不安がみられる傾向がある。

▶ 画像検査
- 胸部X線で，肺野に臓側胸膜による線状影がみられることで，気胸は診断できる。
  - さらに胸部画像所見は，臓側胸膜を示す線状影の中枢側に肺があり，末梢領域に肺がないことを示している。
  - 左側臥位が気胸の診断に最も感度が高く，仰臥位は感度が低い。軽度の気胸は15％未満であるか，肺門のレベルで測定し，肺の外側が胸壁から2cm未満である。
- CTスキャンは，診断が困難である気胸を疑う症例において必要な検査である。CTは，胸膜下のブラなどの他の所見と気胸を鑑別するのに役立つ。続発性自然気胸の症例では，潜在している呼吸器疾患の評価のために特に必要である（図60-3）。

治療

原発性自然気胸
英国胸部疾患学会（BTS）ガイドラインに従う[4]。
- 100％酸素投与により気胸の改善が4倍になるので，すべての気胸症例は入院すべきである。SOR ◯C
- 気胸の増悪がない場合，ほとんどの症例に対して，吸引や胸部ドレーンを挿入することは適切ではない。
  - 軽度の気胸で呼吸困難がない80％の症例は，空気の漏れがなく，救急で6時間観察できる。
- 繰り返し施行する胸部X線で，気胸の増悪がないことを確認できた場合や，症状増悪時に医療機関をすぐに受診できる場合は退院可能である。SOR ◯B
- 臨床的に安定している軽度以外の気胸を呈している症例でもほとんどの症例で入院すべきであり，肺を再膨張させる手技を行うべきである。
  - 小穿刺針（14～16ゲージ）は，50～69％で成功する。SOR ◯A 空気漏れが継続しており，急激な再膨張が好ましくないので，2.5L吸引以上は吸引しない。
  - セルジンガー胸部ドレーン（小穿刺14F未満）は，肺の再膨張に有効である。
  - 最終的には，16～22Fの胸腔ドレーンを挿入する。
- 全身状態が不安定で軽度以外の気胸を伴う症例は，入院し，胸腔ドレーンを挿入して肺を再膨張させるべきである。SOR ◯A
- 4日以上空気の漏出が続く症例では，空気の漏出を塞ぐ外科手術と気胸の再発を防止する胸膜癒着術を考慮すべきである。SOR ◯A
  - 開胸での胸膜切除は，再発率が最も低い。
  - 胸腔鏡下の外科手術は5％の再発率であるが，開胸術と比較してより侵襲性の点で耐術性にすぐれている[4]。
- 疼痛管理には適切な鎮痛薬を要する。

続発性自然気胸
- 気胸の経験があり，50歳以上で，明らかな喫煙歴がある症例では，肺疾患があるとみなして治療すべきである。
- 続発性自然気胸では気胸の程度が軽度で，臨床的に安定していても入院させるべきである。SOR ◯C 気胸の症状と臨床経過に基づいて，経過観察するか胸腔ドレーンを挿入する。
- 軽度以外の気胸（肺門レベルの測定で，胸壁から肺が2cm以上）を有しているが臨床的に安定しているほとんどの症例では，入院し，肺を再膨張させるために胸腔ドレーンを挿入するべきである。SOR ◯B
- 軽度の気胸（肺門レベルの測定で，胸壁から肺が1～2cm）で臨床的に安定している症例でも，入院し，16～18ゲージの穿刺カニューレで肺を再膨張させるために吸引を行い，1cm未満の気胸にすることを目標にするべきである。SOR ◯B

- 気胸の程度に関係なく不安定な症例は入院し，肺を再膨張させるために胸腔ドレーンを挿入するべきである。SOR Ⓐ
- 続発性自然気胸は致死的になりうるので，さらなる気胸の再発を防止する手技を講じることを推奨する。SOR Ⓐ 胸腔鏡下手術は，再発防止に好まれる方法である。
- 外科的処置を希望しない空気の漏出が続く症例では，5日間まで胸腔ドレーンでの経過観察が継続可能である。SOR Ⓐ
- 緊張性気胸では太い胸腔ドレーンを挿入し，治療すべきである。

予後／臨床経過

- 気胸症例の予後は患者自身の状態，肺障害の重症度，気胸の生理学的な改善に依存している。
  - 原発性自然気胸は致死的になることは少ない[4]。
  - 続発性自然気胸は原発性自然気胸よりもより危険性が高く，生命を脅かす。
- 重篤な状態，緊張性気胸である症例は，予後が最も悪い。近年の研究では，緊張性気胸の致死率は7％，診断が遅れると，致死率は31％に上昇する。
- 原発性自然気胸の再発率は25〜50％で，初発から1年以内が最も多い。
  - 再発の危険因子は若年男性，高身長，低体重，禁煙失敗である[4]。
  - 続発性自然気胸の再発率は39〜47％である。
- 気管支胸膜瘻孔や再膨張性肺水腫を含め気胸関連の合併症
  - 気管支胸膜瘻孔は，続発性自然気胸，外傷性気胸，人工呼吸器関連気胸で少なからずみられる合併症である。
  - 再膨張性肺水腫はまれな合併症であり，再膨張後48時間以内に起こる片側性の肺水腫である。急性呼吸不全に対して対症療法や人工呼吸器を使用する。

患者教育

- 喫煙者は再発率が高い。喫煙者には禁煙をすすめる（237章「タバコ嗜癖」参照）[5]。喫煙を継続した症例の再発率（70％）は，初発の気胸後に禁煙した症例（40％）より明らかに高率であった[5]。
- 外科的に両側胸膜切除を受けていないなら，ダイビングは行わないようすすめる[4,6]。
- 航空機による旅行は，原発性自然気胸から回復1〜2カ月後になってから許可する。

【Joonseok Kim, MD】

（籠橋克紀 訳）

61 肺血栓塞栓症

症例

症例は52歳の女性である。子宮摘出3週間後に急性の呼吸不全が出現した。下肢の疼痛，腫脹はなかった。既往歴もなく，内服歴なし。脈拍数は105回/分，呼吸回数は20回/分，その他，特記すべき事項なし。胸部X線で楔状の陰影がみられた。これらの所見では，ジュネーブスコアに基づいた肺血栓塞栓症に対して中等度リスクであった。CTでは，X線

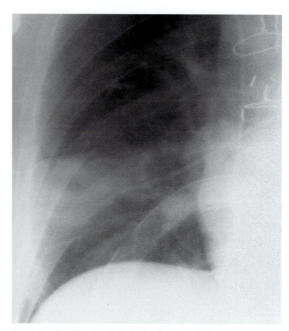

図61-1　楔状影を呈した肺梗塞の胸部X線像（Reproduced with permission from Miller WT, Jr. Diagnostic Thoracic Imaging. New York, NY：McGraw-Hill；2006：272, Figure 5-61, Copyright 2006.）

像（図61-1）と同じ中等度の大きさの肺血栓塞栓がみられた。合併症もなく，抗凝固療法を受けた。

概説

肺血栓塞栓症（pulmonary embolism）は，通常は深部静脈血栓症（deep venous thrombosis：DVT）から生じた血栓が，（全体的あるいは部分的に）1つ以上の肺動脈を塞栓している病態である。

疫学

- 年齢，性別を調整したDVTの発生率は10万人あたり48人で，肺血栓塞栓症は10万人あたり69人である。発生率は年齢により上昇する[1]。
- 胸部CTを評価したある研究では，肺血栓塞栓は1〜4％の例で偶然に発見される[2]。
- メタ解析では，慢性閉塞性肺疾患（COPD）の増悪がみられた約4〜5人に1人は肺血栓塞栓がある。出現している徴候と症状では，肺血栓塞栓の有無を区別できなかった[3]。
- 静脈血栓塞栓症（venous thromboembolism：VTE）の予防に関する無作為化比較試験（RCT）のメタ解析で，症候性のDVTは，膝関節形成術後で0.63％（95％CI 0.47〜0.78），股関節形成術後で0.26％（95％CI 0.14〜0.37）であった。肺血栓塞栓症の割合は，膝関節形成術後で0.27％（95％CI 0.16〜0.38），股関節形成術後で0.14％（95％CI 0.07〜0.21）であった[4]。

病因／病態生理

- 肺血栓塞栓症は，下肢近位側および骨盤内の静脈から血栓が肺循環に入り，血管を閉塞することで起こる。肺血栓塞栓症は，以下の要因で起こる[1]。
  - 上肢の血栓（留置カテーテルやペースメーカー）（図61-1

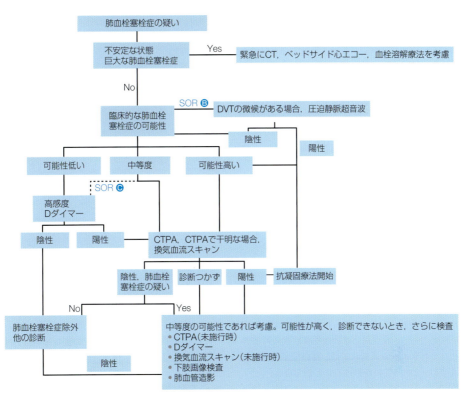

図 61-2 肺血栓塞栓症疑い症例のアプローチ

参照)。
- 脂肪塞栓(手術,外傷)。
- 髪/タルク/綿による塞栓(薬剤静注)。
- 羊水塞栓(妊娠女性の胎盤剥離)。
- 肺血栓塞栓症は,血管内皮細胞傷害により血小板凝集し,血流を静止し,通常よりも凝固因子が増加した状態になり,結果として閉塞をきたすことで生じる。肺血栓塞栓症では多くの場合は無症状で,生理学的に変化がないが,以下の病態が生じうる。
  - 肺血管,気道抵抗の増加(血管および末梢気道の閉塞)。
  - ガス交換の減少(死腔増加と右左シャント)。
  - 肺胞過換気(受容体の刺激)。
  - 肺コンプライアンスの低下(肺水腫,肺胞出血,肺サーファクタント欠乏)。
  - 右室機能障害(肺血管抵抗増加,右室壁圧増加,右冠動脈血流低下)。
- 肺感染症によって生じる塞栓は10%。肺血栓塞栓症の多くは多発し,下葉に多い[5]。

危険因子

集団研究で,DVTは以下の危険因子である[6]。
- 外科手術(オッズ比〈OR〉21.7,95%CI 9.4〜49.9)。
- 外傷(OR 12.7,95%CI 4.1〜39.7)。
- 病院あるいは老人ホーム入居者(OR 8.0,95%CI 4.5〜14.2)。
- 悪性新生物で化学療法あり(OR 6.5,95%CI 2.1〜20.2),化学療法なし(OR 4.1,95%CI 1.9〜8.5)。
- 中心静脈カテーテルおよびペースメーカー(OR 5.6,95%CI 1.6〜19.6)。

- 潜在静脈血栓症(OR 4.3,95%CI 1.8〜10.6)は,近年の研究ではDVTに対してOR 6.3(95%CI 5〜8),肺血栓塞栓症に対してOR 3.9(95%CI 3〜5.1)と軽度上昇[7]。
- 四肢の麻痺を伴う神経疾患(OR 3.0,95%CI 1.3〜7.4)。
- 他の危険因子は,ホルモン治療(エストロゲン/プロゲステロンによる経口避妊や閉経ホルモン治療など),妊娠,肥満,喫煙,COPD,日常生活動作(ADL)の低下,3日以上の臥床,凝固異常などがある。デンマークの研究によると,経口避妊薬の内服期間(内服1年未満:OR 4.17,95%CI 3.73〜4.66,内服1〜4年:OR 2.98,95%CI 2.73〜3.26,内服4年以上:OR 2.76,95%CI 2.53〜3.02)とエストロゲン減量で,DVTの危険性は低下する[8]。デスゲストレルやゲストデンやドロスピレノンなどの経口避妊薬は,DVTの危険性がレボノルゲストレルより明らかに高く,プロゲステロンのみの経口避妊薬と子宮内にホルモンを放出する手法は,危険度を上昇させない。
- 第Ⅴ因子ライデン変異とプロトロンビン遺伝子変異が遺伝子的素因。
- 抗精神病薬(特に非典型的抗精神病薬)を使用することでDVTの危険性が増加したとするケースコントロールスタディがある(OR 1.32,95%CI 1.23〜1.42)[9]。

診断

病歴聴取と身体所見診察は,危険因子の推定と臨床的に安定しているか判断するために行う必要がある。不安定状態(血行動態的〈収縮期血圧90 mmHg未満,40 mmHgの低下〉,意識消失,重度の低酸素血症,呼吸困難など)である場合,血栓溶解療法を行うべきである(図61-2)[2),10)]。

診断手順は,臨床的決定規則を使用し(図61-2参照),肺

血栓塞栓症を疑う症例を決定する。最もよく使用されているのは，ジュネーブスコアとウェルズスコアの2つである[11),12)]。オンラインの計算がウェルズスコアでは有用である(http://www.mdcalc.com/wells)。ジュネーブスコアの方が矛盾がないように思われ[13)]，またウェルズスコアと同様に修正版ジュネーブスコアも生化学検査や画像検査を必要としていない[14)]。スコアが0〜3点は肺血栓塞栓症の可能性が低く(8％)，4〜10点は肺血栓塞栓症の可能性が中等度(28％)，10点以上は肺血栓塞栓症の可能性が高い(74％)。修正版のジュネーブスコアは，以下の点の和である。

- 65歳以上(＋1)。
- DVT，肺血栓塞栓症の既往(＋3)。
- 1ヵ月以内の手術，骨折(＋2)。
- 担癌状態(＋2)。
- 片側下肢痛(＋3)。
- 喀血(＋2)。
- 心拍数75〜94/分(＋3)，あるいは95/分以上(＋5)。
- 下肢深部静脈の触診時の疼痛，片側性浮腫(＋4)。

ウェルズスコアは以下の項目の和であり，2点以下は肺血栓塞栓症の可能性が低く(15％)，2〜6点は肺血栓塞栓症の可能性が中等度(29％)，6点以上は肺血栓塞栓症の可能性が高い(59％)。またウェルズスコアは，肺血栓塞栓症の可能性が高い(4点以上)か，低いか分けることができる[2)]。

- 臨床的にDVT疑い(＋3)。
- 肺血栓塞栓症以外の診断の可能性が低い(＋3)。
- 頻脈(＋1.5)。
- 4週間以内の固定や外科手術(＋1.5)。
- DVT，あるいは肺血栓塞栓症の既往(＋1.5)。
- 喀血(＋1)。
- 悪性疾患(6ヵ月以内の緩和治療)(＋1)。

事前検査で肺血栓塞栓症の可能性が高いか，(肺高血圧症などの)合併症により危険性が高い症例は，精密検査中に抗凝固療法を開始するべきである[2),10)]。

▶ 臨床所見

- 呼吸困難：最も一般的な症状で，頻脈は最も一般的な徴候である。突然発症の呼吸困難は，最も重要な予測因子である(陽性尤度比〈LR＋〉2.7)。
- 胸痛：肺梗塞を伴う小さい末梢性の肺血栓塞栓症によって起こりうる。
- その他の徴候：発熱，頸静脈拡張，第2心音(肺音由来の心音)亢進。
- 巨大な肺血栓塞栓症：ショック状態，失神，チアノーゼが出現する可能性がある。

▶ 検査所見

- 臨床的判断と感度が高い血漿Dダイマーとをあわせて，肺血栓塞栓症を除外する際に使われる(感度は高いが特異的ではない)[15),16)]。SOR Ⓑ この検査は，肺血栓塞栓症の可能性が低いか中等度であることを示している。臨床的に可能性が低く，Dダイマー陰性(＜500 ng/mL)の場合，その症例が肺血栓塞栓症である可能性は0.4％である[14)]。臨床的に可能性が低いか中等度で，陰性(＜500 ng/mL)の場合，その症例が肺血栓塞栓症である可能性は5％未満である(陰性尤度比〈LR−〉0.08〈0.04〜0.18〉)[17)]。肺血栓塞栓症の症例中90％の例のDダイマーは500 mg/mL以上である。年齢調節をしたDダイマー(年齢×10 μg/L)は，肺血

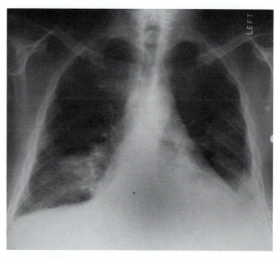

図61-3 肺炎と考えられる両側肺野の陰影を示す胸部X線像
(Reproduced with permission from Miller WT, Jr. Diagnostic Thoracic Imaging. New York, NY：McGraw-Hill；2006：273, Figure 5-63 A, Copyright 2006.)

栓塞栓症を除外できる症例での割合を増加させるとする報告がある(13％から14％，19％，22％)[18)]。Dダイマーが陽性であれば，さらなる検査が必要である(図61-2参照)[2)]。

▶ 心電図検査

- 心電図検査はDダイマーとは別の重要な検査である。肺血栓塞栓症に対して最も頻用され，感度が高く，特異度が高い所見が右室負荷によるV_1〜V_4での陰性T波である。その他の所見としては，頻脈，新規発症の心房細動や心房粗動，Ⅰ誘導でのS波，Ⅲ誘導でのQ波と陰性T波，90度以上のQRS軸増加がみられる。

▶ 画像検査

- 胸部X線は非特異的である。呼吸困難があり，異常陰影がみられない場合はむしろ肺血栓塞栓症を疑うべきである。胸部X線でみられる所見は以下のとおりである。
  - 基底部の浸潤影，肋横隔膜角の鈍化，片側横隔膜の挙上。
  - CTを用いて診断しうる肺炎類似の浸潤影(図61-3，図61-4)。
  - 末梢の楔状影(図61-1参照)。
  - 血管影の減少(図61-5)。
- 肺血栓塞栓症の可能性が中等度あるいは高い場合，肺血栓塞栓症は，肺血管CT(CTPA)で陽性あるいは肺スキャンで診断され，CTPAで陰性あるいは肺スキャンで正常であることで除外される(図61-2参照)。米国放射線専門医会(ACR)と臨床システム改良研究所(ICSI)は，診断的であれば，肺血栓塞栓症疑いの症例に対して，換気血流スキャンとCTPAを推奨していた(図61-2参照)[2),19)]。CTはまた，他の疾患の所見を提示することがある(図61-4参照)。
- 換気血流スキャンは，腎障害や造影アレルギーを有する例に対して，可能性が高いと判断される場合に実施する検査とみなされている。肺血栓塞栓症の可能性が高率(90％以上の陽性率)であるのは，2つ以上のセグメントの血流欠損がある場合である。
- 肺血栓塞栓症を疑う妊婦に対して，米国胸部学会(ATS)あるいは米国胸部放射線学会(STR)は，胸部X線を最初に行う検査としており，胸部X線が正常であれば，肺シンチグ

61章 肺血栓塞栓症 221

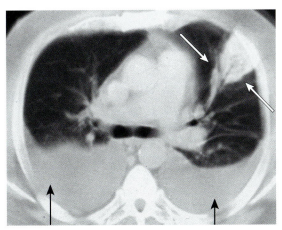

図61-4 図61-3と同一症例のCT像。肺梗塞の特徴を持つエアブロンコグラムを伴う巨大な楔状影である(白矢印)。両側胸水も存在する(黒矢印)(Reproduced with permission from Miller WT, Jr. Diagnostic Thoracic Imaging. New York, NY：McGraw-Hill；2006：273, Figure 5-63 B, Copyright 2006.)

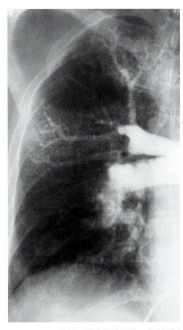

図61-6 図61-5と同一症例の肺血管造影像。慢性肺血栓塞栓症による血流低下をもたらしている肺血管の途絶がみられる(Reproduced with permission from Miller WT, Jr. Diagnostic Thoracic Imaging. New York, NY：McGraw-Hill；2006：748, Figure 14-19 B, Copyright 2006.)

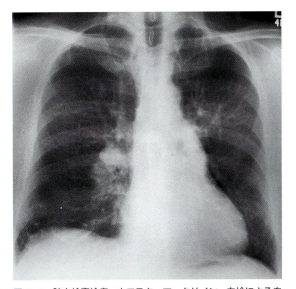

図61-5 肺血栓塞栓症。ウエスターマークサイン、血栓による血管閉塞により血管影の消失がみられる。この症例では、両側肺尖部と中・下肺野で血管影が減少している。両側肺門部陰影が拡張し、肺高血圧症に特徴的な中枢側の肺血管影である(Reproduced with permission from Miller WT, Jr. Diagnostic Thoracic Imaging. New York, NY：McGraw-Hill；2006：748, Figure 14-19 A, Copyright 2006.)

ラフィ(換気血流シンチグラフィ)の実施をすすめている。換気血流シンチグラフィで診断できないなら、次にCTPAを実施の順としている[20]。

- CTPAあるいは肺スキャンで診断できない場合、圧迫しながらの下肢静脈超音波が通常行われる。DVTが陽性であれば、以下の治療を継続する。正常で診断できないなら、肺血管造影などの検査を行う(図61-2参照)。
- 肺血管造影は、CTPA、肺スキャン、下肢静脈超音波で診断できない症例、血栓除去を行うかカテーテルで直接血栓溶解をする症例に対して行われる。ACRもまた、適切な管理とIVCフィルター留置前に(肺血栓塞栓症など)必要であると推奨している[10]。造影欠損は、血流が減少している

血管途絶を意味している(図61-6)。
- MRIは、肺血栓塞栓症疑いの評価に関してルーチン検査ではないが、腎不全やヨウ素アレルギーや肺高血圧症のためにCTPAが適切ではない症例に対して、MRAは限られた施設で、専門家が施行している[19]。

鑑別診断

症候性の肺血栓塞栓症は、以下の鑑別診断があげられる。
- 肺炎：悪寒、発熱、胸膜由来の胸痛などの症状あり(後者2つは肺血栓塞栓症で起こりうる)。身体所見では、打診で濁音、気管支呼吸音、ヤギ音(E-A変化)、通常、胸部X線で診断された浸潤影あるいは肺炎領域で断続性副雑音を聴取する(59章「市中肺炎」参照)。
- うっ血性心不全：心不全や心筋梗塞の病歴、発作性夜間呼吸困難、起坐呼吸、両下肢浮腫の存在、第Ⅲ心音、肝頸静脈逆流、頸静脈拡張。胸部X線は、肺血管のうっ血、間質あるいは肺胞の浮腫、心拡大を示すことがある(44章「心不全」参照)。
- 気胸：既往としての気胸あるいはCOPDの病歴、肋骨骨折の併発、身体所見での呼吸音消失、胸部X線ではフリーエアー、片側横隔膜挙上、緊張性気胸での対側への縦隔変異がみられる。

治療

▶ 非薬物療法

- 膝を高圧(30〜40 mmHg)で圧迫するストッキングは塞栓症後の再発と予防に推奨されている[10]。SOR A
- 精神的サポートが必要。

▶ 薬物療法

- 肺血栓塞栓症の最初の治療は、血行動態が不安定で、右室

機能障害や梗塞がある症例を考慮して実施される。巨大な肺血栓塞栓症を有する一部の症例では，（経静脈的に2時間点滴で）血栓溶解治療薬の投与が推奨される[2),10)]。SOR **B** 脳性ナトリウム利尿ペプチド（BNP）とトロポニンTテストを心エコー検査とあわせて実施し，血栓症が増悪する危険性が高く，血栓溶解療法の適応となる症例を特定する[2)]。

- 中等度から巨大な肺血栓塞栓症は，上記の血栓溶解治療薬投与を実施するか，抗凝固薬のみで治療する。近年のコクランレビューでは，血栓溶解療法と外科的介入を比較している報告はなく，肺血栓塞栓症に対して血栓溶解療法がヘパリンと比較してすぐれているか比較できなかった[21)]。
- 急性の肺血栓塞栓症あるいは近位側のDVTに対しては，今後起こりうる肺血栓塞栓症発症を予防するために経口の抗凝固薬で治療する。抗凝固薬（ワルファリン5mg連日など国際標準比〈INR〉に基づき調整）を開始するのに加えて，治療の選択肢として，体重に基づいたノモグラムを用いて未分画ヘパリン（UFH）静注，低分子ヘパリン（LMWH）（1mg/kg 1日2回）皮下注，フォンダパリヌクス（選択的第Xa因子阻害薬）皮下注を最低5日間使用することがあげられる[2),10)]。SOR **A** 米国胸部疾患学会議（ACCP）は，巨大な肺血栓塞栓症がなく，皮下注射の問題がなく，重篤な腎不全がなく，血栓溶解療法が施行できない場合，第一選択としてLMWHを推奨している。またUFH静注でもよいとしている[10)]。UFHを使用する場合，治療的なレベル（活性化部分トロンボプラスチン時間〈APTT〉が通常の1.5〜2.5倍）に24時間以内に到達するべきである[22)]。
- 15のRCTに基づいた他のコクランレビューでは，UFH固定量皮下注がDVTと肺血栓塞栓症に対して3カ月間の標準療法を行うことと比較して非劣性を証明できなかった（標準療法が優る傾向あり）が，大出血と死亡率に関しては安全で有効であったとしている[24)]。
- ヘパリン関連の血小板減少の既往がある症例は，UFHかLMWHのいずれも使用すべきではない。フォンダパリヌクス関連の血小板減少もいくつか報告されているが，フォンダパリヌクスは選択肢であるとされている[10)]。
- （キシメラガトランなどの）直接トロンビンを阻害する薬剤は，ほとんど副作用がなく，ルーチンのモニタリングも必要なく，静脈血栓症の予防や肺血栓塞栓症の治療に効果的であるように思われる。現在のガイドラインでは，最初の治療としてはみなされていない。ある試験では，イドラパリナックスは，肺血栓塞栓症に対するヘパリン治療ほど有効ではなかった[25)]。別の試験では，経口のキシメラガトランは，肺血栓塞栓症例のエノキサパリンに次いでワルファリン治療群と同じ有効性であったと報告している[26)]。

▶ 外科療法，処置

血栓溶解療法や血栓溶解療法を施行する時間がないような症例では，肺血栓塞栓切除術を選択するという可能性がある[10)]。SOR **C** 血栓塞栓切除術を受けた19症例の日本の報告で，肺動脈幹あるいは主肺動脈に巨大な血栓を呈している例がほとんどであり，手術死亡率は5.3%であった[27)]。神経症状を術後に発症した症例はなかった。

- IVCフィルターを置くことは，抗凝固薬の投与が適切でない症例（再発あるいは抗凝固療法にもかかわらず血栓塞栓症が進行するなど）や抗凝固薬による治療に失敗した症例に適応がある[2)10)]。SOR **C** 肺血栓塞栓症の再発は減少するが，長期予後の改善はみられていない。
- 追加治療として，必要時は疼痛緩和し，酸素投与する。右心不全やショック状態であれば，ドブタミンを追加する。

▶ 紹介，入院

- DVTの再発症例は，他の抗凝固療法を考慮する場合，出血の危険性が高い場合，妊婦である場合に，専門家への相談を考慮する。
- 循環器系や呼吸器系の合併症を有する症例は，ICUに入院させるべきである。症候性の肺血栓塞栓症の症例は，心肺機能の負担を減じるために通常は入院させる[10)]。1つのオープンラベルの試験（N＝344）では，入院も外来も1例の死亡のみであり，明らかな有意差はなかった[28)]。しかしながら，2例の外来症例が最初の14日以内に，3人が90日までに大出血をきたしており，入院症例群には大出血をきたした症例はみられなかった。

予防

- 機械的な方法（弾性ストッキングや間欠的空気圧）は，出血の危険性が高い入院症例の血栓予防として推奨されている[10)]。SOR **A**（手術あるいは癌症例などの）予防法に関するより詳細な情報については，ACCPのガイドライン参照。
- コクランレビューでは，弾性ストッキングを使用することで，DVTを26%から13%へ減少させ，他の予防法を行う際にも弾性ストッキングを追加することで，16%から4%へ減少させるとしている[29)]。
- 米国内科学会（ACP）は，血栓塞栓症と出血の危険性，ヘパリンあるいは関連薬剤の薬理学的な予防効果を検討することを推奨している。外科手術を行わない入院症例に対するルーチンの弾性ストッキングの使用には反対している[30)]。
- （8時間以上の航空機による移動などの）長距離旅行者は下肢やウエストの衣服による圧迫を避け，適切な水分をとり，頻繁に腓腹筋を動かすことが推奨される[10)]。SOR **C** 高リスク者では，足首に15〜30mmHgがかかる弾性ストッキングを使用し，LMWHの1回予防量を出発前に注射する[10)]。SOR **C**

予後

- 急性の肺血栓塞栓症に関する大規模多施設研究（N＝1,880）では，肺血栓塞栓症による直接の死亡率は1%（95%CI 0〜1.6）であった[31)]。出血による死亡率は0.2%で，すべての原因による30日以内の死亡率は5.4%（95%CI 4.4〜6.6）であった。致死的であった肺血栓塞栓症は20症例中3症例のみで診断前に全身的な抗凝固療法が開始されておらず，抗凝固療法の開始が遅れることは死亡要因であるように思われる。20例中，他の3症例は，線維素溶解薬が投与されていた。1999年からの急性肺血栓塞栓症に関する3カ国の登録症例（N＝2,110）では非常に改善されていた[32)]。
- 肺血栓塞栓症を外科的に治療した日本の後ろ向き研究で，10年生存率は83.5%±8.7%であった。
- 急性肺血栓塞栓症を30日間追跡した研究で，治療の有害事象は7.4%（N＝42）であり，有害事象に関する要因は，意識障害（オッズ比〈OR〉6.8，95%CI 2〜23.3），入院時のショック状態（OR 2.8，95%CI 1.1〜7.5），担癌状態（OR 2.9，95%CI 1.2〜6.9）であった[33)]。

- イタリアの前向きなコホート研究で，DVTと肺血栓塞栓症の抗凝固療法が中断された例では（N＝1,626），22.9％がDVTを再発していた[34]。
- 肺高血圧症の約5％が肺血栓塞栓症になる[35]。

フォローアップ

- ワルファリン使用中の症例は，標準的プロトコルを使用して，モニタリングをすべきである[10]。SOR C
- 重症な出血をきたした症例では，ワルファリンを維持し，ビタミンK 10 mgを緩徐に静注し，新鮮凍結血漿と濃縮プロトロンビン複合体を投与し，必要に応じて12時間ごとにビタミンKを繰り返し投与する。SOR C
- 肺血栓塞栓症の改善は緩徐で，4つの画像検査での肺血栓の残存割合は，診断から8日後で87％，6週間後で68％，3カ月後で65％，6カ月後で57％，11カ月後で52％であった[36]。

患者教育

- ワルファリンを内服している症例では，少なくとも3カ月間の抗凝固薬の内服療法を継続することの重要性と，弾性ストッキングの使用が再発を減らすということを教育する必要がある。患者側も出血の徴候や症状を理解し，新たに薬を開始する前に起こりうる作用と生化学的な検査の重要性を理解する必要がある。
- 抗凝固薬を自宅でモニタリングすることは，アドヒアランスの向上と合併症を減らす可能性がある[37]。
- 動かない時間を長くしないようにすることが推奨される。

【Mindy A. Smith, MD, MS】
（籠橋克紀 訳）

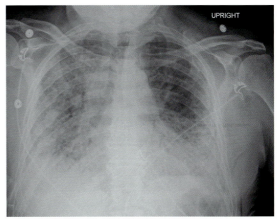

図62-1 両肺底部に浸潤影を伴う両肺のびまん性肺胞性陰影を呈する胸部X線像。肺の線維化と少量の右胸水貯留も認める（Reproduced with permission from Carlos Tavera, MD.）

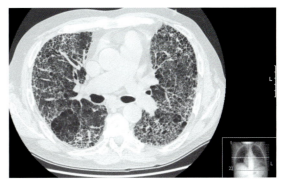

図62-2 図62-1と同一患者の胸部CT像。間質性肺炎の所見でスリガラス状陰影を呈している。両側胸水貯留はうっ血性心不全徴候を反映している（Reproduced with permission from Carlos Tavera, MD.）

62 肺線維症

症例

2カ月前からの断続的な咳嗽と労作時呼吸困難を主訴に来院した68歳の男性。非喫煙者であり，慢性的な粉塵吸入歴はない。身体所見上，バイタルサインは正常，安静時SpO₂ 92％だが，6分間歩行テストによりSpO₂ 87％に低下した。胸部聴診では両肺のラ音を聴取し，心2P音の増強を認めた。胸部X線では間質性陰影の増強を認め，胸部CTでは広範な肺の線維化を認めた（図62-1，図62-2）。結合組織病や過敏性肺臓炎は否定的だった。肺生検を経て，特発性肺線維症（idiopathic pulmonary fibrosis：IPF）と診断した。

概説

IPFは，主に高齢者に発症し，進行性の呼吸困難と原因不明の線維化進行性間質性肺炎を特徴とする[1]。IPFの診断には，結合組織病や薬剤・環境への曝露や他疾患に伴う二次性間質性肺疾患の除外が必要である。

別名

IPFの一般的な同義語として，間質性肺炎（interstitial pneumonia：IP），特発性線維性肺胞炎（cryptogenic fibrosing alveolitis：CFA），特発性間質性肺炎（idiopathic interstitial pneumonia：IIP）などがある。

疫学

IPFは10万人あたり4.6〜16.3人の発症率である。推計の有病率は10万人あたり43人にものぼる[1]。

危険因子

- 遺伝因子。
- 喫煙（＞20パックイヤー）は強く関与。
- 金属，木，野菜，動物などの粉塵への曝露はおそらく関与。
- 感染病原体（Epstein-Barrウイルス感染など）の関与は確定的ではない。
- 胃食道逆流症（GERD）はおそらく関与。

診断

▶ 臨床所見

病歴
- 進行性の呼吸困難は最も一般的な症状であり，咳嗽を伴うことが多い。
- 月から年単位の症状を呈するが，程度は様々である。
  - 喘鳴や血痰は特徴的ではない。
- 職業歴や環境因子，膠原病，HIV感染，薬物使用，毒物曝

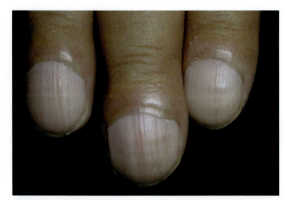

図 62-3　ばち指は手指末端の軟部組織の腫脹によって起こり，爪の彎曲や爪床角減少をきたす（Reproduced with permission from Richard P. Usatine, MD.）

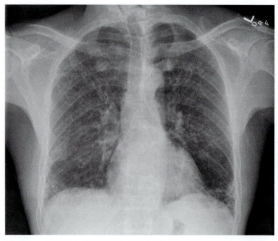

図 62-4　上肺野と肺底部（両側肋骨横隔膜角部の蜂巣肺を認める）において粗い間質性陰影を呈している．左肺尖部に巨大ブラも認める．関節リウマチに伴う肺線維症をきたした患者の画像である（Reproduced with permission from Gary Ferenchick, MD.）

- 露などの危険因子，併存疾患を評価することが肝要である．
- 悪性新生物の既往歴や肺疾患の家族歴の評価と同様に，タバコの煙への環境曝露の記録は必須である．

身体所見
- 両側肺底部において吸気時ラ音を広く聴取する．
- 肺性心の徴候として心2P音の増強を聴取することがある．
- ばち指は 30〜35％の症例で認める（図 62-3）．
- 全身性疾患としての肺外所見（皮疹，関節変形）を認める．

検査所見
- 他疾患を除外するための血清学的検査．
  - 先行性疾患としてループスや関節リウマチなどの診断補助として，抗核抗体（ANA）力価，リウマチ因子（RF），抗シトルリン化蛋白抗体（ACPA）がある．ACPA は，抗 ACCP 抗体，抗変異シトルリン化ビメンチン抗体（anti-MCV）の 2 つから構成される．
  - アンジオテンシン変換酵素（ACE）値の上昇はサルコイドーシスで生じる．

たとえば農夫肺や鵜飼い病のように，生物抗原に対する抗体は他の線維化疾患で上昇することがある．
- 肺機能検査により肺疾患を限定し（肺容積の減少により，しばしば一秒率〈一秒量/努力肺活量：FEV_1/FVC〉を上昇させる），ガス交換が不良であることを示す〈肺胞気-動脈血酸素分圧較差〈$A-aDO_2$〉の開大は一酸化炭素肺拡散能〈DL_{CO}〉の低下を示唆する〉．
- 気管支肺胞洗浄（BAL）液の解析により，感染症や腫瘍，肺胞蛋白症，ランゲルハンス細胞組織球症，ヘモジデリン貪食マクロファージ（肺胞出血を示唆する），脂肪貪食マクロファージ（唾液や胃内容物の誤嚥，脂肪塞栓，アミオダロン治療などでみられる）などを除外できる．
- 外科的肺生検で臨床病理学的診断をつけることで，治療方針の決定や潜在リスクの把握ができる．

画像検査
- 胸部 X 線像により肺線維症の診断を確定することはできないが，他の息切れをきたす疾患の除外や，臨床症状の悪化（癌の検索や重複感染，肺うっ血）の評価に役立つ．
  - 胸部 X 線像が正常でも，呼吸困難の原因を説明しうる他疾患を除外できない限り，肺線維症を否定できない．
  - 肺底部や上肺野の粗い間質性変化が特徴的な胸部 X 線像である（図 62-4）．

- IPF の疑い症例に対し，高分解能 CT（HRCT）を行うことは非常に重要で，陽性尤度比 90〜100％と高率に診断できる[1]．所見としては，胸膜直下に分布する蜂巣肺（3 mm〜2.5 cm の空気嚢胞の房），網状影，スリガラス状陰影がある．

鑑別診断
- 慢性過敏性肺臓炎は BAL 液解析で 40％以上のリンパ球比率を示す．
- 膠原血管病は，関節痛や血清学的検査陽性などの肺外徴候や症状に関与している．
  - 結合組織病において肺線維化が先行所見となりうるため，RF，ACCP，ANA を測定することを米国胸部学会（ATS）は推奨している．
  - 結合組織病と診断された場合は IPF にはなりえない．50 歳未満であれば，結合組織病の診断基準を満たしていなかったとしても，特にそのことを考慮すべきである．
- グッドパスチャー症候群のような肺胞出血症候群では抗 GBM 抗体が陽性となる．
- 粉塵，シリカ，煙霧，放射線などへの曝露があれば職業性肺病を示唆する．
- 好熱細菌や動物蛋白への曝露があれば過敏性肺臓炎を疑う．
- アミオダロン，ニトロフラントイン，スルファサラジンなどは薬剤性肺障害の可能性がある．

特発性器質化肺炎
- 特発性器質化肺炎（cryptogenic organizing pneumonia：COP）の正式名称は，器質化肺炎を伴う閉塞性細気管支炎（bronchiolitis obliterans obstructive pneumonia：BOOP）である．
- 「器質化肺炎」という呼称は，しばしば感染症に伴う場合にも用いられる．
- 男女比は同等で，非喫煙者に発症しうる．
- 咳嗽（透明痰を伴うことが多い），呼吸困難などの症状の持続期間の多くは 3 カ月未満である．体重減少，悪寒，間欠熱，筋肉痛なども一般的な症状である．
- 胸部 X 線像は両側もしくは片側肺の末梢優位の斑状浸潤影を呈し，陰影が移動することも多い．

- CT像は，90％の症例に肺胞性陰影がみられ，気管支周囲に分布し，気管支拡張を伴う。60％の症例ですりガラス状陰影を認める。
- ステロイド療法(1～1.5 mg/kg/日のプレドニゾンを6～8週)により大部分の症例は軽快する。

急性間質性肺炎
- 別名ハンマン-リッチ症候群と呼ばれ，まれな劇症型肺障害である。
- 発症年齢は平均50歳で，男女差はなく，喫煙との関連もない。
- 潜行性に発症し，急激に進行する。初症状をきたしてから発症までには3週もかからず，しばしばウイルス感染により惹起される。
- 浸潤影とすりガラス状陰影を呈する。
- CT像は，両側の斑状のすりガラス状陰影を呈し，時に肺胞性陰影もきたす。成人呼吸窮迫症候群(adult respiratory distress syndrome：ARDS)に似た画像を呈する。
- ほとんどの症例が中等度～高度の低酸素血症を呈し，呼吸不全に陥る。
- 支持療法を行う。
- 死亡率は60％以上で，6カ月以内に死亡する。

治療

▶ 薬物療法
- ATSによれば，IPFにはエビデンスが確立している確固たる薬物療法が現在のところ存在しない[1]。
- ATSは以下の治療を強く推奨している。**SOR A**
  - コルチコステロイド(単剤もしくはアザチオプリンかシクロホスファミドとの併用)。ただし，急性増悪時での使用を推奨している。
  - コルヒチン。
  - シクロスポリンA。
  - インターフェロンγ1b。
  - エタネルセプト。
- ほとんどすべてのIPF症例に対し以下の治療を推奨しているが，効果を認めるのは少数である。**SOR C**
  - コルチコステロイド+アザチオプリン+アセチルシステイン。
    - 肺活量と拡散能の低下が12カ月間でわずかであったが，臨床結果には関与していなかったとの報告がある。
    - 近年の研究では，この組みあわせでIPFの治療をすると，死亡や入院リスクを上昇させるといわれている[2]。**SOR A**
  - アセチルシステイン単独治療。
  - 抗凝固薬(低分子ヘパリンに続いてワルファリン)。急性増悪による院内死亡率を低下させるとの非盲検試験の報告がある[3]。
- ATSでは特に推奨されてはいない他の治療法。
  - シルデナフィルはIPFや肺高血圧症例の肺血管抵抗を減らす。DL_COの低下した(予測値の35％未満)IPF症例において，12週経過した時点で呼吸困難，QOL，動脈血酸素濃度，拡散能を改善した[1]。
  - イマチニブはBcr-Ablチロシンキナーゼ阻害薬であり，細胞の増殖を阻害する薬剤である。近年の研究で，チロシンキナーゼ阻害薬(BIBF 1120)をIPF患者に投与することにより，肺機能低下を抑制し，急性増悪頻度を低下させ，QOLを改善させるなどの効果を認めた[4]。
- 長期間酸素療法を行い，低酸素状態(酸素飽和度88％未満)を回避することを推奨している。

▶ 外科療法
- 以下の条件を満たす場合，肺移植により5年生存率が55％に達するため，ATSは肺移植を推奨している[1]。**SOR A**
  - 「最適治療」にもかかわらず，病状が進行する場合。
  - 60歳未満。
  - DL_{CO}が予測値の39％未満であり，6カ月間でFVCが10％以上減少し，6分間歩行テストにより酸素飽和度が88％未満に低下し，HRCTにて蜂巣肺を認める。

▶ その他の推奨治療
- ATSは以下を含む呼吸リハビリを推奨している[1]。
  - 有酸素コンディショニング。
  - 筋力と柔軟トレーニング。
  - 教育指導。
  - 栄養療法。
  - 心理社会的サポート。

予後
- 肺線維症の自然経過は予知不能だが，呼吸器症状や肺機能が悪化進行する，致命的な呼吸器疾患である[1]。
- 生存期間中央値は診断から約3年である。しかし，慢性閉塞性肺疾患(chronic obstructive pulmonary disease：COPD)や肺高血圧のような他の疾患による呼吸不全の合併が病状経過に影響を与える。
- 予後不良なこの疾患のいくつかの特徴として，呼吸困難の増強，6分間歩行テストによる酸素飽和度の低下(89％未満)，肺高血圧，HRCTで蜂巣肺の拡大，診断時からさらなる10％以上のFVCの低下があげられる[1]。

フォローアップ
- 悪化する症状を観察し，安静時と労作時の酸素化能の測定をベースラインと3～6カ月ごとに行うべきである。
- 肺機能検査(10％を超えるFVCの変化は病状進行を示唆する)。
- 15％以上のDL_{CO}の低下もまた，病状進行の指標となる。

【Gary Ferenchick, MD】
(大原元 訳)

63 サルコイドーシス

症例
アフリカ系アメリカ人の39歳の女性。春休み旅行からの帰宅後に，1週間前からの下腿前面の新たな皮疹と急な発熱を主訴に来院した。乾性咳嗽と軽い息切れ，倦怠感，両手首の痛みの訴えもあった。肺音は清，下肢には多数の2 cmほどの赤い軟性結節を認めた(図63-1)。診察により，下肢の病変は結節性紅斑であり，サルコイドーシス(sarcoidosis)や結核が鑑別にあがった。胸部X線像で肺実質の浸潤を伴わない両側肺門リンパ節腫脹の所見を得た。サルコイドーシスとし

て矛盾しない所見であり，サルコイドーシスと暫定診断して精密検査と治療が行われた。結節性紅斑に関しては，病因と関連して特異性が低い所見であるため生検は実施しなかった。

概説

　サルコイドーシスは複数臓器に発症する全身性肉芽腫症であり，病因は不明である。90%以上の症例で肺病変を呈するが，全身臓器(リンパ管，皮膚，眼球，肝臓などが一般的)にも肉芽腫性病変を呈する[1]。

疫学

- サルコイドーシスは世界中で発症する例がみられるが，発症率や徴候，予後などは様々である[2]。
- 米国における年齢調整発症率は，白人で10.9人/10万人，アフリカ系アメリカ人で35.5人/10万人である[2]。
- すべての年齢，性別，人種において発症し，男性よりもわずかに女性に多い[3]。
- 40歳未満の成人における発症が多く，最も多いのは20〜29歳の年齢層である[1]。

病因／病態生理

　病因は不明である。近年の見解では，未知の環境抗原に対して遺伝的に感受性のある人が，慢性的な免疫反応を起こすことによって発症するのではないかと考えられている[4],[5]。

診断

　正確な診断のためには，臨床的，放射線学的，病理組織学的な評価など，多方面からのアプローチが必要である[2]。

▶ 診断基準

- 病変部における，整形配列した，非壊死性肉芽腫の組織像が特徴的である。正式な診断基準はなく，非乾酪性肉芽腫の存在のみではサルコイドーシスの診断は得られない[2]。
- サルコイドーシスは除外診断である。感染性および非感染性の，他の肉芽腫性疾患の除外が必要である[6]。

▶ 臨床所見

- 全身の臓器に病変を呈しうる全身性疾患である[2]。
- 偶然発見される無症候性のものからゆっくり進行するものまで，臨床症状は様々である。
- 急速進行するサルコイドーシスはレフグレン症候群と呼ばれ，急激な発熱と結節性紅斑，多発関節炎，胸部X線像上の両側肺門リンパ節腫脹(図63-2)で定義づけられている。
  - Löfgren症候群は典型的には良好な経過を辿り，自然寛解する[2],[7]。
- 90%以上のサルコイドーシス症例で肺病変を呈し，次いで皮膚，リンパ節，眼球，肝臓に多い[2],[8]。
- 米国のサルコイドーシス大規模症例対照研究(ACCESS)の前向き調査によれば，サルコイドーシスによる罹患臓器が1臓器，2臓器，3臓器，4臓器以上の割合は，それぞれ50%，30%，13%，7%であった[8]。

肺所見

- 肺はサルコイドーシスの発現臓器として最も頻度が高い[9]。
- 無症候性のこともあるが，非特異的症状を呈することが多い。咳嗽，倦怠感，労作時呼吸困難などである。
- 身体診察では，聴診上は正常であることもあるが，気道内のサルコイドーシス病変や線維化に伴う気道の歪みが原因

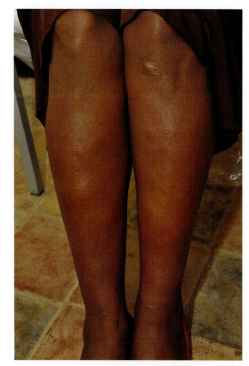

図63-1　サルコイドーシスを新規発症した40歳の黒人女性の結節性紅斑。暗い色素沈着により紅斑がやや目立たなくなっている。結節は容易に観察可能であり，触知可能で，痛みを伴う(Reproduced with permission from Richard P. Usatine, MD.)

で吸気時の乾性ラ音や喘鳴を聴取することもある[2]。

皮膚所見

- 皮膚はサルコイドーシスの発現臓器として2番目に頻度が高い(173章「サルコイドーシス」参照)。
- 20〜35%に皮膚症状を呈する[8]〜[10]。
- 反応性に非特異的な結節性紅斑様の皮膚病変を呈する[3]〜[10]。
- 生検検体の特徴的な所見は非壊死性肉芽腫である[11]。
  - びまん浸潤型皮膚サルコイド(lupus pernio)，丘疹，皮下結節，局面，浸潤病巣などを含む(図63-3，図63-4)。
  - 鼻翼は非乾酪性肉芽腫を形成する後発部位である(図63-5)。

眼球所見

- サルコイドーシス患者の10〜80%に眼球病変を呈する。
- 最も頻度が高い所見は前眼部ぶどう膜炎であるが，眼窩や付属器などどこにでも病変を呈しうる(図63-6)[12]。

消化器所見

- サルコイドーシス患者の30〜80%に肝臓病変を呈する。
- 無症候性のこともあるが，非特異的な腹痛や搔痒症をきたすこともある。これはおそらく黄疸が原因である[10],[13]。
- 肝腫大は臨床所見のみの例も21%に認め，画像所見上は50%に認める[13]。

神経所見

- サルコイドーシス症例の5〜15%に神経病変を呈する。
- 全身どこの神経にも病変を呈しうるが，脳神経に最も病変を呈しやすい。特に顔面神経が最も多く，次いで視神経に多い。
- しばしば徴候や症状は非特異的であり，脳神経障害，髄膜

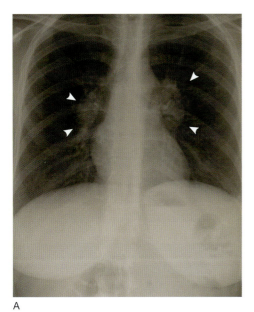
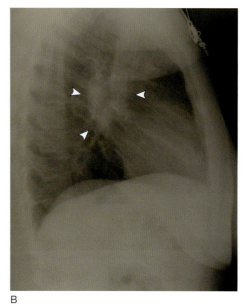

図63-2　前後方向（A）と横方向（B）のサルコイドーシス症例の胸部X線像。両側肺門リンパ節腫脹（矢頭）を認めるが，肺実質の浸潤影は認めない（Reproduced with permission from Gary Ferenchick, MD.）

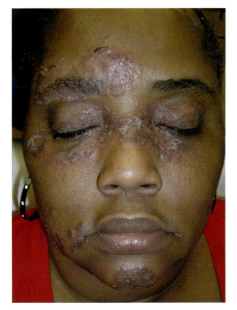

図63-3　顔面にびまん浸潤型皮膚サルコイドの所見を呈したアフリカ系アメリカ人女性。全身性エリテマトーデスでみられるのと同様に，いくつかの局面は頬部に分布している。この症例に皮膚ループスはなく，サルコイドーシスに伴う所見のみである（Reproduced with permission from Richard P. Usatine, MD.）

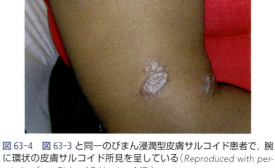

図63-4　図63-3と同一のびまん浸潤型皮膚サルコイド患者で，腕に環状の皮膚サルコイド所見を呈している（Reproduced with permission from Richard P. Usatine, MD.）

刺激症状，頭蓋内圧亢進，末梢神経障害，内分泌機能異常，認知機能障害，人格変容などを呈することがある[14]。

心臓所見
- 心サルコイドーシスは臨床的に5％の症例に，病理解剖例においては40％の症例に認める。
- 無症候性のこともあるが，動悸，息切れ，失神や前失神発作，まれに心突然死をきたしうる[15]。

筋骨格所見
- 関節，骨格，筋に病変をきたしうる（図63-7）。

- 病初期に急性の多発関節炎をきたす症例は40％にものぼるが，しばしば自然寛解する。
- サルコイド関節炎が慢性化したり再発したりするのはまれで，1～4％の頻度である。
- 無症候性の筋サルコイドーシスは25～75％の頻度であるが，症候性のものは5％未満とまれである。筋サルコイドーシスは，サルコイド結節や腫瘍，急性多発性筋炎様症候群などが原因の，慢性進行性ミオパチーのパターンを呈する。同様に，臨床症状を呈する骨病変は2～5％未満とま

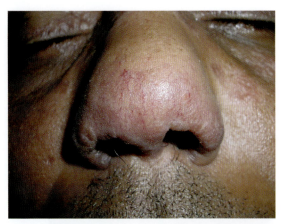

図63-5　48歳のアフリカ系アメリカ人男性で，鼻翼にサルコイドーシスの浸潤所見を認める．頬部と眼周囲のサルコイドーシス所見も認める．肺病変も呈していた（Reproduced with permission from Richard P. Usatine, MD.）

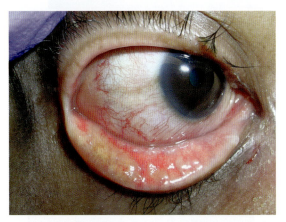

図63-6　皮膚と肺に進行サルコイドーシスを認めるアフリカ系アメリカ人女性で，眼瞼結膜に浸潤する眼部サルコイドーシスを呈している．過去にサルコイドーシスに罹患しており，再発性にぶどう膜炎も呈していた（Reproduced with permission from Richard P. Usatine, MD.）

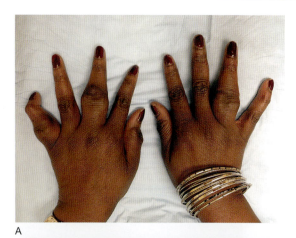

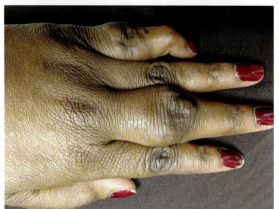

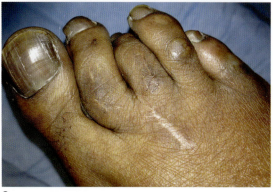

図63-7　筋骨格サルコイドーシスを呈した57歳女性で，皮膚，眼，肺にも病変を認める．A：両手指関節の腫脹とスワンネック変形の所見．B：片手の拡大像．C：つま先の病変の拡大像（Reproduced with permission from Richard P. Usatine, MD.）

- れである[16]．
- 急性関節炎は反応性に起こる．
- 骨病変は通常無症候性である．手足がおかされることが最も多く，軟部組織の腫脹，関節拘縮，痛みなどを呈する．
- 骨サルコイドーシス症例は通常，手足の小関節の多発関節痛を訴える．時折，歩行障害をきたす．慢性非可逆性進行性サルコイドーシスを呈した骨サルコイドーシスは，特にびまん浸潤型皮膚サルコイド（lupus pernio）のように皮膚にも進展するのが一般的である[16]．

▶ 検査所見

- サルコイドーシスが疑われた場合，特定臓器や機能に対し，通常は非侵襲的検査から侵襲的検査に至るまで精密検査を行う．
- 血算：骨髄の肉芽腫性変化や慢性疾患状態のために中等度の貧血を認める．
- 10％の患者で高カルシウム血症を呈し，30％の患者で高カルシウム尿（300 mg／日以上）を呈する．
- しばしば肝機能異常を呈する．一般的にはALPの中等度の上昇をみる．ALT，AST，ビリルビン濃度は通常正常値

である[17]．
- 診断時において60％の症例の血清アンジオテンシン変換酵素（ACE）値が上昇している．ACEの感度と特異度はそれぞれ60％と70％である．
- 肺機能検査：肺の肉芽腫性変化や線維化により肺活量や一酸化炭素肺拡散能（DL_{CO}）は低下する．
- 生検病理組織：非乾酪性肉芽腫（図63-8）を認める．皮膚病変は比較的容易にアプローチでき，有用である．
- 肺やその他の臓器の組織を検鏡することにより，肉芽腫を

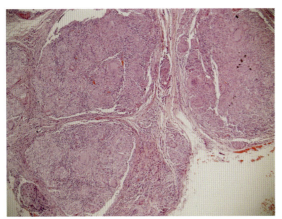

図63-8 皮膚サルコイドの生検像。非乾酪性肉芽腫が皮膚に密集している。この肉芽腫性炎症は類上皮組織球が無数の多核巨細胞を取り囲んで形成されている（Reproduced with permission from Sandra Osswald, MD.）

認める[9]。
- 心エコー検査やホルター心電図検査は，動悸や息切れ症状の早期発見に有用であり，潜在性の心サルコイドーシスを示唆する所見を得られることがある[15]。

▶ 画像検査
- 胸部X線像：両側肺門部腫大を認めた場合，まずはサルコイドーシスを疑う。
- 心臓MRI検査やPET検査は，心サルコイドーシスの精査に近年用いられるようになってきた[18]。
  - 心臓MRI検査やCT像でサルコイド病変部位はガドリニウムの造影が遅れ，欠損像として認められる。
  - さらなる確証が必要であれば，PETが有効である。心サルコイドによりおかされた心病変部は代謝亢進部位として示される。
- サルコイドーシス病変部の骨画像は囊胞性や溶解性陰影をとる。骨病変でX線やPETでこのような像を呈した際には，活動性が上昇している状態を示している[16]。

危険因子
- アフリカ系アメリカ人。
- 女性。

鑑別診断
サルコイドーシスは「great imitator」として知られている。そのため鑑別診断は多岐にわたる（173章「サルコイドーシス」参照）。

治療
- 各臓器の専門家の意見も聞きつつ，サルコイドーシスセンターやサルコイドーシス専門家と協力して治療にあたるのが一番よい。
- 主要臓器（神経，眼，心）がおかされた場合，臓器不全がある場合，他臓器の病状進行がある場合は免疫抑制療法が推奨される[2]。SOR Ⓐ
- コルチコステロイドは有症状サルコイドーシスの治療の基本薬である。症状をすみやかに軽快させるために経口プレドニゾン治療がしばしば行われる。
- メソトレキサートは，ステロイドの使用が禁忌である症例への治療薬として，ステロイド投与量を減らすべく追加治療薬として重要である[1]。
- インフリキシマブの使用も考慮する。
- 疼痛や発熱を認める場合，イブプロフェンなどの非ステロイド性抗炎症薬（NSAIDs）の投与が推奨される。SOR Ⓐ

予後／臨床経過
- 一般的に，年余の経過の後に再発なく治癒する。
- Löfgren症候群はサルコイドーシスの急性型であり，典型的には初期から関節炎，結節性紅斑，ぶどう膜炎，肺門リンパ節腫脹を認める[1]。
- 通常きわめて予後は良好で，自然治癒率も高い[2]。
- 20〜30％の症例で永久的な肺障害を残し，長期にわたり残存する慢性サルコイドーシスに至る例は10〜15％である。
- 5〜10％の症例において，肺や心臓，神経，肝臓，腎臓などの主要臓器に肉芽腫もしくは高度の線維化をきたし，致死的病態となる。肺サルコイドーシスの末期では肺移植を必要とする。
- 皮膚サルコイドーシスの罹患期間は長期間に及ぶ。丘疹や結節は治癒に月から年単位の期間を要する。びまん浸潤型皮膚サルコイドはしばしば慢性サルコイドーシス症例に発症し，上気道病変，進行肺線維症，骨囊胞，眼病変に関与している。
- 正確な診断，適切な治療により，多くの患者は日常生活を続けられる。

▶ 主要な合併症
- 高カルシウム血症，高カルシウム尿症が初発徴候になりえ，昏睡，便秘，精神異常，腎不全，腎結石などの高カルシウム血症の症状で発症することがある[19]。
- 高度の伝導障害，心室性/心房性不整脈，左心不全，心筋壁運動異常が起こりうる[15]。
- 肝硬変，肝門部リンパ節の腫脹による門脈の狭窄などが原因で門脈圧亢進をきたすことがある[10],[13]。
- 無症候性ぶどう膜炎などの眼障害をきたすことがある。

フォローアップ
- コルチコステロイドが無効であった場合，臨床医は治療の追加もしくは変更を検討すべきである。
- 安定症例は4〜6カ月ごとにフォローアップすべきである。
- 息切れや末梢の浮腫を認める症例においては，肺高血圧を評価するために定期的な心エコー検査をすべきである。
- 眼科診察が必要である。ステロイドやヒドロキシクロロキンなどの免疫抑制剤治療に伴う眼部の毒性・合併症を定期的にモニターすべきである[2]。SOR Ⓐ

患者教育
- 治療の効果がない場合，新たな症状が現れた場合は内科医を受診すべきである。
- 喫煙は避けるべきである。

【Gina R. Chacon, MD】

（大原元 訳）

64 結核

症例

3週間にわたる強固な咳と微熱，寝汗を主訴に南テキサス病院の救急外来を受診した25歳のメキシコ人男性。胸部X線像では縦隔および右肺門リンパ節腫脹，一次結核を疑うような右上葉の浸潤影を認めた（図64-1）。X線像をみた直後に陰圧個室に患者を移動させた。喀痰を抗酸菌培養および塗抹染色検査を施行したところ，マイコバクテリウム群であると判明した（図64-2）。最終培養結果を待っている間に，抗結核薬の4剤併用療法を開始した。幸い喀痰培養結果は全剤感性の結核菌（*Mycobacterium tuberculosis*）と判明した。地元の衛生局による直接服薬確認療法（directly observed therapy, short-course：DOTS）の下，治療は続けられた。

概説

結核（tuberculosis）は結核菌（偏性細胞内寄生菌であり，好気性，抗酸性，芽胞を形成しない）の感染で起こる。結核はまず肺に発症し，その後に他臓器に感染する症例が1/3にのぼる。診断能力，薬剤，ワクチン，病勢を反映するバイオマーカー開発の向上により，世界中に蔓延するこの疾患の治療法は，将来変貌を遂げるであろう。

疫学

- 世界で年間800万人以上に発症し，200万人近くが結核関連死している[1]。結核死の95％は低〜中所得国で起こっている。
- 2010年の全米における結核患者は11,182人（3.6人/10万人）と報告されている。1953年の統計開始以来，最も少ない人数である[2]。全世界で20億人が潜在性結核者であると推測されている[3]。
- 2010年の全米における多剤耐性（MDR）結核の割合は1.2％（88症例）である。全米における耐性菌率は近年においては比較的横ばいである。MDR結核率はインド，中国，ロシア，南アフリカ，バングラデシュで高い[3]。
- 2010年の統計では，全米における結核報告患者の60％が国外での出生者であった（発症率は国内出生者の11倍にのぼる）[1]。
- 2009年の全米での結核死は547人だった（2008年よりも7％減少した）[1]。
- 潜在性結核（非活動性感染：ツベルクリン反応が陰性から陽転化した場合，インターフェロンγ放出試験（IGRA）で陽性の場合）への予防的治療により，90％以上の活動性結核への移行を予防しうる[4]。SOR Ⓐ

病因／病態生理

- エアロゾル化された飛沫核を吸い込むことで感染する[4]。
- 飛沫核を吸い込んだ人の約10％が1〜2年以内に活動性結核を発症する。発症の危険因子は後述する。
- 結核感染には宿主の3つの反応が関与する。非特異的マクロファージおよび好中球が肺胞内の菌を即座に貪食し，組織障害反応（遅発型過敏反応）を起こし，特異的マクロ

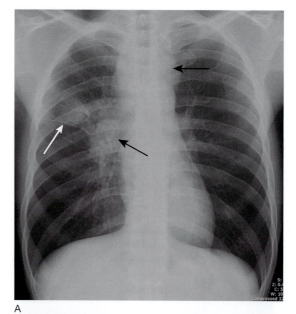

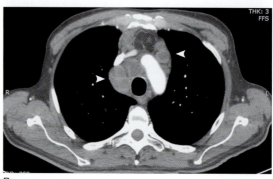

図64-1　20歳男性の典型的な肺結核。A：縦隔と右肺門リンパ節腫脹（黒矢印），右上葉の浸潤影（白矢印）を認める胸部X線正面像。B：内部が壊死を起こして低吸収で辺縁が増強され腫脹した縦隔リンパ節（矢頭）を認める胸部造影CT像（Reproduced with permission from Carlos Santiago Restrepo, MD.）

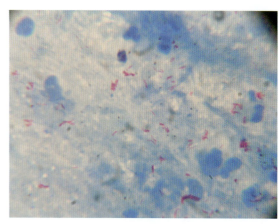

図64-2　抗酸菌に分類される結核菌を塗抹染色したものを対物100倍の油浸レンズを使用して観察した顕微鏡像（Reproduced with permission from Richard P. Usatine, MD.）

ファージの活性化と潜在的好中球関連反応をきたす。後に感染防御反応として肉芽腫を形成する。近年は，マイコバクテリアは自身で肉芽腫を形成し，潜在性結核と活動性結核の境界を不明瞭化していると考えられている[3]。

- 結核流行地域ではしばしば子どもにも発症する。結核の病巣は通常，（結核菌は肺からリンパ管に広がるため）肺門・気管傍リンパ節腫脹を伴って中〜上肺野に限局してみられる。通常，一次感染巣は自然治癒して完全に消失するか，線維芽細胞や膠原線維によって封入化された場合は，肺石灰化結節として可視化されて残る（ゴーン初期変化群）（図64-3）。

危険因子

結核感染や活動性結核への進展の危険因子を以下に示す[2〜4]。

- 少数民族と外国生まれ（過密状態と低栄養に起因する）。
- HIV（活動性結核に進展する相対リスクは100倍），他の免疫低下状態（癌に対して腫瘍壊死因子〈TNF〉阻害薬の治療を行った例など）（活動性結核に進展する相対リスクは10倍）。HIV患者の易感染性のため，全世界の結核患者の12％はHIV関連発症で，そのうち5人中4人はサハラ砂漠以南のアフリカで発症している[3]。
- 慢性疾患である糖尿病（相対リスク3倍），慢性腎不全/透析患者（結核感染もしくは活動性結核に進展する相対リスク10〜25倍）。
- 悪性新生物。
- 遺伝的素因。
- 肥満外科手術，空回腸バイパス術を受けた人（活動性結核に進展する相対リスク30〜60倍）。
- 麻薬静注者（活動性結核に進展する相対リスク10〜30倍）。
- 喫煙（結核感染もしくは活動性結核に進展する相対リスク2倍）。
- 高リスク環境（刑務所，長期ケア施設，病院など）に居住している人や働いている人。
- 成人女性（成人男性の2倍）。
- 高齢者（感染，進展どちらも）。
- 高リスク者に晒されている4歳以下の子ども。
- 1年以内に感染症をきたした人（1年以上前に感染症をきたした人に対する活動性結核に進展する相対リスク12.9倍）。
- 自然治癒後としての肺線維化を認める人（活動性結核に進展する相対リスク2〜20倍）。
- 珪肺症（結核感染する相対リスク3倍，活動性結核に進展する相対リスク30倍）。
- 低栄養（活動性結核に進展する相対リスク2倍）。
- 病院職員の調査では，従業員社宅に居住している低所得者の発症リスクは，社宅の改築の有無が独立因子となっている（オッズ比 1.39，95%CI 1.09〜1.78）[5]。

診断

活動性結核の診断には予測度の高い指標が必要である。さらに治療すべき罹患しやすい集団（5年以内の移住者，免疫抑制者，糖尿病患者，慢性腎臓病患者，結核患者接触者もしくは結核患者と同居している者）においては，潜在性結核に絞った検査を行うよう推奨される[6]。活動性結核の徴候は肺結核と肺外結核とに分けて考えられる。結核は全身のどの臓

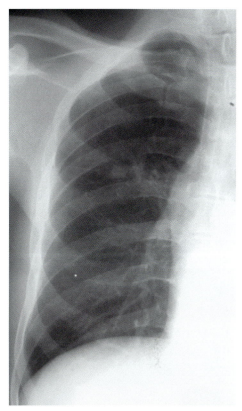

図64-3　上葉において一次結核が癒合して小肉芽腫を形成しているゴーン初期変化群（Reproduced with permission from Miller WT, Jr. Diagnostic Thoracic Imaging. New York, NY：McGraw-Hill；2006：289, Figure 6-5 E..)

器にも発症しうる。

▶ 臨床所見

無症状のこともある（アジアにおける培養陽性となった活動性結核患者の4人に1人）[3]。

肺結核
- 初期の非特異的症状・徴候として，発熱，寝汗，倦怠感，食欲低下，体重減少などがある。
- その後，乾性咳嗽（2〜3週持続）もしくは膿性痰を伴う咳嗽をきたす。
- 進行患者では息切れを認めたり，急性呼吸窮迫症候群（acute respiratory distress syndrome：ARDS）に陥ることもある。
- 肺音も非特異的で，ラ音やいびき音など様々である。

肺外結核
- 血行性伝播によって以下の頻度順にきたしやすい[4]。
- リンパ節：無痛性の頸部・鎖骨上リンパ節腫脹（瘰癧〈るいれき〉）（図64-4）。
- 滲出性胸水。
- 泌尿生殖路：尿道狭窄，腎障害，不妊（女性では卵管や子宮内膜をおかす）を起こしうる。
- 筋骨格：脊椎の痛み（ポット病〈図64-5〉），殿部や膝の痛み。
- まれな部位として髄膜，腹膜，腸，皮膚，眼，耳，心膜などがある。
- 皮膚結核（皮膚腺病）はリンパ節炎に伴って鼠径部や頸部の皮膚潰瘍を形成する（図64-4，図64-6）。

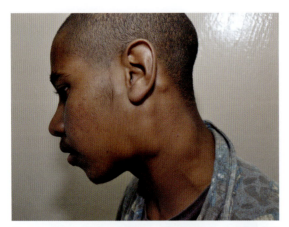

図64-4 結核による巨大な頸部リンパ節腫脹を伴った頸部の瘰癧 (Reproduced with permission from Richard P. Usatine, MD.)

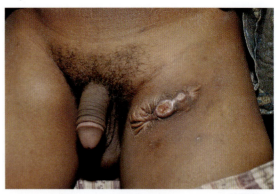

図64-6 瘰癧のアフリカの若年成人男性で，一方に潰瘍病変を認め，もう一方に鼠径リンパ節腫脹を認める (Reproduced with permission from Richard P. Usatine, MD.)

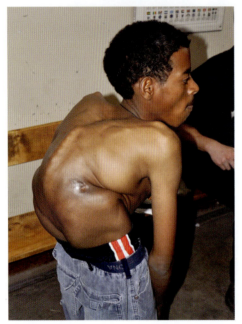

図64-5 結核の椎体感染により脊椎後側彎を認めたポット病。右側に皮膚潰瘍を認め，強い変形も伴っている (Reproduced with permission from Richard P. Usatine, MD.)

▶ 皮膚検査，迅速検査

活動性結核ではない者で，ツベルクリン皮膚検査（TST），IGRAの両方が陽性であれば，潜在性結核と診断できる。

- 精製蛋白質誘導物（purified protein derivative：PPD）を用いて行われるTSTは，活動性結核の診断には有用ではなく，結核接触者や高リスク者における潜在性結核の検出に有用である。接種部位の10 mm以上の硬結，免疫低下者では5 mm以上の硬結をもって陽性と判定される（接種の48～72時間後に評価する）。
- 米国をはじめ多くの国で認可されて商用発売されているQuantiFERON-TB Gold（QFT-G, Cellestis Limited, Carnegie, Victoria, Australia），TSPOT. TB（Oxford Immunotec, Inc；Oxford, England）は，結核菌感染の診断のために使用される[3]。
- 結核に感作された人の新鮮ヘパリン化全血を結核菌内に存在する抗原に対する合成ペプチドと一緒に培養するとインターフェロンを放出し，そのインターフェロンをIGRAは検出する。利点は，再来する必要がない点，皮膚検査よりも特異度に優れている点である。欠点は，高額である点，利便性に欠ける点，患者の治療成績を向上させるというデータが不足している点である。
- IGRAはHIV患者における活動性結核の診断精度に欠けるため，結核の診断や除外にあたって単独で用いるべきではない[7]。英国の6つの小児センターにおける結核調査に関するある研究では，TSTの感度は82%，QFT-IT（QuantiFERON-TB Gold in tube）の感度は78%，TSPOT. TBの感度は66%であり，TSTとIGRAを併用した場合の（結核の除外能力の）感度は上昇したとしている[8]。実際のところ，結核スクリーニング管理にIGRAを使用することは，いくつかのHIVクリニックにおいては標準化されてきている。
- 喀痰検体における核酸増幅検査（NAAT）の有用性は現在調査中であるが，いくつかの施設においては診断確定に用いられている[3]。

▶ 検査所見，補助検査

- 非特異的所見として中等度の貧血と白血球増多がある。
- 尿検査で無菌性膿尿，尿管由来の血尿を認めることがある。
- 喀痰や胸水，腹水の抗酸菌染色において抗酸菌を認めることがある（図64-2参照）。リンパ節などの病変部位の穿刺吸引や生検検体の染色でも抗酸菌を認めることがある。喀痰処理過程の脱色，水酸化ナトリウム染色，遠心分離，蛍光顕微鏡操作を精確に行うことによって，塗抹検査の感度が上昇する[3]。
- 確定診断は喀痰培養（8～24時間あけて3セットの検体を採取），尿培養（早朝尿を3回調べることによって尿路結核感染の90%が陽性となる），骨などの組織生検検体の液体培養を基本とする。結核菌の発育は遅いため，同定には4～8週を要する。単一検体の場合はNAATをすべきである[9]。同定されたら薬剤感受性検査をすべきである。
- 35歳以上の症例，肝疾患の既往を持つ症例，HIV感染者，妊婦（もしくは出産後3カ月以内の女性），併用薬がある患者，アルコール常飲者においては，肝酵素のベースライン値を測定しておくべきである。
- エサンブトールを含んだ治療をする場合，蓄積毒性を持つため不可逆的な視神経障害をきたす恐れがあり，治療開始

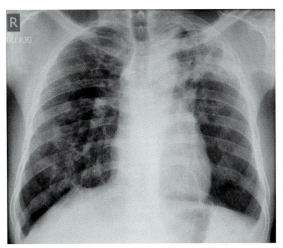

図64-7　36歳男性の肺結核の胸部X線像。空洞と線維化，瘢痕変化を伴った左肺尖部の浸潤影を認める。右肺にも浸潤影を認める(Reproduced with permission from Richard P. Usatine, MD.)

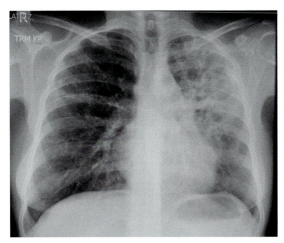

図64-8　23歳女性の肺結核の胸部X線像。左肺上葉の肺実質濃度が上昇しており，浸潤影と線維化，ブラが混在した像となっている。肺の他の部位は微小結節像を呈している。縦隔の左方変位も伴う。これらの所見すべてが肺結核として矛盾しない(Reproduced with permission from Richard P. Usatine, MD.)

前および治療中に色覚検査を含む視覚検査を実施すべきである。
- 病勢を示すバイオマーカーは開発研究段階であり，簡便で安価なベッドサイド検査はまだ実用化されていない。

画像検査
- 胸部X線像は上葉の空洞を伴う浸潤影やリンパ節腫脹を検出するために従来から汎用されている(図64-1，図64-7)。
- 胸部X線像のその他のパターンとして，充実性結節(ゴーン初期変化群)(図64-3参照)を呈したり，経気道的に拡散した結果としてびまん性浸潤影(図64-8)を呈することがある。
- 10代や若年成人における胸部X線像は，しばしば浸潤影とともに肺門・気管傍リンパ節腫脹を認める(図64-1，図64-9)。
- 粟粒結核は，胸部X線像やCT像において無数の微小結節を両肺野に認める(図64-10)。
- 結核再燃例においては，気管支拡張や線維結節性変化に関連して両側上葉の巨大空洞性病変を呈する(図64-11)。
- 骨のX線，CT，MRI像は骨破壊像を呈する。脊髄MRIは感度100％，特異度88％の信頼度で変形前に結核病変を同定することができる[10]。

生検
組織は乾酪壊死を伴った肉芽腫を呈する。

鑑別診断
活動性結核の胸部X線像はいかなるパターンをも呈しうるため，以下のような疾患の鑑別診断を要する。
- 細菌性，ウイルス性肺炎：喀痰や血液培養は感染組織を反映し，通常は抗菌薬に反応する。
- 気道真菌感染：通常はヒストプラズマ症，コクシジオイデス症に風土性のある地域への旅行歴もしくは居住歴がある。
- 急性ヒストプラズマ症は通常無症状であるか，あっても軽微な症状で，胸部X線像は典型的には肺門リンパ節腫脹と肺炎像を呈する(図64-12)。慢性肺ヒストプラズマ症患者は徐々に咳嗽が増加し，体重が減少し，寝汗を認め，胸部X線像は肺野の線維性結節や肺尖部浸潤影を呈す。培養や

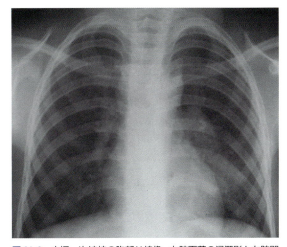

図64-9　小児一次結核の胸部X線像。左肺下葉の浸潤影と左肺門リンパ節腫脹，右気管傍リンパ節腫脹を認める(Reproduced with permission from Schwartz DT and Reisdorff EJ. Emergency Radiology. New York, NY：McGraw-Hill；2000：469, Figure 17-28..)

血清学的検査，免疫拡散試験，肺生検などの陽性を示すことで診断する。
- コクシジオイデス症の臨床像は結核に似ており，胸部X線像は浸潤影，肺門リンパ節腫脹，胸水などを呈する。血清学的検査が診断に有用である。
- サルコイドーシス：結核接触歴がなく，咳と息切れを認め，胸部X線像で肺門リンパ節腫脹を認める場合，皮膚病変やACE値，生検標本などによって鑑別することができる。組織像は非乾酪性肉芽腫を呈する(173章「サルコイドーシス」参照)。

治療
かかりつけ医，公衆衛生局もしくはその両方の下で治療を受けることが可能である。しかし，すべての症例において公衆衛生局が責任を持って有用性の確認，適切な診断，治療，治療結果のモニタリングをしなければならない。

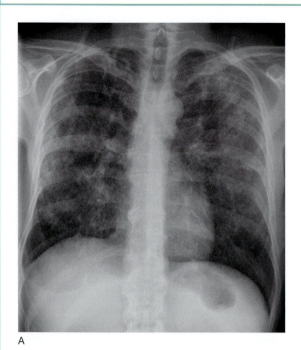
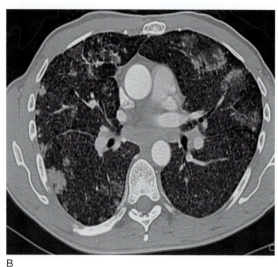

図 64-10　両肺野に無数の微小結節を認める粟粒結核。A：胸部 X 線像（Reproduced with permission from Richard P. Usatine, MD.）。B：CT 像（Reproduced with permission from Carlos Santiago Restrepo, MD.）

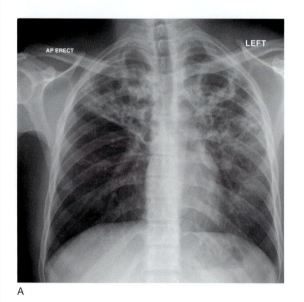
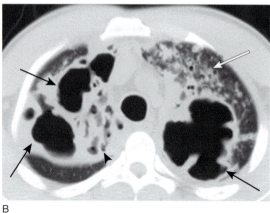

図 64-11　結核再燃により上葉に空洞性病変を認める 35 歳男性。A：気管支拡張と線維結節を伴った両肺上葉の巨大空洞性病変を認める胸部 X 線正面像。B：両肺上葉の大小不同でいびつな空洞（黒矢印），結節（白矢印），気管支拡張（矢頭）を認める胸部単純 CT 像（Reproduced with permission from Carlos Santiago Restrepo, MD.）

▶ 非薬物療法

- 米国における結核患者が，無添加食品や栄養剤を摂取することによって，治療成績が向上したり，QOL が向上するというデータは不十分である[11]。しかし，ハイチの結核患者治療に関する調査で，栄養摂取に関心を向けることが有益であると証明された[12]。
- ビタミン D は細胞内における結核菌の増殖を抑制することが in vitro で証明されており，ビタミン D が欠乏していると結核に罹患しやすくなる。ただし，ビタミン D を結核治療に追加することが有用かどうかに関してはデータが不十分である。ある無作為化比較試験（RCT）によれば，すべてのビタミン D 補充者における喀痰培養陰転化時間の短縮は認められなかったが，多様なビタミン D 受容体のうち TaqI の遺伝子型が tt の症例においてはめざましい喀痰培養陰転化時間の短縮が認められた[13]。結核患者に対するビタミン D 欠乏のスクリーニングと治療を行うことは，多くの専門家が推奨している。SOR C

▶ 薬物療法

成人の活動性結核患者の治療に使用される薬は主に 4 つある。抗結核薬の一次治療は症例と一緒に行い，分割投与は避

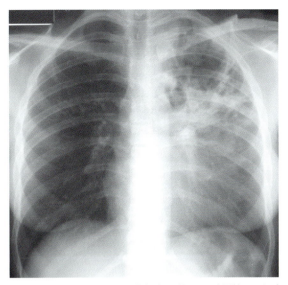

図 64-12　6 カ月間にわたって倦怠感を訴えた 33 歳男性のヒトプラズマ症の胸部 X 線像。右肺門部の 4 cm の腫瘤を認め，左肺門部の輪郭がいびつでリンパ節腫脹を示唆する所見も認める。気管支鏡検査でヒトプラズマ症と診断された (Reproduced with permission from Miller WT, Jr. Diagnostic Thoracic Imaging. New York, NY : McGraw-Hill ; 2006 : 357, Figure 7-54 A.)

けるべきである。患者の併用薬を確認し，相互作用に注意する。複数薬の併用療法は有用だがコストがかかる。米国胸部学会 (ATS)，米国感染症学会 (IDSA)，米国疾病管理予防センター (CDC) (2003 年) から以下のレジメンが提示されている[14]。SOR B

- 最初の 2 カ月は 4 剤すべて投与する (イソニアシド〈INH〉は 5 mg/kg〈上限 300 mg〉を連日，もしくは 15 mg/kg〈上限 900 mg〉を週 3 日。リファンピシン〈RFP〉は 10 mg/kg〈上限 600 mg〉を連日もしくは週 3 日。ピラジナミド〈PZA〉は 20〜25 mg/kg〈上限 2 g〉を連日，もしくは 30〜40 mg/kg〈上限 3 g〉を週 3 日。エサンブトール〈EB〉は 15〜20 mg/kg を連日，もしくは 25〜30 mg/kg を週 3 日)。ある RCT において，固定容量 4 剤同時投与の 4 剤分割投与に対する非劣性が証明されている[15]。
- 続く 4 カ月は INH と RFP の 2 剤で行うが，肺に結核空洞性病変があり，初期 2 カ月治療後も喀痰菌陽性の場合や妊娠した場合などは 7 カ月間に延長する。世界保健機関 (WHO) 2010 の勧告では，RFP を 6 カ月間内服することに同意し，個々の治療決定のために薬剤感受性検査をすることの重要性を強調している[16]。
- INH の副作用であるビタミン B_6 欠乏 (アルコール性，栄養失調，妊婦や授乳婦，HIV 陽性者，慢性病者などでも起こる) に伴う神経症を予防するために，ピリドキシンを 10〜25 mg/日投与することが推奨されている。SOR A
- 薬剤耐性結核に対してはストレプトマイシン，カナマイシン，アミカシンなどの注射薬，フルオロキノロン，エチオナミド，シクロセリン，パラアミノサリチル酸など様々な薬を使用する[4]。フルオロキノロンを結核治療レジメンに含む 11 の小さな臨床試験をコクランがレビューしている。シプロフロキサシン，オフロキサシン，モキシフロキサシンを一次治療薬として使用し，治療成功例 (3 試験の 416 症例)，治療失敗例 (3 試験の 388 症例)，臨床的または画像的

改善例 (2 試験の 216 症例) の解析では，どのフルオロキノロンを使用しても差はなかったとしている[17]。HIV 陽性患者に対しシプロフロキサシンを薬剤感受性結核患者の一次治療レジメンとして使用すると，結核の再発率が高くなる。
- 補助免疫療法 (抗 TNF 製剤など) に関する調査では，治療に対する反応を高めるとの確証は得られていない。
- HIV 陽性結核患者に対する抗レトロウイルス治療 (ART) は結核治療の初期 2〜8 週の間に行うべきである[16]。SOR B　ART の早期治療群 (結核治療開始 2 週間後) と，後期治療群 (結核治療開始 8 週間後) とを比較した RCT において，早期治療群の方が大差をもって死亡リスクを減らした (死亡率 18% vs 27%)[18]。しかし，免疫再構築症候群 (IRIS) の発症率は早期治療群の方が有意に高かった。
- 南アフリカにおける結核と HIV 患者 (CD4 陽性 T 細胞＜500/mm^3) に対する非盲検 RCT において，死亡率は AIDS と同等で，ART の早期治療群 (結核治療開始 4 週以内) と後期治療群 (結核初期治療に次ぐ最初の 4 週以内) の死亡例はそれぞれ 18 例と 19 例であった。さらに，IRIS 発症率は早期治療群において有意に高かった (20.1 例 vs 7.7 例/100 人・年)[19]。AIDS と死亡率は高かったものの，CD4 陽性細胞がきわめて低い症例 (＜50/mm^3) の割りあてが，後期治療群において有意に少なかった (26.3 例 vs 8.5 例/100 人・年) ことも関与していたと考えられる[19]。
- 治療は毎日でも間欠 (週 3 日を最初から，もしくは初期治療の後に週 2 日) でもいい。HIV 陰性で肺空洞性病変のない結核症例が，2 カ月間培養陰性になれば，週 1 日にもできる。

成人の潜在性結核の治療は，個々における進行結核に移行するリスク (「危険因子」の項参照)，治療完遂の期待度，アドヒアランスを良好に保つための資源などを踏まえて個別化して行う方がよい[20]。結核発症の危険因子がなくとも，IGRA が陽性の場合，TST で 15 mm 以上の硬結を認める場合は潜在性結核の治療をすべきである。オプション治療として以下のものがある。

- INH 5 mg/kg (上限 300) 連日を 9 カ月間。SOR A　DOTS がしっかりできていれば 15 mg/kg (上限 900 mg) 週 2 日のレジメンも可能であり，HIV 非感染で胸部 X 線像において肺線維化を認めない成人患者は 6 カ月間に短縮してもよい。SOR B　ART が行われている HIV 感染者に対しては標準治療が望まれる。
- INH 耐性例もしくは INH にアレルギーのある場合，RFP 10 mg/kg (上限 600 mg) 連日を 4 カ月間。
- DOTS の下で，リファマイシン誘導体の 1 つであるリファペンチン (900 mg) + INH (900 mg) 週 1 日を 3 カ月間。元来健康な 12 歳以上の潜在性結核症例もしくは結核発症予測症例 (結核発症者に最近接触している者など) に対しては，CDC がこの治療を推奨している[21]。SOR A
- ある非盲検 RCT において，潜在性結核患者に対して DOTS の下でリファペンチン (900 mg) + INH (900 mg) 週 1 日を 3 カ月間内服の群と，自己管理の下で INH 300 mg 連日を 9 カ月間内服の群とを比較したところ，どちらも治療完遂率は高く，結核発症率に関して同等の結果が得られた (併用治療群で 3,986 人中 7 人発症〈累積発症率 0.19%〉，INH 単独治療群で 3,745 人中 15 人発症〈累積発症率 0.43%〉)[22]。追加で行った 3 つの RCT (ブラジル，南アフリカ，国際共同)

の結果，DOTS の下で週 1 日を 12 週継続する併用治療レジメンが，他のどの治療レジメンよりも結核発症率が低く，米国で専ら実施されている自己管理の下で INH 連日を 9 カ月間内服の治療レジメンよりも治療完遂率が高い傾向にあった[21]。
- 32 のクリニックを対象にした他の試験において，潜在性結核の治療拒否率は 17.1％にのぼり（95％CI 14.5〜20），推奨治療の不完遂率は 52.7％にのぼった（95％CI 48.5〜56.8）[23]。

予防

- 結核に対して十分に効果が認められているワクチンは，現在のところ存在しない[3]。しかし約 10 のワクチンが臨床試験中である[24]。BCG ワクチンは 1921 年に発売され，50％程度の人に結核予防効果を認める[25]。
- BCG ワクチンは，一次結核発症や潜在性肺結核の再燃に対する予防効果は認められないが，小児において結核性髄膜炎や粟粒結核予防の効果があるため，広く使われている。
- 結核専門家に相談したうえで，特定の基準を満たしたごく限られた人のみに BCG 接種を検討するよう，CDC は勧告している[26]。
- CDC の総意を下に推奨されている結核予防法は，結核の診断検査や治療のために病院を訪れた症例すべてにルーチンに行う必要はない。免疫不全患者は気道結核患者から隔離し，MDR 結核患者の場合や飛沫発生処置を行う場合はマスクやガウンなど隔離看護技術を駆使し，塗抹陽性の肺，喉頭，気道結核患者は治療開始 2 週間は不必要に家庭外で人に接触しないようにし（例：職場，デイケア施設，学校などを避ける），結核症例に接触した幼児には親から離れてしまうのを防ぐために予防薬物療法を検討する[27]。

予後

- 無治療であれば，活動性結核症例のおおよそ 1/3 は 1 年半から 5 年以内に死亡する[1]。
- 生存期間中央値は診断から約 3 年である。しかし，慢性閉塞性肺疾患（chronic obstructive pulmonary disease：COPD）や肺高血圧のような他の疾患による呼吸不全の合併が，病状経過に影響を与える。
- 予後不良なこの疾患のいくつかの特徴として，呼吸困難の増強，6 分間歩行テストによる酸素飽和度の低下（89％未満），肺高血圧，高分解能 CT（HRCT）で蜂巣肺の拡大，診断時からさらなる 10％以上の FVC の低下があげられる。5 年生存した症例のうち 60％は自然治癒するが，残りは持続感染する[28]。

フォローアップ SOR C

- 結核患者は最低 2 週間以上の適切な治療を受けるまでは感染性が持続しているが，痰の抗酸菌培養（8〜24 時間間隔をあけて採取，うち 1 つは早朝検体とする）が 3 回連続陰性化すると感染性はなくなり，次第に臨床的に軽快していく[29]。
- 臨床的回復，薬の副作用，治療のコンプライアンスなどを毎月モニターする[19]。モチベーションの欠如や，脆弱意識の欠如，貧困などがコンプライアンス低下の要因となる。

- 治療反応性のモニター：培養陰性になる（80％の症例は 2 カ月間で陰性になる）までは毎月喀痰培養を行う。陰性化するのに 3 カ月以上を要する場合は，薬剤耐性や治療の失敗を疑い，追加評価と追加治療を行う。肺外結核の場合は臨床症状などをモニターする[4]。
- 陰影軽快と臨床的軽快には時間差があるため，胸部 X 線像は治療のモニタリングには有用ではない。再燃が疑われたときの比較として使用するために，治療完遂時に胸部 X 線像を撮影しておくべきである[4]。
- 薬物毒性のモニター[4]。
  - 胃腸障害や掻痒症はよくみられる副作用であり，通常は治療を中止することなく対処できる。
  - 肝障害は重度の有害事象として最も起こりうる（褐色尿や食欲低下などの症状がある）。20％の症例で正常上限の 3 倍程度の肝酵素上昇を認めるが，この程度であれば臨床的にはさほど影響はない。正常上限の 5 倍以上の肝酵素上昇を認める場合や副作用症状を認める場合は（INH，PZA，RFP の）治療をいったん中止し，肝機能が正常化した後に 1 剤ずつ再開すべきである。
  - 過敏反応をきたした場合は通常治療を中止する。
  - 高尿酸血症や関節痛は PZA できたしやすく，アスピリン投与により対処しうる。ただし痛風性関節炎をきたした場合は薬剤を中止すべきである。
  - 自己免疫性血小板減少症は RFP できたしやすく，薬剤中止が必要となる。
  - 視神経炎は EB できたすことがあり，薬剤を中止すべきである。EB を 2 カ月以上使用する場合や 15〜20 mg/kg を超える投与量である場合は毎月視力や色覚検査を行う[29]。
- ベースラインの検査値が異常ない場合や肝毒性リスク（例：B 型肝炎や C 型肝炎，アルコール乱用者）が高くない場合は，治療期間中における肝機能，腎機能，血小板数のルーチン検査は不要である。

患者教育

- 家庭環境と他の濃厚接触を調査し，継続して経過観察することは，感染拡大防止や治癒達成，薬物毒性のモニタリング（詳細下記）にあたってきわめて重要である。重症結核患者においては特に重要である。
- 5 つの個別要素を満たすような症例は短期間 DOTS プログラムの適応を考慮してもよい。政策的方針，顕微鏡検査サービス，薬剤提供，監視モニタリングシステムと高効果レジメンの使用，DOTS の 5 つである[30]。このプログラムには矛盾するデータもあるが，特に低資源の集団においては，優れたサービス提供能力を秘めている。DOTS では 3 カ月間の RFP と INH の併用療法を推奨している。
- 結核は接触，食事の共有，キスでは感染しない。感染拡大防止に最も有用なのは，所定薬を推奨期間，定期的に内服すること，治療初期の 2 週間と喀痰抗酸菌培養が 3 回連続陰性化し症状が軽快するまでは不必要に家庭外の人と接触しないようにすることである。

【Mindy A. Smith, MD, MS】

（大原元 訳）

第10部

消化器

SOR	定義
A	一貫して質が高く，かつ患者由来のエビデンスに基づいた推奨*
B	矛盾があるか，質に一部問題がある患者由来のエビデンスに基づいた推奨*
C	今までのコンセンサス，日常行う診療行為，意見，疾患由来のエビデンス，または，診断・治療・スクリーニングのための症例報告に基づいた推奨*

・SOR：推奨度（strength of recommendation）
・患者由来のエビデンス：死亡率，罹患率，患者の症状の改善などを意味する
・疾患由来のエビデンス：血圧変化，血液生化学所見などを意味する
*：さらなる詳細な情報を確認する場合は巻末の「付録A」参照

65 Clostridium difficile 感染症

症例

高血圧，2 型糖尿病，逆流性食道炎，軽度の認知症を既往に持つ 78 歳の白人男性が，発熱と精神的な異常，無気力を主訴に施設より来院した。診察の結果，体温は約 40 度，聴診では右肺肺底部に類軋音(乾性ラ音の 1 つ)を認め，採血では白血球 15,500，クレアチニンは 2.1 mg/dL まで上昇を認めた。経験的(empirically)に広域スペクトラムの抗生剤が投与され一般病棟に入院となった。数日して症状は改善したが，入院 6 日目に下痢と腹痛を呈した。便検査からは Clostridium difficile 毒素が検出され，メトロニダゾールの経口内服が開始された。下痢は改善し，C. difficile 感染症(CDI)を治療するためメトロニダゾール内服のまま退院となった(図 65-1)。

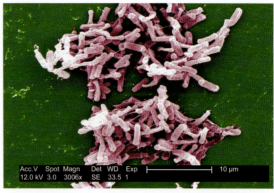

図 65-1　便中のグラム陽性 C. difficile の電子顕微鏡像(Reproduced with permission from the Centers for Disease Control and Prevention [CDC], Lois S. Wiggs, and Janice Carr.)

別名

- 偽膜性腸炎。
- C. difficile 腸炎。

疫学

- CDI は院内感染による下痢としては最もありふれたものである。
  - 入院患者の 1% で合併する[1]。
  - 医療関連感染症(health-care-associated infectious diarrhea)としては最もありふれたものとして認識されている[2]。
  - C. difficile の芽胞は，乾燥やアルコール性の消毒液に高度な耐性を示すため，それらでは十分に殺菌はできない[3]。
- 強毒性株では毒素産生を調節する tcdC 遺伝子が欠損しているため，B1/NAP1/O27 などの毒素が産生され致死率が高くなる。
- コロニー検出率。
  - 成人外来患者 2〜8%[1]。
  - 成人入院患者 20%(多くは無症候性のキャリアであり，自然免疫を反映している)[1]。

病因／病態生理

- 通常の感染経路は，院内をはじめとする糞口感染である。
- 潜伏期間は 2〜3 日。
- 正常な腸内細菌叢は C. difficile やその他の病原性細菌の増殖を阻害することにより，CDI に対して「定着抵抗性」を示す[4]。
- 抗生剤使用によって生じる定着抵抗性の低下により CDI にかかりやすくなる。
- 多くの例は抗生剤を使用してから 4〜9 日で発症する，しかしながら抗生剤曝露から数カ月経って CDI が生じることもある。
- 病原株から産生される toxin A や B といった外毒素は，大腸の粘膜障害や細胞死を生じ，急性の炎症反応を惹起する。
- 無症候性キャリア状態→軽度の下痢→重度の下痢→非偽膜性腸炎→偽膜性腸炎→劇症腸炎。

危険因子

- 年齢：64 歳以上[2]。
- 入院期間。
- 抗生剤の曝露(CDI にほとんどの抗菌薬が関与した)。
- 抗癌剤治療。
- 消化管手術歴。
- 経管栄養。
- 制酸剤の使用もリスクとなる[2]。

診断

▶ 臨床所見

- 下痢(24 時間以内に 3 回以上の非固形の便)[5]。
- 嘔気，食欲不振。
- 発熱，不快感。
- 腹痛，けいれん。
- 脱水。
- 腹膜刺激徴候。
- 腹部膨満感。

▶ 検査所見，画像検査

- EIA は CDI の検査として最も広く行われている。迅速かつ簡便に行われるが，C. difficile には toxin B しか産生しない株もあり，多くのキットは tonxin A のみに反応するため偽陽性率は高い。
  - toxin の試験は下痢の便に対して行われるべきである。
  - C. difficile 毒素の検査を繰り返しすることは，あまり意味がない。臨床経過では，多くの患者では完全に治癒した後の数週間にわたり，便中に C. difficile 毒素が出続けるためである。
- 便培養(図 65-2)は最も感度の高い検査であるが，結果の利用までに時間を要するため臨床上ではあまり実用的ではない。
- 白血球数を確認するための血算 CBC や，脱水による高窒素血症を確認するための尿素窒素を含めた血液検査も考慮する。
- 腹部単純 X 線検査や CT は大腸粘膜肥厚や中毒性巨大結腸症などの腸管拡張，消化管穿孔によるフリーエアを評価するのに有用かもしれない。
- 消化管内視鏡で黄色の粘膜プラーク(偽膜)を確認すること

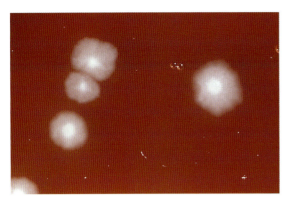

図 65-2　C. difficile 便培養陽性。これは血液寒天培地であり，シクロセリンマンニトールプレート上の 48 時間培養で増殖する C. difficile である（Reproduced with permission from the Centers for Disease Control and Prevention［CDC］and Dr. Gilda Jones.）

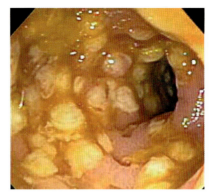

図 65-3　C. difficile 感染患者の大腸内の黄色偽膜（Reprinted with permission from Longo DL, Fauci A, Kasper D, Hauser S, Jameson J, Loscalzo J. Harrison's Principles of Internal Medicine. 18th ed. New York：McGraw-Hill, 2012.）

は CDI の迅速的な診断に有用である（図 65-3）。しかし非侵襲的な検査が可能であれば，この検査は第一選択ではない。

鑑別診断

その他のよくみられる感染性下痢の原因は以下のとおりである。

- サルモネラ属（Salmonella）：食物を介した市中感染。発熱，腹痛，便中白血球。
- 赤痢菌（Shigella）：ヒト-ヒト感染。発熱，腹痛，嘔気，便中白血球。
- カンピロバクター属（Campylobacter）：不十分に調理された家禽の摂食。発熱，腹痛，便中白血球。
- ビブリオ属（Vibrio）：海産物の摂食。
- エルシニア属（Yersinia）：食物を介した市中感染。しつこい腹痛，結節性紅斑，腸間膜リンパ節炎。
- クリプトスポリジウム属（Cryptosporidia）：飲用水媒介，旅行者，免疫不全患者が感染しやすい。便鮮血は特徴的ではない。7 日以上の下痢が生じたら考慮すべきである。
- ランブル鞭毛虫（Giardia）：発症は住食をともにする施設と関係する。旅行者やハイカーが汚染された水を摂取したときに考慮すべきである。飲料水経由で感染する。もし下痢が 7 日以上続いたら考慮すべきである。腹痛は常にあるが，発熱，便鮮血，便中白血球は典型的ではない。下痢が反復するときは，免疫グロブリン A を検査すべきである。
- 赤痢アメーバ（Entamoeba）：熱帯地域の旅行で生じうる。症状としては血便，便鮮血が一般的である。
- ノロウイルス（Norovirus）（Norwalk virus を含む）：最も日常で遭遇するウイルス性の腸炎である。症状としては下痢と嘔気が一般的である。デイケアや老人施設，旅客船，不適切に調理された海産物などが感染源である。症状としては腹痛と嘔気・嘔吐が多い。血便や便中白血球は典型的ではない。
- 腸閉塞。
- 虚血性腸炎：梗塞や塞栓症のリスクの高い 65 歳以上の高齢者では考慮すべきである。症状は非特異的であるが，突然の腹部の激痛と 24 時間以内の下痢，血便で発症する。突然の腹痛は塞栓症状，潜行性の発症は動脈硬化性病変である。

- 悪性消化管腫瘍。
- 薬剤性下痢。
- 下剤の使用/乱用。

治療

- 米国感染症学会（IDSA）ガイドライン 2010 によると，成人の CDI の推奨治療法は以下のとおりである[2]。
  - 不必要な抗生剤投与の中止[2]。SOR Ⓐ
  - 下痢による体液量と電解質の補正。
  - 下痢を悪化させるような止痢剤を中止し，（例：巨大結腸症のような）副作用を生じさせないようにする。SOR Ⓒ
  - 感染隔離予防策を開始する（患者と接する医療者すべてにガウンとグローブの着用を徹底する）。
  - mild CDI：メトロニダゾール 500 mg，1 日 3 回内服，10～14 日間[2]。SOR Ⓐ
  - severe CDI：60 歳以上，体温約 39 度以上，血清アルブミン＜2.5 mg/dL，白血球＞15,000，以上のうち 2 つ以上満たすもの。
    ・バンコマイシン 125 mg，6 時間おきに内服，10～14 日間。SOR Ⓒ
    ・経口投与でバンコマイシンの腸管内濃度は高濃度に達する。血管内投与は効果的ではない。
    ・イレウスがあるときは停留浣腸下でのバンコマイシン直腸内投与を行うべきである。
  - 免疫グロブリン大量静注療法（IVIG）は，50％以上で効果がみられるが，toxin A と B が検出されるときに試される。toxin 中和の用量は 400 mg/kg である。
  - しかしながら，比較試験は行われていない[2]。
  - 重症患者や中毒性巨大結腸症では大腸亜全摘が行われる[2]。SOR Ⓑ　血清乳酸濃度をモニターし，それが 5 を超えると，周術期死亡率が増加する。

予後

- CDI の合併症は，脱水，電解質異常，中毒性巨大結腸症，消化管穿孔，腎不全，全身性炎症反応症候群（SIRS），敗血症，死亡である[2]。
- 再発の頻度は初回発症より 6～25％[2]。

フォローアップ

- 解熱，排便頻度の低減，便性状，脱水などの臨床症状の改善の確認が不可欠である。
- 治療により症状の改善した症例の便検査の再検査は不要である。
  - C. difficile による下痢が2回目に再発したときは，初発時と同様の治療をすべきである。
  - 3回目以降の場合は，バンコマイシンのみを使用しメトロニダゾールによる神経毒性を回避すべきである。
    - これらの再発症例は経口バンコマイシンを10～14日間投与する。
    - バンコマイシン内服用量の減量は以下のとおりである。
      - —125 mg，1日2回，7日間。
      - —125 mg 1日1回，7日間。
      - —125 mg 2～3日ごと，2～8週間。
    - バンコマイシンのパルス用量は，125，250，または500 mg を3日おきに4～6週行う。

患者教育

- C. difficile の定着は糞口感染によって伝播する。よって手指消毒は重要である。
- 抗生剤の使用は腸内細菌叢のバランスを乱し，C. difficile の定着による CDI を引き起こす。よって不必要な抗生剤の投与や漫然とした使用を控えることが重要である。

【Rajil M. Karnani, MD】
（吉井雅美　訳）

66 大腸癌

症例

数カ月来の直腸からの出血と，便が細くなり，時に下痢の症状があった72歳の男性。内痔核の既往があり，このときは肛門刺激痛と掻痒感はなかった。その他，コントロールされている高血圧症があり，過去に喫煙歴があった。直腸診では便潜血陽性であったが，肛門鏡では出血点は同定できなかった。大腸内視鏡では，肛門から30 cm の部位に腫瘍性病変を認めた（図66-1）。生検結果は腺癌の診断であった。

概説

大腸癌（colon cancer）は大腸の悪性新生物であり，多くは腺癌である。確立したスクリーニングと治療法の進歩により，大腸癌の発症率および死亡率はともに緩徐に低下している。しかしながらいまだに死亡率の高い癌でもある[1]。

疫学

- 米国においては大腸癌は男女ともに3番目に多い癌であり，死亡率は肺癌に次いで第2位である[1]。
- 米国においては発症率と死亡率は，この10年間で徐々にだが確実に低下している[2]。米国がん学会（ACS）は2010年では142,570件の大腸直腸癌の新規発症があり（大腸癌は102,900件），51,370件の死亡があったと見積もっている[3]。
- 50歳ぐらいから発症が増え，65歳前後でピークに達する。
- 近位の大腸癌は白人より黒人に多い[4]。

病因／病態生理

- 大腸癌は通常は腺腫様ポリープや鋸歯状腺腫から発生し，多段階発癌経路をたどる。癌遺伝子の活性化や癌抑制遺伝子の欠損を伴ったポリープに遺伝子変異が生じる[1,5]。
- ポリープの悪性への形質転換は以下の場合に増加する[1]。
  - ポリープが無茎であったり，特に絨毛であったり，扁平であった場合。
  - 大型であった場合。1.5 cm 以下では悪性化はまれである。1.5～2.5 cm では 2～10%。2.5 cm を超えると 10% である。
- 大腸の発癌にかかわる重要な遺伝子にはポリポーシス変異遺伝子や，KRAS 癌遺伝子，SMAD4 不活性化を引き起こす18番染色体のヘテロ接合性の消失や DCC 癌抑制遺伝子（大腸癌では欠損している）が含まれる。他の変異として，MSH2，MLH1，それに PMS2 の変異などがある。これらは，高頻度マイクロサテライト不安定性（H-MSI）をきたし，遺伝性非ポリポーシス性の大腸癌や，大腸癌の孤発例の20%に見つかる[4]。

危険因子

- 加工された赤肉の摂取[1,6]。
- 遺伝症候群：大腸ポリポーシスや非ポリープ性症候群（40%生涯リスク）[4]。
- 炎症性腸疾患。
- Streptococcus bovis による菌血症。occult tumor の増加。
- 尿管 S 状結腸吻合術後（30年以上経過して 5～10% 発症）。
- 喫煙。
- 飲酒。
- 第一度近親者以内の大腸癌の家族歴。
- 肥満。

診断

大腸癌はしばしば positive screening test によって診断される（直腸診，便潜血，S 状結腸鏡，大腸内視鏡，バリウム造影など）。患者が症状があり大腸癌が疑われるのならば，生検を含めた大腸内視鏡が最も有用である。大腸内視鏡は局所の直接的な可視化ができ，同期かつ異時（synchronous and metachronous）な大腸の検査ができ，病理組織診が可能である。

▶ 臨床所見

病的部位の解剖学的な違いにより，症状は以下のように多様となる[1]。

- 右側の大腸癌は普通は潰瘍であり，場合によっては便や排便習慣の変化を伴わない貧血を呈することがある。
- 横行結腸や下行結腸の腫瘍（図66-2）は，しばしば便秘となるが，腹痛（cramp）や閉塞症状，まれに穿孔などを伴う。
- S 状/直腸の腫瘍はしばしば血便やテネスムス（しぶり腹），細い便を伴い，まれに貧血を呈する。
  身体的特徴はしばしばこの疾患が経過してから生じるものもあり，以下のとおりである[4]。
- 体重減少と悪液質。
- 腹部膨満，不快感，腹痛。
- 腹部や直腸の腫瘤。

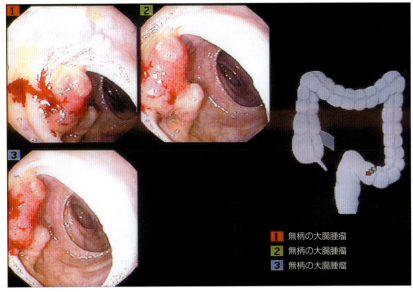

図66-1 肛門から30 cmのところに認められた無柄の大腸腫瘤。手術の結果，Duke A腺癌であることがわかった（Reproduced with permission from Michael Harper, MD.）

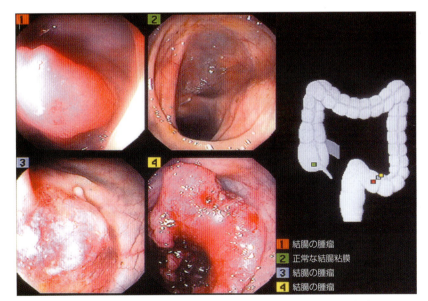

図66-2 plate 2は正常な盲腸である。残りの図は脆い腫瘤を示す。生検結果は腺癌であった。腫瘍は切除されDuke B腺癌であることが確認された。3年後の大腸内視鏡では再発を認めなかった（Reproduced with permission from Michael Harper, MD.）

- 腹水。
- 直腸診での鮮血や便潜血。

▶ 典型的分布
大腸癌は典型的には大腸の左右に均等に分布する[7]。

▶ 画像検査，内視鏡検査，精密検査
- 全大腸の大腸内視鏡検査は，その他の新生物やポリープを評価するのに推奨される（図66-1，図66-2参照）。
- 転移性病変の評価には以下の項目が含まれる[8]。
  - 局所転移：腹部と骨盤のCT。
  - 肺転移：胸部X線や胸部CT。
  - 肝転移：骨盤MRI，腹部と骨盤のCT，全身のPET。
  - 米国放射線専門医会（ACR）は，術前のstagingのために経直腸超音波検査，および大きな直腸癌患者のMRI検査をの推奨している[9]。
- 癌胎児性抗原（CEA）：治療前のCEAの上昇（C-stage）を評価することにより大腸癌患者の死亡率（60％上昇リスク）を予測することができる[10]。CEAは大腸癌だけではなく膵臓や肝胆道系の疾患でも上昇するため，その値は常に癌や病気の再発を示唆するものではない。治療開始後のCEA値は再発の指標として用いられる。
- 手術においては，術者は肝臓，骨盤，半横隔膜，そして大腸の全長において腫瘍の広がりを検査するべきである[1]。

▶ 生検
大腸の腺癌は顕微鏡で，分化型か未分化型の腺管構造を確定できる[4]。腸管を閉塞する腫瘍がありファイバースコープ

を通せない場合は，鉗子でのブラシ細胞診を追加すれば，正診率が向上する[11]）。

鑑別診断

この年齢層の患者が起こす他の腹痛の原因は以下のとおりである。

- 潰瘍性大腸炎やクローン病などの炎症性腸疾患（77章「炎症性腸疾患」参照）。血性の下痢，テネスムス，粘液便，腹部疝痛を含む症状である。クローン病の場合，腸管外の徴候では，皮膚病変（例：結節性紅斑），リウマチ様の症状（例：peripheral arthritis, symmetric sacroiliitis），眼障害（例：ぶどう膜炎，虹彩炎）などがあり，診断は内視鏡と生検による。
- 憩室炎：症状は発熱，食欲不振，左下の腹痛，下痢などである。診察で腹部膨満や腹膜炎がわかるかもしれない。診断は診察とCTスキャンによる。
- 虫垂炎：最初の症状は臍周囲や心窩部の疼痛であることが多いが，次第に増悪するに従って右下方の腹痛へと移っていく。あわせて発熱，嘔気・嘔吐，食欲不振などが生じる。直腸出血の原因を以下にあげる。
- 感染：Salmonella, Shigella, Campylobacterの一部，腸管障害性Escherichia coli, Clostridium difficile，そしてEntamoeba histolyticaが血性，水様下痢を生じさせ，培養で同定される。細菌性毒素はC. difficileで検出される。あわせて発熱，腹痛といった症状が生じるが，しばしば自制の範囲内である。
- 内痔核（72章「痔核」参照）や裂肛：出血は普通は鮮血であり，トイレや排便後に尻を拭いたときにみられる。内痔核はしばしば搔痒感を伴って突出する，裂肛は肛門の裂創として認められる。痔痛は鈍い痛みであるが，塞栓症を起こすと重篤になる。
- 憩室：出血は普通は突然発症であり，痛みを伴わない，多量の出血である。しかししばしば自然に治まる。それらは内視鏡や放射線画像で認められる。
- 大腸血管拡張症：出血は慢性の貧血を呈するようになる。出血源は大腸内視鏡で確認できるが，核医学検査や血管造影が必要となることもある。
- 大腸ポリープ：普通は無症状であるが，腹痛，下痢，便秘を呈し，しばしば便の狭小化を伴う。画像検査ではしばしば悪性所見との区別ができ，生検で確認ができる。閉塞性腸疾患の他の原因としては，癒着，腹膜炎，炎症性腸疾患，糞塊埋伏，絞扼性疾患，イレウスなどである（67章「大腸ポリープ」参照）[2]）。

治療

■ 薬物療法

- ロイコボリン（LV）の併用いかんによらず，フルオロウラシル（5-FU），イリノテカンによる化学療法は治療反応性として15〜20％とわずかな効果しかもたらさない[1]）。（固有筋層まで達する）stage II（Duke B）の患者では，システマティックレビューの著者らはアジュバント化学療法によらず死亡率は同様だと述べている[12]）。
- 術後6カ月間の5-FU, LV療法はstage III（リンパ節含む）の再発を40％減らし，生存率を向上させる[1]）。LV単独での生存率の改善はおおむね12％である（各々49％vs 37％）[13]）。再発率の低減と3年生存率の改善は，オキサリプラチンを5-FUとLVに追加したDuke BとCの患者で認められた。しかしながら全生存率の改善はサブグループで認められたのみであった[14]）。
- 転移を伴う患者（stage IV/Duke D）では，多剤化学療法が考慮される。3つの無作為化比較試験（RCT）では反応性の改善と進行の低下を認め，5-FU, LVにイリノテカンやオキサリプラチンを加えた例では全生存率の改善が認められた[15]）。

■ 外科療法，その他の療法

- 腫瘍の全切除は根治治療のため，症状の改善のためになされる。開腹もしくは腹腔鏡下で行われる[16]）。
- 表層にあり辺縁が境界明瞭であれば，局所切除やポリペクトミーでの切除が行われる。他の部位に限局していれば，拡大切除と再吻合が行われる。
- 転移を伴う患者（stage IV/Duke D）では，手術による切除，肝転移切除，姑息的化学療法，放射線療法，多剤化学療法などが検討される。
- 全切除は家族性ポリポーシスや多発大腸ポリープにも施行される。
- 直腸癌では約10％以下に再発を減らすためにもsharp dissectionが推奨される[1]）。加えて骨盤内の放射線療法も局所再発を低下させる[1]）。術後の5-FUや放射線療法はstage B2やCの再発を低下させる[1]）。
- 術前放射線療法は切除前の腫瘍を縮小させるのに有用である。

予防／スクリーニング

- 一次予防：（議論はあるが）食物繊維，フルーツ，野菜，魚，牛乳の摂取[6),17)]。高いレベルの運動習慣もまた予防的なようである[6),17)]。低用量のアスピリン内服も大腸癌とその再発のリスクの低下に相関している[18]）。ホルモン療法や経口下剤といったその他の治療も大腸癌の発症の低リスク化と相関している可能性がある。
- 大腸癌検診を少なくとも1回受けていれば，大腸癌による死亡率を低減できる。集団検診の精査で見つかった初期のポリープはポリープ切除により大腸直腸癌のリスクを減らすことができる[19]）。スクリーニングでは，高感度便潜血試験（FOBT），S状結腸鏡（FSG），大腸内視鏡などが推奨される[20]）。米国予防医学専門委員会（USPSTF）は50〜75歳までのスクリーニングを推奨している[20]）。SOR Ⓐ
- FOBT：無症状患者の2〜4％で陽性を呈する。10％以下で大腸癌を認める[1]）。定期的なFOBTを行うことにより大腸直腸癌による死亡率を低下させる証拠が示されている。年1回のスクリーニングが推奨される[20]）。
- FSG：FSGとFOBTの併用により，大腸癌による死亡率の低下を示すよい証拠が示されている[11]）。検査間隔の理想的な期間はわからないが，USPSTFは5年おきのFSGと3年おきの高感度FOBTを推奨している[20]）。
- 大腸内視鏡：大腸内視鏡によるスクリーニングは効果的に大腸癌による死亡率を低減するという証拠が得られている。population-based observational studyでは大腸癌の発症を低減させることが示されている。大腸内視鏡もまた，近位大腸の精査や初期のポリープ除去に有用である[11),21)]。大腸内視鏡像の例を図66-1〜図66-3に示す。

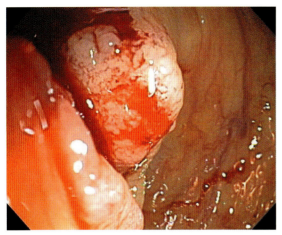

図66-3　盲腸の腺癌（Reproduced with permission from Marvin Derezin, MD.）

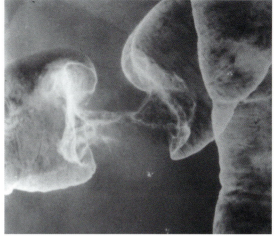

図66-5　大腸癌に対するバリウム造影で認められた大きな「apple-core」領域。患者は64歳の男性で体重減少とにぶい腹痛に対する検査目的で施行された（Reproduced with permission from E. J. Mayeaux, Jr., MD.）

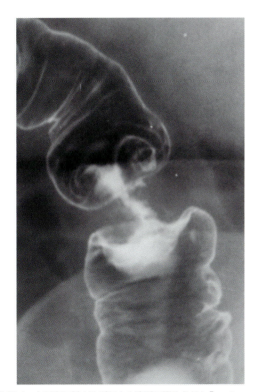

図66-4　大腸癌に対するバリウム造影で認められた「apple-core」領域。患者は72歳のアフリカ系アメリカ人男性であり，体重減少を呈していた。血算では中等度の貧血を示し，便潜血は陽性であった（Reproduced with permission from E. J. Mayeaux, Jr., MD.）

- 大腸バリウム造影：腸全体を調べることができるが，大腸内視鏡ほど感度はよくない，また大腸癌の死亡率を低下させる直接的な証拠は得られない。図66-4と図66-5に大腸癌による古典的な「apple-core変形」を示す。
- その他の検査：CTや便中DNA検査は大腸直腸癌のスクリーニングとして行われてきた。しかしながらスクリーニング方法として広めるためには，有用性，潜在的な損益を調べるのに多くの研究を要する[22]。
- 二次予防：低用量のアスピリン（81 mg）内服が，大腸癌患者の線維腫発症を予防することが示されている[23]。

予後

- Duke A（T1N0M0）：癌は粘膜，粘膜下層に限局する。5年生存率は90.1％である[1),24)]。
- Duke B1（T2N0M0）：癌は筋層まで進展する。5年生存率は85％である。
- Duke B2（T3N0M0）：癌は漿膜を越える。5年生存率は70〜80％である。
- Duke C（TxN1M0）：癌は限局したリンパ節まで進展する。5年生存率は35〜69.2％である。
- Duke D（TxNxM1）：遠隔転移（肺や肝臓など）を有する。5年生存率は5〜11.7％である。
- リンパ節浸潤や転移が加わったときの，予後不良因子は以下のとおりである[1)]。
  - 浸潤したリンパ節の数。
  - 腸管壁を腫瘍が浸潤もしくは穿孔しているか。
  - 病理結果が未分化癌であったか。
  - 腫瘍が隣接臓域に接しているかどうか。
  - 静脈浸潤があるか。
  - 術前CEAが上昇しているか（>5 ng/mL）。
  - 染色体数的異常（トリソミーなど）。
  - 特異的な染色体欠損があるか（例：18qのアレル欠損など）。

フォローアップ

- 前述したように腫瘍の深さと進展，生存率に基づきステージングする[1)]。
- 以下のように監視が推奨される[25)]。
  - 最初の2年は少なくとも年3回のCEA測定が行われるべきである。SOR Ⓐ
  - 胸部X線は大腸直腸癌のルーチンのフォローアップ検査としては推奨される。SOR Ⓒ
  - 加療後の大腸内視鏡は3年ごとに施行されるべきである。SOR Ⓐ
- 切除/吻合術を受けた患者や局所切除を受けた患者では，

定期的な吻合部の評価が推奨される。SOR B
- 血清ヘモグロビン，便潜血（FOBT），肝機能検査（肝酵素検査）はフォローアップのルーチン検査として行われるべきである。SOR A
- 病状が進行する患者では，治療を中止したり肝臓内化学療法（適切であれば）や治験（phaseⅠ）も含め検討されるべきである。

患者教育

- 再発の多くは最初の3～4年内に生じる，よって5年生存率は治療のよい指標となりうる[1]。
- 再発の監視は，前述したように最初の5年にわたり広く調べなければならない。加えて再発を認めたならば，3～5％に二次癌が認められ，腺腫性ポリープは15％以上に見つかるであろう[1]。

【Mindy A. Smith, MD, MS／Bonnie Wong, MD】
（吉井雅美　訳）

67 大腸ポリープ

症例

定期的な直腸診を受けた62歳の女性。大腸疾患の家族歴はなく，症状もなかった。便潜血検査とS状結腸鏡が推奨され，S状結腸鏡では肛門から35cmに2.4cmのポリープを認めた。大腸内視鏡が施行され，下行結腸と盲腸にポリープが認められた（図67-1）。

概説

大腸ポリープ（colon polyp）は大腸の上皮細胞から発生し成長する。

疫学

- スクリーニングと生検によって中高年の30％以上に腺腫性ポリープが見つかっている[1]。悪性は1％未満である。大腸癌の全生涯リスクは5.12％である[2]。
- 腺腫性ポリープの患者は30～50％の割合で他の腺腫になり，大腸癌の高リスクとなる。このリスクはポリープが最初に見つかってから最初の4年で最大になり，絨毛性腺腫や3つ以上のポリープが見つかった場合はそれ以上となる。
- 家族性腺腫性ポリポーシスはまれな常染色体優性遺伝疾患である。数千の腺腫様ポリープが大腸に認められる，一般には25歳までに発症し，多くは40歳までに大腸直腸癌に進展する[1]。他の遺伝性ポリポーシスとしては，ガードナー症候群，ターコット症候群，ポイツ-ジェガース症候群，カウデン病，家族性若年性ポリポーシス，過形成ポリープなどがあげられる[3]。

病因／病態生理

- 大腸ポリープには以下のようにいくつかのタイプが認められる。
  - 過形成ポリープ：これらは細胞質粘液顆粒の減少があり，腺細胞の増生，核のhyperchromatism, stratification, 異形成を伴わない。伝統的には良性と考えられているが，近年，特に右半結腸に生じるものや，近位の鋸歯状過形成を呈するもの[1]，過形成ポリポーシス症候群（30個以上発生する家族性のもの，S状結腸近位に生じる2～10mm以上のもの）について潜在的に悪性化することが示されてきている[3]。割合としては12～90％である[3),4)]。
  - 腺腫性ポリープ：管状，絨毛状，そして絨毛管状である。ポリープ除去した582例中81％が腺腫であり，そのうち管状が65％，25.8％が絨毛管状，7.2％が絨毛腺状，0.5％が過形成腺腫の混合型である。12例（1.4％）が浸潤癌であった[4]。

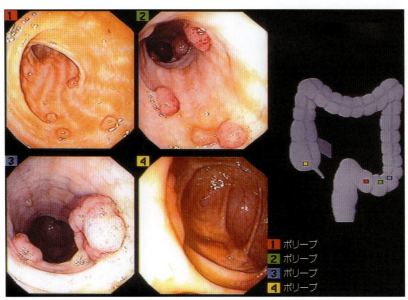

図67-1　大腸ポリープの大腸内視鏡像（*Reproduced with permission from Michael Harper, MD.*）

・腺腫状ポリープは有茎や無茎の形をとるが，癌は無茎からより頻繁に発生する[1]。
- 絨毛性ポリープ：低カリウム血症や粘液多分泌に特徴づけられる多分泌症候群を呈する。これらは他の腺腫より上皮内癌や浸潤癌を呈しやすい[3]。
- 非腫瘍性過誤腫（若年性ポリープ）：これらは粘液の腺で満たされた良性の嚢胞性ポリープであり，普通は2〜5歳までの男児によく認められる。またしばしば1つの限局した部位で見つかるが，パンエンドスコープを用いると，40〜50％の男児で別のポリープが見つかる。青年期の若年性ポリープは遺伝性の症候群と相関し，悪性になるポテンシャルを有する[5]。
- 正常粘膜から悪性腫瘍へ変化する多段階のプロセスに関して，以下のように一連の遺伝子や分子の変化が発見されている[3]。
  - K-ras 癌原遺伝子の点突然変異は遺伝子の活性化と癌抑制遺伝子のDNA欠損を導く。
  - これにより増殖能が高まり，ポリープが形成される。
  - 癌抑制遺伝子の欠損に伴う癌遺伝子の変異活性化は悪性形質転換をもたらす。
  - いったん過去に過形成ポリープとして特徴づけられた鋸歯状ポリープは，他の経路により大腸癌に発展する epi-genetic な変化を持つことが知られている。CpG-island-methylation-phenotype 経路である[6]。
  - 家族性ポリポーシスの経路では，また pathway を越えて生殖細胞の変化が遺伝する。
- インスリン抵抗性はインスリン様増殖因子Iの濃度を高め，腸管粘膜の増生を刺激する。

危険因子

- 高齢：発症の99％は40歳以上であり，85％は60歳以上である[7]。
- 家族歴：10〜20％[7]。
- 食事内容は大腸ポリープや大腸癌と相関するようにみえる。動物性脂肪は腸内細菌層の嫌気性菌に変化をもたらし，正常な胆汁酸を発癌物質へ変換させる。また，コレステロールの増加は腺腫の進展リスクに関係している。
- ヘリコバクター曝露と大腸ポリープの間にも相関があるかもしれない[8),9)]。

診断

臨床所見

- 普通は無症状である。
- 明らかな血便や便潜血が認められることがある。
- 排便習慣の変化：下痢や便秘が生じうる，しばしば便の狭小化を伴う。
- 分泌型の絨毛性腺腫ではしばしば，大量の水様便や電解質の喪失を伴う激しい下痢が生じうる[3]。

典型的分布

- 癌は大腸の左右に等しく分布する。若年性ポリープはよく直腸S状部に見つかることが多い。

検査所見

- 便潜血はポリープ患者の5％以下に認められるのみである[1]。無症候性の患者の2〜4％にはスクリーニングで便潜血検査陽性を認め，20〜30％がポリープを有する[1]。

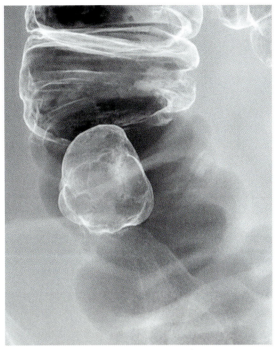

図67-2 大腸癌の家族歴のある69歳女性のスクリーニング。便潜血は陽性であった。バリウム検査では大きな大腸ポリープを認め，手術では高度の異形成を認めた（Reproduced with permission from E. J. Mayeaux, Jr., MD.）

- 家族性ポリポーシスの家族歴を持つ患者は，DNA検査で adenomatous polyposis coli（APC）遺伝子の変異が検出される。このことはポリープが進展する前に診断可能である[1]。SOR Ｃ 陽性の結果が感受性を示唆するだけなら，実際にはポリープがあるわけではない[3]。
- 遺伝子検査は家族歴を有する非ポリープ性大腸癌（HNPCC）患者に考慮される，それらはDNA修復遺伝子のミスマッチ変異による生殖細胞遺伝子変異によって生じる（hMLH1，hMLH2，hPMS1，hPMS2，hMSH6）[10]。SOR Ｃ

画像検査，内視鏡検査

- ポリープはバリウム造影によって描出される（図67-2，図67-3）、フレキシブルS状結腸鏡や大腸内視鏡（仮想CTを含む）（図67-1，図67-4）。
- ポリープは粘液表面から著しく突出する，しかし腺腫は平坦であったり陥凹することもある[11]。
- 大腸内視鏡は合併病変やすべての部位を確認するために施行されるべきである。
- 1/3のケースで他病変を認める（図67-1 参照）。

生検

- 除去されたポリープは病型を決定するために病理検査に送られ，そこで過形成や癌が判明する（図67-5）。

鑑別診断

直腸からの他の出血原因は以下のとおりである。

- 感染：Salmonella，Shigella，Campylobacter の一種，腸管浸潤性 Escherichia coli，Clostridium difficile，Entamoeba histolytica などが，血性，水様の下痢を呈し，培養で確認される。細菌性毒素は C. difficile で認められる（65章「Clostridium difficile 感染症」参照）。加えて発熱，腹痛な

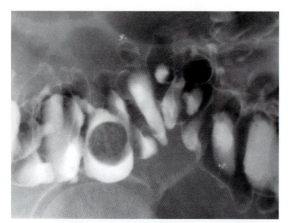

図67-3 他の理由でバリウム検査を行っているときに偶発的に指摘された大腸ポリープ。生検では初期の大腸癌であることが示され，手術加療がなされた（Reproduced with permission from E. J. Mayeaux, Jr., MD.）

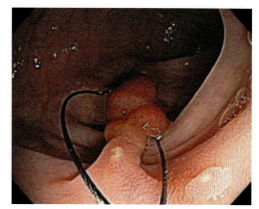

図67-5 内視鏡下に施行されたポリペクトミー（Reproduced with permission from Marvin Derezin, MD.）

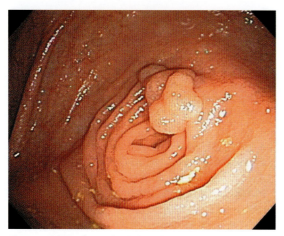

図67-4 盲腸のポリープの大腸内視鏡像（Reproduced with permission from Marvin Derezin, MD.）

どの症状が生じうるが，しばしば self-limited である。

- 内痔核や切れ痔：血便は通常鮮血であり，トイレや排便後の拭き取り紙に認められる。痔核はしばしば掻痒を伴う突出塊としてみえる。切れ痔は肛門が切れて避けるように感じる（72章「痔核」参照）。痔核の痛みは鈍痛であり，塞栓を生じると重篤となる。
- 憩室：出血はいつも突然生じ，疼痛を伴わない，そしてしばしば自然に止まる。これらは内視鏡や放射線画像検査で認められる。
- 大腸血管拡張症：出血は慢性傾向で，貧血をきたしやすい。出血源は大腸内視鏡で確認できるが核医学検査や血管造影が必要になることもある。
- 大腸癌：腹痛やテネスムス（例：便がまだ残っているような切迫感），便の狭小化，しばしば閉塞，まれに穿孔などの症状を呈する。画像診断でしばしば区別がつき，生検で悪性の診断がつく（66章「大腸癌」参照）。
- 炎症性腸疾患：潰瘍性大腸炎とクローン病が含まれる。症状は下痢，テネスムス，粘液便，腹痛である（77章「炎症性腸疾患」参照）。クローン病では皮膚症状（例：結節性紅斑），リウマチ症状（例：末梢関節炎，対称性仙腸関節炎），眼症状（例：ぶどう膜炎，虹彩炎）含め，腸管外徴候がよく生じる。内視鏡で診断される。

治療

S状結腸鏡や大腸内視鏡で完全にポリープを除去することである（図67-5参照）。

予防

大腸癌の一時予防策として以下が推奨される。
- 食事調整は有用である。
  - 疫学調査からは動物性脂肪が主たる危険因子と考えられてきた。しかしながら Women's Health Initiative study では，8.1年間のフォローアップは低脂肪食は閉経後の直腸大腸癌リスクと関連しなかった[12]。
  - 食物繊維の摂取は有用ではない[13]。
  - 1日8杯の飲水が有用である。
  - フラボノール（フルーツ，野菜，茶などの）摂取は，炎症や癌細胞科にかかわる血清インターロイキン6（IL-6）の減少により，大腸ポリープのリスクを減らす[14]。
- カルシウムサプリメント（1,200 mg/d）の腺腫性ポリープの進展を低下させることが示されている[15]。SOR Ⓐ
- 女性のホルモン療法は大腸癌の発生を減らす[16]。SOR Ⓑ
- メタ解析では葉酸サプリメントの摂取により大腸腺腫の再発リスクが減少することが示されている[17]。
- 低用量アスピリン（81 mg/d）の内服により，新生物の進展を含め[18]，腺腫の再発が低減される。SOR Ⓑ 1つの無作為化比較試験（RCT）により，家族性腺腫性ポリポーシスの家族歴を持つ患者では，1日1回のロフェコキシブ25 mg内服により明らかに直腸ポリープの数とサイズの減少することが示されている[19]。
- 禁煙[20]。
- 運動習慣の増加により，ポリープ進展と新生物のリスクが低下する，おそらくインスリン抵抗性の改善によるものと思われる[21]。

予後

腺管絨毛の特徴を伴ったり，10 mm以上3個以上のポリープを有する患者では，将来的に進行するリスクが増えるため，大腸内視鏡のフォローアップが必要であり，10 mm以上

のポリープを有する未加療の患者では，同部位または異なる部位での大腸癌のリスクが増加する[22]。

フォローアップ

- 大腸癌の二次予防はスクリーニングを通して最大限行われるべきであり，これらの患者では追加的あるいは再発のポリープ除去が行われるべきである（66章「大腸癌」参照）。スクリーニングにより糖尿病がしばしば指摘されるが，米国がん学会（ACS），US Multi-Society Task Force on Colorectal Cancer，米国放射線専門医会（ACR）のガイドラインでは，以下の頻度で大腸内視鏡を繰り返すことが推奨されている。
  - 最初のポリペクトミー後の，1個か2個の低分化型過形成を伴う小型の腺管腺腫では5～10年間隔。
  - 3～10個，もしくは1個でも1 cm以上の大きさであったり，絨毛型の特徴を有する腺腫，高分化型の過形成を有する場合は3年ごと。
  - 10個以上の腺腫の場合3年未満ごと。
  - 断片的に取り除いた無茎腺腫では，2～6カ月後に完全に除去して確かめる[23]。
- フレキシブルS状結腸鏡，大腸内視鏡，二重バリウム造影検査，CTコノログラフィなどをスクリーニング検査に追加することによって腺腫や大腸癌の検出が可能となる，コクランレビューの著者らはchromoscopic colonoscopyは大腸や直腸のポリープ検出を強調させると述べている[24]。
- この型の大腸内視鏡は平坦な形のポリープに有用であり，感度を上げられるため，生検なしで高リスクのポリープの検出が期待できる。

患者教育

- 生活上の因子に注意を払うことにより，大腸ポリープのリスクを減らすことができる。
- 患者は，高感度の便潜血検査やフレキシブルS状結腸鏡，大腸内視鏡などの大腸癌のスクリーニングを受けるべきである[25]。SOR Ⓐ
- ポリープと診断された患者はポリープや大腸癌の検査を続けるべきである。続発的な進行性新生物のリスク増加に対して，3年または数年の大腸内視鏡検査が必要である[23]。SOR Ⓑ　その他の患者に対しては5～10年のフォローアップが推奨される[10]。SOR Ⓒ

【Cathy Abbott, MD／Mindy A. Smith, MD, MS】

（吉井雅美 訳）

68 憩室炎

症例

3日前から発熱，嘔気，振戦を伴う左下腹部の持続痛がある68歳の男性。痛みは腸管蠕動で変化しない。患者は過去に腹痛の既往はなく，大腸内視鏡を受けたことはなかった。既往歴としては高血圧と頭痛のみで，サイアザイドとアセトアミノフェンの内服歴があった。身体所見では，体温は約40度，血圧135/75 mmHg，心拍数93/分，呼吸数16/分であっ

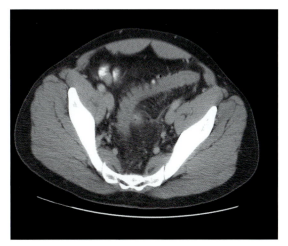

図68-1　S状結腸憩室の腹部CT像。急性発症の左下腹部痛を呈した68歳の男性の例である。S状結腸の外側に炎症濃度と，穿孔を示す少量の空気を認める（Reproduced with permission from Gary Ferenchick, MD.）

た。触診では左下腹部は，反跳痛や板状硬を伴わず弾性軟であり，蠕動音は低下していた。直腸診に異常を認めず，便潜血は陰性であった。白血球は16,000/μL，腹部骨盤のCTでは結腸周囲の脂肪織に浸潤を呈するS状結腸憩室と，憩室炎を伴う腸管壁の肥厚を認めた（図68-1）。また，憩室炎に伴う1 cm程度の膿瘍と，膿瘍内の少量の空気を認めた。腫瘤，狭窄，閉塞や瘻孔は認めなかった。シプロフロキサシンとメトロニダゾールの投与，clear liquids，輸液，鎮痛薬投与が開始された。加療3日後に患者は改善した。食欲も改善し，14日間の抗生剤投与の後に退院となった。

概説

憩室炎（diverticulitis）は無症候性炎症から生命を脅かすような重篤な感染状態まで様々である。憩室炎は後天的な憩室から生じる。先進国でみられる低脂肪食とわずかな運動習慣は文化的な高リスクであるが，発展途上国ではまれである。憩室炎がはびこる文化圏では，高齢化が強く相関する。

用語

- 憩室症は無症候性の憩室のことである（図68-2）。
- 憩室病は（例：血便など）症候を有する憩室のことである。
- 憩室炎は通常局所症状の有無にかかわらず，発熱や頻脈などの症状を伴う憩室の炎症である。
- 複雑性憩室炎は腹膜穿孔や膿瘍，蜂巣炎，瘻孔形成，狭窄や腸管閉塞を含む。

疫学

- 米国では，60歳までに30％が，また80歳までに60％が憩室症を有する[1]。
- 憩室症のうち10～25％は進行性の憩室炎であり，そのうち25％は複雑性になる[1,2]。
- 急性憩室炎の年間の入院数は増加しており，1988年は120,500人であり，2005年は151,900人と，26％増加している[3]。

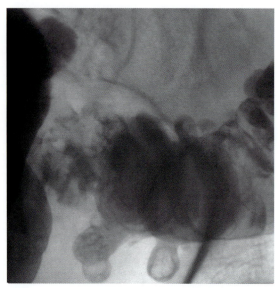

図 68-2 バリウム造影で示された S 状結腸の多発性憩室（Reproduced with permission from Gary Ferenchick, MD.）

病因／病態生理

- 低繊維食はまとまった便塊を呈さなくなり，保水性が低下し腸内の停留時間が延びる，これらにより腸内圧が上昇する。
- 腸内圧の上昇は粘膜や粘膜下層の筋層外へのポーチ状の突出を引き起こす。
  - それらの突出は局所的な脆弱性を招き，しばしば大腸の層に沿った脈管構造を呈する[4]。
- 便による narrow neck の憩室内の停留や閉塞は，粘液分泌の増加や細菌の増生，組織の炎症，虚血などを引き起こし，結果として腹膜への細菌の translocation や穿孔を生じる[2],[4]。
- 炎症や局所的な壊死は，マイクロあるいはマクロな穿孔を引き起こす[5]。
- 急性の憩室炎は，無症候性炎症から膿瘍や瘻孔形成を伴う一般的な腹膜炎まで及ぶ[5]。
- S 状結腸は上行結腸より可動性が低い。このことにより，腸内圧が上昇し，感染，穿孔などに特徴的な西洋でみられる古典的な憩室炎がもたらされやすい[2]。

危険因子

- 年齢：40 歳以前の発症リスクは 10% であり，80 歳以上では 67% にのぼる[2]。
- 低繊維・高脂肪食。
- 慢性の便秘[4]。

診断

▶ 臨床所見

- 古典的症状は左下腹部痛，圧痛，嘔気，便秘と発熱である。
- 変わりやすい症状として，右・正中の腹痛，嘔吐，下痢がある。
- これまでの憩室疾患の有無を尋ねること，血便や便秘，低繊維食の徴候を問診することが重要である。
- 症状は様々であるため，CT 検査が終了するまで，多くの場合診断は確定しない。

▶ 画像検査

- 憩室炎に対する CT の感度は 97%，特異度は 99% である[4]。 SOR **A**
- CT により膿瘍形成といった複雑性や重症度，また治療に対する反応の可能性を評価しうる[5]。
- 特徴的な CT 像は以下のとおりである。
  - 結腸周囲の脂肪織 stranding の存在 98%（図 68-3）。
  - 憩室の存在 84%（図 68-3 参照）。
  - 4 mm 以上の腸管壁の肥厚 70%（図 68-3B 参照）。
  - 蜂巣炎/結腸周囲の体液貯留 35%（図 68-3 参照）。
- contrast バリウム造影検査（図 68-2 参照），膀胱造影検査，超音波，内視鏡は，憩室炎が疑われたときの初期診療ではしばしば有用である，しかし CT の優位性によりあまり使われないことが多い[5]。

鑑別診断

- 腎結石/尿路結石は鈍い疝痛や顕微鏡的血尿の有無によって鑑別でき，CT にて石の存在を確認できる。
- 膀胱炎/腎盂腎炎は膿尿/細菌尿，肋骨脊柱角叩打痛によって鑑別できる。
- 小腸閉塞（SBO）は便秘を伴うより顕著な嘔吐を呈し，腹部 X 線では拡張した腸管ループとニボーを認める。
- 大腸癌の症状は，多くは二次的閉塞症状，便潜血による慢性貧血，そして過去に大腸内視鏡が施行されていないなどである。
- 感染性腸炎は，最近の抗生剤の使用があれば考慮されるべきであり，血便を伴う。便の顕微鏡検査では便中に白血球を認める。
- 炎症性腸疾患（IBD）では CRP/ESR の上昇，便潜血，特徴的な CT 像を認め，大腸内視鏡下での生検で確定診断される。
- 卵巣嚢腫/子宮外妊娠は，閉経前の女性で考慮されるべきである。妊娠反応検査では子宮外妊娠で陽性になり，両疾患ともに経腟超音波で確定診断される。
- 虫垂炎はしばしば早期の腹痛が右下腹部に移行する疾患である。

治療

- 入院を考慮する要因としては，重篤な疼痛，摂食できるか，年齢，合併症などがあげられる[5]。
- ベッド上安静にさせて，可能であれば飲水，鎮痛薬の投与を行う[5]。
  - 経口摂取不能であったり，よりよい鎮痛が必要であったり，複雑性の憩室炎であったり，外来治療に難渋したり，免疫能低下状態である場合は入院がすすめられる[4]。
- 抗生剤はグラム陰性桿菌と嫌気性菌のカバーが必要とされる（例：腎機能障害がなければメトロニダゾール 500 mg 経口または 6 時間おきに静注を 7〜14 日間，加えてシプロフロキサシン 400 mg 経口または 8〜12 時間おきに静注を 7〜14 日間）[5]。
- 緊急手術の適応は以下のとおりである[1]。 SOR **B**
  - 化膿性または糞便性腹膜炎。
  - uncontrolled な敗血症。

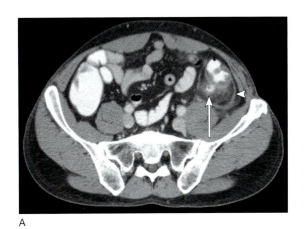 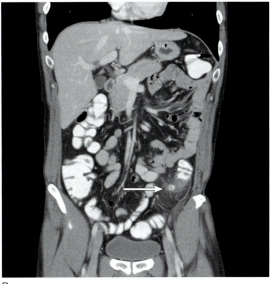

図 68-3　A：浮腫により生じたぼんやりと写る大腸周囲の脂肪織（矢頭は厚くなった大腸周囲の fascia である）。B：肥厚した近位 S 状結腸で認められた憩室が抜けてみえる（矢印）

- 瘻孔形成。
- 腸閉塞。
- 内視鏡切除できない腫瘍。
- 内科療法に難渋する場合。
- 2 cm 以上の膿瘍は治療困難である。CT ガイド下ドレナージを行ったあと，一期的に吻合術を行うことも選択肢の 1 つである[1]。SOR **B**
- 手術は以下を含む。
  - Hartmann 法は S 状結腸，下行結腸を切除し直腸と吻合する手術である[1]。
  - 最初の吻合は術中洗浄の有無にかかわらず行われる[1]。
  - 切除に伴い回腸瘻造設術が施行される。
    - 患者によっては腹腔鏡下での手術も検討される[1]。SOR **A**
- Hinchey 分類[6]。
  - stage Ⅰ：回腸周囲や腹膜の膿瘍（死亡率＜5％）。
  - stage Ⅱ：腸管壁外や骨盤内の膿瘍（死亡率＜5％）。
  - stage Ⅲ：一般的な化膿性腹膜炎（死亡率＜13％）。
  - stage Ⅳ：一般的な糞便性腹膜炎（死亡率＜43％）。
- Hinchey 分類は，死亡率や手術の適応に関する個々の決定について参考になる。ある研究では stage Ⅰ，Ⅱ はドレナージや抗生剤加療が適切であり，stage Ⅲ，Ⅳ では通常手術が必要となることが示されている[7]。他の研究では stage Ⅰ，Ⅱ では S 状結腸切除と吻合術が必要であり，stage Ⅲ，Ⅳ では，人工肛門造設術と Hartomann 術が吻合不全のリスクを回避するために行われることが示されている[8],[9]。

予後／臨床経過

- 非複雑性の憩室炎は，85％が内科療法で治癒される[1]。
- 膿瘍は，腹膜炎を呈さない憩室炎の 16％に生じる[10]。
- 化膿性腹膜炎の死亡率は 6％である。
- 糞便性腹膜炎の死亡率は 35％である。
- 33％が再発症状を呈する[1]。

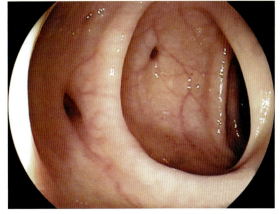

図 68-4　無症候性の憩室症。これは大腸鏡でよくみられる所見であり，憩室炎へ進展しうる領域であることを示している（Reproduced with permission from John Rodney, MD.）

- 再発の可能性は症状の頻度ではなく，症状の重症度と複雑性によって増加する[1]。
- 急性憩室炎と診断された患者のうち，20％が生涯のどこかの時点で手術を要する[10]。
- 手術患者の 2〜11％が再発し，より近位大腸の再手術の可能性がある[5]。

フォローアップ

- 疫学的にも，悪性腫瘍や IBD，虚血などの精査目的にも，標準的な 6 週間後の大腸内視鏡検査（baseline 付近での穿孔リスクはあるが）が推奨される[1]。SOR **C**　大腸内視鏡検査は，憩室検査では普通に行われるだろう（図 68-4）。
- 将来の再発を予防するための待機的手術は，個々において判断され行われるべきである。SOR **B**
  - 患者の年齢，合併症（糖尿病，膠原病，免疫疾患），症状の重症度（と複雑性），急性発症後の症状の持続性など，

が考慮されるべきである[5]。
- 若年者では将来の発症に備えての選択的手術が考慮される、なぜならば本来の増加累積リスクは時間とともに増えるからである（若年者個々の重症度の増加にはよらない）[1]。
- 5年間の憩室炎の再発率は36%である。瘻孔、穿孔、膿瘍形成といった複雑性再発は、全患者の4%に生じる。
  - 憩室炎の家族歴を持つ患者では再発はよくあり、S状結腸に5 cm以上の憩室があったり、後腹膜膿瘍を呈したりもする。右側の憩室炎（全体の5%）は再発の低リスクである[11]。

患者教育

- 菜食主義と自己申告している人では肉食の人より憩室疾患が31%低い[12]。
- 高繊維食では憩室疾患のリスクが41%低い[12]。
- ナッツ、トウモロコシ、ポップコーンの摂食は憩室形成、複雑性を含む憩室炎のリスクではない[13]。

【Oliver Abela, MD】
（吉井雅美 訳）

69 胆石

症例

毎夕食後や夜にしばしば正中から右上腹部に強い痛みを感じていた44歳の女性。肥満以外、健康的であった。痛みは数時間続き、一定で、しばしば嘔吐を伴っていた。身体診察では、右上腹部（RUQ）に圧痛を認めた。超音波検査では胆石を認めた（図69-1）。

概説

胆石（gallstone）は無機性の塊で、通常は胆嚢や胆管からのコレステロールで生成される。これらは、胆汁が異常であるかどうかにかかわらず、結石（近隣物質どうしがくっつき、かたくなる）や物質が接着した付着物として形成される。

疫学

- 剖検データによると、女性の20%と男性の8%が結石を持つ[1]。
- 米国では2,000万人が胆石症に罹患し、年間100万人ずつ増加している[1]。
- スウェーデンの35～85歳までのランダムで選ばれた621人の調査では、5年間で503人のうち42人（8.3%）で胆石が新たに生じた。このことは100人・年で1.39個の新しい胆石が生じる計算になる[2]。
- 妊娠女性では5～12%に胆石があり、20～30%が胆泥（コレステロール結晶やムチン線維、粘液ゲルを含む厚い粘性物質）。胆泥は胆石症の前駆物質となりうる[1]。
- 無症候性胆石症の患者は、症候性や胆石合併症を呈することに関して、年間1～2%のリスクとなる。男性の初発では、5年で10%、10年で15%、15年で18%がそれらを生じる[1]。

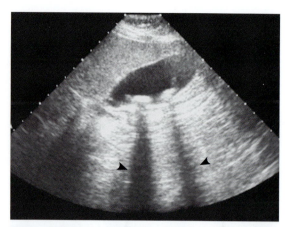

図69-1　胆嚢内に2つの胆石を認める超音波像。胆石の後方にエコーの欠損を「shadowing」と呼ぶ（Reproduced with permission from Schwartz's Principles of Surgery. 9th ed. New York, NY：McGraw-Hill；2010：1141, Figure. 32-6. Copyright 2010, McGraw-Hill.）

- 米国では、年間1万人が胆石症で死亡する。これらの多く（7,000人）は急性の胆石合併症による（例：胆嚢炎、膵炎、胆道炎など）[3]。
- 胆嚢癌の多くは胆石によって生じる（34人の胆嚢癌患者をもとにしたある研究では91%が胆石による）[4]が、胆嚢癌自体はまれである。スウェーデンの腹腔鏡下胆嚢摘出手術を受けた3万人以上の患者を対象にした研究では、偶発的な胆嚢癌の発症率は0.28%である[5]。

病因／病態生理

- 胆石には2種類ある。コレステロール結石（80%）と色素結石（ビリルビンカルシウム結石）（20%）である。
- 胆汁の成分は胆汁酸（80%）、レシチン、その他のリン脂質（16%）、非エステル性コレステロール（4%）からなる[1]。コレステロール結石は、過剰なコレステロールや、コレステロール、胆汁酸、レシチンの割合が異常な場合に生じる。
- 肥満や高コレステロール食、クロフィブラート治療、ヒドロキシメチルグリタリル CoA 還元酵素の増加傾向を占めす遺伝体質などによって、コレステロールの分泌が上昇することにより、胆汁中のコレステロールの過剰が生じる。
- コレステロールの過剰は過飽和を呈し、核生成と呼ばれる沈殿を形成する。胆嚢粘膜にトラップされやすい固形のコレステロールモノハイドレートの結晶がつくられ、胆泥となり、コレステロール結石を凝集させる。
- 胆嚢の運動低下は、胆道系の胆汁排泄が不十分になるため、結晶を含む胆汁を生じ、結石形成の原因となりやすい[1]。妊娠や非経口的な栄養、手術、熱傷、そして経口避妊薬、エストロゲン治療による運動低下を含む。
- 色素結石は胆汁沈殿中の非抱合型ビリルビンの量が増加すると生じる。ビリルビンは、ヘムが破壊された後に生じる黄色色素であり、肝細胞から能動的に胆汁中に分泌される。鎌状赤血球貧血症の慢性溶血のように、ヘムのターンオーバーが速くなると、カルシウムビリルビンは溶液から結晶化し石を形成する。
- 慢性的な胆石は胆嚢壁の線維化を促し、機能を低下させる。

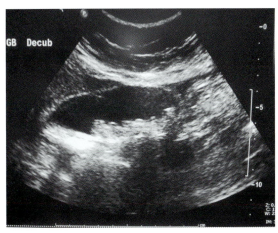

図 69-2 右上腹部痛とマーフィー徴候陽性を呈する 43 歳女性の胆石の超音波像 (Reproduced with permission from Richard P. Usatine, MD.)

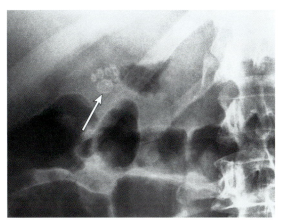

図 69-3 複数の胆石を示す腹部単純 X 線像 (矢印) (Reproduced with permission from Schwartz DT, Reisdorff EJ. Emergency Radiology. New York, NY: McGraw-Hill; 2000: 536, Figure. 19-37. Copyright 2000, McGraw-Hill.)

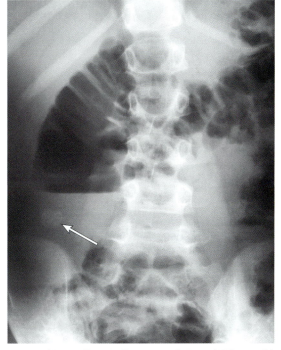

図 69-4 糖尿病を持つ胆石性イレウス。拡張した小腸像と異所性の胆石 (矢印) を認める (Reproduced with permission from Schwartz DT, Reisdorff EJ. Emergency Radiology. New York, NY: McGraw-Hill; 2000: 527, Figure. 19-21. Copyright 2000, McGraw-Hill.)

危険因子

- 遺伝子変異により胆汁酸とレシチンは低下し，結石をつくりやすくなる。胆石症は第一度近親者以内に胆石患者がいると生じやすくなり，アメリカ原住民，チリのインディアン，ヒスパニック系の間にも生じやすい[1]。
- ケースコントロールスタディでは，胆石の生じやすさは第一度近親者内に胆石を持つものでは 28.6％であるのに対して，持たないものは 12.4％である (相対リスク 1.80, 95％CI 1.29～2.63)[3]。
- その他の胆石のリスクは，急激な体重減少 (10～20％が石を形成する)[1]，加齢，肝臓または回腸疾患，嚢胞性線維症である。

診断

▶ 臨床所見

- 胆石症の症状は，炎症と，胆石が嚢胞や総胆管 (CBD) に移動して閉塞することにより発症する。
  - 胆石疝痛は激痛 (変動のない) であり，みぞおちや右上腹部に生じ，通常は急性発作である。痛みのエピソードは 30 分から 5 時間続き，肩甲骨内側領域，右肩甲骨，右肩に放散する。
  - 胆石に関連する疼痛は，長期の絶食後の，高脂肪食，通常の食事，大量の食事で誘発される。
  - 疼痛は再発性でしばしば夜間に生じる。
- 身体診察で右上腹部の圧痛を呈することがある。
- 嘔気・嘔吐は通常生じる。
- 発熱や振戦は胆石症の合併症を示唆する。合併症として多いのは胆嚢の石灰化であり，急性の胆嚢炎の症状を呈する[1]。

▶ 検査所見

- 採血結果は通常は正常であることが多いため，特異的な検査所見はない。しかしながら，γ-GTP の上昇は CBD 結石を示唆する。急性の胆嚢石灰化を呈する患者を対象にした研究では，γ-GTP の値が 90 U/L を超えた 1/3 に CBD 結石を認め，90 U/L 未満では 1/30 であった[6]。

▶ 画像検査

- 超音波は診断的検査であり，直径 2 mm 程度の結石では 95％の正確さを呈する (図 69-1 参照)[1]。陰影，吸収による不連続なアコースティックシャドウと石による反射は，体位によって変化するため，図 69-1 や図 69-2 に示すように，重要な診断的特徴である。
- ある研究では，高分解型エコーは超音波内視鏡や CT より，ポリープ状胆嚢内において，良性疾患と悪性疾患を区別する点でより正確であることが示されている[7]。
- 胆石は単純 X 線でみえることもあるが，それはカルシウム結石だけである (図 69-3，図 69-4)。これにはコレステロール結石の 10～15％と色素結石の 50％が含まれる[1]。結石は

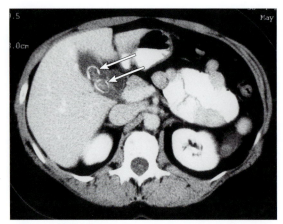 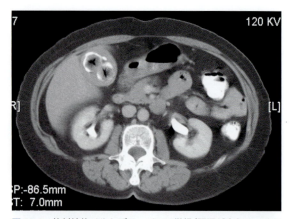

図69-5 辺縁に石灰化を伴う2つの大きい胆石のCT像。拡張した小腸像と異所性の胆石（矢印）を認める（Reproduced with permission from Schwartz DT, Reisdorff EJ. Emergency Radiology. New York, NY：McGraw-Hill；2000：538, Figure. 19-41A. Copyright 2000, McGraw-Hill.）

図69-6 放射線的メルセデス・ベンツ徴候（胆石が中心につくる黒色パターンがメルセデス・ベンツのロゴに似ている）を認める胆石のCT像（Reproduced with permission from Mike Freckleton, MD.）

1つであったり複数であったりし、胆嚢壁は石灰化を呈する（porcelain gallbladder）、それは重度の慢性胆嚢炎や腺癌を示唆する。
- CTは超音波より感度に劣り高価である（図69-5，図69-6）。しかしながらCTは放射線に不透過性の石も透過性の石も検出できる。
- 経口胆管造影は胆管を明瞭に、かつ排泄機能を評価することができる。
- 放射性同位体検査（^{99m}Tc-HIDAなど）は急性胆嚢炎（胆嚢が描出できない）の確定に用いられ、機能異常を評価するのに有用である。
- 内視鏡的逆行性胆道膵管造影（ERCP）は胆管を描出するのに用いられる。胆汁中の結石は胆管内の陰影欠損として描出される。ERCPは通常は内視鏡的逆行性括約筋切開術や胆石排泄術にあわせて行われる。

鑑別診断

みぞおちや右上腹部の強い疼痛は以下の状況でも生じうる。
- 急性胆嚢炎：背部に放散する疼痛であり、通常発熱を呈する。身体診察では右上腹部の硬直性を認め、マーフィー徴候（右季肋部を押さえられている間続く、吸気に伴う右上腹部痛の増悪）を伴った板状硬を呈する。白血球、血清アミラーゼ、AST，ALTはすべて上昇する。
- 膵炎：疼痛は上腹部や左上腹部に生じる、しかし右上腹部に放散することがある。腹部膨満や腸管蠕動音の消失などが認められる。リパーゼとアミラーゼの上昇を認め、超音波では仮性嚢胞や膿瘍が認められることがある（75章「急性膵炎」参照）。
- 消化性潰瘍疾患：痛みは焼けるようであり、普通は上腹部に生じるが、しばしば制酸剤で改善する。食後1～3時間や非ステロイド性抗炎症薬（NSAIDs）服用後にしばしば生じる。便潜血で陽性を呈することがある。潰瘍は上部消化管造影（GI）や内視鏡で可視化できる（76章「消化性潰瘍」参照）。
- 肝炎：不快感，食欲不振，掻痒感，tender liver，low-grade feverなどによる症状や徴候を呈する。黄疸が生じ、尿が濃くなる（ビリルビン尿）。AST，ALTが上昇する（74章「肝疾患」参照）。

治療

- 無症候性の胆石は待機的に治療される。予防的な胆嚢摘出術は、生涯ほとんど症状を呈さないことや、合併症が低い（3～4％）観点からも適切ではない[8]。無症候性の胆石について、胆嚢摘出術と経過観察を比較した無作為化比較試験（RCT）はない[9]。SOR C
- 胆嚢摘出術は以下の症状を呈する患者において検討されるべきである[1]。
  - しばしば症状を呈し日常生活に影響を与える。
  - 胆石の合併症を呈する場合。
  - 合併症のリスクが増加する可能性（例：石灰化した胆嚢など）を呈する状況にある場合。
- 腹腔鏡下胆嚢摘出術は外科療法であり、低い合併症発症率（4％）と死亡率（＜0.1％）、入院日数が短くなり、コストを低減する[1]。開腹手術は少なくなってきている（5％）[1]。コクランレビューでは開腹、小切開、腹腔鏡下の間に死亡率と合併症の差はなかった、しかし早期回復のためには低侵襲な術式が好ましく、小切開胆嚢摘出術がより手術時間の短縮と低コスト化になるようにみえる[10]。
- 急性胆嚢炎に早期（発症7日以下）に腹腔鏡下胆嚢摘出術を行うことは、通常の胆嚢的手術に匹敵する予後を呈し入院日数を短縮する[11]。
- 4孔式に比べ単孔式の腹腔鏡下胆嚢摘出術は術後疼痛を軽減させることができる[12]。
- 胆嚢やCBDに結石を持つ患者では、腹腔鏡下胆嚢摘出術に先立って施行される内視鏡下乳頭括約筋切開術（EST）と同じくらい、腹腔鏡下胆嚢摘出術中のESTは安全で効率的にみえ、入院日数を明らかに短くする[13]。
- ウルソデオキシコール酸を用いた内科療法は、胆嚢の機能が保たれている患者や小さな結石（＜10 mm）に対して考慮される[1]。これらの患者のうち50％では6～24カ月のうちに結石は完全溶解する、しかし再発するのが普通である（「予後」の項参照）[1]。
- 内科療法は、低カロリー食や肥満手術によって急速な体重減少を呈する患者が胆石形成を予防するために有用であ

る。ウルソデオキシコール酸 500 mg を 6 カ月飲むことにより，プラセボ（3％ vs 22％，12 カ月）や胆嚢摘出術（4.7％ vs 12％）に対して胆石の発症を減少させるという報告がある[14]）。
- 内科療法併用での体外衝撃波による破砕術は，X 線透過性の胆石や 2 cm 未満で 1 個の胆石，胆嚢機能が保たれている患者に対して考慮される[1]）。

予後

- 胆嚢摘出術を受けたにもかかわらず，胆石疝痛に似た腹痛が患者の 30％にのぼることもある（胆嚢摘出後症候群と呼ばれる）[15]）。胆嚢摘出後（44％ response rate）の 1,300 人の患者をフォローアップした調査では，術前疼痛が消失したのは 90％，しかし術後疼痛が 25％に報じられている。患者の 10％では術後疼痛の程度と場所は変わりなく，17％にしばしば臍周囲に新たな疼痛が生じた[16]）。患者 100 例の追跡調査では，13％に内視鏡的胆嚢摘出後の頑固な疼痛を訴えていた[17]）。
- 上記（N = 573）の追跡調査では，胆嚢摘出後には，消化不良（14％），脂肪摂取（19％），胸焼け（13％）といった症状が低下した。しかしながら下痢については，術後と術前では同様の割合であった（19％と 21％）[16]）。
- 術後は内科療法を続ける，しかし再発も多い（3〜5 年のフォローアップで 30〜50％）[1]）。

フォローアップ

- 胆嚢摘出後には，大腸に届く胆汁酸塩の増加により，5〜10％の患者が慢性の下痢を呈する。下痢は普通中等度であり，市販の止瀉薬がよく奏効する（例：ロペラミドなど）。
- 胆嚢摘出後疼痛は，胆石再発，総胆管結石，胆道ジスキネジア，炎症瘢痕，オッディ括約筋や総胆管の狭窄，胆嚢管遺残の拡張などと関係する。超音波や CT，胆管造影法，MR 胆膵管撮影は原因を調べるのに有用であり，いくつかは周術期に検査可能である[18),19]）。

患者教育

- 無症候性の胆石患者は待機的に治療される。症状が進行したり複雑化する割合はよく調べられなければならない。胆石発作や急性胆嚢炎，膵炎についても報告するよう推奨されるべきである（上記のように）。
- 腹腔鏡下胆嚢摘出術は症状改善にとても有用であるようにみえる。しかしながら術後に慢性の下痢が生じたり，腹痛が遷延し，1/4 の患者に新しい腹痛が生じたりすることがある[15]）。

【Mindy A. Smith, MD, MS】
（吉井雅美 訳）

70 胃癌

症例

72 歳の日本人移民が摂食困難を主訴に家族に付き添われて来院した。はっきりしない腹痛と体重減少がある。内視鏡および生検では胃癌（gastric cancer）と診断された（図 70-1）。腹部 CT にて肝転移が認められた。家族と患者は緩和的な治療のみ希望し，患者は 6 カ月後に死亡した。

概説

胃癌は胃の悪性新生物であり，通常は腺癌である。

疫学

- SEER（Surveillance Epidemiology and End Results）のデータによると，2012 年では 12,730 人の男性と 8,270 人の女性が胃癌と診断されており，10,570 人の男女が死亡している（2010 年）[1]）。診断された中央値は 70 歳であり，死亡した中央値は 73 歳である[1]）。
- 胃癌は毎年，男性 10 万人あたり 10.8 人，女性 10 万人あたり 5.4 人の割合で罹患している。2008 年の統計では，米国では 37,739 人の男性と 28,271 人の女性が罹患しており，生涯リスクは 0.88％である[1]）。
- 日本，中国，チリ，アイルランドで胃癌は高率に発症する[2]）。

病因／病態生理

- 胃癌の 85％は腺癌であり，残りの 15％は胃リンパ腫と消化管間質腫瘍である[2]）。さらに腺癌は以下の 2 つに大別される。
  - びまん型：細胞粘着能の欠如が特徴で，これらの腫瘍は若年者に胃壁の細胞浸潤をきたし，胃壁は厚くなる。進行は遅い。この種の癌ではいくつかの感受性遺伝子が確認されている[3]）。
  - 腸管型：管腔構造を形成するのが特徴で，腫瘍はしばしば潰瘍を伴う。
- 腫瘍の grade は well（4.1％），moderate（23.1％），poorly differentiated（54.9％），undifferentiated（2.9％）に分類される（1988〜2001 年の SEER データ。不明な型が 15％）[4]）。
- 多くの腫瘍は，細菌によって発癌物質に変換しうる硝酸塩の接取増加によって生じるものと考えられている。外因性および内因性の因子（「危険因子」の項参照）は，この過程に関与する[2]）。
  - 外因子としての亜硝酸：乾燥，燻製，塩味の食物に含まれる。Helicobacter pylori 感染は胃炎，胃酸低下，細菌の増生などによる癌化にかかわっている。
  - 多くの胃癌で確認されている発癌経路は，細胞増殖，幹細胞，NF-κB，Wnt/β-カテニンである。それらの間の相互作用が疾患の動向や患者の予後に影響を与えているようにみえる[5]）。
- 胃癌は T（腫瘍）N（リンパ節）M（転移）システムを用いて分類される。2 つの重要な予見因子は胃壁に対する深達度（T2 以下〈腫瘍は固有筋層までに浸潤〉）と局所リンパ節浸潤の有無（N0）である。胃癌に対する American Joint Commission の"Cancer Staging Manual"第 7 版[6]）の分類システムの変更で予後の識別がよりよく示される[7]）。
- 胃癌は以下の経路で広がる[2]）。
  - 胃壁を越えて胃の周囲の組織，大網，膵臓，大腸，肝臓に局所進展する。
  - 多くのリンパ液排泄経路より，多数の nodal group involvement（例：腹腔内，鎖骨下など）を導き，卵巣，臍周囲領域，ダグラス窩から生じる腹膜リンパ節とともに腹膜表面に播種する。

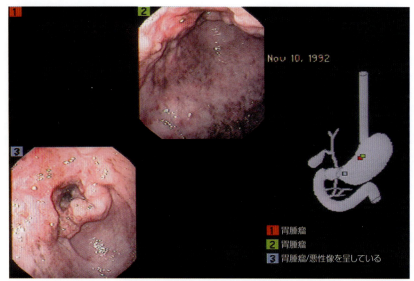

図70-1 ポリープが変形した不整な腫瘤が，内視鏡で胃前庭部に認められ，胃前庭部の半分を占める。この領域を生検鉗子で探索するとかたいことがわかる。生検結果は腺癌であった（訳注：①は原書のとおり）(Reproduced with permission from Michael Harper, MD.)

- 血行性播種は肝転移によくみられる。

危険因子

- 胃の手術の既往：胃酸のpH変化や生検の結果，高分化型の形成異常を示す[2],[8]。
- その他の内因性危険因子：萎縮性胃炎（術後迷走神経離断を受けた患者を含む）や悪性貧血では，亜硝酸を変換する細菌が増生する環境にある。加えて，腸管型の細胞は異形成(atypia)を進展させ，患者の胃粘膜を変化させる。遺伝子多型（例：IL-1B-511，IL-1RN，TNF-αなどの）が関与しているようにみえる。家族性腺腫性ポリポーシスや，遺伝性の非ポリポーシス性大腸直腸癌もまた危険因子である[8]。
- H. pyroli(cytotoxin-associated gene A を有する)に感染している者は胃腺癌とMALTリンパ腫のリスクを増悪させる[9]。
- 他の危険因子：喫煙，低所得層，低教養層，殺虫剤(2,4-ジクロロフェニル酢酸，クロルデン，プロパルギット，トリフルリン[10])を使用している果樹園での労働歴)，放射線被爆，血液型A型。

診断

▶ 臨床所見

- 早期であるにもかかわらず病巣が表層にあれば，無症候である。
- はっきりしない程度から重症までの上腹部痛。
- 食後膨満感。
- 食欲不振，軽度の嘔気は共通して生じる。
- 嘔気・嘔吐は幽門部潰瘍に生じる。
- 後期症状として体重減少，腫瘤の触知（局所的な進展）。
- 後期の合併症として腹水や胸水。幽門部閉塞，食道静脈や術後創部からの出血。黄疸[11]などがある。
- 身体的特徴は晩期に生じ，以下のとおりである[11]。
  - 震盪音とともに大きく張った胃を触れる（振ると震盪音が聞こえる，それは体腔内の体液と空気の貯留を示す）。
  - primary mass（まれである）。
  - 肝臓の腫大。
  - 腫大してかたくなったリンパ節（左の鎖骨上〈Virchow〉），臍周囲（シスター・ジョセフの小結節），peritoneal cul-de-sac（Blumer shelf。直腸診による腟の触知）。

▶ 典型的分布

- 1988〜2001年のSEERデータによると，胃癌は噴門部に最も多く発生し(25.5％)，前庭部(20.7％)，小彎(9.9％)，胃体部(7.4％)，大彎(4.3％)，胃底部(4.1％)と続く。重複する部位は9.8％に報告されており，15.2％で特異的な情報が認められない[4]。
- 噴門部以外の胃癌は減少している[9]。

▶ 画像検査，内視鏡検査

- 内視鏡(図70-1，図70-2)による生検にて確定診断が行われる。共焦点レーザー内視鏡では早期検出率が改善される[12]。
- 消化管出血，発音障害，急激な体重減少，持続性の嘔吐，鉄欠乏性貧血，上腹部の腫瘤，胃癌の家族歴（発症＜50歳）などがあり，消化不良を呈する患者や，消化不良が持続性であったり55歳以上であったりする患者には，緊急内視鏡(2週間以内)が推奨される[13]。SOR C
- 二重造影法は内視鏡検査の代わりに行われ，初期の大きな腫瘍を検出できる。しかしながら良性と悪性の鑑別は困難である[2]。
- X線撮影で6週間で完全に治癒するような良性の潰瘍を認めた場合，内視鏡検査は不要であるが，胃潰瘍を認めた場合，ルーチンでの内視鏡や生検，擦過細胞診などの検査の施行を推奨する者もいる[2]。
- 多くの胃ポリープ（線維腫，過形成ポリープ）は悪性転化することがあるため，切除すべきである[14]。
- 転移のスクリーニングは以下のとおりである[15]。SOR C
  - 胸部X線撮影。
  - 腹部，骨盤のCTもしくはMRI。

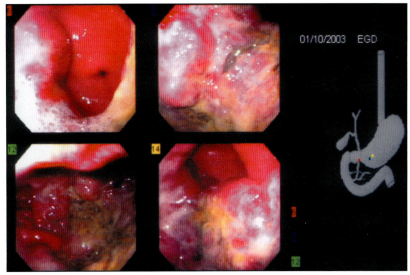

図70-2　腫瘍の中央に黄茶色の滲出液を伴う，癌を含む深い潰瘍が内視鏡で確認できる。病理学的には high-grade の胃のびまん性大細胞性 B リンパ腫であった（Reproduced with permission from Michael Harper, MD.）

- CT では局所進展する場合や転移を見つけ出せない場合，超音波内視鏡がステージングの手法として有用である[2]。

検査所見

- ヘモグロビンやヘマトクリットは貧血精査に有用であり，患者の30％に認められる[11]。
- 電解質や肝機能の検査は患者の臨床状態や肝臓の状態を評価することができる[11]。
- 癌胎児性抗原（CEA）は半分の症例で増加する[11]。

鑑別診断

- 胃潰瘍：典型的な症状は上腹部痛（苛烈で焼けるような）であり，それは食前1～3時間に生じるが摂食で改善する。嘔気・嘔吐，腹部の緊張，腹部膨満，食欲不振を呈する。内視鏡で診断される（76章「消化性潰瘍」参照）。
- 非潰瘍性消化不良：逆流性食道炎や機能性ディスペプシアなどである。逆流性食道炎の古典的症状である胸焼け（胸骨周囲の疼痛は胃酸排泄と酸味と相関する）は前屈や臥位で増悪する（特に大量の摂食後に）。しかしながら個々の症状は胃潰瘍との鑑別がつきにくい。治療（ヒスタミン H_2 受容体拮抗薬，プロトンポンプ阻害薬）に反応せず，レッドフラッグ症状（吐血や嚥下困難，重度の疼痛，体重減少）が生じた場合には内視鏡が考慮される。
- 慢性胃炎：自己免疫性（胃体部優位）や H. pylori 関連（胃洞優位）。粘膜の炎症（primarily lymphocyte）は萎縮や化生を進行させる。腹痛や消化不良は共通して生じる症状であり，患者は悪性貧血を呈することがある。
- 食道炎：機械的刺激または感染（初期のウイルス感染や真菌感染）による。症状は胸焼け（胸骨裏の周期性疼痛であり，頸部や顎部に放散する）や嚥下に伴う痛み（嚥下痛）である。酸味や苦味を呈する食事による嘔吐が，閉塞とともに生じやすい。バリウム造影検査や食道鏡検査がこの診断に有用である。
- 食道癌：比較的まれな2つの細胞型，扁平上皮癌（喫煙，アルコール多飲，その他の粘膜障害を呈する物質と相関する）と腺癌（通常は逆流による遠位食道障害によって生じる）を呈する。嚥下障害や体重減少の症状を呈する。食道鏡と生検により確定診断される。

治療

集学的に治療管理することが重要である[16]。1988～2001年の SEER データでは，腫瘍の20％が胃を越えて広がっていなかった，1/3 が近接臓器やリンパ節への浸潤を認め，1/3 が遠隔転移を認めた[4]。

薬物療法

- シスプラチン，マイトマイシン C の併用いかんにかかわらず，フルオロウラシル（5-FU）とドキソルビシンの投与が有用である（部分寛解は 30～50％）[2]。欧州がん研究・治療機構（EORTC）の消化器がんグループは周期期（術前および術後）の化学療法や術後の放射線化学療法を用いることで術後の予後が改善すると述べている[16]。SOR Ⓐ
- メタ解析では，5-FU，アントラサイクリン，シスプラチンの3剤併用補助治療が生存率に最も有用であることが示されている[17]。他のメタ解析では FU をもとにした術後の補助化学療法が，手術単独の患者と比べて胃癌による死亡率を低減すると報じており（ハザード比〈HR〉0.82，95％CI 0.76～0.90），5.7％の絶対的な5年生存率改善をもたらす[18]。SOR Ⓒ
- EORTC の消化器がんグループは非手術例，局所進展例，胃内転移や食道接合部の線維腫では，化学療法はゴールドスタンダードではなく，反応性も乏しいことを示している[16]。

外科療法，その他の療法の紹介

- 隣接するリンパ節を含めた完全な切除が推奨される[3]。EORTC の消化器がんグループは，少なくとも15カ所ほどの D1（胃周囲のリンパ節）切除を含む free-margin 手術を推奨している[16]。
- 胃切除可能な患者に施行した D1 と D2（拡大リンパ節切除 肝臓，左胃，腹腔，膵臓の動脈，脾門部の動脈）の手術を比較した6つの研究のメタ解析では，術後の疾病率や30日間の死亡率は D2 の方が高かったが，5年生存率は変わり

はなかった[19]）。
- 疾病率の低下，疼痛の少なさ，消化管機能のすみやかな改善，入院期間の短縮などについて，腹腔鏡併用の遠位胃切除術と従来の遠位胃切除術との比較に対するメタ解析には，解剖学的，創傷による合併症や死亡率は違いがなかった[20]）。
- 放射線療法は疼痛緩和には有用である。

予防

- アスピリンの内服は消化管の悪性腫瘍リスクを低減する（20年間の腫瘍死〈HR 0.65, 95%CI 0.54～0.78〉）。胃癌患者に死亡までの潜伏期間は5年を超える[21]）。
- 地中海料理は胃癌発生率の低減と関係する（HR 0.67, 95% CI 0.47～0.94）[22]）。
- 胃癌の予防に関しては限定的なデータが示されている。中国でのデータでは β-カロテン，α-トコフェロール，セレンなどの補助食の摂取は胃癌の発生率と死亡率を減らし，生涯の癌死亡率を13％減らして21％にすることが示されている[23]）。
- メタ解析によると，ネギ属の野菜（タマネギ，ニンニク，エシャロット，リーキ，チャイブ）の大量摂取は胃癌のリスクを低減することが示されている（オッズ比〈OR〉0.54, 95% CI 0.43～0.65）[24]）。
- 限定的なデータにもかかわらず，アジアで施行された6つの研究のメタ解析では，H. pylori の除菌によって胃癌のリスクが低減（絶対リスクで0.6％低下）したことが示されている[25]）。
- 日本における胃癌のスクリーニングにより，早期に検出された膨大な胃癌の症例による研究がなされている。

予後

- 手術に伴う合併症（例：吻合不全，感染など）は25％に生じ，手術による死亡率は3％である[26]）。
- 2001～2007年の SEER データによれば5年生存率は26.3％である。人種や性別では，白人男性が23.2％，白人女性では27.5％，黒人男性では22.5％，黒人女性では29.4％であった[1]）。
- 局所の例では61.5％であり，近接リンパ節に浸潤している例では27.8％，転移を伴う例では3％であった[1]）。
- 生存率の中央値は，高分化癌では22.6月，未分化癌では7.6月であった[4]）。

フォローアップ

- 再発は最初の8年で生じる。
- 再発の臨床症状の評価から早期の再発を検出する積極的な検査まで様々なフォローアップがなされる。残念ながら，これらの再発は常に治癒不能であるため，内視鏡や CT による早期の局所再発の検出が予後や QOL を改善しうるかどうかのデータは示されていない[27]）。
- 孤発性の肝転移が CT で認められれば，切除手術の適応が検討される。
- 腫瘍マーカーは無症候性の再発を検出することができ，次のより侵襲的で高価な検査の必要性の判断基準となる[27),28]）。NACB（The National Academy of Clinical Biochemistry）は胃癌術後の患者のモニターとしてルーチンの CEA，CA19-9 の検査を推奨していない[29]）。SOR **B**

患者教育

- 術前化学療法併用の手術は潜在的に治癒的である。手術による死亡率はおおよそ3％である[21]）。
- 術後の早期合併症としては吻合不全，消化管出血，イレウス，胆嚢炎，膵炎，肺炎，塞栓症である。吻合不全にはさらなる手術が必要とされる[11]）。
- 晩期の機械的，生理学的な合併症はダンピング症候群，ビタミン B_{12} 欠乏症，逆流性食道炎，骨疾患，特に骨粗鬆症である。
- 胃切除術後の患者はしばしば免疫不全を呈することがある。

【Mindy A. Smith, MD, MS】
（吉井雅美 訳）

71 逆流性食道炎

症例

食道裂孔ヘルニアの既往を持つ35歳の女性が，診療所を訪れ胸の中心が焼けるような感覚だと訴えた（図71-1）。特に食後に横になったとき増悪するという。今年に入って，彼女は何度もこの症状に苦しめられていたが，この2週間で増悪し，就寝中にもしばしば目が覚めるようになった。制酸剤を内服したが改善はなかった。彼女は1日1箱の喫煙をし，しばしば飲酒をした。医師は逆流性食道炎（gastroesophageal reflux disease：GERD）と診断した。禁煙と睡眠3時間前には食事をしないよう指導を受けた。1日のうち最も多く食事をする45分前の空腹時に，プロトンポンプ阻害薬（PPI）の内服が開始された。3週間後に症状は消失した。

概説

GERD は，胃内容物が不適切に食道へ逆流する状態であり，厄介な症状や合併症を生じる[1]）。

別名

呑酸や胸焼けは同意語である。

疫学

- 2006年，米国において GERD は最もありふれた消化管（GI）関連疾患である[2]）。
- 大雑把に見積もってアメリカ人の7～10％が GERD の症状を日常的に呈しており，25～40％が生涯一度は GERD の症状を経験する[3]）。
- GERD は全年齢層に生じるが，とりわけ中年に多い[4]）。

病理所見

- 通常は以下の多くの機構によって，食道は逆流性の胃酸から守られている。
  - 下部食道括約筋（LES）：食道胃接合部の内腔圧が高まる部位である。
  - 蠕動や重力，唾液による中和，食道から分泌されるアルカリなどによって，酸は緩和される。

71章 逆流性食道炎　257

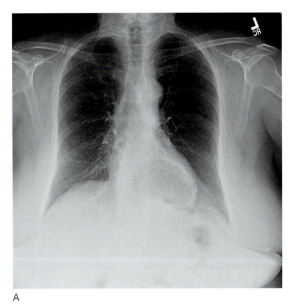
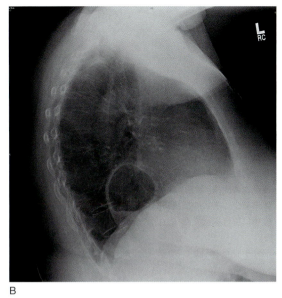

図71-1　逆流性疾患により胸骨周囲の胸痛を訴える患者の胸部X線正面像(A)，側面像(B)。側面像では大きな食道裂孔ヘルニアが顕著に認められる(Reproduced with permission from Gary Ferenchick, MD.)

- 一過性のLES機能不全は最も多く，GERDを呈する病態である[5]。それは以下の結果生じる。
  - 食道裂孔ヘルニア：多くの患者は食道裂孔ヘルニアを有するが，症候性の逆流を呈さない(図71-1参照)。
  - 妊娠期にプロゲステロンがLES圧を低下させる。
  - 肥満で腹腔内圧が上昇し，LESが無力化する。
  - 三環系抗うつ薬のように，抗コリン作用を呈する内服薬。
- 食道の蠕動異常は酸のクリアランスを低下させ，食道粘膜を刺激する。蠕動異常は重症食道炎の約半数に報告されている[6]。
- GERDは食道ならびに食道外の症状を呈する。
  - 食道の症状は，逆流や嘔吐を含む。
  - 食道外の症状は，非心原性の胸痛，夜間の咳，喘息，喉頭炎，歯牙酸蝕症，嗄声などを含む[7]。
- GERDの症状を呈する患者の50〜70%は，内視鏡では正常な食道を認める，それゆえ非浸食性の逆流症(nonerosive reflux disease：NERD)として知られている[8)〜10]。
- しかしながら，逆流した酸は食道粘膜を刺激し，食道炎，食道狭窄，バレット食道や腺癌など，様々な程度の障害をもたらす。
- バレット食道は遠位の食道上皮が酸の逆流に長期間さらされることにより円柱上皮になったものである。この変化は内視鏡で確認でき，生検で確定診断できる，生検では腸上皮化性を示している(図71-2)[11]。

危険因子

- 肥満。
- コーヒー，チョコレート，アルコール，ペパーミント，脂肪食。
- 喫煙。

鑑別診断

- 心筋痛(狭心痛)：胸骨後方の胸痛，労作で増悪し，安静で

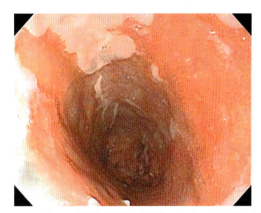

図71-2　長期間の逆流性食道炎の結果生じたバレット食道の内視鏡像。発赤した領域では，通常食道にある扁平上皮細胞が円柱上皮へ化成している。バレット食道は食道の腺癌の主要な危険因子である(Reproduced with permission from Greenberger NJ, Blumberg R, Burakoff R. Current Diagnosis and Treatment：Gastroenterology, Hepatology, and Endoscopy. 2nd ed. New York, NY：McGraw-Hill；2012.)

改善する。
- 心膜炎：鋭い疼痛であり，深呼吸で増悪する，前屈坐位で減弱する。
- 大動脈解離：突然発症で，裂けるような胸痛，肩に放散する。
- 肺塞栓症：突然発症の胸痛で頻脈，頻呼吸，低酸素を伴う。
- 下部食道攣縮：熱いものや冷たいものを飲んだときに生じる。
- 消化性潰瘍疾患：空腹に伴い増悪する，焼けるような痛みであり，胃酸を緩和するような摂食で改善する。
- 他に食道炎として，感染性食道炎や錠剤薬による食道炎があげられる。

診断

▶ 臨床所見

病歴，症状

特に以下を問診する。
- 胸骨の裏側の焼けるような感覚，食後や臥位で増悪し，制酸剤で改善する。
- 胃内容物が口まで逆流する。
- 胸痛：GERDは心原性以外で最も頻度の高い胸痛である[12]。
- 嘔気・嘔吐の既往は，胃内容物排泄を遅らせるサインであり，胃酸逆流の原因となりうる。
- 便潜血の既往，貧血，食欲不振，消化性潰瘍疾患の家族歴，体重減少，症状の持続期間の長期化，嚥下障害。これらの症状は警告症状であり，認められたらさらなる検査を要する。
- 喘息や夜間の頑固な咳，特に嗄声，喉頭炎，咽頭痛，咳払いなど。
- 食道狭窄から生じる嚥下障害は疾患に関係する。
- Ca拮抗薬，抗コリン薬，テオフィリン，硝酸薬，シルデナフィル，アルブテロールなどの特別な薬物療法によりLES圧を減じる。
- カフェイン，アルコール，喫煙はすべてLES圧を減じる。

身体所見

特に以下の所見を見つけることが重要である。
- 歯牙酸蝕症。
- 喘息の聴診（wheezing）。

▶ 画像検査

- バリウムによる食道造影。食道の形態を調べ，GERDの合併症を確認するため。
- 上部消化管造影検査は生検如何にかかわらず，嚥下障害やPPI内服に反応しないGERD患者の診断検査として確立している。
- 食道十二指腸鏡検査もGERD合併症（食道炎，狭窄，バレット食道）を精査するのに行われ，（ヘルニア，腫瘤，狭窄など）解剖学的形態を評価する（図71-2 参照）[13]。
- 組織学的診断を得るためやバレット食道を除外するため，疑わしい部位に対して内視鏡下で生検を行う[14]。
- 非特異的な症状を呈し上部消化管検査が正常な患者や，手術による治療を検討している症例では，LESの測定と食道の運動機能を評価する[15]。
- 非典型的な症状を呈したり，病歴が不明確であったり，1日2回のPPI内服に反応しない症状，内視鏡所見や食道内圧が正常な患者の診断を確定させるために24時間pH検査が施行される[15]。
- GERDにより不適切な胃内容排泄によって生じる症状を調べるため，胃内容排泄検査が施行される。

治療

- GERDを治療するうえで，ライフスタイルの変更が最初になされるべきである[16]。SOR **B**　以下に効果的な戦略を示す。
  - 減量（肥満であるならば）。SOR **B**
  - アルコール，チョコレート，柑橘類ジュース，ペパーミント，コーヒーを避ける[16]。
  - 食事量を減らす。

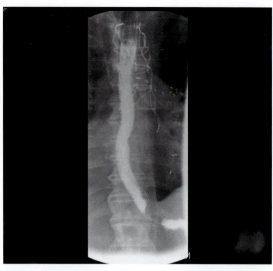

図71-3　バリウム食道造影検査では遠位の食道構造を描出できる。この症例は重度の食道炎である（Reproduced with permission from Gary Ferenchick, MD.）

  - 食後3時間は横にならない。
  - 横になるときは胃内容物の逆流や胸焼けが生じないようベッドの頭側を挙上する。SOR **B**
  - 禁煙（237章「タバコ嗜癖」参照）。
- 必要であれば制酸剤を使用する。SOR **C**
- 上記の戦略が奏効しない場合は，症状や食道炎を改善するためPPIやヒスタミンH_2受容体拮抗薬（H_2RA）の投与が考慮される[17]。SOR **A**
  - 食道炎を伴う症候性の患者やSOR **A**，食道炎を伴わない患者ではH_2RAよりPPIを短期的に使用する[17]。SOR **B**
  - 患者の症状が治療開始してから2週間経過しても効果がなければ，食道・胃・十二指腸内視鏡検査（EDG）を含むさらなる検査が考慮される。SOR **B**
- 患者が事前に多くの警告症状を呈するときは，ただちにEDGによる評価がなされるべきである。SOR **B**
- *Helicobacter pylori*の治療はGERDの症状を改善せず，悪化させる[18]。SOR **A**
- 内科療法にかかわらず逆流症状が後遺するときは，逆流に対する手術が考慮される。SOR **B**

▶ 長期治療

- GERDの多くの患者は，症状を減じるため長期にわたる治療が必要とされる。一度症状が落ち着けば，分泌抑制薬の量は効果が保てるかぎり減らされるべきである[17]。SOR **A**
- PPIの慢性的長期使用は効果的であり，H_2RAに比べて症状を改善できる[17),19]。

予後

- GERDは，喘息，歯牙酸蝕症，バレット食道，食道狭窄（図71-3），食道潰瘍，癌などを生じる。
- 内科療法を行わないと，中等度の食道炎はより重度の食道炎に進展する（10.5％），病状進行無しで再発する（60％），食道炎の症状を呈さない（29.5％）[20]。
- 病状進行の危険因子は，加齢，女性，内視鏡による初診で症状があること，食道裂孔ヘルニアがあること，*H. pylori*の感染がないことである[20]。

- バレット食道は食道腺癌の主要な原因であり，100万人あたり2人の割合で死亡している[21]。
- 逆流防止の手術は内科療法と同等に効果的であるが[22]，術後の患者の半数では依然として GERD に対して内科療法を要する[23]。

患者教育

- 喫煙と食事は胸焼けのトリガーとなりうるので，避けるべきである。
- 体重はコントロールすべきである。

【Osama Alsara, MD】
(吉井雅美 訳)

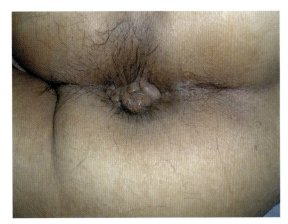

図72-1　有症状の外痔核。この患者は排便時の出血を主訴に来院した（Reproduced with permission from Richard P. Usatine, MD.）

72 痔核

症例

42歳の女性が肛門の圧迫感と時々排便時にトイレットペーパーに血液がつくとのことで受診した（図72-1）。彼女は長年便秘に苦しみ，最終の妊娠中から大きな痔核（hemorrhoid）を患っていた。診察で外痔核を確認した。

概説

痔は，肛門管の粘膜下にある血管の集まりのクッション（痔静脈叢の静脈瘤）である。腫脹，炎症所見があれば病的と判断される。

別名

- 痔（piles）。

疫学

- 西洋諸国では毎年，100万人以上が痔核に罹患している[1]。
- 全人口の5％の有病率と推定される[2]。
- 50歳以上の患者のおよそ半数は，痔核の症状を何度か経験している[2]。
- 白人で社会的・経済的な地位が高いほど罹患しやすい[2]。

病因／病態生理

- 3つの痔核クッション（上皮下結合組織，弾性組織，血管，平滑筋で構成）は，上・中直腸動脈と上・中・下直腸静脈の末端の吻合部を囲んで支持している[2]。痔核クッションは，充血させて肛門管を閉め，排便の際に肛門括約筋を保護し，直腸内に便を溜めている。
- 痔核組織は非常に敏感である。便が固形か，液体か，またはガスなのかを区別し，排便の必要を感じとる[2]。
- 痔核クッションの腫れは，痔静脈叢の拡張，腫脹による肛門圧上昇につながる（「危険因子」の項参照）。圧の上昇は括約筋を伸展，結合組織を弛緩し，肛門管より直腸組織を逸脱させる[2]。肛門粘膜の腫れは傷つきやすく，肛門出血となる。逸脱肛門粘膜は拘束，絞扼される。
- 痔核は歯状線（dentate line）との位置関係で分類される。
  - 内痔核は歯状線の上にあり肛門円柱上皮に覆われている（図72-2）。内痔核は体性感覚神経支配を欠く。

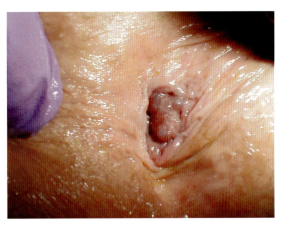

図72-2　大きな内痔核の脱出（Reproduced with permission from Charlie Goldberg, MD. Copyright © 2005 The Regents of the University of California.）

- 外痔核は歯状線の肛門側に発育（図72-1 参照）。重層扁平上皮に覆われ，下直腸神経からの体性神経支配を受けている。
- 痔核の重症度分類[1],[2]。
  - stage Ⅰ：腫脹と出血。
  - stage Ⅱ：時々の痔核の脱出。脱出するがすぐ戻る。
  - stage Ⅲ：常時，痔核の脱出があるが指で戻せる。
  - stage Ⅳ：還納困難な痔核（脱肛），通常は内・外痔核に急性の血栓，絞扼を伴う。

危険因子

- 痔核の家族歴。
- 便秘や下痢，排便に時間がかかる。
- 妊娠。
- 長時間の坐位，重いものを持ちあげる。

診断

■ 臨床所見

- トイレや排便後にトイレットペーパーで拭くときに鮮血がみられる（動静脈吻合により局所の酸素濃度が高いことに起因する）。

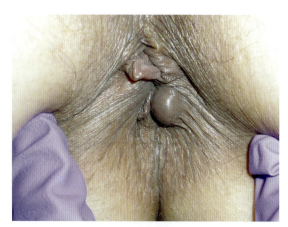

図 72-3　楕円形切開前の血栓性外痔核。5 時方向に外痔核がある
(Reproduced with permission from Yu Wah, MD.)

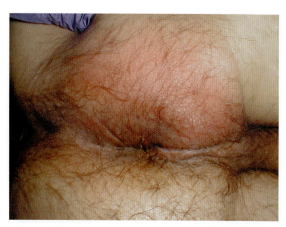

図 72-5　肛門周囲膿瘍。肛門周囲の紅斑が右殿部に広がっている
(Reproduced with permission from Charlie Goldberg, MD. Copyright © 2005 The Regents of the University of California.)

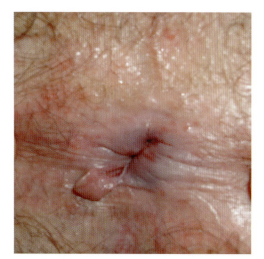

図 72-4　皮膚垂を伴う裂肛 (Reproduced with permission from Charlie Goldberg, MD. Copyright © 2005 The Regents of the University of California.)

- 肛門皮膚の突出や腫瘤（図 72-1 参照）。
- 血栓化すると鈍痛または強い痛みを感じる。
- 衛生状態，汚物，脱肛による汚れをコントロールできない。
- 脱肛により掻痒感を自覚。
- 視診と肛門鏡観察で診断する。
  - 肛門から出てきた腫脹した血管がみえる（図 72-1 参照）。
  - 肛門周囲の皮膚に掻破痕があることもある。
  - 痔核が血栓閉塞すると痛くかたくなり，肛門に紫色円形のふくらみがみえる（図 72-3）。壊死を伴えば，黒色化する。
  - 内痔核は，肛門鏡で歯状線の頭側で紫色の血管が拡張してみえる。
- 他には，古い血栓化した外痔核から余分な組織や皮膚垂（skin tag）（図 72-4）がみられることがある。

鑑別診断

- 肛門脱：同心円状のひだを有する全層性の腸管脱出で，青みを帯びた肛門周囲のかたい腫瘤を触れる。女性に多く（男性の 6 倍），他の骨盤底疾患（例：膀胱脱，排尿障害）が

原因のこともある。肛門腫瘤から出血する場合もある[1]。
- 尖圭コンジローマ（132 章「性器疣贅」参照）：血色がよく外側に増殖する腫瘤性病変で肛門周囲にみられる。病変は平坦なこともあれば，いぼ状であったり有茎性のこともある。
- 肛門腫瘤：S 状結腸から直腸にかけての腫瘤は，血便，テネスムス（便意を催した際の切迫感），かたい便がみられる。かたい腫瘤が，直腸診で認められる場合や直腸外側から発見される場合がある。
- 炎症性腸疾患（77 章「炎症性腸疾患」参照）：下痢や肛門からの出血，テネスムス，粘液便，しぶり腹がみられる。
- 感染徴候や膿瘍形成：やわらかい腫瘤で　赤い皮膚の下に波動を伴うことも多い（図 72-5）。蜂窩織炎を発症すると，皮膚は木のようにかたく感じられる。痔瘻が形成される場合や殿部に瘻孔が開口する場合がある。
- 裂肛：肛門に切創または裂創ができ，創部は肛門管まで上方に進展する。頻度が高く，全年齢層でみられる。裂肛は排便時に疼痛が増悪し出血もする（図 72-4 参照）。

治療

▶ 非薬物療法

- 痔核患者には，症状を早く改善するために食物繊維を多く摂取し，繊維質のサプリメントも場合によっては摂るようすすめる。7 つの小規模な無作為化比較試験（RCT）のコクランレビューでは，繊維質のサプリメント摂取群で 53％の患者が症状（例：疼痛，掻痒感，出血）を改善したと報告されている[3]。SOR Ⓐ
- 坐浴に関するエビデンスはない。

▶ 薬物療法

- ステロイド外用薬や坐薬 2 回/日の短期投与。SOR Ⓒ
- 血栓性外痔核，ニフェジピン 0.3％とリドカイン 1.5％の合剤 7 日間投与とリドカイン外用薬 7 日間投与を比較した 98 人の小規模 RCT では，前者が有意に疼痛を改善した（86％ vs 50％）[4]。14 日後の疼痛改善率は合剤群で 92％，リドカイン単独群で 45.8％だった。
- 便秘のために病状が悪化している場合は，湿潤性下剤と飲水励行を考慮する。SOR Ⓒ

処置

内痔核

- 治療法に関するエビデンスは，主に後ろ向き研究と症例集積研究のみである．
- stage Iおよびstage IIの痔核は硬化療法（テトラデシル硫酸ナトリウムなどの硬化剤を病変部位の粘膜下層に25 G針で1～5 mL程度投与）の適応がある[1]．しかし，硬化療法では合併症として術後疼痛が多くみられる（70%）．その他にも排尿障害，膿瘍形成，敗血症の報告例がある．リスクを下げるために1度の硬化療法で治療可能なのは2カ所までにすべきとレビューでは推奨されている[2]．再発率は30%と高い[2]．
- stage IIおよびstage IIIの内痔核ではゴム輪結紮術が適応となる．2本のゴム輪を内痔核にかけて，病変部位を虚血状態にして線維化させる．
  - 3手法をコクランレビューで評価すると，stage III内痔核に対する手術とゴム輪結紮術との比較において手術の方が症状緩和に優れているが，手術療法は術後疼痛，合併症，休職日数の増加にも関連している[5]．
  - 抗凝固薬服用症例では，出血のリスクが高くなるためゴム輪結紮療法は控える[2]．
  - 報告では成功率は50～100%であるが，十分な経過観察をするか否かで大きく変わる．4～5年間での再発率は68%である[2]．
  - 合併症はほとんどない（<1%）が，疼痛，膿瘍形成，排尿障害，出血，ゴム輪の外れ，敗血症などがある[2]．
- 軽度の内痔核では，赤外線凝固療法（IPC），バイポーラーでの電気焼灼，レーザー療法や低電圧直電法も考慮される．IPCは初回成功率88～100%である[2]．

外痔核

- 後ろ向き研究によると，血栓性外痔核には手術が最も有効とされる．再発率が低く（ある研究では6.5%），すみやかに症状は緩和される[6]．SOR B
- 発症48～72時間以内の急性発症の血栓性外痔核は，診察室や救急外来で安全に切除可能である．エピネフリン入りの薬剤で局所麻酔した後，楕円状に切開（肛門縁よりも中枢側，粘膜層より深くならないように）して，血栓性外痔核および周囲皮膚組織を摘出する．単切開や血栓除去は，疼痛改善にはよいが，治癒を目的とするには不適切である．術後は数時間　創部を圧迫止血する必要がある．
- 血栓性外痔核で手術しない症例に対して，肛門括約筋内へのボツリヌス毒素局注は，生理食塩水のそれと比較して術後24時間での疼痛改善に優れている[7]．

外科療法の紹介

- 手術には開放術式と超音波手術装置，リガシュアーシステム，超音波ガイド下痔核結紮術，環状粘膜切除術といった閉鎖式ある[2]．最終的に手術の適応となるのは5～10%である[2]．主な合併症としては，術後疼痛で2～4週間程度職場復帰が遅れることがある[2]．
- 手術適応．
  - 保存療法が無効（出血や症状が遷延する）[6]．
  - stage III，IVの痔核で症状が強い[6]．
  - 手術が必要な局所症状がある（例：裂肛，痔瘻）．
  - 患者の希望．
- stage IVの痔核には結紮切除術や環状粘膜切除術を考慮する．stage I～stage IIIの痔核に対する上記2種類の手術療法を比較した12本のRCTをまとめたコクランレビューで，粘膜切除術群で長期再発率が低いことが示された（治療必要数〈NNT〉17，再発は粘膜切除群で476症例中9例〈1.9%〉，環状粘膜切除群で479症例中37例〈7.7%〉）[8]．14本のRCTをまとめたメタ解析でも環状粘膜切除では再発率が高いことが示されている（オッズ比5.5）[9]．
- 肛門周囲への局所麻酔は術後疼痛管理に有用である[10]．SOR A
  - 麻薬では便秘になる可能性があるため，疼痛緩和にはアセトアミノフェンと非ステロイド性抗炎症薬（NSAIDs）またはCOX-2阻害薬を使用する．他の薬剤に関しては現時点ではデータがない[8]．SOR B
  - 環状粘膜切除術（stapled hemorrhoidectomy）は，他の手術手技と比較して疼痛緩和の面で有利である[8]．SOR A
  - 緩下薬やメトロニダゾールの術前投与は鎮痛の一助となりうる[8]．SOR A
- 合併症には，一過性の排尿障害（34%以内），感染症（まれ），出血（2%），排便困難（括約筋が傷害された場合），肛門狭窄，直腸脱があげられる．

予後

痔核の多くは自然治癒または薬物療法のみで軽快する．手術しなかった場合の再発率は5年間で10～50%程度，手術した場合には10%未満となる．

フォローアップ

- 血栓性外痔核切除後は，術後数時間の床上安静，1日3回の座浴（足を浴槽外に出した会陰部と殿部の入浴）を指導して下剤などで便をやわらかくし，局所麻酔や鎮痛薬の投与で疼痛コントロールに努める．SOR C　48～72時間後に再診として創部を確認する．
- 術後患者に関しても同様に術後1～2日間の床上安静，座浴を指導し，下剤などで便をやわらかくして十分な水分補給を心掛けてもらう．疼痛コントロールは前述したとおり．

患者教育

- 便秘の解消や長時間座って過ごすなどの増悪因子を避けるよう患者に伝える．
- ある観察研究によれば，ゴム輪結紮法を選択した場合，疼痛（1週間後には75%が疼痛はないものの7%では中等度から重度の疼痛が遷延），直腸からの出血（65%が手術当日，24%が術後1週間），そして満足度が低いこと（わずか59%の患者が施術に満足）が予想されるため，これら合併症に関してゴム輪結紮法を選択した患者には伝えておく[11]．
- 手術を選択または手術が推奨される患者には，感染，血栓閉塞，潰瘍化，失禁などの合併症の恐れがあると伝えておく．

【Mindy A. Smith, MD, MS】

（片山皓太　訳）

73 虚血性大腸炎

症例

87歳の女性が意識障害で救命センターに搬送され，原因不明の重症敗血症が判明した．ICUに入室し敗血症性ショックとして治療された．十分な輸液負荷にもかかわらず乳酸上昇が続いたため，腹部に感染源があると疑われた．腹部は膨隆し，蠕動音減弱，腹部X線では著明に拡張した大腸と気腫性腸管を伴う重症腸閉塞が認められた（図73-1）．家族との相談のうえ，腹腔鏡下試験開腹術が施行され，重症虚血性大腸炎のため壊死した大腸を確認し，これを切除した．しかし不幸なことに，この患者は多臓器不全のため術後6時間で死亡した．

概説

虚血性大腸炎（ischemic colitis）は腸管虚血のなかでも最も頻度の高い疾患である．大腸の虚血は，その部位の代謝に見合った血流がないことに起因する．血流低下は，閉塞や血管の攣縮，腸間膜血管系の灌流低下による．頻度が高い疾患ではないものの，この疾患は潜在的に命を脅かすものであると同時にその多くが高齢者に起こる．

疫学

- 複数の研究で，全人口における虚血性大腸炎の頻度は，4.5～44例/10万人・年と幅がある[1]．
- 虚血性腸炎は，1,000例の入院のうち1例を占める[2]．

病因／病態生理

- 血流は，局所の腸間膜血管系の解剖学的または機能的な変化によって規定される．
- 小腸と比較して，大腸の微小血管網は未発達なだけでなく，比較的厚い壁のなかに埋め込まれている．そのため，大腸はより虚血に晒されやすい[3]．
- 脾彎曲部やS状結腸直腸連結部は，「分水界」といい側副血行路が欠如しているため，大腸のなかでも最も脆弱な部位である．

危険因子

- 高頻度の素因や関連する症状は，ショック，長時間のランニングやサイクリングのような激しい運動，大動脈・腸骨動脈手術，冠動脈バイパス術（CABG），凝固亢進，心原性塞栓，心筋梗塞，血管炎，血液透析である[4]．
- 原因となる薬剤で最も頻度が高いのは，降圧剤（特に高齢者に対する投与は，血管拡張や灌流圧低下を引き起こす），利尿薬（脱水の原因となる），非ステロイド性抗炎症薬（NSAIDs）（細胞保護作用のあるプロスタグランジンを枯渇させ，血管収縮を引き起こすだけでなく直接的な毒性を持つ），ジゴキシン（直接的かつα作用による間接的な腸間膜の血管収縮の原因となる），経口避妊薬（凝固亢進につながる），昇圧剤（過度の血管収縮），そしてアロセトロン（セロトニン受容体の5-HT$_1$，5-HT$_2$受容体の活性化による血管収縮作用と重度の便秘による腸管内圧の増加）[4]．

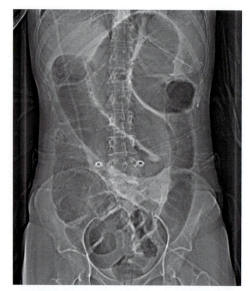

図73-1 気腫を伴う拡張した大腸がみられる虚血性大腸炎（Used with permission from Jerry Aben, MD.）

診断

▶ 臨床所見

病歴，症状

- 多くみられる症状は急性のしぶり腹と痙性の腹痛，病変部位の圧痛である[5]．
- テネスムスも多くみられ，鮮紅色または栗色の血液が混じた便が24時間以内に排泄される[5]．
- 出血量は通常軽度なことが多く，大量の下血便は虚血性大腸炎の診断にはあわない．
- 食欲低下や嘔気・嘔吐，腹部膨満はイレウスに関連する症状とされる．

身体所見

- 15％近くの症例で，腸管全層にわたる梗塞および壊死による腹膜刺激症状や敗血症性ショックの徴候を認める[6]．
- 病歴と身体所見，画像検査および内視鏡検査で診断が確定することがほとんどである．

▶ 検査所見

- 虚血の指標となる乳酸値，LDH，ALPが上昇し，やや遅れてアシドーシスを発症する．
- 上記のマーカーが高値の場合（白血球上昇も加えて）は組織の梗塞を示唆する．

▶ 画像検査

- 腹部単純X線検査は感度・特異度ともに高くないが，腎結石，イレウス，腸管閉塞，腸捻転，気腫性腹膜炎などの除外診断に有用である[7]．
- 注腸造影検査では，75％の症例で異常所見がみられる．そのうち拇指圧痕像（粘膜下浮腫を示唆する）が最も有名な所見ではあるが，これは非特異的な所見である．注腸造影より大腸内視鏡が診断に有効とされるが，それは粘膜変化に対して非常に感度が高く，生検が可能だからである[5]．
- CT所見は非特異的で，発症早期には異常所見がないことが多い．腸管周囲も含む区域性の壁肥厚が最も頻度の高い所見である．壁内気腫がみられれば，壁全層性の虚血また

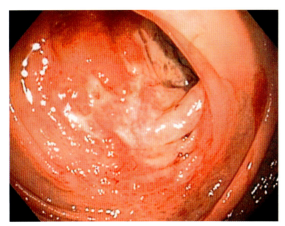

図 73-2　中等症例の内視鏡像（Reproduced with permission from McKean SC, Ross JJ, Dressler DD, Brotman DJ, Ginsberg JS. Principles and Practice of Hospital Medicine. New York, NY：McGraw-Hill；2012.）

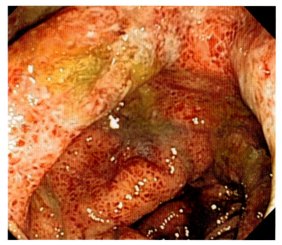

図 73-3　重症例の内視鏡像（Reproduced with permission from McKean SC, Ross JJ, Dressler DD, Brotman DJ, Ginsberg JS. Principles and Practice of Hospital Medicine. New York, NY：McGraw-Hill；2012.）

は梗塞を強く疑う[8]。
- 血管造影検査は，急性腸間膜虚血が疑われる場合を除いて推奨されない（鑑別診断の項参照）。
- 大腸内視鏡検査は，粘膜病変に最も感度が高く，必要に応じて生検が可能で，後日施行される血管造影検査に影響を与えない[5]。虚血性大腸炎では，区域性に病変がみられ，正常粘膜と異常粘膜との境界が明瞭という所見が特徴的で，典型的には直腸は正常であることが多い（図 73-2，図 73-3）。

▶ 組織学
- 組織学的には非特異的である。
- 組織像は，浮腫，腺管の変性，粘膜および粘膜下組織での出血，炎症細胞浸潤，肉芽組織，血管内血栓塞栓，壊死がみられる[9]。

▶ その他の検査
- 多くの専門家が常に推奨しているわけではないが，虚血性大腸炎患者に対して心原性塞栓の検索にはまだ議論の余地がある。
- 心原性であるなら心房細動，左房や左室内血栓，拡張型心筋症，弁の疣贅が原因として考えられる[10]。

鑑別診断
- 感染性腸炎は大量下痢便や腐乱臭のする便が特徴的であるが，これらの所見は虚血性大腸炎ではみられない。感染性腸炎の原因微生物は便培養で検出される場合がある。
- *Clostridium difficile* 腸炎：下痢が主な症状であり，腹痛やしぶり腹が随伴症状としてみられる。本疾患は入院患者や最近まで入院していた患者，最近抗生剤や制酸薬，化学療法を施行した患者に多くみられ，便中トキシン陽性となる（65 章「*Clostridium difficile* 感染症」参照）。
- 潰瘍性大腸炎（ulcerative colitis：UC）などの炎症性腸疾患（inflammatory bowel disease：IBD）：典型的には慢性経過をたどるため，病歴が非常に重要である。UC は若年者に多く，高齢者に多い虚血性大腸炎とは異なり，大腸の広範囲にわたって傷害される（77 章「炎症性腸疾患」参照）。
- 腸間膜虚血：急性発症で著しい腹痛を訴える患者で，触診で圧痛がなく腹膜刺激症状もない場合に疑わなければならない疾患である。腹痛は典型的には診察所見と不釣りあいで，腹部聴診で雑音が聞こえる場合がある。血便は発症後期になるまでみられないことが多い。
- 憩室炎：左下腹部に疼痛，圧痛を認めることが多く，CT での S 状結腸に限局した炎症所見が特徴的である（68 章「憩室炎」参照）。
- 大腸癌：意図しない体重減少という病歴，無痛性の下部消化管出血による鉄欠乏性貧血を呈することが多い（66 章「大腸癌」参照）。

治療

▶ 支持療法
保存的加療は，大腸に壊死や穿孔がない場合に適応となる。保存的加療の要点は以下のとおりである。
- 大腸への灌流を十分保つため補液して絶飲食で管理する。
- イレウスがある場合には，経鼻胃管を挿入する。SOR C
- 発熱の遷延，白血球上昇，腹膜刺激症状，下痢の遷延には注意して経過観察する。
- ヒトでの前向きの臨床データがないものの，逆行性感染や敗血症を最小限にするため，中等症以上の虚血性大腸炎には広域スペクトラムの抗生剤を用いる[11]。SOR C
  - 抗生剤は，グラム陰性菌や嫌気性菌を含めた腸管細菌叢をカバーする必要がある。
  - キノロン系とメトロニダゾールの併用またはカルバペネム系単独またはピペラシリン・タゾバクタム単独などの広域ペニシリン系が適切である。
- 下剤はまれに大腸穿孔を誘発するため使用を避ける。

▶ 外科療法
- 腹膜炎を併発する場合や保存的加療に治療抵抗性を示す場合があるため，虚血性大腸炎の約 20％の症例で手術が必要になる[12]。
- 腹腔鏡下手術では病的な腸管はすべて切除し，一期的吻合は避け人工肛門を作製する。
- 外科的切除にもかかわらず，梗塞腸管がある場合に死亡率は 50％ を上回ってしまう[13]。

予後

- 虚血性大腸炎は，活動期（血の混じった軟便），麻痺（イレウス）期，そしてショック期という自然経過をたどる。
- 死亡率は，非壊疽性大腸虚血（約6％）と壊疽性虚血（外科手術した場合で50～75％，保存的加療ではほぼ全例致死的となる）で大きく異なる[13),14)]。
- 重症の腸管虚血は，区域性の潰瘍性大腸炎や狭窄につながる。
- 動脈硬化，凝固亢進状態，血栓塞栓への対処や原因薬剤および激しい運動を避けるなどの対応で再発を防ぐことができる。

フォローアップ

- 重症の場合は，大腸内視鏡検査を定期的に行い，治癒過程または炎症の遷延または狭窄の進行度合いを確認する。
- 局所的な虚血性大腸炎患者で菌血症や敗血症が再発する場合は，結腸部分切除の適応となる。

患者教育

- 運動と腸管虚血：過度の運動（マラソンやトライアスロンなど）は腸管虚血と関連があり，適切な水分補給が重要である。

【Supratik Rayamajhi, MD】
（片山皓太 訳）

74 肝疾患

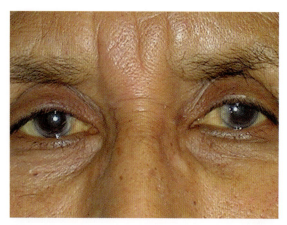

図74-1　64歳のヒスパニック系女性におけるPBCによる眼球結膜の黄染（Reproduced with permission from Javid Ghandehari, MD.）

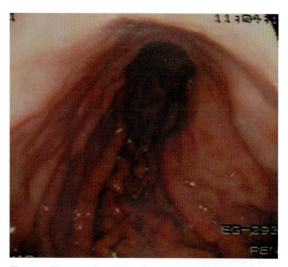

図74-2　図74-1と同一患者。肝硬変や門脈圧亢進症による二次性の食道静脈瘤（Reproduced with permission from Javid Ghandehari, MD.）

症例

全身倦怠感と皮膚掻痒感を主訴に64歳の女性が来院した。身体所見では，眼球結膜黄染があり，黄疸を認めた（図74-1）。採血では肝酵素上昇，特に血清アルカリホスファターゼ（ALP）とγ-グルタミルトランスペプチダーゼ（γ-GTP）が上昇しており，抗核抗体や抗ミトコンドリア抗体が陽性だった。肝生検で原発性胆汁性胆管炎（primary biliary cirrhosis：PBC）の確定診断となった。2カ月後，同患者が吐血のため来院した際，上部消化管内視鏡検査で門脈圧亢進症による食道静脈瘤が見つかった（図74-2）。

概説

肝疾患（liver disease）は，代謝性疾患，中毒，細菌感染，循環障害や悪性腫瘍など様々な原因で直接肝臓が障害されるか，胆管閉塞によるもの，またはその両方の3通りで引き起こされる。肝障害は，一過性の検査値の異常から致命的な多臓器不全まで多岐にわたる。

別名

以下に示すのは，いずれも肝疾患である。肝不全，肝機能低下，アルコール性肝炎，ウイルス性肝炎，肝硬変，肝細胞癌，胆汁うっ滞性疾患，肝線維症。

疫学

頻度の高い疾患

- 非アルコール性脂肪性肝疾患（nonalcoholic fatty liver disease：NAFLD）：全人口の10～30％を占め，現在，西洋諸国における肝疾患の原因としては最多である[1)]。90％の症例で明らかな原因（例：ウイルス性肝炎，アルコール性，遺伝性，薬剤性）のない肝酵素上昇があるとされる[2)]。
- アルコール多飲：人口の約5％がリスクに晒されているとされる。アルコール多飲者とは，1日2杯以上飲酒する女性や3杯以上飲酒する男性を指す[3)]。
- 薬剤性肝障害[4)]
  - 肝細胞障害型の原因薬剤には，フェニトイン，カプトプリル，エナラプリル，イソニアジド，アミトリプチリンやイブプロフェンが含まれる。
  - 胆汁うっ滞型の原因薬剤には，経口避妊薬，エリスロマイシン，ニトロフラントインが含まれる。
  - 混合型原因薬剤には，アザチオプリン，カルバマゼピン，

スタチン，ニフェジピン，ベラパミル，アモキシシリン・クラブラン酸やST合剤が含まれる。
- 感染症：ウイルス性肝炎，伝染性単核球症，サイトメガロウイルス，コクサッキーウイルスが最も頻度が高い。ウイルス性肝炎には以下が含まれる。
  - A型肝炎：29～33％程度の患者がA型肝炎に罹患したとされるが，慢性化することはない[5]。罹患率は近年低下しており，米国で2009年には1,987例の報告があり，9,000例程度の罹患があったと推定されている[6]。
  - B型肝炎：米国では献血ボランティアの5～10％程度の人が先行感染しており，そのうち1～10％程度が慢性B型肝炎に進行する[5]。最大140万人が慢性B型肝炎に罹患しているとされる[6]。
  - C型肝炎：米国では全人口の1.8％がC型肝炎に罹患しているとされ，そのうち50～70％が慢性C型肝炎に進行し，80～90％は慢性的な感染状態にあるとされる[5]。約390万人が慢性C型肝炎に罹患している[6]。
  - D型肝炎：感染経路は，感染した血液を媒介とするかB型肝炎と重複感染または同時に感染する[6]。
  - E型肝炎：発病は，衛生設備が整っていない国での汚染された下水道に関連するとされる[6]。

やや頻度の低い疾患

- 遺伝性疾患：ウィルソン病（胆汁中への銅排泄障害で銅毒性を認める。常染色体劣性遺伝で，4万人に1人が罹患），ヘモクロマトーシス（鉄貯蔵に関する疾患，10人中1人がヘテロタイプのキャリアで0.3～0.5％が発症する），a_1-アンチトリプシン欠損症（常染色体劣性遺伝で慢性閉塞性肺疾患〈COPD〉に罹患している患者の1～2％程度みられる）。
- 自己免疫性肝炎：米国では慢性肝疾患患者の11～23％を，肝移植患者の約6％を占める[7]。
- PBC（世界で10万人あたり約5人が罹患）：原因不明だが細胆管の炎症性破壊が特徴で徐々に肝硬変になる（図74-1，図74-2参照）。

病因／病態生理

肝疾患を理解するためには，その解剖と機能を簡単に理解する必要がある。
- 肝動脈（20％）と門脈（80％）が肝臓の栄養血管である[3]。肝臓は機能的には多数の肝小葉からなり，肝小葉も3つの区域に分けられる[3]。
  - 区域1：門脈域は肝動脈と門脈の両方の血流の入口で肝小葉の辺縁。
  - 区域2：肝細胞と類洞は血液が灌流する。
  - 区域3：中心静脈域は肝静脈血が流入する。
- 肝臓の多くを構成している肝細胞は，蛋白質の合成（例：アルブミン，凝固因子），胆汁の生成と運搬（例：胆汁酸，コレステロール），栄養素の調整（例：血糖，脂質，アミノ酸），尿や胆汁として排泄するための代謝および脂溶性物質の抱合（例：ビリルビンや薬剤）という必要不可欠な機能を有している[3]。
- 肝疾患には基本的に2つの型，および2つの混合の型がある[3]。
  - 肝細胞障害型：肝臓が直接傷害され，炎症や壊死がみられる。アルコール性肝炎やウイルス性肝炎がその例である。
  - 胆汁うっ滞型（閉塞性）：胆汁排泄が阻害されることによる。胆石症や悪性腫瘍，PBC，いくつかの薬剤性肝障害がこれにあたる。
  - 混合型：上記2つが同時に起こる場合がある。たとえば，ウイルス性肝炎や薬剤性肝障害で胆汁うっ滞型肝障害が起こった場合などが例としてあがる。
- 肝硬変とは不可逆的肝細胞障害で肝細胞が壊死した状態であり，肝臓は線維化し血管床の不均衡が生じる。この状態が門脈圧亢進症を引き起こす。
- NAFLDは，肝細胞の脂肪変性（肝細胞に脂肪が沈着）から非アルコール性脂肪性肝炎（nonalcoholic steatohepatitis：NASH），肝硬変まで含む多様な病態である[2]。NAFLDでは，インスリン抵抗性が強く遊離脂肪酸が多く存在するため，肝臓がそれを取り込み脂肪変性が起こる。アルコール依存症の場合でも同様のことが起こっている。脂肪酸は，酸化ストレスや過剰な炎症性メディエーター，アポトーシスが引き起こされる炎症を惹起する。そしてそれがNASHにつながり，ひいては肝線維化や肝硬変（NASH患者の20％が肝硬変になる）へとつながっていく[2]。

危険因子

- 肝疾患の危険因子は以下のとおりである[3]。
  - アルコールや違法薬物の静注。
  - 薬剤（例：経口避妊薬）。
  - 個人の性的趣向。
  - 低開発国への渡航。
  - 汚染された食物（例：貝）への曝露，肝疾患患者との接触（針刺し事故など）。
  - 家族歴。
  - 1992年以前の輸血。
- 肥満やメタボリックシンドロームはNAFLDやNASHの重症例の危険因子とされる。

診断

肝疾患の診断のゴールは，病因や重症度，急性なのか慢性なのか，急性期なのか慢性期なのかを含めた病期分類，肝硬変の有無，肝硬変があるのであればその程度を明らかにすることである。

▶ 臨床所見

- NAFLDの患者は症状がないことが多い。
- 肝疾患の患者の症状には，全身倦怠感（最も多くみられ，特に労作後に多い），脱力，食欲低下，嘔気が含まれる。
- 皮膚病変[3]。
  - 黄疸（閉塞性の徴候）：眼球結膜や舌下に最も多くみられる。後者は特に皮膚の色が濃い患者には有効である。黄疸は血清ビリルビンが2.5 mg/dLを超えないとみられない。それよりも早期には褐色尿（紅茶の色）を認め，後期になると白色便を認めるようになる。褐色尿のない黄疸は間接ビリルビン血症に由来することが多く，ジルベール症候群や溶血性貧血でみられる。
  - 手掌紅斑：急性疾患でも慢性疾患でもみられるが，健常者や妊婦でもみられる（図74-3）。
  - くも状血管腫（放射状に蛇行する皮膚の動脈毛細血管拡張）：急性疾患でも慢性疾患でもみられるが，健常者や妊婦でもみられる（図74-4）。

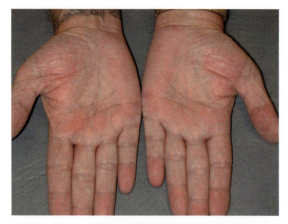

図74-3 アルコール依存症が原因の肝硬変の男性にみられた手掌紅斑 (Reproduced with permission from Richard P. Usatine, MD.)

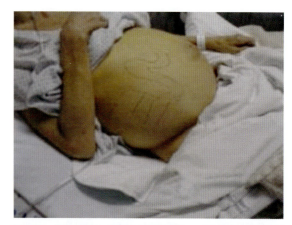

図74-6 黄疸と腹水。写真内の線は濁音、つまり腹水の部位を示しており、管腔構造は腸管を、点線は腹水と腸管の境界をあらわしている (Reproduced with permission from Charlie Goldberg, MD. Copyright © 2005 The Regents of the University of California.)

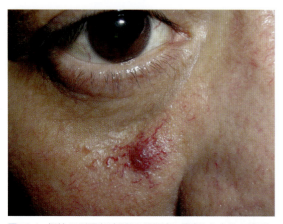

図74-4 慢性C型肝炎が原因の肝硬変に罹患した女性の顔面にできたくも状血管腫 (Reproduced with permission from Richard P. Usatine, MD.)

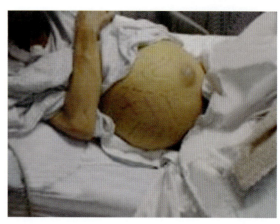

図74-7 患者が右を向くと腹水と腸管の境界は上方に移動する。これがshifting dullnessである (Reproduced with permission from Charlie Goldberg, MD. Copyright © 2005 The Regents of the University of California.)

- 腹水の存在は打診でshifting dullnessで疑われる（腹水は下方に存在し、ガスのある腸管は上方に浮いている状態となる。腹水があれば、鼓音〈腸管ガス〉と濁音〈腹水〉の境界が、臥位から側臥位に態勢を変えると移動する）（図74-6、図74-7）。
- 右上腹部痛（肝臓のグリソン鞘が牽引される、または刺激されることによる）が、同部位の圧痛とともにみられる。腹水がある患者で疼痛と発熱がみられれば、特発性細菌性腹膜炎（spontaneous bacterial peritonitis：SBP）を考慮する。
- 肝脾腫（うっ血性の脾腫は門脈圧亢進症による）：肝硬変や静脈閉塞性疾患、悪性腫瘍、アルコール性肝炎の患者にみられる[3]。
- 男性ではエストロゲン過剰状態になるため、女性化乳房（図74-8）、睾丸萎縮などの症状がみられる。
- 肝疾患に特異的な身体所見には、以下があげられる。
  - カイザー-フライシャー輪：角膜縁に褐色の銅色素が沈着したもの。ウィルソン病でみられる（図74-9）。
  - 皮膚の色素沈着（灰白色/褐色）、糖尿病、多発関節痛、うっ血性心不全、性腺機能低下症はヘモクロマトーシス

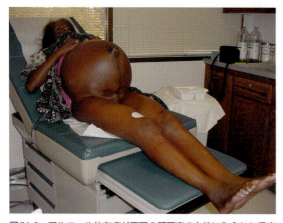

図74-5 アルコール依存症が原因の肝硬変の女性にみられた重度の腹水貯留。腹腔内圧上昇により臍ヘルニアをきたしている (Reproduced with permission from Richard P. Usatine, MD.)

- 擦過傷：強い掻痒感によるものだが、急性閉塞性疾患やPBCのような慢性胆汁うっ滞性疾患で認められる。
- 明白な紫斑：C型肝炎や慢性B型肝炎でみられる。
- 腹部膨隆：腹水貯留（腹腔内の過剰な液体貯留）に伴うもの（図74-5）。

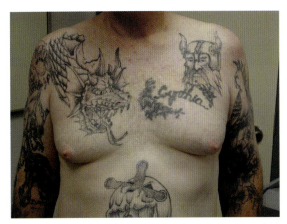

図74-8　アルコール依存症が原因の肝硬変の男性にみられた女性化乳房（Reproduced with permission from Richard P. Usatine, MD.）

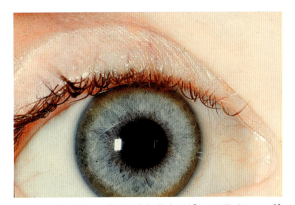

図74-9　ウィルソン病でみられるカイザー-フライシャー輪（Reproduced with permission from Marc Solioz, University of Berne.）

でみられる。
- 肝細胞癌や転移性肝腫瘍では悪液質，るいそうがみられ，肝臓はかたく腫大する。
- 肝疾患が進行すると，筋肉が萎縮し腹水貯留，浮腫，腹壁静脈怒張（例：メズサの頭。臍部から放射状にみられる腹壁静脈の怒張），掻き傷，肝疾患患者の特徴的な芳香（甘いアンモニア臭），羽ばたき振戦（手を伸ばしたときにブルブル震える）や意識障害，昏迷，昏睡がみられる[3]。
- 肝不全は，肝性脳症の徴候や症状がみられるが，睡眠障害や人格変化，易怒性，意識緩慢から始まる[3]。意識障害や見当識障害，昏迷は，前述した所見に加えて後期に出現する。

▶ 検査所見

- ビリルビン，アルブミン，アラニンアミノトランスフェラーゼ（ALT），アスパラギン酸アミノトランスフェラーゼ（AST），γ-GPT，ALPで初期評価する[3]。表74-1 では，肝胆道系酵素のパターン別に鑑別診断と診療方針を示した。
- 肝細胞障害型の肝障害が短期（6 ヵ月未満）で起これば（表74-1 参照），感染，薬剤性，ウィルソン病を念頭に検索する。
- 胆汁うっ滞型（表74-1 参照）の肝障害が急性（短期）でみられれば，胆道を閉塞する胆石や腫瘍，PBC や胆嚢炎を考慮する。
- 混合型（ALT↑，ALP↑）や肝細胞障害型の肝障害が長期（6 ヵ月以上）に続けば（表74-1 参照），ヘモクロマトーシスやウィルソン病，α_1-アンチトリプシン欠損症を考慮する。急性疾患の原因の多くが慢性的な肝障害の原因にもなるため，B 型肝炎や C 型肝炎，自己免疫性肝炎，アルコール性肝炎，薬剤性肝障害，解剖学的異常などは検索しておく。
- 胆汁うっ滞型の肝障害が長期にみられれば，原発性硬化

表74-1　肝障害のパターンと検査項目，鑑別診断，検索項目

肝障害のパターン	AST	ALT	ALP	γ-GPT	T-bil	鑑別診断	検索項目
急性肝細胞障害型	↑	↑↑	正常	↑	正常	A・B・C 型肝炎 自己免疫性肝炎 伝染性単核球症 ウィルソン病 タイレノール中毒 アルコール性肝炎 薬剤性	肝炎検査 抗核抗体，抗平滑筋抗体 monospot test セルロプラスミン値 尿中銅濃度 タイレノール濃度 アンモニア濃度 飲酒歴 尿中トライエージ 内服歴
急性胆汁うっ滞型	正常	↑	↑↑	↑↑	↑	胆石 肝腫瘍や胆道系腫瘍 脂肪肝 胆管拡張 原発性胆汁性肝硬変 原発性硬化性胆管炎	超音波検査 MRI MRCP 抗ミトコンドリア抗体 ERCP および生検
慢性肝細胞障害型	↑	↑↑	正常	正常	正常	B・C 型肝炎 ヘモクロマトーシス ウィルソン病 α_1-アンチトリプシン血症	肝炎検査 鉄飽和度とフェリチン セルロプラスミン 尿中銅濃度 α_1-アンチトリプシン値
慢性胆汁うっ滞型	正常	↑	↑↑	↑↑	↑	原発性硬化性胆管炎	抗ミトコンドリア抗体 p-ANCA 超音波検査 MRCP ERCP

ALP：アルカリホスファターゼ，ALT：アラニンアミノトランスフェラーゼ，AST：アスパラギン酸アミノトランスフェラーゼ，γ-GPT：γ-グルタミルトランスペプチダーゼ，T-bil：総ビリルビン，ERCP：内視鏡的逆行性胆道膵管造影，MRCP：磁気共鳴胆道膵管造影，p-ANCA：核周囲型抗好中球細胞質抗体

性胆管炎(primary sclerosing cholangitis：PSC)を考慮する(表74-1 参照)。
- NAFLDの症例では，ALTとASTは，通常，正常上限の4倍以下で，ALT優位[2]。
- ビリルビン，アルブミン，プロトロンビン時間(PT)，腹水，肝性脳症はChild-Pugh分類の項目となっており，この分類は肝硬変患者における生存率や合併症の有無など予測するのに使われてきた。肝移植の適応を判断するに用いられる[8]。他の指標に末期肝疾患モデル(MELD)があるが，これはPT-INR，血清ビリルビン値，血清クレアチニン値からなる。末期肝疾患の死亡率の予測に優れているとされ，肝移植の優先順位を決めるのに用いられる[9]。2007年，MESO index(MELDと血清ナトリウム値との比)が発表され，ナトリウム値で補正することで非代償性肝硬変患者における予後予測が，MELD単独の場合と比較してより正確になった[10]。
- 腹腔穿刺を施行して腹水中の多核白血球が250個/mmであれば，SBPが疑われる[5]。
- 慢性B型肝炎の症例において侵襲度の高くない検査で肝線維化および炎症の評価ができる。そのため，肝生検をする場面は限られてくる。血清マイクロRNAは，B型肝炎ウイルス(HBV)感染の非侵襲的なマーカーとして有用だろう[11]。ASTと血小板との比率(aspartate aminotransferase-to-platelet ratio index：APRI)は，新しい指標で，C型肝炎における肝線維化を比較的正確に示すとされる。これらの知見のために慢性C型肝炎では，肝生検の適応は限られる[12]。
- HBe抗原(HBeAg)陰性の症例における肝臓の線維化に関する研究によれば，ALP，アルブミン，血小板を変数としたROC曲線下面積は，training groupで0.91，validation groupで0.85だった[13]。
- 肝臓の炎症の評価に最も優れたモデルは，年齢やHBV DNA量，AST，アルブミンを変数としたもので，そのROC曲線下面積はtraining groupで0.93，validation groupで0.82となる。HBeAg陽性の症例においては，肝線維化を正確に予測する因子はないとされているが，炎症を予測するという点でASTが有用とされ，そのROC下面積は0.87である。

▶ 画像検査

超音波検査は最もNAFLDを検出するのに優れている。脂肪変性が30％以上あれば最も正確に検知する。肝臓の弾力性は線維化の重症度を判定するのに有用である[2]。MRIは，脂肪変性の程度が低くても(3％程度)検出できる。重症度判定には生検が必要だが，NAFLDは病歴や血液検査，画像検査で診断する。

▶ 生検

原因不明の急性疾患の診断や慢性疾患(例：慢性B型肝炎，慢性C型肝炎)における重症度や予後判定のためには，肝生検がゴールドスタンダードとなる。

治療

肝疾患の治療方針は，その原因，疾患活動性，重症度によって決まる。
- NAFLD/NASH：組織学的に改善がみられるかは不明だが，食事療法や運動療法が肝機能を改善させるといわれてきた[2]。肥満に対する薬物療法や減量手術などの治療もまた有効とされる。NAFLDは心血管系のリスクを増加させる[1]ため，高血圧や脂質異常症などの他の危険因子の治療介入が必要である。インスリン抵抗性改善薬のメトホルミンやチアゾリジン，スタチンがNAFLDに有効かどうかはわかっていない。
- アルコール性肝硬変：禁酒と支持療法が重要である。アルコール性肝炎は，MDF(Maddrey discriminant function)に基づきグルココルチコイドやペントキシフィリンなどで治療する[14]。
- 薬剤性肝障害：被疑薬を中止する。スタチン内服患者では，症状がない場合の肝機能チェックはもはや推奨されない。スタチンを中止すれば，2カ月以内にトランスアミナーゼ値は改善することが多い。あるスタチンで肝機能悪化がみられた場合には，同薬の低用量での使用や他のスタチンを開始して対応する[15]。
- ウイルス性肝炎：A型肝炎や急性B型肝炎は支持療法となる。患者の多くが特別な治療をしなくても改善する。慢性B型肝炎は抗ウイルス療法(インターフェロン)や核酸アナログのラミブジン，非環式核酸アナログのアデホビルで治療する[5],[16]。C型肝炎は，現在，ペグインターフェロンとリバビリンで治療する[5]。慢性B型肝炎患者でA型肝炎に対する抗体がないものに関しては，6～18週間あけて2回のワクチン投与が推奨されている[15]。慢性C型肝炎患者でA型およびB型肝炎に対する抗体がないものに関しても，それら2つのワクチン接種が推奨されている。SOR❸ B型肝炎に母体が感染している場合，新生児には出生時に抗HBsヒト免疫グロブリンとHBワクチンを投与し，その後のワクチン投与を完遂させることが重要である[15]。SOR❹
- ウィルソン病：酢酸亜鉛(1回50 mg，1日3回)単独，またはトリエンチン(キレート剤，1回500 mg，1日2回)で治療する[17]。
- ヘモクロマトーシス：1週間に1～2回ほど瀉血をする。
- PBCでは，組織学的な進行度にかかわらず肝機能異常がある場合はウルソジオール(13～15 mg/kg/日)単剤で治療し，進展すれば肝移植が唯一の治療となる[18],[19]。SOR❹ 7本の研究をまとめたメタ解析では，ウルソデオキシコール酸投与は，肝移植の頻度を有意に減少させる(オッズ比0.65，p=0.01)，わずかに死亡率や肝移植となる転帰を減少させるとの結果が得られた[20]。コレスチラミンは皮膚掻痒症に対して使用される[20]。
- 自己免疫性肝炎：ステロイド単独やアザチオプリンの併用で加療する。自己免疫性肝炎患者で肝硬変に至っていない場合にブデソニドを経口投与のうえ，アザチオプリンと併用することで，ステロイドの副作用を最小限にして寛解導入および維持ができる[21]。

肝硬変時のマネジメント

- 腹水コントロールには塩分制限(1日の食塩摂取2 g)，低ナトリウム血症であれば飲水制限(1日の飲水量1,000 mL)，電解質異常を避けるために作用の弱い利尿薬(スピロノラクトン100～400 mg/日)で治療し，フロセミド(40～160 mg/日)の併用を考慮する[18]。SOR❹
- SBPに対してはエンピリックな抗生剤投与(例：セフォタキシム2 g，8時間ごと)を行う[22]。SOR❹
- 門脈圧亢進症にはシャント術を考慮する。

予防／スクリーニング

- 体重増加を防ぎ，閉塞性睡眠時無呼吸症候群や糖尿病を治療することでNAFLDの発症を予防できる可能性がある。
- アルコール依存者を診断するには質問表――たとえば，CAGE（飲酒量を減らさないといけないと思ったことがありますか〈cutting〉，他人からの飲酒に関する非難を聞いて気に障ったことがありますか〈annoyance〉，自分の飲酒が悪いと思ったことはありますか〈guilt〉，「迎え酒」をしたことはありますか〈eye-opener〉），AUDIT（Alcohol Use Disorders Identification Test）を用いてスクリーニングする。アルコール依存患者には，カウンセリングとともに禁酒をすすめ，ナルトレキソンやアカンプロサートでの治療を考慮する[23]。
- A型肝炎の予防に，食品には気を配りリスクの高い国への渡航は控える。
- B型肝炎に関しては，リスクの高い行為や血液への曝露を避けること，リスクが高い患者へのワクチン接種が推奨されている。感染した検体に曝露後の抗HBsヒト免疫グロブリン予防投与や傷口の洗浄も推奨されている[24]。
- 初回の妊婦健診でHBV感染のスクリーニングをする[25]。慢性肝疾患の患者にはA型肝炎とB型肝炎のワクチン接種をするべきである[26]。
- C型肝炎のリスクは，違法薬物の静注や入れ墨を避け，安全な性交渉をすることで減少させることができる。1945～1965年までに生まれた米国民のHCVの感染頻度が高いことから，米国疾病管理予防センター（CDC）は，その時期に生まれた市民を対象にHCVのスクリーニングを受けるよう推奨している。
- 軽度肝酵素上昇（正常上限の5倍未満の上昇）の患者にはB型およびC型肝炎のスクリーニングをする[27]。

予後

- NAFLDの30％の症例で5年以上かけて組織学的に線維化が進み，約3％の症例で肝硬変にまで進行する[2]。NASHの症例では，15～20％の症例で肝硬変に進行する。死亡原因は心血管疾患，癌（肝細胞癌を含む），肝関連疾患である。肝細胞癌の再発はNASHの症例で多くみられる[2]。
- アルコール性肝炎の疑いが強い患者はMDFで層別化すると予後不良群となる。飲酒を続けると病状が進行する[23]。
- B型肝炎は，そのほとんどが一定の期間を過ぎれば自然寛解する。B型肝炎表面抗原（HBsAg）は，その発症から6カ月間は陽性となり，患者はB型肝炎キャリアとなる。感染の状態を確認するためにHBsAgを12カ月目に検査する[24]。
- C型肝炎はB型肝炎よりも慢性化しやすい。約50～80％の患者で慢性化する。感染から肝疾患，肝硬変に進行するには平均21年とされる。20～30％の症例では，感染から5～7.5年で肝硬変に進行する。genotype 1やgenotype 4よりもgenotype 2またはgenotype 3の方が治療反応性はよい[24]。
- 自己免疫性肝炎患者の約50％は，無治療で5年以内に死亡する。ステロイドで治療すれば寛解が得られ，健常者と同等の期間生存できる[7]。罹患者の多くは，3カ月以内に完全寛解に至るが，長期間または生涯にわたって免疫抑制療法が必要となる。この治療は忍容性が高いとされ，コントロールがうまくいけば長期の生存期間が見込める[28]。
- 肝硬変や糖尿病がなければ，ヘモクロマトーシスの症例で瀉血をすれば肝障害の進行を防ぐことができ，患者は健常者と変わらない人生を送ることができる[29]。
- PSCは進行性の疾患で，肝移植まで無症候性なら18年，症候性なら8.5年の期間がある[30]。

フォローアップ

- 肝細胞癌のリスクの高いB型肝炎キャリア（例：45歳以上の男性で肝硬変を合併し，肝細胞癌の家族歴があるもの）は，定期的なα-フェトプロテインと腹部超音波検査でのフォローアップが必要である[16]。SOR C
- SBPに罹患して治癒した患者は，ノルフロキサシンまたはST合剤の長期予防投与が必要である[22]。SOR A

患者教育

- 肝疾患の患者には，飲酒や肝障害を避けるようカウンセリングを受けてもらう。鎮痛には，アスピリンの使用を避けアセトアミノフェンの低用量服用（1日2g）とする。
- 感染性の肝疾患に罹患している患者には，節酒や安全な性交渉，針の回し打ちを避けることなどを強調しておくべきだろう。B型肝炎に免疫がない，または未感染の場合は，ワクチン接種とともに性交歴や家族構成を聞いておくべきだろう[16]。SOR A

【Mindy A. Smith, MD, MS／Angie Mathai, MD】
（片山皓太 訳）

75 急性膵炎

症例

3時間前からの激しい上腹部痛にて来院した45歳の女性。24時間前には右上腹部（RUQ）の軽い間欠痛だったが，そのあとに背部にも放散する急性発症の激しい上腹部痛が続いたという。身体所見では，バイタルサインに異常はなく，上腹部正中に筋性防御を伴った再現性のある圧痛を認めた。

採血では，血清アミラーゼが1,250で血清リパーゼが1,800だった。超音波で総胆管拡張とファーター乳頭に嵌頓した結石を認めた。女性は輸液負荷とモルヒネ静注で治療された。緊急で内視鏡的逆行性胆道膵管造影（ERCP）が施行され，結石を確認して内視鏡的に排石された。女性の痛みはすみやかに改善し，血清アミラーゼとリパーゼも正常化した。

概説

膵炎（pancreatitis）とは，膵臓の炎症性疾患である。

疫学

- 米国では，急性膵炎の入院症例は年間20万例である[1]。
- そのうち80％は軽症例であり，20％は死亡率の高い合併症を有する症例である[1]。
- 急性膵炎の患者の4％は，入院後92日以内に死亡する（2％は14日以内）[2]。

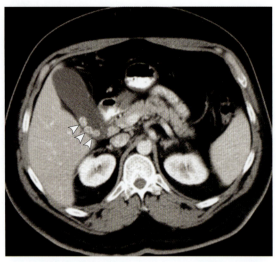

図75-1 胆囊内に非閉塞性の石灰化していない結石を3つ認めるCT像。通常，胆囊結石は石灰化していない(Reproduced with permission from Gary Ferenchick, MD.)

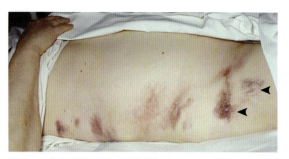

図75-2 出血性膵炎でみられるグレイ-ターナー徴候。この症例は40歳女性で，5日間で進行した心窩部痛を主訴に来院。身体所見上，血圧低値で腹部は板状硬，右側腹部に斑状出血を多数認めた。緊急開腹術が施行され，膵臓はやわらかく大網は脂肪壊死し，赤褐色の腹水を認めた。側腹部の斑状出血(グレイ-ターナー徴候)は，膵炎に特異的ではない。外傷や血管系の病変でなければ，斑状出血は後腹膜または腹腔内出血で認められる。このため，上図は後腹膜出血の可能性もあるわけである。斑状出血が片側または両側の大腿前外側，鼠径靱帯直下に認められればフォックス徴候という。斑状出血(矢頭)は，血性腹水が閉鎖筋膜や腸骨筋に沿って腹腔外をつたってできたもので大腿上部の皮下出血になったと考えられる(Reproduced with permission from Fred HL, van Dijk HA. Images of Memorable Cases：50 Years at the Bedside. Houston, TX：Long Tail Press/Rice University Press；2007.)

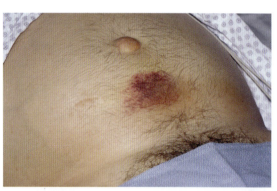

図75-3 急性膵炎でみられるカレン徴候。この症例は36歳男性で，4日前の飲酒後からの強い心窩部痛を訴えて来院した。血清アミラーゼは821 U/Lで，腹部CTでは膵臓，大網，周囲腹膜に強い炎症を認めた。急性膵炎では，腹部正中の臍部から恥骨結合の間に斑状出血を認める(カレン徴候)。斑状出血は膵炎に特異的ではなく，外傷や血管系の病変でなければ，後腹膜出血や腹腔内出血でも認められる(Reproduced with permission from Fred HL, van Dijk HA. Images of Memorable Cases：50 Years at the Bedside. Houston, TX：Long Tail Press/Rice University Press；2007.)

病因/病態生理

- 胆石(図75-1)やアルコールが最も重要なリスクである(～80％)[1]。他の原因は以下のとおりである。
  - 薬剤性(～1％，テトラサイクリン，フロセミド，サルファ剤，サイアザイド，エストロゲン)。
  - 膵管閉塞を伴う膵臓腫瘍。
  - 高トリグリセリド血症(通常＞1,000 mg/dL)。
  - 副甲状腺機能亢進症による高カルシウム血症。
  - ERCP後(～5％の症例でERCP後30日以内に膵炎を発症する)。
  - 膵胆管の先天異常。
    ・膵管融合不全(背側と腹側膵管の結合不全で膵管閉塞につながる。これは，通常であれば膵液の排泄を妨げ膵管の圧の上昇を引き起こす〈例：膵管内圧上昇〉)。
    ・膵管融合不全は健常者の5％にもみられ，その少数が膵炎に罹患する。
  - 原因不明の再発を繰り返す膵炎に関しては遺伝素因を考慮する。PRSS1遺伝子の変位がトリプシノーゲンの機能を増加させ，活性のないトリプシンの活性化を引き起こす。PRSS1の変異は常染色体優性遺伝である。
  - 特発性が20％を占める[1]。
- 膵細胞でのトリプシンの不適切な活性化や膵臓内の活性化したトリプシンの分解阻害が，膵細胞の自己分解や炎症につながる[2]。
- 膵酵素は血管内に分泌され，サイトカインやTNFの分泌を亢進させ，全身性炎症反応症候群(systemic inflammatory response syndrome：SIRS)につながる[2]。
- 胆石による閉塞は膵管内圧の増加につながり，膵酵素の活性化を引き起こす。

診断/スクリーニング

▶ 臨床所見

病歴，症状
以下の症状を問診する。

- 痛みの部位：膵炎は心窩部または右上腹部痛の原因となる。
- 痛みの発症様式や持続時間。
  - 胆石性膵炎の痛みなら突然発症。
  - アルコール性膵炎の痛みならより緩徐に発症。
  - 膵炎の痛みは，通常は急性発症で遷延する。
- 痛みの放散：背部に放散。
- 嘔気・嘔吐：膵炎ではよくみられる。

身体所見
以下の所見をとる。

- 心窩部や右上腹部の圧痛。
- 側腹部(ターナー徴候，グレイ-ターナー徴候〈図75-2〉)や臍周囲(カレン徴候〈図75-3〉)の斑状出血がみられるのは3％未満の症例であるが，これらの所見は高い死亡率(～40％)に関連している。

▶ 検査所見
- 血清アミラーゼが、正常値の3倍以上であれば、膵炎に矛盾しない。
  - アミラーゼは、発症から数時間で上昇し5日以内に正常範囲内になる。
  - 急性膵炎の20％の症例ではアミラーゼが入院時に正常範囲とされる。アミラーゼの急速な腎臓からの排泄が原因とされる。
  - マクロアミラーゼ血症、腎機能低下（アミラーゼの腎臓からの排泄低下）、唾液腺炎（ムンプス、耳下腺炎）、上部消化管穿孔や胆嚢炎などの他の腹部炎症性疾患では血清アミラーゼ値は偽陽性となる。
  - マクロアミラーゼ血症では、血中アミラーゼは高値であるが、尿中のそれは低値である。
- 血清リパーゼは、アミラーゼよりも高値になり長期間高値が続く。

▶ 画像検査
- 急性腹症では、局所の腸閉塞が認められる可能性がある。
- 腹部CTは、膵炎の診断に関して感度と特異度はともに90％である。
  - CTは胆石の同定や他疾患の除外に有用である。
- 腹部超音波は、胆石や胆泥、胆管拡張の同定により感度が高い。

鑑別診断
- 胆管炎：右上腹部痛、発熱、黄疸、ビリルビン＞4、AST＞1,000。
- 急性胆嚢炎、胆石疝痛：心窩部や右上腹部痛、右肩や肩甲骨への放散痛、肝酵素上昇。
- 腸閉塞：疝痛、画像検査で腸閉塞所見。
- 大動脈解離：突然発症、疼痛は下肢へ放散することもある。
- 上部消化管（消化性潰瘍病変）穿孔：右上腹部または心窩部痛、突然発症、腹腔内のfree air、胆嚢炎に似ることがある。
- 肺・胸膜疾患：胸膜痛が強い訴えであれば考慮する。
- 肝炎：倦怠感、ALT＞1,000。
- 下壁梗塞：心窩部痛、呼吸困難、心電図での異常所見。心筋梗塞は、上腹部痛の患者を診療する際に必ず鑑別診断に入れておくべき疾患である。
- 腸間膜虚血：腹痛は著しく、身体所見での圧痛に比例しない。食後の腹痛や体重減少、また腹腔内血管雑音がないか確かめる。
- フィッツ-ヒュー-カーティス症候群：淋菌性の肝周囲炎で右上腹部痛、付属器の圧痛を伴う。
- 肺炎：発熱、気道症状（呼吸困難、咳嗽、喀痰、胸痛）が認められる。
- 虫垂炎：疼痛は心窩部に始まり、徐々に右下腹部に移動する。

治療
▶ 急患治療
- 膵炎の原因検索。
- 胆管閉塞のため施行するERCPは膵炎に関連する合併症のリスクを下げることが知られている[2]。 SOR **B**
- 支持療法。

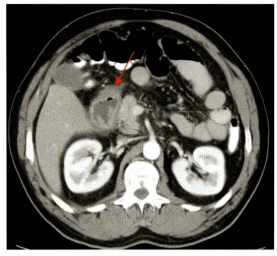

図75-4　膵壊死（赤矢印）を伴う急性膵炎のCT像。壊死組織のなかに気泡を含んだ膵臓の浮腫性変化（黒い部分）を認める（Reproduced with permission from Gary Ferenchick, MD.）

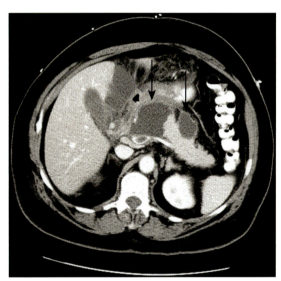

図75-5　急性胆石性膵炎発症から4週間後のCT像だが、偽嚢胞を2カ所（矢印）に認める。炎症により膵管は破壊され、膵酵素および膵液が隔壁を持った顆粒に集まったのだろう。急性膵炎発症後にも疼痛が遷延する場合は偽嚢胞を考慮する。保存的にみて問題ないが、10％程度は感染性偽嚢胞となってしまう（Reproduced with permission from Gary Ferenchick, MD.）

- 十分な血管内volumeを保つために輸液負荷し、血液濃縮を防ぐ（腎機能正常であれば、250〜500 mL/時間）[2]。したがってヘマトクリットが44を超えると膵壊死のリスクとなる。
- 鎮痛。
- 酸素投与。
- 必要に応じて制吐剤。
- 絶食：膵臓を刺激するのを避け、疼痛が消失し小腸閉塞がなくなれば（通常2〜3日）、腸管栄養を開始する。
- 静脈血栓予防。
- 発熱や白血球上昇がみられる場合や病状改善に乏しい、突然病状が増悪する場合には膵壊死による感染症（通常症状出現から1〜2週間後）を考慮する（図75-4）。

表75-1 CSI(CT重症度インデックス)

予後因子			点数
【CT grade】			
正常膵組織			0
膵臓腫大			1
脂肪変性			2
液体貯留			3
液体および気泡の貯留			4
【壊死スコア】			
正常			0
壊死30%			2
壊死50%			4
壊死>50%			6
CSIスコア			
点数	0〜3	4〜6	7〜10
合併症(%)	8	35	92
死亡率(%)	3	6	17

- 約50%の患者で2週間以内に起こる。
- 疑った場合には，イミペネムまたはメロペネムを14日間静注する。
- 重症急性膵炎(CT上30%以上が壊死)への抗生剤予防投与は，腸管から膵臓への bacterial translocation を予防するという観点から考慮される[2]。SOR Ⓑ
- 外科へのコンサルトは，胆石性膵炎，感染性壊死や膿瘍，偽嚢胞が認められるときに必要になる。

長期治療

- 偽嚢胞は，週単位で大きくなり，膵管途絶を引き起こし，高濃度の膵酵素を含んだ液体の局所貯留につながる(図75-5)。
- 症状がない場合は，保存的加療を継続する。
- 患者が治療反応性に乏しい疼痛を訴える場合や，特に病巣が膵頭部または膵尾部に限局している場合は膵管が拡張するため外科へコンサルトする。

予後／臨床経過

- 重症度は臓器不全の有無と局所の合併症の進展によって決まる。
- 80%の症例は，軽症または自然寛解する。
- 多臓器不全のような合併症のある重症例は，20%程度である。重症例では最大30%の症例が死に至る。重症膵炎は以下の病態を示す。
  - 脱水。
  - 腎機能低下。
  - 肺合併症(軽症：急性呼吸促迫症候群〈acute respiratory distress syndrome：ARDS〉)。
- 膵臓の壊死は最も重篤な局所合併症であり，多くの場合，膵臓の感染症と関連する(図75-4参照)。
- 重症膵炎の指標となるマーカーは以下のとおりである。
  - 膵炎の重症度予測に関して，CRPは，入院後48時間以内に採取したものであれば壊死の簡便な指標(>150 mg/L)になる。
  - CSI(CT重症度インデックス)(表75-1)[3]。
  - 臨床的には，Ranson criteria や APACHE Ⅱ (Acute Physiology and Chronic Health EvaluationⅡ)，SOFA (Sequential Organ Failure Assessment) scores が有用である。
  - 上記指標は，膵外臓器の傷害を示す。つまり，傷害臓器

が多ければ多いほどスコアの点数は高くなる。
- 重症度に関してベッドサイドインデックスは，近年，急性膵炎の死亡率予測に関してAPACHEⅡと比例することが示された。2点未満であれば死亡率は1%未満だが，5点であれば死亡率は20%となる[4]。以下のそれぞれに1点。
  - 尿素窒素(BUN)>25 mg/dL。
  - 意識障害。
  - SIRS。
  - 60歳以上。
  - 胸水貯留。
- 肥満(BMI>30)は，重症化するリスクを3倍にする。

【Gary Ferenchick, MD】
(片山皓太 訳)

76 消化性潰瘍

症例

41歳の男性が4カ月前からの心窩部痛で来院した。痛みは間欠的な鈍痛で放散はなく，痛みの性状は当初から変わらないとのことだった。食事や牛乳では痛みが改善するが，コーヒーを飲むと痛みが増悪するようだった。それほど多くなかったが，痛みで夜起きることもあった。体重減少や嘔吐，下血，血便はないとのことだった。身体所見上，心窩部痛に軽度の圧痛を認めたが，反跳痛や筋性防御はなかった。その他特記事項はなかった。便中ピロリ菌抗原陽性だったため，この男性は胃潰瘍の診断で加療し，ピロリ菌除菌も行うこととなった。

概説

消化性潰瘍(peptic ulcer disease：PUD)は，ペプシンや胃酸を分泌する胃や十二指腸の粘膜が障害される消化管疾患である。この粘膜障害は5 mm 以上の大きさで，深さは粘膜下層に至る[1]。

疫学

- PUDは頻度の高い疾患であり，米国では約450万人が罹患しているとされる。PUDは胃潰瘍と十二指腸潰瘍を含む(図76-1，図76-2)[2]。
- 米国での1年有病率は1.8%，生涯有病率は10%である[2]。
- 有病率に男女差はないが，高齢になればなるほど罹患しやすい[1]。胃潰瘍は55〜70歳でより多くみられるが，十二指腸潰瘍は30〜55歳に最も多くみられる[2]。
- ピロリ菌感染者のPUDの罹患率は，年間1%である(非感染者の6〜10倍である)[1]。
- この数十年では，PUDで医療機関を受診または入院する人は減少している[1]。
- 米国での直接的または非直接的にPUDに関係する医療費は，現在約100億ドルと推定される。しかし，プロトンポンプ阻害薬(PPI)使用の増加やピロリ菌除菌によると推測されるが，消化性潰瘍の罹患率は減少傾向である[3]。

76章 消化性潰瘍 273

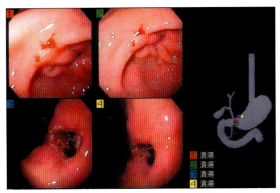

図76-1　胃潰瘍の内視鏡像。1と2ではびらんを認め，生検部位から出血している。3と4は直近の出血があった潰瘍底を示している。ともに重症胃潰瘍である（Reproduced with permission from Michael Harper, MD.）

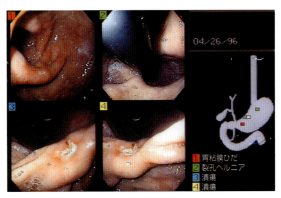

図76-3　裂孔ヘルニアを合併した胃潰瘍（Reproduced with permission from Michael Harper, MD.）

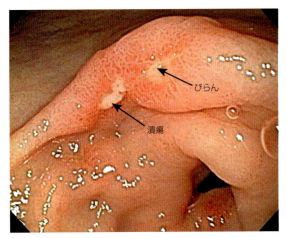

図76-2　幽門側胃潰瘍と粘膜びらんの内視鏡像。潰瘍とびらんは良性の胃潰瘍でみられ，悪性ではみられない（Reproduced with permission from Marvin Derezin, MD.）

病因／病態生理

- PUDの原因には以下が含まれる。
  - 非ステロイド性抗炎症薬（NSAIDs），慢性ピロリ菌感染，ゾリンジャー–エリソン症候群などの胃酸過多[2]。
  - まれな疾患としては，サイトメガロウイルス（特に移植患者），肥満細胞症，クローン病，リンパ腫，薬剤（例：アレンドロン酸）[2]。
- 最大10％の潰瘍が原因不明である。
- 短螺旋形，微好気性，グラム陰性桿菌であるピロリ菌の感染が，PUDの最多の理由である。最大で70～80％の十二指腸潰瘍に関与しているとされる[2]。
- ピロリ菌は，粘膜を覆っている粘液の深層にコロニーを形成し，酵素や毒素を産生して防御機構を破壊する。その結果，組織は消化液で傷つきやすくなり，胃（図76-1～図76-3）や十二指腸の細胞が傷害される[1]。
- NSAIDsはPUDの原因で2番目に多く，ピロリ菌陰性の症例が多い。
- NSAIDsやアスピリンは，粘膜のシクロオキシゲナーゼ活性を抑制し，粘膜でのプロスタグランジン濃度を低下させることで，防御機構として働く粘膜層を脆弱にしている。

- 長期間NSAIDsを使用すると，胃潰瘍の有病率は10～20％程度，十二指腸潰瘍のそれは2～5％となる[2]。長期間NSAIDsを使用すると毎年1～4％程度の命にかかわる消化性潰瘍の合併症が起こるとされ，特に高齢者では最もリスクが高くなる[4]。

危険因子

- 重度の体へのストレス：火傷や中枢神経系への外傷，手術，重症疾患は二次性潰瘍（ストレス潰瘍）を増加させる[5]。
- 喫煙：十二指腸潰瘍の危険因子であるとのエビデンスは，いくつかの研究で反対の知見が出ているため，結論は出ていない。しかし，ピロリ菌感染者における喫煙は，PUD再発のリスクを増加させる[6]。
- 飲酒：エタノールは胃粘膜刺激になり，非特異的胃炎を引き起こすことが知られている。飲酒が十二指腸潰瘍の危険因子かどうかはいまだ結論をみていない[6]。
- 薬剤：副腎皮質ホルモン単独ではPUDのリスクを増加させることはないが，NSAIDsと同時に使用するとそのリスクを増加させる可能性はある[5]。

診断

臨床所見

- 心窩部痛（消化不良）はPUDの特徴だが，80～90％の患者で認められる。しかしこの症状は感度・特異度が低く，PUDの診断基準には用いられない。痛みは，典型的には，刺し込むようなとか焼けるようなと表現され，食後1～3時間持続し，食べ物や制酸剤で改善する。夜間に痛みを感じたり，背部に痛みが放散することもある[2]。消化不良を訴える患者に内視鏡検査をして潰瘍性病変が見つかるのは25％未満とされる[5]。
- おくびや鼓腸，膨満などの消化不良を示す症状もPUDではよくみられるが，特異的な症状ではなく，他の数多くの疾患でも認められる。
- 脂質不耐症，心窩部灼熱感や胸部不快感がみられることもある。
- 嘔気や食欲不振が胃潰瘍で認められることもある。
- 重度の嘔吐や体重減少は合併症のない潰瘍性病変にはあまりみられない症状のため，幽門狭窄や悪性疾患を念頭におく[2]。
- 出血などの潰瘍の合併症を認めた患者の20％程度，

- NSAIDs潰瘍患者のおよそ61%には先行する症状がない。
- まれではあるが，非特異的な身体所見は以下のとおりである。
  - 心窩部の圧痛。
  - 便潜血陽性。
  - 消化管出血では吐血，下血。

▶ 典型的分布
- 十二指腸潰瘍は，その多くが十二指腸上部で起こり（＞95%），およそ90%は幽門から3 cm以内の部位で認められる[1]。
- 良性の胃潰瘍の多くは，幽門前庭部（60%），前庭部と体部の間の小彎側（25%）にみられる（図76-3参照）[1]。

▶ 検査所見
- 合併症のないPUDの場合，ルーチンの検査所見はあてにならないことが多い[5]。
- ピロリ菌の血清抗体，便中抗原，尿素呼気試験を含む非侵襲的検査は有用で，特に後者2つの検査で陽性であれば，疾患活動性ありと判断される[7]。
- ELISAはピロリ菌感染に関してまったく有用ではないが，初感染の場合のみ診断に活用できる。
- 尿素呼気試験や便中抗原はあまり簡便ではないが，正確なため除菌判定にも用いられる[7]。
- 血清ガストリン濃度の測定は，PUDの再燃や再発，合併症のある場合やPUDの家族歴のある場合，ゾリンジャー-エリソン症候群のスクリーニングに有用かもしれない[1]。

▶ 画像検査
- 上部消化管内視鏡検査は，十二指腸潰瘍や胃潰瘍の診断に有用である（図76-1～図76-3参照）[2]。
- 内視鏡検査は上部消化管造影より診断に優れ，悪性疾患やピロリ菌感染の場合には生検も可能である。以下の場合には待機的に行う。
  - 危険な徴候（例：出血，嚥下困難，強い疼痛，腹部腫瘤，繰り返す嘔吐，体重減少）がある場合や55歳以上の場合。
  - 初期治療がうまくいかなかった場合。
  - 的確な治療にもかかわらず症状が再発した場合。
- 十二指腸潰瘍は，多くは悪性でないため生検は必要ない[2]。
- 胃潰瘍は，良性潰瘍にみえる3～5%が悪性のため，生検すべきである[2]。
- 上部消化管造影（UGI）は内視鏡検査のたいていの場合に代替え検査となるが，病変が小さい（＜0.5 cm）場合には感度が低く，生検ができない[7]。
- PUDの患者は，非侵襲的なピロリ菌の検査はするべきである。
- UGIは良性と悪性の鑑別に関して限界があるため，UGIでPUDと診断された場合は治療開始8～12週間後に内視鏡検査で再評価するべきである。

鑑別診断
潰瘍のような症状を呈するのは以下の疾患である。
- 機能性ディスペプシア（functional dyspepsia：FD）：上腹部違和感を呈する患者の多くがこの疾患であるが，除外診断である。米国人口の多くとも30%が罹患しているとされる。
- 胃食道逆流：古典的には，特に過食の場合だが，前傾姿勢や臥位で増悪する心窩部灼熱感（例：胸焼けや胃酸逆流に関連した胸骨下の痛み）が典型的な症状とされる。内視鏡検査は内服薬（例：ヒスタミンH_2受容体拮抗薬〈H_2RA〉，PPI）での治療反応性に乏しい場合や危険な徴候がみられた場合に考慮する。
- 胃癌：たいていの患者は，癌が進行するまで無症状で過ごす。症状としては心窩部痛や食後の腹満，食欲低下や軽度の嘔気・嘔吐（特に幽門側腫瘍），体重減少，腹部腫瘤がある。内視鏡下生検が診断に必要である（60章「胃癌」参照）。
- 胆石疝痛発作は孤立性の間欠的な痛みが特徴のため，他の消化不良の原因となる疾患と混同しないように心掛ける。
- クローン病（胃十二指腸病変）：症状には心窩部痛，嘔気・嘔吐がある。内視鏡検査ではピロリ菌非感染性の胃炎が認められることが多く，幽門狭窄につながることもある。腸外病変としては，結節性紅斑や末梢関節炎，虹彩炎，ぶどう膜炎，強膜炎が含まれる。内視鏡では非連続性の炎症所見や瘻孔，アフタ性潰瘍がみられ，直腸には異常所見がない。大腸の区域性の炎症所見や狭窄所見に加えて，小腸では縦横に潰瘍（敷石像）を認める（77章「炎症性腸疾患」参照）。

治療
- 消化不良の患者へのアプローチは，危険な徴候がみられる場合や患者が55歳以上の場合は内視鏡検査を考慮する。内視鏡検査で潰瘍がみられた場合には，ピロリ菌除菌をすすめPPIを4～8週間程度継続する。同検査で潰瘍がみられなかった場合は，H_2RAで加療する[4]。
- 危険な徴候がない場合は，ピロリ菌検査および治療をして禁煙，断酒，NSAIDsの使用中止をすすめる。酸分泌抑制薬で4週間治療すれば大部分の患者は軽快する[4]。
- ピロリ菌感染性の消化性潰瘍における治療では，症状消失や潰瘍治癒，ピロリ菌除菌を目指す。十二指腸潰瘍においては，潰瘍に対する内服のみの加療よりもピロリ菌除菌は効果があると同時に[8]，潰瘍の再発を胃潰瘍で59%から4%に，十二指腸潰瘍で67%から6%に減少させる[4]。
- PPI，クラリスロマイシン，アモキシシリンによる世界で広く用いられた標準3剤併用療法での奏効率は，クラリスロマイシンに対する耐性菌の増加により，低下している（奏効率は80%未満である）[9]。
- 4剤併用療法が現在最もよい結果を出しているが，以下の2種類が存在する。①PPI，アモキシシリン，クラリスロマイシン，メトロニダゾール/チニダゾールの逐次併用療法，または②PPI，ビスマス，テトラサイクリン，メトロニダゾール/チニダゾール[9]。SOR A
- ピロリ菌感染が遷延する場合は，PPI，レボフロキサシン，アモキシシリンの10日間投与が，PPI，ビスマス，テトラサイクリン，メトロニダゾールと比較してより有効であり，忍容性が高いとされているが，北米では立証が必要である[7]。
- European Helicobacter Study Groupのガイドラインでは3剤併用療法（PPI，クラリスロマイシン，アモキシシリンまたはメトロニダゾール）またはビスマスを加えた4剤併用療法が，クラリスロマイシン耐性株の少ない地域では，一次治療になる。クラリスロマイシン耐性株が多い（＞20%）地域では，ビスマスまたは非ビスマスの4剤併用療法が推奨される[10]。

- NSAIDs潰瘍の治療に関しては，NSAIDs休薬に加えてH₂RAやPPIでの消化性潰瘍に対する標準治療が推奨される。NSAIDs継続の場合は，PPIを処方する。SOR Ⓐ
- ピロリ菌非感染性の消化性潰瘍でNSAIDsが原因でない場合は，H₂RAやPPIなどの制酸剤で治療する。SOR Ⓐ
- 出血性胃潰瘍の場合は，PPIを高用量に増量しても，再出血や外科療法および内視鏡治療後の死亡率を減少させない[11]。

予防

- アセチルサリチル酸を服用中の潰瘍のリスク（例：潰瘍の既往，消化器症状やびらん，65歳以上）のある患者における消化性潰瘍予防に関する大規模無作為化比較試験（RCT）（N＝2,426）で，エソメプラゾール40 mgまたは20 mgがプラセボと比較して内視鏡で確認できる胃潰瘍の進展率を抑制した（エソメプラゾール40 mg群1.5％，エソメプラゾール20 mg群1.1％，プラセボ群7.4％）[12]。
- ストレス潰瘍予防にH₂RAを投与することが，腸管栄養を受けている患者では不要であるばかりか，肺炎や病院死亡率に関連することがメタ解析で示されている[13]。他のメタ解析では，ICU入院患者でのストレスに関連した上部消化管出血の予防，肺炎，死亡率に関して，PPIがH₂RAと同等であるとされている[14]。

予後

- 入院する割合は，10万症例のうち約30例である[5]。
- 死亡率は，およそ1/10万[5]。
- 原因疾患がわかれば，予後は非常によくなる。
- ピロリ菌の除菌で，NSAIDs潰瘍に関していえば，再発率は60〜90％程度から10〜20％程度に低下した[5]。
- 穿孔する頻度は，0.3％／人・年であり，閉塞する頻度は0.1％／人・年[5]。

フォローアップ

- 内視鏡検査は，胃潰瘍の治癒の確認や胃癌の否定のために必要である。初回診断から6〜8週間後に施行する。
- 合併症のない胃潰瘍患者において，ピロリ菌の除菌の確認は不要。
- 出血，穿孔，閉塞するような合併症のある胃潰瘍患者においては，全例で内視鏡検査による潰瘍治癒の確認が必要である。
- 初回診断後も症状が遷延する患者で内視鏡検査を施行されていない患者では，PPIやH₂RAを4〜8週間継続してもよい[4]。薬剤反応性に乏しければ，内視鏡や胃酸分泌亢進の精査を考慮する。

患者教育

消化性潰瘍の患者は，時間を決めてバランスのとれた食事を摂ること，アルコールの大量摂取は控えること，禁煙すること（喫煙は潰瘍の治癒を遅らせ，再発を増加させることが証明されている）を指導する。ストレスを軽減させるカウンセリングが個々の症例では有用かもしれない。

【Hend Azhary, MD／Mindy A. Smith, MD, MS】

（片山皓太 訳）

77 炎症性腸疾患

症例

30歳の男性が数日前からの下痢と少量の血便を主訴に来院した。出血性下痢は2回目のことで，1回目の血便は数週間前から始まり数日間で改善したという。この患者は腸が動くたびにお腹がキリキリ痛むが，排便中はそれが改善するという。米国外への渡航歴はないとのことだった。彼はユダヤ系であるが，従兄弟がクローン病で治療中とのことだった。下部消化管内視鏡検査が施行され，表層潰瘍を伴う粘膜の脆弱化と滲出液をS状結腸から直腸に認め，潰瘍性大腸炎と診断された（図77-1）。

概説

炎症性腸疾患（inflammatory bowel disease：IBD）には，潰瘍性大腸炎（ulcerative colitis：UC）とクローン病が含まれる。UCにおける腸管の炎症は粘膜に限られ，病変は連続病変で，直腸のみに限られることもあれば，区域性または全大腸に及ぶこともある。クローン病では，炎症が全層性に広がり，主に回腸や大腸に病変が及ぶものの非連続性病変である。本疾患は，口腔から肛門まですべての消化管で起こりうる。

疫学

- 欧米ではUCが10万人あたりに8〜14人，クローン病では6〜15人程度の頻度とされる[1]。
- UCとクローン病の有病率は，世界で最も高いとされている北米で，10万人あたりそれぞれ37.5〜238人，44〜201人とされ，米国全体で130万人の患者がいると推定されている[1]。IBDの患者は欧米および発展途上国でも増加傾向である[1]。
- 典型的にはUCは30〜40歳代，クローン病は20〜30歳代に発症するとされる。発症の頻度は二相性で2度目のピークが60〜70歳代にあるといわれているが，確認されてはいない[1]。
- 本疾患は，ユダヤ系（特にアシュケナジといわれるドイツ

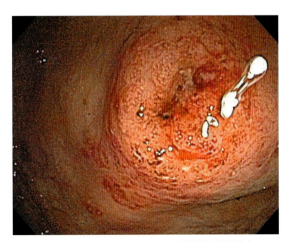

図77-1 潰瘍性大腸炎の直腸病変の下部消化管内視鏡像（Reproduced with permission from Marvin Derezin, MD.）

やポーランドなど中央および東ヨーロッパから渡来したユダヤ人)に多いとされ，非ユダヤ系の白人，アフリカ系アメリカ人，ヒスパニック系，アジア人の順に続く[1]．
- 多因子遺伝は一卵性双生児で20％程度一致し，罹患者がいれば第一度近親者で10％リスクが高くなるとされる[2]．

病因／病態生理

- 原因不明：腸内細菌叢への異常反応や，遺伝的素因のある人の免疫応答や組織修復に正常な抑制がかからず，腸内免疫細胞の異常が起こることで大腸に炎症が引き起こされるという説がある[2],[3]．
- ペプチドグリカンの細胞内センサーを転写する核酸オリゴマー化ドメイン2(NOD2)やオートファジー遺伝子(細胞小器官の処理をコントロールする)，インターロイキン23とTh17細胞の連関がIBDに関連している．オートファジー遺伝子の*ATG16L1*はクローン病に関連している[3]．
- 多くの腸内細菌(例：*Salmonella*, *Shigella*, *Campylobacter*)がUC発症の契機となる．これを支持する大規模コホート研究があり，それによると感染性胃腸炎の既往がある群は健常者群と比較してIBDに罹患しやすいという(ハザード比2.4, 95%CI 1.7～3.3)．また，その場合には罹患から1年以内に発症するのが最多とされる[4]．IBD罹患者は腸内細菌叢の多様性が失われているとされているが，それが原因なのか炎症による二次性のものなのかは不明である[3]．
- 粘膜上皮細胞間の透過性亢進のため細胞間結合は壊れ，粘膜固有層へ自然免疫細胞(例：好中球)，獲得免疫細胞(B細胞やT細胞)が浸潤し，腫瘍壊死因子α(TNF-α)，CD4⁺T細胞，特にコントロールを失った小腸CD4⁺T細胞，微生物に対する抗体(例：抗フラジェリン抗体)の産生を亢進させて炎症反応を惹起させる[3]．薬物療法はこのような病態をターゲットにしている．
- 心理的な要因(例：人生の転機，日常のストレス)は病状悪化に関連する．
- UCに長期間罹患すると大腸異形成や大腸癌のリスクが高くなるが，これは発癌の過程だと考えられている(「予後」の項参照)．

危険因子

- 喫煙はクローン病のリスクとなり重症化に寄与するとされるが，一方では喫煙歴がある人や非喫煙者がUCではリスクとなる[1],[2]．
- 環境因子も重要な誘因となり，特に小児期のクローン病で知られている[1]．
- 虫垂切除術はUCのリスクを下げる[1]．

診断

診断はS状結腸の形態所見，組織所見，便培養，*Clostridium difficile*トキシン，虫卵や寄生虫の陰性などを総合した臨床診断による[2]．

▶ 臨床所見

- UCの主な症状：下痢，血便，テネスムス(排便時の切迫感)，粘液排泄，キリキリとした腹痛．
- クローン病の症状は病変部位によって様々である．病変が広範囲にわたる，または大腸にある場合や全身性の炎症反応がある場合，腸管の狭窄や膿瘍，瘻孔を伴う場合には症状が出てくる．鮮血や粘血便はあまりみられず，全身症状や腸外症状，疼痛，会陰部疾患の合併，腸管閉塞はより多くみられる[2]．症状と解剖学的な障害とは関係がないとされる[1]．
- UCには臨床所見と内視鏡所見とで重症度分類があり[5]，その分類によって治療が変わる．
  - 軽症：血便のあるなしにかかわらず，排便が1日4回未満，全身性症状なし，赤沈(ESR)が正常範囲．
  - 中等症：排便回数が1日4回以上だが，全身症状が少ない．
  - 重症：血便が1日6回以上あり，発熱，頻脈，貧血，ESR上昇などの全身症状がある．
  - 劇症：排便が1日10回以上あり，出血の持続，全身症状，腹部が膨満し圧痛を認め，輸血が必要，腹部X線で拡張した大腸を認める．
- IBD罹患者で腸管外症状を認めるのは25～40％程度で，UCよりもクローン病患者に多い[2],[6]．
  - 皮膚症状(2～34％)：10％程度の患者には結節性紅斑(病勢に比例する，詳細は176章「結節性紅斑」参照)がみられ，1～12％の患者で壊疽性膿皮症(膿疱から始まり遠心状に潰瘍形成して拡大する)がみられる[2]．
  - リウマチ症状：末梢優位の関節炎(5～20％)，脊椎炎(1～26％，全例ヒト白血球抗原〈HLA〉B27陽性)，全身性サルコイドーシス(＜10％)．
  - 眼症状：結膜炎，ぶどう膜炎，虹彩炎，上強膜炎(0.3～5％)[6]．
  - 肝胆道系：肝胆道系の合併症で最も重篤なものは原発性硬化性胆管炎(primary sclerosing cholangitis：PSC)で，75％の症例でUCを合併している．しかし，UCではわずかに5％，クローン病では2％の症例のみでPSCの合併がみられる[6]．脂肪肝や胆石症もみられることがある．
  - 心血管系：深部静脈血栓症，肺血栓塞栓症，脳卒中(血小板増加症に伴う凝固亢進状態や腸管からのアンチトロンビンⅢの喪失に起因する)，心内膜炎，心筋炎，胸膜心膜炎[2]．
  - 骨：骨粗鬆症や骨軟化症があげられる．その原因には，薬剤，身体活動性の低下，炎症による骨吸収，ビタミンD欠乏，カルシウムやマグネシウム吸収障害など様々なものがあがる．IBD罹患者の骨折リスクは，1/100人・年(健常者よりも40％高い)といわれている[6]．
  - 腎：腎石症，閉塞性尿路疾患，尿路瘻孔形成を合併し，その頻度は6～23％とされる[6]．
- 腸外症状はIBDの診断より以前にみられることもある．たとえば，10～30％のIBD関連関節炎の症例でIBDの診断以前に関節症状が出現していたとされる[6]．
- 重篤な合併症としては中毒性大腸炎(15％の症例では初発症状から劇症化している)，大量出血(重症発作を起こした症例の1％程度)，中毒性巨大結腸症(横行結腸径が5～6cm以上になることもあるが，発作の5％程度で電解質異常や麻酔薬が原因になるとされる)，腸閉塞(狭窄が原因となり10％程度の症例でみられる)がある[1]．
- クローン病の内視鏡所見としては，直腸の温存や敷石状粘膜が代表的である．非連続性の病変や腸管の狭窄に加え小腸にも病変が及ぶことがある(図77-2)．

- UCからクローン病に診断が変更されることも5～10％程度ある[7]。

典型的分布
- UCの病変の約1/3は直腸に限局し，もう1/3は直腸から脾彎曲に，残りは脾彎曲より口側に分布する。1/4の症例で炎症が全結腸に及ぶ[1]。成人例では必ず直腸に病変があり，小児例ではそうでないこともある。20年以上経過すると，半数の症例で全大腸に炎症が及ぶ（図77-1 参照）[8]。
- クローン病の病変は，回腸，大腸，またはその両方に等しく分布し，10～15％の症例で上部消化管に，20～30％の症例で肛門周囲に病変がみられ，約半数の症例で経過中に肛門周囲に病変ができる。約15～20％の症例で瘻孔が形成される[1]。

検査所見
- 急性疾患では，急性期蛋白（例：CRP）やESRの上昇（直腸病変のみの場合はまれ）がみられる。CRP上昇は，クローン病のほぼ全症例，UCのほぼ半数の症例でみられる[9]。
- （貧血を評価するために）ヘモグロビンや，（反応性血小板増加症の評価に）血小板を計測する。
- IBDのマーカーには，便中カルプロテクチンやラクトフェリンが最もよく使用される[9]。前者は腸管粘膜への好中球浸潤を間接的に計測し，後者は鉄結合蛋白で腸管粘膜から分泌され，また好中球顆粒や血清にも多くみられる。カルプロテクチンに関してIBDスクリーニングに至適閾値は不明なものの，臨床診断に基づきIBDが疑われた成人の症例に関しての研究では，感度が93％，特異度が96％だったという報告がある[10]。ラクトフェリンではやや低く，感度80％，特異度82％となる。
- C. difficileなどの感染性の病態を否定するために便検体は採取するべきである。UC罹患者において C. difficile の頻度は増加傾向にあり，IBD患者が重篤な転帰をたどるのに関連している[11]。

内視鏡検査，画像検査
画像検査はIBD罹患者において，症状を訴える患者の診断だけでなく，無症候性のクローン病患者に対する早期発見治療，炎症のモニタリング合併症の評価など，重要さを増してきている[12]。
- IBDの評価およびUCとクローン病の鑑別に下部消化管内視鏡検査および回腸内視鏡検査での粘膜生検は必須である（図77-1～図77-5）[13]。 SOR Ⓑ 結腸の炎症を検出する際に最良の検査である[5),10]。
- 大腸内視鏡は活動性（図77-4 参照）または非活動性UC（図77-5 参照）の偽性ポリープを明らかにする。内視鏡検査のリスクは，穿孔，小腸の精査が限定されること，全層性病変の評価が困難なことである[12]。
- カプセル内視鏡（CE）は，クローン病の症例で小腸の評価ができるより侵襲度の低い検査で，他の画像検査や内視鏡検査よりも小腸病変や炎症性粘膜の検出には感度が高いとされる[12),13]。 SOR Ⓑ クローン病の診断がついている場合

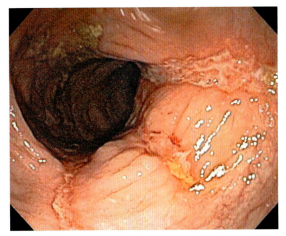

図77-2 縦走潰瘍を伴ったクローン病。生検では潰瘍間に正常組織がみられ，クローン病に矛盾しない。クローン病では飛び石状に非連続性病変となるが，潰瘍性大腸炎では連続性病変になる（Reproduced with permission from Marvin Derezin, MD.）

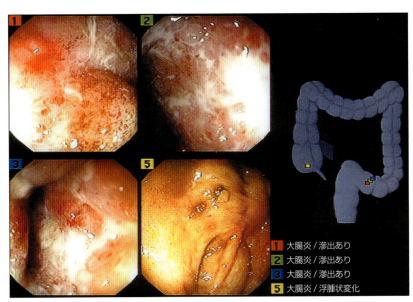

図77-3 潰瘍性大腸炎。Ｓ状結腸の病変には浅い潰瘍のほかに腸管の脆弱性と滲出物を認める。盲腸には浮腫状変化を認め，全大腸型といえる（Reproduced with permission from Michael Harper, MD.）

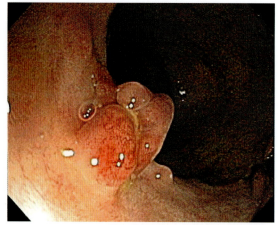

図77-4 活動性の高い潰瘍性大腸炎患者の偽性ポリープの下部消化管内視鏡像（Reproduced with permission from Marvin Derezin, MD.）

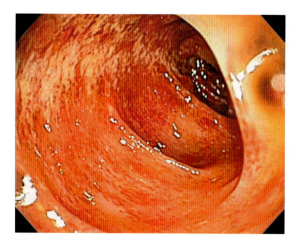

図77-6 高齢者における虚血性大腸炎（Reproduced with permission Marvin Derezin, MD.）

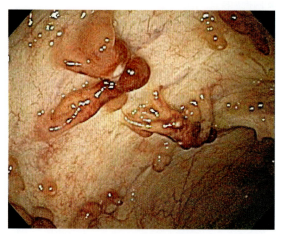

図77-5 活動性の低い潰瘍性大腸炎患者の偽性ポリープの下部消化管内視鏡像（Reproduced with permission from Marvin Derezin, MD.）

や高度の腸管狭窄が疑われる場合はCEは施行しない方がよい。そのような場合は，CT enterographyを考慮する[13]。停滞すると危険である[12]。

- 米国放射線専門医会（ACR）は，初期の有症状のクローン病症例にCT enterographyを推奨している[14]。CT enterographyと同様の特徴を有していることや放射線被曝を避ける観点から，MR enterographyはその代役となりうる。肛門周囲病変に対しては，MR enterographyが好まれる[13]。放射線被曝に加えてCT enterographyにはヨード系造影剤に関連したリスクがあり，MR enterographyは画質があまりよくない可能性がある。大腸癌のスクリーニングには，2つの検査とも十分とはいえない[12]。
- 重症例の腹部X線では，腸管の浮腫性変化のため大腸の境界不明瞭となり，粘膜肥厚や中毒性巨大結腸がみられる[2]。

鑑別診断

- 感染性腸炎：Salmonella，Shigella類，Campylobacterは同じように血便や腹痛を呈するが，自然寛解することが多く，便培養で原因菌の特定ができる。C. difficileやEscherichia coliもIBDでに似た臨床像を呈する。
- 免疫不全患者においては，抗酸菌，サイトメガロウイルス，寄生虫などあらゆる感染症がUCと同様の症状を呈する。
- 虚血性大腸炎：突発性の左下腹部痛，便意，鮮血便を呈する（73章「虚血性大腸炎」参照）。虚血性大腸炎は慢性化することや病変が広がることがあり，腹部大動脈瘤術後の高齢者や凝固亢進している場合では注意が必要である。内視鏡では，直腸粘膜は保たれているものの下行結腸や脾彎曲付近では突然炎症性粘膜に移行する所見がみられる（図77-6）。
- NSAIDsによる薬剤性腸炎：下痢と腹痛が特徴だが，血便，腸管の狭窄や閉塞，穿孔を起こすこともある。病歴聴取が重要であり，症状は休薬で改善する。

治療

▶ 薬物療法

UCの急性期治療（治療アルゴリズムは巻末の「URL，参考文献」参照）は，以下のようにUCの活動性に準じる[15]。

- 軽症から中等症で脾彎曲よりも遠位に病変がある場合：アミノサリチル酸（ASA）経口薬，メサラジン坐薬，ステロイド注腸を使用する[5]。SOR A 経口5-ASAはプロドラッグ（例：スルファサラジン4～6 g/日）で，pH依存性コーティングが施されているもの（例：アサコール2.4～4.8 g/日）や，徐放性製剤（ペンタサ2～4 g/日）がある。直腸炎型の症例において，メサラジン坐薬（1 g/日）が寛解導入に最も有効である[15]。この場合，病変でより多くの薬効がみられるよう坐薬や浣腸も用いられるべきである。また，メサラジン経口薬と坐薬の併用は，単独での治療よりも血便の止血に有効である（89% vs 46%〈経口のみ〉vs 69%〈坐薬のみ〉）[5,15]。SOR A 50～75%の症例において2 g/日の5-ASA投与で症状改善がみられ，1.5～4 g/日の5-ASAs投与で同程度，寛解を維持できる[2]。
- 軽症から中等症で病変が直腸に限局している場合や，メサラジン坐薬が無効だった場合は，ステロイド注腸の追加投与を考慮する。ASA経口薬やステロイド注腸に抵抗性の症例に対しては，メサラジン浣腸や坐薬が有効なことがある[5]。SOR A 軽症から中等症で病変が限局している症例で初期治療が効果不十分だった場合は，ステロイド経口投

与(例：プレドニン 40～60 mg/日)やインフリキシマブ(初期投与量は 1, 2, 6 週目に 5 mg/kg)の併用を検討する。ただ後者は，治療が無効な症例やステロイド忍容性がない症例のために温存しておくことが多い[5),13)]。SOR C

- 軽症から中等症で脾彎曲より近位に病変がある場合：経口スルファサラジン(4～6 g/日に調整)や5-ASA(4.8 g/日を上限として)単独または坐薬との併用で加療する。SOR A ステロイド経口投与は，ASA 経口薬および坐薬の併用で再燃する場合や，症状が重篤でより適切な治療が必要な場合のために温存する[5)]。SOR A 免疫抑制剤(6-メルカプトプリン，アザチオプリン)は，ステロイド経口投与に抵抗性を示す症例や，中等度の活動性のある症例に有効である[5)]。SOR A ステロイド抵抗性またはステロイド忍容性がない，チオプリン投与にもかかわらずステロイド依存性の症例においては，インフリキシマブの導入を考慮する[5)]。SOR A ただし，活動性のある感染症や無治療の潜在性結核，脱髄性疾患，視神経炎，中等症以上のうっ血性心不全，治療直後または治療中の悪性腫瘍がある場合，インフリキシマブは禁忌となる。

- 重症大腸炎：中毒症を呈する症例は，入院させてステロイド静注(メチルプレドニゾロンを 40～60 mg/日，またはヒドロコルチゾンを 200～300 mg/日)で加療する[5),15)]。SOR C 上記以外の治療法としては，治療抵抗性であるが緊急入院の必要がない場合に限り，プレドニン経口投与，ASA 経口投与，坐薬にインフリキシマブの併用を考慮する[5)]。SOR A 3～5 日で改善がなければ，手術やシクロスポリン静注を考慮する。SOR A 抗生剤は，感染症がなければその効果は証明されておらず，腸管栄養も UC の初期治療としての有効性は不明である[5)]。

- 劇症：治療はグルココルチコイド経静脈投与となり，仮に小腸閉塞がある場合は絶飲食でイレウス管を挿入し治療する[5)]。シクロスポリン(2～4 mg/kg/日)やインフリキシマブ経静脈投与は，ステロイド投与が最大用量でも無効な場合に考慮する。

- クローン病の治療は UC と同じであり，メサラジンやシクロスポリンへの反応性が悪い場合を除き，栄養療法は UC よりも成績がよい。CDAI(Crohn Disease Activity Index)は疾患活動性の評価に有効である(http://www.ibdjohn.com/cdai/で計算できる)。

- 中等症から重症のクローン病：遠位結腸に病変があれば，ブデソニド(9 mg)またはプレドニゾロンを用いる[15)]。栄養療法は小児期には第一選択となる。ステロイド忍容性がない場合やステロイド無効例には，インフリキシマブやアダリムマブ，セルトリズマブペゴルなどの生物学的製剤が適応となる。メトトレキサート(25 mg/週まで)も有効である[15)]。体重減少や腸管狭窄をきたしている患者では，早期の生物学的製剤や免疫調整薬が有効な可能性がある[15)]。

- 病変部位がどこであれ重症クローン病では，経口または経静脈ステロイド投与での初期治療に抵抗性だった場合は，抗 TNF-α 製剤を使用する。インフリキシマブで治療した 614 症例の単施設コホート研究では，初回治療で 12 週間経ってもなお奏効しなかったのは 10.9％のみであり，63％の症例で長期にわたって(平均フォローアップ期間 55 カ月)効果があったとされている[16)]。治療には，栄養療法や鉄の補充も含まれる。

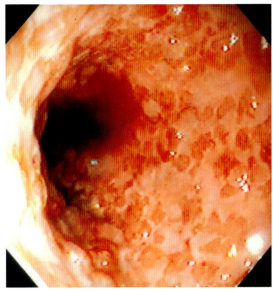

図 77-7 潰瘍性大腸炎に罹患した 27 歳女性の直腸病変(Reproduced with permission from Mark Koch, MD.)

- 生物学的製剤の副作用は，重症感染症，自己免疫性疾患の惹起，神経毒性があげられる[17)]。しかし，インフリキシマブで治療した IBD 症例の 734 例を対象にしたコホート研究では，全身性の副作用で最も多かったのは，乾癬様皮疹を含む皮膚症状で 20％程度を占めた。その他 2 例で結核がみられたが，ツベルクリン陽性だった 16 症例では全例予防内服をして発症しなかった[18)]。

▶ 外科療法

- 手術：発症から 10 年以内に UC 症例の約半数で，大腸全摘および人口肛門造設または自然肛門温存術(例：回腸囊肛門吻合術〈IPAA〉)が施行される。手術適応は以下のとおりである[2),5)]。SOR C
  - 劇症で内科療法抵抗例。
  - 中毒性巨大結腸症。
  - 大量出血。
  - 大腸閉塞または穿孔。
  - 大腸癌や粘膜異形成[8)]。SOR B 発癌予防。

予後

- UC では寛解増悪を繰り返すが，1 年以内に半数の症例で寛解に至る(図 77-7)。臨床的，内視鏡的に完全寛解に至れば，全結腸切除のリスクは有意に減少する[1)]。寛解している期間が長ければ長いほど疾患の活動度は低下する。デンマークの 1,575 人の UC 患者を対象にした観察研究では，再発なしは 13％，2 回以上の再発は 74％，診断から 5 年経っても活動性が高い症例は 13％であった[19)]。

- UC に 25 年以上罹患した場合，20～30％の患者が全結腸切除の可能性がある[1)]。術後 5 年までに半数の症例で回腸囊炎がみられ，慢性化する場合や抗生剤治療に対して再発を繰り返す場合が 10％程度あるため，全結腸切除では必ずしも治癒に至らないとされる[1)]。

- 重症でない限り，UC の全死亡率は上昇しない[1)]。肝疾患や大腸癌による UC に関連する死亡率は増加するが，肺癌やタバコ関連疾患による死亡率は減少している[1)]。

- クローン病では術後再発はよくみられる。内視鏡で 10 年経過をみても正常なのはわずか 5％で，クローン病の症状が発症するのも病変が確認されて数年後だ[20]。クローン病の自然経過は，手術の有無や突然発症する例，治療により寛解する例などあり多岐にわたる。約 10～15％が慢性的な経過をたどる[1]。
- 20～30 年間クローン病に罹患していると，多くの場合（60～80％）で手術が必要になり（毎年 3～5％程度），直腸病変がある場合や肛門狭窄に陥っている場合で特に多いが，10％以上の症例で最終的に人工肛門が必要になる[1]。
- IBD の予後不良因子は，若年であることと疾患の重症度である。UC での予後不良因子は他に回腸嚢炎や腸外病変（extraintestinal manifestations at surgery〈IPAA〉）があげられ，クローン病では初回治療でのステロイド使用があげられる[1]。
- クローン病の死亡率はわずかに上昇している（標準化死亡率 1.52）。ほとんどの死亡は，低栄養や術後合併症，腸管腫瘍（癌）に関連があるとされる。
- UC とクローンの患者では，ともに大腸癌のリスクが増す。治療期間が長期になり，病変の範囲が広ければリスクが増加し，治療が奏効すればリスクは減少する[21]。大腸癌は発症から 7 年まではまれだが，毎年約 0.5～1％ずつリスクが増加するため，それ以降は組織学的な活動性がリスクに関連するとされる[9]。抗炎症薬がこのリスクを抑制できるかはわかっていない[9]。
- 胆汁うっ滞（cholestasis）を合併した場合は，PSC や胆管癌の評価をしておく[5]。

フォローアップ

- 薬剤の副作用，疾患の非典型的な特徴，想定される合併症に関しては患者支援や患者教育が必要である。治療抵抗性がみられる場合は，患者と内服薬のアドヒアランスに関して話しあうとよいだろう。
- 軽症から中等症の症例で病変が脾彎曲より遠位にある場合の寛解維持療法：メサラジンの坐薬（直腸に病変が限局）や浣腸（病変が脾彎曲よりも遠位にある場合）の 3 日おきの投与が考慮される[5]。SOR A しかし，寛解維持に患者は内服加療の希望が強い[15]。スルファサラジンやメサラジン，バルサラジドも寛解維持に有効である。内服薬と坐薬の併用はどちらか一方よりも効果が高い[5]。SOR A これらが効果不十分だった場合は，チオプリンやインフリキシマブが有効かもしれない[5]。SOR A
- 軽症から中等症の症例で病変が脾彎曲よりも近位にある場合の寛解維持療法：スルファサラジン，オルサラジン，メサラジン（2.4 g/日）やバルサラジドは，再発抑制に効果がある。ステロイドの慢性的な投与は避けた方がよい[5]。SOR A インフリキシマブは，同薬の導入が可能な患者の寛解導入に投与を考慮する[5]。SOR A 上記治療の甲斐なく再燃した場合は，アザチオプリンや 6-メルカプトプリン（6-MP）の投与を考慮する（5 例中 1 例で再発が予防できる）[15]。
- 重症患者の場合は，6-MP の併用で長期の寛解ができることが多い[5]。SOR B
- 3 カ月以上の長期のステロイド投与が必要な症例では，定期的な骨密度の評価が推奨される[22]。SOR C
- 長期のステロイド投与が必要な症例では，年 1 回の眼科検診が推奨される[22]。SOR C
- IBD に長期罹患している患者では，大腸粘膜異形成や大腸癌が高率にみられる。全大腸炎型の場合，発症から 8～10 年経過すると，そのリスクが毎年 0.5～1％程度となる[1,2]。発症から 8～10 年経過した際には，1～2 年ごとに下部消化管内視鏡での複数箇所の生検が必要となる[5]。SOR B 上記のような検索が癌の早期発見につながったというエビデンスがある[23]。
- 疾病の進行を防ぐために[1,12]，腸管の潰瘍や粘膜肥厚を非侵襲的に（CRP や便中カルプロテクチン，ラクトフェリンの分析，カプセル内視鏡，MRI などで）モニターし，できるだけ早期に治療の評価，再発予測，治療の調整を行うことが有効である[9]。

患者教育

- 患者には IBD の経過中に不測の事態が起こることを伝え，薬物療法やその他の支援に関して専門医を必ず定期的に受診してもらう。
- クローン病の患者には，特に禁煙が必要であると強く伝える[2]。

【Mindy A. Smith, MD, MS】

（片山皓太 訳）

第 11 部

腎・泌尿器・生殖器

SOR	定義
A	一貫して質が高く，かつ患者由来のエビデンスに基づいた推奨*
B	矛盾があるか，質に一部問題がある患者由来のエビデンスに基づいた推奨*
C	今までのコンセンサス，日常行う診療行為，意見，疾患由来のエビデンス，または，診断・治療・スクリーニングのための症例報告に基づいた推奨*

・SOR：推奨度（strength of recommendation）
・患者由来のエビデンス：死亡率，罹患率，患者の症状の改善などを意味する
・疾患由来のエビデンス：血圧変化，血液生化学所見などを意味する
*：さらなる詳細な情報を確認する場合は巻末の「付録A」参照

78 膀胱癌

症例

すでに現役を引退した元画家で，生来健康であった68歳の男性。尿勢が弱くなり，時に排尿困難があるため，妻のすすめで医療機関を受診した。特に既往歴はなく，1日20本の喫煙歴がある。尿検査では顕微鏡的血尿があり，CTで膀胱内に不整形な陰影が認められた（図78-1）。膀胱鏡では膀胱腫瘍を認めた（図78-2）。内視鏡的完全切除を施行したところ，移行上皮癌であった。

概説

膀胱癌（bladder cancer）は膀胱にできる悪性腫瘍であり，ほとんどが移行上皮癌（尿路上皮癌）である。

疫学

- 2008年時点で，米国での膀胱癌の既往があるのは男性398,329人，女性139,099人である[1]。
- 2011年には7万人（男性52,020人，女性17,230人）が新たに膀胱癌と診断され，14,990人が膀胱癌によって死亡している[1]。診断時の平均年齢は73歳である。
- 2004～2008年のデータをもとにすると，年齢調整罹患率は10万人あたり年間21.1人，男女比は4：1。男性では黒人やヒスパニック系に比して白人に多い（2：1）。また白人ではアジア人，太平洋諸島の住民，アメリカ先住民，アラスカ先住民に比しても多い（2.4：1）。一方で白人女性での罹患は多いが，男性ほどの人種差はない[1]。

病因／病態生理

- 約90～95%は移行上皮癌であり，残る数%を原発性の扁平上皮癌，腺癌，小細胞癌などの非移行上皮癌が占める（図78-1～図78-4）[2,3]。また頻度の低いものとして，血管腫や脂肪腫などの良性非上皮性腫瘍や血管肉腫のような非上皮性悪性腫瘍も含まれる（約1%）[3]。
- 移行上皮細胞は腎盂から近位2/3までの尿道に位置し，移行上皮癌の90%は膀胱に発生し，他にも腎盂，尿管，尿道にも発生する[2]。
- 膀胱癌の多くは表層にとどまっている（75～85%）[4]。診断時，51%は上皮内癌であり，35%は原発巣にとどまっており，7%に局所浸潤がみられる。4%は診断時にすでに遠隔転移している（3%は不明）[2]。
- 30%に複数の腫瘍がみられる[4]。
- 膀胱癌は形態や性状から高分化型（grade 1），中等度分化型（grade 2），低分化型（grade 3）に分類される。
- 最も血行性転移を起こしやすい部位は肺，骨，肝臓，脳である。表層にとどまっているうちは遠隔転移することはなく，転移するまでには深層への浸潤および数年の経過を要する[2]。

危険因子

- 危険因子には，喫煙（オッズ比〈OR〉3～4，寄与リスク50%），放射線療法（骨盤部照射，体外照射）[5]，薬剤（フェ

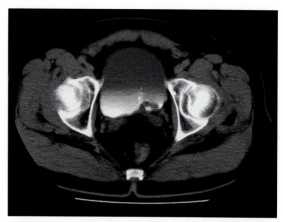

図78-1　68歳男性の造影CT像。血尿の精査目的で膀胱癌を認めた（Reproduced with permission from Michael Freckleton, MD.）

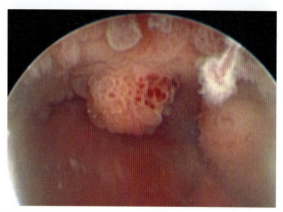

図78-2　図78-1と同一患者。膀胱鏡を施行し膀胱癌を認めた（Reproduced with permission from Carlos Enrique Bermejo, MD.）

ナセチン，クロルナファジン），慢性感染症（ビルハルツ住血吸虫など），泌尿生殖器結核などが含まれる[2,3]。
- またアルミニウムなどの金属，ペンキ，有機溶媒，多環芳香族化合物，ディーゼルエンジン排気ガス，アニリン塗料（ベンジジン，トルイジンなど），繊維素材などへ曝露する職業ではリスクが高まる[2,6]。
- 飲料としての水道水も高リスクである（2 L/日以上と0.5 L/日以下ではOR 1.46〈1.20～1.78〉で，特に男性では1.50〈1.21～1.88〉と高リスク）[7]。
- 家族内発症もあることから遺伝的素因が示唆されている[8]。

診断

▶ 臨床所見

- 血尿を80～90%の症例で認める。顕微鏡的血尿の場合には約2%，肉眼的血尿の場合には約20%に膀胱癌が見つかる[3]。
- 最も一般的な症状は排尿困難や尿回数の変化などの膀胱刺激症状である。
- 腫瘍が尿道や膀胱頸部近くに位置する場合には尿路閉塞症状を伴うことがある。

▶ 検査所見

- 尿路感染症を除外するための尿沈渣や尿培養[3]。
- 尿細胞診（特異度90～95%，感度23～60%），骨盤部CT

78章 膀胱癌　283

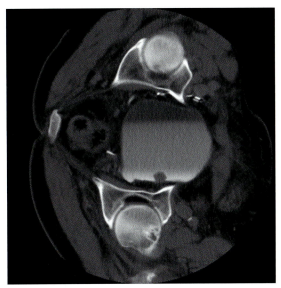

図78-3　側臥位で撮影したため画像的に確認することが可能であった膀胱癌の造影CT像。膀胱憩室も認める（Reproduced with permission from Michael Freckleton, MD.）

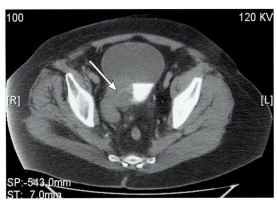

図78-4　71歳男性の膀胱癌のCT像。膀胱外へと局所浸潤した。腫瘍が膀胱内の右側にあるため，造影剤が左側に貯留している。
（Reproduced with permission from Michael Freckleton, MD.）

（図78-1，図78-3，図78-4参照），静脈性尿路造影（IVU），膀胱鏡での生検（図78-2参照）[2]。

- 蛍光膀胱鏡（光線感作物質を膀胱内に注入して行う）により上皮内癌のような扁平な病巣も検出することができる[4]。また膀胱鏡での生検で上皮内癌が見つかった場合，9〜13％の症例で上部尿路にも病変がある[4]。
- 膀胱鏡での洗浄細胞診では多くの上皮内癌が検出できる[3]。
- 血算，血清生化学検査（ALPを含む），肝機能，胸腹部のCTやMRI，骨シンチグラフィにより転移巣の検索ができる[2,3]。骨シンチグラフィは骨痛がある患者やALPが高値の患者に限られる[4]。
- FISH（fluorescence in situ hybridization）法による分析や，NMP（nuclear matrix protein）22では，低分化な腫瘍については，尿細胞診よりも感度が高いが[9]，特異度が低いため診断には不向きである。

画像検査

- 米国放射線専門医会（ACR）では，治療前の浸潤性膀胱癌の精査において，胸部X線（可能であれば同時に胸部CT），胸部から骨盤CT，骨盤MRI（特に造影剤を用いることができない患者），排泄性尿路造影を推奨している。また特に，造影MRIがCTよりも原発巣の局所のstagingに推奨されている[4]。SOR C
- 欧州泌尿器学会（EAU）では，筋層内への浸潤性膀胱癌において上部尿路の評価目的に，胸部から骨盤のマルチスライスCT（MDCT）やCTウログラフィを推奨している[9]。しかしMDCTが撮影できない場合には，代替として排泄性尿路造影や胸部X線でも可能である。SOR B
- EAUでは浸潤性膀胱癌が予想される際は，経尿道的膀胱腫瘍切除術に先立って，腎泌尿器超音波検査，排泄性尿路造影，CTを施行することを推奨しており，特に局所のstagingにおいての超音波検査の有用性をあげている[10]。SOR B　ACRでも局所のstagingには超音波検査を推奨している[4]。
- EAUでは根治的治療が可能な浸潤性膀胱癌においては，

ダイナミックMRIもしくは造影MDCTのいずれかを推奨している。SOR B

生検
膀胱鏡における生検・組織診により確定診断する。

鑑別診断

- 成人患者における顕微鏡的血尿の多くは，尿路感染症などの良性疾患による。しかし25％の患者には前立腺癌があり，2％には膀胱癌がある[2]。
- 成人患者における肉眼的血尿は，22％が悪性腫瘍を伴わない膀胱炎だが，15〜20％は膀胱癌による[2]。

治療

薬物療法

シスプラチンを含んだネオアジュバント療法（術前化学療法）により5年死亡率を5〜7％改善[9]〜[11]できるため，筋層浸潤した膀胱癌では最終的治療法によらず施行を検討する必要がある。SOR A　また術前化学療法はperformance statusが2〜4の患者や腎機能障害がある場合には推奨されず，転移のない局所膀胱癌のprimary therapyとしても推奨されない[9]。

- 浸潤性膀胱癌に対する術後化学療法の有用性はまだ明確でないが，6つの小規模な臨床研究に基づいたコクランレビュー（N＝491）では，化学療法には対照群に比して相対的に25％の死亡リスクの低下が確認されており，これらの患者に対しての有効性を提唱している（ハザード比0.75，95％CI 0.60〜0.96）[12]。
- シスプラチンを含む化学療法は転移のある患者に対する第一選択治療であり，治療を受けた患者の生存期間中央値は14カ月になる[9,13]。SOR A

外科療法

手術は原発巣の深達度や異型度，大きさにより（表78-1），米国泌尿器学会議（AUA）（2007年）[13]やEAU（2009年）[9]において以下のように推奨されている。

- 筋層非浸潤性膀胱癌（70〜75％）：膀胱鏡による全切除に加えて，オプションとして膀胱内注入（週1回のBCG注入を6週間もしくはインターフェロンかマイトマイシンCの単回投与）を行う。SOR C　low gradeの腫瘍（Ta）については切除のみ，もしくは術後に抗癌剤即時膀胱内単回注入を行う。SOR B　3つの臨床研究のメタ分析ではBCGの維持注

表78-1 膀胱癌のTNM分類，病期，5年生存率

カテゴリー分類	病期[*1]	説明	5年生存率
筋層非浸潤性			
Ta	stage 0 (N0, M0)	筋層非浸潤性乳頭癌	90%
Tis	stage 0 (N0, M0)	上皮内癌	96.6%
T1	stage I (N0, M0)	粘膜下結合組織までの浸潤	
筋層浸潤性			
T2a	stage II (N0, M0)	腫瘍浸潤が筋層の半分未満	70.7%
T2b	stage II (N0, M0)	腫瘍浸潤が筋層の半分を越える	
T3[*2]	stage III (N0, M0)	腫瘍浸潤が脂肪組織に達する	
T4a	stage III (N0, M0)	腫瘍浸潤が周囲臓器へ達する[*3]	
T4b	stage IV (N0, M0)	腫瘍浸潤が骨盤壁・腹壁を越える[*3]	
リンパ節			
N0	stage IV	リンパ節転移なし	34.6%
N1	stage IV	真骨盤内にリンパ節転移が1つ以下	
N2	stage IV	真骨盤内にリンパ節転移が2つ以上	
N3		総腸骨動脈周囲リンパ節への転移	
遠隔転移			
M0	stage IV	遠隔転移なし	5.4%
M1		遠隔転移あり[*1]	

[*1]：さらにa（脂肪組織に顕微鏡的浸潤）とb（脂肪組織に肉眼的浸潤）に分けられる
[*2]：さらにa（前立腺か子宮か腟に浸潤）とb（骨盤壁か腹壁に浸潤）に分けられる
[*3]：腫瘍のカテゴリー分類とリンパ節転移の有無・数，遠隔転移の有無（遠隔のリンパ節，骨，肺，肝臓）を総合して判断
(Information based on SEER data. http://seer.cancer.gov/statfacts/html/urinb.html. Accessed June 2014.)

入をした群では再発率が非常に低かったが，疾患の進行や生存率については差がみられなかった[14]。SOR**B** BCG投与により頻尿(71%)，膀胱炎(67%)，血尿(23%)，発熱(25%)[15]，抗結核薬を必要とする全身性肉芽腫性感染症（頻度はまれ）が起こることがある。

- 組織学的にhigh gradeと確認されている筋層非浸潤例(Ta, Tis, T1)に対しては，AUAでは切除を繰り返し，追加としてBCG膀胱内注入療法を推奨している[13]。SOR**A** 5つの臨床研究を解析したコクランレビューによると，術後免疫療法を伴ったBCG膀胱内注入療法によって中等度〜高リスクのTa・T1膀胱癌の腫瘍再発を遅らせる効果がわかった[15]。また別のコクランレビューにおいても，BCG膀胱内注入療法はエピルビシンやマイトマイシンCの膀胱内注入療法に比して腫瘍再発減少の効果がみられた。（後者のマイトマイシンCは再発の高リスク患者にのみ投与したものだが）[16),17]，マイトマイシンCは膀胱癌の進行や生存率ではBCGと同等であった。SOR**A**

- 持続性もしくは再発性の筋層非浸潤性膀胱癌（表在性膀胱癌）：膀胱鏡での切除を繰り返しBCG注入療法を行う。その後BCGもしくはマイトマイシンCの維持注入療法を行うか，膀胱内抗癌剤注入療法（バルルビシンもしくはゲムシタビン）を考慮する。SOR**B** 筋層非浸潤性膀胱癌の治療不成功例に対して，EAUではhigh grade腫瘍ならば拡大膀胱切除術を，他のT1腫瘍ならば膀胱切除術を推奨している[9]。SOR**B** これらの膀胱切除術が遅れることで，癌の進行や疾患特異的死亡のリスクが増加する[9]。

- 再発性のhigh gradeかつT1の膀胱癌もしくは筋層浸潤性膀胱癌（筋層もしくはリンパ節浸潤あり）：拡大膀胱切除術および骨盤リンパ節郭清に加えてオプションとして全身化学療法が推奨されている[2),9]。SOR**C** 男性では拡大膀胱切除術には前立腺，精嚢，近位尿道の切除が含まれ，結果として性的不能となる。女性では子宮，卵巣，前方腟壁が切除される。ほとんどの患者では小腸による尿貯留槽を設けて新膀胱とし，間欠的なカテーテル自己導尿を必要とする。

- 非尿路上皮癌に対しては化学療法は施行しない。扁平上皮癌や腺癌に対しては，まず膀胱切除術を施行する[2]。
- 上部尿路への再発では，拡大腎尿管切除術を施行する。SOR**B**

▶ その他の療法

- 膀胱切除術後に行う拡大放射線療法（サルベージ膀胱摘除術）と，拡大膀胱切除術を比較したコクランレビューの3つの臨床研究では，後者において全生存期間が長かった[18]。SOR**A**
- 膀胱切除術が適応できない患者への姑息的治療として，もしくは局所の腫瘍増殖が進行して経尿道的操作では腫瘍出血が止められない場合の止血目的に，単独の外照射療法が選択肢として考慮される[9]。SOR**C**

予防

- 受動喫煙も含めた禁煙指導[9]。SOR**C**

予後

- 再発例のほとんどは非浸潤性膀胱癌のうち浸潤性膀胱癌に進行していく約10〜15%のみである[4]。
- performance statusと，他の内臓への転移の有無は独立した予後因子である。
- EAUワーキンググループでは，腫瘍の再発と進展の推定可能なスコアリングを提唱している[19]。スコアリングには，腫瘍数，大きさ，異型度，T因子，併発したCIS病変の有無が含まれる。再発リスクについて0〜17点，進展リスクについて0〜23点で評価される。このスコアリングは1年後・5年後の再発リスク評価および進展リスク評価にも使用できる（1年後・5年後の再発リスクはスコアが0点の場合にはそれぞれ15%・31%であるが，10〜17点の場合には61〜78%である。また1年後・5年後の進展リスク

はスコアが 0 点の場合には 0.2%・0.8% であるが，14～23 点の場合には 17～45% である）．
- 腫瘍の組織学的な異型度でも進展リスクを評価でき，それぞれの進展リスクは，高分化腫瘍（G1）では 10～15%，中等度分化腫瘍では 14～37%，低分化腫瘍では 33～64% である[20]．
- 非浸潤性膀胱癌の 5 年生存率は 90% であり，浸潤性膀胱癌（stage II もしくは III）では 35～70%，遠隔転移を有する場合（stage IV）では 5.4～20% である（表 78-1 参照）[1]．結節性病変を有する performance status が良好な患者では，長期無病生存率は約 15% である．

フォローアップ

- 全体として再発率は 50%，再発までの平均期間は 1 年（0.4～11 年）である．5～20% では stage がより進展する．フォローアップについては，初回術後 1 年間は 3 カ月ごとが望ましいとされる．SOR C ACR や EAU では，膀胱鏡による癌のサーベイランスは 5 年間までとし，その後は腎機能検査などの機能的サーベイランスへの移行を推奨している[4,9]．
- 組織学的に high grade 癌のうち Ta/T1 腫瘍については，術後 2 年間は 3 カ月ごとに膀胱鏡，尿検査，尿細胞診を繰り返す．その後 2 年間は 6 カ月ごと，以降は 1 年ごとに検査を行う．上部尿路の画像検査は 1～2 年ごとに行う[2,4]．
- 浸潤性膀胱癌では，6～12 カ月ごとの血液検査（肝機能，クレアチニンクリアランス，電解質），胸部 X 線検査を推奨されている．また再発が疑われた場合や術後 2 年間は 3～6 カ月ごとに，上部尿路，腹部，骨盤の画像検査が推奨されている[3]．
- 膀胱温存手術後の 1 年間は 3 カ月ごとに尿細胞診（追加で生検も考慮）を施行し，その後は間隔を延長していく[3]．
- 膀胱切除術後の患者には 6～12 カ月ごとに尿細胞診を施行し，膀胱切除術および皮膚への尿路変向が施行された患者には 6～12 カ月ごとの尿道洗浄細胞診が推奨されている[3]．
- 膀胱切除術および新膀胱による尿路再建を施行された患者には，1 年ごとにビタミン B_{12} の測定をするべきである[3,21]．
- 尿中の膀胱腫瘍マーカーにより将来の腫瘍再発の検出率を高めることはできるが，膀胱鏡検査によるフォローアップの代用とするには，まだ十分なデータが蓄積されていない[4,22]．

患者教育

- 浸潤性膀胱癌の一次予防として最も重要なことは，受動喫煙も含めた禁煙指導である．
- 腫瘍再発および進展のリスクは，臨床的・病理学的因子により推定することができる[4]．このリスク評価を参考にして，治療法やフォローアップ間隔の意思決定を行う．

【Mindy A. Smith, MD, MS】
（入山大希 訳）

79 水腎症

症例

2 日前からの下腹部から左睾丸へ放散する強い持続痛で受診した 74 歳の男性．症状として数年前から徐々に増悪する頻尿，夜間尿，排尿困難，排尿後尿滴下があった．CT にて左水腎症が認められた（図 79-1）．また膀胱を圧迫するように左尿管膀胱移行部に不整形な腫瘤が認められた．生検により前立腺癌と診断された．

概説

水腎症（hydronephrosis）とは，片側もしくは両側性の腎盂腎杯拡張である．疾患名ではなく，腎臓，尿管，膀胱，尿道などに尿路閉塞をきたした結果としての物理的所見の 1 つである．この所見は生理的所見のこともあるが，病的所見として出現する場合もある（妊娠中の女性の 80% に生理的に起こることが知られている）．

疫学

- 成人においては，骨盤内腫瘍，尿路結石，尿道狭窄が主要な原因である[1]．腎疝痛がある場合には，尿路結石がある場合が多い（ある研究によれば 90% を占める）[2]．
- 増大する子宮による圧排やプロゲステロンによる機能的効果によって，水腎症は妊娠中によく認められる．

病因／病態生理

- 両側性水腎症は，膀胱もしくは尿道かそれより下位におけ

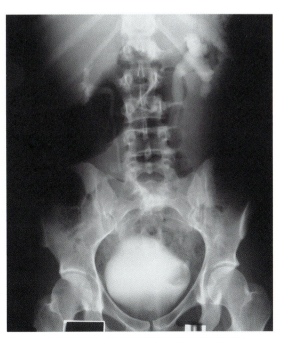

図 79-1　左水腎症および左尿管拡張の排泄性尿路造影像（Reproduced with permission from Schwartz DT, Reisdorff EJ. Emergency Radiology. New York：McGraw-Hill；2000：540, Figure. 19-45. Copyright 2000.）

る尿路閉塞に起因する。
- 片側性水腎症は，膀胱よりも上位における尿路閉塞に起因する。
- 水腎症は膀胱尿管逆流症のような先天性疾患，結石や炎症や外傷のような後天性外因性疾患，妊娠や子宮平滑筋腫や後腹膜線維症などの後天性内因性疾患など，様々な原因により発症する。また原因を前立腺肥大症などの器質的異常と神経因性膀胱などの機能的異常に分類することができる。
- 尿路閉塞によって尿管内の圧力が上昇する。その結果，糸球体濾過量（GFR），尿細管機能（ナトリウムやカリウムの輸送や尿の濃縮調整），腎血流量が低下する。
- 尿路の閉塞状態が持続した場合は，尿細管の萎縮や永続的なネフロンの喪失が起こる。

診断

成人における水腎症の精査は，尿毒症や高窒素血症（ナトリウム，尿素，水の排泄能の障害による）をきっかけに行われることが多い。急激な，もしくは新規発症の高血圧症も精査のきっかけになることがある（片側性水腎症ではレニン分泌が亢進するため）。評価の第1段階として，まず膀胱カテーテル挿入を試みる。尿流出を確認できれば，閉塞部位は膀胱頸部よりも下位である。

臨床所見
- 疼痛は成人患者が病院にかけつける理由として最多の症状であり，尿路や腎被膜の膨張が原因である。疼痛の特徴は強い持続痛で，下腹部や睾丸・陰唇へと放散することが多い。また排尿に伴う側腹部痛は膀胱尿管逆流症に特徴的である。
- 尿路が完全閉塞した場合には乏尿や無尿などの尿排泄の障害が起こり，部分閉塞した場合には頻尿や夜間尿（尿濃縮能低下による浸透圧利尿）などの排尿症状が起こる。
- 発熱や排尿障害は尿路感染症に関連して起こることがある。
- 身体所見により腎臓や膀胱の拡張を疑う。直腸診により腫大した前立腺や直腸/骨盤内腫瘤を触知することがあり，骨盤内診察により腫大した子宮や骨盤内腫瘤を触知することもある。

検査所見
- 検尿では血尿，膿尿，蛋白尿，細菌尿を示すことがあるが，尿沈渣は正常であることが多い[3]。
- 腎機能を評価する（尿素窒素やクレアチニン）。
- 神経因性膀胱や，その他にも水腎症の原因となる膀胱の異常が疑われる場合には，尿流動態検査（ウロダイナミクス検査）を施行することがある。

画像検査
- 膀胱内カテーテル挿入でも尿流出がみられない場合，超音波検査によって感度・特異度ともに90％の精度で水腎症を同定することができる[4]。
- 水腎症の原因が不明の場合には，排泄性尿路造影（図79-1，図79-2）やCTウログラフィ（図79-3）により，腹腔や後腹膜腔内の原因疾患を診断する。
- 超音波検査や排泄性尿路造影との比較のためにMR pyelographyについて調べた研究によれば，MR pyelographyによる尿路結石，尿路狭窄，先天性腎盂尿管移行部閉塞への感度はそれぞれ68.9％，98.5％，100％であり，特異度は98％であった[3]。尿路の閉塞部位に関しての精度は

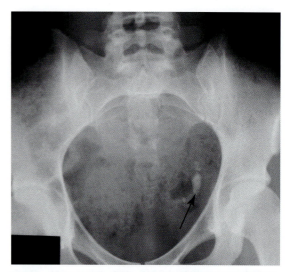

図79-2 図79-1と同一患者。大きな不整形石灰化を左側骨盤に認める（Reproduced with permission from Schwartz DT, Reisdorff EJ. Emergency Radiology. New York：McGraw-Hill；2000：539, Figure. 19-43. Copyright 2000.）

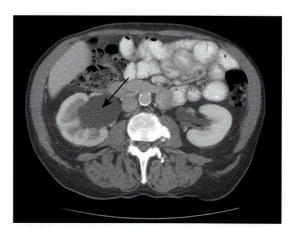

図79-3 右水腎症のCT像（Reproduced with permission from Karl T. Rew, MD.）

高く100％である。
- 高窒素血症や尿排泄能が低下した患者，急性腎不全のリスクが高い患者（糖尿病や多発性骨髄腫など）に対しては，順行性尿路造影（経皮的に尿管カテーテルを留置して施行する）か逆行性尿路造影（経膀胱鏡的に尿管カテーテルを留置して施行する）が必要となる。
- 排尿時膀胱尿道造影は膀胱尿管逆流症や膀胱頸部・尿道での閉塞の診断に有用である。

鑑別診断

水腎症は腎不全の精査や側腹部痛などの症状についての精査の際に見つかることが多い。以下のような他の原因による側腹部痛のこともある。

- 腎盂腎炎：発熱，悪寒，嘔気・嘔吐，下痢などに加えて膀胱炎の症状を伴うことがある（69章「胆石」参照）。
- 腎盂尿管移行部閉塞や腎被膜下血腫，腎細胞癌（85章「腎細胞癌」参照）などの他の泌尿器科疾患。

【成人における腎不全の原因】
- 腎灌流圧の低下（腎前性腎不全）(86章「腎不全」参照)。
- 急性尿細管壊死(ATN)，間質性疾患，糸球体疾患，小血管疾患(腎性腎不全)。
- 腎灌流圧の低下や急性尿細管壊死は，急性腎不全の原因として多くを占める。

治療

▶ 非薬物療法
機能的原因は頻回の排尿やカテーテル導尿(間欠的が望ましい)によって治療しうる。SOR❸

▶ 薬物療法
- 感染症を伴った成人の水腎症では適切な抗菌薬を3～4週間投与するべきである。慢性もしくは頻回の片側性感染症に対して腎摘出術が必要なことがある。SOR❹
- 神経因性膀胱の場合には，オキシビチニンやトルテロジンなどの抗コリン薬が推奨される。SOR❸

▶ 処置，外科療法
- 感染症を伴う水腎症は泌尿器科的emergencyであり，逆行性尿管ステント留置や経皮的腎瘻造設術による迅速なドレナージにより治療可能である[4]。
- 腎盂形成術は繰り返す腎盂尿管移行部閉塞に対して行われ，閉塞部位の切除および尿管の再吻合を行う術式である。ある大規模な後ろ向き研究によれば，直視下および内視鏡下の腎盂形成術は内視鏡下腎盂切開術よりも高い成功率であった(94.1％，95.9～97.2％ vs 62～83％)[5]。
- 膀胱尿管逆流症の治療には，手術による修復(尿管再移植術，尿管膀胱吻合術)や内視鏡下の膨隆剤注入も含まれる。手術による修復は内服治療に比して腎盂腎炎を減らすことができるが，尿路感染症や腎瘢痕化についての差はみられない[6]。
- ステント留置術(従来型，金属製)もまた尿管閉塞による水腎症を緩和するために施行される[7]。米国放射線専門医会(ACR)では，発熱がなく無尿に陥っていない急性水腎症の患者に対して経皮的順行性尿管ステント留置術や経皮的腎瘻造設術を推奨している[8]。特に急性尿路閉塞の患者に対して，ACRでは緊急経皮的腎瘻造設術や緊急逆行性尿管ステント留置術を推奨している[8]。
- 腎不全を呈している患者には透析も考慮する(86章「腎不全」参照)。SOR❹
- ドレナージを目的とした待機的手術は持続痛や腎機能障害が進行性の場合に施行される。SOR❻

予防／スクリーニング
膀胱尿管逆流症の初発症例について，同胞の有病率は27.4％であり，子の有病率は35.7％である。スクリーニング検査を施行された患者のうち，約10％に重症の逆流が認められた[9]。スクリーニング検査で膀胱尿管逆流症が見つかった同胞への治療介入による転帰を調査した無作為化比較試験(RCT)が存在しないため，最良のスクリーニング方法は不明である。

予後
予後は背景にある病因により異なる。

フォローアップ
- 成人患者における予後は，尿路閉塞の期間や程度，感染症の併存などにより異なる。1～2週間程度の完全閉塞の場合には，部分的に腎機能は改善しうるが，8週間以上の場合には改善は見込めない[1]。
- 閉塞解除後の利尿期には，補充を要するほどのナトリウム，カリウム，マグネシウムなどの喪失が起こるため，循環血液量減少症や低血圧，電解質異常を呈することがある。

患者教育
膀胱尿管逆流症の患者教育は，ケアプランの提示とともに治療の論拠，アプローチ，アドヒアランスについて話しあう必要がある。

【Mindy A. Smith, MD, MS】
(入山大希 訳)

80 尿路結石症

症例
強い右側腹部痛を主訴に来院した55歳の女性。症状は食後に突然出現し，1時間ほどかけて劇的に増強してきている。尿検査では潜血を認めたが感染症を疑う所見はなく，腹部X線では両側に尿路結石を認めた(図80-1)。腹部単純CTでは両側性に多発する尿路結石を認め，右遠位尿管は結石により閉塞しており，右腎臓の腫大を認めた(図80-2)。その後，副甲状腺機能亢進症による多発尿路結石であることが判明した。

概説
無機物が尿路において結晶化・凝集して形成される固体で，疼痛や血尿の原因となり，時に尿路の閉塞や感染症などの合併症を引き起こすことがある。

別名
腎結石(訳注：原書ではkidney stone, nephrolithiasis, renal calculus, renal stoneなどの記載だが，日本語訳としてはいずれも腎結石とする)，尿路結石(urinary tract stone, ureterolithiasis, urolithiasis)がある。

疫学
- 米国において尿路結石症の有病率は増加してきている[1]。成人の5％以上が尿路結石症を有しており，生涯での罹患率は男性で13％，女性で7％である。
- 40～60歳までの男性は尿路結石症の最も高リスクであり，女性においては50歳代で最も多い[2]。
- 米国においては，アフリカ系アメリカ人の方が白人よりもリスクが低い[1]。
- シュウ酸カルシウム結石やリン酸カルシウム結石が75～85％と最も高頻度である。struvite結石(リン酸アンモニウムマグネシウム結石)が5％，尿酸結石が5～10％，シスチン結石が1％を占め，その他の結石はまれである[3]。
- カルシウム結石は女性よりも男性において高頻度であるが

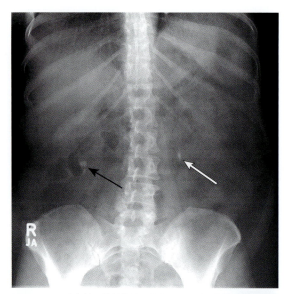

図80-1　55歳女性の腹部単純X線像。右腎臓に複数の結石を認める。また第2，第3腰椎間の椎間板に隣接して右尿管にも結石を認める(Reproduced with permission from Karl T. Rew, MD.)

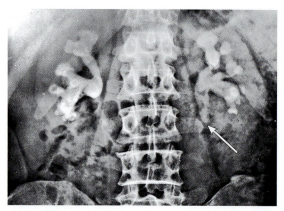

図80-3　両側のサンゴ状結石(Reproduced with permission from Doherty GM. Current Surgical Diagnosis and Treatment；Figure 40-17, p.1023. Copyright 2006, McGraw-Hill.)

増加するため，尿pHは尿路結石の形成において重要な要素である。尿中クエン酸塩が多いほど尿路結石は形成されにくい。

- struvite結石は尿素を分解する細菌(主にプロテウス属)の感染が原因である。
- 尿酸結石は痛風患者のほかにも，骨髄増殖性疾患，化学療法，レッシュ-ナイハン症候群などによる高尿酸血症の患者に起こる。
- シスチン結石は二塩基性アミノ酸の輸送にかかわる遺伝的欠損症に起こる。
- struvite結石，シスチン結石，尿酸結石は巨大化することがあり，腎盂を占めるだけでなく，さらに腎杯にまで増大するとサンゴ状結石と呼ばれる(図80-3)。

危険因子

感染症，遺伝子欠損症，特定の薬剤などが尿路結石のリスクを高めるが，ほとんどの尿路結石の原因は不明である。危険因子は結石のタイプにより異なり，以下のとおりである。

- カルシウム結石は肥満の患者[4]や，動物性蛋白質，食塩，シュウ酸の摂取量が多い患者に発生する。一般的に信じられているのとは反対に，食事に含まれるカルシウムはカルシウム結石の原因とはならない。実際，カルシウムを補充摂取すると消化管内でシュウ酸と結合して便から排泄されるため，カルシウム結石の予防になる。
- 尿量が少ない患者や留置カテーテルの患者は，プロテウス属による尿路感染症およびstruvite結石の高リスクである。
- 尿酸結石は酸性尿との関連がある。酸性尿はメタボリックシンドロームやインスリン抵抗性の高い肥満患者，慢性下痢症の患者に多くみられる。

診断

▶ 臨床所見

- 尿路結石は無症候性のこともしばしばあるが，結石が尿管を通過すると通常は疼痛と血尿を生じる。腎疝痛は典型的には突然の同側の側腹部痛もしくは腹痛として始まり，波状的に進行し，20～60分ほどかけて緩徐に増強する。結石が下方へ移動するに従って，疼痛も同側の鼠径部，精巣・卵巣へと移動する。
- 尿路結石により閉塞を生じると水腎症をきたし，持続する

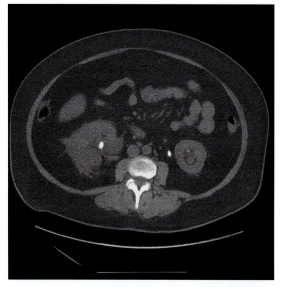

図80-2　図80-1と同一患者の腹部CT像。右腎臓に非閉塞性の結石を認める。この画像では確認できないが，右遠位尿管が結石により閉塞しているため，尿路全体が拡張しており，右腎臓は腫大し腎臓周囲の濃度も上昇している。また大きな左尿管結石により尿路が部分的に閉塞しており，こちらも尿路がやや拡張している。左腎臓には他にもいくつかの結石が散見され，慢性尿路閉塞により腎臓はやや萎縮している(Reproduced with permission from Karl T. Rew, MD.)

(男女比2：1)，struvite結石では女性の方が頻度が高い(男女比1：3)[3]。

病因／病態生理

- 尿路結石は通常は水溶性である何らかの物質が過飽和になったときに形成され，これらの化合物の排泄が亢進しているときや脱水症のときに高頻度となる。アルカリ尿では尿中リン排泄が増加するが，酸性尿(pH＜5.5)では尿酸が

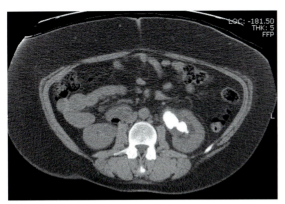

図80-4 49歳女性の単純CT像。左腎臓にサンゴ状結石を認める。左腎皮質にみられる線状の陰影は尿路の閉塞，感染症，虚血などのときに認められる(Reproduced with permission from Michael Freckleton, MD.)

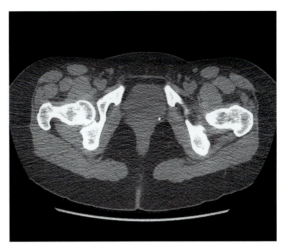

図80-5 33歳女性の腹部骨盤単純CT像。左尿管膀胱移行部に3mm大の結石を認める。これにより閉塞をきたしている(Reproduced with permission from Karl T. Rew, MD.)

鈍痛を伴う。結石が膀胱内に入ると，頻尿，尿意切迫感，排尿障害，再発性の尿路感染症の原因となる。

▶検査所見

- 尿検査では顕微鏡的血尿や膿尿を認め，肉眼的血尿を生じることもある。
- 尿路結石のタイプにより治療法が異なるため，結石の採取と分析が推奨されている。SOR C
- 成人で再発性の尿路結石の場合や，小児における初発の尿路結石の場合には，さらに精査が必要であり，24時間蓄尿でのpH，尿量，シュウ酸，クエン酸塩および同時に血清カルシウム，尿酸，電解質，クレアチニンなどを測定する。血清カルシウムが高値の場合には副甲状腺ホルモンを測定する。

▶画像検査

- 腹部単純X線検査では，ほとんどのカルシウム結石，struvite結石，シスチン結石を認める。X線不透過性の尿路結石の既往のある患者にはX線が推奨される(図80-1参照)。
- 単純ヘリカルCT(図80-4，図80-5)は速く，被曝量も少なく，造影剤不要で尿路以外の疾患についての情報も得られるため，排泄性尿路造影に代わって大部分は置き換えられつつある。尿酸結石はX線透過性であるがCTで検出できることが多い。
- 超音波検査は尿酸結石(典型的にはX線透過性)の経過観察や，水腎症の評価，妊婦への放射線被曝の軽減のために使用される。また超音波検査は尿路以外における疾患の診断にも役立つ。

鑑別診断

他にも，側腹部痛や下腹部痛，骨盤部痛・鼠径部痛の原因となるものには以下のものがある。

- 女性の婦人科疾患(卵巣捻転，卵巣囊腫，子宮外妊娠)：これらの疾患は超音波検査により鑑別しうる。骨盤内炎症性疾患は疼痛をきたすことがあり，臨床検査や培養検査により診断する。
- 男性では，精巣上体炎や前立腺炎や精巣捻転は疼痛をきたし，尿路結石との鑑別を要する。精巣腫瘍が疼痛をきたすことはまれである。身体所見がこれらの疾患の鑑別には有用である。
- 胆石症：胆石疝痛はよく急激で強い疼痛を引き起こす。通常は突然発症で，上腹部から右上腹部に限局する疼痛である(69章「胆石」参照)。身体診察により右上腹部の圧痛が誘発され，超音波検査では胆囊結石を認める。
- 腎盂尿管移行部狭窄症，腎被膜下血腫，腎細胞癌などの泌尿器科疾患も含まれる(85章「腎細胞癌」参照)。画像評価によりこれらの疾患は尿路結石と鑑別しうる。

尿路結石による腹痛は以下の疾患との鑑別に苦慮する。

- 大腸炎，虫垂炎，憩室炎：発熱などの全身症状も時にみられる。大腸炎の症状には下痢，直腸出血，テネスムス(完全には排便しきれていない切迫感)，粘液排泄，痙性腹痛などがある(77章「炎症性腸疾患」参照)。尿路結石による胃腸症状は，腹腔神経叢を刺激することによる嘔気・嘔吐に限定される。
- 消化性潰瘍：上腹部痛が特徴的で消化不良症状を伴う(76章「消化性潰瘍」参照)。糞便中の抗原検査によりHelicobacter pylori感染を確認する。上部消化管内視鏡検査は消化性潰瘍の診断に推奨される検査である。
- 腹部大動脈瘤：好発年齢は60〜70歳代と高齢である(41章「大動脈瘤」参照)。症状は非常に強く引き裂かれるような疼痛が前胸部や背部に広がり，冷や汗を伴う。失神や衰弱を伴うこともある。

膀胱内の結石は時に，尿路感染症との鑑別を要する。尿路感染症を示唆する所見としては，試験紙による尿検査で亜硝酸塩試験陽性(陽性尤度比〈LR＋〉26.5)や，尿沈渣での10/HPF以上の細菌(LR＋85)などがある。

血尿の原因は多岐にわたり，感染症(尿路感染症，性感染症，住血吸虫症など)，膀胱癌(78章「膀胱癌」参照)，腎臓癌(85章「腎細胞癌」参照)，腎疾患(糸球体腎炎，IgA腎症，ループス腎炎，溶血性尿毒症症候群)，前立腺疾患(前立腺炎，前立腺肥大症，前立腺癌〈83章「前立腺癌」参照〉)，外傷後などが含まれる。

治療

▶非薬物療法

- 適切な水分摂取は必要不可欠であり，多くの患者に1日あ

たり2〜3Lの水の摂取が推奨される[5]。SOR B
- 5mm未満の尿路結石は自然排石される可能性が高い。また遠位尿管に位置する尿路結石のうち約3/4，近位尿管に位置する尿路結石の約半分は自然排石される。図80-5に示す3mmの遠位尿管結石はその後自然排石された。

▶ 薬物療法

- α遮断薬（タムスロシンなど）やCa拮抗薬などの薬物療法により自然排石率を改善させる[6]。SOR B
- 必要に応じて非ステロイド性抗炎症薬（NSAIDs）や麻薬性鎮痛薬による疼痛管理を行うべきである。砕石術を予定している場合には，腎周囲からの出血のリスクとなるNSAIDsの使用は控えるべきである。

▶ 補助療法，代替療法

struvite結石の予防として，クランベリージュースによって尿を酸性化する方法がある[5]。その他にも尿路結石の潜在的な予防法として提唱されるサプリメントがあるものの，研究ごとで効果や結果は様々である。

▶ 処置

経過観察もしくは薬物療法により排石されない尿路結石は，砕石術や尿管鏡による内視鏡治療により除去することができる。直径の大きな尿路結石に対しては，経皮的腎結石摘出術（PCNL）や外科的手術療法がある。

▶ 紹介

尿路結石に尿路感染症，無尿，腎不全などが合併している場合には，緊急で泌尿器科へのコンサルテーションが必要である。また治療抵抗性の疼痛や嘔気，高齢，重大な併存疾患，5mm以上の結石については泌尿器科へのコンサルテーションが推奨される。SOR C

外科療法介入の指標は以下のとおりある。
- 感染症。
- 側腹部痛や嘔気・嘔吐が持続性。
- 2〜4週間の適切な内科療法によっても尿管結石が排石されないなどの場合。

予防

- カルシウムシュウ酸結石の患者では，シュウ酸を多く含む食品は控える必要がある。具体的には，大黄，ホウレンソウ，スイスチャード（不断草），サトウダイコン，杏子，イチジク，キウイフルーツ，多くの大豆製品，チョコレート，多くのナッツや種子などである。
- 尿酸結石はアロプリノールやプリン体の摂取を控えることで予防可能である。控えるべきプリン体を多く含む食品は，魚類，甲殻類，肉類（特に狩猟肉や内臓肉），醸造用イーストなどの蛋白質補助食品である。
- カルシウム結石患者の場合にはカルシウムを控えた食事を避けるべきである。カルシウム摂取が少ないと，むしろ結石の形成が促進され，骨密度の低下を招く。
結石のタイプによって追加の治療が推奨される。
- 特発性高カルシウム尿症による再発性のカルシウム含有結石の患者には，サイアザイド系利尿薬（3年間で50％の再発を減少）によって治療することができる。尿中クエン酸を減少させてしまうため低カリウム血症は避けるべきである。
- 特発性尿路結石では，水分摂取やクエン酸カリウム摂取（2g/日）により治療する。

- シスチン結石に対しては，水分摂取，尿アルカリ化（pH≧7.5），ナトリウム摂取制限が推奨されている。D-ペニシラミンも使用される。

予後

- カルシウム含有の尿路結石の初発患者のうち，半数は10年以内に再発する。struvite結石患者では，結石が完全に除去されない限り25％は再発する。
- 長期合併症はまれであり，尿路結石関連の末期腎不全（ESRD）の割合は3.2％と少ない。

フォローアップ

初発尿路結石の全患者において，再発予防のためにフォローアップが重要である。薬物療法を開始した患者では，3カ月後に24時間蓄尿による評価が必要である。また再発性尿路結石患者では，少なくとも1年ごとに評価すべきである。

患者教育

1日あたりの水分摂取は最低2〜3Lを維持することが推奨されており（尿比重を1.005g/mL程度に維持する），この程度の水分摂取により再発率が半減することがわかっている。食事に関する情報も参照可能である（巻末の「患者向けURL」参照）。

【Karl T. Rew, MD／Mindy A. Smith, MD, MS】
（入山大希 訳）

81 ネフローゼ症候群

症例

長期間1型糖尿病を罹患している45歳の男性。5週間前からの約18kgの体重増加と新たな四肢の浮腫を主訴に来院した。呼吸困難や起坐呼吸を含め心肺症状はない。身体所見では血圧154/92mmHg，腹壁や足に手を押しあてると圧痕浮腫がみられる末梢浮腫・全身浮腫を認めた（図81-1，図81-2）。尿検査で蛋白尿（4＋）を認め，血清アルブミンは1.8mg/dL，クレアチニンクリアランスは28mL/分であった。その後の腎生検により糖尿病腎症に起因する糸球体硬化症であった。

概説

ネフローゼ症候群（nephrotic syndrome）は大量のアルブミン尿とそれに伴う浮腫，低アルブミン血症，脂質異常症により特徴づけられ，複雑で多様な病因によって引き起こされた最終結果としてあらわれる症候群である。

疫学

ネフローゼ症候群の罹患率は人口10万人・年あたり3人である。

病因／病態生理

- ネフローゼ症候群の病因にかかわらず，糸球体における（他の血清蛋白のなかでも）アルブミンの透過性が亢進する

81章 ネフローゼ症候群

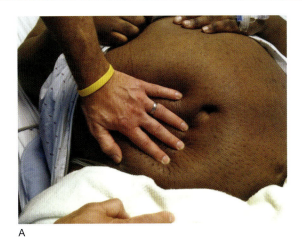

A

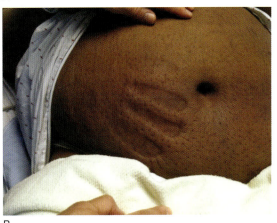

B

図81-1 腹部触診(A)で，腹壁に検者の手と同様の圧痕浮腫(B)を認めた。この患者は数年前から未治療でコントロール不良の2型糖尿病の病歴があり，数ヶ月前から下肢浮腫を認めていた。精査の一環として腎生検も施行したが，糖尿病腎症の所見に矛盾しなかった。また腹壁の橙皮状皮膚は，ネフローゼ症候群によって起こる皮下の著明な浮腫による(Reproduced with permission from Gary Ferenchick, MD.)

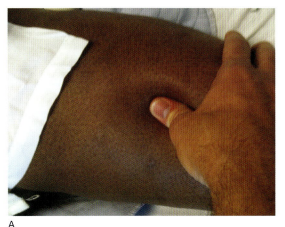

A

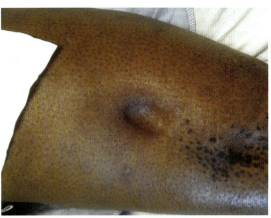

B

図81-2 図81-1と同一患者の左前脛骨部にできた著明な浮腫。糖尿病腎症によるネフローゼ症候群の所見である。母指で圧排すると(A)，浮腫のある部位には圧痕が残る(B)(Reproduced with permission from Gary Ferenchick, MD.)

ことが最初の病理学的変化である。
- 浮腫は肝臓でのアルブミン合成能力を超過するほどに亢進した腎臓でのアルブミン喪失により引き起こされた低アルブミン血症の徴候である。

原発性ネフローゼ症候群
- 特発性膜性腎症（全症例の33％を占め，白人患者で最も頻度の高い病因であり，65歳以上の患者の最も重要な原因である）。
- 巣状糸球体硬化症（全症例の35％を占め，アフリカ系人種においては57％にものぼる）。
- 微小変化型ネフローゼ症候群，IgA腎症（25％）。

続発性ネフローゼ症候群
- 糖尿病（米国においてネフローゼ症候群の最も高頻度の原因である）。
- アミロイド（他の原因が考えにくい高齢のネフローゼ症候群で考慮）。
- 全身性エリテマトーデス（SLE）。
- 骨髄腫。
- 薬剤性（非ステロイド性抗炎症薬〈NSAIDs〉やリチウム，インターフェロンなど）。

- 感染症（HIV，B型肝炎，C型肝炎，梅毒など）。
- 先天性疾患（アルポート症候群など）。

診断／スクリーニング

● 臨床所見
病歴，症状
特に以下のような問診が必要である。
- 新規発症の浮腫（ネフローゼ症候群のkeyとなる徴候である）。
  - 末梢浮腫，下肢浮腫。
  - 腹壁浮腫（図81-1，図81-2参照）。
  - 腹水。
  - 陰嚢浮腫。
- 体重増加・倦怠感。
- 薬歴（NSAIDsを含む）。
- HIV，B型肝炎，C型肝炎，梅毒などの急性・慢性感染症の徴候や危険因子（献血で拒否されたことがないか，性感染症の既往歴，高リスクな性交歴，注射製剤の使用，軽度の右上腹部痛，倦怠感など）。

全身疾患を示唆する症状
- 糖尿病患者での神経症や視覚変化：糖尿病腎症を呈する1型糖尿病患者の多くは糖尿病網膜症をすでに発症してお

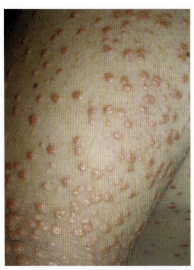

図81-3 中性脂肪およびコレステロール高値の男性にみられた黄色腫。黄色腫はネフローゼ症候群によってもできるが，他の脂質異常症が生じる疾患でも同様の黄色腫を生じうる（Reproduced with permission from Richard P. Usatine, MD.）

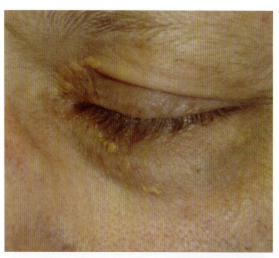

図81-4 非常に著明な高コレステロール血症患者に発生した黄色板腫。高コレステロール血症はネフローゼ症候群に特異的ではないが，ネフローゼ症候群患者における脂質異常症の合併率は高く，多くはスタチンによる治療を要する（Reproduced with permission from Gary Ferenchick, MD.）

り，ネフローゼ症候群を発症した糖尿病患者に網膜症を認めない場合には，糖尿病以外の原因について考慮する必要がある[1]。
- 日光曝露で増悪する発疹や関節痛はSLEを示唆する可能性がある。
- 慢性ウイルス性肝炎の徴候（過去の黄疸や肝機能異常の病歴も含めて）。
- 悪性疾患の徴候（特に消化管や肺原発の悪性腫瘍は膜性腎症との関連がある）。

身体所見
特に以下の所見を検索・確認する。
- 眼窩周囲や下肢の浮腫の有無。特に重度の浮腫の場合には，陰嚢浮腫，腹壁浮腫，腹水を含めた全身浮腫を認める。
- 黄色腫や黄色板腫（それぞれ図81-3，図81-4）。黄色板腫は脂質異常症患者の眼瞼にみられる黄色の脂肪蓄積沈着物である。しかし黄色腫がある場合の50％では脂質異常症を伴わない。
  - 黄色腫は非常に高度の異常値を持つ脂質異常症患者の皮膚にできる黄色・紅色・茶色調の丘疹もしくはプラークである。
  - ネフローゼ症候群は脂質異常症の原因となるが，必ずしも黄色腫や黄色板腫を引き起こすわけではない。
  - 発疹や脂質異常症を持つすべての患者において，鑑別疾患としてネフローゼ症候群を考慮する必要がある（223章「脂質異常症，黄色腫」参照）。
- 心筋障害，末梢神経障害，肝脾腫はアミロイドーシスを示唆する。
- 胸水を疑う呼吸器所見。
- 慢性肝疾患を示唆する皮膚所見。

▶ 検査所見
- 24時間蓄尿で3g以上の尿蛋白もしくは随時尿で尿蛋白/クレアチニン比が3以上の場合には，ネフローゼ症候群が示唆される。最近ヨード造影剤による検査を受けている場合には，尿蛋白に影響するため注意が必要である。
- 尿検査により糸球体腎炎を示唆する尿潜血の有無を確認する。加えて尿路感染症の有無についても評価する。
- ネフローゼ症候群患者では血清アルブミンが2.5mg/dL未満のことが多い。
- ネフローゼ症候群では53％の患者で総コレステロールが＞300mg/dLであるため，脂質異常症の有無を評価すべきである[2]。
- 尿素窒素，クレアチニン，糸球体濾過量（GFR）による腎機能の評価。
- ネフローゼ症候群の潜在的な全身性の原因検索について。
  - 尿沈渣での赤血球（認める場合には糸球体腎炎を示唆する）の有無，感染症の有無を評価する。
  - 肝機能障害は肝炎の有無の評価に有用である。
  - B型肝炎，C型肝炎，HIVの特異的検査を行う。
  - 血糖値およびHbA1cにより耐糖能障害の有無や程度を評価する。
  - 非特異的であるがCRP，赤沈により全身性の炎症反応の有無を確認する。
  - 抗核抗体（ANA）を評価し，陽性の場合には抗Sm抗体，抗ds-DNA抗体も評価する。
  - 血清および尿中蛋白電気泳動検査により，骨髄腫やアミロイドーシスの評価を行う。
- 腎生検により85％は治療・管理方法が変更される[3]。

▶ 画像検査
- 胸水の有無について胸部X線検査で評価する。
- 心嚢液の有無について心エコー検査で評価する。
- 腎臓超音波検査で腎臓の形態や大きさを評価する。
- 側腹部痛と尿潜血がある場合には，腎静脈血栓症の評価のためドップラエコー検査を行う。

鑑別診断
- うっ血性心不全は，浮腫を呈する患者にまず考慮する鑑別疾患である。しかし一般的にはそのような患者の場合には，心血管疾患の既往歴があり，先天性呼吸器症状やIII音，

IV音，心電図異常などの心室コンプライアンス低下の徴候があることが多い。
- 低アルブミン血症が重度の慢性肝疾患の症状のこともあるため，門脈圧亢進症の有無，肝機能障害の有無，肝臓の画像評価など，他の所見をもとにネフローゼ症候群とは鑑別することが必要である。

治療

▶ 長期治療
- 浮腫の治療（目標は 0.5 kg/日の体重減少）。
  - ナトリウム摂取制限（1日あたり3g未満）。
  - 水分制限（1日あたり1.5 L未満）。
  - ループ利尿薬は血管内容量の低下リスクを最小限にするため，緩徐に段階的に導入する。
  - ループ利尿薬に抵抗性の患者に対しては，sequential nephron blockade が適切となりうる（ループ利尿薬，アルドステロン拮抗薬の2剤，または，さらにサイアザイド系利尿薬を加えた3剤による治療法）[4]。
  - 治療初期においては，腸管浮腫のために経口薬の吸収障害が発生してしまう。初期治療の利尿薬は経静脈的に投与する。
- ネフローゼ症候群の患者はその病因によらず持続的に蛋白質を喪失する可能性があるため，代謝疾患や免疫疾患に関連する可能性がある[4]。
- ACE 阻害薬もしくはアンジオテンシンⅡ受容体拮抗薬（ARB）により蛋白尿を治療する[4]~[6]。SOR Ⓐ
  - ネフローゼ症候群と同程度の蛋白尿を呈する2型糖尿病患者において，ACE 阻害薬もしくは ARB の内服による高血圧治療を行い蛋白尿が1日あたり2.5 g から 600 mg にまで減少した群では，生存率の改善（66%）と末期腎不全への進行リスクの減少（66%）とが治療と関連していたとの報告がある[7]。SOR Ⓒ
- スタチンによる脂質異常症治療を行う[8]。SOR Ⓒ
- 蛋白質の摂取は通常量を指導する[4]。SOR Ⓒ
- 骨密度を測定し，骨粗鬆症がある場合（T<−2.5）には治療を行う。また股関節骨折の10年リスクが3%以上の場合，いずれかの骨粗鬆症に伴う骨折リスクが10%以上の場合にも治療を行う。
- ステロイド療法についても考慮する[9]。SOR Ⓑ

予後／臨床経過

ネフローゼ症候群の主な合併症
- 抗凝固因子が糸球体から濾過され，抗凝固因子と凝固因子の産生バランスが保たれなくなった結果として，静脈血栓症が起こる。
  - 初発から6カ月以内が特に静脈血栓症のリスクが高い。
  - ネフローゼ症候群はフィブリノーゲンや凝固第Ⅴ因子，凝固第Ⅷ因子が上昇しやすく，線溶系因子やアンチトロンビンⅢが減少しやすい[4]。
  - 血清アルブミン<2.5 g/dLの場合に最もリスクが高い。
    - ネフローゼ症候群患者のうち，1.5%に下肢深部静脈血栓症が起こる。
    - ネフローゼ症候群患者のうち，0.5%に腎静脈血栓症が起こる。
    - しかし膜性腎症患者のなかで最も高リスクな群においては，35%もの血栓塞栓症が報告されている[10]。
- ネフローゼ症候群患者のなかでも血栓塞栓症の高リスク群（血清アルブミン<2.5 g/dL，床上安静，膜性腎症，臨床的に血管内容量の低下）においては，床上安静が必要な期間は予防的にヘパリンによる抗凝固療法を考慮する[11]。また持続的に血清アルブミン<2 g/dL未満の場合にも，抗凝固療法を考慮する。
- 蜂窩織炎や細菌性肺炎などの感染症は，IgGの喪失やT細胞の機能障害の部分的な結果として発症する。
- ネフローゼ症候群の患者は肺炎球菌ワクチンを接種すべきである。
- ビタミンDの喪失により骨疾患をきたしうる。

フォローアップ
- GFR を評価し，尿蛋白／クレアチニン比により尿蛋白を定量的に評価する。初診時には3カ月ごとに評価し，慢性期の安定した患者では4〜6カ月ごとに行う。
- 全例で GFR，感染症，静脈血栓塞栓症を経時的に評価する。免疫抑制剤を使用している場合には血球減少を，ステロイドを使用している場合には骨粗鬆症を評価に含める。

患者教育

薬物療法を行う場合には，起こりうる副作用の説明をする。ネフローゼ症候群自体の合併症や予想される臨床的な見通しについても説明しておく。

【Gary Ferenchick, MD】
（入山大希 訳）

82 多発性嚢胞腎

症例

最近新たに診断された高血圧症のある43歳の女性。両側の側腹部痛を主訴に来院した。詳細は不明だが腎疾患の家族歴を聴取した。尿検査では尿潜血が陽性であり，腹部超音波検査およびCT検査では両側の多発性嚢胞腎（polycystic kidney disease：PKD）を認めた（図82-1）。

概説

多発性嚢胞腎は，腎臓に嚢胞性病変を生じる遺伝性疾患群の表現型である。最も頻度が多いのは常染色体優性多発性嚢胞腎（autosomal dominant polycystic kidney disease：ADPKD）であり，腎臓の広範囲にわたり上皮性の嚢胞が多発する。同様の異常所見が時に肝臓，膵臓，脳，動脈やそれらの組みあわせに発生することがある。

疫学
- 最も多い尿細管障害であり，およそ300人に1人である。
- 90%は常染色体優性遺伝であり，劣性遺伝である常染色体劣性多発性嚢胞腎（autosomal recessive polycystic kidney disease：ARPKD）は頻度が少ない[1]。
- 孤発性の変異は1：1,000の確率で発生する。
- ADPKD は米国において末期腎不全患者のうち5〜10%を

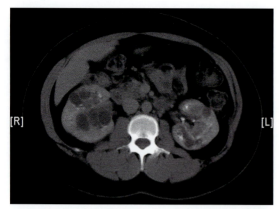

図82-1 43歳女性の腹部単純CT像。高血圧症，血尿，腰痛の症状があり，両側の多発性嚢胞腎を認めた（Reproduced with permission of Michael Freckleton, MD.）

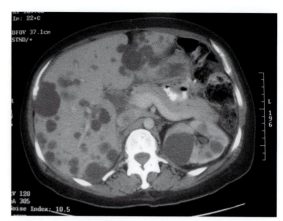

図82-2 多発性嚢胞腎の検査で，両腎に多発する嚢胞に加えて，肝臓にも多発する嚢胞を認めた腹部CT像（Reproduced with permission of Ves Dimov, M. D., Section of Allergy, Asthma and Immunology, Department of Pediatrics, Department of Medicine, University of Chicago, ClinicalCases.org）

占める。
- 40〜50歳代で診断されることが最も多いが，どの年齢層でも診断されうる。

病因／病態生理

- ADPKDは細胞膜に結合するpolycystin1およびpolycystin2をコードする，それぞれPKD1およびPKD2遺伝子の変異の結果である[2]。polycystinは腎臓やその他の臓器（肝臓，心臓，膵臓など）における管腔構造や血管の発達を司る。PKD1およびPKD2遺伝子は一次繊毛に共局在化して機械的センサーとしてCa^{2+}シグナルを調節しており，このプロセスは，発生過程で腎臓や胆管において上皮が配列して形成される管腔構造が分化していくために必要不可欠な要素である[3]。これらの遺伝子変異が起きることで，増殖とアポトーシスが増加し，分化や極性が失われて様々な異常が表現型として出現する[4]。
- 嚢胞に発達するネフロンは全体の1〜5%と少数である。
- 腎実質がどの程度残存するかは，尿細管の萎縮，間質の線維化，糸球体硬化の程度により様々である。
- 嚢胞は肝臓（図82-2）や脾臓，膵臓，卵巣などの臓器にもみられる。肝嚢胞はADPKDの80%もの症例でみられ[2]，脳動脈瘤も5〜12%と一般人口よりも頻度が高い。
- ARPKDは，新生児においてみられる腎臓の腫大と胆管の異形成を特徴とするPKDである[3]。
- PKDのまれな表現型として，眼球や中枢神経系，神経管の欠損を示すものもある[3]。
- PKDの亜型として，5%以上の糸球体が嚢胞化した糸球体嚢胞腎（glomerulocystic kidney：GCK）があり，若年者で診断されることが多い[5]。多くの症例でPKD関連の遺伝子変異は除外されているが，家族性に嚢胞腎，高尿酸血症，等張尿（血漿と等浸透圧の尿）を呈する発症が存在する[5]。

診断

家族歴は早期にADPKDを診断する有用な手段である。

▶ 臨床所見

- 腎臓腫大の結果として慢性的な側腹部痛を生じる。
- 感染症，尿路閉塞，嚢胞出血により急性の疼痛もきたしうる。
- 肝腫大。
- 成人患者の75%，小児患者の10〜30%に高血圧症がみられる。
- 尿路の変形による尿停滞，尿pHの低下，尿中クエン酸塩の低下などが原因で，15〜20%の症例で尿路結石が形成される（シュウ酸カルシウム結石および尿酸結石）。
- 尿濃縮能の低下により夜間頻尿がみられる。

▶ 検査所見

60%で肉眼的血尿もしくは顕微鏡的血尿がみられる[6]。血尿の同定のため尿検査を行い，貧血の同定のため全血算やヘモグロビンを測定する。

▶ 画像検査

- 診断は通常，超音波検査で行う。20歳で80%以上の症例に嚢胞が存在し，30歳までに100%に上昇する。ある研究において，PKDの型によるが，30歳未満のPKDリスクのある患者での超音波検査の感度は70〜95%であった。若年者の場合や嚢胞が小さい場合にはCT（図82-1，図82-2参照）やMRIが推奨される。
- 嚢胞は肝臓（50〜80%）（図82-2参照），脾臓，膵臓，卵巣でもよくみられる。
- PKDの診断は，超音波検査の所見，腎臓外病変の有無，40歳以上の症例に対するスクリーニングにより通常可能である[7]。PKD1リスクのある患者において，年齢ごとに診断・除外に用いる超音波所見の基準が確立されている[8]。
- 診断が不明確な場合には，ADPKDやARPKDの遺伝子診断を利用することができる。

鑑別診断[2]

- 単純嚢胞：全年齢層で診断されうる，嚢胞が少数できる良性疾患である。
- 後天性嚢胞疾患：成人において診断され，少数〜多数の嚢胞を認める疾患で，嚢胞の拡大とともに腎不全へと至る。
- 結節性硬化症：全年齢層で診断され，腎臓には少数〜多数の血管筋脂肪腫が生じる疾患である。皮膚，脳，中枢神経，心臓にも遺伝性の良性腫瘍を生じる。

治療

現在のPKDに対する医療者の役割としては，腎障害の進行・予後について説明することや対症療法が主体であり，特異的な治療法が期待されている．

▶ 非薬物療法

- 臨床研究では蛋白制限や厳格な高血圧治療は，いずれも糸球体濾過量(GFR)の低下率を改善しない[9),10)]．しかし英国のある研究では高血圧の治療症例数が増える（降圧薬を服薬する人口が7％から46％に増える）ことで死亡率の減少傾向がみられた．またADPKD患者においてより厳格な高血圧治療と死亡率の減少に関連性が認められた[11)]．
- ある論文の著者は肉眼的血尿の際には，床上安静，鎮痛薬，1日尿量2～3Lになるような十分な水分摂取を推奨している．血尿は徐々に改善し，数日で顕微鏡的血尿程度に改善する[2)]．SOR●C

▶ 薬物療法

- 関連する心血管疾患のリスク軽減のため，血圧コントロールを行う．SOR●A
- 46人のADPKD患者を対象とした無作為化比較試験(RCT)において，ACE阻害薬のラミプリル群とβ遮断薬のメトプロロール群に分け3年間フォローアップした結果，腎機能，尿アルブミン排泄量，左室機能について有意差は認められず，腎機能は両群ともに有意な低下が認められた[12)]．しかしACE阻害薬やARBは慢性腎臓病や高血圧症の患者に慣習的に使用されている．SOR●A
- 感染症は可及的に治療する．囊胞感染が疑われた場合には，囊胞への移行性のよいトリメトプリム-スルファメトキサゾールやクロラムフェニコール，シプロフロキサシンを使用する．SOR●C
- 将来は未知の病態生理メカニズムに焦点をあてた治療が行われるだろう．ある実験的な観察研究では，哺乳類におけるラパマイシン（薬剤の一種）の代謝経路の一部が，囊胞の拡大に重要な役割があることを示唆している．
- ラパマイシンの代謝阻害薬であるmTOR阻害薬であるエベロリムスの効果を調べるため，46人のADPKD患者を対象とした2年間のRCTが行われた．プラセボ群に比して腎臓容積の増加を遅らせることができたが，腎障害の進行には有意差を認めなかった[13)]．またある非盲検化研究では，同じくラパマイシンの代謝阻害薬であるシロリムスを使用し，100人の早期腎障害を呈するADPKD患者を対象として，標準的治療との比較研究が行われたが，腎臓の容積増加および腎障害の進行ともに改善することはできなかった[14)]．
- 他には多発囊胞性肝疾患(そのうち何割かはADPKDを有する)を対象としてオクトレオチド（長時間作用型のソマトスタチンアナログ）群とプラセボ群とを比較したRCTが行われた．オクトレオチド群に割りあてられたADPKD患者は腎臓容積が増加せず，プラセボ群では増加がみられた．またオクトレオチド群に割りあてられたすべての患者で，肝臓容量の低下が認められた．GFRについては差が認められなかった[15)]．

▶ 外科療法，その他の処置

- 囊胞による疼痛症状がある場合には，囊胞を穿刺し硬化剤注入（エタノールなど）が行われる．SOR●C
- 肝臓腫大による疼痛がある場合には肝臓部分切除術が行われることがあり，経験豊富な施設で良好な結果が報告されている[2)]．SOR●C
- PKDにより末期腎不全へと至った患者では，腎移植や透析治療が選択枝となる．
- 国家規模の臨床研究として，534人のADPKD患者と4,779人の非ADPKD患者を腎移植後15年間追跡調査した研究が行われた．移植腎の生着はADPKD患者でより良好であり，感染症の発生に有意差は認められなかった．しかし血栓塞栓症，代謝疾患，高血圧症の合併はADPKD患者で多く認められた[16)]．

▶ 紹介

- PKD患者では腎障害が進行し末期腎不全に至り，透析や腎移植やその他の様々な合併症を併発するため，チームで医療を提供する必要がある．その他にも貧血管理，腎移植前の動脈瘤のスクリーニング，もともとのADPKDを発症している腎臓の腎摘出術などを行う[17)]．SOR●C
- 急性腎盂腎炎や囊胞感染症を起こしたPKD患者は入院加療を考慮する必要がある[2)]．

予後

- ADPKD患者の約50％は徐々に末期腎不全に移行し，典型的に40～60歳代には腎代替療法が必要になる[2)]．ADPKDによる末期腎不全患者は，他の原因による末期腎不全患者に比して予後は良好である[16)]．
- 以下のような特徴のあるADPKD患者は，より早期からGFRが低下する[18)]．
  - 血清クレアチニン値が高い(GFRとは独立した因子である)．
  - 尿蛋白が多い．
  - 平均血圧が高い．
  - 若年者である．
  - 腎臓容量が大きい(＞1,500mL)[2)]．
  - PKD1変異がある[19)]．
  - 尿細管間質の線維化がある[20)]．
- ADPKD患者は腎結石の頻度が高い(80章「尿路結石症」参照)[21)]．

フォローアップ

- 腎機能の測定，血圧や移植後糖尿病の管理，腎臓容積や囊胞容積の画像評価などは予後予測に有用である[22)]．
- ADPKD患者で肝臓腫大・肝囊胞がある女性の場合には，エストロゲン製剤の使用は避けるべきである[2)]．
- PKDおよび腎機能障害を有するすべての患者において，投与量の調整が必要な薬剤は見直し，腎毒性のある薬剤は使用を控えるべきである．SOR●C
- 腎移植後の患者の予後は非常に良好である．ADPKD患者の追跡調査では，成人の死体腎移植の5年生存率は79％である[23)]．
- 動脈瘤の家族歴がない無症候性の患者においては，ルーチンでのスクリーニング検査は推奨されない．ADPKD患者のうち精査が必要となるのは，新たに発症した頭痛，強い頭痛，中枢神経症状がある場合に限られる[2)]．
- 腎移植後のADPKD患者は糖尿病を発症しやすい（オッズ比2.3，95％CI 1.008～5.14)[24)]．

患者教育

- ADPKDは50％の確率で子に発症するため，遺伝についての説明が必要である。また患者自身の予後についても説明が必要である。出産を控えている場合には，遺伝カウンセラーへの紹介も有用である。
- 高血圧症の合併は多く，治療適応である。
- 腎機能障害も多く，経時的な評価が必要である。
- ボクシングなどの腹部外傷の危険性のあるスポーツを控えるべきである[2]。
- ADPKDの他に併存疾患のない女性では妊娠は通常問題ない。しかし妊娠前から血圧が高い場合や腎障害を有する場合には，一般人口に比して重症の高血圧症や子癇前症のリスクが高い[25]。

【Mindy A. Smith, MD, MS】
（入山大希 訳）

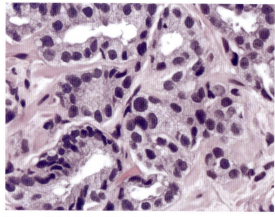

図83-1 腫大した核と明瞭な核小体を認める前立腺生検像（HE染色像）。グリソンスコア6の前立腺癌の診断である（Reproduced with permission of E. J. Mayeaux Jr, MD.）

83 前立腺癌

症例

生来健康の65歳の男性が，健診での前立腺特異抗原（PSA）の結果を持参し来院した。排尿パターンや勃起障害を認めず，体重減少や骨痛はなかった。特に目立った既往歴はないが，濃厚な前立腺癌（prostate cancer）の家族歴を有していた。PSAは9.3 ng/mLであり，前立腺生検を行うことになった。病理像からはグリソンスコアが6点の前立腺癌を認めた（図83-1）。

概説

前立腺癌は男性で頻度の高い悪性腫瘍である。検査の普及によるstage migration（悪性腫瘍の見かけの進行度別生存率がよくみえる現象）がみられる。ほとんどの患者は局所病変のみで無症候性である。グリソンスコアやPSA値，診断時のstage，平均余命などの因子が治癒率に影響を与える。なかでも特に重要なのがスクリーニングでのPSA値である[1]。

疫学

- 米国では，前立腺癌（図83-2）は男性の悪性腫瘍で最も多く，死亡原因の第2位を占めている。
- 全世界でも男性に発生する悪性腫瘍で第2位であり，2008年では90万人が罹患し，258,000人が死亡している[2]。
- 加齢とともに増加する。
- 40歳以上の黒人男性で，家族歴を有する場合，進行前立腺癌発症リスクが高い。
- 家族歴を有さない白人男性でも50歳以上で進行前立腺癌のリスクが高い[3]。
- 分布年齢にピークはない。
- 世界中でアフリカ系アメリカ人男性が進行前立腺癌のリスクが最も高く，生涯リスクは約9.8％にもなり，死亡率も高い（図83-3）。
- 米国の男性では，生涯リスクは8％とされる[3]。
- 日本人や中国人では前立腺癌のリスクが低い。

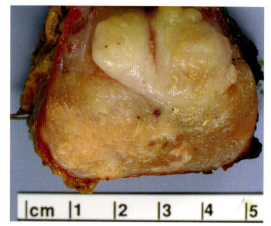

図83-2 両腺の前立腺肥大症と標本の左下に腺癌を認める（Reproduced with permission of E. J. Mayeaux, Jr., MD.）

- 社会経済的な地位と前立腺癌のリスクは関連しない。

病因／病態生理

- 95％の組織型は，腺癌である。
- 病理学的には，腺管癌，類内膜癌や粘液産生腺癌，印環細胞癌，扁平上皮や腺扁平上皮癌，類基底細胞癌，腺様嚢胞癌など多様の組織型が存在する。
- 前立腺癌はその70％が周辺域に発生し，20％が移行域に，10％が中心域に発生する（図83-4）。
- 前立腺癌の病像は，グリソンスコアといった病理学的所見に基づく病期分類が最も影響する（図83-5）。グリソンスコアは，癌細胞の組織構造のパターンに基づいて分類する方法である。組織の構造や分化度に基づき，1〜5のgradeに分類する。grade 1に近いほど分化度が高く，grade 5は分化度が最も低い。最も面積の大きい組織パターンを第1優勢パターンとし，次いで大きな面積を占めるものを第2優勢パターンとする。この2つのグレードをあわせることで2〜10点のグリソンスコアをつける。スコアが高いほど，非局在性疾患の可能性が高まり，局所治療を行っても良好な予後が得られない可能性がある。
- 進展様式は，直接浸潤，血行性，リンパ行性をとりうる。

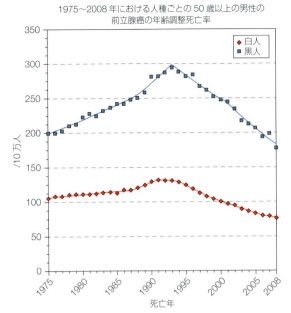

図 83-3 50歳以上の男性を人種/民族で分けて示した米国での前立腺癌の年齢調整死亡率。その他の腫瘍が指摘されなければ，進行悪性腫瘍も含めている。死亡率のデータは，CDCのNational Center for Health Statisticsのデータ参照。死亡率は10万人で算出し，年齢調整を行っている。グラフは，Jointpoint Regression Program Version 3.5, April 2011, National Cancer Institute

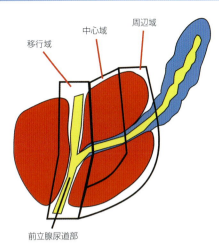

図 83-4 前立腺の横断面の解剖図。前立腺の腺癌は，大半が周辺域に発症する (Reproduced with permission of E. J. Mayeaux, Jr., MD.)

- リンパ行性転移は，下腹部リンパ節，閉鎖リンパ節，外腸骨リンパ節，前仙骨リンパ節，総腸骨リンパ節，傍大動脈リンパ節に起こりうる[4]。
  - 遠隔転移の90％が骨転移である。
  - 臓器への転移は，肺や肝臓，副腎があるが，骨転移がない症例で認められることはほとんどない[4]。

危険因子

- 前立腺癌の家族歴がある場合，前立腺癌の発症リスクは2倍になる。
- アフリカ系アメリカ人にリスクが高い。

診断

▶ 臨床所見

- 前立腺癌は尿路閉塞症状や血尿をきたすことがあるが，それらは一般的に前立腺癌以外の疾患で起こることも多い。
- まれに骨痛が初発症状になることがあるが，かなり末期の状態である。一般的にこの症状は，PSAのスクリーニング検査の前に認められる。
- 前立腺結節の直腸診は悪性腫瘍の診断に一般的でなく，悪性腫瘍が存在しているときは過小評価する可能性がある。

▶ 検査所見

PSAのスクリーニング

- PSAは，前立腺の腺房・腺管上皮細胞から分泌される糖化蛋白質である。
- PSAは前立腺組織に集積し，血清PSAは通常，非常に低い。
- 正常前立腺組織が前立腺疾患，炎症や外傷などで破壊されると，血中PSA濃度が上昇する[5]。

- PSAの感度は80％，特異度は65％である[5]。治療後のPSA値は，画像的判断を行う前に治療効果判定や転移の可能性を調べる方法として用いられている。
- 米国泌尿器科学会（AUA）のガイドラインでは，PSAを40〜75歳のスクリーニングとして用いることを推奨している[6]。
- 米国予防医学専門委員会（USPSTF）では，特に症状を呈さない男性のPSAスクリーニング検査を行うことを推奨しないとしている[7]。このガイドラインでは，推奨レベルをDとしており，利益よりも有害であることが上回ると判断している。2012年5月には，多数の対象者におけるPSAを用いた前立腺癌スクリーニングでは適するのはごく少数であってむしろ害になると結論づけ，もっとよりよい検査とよりよい治療が必要であるとしている[7]。そのようなことからUSPSTFでは前立腺癌スクリーニングには反対的な立場をとっている[7]。

▶ 画像検査

【経直腸超音波】
- 経直腸超音波（TRUS）は，前立腺癌の検索において感度は良好であるが，特異度は低いとされる。
- TRUSで低エコー領域が認められる場合，30％に前立腺癌が認められる。
- TRUSはスクリーニングツールとしては使用しない。
- TRUSは12コア前立腺針生検との併用において最重要である[3]。

【骨シンチグラフィ】
- 核医学検査は通常，播種性病変の評価に使用される。
- 近年の研究では，PSA値が10 ng/mL以下で，骨症状を有さない患者の骨シンチグラフィの陽性尤度比（LR＋）は1/1,000である[8]。

【CT，MRI】
- 骨盤のCTやMRIは，転移巣の評価や標準的なスクリーニングや病期分類に用いるにはあまり有効ではない。
- 経直腸コイルを用いたMRIは，被膜外浸潤をきたしている腫瘍の評価や，手術療法の計画をするために時折使用される。

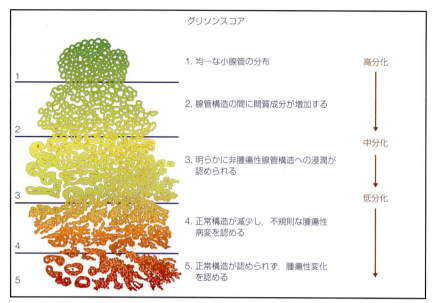

図83-5　前立腺癌のグリソンスコア（From Gleason, DF. Histologic grading and clinical staging of prostatic carcinoma. In Tannenbaum M. Urologic Pathology：The Prostate. Philadelphia, PA：Lea and Febiger；1977：171-197.）

【前立腺生検】
- 局所麻酔を用いて超音波ガイド下で行われ，12個の検体を採取できる生検器具が用いられる。
- 病理医によって差があるが，偽陰性は0～9.3％とされ，偽陽性は0～3.8％とされる[9]。
- 陽性検体の比率，長さ，全検体中の悪性腫瘍率は予測因子になりうる。
- 下部消化管の宿便除去や抗菌薬の投与がルーチンで行われる。

鑑別診断

- 前立腺炎：前立腺の感染や何らかの炎症である。しばしば会陰部や恥骨上部痛を伴い，排尿障害をきたすことが多い。一方，前立腺癌では無症状であることが多い。
- 前立腺肥大症：前立腺肥大による尿路閉塞症状を起こす可能性がある。前立腺癌発症リスクには影響を与えない。
- 前立腺上皮内異形成（prostatic intraepithelial neoplasia：PIN）：高異形成のPINは前癌病変とされる[10]。
- 生検における非典型的組織所見：非典型的組織像をフォローすると40％に悪性腫瘍を認める。非典型的組織像部分を再度生検することが推奨される。

治療

- 一般的に年齢や全身状態，グリソンスコア，初診時のPSA値，腫瘍径，腫瘍の病期，予後などを考慮する。
- そのゴールと利点が最も見合ったものだと患者自身が決定できるように，治療のオプションが説明されるべきである。
- 積極的な管理が必要であり，前立腺癌が原因で死亡するというより前立腺癌を併存したまま生涯を終えるような低リスク患者の場合は，疾患の進行があるかどうかモニタリングする必要がある。明らかな進行が認められた場合は治療を考慮する。PSA検査や定期的な再生検も考慮される[11]。
SOR Ⓑ

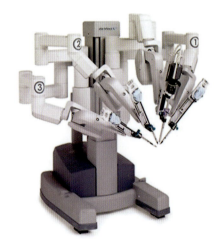

図83-6　ダヴィンチロボット。3本の可動式アームとカメラを備えている。骨盤解剖の視野を向上させる（Reproduced with permission of Intuitive Surgical.）

- 根治的前立腺切除術：局所病変でかつ10年以上の予後が見込まれる場合に選択される。Walsh氏は，勃起機能を司る海綿体神経を同定し温存することで，術後の勃起障害を減らすことができると示している。まれに尿失禁をきたすことがある[3]。
- ロボット支援腹腔鏡下前立腺切除術（RALRP）：通常の腹腔鏡下前立腺切除術は難易度が高く，それを補助する目的で開発された。ロボット技術によって，三次元の広い視野と広い可動域を実現できる。米国では，大半の男性がRALRPを選択している（図83-6）[12]。SOR Ⓑ
- 対外照射療法（EBRT）：局所性病変とT3に分類される病変に対して選択される。高い線量の電子線で細胞DNAにダメージを与えることにより，癌細胞を破壊する。副作用として膀胱直腸症状が生じる恐れがある。短期間のアンドロゲン抑制療法（1～3年間）によって，効果が増すとされ

る[13),14)]。SOR **B**

- 小線源療法(brachytherapy):外来で,超音波ガイド下に^{125}Iや Pb といった小線源を前立腺に植え込む治療である。適応例としては低リスクの前立腺癌である。多くの施設では,前立腺の大きさが50 g を超える場合は治療困難が予測されることから,短期間のネオアジュバンドホルモン療法を使用している[15)]。SOR **B**
- アンドロゲン除去療法併用(EBRT):アンドロゲン抑制と放射線療法の併用により,アポトーシスが誘導される。アンドロゲン抑制療法により前立腺容量は平均20%減少し,治療効果が増幅する。前立腺が萎縮することで直腸や膀胱への照射量が減少し,副作用が減少する[13),16)]。SOR **B**
- 再発ないし進行前立腺癌に対する治療:ドセタキシル(タキソテール)を含めたレジメンでの治療は,進行前立腺癌や,アンドロゲン非依存性前立腺癌の患者への治療で効果があるものに含まれうる。ドセタキシル単独とエストラムスチン(emcyt)を組みあわせたレジメンを用いた治療では一定の効果が得られており,QOL の改善と姑息的治療効果を認めた。加えて,ドセタキシルを含めたレジメンは血清 PSA の値を50%減少させ,画像上の縮小,痛み,健康に関する QOL の改善を認めている。無増悪生存期間がドセタキシルとエストラムスチンを併用した治療を受けた群ではミトキサントロンとプレドニゾンを併用した群より有意に延長していた(6.3 カ月 vs 3.2 カ月)[17),18)]。SOR **B**

予防

- 前立腺癌予防試験(PCPT)では,フィナステリドとプラセボの前立腺癌の発生率の差を調べるために,盲検化試験を行った[19)]。
- この試験ではフィナステリドを内服している群で24.8%も前立腺癌が減少したとしているが,フィナステリドを内服している群で認められている前立腺癌はよりリスクの高い癌であったことがわかった[19)]。
- 近年の検討では,セレニウムとビタミン E による効果を検討したが(SELECT),セレニウムは前立腺癌を予防せず,ビタミン E は前立腺癌のリスクを有意に増加させることに関与した[20)]。

予後

それぞれの症例において異なるうえ,患者の年齢や全身状態,腫瘍自体のリスクによって異なる。

患者教育

- 患者には,PSA によるスクリーニングや前立腺生検のリスク,前立腺癌の様々な治療法の選択肢について,偏りのない客観的な情報提供を行うべきである。現在のデータに相反する意見や解釈があり,新たなエビデンスが発表されるたびに,エビデンスに基づく推奨や専門家の意見は変化する。医師の役割は,膨大なデータや異なる意見を鑑み,各患者が最もよい治療や,予防医療や PSA 精査を受けることができるように導くことにあり,適切に行えば,自分自身で選択ができるようにもなるだろう。以下に患者と医療者に役立つ情報があるので,参考にするとよい。
- リスクの評価,算定は患者自身がスクリーニングや生検,そして治療を決定するために有用である。前立腺癌予測な

どについてのリンクを巻末に示す。

【Rowena DeSouza, MD/Melanie Ketchandji, MD】
(鈴木秀鷹 訳)

84 腎血管性高血圧

症例

50歳の女性がひどい息切れを主訴に来院した。人工呼吸管理が必要となり,肺水腫による急性呼吸不全を認め ICU に入室した。既往歴としては脂質異常症があり,20 パックイヤーの喫煙歴があった。しかし,高血圧や糖尿病での受診歴はなく,心疾患や高血圧,脳卒中の家族歴もなかった。心電図上は左室肥大(LVH)を認めた。わずかにトロポニン上昇を認めたが,電解質異常はなかった。心エコーでは駆出率(EF)は60%と正常であり,壁運動異常はなかった。190/100 mmHg の高血圧を認めたため,リシノプリルが開始になった。その後,1.2 mg/dL であった血清クレアチニンが 1.6 mg/dL まで上昇したが,リシノプリルを中止したところ正常化した。急性肺水腫と高血圧の原因精査目的に,心臓カテーテル検査と腎動脈造影を施行したところ,右腎動脈に有意狭窄を認めた。その後,経皮的腎動脈形成術を施行し,ステントを留置した(図84-1)。

概説

腎動脈狭窄によって起こる腎血管性高血圧(renovascular hypertension:RVH)は二次性高血圧の主な原因の1つである。腎動脈硬化(renal artery stenosis:RAS)は,RVH の主要な原因で,これを治療することで高血圧が部分的ないしは完全に治癒する。

別名

RVH は,腎血管病ともいわれる。

疫学

- RVH は二次性高血圧の最も多い原因であり,高血圧全体の1〜5%を占める[1)]。
- 重症な高血圧や治療不応性高血圧のことが多い。
- 一般的に65歳以上での RAS の有病率は6.8%である[2)]。
- 動脈硬化性の RAS は,心血管造影を行った患者の18〜20%にみられ,下肢血管造影を行った患者の35〜70%に認められる[3)]。
- 正常血圧の人でも,3〜6%に RAS を認める[4)]。

病因

RVH は,動脈硬化や線維筋性異形成(fibromuscular dysplasia:FMD)が原因となることが最も多い。以下に,病因を分類する[2)]。

- 動脈硬化性 RAS。
- 線維筋疾患による中膜や中膜外層,内膜の過形成(図84-2)。
- 線維成分による圧迫。
- 腎外傷,動脈解離,分節性腎梗塞(訳注:腎に接する腫瘍,血腫,線維化などには腎圧迫により腎血流が減少して生じ

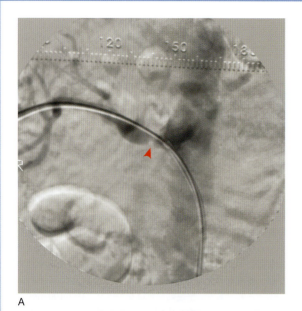

A

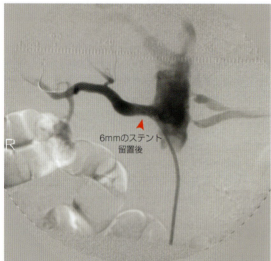

6mmのステント
留置後

図84-1 腎動脈の高度狭窄病変に対して，ステント留置を行い血流改善が認められた。A：ステント留置前。B：ステント留置後
(Reproduced with permission from Milind Karve, MD, FACC.)

る)[2]。
- 大動脈解離。
- 大動脈グラフトによる腎動脈閉塞。
- 動脈塞栓。

その他の内科的疾患
- 過凝固状態による腎梗塞。
- 高安病。
- 放射線照射による線維化。
- 腫瘍による血管浸潤。
- 結節性動脈炎。

動脈硬化性RAS
- RVHの主病因として原因の90％を占める。病変部位は，腎動脈主幹部の入口部や近位部の1/3，腎動脈分岐部の大動脈部に発生しやすい[4]。
- 進行性の病変であり，狭窄度が75％以上で診断され，12～60カ月の観察期間内に39％が完全閉塞をきたしている[5]。

FMD
- FMDはRASの2番目の原因とされる。RVHの原因の10％を占め，若い女性に多く認められる[6]。
- 原因不明の非動脈硬化性かつ非炎症性疾患であり，遺伝的要素が関与している可能性があり，家族歴として患者にとって両親，兄弟，姉妹，子どもである第一度近親者に高い発症率が認められる[5]。
- 組織学的に中膜の線維化が最も多く（80～85％），中膜外層の線維化は残りの10～15％を占める。その他に，内膜線維化や中膜の線維性異形成，外膜線維化がある。腎動脈に生じやすいが，その他，頸動脈や椎骨動脈，腸骨動脈，腸間膜動脈に生じることもある。
- 腎血管病変を認めた場合は，60％が両側に病変を認める[5]。
- 病変は，腎動脈主幹部の中間部や遠位2/3や腎動脈の枝に生じる[5]。
- FMDの28％に，多発性の血管病変が認められる[6]。
- 血管形成術が良好な治療成績を残している。

病態生理
- 実験によると，RVHは片側性のRASに正常な対側腎を有する場合に，レニン・アンジオテンシン・アルドステロン系（RAAS）の亢進によって起こる。
- 正常腎がより高い灌流圧を受けることで，血圧を下げるためにナトリウム分泌を促す。一方で，血圧が低下することで動脈硬化を起こしている腎臓の灌流圧は減少するため，レニンの分泌が亢進する。動脈硬化が起きている腎臓では，アンジオテンシンIIを介したアルドステロン分泌で，遠位尿細管でのナトリウム再吸収と腎動脈収縮が起こるため，ナトリウム利尿による血圧低下ができない。腎動脈収縮は腎血流量を低下させ，近位・遠位尿細管でのナトリウム再吸収を促進させることになる[3]。
- 両側の腎動脈疾患や動脈硬化による機能的片腎では，アンジオテンシンIIは血圧を上昇させるが，腎臓自体はナトリウム利尿によるナトリウム分泌ができない。このナトリウムと水の貯留による体液量拡大が高血圧をきたす[3]。
- レニン分泌の亢進は，大動脈と石灰化部分の血圧較差が10～20 mmHg以上であるときに起こり，血管には70～75％以上の狭窄が認められる[2]。
- 腎血流減少による求心性信号の変化やアンジオテンシンIIによる神経伝達の増大の影響が交感神経の過緊張を起こす可能性もある[2,3]。
- RVHでは血管内皮の弛緩機能低下による機能不全を認める[2]。
- RVHでは，血中アルドステロン値は高値であることが，組織の線維化やLVH，ナトリウム貯留に重要な役割を果たす。

診断／スクリーニング
- 米国予防医学専門委員会（USPSTF）では，個々の症例に関してRVHであるかスクリーニング検査を行うべきといった推奨は出していない。
- 米国心臓協会（AHA）は本章の診断に関する記載で述べられている症例に対して，ドプラエコーを用いたスクリー

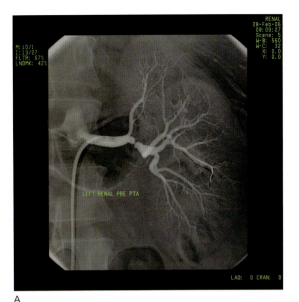 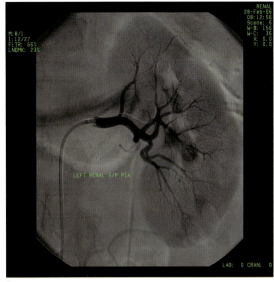

図84-2 FMDによる内膜の線維性変化が腎動脈の中部〜遠位部に発生している。A：治療前。B：血管形成術後（Reproduced with permission from Dean S, Satiani B. Color Atlas and Synopsis of Vascular Disease. New York, NY：McGraw-Hill；2014.）

ニングを推奨している。

臨床所見

病歴，症状

行うべき問診は以下のとおりである。
- 35歳未満で高血圧を発症していることは，FMDの可能性が示唆される。
- 55歳以降の重度高血圧（収縮期血圧が180 mmHgないし拡張期血圧が120 mmHg以上）が認められる場合，動脈硬化性RASが疑われる。
- 増悪し，治療抵抗性の高血圧。
- 提示された症例のような突然の原因不明の急性肺水腫。
- 家族歴のない高血圧（FMDは除く）。

身体所見

認められる所見を以下に列挙した。
- 高血圧：24時間の血圧測定を行うと，交感神経の過緊張によって，本態性高血圧に比して血圧変動幅が大きい[2]。
- 頸動脈や末梢動脈の血管雑音を触診や聴診で認める場合，高血圧の原因が腎血管性の可能性がある。
  - 心窩部の血管雑音：腹部血管雑音を認めるとき，感度は20〜77.7％，特異度は63〜90％で腎血管疾患を疑う。
  - 血管雑音を認めた77.7〜86.9％に血管造影でRASを認めるRVHがある[7]。収縮期-拡張期血管雑音（収縮期から拡張期にまで延長して聴取できる雑音）は健康な人に比べて，RVHの患者で認められる。場所や強度，ピッチに関してはまだ一定の見解はない。
- 乳頭浮腫や網膜出血，心不全，神経学的異常といった重度高血圧による臓器障害を認める。
- 黄色腫といった脂質異常症や動脈硬化疾患に認める所見を認める（223章「脂質異常症，黄色腫」参照）。
- LVHのような特定臓器障害の所見は，同じ血圧コントロールの本態性高血圧の患者よりも重篤である[3]。持続的に心尖拍動を触れる。
- 症例によっては，心収縮機能不全によらず，治療抵抗性の

体液貯留を認める。

検査所見

- 血算：FMDの場合は正常であるが，血管炎関連疾患の場合は貧血や血小板減少が認められる。
- 腎機能：ACE阻害薬やアンジオテンシンⅡ受容体拮抗薬（ARB）を使用すると腎機能の悪化を認める。RAAS阻害薬は遠心性に血管収縮を起こすアンジオテンシンⅡを阻害する。結果として糸球体静水圧の低下や糸球体濾過量（GFR）の低下が起こる。
- 蛋白尿は腎障害の重症度判定に有用である。
- 動脈硬化リスクの評価：空腹時血糖や脂質プロファイル，HbA1cのチェックを行う。

画像検査

- 以下のような患者に関して，RASの画像評価を行うべきである。
  - 30歳以下発症の高血圧[4),5)]。SOR**B**
  - 55歳以降の重度高血圧[4),5)]。SOR**B**
  - 増悪する，または治療抵抗性の高血圧（コントロールされていた高血圧が突然増悪を認めた場合）[4),5)]。SOR**C**
  - 悪性高血圧（臓器障害を伴う高血圧）[4),5)]。SOR**C**
  - 高窒素血症（ACE阻害薬やARB投与後の低灌流により[5)]，血清クレアチニンが前値より50％以上の上昇を認める状態）[4),5)]。SOR**B**
  - 説明のつかない片側性の1.5 cm以上の腎萎縮[4),5)]。SOR**B**
  - 突然発症の肺水腫[4),5)]。SOR**B**

【特異的な画像検査】
- 診断的画像検査は，その施設で利用可能な検査機器であること，術者の経験の影響，患者の体格や腎機能，造影剤アレルギーの有無，体の金属の有無といった要素を考慮して決定する。

【ドップラエコー】
- スクリーニング検査としてドップラエコーが有用であ

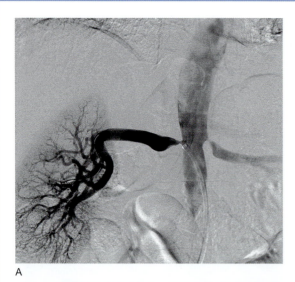 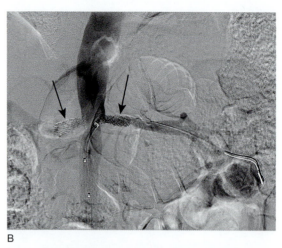

図84-3 70歳男性の腎血管造影像。過去に冠動脈バイパス術の既往があり，高血圧で加療中である。2剤の降圧剤でコントロールしていたが，突然血圧コントロールが悪化した。4剤併用としたが，190/100 mmHg 未満への降圧ができずにいた。A：血管造影では，両側腎動脈に狭窄を認める。B：両側腎動脈にステントを留置した。著明に血圧コントロールが改善し，降圧剤は1剤のみとなった（Reproduced with permission from Fuster V, Walsh R, Harrington R. Hurst's The Heart. 13th ed. New York, NY：McGraw-Hill；2011.）

る[5]。SOR **B**
- RAS の検出感度は 84～98%で，特異度は 62～99%である[5]。
- RAS の外科療法後や血管内治療後の腎血管開存のモニターにも利用される。
- 技師の技術や腎動脈の枝の描出が困難であることや肥満や腸管ガスの影響で描画困難であることなどの制限がある。
- RAS の診断には，①収縮期最大流速が 1.8 ないし 2.0 m/s 以上，腎動脈/大動脈血流速度比が 3.5 以上とした場合の感度は 85～90%で特異度は 90% である[8]。②拡張期末期の血流速度が 150 cm/s 以上である場合，80%に RAS を認める[5]。

【CT 血管造影（CTA）】SOR **B**
- RAS の検出感度は 59～96%，特異度は 82～99% である[2]。
- 金属ステントやステント内狭窄も検出することができる。
- CTA はヨード造影剤を使用するため，腎機能低下症例には使用できない。
- その他の認められる所見としては，動脈硬化血管の末梢拡張，傍腎皮質の萎縮性変化，皮質の造影効果減少がある[8]。

【ガドリニウム造影 MRA[2]】SOR **B**
- RAS の検出感度は 90～100%，特異度は 76～94% である[2]。
- FMD でみられる中間から遠位部のわずかな変化の評価には，有用ではない[3]。
- 金属ステントが留置されている場合は有用性が低下する。
- 造影剤を使用した MRA は GFR30%未満の場合は禁忌である。腎性全身性線維症（nephrogenic systemic fibrosis：NSF）のリスクを高める。透析患者でガドリニウムを用いると 1～6%に NSF が発生する[3]。

【カテーテル血管造影】（図 84-3，図 84-4）
- RAS の診断ではゴールドスタンダードである。
- 非侵襲的な検査で確定できない場合や同時に血管形成術やステント留置を行う場合，確実な方法である。SOR **B**
- 数珠状変化は血管直径より球状変化部分の直径が大きい状

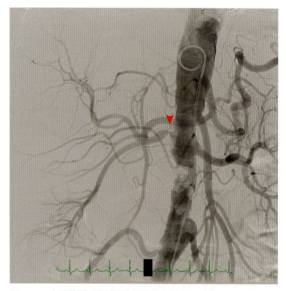

図84-4 右腎動脈の動脈硬化性狭窄を認める。多くは，動脈入口部ないし近位部に狭窄をきたす（Reproduced with permission from Milind Karve, MD, FACC.）

態であり，中膜の線維化で認める。動脈硬化が長い病変の場合は内膜ないし外膜周囲の線維化が起きている。
- 造影剤関連腎症は，糖尿病ないし慢性腎臓病（chronic kidney disease：CKD）がない場合は 3%未満の発症率であるが，糖尿病に罹患していると 5～10%に，CKD に罹患していると 10～20%に，糖尿病と CKD が併存している場合は 20～50%に発症するとされる[5]。
- 非イオン性等浸透圧造影剤を使用することで腎毒性を軽減できる。
- 疑わしい症例では，狭窄部の引き抜き圧を測定することで有意狭窄か判断できる。

【カプトプリルレノグラフィ】SOR C
- この検査はシンチグラフィであり，腎臓の大きさや灌流量，排泄能などを調べることができる．
- この検査の有用性は，高窒素血症の患者や両側RAS，RASによって機能的片腎になっている症例に限られる．
- 感度は74％，特異度は約95％である．
- 血管造影でRASがボーダーラインや疑わしかった症例にのみ診断の助けとなる．

【選択的腎静脈レニン測定】
- 他の非侵襲性法と比較し，診断的有用性は限定的である．SOR B

【血清レニン活性】
- レニン基礎値と，カプトプリルを50 mg負荷した60分後のレニン活性値を測定する．
- 本態性高血圧の患者でも15％にレニン活性の上昇を認める．
- 腎動脈疾患の検出感度は61％で特異度は86％である[5]．
- RASのスクリーニング検査としては推奨しない．SOR B

鑑別診断

二次性高血圧の原因
- 褐色細胞腫：通常は発作性の血圧上昇や動悸，発汗，頭痛を伴う．
- 原発性アルドステロン症：低カリウム血症，副腎腺腫を認める．
- クッシング症候群：満月様顔貌，中心性肥満，皮膚線条，肌の菲薄化を認める．
- 甲状腺機能亢進症：暑がり，動悸，体重減少を伴う(227章「甲状腺機能亢進症」参照)．
- 副甲状腺機能亢進症：腎結石や高カルシウム血症，副甲状腺ホルモン高値を認める．
- 大動脈縮窄症：ターナー症候群に合併する疾患で，橈骨動脈と大腿動脈で脈の遅延や縮窄した部分から遠位側の脈拍や血圧が減弱する．
- 腎皮質疾患：GFRの低下や尿検査で蛋白尿，細胞成分の漏出を認める．

治療
- 動脈硬化性疾患への抗血小板薬は有用性がある．
- 降圧療法による血圧の最適化は糖尿病とCKDを有する場合には130/80 mmHgを目標とし，その他の場合は140/90 mmHgを目標とする．
- 血圧コントロール．
  - ACE阻害薬，ARB，Ca拮抗薬は腎疾患の進行を抑制する[4]．SOR B
  - RAAS阻害薬で一時的にGFRが低下したりクレアチニンが上昇することがあるため，厳密なモニタリングを行うべきである．GFRが30％低下するか，クレアチニンが0.5 mg/dL以上上昇する場合は，腎血行再建を考慮する．
  - ACE阻害薬は両側のRASや機能的片腎状態でRASを有する症例には禁忌である[3]．SOR B
  - サイアザイド系利尿薬やヒドララジン，β遮断薬も効果的である．
  - 通常，多剤併用になる．
- どのようなレジメンが効果的かに関しては，無作為化比較試験(RCT)で検証されていない．
- 動脈硬化リスク(喫煙，脂質異常症)への対応や糖尿病患者の血糖コントロールを行う(喫煙は237章，脂質異常症は223章，糖尿病は219章参照)．
- 動脈硬化性RASや腎機能障害進行例では，血行再建ではなく薬物療法が好ましい．
- 近年発表された2つのRCTであるASTRAL試験やSTAR試験では，動脈硬化による腎血管疾患に対して血行再建と薬物療法の組みあわせた群と薬物療法のみの群に分けて比較したが，腎疾患イベントの発生率や心血管イベントの発生率，死亡率には両者ともに有意差を認めなかった[4),9),10]．

【血行再建による治療】
- 治療効果に関しては，近年のRCTで明らかな有用性は示されていないため，いまだ結論は出ていない．
- 血管形成に関する47の検討(1,616人)，外科的血行再建に関する23の検討(1,014人)をメタ解析した結果，FMDによるRASでは，治療後に血圧の治癒(内服治療がない状態で，血圧が140/90 mmHg未満であること)を認めたのは血管形成術で36％，外科療法で54％であった[11]．
- ASTRALでは，動脈硬化による腎動脈疾患患者で薬物療法に血行再建治療を行った群と薬物療法単独で行った群の比較を行ったが，収縮血圧低下に有意な差を認めなかった[12]．
- 血行再建は患者の年齢や合併症，血圧のコントロール状態，腎機能に基づいて適応を考える必要がある[4]．
- 経皮的腎動脈血管形成術は有意狭窄を認めるRASのなかでも，以下にあげる臨床的な状況において考慮する．SOR B
  - 再発を繰り返すうっ血性心不全や，突然でその他の原因では説明がつかない肺水腫[5]．
  - 増悪する高血圧や治療不応の高血圧．悪性高血圧，原因不明の片側腎臓萎縮を認める高血圧症，降圧剤治療ができない高血圧に認める有意狭窄のRAS症例，それらには効果が期待できる．SOR B
  - 動脈硬化性病変は，バルーン単独治療よりもバルーンに加えてステントを留置した方が成績がよい[4]．
  - 薬剤溶出性ステントの有用性は証明されていない[4]．
- FMDによるRAS病変に対するバルーン拡張術ないし，バルーン拡張に加えてステント留置を行うことは有用性がある[4),13]．
  - 薬物療法で服薬が順守され，コントロールのよいケースに効果的である[6]．動脈硬化によるRASと比較して，血圧の改善率が高い[12]．
  - 7つの検討(207人)のメタ解析によると，血行再建による腎機能の変化は認めなかった[9]．
  - 6カ月から2年間のフォローアップ期間中での再狭窄率は7～27％だった[6]．
- 血管形成術の合併症である塞栓症．
  - 塞栓症は腎動脈への血管形成術やステント留置時や診断カテーテル時に起こる．
  - 亜急性の腎機能障害やブルートゥや網状皮斑といった塞栓症状を認める(198章「温熱性紅斑」参照)．
  - 術前の腎機能低下，長期間の高血圧症は，末期腎不全進展への危険因子である．特異的な治療法はないが，遠位側でバルーンによる閉鎖を行うことやフィルターを置く

ことで，発症率を下げる可能性がある[14]。
- 外科的血行再建は，大動脈病変の治療や腎動脈複雑病変（大動脈瘤や血管内治療失敗例）に対して行われる[4]。
SOR C
  - 外科的血行再建には，伏在静脈を用いたグラフトや，人工物によるバイパス，自家移植，大動脈への直接吻合などが含まれる。
  - 外科的血行再建の30日後死亡率は，3.7～9.4％である[4]。

予後
- 腎動脈狭窄：RASはCKD率の増加と有意に関連しており，CKDでRASを有する症例と有さない症例は25％ vs 2％であった。冠動脈疾患では67％ vs 25％で，脳卒中は37％ vs 12％，末梢血管疾患は56％ vs 13％であった[13]。
- 動脈硬化によるRASを有する患者では，RAASや交感神経の活性化やその他臓器の動脈硬化性疾患の併存により，脳血管疾患の発生リスクが高い[4]。
- RASを有する患者の80％は心血管イベントで死亡する。
- LVHはRAS患者の79％，本態性高血圧患者の46％に認める。LVHは死亡率に関連する[4]。
- 高度狭窄ないし完全閉塞をきたす症例は1.3～11.1％である[4]。
- 動脈硬化性のRASは腎機能低下に関連しており，6年以内に27％が慢性腎不全になる。末期腎不全まで至った症例では死亡率が高い[2]。
- 動脈硬化によるRASを有する患者では，2年生存率56％，5年生存率18％，10年生存率5％である[5]。
- FMDに血管形成術を行うことで高血圧が治癒した症例を調べると，診断時40歳以下で，高血圧罹病期間5年未満，収縮期血圧160 mmHg以下であった[13]。

フォローアップ
- 適切な血圧コントロールのために，厳密なフォローアップが必要である。
- ACE阻害薬やARB，利尿薬を開始した場合は，血清クレアチニン，電解質を定期的にチェックする必要がある（3～6カ月ごと，新規薬剤開始時は2～4週間ごと）。
- 薬物療法のマネージメント。
  - 血清クレアチニンと血圧を3カ月ごとにチェックする。
  - 非侵襲的な画像検査（エコー検査などを6～12カ月ごと）を行い，病変の進行や腎臓の萎縮をチェックする。
- 血管形成術を行った場合は開存度をチェックするために，術直後にドップラエコー検査を行う。その後，6カ月後，12カ月後，1年ごとにドップラエコーによる評価を行う。また，経過中に他の原因で説明のつかない腎機能低下や血圧の上昇を認めた場合もチェックが必要である[6]。

患者教育
- 薬物療法の重要性を理解してもらう。
- 家庭血圧を測定し，記録に残してもらい，血圧コントロールの参考にする。
- 糖尿病や高血圧，脂質異常症など危険因子の治療の必要性を強調する。

【Madhab Lamichhane, MD】
（鈴木秀鷹　訳）

85 腎細胞癌

症例
高血圧のある56歳の男性。2週間前からの左側腹部痛を主訴に来院した。尿検査では尿潜血が陽性であった。CTを撮像したところ（図85-1，図85-2），左腎臓に充実性腫瘤を認めた。転移は認めなかった。生検では腎細胞癌（renal cell carcinoma：RCC）であり，根治的腎切除術を施行した。

概説
腎腫瘍はネフロンを構成する様々な細胞を母地とする腎新生物の総称である。それぞれの腫瘍に遺伝的な特徴や組織像，進展様式を認め，良性（20％は小腫瘍である）から悪性度の高い腫瘍も認める。90～95％がRCCである[1],[2]。

疫学
- RCCは，成人の悪性腫瘍のうち2～3％を占める。発生数としては，男性では第7位，女性では第9位に位置する[2]。
- 2011年の報告によると，腎・腎盂悪性腫瘍が推定60,920人に診断され，約13,120人が死亡していた[3]。年齢で調整したところ，発生率は14.6/10万人であり，診断時の中央値は64歳であった[3]。
- 腎・腎盂悪性腫瘍の生涯リスクは1.56％である（63人のうち1人が生涯のうちに指摘される）[3]。女性より男性に多い（おおよそ1：2）。
- およそ2～3％が家族性である（フォン・ヒッペル–リンダウ症候群など）[2]。
- 23～33％に転移性病変を認める。最も多くみられる遠隔転移の部位としては，肺（縦隔や肺門リンパ節転移を伴うケースと伴わないこともある），そして骨，上腹部（腫瘍直接浸潤や副腎，対側腎臓，肝臓），脳転移，その他の部位（皮膚，脾臓，心臓，横隔膜，大網，軟部組織，膵臓）となる[4]。

病因／病態生理
腎腫瘍の大部分は以下にあげるもののいずれかである[1],[2]。
- 明細胞癌（脂質成分が豊富である）：60～80％。
- 乳頭状癌：5～15％。type 1よりtype 2の方がより悪性度が高い。
- 色素嫌性腫瘍とその他まれな腫瘍（鎌状赤血球症患者に起こる髄様癌など）：3～10％。

危険因子[1],[2]
- 喫煙（相対リスク2～3）。
- 肥満。
- 高血圧。
- 後天性囊胞性疾患，末期腎不全，透析療法中。
- 家族歴。

診断
多くの症例は他の検査中などで偶発的に見つかるが，その結果として早期発見も増えている[2]。しかし一方で，死亡率

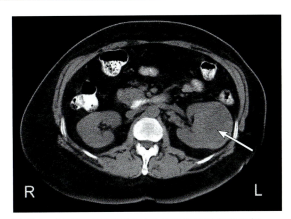

図 85-1　左腎臓に腎細胞癌による充実性腫瘤を認める（Reproduced with permission of Michael Freckleton, MD.）

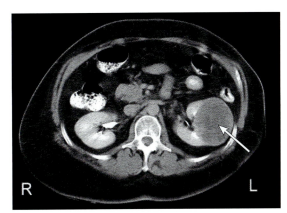

図 85-2　図 85-1 と同一患者の造影 CT 像。充実性の造影効果に乏しい腫瘤性病変として、腎細胞癌は描出される。正常組織に造影剤が残留することで腫瘍の形態がより明確になる（Reproduced with permission of Michael Freckleton, MD.）

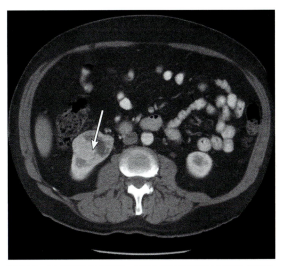

図 85-3　70 歳男性の CT 像。右腎中部から下極にかけて、充実性の吸収値の異なる腫瘤性病変を認める。原発性腎細胞癌である。腫瘍内には壊死組織を認め、壁外浸潤をきたしている（Reproduced with permission of Karl T. Rew, MD.）

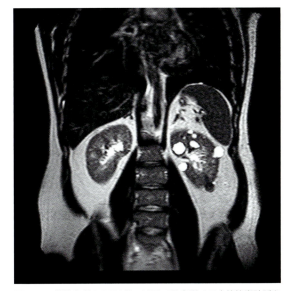

図 85-4　結核患者の MRI 像。MRI では多発する血管筋脂肪腫を認めるが、一部に腎細胞癌が疑われる（Reproduced with permission of Karl T. Rew, MD.）

も増加している。

▶ 臨床所見

- 血尿は 40％で、側腹部痛は 40％に認める。
- 体重減少や貧血は約 33％にみられる。
- 側腹部腫瘤が触知されるのは 25％。
- 典型的な三徴は血尿、側腹部痛と腫瘤触知であるが、5〜10％に認めるのみである[1]。
- その他の所見としては、盗汗、骨痛、疲労感、突然発症の左の精巣静脈瘤がある。
- 全身症状としては、転移や傍腫瘍症候群によるもので副甲状腺ホルモン（PTH）関連蛋白による高カルシウム血症や腎結石、レニン分泌による高血圧、エリスロポエチンによる多血症がある[2]。

▶ 検査所見

有用な検査を以下に示す。SOR C

- ヘモグロビン（貧血）。
- 肝酵素（転移性病変や傍腫瘍症候群）。
- 尿検査（肉眼的血尿ないし顕微鏡的血尿）。
- 尿細胞診（異型細胞）。
- NCCN（National Comprehensive Cancer Network）は、初診時に LDH を含んだ生化学検査を行うことを推奨している[5]。

▶ 画像検査

- 米国放射線専門医会（ACR）は、診断のついていない腎腫瘍精査の方法には、CT と MRI の両方を推奨している。CT 像（図 85-1〜図 85-3）は、充実性腫瘍で、腎静脈や下大静脈血栓を示す造影欠損像、脈管の拡張やリング状造影を認める。MRI（図 85-4）は、嚢胞性病変精査に有用である。いずれの検査も単純・造影検査を行う[6]。
- 腹部超音波検査は、後腹膜腎腫瘍で最も多いとされる高濃度腎嚢胞を鑑別するのに有用である。
- 血管造影は、腎部分切除を行うに際して、腎血管構造の確認に有用である[6]。
- ACR が推奨する RCC の病期分類を行うのに必要な検査を以下に示す[6]。

表85-1 腎癌のステージング

stage	特徴	TNMステージング
I	大きさ7cm以下で腎に限局	T1 N0 M0
II	大きさ7cm以上だが腎に限局	T2 N0 M0
III	サイズにかかわらず腎に限局し、1個以上の所属リンパ節転移あり または 腫瘍が腎動静脈または腎周囲脂肪組織に進展する。1個以上の所属リンパ節転移を伴いうる	T1またはT2 N1 M0 T3 N0またはN1 M0
IV	遠隔転移あり	T4とN M0 T,Nにかかわらず M1

- T：腫瘍（大きさと広がり、T4はゲロタ筋膜を越えるもの）
- N：所属リンパ節（NXは決定不能、N0はリンパ節転移なし、N1は所属リンパ節1個までの転移）
- M：転移（M0は遠隔転移なし、M1はあり）

- 単純・造影CT。
- 胸部X線（肺門リンパ節に転移していないか調べる）ないし胸部CT。
- 造影CTができないケースではMRI。
- 異常な血液データや症状、原発巣が巨大ないし進行が早い場合、そして転移を疑う場合は、骨シンチグラフィや頭部MRIを行う。

▶生検
腎生検は腫瘍の形態や大きさによってのみ必要となる。超音波やCT、MRI補助下で行われる[4]。ACRが腎生検の適応を以下のように示している。
- 感染性嚢胞の確定。
- リンパ腫の同定。
- 転移の確定。
- ラジオ波焼灼療法を行う際のRCCの診断確定。

鑑別診断
腎腫瘍の鑑別すべき疾患を以下に列挙する。
- 単純性腎嚢胞。
- 腎結石（80章「尿路結石症」参照）。
- 良性腫瘍（腎臓下血腫、腺腫、腎血管筋脂肪腫〈図85-4参照〉、オンコサイトーマ）。
- 炎症性変化（局所性細菌性腎炎、膿瘍、腎盂腎炎、腎結核）。発熱や悪寒などの全身症状を伴う。
- 原発性ないし転移性腫瘍（集合管の扁平上皮癌、集合管や腎盂の移行上皮癌、肉腫、リンパ腫、腎芽腫、メラノーマ）。大部分はCTの画像診断で区別できるが、生検も検討するべきである。

治療
腫瘍径4cm未満の早期で見つかるケースが増えていることもあり、成長が遅い早期発達のリスクが低いものか、一部では初期からの積極的なサーベイランスをするべきとしている[7]。

▶薬物療法
- 現状では有効な化学療法や免疫学的な治療は開発されておらず、今後の開発が待たれる。
- 転移性病変を有するRCCに対して、高用量インターロイキン2（IL-2）静注によって、7〜8%の患者に完全緩解が得られた。インターフェロンαによる治療では対照群に比べて、わずかに生存期間（3.8カ月）の改善を認めた[2]。
- NCCNでは、IL-2による治療を明細胞癌に対して第一選択としている[5]。
- 抗血管内皮増殖因子薬（ベバシズマブ、ソラフェニブ、スニチニブ、パゾパニブ、チボザニブ、アキシチニブ）やmTOR阻害薬（テムシロリムス、エベロリムス）といった分子標的薬がインターフェロンαに比較し生存期間の改善（4〜5カ月）を示した[8]。プラセボとの比較試験ではQOLに対する効果は認めていない。
- 欧州臨床治療学会（ESMO）では、明細胞癌患者で予後良好群や中等度リスク群には、スニチニブ単剤ないしベバシズマブとインターフェロンの併用を推奨しており、予後不良群にはタムシロリムスを使用することを推奨している[9]。NCCNでは、明細胞癌に関してはこれらの第一選択薬を支持しており、非明細胞癌に関してはタムシロリムスの効果が認められている一方で、より有効な治療戦略を決定するためにいくつかのトライアルを行っている[5]。
- 術前の化学療法に関しては、スニチニブを用いたケースシリーズの報告があり、20人中17人で原発巣の縮小効果を認めた[10]。

▶外科療法
- 限局腫瘍の場合、腫瘍径が小さいときは部分切除を行い、腫瘍径が大きい場合は片側腎臓をゲロタ筋膜とともに完全切除にて摘除することが標準的である[2),9)]。SOR Ⓑ T1腫瘍（表85-1）に関しては、部分切除（より好ましい）や根治的全切除が推奨されるが、積極的管理を該当患者に行い、非外科療法としての熱焼灼療法も推奨されている[5]。
- 観察研究では、腫瘍径が小さく、対側腎臓が正常である場合、限局性の乳腺腫瘍と同様に部分切除が行われている[11]。合併症としては、尿のリーク（3〜5%）、出血（1%）とあまり多く認めなかった[2]。腎機能を維持することで、入院率の低下と心血管イベントのリスク低下と死亡率の減少が期待できる[2]。長期間フォローアップしたデータをみると、腎臓部分切除を行っているケースにおいて4cm未満の場合、5年生存率は98.5%で10年生存率は96.7%であった。単腎症のため部分切除となってしまった症例では、5年生存率89.6%、10年生存率76%であった。単腎症で腎不全進行のため、維持透析に移行した症例は11.2%（9例）であった[12]。
- 経皮的冷凍凝固ないしラジオ波焼灼療法は、3.5cm以下の腫瘍に関して切除以外の療法として検討される[13),14)]。それぞれの治療法は同等と考えられているが、無作為化比較試験（RCT）は行われていないのが現状である[15]。温熱切除に関しては、外科療法に比べて局所再発率が高く、長期間

フォローデータがないことや，仮に外科手術が必要になった際に，温熱切除後に起こる線維化で手術に影響を与える可能性がある．
- 巨大腫瘍や局所浸潤をきたしている症例では，根治的切除術の治癒率は 40～60％である[2]．腹腔鏡手術が近年多くの施設で行われているが，有効性を認める RCT の結果は認められていない[16]．
- 転移性病変を有するケースでも，腎臓とその周囲組織を限りなく切除することで腫瘍自体のサイズ減少を試みることは考慮すべきである[9]．NCCN では切除可能な転移性病変に関して腎切除や転移巣切除を推奨している[5]．
- 転移性病変を有する RCC の症例で，根治的腎切除をしたのちにインターフェロン治療を行った群とインターフェロン単独治療のケースを比較したところ，切除例の生存期間に延長を認めた（13.6 カ月 vs 7.8 カ月）[17]．
- リンパ節郭清の有用性については結論が出ていない．
- 単発の転移性病変には切除を検討すべきである[18]．膵臓への転移を認める RCC の症例（60％は単発転移）で 311 人には外科的に，73 人には非外科的な治療をした両群を比較したシステマティックレビューでは，外科療法群は 2 年生存率が 80.6％で 5 年生存率は 72.6％であった．非切除症例はそれぞれ 41％と 14％であった[19]．

フォローアップ

フォローアップはまだ標準化されていない．ACR では，根治的切除や部分切除を行った患者では，フォローアップとして胸部 X 線と腹部の単純・造影 CT を行うことを推奨している[4]．NCCN では胸部 X 線と腹部の画像評価を 2～6 カ月ごとに行うことを推奨している[5]．MRI は造影 CT が困難な症例で検討されるべきである[4]．再発は切除後 2～3 年以内に起こる[4]．
- T1 の患者では，病歴や身体所見，検査データ，胸部 X 線を 6～12 カ月ごとに術後 3 年間，1 年ごとのフォローアップを術後 3～5 年の間に行うプロトコルを推奨する[4]．腫瘍径が 2.5 cm 未満のときは画像検査は不要である．T1 腫瘍である場合，腹部 CT をフォローアップで行うべきではない．
- T2 原発腫瘍の場合，病歴や身体所見，検査データ，胸部 X 線でのフォローアップを術後 3 年間は半年ごとに行い，その後は 1 年ごとに 5 年間はフォローアップを継続する[4]．腹部 CT は推奨されていない一方で，プロトコルでは 2 年目と 5 年目は 3 年ぐらいの間隔で撮像することとしている．
- T3,4 の症例では病歴や身体所見，検査データ，胸部 X 線を数年間，半年ごとに行うべきである．その後は 1 年ごとにフォローアップを行う[4]．腹部 CT は術後 3 年以内は 3～6 カ月ごとに撮影することを 3 年間程度継続し，それ以降は頻度を減らしてよいとしている．

予後

- 臨床経過は様々であり，自然軽快も認められる．
- 300 ケースのメタ解析では，小腫瘍の成長速度は 0.28 cm/年であり[20]，多くの患者の追跡は 2～3 年間のフォローアップ期間だったが，そのうち 1％に転移を認めた．
- 部分切除や根治的腎切除術が行われた症例で，20～50％に局所ないし転移性病変の再発を認める．
- 5 年生存率は局所病変（stage1）である場合は 90.8％．リンパ節転移を伴う場合は 63.1％．転移性病変がある stage 4 では 11％だった[3]．
- ヨーロッパの 5 施設（N＝1,124）で行われたレトロスペクティブな検討では，腎切除術を行った症例での予後にかかわる因子として，TNM stage や Fuhrman grade（細胞異型性に基づく），症状，米国東海岸癌臨床試験グループ（ECOG）performance status，腫瘍サイズ，集合管への浸潤が因子としてあげられた[21]．
- 乳頭状 RCC では TNM での T，M 分類，血管浸潤，腫瘍壊死の進行が予後と関連する独立因子であることが報告された[22]．
- 進行 RCC では 246 人の症例を多変量解析し，performance status が 0 に対して 1 であること（ハザード比〈HR〉1.95，$p<0.0001$），ALP が高値（HR 1.5，$p=0.002$），肺転移単独（HR 0.73，$p=0.028$）が全生存期間を予測する因子だった[23]．

患者教育

RCC の生存期間などの予測式やノモグラムを利用することで，患者に予測できる臨床経過やどのような治療を行うか伝えることができる[22],[24]．

【Mindy A. Smith, MD, MS】
（鈴木秀鷹 訳）

86 慢性腎臓病

症例

高血圧（hypertension：HTN）と，巣状糸球体硬化症によるネフローゼ症候群，慢性腎臓病（chronic kidney disease：CKD）のある 75 歳の男性．塩分制限と蛋白制限が行われ，腎機能悪化に対してアンジオテンシンⅡ受容体拮抗薬（ARB）を内服していた．ここ最近の糸球体濾過量（GFR）は 13 mL/分であった．すでに透析療法に関する説明を受けている．ヘモグロビン値は 10.8 g/dL で，副甲状腺ホルモン値は 10.8 g/dL である．腎機能の悪化とそれに伴う貧血，二次性副甲状腺機能亢進症がみられて腹膜透析を開始した．1 カ月以内に血圧が改善し，QOL の改善も認めた．

概説

米国腎臓財団（NKF）によると CKD の定義は，腎機能低下を招きうる腎障害が存在する，しないにかかわらず GFR60 mL/分/1.73 m^2 以下の状態が 3 カ月以上続くことである．CKD のマーカーとしては，GFR の低下にかかわらず，3 カ月以上継続する蛋白円柱（糸球体障害を示唆する）といった尿沈渣異常や画像異常がある．腎障害は，生検や血液検査や尿検査（蛋白尿の持続）ないし画像検査でわかる[1]．高齢者は腎障害の所見がなくとも推算糸球体濾過量（eGFR）が 60 未満を示すことがあり，末期腎不全（end-stage renal disease：ESRD）の場合は透析療法や移植医療が必要となる．

疫学

- 米国では 2,600 万人の CKD 患者がいる。
- 一般的な生活をしている人の 5%で eGFR60 未満を示す[2]。
- 12 歳以上で血清クレアチニン値が 1.5 mg/dL 以上の人は 600 万人いる。
- 2002 年から ESRD の患者は 2 倍に増加している。
- 米国成人において 10%は微量アルブミン尿を有し，1%は顕性アルブミン尿を有する。

病因

- 腎障害以外で GFR に影響を与える因子は加齢である。したがって高齢者では腎障害がなくとも GFR が軽度低下している場合が十分に起こりうる。
- CKD 発症の危険因子。
  - 透析患者の 44%を占めるのが糖尿病である。次いで 27%を占めるのが HTN である。
  - 【少し頻度が少ないものとして】
  - 糸球体疾患（10%）。
  - 囊胞性疾患（2%）。
  - 自己免疫性疾患（<10%）。
  - 尿路ないし全身感染症（<5%）。
  - 下部尿路の閉塞。
  - その他：腎疾患の家族歴，高齢者，黒人，喫煙者。
  - 【CKD を進行させる危険因子】
  - 血糖コントロール不良（糖尿病）。
  - 血圧コントロール不良。
  - 脱水。
  - 造影剤の使用。
  - 薬剤性（抗菌薬や非ステロイド性抗炎症薬〈NSAIDs〉，ACE 阻害薬，ARB）。
- 尿路閉塞。

病態生理

慢性的な HTN は，血管障害による糸球体の虚血をもたらし腎臓に障害を起こす。
- 高血圧が動脈壁の自動調節能の低下をきたし，糸球体に構造的な障害が生じる[3]。

診断

▶ 臨床所見

病歴，症状

問診でチェックするべきことを以下に示す。
- CKD 患者は無症状であることが多い。
- 糖尿病や HTN の既往。
- B 型肝炎ウイルス，C 型肝炎ウイルス，HIV の既往ないし，可能性があるか（これらのウイルスは CKD や蛋白尿をもたらす）。
- 腎疾患の家族歴がないか（多発性嚢胞腎やアルポート症候群など）。
- 感染症（濃尿など）や閉塞（夜間頻尿，排尿障害など）を示す所見がないか。
- 発疹や関節痛などの皮膚軟部組織に所見がないか。
- 内服薬（NSAIDs など）。

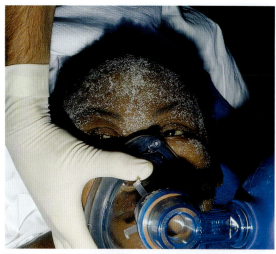

図 86-1　尿素結晶。皮膚表面に析出する白色物質であり，重篤な尿毒症患者に認める。これは汗に窒素化合物が析出することで発生する（Used with permission from Knoop KJ, et al. The Atlas of Emergency Medicine, 3rd ed. McGraw-Hill, 2010. Photographer：Kevin J. Knoop, MD）

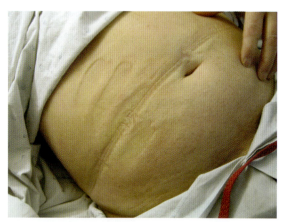

図 86-2　全身性浮腫。巣状糸球体硬化症による腎不全とネフローゼ症候群のため，腹壁に圧痕性浮腫を認める（Reproduced with permission from Gary Ferenchick, MD.）

身体所見

特徴的に認めることがある所見を以下にあげる。
- 血圧上昇と起立性の変動。
- 眼底検査にて糖尿病性もしくは高血圧性の変化。
- 現在はまれだが尿素結晶析出（図 86-1）。
- 体液過剰所見（脛骨前面に浮腫や頸静脈怒張，肺水腫）。
- 全身性浮腫（図 86-2）。
- 腎動脈血管雑音（腎動脈狭窄）。

▶ その他の臨床所見

CKD の合併症を以下にあげる。
- 高血圧は CKD の原因であり，結果でもある。
- GFR が 60 を下回っている場合，貧血を伴うことが多い。
- 骨疾患を認めることがある。
- 電解質異常を合併することが多い。

▶ 検査所見

- 尿蛋白。
  - 成人の 1 日尿中アルブミン排泄量は 10 mg/日であり，総

蛋白排泄量は約 50 mg/日である。
- 発熱や起立時，妊娠・運動といった生理学的な変化で排泄量は増加する。
- 持続的な尿蛋白の増加は CKD のマーカーになる。
- 持続的なアルブミン尿の増加では，糖尿病や高血圧，糸球体疾患による CKD のマーカーになる。
- 米国腎臓財団（NKF）によると，
  - 蛋白尿は総蛋白排泄の増加である（アルブミン，グロブリンなど）。
  - アルブミン尿は尿中アルブミン排泄量の増加を示している。
  - 微量アルブミン尿は，アルブミン排泄量は増加していても尿試験紙法で検出できる感度未満である。
- 尿試験紙法で異常を認めた場合，尿中蛋白量/尿クレアチニン比や尿中アルブミン量/クレアチニン比を測定し定量評価を行う。尿試験紙で少なくとも 2 週間あけても 2 回とも陽性を示した場合，持続的蛋白尿として対応するべきである。
- 随時の尿中アルブミン量/尿クレアチニン比の基準値は，男性が 17 mg/g，女性が 25 mg/g である。
- その他の CKD についての尿中マーカーとして，糸球体性赤血球や赤血球円柱（糸球体腎炎），白血球。
- 血算，基礎代謝能力，尿酸や血清アルブミン。
  - 貧血はエリスロポエチン低下によって起こり，CKD 患者ではよく認める症状である。
  - この貧血は一般的に正球性正色素性貧血で，網状赤血球の減少を認める。
  - CKD 患者では鉄欠乏を必ず評価すべきであり，認めた場合は消化管からの失血がないか評価する。
- その他：カルシウム，リン，ビタミン D，副甲状腺ホルモン。
- ある状況：B 型肝炎ウイルス，C 型肝炎ウイルス，HIV，抗核抗体，抗好中球細胞質抗体（ANCA）（血管炎など），血清と尿中蛋白電気泳動（多発性骨髄腫など）。
- 腎臓の解剖学的異常に関しては，以下の検査で検出する。
  - 腎臓超音波：最も行われる検査であり侵襲がない。腎臓のエコー濃度やサイズ，囊胞や腫瘍性病変がないかを検索する。
  - 経静脈性腎盂造影：非対称性や石，海面腎変化。
  - CT：囊胞，腫瘍，石。
  - MRI：動脈疾患や血栓症。
  - 核医学検査：非対称性，瘢痕など。

予後／合併症

- 動脈硬化性心血管疾患（ASCVD）：中等症から重症の腎機能低下症例では，6 年間で ESRD に至る可能性は 6％であるのに対して，冠動脈疾患を起こす可能性は 15％である。GFR が 53 を下回る場合，104 以上の群と比べ，6 年間での心血管疾患のリスクが 32％増加していた。
- 透析歴が 25～35 年になると心血管死のリスクが 500 倍になる。

治療

- 目標血圧はすべての CKD 患者において 130/80 mmHg である。
- 糖尿病腎症の場合，もしくは非糖尿病性であるが随時尿での尿蛋白/クレアチニン比が 200 mg/g 以上である場合は，ACE 阻害薬や ARB を使用し，必要によっては利尿薬を追加する（GFR＞30 サイアザイド系，GFR＜30 ループ利尿薬）。
- 非糖尿病腎症の場合，もしくは尿蛋白/クレアチニン比が 200 mg/g を超えない場合は，第一選択は利尿薬であり，必要に応じてアムロジピンを追加する。
- 目標血糖コントロールは HbA1c 7.5％である。
- その他是正するべきこと。
  - 禁煙。
  - LDL100mg/dL 以下を目標にスタチンを開始する。
  - 塩分摂取を 2.4 g/日未満にする。
- CKD stage 4，5 では，蛋白制限として 0.6 g/kg/日以下とする。
- リンとビタミン D の異常を改善：リンの制限を行い，リン吸着剤を用い，ビタミン D 製剤をカルシウム，リン（2.7～4.6 mg/dL），副甲状腺ホルモン値（stage 3：35～70，stage 4：70～110）を調整するように使用する。
- アシドーシスの補正：血清重炭酸が 22 mmol/L を超えるように経口重炭酸ナトリウムで調整する。
- 高カリウム血症の補正：ポリスチレンスルホン酸ナトリウム（ケイキサレート）を使用する。
- 貧血：必ず消化管出血の除外を行い，適切な鉄状態を維持する（フェリチン＞100 mg/dL，トランスフェリン飽和度＞20％）。
- ヘモグロビン値 13 を目標にエリスロポエチンを使用すると，11 を目標にした場合に比べて予後が悪かった[4]。
- 造影剤を用いる検査を行う場合は，0.45％の生理食塩水を検査前後に負荷する。N-アセチルシステインや重炭酸ナトリウムの経静脈的投与も考慮される[5),6]。
- ガドリニウム造影剤を使用した MRI は，stage 4 ないし 5 の CKD 患者では，腎性全身性線維症をもたらすリスクが増大するため避ける[7]。
- GFR が 30 未満のすべての患者は腎臓内科医にコンサルトする必要がある。
- 透析療法の適応は以下も含まれる。
  - 利尿薬を用いても体液が過剰。
  - 心外膜炎。
  - 尿毒症性脳症。
  - 治療抵抗性の高血圧。
- その他の適応として治療による反応性が低い代謝性疾患，他の治療では抵抗性の嘔気・嘔吐，倦怠感など。

【Gary Ferenchick, MD】
（鈴木秀鷹 訳）

87 尿沈渣

症例

放散痛は伴わない重度の右側腹部痛を主訴に来院した 47 歳の女性。尿試験紙法は潜血を示し，尿沈渣には検鏡で赤血球を多数確認した（図 87-1）。濃尿や細菌尿はなかった。鎮痛

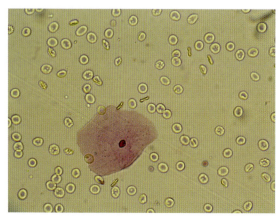

図87-1　尿管結石の女性尿検体に認められた尿中赤血球。一部には円鋸歯状を呈する赤血球を認める。上皮細胞も同時に認める（Reproduced with permission of Richard P. Usatine, MD.）

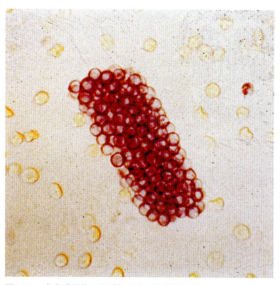

図87-2　赤血球円柱は糸球体からの集合管に出血したことを示している。糸球体腎炎を示唆する所見であり、IgA 腎症やループス腎炎、グッドパスチャー症候群、ウェゲナー肉芽腫などで認める。赤血球円柱の存在は病的である（Reproduced with permission of Agnes B. Fogo, MD, Vanderbilt University.）

薬を処方し、CT ウログラムを撮影した。結果としては右尿管結石がみられ、軽度の水腎症を認めた。その後に自然排石がみられた。

概説

尿沈渣検査は、遺伝的な疾患や基礎疾患（ループス腎炎、腎サルコイドーシス、鎌状赤血球症、糸球体腎炎、間質性腎炎）、解剖学的な異常（動静脈奇形など）、閉塞性疾患（腎・膀胱結石、前立腺肥大症）、外傷、尿路の腫瘍性変化などを評価する目的で行われる。赤血球、白血球、円柱、細菌、腫瘍細胞などが認められ、評価しうる。

疫学

- 血尿（2～5 個の赤血球〈RBC〉/HPF〈high-power field〉）が無症候性で 1 度しか認められない場合は、月経やアレルギー、運動、ウイルス感染、軽度外傷の影響を考える[1]。
- 軍人で行われた検討では 38％に血尿を認めた[1]。
- 英国で行われた検討では、初発血尿で 90 日以内に悪性腫瘍ないし非悪性腫瘍の診断がついた割合、女性が 17.5％（95％CI 16.4～18.6）、男性が 18.3％（95％CI 17.4～19.3）であった[2]。
- 持続的（>3RBC/HPF を 3 検体で認める）かつ明らかな血尿（>100RBC/HPF ないし肉眼的血尿）を認めた場合、1,000 人のうち 9.1％に何らかの病変を認めた[1]。
- 血尿のレビューによると、顕微鏡的血尿（>3RBC/HPF を複数の検体で認め、かつ 2～3 週間持続する状態）患者の約 5％[3]、肉眼的血尿患者の 40％に腫瘍を認めた[4]。
- 膿尿（>2～10 白血球〈WBC〉/HPF）のみの検査異常はまれで、通常は血尿を伴うことが多い[1]。
- 88 施設の研究結果では、尿定性検査異常を機に 62.5％で検鏡による尿沈渣判定が行われた。65％において検鏡による尿沈渣判定で新たな所見が得られた[5]。

病因／病態生理

- 血尿（図 87-1）は様々な原因で起こる。
  - 特発性（若年で増加する）。
  - 結石。
  - 腫瘍（年齢が増加すれば、頻度が増える）。

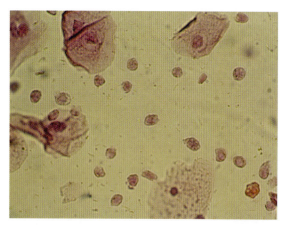

図87-3　尿路感染症をきたした女性の膿尿・細菌尿。単純染色を行っている。上皮細胞を認めるがコンタミネーションではなく、培養で尿路感染症の起因菌を検出できる（Reproduced with permission of Richard P. Usatine, MD.）

- 外傷。
- 感染症（感染性腎囊胞、膀胱炎、腎盂腎炎、前立腺炎）。
- 前立腺肥大症。
- 高カルシウム血症、高尿酸血症などの代謝異常症。
- IgA 腎症などの糸球体疾患、また遺伝性腎炎、基底膜菲薄化症候群。
- 糸球体性赤血球や赤血球円柱を伴う血尿（図 87-2）と尿中蛋白排泄量増加（>500 mg/dL）は、糸球体腎炎の可能性を示す。
- 肉眼的血尿は腎後性尿路からの漏出を疑う。
- 膿尿（図 87-3）は尿路感染症で認める。
  - 細菌尿（>10^2/mL ないし >10^5 の菌体を認める）は感染症を考える。検尿中細菌が 10 個/HPF を認めた場合、特異度 99％で感染症である（陽性尤度比〈LR＋〉85）[2]。
  - 妊婦の 4～15％に無症候性細菌尿を認め、多くは大腸菌

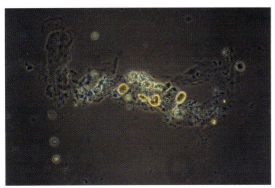

図87-4 腎盂腎炎症例で認められた白血球円柱。円柱と白血球の単純な集簇の区別は，円柱状に集合していることとそれらの間隙に硝子様物質が認められることである（Reproduced with permission of Agnes B. Fogo, MD, Vanderbilt University.）

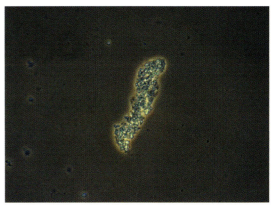

図87-6 顆粒円柱。顆粒円柱を認める場合は，何らかの腎基礎疾患があると考えるが，非常に非特異的な所見である（Reproduced with permission of Agnes B. Fogo, MD, Vanderbilt University.）

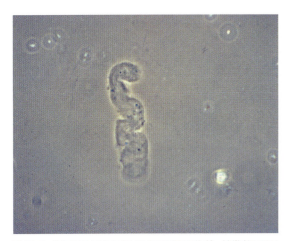

図87-5 硝子円柱は蛋白質からなる透明な物質。健常者の尿からも検出される円柱で最も多い。脱水や過度な運動，利尿薬による尿量低下や濃縮で形成される（Reproduced with permission of Agnes B. Fogo, MD, Vanderbilt University.）

を認める。
- 細菌を伴う白血球円柱（図87-4）は腎盂腎炎を示唆する。
- 白血球や白血球円柱は，間質性腎炎やループス腎炎，移植拒絶といった尿細管間質性の障害で認められる。
- 尿円柱は遠位尿細管や集合管で産生される。
- 硝子円柱はネフロン内の尿細管上皮から分泌されるムコ蛋白で形成される。この半透明な円柱は最も一般的な円柱であり，健常者でも激しい運動をした後や脱水があるときに検出される。尿量が減少し，濃縮されると硝子円柱が形成されやすい（図87-5）。
- 顆粒円柱は硝子円柱に次いで多い円柱である（図87-6）。細胞円柱が分裂した結果ないし，アルブミンや免疫グロブリンの軽鎖の集合体である。大きさをもとに粗雑なものから微細なものに分けられることがあるが，これらを分けることへの有用性は検証されていない。

危険因子
- 便秘（高齢者において尿路感染症を起こしうる）。
- 顕微鏡的血尿を認める患者での悪性腫瘍の危険因子は以下のとおりである[4]。
- 喫煙。
- 40歳以上。
- 肉眼的血尿や泌尿器系疾患の既往，骨盤臓器に対する放射線照射歴。
- 化学物質と染料関係の職歴や曝露歴。
- 鎮痛薬乱用者。

診断
▶ **臨床所見**
- 腎不全や浮腫，尿量減少，高血圧などの糸球体疾患の症状を伴う。
- 血尿は糸球体疾患や代謝性疾患を有する場合にも無症候性であることが多い。腎結石は石がある側で側腹部痛が起こり，鼠径部に放散する。結石が膀胱内に存在するときは精巣や会陰の刺激痛を起こし，尿意切迫感や排尿障害を認める。
- 夜間頻尿や排尿障害，尿意切迫感，頻尿，臭いのある尿は尿路感染症の症状として考えられるが，LR＋は1.3～2.3と低い[6]。
- 悪寒戦慄や発熱，嘔気・嘔吐，側腹部痛は腎盂腎炎の症状であり，LR＋は1.5～2.5である。
- 腎不全の家族歴や顕微鏡的血尿，外傷歴，体重減少，尿量変化は，その他の所見として有用な情報になりうる。

▶ **検査所見，画像検査**
持続的な血尿は精査を必要とする[1]。
- 尿沈渣で糸球体性赤血球や赤血球円柱（図87-2参照）を検索し，24時間蓄尿で蛋白質の定量を行う。
  - 沈渣異常を認めた場合，糸球体疾患を考慮に入れて，血液培養，抗糸球体基底膜（GBM）抗体，抗好中球細胞質抗体（ANCA），補体，クリオグロブリン，肝炎ウイルスマーカー，性感染症のマーカー，HIV，アンチトリプシンOのチェックを行う。腎生検は専門家に判断を依頼する。
  - 尿中赤血球や赤血球円柱が陰性で尿中白血球（図87-3参照）や白血球円柱（図87-4参照）が含まれる場合には感染症を考え，腎盂腎炎が疑われるときは尿培養・感受性検査を行うべきである。複雑性膀胱炎の場合，最も多い（80％以上）起炎菌は*Escherichia coli*である。上皮成分

を多く伴う尿中白血球は，特に女性においてはコンタミネーションであることが多い．可能な限り新鮮尿を確保することに努める必要がある．

- 尿中赤血球や赤血球円柱が陰性で白血球も認められない場合，血清蛋白電気泳動や尿細胞診を行う．また，近親者に血尿を伴う糸球体疾患を有する者がいないか，そして 24 時間蓄尿による尿中カルシウムや尿中尿酸の検査を行う．
- 血尿を認める成人の場合（一般的な腎実質性疾患や若年性女性の出血性膀胱炎を除外），米国放射線専門医会（ACR）では，CT ウログラフィが推奨となっている[7]．腎実質性疾患の患者では腎・膀胱の超音波検査が望まれる．有痛性の血尿は，腹部ないし骨盤内の単純 CT や腎・膀胱超音波が最も適した検査である[7]．外傷に関連した血尿は，腹部・骨盤の造影 CT が必要になる．
  - 上記検査が陰性ないし悪性腫瘍の可能性が高い場合，膀胱鏡を施行する．
  - 上記に陽性所見を認める場合，開放腎生検を考慮する必要がある．
  - 上記検査が陰性の場合，定期的なフォローアップが必要である（6，12，24，36 カ月後）．
- 赤血球円柱（図 87-2 参照）が蛋白尿と併存している場合は，糖尿病やアミロイドーシスによるネフローゼを考慮に入れる．
- 赤血球円柱は脆く，新鮮尿であるほど観察できる（図 87-2 参照）．

治療

治療は，基礎疾患による．

- 膀胱炎は地域の大腸菌の抗菌薬バイオグラムを参考にして抗生剤を投与する（ニトロフラントイン〈100 mg，1 日 2 回，5 日間〉，ST 合剤〈1 錠，1 日 2 回，3 日間〉，ホスホマイシン〈3 g，1 回投与〉を第一選択として使用する）[8]．症状はおよそ 24～36 時間以内に消失する．
- 複雑性腎盂腎炎で外来患者の治療としては，適切な抗菌薬（シプロフロキサシンを必要に応じて初回 400 mg を経静脈，経口投与〈500 mg で 2 回〉を 7 日間．なお耐性菌が 10％未満であることが確認されている必要がある）で行う[8]．尿培養は抗菌薬選択に必要なので実施する．妊婦の場合は必ず入院加療とする．
- 腎結石（80 章），腎細胞癌（85 章），膀胱癌（78 章）に関しては，各章参照．

予防／スクリーニング

米国予防医学専門委員会（USPSTF）では，症状のない成人における膀胱癌のスクリーニングを行うことのメリット・デメリットに関して結論を出していない[9]．リスクの高い集団を含めても，症状のない成人へのスクリーニング検査の陽性的中率は 10％未満である．

【Mindy A. Smith, MD, MS／Richard P. Usatine, MD】
（鈴木秀鷹　訳）

第 12 部

女性

SOR	定義
A	一貫して質が高く，かつ患者由来のエビデンスに基づいた推奨*
B	矛盾があるか，質に一部問題がある患者由来のエビデンスに基づいた推奨*
C	今までのコンセンサス，日常行う診療行為，意見，疾患由来のエビデンス，または，診断・治療・スクリーニングのための症例報告に基づいた推奨*

・SOR：推奨度(strength of recommendation)
・患者由来のエビデンス：死亡率，罹患率，患者の症状の改善などを意味する
・疾患由来のエビデンス：血圧変化，血液生化学所見などを意味する
*：さらなる詳細な情報を確認する場合は巻末の「付録A」参照

1節　腟炎，頸管炎

88 腟炎の概要

症例

39歳の女性が悪臭を伴う腟分泌物を主訴に病院を受診した。腟入口部を覆う白色帯下が認められた(図88-1)。検鏡では灰白色の帯下と強い魚臭があった。帯下はpH4.6，直接塗抹標本でみた40％の上皮細胞はclue cell(細菌が上皮細胞に付着し細胞の辺縁がぼやけている細胞)だった(図88-2)。細菌性腟症の診断を受け，経口メトロニダゾールで加療された。

概説

腟の帯下はプライマリケアでもよく遭遇する症状である。三大疾患としては細菌性腟症，カンジダ腟炎，トリコモナス腟炎が原因として多い。しかし，萎縮性腟炎のような他の疾患によって帯下が出ている例も相当な患者数で予想される。医療者は色調や粘稠度から腟炎(vaginitis)を診断することを控えないと，誤診や付属器の感染を見逃す可能性がある[1]。

疫学

クラミジアと淋菌は15～19歳で罹患率が最も高い。成人はしばしば無防備な性交をしたり，生物学的に感染しやすく，限られた期間だけの関係を持ったり，健康を害する様々な障害にあたるので，性感染症(STD)に罹患しやすい[1]。

病因／病態生理

- 健康な女性の正常帯下は多岐にわたる。生理的白色帯下は一般的には悪臭がなく，粘性で白色，黄色で病的な原因がない。痛みやかゆみ，灼熱感や発赤，組織の脆弱性がないのが一般的である。しかし，若干の魚臭や刺激性の症状は一般の女性でも起こりうる[2]。生理的白色帯下は普段エストロゲンによる頸腟分泌物の変化による。
- 非感染性の腟炎の原因として刺激物(例：香料のついた下着，殺精子剤，ポピドンヨード，石鹸や香水，局所薬など)やアレルゲン(例：ラテックス製のコンドーム，局所抗真菌薬，防腐剤など)が過敏に反応を引き起こしていることがある。
- 検査を始める前に，患者が最近腟洗浄をしていなかったかどうか確かめておいた方がよい[3]。腟洗浄は診断のための検査の感度を下げ，腟炎のリスクを上げる行為だからである。腟洗浄をしないようすすめられると，石鹸のついたタオルで腟を拭く患者もいるが，それもまた腟や頸部を刺激して帯下の原因となる。腟洗浄は細菌性腟症の罹患数上昇と関連しており，STDのリスクも上がるといわれる。しかし，近年の研究では週に1回あるいはその頻度以下であれば水のみでの腟洗浄は正常細菌叢には影響しなかった[4),5)]。
- ヒトにおける腟炎の原因は多岐にわたる。感染性の原因としては細菌性腟症が40～50％(図88-1，図88-2 参照)，外陰部カンジダ症が20～25％，トリコモナス腟炎が15～20％(図88-3)である[6]。頻度は少ないが，萎縮性腟炎，異物(特に小児で)，細胞性溶解や落屑性炎症性腟炎，レンサ球菌による腟炎，潰瘍性腟炎，HIV感染に伴う特発性の外陰部潰瘍がある。
- 減多にないが非感染性の原因としては化学性，アレルゲンによるもの，過敏性，接触皮膚炎，外傷，産後萎縮性腟炎，びらん性扁平苔癬，ベーチェット病，天疱瘡がある。

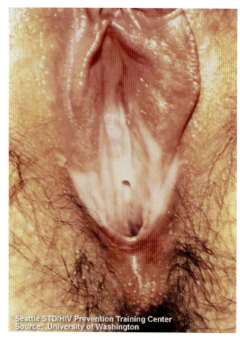

図88-1　検鏡で確認したところ，細菌性腟症で薄く白色帯下が入口部を覆っている(Reproduced with permission of Seattle STD/HIV Prevention Training Center, University of Washington.)

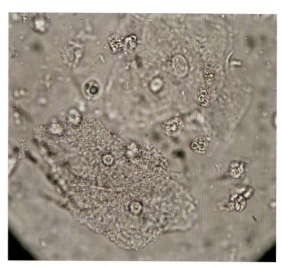

図88-2　迅速の腟分泌物を強拡大で検鏡したところ。腟の上皮細胞や，小型白血球(多核球)，細菌を認める。下方にみえている2つの腟上皮細胞の細胞膜を覆っているのがGardnerella vaginalisの球桿菌で，その細胞が細菌性腟症でみられるclue cellである(Reproduced with permission of Richard P. Usatine, MD.)

88章 腟炎の概要 315

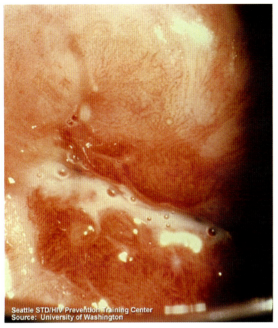

図88-3 トリコモナス腟炎に罹患した患者の頸部の腟鏡診の所見。泡沫状の帯下と頸部の腫脹がある（Reproduced with permission of Seattle STD/HIV Prevention Training Center, University of Washington.）

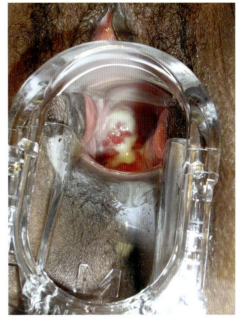

図88-4 腟鏡診で脆弱な頸部と粘性の高い排膿を認める（Reproduced with permission of Richard P. Usatine, MD.）

表88-1 腟感染症の診断法

診断基準	正常	細菌性腟症	トリコモナス腟炎	外陰腟カンジダ症
腟のpH	3.8～4.2	4.5以上	4.5	4.5未満
帯下	白色で薄くやわらかい	薄く白か灰色	黄緑色か灰色で泡沫状	白くカッテージチーズ様
whiff試験でアミン臭	なし	魚臭	魚臭	なし
顕微鏡所見	乳酸菌と上皮細胞	clue cell，球菌が付着しており，白血球はない	トリコモナス，白血球は強拡視野内に10以上	出芽酵母，菌糸，仮性菌糸

（Data from E. J. Mayeaux Jr, MD.）

診断

▶ 臨床所見

- 炎症や帯下が出現している外性器を検査する（図88-2参照）。検鏡検査は分泌物の量や性質を確認するために行う（図88-4）。性交があるような年齢で帯下がある場合にはクラミジアと淋菌の検査は常に行われるべきである。帯下の出る頸部をよく観察し，感染や異形成，癌の徴候がないかをみる（図88-3参照）。双合診で頸部や子宮，付属器の圧痛がわかることもある。表88-1では腟炎の検査における診断的価値について示した。
- 腟のpHが診断に役立つことがある。腟の側壁部分にpH試験紙をあてることでpHは確認できる。頸部の粘膜にはpH試験紙はつけないようにする。閉経した患者や，トリコモナス感染，細菌性腟症ではpHが4.5以上となる。
- 直接塗抹標本は綿棒を腟の外壁につけて，検体を生理食塩水に入れる。懸濁液をスライドガラスに滴下して白血球の有無や個数を検査し，トリコモナスやカンジダ，菌糸やclue cellがないかをみる（図88-1参照）。
- KOHの標本は帯下を懸濁し滴下した検体に加えて作製する。KOHは上皮細胞を5～15分で溶解して（少しスライドを熱するとより早くなる），カンジダの菌糸をみやすくする。ジメチルスルホキシド（DMSO）をKOHと一緒に使用するとより早く上皮細胞が溶け，すぐに塗抹標本を確認できる。
- その他の診断法としてはwhiff test（臭気試験）があり，直接検鏡検体にKOHを垂らすと不快な魚臭がする。そのにおいは嫌気性菌が発育していることや感染を示唆する。臭気試験はKOHを用いた検査中に魚臭がすれば陽性なので，わざわざ再検する必要はない。

▶ 検査所見

- 核酸増幅法は，淋菌やクラミジア，クラミジア・トラコマチスの検査法として感度が高く，生殖器からの検体や尿で施行可能である。尿の核酸増幅法を用いて淋菌とクラミジアをスクリーニングすることは，なかなか医療機関を受診しない若い患者には有効である[7]。

治療

- 治療は原因によって変わる。
- 生理的な白色帯下は治療不要である。
- 腟を刺激するものやアレルゲンを管理するためには原因を特定して除去する必要がある。しかし，刺激物やアレルゲンを特定するのはしばしば困難である。
- 健康食品を販売する店にある乳酸菌は違う菌株なので，腟

の表面に塗布しない。
- 生きた菌株や低温殺菌されていないヨーグルトをとっても外陰腟カンジダ症や細菌性腟症の発生率にはあまり関与しない[8]。

【E. J. Mayeaux, Jr., MD】
（児玉祐希子 訳）

89 萎縮性腟炎

症例

腟部の乾燥と不快感を訴える60歳の女性が炎症性の子宮頸部細胞診の経過フォローアップのために来院した。分泌物や悪臭，腟洗浄はしておらず，性感染症（STD）の曝露もない。いくらか性交後に出血はある。子宮頸部は萎縮性変化があり，頸管内ポリープがある（図89-1）。ポリープはリング鉗子で簡単にとれ，病理学的にみても異形成はなかった。

概説

一般的にエストロゲンの低下により腟の萎縮は起こり，腟の乾燥以外には特に症状がないことが多い。

別名

- 腟萎縮，外陰部の萎縮，泌尿生殖器の萎縮，老人性腟炎。

疫学

- 平均の閉経が起こる年齢は米国では51歳。
- およそ5％の女性が55歳以降で閉経し（遅発閉経），5％の女性が40～45歳の間で閉経に移行する（早発閉経）。つまり，米国ではほとんどの女性が人生の多くの時期を閉経中に過ごしているといえる。外科的閉経やエストロゲンを補充せずに（プロゲステロンのみによる避妊薬）卵巣機能を抑制して閉経した女性たちは，下位生殖器に萎縮性変化を起こしやすい。
- 腟の乾燥は妊娠可能な年代の女性のおよそ3％で認め，閉経移行期の女性4～21％，閉経後3年した女性の47％に起こる[1]。国際的にみても39％の女性が閉経による腟の違和感を感じている[2]。

病因／病態生理

- 閉経後，エストロゲンの分泌は劇的に低下して閉経前の1/6以下に下がる。腟や頸部の上皮は結合織の増殖やエラスチンがなくなり，上皮層は薄くなり（図89-2），コラーゲンのヒアリン化が起こる。
- エストロゲンが長期的に低下することで症状が明らかになってくる。症状としては腟の潤滑が減り，乾燥，灼熱感，性交痛，白色帯下，掻痒や悪臭を伴う黄色帯下が出ることもある。
- 泌尿器に関連する症状としては，頻尿や血尿，尿路感染症や排尿障害，腹圧性失禁などが一般的な症状としてある。腟の潤滑がなくなることで徐々に性機能障害になることもある。
- 頸部のポリープ（図89-1参照）は子宮頸管粘膜からできる

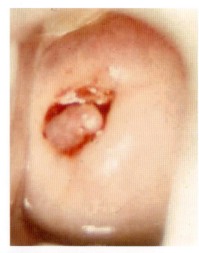

図89-1　萎縮性腟炎の腟鏡像（対物10倍レンズ）。まばらな白色上皮と，脆弱で出血した上皮，頸部ポリープがある（Reproduced with permission of E. J. Mayeaux Jr, MD.）

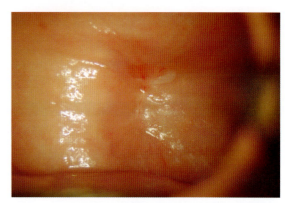

図89-2　萎縮性頸腟炎の腟鏡像（対物10倍レンズ）。まばらな白色上皮と乾燥，かろうじて確認できる頸部入口部（Reproduced with permission of E. J. Mayeaux Jr, MD.）

有茎性の腫瘍で，萎縮性腟炎（atrophic vaginitis）の患者でよくみられる。多くは扁平上皮の過形成であり，やがて異形成へと進行する。ポリープは出血しない限り無症状のことがほとんどである。
- 閉経は萎縮性腟炎の最も多い原因である。閉経前の女性では，放射線療法，化学療法，自己免疫疾患，卵巣摘出後などで卵巣からのエストロゲン産生が著減すると萎縮性腟炎となりうる。抗エストロゲン薬も萎縮性腟炎を引き起こす。生理的に閉経前にエストロゲンが減少していたり，喫煙していたり，普通分娩の既往がないと，より症状が深刻になる傾向がある[3]。

危険因子

- 年齢。
- 早発閉経の家族歴。
- 両側の卵巣摘出後。
- 自然早発卵巣機能不全。
- 抗エストロゲン薬による作用　タモキシフェンやダナゾール，メドロキシプロゲステロン酢酸エステル。
- ゴナドトロピン放出ホルモンアゴニスト（リュープリン，

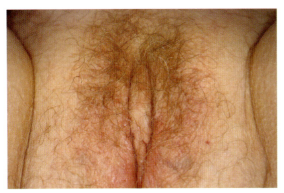

図89-3 毛髪が薄くなり萎縮性腟炎によって外陰部の皮膚が薄く紅斑を呈している閉経後女性の外陰部（*Reproduced with permission of Gordon Davis, MD, Arizona Vulva Clinic, Inc.*）

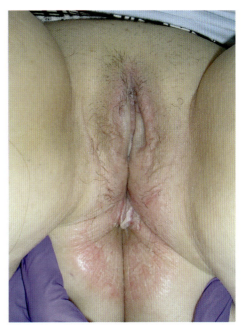

図89-4 硬化性苔癬の53歳女性。外陰部と肛門周辺部を囲むような砂時計型の病変から硬化性苔癬とわかる。以前は萎縮性という言葉がついていたが，病態は硬化性のもので萎縮ではないため除外された（*Reproduced with permission of Richard P. Usatine, MD.*）

ナファレリン，ゴセレリン）やアンタゴニスト（ガニレリクス）。
- 二次性エストロゲン分泌低下により視床下部下垂体機能障害が起こり，プロラクチンが上昇している場合。
- 化学療法で使用される薬剤。
- 骨盤部の放射線療法。
- 重症SLEやRA（視床下部性に性腺機能不全や原発性の卵巣機能不全の原因となる）があり，ステロイド療法を行っていると卵巣や副腎の機能抑制が生じる。

診断

▶ 臨床所見
- 診断は特徴的な症状や所見から臨床的に行われる。腟の乾燥を感じている多くの女性は，症状自体は正常範囲で加齢に伴うものだと信じ込んでいるので，かかりつけ医にその症状を話さない[4]。
- 萎縮した腟や頸部の上皮は蒼白で，滑らかで，比較的乾燥して光沢を帯びる（図89-2参照）。進行するとまばらな発赤や点状出血，脆弱になって炎症を伴うようになる。外性器は弾力性が減り，皮膚のツルゴールが低下し，陰毛が薄くなり，陰唇が乾燥して，発赤（図89-3）や小陰唇の融合を呈する[5]。

▶ 検査所見
- エストロゲン作用が低下していることを示すための検査は特に必要ない。
- 血漿中のエストラジオールが20 pg/mLの場合には低エストロゲン状態の臨床的診断を支持する結果である。しかし検査値は検査室による影響を多く受けており，感度も信頼性も十分ではないので臨床的な症状がない場合には診断には至らない。
- 血漿中の卵胞刺激ホルモン（FSH）が40 mIU/mL以上の場合は閉経の診断に役立つ。
- パパニコロウ染色で生殖器の萎縮があることを確認できる。腟の上部1/3から採取した細胞検体では傍基底細胞の割合が多くなり，表層細胞の割合が少なくなる。
- 腟円蓋部でpH5より上昇していれば腟の萎縮の証拠となりうる[3]。

▶ 画像検査
- 骨粗鬆症関連の検査は，施行されていなければ考慮されるべきである[3]。

▶ 鑑別診断
- 萎縮性腟炎の症状は合併するカンジダやトリコモナス症，細菌性腟症に似ることや，それによって増悪することがある。それらの鑑別は直接塗抹標本や，pH，臭気から行う（90章「細菌性腟症」参照）。
- 淋菌やトリコモナス，クラミジアなどの性感染症もまた，萎縮性腟炎と合併することがあり症状も似ている。培養検査や拡散増幅法によってこれらの感染症は診断できる。生殖泌尿器に関連する症状で来院した閉経後の女性を単に萎縮性腟炎と診断しないことが重要である（88章「腟炎の概要」参照）。
- 環境因子（香水や制汗剤，石鹸，おりものシート，生理用ナプキン，殺精子剤，潤滑剤，窮屈な衣服や合成素材の衣服）による接触皮膚炎もまた，紅斑や掻痒，灼熱感，疼痛を引き起こす可能性がある（144章「接触皮膚炎」参照）。
- 外陰腟扁平苔癬は陰唇癒合を起こすことがある（154章「扁平苔癬」参照）。
- 硬化性苔癬は外陰部の萎縮をもたらし，エストロゲン低下による萎縮と間違われることがある。外陰部と肛門周辺部を囲むような砂時計型の病変がみられる（図89-4）。硬化性苔癬はエストロゲンよりは強ステロイドの外用で治療を行う。

治療

▶ 非薬物療法
- 非薬物的に腟や陰唇部分を保湿すると，生理的な分泌能を整えたり性交中の不快感を緩和できる。性行為は腟の弾力や柔軟性を促進し，性的刺激に対する潤滑の反応を改善す

ることが知られている。ある非盲検試験では，Replensという腟の潤滑剤は安全で，腟に塗布するエストロゲンクリームと同等の効果があり，どちらの治療法も腟の保湿や水分量，弾力を増すために有効だったと示された[6]。SOR Ⓐ
- 水を基剤としてつくられた腟の潤滑剤。
  - Slippery Stuff（ポリオキシエチレン，メチルパラベン，プロピレングリコール，イソプロパノール）。
  - Astroglide（グリセリン，メチルパラベン，プロピルパラベン，ポリプロピレングリコール，ポリクアテルニウム，ハイドロキシエチルセルロース）。
  - K-Y Jelly（グリセリン，ハイドロキシエチルセルロース，パラベン，クロルヘキシジン）。
  - Pre-Seed（ハイドロキシエチルセルロース，アラビノガラクタン，パラベン，プルロニックコポリマー）は挙児の希望のある女性で推奨されている。
- シリコン基剤のもの。
  - ID Millennium（シクロメチコン，ジメチコン，ジメチコノール）。
  - Pjur Eros（シクロペンラジロキサン，デメチコン，ジメチコノール）。
  - Pink（ジメチコン，ビタミンE，アロエベラ，ジメチコノール，シクロメチコン）。
- 油が基剤のもの。
  - Elegance Women's Lubricant。
  - Natural oils（オリーブオイル）。
- 水やシリコンが基剤の潤滑剤はコンドームと一緒に使用できる。油が基剤のものはラテックス製のコンドームを痛める可能性がある。
- 喫煙は相対的にエストロゲン不足になりやすいので，患者は禁煙すべきである[7]。SOR Ⓐ

▶ 薬物療法

- エストロゲンの補充療法は萎縮性腟炎のような閉経による症状をやわらげる[8]。SOR Ⓐ 経口，経皮，経腟的な方法があり，エストロゲンを使うことによるリスクとしては乳癌，冠動脈疾患，脳梗塞，静脈血栓症がある。
- コクランレビューでは，萎縮性腟炎の症状に対してエストロゲンクリームやペッサリー，腟錠，エストラジール腟リングは同等の効果があったという[8]。SOR Ⓐ ある試験では結合型の馬エストロゲンクリームを使用した場合，錠剤と比べて子宮からの出血や乳房の痛み，会陰部の痛みなどの副作用が明らかに多かったと示している。また，他の試験では結合型馬エストロゲンクリームの使用はエストロゲン腟リングに比べて子宮内膜の刺激が過度になることが示された。エストラジオールを放出する腟リングが使い勝手がよく，全体的に満足度も高いため使用に好まれている[8]。SOR Ⓐ
- 萎縮性腟炎の症状をなくすために必要なエストロゲンの使用量や期間は症状の程度や個人差により異なる。子宮が残っている女性の場合には，子宮内膜癌のリスクがあるためにプロゲステロン療法を考慮する。経口エストロゲンが通常量使用されている場合には，萎縮性腟炎の症状は10～25％の患者で残る[9]。
- エストロゲンの局所療法は，必要最小限の量を使用することにより他の臓器への影響を最低限にすることができるので，萎縮による生殖泌尿器の症状に対しての治療としては最良である。局所療法による吸収率も，使用期間が長いと上皮の血管新生が働くので増加する。
- 米国で使用できる腟のエストロゲン療法としては，結合型エストロゲンクリーム（0.625 mg/gの結合型エストロゲンクリームを経腟的に0.5 g週2回塗布する），エストラジオールクリーム（100 mcg/gのエストラジオールクリームを経腟的に2週間毎日2～4 g塗布して，その後1 gに減量して週に1～3回塗布する），タブレット（10 mcgのエストラジオールタブレットを経腟的に2週間毎日使用して，その後週2回に減量する），リング（0.5 mcgのエストラジオールを90日間毎日放出する）がある。ヨーロッパやその他の国ではエストリオールクリームも使用できる。
- 腟エストロゲン療法は経口や経皮エストロゲン療法よりも少量ではあるが，血流に多少エストロゲンが吸収される。ある1つの研究では，結合型エストロゲン療法より腟エストロゲン療法の方が全身への吸収が30％低かった[10]。SOR Ⓑ
- 低用量リングや腟内の錠剤を適正に使用されている女性の場合には，子宮内膜過形成を防ぐためのプロゲステロン療法は必要ないかもしれない。腟クリームを用いた場合の全身的なエストロゲン吸収量は定量化することが困難なので，腟エストロゲンクリームを使用している女性には，プロゲステロンを使用するようすすめる専門家もいる[11]。SOR Ⓒ

フォローアップ

エストロゲン療法を始めた場合には，副作用をみるために経過をフォローアップする必要がある。何もなければ，随時必要時でよい。

患者教育

エストロゲン使用を考えている場合には，補充療法によるリスクと利点を患者とよく話しあう。処方箋のいらない腟潤滑剤も性交痛を予防するにあたっては安全だろう。

【E. J. Mayeaux, Jr., MD】
（児玉祐希子 訳）

90 細菌性腟症

症例

31歳の女性が3週間にわたる悪臭を伴う腟分泌物を主訴に来院した。腟の掻痒や痛みはない。既婚であり，一夫一妻である。月に1度程度腟のにおいを防ぐために腟洗浄をしているが，今回はしていない。帯下は薄く灰白色をしている（図90-1）。直接塗抹検鏡では50％以上の上皮細胞がclue cellである（図90-2）。患者はメトロニダゾール経口500 mgを1日2回7日間処方され改善した。

概説

細菌性腟症（bacterial vaginosis）は腟の生態系が変わることによって起こる臨床的な症候群である。組織自体が感染するのではなく，きわめて表面だけの問題なので腟炎ではなく腟症ともいわれる。細菌性腟症になると，HIVや淋菌，クラミジア・トラコマチス，単純ヘルペス2型に罹患しやすくな

90章 細菌性腟症

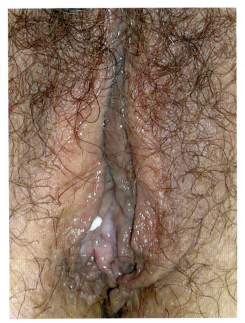

図 90-1 31歳女性の均質で薄く，白い悪臭を伴う帯下(Reproduced with permission of Richard P. Usatine, MD.)

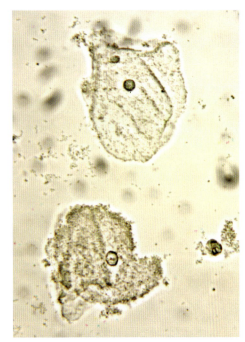

図 90-2 細菌性腟症でみられる clue cell と細菌。下にある細胞が細菌に覆われた clue cell で，上のものが正常の上皮細胞である。強拡大の光学顕微鏡像(Reproduced with permission of E. J. Mayeaux Jr, MD.)

り，婦人科系手術のときには特に合併症として起こりやすい[1]。

細菌性腟症は妊娠の経過にも影響を及ぼし，早期破水や早発陣痛，早期産，羊膜内感染，産後子宮内膜炎のリスクとなる。しかし，妊婦における細菌性腟症の治療の利点としては，症状や腟感染の徴候をなくす程度である[1]。

別名

- 腟細菌症。
- コリネバクテリウム腟症/腟炎。
- ガルドネラ腟症。
- ヘモフィリス腟症/腟炎。
- 非特異性腟症。
- 嫌気性腟症。

疫学

細菌性腟症は米国のなかでは，女性が腟の分泌物や悪臭の治療のために受診する際の，最も頻度の高い原疾患と考えられている。しかし50%以上の細菌性腟症の女性は無症状である。年間1,000万人以上の外来患者がいる。世界的な罹患率は不明である。

病因／病態生理

- 過酸化水素を生成するラクトバチラスは，生理的な腟の細菌叢の構成のなかで最も多い微生物である[1]。細菌性腟症では，このラクトバチラスの代わりにモビランカスやプレボテラ，ガルドネラ，バクテロイデス，マイコプラズマ種などが多くを占めるようになる[1,2]。
- ラクトバチラスが生成する過酸化水素は，普段は生息しない菌が繁殖することを防いでいる。
- 細菌性腟症の悪臭は腟で変化した細菌叢による芳香属アミンが原因である。芳香属アミンはプトレシンやカダベリン

を含んでおり，その悪臭を示すのにぴったりの名前である。

危険因子

- 多数の男性または女性のパートナーがいる場合[1,3]。
- 新しいパートナーができた[1]。
- 腟洗浄[4]。
- コンドームを使用しない[1]。
- 腟のラクトバチルスが少ない場合[1]。
- 細菌性腟症の既往[1]。

診断

▶ 臨床所見

- 症状がある場合には，特に性交後に強くなる「魚のようなにおいのする」帯下を訴える(精液のpHは臭気テスト whiff test でのpHと同等のため)。搔痒はあるが，カンジダ腟症ほどではない。不快感や帯下に対する身体診察としては外性器の視診は行った方がよい。検鏡は帯下の量や性状をみるために行う。淋菌やクラミジア，クラミジア・トラコマチスに対する拡散増幅法は，外性器の擦過物(子宮あるいは頸管から)や尿から行う。
- 細菌性腟症は以下の4つの症状のうち3つを満たすことで臨床的に診断する。
  - 均質で薄く，白くて滑らかな帯下が腟壁を覆う(図90-3，図90-4)。
  - 顕微鏡検鏡で clue cell がある(図90-2 参照)。
  - 腟分泌液のpH＞4.5。
  - 10%KOHを加える前，あるいは加えた後に帯下が魚のような悪臭を伴う(whiff test)[1]。

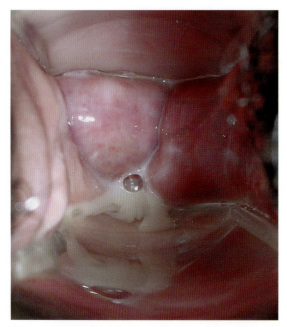

図90-3 細菌性腟症の女性では，均質でクリーム状，灰白色で悪臭のある帯下が腟壁に付着しており，腟円蓋にも貯留している（Reproduced with permission of Richard P. Usatine, MD.）

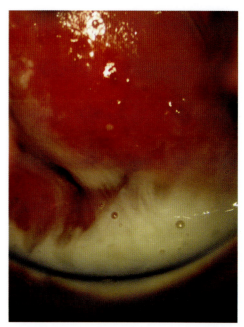

図90-4 頸部の拡大像。細菌性腟症の女性では黄白色の均質な帯下がみられる。カンジダ感染症でみられるようなまばらなカッテージチーズ様の所見がある（Reproduced with permission of E. J. Mayeaux Jr, MD.）

検査所見

- 腟炎の診断には腟のpH試験が有用である。正常の腟pHは3.5～4.5であり，4.5以上のときには閉経した患者やトリコモナス感染，細菌性腟症が疑われる。診察時や検鏡時にpH試験紙片を帯下につける。このとき，生理食塩水はpHを変化させるため，生理食塩水を加えたあとの直接塗抹標本は使用しない。
- 直接塗抹標本は綿棒を腟壁につけて採取し，帯下の検体は生理食塩水に浸す（水は不可）。clue cellや白血球数，トリコモナス原虫，カンジダの菌糸を観察する。clue cellは細菌が付着することによって辺縁が不明瞭な扁平上皮細胞である。細菌性腟症では，上皮細胞のうち20～25%以上がclue cellである（図90-2参照）。
- プロリンアミノペプチダーゼ試験紙（pip Activity Test Card）や高濃度ガルドネラをDNAプローブに基づいて検査するAffirm VP Ⅲ，そしてOSOM BVABLUE検査はゴールドスタンダードなグラム染色に比べても引けをとらない検査法である[1]。しかし，費用がかかり，明らかな利点もないためグラム染色で十分である。
- 試験紙法でpHの上昇とトリメチルアミンの検出が可能だが，感度と特異度が低いために米国疾病管理予防センター（CDC）からは推奨されていない[1]。
- G. vaginalisの培養は特異的ではないために診断に寄与しない。
- Pap testは感度が低いために細菌性腟症の診断には有用ではない[1]。

鑑別診断

- トリコモナスもまた芳香属アミンの悪臭を放つので，一見すると細菌性腟症と区別がつきにくい。診察でイチゴ様の頸部を確認し，トリコモナス原虫を直接塗抹標本にする（92章「トリコモナス腟炎」参照）。
- カンジダ腟炎はカッテージチーズのような帯下と腟の掻痒を呈する（91章「外陰腟カンジダ症」参照）。
- 淋菌とクラミジアは帯下を伴う患者で見逃してはならない。患者の持つ危険因子や臨床的に膿があり，直接塗抹標本で白血球が認められるときには性感染症（STD）の検査を考慮する（93章「クラミジア頸管炎」参照）。

治療

- 治療は症状のある女性に対して行う。
- 細菌性腟症の再発予防のために男性パートナーの治療をすることは有用ではない[1]。SOR Ⓐ

薬物療法

- 妊娠していない細菌性腟症の女性に治療をすることの利点としては，感染による症状の緩和と，中絶や子宮摘出後の感染性の合併症を減らすことにある[1]。SOR Ⓐ その他のSTDのリスクを減少する可能性もある[1]。SOR Ⓑ 表90-1ではCDCが推奨する治療法を示す。
- メトロニダゾール2gを1回内服する治療法は細菌性腟症に対して最も効果が低く，推奨されない。クリンダマイシンクリームは油分が基質のため，塗布してから5日間はラテックス製のコンドームやペッサリーを傷める可能性がある。局所のクリンダマイシン配合薬は妊娠後期には使用されるべきではない[1]。多数の研究やメタ解析では，メトロニダゾールの妊娠中の使用が，新生児に催奇形性や突然変異を起こすかどうかの関連性は示されていない[1]。SOR Ⓐ
- 妊娠女性の細菌性腟症を治療することの利点は感染の症状がなくなることのみである[1]。SOR Ⓐ 他の利点としては妊娠中の細菌性腟症に関連する合併症を減らすこと，他の感染症（その他のSTDやHIV）のリスクを減らすことがある[5]。

表90-1 CDC推奨のレジメ

- メトロニダゾール 500 mg，1日2回内服，7日間
- or 0.75％メトロニダゾールゲル 5 g 1本，経腟に1日1回，5日間
- or 2％クリンダマイシンクリーム 5 g 1本，経腟に就寝時1回，7日間

CDCの代替レジメ
- チニダゾール 2 g，1日1回内服，3日間
- or チニダゾール 1 g，1日1回内服，5日間
- or クリンダマイシン 300 mg，1日2回内服，7日間
- or クリンダマイシン腟剤 100 mg，就寝時に1回，3日間
- or メトロニダゾール徐放剤 750 mg，1日1回内服，7日間

CDC推奨の妊婦用レジメ
- メトロニダゾール 500 mg，1日2回内服，7日間
- or メトロニダゾール 250 mg，1日3回内服，7日間
- or クリンダマイシン 300 mg，1日2回内服，7日間

(Data from Centers for Disease Control and Prevention.[1])

- 繰り返す細菌性腟症に関する無作為化比較試験（RCT）で，推奨されているレジメの後に0.75％メトロニダゾールゲルを週に2回，6カ月間使用することで6カ月の間は臨床的に治癒していたことが示された[6]。SOR B
- 限られたデータではあるが，再発する細菌性腟症の女性に対して腟内ホウ酸錠とメトロニダゾールゲルを使用して症状が緩和されたあとに，経口ニトロミダゾールを使用するのは1つの選択肢となりうる[7]。SOR B
- 腟内に塗布するクリンダマイシンクリームは，妊娠後期に用いると有害転帰と関連する[1]。

▶ 補助療法，代替療法

- 生きた菌株や殺菌されていないヨーグルトを広範に注入することは，理論上は乳酸菌が繁殖して細菌性腟症の発症を減らす可能性がある[8]。SOR C しかし，健康食品販売店で売っている乳酸菌とは異なる菌株であるので，腟内ではうまく繁殖しない。
- 2つの小さな試験でプロバイオティクスの乳酸菌ゼラチンカプセルによって乳酸菌を再繁殖させる効果について示された[9),10)]。

予防

- 危険因子を避けることが推奨されるが，無症状の細菌性腟症も多い。
- 早期産のリスクが高い妊婦に対して細菌性腟症のスクリーニングをする効果を示すためのエビデンスはまだ不十分である。

フォローアップ

- 症状が解消されれば，妊娠していない女性の場合にはフォローアップの外来は不要である[1]。
- 無症状の細菌性腟症の妊婦で早期産のリスクが高い場合には，細菌性腟症の治療をすれば分娩の有害転帰を防げるかもしれない。よって，治療終了後1カ月の時点で治療効果判定を確認するためのフォローアップ外来を考慮する[1]。SOR C
- 万が一症状が再燃してしまった場合には，最初のレジメと異なるレジメでの治療を考慮する[1]。SOR C

患者教育

- メトロニダゾールの治療中，そして内服後24時間でのアルコール摂取は避ける。細菌性腟症の再燃はまれなため，

症状が再燃した場合には追加治療に変えてもらうべきである。

【E. J. Mayeaux, Jr., MD／Richard P. Usatine, MD】
（児玉祐希子 訳）

91 外陰腟カンジダ症

症例

35歳の女性が腟と外陰部のひどい掻痒を主訴に来院した。薄い白色帯下も認めている。図91-1が外陰部と入口部，図91-2が頸部の所見である。図91-3は直接塗抹標本の仮性菌糸の写真である。市販の腟内治療薬で治療は完了した。

概説

外陰腟カンジダ症（vulvovaginal candidiasis：VVC）は妊娠可能な年齢の女性でよくみられる真菌感染症である。厚くて悪臭のない白色帯下とともに膿がみられる。VVCは性感染症（STD）ではなく，臨床症状や微生物学的，宿主側の因子や治療効果から単純性と複雑性に分けられる。単純性は，散発する症状で，症状は軽症から中等症，患者も易感染状態ではない。複雑性VVCは反復性（1年に4回以上），重症なVVC，アルビカンスでないカンジダ，コントロール不良な糖尿病，衰弱，免疫抑制状態の場合である[1]。

別名

- 酵母腟炎，酵母感染症，カンジダ症，モニリア症。

疫学

- VVCは腟症のおよそ1/3のケースでみられる[1]。
- カンジダ属は健常な無症状の女性でも20〜50％の下部生殖器の細菌叢の一部である[2]。
- 全米女性のおよそ75％が少なくとも1度はVVCの症状を経験していると考えられる。そのなかの40〜45％の女性は生涯で2回以上経験している[3]。およそ10〜20％の女性は複雑性のVVCに罹患し治療を必要とする。
- 抗菌薬の使用で腟の細菌叢が変わるために，医原性の合併症として罹患することは多い（図91-4）。
- 半数の女性が様々な症状を経験しており，最大で5％の女性が再発している[1]。
- 再発性外陰腟カンジダ症（RVVC）は，1年で4回以上有症状性のVVCの罹患と定義されている。少数の女性（5％未満）が罹患している[4]。再発性酵母腟炎は再発によるものが多く，再感染の方が少ない。再感染は直腸のカンジダ属が腟に繁殖することが原因の可能性がある[5]。

病因／病態生理

- ほとんどのVVCは *Candida albicans* による（図91-3参照）[1),6)]。最近では *C. glabrata* が外陰腟カンジダ感染のなかで相当数を占める。*C. glabrata* は市販のイミダゾールクリームに耐性があり，治療薬への耐性を獲得するのが *C. albicans* よりも早い[7]。
- 外陰部の掻痒と，腟や頸部の紅斑によって疑われる（図91-

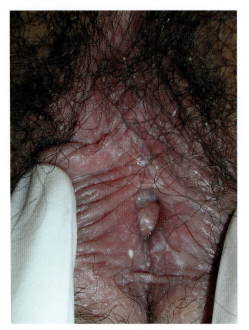

図91-1 カンジダ属によって外陰部と入口部に白い斑点と発赤がみられる(Reproduced with permission from Richard P. Usatine, MD.)

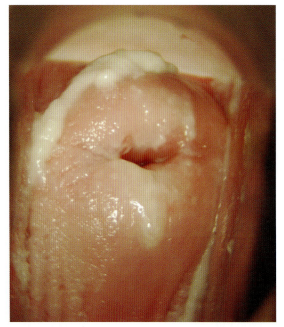

図91-2 頸管で認めるカンジダ腟炎。厚く白いカッテージチーズ様の帯下が付着している(Reproduced with permission from EJ Mayeaux Jr, MD.)

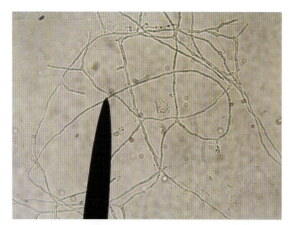

図91-3 カンジダ腟炎の女性にみられるKOH塗抹標本のC. albicans。強拡大にて仮性菌糸の分枝と出芽酵母を認める(Reproduced with permission from Richard P. Usatine, MD.)

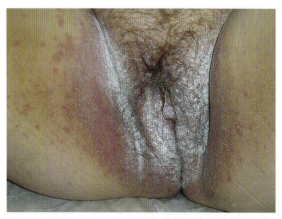

図91-4 脳梗塞により片側不全麻痺が残った46歳女性の陰部所見で、外陰部と入口部に赤く腫れた発疹がある。KOHを用いた検鏡で診断は確定した。本症例は失禁に対してパッドを使用し、予防的に抗菌薬が使用されていたため発症した重症例だった(Reproduced with permission from Richard P. Usatine, MD.)

1,図91-2,図91-4参照)。よく知られる頸部の発赤はカンジダ感染で産生されるエタノールによるものである。このエタノール化合物はまた,掻痒の症状をもたらす。頸部の周辺病巣にホタテ貝のようにカーブした辺縁があることが特徴的である。

- VVCはSTDに合併しやすい。
- RVVCの発症機序はあまりわかっておらず,再発したほとんどの女性に明らかな誘引や背景因子はない[1]。

危険因子

- 糖尿病。
- 最近の抗菌薬使用(図91-4参照)。
- エストロゲン量の増加。
- 免疫抑制状態(図91-5)。
- 失禁や尿漏れでパッドを利用している(図91-4参照)。
- 避妊具の使用(腟用スポンジ,ペッサリー,腟内リング)。
- 遺伝的感受性。
- 行動因子:VVCは口や肛門を使っての性交に関連する可能性がある。
- 殺精子剤はカンジダ感染症と関連はない。
- VVCは,衛生習慣,きつい下着,合成繊維などとは明らかな関連は示されていない。

診断

▶ 臨床所見

診断は特徴的な所見からなされる(図91-1,図91-2,図91-4参照)。典型的な症状としては,掻痒,腟の痛み,性交

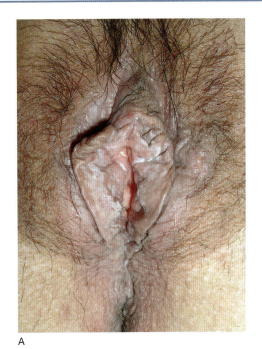

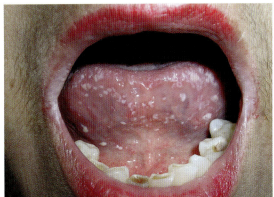

図91-5 A：尋常性天疱瘡で免疫抑制剤を使用していた52歳女性の外陰腟カンジダ症。B：免疫抑制状態のため，口腔カンジダも併発していた (Reproduced with permission from Richard P. Usatine, MD.)

時痛，外因性の排尿障害である。外陰部の発赤や裂傷，びらん，厚くてカッテージチーズ様の帯下が特徴的なものである[1]。

検査所見

- カンジダ属のみの腟炎であれば，腟のpHは正常か4.5以下である。
- 直接塗抹標本やKOH染色，グラム染色で酵母や仮性菌糸を確認する（図91-3，図91-6）。直接塗抹標本では白血球やトリコモナス，カンジダ菌糸，clue cellもみることができる。
- KOH標本は帯下を生理食塩水に懸濁したものにKOHの溶液を滴下することで作製する。KOHは5～15分で上皮細胞を溶解し（スライドを温めればより早く溶ける），カンジダの菌糸や酵母が確認しやすくなる[1]。Swartz-Lamkins染色（水酸化カリウム，サーファクタント，青色染料を含む）では酵母菌が淡い青色に染まり診断を容易にする[10]。

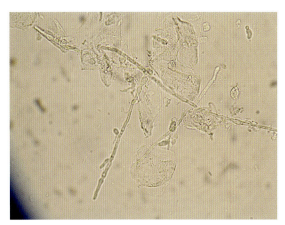

図91-6 カンジダ性腟炎の女性にみられた生食を用いた検鏡標本のカンジダ。KOHで上皮細胞は溶解していないものの，仮性菌糸の分枝と出芽酵母を認める (Reproduced with permission from Richard P. Usatine, MD.)

- カンジダ属では迅速抗原テストも可能である。迅速抗原テストで腟の酵母菌を検出することは，外来診療の場では標本よりもより簡便で感度も高い。しかし陰性でも除外はできないため，培養を行う[6]。SOR A
- C. glabrataは仮性菌糸や菌糸を形成しないため，顕微鏡で確認できないことが多い。KOH染色で陰性の場合にも，症状がある場合にはサブロー培地やNickerson培地，Microstix Candida培地で真菌培養を検討する。診察でVVCの徴候があり，塗抹標本が陰性でカンジダ培養ができないときには経験的治療を行ってもよい[1]。SOR C 無症候性の場合には，10～20%の女性はカンジダ属や他の酵母が腟に定着していることがあるため培養はすべきではない[1]。SOR A
- RVVCの患者では，診断を確定し非典型的なC. albicans種以外，とりわけC. glabrata（この菌は仮性菌糸や菌糸をつくらないため顕微鏡下で検出困難）を同定するために腟培養を行った方がよい[1]。SOR B C. glabrataやC. albicans種以外のカンジダ属はRVVC患者の10～20%でみられる[1]。
- 正常免疫応答ができる健常者でもRVVCの頻度が高いことから，RVVC単独罹患ではHIVのスクリーニングは行わない[1]。SOR C

鑑別診断

- トリコモナスもカンジダ同様に掻痒や帯下を伴うのでカンジダと混同されやすい。イチゴ様の頸管を診察で確認し，塗抹標本でトリコモナスをみる（92章「トリコモナス腟炎」参照）。
- 細菌性腟症もカンジダ腟炎も帯下と魚臭を伴う点から混同されやすい。魚臭は一般的には細菌性腟症の方が強く，帯下の性状も異なる。直接塗抹標本でこの2つは鑑別可能である（90章「細菌性腟症」参照）。
- 淋菌やクラミジア感染は，帯下がある患者で見逃してはならない。患者のリスクがある場合や臨床的に膿がある場合，直接塗抹標本で白血球を認める場合にはSTDの検査を考慮する（93章「クラミジア頸管炎」参照）。
- 細胞溶解性腟症やDöderlein細胞溶解はカンジダに似てい

る。細胞傷害性腟症は腟での乳酸菌が過剰に増殖して多量の上皮細胞の脱落が起こる。その際の症状がカンジダ腟炎に似ているが，塗抹標本で酵母はなく，乳酸菌の増殖を認めるのみである。治療としては，抗真菌薬やその他の薬の中止や，細菌叢を変化させるような処置をやめることである。

治療

- VVCは性交によって罹患するものではないので，パートナーの治療は推奨されてはいないが，再感染した女性の場合には考慮する。男性パートナーのなかには亀頭炎を起こしている場合もあり，治療で効果が得られることもある（135章「カンジダ症」参照）[1]。SOR A
- 市販の薬剤を使用しても症状が続く場合，2カ月以内に症状の再燃がある場合には外来診療で検査を受けた方がよい。たとえ以前にVVCと診断されたことがあっても，自己診断が誤っていて，他の外陰部腟炎で悪い結果がもたらされることもありうるからである。SOR A

薬物療法

- 典型的な症状があり検査も陽性の場合には，治療を受けた方がよい。局所薬を短期間に使用すれば単純性VVCは効果的に治療できる（表91-1）[1]。SOR A 局所アゾール薬はナイスタチンよりも効果があり，臨床的に寛解し治療が完了したら80〜90％の患者で培養が陰性となる。SOR A 表91-1のクリームと坐薬は油分が基剤のためラテックス製のコンドームやペッサリーを脆弱化させる可能性がある[1]。
- 単剤で用いる経口のフルコナゾールも腟内治療薬も治癒率は同等である[11]。フルコナゾール（ジフルカン）を1回150 mg内服することが最も多いが，治癒率はおよそ70％である。SOR A 経口薬は全身性のアレルギー反応が出る可能性がある。
- 経口のフルコナゾール，ケトコナゾール，イトラコナゾールもまた効果はある[1]。SOR A
- VVCはよく妊娠中に罹患する。妊娠中の女性にはアゾール薬を局所的に7日間使用することのみが推奨されている[1]。SOR C
- 非 C. albicans 種の治療として何が最適かはまだ不明である。治療法としては，局所薬をより長い7〜14日間塗布する方法や，100 mgまたは150 mgあるいは200 mgの経口フルコナゾールを2日おきに計3回内服する方法がある[1]。SOR C
- 重症VVC（広範囲の外陰部発赤や腫脹，びらん，裂傷がある場合）は，短期間の局所薬や内服治療では治癒率が低くなりやすい。7〜14日間の局所アゾール薬の使用や150 mgのフルコナゾール経口内服を2度内服する方法（2回目は最初の内服から72時間後）が推奨されている[1]。SOR C

補助療法，代替療法

- RVVCの場合，600 mgのホウ酸がゼラチンのカプセルに入ったものを1日1回腟内に計2週間挿入する治療がすすめられている。このレジメで，臨床治癒率と細菌の撲滅率はおよそ70％程度である[1]。SOR B
- *Lactobacillus acidophilus* は腟上皮にあまり生着しないため，外陰腟カンジダ症の発症には大きく関連しない[5,12]。
- *C. albicans* によるVVCの治療や予防にニンニクやティーツリーオイル，ヨーグルト，腟洗浄などの補完代替医療

表91-1　CDC推奨の治療レジメ

経腟薬
- 2％ブトコナゾールクリーム5g，腟内塗布，3日間
- 2％ブトコナゾールクリーム5g（徐放剤），1回経腟塗布のみ*
- 1％クロトリマゾールクリーム5g，腟内塗布，7〜14日間
- 2％クロトリマゾールクリーム5g，腟内塗布，3日間
- クロトリマゾール100mg腟坐薬，1個を3日間
- 2％ミコナゾールクリーム5g，腟内塗布，7日間
- ミコナゾール100mg腟坐薬，1個を7日間
- ミコナゾール200mg腟坐薬，1個を3日間
- ミコナゾール1,200mg腟坐薬，1個を1日間
- ナイスタチン10万単位腟錠，1個を14日間*
- 6.5％チオコナゾール軟膏5g，1個を腟内投与
- 0.4％テルコナゾールクリーム5g，腟内塗布，7日間*
- 0.8％テルコナゾールクリーム5g，腟内塗布，3日間*
- テルコナゾール80mg腟坐薬，1個を3日間*

経口薬
- フルコナゾール150mg，1錠1回*

*：米国のみ
(Data from the Centers for Disease Control and Prevention.[1])

（CAM）が有効かどうかは無作為化比較試験（RCT）によるエビデンスはない[13,14]。

予防

維持療法

- 経口フルコナゾール（100 mg，150 mg，200 mg）を週に1回6カ月間内服する治療法が第一選択である。このレジメが奏効しない場合には，専門家のなかには局所クロトリマゾール200 mgを週2回使用やクロトリマゾール腟錠500 mgを週1回使用，その他の局所療法を間欠的に使用することもある[1]。SOR C
- 抗真菌薬療法を用いて管理することはRVVCの減少に有効である[1]。SOR A しかし，30〜50％の女性は予防管理を終了したあとに再発する。パートナーの治療を毎回行うかどうかは議論の余地がある。アゾール系耐性の *C. albicans* は腟分離株では珍しいため，一般的には個々の治療において感受性の試験は必要ない。

予後

- 免疫抑制のある女性（コントロール不良な糖尿病やステロイド治療を受けている場合など）では，短期間の治療にうまく反応しないこともある。可能であれば全身状態を改善すること，従来の抗真菌薬療法の期間を延長する（7〜14日間）する必要がある[1]。SOR C
- 有症状性のVVCはHIV陽性の女性や免疫機能不全の程度と相関して発症しやすい。加えてHIV感染女性はアゾール系真菌薬を全身性に使用していると，腟から非 *C. albicans* 種が分離されやすい。過去のデータからは，HIV感染した女性と血清反応陰性の女性は同じ治療でよい[1]。SOR C

フォローアップ

最初の症状から2カ月の間に症状が再発した場合，または症状が持続している場合にのみ外来を再受診するように指導する[1]。

患者教育

研究からは，過去にVVCと診断された女性が必ずしも自己診断できるようになるわけではないことがわかっている[1]。市販の調合薬を使用しても症状が持続する場合，2カ月

以内に症状が再燃する場合には外来で検査を受けた方がよい。不適切な市販薬を使用することでその他の外陰腟炎の治療が遅れて，悪い転機をもたらす可能性があることを説明する。

【E. J. Mayeaux, Jr., MD／Richard P. Usatine, MD】

（児玉祐希子 訳）

92 トリコモナス腟炎

症例

27歳の女性が1週間続く陰部の掻痒と魚臭，帯下を主訴に来院した。彼女のパートナーは1人で，無症状である。腟鏡診ではトリコモナス感染症でみられるイチゴ様の頸部を認めた（図92-1）。このイチゴ模様は，頸部の炎症と点状出血によってそうみえる。魚臭を伴う少量の白色帯下もある。塗抹標本では生理食塩水のなかをトリコモナスが移動している（図92-2，図92-3）。トリコモナスは白血球よりも大きく，鞭毛があり移動する。患者はトリコモナス症と診断され，メトロニダゾール2gを1回内服して治療した。患者は他の性感染症（STD）も検査し，パートナーは同様のレジメで治療した。

概説

トリコモナス腟炎（trichomonas vaginitis）は帯下と関連する原生動物のTrichomonas vaginalisによって起こる局所感染症である。罹患すると，たまに帯下と掻痒や悪臭があるが，自覚症状はないこともある。

別名

- トリコモナス症，trich，tricky monkey。

疫学

- 米国では毎年300万～500万人のトリコモナス罹患者がいると予測される[1]。
- 世界的にみた罹患率は毎年1億8,000万人と推定されている。それは全腟感染症のなかの10～25％を占める[2]。

病因／病態生理

- トリコモナス感染症は単細胞の原生動物である T. vaginalis によって起こる[3]。
- T. vaginalis に感染した男性の多く（90％）は無症状であるが，女性は多く（50％）が症状を訴える[4]。
- 主に性交によって感染する。この微生物は体外環境で10℃の場所においても最長48時間生存し，ありえないようだが共有した下着や感染した温泉からも感染する。
- トリコモナス感染症は低出生体重児，早期破水，妊娠している罹患者の早産と関連する[5]。
- HIV感染も伴う場合には，T. vaginalis に感染した状態だとHIVを増幅する可能性がある。トリコモナス感染はHIV非罹患者に対してHIVが侵入しやすくする働きすらある。アフリカの研究では，T. vaginalis に感染しているとおよそ2倍HIVに罹患しやすくなると示唆されている[6]。

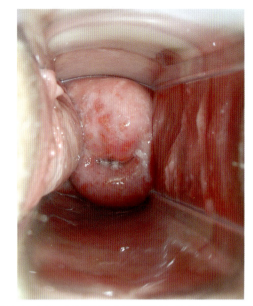

図92-1 トリコモナス感染症では腟鏡診にてイチゴ様の頸管がみられる。イチゴ様というのは，頸管の炎症と点状出血によってそうみえる。わずかに白色帯下もある（Reproduced with permission from Richard P. Usatine, MD.）

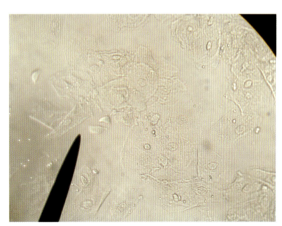

図92-2 弱拡大でみた生理食塩水のなかのトリコモナスの塗抹標本像。ポインターの先の上と右側に2つトリコモナスがいる。最も大きい細胞は有核上皮細胞である（Reproduced with permission from Richard P. Usatine, MD.）

危険因子[3]

- 新しいパートナーや多数のパートナーがいる。
- STDの既往。
- 売春。
- 注射製剤の使用。

診断

▶ 臨床所見

- 身体診察では視診にて外性器の炎症や帯下を確認する。腟鏡診は帯下の量や性状を確認し，典型的なイチゴ様の頸管でないかをみるために行う（図92-1，図92-4）。
- トリコモナス症の女性は一般的に，広範囲に悪臭を伴う黄緑色か白色の帯下（図92-5）を認め，外陰部の炎症もある

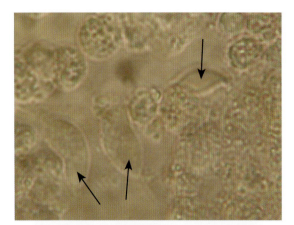

図92-3 強拡大でみた生理食塩水中のトリコモナス(矢印部分)。それより少し小さくて顆粒が多いものは白血球である(Reproduced with permission from Richard P. Usatine, MD.)

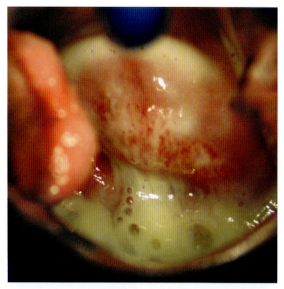

図92-5 トリコモナス感染症でみられることもある黄緑色の厚い帯下の腟鏡像。帯下は泡沫状の白色のこともある(Reproduced with permission from E. J. Mayeaux Jr, MD.)

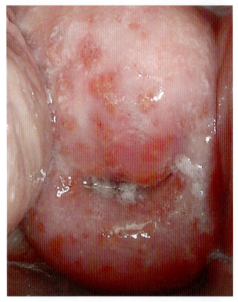

図92-4 トリコモナス感染症のイチゴ様頸管を拡大すると，炎症と点状出血が確認できる(Reproduced with permission from Richard P. Usatine, MD.)

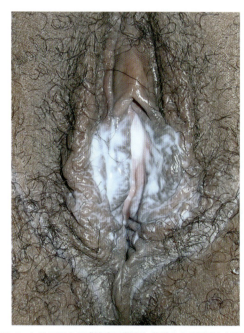

図92-6 トリコモナス感染症に罹患し多量の白色帯下と外陰部の炎症を認めた28歳女性。風俗勤務だったが，幸いなことに他のSTD検査は陰性だった(Reproduced with permission from Richard P. Usatine, MD.)

(図92-6)。腟と外陰部に掻痒や不快感を伴う。
- 最近腟洗浄をしている場合には検査の精度が落ちるため，患者に確認しておいた方がよい。腟洗浄をしないようにいわれた患者は，しばしばその代わりに陰部を清潔に保つため，石鹸をつけた布で拭くことがある。この行為は腟や頸部を刺激し，検査の感度を下げ，帯下の原因にもなることがある。

▶ 典型的分布
トリコモナスに感染した女性では，腟や尿道，副尿道管腺でトリコモナスを認める。その他，頸部やバルトリン腺，スキーン腺にもいる。

▶ 検査所見
- トリコモナス症の有病率は高いので，帯下を主訴に来院する女性では検査を行う方がよい。危険因子がある女性の場合にはスクリーニングを行う[3]。
- 直接塗抹標本は腟壁を綿棒で擦り，帯下の検体を生理食塩水に入れる(水は不可)。混濁液をスライドに垂らし，カバーガラスをのせ，低倍率の対物レンズで検鏡する。顕微鏡下では，トリコモナスは鞭毛を動かしているので簡単に見つけることができる(図92-2参照)。
- 直接塗抹標本の感度はおよそ60〜70%程度であり，しかもスライド作製後すぐに評価しなければならない[3]。
- **OSOM**トリコモナス迅速テストとAffirm VP Ⅲは，トリコモナス症の女性の診断で米国食品医薬品局(**FDA**)が認可しているものである。どちらも処置のときに腟分泌物を用

いて行われ，感度は83％以上，特異度は97％以上である。OSOMトリコモナス迅速テストはおよそ10分で結果がわかり，Affirm VPⅢは45分程度でわかる。偽陽性は，有病率の低い地域では起こりやすい[3]。

- FDAが認可した淋菌とクラミジア感染症のためのPCR検査（Roche Diagnostic Corp.によるAmplicor）が*T. vaginalis*のために改良され，頸管内のスワブや尿から検査できるようになり，感度は88～97％，特異度も98～99％である[7]。
- APTIMA *T. vaginalis*検査試薬（Gen-Probe社開発）は，FDAが認可した淋菌とクラミジア診断のためのAPTIMA Combo2試薬と同じ器具を用いて*T. vaginalis*のRNAを検知できる。有効性を検証する研究によると，感度は74～98％，特異度は87～98％だった[8]。
- 閉経後の女性，トリコモナス感染，細菌性腟症の場合には腟のpHは4.5以上である[4]。
- 培養は診断において感度も特異度も高い検査法である。トリコモナス症が疑われる女性で顕微鏡検査で確認できなかった際には，腟分泌物を用いて*T. vaginalisis*の培養検査を行った方がよい[3]。
- トリコモナス症の女性では，淋菌とクラミジア感染がないか拡散増幅法にて検査を行う。

鑑別診断

- 細菌性腟症とトリコモナス症は芳香属アミンの悪臭があるため，どちらも混同されやすい。直接塗抹標本でclue cellとトリコモナスを探すことが両者の鑑別には有用である（90章「細菌性腟症」参照）。
- カンジダ腟炎はカッテージチーズ様の帯下と腟の掻痒を呈しやすい（91章「外陰腟カンジダ症」参照）。
- 淋菌とクラミジア感染は，帯下がある患者では見逃してはならない。患者の危険因子や臨床的に炎症があるか，塗抹標本で白血球がないかをみてSTD検査を考慮する（93章「クラミジア頸管炎」参照）。

治療

▶ 薬物療法

- 表92-1に*T. vaginalis*感染の治療法を示した。コクラン分析においては，メトロニダゾール経口2 gを1回内服するか，500 mg 1日2回を7日間内服する方法（妊産婦も含む）が最も有効である[9]。SOR Ⓐ
- チニダゾールはニトロイミダゾールの第2世代で，トリコモナス症の治療で2 gを1回内服する（メトロニダゾール耐性のトリコモナス症も治療可能）[3]。SOR Ⓐ　耐性があってもなくても*T. vaginalis*に有効な治療法である[10),11]。チニダゾールの禁忌はメトロニダゾールと同様である（飲酒など）。
- 妊娠中の女性は2 gのメトロニダゾール1回内服で治療する。メトロにダゾールは妊娠カテゴリーBである。トリコモナス腟症は早期破水や早産，低出生体重児などの妊娠においての悪転帰につながりうる。さらに悪いことに，文献ではメトロニダゾールによる治療が周産期死亡を減らすという結果は出ておらず，治療によって早産児や低出生体重児が増えるというものもある。トリコモナス症の治療で妊婦の症状や帯下は減り，新生児の呼吸器や生殖器の感染が防げる可能性，これらの性感染を防ぐ可能性はある。

表92-1　CDCが推奨する妊婦・妊娠していない女性への治療レジメ SOR Ⓐ

- メトロニダゾール2 g，経口内服，1回
  or
- チニダゾール2 g，経口内服，1回

CDCの代替レジメ SOR Ⓐ
- メトロニダゾール500 mg，経口1日2回，7日間

(Data from Centers for Disease Control and Prevention.[2),3])

CDCは，妊娠中の治療においては臨床医が患者にリスクと利点についてよく説明するよう推奨している[3]。

- *T. vaginalis*のなかにはメトロニダゾールに対して感受性の低い菌株もある。トリコモナス腟症のなかでメトロニダゾールへの感受性がやや低いものは2～5％程度みられている。この場合にはチニダゾールに変更するか，メトロニダゾールの増量または治療期間を延長する。感受性が極端に低いことはまれである。
- メトロニダゾールジェルは経口薬よりもトリコモナス症において50％以下の効果しか認めないため，推奨されない[3]。

予防

- 治療が終了するまで（治療期間が終了して患者もパートナーも無症状となるまで），患者またはそのパートナーは性交をしないよう指示する[3]。
- ノノキシノール9のような殺精子剤はトリコモナス症の感染率を下げる[12]。
- コンドームやパートナーを制限することで感染のリスクを減らすことができる。

【E. J. Mayeaux, Jr., MD／Richard P. Usatine, MD】

（児玉祐希子　訳）

93 クラミジア頸管炎

症例

若年女性が腟分泌物を主訴に来院した。身体所見上，頸管の脱出，炎症，粘液性の分泌物を認める（図93-1）。スメアと遺伝子検査を行うため頸管分泌物と細胞を採取したところ，易出血性であった。スメアでは多数の白血球を認めたが，明らかな病原体はみられなかった。血液でPRP（rapid plasma reagin）とHIV検査を行い，1週後フォローアップとなった。遺伝子検査でクラミジア陽性，その他の検査は陰性であった。アジスロマイシン1 gの内服療法が行われた。この結果をパートナーと共有し，性交渉における感染予防の重要性をしっかり認識するよういわれた。

概説

*Chlamydia trachomatis*は性感染症を引き起こし，骨盤内炎症性疾患（pelvic inflammatory disease：PID），異所性妊娠，不妊症の原因となりうる。男性でも女性でも無症候性の感染が多く，保健医療提供者はスクリーニング検査でしかこの疾患を検知できない。米国疾病予防管理センター（CDC）は25歳以下の性活動を持つ女性全員，また25歳以上でも新しいパートナーができたり複数のパートナーがいるような危険因

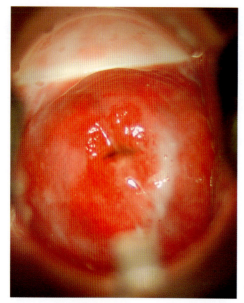

図 93-1　膣分泌物のある患者のクラミジア頸管炎。NAT でクラミジア陽性であった。その他の検査は陰性
(Reproduced with permission from E. J. Mayeaux Jr, M. D.)

子のある女性は、年1回のスクリーニング検査の実施を推奨している[1]。

疫学

- ありふれた性感染症（STD）として、クラミジアは米国で最も頻回に報告されている感染症である（ヒトパピローマウイルスは除く）[1]。米国では推定120万件が毎年CDCに報告されている[2]。
- 世界保健機関（WHO）は世界で毎年1億4,000万件の *C. trachomatis* 感染があると推定している[3]。
- CDCはスクリーニングと治療のプログラムを毎年1億7,500万ドルで運営できると見積もっている。スクリーニングと治療に払われる1ドルごとに、未治療のクラミジアによる問題にかかる12ドルをうかせることができる[4]。
- クラミジアは性活動を持つ10代の若者の間でもよくみられる[5]。クラミジアの検査を行った10代の女子は10人に1人くらいの割合で感染している。国からCDCに提供された資料によると、年代別では10代の女子のクラミジア感染率が最も高かった。15〜19歳の女性で46%、20〜24歳の女性で33%を占めている[4]。

病因／病態生理

- *C. trachomatis* は小さいグラム陰性菌で、有機体中で独特の生物学的特性を有する。クラミジアは細胞内寄生が必須で、2つの段階からなる独特な生命周期を持つ。小さい基本小体が細胞に結合し入り込み、そして代謝がアクティブになった網様体が細胞内で大きな細胞含有物を形成する。
- 長期の成長サイクルを有しており、治療期間の延長もよくある。感染に対する免疫は長くは続かず、再感染や耐性感染もよく起こる。
- 感染は無症候性であり、発症も無痛性であることが多い。頸管炎、子宮内膜炎、PID、尿道炎、精巣上体炎、新生児結膜炎、小児肺炎を引き起こす。曝露した新生児の50%は結膜炎を発症し10〜16%が肺炎を発症する[1]。
- クラミジア感染は反応性関節炎につながることもある。関節炎、結膜炎、尿道炎を起こす（155章「反応性関節炎」参照）。過去もしくは現在進行形のクラミジア感染は卵巣癌の危険因子となりうる[6],[7]。
- クラミジア未治療の女性の40%はPIDに進展する。クラミジアによる診断未確定のPIDも多く存在する。これらPID患者の20%は不妊症につながる。18%は疲労や慢性的な骨盤の痛みを経験しており、9%は生命を脅かす卵管妊娠につながる。卵管妊娠は米国女性で、妊娠の初期1/3期のうち妊娠に関連した死亡で最も多い原因である[4]。

危険因子[1),2),8)]

- 青春期の10代。
- 白人でないこと。
- 不特定多数のパートナー。
- 社会経済的弱者。
- 未婚。
- 非バリア方式の避妊をしている。
- STDの既往がある。

診断

▶ 臨床所見

- 頸部は腫脹し、脆く、触診でも容易に出血する。転位していることもある（転位頸管は円柱細胞に置き換わっている）。分泌物は粘液もしくは粘液膿性であることが多い（図93-2）。
- 多くの場合、感染した頸管は正常もしくは少し脆い程度である（図93-3）。
- スワブテスト：綿棒で子宮頸管擦過検体を採取する。明らかに粘液膿性分泌物であればクラミジアのスワブテスト陽性となる（図93-4）。これはクラミジアのみに特異的なものではなく他のSTDでも粘液膿性分泌物の原因になることはあるため、診断としては推奨されない。

▶ 検査所見

- クラミジア患者の大多数は無症候性で保菌している状態である。すべての妊婦、性活動を持つ25歳以下の女性はルーチンにスクリーニング検査を受けた方がよい。
- クラミジアは細胞内に寄生しているので人口媒体上では培養できない。組織培養が必要である。クラミジアの検査を行う際、持ち手が木製のスワブは使わない方がよい。木に含まれる物質がクラミジアを阻害することがある。培養の感度は70〜100%、特異度はほぼ100%であり、ゴールドスタンダードである[1]。
- ELISAは感度70〜100%、特異度97〜99%である[5]。フルオレセイン結合の単クローン抗体試験（Micro Trak）は感度70〜100%、特異度97〜99%である[5]。
- *C. trachomatis* はスワブまたは尿検体の核酸増幅検査（NAT）で検出できる。淋菌、クラミジア検出検査のために用いられることも多い。NATは青春期に達していない子ども（「street kids」）でも、小児救急外来や学校検診の際に行うことができる[9),10)]。学校検診は学年でのクラミジア感染率減少に貢献している。自己採取した膣スワブ検体は少なくとも、NATで提出された検体と同等である[11]。

93章 クラミジア頸管炎 329

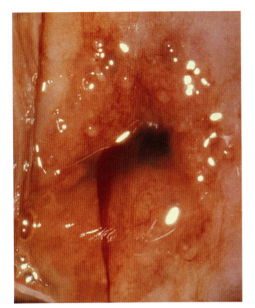

図93-2 頸部転位，粘液分泌，出血性のクラミジア頸管炎。この頸管は腫脹し，脆弱である（Reproduced with permission from Connie Celum and Walter Stamm, Seattle STD/HIV Prevention Training Center, University of Washington.）

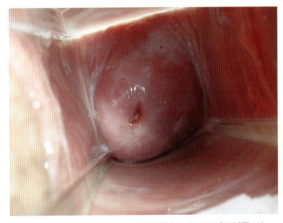

図93-3 子宮癌テストの際の検査に淋病とクラミジアが見つかった女性患者の所見で，少量の分泌物のみで頸管は正常にみえる。彼女は薬物リハビリ施設に入っており，複数のパートナーとコンドームなしの性交渉をしていた。高リスクの患者は身体診察所見にかかわらずクラミジアと淋菌の検査をすべきである（Reproduced with permission from Richard P. Usatine, MD.）

- anal もしくは oral で性交渉をする人の直腸，咽頭の C. trachomatis 感染は感染部位の検査で診断できる。米国食品医薬品局（FDA）の承認はないものの，NAT は男性の直腸[12]，咽頭[13]感染において感度・特異度とも培養と比べてよいことがわかっている。
- NAT は液状化検体細胞診（LBC）検体への使用には FDA で承認されているが，これらの検体での検査感度は低いと思われる[14]。
- クラミジアが疑われ検査中の患者は，他の STD についても同様に調べておくべきである[1]。

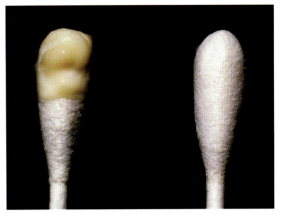

図93-4 左のスワブはクラミジアに感染している頸管からの粘液膿性分泌物（スワブテスト陽性）（Reproduced with permission from Connie Celum and Walter Stamm, Seattle STD/HIV Prevention Training Center, University of Washington.）

表93-1 CDC 推奨のレジメン　SOR Ⓐ

- アジスロマイシン 1 g 単回経口投与
or
- ドキシサイクリン 100 mg 経口 1 日 2 回を 7 日間

CDC 代替レジメン
- エリスロマイシン 500 mg 経口 1 日 4 回を 7 日間
or
- エチルコハク酸エリスロマイシン 800 mg 経口 1 日 4 回を 7 日間
or
- オフロキサシン 300 mg 経口 1 日 2 回を 7 日間
or
- レボフロキサシン 500 mg 経口 1 日 1 回を 7 日間

妊婦への CDC 推奨レジメン
- アジスロマイシン 1 g 単回経口
or
- アモキシシリン 500 mg 経口 1 日 3 回を 7 日間

妊婦への代替療法
- エリスロマイシン 500 mg 経口 1 日 4 回を 7 日間
or
- エリスロマイシン 250 mg 経口 1 日 4 回を 14 日間
or
- エチルコハク酸エリスロマイシン 800 mg 経口 1 日 4 回を 7 日間
or
- エチルコハク酸エリスロマイシン 400 mg 経口 1 日 4 回を 14 日間

（Data from the Centers for Disease Control and Prevention.[1]）

鑑別診断

- 淋病：クラミジアと一緒に感染していることも多く，クラミジア感染がありそうだと判断したら淋病も調べておくべきである。淋病での帯下はより化膿性であるが，全例ではない（213 章「男性の尿道炎」参照）。
- 細菌性腟症：芳香性アミン臭とクルー細胞が診断の手がかりとなる（90 章「細菌性腟症」参照）。
- トリコモナス：イチゴ状の子宮頸部とスメアでのトリコモナスを検索する。臭気テスト陽性であることもある（92 章「トリコモナス腟炎」参照）。

治療

▶ 非薬物療法
クラミジア頸管炎と診断された患者は他の STD も検査するべきである[1]。

▶ 薬物療法
- 表93-1 はクラミジアに対する CDC 推奨の治療法である。

- アジスロマイシン（ジスロマック）1,000 mg 1回は簡易で，クリニックでもまず選択されている治療である[1]。SOR Ⓐ 妊娠中でも第一選択の治療法である。
- 他の治療法としては，ドキシサイクリン 100 mg 経口 1日 2回 7日間[1]。SOR Ⓐ 投与時間前後は乳製品を避ける。
- エリスロマイシンはアジスロマイシンやドキシサイクリンと比べると効果は弱い。胃腸に対する副作用の頻度が高いことがアドヒアランス低下につながるのだろう。
- オフロキサシン（フロキシン）300 mg 経口 1日 2回 7日間は代替療法であり，空腹時に内服しなければならない[1]。SOR Ⓐ これは小児，妊婦，授乳中の女性には禁忌である。淋菌感染もカバーする。レボフロキサシン 500 mg 経口 1日 1回 7日間も別のフルオロキノロン代替療法である[1]。SOR Ⓐ
- 性器クラミジア感染に対する治療として，アジスロマイシンとドキシサイクリンを比べた 12 の無作為化比較試験（RCT）のメタ解析では両者とも同等に効果があることを示している。微生物学的治癒率はそれぞれ 97％と 98％であった[15]。
- パートナーも治療が必要である。もしパートナーが検査や治療に行くのをためらうようであれば，抗菌薬（処方箋，処方薬）を届けて治療を行うのも 1つの手段である[1]。
- クラミジア感染症への薬物療法は，その場で処方して初回の服用を直接見届けることで服薬アドヒアランスを上げることができる[1]。

▶ 紹介，入院

卵巣卵管の膿瘍や重症 PID のような合併症がある場合。

予防

性活動性のある人は STD のリスクと，パートナーの固定と適切な避妊具使用など感染を防ぐ手段を認識しておくべきである。

予後

初期治療をしっかり行ったなかでの治療不成功はきわめてまれである。再感染はよく起こり，パートナーの未治療や新しいパートナーからの感染が関連している。

フォローアップ

治癒評価（治療終了後 3～4 週間での再評価）は，推奨された治療もしくは代替療法を行った人には，治療コンプライアンスが疑わしい場合や症候が残存している場合，再感染が疑われる場合を除いては推奨されない。しかし，妊婦では治癒評価を行うことを推奨する[1]。

患者教育

- 伝染を最小限にするため，クラミジア症の治療を受ける人は，1回投与法の後の 7日間，または，7日間の療法の完了までは性交を控えた方がよい。
- 再感染のリスクを最小限にするため，パートナー全員の治療完了まで性交を控えるべきである[1]。

【E. J. Mayeaux, Jr., MD／Richard P. Usatine, MD】
（足立結華 訳）

2節　乳房

94　乳腺炎，乳房膿瘍

症例

現在授乳中で分娩後 6 週間の 23 歳の女性が，かたく発赤し圧痛のある硬結した領域を右乳頭の正中に認め（図 94-1），受診した。微熱も伴っていた。液体貯留している領域があり，切開排膿が望ましい状態であった。1％リドカイン・エピネフリンで局所麻酔され，11 番メスでドレナージされた。多量の膿が排出され，創部はガーゼでパッキングされた。患者は周囲の蜂窩織炎治療のためセファレキシン 500 mg 1日 4回 10 日間の内服を開始し，翌日フォローアップとなった。翌日には状態が改善し，翌週には元の状態に戻った。

疫学

乳腺炎（mastitis）の有病率は，授乳中の女性では少なくとも 1～3％と推定される（図 94-2）。危険因子は前の子のときに乳腺炎の既往がある，亀裂や乳頭の痛みがある，1 カ月の間に乳頭に抗真菌薬を塗っていた，手動の搾乳機の使用などがある[1]。

乳房膿瘍（breast abcess）は授乳中の女性にはまれであり，頻度はおおよそ 0.1％である[2]。危険因子は出産から 30 年以上経過している，初産，妊娠 41 週，乳腺炎などがある[2,3]。乳房膿瘍は乳腺炎の女性の 5～11％で不適切な治療により進展することが多い[3]。

病因／病態生理

乳房の感染である乳腺炎と乳房膿瘍は，典型的には授乳中の女性にみられる（図 94-1，図 94-2 参照）。乳房膿瘍は妊娠，授乳とは関係なく年配の女性にも起こることがある。

乳腺炎は一般的に黄色ブドウ球菌，レンサ球菌属，大腸菌によるものが多い。

再発する乳腺炎は不適切な抗菌薬や不十分な抗菌薬使用，根本的な授乳の治療ができていないことで起こる。同部位に繰り返し発生したり，適切な抗菌薬療法にも反応しない乳腺炎は，乳癌の存在を示唆している可能性がある[3]。

診断

▶ 臨床所見
- 乳腺炎は乳房がかたく，発赤し，圧痛を認め，腫れる（図 94-1，図 94-2 参照）。
- 発熱も一般的にみられる。
- 疼痛は硬化した領域を越えて認められる。
- 筋肉痛，悪寒，倦怠感，感冒様症状などの他の全身症状を呈することも多い。
- 波動のある腫瘤を触知する場合を除けば，乳房膿瘍は乳腺炎と合併して起こりうる（図 94-3 は触知できるやわらかい腫瘤が正中近くにあり，2 つの自然にできた排膿孔を伴っている。紅斑の残存は脂肪織炎である）。
- 特に下乳房領域の乳房膿瘍は化膿性の汗腺炎に関連するこ

94章 乳腺炎，乳房膿瘍　331

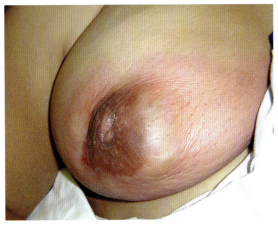

図 94-1　授乳婦の局所的な蜂窩織炎と乳房膿瘍。浮腫状の乳房組織が橙皮状皮膚を呈している（Reproduced with permission from Nicolette Deveneau, MD.）

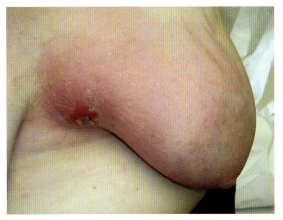

図 94-3　40歳女性の乳房膿瘍・蜂窩織炎。来院時すでに排膿されていたが，さらに切開排膿を加え 30 cc 排膿した。経口抗菌薬で治療を行い，炎症が落ち着いたらマンモグラフィ予定となった（Courtesy of Richard P. Usatine, MD.）

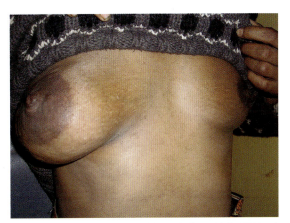

図 94-2　出産後授乳中の女性の乳腺炎。右乳房に熱感，腫脹，疼痛があり脆弱になっている。乳輪のところに紅斑がかろうじてみえる。もともと皮膚が黒いのでわかりにくい（Courtesy of Richard P. Usatine, MD.）

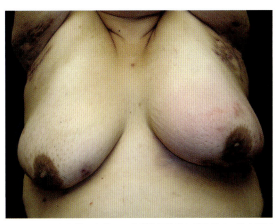

図 94-4　43歳女性の左乳房の化膿性汗腺炎を伴う膿瘍。膿瘍がドレナージされる前で橙皮状皮膚を呈している。両側の乳房，腋窩には以前膿瘍や汗腺炎のドレナージのため切開した創の痕が多数みられる。腋窩は活動性の慢性疾患だが，急性で問題なのは乳房膿瘍である（Reproduced with permission from Richard P. Usatine, MD.）

ともある（図 94-4）[4]。
- 典型的には片側性である。
- 生検は必要ではないが，持続する場合は中間乳汁検体を培養し，培養結果と特定の病原微生物への感受性に基づいて抗菌薬が処方されることもある。

鑑別診断

- 乳腺炎は閉塞した乳管を区別できるだろう。炎症部位は随伴する局所的な痛みや熱はなく，かたく，局所的に脆弱で，発赤を伴っている。
- 体部白癬の場合は，紅斑や落屑が乳房を含む体のどこにでもみられる。多くは輪状で掻痒感を伴う（132章「体部白癬」参照）。

治療

- 乳腺炎の治療は，授乳を継続し休養するといった支持療法を含む。SOR **C**　授乳中に十分な量授乳できない場合は，授乳の間に乳房マッサージを行うか，あとで搾乳を行うことで苦痛を軽減できるだろう。
- アセトアミノフェンもしくはイブプロフェンのような抗炎症薬は疼痛コントロールのために用いることがある。
- 抗菌薬療法はジクロキサシリンもしくはセファレキシン（500 mg 4 回/日経口）を 10〜14 日間で開始するのがよい[5]。SOR **A**　患者がペニシリン，セファロスポリン系にアレルギーを持っている場合はクリンダマイシンを考慮する[5]。クリンダマイシンはメチシリン耐性黄色ブドウ球菌（MRSA）が疑われた場合もよい選択となる。どれも妊娠中・授乳中でも児に安全とされている。トリメトプリム/スルファメトキサゾールはMRSA，ペニシリンアレルギーの患者への代替薬であるが，妊娠満期や授乳開始後の最初の 2 カ月は避けた方がよい。児の核黄疸のリスクになる。短期間の抗菌薬療法は再発率を高くする。SOR **C**
- 乳房膿瘍の治療は膿瘍の持続的ドレナージを行うことである[5]。SOR **A**　抗菌薬療法も考慮され，特に周囲が蜂窩織炎になっている場合は抗菌薬療法が重要となる（図 94-2，図 94-3 参照）。
- ドレナージは針で穿刺して行われることが多い。必要に応じてエコーガイド下穿刺を行う。

- 穿刺ドレナージがうまくいかなかった場合は切開排膿が行われる。切開排膿は開放創からの持続的なドレナージが可能であり，好んで選択されることもある。多くのケースで膿が排出されるまでの数日間，創部に込めガーゼを置き開放創としておく。
- 切開創の痛みが強くなければ，また児が乳首を吸うのに問題なければ，両側で授乳を続けることはできる。できないときは3〜4日の間，搾乳するのがよいだろう。

フォローアップ

- 48時間以内に治療への反応がない場合，MRSAが疑われる場合は，抗菌薬療法はトリメトプリム/スルファメトキサゾールを倍量，1日2回経口投与またはクリンダマイシン300 mg 6時間おきの内服に変更するべきである。妊娠満期，授乳開始初期の2カ月の間はトリメトプリム/スルファメトキサゾールは避ける。
- 入院，抗菌薬点滴を必要とすることはまれだが，患者の全身状態が悪く抗菌薬療法ができない場合は考慮する。

患者教育

- 患者は鎮痛にアセトアミノフェンやイブプロフェンを内服する。これらは授乳中も安全であり，小児にも適応がある薬である。
- 授乳前後に温湿布を用いることで痛みがいくらか軽減できる。入浴も同様である。
- 状態改善後数日経過したところで抗菌薬処方は終了し，耐性菌や再発のリスクを下げる。
- 必要であれば授乳継続や搾乳を行うことで乳汁うっ滞をなくしておく。
- 乳腺炎，抗菌薬は児に害はないこと，感染源は児の口であろうことを両親に説明する。
- 十分な飲水とバランスのとれた食事をとること。

【E. J. Mayeaux, Jr., MD】

（足立結華 訳）

95 乳癌

症例

マンモグラフィの定期検診を受診した55歳の女性。特に症状の訴えはないが，家族歴として姉妹が40歳のときに乳癌（breast cancer）の診断を受けている。マンモグラフィでは局所浸潤を疑う不整な腫瘤を認めた（図95-1，図95-2）。乳腺外科を受診し，生検の結果乳癌と診断された。

概説

乳癌は女性において主要な健康上の関心事である。米国では女性の癌では最多で，女性の癌死亡者数において肺癌に次いで2番目に多い[1]。

疫学

- 2007年，米国で約178,000人の女性が乳癌と診断された。過去60年で，米国での乳癌の発症数は2倍となってい

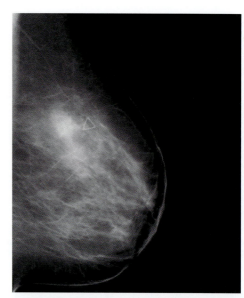

図95-1　局所進展の可能性のある不整な腫瘤を示しているマンモグラフィ。生検で乳癌が確定した（Reproduced with permission from John Braud, MD.）

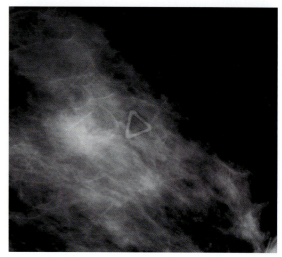

図95-2　図95-1と同一の乳癌の陰影をマンモグラフィの接写でみたもの（Reproduced with permission from John Braud, MD.）

る[1]。1980年代前半以降，マンモグラフィでのスクリーニングによって早期癌，上皮内癌の発見率が特に増加してきた（図95-1〜図95-4）。
- 2011年，米国で約232,620人が新たに浸潤型の乳癌と診断され，39,970人がこの疾患で死亡すると予想された[1]。
- 世界的に乳癌は女性では最も多い癌であり，癌死の1番多い原因である。乳癌の発症率は北米，オーストラリア-ニュージーランド，ヨーロッパで高く，アジアやサハラ以南のアフリカで低い[2]。
- 局所進行型乳癌（locally advanced breast cancer：LABC）の頻度は，ここ数十年にわたって，スクリーニングによる早期発見の影響もあり減少している（図95-5〜図95-8）。医療発展途上国では新規に乳癌と診断された30〜50%がLABCである[3]。
- 原発性炎症性乳癌（inflammatory breast cancer：IBC）は比

95章 乳癌　333

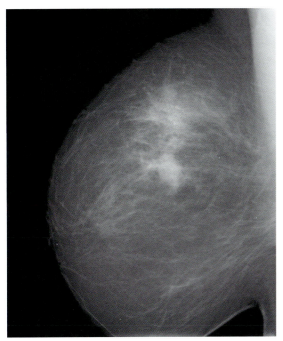

図95-3 症状のない55歳女性のスクリーニングマンモグラム。針状陰影を伴う腫瘤を認めている。生検で乳癌が確定した（Reproduced with permission from John Braud, MD.）

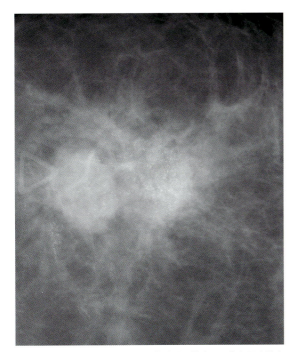

図95-4 図95-3と同一症例の針状陰影と微小石灰化を示す乳癌をマンモグラフィの接写でみたもの（Reproduced with permission from John Braud, MD.）

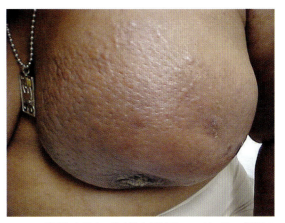

図95-5 進行した乳癌で橙皮様皮膚を呈している。リンパ浮腫の結果，皮膚はオレンジの皮のようにみえている（Reproduced with permission from Richard P. Usatine, MD.）

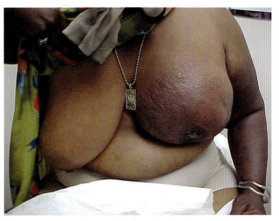

図95-6 図95-5と同一の乳癌の女性。乳房の退縮と乳房から上肢の硬性浮腫を呈している（Reproduced with permission from Richard P. Usatine, MD.）

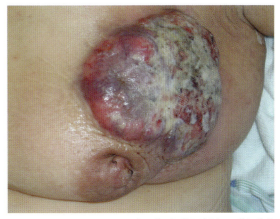

図95-7 菌状に発生する，正常な乳房組織を逸脱した進行乳癌（Reproduced with permission from Kristen Sorensen, MD.）

較的まれで，浸潤型乳癌の0.5～2％である[4]。しかし，より進行した病態を呈するケースにおいては多くの割合を占める。IBCは臨床診断である。受診時，原発性IBCのほぼすべての女性がリンパ節転移があり，1/3は遠隔転移がある[5]。

病因／病態生理

- 乳癌の発生は年齢とともに増える。白人女性は黒人女性と比べて進行しやすい。乳癌の1％は男性に生じる。
- 乳癌の進行の一次危険因子は50歳以上，女性，長期のエ

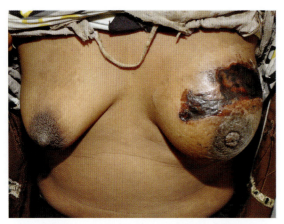

図95-8 腋窩に5つのかたい腫大リンパ節を伴う乳癌のエチオピアの女性。乳房は左右非対称で左の乳房は橙皮様皮膚を呈している。黒色変化した領域は、「伝統的治療」として焼かれたためである。不運にもこの女性は現地の病院で治療を受ける余裕がなく、予後は非常に厳しい(Reproduced with permission from Richard P. Usatine, MD.)

ストロゲン曝露(早い初経と遅い閉経)、母方の一親等以内での家族歴(特に閉経前に診断された場合)がある。

- 乳癌のおよそ8%は遺伝性で、さらにその1/2でBRCA1およびBRCA2遺伝子の変異が関係している。閉経前、家系内に複数発生、両側乳房である場合はより考えられる[6]。典型的には、少なくとも3世代にわたって数人が罹患している。父方家系の女性が含まれていてもよい。
- 異型増殖のような増殖性の乳房異常の既往は乳癌になるリスクが高い。
- 選択的エストロゲン受容体調節因子であるタモキシフェン(ラロキシフェンもかもしれない)は乳癌になるリスクを減らす。
- 米国がん学会(ACS)、米国放射線専門学会(ACR)、全米医師会(AMA)、米国産婦人科学会(ACOG)のすべてで40歳でのルーチンスクリーニングの開始を推奨している[7]。
- 米国予防医学専門委員会(USPSTF)と、米国家庭医療学会(AFFP)による2002年の報告書では、40歳以上の女性は1～2年ごとのマンモグラフィでのスクリーニングを推奨している[8]。
- BRCA遺伝子変異の家族歴のある女性は、25～35歳での毎年のマンモグラフィを受けるべきである[9]。SOR Ⓐ
- MRIでのスクリーニングは乳癌検出にマンモグラフィよりも感度が高く、BRCA遺伝子変異のある女性のスクリーニングに用いられる[10]。MRIが高リスクの女性の乳癌による死亡率を減らすという研究結果は出ていない[10]。
- MRIの感度は従来の画像検査の感度より高いが、MRIは特異度が低い。ある研究では、MRIが陽性でマンモグラフィ陰性のとき、超音波検査を施行することで、必要のない生検を避けることができると提唱している。セカンドルックでの超音波検査はMRIでの偽陽性を見分けるのに、そして生検のガイドとしても用いられる[11]。

危険因子

- 乳癌と卵巣癌の家族歴陽性(特にBRCA遺伝子変異あり)。
- 乳癌の既往。
- 加齢。
- 早い初経と遅い閉経。
- エストロゲンの長期曝露、高濃度の内因性・外因性エストロゲン。
- 電離放射線への曝露。
- 乳房のしこり、異型増殖。
- 子どもを持たない、あるいは長子を30歳以上で出産することは軽度の乳癌リスクになる。
- 身体活動レベルが低い。
- 高脂肪食。
- 毎日2杯以上のアルコール摂取。

診断

▶ 臨床所見

- 乳房にしこりを見つけたというのが最も一般的な主訴である。しかし、90%は良性の病変である。乳房の疼痛もありふれた主訴である。乳房の診察は、上体を起こした体位(坐位)と臥位で行うべきである。サイズの違いや、皮膚・乳頭のひきつれ(図95-5、図95-6参照)、静脈の突出や炎症の徴候(図95-5、図95-6参照)を調べる。乳房、腋窩、鎖骨上窩にしこりやアデノパチーがないか触診する。乳汁分泌がないか優しく圧迫する。
- ほとんどのLABCは触知でき、みてわかる(図95-7、図95-8参照)。皮膚、乳房、局所リンパ節の注意深い触診が診断のカギである。図95-8の患者は受診時5つの腫大リンパ節を認めた。
- IBCは乳房の皮膚がびまん性に硬結し辺縁が赤くなっているといった臨床所見を呈し、触知できる腫瘤は認めないことが多い。de novo IBCの患者は疼痛と急速な乳房腫大を認める。皮膚は熱感があり、肥厚し橙皮様皮膚を呈する(図95-5、図95-6参照)。皮膚の色は発赤し変色したピンク色から紫がかった色調まで様々である。

▶ 典型的分布

乳癌が疑われるしこりは単生で、不連続で、かたく、片側で痛みはないことが多い。皮膚または胸壁に固定されている。

▶ 画像検査

90%以上の乳癌はマンモグラフィで同定できる[12]。異常が見つかったときは違う角度でのマンモグラフィを追加し、超音波検査が行われる。診断的マンモグラフィはスクリーニングのマンモグラフィと比較して高感度であるが特異度は低い[13]。

▶ 生検

穿刺吸引針生検は通常20～23G針で充実性腫瘤から検体を採取し、細胞診に提出する。超音波もしくは定位的ガイドは触知しない腫瘍から針生検を行う際に補助的に用いられる。核生検では14G相当の針を用いて腫瘍から核組織を取り除く。切除生検は最初の手技として行われたり、針生検で陰性でも臨床的に疑いが強いときに行われる。ガイド下生検も非ガイド下生検も確定診断のためによく行われる。

鑑別診断

- 線維腺腫は20～30歳代の女性に発生する平滑で丸く弾力のある腫瘤である。マンモグラフィが正常であっても、臨床的に疑われる場合は生検を行った方がよい。
- 良性の嚢胞は30～40歳代の女性にみられ、弾性で窪む腫

瘤である。嚢胞は超音波検査で診断できる。単純性嚢胞は吸引できるが、残存した腫瘤はさらなる評価が必要である。超音波検査は、特に乳腺組織が密集している若い女性で、充実性と嚢胞性の乳房腫瘤を区別するのに有用である。

- 両側の乳房痛は乳癌と関連することはまれだが、可能性がまったくないわけではない。閉経前の女性にみられる、乳房のびまん性の凹凸のような線維嚢胞性の変化に関係していることがある。痛みを伴う片側性の乳房のしこりは乳癌の評価を行うべきである。
- 乳頭分泌は、膿であれば感染によるもので、妊婦、刺激、プロラクチノーマによる分泌物は薄く白く、多くは両側から分泌される。妊娠検査が有用である。単一の乳管からの分泌が疑われる場合はダクトグラムで評価が可能である。
- 感染性の乳腺炎・乳房膿瘍の多くは授乳婦に起こるもので、IBCと類似した像を呈するが、感染性乳腺炎・乳房膿瘍は一般的に発熱と白血球増加がみられる（94章「乳腺炎、乳房膿瘍」参照）。
- 炎症による乳管拡張も似ているが、多くは限局的である。
- 乳房に併発した白血病はIBCと似ている。末梢血のスメアにより診断される。

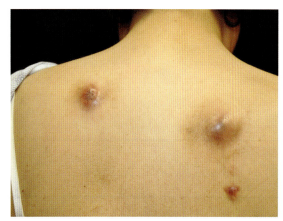

図95-9 背部に触知できるかたい多発結節があり、乳癌の転移である（Reproduced with permission from Richard P. Usatine, MD.）

治療

▶ 非薬物療法

- 外科的切除が浸潤性乳癌の全患者で必要になる。乳房切除術と乳房温存療法（腫瘍切除＋放射線療法）は、適切に患者が選択されれば腫瘍学的な結果はほぼ同等である。乳房切除術が施行された女性には、最初の手術と同時に、もしくは日を改めて乳房再建が行われる[14]。SOR Ⓐ
- 他手法的なアプローチで治療されたLABCの女性の長期生存率はおよそ50％まで改善されている[15]。予後因子は年齢、月経の状況、腫瘍のstage、組織型、術前補助化学療法への反応、エストロゲン受容体の発現などがある。
- 一般的に、IBCの患者は非炎症性のLABCと同様の対応になる。ただし、乳房温存療法の適応がないと判断された非炎症性LABCは除く[16]。SOR Ⓐ

▶ 薬物療法

- 補助全身療法として、ホルモン療法、化学療法、トラスツズマブ（抗HER2ヒト化モノクローナル抗体）を定められた局所療法の後に行う。早期乳癌の多くに恩恵があり、リンパ節転移のある乳癌患者ではより大きな恩恵がある[17]。SOR Ⓐ
- 進行型の乳癌に対する一般的な治療法は術前化学療法に次いで手術、放射線療法を行う。治療の順序や化学療法レジメンの選択、手術の範囲（センチネルリンパ節生検の有用性も含めて）に関しては疑問も残る。SOR Ⓐ
- 術前化学療法（術後化学療法に対して）は進行乳癌（図95-7参照）治療においていくつかのメリットがある。原発巣を縮小できるため乳房温存療法につながること、無効な治療を中止することで腫瘍細胞の薬剤への感受性を決定できる（不必要な毒性を避けられる）、そして影響を受けていない腫瘍の血管系を介して薬効を得られる[18]。SOR Ⓐ
- タモキシフェンやアロマターゼ阻害薬は一部の患者において術前補助ホルモン療法として腫瘍全体のボリュームを減らす目的で行われることがある。SOR Ⓐ

▶ 紹介、入院

乳房温存療法の出現に伴い、女性の多くには、早期の浸潤性乳癌に対し生存率を犠牲にすることなく、外見上容認可能な乳房の温存の方法がある。

予防

- 低脂肪食や適度な運動、毎日1合以上飲酒しないなど、健康的な生活を心がけることは乳癌のリスクを減らす。
- 30歳までに出産すること、授乳期間が長いことは一次予防として有用だが、予防策として一般的に用いられるものではない。
- 二次予防は身体診察とマンモグラフィによるスクリーニングがある。ルーチンスクリーニングのマンモグラフィを50～69歳の女性に行うことに関しては、多数の無作為化試験による結論に基づいた統一見解がある。40～49歳、70歳以上の女性に対するルーチンスクリーニング、頻繁すぎる検査に関しては一致した意見は少ない。
  - ACS[19]、米国国立がん研究所（NCI）[20]、ACOG[21]、全米がん情報ネットワーク（NCCN）[22]は40歳からのルーチンスクリーニング開始を推奨している。
  - USPSTF[23]、The Canadian Task Force on the Periiodic Health Examination[24]は50歳からのルーチンスクリーニング開始を推奨している。
- 予防的乳房切除術は、出産後のBRCA遺伝子変異陽性の女性で、外科的な介入をしないと生涯で乳癌発症のリスクが高い（60％以上）場合に効果的で適応のある手段である。
- タモキシフェンまたはラロキシフェンによる予防的化学療法は乳癌のリスクが高い女性で選択できる。

フォローアップ

規則的なフォローアップは治療を行っている間は続けていく。治療後、定点調査のため生涯にわたる規則的なフォローアップは続ける。転移は呼吸困難、背部痛、新規の皮膚結節（図95-9）など様々な症状を呈する。乳癌の既往がある全患者において、これらの訴えは深刻にとらえ、注意深く全身検索する必要がある。

患者教育

対側の乳房は乳癌のリスクが高く，観察していく。タモキシフェン投与中の患者は，子宮内膜増殖症もしくは子宮内膜癌の発生に注意する。

【E. J. Mayeaux, Jr., MD】
（足立結華 訳）

96 乳房パジェット病

症例

6カ月前から乳頭部に湿疹，落屑，発疹を認め来院した62歳の女性。軽度掻痒もある。診察上は乳頭と乳輪が浸潤されている（図96-1）。また，かたい腫瘤を同側乳房の下外側領域に認めた。乳頭を含めた病変部の4 mmパンチ生検でパジェット病が確定した。腫瘤はマンモグラムで乳癌が疑われ，乳腺外科医に紹介された。

概説

乳房パジェット病（Paget disease of the breast）は乳房における低分化の悪性腫瘍であり，他の悪性腫瘍に関連していることもある。乳頭の慢性的に持続している異常について検索する際は考慮しておくことが重要である。

別名

- パジェット病，乳房パジェット病（mammary Paget disease）。

疫学

- 乳房パジェット病の発生率は，米国国立がん研究所（NCI）の監視疫学遠隔成績データによると，米国の女性においておよそ0.6%である[1]。パジェット病も乳癌と同様男性ではまれである。
- 発症のピークは50〜60歳である[2]。
- 現代では85〜88%で上皮内にある，もしくは浸潤性の乳癌と関連がある[3]。

病因／病態生理

- 大多数は受診が遅れる。異常をなんらかの良性のものと考えるのだろう。所見や症候が出現してから診断までの中央値は6〜8カ月である[2]。
- 自覚症状は乳頭の持続痛，灼熱感，掻痒感に限定されていることもある（図96-1，図96-2）。
- 触知可能な乳房腫瘍は50%のケースでみられ，乳輪乳頭から2 cm以上離れていることが多い[4]。
- 20%で触知可能な腫瘤がなくともマンモグラフィで異常を認め，25%では腫瘤もマンモグラフィ異常も認めないものの乳管癌の潜伏がある。
- 乳房パジェット病単独であるのは5%未満である[4]。
- 乳房パジェット病の発生機序に関しては2つの説があり，どちらを選ぶかで治療法にも影響する。
  - より広く受け入れられている表皮向性説は，パジェット

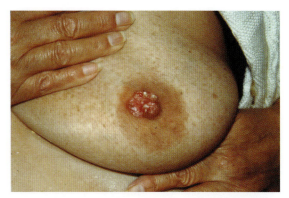

図96-1 乳房パジェット病の62歳女性。持続する湿疹病変を主訴に来院した（Reproduced with permission from the University of Texas Health Sciences Center, Division of Dermatology.）

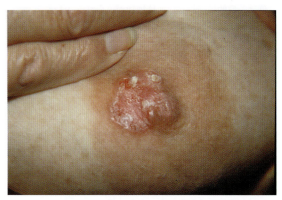

図96-2 乳房パジェット病。紅斑，湿疹，鱗屑を伴う病変（Reproduced with permission from the University of Texas Health Sciences Center, Division of Dermatology.）

細胞が潜在的な乳腺癌から発生し，乳腺組織から乳頭へ向かう乳管を移動するというものである。この説はパジェット病が潜在的腺管癌と関連しており，パジェット細胞も乳管細胞も同様の免疫染色パターンと分子標識をあらわすという事実に支持されている。パジェット細胞と潜在的乳管癌に共通の遺伝子変異や共通の親細胞が存在することを示唆している。

- もう1つの説として悪性転換説があり，乳頭の表皮細胞が悪性のパジェット細胞に変化し，乳房パジェット病は独立した表皮内癌をあらわしているというものである。この説は数%のケースでは実質の癌が見つかっていないこと，潜在的な乳癌が乳頭からある程度距離のあるところに位置しているという事実に支持されている。多くの病理医はこの説に反対している。

診断

▶ 臨床所見

- 乳房パジェット病は臨床的に乳頭乳輪に皮膚炎の像を呈する。紅斑，湿疹，落屑，傷，水疱，潰瘍になっていることもある（図96-1〜図96-4）。乳頭は初期に浸潤されており，病変は乳輪へと広がっていく。乳頭皮膚炎は自然経過で改善したり治癒することがあるが，パジェット病ではないということを示すわけではない。診断は悪性の上皮内腺癌細胞を病理学的に認めることで行う。乳頭の退縮がみられる

96章 乳房パジェット病

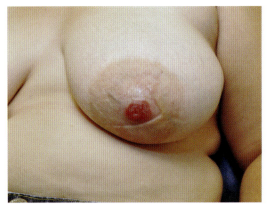

図96-3 乳房パジェット病の29歳女性。生検するまで8カ月も湿疹が持続していた。触知可能なしこりは認めなかった(Reproduced with permission from Richard P. Usatine, MD.)

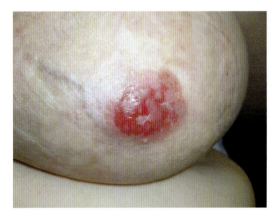

図96-4 図96-3と同一の乳房パジェット病の拡大像。紅斑,鱗屑,潰瘍を呈している(Reproduced with permission from Richard P. Usatine, MD.)

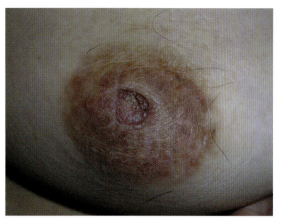

図96-5 陥凹乳頭があり,乳輪に湿疹がみられる43歳女性。授乳も困難だった。現在の乳頭の湿疹は10年以上もステロイド外用薬により出現と消失を繰り返している。乳房触診やマンモグラフィは陰性であった(Reproduced with permission from Richard P. Usatine, MD.)

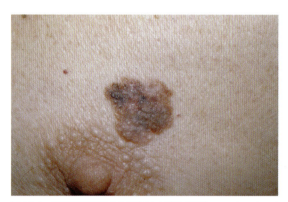

図96-6 乳輪近辺にできた表在拡大型黒色腫(Reproduced with permission from the University of Texas Health Sciences Center, Division of Dermatology.)

ことはめったにない。
- 疼痛,灼熱感,掻痒感がみられたり,臨床的に明らかな皮膚病変に先行することもある。

典型的分布
- 乳房パジェット病は大部分が片側性であるが,両側のものも報告されている。
- 潜在性の乳癌を見逃さないために精密検査も必要となる。

検査所見
診断は乳頭乳輪の上皮のなかに,個々~小塊の上皮内腺癌細胞(パジェット細胞)を認めることでなされる。

画像検査
- 両側のマンモグラフィは関連する癌の評価を行うために必須である。MRIは乳房パジェット病があり,マンモグラフィおよび診察上正常である女性で隠れた癌を明らかにできることもある[5]。
- 偏光のダーモスコピーは,特に色素沈着のある乳房パジェット病の診断に有用である[6]。

生検
全層パンチもしくは辺縁の生検でパジェット細胞がみられ診断される。乳頭擦過細胞診でもパジェット病の診断は可能で,乳頭の湿疹病変に対するスクリーニングとして考慮される。

鑑別診断
- 乳房に落屑が発生する原因としては乳輪の湿疹が多い(図96-5)。患者が皮膚変化とともに乳頭の内反を呈している場合はパジェット病の疑いが強くなる。
- ボーエン病は上皮内の有棘細胞癌でありパジェット病とは組織が異なる。また,ボーエン病は高分子量のケラチンを有しているのに対し,パジェット病は低分子量のケラチンを有している(164章「光線角化症,ボーエン病」,169章「有棘細胞癌」参照)。
- 表在拡大型黒色腫はパジェット病と間違いやすいが,組織検査と免疫染色で見分けることができる(図96-6)(170章「メラノーマ」参照)。
- 脂漏性角化症と良性の苔癬化角化症は乳輪上または周囲に発生し,パジェット病が疑われることがある(図96-7)。生検が最良の診断法である(156章「脂漏性角化腫」参照)。
- 乳頭腺腫は発赤を伴う孤立した腫瘤を呈することが多く,生検で診断する。

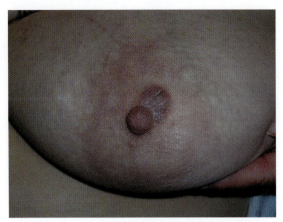

図 96-7 乳輪にできた良性の苔癬化角化症，生検で診断された
(Reproduced with permission from Richard P. Usatine, MD.)

治療

▶ 外科療法

乳房パジェット病の治療と予後はまず潜在している乳癌の病期に基づく。乳房単純切除はいままで孤立性の乳房パジェット病に対する標準的治療であったが，今日では乳房温存療法が行われることが多い。乳房温存手術と乳房放射線照射の併用の適応が広がっている。外科的な温存療法では，乳頭乳輪を断端評価のうえ完全摘出することもある。センチネルリンパ節生検は腋窩リンパ節への転移を評価するために行われる[7]。SOR B

予後

乳頭の非浸潤性パジェット病のみであれば，温存療法で良好な転帰を得られる。生存率も乳房切除術と同等である[8),9)]。SOR B 潜在している癌があるパジェット病の予後は，その癌の病期による。

患者教育

- 自然治癒しない乳房病変には癌の検索をすべきである。
- 潜在している癌がある場合は，パジェット病ではなく癌が患者の予後を左右する。

【E. J. Mayeaux, Jr., MD】

（足立結華 訳）

第13部

筋骨格，リウマチ

SOR	定義
A	一貫して質が高く，かつ患者由来のエビデンスに基づいた推奨*
B	矛盾があるか，質に一部問題がある患者由来のエビデンスに基づいた推奨*
C	今までのコンセンサス，日常行う診療行為，意見，疾患由来のエビデンス，または，診断・治療・スクリーニングのための症例報告に基づいた推奨*

・SOR：推奨度（strength of recommendation）
・患者由来のエビデンス：死亡率，罹患率，患者の症状の改善などを意味する
・疾患由来のエビデンス：血圧変化，血液生化学所見などを意味する
*：さらなる詳細な情報を確認する場合は巻末の「付録A」参照

97 関節炎の概要

症例

50歳の女性が新たに指の疼痛を訴えて来院した。もう何年も前から乾癬を患ってきたが、昨年から関節痛をきたすようになった。診察では第2～第4指のDIP関節の著明な腫脹・圧痛を認めた（図97-1A）。血液検査では赤沈（ESR）上昇と手指X線写真では骨びらんを認めた（図97-1B）。治療の選択肢としてはメトトレキサートとTNF阻害薬がある。

概説

関節炎（arthritis）は関節の炎症を意味する。しかし、この用語は関節やその周囲の組織のあらゆる状態や疾患に対して用いられている。関節痛は単関節か多関節か、炎症性か非炎症性かに分類される。診断は臨床所見や関節液分析、X線写真などに基づいて行われる。患者管理の目標は関節破壊を最小限にして、疼痛をコントロールし、関節機能を最大限に向上させ、QOLを改善することである。

疫学

- 北米では成人5,000万人（人口の22％）が医師によって関節炎と診断されている[1]。
- 北米では関節炎は最も一般的な身体障害の原因であり、成人2,100万人が関節炎により関節機能が制限された状態にある[1]。
- 北米では65歳以上の50％が関節炎の診断を受けている[1]。
- 北米における2003年の関節炎に対してかかった費用の総額は1,280億ドルであった[2]。

病因／病態生理

関節炎発症にはいくつかのメカニズムがある。

- 非炎症性関節炎（例：変形性関節症）は骨の過剰修復（骨棘）や軟骨とその下の骨（軟骨下骨）の変性により生じる（図97-2、図97-3）。
- 自己免疫性関節炎（例：関節リウマチ、全身性エリテマトーデス〈SLE〉、乾癬性関節炎）は不適切な免疫反応により生じる。
- 結晶性関節炎（例：痛風、偽痛風）は尿酸結晶（痛風）かCPPD（ピロリン酸カルシウム）結晶の沈着により生じ、間欠的に発症する。
- 敗血症性関節炎は最も一般的には細菌（淋菌、ブドウ球菌、レンサ球菌や免疫不全患者のグラム陰性桿菌、鎌状赤血球貧血症患者のサルモネラ）感染によって生じる。一部のウイルス感染でも関節炎を起こすことがある。
- 感染後（反応性）関節炎は尿道炎もしくは胃腸炎に対する免疫反応として、それらの発症後数週間して起こる。
- 線維筋痛症は病因不明であるが、疼痛を知覚する過程に異常をきたしていると考えられている。

診断

■ 臨床所見

- 2つの特徴が鑑別診断に役立つ。すなわち単関節か多関

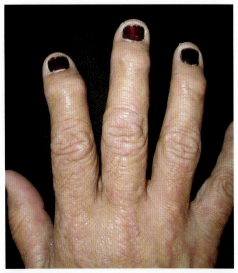

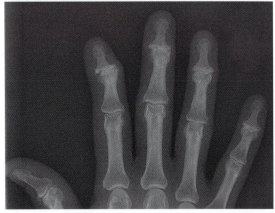

図97-1 乾癬の既往のある50歳女性が新規発症の手の疼痛を訴えて来院した際の所見。乾癬性関節炎初期の所見である。A：DIP関節が腫脹している。B：X線像ではDIP関節周囲に骨びらんが認められる。乾癬性関節炎の所見である（Reproduced with permission from Richard P. Usatine, MD.）

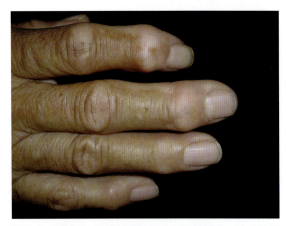

図97-2 高齢女性。変形性関節症によりDIP関節にヘバーデン結節を認める。PIP関節が腫脹している指があり、この腫脹をブシャール結節という（Reproduced with permission from Richard P. Usatine, MD.）

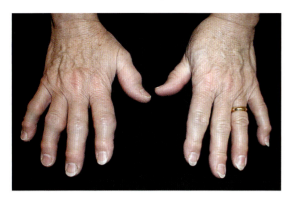

図97-3　変性性関節症。著明なDIP関節のヘバーデン結節とPIP関節のブシャール結節が認められる（Reproduced with permission from Ricardo Zuniga-Montes, MD.）

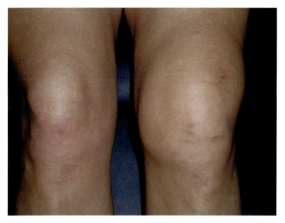

図97-4　変性性関節症。著明な片側膝関節の滲出液貯留。穿刺すると滑液が引ける。ステロイドの関節内注射は疼痛とこわばりに著効する（Reproduced with permission from Richard P. Usatine, MD.）

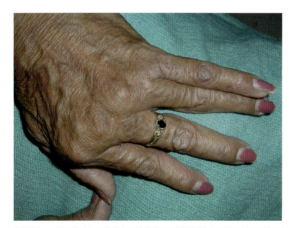

図97-5　関節リウマチではMP関節が尺側偏位するのが典型的である（Reproduced with permission from Richard P. Usatine, MD.）

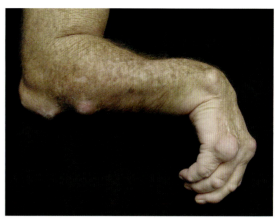

図97-6　関節リウマチは上肢のすべての関節に発症し，肘・手首・手の関節には結節を形成している（Reproduced with permission from Ricardo Zuniga-Montes, MD.）

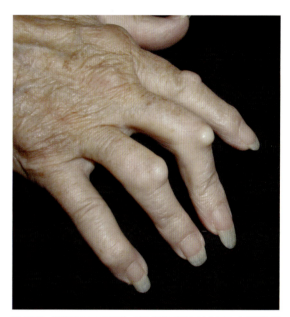

図97-7　関節リウマチ患者。PIP関節周囲にリウマトイド結節が形成され，指が変形している（Reproduced with permission from Ricardo Zuniga-Montes, MD.）

節炎か，炎症性か非炎症性かである。
- 単関節・非炎症：変形性関節症，外傷，虚血性壊死。
- 単関節・炎症性：感染性（淋菌，非淋菌，ライム病）または結晶性（痛風，偽痛風）。
- 多関節・非炎症：変形性関節症。
- 多関節・炎症性：リウマチ性疾患（関節リウマチ，SLE，乾癬，強直性脊椎炎など）または感染性（細菌，ウイルス，感染後），結晶性の後期。

▶ 典型的分布
一般的な罹患関節
- 変形性関節症：膝，股関節，手指（DIP・PIP関節），脊椎（図97-2～図97-4）（98章「変形性関節症」参照）。
- 関節リウマチ：早期には手首，MP・PIP・MTP関節，後期にはより大きい関節が罹患する（図97-5，図97-6）（99章「関節リウマチ」参照）。リウマトイド結節は手指，手，手首，肘に認められることがある（図97-6，図97-7）。
- SLE：手指，手首，膝（図97-8）（178章「ループス—全身性病変，皮膚病変」参照）。
- 強直性脊椎炎：下部脊椎，股関節，胸肋関節，肩（101章「強直性脊椎炎」参照）。
- 乾癬性関節炎：手，足，膝，脊椎，仙腸関節，典型的には

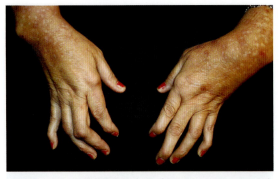

図97-8　SLEの長期罹患患者が，骨びらんのないスワンネック変形を呈した。これはジャクー関節症といわれ，滑膜炎と関節包の炎症性線維化によって発症する（Reproduced with permission from Everett Allen, MD.）

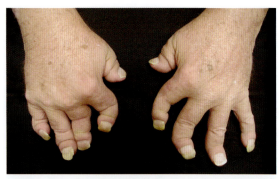

図97-11　ムチランス型の乾癬性関節炎。重篤な指の破壊が起こっている（Reproduced with permission from Ricardo Zuniga-Montes, MD.）

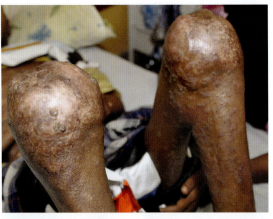

図97-9　両膝の乾癬性関節炎。この患者の手には非対称性の乾癬性関節炎がある（Reproduced with permission from Richard P. Usatine, MD.）

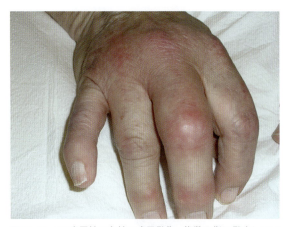

図97-12　75歳男性の急性の痛風発作。複数の指に発症している。疼痛は3週間継続した。急性炎症を反映した紅斑がはっきりとわかる（Reproduced with permission from R. Treadwell, MD.）

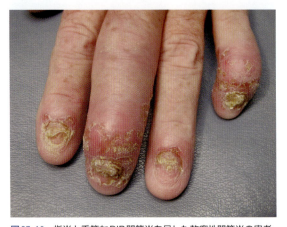

図97-10　指炎と重篤なDIP関節炎を呈した乾癬性関節炎の患者。爪の破壊に注目してほしい。ほとんどすべての乾癬性関節炎患者では爪にも症状を有する（Reproduced with permission from Ricardo Zuniga-Montes, MD.）

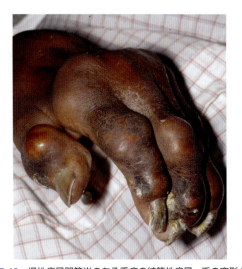

図97-13　慢性痛風関節炎のある重症の結節性痛風。手の変形と関節機能障害を起こしている（Reproduced with permission from Jack Resneck, Sr., MD.）

　乾癬の既往歴か家族歴がある（図97-9～図97-11）（100章「乾癬性関節炎」参照）。
- 淋菌性：膝や手首，足首，手，足などの単関節に移動性に生じる。
- ライム病：膝のみか膝と他の大関節。

- 痛風：第1趾MTP単関節から発症し，手，足首，足根骨，膝にも発症するかもしれない（図97-12～図97-14）（105章「痛風」参照）。痛風は痛風結節とともにあらゆる関節に出現しうる。また，痛風により肘頭部滑液包炎も発症しうる

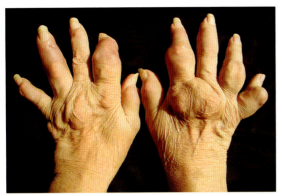

図 97-14　重症の結節性痛風。大きな痛風結節と関節破壊が認められる (Reproduced with permission from Ricardo Zuniga-Montes, MD.)

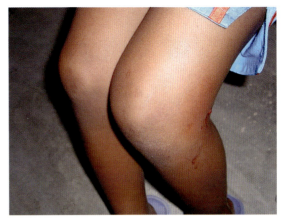

図 97-16　敗血症性左膝関節炎の少女。疼痛，発熱があり，歩行に支障をきたしていた (Reproduced with permission from Richard P. Usatine, MD.)

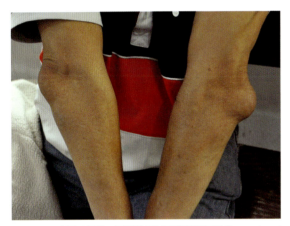

図 97-15　痛風の男性。両側性の肘頭部滑液包炎 (Reproduced with permission from Richard P. Usatine, MD.)

(図 97-15)。
- CPPD：膝，肩，肘，手首，手，足首。大半が多関節に発症。
- 敗血症性関節炎：あらゆる関節に発症しうる。疼痛，腫脹，関節可動域制限などの症状が急性発症する。発熱が認められることもある。数日以内で関節破壊が起こりうるのですばやく診断し，治療しなければならない (図 97-16)。

▶ 検査所見

- 非炎症性関節炎は検査室で行われるような検査で診断する疾患ではない。
- 炎症性多発関節炎では検査を施行し，臨床診断を補完する。最初に行うべき検査は以下のとおりである。
  - ESR または CRP (非特異的な炎症の程度として)。
  - リウマトイド因子と抗 CCP 抗体 (関節リウマチが予想される場合)。抗 CCP 抗体はリウマトイド因子よりも感度・特異度が高い。
  - 抗核抗体，抗 dsDNA 抗体，抗 SS-A 抗体 (SLE が予想されるとき)。
  - HLA-B27 (強直性脊椎炎が予想されるとき)。
  - 尿酸値 (特に痛風で血清尿酸値を下げる治療をしている患者のフォローアップで測定)。基準値内や低値であっても発作は出現しうる。

関節穿刺液検査

- 関節液検査は敗血症性か結晶性が疑われている場合，非常に重要である。
- 関節液は混濁の程度/色調，細胞数，結晶，培養で評価する。グラム染色を行えば即座に情報を得ることができるが，当然培養もすべきである。臨床的に敗血症性関節炎を疑うのであれば，グラム染色で何もみえなくても，経験的な抗菌薬投与はすべきである。
- 白血球：基準値は <200/μL であるが，非炎症性関節炎では <2,000/μL に増加，炎症性・結晶性・敗血症性関節炎では >2,000/μL であり，しばしば 3 万〜5 万/μL となる。
- 結晶：尿酸ナトリウム (痛風) は針状で負の複屈折を呈す。CPPD は菱形で正の複屈折を呈す。
- 培養：淋菌性関節炎の関節液培養は 2/3 で陰性になる (滑膜生検は陽性)。結核，真菌，嫌気性菌感染は培養で同定することは困難である。

▶ 画像検査

- 変形性関節症：骨棘形成，骨硬化，関節裂隙の狭小化 (図 97-17)。
- 関節リウマチ：軟部組織の腫脹，骨びらん，関節裂隙の消失。進行すると，重篤な関節破壊，亜脱臼。経過としては MRI での信号変化が最初に出現し，滑膜炎，滲出液，骨髄の変化が認められる。
- SLE：軟部組織腫脹。骨びらんはまれであり，関節の変形は一般的ではない。
- 強直性脊椎炎：対称性仙腸関節炎，骨びらん，骨硬化。活動性の仙腸関節炎は MRI で最もよく認められる。
- 乾癬性関節炎：隣接部位の骨過形成を伴う骨びらん。pencil-in cup 型の変形，骨溶解，指の短縮，非対称性仙腸関節炎。
- 痛風：軟部組織の腫脹のみ。進行すると，骨びらんと辺縁の骨硬化がみられることがある。
- 偽痛風：他の関節炎によく似ている。軟骨石灰化，線状・点状・X線不透過性の軟骨や半月板への CPPD の沈着がみられることがある。

表 97-1 では乾癬性関節炎と関節リウマチ，変形性関節症，強直性脊椎炎の比較がなされている。

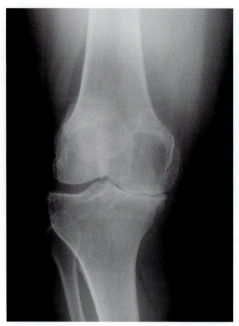

図 97-17 膝の変形性関節症のX線像。非対称性の関節裂隙の狭小化を認める（Reproduced with permission from Ricardo Zuniga-Montes, MD.）

表 97-1 乾癬性関節炎，関節リウマチ，変形性関節症，強直性脊椎炎の比較

	PsA	RA	OA	AS
末梢症状	非対称性	対称性	非対称性	なし
仙腸関節炎	非対称性	なし	なし	対称性
こわばり	朝に強く，体動困難なこともある		活動により増強	あり
男女比	1：1	3：1	手足は女性に多い	1：3
腱付着部炎	あり	なし	なし	なし
RF高値	なし	あり	なし	なし
HLAとの関連	CW6，B27	DR4	なし	B27
爪の病変	あり	なし	なし	なし
乾癬	あり	まれ	まれ	まれ

PsA：乾癬性関節炎，RA：関節リウマチ，OA：変形性関節症，AS：強直性脊椎炎

鑑別診断

- 滑液包炎は滑液包の炎症である。疼痛と圧痛は滑液包に限局している。通常は三角筋下・転子・肘頭部に生じる。
- 腱炎は腱の炎症である。特に炎症を起こしている腱は伸ばすことで疼痛が増強する。
- 炎症性ミオパチーまたは筋炎は筋肉の炎症で，一般的には自己免疫性か感染性に発症する。疼痛は関節ではなく，筋肉に生じる。
- リウマチ性多発筋痛症は，体幹と四肢の近位部に疼痛とこわばりを伴う全身性の炎症性疾患である。疼痛は筋肉内で，滑膜炎か腱滑膜炎があるかもしれない。受動的な関節可動制限は生じない。ESRは上昇する。正球性貧血，血小板増多症がありうる。
- 線維筋痛症：関節に限局しない，広範囲の疼痛。関節腫脹はない。各種検査や画像所見は正常である。

治療

治療の目的は疼痛コントロール，関節機能を最大限に向上させ，QOLの改善，炎症性関節破壊を最小限にすることである。

▶ 非薬物療法

- 運動が推奨される。関節炎やその他のリウマチ病において，有酸素運動や筋力トレーニングは疼痛と関節機能を改善する[3]。SOR Ⓐ
- 関節に対する免荷のために副木や固定具を使用することがある。
- 体重を減らすことは体重を支える関節への負担を減らすことになる。

▶ 紹介，入院

- 敗血症性関節炎を疑う場合は，適切な抗菌薬の静脈投与を始めるために入院させる。
- 診断がつかない場合，患者にそのことを伝えるべきである。特に関節リウマチのような早期診断と早期治療が予後を改善するような場合にはそうすべきである。
- 手術が必要な場合，患者にその旨を説明すべきである。

予後

予後は心理社会的要因や社会経済的状況だけでなく，関節炎の種類によっても左右される。

フォローアップ

急性の関節炎は寛解となるまで密にフォローアップすべきである。慢性の関節炎では関節炎の種類と重症度によってフォローアップの頻度を決めるが，基本的には他の慢性疾患と同様に管理される。

患者教育

慢性的な関節症状に対する治療の目標は，疼痛コントロール，関節機能を最大限まで向上させる，QOLの改善，関節破壊を最小限にすることである。そのような状況では自己管理が重要な位置を占めている。

【Heidi S. Chumley, MD／Richard P. Usatine, MD】
（髙木雅生 訳）

98 変形性関節症

症例

両手指の関節の疼痛と腫脹があり，日常生活に支障をきたしている70歳の女性。関節痛は午前中あるいは安静後は改善するが，手を使う動作を行った後に悪化する。こわばりはない。理学所見では両手の遠位指節間関節（distal interphalangeal joint：DIP関節）と近位指節間関節（proximal interphalangeal joint：PIP関節）に骨性の腫脹を認める（図98-1）。画像検査ではヘバーデン（Heberden）結節とブシャール（Bouchard）結節を認めた。アセトアミノフェン1回1g，1日2回の内服により，疼痛と手指の機能は著明に改善した。

98章 変形性関節症

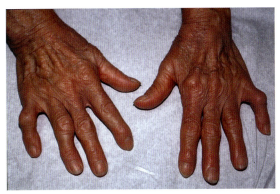

図98-1　DIP関節とPIP関節にヘバーデン結節とブシャール結節を伴った骨性腫脹を認める（Reproduced with permission from Richard P. Usatine, MD.）

概説

変形性関節症（osteoarthritis）は関節炎のうち最もよく遭遇する疾患である。関節周辺の骨棘形成（増殖性骨変化）を伴った関節軟骨の変性疾患である。変形性関節症による関節痛は動作時に増悪し、安静時には軽快する。

別名

- 退行性関節症。

疫学

- 変形性関節症は関節炎のうち最も一般的な疾患であり、60歳以上のうち、男性の10％、女性の13％に発症する[1],[2]。
- 罹患率と有病率は、肥満人口の増加と高齢化に伴って増加している[2]。
- フラミンガム追跡調査（開始時平均年齢71歳）によると、1年あたり有症状の変形性膝関節症を発症したのは女性で1％、男性で0.7％であった。
- 変形性関節症の発生の危険因子は思春期から青年期の膝外傷（相対リスク2.95）と肥満（相対リスク1.51〜2.07）であった[1]。
- 身体活動度の高い職業や過度な関節負荷も危険因子を増加させる[1],[2]。

病因／病態生理

- 生体力学的因子と炎症によって、関節軟骨の生合成と分解のバランスが崩れる。
- 軟骨細胞はその損傷を修復しようと試みる。しかし結局は軟骨細胞によって生成された酵素が基質を分解し、軟骨の損傷が加速される。
- サイトカインの産生やプロスタグランジン、アラキドン酸代謝物質に関連した炎症性分子が変形性関節症の罹患に関与する[3]。

危険因子

- 高齢。
- 女性。
- 遺伝。
- 肥満。
- 思春期から青年期における膝外傷。
- 過度な関節負荷。
- 身体活動度の高い職業。

診断

米国リウマチ学会（ACR）では変形性関節症に罹患する各関節について、以下の診断基準を用いている。

- 膝関節：膝関節痛、単純X線での骨棘形成、以下の3つの条件のうち1つ以上を満たす。50歳以上、30分未満のこわばり、身体所見上の軋轢音（感度91％、特異度86％）[4]。
- 股関節：股関節痛、以下の3つの条件のうち2つ以上を満たす。赤沈（ESR）が20 mm/時間未満、単純X線での大腿骨あるいは臼蓋の骨棘。単純X線像での上方あるいは内側の関節裂隙の狭小化（感度89％、特異度91％）[5]。
- 手指：手指の痛み、アーチ状の変形あるいはこわばり、以下の4つの条件のうち3つ以上を満たす。DIP関節の骨性腫脹が2関節以上、中手指節間関節（metacarpophalangeal joint：MCP関節）の腫脹が3関節未満、それ以外に対象となる関節のうち2関節以上の骨性腫脹、1関節以上の変形。対象となる関節は両手の第2、第3指のDIP関節、第2、第3指のPIP関節、第1手根中手関節（carpometacarpal joint：CMC関節）（感度94％、特異度87％）[6]。

▶ 臨床所見

- 典型例では、関節痛は動作時に増悪し、安静時に軽快する。ごく一部ではこわばりが遷延するなどの炎症症状を伴うこともある。
- 機能の低下（変形性膝関節症や変形性股関節症に伴う歩行障害、手指変形性関節症に伴う手指の巧緻性障害）。
- 脊椎の骨棘形成によって生じる神経根症状。
- DIP関節（ヘバーデン結節）あるいはPIP関節（ブシャール結節）の骨性腫脹（図98-1参照）。

▶ 典型的分布

- 罹患関節：一般的に膝関節、手指、股関節、脊椎に生じる。

▶ 検査所見

特徴的所見はない。ESRは正常、関節液中の白血球（WBC）は2,000/mm³未満[3],[4]。

▶ 画像検査

関節裂隙の狭小化あるいは骨棘形成（図98-2〜図98-5）。

鑑別診断

筋骨格系の痛みは以下の原因によっても生じる。

- 結合組織疾患（強皮症とループス）はそれぞれ特徴的な全身症状を認める。
- 線維筋痛症：関節痛ではなく、トリガーポイントの痛み。
- 痛風：関節の発赤と関節穿刺液の結晶（105章「痛風」参照）。
- リウマチ性多発筋痛症：変形を伴わない近位関節痛、ESR亢進（113章「リウマチ性多発筋痛症」参照）。
- 血清反応陰性脊椎関節症：非対称性の関節に発生。しばしば脊椎に発生する（101章「強直性脊椎炎」参照）。
- 反応性関節炎：関節痛や関節炎とともに、感染の既往、性感染症、炎症性腸疾患。結膜炎や虹彩炎、尿道炎が存在（153章「反応性関節炎」参照）。
- 関節リウマチ：遠位関節に対称性の軟部組織腫脹、安静後のこわばり、リウマチ因子陽性。手指MCP関節における

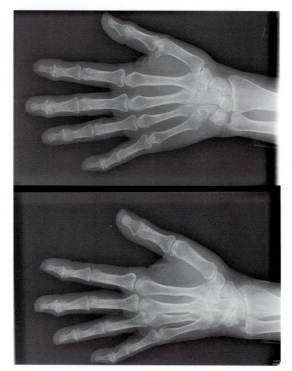

図98-2 第2～第5指のDIP関節に関節裂隙の狭小化，骨棘形成，ヘバーデン結節を認める（Reproduced with permission from Heidi Chumley, MD.）

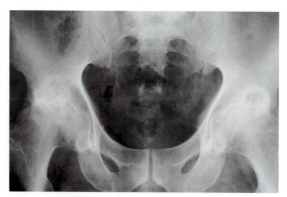

図98-4 関節裂隙の狭小化，骨硬化，骨嚢胞の形成を認める両側変形性股関節症（Reproduced with permission from Chen MYM, Pope TL Jr, Ott DJ. Basic Radiology. McGraw-Hill；2004：189，Figure 7-34.）

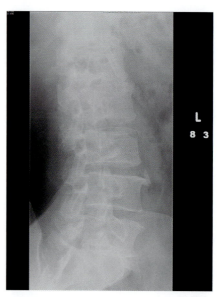

図98-5 第5腰椎～第1仙椎間の椎間板腔の消失と椎間関節の変形性関節症を認める変形性脊椎症．特に第4腰椎と第5腰椎に骨棘形成を認める（Reproduced with permission from Heidi Chumley, MD.）

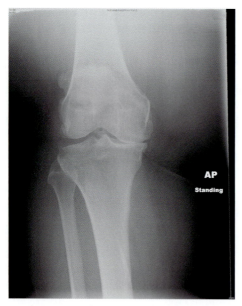

図98-3 すべてのコンパートメント，特に内側コンパートメントに著しい関節裂隙の狭小化，骨硬化，骨棘形成を認める右変形性膝関節症（Reproduced with permission from Heidi Chumley, MD.）

尺側偏位は関節リウマチでみられる（図98-6）（99章「関節リウマチ」参照）．
- 滑液包炎：1カ所の痛み，しばしば圧迫により増強する．

治療

▶ 非薬物療法

変形性関節症の非薬物療法を表98-1に示す．
- 通常（陸上）のあるいは水中での，罹患関節周辺の可動域の維持や筋力強化の治療が推奨される[7),8)]．SOR A
- 変形性膝関節症や変形性股関節症では減量が推奨される．減量には速効性の効果は期待しにくいが，徐々に効果を得ることができ，また他の健康面からも推奨される[8)]．SOR C
- 膝メカニクスを変化させる装具の着用の検討（例：カウンター・フォース膝装具）[9)]．SOR B

▶ 薬物療法

変形性関節症の薬物療法を表98-2に示す．
- 消化管合併症の危険性の高い場合には，疼痛改善のためにアセトアミノフェン（2～4 g/日）を処方する．統合解析ではアセトアミノフェンは疼痛を5％改善し，治療必要数

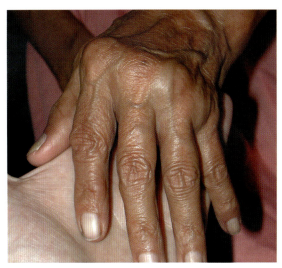

図98-6 MCP関節で手指の尺側偏位が認められる関節リウマチ
(Reproduced with permission from Richard P. Usatine, MD.)

表98-1 変形性関節症に対する非薬物療法
- 減量(肥満の場合)
- 有酸素運動
- 可動域練習
- 筋力強化訓練
- 歩行補助機器
- ヨガや太極拳
- 安全靴
- (内反膝に対する)外側ウェッジ足底板
- 理学療法や作業療法
- 装具などによる関節保護
- 日常生活動作における補助機器
- Arthritis Foundation における自己管理プログラム
- 社会的支援

表98-2 変形性関節症に対する薬物療法
【経口】
- アセトアミノフェン
- COX-2特異的阻害薬
- NSAIDs+プロトンポンプ阻害薬
- オピオイド鎮痛薬(例:ヒドロコドン)
- サルサレート
- トラマドール

【局所】
- メチルサリチル酸
- NSAIDs局所投与(例:ジクロフェナクゲル)

【関節内】
- グルココルチコイド(例:トリアムシノロン)
- ヒアルロン酸

表98-3 NSAIDs内服患者における上部消化管障害の副作用の危険因子
- 65歳以上
- 抗凝固薬の内服
- 併存する医学的状況
- 消化性潰瘍の既往
- 上部消化管出血の既往
- 経口ステロイド
- 空腹時におけるNSAIDsの内服

(NNT)は4〜14である[10]。SOR Ⓐ

- 消化管合併症の危険性が低く,中等度から高度の変形性股関節症または変形性膝関節症には非ステロイド性抗炎症薬(NSAIDs)を処方する。変形性関節症を有する高齢者では消化管出血の危険性は有意に高い(表98-3)。2006年コクランレビューではNSAIDsはアセトアミノフェンに比べて,有効性はやや高いが,その一方で副作用としての消化管イベントの発生する可能性が高いことが明らかとなった[10]。SOR Ⓐ

- 危険因子を持った患者にNSAIDsを使用するときには,防御のためにミソプロストールやプロトンポンプ阻害薬を処方することを考慮する(表98-3参照)[8]。ヒスタミンH_2受容体拮抗薬(H_2RA)はNSAIDsによる胃症状を減少させるが,消化管出血を抑制する効果はない。

- NSAIDsに反応しない高度の変形性関節症患者にはオピオイド鎮痛薬を考慮する(薬物乱用患者に麻薬を処方しないように注意する)[8]。SOR Ⓒ

- 特に75歳以上の変形性手指関節症や変形性膝関節症患者には,経口NSAIDsよりも局所NSAIDs投与を考慮する。SOR Ⓒ 変形性股関節症に対する局所NSAIDsの投与は推奨するだけの十分なデータはない[8]。

- 変形性手指関節症に対して,1日4回0.025%カプサイシンのクリームの局所投与を考慮する[2]。SOR Ⓑ

- 変形性膝関節症や変形性股関節症に関連した急性疼痛に対しては,関節内コルチコステロイド注射を考慮する[8),11]。SOR Ⓑ

- 長期にわたって有症状の変形性膝関節症には関節内ヒアルロン酸注射を考慮する。2006年のコクランレビューでは,76の症例研究でヒアルロン酸注射は変形性関節症の治療として有効であったと報告されている[11]。SOR Ⓐ

▶補助療法,代替療法
- 変形性膝関節症あるいは変形性股関節症患者は太極拳への参加を考慮する[8]。
- 変形性膝関節症で人工膝関節置換術を希望しないものに対しては,伝統的な中国鍼(古典鍼法)あるいは皮膚電気刺激を考慮する[8]。

- ACRの最新のガイドラインでは,変形性関節症に対してコンドロイチン硫酸やグルコサミンは推奨されていない[8]。

▶紹介
保存療法の効果がない場合には以下に紹介する。
- 関節穿刺の経験がない場合,経験のある医師に紹介する。
- 評価と治療についてリウマチ専門医に紹介する。
- 関節形成あるいは人工関節置換の適応につき,整形外科医に紹介する。

フォローアップ

フォローアップの間隔についての推奨はない。しかし,疼痛管理と機能管理の評価のために定期的に診察する必要はある。

患者教育

変形性関節症は慢性・進行性の疾患である。非薬物療法あるいは薬物療法によって疼痛を軽減し,機能を保つことが可能である。

【Jana K. Zaudke, MD/Heidi S. Chumley, MD】
(万本健生 訳)

99 関節リウマチ

症例

後期の関節リウマチである79歳の女性がフォローアップ外来を訪れた（図99-1〜図99-3）。約40年前から手の痛みとこわばりが出現している。医療機関に受診する前の10年間、疼痛に対する処方は受けなかった。理学所見と血液検査、X線によって関節リウマチ（rheumatoid arthritis：RA）と診断された。プレドニゾンで治療が開始され、使用可能な疾患修飾薬（disease-modifying anti-rheumatoid-drugs：DMARDs）は試したが、進行は止められなかった。約10年前、疼痛が増強し、歩くことが困難になった。多職種チームの介入で疼痛コントロールと手の機能温存、生活の自立に取り組んでいる。

概説

RAは重篤な疼痛と関節の機能障害を起こす進行性の慢性疾患である。RAは多関節の炎症性関節炎で、左右対称性の関節痛、腫脹をきたし、典型的には手に生じる。早期発見と非生物学的製剤や生物学的なDMARDsによる早期治療により、寛解達成と関節機能温存が可能である。

疫学

- RAは世界の成人人口の0.8％を占める[1]。
- 女性の方が男性の2倍多い（10万人あたり54人に対して、10万人あたり25人）[1]。
- 典型的には30〜50歳で発症する[1]。

病因／病態生理

- 遺伝的素因と自己免疫反応や感染症があいまって生じる。
- 滑膜のマクロファージと線維芽細胞の増殖がリンパ球と内皮細胞の増殖を起こす。
- 増加した細胞成分が小血管を閉塞し、虚血や血管新生、炎症反応を引き起こす。
- 炎症を起こした組織は不規則に増殖し、関節破壊を起こす。
- 損傷はさらなるサイトカインやインターロイキン、プロテアーゼ、成長因子の放出を促し、結果としてさらに多くの関節破壊や心血管系疾患などの全身性合併症を引き起こす。

危険因子

遺伝的素因は家族歴から明らかになる。

診断

2010 ACR/EULAR 関節リウマチ分類基準では、RAと診断するために、スコアリングシステムを採用している。10点満点中6点以上でRA確定診断とする[2]。

- 関節症状：1個の大関節（0点）、2〜10個の大関節（1点）、1〜3個の小関節（2点）、4〜10個の小関節（3点）、少なくとも1個以上の小関節を含む10個以上の関節（5点）。
- 血清検査：リウマチ因子と抗CCP抗体ともに陰性（0点）、リウマチ因子また抗CCP抗体弱陽性（2点）、リウマチ因子または抗CCP抗体強陽性（3点）。
- 急性期反応：CRPと赤沈（ESR）ともに基準値内（0点）、

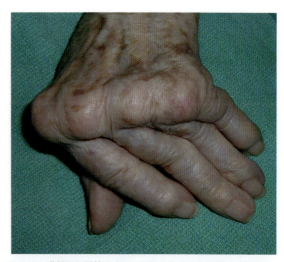

図99-1 進行した関節リウマチにみられるMP関節の尺側偏位。DIP関節の腫脹も明らかである。第1指で最もよくみられる（Reproduced with permission from Richard P. Usatine, MD.）

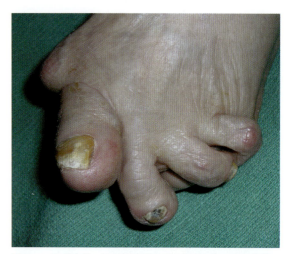

図99-2 79歳女性。足の関節リウマチの所見。第1MTP関節の亜脱臼である（Reproduced with permission from Richard P. Usatine, MD.）

CRPまたはESR上昇（1点）
- 症状の持続期間：6週間以下（0点）、6週間以上（1点）。

米国リウマチ学会（ACR）の分類基準[3]

- 関節運動していない状態から関節運動開始後1時間継続する関節周囲のこわばり（陽性尤度比〈LR+〉1.9）。
- 3つ以上の関節周囲の軟部組織腫脹：手首、PIP関節、MP関節、肘、膝、MTP関節（LR+1.4）。
- 手関節に発症（LR+1.5）（図99-1、図99-4、図99-5）。
- 以下のうちの1つの関節に対称性に生じる。手首、PIP関節、MP関節、肘、膝、足首、MTP関節（LR+1.2）。
- 皮下結節（LR+3.0）（図99-5、図99-6）。
- リウマトイド因子陽性（LR+8.4）。
- 手や手首のX線写真で関節周囲の骨減少か骨びらん（LR+11）（図99-7、図99-8）。

臨床所見

多関節・対称性の関節痛と腫脹。

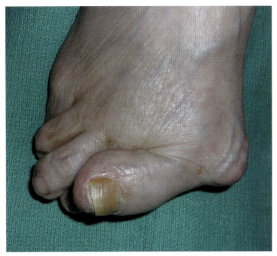

図99-3 進行した関節リウマチ。骨破壊によるMTP関節の偏位が認められる（Reproduced with permission from Richard P. Usatine, MD.）

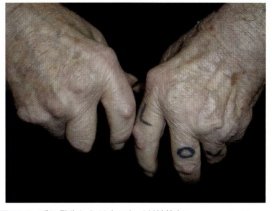

図99-5 手に発生したリウマトイド結節（Reproduced with permission from Richard P. Usatine, MD.）

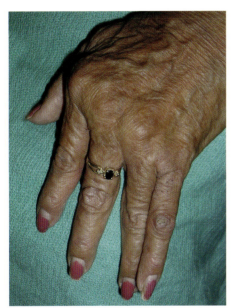

図99-4 64歳女性。関節リウマチにより尺側偏位したMP関節を認める（Reproduced with permission from Richard P. Usatine, MD.）

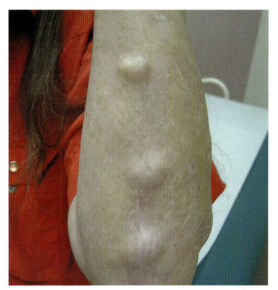

図99-6 関節リウマチ患者。腕に発生したリウマトイド結節（Reproduced with permission from Richard P. Usatine, MD.）

▶ 典型的分布

- 典型的には手に生じる（図99-1，図99-4，図99-5 参照）。
- 一般に手首，PIP，MP，肘，膝，足首，MTP関節に生じる。
- 皮下結節（図99-5，図99-6 参照）。

▶ 検査所見

- リウマトイド因子（30％で陽性。多くの結合組織病，悪性腫瘍，感染症で陽性となる）。
- 抗CCP抗体は特異度が高い。しばしば確定診断がなされる前に陽性となる。関節炎の進行に先んじて陽性となり，関節炎の進行を示唆する。
- CRP（>0.7 pg/mL）またはESR（>30 mm/時間）。
- 血算では正球性または小球性貧血，血小板減少。

▶ 画像検査

手と手首のX線写真は軟部組織の腫脹や骨減少，骨びらん，亜脱臼，変形を示すことがある（図99-7，図99-8 参照）。

▶ 鑑別診断

RAは他の多くの全身性疾患に似ている。そして，以下と鑑別しなければならない[1]。

- 結合組織病（強皮症，全身性エリテマトーデス〈SLE〉）：他の全身性の特異的な所見を呈す。
- 線維筋痛症：関節以外で疼痛を呈す部位がある。
- ヘモクロマトーシス：異常な鉄の沈着と皮膚の変化。
- 感染性心内膜炎：心雑音，高熱，薬剤の静脈投与のような危険因子。
- 多関節に生じた痛風：発赤した関節と関節穿刺液内の結晶。
- リウマチ性多発筋痛症：変形を伴わない近位部の関節痛。
- 血清反応陰性強直性脊椎炎：非対称性の関節症状。しばしば脊椎に生じる。
- 反応性関節炎：感染症，性感染症，消化器症状の既往。

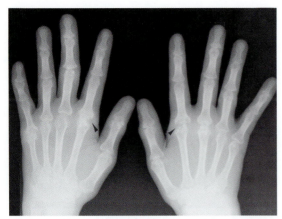

図 99-7　関節リウマチ長期罹患患者。手の X 線像。手根骨の破壊，橈骨手根関節の狭小化，骨びらん(矢印)，軟部組織の腫脹が認められる(From Chen MYM, Pope TL Jr, Ott DJ. Basic Radiology. New York：McGraw-Hill；2004：194, Figure 7-42. Copyright 2004.)

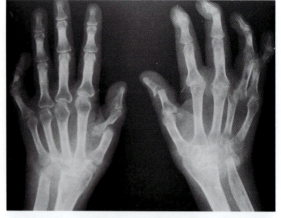

図 99-8　進行した関節リウマチ。橈骨手根関節の破壊，尺側偏位，尺骨茎状突起の両側性骨びらん，左第 1 指 PIP 関節の脱臼，右第 4・第 5 指 MP 関節の脱臼(Reproduced with permission from Brunicardi CF, Andersen DK, Billiar TR, et al. Schwartz's Principles of Surgery. New York：McGraw-Hill；2005：1666, Figure 42-40. Copyright 2005.)

治療

目標は DMARDs を使用した寛解。合併症をモニタリングする。

- RA 患者は重篤な消化器合併症を 2 倍起こしやすいため，慎重に観察する。
- 貧血：25％が鉄欠乏性貧血であり，鉄補充で改善する。
- 癌：悪性リンパ腫と白血病のリスクが 2 倍になる。
- 心膜炎や心嚢液貯留のような心疾患合併症(診断の時点で 30％が合併)。
- 頸椎疾患：環椎の不安定性。気管挿管の際は注意し，外傷後は画像評価で安全性が確保されるまで頸椎の屈曲位は避ける。

▶ 非薬物療法

- 多職種チームの介入により予後が改善する[4]。SOR Ⓑ
- 運動療法は，疼痛や疾患活動性を増悪させないで運動許容範囲や運動強度を向上させる[5]。SOR Ⓑ

▶ 薬物療法

- 非ステロイド性抗炎症薬(NSAIDs)は疼痛コントロール目的で使用される[5]。SOR Ⓐ　しかし，疾患の進行は止められず，単剤で使用するべきではない。
- ステロイドの全身投与は疼痛をやわらげ，進行を遅らせる[5]。SOR Ⓐ　しかし，深刻な副作用があり，骨粗鬆症予防(カルシウムやビタミン D 製剤，ビスホスホネートの投与など)をしながら最小限の使用にとどめるべきである。
- メトトレキサートやレフルノミド，ヒドロキシクロロキン，スルファサラジン，ミノサイクリンのような非生物学的 DMARDs は進行を遅らせる。禁忌がない限り，すべての患者で考慮すべきである。SOR Ⓐ
- TNF 阻害薬やリツキシマブ，アバタセプト，アダリムマブ，エタネルセプト，インフリキシマブのような生物学的 DMARDs は進行を遅らせる。予後不良で疾患活動性が高い患者に考慮すべきである。SOR Ⓒ

▶ 補助療法，代替療法

- 食事療法：ω-3 多価不飽和脂肪酸は抗炎症薬使用を減少させる[1]。SOR Ⓑ

▶ 紹介

- 新たに RA と診断した患者または RA 疑いの患者は，非生物学的・生物学的 DMARDs の使用経験のある医師に紹介する。
- DMARDs 投与を開始する際は以下に基づく[6]。
  - 罹病期間。
  - 予後不良因子の存在(関節可動域制限，関節外症状，リウマトイド因子・抗 CCP 抗体陽性の骨びらん)。
  - いくつかの有効な手段(例：Rhematoid Arthritis Disease Activity Index)による疾患活動性の分類(軽症，中等症，重症)。
- DMARDs は疾患の進行を抑えるが，禁忌がいくつかあり，密にフォローアップしなければならない。
  - 活動性の細菌感染症，活動性・潜伏性結核，急性 B 型・C 型肝炎，活動性水痘・帯状疱疹ウイルス(VZV)感染，全身性真菌感染症のときは，生物学的・非生物学的 DMARDs とともに使用を開始してはならない[6]。
  - 白血球 $<3,000/mm^3$ や血小板 $<5,000/mm^3$，NYHA Ⅲ度・Ⅳ度，AST・ALT が基準値の 2 倍以上のときは DMARDs の使用は避ける[6]。
- 罹病期間がどの程度であれ，予後がよくても悪くても，疾患活動性がどの程度であっても，メトトレキサートもしくはレフルノミドの単剤投与から開始すべきである[6]。
- 罹病期間がどの程度であれ，予後が悪く，中等症か重症の疾患活動性ならば，DMARDs の併用(例：メトトレキサートとスルファサラジン)による治療をすることはある[6]。
- 罹病期間がどの程度であれ，予後が悪く，重症の疾患活動性ならば，生物学的 DMARDs の使用を考慮する。エタネルセプトやインフリキシマブ，アダリムマブの単剤療法もしくは非生物学的 DMARDs との併用療法は関節機能や QOL を改善する[6]。

▶ 予後

- 予後不良因子は関節可動域制限，関節外症状，リウマチ因子と抗 CCP 抗体がともに陽性もしくはどちらかが陽性，

骨びらんである[6]。
- RA 患者は心血管系疾患のリスクが高い。

フォローアップ

プライマリケア医，リウマチ専門医，作業・理学療法士，患者教育担当者などの多職種によるフォローアップは様々な利益をもたらす。

患者教育

RA は慢性疾患である。20〜40％の患者は治療により寛解となる。早期治療は合併症を予防し，関節機能の温存を可能にする。活動的で，自身の関節能力を最大限に発揮して動けることがベストである。

【Heidi S. Chumley, MD】
（髙木雅生 訳）

写真では軟部組織の腫脹以外に有意な所見はない。発症早期のため，X線では骨の変化はわからないが，すでに乾癬性関節炎（psoriatic arthritis：PsA）を発症している。ベースとなる検査を施行する間，まずはステロイド軟膏の塗布による治療を開始し，結核の有無を調べるためにPPD試験を施行した。肝疾患がなく，PPD試験が陰性ならばメトトレキサートの投与を開始する。治療開始により関節痛と尋常性乾癬は徐々に改善してきた。

概説

PsA は乾癬の患者では一般的である。罹患率は高く，QOLの低下に関連している[1]。X線で関節破壊が認められる7〜47％のPsA患者において，標準的な疾患修飾抗リウマチ療法を施行して臨床的な改善が認められたとしても，平均2年間隔で関節機能障害が進行する[2]。

100 乾癬性関節炎

症例

頭から下肢まで身体全体が乾癬による鱗屑で覆われた19歳の男性が来院した。先月からの指，手首，足首，足の疼痛を訴えている。歩くのが痛いという。身体診察をすると，体表面の80％が鱗屑で覆われており，爪は窪み，足首と何本かの指が腫脹していた（図100-1）。視診から，患者は尋常性乾癬で間違いなく，皮膚生検は必要ない。手・足首・足のX線

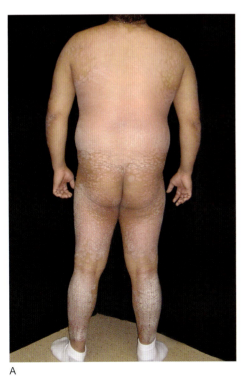

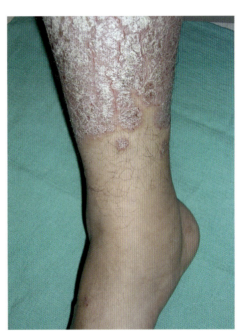

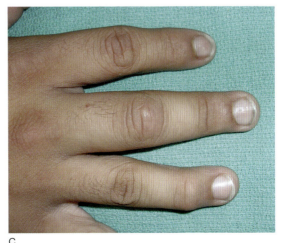

図100-1　A：19歳男性の新規発症の尋常性乾癬。B：身体診察では関節腫脹があり，足首より下の部位で強い疼痛が認められた。C：X線像では乾癬性関節炎の所見は認められないにもかかわらず，指関節の腫脹と圧痛がある（*Reproduced with permission from Richard P. Usatine, MD.*）

疫学

- 北米では人口の約2〜3%である1億2,500万人が乾癬を罹患している[3]。
- 乾癬患者で関節炎を発症する正確な割合については，大雑把に抽出した個体群で研究したデータでは6〜10%というものから診療所での乾癬患者を対象に研究したデータによる42%など議論の余地がある[4]。
- PsAの罹患率は乾癬が進行するほど高い。北米人口の0.1〜0.25%と概算されている[5]。
- PsAは小児期からのいかなる時期であれ，発症しうる。しかし，患者の大半は30〜50歳発症である[4]。
- コーカソイドは他の人種や民族よりもPsAを発症しやすい[6]。
- PsAの発症率に男女差はない[7]。

病因／病態生理

乾癬は遺伝的素因と炎症性の自己免疫反応に基づく障害である[8),9]。

診断

- 臨床医はしばしば病歴や身体所見，関節のX線写真から乾癬を診断する(97章「関節炎の概要」, 150章「乾癬」, 193章「爪乾癬」参照)。
- 難しい症例では皮膚生検によって乾癬と他の皮膚疾患を鑑別する。
- 爪や頭皮を含む全身の皮膚の診察を行う。乾癬の一般的な特徴は以下のとおりである。
  - 特徴的な形態の紅斑，落屑，硬結。
  - 頭皮にも病変を認める。
  - 爪にも病変を認める(陥凹，爪剥離症，粉砕されたような外観，油滴)。
  - 間擦部にヒダ状の病変を認める。
  - 乾癬の家族歴[7]。

▶ 臨床所見
病歴，症状

- 尋常性乾癬は慢性，再発性であり，鱗屑を伴う紅斑を呈す。PsAは数ヵ月〜数年の間持続する傾向があり，間欠的に再発を起こすことが一般的である[4),10]。
- よくある皮膚症状は搔痒感，過敏，敏感，灼熱感，疼痛である[7]。
- PsAは30分以上継続する早朝のこわばり，疼痛，腫脹，関節やその周囲の靭帯・腱(例：アキレス腱)(図100-2)，肋骨・脊椎・骨盤の靭帯付着部位の圧痛[4]。
- PsAは軽い症状からゆっくりと発症するが，時に関節損傷が先行することがある。軽症で関節破壊がないものから，重症で，関節損傷があり，びらん性の関節症を呈するものまで経過は様々で予測できない[4]。
- PsAの経過中は，再発と寛解を繰り返すことが特徴である。治療をしなければ，炎症は継続し，関節損傷は進行し，高度の身体的制限が生じ，身体障害が起こる可能性がある[4]。

身体所見

- 疼痛とこわばりのある関節を診察する。PsA患者は関節の圧痛と腫脹を呈す[4]。

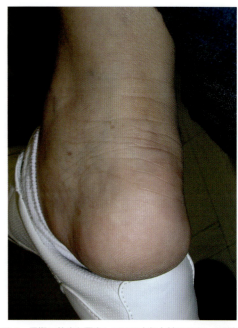

図100-2 長期に乾癬を罹患している中年女性のアキレス腱付着部症。来院時，アキレス腱周囲の疼痛・腫脹・圧痛があった(Reproduced with permission from Richard P. Usatine, MD.)

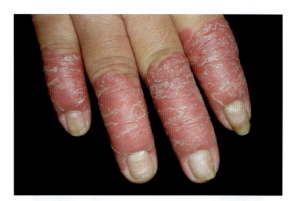

図100-3 指炎(ソーセージ指)。尋常性乾癬，乾癬性関節炎の女性である(Reproduced with permission from Richard P. Usatine, MD.)

- 指炎，ソーセージ指は指全体の滑膜炎と腱・靭帯の付着部炎の組み合わせである(図100-3)[4]。
- 尋常性乾癬は境界明瞭な紅斑と特徴的な銀白色の鱗屑が出現する[11]。最初は紅斑性の，鱗屑を伴う丘疹として現れ，これらが癒合して乾癬に特徴的な紅斑を形成する。
- 乾癬の新しい病変は外傷部位に形成されることがある。この現象はケブネル現象といわれる。鱗屑を剥がすと点状出血が現れ，アウスピッツ現象と呼ばれる[7]。
- 乾癬は対称性に出現し，どこにでも病変をつくる。最も多いのは頭皮，体幹，膝や肘のような四肢伸側である[12]。

乾癬の5つのタイプ

1) 対称性関節炎：手足の多数の関節に左右対称性に発症。関節リウマチに似る。関節リウマチはPsA患者の約15%に合併する[12]。
2) 非対称性関節炎：非対称性に1〜3の関節に生じる。いかなる関節にも生じうる(例：膝，腰，足首，手首)。手足は

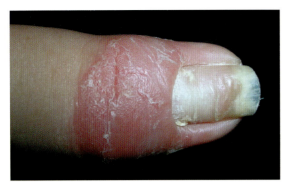

図 100-4　乾癬性関節炎の DIP 関節。乾癬による皮膚病変と爪病変が認められる（Reproduced with permission from Richard P. Usatine, MD.）

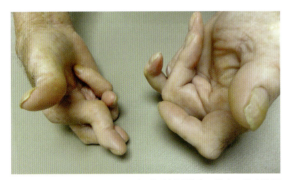

図 100-5　両手のムチランス型の乾癬性関節炎。乾癬・乾癬性関節炎を長期間罹患している男性（Reproduced with permission from Robert Gilson, MD.）

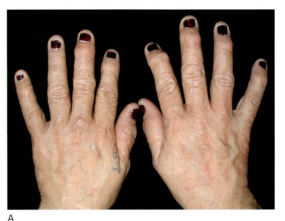

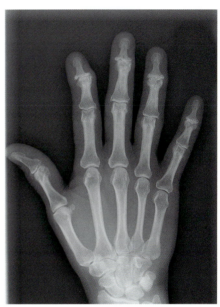

図 100-6　A：50 歳女性。両手の対称性の乾癬性関節炎。B：右手の X 線像。関節近接に骨びらんがある（Reproduced with permission from Richard P. Usatine, MD.）

腫脹し，指炎によるソーセージ指となる（図 100-4）。最も一般的なタイプであり，患者の約 80％にみられる[12]。

3）DIP 関節優位：指とつま先の遠位の関節に発症する。変形性関節症と混同されるかもしれないが，このタイプの PsA では爪の変化がよくみられる。DIP 関節に発症するタイプに，窪みなどの乾癬による爪の変化が現れる可能性が高い（図 100-4 参照）。患者の約 5％がこの古典的なタイプである[12]。

4）脊椎炎：椎体の炎症は頸部のこわばりや背下部と仙腸関節の疼痛を起こす。関節炎は手の末梢関節や腕，腰，下肢，足に生じる[12]。

5）ムチランス関節炎：重症の，関節変形を起こすタイプの関節炎は，通常手や足の 2，3 個の関節に発症する（図 100-5）。この症状は膿疱性乾癬に関連しており，発症は PsA 患者の 5％以下である[12]。

爪乾癬

爪乾癬については 193 章「爪乾癬」参照。

- PsA 患者では通常爪の病変がみられる。特に DIP 関節の関節炎も伴うことが多い（図 100-4 参照）[4]。
- 爪乾癬は足よりも手の爪に生じやすい。窪みや爪甲離床症，油滴様の斑点，過角化，溝が生じる[3]。
- 爪の窪みは爪の基質に生じた乾癬により生じる。茶褐色の変色，油滴様の斑点は爪床に生じた乾癬により生じる。
- 爪甲離床症は下爪皮から分離した部位の爪甲の遠位部で生じる[7]。

▶ 検査所見

- 赤沈と CRP は全身性の炎症の尺度として使用される[4]。
- 皮膚生検は乾癬の診断に必ずしも必要ではない。組織学的所見は病変の時期により異なる[3]。

▶ 画像検査

X 線では関節近傍のびらん（図 100-6），pencil-in cup 変形，骨溶解，指の伸縮，非対称性の仙腸関節炎を呈することがある。

治療

- T 細胞によって起こされる炎症反応が，乾癬の紅斑における角化細胞の増殖や血管新生の原因である[13]。そのため，乾癬の皮膚病変に対する多くの治療は T 細胞や炎症性メディエーターをターゲットとして考案されている[13],[14]。
- 実際，多くの外用薬・全身投与・光線療法は，主に上記の免疫反応に干渉することで効果を発揮する。
- 中等症から重症の PsA や乾癬の皮膚病変に対しては全身投与による治療がなされる（図 100-7）[15]。SOR A
- PsA 患者では乾癬の皮膚病変を同時に発症していることが

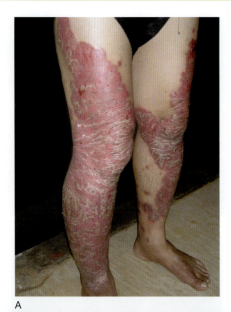

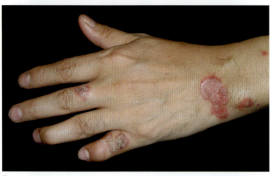

図100-7 A：41歳男性。両下肢の尋常性乾癬であり，右膝は乾癬性関節炎を発症し，疼痛がある。B：進行した乾癬性関節炎による指関節の変形と乾癬の皮膚病変が手背側に認められる。第4指はスワンネック変形が認められる。さらなる関節変形を予防し，皮膚症状と関節炎を治療するために，この患者には全身投与の適応がある（Reproduced with permission from Richard P. Usatine, MD.）

あり，関節と皮膚の治療を同時に行う[9]。

▶ 乾癬治療

- ステロイド外用の単独療法はすみやかに炎症を鎮め，掻痒感を消退させる。小型・慢性の紅斑には，病変内へのステロイド注入を行うこともある[16]。SOR Ⓐ
- ビタミンD製剤とステロイドの併用療法はビタミンD製剤単独よりも有効である[16]。SOR Ⓐ
- アシトレチンは抗乾癬レチノイドである。アシトレチンとビタミンD製剤外用，生物学的製剤，光線療法は皮膚病変の寛解には有効であるが，PsAに対する治療効果はない[16]。SOR Ⓐ

▶ 全身投与

- 慢性乾癬とPsAをともに発症している場合，全身投与はQOL改善において大きな効果が期待できる[16]。SOR Ⓐ
- 軽症のPsAは非ステロイド性抗炎症薬（NSAIDs）単剤で加療されることが多い。2～3カ月のNSAIDs投与に反応性が乏しい場合，メトトレキサート（MTX）による治療を考慮する[4]。SOR Ⓐ

- MTXは葉酸生合成の阻害薬であり，DNA複製を阻害する。T細胞の遺伝子発現パターンに対して作用するため，抗炎症作用がある。長期間耐性が生じないため，継続しての使用が可能である。
- 中等症と重症のPsAではMTX，TNF-α阻害薬の単独療法や併用療法が第一選択薬と考えられている[4]。SOR Ⓐ
- PsAの治療には経口MTXとシクロホスファミドの併用療法も有効である[4]。SOR Ⓐ

▶ 生物学的製剤

- 免疫調節性の治療は，T細胞介在性の炎症反応の過程における特定の分子標的と相互作用して抗炎症作用を発揮し，疾患の進行を遅らせる[15]。SOR Ⓐ
- すべてのTNF阻害薬はPsAに同様の効果を発揮する。しかし，乾癬の皮膚症状に対する効果と比較すると違いが認められる。インフリキシマブは乾癬の皮膚症状に著効し，すみやかに皮膚症状を改善させる。生物学的製剤としては最も多くの患者で効果が期待できる[4]。SOR Ⓐ
- すべてのTNF阻害薬はMTXと比較し，X線でのPsAの進行を遅らせると思われる。しかし，これは1つの大規模な比較研究ではなく，いくつかの異なる研究を比較することで得られた結果である[4]。SOR Ⓐ
- エタネルセプトはIgGのFc部分に結合した可溶性の組換え型TNF-α受容体である。エタネルセプトは可溶性のTNF-αと結合して炎症反応をブロックする。SOR Ⓐ
- アダリムマブはTNF阻害薬であり，TNF-αと結合して，TNF受容体が活性化するのを防ぐ。尋常性乾癬の病勢コントロールに有効である。SOR Ⓐ
- インフリキシマブはキメラ化モノクローナル抗体であり，TNF-αによる炎症を抑制する。乾癬に対して即効性があり，完全寛解をもたらす。SOR Ⓐ
- ウステキヌマブは尋常性乾癬にかかわるT細胞サブセットを阻害するIL-12とIL-23に対するモノクローナル抗体である。SOR Ⓐ
- 一般にMTX禁忌ではない中等症から重症のPsA患者にMTXを開始することは的確である。まず投与前にPPD検査を施行し，陽性であれば最低2カ月間のイソニアジド投与を行う。
  - 12～16週間の最大量25 mg/週でのMTX治療後でもPsAに対する治療効果が乏しい場合，TNF阻害薬への変更や併用療法を行うことは適切である。この場合，すべてのTNF阻害薬が使用可能である。SOR Ⓐ

予後／臨床経過

- PsAは重症になると，罹患する範囲が広範となることがあり，患者のQOLに大きな影響を与える[7]。
- PsA患者のなかには手のみの症状にとどまるものもいるが，それだけであっても仕事や社会生活に重大な影響を与えることがある（図100-8）。
- 乾癬の炎症反応をコントロールすることは，病勢コントロールという点で非常に大きな効果があると期待できる[9]。
- 正確な診断と適切な管理をすれば，大半の乾癬患者は普通の生活をおくることができる。

乾癬の合併症

- 乾癬は多くの全身性の合併症と関連する。合併症はPsA，不安，抑うつ，肥満，高血圧，糖尿病，脂質異常症，メタ

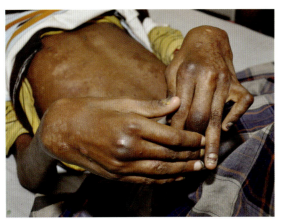

図100-8 乾癬を罹患している男性。両手には乾癬性関節炎が認められる。MP関節とPIP関節に病変がある。膝にも乾癬性関節炎の病変がある。この男性は全身投与のよい適応である（Reproduced with permission from Richard P. Usatine, MD.）

ボリックシンドローム，喫煙，心血管疾患，アルコール依存，クローン病，リンパ腫，全身性多発硬化症である[17]。
- 関連する合併症は重篤になることがあり，患者を衰弱させる。患者管理を困難にし，早期死亡のリスクを増大させる[17),18)]。

フォローアップ

- ステロイドに反応しない場合，治療の変更か併用療法が必要か再評価しなければならない。SOR A
- 安定している場合は4～6カ月ごとにフォローアップすべきである。

患者教育

- 患者は新しい症状の出現や薬剤の効果がない場合，医師に相談すべきである。
- スキンケア：乾癬患者は引っ掻いたり，擦ったり，つついたりすることで悪化する。熱湯や乾燥でも増悪する。
- 禁煙すべきである。
- 治療効果を最大限に発揮するためには重症度や分類によらず，患者教育は必須である。よき医師-患者関係は信用と信頼を育み，治療に対するアドヒアランスを改善する可能性が高い[4)]。
- 患者は治療の利点とリスクをすべて知るべきである[4)]。

【Gina R. Chacon, MD／Richard P. Usatine, MD】
（髙木雅生 訳）

101 強直性脊椎炎

症例

急性の背部痛と腹部全体の痛みで来院した43歳の男性。数年前より背部痛が出現することがあった。また，彼の妻はこの数年で彼が猫背になったと気づいていた。X線では頸椎・胸椎・腰椎に強直性脊椎炎（ankylosing spondylitis）に矛盾しない靭帯骨化と靭帯骨棘形成（bamboo spine）（図101-1）

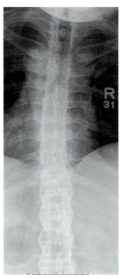
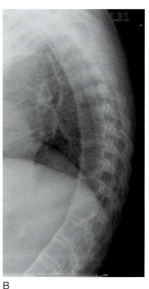

図101-1 A：強直性脊椎炎は椎体が癒合し，脊椎が「竹」のような外観になる（bamboo spine）。B：著明な後彎症と靭帯骨棘形成（椎間板の線維輪の外縁に沿った薄い骨化が上下の椎体をつなぐように形成される）。骨化は線維輪外縁に生じる（Reproduced with permission from Richard P. Usatine, MD.）

が認められた。KUBでは仙腸関節の癒合が認められ，強直性脊椎炎に矛盾しない所見であった（図101-2）。骨折，脱臼，腹部病変は認められなかった。症状に対する治療がなされ，非ステロイド性抗炎症薬（NSAIDs）を開始した。フォローアップの血液検査ではHLA-B27陽性であることがわかった。

概説

強直性脊椎炎はHLA-B27と関連した脊柱の炎症性疾患である。背下部と股関節の疼痛から始まる。青年期後期から成人期早期に発症する。診断は臨床症状とX線所見に基づく。

疫学

- 有病率は一般人口の0.2～0.5％である。
- 初療の段階で5％は背下部の脊椎関節炎があり，強直性脊椎炎の疾患スペクトラムに含まれる症状である[1)]。
- 男性に多い（だいたい4：1）。
- 患者の90％はHLA-B27陽性である[2)]。しかし，HLA-B27陽性でも多くが本疾患を発症しない。

病理／病態生理

- 炎症性関節炎の病態生理はあまりわかっていない。
- 環境因子と遺伝因子の両方により炎症反応が生じる。
- 慢性炎症は広範な骨新生の原因となる。

危険因子

- 男性。
- HLA-B27陽性。

診断

診断まで中央値で7～8年かかる。3カ月以上続く慢性の背下部痛のある45歳以上を対象にスクリーニングすることを考慮する[3)]。

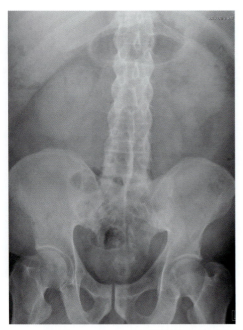

図101-2 KUBではbamboo spineと仙腸関節の癒合が認められる（Reproduced with permission from Richard P. Usatine, MD.）

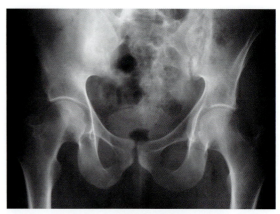

図101-3 強直性脊椎炎。右仙腸関節の癒合と骨びらんによる左仙腸関節の関節腔の見かけ上の拡大（pseudowidening）がみられる（Reproduced with permission from Everett Allen, MD.）

に流れるような靱帯の骨化や靱帯骨棘形成がみられる（図101-1，図101-2参照）。
- MRI：X線でみえる骨の変化に先行する急性仙腸関節炎のような炎症所見をみることができる。

鑑別診断

以下は45歳以下の背部痛の原因である。
- 腰部の緊張または筋肉のスパズム：なんらかの誘因後の急性発症。
- 椎間板ヘルニア：膝下から下腿，足に放散する急性発症の疼痛。感覚低下やアキレス腱反射の減弱または消失を伴う。
- 椎体骨折：危険因子は骨粗鬆症か重症外傷。
- 膵炎のような腹部疾患：消化器症状と関連している。
- 腎疾患：腎結石症（鼠径部に放散する疼痛），腎盂腎炎（発熱，嘔気，尿所見）。
- 変形性関節症：関節運動や負荷後に悪化する。炎症反応は一般的ではない（98章「変形性関節症」参照）。
- 乾癬性関節炎（図101-4）や炎症性腸疾患に関連する脊椎関節炎（SpA），反応性SpA，分類されていないSpAなどの他のSpA。

治療

- NSAIDsと理学療法は疼痛を緩和する。NSAIDsの継続はX線上の進行も遅らせる[4]。SOR Ⓑ
- DMARDs（メトトレキサート，レフルノミド）は患者の求める結果を出せてはいない[4]。SOR Ⓑ
- NSAIDsや理学療法が無効な場合はTNF阻害薬がすすめられている。症状がある期間を短くする，上昇した急性期反応物質（すなわちCRP）や急速なX線上の進行が認められる場合には，この治療を提案する。SOR Ⓒ
- インフリキシマブは疼痛スコアと2週間のQOL（61％vs 19％プラセボと比較）を改善させる[4]。SOR Ⓑ しかし，再発が多い。コストは高いが，経済的な分析によると，機能喪失した際のコストと比較すると，必ずしも高額ではないといえる[4]。
- アダリムマブは12週間の投与でQOLと関節機能スコアを改善する。この効果は1年持続し，3年間は安定している[5]。SOR Ⓑ

臨床症状
- 若年（発症時40歳以下）。
- 炎症反応（疼痛やこわばりは体を動かさないでいると悪化し，運動で改善する。症状は夜間と早朝に強くなる）。
- NSAIDsに対する反応が良好：感度77％，特異度85％，陽性尤度比（LR＋）5.1[1]。
- 炎症反応上昇を伴う背部痛の感度は75％，特異度は75％であり，かなり高い。LR＋は3.1であり，治療必要数（NNT）は7である[1),3)]。

身体所見
- 脊椎関節の可動域制限がある。
- 脊椎と仙腸関節に圧痛がある。
- 進行すると，前屈姿勢の後彎症となる可能性がある（図101-1参照）。
- ぶどう膜炎は最も一般的な関節外症状であり，患者の20～30％で生じる。有痛性で，眼は真っ赤になり，羞明を伴うことがある。瞳孔不同となり，角膜輪部周囲に全周性に薬剤注入が必要となる（15章「ぶどう膜炎，虹彩炎」参照）。

典型的分布
- 背下部，仙腸関節の疼痛。

検査所見
- HLA-B27は感度・特異度ともに90％であり，LR＋は9である。NNTは3である。しかし，この検査は高額である[1),3)]。
- 炎症反応上昇のある背部痛のみの患者にもHLA-B27測定を検討することがある。

画像検査
- X線での所見は診断を確かなものとするが，そのような所見は発症から数年経ってからみられる可能性がある。
- 単純X線：典型的な脊椎の所見は骨びらん，彎曲消失，硬化，靱帯骨棘形成，骨折である。仙腸関節の癒合も認められるかもしれない（図101-3）。強直性脊椎炎で描写される古典的なbamboo spineを形成する頸椎・胸椎・腰椎の周囲

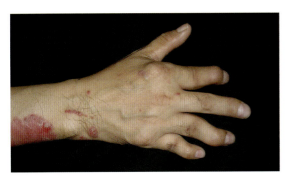

図101-4　乾癬性関節炎ではスワンネック変形を生じ，PIP関節・DIP関節や皮膚に病変をつくる (Reproduced with permission from Richard P. Usatine, MD.)

- エタネルセプトは疼痛スコアを改善する（60% vs 12%）[4]。SOR Ⓑ　2週間以内に症状は軽減する。多くが再発するが，投与再開は有効である[4]。スルファサラジンで治療された患者の53％とエタネルセプトで治療された患者の76％は4カ月で20％改善した[6]。改善した疼痛，関節機能，関節可動性は5年間持続する[7]。

予後

強直脊椎炎患者の死亡率は男性で増加している。主要な死因は心血管疾患である。生存率低下の危険因子はNSAIDsを使用しないこと（オッズ比〈OR〉2.68），勤労不能（OR 3.65），CRPの上昇（OR 2.68），診断の遅れ（OR 1.05）である[8]。

フォローアップ

疼痛の増悪や関節機能の低下はASDAS（Ankylosing Spondylitis Disease Activity Score），BASDAI（Bath Ankylosing Spondylitis Disease Activity Index），BASFI（Bath Ankylosing Spondylitis Functional Index）などを利用してフォローアップする。

患者教育

強直性脊椎炎は慢性疾患である。NSAIDsと理学療法，運動療法は，疼痛のコントロールや疾患の進行を遅らせるのに重要である。これらが有効でなければ，TNF阻害薬が有効である。しかし，これらは高額であり，中止すれば疼痛は再発する。

【Heidi S. Chumley, MD／Richard P. Usatine, MD】
（髙木雅生　訳）

102　腰背部痛

症例

数年前に発症した慢性腰痛の60歳の女性。当初はアセトアミノフェンとイブプロフェンの内服にて症状は改善するものの腰痛は何度も繰り返していた。およそ3カ月前から絶えず痛むようになってきた。特に外傷歴は認めない。身体所見では軽度の前屈制限を認めるのみであった。下肢挙上（SLR）テストは陰性。55歳時に撮影した単純X線では腰椎の退行性変化を認めていた（図102-1）。治療として運動療法とアセトアミノフェンとイブプロフェンの内服が開始された。

概説

内科を受診する理由のなかで最も多いとされているのが腰背部痛（back pain）である。急性腰背部痛の多くは力学的な負荷が原因である。レッドフラッグとなる重篤な病態も存在はするが，急性腰背部痛の治療としては安心感を与えること，安静にせず日常活動を再開すること，時に非ステロイド性抗炎症薬（NSAIDs）も追加しアセトアミノフェンを投薬することだけである。一方で慢性腰背部痛は精神的な素因により，その発生が増加することが知られている。慢性腰背部痛の治療は難しく，各専門家で構成されたチーム医療によってよい結果が得られるとされている。

疫学

- かかりつけ医を受診する理由の6％が腰背部痛である[1]。
- 腰痛の1年発生率が20％，1年有病率が40％である[2]。
- 背部痛の1年有病率が15〜27％である[3]。
- 2005年の米国における頸部と腰背部の治療に対する支出は860億ドルである[4]。
- 腰痛で受診する患者のうち，悪性疾患を有するのは0.1〜1.5％程度である[5]。

病因／病態生理

- 腰痛の原因となりうる組織は筋肉，靭帯，関節，骨，椎間板，神経，血管である[2]。
- 90％の症例で原因は特定できない[2]。
- 10％の症例で感染，骨折，悪性疾患などの原因が同定される。

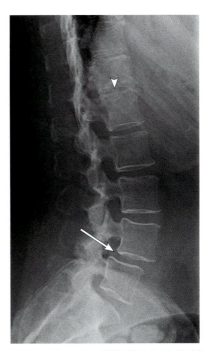

図102-1　L4/5にMeyerding分類1度のすべり（矢印），L5/S1に椎間関節の変形性変化を認める側面像。Th12/L1の椎間板変性（矢頭）とL4/5の椎間板変性も存在する

危険因子

- 年齢：60歳を超えると腰痛保持率が上昇する[2]。
- 低学歴[2]。
- 職業的素因：肉体労働，腰部前後屈，腰部回旋，全身の振動を伴う仕事[2]。
- 精神的要素：急性腰痛から慢性腰痛への移行を増加させる[2]。
- 癌の危険因子：癌の既往(陽性尤度比〈LR＋〉23.7)，赤沈(ESR)上昇(LR＋18)，ヘマトクリットの減少(LR＋18.3)[5]。

診断

腰背部痛は3つのカテゴリーに分類される。
1) 非特異的腰痛：6週未満が急性，6～12週が亜急性，12週以上が慢性と定義される。SLRテスト陰性，レッドフラッグは認めない。
2) 神経根症候群：下肢への放散痛を伴った腰痛。SLRテスト陽性だが，レッドフラッグは認めない。
3) 重篤：レッドフラッグに対する精査が必要である。20歳未満や55歳以上の場合もある。重症外傷。発熱。不自然な体重減少。馬尾神経症状。進行性の神経脱落症状。

▶ 典型的分布
腰痛症例は背部痛症例の2倍である。

▶ 検査所見
レッドフラッグが存在する場合は以下が有用である。
- 血算で悪性疾患由来の貧血や感染由来の白血球増多の評価が可能である。
- 若い患者の炎症性疾患の場合は，白血球抗原(HLA-B27)検査を検討すべき。

▶ 画像検査
- レッドフラッグのない急性腰痛であれば，画像検査は6週まで待ってからでもよい。
- 単純X線では，変形性関節症における退行性関節変化，椎体骨折，悪性疾患，骨融解や骨硬化や椎体間癒合を伴う強直性脊椎炎がみられることがある(101章「強直性脊椎炎」参照)。
- MRIは椎間板ヘルニアや脊髄を評価するのに最も優れた検査法である。脊髄圧迫や馬尾症候群が疑われるのであれば緊急MRIの適応である。
- 脊髄造影CTはMRI撮像がなされていない患者の椎間板ヘルニアの代替検査として有用である。

鑑別診断

- 骨粗鬆症性椎体骨折：急性発症であり，高齢者もしくは骨粗鬆症高リスク群にみられ，骨折部に限局的な圧痛を認める。単純X線で圧迫骨折か破裂骨折か確認する(図102-2)。
- 脊柱管狭窄：腰部後屈で痛みが悪化，また歩行で悪化し座位で改善する傾向の片側もしくは両側の下肢痛といった症状を有する。CTかMRIで確認する。
- 椎間板ヘルニア：腰部前屈や座位で悪化する神経根症。しびれを伴い，L5/S1なら足関節底屈筋力が低下し，L4/5なら足関節背屈筋力が低下する。MRIによりヘルニアを描出できる(図102-3，図102-4)。
- 化膿性脊椎炎・膿瘍：経静脈的薬物使用，糖尿病，悪性疾

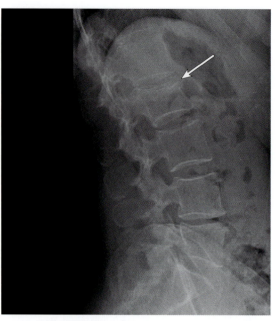

図102-2　第2腰椎の頭側終板の変形(矢印)を伴った圧迫骨折による椎体高の減少を認める側面像。またL5の頭側終板の陥凹を伴う圧迫骨折も認める

患，臓器移植既往の患者によくみられる。発熱，夜間痛，盗汗，ESR上昇を認める。MRI検査を行うべき。神経学的脱落症状があれば緊急MRIで硬膜外膿瘍の有無を確認し，膿瘍があれば入院や脊椎外科医へコンサルトすべき。
- 強直性脊椎炎：痛みの多くは腰部もしくは仙腸関節に出現し，思春期後半から若年成人に好発する。痛みは静止により悪化し，動作により改善する。HLA-B27が陽性になることがある。単純X線で確定診断可能であるが，画像初見より数年も前から身体症状が先行することもある(101章「強直性脊椎炎」参照)。
- 悪性疾患：典型的には高齢者にみられる。体重減少や夜間痛や貧血や癌の既往歴を伴い，治療抵抗性である。単純X線でもしばしばわかるが，骨シンチグラフィが最も感度がよい(訳注：MRIも非常に有用である)。
- 膵炎や腎盂腎炎や胆嚢炎も背部痛や背部へ放散する痛みの原因となる。

治療

急性腰痛

多くの国のガイドラインで以下の治療を推奨している[6]。

【非薬物療法】
- 深刻な症状がなくレッドフラッグのないことが確認できる患者は，日常の活動性を保ち，不用意な安静は控え，たとえ腰痛があっても復職するようにすすめる。
- 4～6週以内に日常生活に復帰することは，運動療法よりも効果的とされている[6]。

【薬物療法】
- アセトアミノフェン。
- 必要に応じてNSAIDs追加(胃腸障害の既往の確認をし，必要に応じて潰瘍予防を)。
- 痛みが強い場合や薬物療法が奏効しないときには，短期間のオピオイドや筋弛緩を投与する。

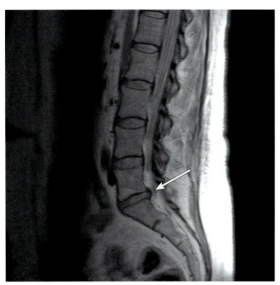

図102-3 保存療法を6週行っても改善が得られていない根性疼痛がある患者のMRI像。L5/S1に髄核のヘルニア（矢印）がある（訳注：髄核のヘルニアは明らかとはいえない）

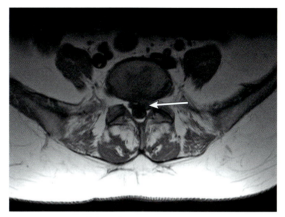

図102-4 脱出髄核（矢印）によりS1神経根が圧迫されているMRI横断像

- 根性疼痛にはアミトリプチリン（三環系抗うつ薬）やガバペンチンを投与する。

【補助療法，代替療法】
- 国ごとにガイドラインが異なる。急性腰痛に対する脊椎への徒手的治療は推奨している場合とそうでない場合がある。
- 脊椎徒手療法は，痛み改善と機能回復という視点からは他の介入療法と同等の効果がある[7]。

【紹介，入院】
- 馬尾症状を呈している場合は，早急な画像検索と脊椎外科への依頼が必要となる。
- 感染，腫瘍，骨折など重症病変が存在したら適切なコンサルテーションを行う。

亜急性（6～12週）あるいは慢性（12週以上）腰痛
多くの国のガイドラインで以下の治療を推奨している[6]。

【非薬物療法】
- 運動療法をすすめる。
- 認知行動療法（cognitive-behavioral therapy）をすすめる。
- 超音波治療や電気治療の効果は期待できない。

【薬物療法】
- 国により薬物療法の推奨は様々。
- アセトアミノフェンと必要に応じてNSAIDs追加。
- さらにトラマドール，抗うつ薬，ベンゾジアゼピンのいずれかを追加することを検討する。

【補助療法，代替療法】
- ヨガ：慢性腰痛や再発性腰痛に対してヨガが有効であることを示す多数の無作為化比較試験（RCT）や多変量解析論文が存在する[1)～4)]。SOR🅐 一般的な群に比べ12週のヨガプログラムを導入すると慢性腰痛や再発性腰痛を持つ成人の腰椎機能の改善がみられた[4]。またヨガは機能改善や慢性腰痛の症状改善，効果の持続という点では，セルフケア本よりも効果的である一方で，ストレッチ教室との有意差はみられなかった[3]。

【紹介，入院】
- 慢性腰痛の治療は難しく，最大限の効果を引き出すためには，可能な限り学際的なチームを結成することが望ましい。
- 保存療法抵抗性であればペインの専門家か脊椎外科への依頼も検討する。

予防

予防としては正しい姿勢，適切な挙上方法，健康的な体重の維持，活発なライフスタイルを楽しむことなどがあげられる。腰痛再発予防や慢性腰痛の緩和にはヨガや活発なライフスタイルが効果をもたらす可能性がある[1)～4)]。SOR🅐

予後

- 根性疼痛のない急性腰痛患者は12カ月までに40％が完全復帰する[8]。
- 背景に精神的要素を持つ急性腰痛患者は，慢性腰痛へと移行することが多い[9]。

フォローアップ

疫学によるとフォローアップは以下のとおりである。レッドフラッグのない急性腰痛は，慢性腰痛となる可能性もあるので，早めに確認する。慢性腰痛に対しては多専門職共同のチームによる加療を継続させる。

患者教育

- レッドフラッグがない腰痛は重症には移行せず，保存的に加療することを患者に理解してもらう。
- 慢性腰痛に対しては投薬よりも応用的な治療が有効であることを提案する。
- ヨガやストレッチは他の治療との併用も有効である[1)～4)]。

【Heidi S. Chumley, MD】
（辰村正紀 訳）

103 腰部脊柱管狭窄症

症例

12ヵ月前から歩行時に悪化する腰痛，両側殿部，下肢痛が存在する82歳の男性。下肢痛は膝付近まで広がっており，前方にも後方にも痛みが生じている。痛みは休んでいるときには生じないが，歩きまわることや長時間立位をとると出現する。痛みは疼くような痛みであり，物を運んだり，家事や庭仕事，階段昇降が困難となる。身体所見は，下肢挙上（SLR）テストは両側とも陰性で，背屈や側屈で腰仙椎の痛みが生じる。下肢深部腱反射と下肢筋力は正常であり，足背動脈の触知は正常であった。MRIでは前彎カーブは正常で，椎間孔狭窄もなく椎弓分離もないが，L2/3, 3/4, 4/5 の狭窄がある（図103-1）。

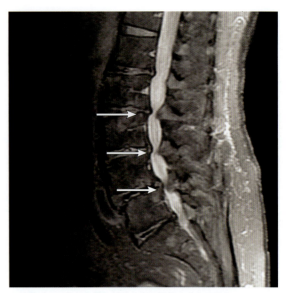

図103-1　L2/3, 3/4, 4/5 に中程度の椎間板膨隆を伴う脊柱管狭窄（矢印）。脊柱管の前後径は 6.5 mm である（Reproduced with permission from Gary Ferenchick, MD.）

概説

- 北米脊椎学会（NASS）によると，退行性腰部脊柱管狭窄は「脊柱管の退行性変化のため二次的に神経や血管が通過するスペースが消失した状態」であるとしている。症状は殿部痛や下肢痛，疲労感など様々であり，時として腰痛を伴うこともある。症状を伴う腰部脊柱管狭窄症（lumbar spinal stenosis：LSS）では誘発性で一時的な症候が出る。これには歩行のような立位運動や姿勢で誘発される間欠性跛行が含まれる。前屈や座位，もたれかかることにより一時的な誘発症候は改善する[1]。

別名

- 腰部脊柱管狭窄症は，脊椎変性狭窄と中心管狭窄と同義である。

疫学

- 65歳以上に限れば脊椎手術の最大の要因が腰部脊柱管狭窄症である[2]。
- 腰痛を伴う下肢痛は高齢者の12〜21%にみられる[3]。

病因／病態生理

- 先天的な原因もしくは退行性変化（退行性の方が頻度が高い）による神経根の圧迫が腰部脊柱管狭窄症の症状の原因となる。
  - 先天的な疾患であれば，椎弓根の短縮や脊柱管の狭窄が原因となる。退行性変化であれば椎間板高の減少，黄色靭帯の変化，骨棘形成などが原因となる。
- 以下の疾患ではLSSは生じにくい[3]。
  - 腰椎分離すべり症。
  - 脊椎手術の既往。
  - パジェット病。
  - クッシング症候群。

診断／スクリーニング

▶ 臨床所見

病歴，症状

- 歩行や立位持続，腰椎伸展により誘発され，座位や前屈で改善する殿部や下肢症状（例：間欠性跛行など）[1]。
- 歩きまわっても悪化しない症状はLSSではない可能性がある[1]。
- 患者によってはもっと微細な症状，たとえば筋力低下，下肢疲労感，歩行障害，感覚低下などが生じることもある[3]。
- LSSの患者は腰痛もあることが多い。

身体所見

- 歩行不安定，歩幅の広い歩行。
- Romberg試験の際に脚幅の広い立位。
- 腰部伸展による悪化と屈曲による改善。
  - 通常の活動の妨げにはならない程度の下肢筋力低下はまれである[3]。

▶ 画像検査

- 腰部MRIやCTのオーダー（図103-1，図103-2）[1]。SOR Ⓑ
  - 腰部脊柱管狭窄症におけるMRIの感度は70%以上。
    - 60歳代の19〜47%が画像上の脊柱管狭窄（定義は文献により12 mm未満と10 mm未満）である。しかし多くが非症候性である[4]。
  - MRIができないときやMRIで読みとれない場合は，CTや脊髄造影CTが代替手段となる[1]。SOR Ⓑ
- 臨床所見で疑われるにもかかわらずMRIやCTで狭窄がない場合は，軸圧負荷をかければ（脊髄造影立位撮影，脊髄造影機能撮影）感度が上がる[1]。SOR Ⓑ
- 腰部単純X線はMRIやCTほど有用ではないが，椎間板高の減少や骨棘形成や分離すべり症などの疾患予備群の発見につながる[3]。
- 筋電図は腰部脊柱管狭窄症の診断には不要であるが，神経疾患（糖尿病）などの鑑別には有用である[1,2]。

鑑別診断

- 血管性間欠性跛行の場合は屈曲など姿勢変化による症状の改善がみられず，足関節上腕血圧比（ABI）の異常値を認める。
- 腰椎の圧迫骨折の場合は発症時期が明確な痛みが出現す

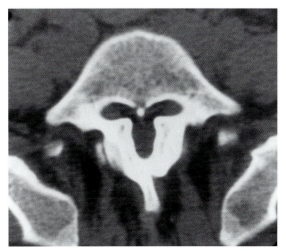

図 103-2　重篤な脊柱管狭窄を認める軟骨無形成症患者の腰仙椎のCT像（Reproduced with permission from Skinner HB. Current Diagnosis and Treatment in Orthopedics. 4th ed. New York, NY：McGraw Hill；2006.）

る。二次的な神経根の圧迫の可能性もあるが，下肢症状は伴わない。
- 椎間板ヘルニアによる神経根性疼痛は片側であり，SLR テスト陽性である。

治療

▶ 非外科療法
- 非外科療法には屈曲位における運動（自転車など）や腹筋群の強化もあてはまる。
- コルセット装着は短期間であれば姿勢保持や痛み改善という点で有用[1,2]。
- アセトアミノフェンや非ステロイド性抗炎症薬（NSAIDs）は疼痛コントロールに用いられる。
- 運動療法（ストレッチ，筋力強化，低負荷強度の自転車，超音波）により痛みが改善し，活動性があがる[1]。SOR ❻
- 脊椎徒手療法，患者教育，牽引，電気刺激（経皮的神経刺激装置〈TENS〉）は脊柱管狭窄症の治療として推奨するにはエビデンス不足である[1]。
- 硬膜外のグルココルチコイド注入は最大で6カ月程度まで，脊柱管狭窄の症状を緩和する[1]。SOR ❸
- 治療開始後2～10年は，非外科療法のみで50～70％で症状緩和を認める。一方で，20～40％は手術が必要となる[1]。

▶ 外科療法
- 神経への圧力をとる除圧手術は重症の脊柱管狭窄の症状を緩和し，術後4年の時点での成績は良好である[1]。SOR ❸
  - LSS 患者の最大で80％が手術で症状が緩和する。7～10年後に1/3の患者に症状の再発を認め，再手術率は23％とされている[2]。
- 分離すべり症の患者では，除圧単独よりも除圧固定の方が効果的である[2]。

予後／臨床経過
- 軽度から中等度の狭窄症の自然経過は33～50％が期待どおりの効果が得られ，そのような患者の神経学的急性増悪の報告は存在しない[1]。

- 1年間フォローアップした患者の多くは，痛みの質に関しては大きな変化を認めない[5]。

【Gary Ferenchick, MD】

（辰村正紀 訳）

104 椎体骨折

症例
元来健康な75歳の女性。3日前に孫を抱っこしようとしてかがんだときに背部痛を自覚。背部に叩打痛を認め，単純X線で第5，第8胸椎に椎体骨折（compression fracture）を認めた（図 104-1A，図 104-1B）。イブプロフェン600 mg を1日3回，カルシトニン200 IU を鼻腔投与で鎮痛を行った。脊椎の骨密度検査（DEXA）で，Tスコア−2.9と低下を認め，骨粗鬆症と診断し，イバンドロネート2.5 mg/日での加療が開始された。

概説
椎体骨折の多くは第7胸椎から第1腰椎のレベルで発生し，骨粗鬆症がその原因となる。約66％の椎体骨折は無症候性であり，他の理由で撮影された胸腹部X線像などで発見されたり身長が低くなったと自覚して発見されることがある。残りの33％は背部痛などの自覚症状を認め，その原因の多くは物を持ったり，かがんだり，尻もちをついたりなど低エネルギー外傷である。

別名
椎体骨折の同意語として，脆弱性骨折，不全骨折，低エネルギー骨折などがある。

疫学
- アメリカ人は，1,000万人が骨粗鬆症に罹患していると推測される[1]。
- カナダ人は生涯で，女性では4人に1人，男性では8人に1人が椎体骨折を発症する[2]。
- 70歳以上では，椎体骨折の70％以上が骨粗鬆症に起因する[1]。
- ミネソタ州ロチェスターでは，人口10万人あたり年間女性では145人，男性では73人の椎体骨折の発生数が報告されている[3]。

病因／病態生理
- 骨粗鬆症（225章「骨粗鬆症，骨減少」参照）。
- パジェット病。
- セリアック病の有病率は，圧迫骨折患者で増加する。
- 危険因子：50歳以上，外傷，ステロイド使用，骨折の既往，やせ，喫煙，カルシウム不足，易転倒性。

診断／スクリーニング

▶ 臨床所見
病歴，症状
- 背部痛，腹部に至る帯状の痛み。

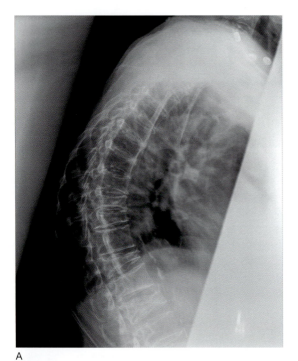

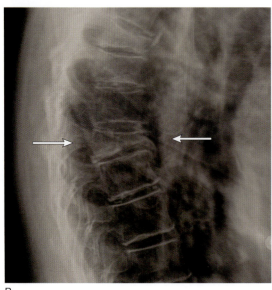

図 104-1　A：閉経後骨粗鬆症患者の第5，第8胸椎椎体骨折の単純X線像。B：椎体骨折の拡大像（矢印）（Reproduced with permission from Gary Ferenchick, MD.）

- 身長の低下。

身体所見

- 脊椎の後彎変形：骨折がなくとも後彎変形をきたすことがあり，特性は低い[4]。
- 身長の低下：1つの椎体の骨折で1cm程度の身長低下をきたす。
- 神経症状：骨片による脊柱管狭窄を示唆し，手術が必要になることもある。

▶ 検査所見

　骨粗鬆症患者の32％は二次的なものである[5]。骨粗鬆症のリスク評価，原因精査のため，以下のような検査がある。

- Ca，ALP，副甲状腺ホルモン（Ca上昇がある場合）：骨代謝の精査。
- クレアチニン：腎障害からくる二次性の副甲状腺機能亢進症の精査。
- 赤血球：貧血，悪性病変の精査。
- 血清蛋白電気泳動（SPEP）：多発性骨髄腫の精査。
- 甲状腺刺激ホルモン：甲状腺機能異常に伴う骨粗鬆症の精査。
- 肝機能検査。
- テストステロン，コルチゾール。
- セリアック病の検査（抗グリアジン抗体，筋内膜・組織トランスグルタミナーゼ抗体）。
- 25-ヒドロキシビタミンD。

▶ 画像検査

- 単純X線（腰椎，胸椎）。
  - 椎体楔状変形を含む異常所見（図104-1 参照）。
  - 単純X線で診断が確定しないときにはCT，MRI，骨シンチグラフィなどの画像検査が腫瘍・感染などの鑑別に役立つ（図104-2，図104-3）。
- 骨粗鬆症の診断とその重症度評価のために骨密度検査を行う（225章「骨粗鬆症，骨減少」参照）。

鑑別診断

- 骨折のない変形性腰椎症，急性腰痛症などの非特異的腰痛症。年齢による退行性変化のため，椎体骨折が明らかでないことがある（102章「腰背部痛」参照）。
- 以下の疾患も背部痛を引き起こす原因となる。
  - 多発性骨髄腫：高齢者に多くみられ，貧血やSPEPでM蛋白を認める。
  - 骨髄炎，化膿性椎体・椎間板炎（発熱，炎症反応上昇，破壊性変化を伴う）。
  - 転移性腫瘍による病的骨折。

治療

　米国整形外科学会（AAOS）のガイドラインでは急性の骨粗鬆症性椎体骨折に対して，以下のような加療を推奨している[2]。

- 背部痛があり，神経症状はなく，受傷5日以内であればカルシトニン投与を4週間行う。SOR Ⓑ
  - ただし，カルシトニンは，3カ月以上経過した慢性腰痛には効果がなく，また，受傷後6カ月の時点での運動時痛の改善効果はわずかである[6]。
  - カルシトニンは鼻腔投与，皮下注射，座薬での投与が可能である。
- L3，L4椎体骨折があり，症状がある場合にはL2ルートブックが用いられることもある。SOR Ⓒ
- 椎体形成術（バルーンで椎体高を回復させた後に，セメントの注入を行う）は，疼痛はあるが，神経症状のない椎体骨折に適応となる。SOR Ⓒ
- 以下のものは推奨されない（床上安静，サプリメント，オピオイド，コルセット，運動療法，電気刺激，神経学的所見がない骨粗鬆症性骨折に対するいかなる特殊な治療）。
- AAOSは経皮的椎体形成術（バルーンを使わないで経皮的に椎体にセメントを注入する）を推奨しない[7]。SOR Ⓐ
- 新規骨粗鬆症性骨折予防として，イバンドロネートの投与

105章 痛風　363

回椎体骨折患者のうち19.2%は1年以内に続発性椎体骨折を発症する[8]。
- 骨粗鬆症性椎体骨折の既往は，8年以内の椎体骨折のリスクを5倍上昇させ，非椎体骨折のリスクを2.8倍上昇させる[9]。
- 椎体骨折は，大腿骨骨折と同様に日常生活動作（ADL），QOLの低下，死亡率の上昇をもたらす[10]。

患者教育

- ビスホスホネートの投与，適切量のビタミンD，Ca摂取，適度な運動が骨折発症予防に大切である。
- ビスホスホネートは起床時，空腹時に内服し，30分横にならないことが必要になる。
- 適度な運動が骨折予防に大切である。

【Gary Ferenchick, MD】
（都丸洋平　訳）

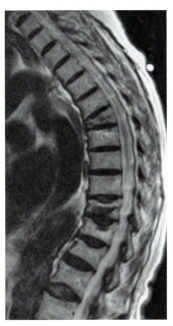

図104-2　骨粗鬆症性多発椎体骨折のMRI胸腰椎矢状断T1強調像。椎体楔状変形が多発している（Reproduced with permission from Tehranzadeh J. Musculoskeletal Imaging Cases. New York, NY：McGraw-Hill；2009.）

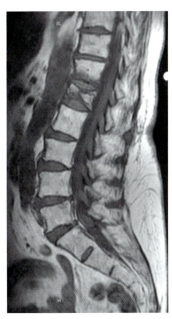

図104-3　MRI像。72歳女性。閉経後骨粗鬆症。第1腰椎椎体骨折（Reproduced with permission from Tehranzadeh J. Musculoskeletal Imaging Cases. New York, NY：McGraw-Hill；2009.）

が推奨される。SOR C

予後／臨床経過

- 強い痛みは4～6週間程度で落ち着くことが多いが，慢性疼痛に移行することがある。
- 骨粗鬆症性椎体骨折患者の約75%は慢性疼痛を自覚している。
  - 椎体骨折は続発性椎体骨折の危険因子である。女性の初

105 痛風

症例

91歳の女性。主訴は右中指の痛み。1年前から，右中指遠位指節間関節の腫脹，可動域制限を自覚し来院（図105-1）。身体所見，X線像より痛風性関節炎が疑われた（図105-2）。関節穿刺液に尿酸ナトリウム結晶を認め確定診断となった。1.2mgおよび1時間後に0.6mgのコルヒチン投与が行われ，4時間後には痛みが改善した。採血では，尿酸値10.7mg/dLと上昇を認めた。本症例では以前に非ステロイド性抗炎症薬（NSAIDs）投与後に血尿を認めたため，コルヒチンを選択した。

概説

痛風（gout）は，結晶性関節炎である。血清尿酸値が高いと，関節内への尿酸結晶の沈着が起こり，関節の腫脹，発赤を引き起こす。通常は単関節炎だが，多発関節炎となることもある。急性期にはNSAIDs，コルヒチンの内服，関節内ステロイド注射などの治療がある。慢性期には，血清尿酸値のコントロールがある。

疫学

- 痛風の有病率は，アメリカ人全体の1～2%程度。80歳以上では6%程度。
- 男性に多い。
- 男性は30歳以降，女性は閉経後に発症が多い。家族歴は40%程度にみられる[1]。

病因／病態生理

- 尿酸の排泄障害を伴う尿酸代謝障害は尿酸塩の排出不足を引き起こし，高尿酸血症を引き起こす。
- 尿酸塩における排泄不足でなく尿酸産生過多は痛風患者の10%にみられ，高尿酸血症を引き起こす。
- 高尿酸血症は，関節内，腎臓内に尿酸結晶の沈着を引き起こす。

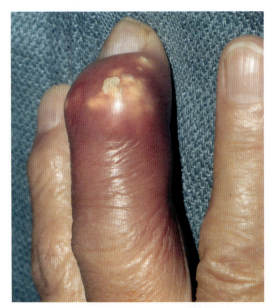

図 105-1 痛風結節を伴う痛風発作(Reproduced with permission from Geiderman JM. An elderly woman with a warm, painful finger. West J Med. 2000；172(1)：51-52.)

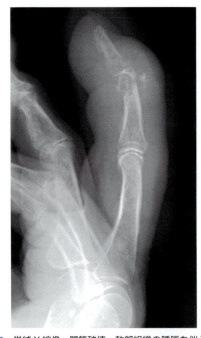

図 105-2 単純 X 線像。関節破壊，軟部組織の腫脹を伴う(Reproduced with permission from Geiderman JM. An elderly woman with a warm, painful finger. West J Med. 2000；172(1)：51-52.)

- 尿酸結晶は炎症性サイトカインの活性化を惹起し，関節炎，組織の壊死，線維化，軟骨下骨の破壊を引き起こす。

危険因子

- 高尿酸血症を引き起こす薬剤(サイアザイド系利尿薬，シクロスポリン，アスピリン＜1 g/d)[2]。
- 糖尿病，肥満，高血圧，高コレステロール血症，心不全，腎障害，早期閉経，臓器移植[2),3)]。

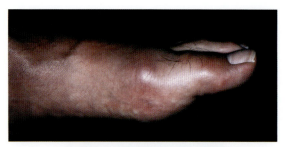

図 105-3 足部痛風第 1MTP 関節の典型的な痛風発作(Reproduced with permission from Richard P. Usatine, MD.)

- 肉，魚介類，アルコール，ジュース，果糖[2)]。

診断

米国リウマチ学会(ACR)の 1977 年の診断基準によると，以下の特徴は痛風発作を疑わせる所見である。
- 単関節炎。
- 関節の発赤。
- 第 1MTP 関節の炎症(図 105-3)。
- 片側性の第 1MTP 関節の発作。
- 片側性足根関節炎。
- 関節液内の尿酸結晶(図 105-4)。
- 痛風結節(図 105-1，図 105-5，図 105-6)。
- 高尿酸血症。
- X 線で非対称性の腫脹。
- 軟骨下骨の骨囊胞。
- 関節液の細菌培養陰性。

上記 11 項目中 6 項目の該当は，痛風発作を示唆する(陽性尤度比〈LR＋〉20，陰性尤度比〈LR－〉0.02)[4)]。

▶ 臨床所見
- 痛風発作は夜間に始まることが多い。
- 悪寒戦慄，関節痛が発作に先行することがある。
- 痛風発作の生じた関節は発赤・腫脹があり，可動時痛や圧痛を認める(図 105-1，図 105-3，図 105-6 参照)。症状は 3～10 日間継続することが多い。
- 食事，アルコール摂取，外傷，手術，疾病が痛風発作を惹起することがある。

▶ 典型的分布
- 最初は単関節罹患が多いが，手指と足趾(75％)，膝と関節と足関節(50％)に合併することもある。
- 最も多い罹患部位は第 1MTP 関節で，足部痛風(podagra)といわれる(図 105-3 参照)。
- 罹患関節は多くは非対称的である。
- 痛風結節は MTP 関節，耳，肘，手などにみられる(図 105-1，図 105-5，図 105-6 参照)。

▶ 検査所見
- 通常は尿酸値の上昇がみられるが，症例，罹患期間により異なり，25％の患者は正常値である。
- 24 時間尿を測定し，排出される尿酸量を測定する。
- 負の屈折性を持つ偏光顕微鏡で関節液，痛風結節内に尿酸結晶の存在を確認することで診断できるが，結晶の同定の正確さは限定的である(図 105-6 参照)。

▶ 画像検査
- 初期では X 線の変化がみられないが，進行すると punched

105章 痛風　365

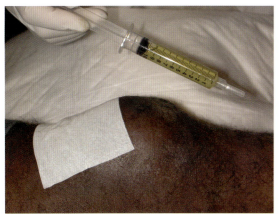

A

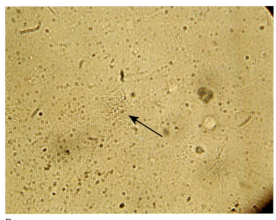

B

図105-4　A：52歳男性のホームレス。急性の膝関節炎があり腫脹と疼痛を伴う。淡黄色の関節液が穿刺できた。B：関節液の顕微鏡像。針状の結晶、尿酸結晶を認める（Top：Reproduced with permission from Usatine RP, Sacks B, Sorci J. A swollen knee. J Fam Pract. 2003；52(1)：53-55. Bottom：Reproduced with permission from Frontline Medical Communications.）

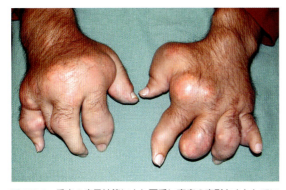

図105-5　重度の痛風結節により両手に高度の変形をきたしている（Reproduced with permission from Eric Kraus, MD.）

out erosion（"rat bites"）といわれる変化がみられる（図105-2参照）。

鑑別診断

痛風発作のほかに，単関節炎では以下のような鑑別診断がある。

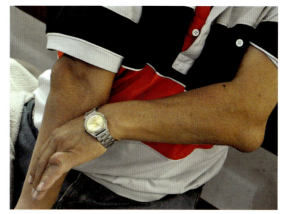

図105-6　痛風患者に生じた肘と小指の痛風結節（Reproduced with permission from Richard P. Usatine, MD.）

- 蜂窩織炎：関節運動での疼痛の増強はなし　関節液の培養・結晶は陰性（122章「蜂窩織炎」参照）。
- 化膿性関節炎：発熱，関節運動時痛，細菌培養陽性。
- 関節リウマチ：対称性の関節炎（手関節が多い），慢性の経過，細菌培養陰性（99章「関節リウマチ」参照）。
- 偽痛風：痛風に似た症状，ピロリン酸カルシウム結晶陽性。

治療

▶ 急性期

- NSAIDs：腎機能障害がなく（血清クレアチニンが2未満），消化管障害のないとき，たとえばインドメタシン 50〜75 mg，6〜8時間ごと[5]。SOR ❸
- コルヒチン：1.2 mg，1時間後に 0.6 mg，6時間後に 4.8 mg の投与。1/3 の患者に効果あり[6]。SOR ❸
- 単関節炎の場合，長時間作用型ステロイドの関節内注射（関節によってトリアムシノロン 10〜40 mg）[5]。SOR ❹

▶ 慢性期

慢性期の治療は食餌の改善と，もしあれば内服薬の調整，尿酸値を下げることである。以下の治療法が含まれる[1]。

【非薬物療法】
- 食事療法（プリン体の含量の多い食物の摂取の制限，2 L/日以上の飲水，減酒）。
- 痛風を抑制する可能性のある乳製品の摂取[1]。

【薬物療法】
- 内服の変更：アスピリン中止（2 g/日までの低用量は尿酸排泄を遅延させる），サイアザイド系利尿薬中止，Ca 拮抗薬とロサルタンの内服中止[7]。
- キサンチン酸化酵素阻害薬（例：アロプリノール），尿酸排泄薬（例：プロベネシド），尿酸オキシダーゼ（例：ペグロティカーゼ）は高血圧患者の痛風リスク低下に関連する。
- 尿酸降下薬：尿酸排泄が 600 mg/24 時間以下であれば，尿酸排泄薬を処方する。それ以上であれば尿酸生成抑制薬を投与する。
- アロプリノール：軽症は 100〜300 mg/日，中等症は 400〜600 mg/日，最大で 800 mg/日[8]。SOR ❸
- コルヒチン：0.6 mg，1日2回を発作から半年投与。発作時の症状をやわらげる効果がある[9]。SOR ❸
- 24 時間で尿酸排泄が 600 mg 以下の場合（腎機能が正常で 60 歳以下，尿路結石の既往がない場合），尿酸排泄促進薬

（プロベネシド 250 mg 1日1回，2～3gまで増量，あるいはスルフィンピラゾン 50～100 mg 1日2回，200～400 mg 1日2回まで増量）[5]。SOR C
- カリウム：10～20 mEq，3～4 回/日の摂取。
- ペグロティカーゼ（尿酸オキシダーゼの1種）：効果はある程度あるが，副作用も多く，重症の痛風発作などに限定するべきである[10]。

【代替療法】
- 中国，ベトナムでの漢方，ハーブを用いた治療法もある。キサンチンオキシダーゼ阻害効果が認められているが，臨床的に効果が認められているものは少数である。

予防
- 乳製品の摂取，葉酸の摂取，コーヒーの摂取は痛風のリスクを下げる[3]。
- 痛風発作の既往がある場合，尿酸値を上昇させるサイアザイド系利尿薬，シクロスポリン，アスピリン（<1 g/d）などの内服は避ける[2]。

予後
- 難治性痛風発作への移行は初回発作から1年以内に発作があった症例の60％に認められた。2年以内に再発があった場合には，25％で移行した。
- コルヒチン 0.5 mg の1日3回の内服は発作の頻度は減らせるが，関節破壊は抑制されない[8]。SOR B

フォローアップ
急性期加療ののち，適応があれば発作予防の加療を行う。

患者教育
体重減少，減酒，肉・魚介類の摂取を控える，蛋白質を乳製品から摂取するように指導する[5]。

【Mindy A. Smith, MD／Heidi S. Chumley, MD】
（都丸洋平 訳）

106 肘頭滑液包炎

症例
2カ月間肘が腫脹している60歳の男性。肘は曲げない限り痛みはない。外傷歴はない。鶏卵大に腫脹した肘頭滑液包は熱感はなく，圧痛がある（図106-1）。肘関節可動域に制限はない。肘頭滑液包炎（olecranon bursitis）と診断され，冷却，安静，非ステロイド性抗炎症薬（NSAIDs）内服と，肘関節屈曲の制限を指導され，治療された。

概説
肘頭滑液包炎は反復した外傷や全身性疾患によって生じる非感染性のものか，主にグラム陽性球菌の感染によって生じる感染性のものに大別される。臨床所見の違いが非感染性のものか感染性のものかの鑑別に役立つが，滑液包貯留液の分析が必要である。非感染性のものは肘パッド，NSAIDs，冷却により治癒する。感染性のものは排液と抗菌薬による治療

が必要である。

別名
肘頭滑液包炎は popeye elbow, student elbow, baker elbow で知られる。

疫学
非感染性の有病率は知られていないが，感染性のものより2倍多いとされる[1]。
- 感染性は一般人口 10 万人あたり少なくとも10人存在する[2]。
- 40～50歳に発症しやすい。
- 81％が男性。
- 50％が外傷が契機。

病因／病態生理
以下の要因により，肘頭滑液包に炎症や変性が引き起こされる。
- 肘を直接圧迫するような反復的な動きや外傷。
- 痛風や偽痛風，関節リウマチのような全身性疾患。
- 一般的なブドウ球菌やその他グラム陽性球菌による感染。

危険因子
- 非感染性：肘関節を屈曲するような動作の多い職業。
- 感染性：免疫不全状態。

診断
肘頭滑液包炎は，その典型的外観により臨床的に診断がつく（図106-1，図106-2）。時に吸引内容の分析で感染性か非感染性か鑑別する。

▶ 臨床所見

感染性
- 共通の症状[2]：痛み（87％），発赤（77％），発熱や悪寒（45％）。
- 共通の徴候：紅斑（92％），腫脹（85％），浮腫（75％），柔軟（59％），波動（50％）。
- 一般的でない徴候：可動域制限（27％），37.8度を超える発熱（20％）。

非感染性
- 軽度の痛みや圧痛を伴う腫脹。
- 紅斑を伴うこともある（図106-2 参照）。
- 発熱は一般的に認めない。

▶ 検査所見
- 赤沈やCRPはどちらも上がることがある[3]。
- 滑液包貯留液は以下で区別される[3]。
  - 感染性では白血球は3万を超え，非感染性では 28,000 以下である。しかし関節リウマチや痛風では白血球の上昇を認める。
  - 感染性では好中球の増加を認め，非感染性では単球が増加する。
  - 感染性では滑液包貯留液内の糖が血清の50％以下で，非感染性では70％以上である。
  - 感染性ではグラム染色でグラム陽性菌を認める。

▶ 画像検査
- 通常明らかな異常は指摘できない。

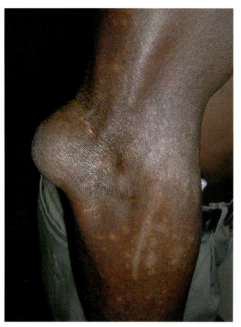

図106-1 肘頭に典型的な腫脹がある60歳男性の慢性非感染性滑液包炎。紅斑や圧痛はない（Reproduced with permission from Richard P. Usatine, MD.）

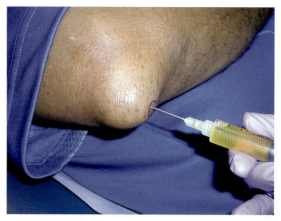

図106-3 肘頭滑液包炎貯留液の穿刺・吸引では淡黄色の液体が採取され、顕微鏡下に白血球や細菌は認められない。この結果は非感染性滑液包炎であることの臨床所見の裏づけとなる。穿刺・吸引により、症状が軽快した（Reproduced with permission from Richard P. Usatine, MD.）

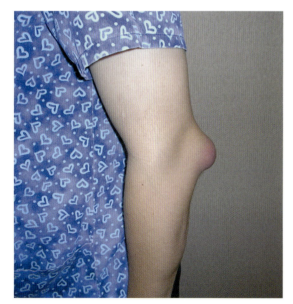

図106-2 肘関節を反復的に曲げる動作を繰り返し、2回目の非感染性肘頭滑液包炎を発症したコンピュータプログラマー。紅斑と軽度の圧痛あり。穿刺液は透明。70％の患者は肘頭に腫脹があるにもかかわらず、肘関節の完全伸展が可能である（Reproduced with permission from Richard P. Usatine, MD.）

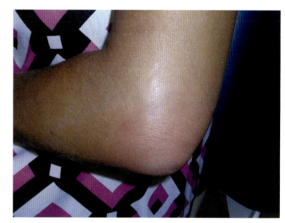

図106-4 尋常性天疱瘡の免疫抑制患者に生じた肘頭感染性滑液包炎。グラム染色でグラム陽性球菌を認め、培養でMRSAを認めた。感受性がわかるまで入院のうえバンコマイシンの静脈投与とドキシサイクリン経口投与が行われ、症状は軽快した（Reproduced with permission from Richard P. Usatine, MD.）

- 外傷に伴う滑液包炎の場合、X線で異物を認めることもある。
- 非典型的だが、軟部組織が関与している場合にはMRIが必要である。

▶ 吸引

感染や結晶沈着症を疑った場合[4]、腫脹に伴う物理的な違和感がある場合は液体を吸引することもある（図106-3、図106-4）[5]。

鑑別診断

肘関節周囲の痛みや腫脹では以下の鑑別診断が必要である。
- 痛風あるいは偽痛風（炎症反応を伴う急性疼痛）、痛風や偽痛風の既往。
- 関節リウマチ（疼痛、炎症、可動域制限、しばしば他の関節炎も生じる）。
- 化膿性関節炎（急性疼痛、可動域制限、発熱）。
- 滑液包内血腫（外傷、打撲）。
その他に腫脹のない肘痛の典型として以下がある。
- 外側もしくは内側上顆炎（外上顆あるいは内上顆の疼痛、肘頭ではない）。
- 尺骨神経絞扼性障害（手指のしびれ）。

治療

感染性

- グラム染色や培養で起因菌を鑑別する（図106-4参照）。

- 白血球がわずかに上昇していたり，グラム染色が陰性の場合，培養の結果が出るまでグラム陽性菌に対する内服抗菌薬の経験的投与を行う（セファレキシン 500 mg×2/日やレボフロキサシン 500 mg/日など）[6]．SOR C
- 白血球が軽度上昇していたり，グラム染色が陽性の場合，オキサシリンやナフシリンを 2 g/6 時間ごとで，あるいはセファゾリン 1～2 g/8 時間ごとを静脈投与する[6]．SOR C
- ペニシリンやセファロスポリンアレルギーの患者や，メチシリン耐性黄色ブドウ球菌（MRSA）感染の可能性の高い患者にはバンコマイシンを使用する[6]．SOR C
- 自宅内静脈療法は免疫応答性のある患者には安全で効果的である[2]．SOR B
- 免疫抑制患者や治療反応性のない患者は入院させる[6]．SOR C
- 治療開始の数日後に穿刺・吸引し，穿刺液が無菌になった後 5 日間は抗菌薬を継続する[6]．SOR C
- 滑液包の切開やデブリードマンが必要な際は，整形外科医に依頼する．SOR C

非感染性
- まず最初に常に肘パットを着用させ，肘関節の労作の制限（可動制限）を行い，必要なら NSAIDs を追加する．
- 悪化させる要素について患者教育をする．
- 冷却と安静．
- 強い痛みや，長く続いたり再発する液体貯留に対しては，ステロイド注射を考慮する[6]．SOR C 吸引やステロイド注射により非感染性が感染性に移行するリスクがあるため，上記治療過程をステロイド注射の前に行う必要がある．
- 液体貯留を頻繁に繰り返す場合には外科医への紹介を考慮する．

▶ 吸引
適応があれば，以下のように液体を吸引する[5]．
- 肘を屈曲 45 度にする．
- 肘頭外側，橈骨頭，外側上顆を頂点とする三角形を確認する．
- 無菌操作で三角形の中央から内側上顆に向けて針を刺入する．液量が十分あれば，吸引は容易である．20～22 ゲージ針を使用する．18 ゲージを使用する際は局所麻酔をする．
- 液体を吸引し，CBC，グラム染色，培養を提出し，痛風，偽痛風が予想される際は結晶分析を行う．
- 穿刺液が透明で感染を疑う既往歴がない際は，ステロイド注射を考慮する．

予後
- 非感染性滑液包炎は保存療法で治癒することが多い[7]．
- 感染性滑液包炎は，入院での外科的処置や抗菌薬使用でも 15％が再発する[7]．

フォローアップ
感染性滑液包炎は滑液包液体成分が無菌になるまでフォローアップする．抗菌薬開始後 4～5 日後に再吸引し，無菌になってから 5 日間は抗菌薬を継続する．

患者教育
肘を曲げたり押したりしなければ，滑液包の悪化はない．非感染性，感染性滑液包炎はどちらも何回かの穿刺が必要な

ことがある．

【Heidi S. Chumley, MD】
（長谷川隆司 訳）

107 鎖骨骨折

症例
転倒して肩を外側から直接ぶつけた 22 歳の男性．直後より鎖骨の中央に疼痛と腫脹を自覚した．鎖骨中央に段差を認めた．単純 X 線では鎖骨骨幹部骨折を認めた（図 107-1）．約 3 週間のスリング固定で保存的に加療された．フォローアップの単純 X 線では問題なく治癒していた．鎖骨にはまだ段差が触知できたが，特に問題とならなかった．

概説
鎖骨骨折（clavicular fracture）は一般的であり，偶発的な外傷でよく起こる．鎖骨骨幹部骨折は最も一般的であるが（図 107-1～図 107-3），遠位端骨折もある（図 107-4）．多くは保存的加療である．大きな転位や遠位端骨折の場合，外科的処置が必要となる可能性がある．

疫学
成人の骨折の約 2.6％が鎖骨骨折であり，年間 10 万人あたり 64 人に発生する．鎖骨骨折のうち約 69～81％が骨幹部骨折である[1,2]．

病因／病態生理
- ほとんどが偶発的に転倒して肩の外側を打撲するか，手をついて転倒するか，直接鎖骨を打撲して発症する．しかし体操選手や潜水夫に生じる疲労骨折も報告されている．
- 溶骨性変化や骨腫瘍，転移や放射線照射により病的骨折が起こることもある．
- 体罰やパートナーによる暴力でも引き起こされる．

診断
▶ 臨床所見
- 鎖骨骨折を引き起こす外傷の既往．
- 骨折部の痛みと腫脹．
- 骨折部の変形．

▶ 典型的分布
鎖骨骨折の典型的な分布と分類を表 107-1 に示す．

▶ 画像検査
鎖骨の単純 X 線で骨折を確認する．

鑑別診断
- 肩鎖関節脱臼（図 107-5）：肩からピンポイントに転落したり，直接打撲によって生じる．肩挙上動作で痛みがある．肩鎖関節直上に圧痛がある．単純 X 線で肩鎖関節の脱臼を認める．
- 胸鎖関節脱臼：肩からの転落で生じる．腕を動かしたり臥床するときに胸部と肩の痛みが出現する．鎖骨の上内側縁の突出が明らかとなる．

- 鎖骨偽関節：鎖骨骨折部の癒合不全に伴う鎖骨中央の痛みのない腫瘤。

治療

初期評価は以下のとおりである。
- 受傷した側の神経血管系の評価。
- 肺の受傷の評価。
- 分類とX線による転位量の決定（図107-1，表107-1参照）。

▶ 非薬物療法

ほとんどの鎖骨骨折は保存療法で加療する。そのほかプレートやピンを用いて手術加療することもある。

鎖骨骨幹部骨折
- 成人で軽度の転位のみの鎖骨骨幹部骨折は，手術の必要はない。SOR Ⓑ
- 鎖骨バンドの代わりにスリングを装着する。鎖骨バンドよりもスリングでの治療の方が治療満足度が高い[3]。SOR Ⓑ
- 鎖骨骨幹部骨折は鎖骨バンドで治療する。鎖骨バンドは単

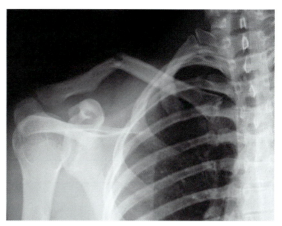

図 107-2　屈曲変形した鎖骨骨幹部骨折（Reproduced with permission from John Delzell, MD.）

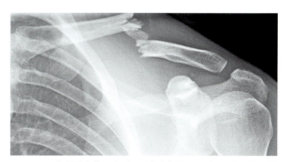

図 107-3　胸鎖乳突筋に牽引され上方転位した近位骨片を伴う鎖骨骨幹部骨折（Reproduced with permission from Simon RR, Sherman SC, Koenigsknecht SJ. Emergency Orthopedics the Extremities. New York, NY：McGraw-Hill；2007：283, Figure 11-32. Copyright 2007.）

純X線で癒合するまで装着する。SOR Ⓒ　鎖骨バンドを装着すれば，日常生活動作（ADL）において上肢の制限をする必要はない。鎖骨バンドは，鎖骨骨幹部骨折のアライメントを改善させる。
- 骨折に伴い2 cm以上の短縮があれば，手術療法か保存療法かについて紹介する。SOR Ⓑ　この場合には，機能的予後が不良となる偽関節のリスクが高まる[4]。

鎖骨遠位端骨折
- 転位のない遠位端骨折は保存加療する。

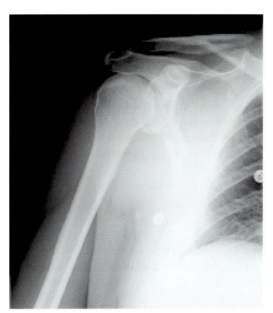

図 107-1　鎖骨骨幹部骨折。鎖骨骨折は，骨幹部骨折（中央1/3），遠位端骨折（遠位1/3），近位端骨折（内側1/3）に分けられる（Reproduced with permission from John Delzell, MD.）

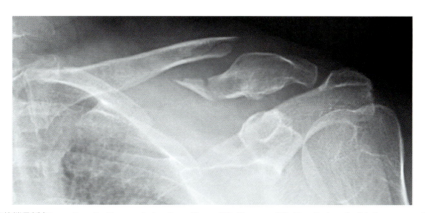

図 107-4　鎖骨遠位端骨折（Reproduced with permission from Simon RR, Sherman SC, Koenigsknecht SJ. Emergency Orthopedics the-Extremities. New York, NY：McGraw-Hill；2007：286, Figure 11-35. Copyright 2007.）

表107-1 鎖骨骨折の典型的な分布と分類

group	骨折部	X線所見
group I (80%)	中央1/3	上方への転位（図107-1～図107-3参照）
group II (15%)	遠位1/3	内側骨片は上方へ転位する（図107-4参照）
type I		小さい転位
type II		烏口鎖骨靱帯の内側の骨折。重複骨片あり
type III		肩鎖関節面の骨折。肩鎖関節脱臼に類似する
group III (5%)	内側1/3	近位骨片は上方へ、遠位骨片は下方へ転位する

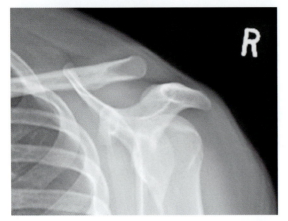

図107-5　肩鎖関節が開大し、鎖骨が肩峰から転位した肩鎖関節脱臼（3度）(Reproduced with permission from Simon RR, Sherman SC, Koenigsknecht SJ. Emergency Orthopedics the Extremities. New York, NY：McGraw-Hill；2007：297, Figure 11-54. Copyright 2007.)

- 遠位端骨折は上肢の重さが鎖骨遠位骨片を牽引しないように、最低6週スリングを装着して治療する。
- 転位のある鎖骨遠位端骨折は手術が推奨される。高齢者でなければ、手術療法と保存療法のメリット、デメリットの相談のために専門医に紹介する[5]。

▶ **薬物療法**

痛みに対してはアセトアミノフェンや非ステロイド性抗炎症薬（NSAIDs）で対応する。

▶ **紹介**

- 手術の適応について。軟部組織や筋肉の衝突、肩甲帯周囲の不安定性、皮膚の穿孔や壊死を伴う転位、また縦隔損傷のリスクなどについて専門医に紹介する[2]。 SOR C
- 転位のある骨折では専門医に紹介することを考慮する。保存療法では15.1%が偽関節となるが、手術では0～2%程度である[1]。
- 鎖骨遠位端骨折を含めた鎖骨骨折を治療できる家庭医への紹介も考慮する。これらの骨折は偽関節となる割合が高い。しかし疼痛が残存し、機能が不良となるものは癒合しないもののうち、ごく一部である。もし数カ月の経過で症状が残存・継続する場合には、手術を考慮する。

▶ **予後**

- 転位のある鎖骨骨幹部骨折は、保存療法では偽関節は15%で、機能予後が不良となるものは5%である。手術での非癒合率は0～2%である[1]。
- 鎖骨遠位端骨折に対する保存療法では21%が偽関節とな

る。しかし、骨癒合が得られた場合と偽関節の場合での機能的予後に違いはない[6]。 SOR B

▶ **フォローアップ**

疼痛が改善し、機能が回復し、画像的に治癒が確認できるまで臨床所見と画像をフォローアップする。初期には、1～2週間ごとにX線撮影を行い、アライメント変化を評価する。安定すれば、4～6週間ごとに治癒するまでX線撮影を行う。2～3カ月経過しても治癒しない場合は、専門医に紹介する。

▶ **患者教育**

ほとんどの鎖骨骨折、特に骨折部が転位していない場合は保存加療で治癒する。成人の場合、治癒するまでに6～8週間要する。時折、治癒した部分に段差が生じるが、機能に影響することはほとんどない。

【Heidi S. Chumley, MD】
（長谷川隆司 訳）

108 橈骨遠位端骨折

▶ **症例**

自宅の絨毯の上で転倒した際、手のひらをついて受傷した65歳の女性。直後より、手関節の痛みを感じ、手指を動かすことが困難であった。彼女は閉経後15年、ホルモン療法やビスホスホネート治療は一切受けていなかった。彼女の手関節はフォーク状変形を呈し、X線側面像で背屈転位型の橈骨遠位端骨折（distal radius fracture）を認めた（図108-1）。

▶ **概説**

橈骨遠位端骨折は、特に閉経後女性にとっては、一般的な骨折である。手関節痛が強く、「ディナーフォーク」状の変形を呈する。診断は、単純X線にて確定される。治療は、骨折転位の大きさや年齢によって、手術または保存療法が選択される。

▶ **別名**

コーレス（Colles）骨折が、最も多いタイプであり、その他に、スミス（Smith）骨折、バートン（Barton）骨折、ハッチンソン（Hutchinson）骨折がある。

▶ **疫学**

- 高齢女性に多い。女性：男性＝3.2：1[1]。
- 有病率：英国の40歳以上の452人を対象とした研究では、橈骨遠位端骨折の既往は、女性10.8%、男性2.6%であった[2]。
- 発生頻度：スウェーデンの研究で、女性は10万人に115人、男性は10万人に29人[1]。

▶ **病因／病態生理**

- 病因に関しては、以前より、手のひらをついての転倒によるとされている。
- 40歳以上の例では、骨粗鬆症と深く関係しており、橈骨遠

108章 橈骨遠位端骨折

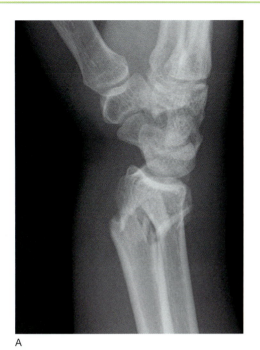

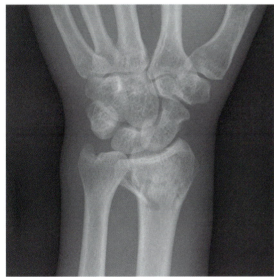

図108-1 コーレス骨折。手関節背屈位受傷後に起こる。A：単純X線側面像。背屈転位した橈骨遠位端骨折を示す。B：単純X線正面像。橈骨遠位端の横骨折を示す(*Reproduced with permission from Rebecca Loredo-Hernandez, MD.*)

位部での骨密度（60％vs 35％，p＜0.001，オッズ比〈OR〉5.7，95％CI 1.2～27.2）のみならず腰椎の骨密度（47％vs 20％，p＜0.005，OR 3.9，95％CI 1.1～14.3）でも相関が認められている[3]。
- 橈骨遠位端骨折を受傷した閉経後の女性と高齢男性は、それ以降の大腿骨頸部骨折の危険度が増加する（相対リスク1.53，95％CI 1.34～1.74，p＜0.001。相対リスク3.26，95％CI 2.08～5.11，p＜0.001）[4]。

危険因子

男女を問わず、骨粗鬆症が危険因子である[5]。

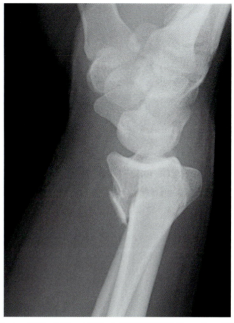

図108-2 掌側へ転位・変形した橈骨骨幹端骨折。スミス骨折（逆コーレス骨折）とも呼ばれる。これは手関節掌屈位での受傷後に起こる(*Reproduced with permission from Rebecca Loredo-Hernandez, MD.*)

診断

手関節背屈位での転倒などの病歴により予測可能であり、単純X線により確定診断される（図108-1 参照）。

▶ 臨床所見
- 手関節痛のために、手指を使えない。
- 橈骨遠位端は典型的には背屈転位し、フォーク状の変形を認め（図108-1 参照）、たいていは腫脹が強い。

▶ 画像検査
- 単純X線の2方向撮影により、橈骨遠位端部の転位や角度の不正が認められ、確定診断に至る。
- コーレス骨折が典型的であるが、病歴・身体所見・単純X線に基づき、他に3つのタイプがある。

1）スミス骨折：逆コーレス骨折といわれ、遠位骨片が掌側へ転位する。たいていは、手関節屈曲位での転倒や手関節背側からの直達外力により発生する。橈骨遠位の骨幹端部は、掌側へ転位し、尺骨茎状突起骨折を合併することが多い（図108-2）。

2）バートン骨折：橈骨遠位端関節内で背側または掌側の辺縁が骨折する。転倒時の手関節は背屈回内しており、橈骨茎状突起の三角状小骨片がみられる（図108-3）。

3）ハッチンソン骨折：橈骨茎状突起の基部を橈骨遠位関節内へ貫通する骨折である。手関節の過伸展強制により起こり、橈骨茎状突起部分に圧痛を伴い、単純X線にて診断される（図108-4）。運転手骨折ともいわれ、昔、運転手がその仕事中にクランクをキックバックした際に受傷することが多かったことに由来する。

鑑別診断

手首の痛みの原因には以下のものがある。

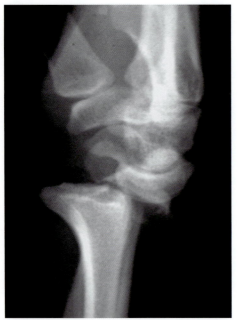

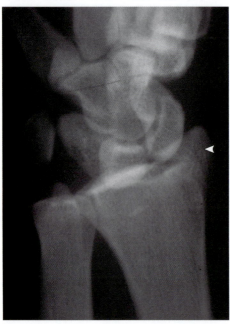

図108-3 バートン骨折。A：単純X線側面像。橈骨遠位端背側縁の小骨片を認め、手根骨は背側へ脱臼している。B：単純X線正面像。橈骨茎状突起の三角状骨片を認める（Reproduced with permission from Rebecca Loredo-Hernandez, MD.）

- 舟状骨骨折：手関節の過伸展受傷、解剖学的嗅ぎタバコ窩の圧痛、単純X線の診断率は70％である。
- 母指狭窄性腱鞘炎：急性発症ではなく、圧痛は橈側の長母指外転筋（APL）や短母指伸筋（EPB）に限局していること、母指を握り込んで尺屈すると痛みが誘発される。単純X線は正常である。

治療

関連する合併症をチェックする。

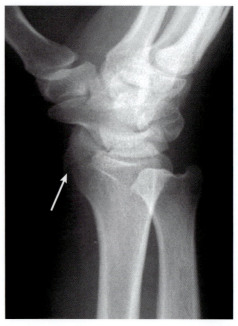

図108-4 ハッチンソン骨折または運転手骨折の単純X線斜位像。橈骨茎状突起基部を通過する骨折線がわかる（Reproduced with permission from Rebecca Loredo-Hernandez, MD.）

- 屈筋腱損傷。
- 正中または尺骨神経損傷。
- 単純X線にて関連する合併損傷をチェックする。
- 尺骨茎状突起や頸部骨折。
- 手根骨骨折。
- 遠位橈尺関節亜脱臼。

関節外か関節内骨折か、転位がどの程度か、整復可能か否かに基づいて治療方針が決められる（図108-5）。図108-6は、観血的整復内固定術が行われた症例である。多くの分類が受け入れられているが、表108-1に示すユニバーサル分類が、最も治療方針と直結している[6]。図108-5の術前分類としては、関節内・転位ありとなる。

- 最初の数日は、シーネ固定がなされる。腫脹が軽減し、ギプスが許容されるレベルであれば、ギプス固定とする。
- 骨折のタイプに基づき、典型的には4～6週間のギプス固定がなされる。
- 整復が必要であれば、整形外科の専門医により行われるべきだが、手術療法については一定の見解が得られていない。
  - 創外固定とギプス治療の比較研究では、整復が必要な転位のある骨折において、機能的予後は変わらなかった[7]。
  - 観血的整復内固定術とギプス治療の比較研究では、65歳以上で転位のある不安定性骨折も、12カ月後の可動域・痛み・機能において有意差は認めなかった[8]。
- すべての橈骨遠位端骨折患者は、骨粗鬆症の高リスク患者であるため、スクリーニングを怠ってはならない。

予防

骨粗鬆症のスクリーニングと治療が橈骨遠位端骨折を含めた骨折減少につながる。

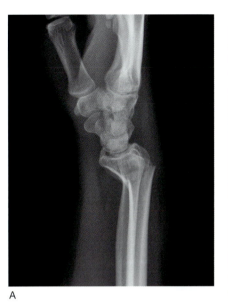
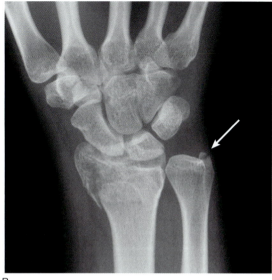

図108-5　31歳女性。手関節掌屈位受傷。A：掌側に変位した関節内粉砕骨折（スミス骨折）を示す単純X線側面像。これはtypeⅣ骨折で，手術の最もよい適応である。B：単純X線正面像。わずかに転位した尺骨茎状突起骨折が認められる（Reproduced with permission from Richard P. Usatine, MD.）

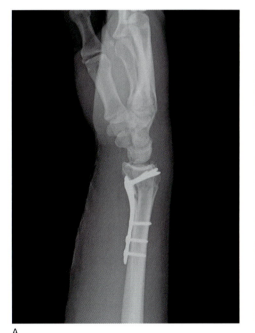
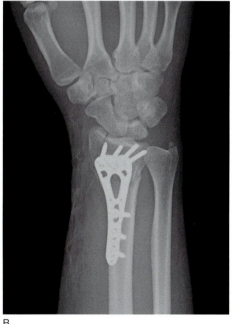

図108-6　図108-5と同一の橈骨遠位端骨折に対し，観血的整復内固定が行われた術後の単純X線像。解剖学的な形状に整復された位置で掌側プレートが設置されている。A：側面像。B：斜位像（Reproduced with permission from Richard P. Usatine, MD.）

予後

　手術の有無にかかわらず，ほとんどの症例は十分な機能を回復し，慢性の痛みを残すことはない。保存的に治療され，転位が大きかった症例では，10年後の手関節機能が悪く疼痛が残存したという報告もある[9]。

フォローアップ

- 橈骨遠位端骨折の管理からフォローアップまで，専門医が

表108-1　橈骨骨折のユニバーサル分類

骨折分類		治療方針
Ⅰ	関節外，転位なし	ギプスまたはシーネ固定，4〜6週間
Ⅱ	関節外，転位あり	整復後ギプスまたはシーネ固定，整復不能・不安定例は手術
Ⅲ	関節内，転位なし	外固定，不安定性があれば手術
Ⅳ	関節内，転位あり	手術療法（図108-5，図108-6参照）

行う。
- 骨粗鬆症の評価もあわせて行うべきである。

患者教育

- 手関節の機能障害を引き起こす可能性がある。
- 40歳以上で，軽微な外傷による骨折は，骨粗鬆症治療の適応である。

【Heidi S. Chumley, MD／Richard P. Usatine, MD】
（小川健 訳）

109 中足骨骨折

症例

バスケットボール中に足関節を内反し受傷した37歳の男性。ポップ音を感じ直後から疼痛が出現した。第5中足骨基部上に圧痛あり。単純X線のオタワ足関節ルールに従い，X線撮影をしたところ，転位のない第5中足骨基部骨折を認めた（図109-1）。

概説

中足骨骨折（metatarsal fracture）の大部分は第5中足骨に関係し，基部の裂離骨折，急性の骨幹部骨折（ジョーンズ〈Jones〉骨折），骨幹部の疲労骨折を含む。第1～第4中足骨骨折は頻度は多くはないが，リスフラン（Lisfranc）関節損傷に関連して起こる。診断は受傷機転やオーバーユース，X線所見による。治療は骨折型によって異なる。多くの中足骨骨折は予後がよいが，ジョーンズ骨折は高率に偽関節化し，リスフラン損傷は慢性症状に移行することがある。

別名

- 第5中足骨基部の裂離骨折：第5中足骨結節骨折，ダンサー骨折，偽ジョーンズ骨折。
- ジョーンズ骨折：急性の第5中足骨骨幹部骨折。

疫学

- 足部の骨折はレクリエーションレベルおよびハイレベルアスリートでよく発生するが，一般集団における発生率・有病率は知られていない。
- 70歳以上の女性において，足部の骨折の発生率は3.1／1,000人・年，そのうち50％が第5中足骨骨折である[1]。
- 16～75歳の成人の中足骨骨折の50％は第5中足骨に関係する[2]。
- 第5中足骨骨折の大部分は裂離損傷である（図109-1参照）。
- 軍隊訓練中には23％が中足骨疲労骨折を発症し，その大部分は訓練開始から6カ月以降に発症する[3]。

病因／病態生理

- 裂離骨折は短腓骨筋腱と外側足底筋膜が第5中足骨基部から裂離するときに発症し，典型的には足関節底屈位で内反して発症する。
- ジョーンズ骨折（急性の骨幹部骨折）は足部底屈での外側着地により生じる。

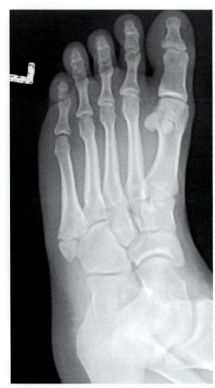

図109-1 第5中足骨結節裂離骨折（ダンサー骨折）（Reproduced with permission from Simon RR, Sherman SC, Koenigsknecht SJ. Emergency Orthopedics, The Extremities. 5th ed. New York, NY：McGraw-Hill；2007：488, Figure 18-21B. Copyright 2007.）

- 骨幹部疲労骨折は跳躍や行軍のような慢性的なストレスにより生じる。
- 第1～第4中足骨骨折は直達外力や足部を底屈した状態で前方へ転倒することにより生じる。この骨折はリスフラン損傷に合併することが多い。

診断

外傷歴のある患者や急性の足部外側痛を訴える患者では，単純X線で裂離骨折やジョーンズ骨折の診断は可能である。骨幹部疲労骨折ではCTを要することがある。

▶ 臨床所見
- 裂離骨折：足部・足関節底屈位で内反されたあとの，急性発症の第5中足骨基部の疼痛（圧痛あり）。
- ジョーンズ骨折：足関節底屈位で前足部外側への直達外力の後に急激に生じる，荷重困難な第5中足骨基部の疼痛。
- 疲労骨折：反復性の運動と慢性疼痛の病歴。

▶ 画像検査
- 裂離骨折：第5中足骨基部の骨軸に垂直の骨折線（図109-1参照）。立方骨との関節面に及ぶことはあるが，中足骨間関節に至ることはない。
- 急性のジョーンズ骨折（図109-2）と疲労骨折はどちらも第5中足骨骨幹部の近位1.5 cmに骨折線を認める。以下のⅠ，Ⅱ，Ⅲ型に分類される[4]。
  - Ⅰ型：鋭く，細い骨折線で，髄内の骨硬化や皮質骨の肥厚は認めない。
  - Ⅱ型（遷延癒合）：透過性のある幅の広い骨折線で，両方

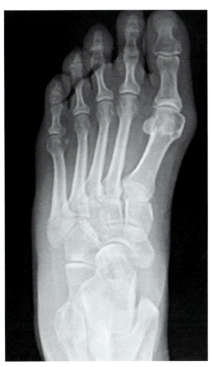

図109-2 ジョーンズ骨折。骨幹部と骨幹端の境界部での横骨折
（Reproduced with permission from Simon RR, Sherman SC, Koenigsknecht SJ. Emergency Orthopedics, The Extremities. 5th ed. New York, NY：McGraw-Hill；2007：488, Figure 18-21A. Copyright 2007.）

の皮質を含み，髄内に硬化像を伴う。
- Ⅲ型（偽関節）：幅の広い骨折線で，骨膜反応と透過性があり，髄腔は骨硬化により閉塞している。
- 初期の疲労骨折は単純X線では異常が認められないことがあり，CT，MRI，骨シンチグラフィで診断される。超音波は安価で補助診断に利用可能である。あるスタディでは感度83％，特異度76％，陽性尤度比（LR＋）59％，陰性尤度比（LR－）92％であった[5]。

鑑別診断

第5中足骨の疼痛は以下のものでも起こる。
- 骨幹部疲労骨折：ジョーンズ骨折とX線像はよく似るが，より遠位の骨幹部で，明らかな外傷歴のない，オーバーユース（例：バレエ，ダンス，マーチングなど）のある患者に生じる。
- リスフラン関節損傷：足根骨・中足関節の離開。この疼痛は典型的には中足部でより内側であり，第1～第4中足骨骨折を合併することもある。

【足部の骨折と間違いやすいもの】
- 副骨（例：os peroneumは立方骨の外側に存在する）は滑らかな辺縁で，裂離骨折は辺縁が粗い。

治療

足関節・足部の外傷，疼痛のある患者の，どの患者にX線撮影をすべきかはオタワ足関節ルールに従う[6]。SOR Ⓐ オタワ足関節ルールでのX線撮影の適応は受傷後すぐに4段の段差を上がれないもの，足関節果部の後縁または頂部，舟状骨，

第5中足骨基部に局所の圧痛のあるものである。
- 転位のない裂離骨折は3～6週の足関節スプリント，または装具歩行とする[7]。SOR Ⓑ 転位した裂離骨折を参照する。
- ジョーンズ骨折では血流の乏しさから高率に偽関節となることを考慮する。Ⅰ型またはⅡ型は最低6～8週の外固定で治療する。Ⅱ型は手術的加療も可能である。Ⅲ型は手術適応である。運動選手や早期の復帰を要する患者ではよく手術を行う[8]。SOR Ⓑ
- 疲労骨折は原因となる運動を4～8週間制限する。外固定はたいてい必要ではない。歩行時痛があれば，1～3週の荷重制限を行うこともある[9]。

以下のような患者は注意が必要である[9]。
- 神経血管損傷を合併，コンパートメント症候群または開放骨折。
- 第1中足骨骨折，多発性の中足骨骨折，転位した骨折，関節内骨折，リスフラン関節損傷。
- 治療効果不十分。

予後

中足骨骨折の予後は良好であり，大部分の患者は33カ月で無症状となる。BMIの高い患者，糖尿病，女性，転位性骨折では予後が悪くなる[2]。

フォローアップ

1～3週ごとにフォローアップし，臨床所見，X線所見で適切な治療効果がみられることを確認する。

患者教育

非転位性の裂離骨折ではシーネまたは装具を要するが，歩行は可能である。ジョーンズ骨折は血流が乏しく，外固定を行っても骨癒合が得られないことがしばしばある。症例によっては手術的治療が早期復帰に必要なことがある。

【Heidi S. Chumley, MD】
（小林彩香　訳）

110 股関節骨折

症例

股関節痛を主訴に救急を受診した60歳の女性。突然轢音を自覚し，疼痛が出現，歩行困難となった。彼女は2日前に転倒していた。単純X線で，大腿骨頭の内反および大腿骨の上方転位を伴う左大腿骨頸部骨折を認めた（図110-1）。整形外科医の診察の後，翌日手術となった（図110-2）。数カ月のリハビリを行い，歩行可能となった。

疫学

- 米国では，年間およそ30万件の股関節骨折（hip fracture）が生じる[1]。
- 股関節骨折の70～80％は女性に生じる[1]。
- 平均年齢は70～80歳であり，年齢とともにリスクが上昇する[1]。

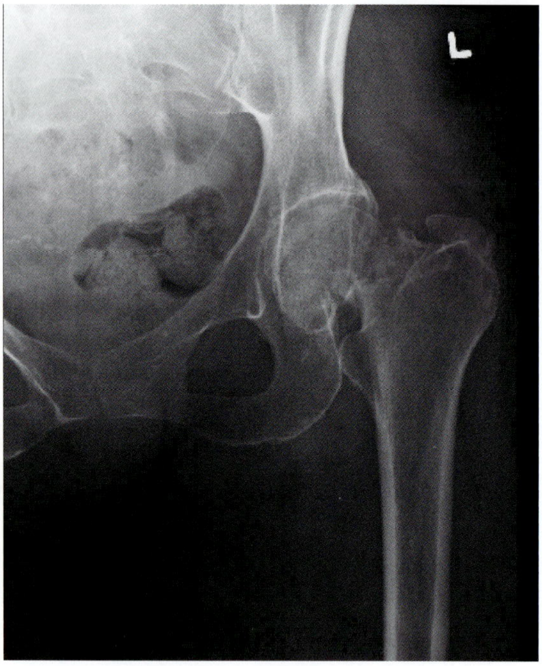

図 110-1 大腿骨頭の内反および大腿骨の上方転位を伴う左大腿骨頸部骨折。大腿骨頭は寛骨臼内にある。左股関節には変性も認める(Reproduced with permission from John E. Delzell Jr, MD.)

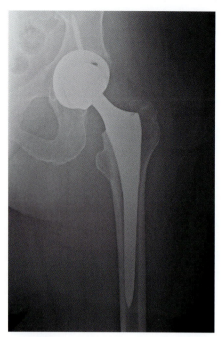

図 110-2 人工股関節の術後ポータブル X 線像(Reproduced with permission from John E. Delzell Jr, MD.)

- 股関節骨折の患者の半数は骨粗鬆症を罹患している[2]。

病因／病態生理

股関節骨折の 95％は転落により生じる。

危険因子

- 閉経女性における BMI 低値および身体活動度の低下[3]。
- 身体活動度の低下[3]。

プロトンポンプ阻害薬(PPI)の長期使用は，股関節骨折を含むいくつかの骨折のリスクとなる[4]。70 歳以上の糖尿病患者では，HbA1c が 8％以上の患者に比べて 7％以下の患者では，股関節骨折のリスクが 2〜3 倍となる[5]。

診断

▶ 臨床所見
病歴，身体所見

集団研究では，股関節骨折の危険因子として以下のものがあげられる。

- 骨密度低値(女性では 3.6 倍〈95％CI 2.6〜4.5〉，男性では 3.4 倍〈95％CI 2.5〜4.6〉であり，標準偏差〈SD〉0.12 g/cm^3)[6]。
- 姿勢不安定性や大腿四頭筋の筋力低下。
- 転倒歴。
- 股関節骨折の既往[6]。
- その他の危険因子として，認知症，喫煙，身体機能の低下，視力低下，飲酒などがある。
- 身体所見：股関節の外転・外旋，跛行，歩行困難。

▶ 典型的分布

股関節骨折は解剖学的位置関係により分類される[7]。
- 関節包内(大腿骨頸部骨折〈図 110-1，図 110-3〉)。
- 関節包外(転子間または転子下骨折〈図 110-4〉)。

▶ 画像検査
- X 線像：多くの股関節骨折が診断される。
- X 線では不確かな場合，MRI や骨シンチグラフィ，CT などを考慮する。

鑑別診断

股関節痛は，骨や関節病変や軟部組織損傷，脊椎病変などにより生じる。原因として以下のものがあげられる[7]。
- 骨盤骨折，骨腫瘍，骨転移，関節炎，炎症性疾患，結晶性関節炎，化膿性関節炎。
- 腸脛靭帯症候群，転子部滑液包炎，腸腰筋滑液包炎，梨状筋症候群，筋緊張。
- 腰椎椎間板ヘルニア，腰部脊柱管狭窄症，坐骨神経痛。
- 鼠径ヘルニア。

治療

股関節骨折の予防は重要である。股関節骨折を発症すると 50％の患者は受傷前の機能に回復することはできず，1 年以内に 20％が死亡する。

股関節骨折リスクが低い場合には，以下のものにより予防可能である。

- 骨粗鬆症のスクリーニング[8]。SOR Ⓑ
- ビスホスホネート製剤による骨粗鬆症の治療。SOR Ⓐ
- 視野の評価，歩行能力評価，筋力・バランス評価を行い，転倒を予防すること。高齢者では精神科系薬の使用量を減らすことも，転倒予防につながる。SOR Ⓒ
- 下肢筋力低下やバランス能力低下を改善するために，太極拳などの軽い運動を推奨する。
- カルシウム製剤やビタミン D 製剤は股関節骨折のリスクを減少させることはできないが，骨粗鬆症の予防や治療と

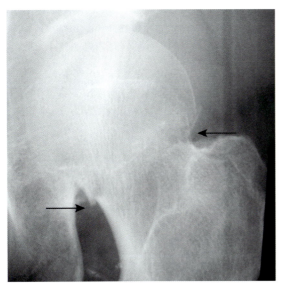

図110-3 転位のない，大腿骨頸部完全骨折（矢印）。転位のない骨折には不全骨折（骨折線が大腿骨頸部の一部にとどまる）と完全骨折（骨折線が大腿骨頸部の全体にわたる）がある（Reproduced with permission from Simon RR, Sherman SC, Koenigsknecht SJ. Emergency Orthopedics, The Extremities. 5th ed. New York, NY：McGraw-Hill；2007：358, Figure 13-8. Copyright 2007.）

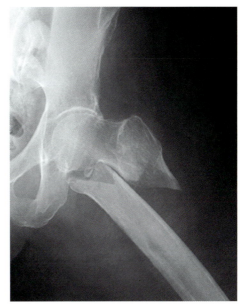

図110-4 転位および逆斜骨折線を呈する不安定な転子間骨折。転子間骨折は多数の骨折線があるもの，大腿骨骨幹部と頸部の間に転位があるもの，逆斜方向に骨折線が存在し，骨折部が内側に転位するものは不安定となる。患者は激しい痛みと股関節腫脹，患肢短縮を呈する（Reproduced with permission from Simon RR, Sherman SC, Koenigsknecht SJ. Emergency Orthopedics, The Extremities. 5th ed. New York, NY：McGraw-Hill；2007：361, Figure 13-12. Copyright 2007.）

して使用する[9]。SOR🅐
- 介護施設入所中の高齢者に対するヒッププロテクターの装着は，股関節骨折を減らす可能性があるが，臨床的意義は不明である[10]。SOR🅐
- 70歳以上では，HbA1c 8％を目標とする[5]。SOR🅒

患者が手術に耐えうる全身状態でないときには，整形外科医に言及する必要がある。

予防
- 観察研究によるメタ解析では，サイアザイド系利尿薬が股関節骨折を24％減少させるといわれている[11]。
- β遮断薬は股関節骨折のリスクを17％減少させる[12]。
- ポピュレーション介入は効果的である。Kaiser Permanenteは，骨密度検査を未受診のものを受診させ，適切な治療を行うことで股関節骨折を40％減少させた[13]。

予後
- 術後1年の死亡率は27.3％である[14]。
- 健康な人々と比較して，股関節骨折の患者の全要因による死亡率は3倍である[14]。

フォローアップ
股関節骨折の患者では，骨頭壊死などの合併症の検索，骨粗鬆症の診断および治療，再転倒リスクの評価，治療による機能改善などの，多方面からのフォローアップが有用である。

患者教育
股関節骨折の予防は治療に比べて簡単である。股関節骨折後は，老人ホームへの長期入所を要することがある。理学療法は，最大限の機能を得るために重要である。

【Heidi S. Chumley, MD】
（小林彩香 訳）

111 膝関節

症例
スキー中に膝関節に轢音を感じた。受傷直後より膝関節痛が出現し，歩行困難となり，救急隊により救出された33歳の女性。数時間後には膝関節（knee）は腫張していた。翌日の診察では膝関節痛のため数歩しか歩行することができなかった。明らかな変形はないが，膝関節には中等度の水腫があり，可動域制限を認めた。関節裂隙や腓骨頭，膝蓋骨，内側および外側側副靭帯に圧痛はなかった。ラックマンテストで陽性，マクマリーテストで陰性，内外反ストレステストでは不安定性を認めなかった。医師は前十字靱帯（anterior cruciate ligament：ACL）断裂と判断し，膝関節ブレースを装着させ，松葉杖を処方した。疼痛に対してアセトアミノフェンを処方し，安静・冷却・圧迫・挙上（RICE）を指導した。後日，MRI撮影を行い，ACL断裂と診断された（図111-1）。

概説
膝の外傷はよく遭遇する。体型のメカニクスの違いから女性では膝関節外傷のリスクが高い。最も多い膝外傷はACL断裂，半月断裂や内側あるいは外側側副靭帯損傷である。外傷メカニズムと臨床所見から外傷のタイプを判断し，MRIによって診断される。治療はRICEを指示し整形外科医に紹介する。

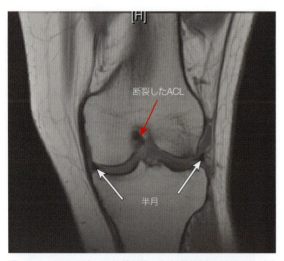

図111-1 ACLの膝MRI冠状断像。全体が低輝度の正常半月が確認される(Reproduced with permission from John E. Delzell Jr, MD, MSPH.)

疫学

- 膝の外傷はスポーツや軍事中に受傷することが多い。正常膝画像を示す(図111-2)。
- サッカー中のACL断裂のリスクは男性より女性が2～3倍多い[1]。
- ACL断裂の頻度は米国陸軍で約3人/1,000人・年であるが、性差はない[2]。
- 半月板損傷はACL断裂によく合併する(23～65％)[3]。
- 有症状の変形性膝関節症患者の91％にMRIで半月断裂が認められる。しかし、同年齢の対照群では76％の人は膝関節痛を認めない[4]。
- 側副靱帯損傷は急性膝外傷の約25％に認められる。

病因／病態生理

- ACL断裂は通常非接触型受傷で、回転運動を伴う突然の減速で発症する。
- ACL断裂は下肢筋力の低下や、靱帯弛緩性の増加、体幹部のコントロールの違いから、一般的に女性に多く発症すると考えられている。
- 急性の半月断裂は荷重時に膝をひねる動作で発症する。
- 慢性の半月損傷は変形性膝関節症を有する高齢者で骨棘などによる機械的な摩擦で生じる。
- 内側・外側側副靱帯損傷はそれぞれ内反・外反ストレスで発症する。

危険因子

女性はACL断裂の高リスクである。

診断

▶ 臨床所見

ACL断裂

- 回旋動作で受傷。
- ブチッと「pop」音がした。
- 全荷重をかけることが不可能。
- 受傷数時間後に腫脹が出現。

半月断裂

- 外反ストレスを伴いながら大腿部を内旋(内側)、あるいは内反ストレスを伴いながら大腿部を外旋(外側)して接地。
- 関節裂隙の疼痛。
- 数時間後の腫脹。
- 不安定性やロッキング(機械的)症状を伴うが通常歩行可能である。

側副靱帯損傷

- 内反あるいは外反ストレスにて受傷。
- 不安定性やロッキング症状は伴わず 通常歩行可能である。

身体所見

膝の診察がブリティッシュコロンビア大学のオンライン動画で視聴可能(http://www.youtube.com/user/BJSMVideos)。

- 膝関節腫脹：ACL断裂では通常出現する。
- 膝関節可動域：通常は正常であるが、完全伸展が不能であれば内側半月断裂やACL断裂を示唆する。
- 圧痛：関節裂隙の圧痛は半月断裂を示唆する(陽性尤度比〈LR＋〉1.1、陰性尤度比〈LR－〉0.8)[5]。腓骨頭あるいは膝蓋骨の圧痛はオタワ膝関節ルールで単純X線検査を必要とする5つの要件のうちの2つである。内側あるいは外側側副靱帯の圧痛はこれらの靱帯損傷を示唆する。
- ACL断裂の診断テスト：ラックマンテスト(LR＋12.4、LR－0.14)[5]、前方引き出しテスト(それぞれ3.7、0.4)[5]、pivot shiftテスト(20.3、0.4)[5]。
- ACL断裂では典型的には回旋して受傷、荷重不可能、誘発試験陽性、単純X線像は正常、MRI像で診断。
- 半月断裂の診断テスト：マクマリーテスト(LR＋17.3、LR－0.5)[5]。
- 半月断裂では典型的には内反あるいは外反ストレスを伴う回旋受傷歴、あるいは変形性膝関節症の既往。不安定性やロッキングを伴うが荷重は可能。マクマリーテスト陽性。単純X線像は正常、MRI像で診断。
- 内側・外側側副靱帯の診断テスト：内反あるいは外反ストレステストを行う。
- 側副靱帯断裂では典型的には膝関節伸展で内反あるいは外反ストレスの既往。不安定性やロッキングなしに荷重可能。内反あるいは外反ストレスで不安定性。単純X線像は正常、MRI像で診断。

▶ 画像検査

- ピッツバーグもしくはオタワ膝関節ルールに従い単純X線(正面、側面、顆間窩、サンライズビュー)を撮影するかを決定する(オタワ膝関節ルールは小児には感度が低い)。
  - ピッツバーグ(6～96歳の人口構成での感度99％、特異度60％)[5]。単純X線の撮影が必要なのは、
    ・最近の転倒や鈍的外傷歴。
    ・12歳未満もしくは50歳以上。
    ・自力で4歩以上歩行不可能。
  - オタワ(4,249人の成人患者を対象に6試験、感度98.5％、特異度48.5％、LR－0.05)[6]。単純X線の撮影が必要なのは、
    ・55歳以上。
    ・腓骨頭の圧痛。
    ・膝蓋骨の圧痛。
    ・膝屈曲90度不可能。
    ・跛行の有無にかかわらず、受傷直後と診察室内で4歩

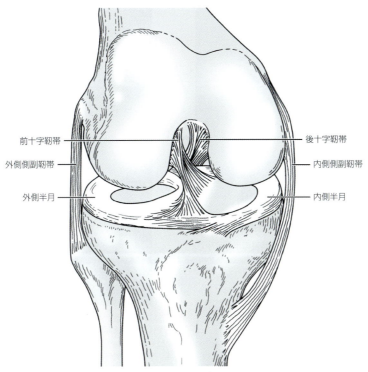

図111-2　正常膝解剖（Reproduced with permission from Simon RR, Sherman SC, Koenigsknecht SJ. Emergency Orthopedics, The Extremities. 5th ed. New York, NY：McGraw-Hill；2007：392, Figure 15-5. Copyright 2007.）

以上歩行不可能。
- MRIではACL断裂，半月断裂をそれぞれ90％，95％の精度で診断可能である（図111-2〜図111-4）[7]。

鑑別診断

急性発症の膝関節痛は靱帯や半月，関節炎や感染，腫瘍などが原因で生じるほかに，膝関節の外傷によって生じうる。
- 外傷。
- 関節内骨折（膝蓋骨，大腿骨顆部，脛骨顆間隆起，脛骨粗面，脛骨高原）：外傷やオーバーユースの既往，浮腫・皮下血腫，限局した圧痛点あるいは変形がみられる。単純X線で診断可能（図111-5，図111-6）。
- 膝蓋骨脱臼：高度な過伸展（前方脱臼），膝屈曲位での転落，ダッシュボード損傷（後方脱臼），内反あるいは外反ストレス（内側あるいは外側への側方脱臼）。明らかな変形。水腫と膝関節可動制限。神経血管損傷の合併（腓骨神経麻痺と膝窩動脈）。単純X線で診断可能。
- 関節炎：外傷歴はなし（97章「関節炎の概要」参照）。
- 反応性関節炎：発熱，倦怠感。膝，足関節，足部，あるいは手関節を含む少関節炎，尿道炎，結膜炎あるいは虹彩炎。CRPあるいは赤沈の高値。単純X線で関節炎変化（153章「反応性関節炎」参照）。
- 関節リウマチ：30〜50歳の成人，女性に多く発症。手指，手関節，足指，膝関節を含む多関節炎。リウマチ因子陽性。単純X線で関節周囲のびらんを認める（99章「関節リウマチ」参照）。
- 痛風あるいは偽痛風：30〜60歳の成人，男性に多く発症。外傷のない単関節の発赤，熱感，圧痛。白血球数の増多を伴う関節液異常。単純X線像では正常だが異常のこともあ

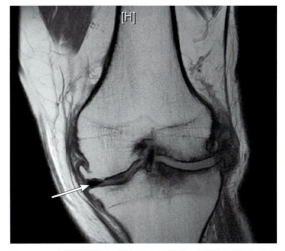

図111-3　内側半月断裂の膝MRI冠状断像。低輝度の半月に小さな高輝度の線状が確認できる（Reproduced with permission from Heidi Chumley, MD.）

る（硬化性病変，変声変化，軟部組織の石灰化）（105章「痛風」参照）。
- 変形性関節症：高齢者。緩徐に発症。労作後に症状は増悪。単純X線で骨棘形成（98章「変形性関節症」参照）。
- 蜂窩織炎や化膿性関節炎（図111-7），骨髄炎などの感染症：咬傷や穿刺創など皮膚損傷の既往があることがある。発熱。蜂窩織炎では発赤，熱感。化膿性関節炎では可動域制限，歩行不能，関節液検査での異常。骨髄炎では慢性経過と単純X線で異常所見。
- 悪性腫瘍（例：骨肉腫，軟骨芽肉腫）あるいは良性腫瘍（例：

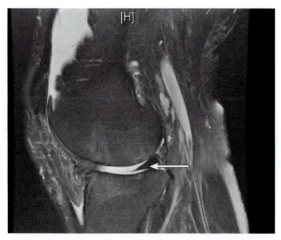

図 111-4　外側半月断裂の膝 MRI 矢状断像。低輝度の半月に小さな高輝度の線状が確認できる（Reproduced with permission from Heidi Chumley, MD.）

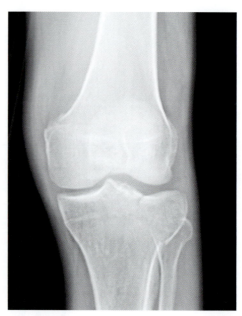

図 111-6　脛骨外顆のスプリット型の骨折（typeⅠ）は関節面の陥凹を伴わず，通常は低エネルギー外傷によって生じる。小児に多くみられる（Reproduced with permission from Simon RR, Sherman SC, Koenigsknecht SJ. Emergency Orthopedics, The Extremities. 5th ed. New York, NY：McGraw-Hill；2007：398, Figure 15-14. Copyright 2007.）

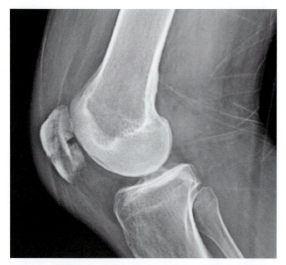

図 111-5　転位のない膝蓋骨骨折は膝関節側面像で確認できる（Reproduced with permission from Simon RR, Sherman SC, Koenigsknecht SJ. Emergency Orthopedics, The Extremities. 5th ed. New York, NY：McGraw-Hill；2007：405, Figure 15-26, bottom photo only. Copyright 2007.）

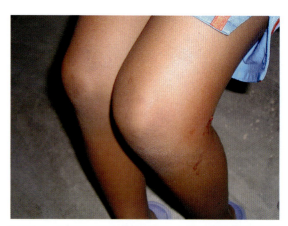

図 111-7　少女に生じた化膿性関節炎。左膝の疼痛・腫脹と可動域制限，歩行困難を認める。膝関節穿刺では白血球増多を伴う混濁した関節炎を認める。関節液培養で黄色ブドウ球菌が検出された（Reproduced with permission from Richard P. Usatine, MD.）

骨囊胞，骨軟骨腫）：明らかな外傷歴なし。慢性経過あるいは病的骨折に伴う急性症状。単純 X 線と MRI にて異常所見。

治療

外傷に伴う膝関節痛の初期治療は，RICE である。

- アセトアミノフェンなど痛み止めを処方する，必要があれば非ステロイド性抗炎症薬（NSAIDs）も追加する[8]。SOR C
- 急性膝関節外傷治療の専門家による評価を受けるまでは，さらなる傷害を防ぐ（例：荷重はつま先荷重までとし，膝関節可動域制限のための装具を着用して活動を制限する）[7]。SOR C
- ピッツバーグもしくはオタワ膝関節ルールに従って，必要があれば単純 X 線を撮影する[6]。SOR A
- 受傷機転や身体所見上，ACL 断裂や半月断裂，側副靱帯断裂が疑われた場合には MRI 撮影を考慮する[7]。SOR C

ACL 断裂

- 若年者や活動性が高い患者は再建手術目的で専門医へ紹介する。再建手術では，手術後 4〜6 カ月で 80〜95％ が受傷前の活動レベルに復帰する[8]。SOR C
- 活動性の低い患者や 50 歳以上の患者には，再建のメリットとデメリットを相談するために専門家へ紹介する[9]。
- 再建手術は少なくとも受傷後 3 週間以降に行う。受傷後 3 週間以内の再建は関節線維症のリスクが高い。
- （術前でも）リハビリテーションが可能であれば，早期より可動域練習を行うためリハビリを紹介する[8]。SOR C

半月断裂

- 半月断裂の位置や形状，合併損傷によって治癒率は異なるため，手術を行うか，保存療法を行うかについて専門家に相談する[10]。SOR **C**
- 45〜65歳の膝関節痛，非外傷性半月断裂，変形性膝関節症は以下の因子について考慮する。
  - 関節鏡手術をした方がよい場合：転位を伴う断裂，引っかかりなどの機械的な症状，痛みが急に変化するもの。
  - 関節鏡手術の利点が少ないと考えられるもの：斜断裂，機械的な症状のないもの，痛みが急には変化しないもの。

側副靱帯断裂

- 断裂の程度によって治療方針は異なる。SOR **C**
- （リハビリテーションに紹介し）断裂の程度にかかわらず，早期より可動域練習を行う。
- gradeⅠ：内側あるいは外側側副靱帯断裂（不安定性5 mm以内）では，疼痛範囲内での荷重と，早期歩行を許可する。
- gradeⅡ（不安定性5〜10mm）：装具を着用して屈曲20度までに可動域を制限するが，荷重歩行は許可する。
- gradeⅢ（不安定性10 mm以上）：ヒンジつき装具を着用させ，初期には免荷で，4週以降に段階的に荷重を許可する。gradeⅢの外側側副靱帯断裂は手術を要することもある。

予防

- 神経筋再訓練プログラムは女性バスケット，サッカー，バレーボールのACL断裂の頻度を減少させる[12]。
- カッティング動作やジャンプ，バランス，強度を改善するためのstructured warm-up programは急性膝外傷を減少させるが，治療必要数（NNT）は8カ月以上で43人である[13]。

予後

活動性の高い若年者は膝外傷後は良好な経過をたどる。ACL断裂の保存療法は受傷後1〜5年は良好であるが，21%は活動度が低下する[14]。

フォローアップ

フォローアップのタイミングは術者，スポーツ専門医あるいは急性膝外傷の治療に優れた治療者によって決定される。

患者教育

- ACL断裂は手術が必要となることがあり，治癒するのに4〜6カ月を必要とし，最良の結果を得るためにはリハビリテーションの継続が必要である。
- 半月断裂では引っかかりなど機械的な症状のときには手術が必要となる。半月断裂の部位に血流があるかどうかで縫合術が行えるかどうか決定される。
- 半月断裂は痛みを伴わない変形性関節症患者のMRIでよくみられることがあり，MRI上での半月断裂は関節痛に関係ないことがある。
- 側副靱帯断裂は装具を着用し，可動域を維持しながら保存的に治療する。外側側副靱帯の完全断裂は手術が必要となることがある。

【Heidi S. Chumley, MD】
（井伊聡樹 訳）

112 デュピュイトラン病

症例

手のこわばりを主訴に来院した53歳の男性。数年前から両手のこわばりを自覚していたが，徐々に手指の伸展が困難となった（図112-1）。手指に痛みを感じなかったので，病院を受診しなかった。最近になって，大工道具を握ることが困難となり，今後また手指が元のように機能することを望んでいる。医師はデュピュイトラン拘縮と診断し，この疾患と今後の治療方針について話しあった。

概説

デュピュイトラン拘縮は，1本あるいはそれ以上の手指の屈曲拘縮である。この疾患では手掌腱膜の進行性の肥厚が生じ，その結果，手指が手掌の方向へ屈曲し，伸展が制限される。診断は臨床的に行い，手掌の皮下結節を触知することが診断に役立つ。治療はこれまでは外科療法が主に行われていたが，近年になってコラゲナーゼ製剤を用いた非手術療法が認可された。

別名

デュピュイトラン病（Dupuytren disease）はデュピュイトラン拘縮，手掌線維症，レダーホース病とも呼ばれている。

疫学

- デュピュイトラン拘縮は，浸透度の不完全な常染色体優性遺伝である（図112-2）。
- 有病率は白人，特に北ヨーロッパの民族に多い。年齢が高くなるにつれて発生率は増加する[1]。
- 女性よりも男性に多く発症する（約6：1）[2,3]。
- 米国では約7%の有病率と推定されており，発生率は成人1万人に対して約3人と推定されている。
- 喫煙，飲酒，糖尿病，てんかんなどの患者に高率に発生する[4]。

病因／病態生理

デュピュイトラン拘縮は以下の3つのstageに分けられる。
- 手掌腱膜の筋線維芽細胞が増殖し，皮下結節をつくる。
- 筋線維芽細胞が緊張のかかる方向に沿って配列し，索を形成する
- 組織では細胞が消失して，コラーゲンからなる肥厚した索が緊張を強める結痂，MP関節，PIP関節，時にDIP関節に屈曲拘縮が生じる。

危険因子

- 喫煙。
- アルコール消費量。
- てんかん。
- 糖尿病。
- 手根管症候群。
- 手をよく使う労働。
- 手の外傷歴。

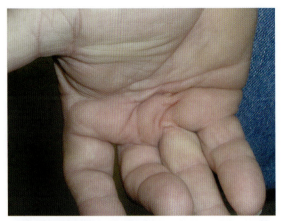

図112-1　53歳男性のデュピュイトラン拘縮。第3指のPIP関節の拘縮と手掌に拘縮索を認める（Reproduced with permission from Richard P. Usatine, MD.）

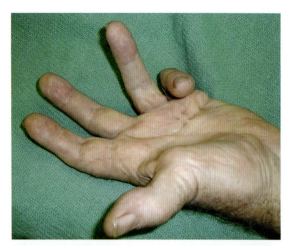

図112-3　58歳男性のデュピュイトラン拘縮。第4指と第5指の屈曲拘縮と手掌拘縮索を認める（Reproduced with permission from Richard P. Usatine, MD.）

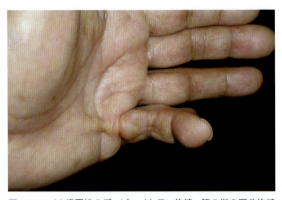

図112-2　60歳男性のデュピュイトラン拘縮。第5指の屈曲拘縮と手掌の拘縮索を認める。兄弟はすべてデュピュイトラン拘縮に罹患している（Reproduced with permission from Richard P. Usatine, MD.）

診断

▶ 臨床所見
- 臨床的診断は病歴と身体所見に基づいてなされる。
- 患者は両手に緩徐に進行するかたさと、手指が完全に伸展できないことを訴える。
- 典型的には痛みはない。
- 診察所見：屈曲拘縮を伴う皮下結節は、特に高齢白人男性においては、診断価値がある。しかし末期には皮下結節は消退することもある[4]。

▶ 典型的分布
- どの指にも発症しうる。
- 第4、第5指にみられることが多い（図112-3）。

▶ 検査所見
- 明らかな異常所見なし。

▶ 画像検査
- 拘縮部位のMRIは手術を行う際の補助となるが、臨床診断が確定されていれば必ずしも必要ではない。

▶ 生検
- 典型的には必要とはしない。
- 早期診断や小児など非典型例では、病理組織の確認が必要となる。

鑑別診断

手指の拘縮や手掌腱膜結節を形成する他の原因を以下にあげる。
- 内在性の関節拘縮：あらゆる原発性の関節疾患から生じる可動域制限。
- ばね指、狭窄性腱鞘炎：屈筋腱の局所的な腫脹は腱鞘内での動きを制限し、その結果弾発現象を引き起こす。手指は引っかかるが伸展可能である。
- 関節リウマチ：骨性変化の結果、MCP関節や手関節で尺側偏位を生じる。
- ガングリオン、手掌結節。
- 職業・労働に伴う過角化症と胼胝形成。
- 類上皮肉腫や軟部組織巨細胞腫を含む手の腫瘍。

治療

デュピュイトラン拘縮の治療の目標は、罹患関節の可動域を増加させることによって手指の機能を維持あるいは再獲得することである。

▶ 非薬物療法
- スプリントを用いたリハビリテーションは、単独の治療としては効果は乏しいとされる。SOR C
- 放射線療法は使用されているが、これを支持するエビデンスはほとんどなく、むしろ重大な副作用がある。SOR C
- 高酸素療法は研究されているが、結果は様々である。SOR C

▶ 薬物療法
- ステロイドの病巣内注射は中等度の効果はあるが、腱断裂のリスクがある。SOR C
- 非手術療法として、コラゲナーゼ注射は44〜64％の患者で0〜5度拘縮を改善した。拘縮の35％は3年以内に再発し、ほとんどは8年以内に再発する[5),6)]。

▶ 外科療法
- 手術適応は、MCP関節で30度以上の屈曲拘縮があるときに考慮する。SOR C
- 腱膜切除術は、屈曲変形の程度を改善し、手指の機能はやや改善する。手指機能の改善はPIP関節の可動域の改善と

最も関連するとされる[1]。SOR B

予後
- 再発率は手術で切除可能であった腱膜の量に関連する。
- 経過とともに再発率は増加する。

フォローアップ
術後のフォローアップは罹患手指の伸展が目標に到達するまで行う。

患者教育
- デュピュイトラン拘縮の進行に寄与するとされる危険因子（例：喫煙，アルコール摂取）を避けるよう教育するが，このことが疾病経過を変化させることは示されていない。
- 術後，手指のリハビリテーションは手指の機能を改善するかもしれない。しかし，初期のうちの関節の変形の改善と手指機能の改善は時間とともに失われる可能性がある。

【John E. Delzell, Jr., MD, MSPH／Heidi S. Chumley, MD】
（井伊聡樹 訳）

113 リウマチ性多発筋痛症，側頭動脈炎

症例
3カ月前からの倦怠感と緩徐進行性の両肩痛のため，クリニックに来院した65歳の男性。両肩の疼痛は，朝に腕を頭より上に挙上させていると増悪する。最近2週間は，朝は妻の助けを借りて着替えをしていた。また，脹腔と殿部の疼痛も訴えていた。小関節の症状や頭痛，視力障害は否定している。血液検査では血小板が411で赤沈（ESR）は54 mm/時間であった。リウマチ性多発筋痛症（polymyalgia rheumatica：PMR）の診断が臨床像に基づいてなされた（図113-1）。1日15 mgのプレドニゾンで治療開始。7日以内で95％改善した。4週間後のフォローアップのESRは10 mm/時間であった。数カ月でプレドニゾンは離脱し，無症状が維持されている。

概説
PMRは50歳以上で，朝のこわばりに伴う両肩・骨盤帯・頸部の疼痛に関連した未知の病因による疾患である。微熱，体重減少，倦怠感などの全身症状の方が目立つことがある。一般的にはESR・CRPの上昇と関連がある[1]。

側頭動脈炎（temporal arteritis：TA）は病因不明の慢性の中・大血管の血管炎である。TAは脳卒中や視力低下のリスクを高めるため，緊急事態と捉えるべきである。

別名
TAは巨細胞性動脈炎（GCA）ともいわれる。

疫学
- PMRは高齢者が直面し，長期のステロイド投与が必要になる最も一般的な全身性の炎症性疾患である。TAよりも3倍多い。
- TAは最も一般的な中・大血管の血管炎である。急性の視

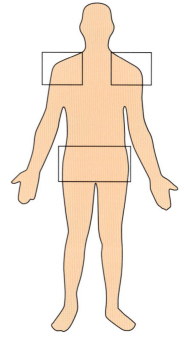

図113-1 PMR患者の典型的な疼痛・こわばりの出現部位

力低下を起こす可能性がある（TA患者の20％が視力低下に至る）[2]。
- TA発症の平均年齢は70歳であり，50歳以前の発症はまれである。
- TAは白人に多い。
- PMRを合併するTAは50％である。

病因／病態生理
- TAは大動脈弓から起始する近位の頭蓋血管に生じる。組織学的に多核巨細胞に関連する肉芽腫を形成する炎症反応と関連がある（図113-2，図113-3）[3]。
- TAは大動脈やその分枝に発症することがあり，大動脈解離や閉塞を合併しうる（図113-4，図113-5）。
- PMRは，マクロファージやTリンパ球の浸潤に伴う血管増殖を起こす滑膜炎と関連している[4]。

危険因子
- 50歳以上。
- 女性。
- 祖先が北欧系。

診断／スクリーニング

■ 臨床所見
病歴，身体所見
- PMRの診断基準：以下の基準のうち，いくつを満たせば診断できるのかガイドラインでは明確に示されてはいない[5]。
  - 50歳以上。2週間以上症状が継続している。
  - 両肩か骨盤帯，もしくはその両方の疼痛。
  - 45分以上続く朝のこわばり。
  - 急性期反応の証拠（ESRまたはCRPの上昇）。
  - 古典的な症状やステロイド（初期投与量は一般に15 mg/日）にすばやく反応するならば，ESR（またはCRP）の上

384　第13部　筋骨格，リウマチ

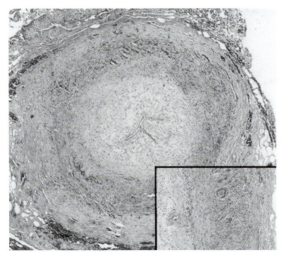

図113-2　巨細胞性動脈炎。側頭動脈生検では内皮細胞の増殖，内弾性板の断片化，炎症細胞の外膜と中膜への浸潤が認められる。右下の枠内に巨細胞が認められる（Reproduced with permission from Hellmann DB. Vasculitis. In：Stobo J, Traill TA, Hellmann DB, Ladenson PW, Petty BG. Principles and Practice of Medicine. New York, NY：Appleton & Lange；1996：215.）

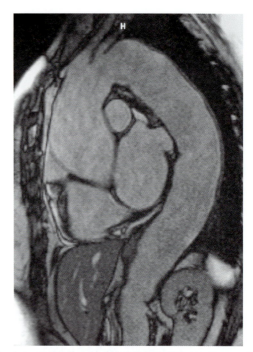

図113-4　80歳女性の拡張した胸部大動脈瘤のMRI像。この動脈瘤が出現する10年前に巨細胞性動脈炎が生検によって診断されていた（Reproduced with permission from Longo DL, Fauci A, Kasper D, Hauser S, Jameson J, Loscalzo J. Harrison's Principles of Internal Medicine. 18th ed. New York, NY：McGraw-Hill.）

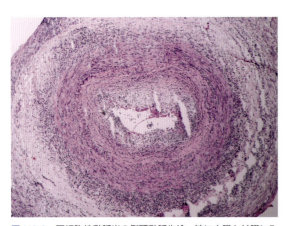

図113-3　巨細胞性動脈炎の側頭動脈生検。特に中膜と外膜にみられるリンパ球と単核細胞による血管壁全体への浸潤が認められる。巨細胞も散見される（Reproduced with permission from Longo DL, Fauci A, Kasper D, Hauser S, Jameson J, Loscalzo J. Harrison's Principles of Internal Medicine. 18th ed. New York, NY：McGraw-Hill.）

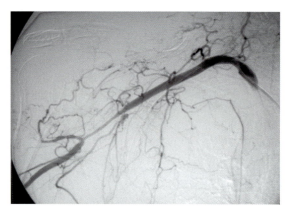

図113-5　巨細胞性動脈炎の75歳女性。上肢の動脈造影。腋窩動脈に長大な狭窄病変が認められる（Reproduced with permission from Longo DL, Fauci A, Kasper D, Hauser S, Jameson J, Loscalzo J. Harrison's Principles of Internal Medicine. 18th ed. New York, NY：McGraw-Hill.）

　　　昇がなくても，PMRの診断は可能である。
　　・7日以内に70％臨床症状が改善するならばPMRに矛盾しない。
　・プレドニゾン開始から4週間以内にESRとCRPが正常化する。
　・PMR患者の70％が股関節に発症する。
　・PMR患者の30％で肩の症状が認められない。
　・周辺症状，全身症状はPMR患者の50％に発症する。
　・除外項目は以下のとおりである。
　　・活動性の感染症や癌（PMRの治療には，通常副腎皮質ステロイドを使用するため）。
　　・TA（患者の管理方法がPMRと異なるため）。
　　・関節リウマチのような他のリウマチ性疾患。
　　・スタチン系のような薬剤性の筋痛症。
　　・線維筋痛症のような慢性疼痛症候群。

　　　・筋症を起こす可能性のある甲状腺機能低下症のような内分泌疾患。
　　　・パーキンソン病。
　・TAの臨床症状は軽症から重症まで様々である。
　　・TA診断のためには以下の5つの条件のうち3つを満たせばよい（感度93％，特異度91％）[6]。
　　　・50歳以上で発症（平均70歳）。
　　　・突然発症の今までにない頭痛（側頭部が一般的）と側頭部の圧痛。圧痛はびまん性の場合もあるし，両側性の場合もある。
　　　・側頭動脈の圧痛と拍動の減弱（動脈硬化に関係のない

ビーズ状となった側頭動脈，拍動低下）。
- ・ESR 50 mm/時間以上。
- ・側頭動脈生検（肉芽腫性炎症と多核巨細胞に関連する血管炎）。
- TAに関連する他の特徴は顎跛行，舌跛行，視界がぼやける，複視，頭皮の圧痛，発熱，倦怠感，体重減少，脳神経麻痺，上肢の動脈の雑音などである。TAを強く疑う所見は頭痛のない状態での顎跛行，舌跛行，視力低下である。

▶ 検査所見

- 血算：非特異的であるが，全身性疾患や感染症を同定するのに役立つ可能性がある。
- TAとPMRの診断に重要な検査はESRである。
- 血糖コントロールや肝・腎機能など，副腎皮質ステロイドを開始する前に包括的に検査を行い，評価する。
- 体内の副甲状腺ホルモンと25-ヒドロキシビタミンDの状態。すなわちビタミンD欠乏や副甲状腺機能亢進症は骨減少症や骨粗鬆症の二次的な原因となり，これらはプレドニゾン投与によって増悪しうる。
- ベンス-ジョーンス蛋白（尿中と血清中）は多発性骨髄腫を除外するのに役立つ。筋骨格系の疼痛とともに発症し，主に高齢者の疾患である。
- 甲状腺ホルモン（TSH）：甲状腺機能低下症は筋症と関連がある。
- CK（CPK）は多発性筋炎のような炎症性筋疾患を除外する目的で検査すべきである。
- リウマチ因子（RF）は関節リウマチ除外に役立つ（抗CCP抗体の方が感度が高く，測定を考慮すべきである）。
- 抗核抗体（ANA）は全身性エリテマトーデス（SLE）とオーバーラップ症候群を鑑別する。

▶ 画像検査

- 超音波検査は狭窄部位に沿った側頭動脈の浮腫を検出し，TAの診断において感度69％，特異度82％である。しかし，生検の代わりにはならない[7]。
- 胸部X線写真はTA患者の大動脈瘤のチェックに役立つ（心エコーやCTAを考慮する）。
- 側頭動脈の生検は副腎皮質ステロイド投与開始から1週間以内に行うべきである。生検の日程調整などでステロイドの投与開始が遅れてはいけない[8]。

鑑別診断

PMR

- 関節リウマチ，SLE，他の血管炎：これらは遠位関節のこわばり，疼痛，腫脹，圧痛，熱感が一般的である（99章「関節リウマチ」，178章「ループス—全身性病変，皮膚病変」参照）。
- 炎症性筋症：皮膚筋炎と多発性筋炎は筋力低下と筋原性酵素の上昇に関連している。そのうえ，皮膚筋炎は皮疹と関連している（179章「皮膚筋炎」参照）。
- 変形性関節症：疼痛は関節の使用で増悪し，安静で改善する（98章「変形性関節症」参照）。
- 腱板の病変や滑液包炎などの肩に関する疾患：疼痛は関節の使用で増悪し，安静で改善する。そして，一般的には片側性である。
- 線維筋痛症：広範囲の筋骨格系の疼痛であり，多数の発痛点があり，女性に多い。

TA

頭痛
- 片頭痛：50歳以上での発症はまれである。片頭痛は拍動性の頭痛，嘔気・嘔吐，羞明，音恐怖症と関連している。
- 群発頭痛：男性に多い。典型的には2日間の間欠期を挟んで頭痛は15分から3時間持続する。
- 帯状疱疹：デルマトームに沿った限局性の水疱を伴う疼痛。頭痛として現れることがある（126章「帯状疱疹」，127章「眼部帯状疱疹」参照）。
- 頸椎疾患：疼痛はたいてい頸椎の運動で増悪する。
- 副鼻腔疾患：副鼻腔の疼痛，鼻漏，鼻腔内膿瘍とともに発症する（28章「副鼻腔炎」参照）。

急性の視力障害
- 一過性脳虚血発作：頭痛のない突然発症の急性の視力障害。

顎跛行
- 顎関節：疼痛は顎跛行と混同される。顎関節症では一般的に，顎関節の運動により聴取可能なクリック音と捻髪音が認められる。

治療

▶ 薬物療法

- PMR：緊急の副腎皮質ステロイド投与は不要（TAとは反対）であり，十分な評価を遅らせることがある。
  - プレドニゾン15 mg/日を3週間，12.5 mgを3週間，10 mgを4〜6週間，4〜8週ごとに投与終了まで1 mgずつ減量する[1,9]。**SOR Ⓐ**
    - ・プレドニゾン15 mg/日から開始しても，症状コントロールのためにより高用量が必要となったのは1％以下であった。15 mg/日から開始することは大半の患者にとって効果的な開始量である[1]。
    - ・最初の4カ月間は3回フォローアップする。最初は数週間以内に行い，その後は3カ月ごとに1年間行う。
    - ・さらに早い間隔でステロイドを漸減することが患者にとって望ましいこともある。
  - 一般的な治療期間は1〜2年である（炎症反応による症状がなくなり，ESRやCRPが正常化した場合に終了する）。
  - 再発した場合は以前の用量に戻す（メチルプレドニゾロン120 mgを3〜4週ごとに筋注し，2〜3カ月ごとに20 mgずつ減量する）[5]。
- TAでは副腎皮質ステロイドをすぐに開始する[3,10]。**SOR Ⓐ**
  - プレドニゾン1 mg/kg/日または40〜60 mg/日を開始する。症状改善や検査値（例：ESR）が正常化するまでに4週間かかる。
  - 2週間ごとに10 mgずつ20 mg/日まで減量する。その後，2〜4週ごとに2.5 mgずつ10 mgまで減量する。その後は1〜2カ月ごとに1 mgずつ減量する[3]。
  - 進行性の視力障害や一過性黒内障が出現した場合，メチルプレドニゾロン500 mg〜1 gを3日連続で静脈投与する[3]。
- 骨粗鬆症予防：ビタミンDとカルシウムとともにビスホスホネート製剤を開始する。骨折リスクの高い患者（65歳以上で脆弱骨折の既往がある）の骨粗鬆症を予防するためである。骨折リスクが高くない患者は，ステロイド治療開始時にビタミンD製剤とカルシウム製剤を開始する。このよ

うな患者では骨密度検査を施行し，T スコアが－1.0 以下であればビスホスホネート製剤を開始する[11]。
- 禁忌でないならば TA に低用量アスピリン 160 mg/日を開始する[3]。SOR C
  - アスピリンは視力障害や脳血管の虚血性疾患の発症を約 20％抑える。
- 副腎皮質ステロイドを投与する際は胃腸保護の目的でプロトンポンプ阻害薬（PPI）投与を考慮する。SOR C
- PMR ではステロイド代替薬が研究されている（長期のステロイド使用を予防するために）。
  - メトトレキサート（10 mg/週）を 1 日 10 mg のプレドニゾンに併用することで，再発を減らす効果があり，プレドニゾンの必要量を減らし，プレドニゾンに関連した有害作用を減らす。ステロイド合併症のリスクの高い患者で有益であるかもしれない[1],[12]。SOR B
- インフリキシマブは，新規発症しプレドニゾンで治療を受けている PMR 患者に対して有益ではなく，むしろ害となりうることが示された[13]。SOR B

▶ 紹介，入院
- 肩の症状がない，著明な全身症状がない，正常～高値の急性期反応物質の上昇がないなどのように非典型的な患者は紹介する。
- 治療に無反応や副腎皮質ステロイドが減量できない，ステロイド投与に禁忌があるなどの場合は専門医に紹介すべきである。

予後
- 視力障害を起こしている側と反対の眼では視力障害のリスクは最大で 50％である。
- TA 患者の 27％が晩期合併症としての大動脈瘤・解離・狭窄の危険がある[14]。

フォローアップ
- PMR では 1～3 週間以内に 1 回フォローアップし，治療への反応性次第で以後は 4～6 週でフォローアップする。
- 近位筋（殿部や肩）の疼痛，朝のこわばり，倦怠感を評価する。
- TA 患者のフォローアップはもっと頻回に行う。1 週間以内に 1 回，最初の 3 カ月以内に 4 回，最初の年は 3 カ月ごとにフォローアップする。

患者教育
- 再発，新規発症の発熱，頭痛，頭皮の圧痛，視力症状，顎跛行，舌跛行，PMR，脳血管症状について患者を教育する。
- 骨粗鬆症予防は薬剤投与だけではない。食事や運動など他の生活スタイルの問題についても話しあわれるべきである（225 章「骨粗鬆症，骨減少」参照）。

【Gary Ferenchick, MD】
（髙木雅生 訳）

第14部

皮膚

SOR	定義
A	一貫して質が高く,かつ患者由来のエビデンスに基づいた推奨*
B	矛盾があるか,質に一部問題がある患者由来のエビデンスに基づいた推奨*
C	今までのコンセンサス,日常行う診療行為,意見,疾患由来のエビデンス,または,診断・治療・スクリーニングのための症例報告に基づいた推奨*

・SOR:推奨度(strength of recommendation)
・患者由来のエビデンス:死亡率,罹患率,患者の症状の改善などを意味する
・疾患由来のエビデンス:血圧変化,血液生化学所見などを意味する
*:さらなる詳細な情報を確認する場合は巻末の「付録A」参照

1節　痤瘡様

114　尋常性痤瘡（アクネ，ニキビ）

症例

重度の囊胞性痤瘡，瘢痕を有する20歳の男性の治療経過を示す（図114-1A）。経口抗菌薬，レチノイド外用薬，ベンジルペルオキシド外用薬は効果が乏しく，イソトレチノインが効果を示した。6カ月使用し，結節や囊胞は消失した（図114-1B）。彼は喜び，自身の外観に自信が持てるようになった。

概説

尋常性痤瘡（アクネ，ニキビ）(acne vulgaris)はあらゆる年齢で起こりうる毛囊脂腺単位の閉塞および炎症性疾患である。10代で罹患するのが典型的だが，多くの人が自尊心や健康に影響を及ぼすほど尋常性痤瘡に困っている（図114-2）。

疫学

10代の80％以上が尋常性痤瘡に罹患し，男性の3％，女性の12％は25歳以上でも患っている[1]。

病因／病態生理

尋常性痤瘡の重要な4つのステップ。
1) アンドロゲン。ホルモンおよび遺伝に関連する皮脂の過剰産生。
2) 濾胞上皮の異常剝離（ケラチン詰まり）。
3) アクネ菌（*Propionibacterium acnes*）の増殖。
4) 炎症や濾胞の破壊による濾胞閉塞。

尋常性痤瘡はフェニトインやリチウムなどの薬剤によっても誘発される（図114-3）。

大量のミルク（特にスキムミルク）の摂取は10代や若年者の尋常性痤瘡のリスクを上げる[2,3]。近年の報告では，高血糖負荷の食事は尋常性痤瘡に寄与し，低血糖負荷食に変更することで病変を縮小するとされる[3〜5]。

診断

■ 臨床所見
- 尋常性痤瘡の形態には面皰，丘疹，膿疱，結節，囊胞がある（図114-4）。
- 閉塞性痤瘡＝面皰＝非炎症性痤瘡と面皰からなる。
- 炎症性痤瘡は面皰に加えて，丘疹，膿疱，小結節，そして囊胞が認められる（図114-5，図114-6）。

■ 典型的分布
尋常性痤瘡が認められる部位は顔面，背面，胸部，頸部である。

■ 検査所見
アンドロゲン過剰症や多囊胞性卵巣症候群（PCOS）が考えられる場合には別々に確認する[6]。SOR Ⓐ これらが疑われる場合には，テストステロン，デヒドロエピアンドロステロン硫酸（DHEA-S）を確認する。PCOSが考えられる場合には，卵胞刺激ホルモン（FSH）と黄体形成ホルモン（LH）も確

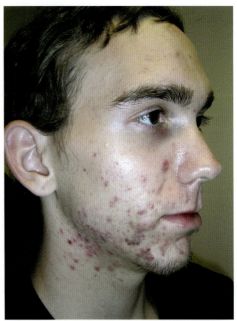

A

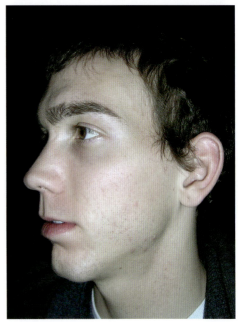

B

図114-1　A：20歳男性の瘢痕を伴う重篤な囊胞状尋常性痤瘡。B：イソトレチノインを6カ月使用し著明に改善（Reproduced with permission from Richard P. Usatine, MD.）

認する。

■ 鑑別診断
- 集簇性痤瘡はまれだが，多数の痤瘡や囊胞，サイナストラック（瘻孔），膿瘍が特徴的な非常に重篤な痤瘡である。炎症性の皮疹や瘢痕は，ひどい痕を残しやすい[7]。サイナストラックは，悪臭のある化膿性物質を排出する複数の開口部を形成する（図114-7〜図114-9）。コメドや小結節は通常，胸部，肩，背部，殿部，顔面に認められるのに対して，集簇性痤瘡は，汗腺炎や頭皮の蜂窩織炎などの濾胞性閉塞である（図114-9参照）。

114章　尋常性痤瘡（アクネ，ニキビ）　389

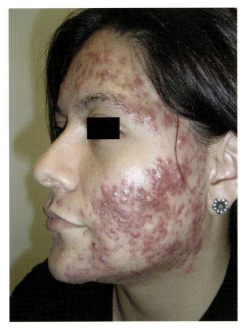

図 114-2　あらゆる局所療法や経口抗菌薬で効果を示さなかった24歳女性の重度炎症性尋常性痤瘡（Reproduced with permission from Richard P. Usatine, MD.）

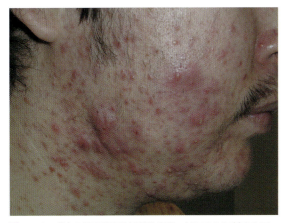

図 114-3　成人の重度炎症性尋常性痤瘡。けいれんに対するフェニトインの使用で増悪（Reproduced with permission from Richard P. Usatine, MD.）

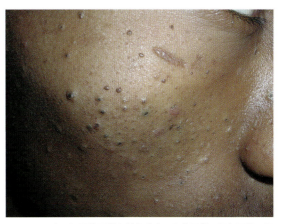

図 114-4　大きな開放面皰を伴う痤瘡。開放面皰は黒色面皰，閉鎖面皰は白色面皰と呼ばれ，小丘疹様である（Reproduced with permission from Richard P. Usatine, MD.）

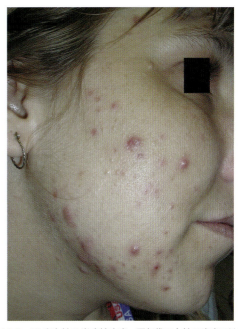

図 114-5　20歳女性の炎症性痤瘡。同年代の女性の痤瘡では下顎のラインを含むのが一般的である（Reproduced with permission from Richard P. Usatine, MD.）

- 電撃性痤瘡は突然発症の潰瘍性痂皮嚢胞性痤瘡で，胸部や背部に起こる（図 114-10，図 114-11）[8]。発熱，倦怠感，嘔気，関節痛，筋肉痛，体重減少が主な症状である。白血球上昇，血沈亢進を通常認める。局所の溶骨性変化も認める。全身症状はないが，痤瘡がひどく悪化する際に電撃性痤瘡という言葉が用いられる。
- 酒さは，顔面の丘疹や膿疱による痤瘡である。顕著な紅斑と毛細血管拡張を伴い，高齢者にみられる。酒さはコメドを含まず，眼や鼻に特徴的な所見がある（115章「酒さ」参照）。電撃性酒さ，または顔面の膿皮症は重篤な痤瘡や酒さを特徴とする（図 114-12）。
- 背部の毛嚢炎は痤瘡と混同しやすい。毛嚢炎は炎症性丘疹を中心部に探し出すことができれば痤瘡と区別できる。背面の痤瘡は通常顔面の痤瘡を併発する（119章「毛嚢炎」参照）。
- 項部ケロイド痤瘡は，生え際の丘疹，膿疱，小結節，ケロイド組織からなる。男性がカラーリングした後に項部に認められることが多い（116章「偽性毛嚢炎，項部ケロイド痤瘡」参照）。
- 光線性面皰は日光の曝露と関連し，時間経過とともに認められるようになる（図 114-13）。

治療

治療は痤瘡のタイプと重症度による。レチノイド外用薬，抗菌外用薬，抗菌薬全身投与，ホルモン療法，経口イソトレチノイン，注射療法から選択する。食事療法は有用で，糖質制限や減量は多くの患者に効果がある。

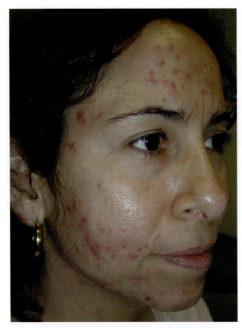

図114-6 高齢女性の炎症性痤瘡。痛みを伴う囊胞に耐えられず痤瘡に対して注射を行った。これは一時的な治療にすぎず，イソトレチノインに関しては議論されている（Reproduced with permission from Richard P. Usatine, MD.）

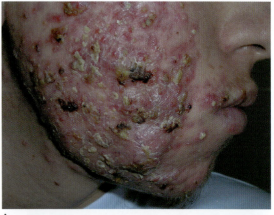

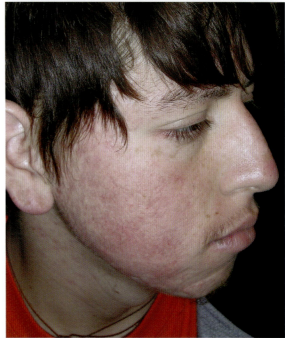

図114-7 A：16歳男性の集簇性痤瘡。サイナストラックを伴う重篤な囊胞性病変。イソトレチノインを始める前にステロイドを長期間内服する必要があった。治療開始後痤瘡は完全に改善した。B：経口ステロイド，イソトレチノインを5カ月使用し集簇性痤瘡は最小限に抑えられた（Reproduced with permission from Richard P. Usatine, MD.）

■ 食事の見直し

- 牛乳を飲んでいないか，砂糖などの高血糖食を摂取していないかを確認する。牛乳を飲み過ぎないようにする。
- 砂糖を含む炭水化物（例：全粒粉のパン，パスタ，果物）に代わる健康的な低糖質食を考慮し，炭水化物食に依存しないようなタンパク質を含んでいる食事（例：赤身肉，家禽，豆，魚）にする[4),5)]。SOR ⓑ
- 尋常性痤瘡患者43人の低糖質食の無作為化比較試験（RCT）では，対照群と比較して低糖質食群は総病変数，体重ともに減少した。体重減少が効果的であり，肥満患者が減量することで患者の皮膚や全身状態は改善したと考えられた[5)]。SOR ⓑ

■ 尋常性痤瘡に対する治療

250のレビューにおいて，AHRQ（Agency for Healthcare Research and Quality）は14のレベルAの項目を示した。これらの研究において，クリンダマイシン外用薬，エリスロマイシン外用薬，ベンゾイルペルオキシド，トレチノイン外用薬，テトラサイクリン経口薬，ノルゲスチメート/エチニルエストラジオールがプラセボと比較して効果があることが示されている。ベンゾイルペルオキシドは軽症から中等症の尋常性痤瘡に同等に効果があった。アダパレン，トレチノインも同等に効果があった[9)]。SOR Ⓐ

局所療法

- ベンゾイルペルオキシド：抗菌作用（ゲル，クリーム，ローション）（2.5％，5％，10％）。10％は刺激が強く効果が得られないこともある[1)]。SOR Ⓐ
- 抗菌外用薬：クリンダマイシン，エリスロマイシンが主。
- エリスロマイシン：溶液，ゲル[6)]。SOR Ⓐ
- クリンダマイシン：溶液，ゲル，ローション[6)]。SOR Ⓐ
- ベンザマイシン溶液：3％エリスロマイシン，5％ベンゾイルペルオキシド（過酸化ベンゾイル）[6)]。SOR Ⓐ
- ベンザクリン溶液：1％クリンダマイシン，5％ベンゾイルペルオキシド[6)]。SOR Ⓐ
- 5％ダプソン溶液[10)]。SOR Ⓐ

レチノイド

- トレチノイン（Retin-A）溶液，クリーム，液体，微粒子[1)]。SOR Ⓐ
- アダパレン溶液：トレチノインよりも刺激性が少ない[1)]。SOR Ⓐ
- タザロテン：刺激性の最も高いレチノイド外用薬[11)]。SOR Ⓐ
  レチノイド外用薬は開始後2〜3カ月の間は刺激が強いが，新たなシステマティックレビューでは初期に使用することによる尋常性痤瘡の悪化は認められていない[2)]。

114章 尋常性痤瘡(アクネ，ニキビ)　391

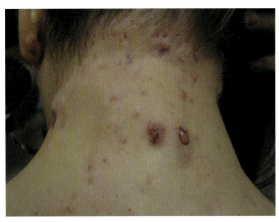

図114-8　囊胞間のサイナストラックを伴う42歳女性の集蔟性痤瘡。頸部の右側のサイナストラックから排膿が認められる（Reproduced with permission from Richard P. Usatine, MD.）

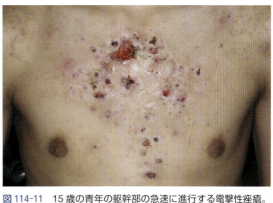

図114-11　15歳の青年の躯幹部の急速に進行する電撃性痤瘡。発熱や骨痛は認めなかったが，白血球数が17,000と上昇していた。ステロイドにすみやかに反応し，イソトレチノインを開始した。潰瘍や肉芽組織はイソトレチノイン開始当初は悪化したが，ステロイドを併用し管理することができた（Reproduced with permission from Richard P. Usatine, MD.）

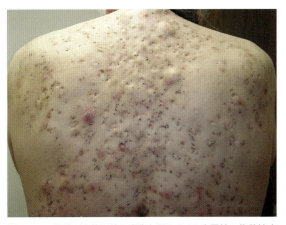

図114-9　背部の開放面皰と囊胞を認める53歳男性の集蔟性痤瘡。汗腺炎，頭皮の解離性蜂巣炎，集蔟性痤瘡の三徴を認めた（Reproduced with permission from Richard P. Usatine, MD.）

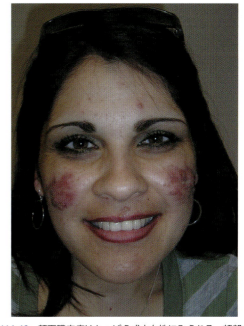

図114-12　顔面膿皮症はもっぱら成人女性にみられる。頰部の重度の囊胞性顔面痤瘡が認められ，電撃性酒さと呼ばれる。6カ月前から突然始まり，彼女の抗核抗体は正常であった（Reproduced with permission from Richard P. Usatine, MD.）

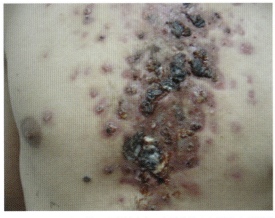

図114-10　17歳男性の電撃性痤瘡。多発性筋痛と関節痛が増悪しイソトレチノインを使用した。胸背部に出血性の痂皮で覆われた多数の結節や囊胞を認める（Reproduced with permission from Grunwald MH, Amichai B. Nodulocystic eruption with musculoskeletal pain. J Fam Pract. 2007；56：205-206, reproduced with permission from Frontline Medical Communications.）

- アゼライン酸：斑状の過剰な色素沈着，尋常性痤瘡の治療に有効（図114-14）[6]。SOR Ⓑ

全身療法
- 経口抗菌薬。
- テトラサイクリン 500 mg qd bid：安価で，空腹時に最も吸収される[6]。SOR Ⓐ
- ドキシサイクリン 40〜100 mg qd bid：安価で耐容性があり，食事とともに摂取可能で日光過敏性を高める[6]。SOR Ⓐ
- ミノサイクリン 50〜100 mg qd bid：高価でテトラサイクリンを含む他の抗菌薬全身投与以上に効果があることは示されていない[6,12]。SOR Ⓐ
- エリスロマイシン 250〜500 mg 1日2回：安価で胃腸障害はしばしば認めるが，妊娠中も使用可能である[6]。SOR Ⓐ

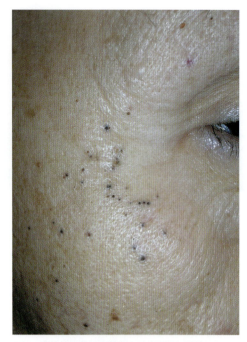

図114-13 光線性面皰は高齢者の日光曝露に関連したものである。典型的には眼の周囲に認められる（Reproduced with permission from Richard P. Usatine, MD.）

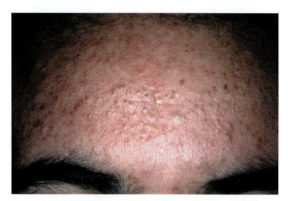

図114-14 斑状の過剰な色素沈着を伴う閉塞性もしくは面皰。これらにはアゼライン酸が有効である（Reproduced with permission from Richard P. Usatine, MD.）

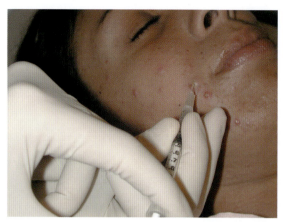

図114-15 2 mg/ccのトリアムシノロンアセトニドをアクネ結節へ注射（Reproduced with permission from Richard P. Usatine, MD.）

- ST合剤1日2回：効果的だがスティーブンス-ジョンソン症候群のリスクはある。特に重篤な場合や治療抵抗性の場合には短期間の使用にとどめる[6]。SOR Ⓐ 経口のアジスロマイシンはいくつかの小規模のスタディで尋常性痤瘡に対して評価されているが、経口のドキシサイクリンと比較し有効であったという報告はない[13]。
- イソトレチノイン（ブランド名が市場では出ていないにもかかわらず、アキュテインと呼ばれている）は最も強力な尋常性痤瘡に対する治療である。特に他の治療に反応しない囊胞性、瘢痕性の痤瘡に有用である[6]。SOR Ⓐ 5ヵ月間、1 mg/kg/日使用する。出産可能年齢の女性は避妊する必要がある。うつ病のモニターも必要である。
- 米国食品医薬品局（FDA）はイソトレチノインの処方者、使用者、調剤する薬剤師は iPLEDGE system（www.ipledge-program.com）に登録することを要求している。

ホルモン療法
- 女性では経口避妊薬：弱アンドロゲン効果のものを選択[6]。SOR Ⓐ 経口避妊薬のなかでオルソトリサイクリン、ヤーズ、エストロステップはFDAの承認が得られている。その他の経口避妊薬も同等の効果があると思われるが、尋常性痤瘡に対しては適応が通っていない。ヤーズ、ヤスミンは、17α-スピロノラクトンに由来する合成プロゲステロンである。これはスピロノラクトンに抗アンドロゲン作用を有し、静脈血栓症のリスクが上昇する[14]。
- スピロノラクトンは他の薬物療法で効果が乏しい成人女性に使用する[3),15),16)]。多毛症の場合は特に効果がある。標準量は50〜200 mg/日。50 mg/日から開始し、高カリウム血症に注意する。内服量が多いほど高カリウム血症のリスクは上昇する。有効量を決め維持量とする[6]。SOR Ⓑ 近年のシステマティックレビューでは、多毛症に対する効果は認められたものの、尋常性痤瘡に対する効果は認められなかった[17]。尋常性痤瘡に対するスピロノラクトンの投与はFDAの承認を得られていないことには注意が必要である。
- 重篤な丘疹、囊胞性痤瘡の女性27名の前向き研究において、合成プロゲステロン製剤（ヤスミン）は皮膚症状に効果があり、劇的な改善が認められた。また、カリウム値の有意な上昇も認められなかった[18]。

ステロイド静注療法
痛みを伴う小結節、囊胞に対して使用する。SOR Ⓒ ステロイドを希釈し、皮膚の萎縮に気をつけること（図114-15）。
- 2 mg/ccとなるように10 mg/ccのトリアムシノロンアセトニド（ケナログ）0.1 ccを0.4 ccの生理食塩水で希釈する。
- 1 ccのツベルクリン注射器に30ゲージの針を用いて各小結節へ0.1 cc注射する。

補助療法、代替療法
- ティーツリーオイル5%ゲル[19]。SOR Ⓑ

重症度ごとの治療
面皰（図114-6参照）
- 局所レチノイド、もしくはアゼライン酸。
- 過酸化ベンゾイルを検討する。
- 抗菌薬は不要（アクネ菌を殺す必要はない）。

軽度の丘疹膿疱
- 局所抗菌薬と過酸化ベンゾイル。

- 局所レチノイド，もしくはアゼライン酸。
- 局所療法が効果がない場合には経口抗菌薬を追加。

丘疹膿疱もしくは囊胞性痤瘡（中等度から重度の炎症）
- 局所抗菌薬，過酸化ベンゾイルに加えて経口抗菌薬。
- この段階では経口抗菌薬が必須である。
- 局所レチノイド，もしくはアゼライン酸（必要であれば強力なレチノイドを用いる）。
- 痛みを伴う結節および膿疱に対するステロイド静注療法。

重度の囊胞もしくは瘢痕性痤瘡
- 禁忌がなければ最も効果的であるイソトレチノインを使用する（図114-16）。
- 痛みを伴う結節および膿疱に対するステロイド静注療法。

電撃性痤瘡（図114-9～図114-11 参照）
- ステロイドの全身投与開始（プレドニゾロン 40～60 mg/日，約 1 mg/kg/日）[20]。SOR Ⓒ
- ステロイドの全身投与によって，すみやかに皮膚症状や全身状態は安定する。1回のステロイド治療の期間は再発を防ぐために 2～4 週間[20]。SOR Ⓒ
- イソトレチノインや抗菌薬はしばしばステロイドと併用されるが，有効性は証明されていない[20]。SOR Ⓒ イソトレチノインを抗菌薬と併用する場合には，偽脳腫瘍のリスクが2倍となるため，テトラサイクリン系の抗菌薬は避ける。
- プレドニゾロンを 4～6 週間，0.5～1 mg/kg/日使用するという英国の報告がある（その後漸減していく）[21]。SOR Ⓒ
- 経口のイソトレチノインを4週目に追加する。0.5 mg/kg/日から開始し，その後徐々に目標値に向けて増量する[21]。SOR Ⓒ
- 禁忌事項なければ，経口プレドニゾロンに加えて約4週間イソトレチノインを導入することを検討する。SOR Ⓒ

集簇性痤瘡や膿皮症は電撃性痤瘡と同じように治療するが，経口プレドニゾロンの投与期間はそれほど必要ではない。SOR Ⓒ

▶ 併用療法
- 複数の局所薬を併用すると単剤よりも効果がある[6]。SOR Ⓑ
- 局所レチノイド療法や抗菌外用薬は，単剤で用いるよりも併用した方が効果がある[6]。
- 過酸化ベンゾイルと抗菌外用薬の併用は，抗菌薬の耐性化を最小限にする効果もある[6]。
- クリンダマイシン，過酸化ベンゾイルとタザロテンクリームを併用すると強力な効果が得られ，耐容性も増強する[22]。
- 局所レチノイド療法と経口抗菌薬を併用すると治療開始がしやすくなる。タザロテンとミノサイクリンの併用維持療法は非常に効果があるが，タザロテン単剤療法と比較し，統計学的有意差はない[23]。

▶ 医療費
最も手頃な薬は，過酸化ベンゾイル，エリスロマイシン，クリンダマイシン，経口のドキシサイクリンである。最も高価な治療薬は，既存の局所薬と新しい薬の併用療法である。これらの薬は保険加入者にとっては有用である（Epiduo は過酸化ベンゾイルとアダパレンの合剤，Ziana はクリンダマイシンとトレチノインの合剤）。

▶ 新しい高価な治療薬
強いパルス光線，光線力学療法（PDT）は，レーザー，特殊な光，局所的な化学物質を使用した治療法である[24)～26)]。これらは非常に高価で，第一選択とはならない。患者が費用を

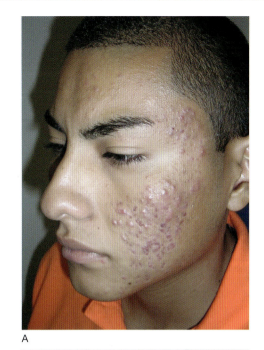

A

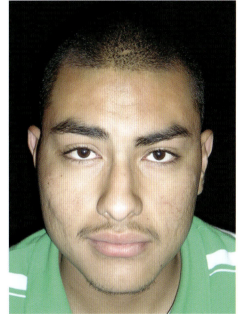

B

図114-16　A：局所療法や抗菌薬で効果が乏しかった重篤な囊胞性痤瘡を認める若年男性。イソトレチノインを開始した。B：6カ月後には劇的に改善した（Reproduced with permission from Richard P. Usatine, MD.）

負担でき，多少の不快感を許容できれば治療の選択肢となりうるが，局所療法よりも効果があると示されていない[2]。

1つの比較試験では，炎症性病変の退縮期間に関して，PDTはアダパレン局所療法よりも有効性が低いことが示されている[2]。

フォローアップ
イソトレチノインは毎月の経過観察が必要であるが，その他の局所療法は，最初は数カ月ごと，その後は年に1，2回

の経過観察とする。尋常性痤瘡に対する多くの治療は数カ月を要するため，こまめなフォローアップは不要である。

患者教育

薬物療法の遵守はきわめて重要である。適切な洗顔は1日に2回で十分である。強く擦ったり，化学薬剤で洗顔してはいけない。過酸化ベンゾイルを製品のまま使用しない場合には，洗顔用として購入可能である。

【Richard P. Usatine, MD】
(坂本壮 訳)

115 酒さ

症例

広範な膿疱性酒さを認める34歳の女性。10代の頃から顔面の紅潮を認めていた(図115-1～図115-3)。顔は5年前から赤く，悩んでいた。彼女の母親も同様に顔面の紅潮を認めていたため，北ヨーロッパ由来のものと考えていた。娘が生まれて以降，最近6カ月の間に吹き出物が増えた。身体所見では，丘疹，膿疱，および毛細血管の拡張所見を認めた。面皰は認めなかった。日にあたると症状は悪化し，日焼けどめは刺激となる。経口のテトラサイクリン，0.75%のメトロニダゾールを1日1回使用開始し，帽子着用，直射日光を浴びないようにした。刺激とならない日焼けどめを探した。彼女は，暑く湿気の多い日，アルコール，ホットドリンク，辛い食べ物が皮膚症状に悪いことは知っていたため，それらを避けるように心掛けた。

概説

酒さ(rosacea)は多くは成人に影響を及ぼす顔面や眼の炎症状態である。顔面は頰と鼻の上で赤くなり，しばしば毛細血管拡張や膿疱性皮疹を伴う。

別名

酒さはまた酒さ性痤瘡とも呼ばれる。

疫学

- 酒さはケルト族や北ヨーロッパ地域の肌のきれいな人に多い。
- 男性よりも女性に多い。
- 男性では過形成の形態をとり，酒さ鼻を起こすことが多い(図115-4，図115-5)。

病因／病態生理

- 正確な機序はわかっていないが，非炎症性反応とそれに引き続き起こる濾胞および毛細血管過拡張が考えられる。拡張した毛細血管は毛細血管拡張症となる(図115-6，図115-7)。
- 酒さが進行すると，結合組織や皮脂腺のびまん性肥大が顕著となる(図115-4参照)。
- アルコールは紅斑を強調させるが，酒さの原因ではない。酒さは家族性がある。
- 日光の曝露は急性の酒さ紅潮を起こす可能性があるが，な

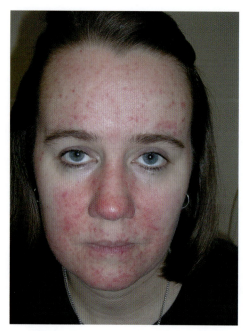

図115-1 顔全体に紅斑，丘疹，膿疱を認める34歳女性の酒さ。きれいな肌と青い眼は北ヨーロッパ由来である(Reproduced with permission from Richard P. Usatine, MD.)

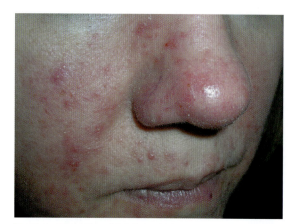

図115-2 同じ女性の丘疹と膿疱の拡大。面皰がないことに注意。これは尋常性痤瘡ではなく膿疱性酒さである(Reproduced with permission from Richard P. Usatine, MD.)

くても起こりうる。
- 酒さではニキビダニの増加がみられる[1]。ダニは毛包の機械的閉塞によって炎症反応またはアレルギー反応を誘発すると考えられている。

危険因子

- 遺伝的素因，ニキビダニの感染[1]，日光曝露。

診断

▶ 臨床所見

酒さは4つの段階，サブタイプがある。
1) 紅斑毛細血管拡張型酒さ(図115-6，図115-7参照)：一過性の赤みと持続性の紅斑が特徴。
2) 丘疹膿疱型酒さ(図115-1～図115-3，図115-8，図115-

115章 酒さ 395

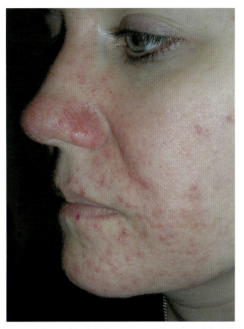

図115-3 鼻部の毛細血管拡張，口や顎周囲の丘疹を認める（Reproduced with permission from Richard P. Usatine, MD.）

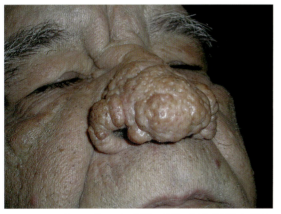

図115-4 51歳ヒスパニック系男性。鼻肌の過形成を認める酒さ鼻。多量の飲酒をしていた（Reproduced with permission from Richard P. Usatine, MD.）

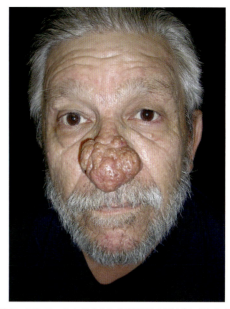

図115-5 アルコールを飲まない高齢男性の酒さ鼻。W. C. Fields noseと呼ばれ，アルコールとは必ずしも関連しない（Reproduced with permission from Richard P. Usatine, MD.）

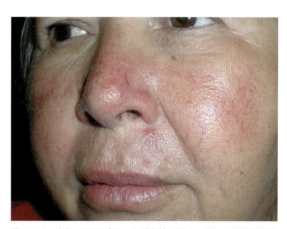

図115-6 中年のヒスパニック系女性の酒さの亜型の紅斑毛細血管拡張型酒さ（Reproduced with permission from Richard P. Usatine, MD.）

9）：初期の段階よりも紅斑は長期間に及び，しばしば数日から数週間続く。毛細血管拡張症および丘疹はこの段階で始まり，患者のなかには眼の違和感や結膜炎のような不快感を認めることがある。重度の顔面紅斑を伴う多くのひどい膿疱を有し，麦粒腫を発症することがある（10章「麦粒腫，霰粒腫」参照）。

3）瘤腫型酒さ/酒さ鼻（図115-4，図115-5参照）：鼻瘤として知られる鼻の上の肥厚したプラークを形成する皮脂腺の過形成が特徴的である。この過形成は，額，眼瞼，顎，そして鼻に著しい変形を起こすことがある。鼻の変形は女性よりも男性によく認められる。W. C. Fieldsは酒さ鼻で有名であり，アルコールを摂取していた。酒さ鼻は，図115-5の患者のように飲酒をしていなくても起こりうる。

4）眼型酒さ（図115-10～図115-12）：酒さの進行したタイプであり，持続的な血管拡張，丘疹，および膿疱を伴った，重度の紅斑を特徴とする。涙目，異物感，熱感，乾燥，視力の変化，眼瞼や眼周囲の紅斑を認める。眼瞼は，毛細血管拡張症，眼瞼炎，繰り返す麦粒腫に関与する（図115-10，図115-11参照）。結膜炎は慢性的である。角膜が関与することは一般的ではないが，関与すると重篤な結果をもたらす可能性がある。角膜所見として，点状びらん，角膜浸潤，角膜新生血管形成がみられる。最も重篤な病態は，角膜上の血管新生に伴う失明である（図115-12参照）。

▶ 典型的分布

酒さは顔面に起こり，頬や鼻に起こるのが典型的である。前額部や眼瞼，顎にも起こりうる（図115-13）。

▶ 検査所見

臨床像が典型的な場合には検査は不要である。ループスやサルコイドを考える場合には，抗核抗体，胸部X線，生検を行う必要がある。

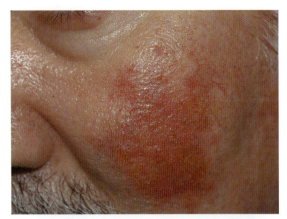

図115-7　深部紅斑，多数の毛細血管拡張がみられる中年男性の酒さ（Reproduced with permission from Richard P. Usatine, MD.）

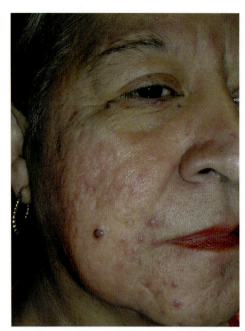

図115-9　繰り返す麦粒腫を認める女性の丘疹膿疱型酒さ（Courtesy of Richard P. Usatine, MD.）

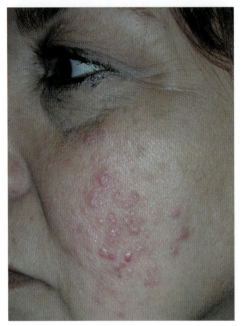

図115-8　中年女性の丘疹膿疱型酒さ（Reproduced with permission from Richard P. Usatine, MD.）

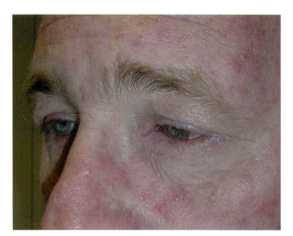

図115-10　眼瞼炎，結膜充血，毛細血管拡張症がみられる眼型酒さ（Reproduced with permission from Richard P. Usatine, MD.）

鑑別診断

- 尋常性痤瘡（アクネ）：尋常性痤瘡と比較し，酒さは30〜50歳と発症年齢が異なる。面皰がアクネでは顕著に認められるが，酒さでは一般的に認められない（114章「尋常性痤瘡（アクネ，ニキビ）」参照）。
- 顔面のサルコイドーシスは酒さと比較し非常に珍しいが，炎症を起こすと斑は赤くなり，酒さの炎症に似ている（173章「サルコイドーシス」参照）。
- 脂漏性皮膚炎は鱗屑を形成するが，酒さはしない。どちらも顔面中心の紅斑を伴うが，酒さは丘疹，毛細血管拡張を認め，脂漏性皮膚炎では認めない（149章「脂漏性皮膚炎」参照）。
- 全身性エリテマトーデス（SLE）は瘢痕化し，丘疹や膿疱は形成しないのが一般的である。そして鼻唇口や鼻には所見はみられない（178章「ループス—全身性病変，皮膚病変」

参照）。図115-13の酒さの患者は蝶形紅斑を認めるが，右の鼻唇口を含んでいる。

　これら3つは以前は酒さの変異と考えられていたが，最近では別個のものとして分類されている[2]。

- 電撃性酒さ（顔面膿皮症として知られる）は，丘疹，膿疱および結節が突然発症し，相互にこれらが絡みあっているのが特徴的である。20歳代の女性に認められ，激しい赤みや浮腫が顕著に認められる（図115-14）[2]。
- ステロイド誘発性痤瘡様皮膚炎は酒さの変異ではなく，慢性的にステロイドを使用している，もしくは使用していた患者へ起こる炎症性反応である。酒さの患者にも同様に起こりうる（図115-15）。
- 酒さ症状のない口周囲の皮膚炎を，酒さの変異と考えるべきではない。口囲皮膚炎は口周囲の微小胞，スケーリング，皮膚の剥離が特徴的である（図115-16）。

115章 酒さ 397

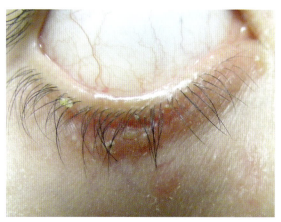

図115-11 睫周囲の眼瞼炎，結膜炎，痂皮を伴う眼型酒さ。マイボーム腺の機能障害を認める（Reproduced with permission from Richard P. Usatine, MD.）

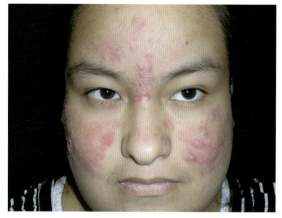

図115-14 丘疹，膿疱および結節が突然発症する電撃性酒さ（顔面膿皮症として知られる）（Reproduced with permission from Richard P. Usatine, MD.）

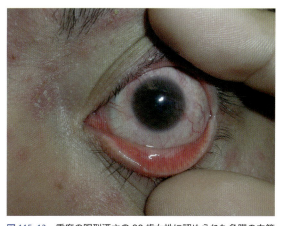

図115-12 重度の眼型酒さの30歳女性に認められた角膜の血管新生。視力低下を認め，患者は角膜移植を望んでいる（Reproduced with permission from Richard P. Usatine, MD.）

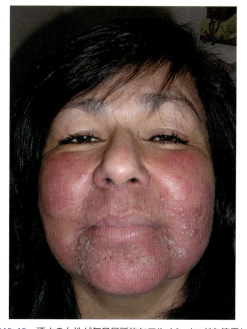

図115-15 酒さの女性が毎日局所的なフルオシノニドを使用したことで引き起こされたステロイド誘発性座瘡様皮膚炎（Reproduced with permission from Richard P. Usatine, MD.）

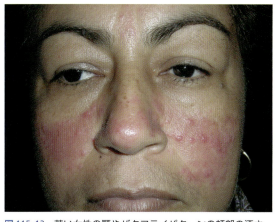

図115-13 若い女性の顎やバタフライパターンの頬部の酒さ。ループスではない（Reproduced with permission from Richard P. Usatine, MD.）

治療

- 酒さに対する介入効果を示したものがコクランシステマティックレビューに報告されている[3]。経口のドキシサイクリンがプラセボと比較して効果が示され，100 mgと40 mgとでは統計学的有意差は認めなかった[3]。SOR Ⓐ 中等症から重症の酒さに対しては，局所メトロニダゾール（0.75％もしくは1％），アゼライン酸（15％もしくは20％）の効果が示されている[3]。SOR Ⓐ シクロスポリン眼科用乳液は眼型酒さに対して人工涙液よりも効果的であった[3]。SOR Ⓐ
- 丘疹や膿疱が限られている場合には，局所メトロニダゾール（0.75％もしくは1％）もしくはアゼライン酸（15％もしくは20％）を開始する[3]。SOR Ⓐ
- 局所メトロニダゾールは0.75％と1％では効果に大差なく，また1日1回，1日2回でも差はない[4]。メトロニダゾールクリーム，ゲル，ローションも効果は同等である[4]。
- 製薬業者がスポンサーの研究では，15％ゲルのアゼライン

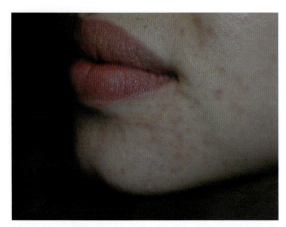

図115-16 口周囲の微小胞，スケーリング，皮膚の剥離を伴う23歳女性の口囲皮膚炎。唇の周りの皮膚を保護することに注意する（Reproduced with permission from Richard P. Usatine, MD.）

酸は，0.75％のメトロニダゾールゲルよりもいくらか効果があった[4]。どちらも有効な選択肢であるため，患者の好みや耐性に応じて選択すればよい[3]。15％のアゼライン酸は1日2回と1回で同等の効果があるため，費用対効果を考えて対応することは重要であるという1つの報告がある[5]。

- 皮膚所見が広範な場合には，ドキシサイクリン（1日40 mg もしくは100 mg）などの経口抗菌薬を推奨する[3]。SOR Ⓐ ドキシサイクリンの光感受性を回避する必要がある場合には，テトラサイクリン（1日250 mg もしくは500 mg）やメトロニダゾール（1日250 mg もしくは500 mg）を処方するのがよい。SOR Ⓒ
- 経口抗菌薬のみを開始した患者では，維持療法としてメトロニダゾールやアゼライン酸などの局所療法に変更していく。
- Demodex ダニは，酒さの原因の1つの可能性がある。ペルメトリンが0.75％メトロニダゾールゲルと同等でプラセボよりも効果があったと報告されている[5]。SOR Ⓑ
- 抗菌薬や局所療法に抵抗性の病変に対しては，0.3 mg/kg/日の少量経口イソトレチノインを使用する[6]。SOR Ⓑ
- 酒さに関連する毛細血管拡張症は，無麻酔で行う簡易的な電気手術やレーザーで治療可能である。SOR Ⓒ
- 鼻瘤は高周波電気手術やレーザーで治療可能である。イソトレチノインもまた鼻瘤に対して使用される[6]。SOR Ⓑ
- 眼型酒さに対する慣習的な治療として，経口テトラサイクリン，衛生，温暖圧迫がある[1]。SOR Ⓒ シクロスポリン0.05％点眼液は，眼瞼や角膜変化に対して人工涙よりも有効である[7]。SOR Ⓑ 角膜病変を伴う眼型酒さは失明を防ぐためにも，すみやかに眼科医へ相談するべきである（図115-12 参照）。

フォローアップ

1～3カ月は経過をみる必要がある。

患者教育

帽子の使用や日焼けどめの使用など，日光の曝露を防ぐように強く指導する。日焼けどめはUVA，UVBから保護するために，非刺激性のものを選択する。患者には日記をつける

よう促し，暑く湿気の多い日，アルコール，熱い飲み物，辛い食べ物などの誘発因子を避けるように指導する。

【Richard P. Usatine, MD】
（坂本壮 訳）

116 偽性毛嚢炎，項部ケロイド痤瘡

症例

アフリカ系アメリカ人の若年男性が，後頸部と頭皮の不快な隆起を気にして受診した（図116-1）。短髪にするのを好んできたが，このところ剃毛するたびに頭皮にできた隆起がひりひりする感覚を得ていた。患者は項部ケロイド痤瘡（acne keloidalis nuchae）と診断された。剃毛の回数をできる限り減らすこと，髪の毛を多少伸ばすことに加え，0.025％トレチノインクリームと0.1％トリアムシノロンクリームの混合薬を患部に1日1～2回塗布するようすすめられた。

概説

偽性毛嚢炎（pseudofolliculitis）は，体の剃毛した部位に起こるよくある皮膚疾患である（図116-2～図116-4）。合併症として，炎症後色素沈着，細菌重複感染，ケロイド形成が起こりうる。

別名

- 偽性毛嚢炎：かみそり負け。
- 項部ケロイド痤瘡：ケロイド性毛嚢炎。

疫学

- 偽性毛嚢炎は，黒人に最もよくみられる疾患であり，頭髪を短く剃毛している黒人の少なくとも50％にみられる[1]。発生部位により呼称が変わり，須毛の生える部位では須毛部偽性毛嚢炎，陰部は pseudofolliculitis pubis といわれる。頸部にもみられる。
- 項部ケロイド痤瘡は多くは黒人にみられるが，どの民族でも起こりうる（図116-1，図116-5，図116-6）。病変はしば

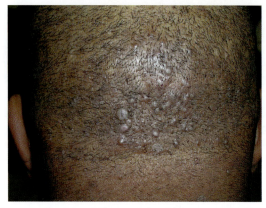

図116-1 若いアフリカ系アメリカ人の項部ケロイド痤瘡。彼は短髪が好きだが，頭皮を剃る度に刺激があると感じている（Reproduced with permission from Richard P. Usatine, MD.）

116章 偽性毛嚢炎，項部ケロイド痤瘡　399

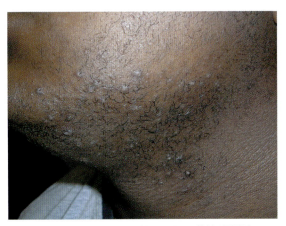

図116-2　若い男性の顎から頸部にかけての偽性毛嚢炎（Reproduced with permission from Richard P. Usatine, MD.）

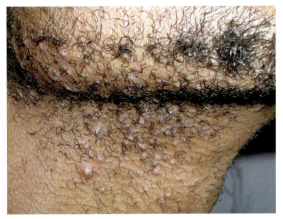

図116-3　ドミニカ人男性の偽性毛嚢炎。顎に活動性の膿疱がある（Reproduced with permission from Richard P. Usatine, MD.）

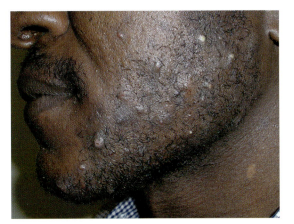

図116-4　ダルフール難民の援助活動を行っている28歳アフリカ人男性の顔面の偽性毛嚢炎。痛みを伴う結節は，髭を剃るたびに痛みが増していく（Reproduced with permission from Richard P. Usatine, MD.）

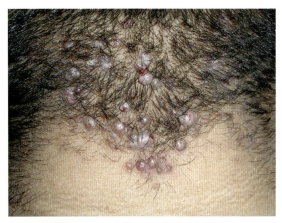

図116-5　短髪を好むヒスパニック系男性の複数のかたいケロイド斑点を伴うケロイド痤瘡（Reproduced with permission from Richard P. Usatine, MD.）

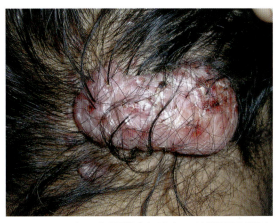

図116-6　ヒスパニック系男性の大きなケロイド様腫瘤を伴うケロイド痤瘡。多数の毛が濾胞から伸びている。腫瘤を取り除くには，手術が唯一の治療である（Reproduced with permission from Richard P. Usatine, MD.）

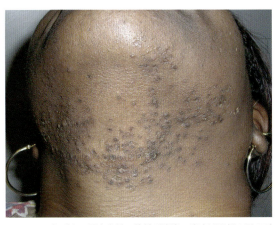

図116-7　多毛症の黒人女性の偽性毛嚢炎。瘢痕は頸部の髪の毛をむしったり剃ることと関連している（Reproduced with permission from Richard P. Usatine, MD.）

　しば痛みを伴い，見た目がよくない（美容上問題となる）。
- どちらも女性にもみられるが，男性の方が圧倒的に多い（図116-7）。

病因／病態生理

- 偽性毛囊炎は，剃毛後，毛端が皮膚内に再び入り，異物性炎症反応が引き起こされることによる。剃毛は，皮膚表面下に尖った毛端を残し，きつい縮れ毛の場合，毛先は皮膚表面を貫通し，埋没毛を形成する傾向にある。これはアフリカ民族の両親に相対的に優勢にみられる。毛髪はやがてループを形成し，埋没した毛端がそこから引き抜かれると症状は自然に軽快する。
- 項部ケロイド痤瘡の正確な原因は明らかでない。これはしばしば偽性毛囊炎や毛囊炎に進展する。剃毛で生え際のどこまで剃るか，また毛幹の縮れの程度が関係する。その他の考えうる病因として，シャツの襟による刺激，慢性細菌感染症，自己免疫による機序があげられる。これは（続発性の）瘢痕性脱毛症の初期形態である[2]。ケロイド瘢痕の中央には，1つの毛囊に複数の毛が生える tufted hairs（房状の毛）がみられる（図116-6 参照）。

危険因子

偽性毛囊炎
- アフリカ系民族。
- カールした毛質。

項部ケロイド痤瘡
- 頸部の剃毛。
- 偽性毛囊炎。

診断

▶ 臨床所見

- 偽性毛囊炎は臨床所見に基づき診断される。1本の毛髪が病変から突き出ていることが多い。剃毛後にみられる，かたく，肌色の，紅斑性もしくは色素過剰の丘疹は炎症の結果できたものである（図116-2～図116-4 参照）。二次的に膿疱に進展することもある。丘疹や膿疱などの病変は，数個のこともあれば数百個に及ぶこともあり，重症度は様々である。
- ケロイド痤瘡の患者は，もともとケロイド様病変を伴い治る過程の毛囊炎もしくは偽性毛囊炎から発生することが多いが，時には排出洞を伴うこともある。思春期以降，2～4mmのかたい毛囊性丘疹から始まる（図116-2 参照）。時間とともに徐々に増え，大きくなる（図116-5 参照）。丘疹は癒合し，後頭部の生え際に沿って帯状に分布するケロイド様局面を形成する（図116-6，図116-8 参照）。

▶ 典型的分布

- 偽性毛囊炎は剃毛後の全身の毛の生える部分，特に顔面，頸部，陰部にみられる（図116-2，図116-4 参照）。
- ケロイド痤瘡は後頭部頭皮や後頸部に好発する（図116-1，図116-5，図116-6 参照）。

▶ 生検

生検による組織学的評価は診断に役立つが，たいてい必要ではない。

▶ 鑑別診断

- 真性毛囊炎：より限局性の炎症を伴う毛包の急性膿疱性感染である（119章「毛囊炎」参照）。
- 膿痂疹：黄色がかった膿疱もしくは水疱からなり，破れた

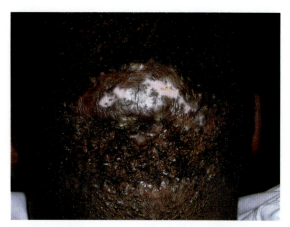

図116-8 病巣内にトリアムシノロンを注射した後のケロイド痤瘡。ケロイドは小さく，やわらかくなったが，色素沈着が認められる（Reproduced with permission from Richard P. Usatine, MD.）

り痂皮を生じ，リンパ節腫脹を伴うこともある（118章「膿痂疹」参照）。
- 尋常性痤瘡：多くは前額部に生じ，面皰や膿疱からなる（114章「尋常性痤瘡（アクネ，ニキビ）」参照）。

治療

▶ 非薬物療法

- 頻回の剃毛や剃毛自体を避ける，もしくは永久脱毛をする[3]。しかし，軍隊や警察など一部の職種では剃毛しなければならない場合もあるため，医師の診断書により剃毛を中止する。軽症の場合，剃毛を1カ月間やめればよい。その間は，はさみや電気バリカンでざっくり刈る。すべての炎症性病変が改善するまで，剃るのは再開すべきではない。ブロー氏液（酢酸アルミニウム溶液）湿布を1日2回10分間，患部に貼付する。1日おきに拡大鏡を使い，埋没毛がないか観察し，消毒した針やピンセットで優しく除去するよう患者に教育する。その際，乱暴に引き抜くと，毛髪の再生の際に症状が再発してしまう（図116-7 参照）。SOR C
- 化学的脱毛剤（Ali，Royal Crown，Magic Shave，その他）は剃るよりも弊害は少ない[4]。SOR B しかし，これらの脱毛クリームは重度の刺激を起こすこともあるため，前腕に少量を塗布し試すことが重要である。脱毛クリームは，毛髪中のジスルフィド結合を切断し，毛囊が開放されることで毛髪は抜けるのであり，皮膚表面下で鋭く切れるのではない。皮膚刺激を避けるため，2, 3日おきに使用すべきであるが，ヒドロコルチゾンクリームで抑制できる。2％硫化バリウムのパウダータイプの脱毛剤は水でペースト状にし，毛の生えた部分に塗布し3～5分後に取り除く。チオグリコール酸カルシウム調合薬は10～15分間塗布するが，その香りによりアレルギー反応がみられたり，長時間の塗布で化学熱傷も引き起こすため注意が必要である。
- 項部ケロイド痤瘡の患者は，頸部や毛髪の生え際をかみそりで剃るなど，毛囊炎や偽性毛囊炎を起こすようなことは避けるべきである。

▶ 薬物療法

- 13.9％エフロルニチン塩酸塩クリーム外用薬（ヴァニカ〈処方のみ〉）は，毛髪の成長を抑制するために使われる。毛髪の成長率を下げ，毛髪を細く薄くする。しかし，この薬剤

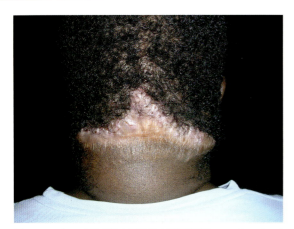

図116-9 ケロイド痤瘡の切除後の肥厚性痕(Reproduced with permission from Richard P. Usatine, MD.)

は高価で，効果を持続させたい場合は毎日塗り続ける必要がある．SOR C
- 1日2回のクラス2もしくは3の副腎皮質ホルモン外用薬は，偽性毛嚢炎の病変を小さくし，症状改善に有用である．
- 膿疱，痂皮形成や排膿がある場合，クリンダマイシンもしくはエリスロマイシン外用薬がよい．効果がみられない場合，抗菌薬の内服に切り替える．SOR C
- エリスロマイシン外用薬，クリンダマイシン外用薬，クリンダマイシン・過酸化ベンゾイル配合ゲル(BenzaClin, Duac〈国内ではデュアック配合ゲルがある〉)，エリスロマイシン・過酸化ベンゾイル配合ゲル(Benzamycin〈国内未発売〉)は1日1～2回外用[5]．SOR C
- より重度な二次的炎症の際には，ドキシサイクリン1回100 mg 1日2回内服，テトラサイクリン1回500 mg 1日2回内服，エリスロマイシン1回500 mg 1日2回内服がよい．SOR B
- 軽症患者では0.025%トレチノインクリームも有効だが，中等度～重度では効果はない．外用は1週間(毎夜)続け，2～3日ごとに減量する[6]．トレチノイン外用薬は，mid-potencyの副腎皮質ホルモン(米国ガイドラインでは7つのランクに分類され，日本とは異なる)外用薬(毎朝)と併用される．角化亢進や皮膚硬化をやわらげる作用があるとされる．混合クリーム(0.05%トレチノイン，0.01%フルオシノロンアセトニド，4%ハイドロキノン)(Tri-Luma)は，炎症後色素沈着の治療として追加する．SOR C
- ステロイド局所注射(10～20 mg/mL)は皮膚を軟化し，ケロイドを縮小させる．低色素沈着を起こすことがあるため，注意が必要である(図116-8参照)．SOR C

■ 外科療法
- 偽性毛嚢炎の唯一確実な治療は永久脱毛である．電気分解法は高価で痛みも伴い，奏効しない場合もある．レーザー脱毛は偽性毛嚢炎には有効である[7]．SOR B ダイオードレーザー(810 nm)での治療はフォトスキンタイプⅠ～Ⅳの患者に対しては安全かつ効果的に行われる[8]．
- ケロイド痤瘡病変の除去の際，難治性のケロイド病変は小さなパンチで個々の丘疹を除去していく方法と，大きなケロイド(図116-9)を楕円形に切除し縫合閉鎖する方法がある．除去後，同量のトリアムシノロンアセトニド(40 mg/mL)と滅菌生理食塩水の混合液を創縁部に注射する．縫合

糸の抜糸は1～2週間以内に行い，創縁部には前述した混合液注射を月1回のペースで3～4回続ける．SOR C 皮下組織の深さまで除去し，創縁部にはトリアムシノロンアセトニドを10～40 mg/mL注射し，傷を縫いあわせる．SOR C 再発は頻発し，特に浅層での除去やステロイドを使用しない場合に起こりやすい．
- その他の治療として，レーザー治療(炭酸ガスレーザーやNd：YAGレーザー〈ネオジム：イットリウム-アルミニウム-ガーネット〉)があり，トリアムシノロンの病巣内注射や凍結療法(20秒の施術のあと温まってくる1分後に再度20秒行う)と併用される．SOR C

予防
剃毛をやめることにより偽性毛嚢炎の進展を防ぐ．

予後
明確な治癒はない．患者が剃毛をやめることができれば，たいてい問題は消失する(ただし，瘢痕形成は残存することもある)．

フォローアップ
症状が出現した際には受診するよう患者教育を行う．

患者教育
- やむをえず剃らなければならない場合，患者には治療が必要になるほど短くならないよう刈ってもらう．できれば，細いはさみや顔剃り用バリカンを使用する．剃る場合は，数分間温かい水道水でゆすいだのち，潤滑効果の高いシェービングジェルを十分量使い，肌がやわらかくなるまで5～10分程度つける．よく切れるかみそりを使用し，毛の方向に沿って剃る．スキンガードつきのかみそり(商品名：PFB Bump Fighterなど)は薬局や通信販売で手に入る．剃った後は水道水ですすぎ，冷たい水で圧迫する．
- ケロイド痤瘡患者で，フットボールをする男性の場合，きちんとあうヘルメットの着用を必ず行い，後頭部の頭皮に刺激が起こらないようにする．後頭部の生え際をかみそりで剃ったり，後頭部の頭皮や頸部に摩擦や刺激を与えるような衣服は着るべきではない．

【E. J. Mayeaux, Jr., MD】
(坂本壮 訳)

117 汗腺膿瘍

症例
腋窩に痛みのある病変が新たに出現した25歳の女性(図117-1)．数年にわたって，突然，両側の腋窩に同様の病変を認めることがあり，時に鼠径部にも痛みを伴う病変を自覚することがあった．彼女は，非手術的な疼痛緩和治療を希望している．トリアムシノロンを結節に注射し，ドキシサイクリン100 mg 1日2回で治療を開始した．禁煙を指示し，彼女はその日の夜からニコチンパッチを開始することに同意した．ステロイド注射後，24時間以内に症状が軽減した．

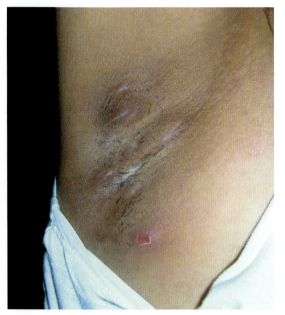

図117-1 若年女性の腋窩の軽症汗腺膿瘍。腋窩に再発性病変の既往がある(Reproduced with permission from Richard P. Usatine, MD.)

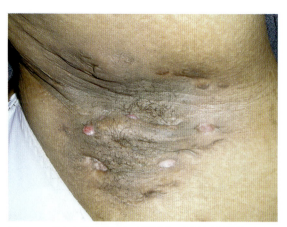

図117-2 若年女性の中等度の汗腺膿瘍。病変はより深部にあり、過去の病変による瘢痕化と線維化を伴う慢性的な変化が認められる(Reproduced with permission from Richard P. Usatine, MD.)

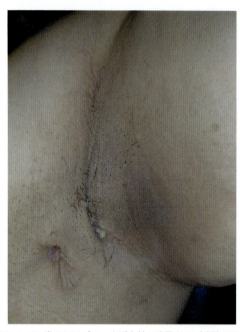

図117-3 33歳のヒスパニック系女性。瘻孔および瘻孔からの分泌物、慢性汗腺膿瘍に続発する瘢痕化を認める。粘液膿性の分泌物に注目(Reproduced with permission from Richard P. Usatine, MD.)

概説

汗腺膿瘍(hidradenitis suppurativa)は、アポクリン腺を有する皮膚における毛囊脂腺単位の炎症性疾患である。汗腺膿瘍は腋窩と鼠径部で最も多いが、乳房下部でもみられることがある。痛みのある炎症性の結節や囊胞、粘液膿性の分泌物を排出する瘻孔(sinus tract)を認め、進行性に瘢痕化する。

別名

間擦部位をおかすが、痤瘡ではみられない領域である(倒置乾癬に似ている)。そのため、異型痤瘡(acne inversa)とも呼ばれる。

疫学

- 人口の約1％で思春期以降に発生する[1]。
- 性差は4：1～5：1で女性に多い。増悪は月経に関連している[1]。

病因／病態生理

- アポクリン腺を有する皮膚の濾胞上皮終末の疾患。
- 毛囊が詰まり、アポクリン腺周囲の閉塞が生じる。
- 粘液膿性の分泌物を伴う慢性再発性の炎症(図117-2～図117-7)。
- 瘻孔、瘻孔からの分泌物(draining fistula)、進行性の瘢痕を認める(図117-2～図117-7参照)。

危険因子

肥満、喫煙、きつめの衣類は汗腺膿瘍の危険因子である。

診断

▶ 臨床所見

- 最もよくみられる特徴は、痛みと圧痛を伴う腋窩のかたい結節病変である(図117-1～図117-3参照)。
- 結節は、自壊排膿し、ドレナージの有無にかかわらず10～30日かけてゆっくりと治癒する[1]。
- 結節は、年に数回再発し、重症例では古い病変が治癒するごとに新規病変が形成される。
- 周囲に蜂窩織炎を合併することがあり、抗菌薬の全身投与を必要とする。
- 慢性的な再発は瘻孔の肥厚をきたし、瘻孔からの分泌物を認めるようになる(図117-3～図117-7参照)。
- 汗腺膿瘍は強い痛みと可動域制限をきたし、社会生活が送れなくなる可能性がある(図117-5参照)。

▶ 典型的分布

腋窩、鼠径部、乳輪周囲、乳房間、恥部、臍下正中線、殿部のしわ、大腿前部の上部、および肛門周囲[1]。

117章 汗腺膿瘍　403

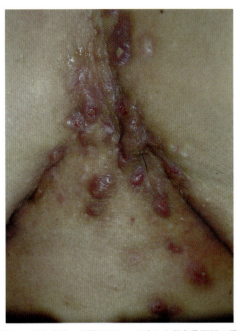

図 117-4　45歳女性。長期にわたって痛みを伴う乳房間の重症汗腺膿瘍（Reproduced with permission from Richard P. Usatine, MD.）

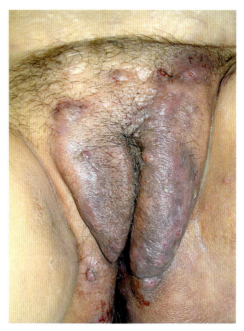

図 117-6　外陰部および恥丘の重症汗腺膿瘍。皮膚は進行性の炎症性病変によって肥厚し，色素沈着している（Reproduced with permission from Suraj Reddy, MD.）

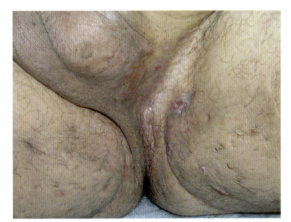

図 117-5　病的肥満がある34歳白人男性。重症の汗腺膿瘍。歩行時に痛みがある（Reproduced with permission from Richard P. Usatine, MD.）

■ 検査所見

　膿の培養検査では，ブドウ球菌やレンサ球菌が分離されることが多いが，治療決定には通常不要であることが多い。ただし，メチシリン耐性黄色ブドウ球菌（MRSA）が疑われる場合には，培養検査が役に立つ。

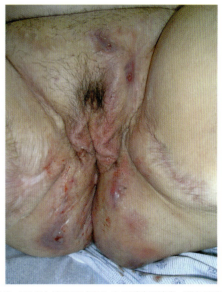

図 117-7　54歳女性の30年にわたる重症汗腺炎。過去の形成外科手術による瘢痕と，左殿部の排膿性囊胞，瘻孔，急性膿瘍に注目（Reproduced with permission from Richard P. Usatine, MD.）

鑑別診断

- 毛囊炎，癤と癰，膿瘍，蜂窩織炎などの細菌感染症は汗腺膿瘍に類似するが，間擦部位の再発性病変となることはまれである。
- 間擦部位の表皮囊胞は汗腺膿瘍に類似することがあるが，これらの囊胞は悪臭のあるケラチン含有物質を含んでいる。
- 鼠径部肉芽腫と鼠径リンパ肉芽腫は汗腺膿瘍と誤診される可能性があるが，これらは鼠径部の潰瘍とリンパ節腫脹を呈する性行為感染症である。

治療

- 肥満があれば減量といったような，生活習慣を変えることが推奨される。SOR **C**
- 喫煙は汗腺膿瘍の危険因子であり，多くの理由から禁煙が強く推奨される[1]。汗腺膿瘍に関してはSOR **B**，他の健康理由はSOR **A** である。
- 頻回に入浴し，緩めの衣類を着るとよい。
  治療は痤瘡治療と類似する。
- 経口抗菌薬は急性期，慢性期の治療において使われる。経

口のテトラサイクリン，クリンダマイシン，リファンピシン，ダプソンが有用である。MRSAでは，トリメトプリム/スルファメトキサゾールまたはクリンダマイシンを選択すべきである。テトラサイクリン 500 mg 1 日 2 回，ドキシサイクリン 100 mg 1 日 2 回は，急性期の軽症例で使用され，新規病変を予防する。ただし，抗菌薬が多くの患者で有効であるとは限らない。SOR C

- 1 日 2 回のクリンダマイシン軟膏は，軽症例で使用できる。ある無作為化比較試験（RCT）では，テトラサイクリンの全身投与はクリンダマイシンの局所療法よりも良好な結果を示すことができなかった[1]。SOR B
  - クリンダマイシン（300 mg 1 日 2 回）とリファンピシン（600 mg 1 日 1 回）の併用による全身投与は，より重症の汗腺膿瘍患者に対して推奨される[2,3]。116 人の患者の研究では，重症度項目と生活の質スコアの改善を認めた[2]。他の研究では，34 人中 28 人（82％）で少なくとも部分寛解し，16 人（47％）は完全寛解した[3]。治療の最大効果は 10 週以内に現れた。完全寛解後，13 人中 8 人（61.5％）の患者が，平均 5 カ月後で再発した。治療に反応しない患者は，重症例で多かった。最も頻度の高い副作用は下痢であった[2,3]。
- 軽症例では，ダプソンの経口投与を考慮してもよい。ある研究では，4 人中 38％の患者のみが改善した[4]。SOR B 治療中止後の早期再発は，抗炎症効果が抗微生物効果よりも優れていることを意味する。総合的な効果は，クリンダマイシンとリファンピシンの併用療法よりも小さいようである。
- イソトレチノインは，患者によっては重症度を軽減させることができるが，汗腺膿瘍に対して信頼性のある治療法ではない[5]。SOR C
- アシトレチンは，難治性の汗腺膿瘍の有効な治療となりうる。ある研究では，12 人すべての患者が寛解し，有意に疼痛が改善した。長期持続改善効果は 9 人の患者において観察された。無再発は 6 カ月後で 1 人，1 年で 3 人，2 年以上で 2 人，3 年以上で 2 人，4 年以上で 1 人であった[5]。SOR B
- 抗 TNF 製剤は，重症，治療抵抗性の汗腺膿瘍で研究されている（図 117-8）。ある症例報告では，インフリキシマブによる治療（体重に基づく）は，過去の治療に抵抗性であった汗腺膿瘍患者の 7 人中 6 人で効果的で，忍容性も高いことが示された。この結果は，インフリキシマブ療法後に 60 人中 52 人（87％）が改善した過去の報告と一致していた[6]。SOR B アダリムマブには短期的な効果はあるものの，長期的な治癒効果は一定してみられていない[7]。
- レーザーによる高強度パルス光（IPL）は，費用と時間をかけれる患者では考慮してもよい。腋窩，鼠径部，乳房下部領域に対する IPL を週 2 回 4 週間治療する，無作為化された 18 人の患者の研究では，平均検査スコアが 12 カ月間維持され，IPL 治療に対する満足度が高かった[8]。SOR B

外科療法は以下のとおりである。

- ステロイドの局所注射（トリアムシノロン 5〜10 mg/mL）は，24〜48 時間以内に炎症と疼痛を軽減させる。SOR C
- 汗腺膿瘍で巨大膿瘍を形成した際には，急性期病変の切開排膿を考慮する。しかし，切開排膿で圧を軽減させること

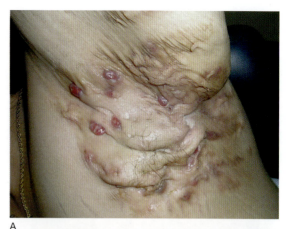

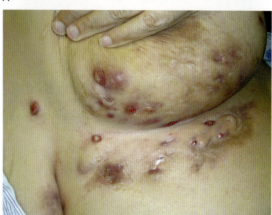

図 117-8 瘻孔と瘢痕化を伴う 42 歳女性の重症治療抵抗性汗腺炎。インフリキシマブ点滴後，著明な症状改善を認めた。A：腋窩。B：乳房下部（Reproduced with permission from Richard P. Usatine, MD.）

はできるものの，外科的処置と創部の再縫合には痛みを伴い，治癒を促進させるというエビデンスもない。SOR C
- 小結節を切開することは，有益性よりも痛みが優るため，推奨されない。
- 皮膚移植の有無にかかわらず，患部の外科的切開は治療抵抗性症例で選択されるが，病期や部位に基づいて個別化されるべきである[9]。SOR B ある外科グループは，鼠径部の局所性汗腺炎根治術後の欠損閉鎖に大腿内側リフトを用いている[10]。

フォローアップ

蜂窩織炎や巨大膿瘍をドレナージした場合には，数日以内に経過観察する必要がある。慢性再発性の場合には，治療およびその効果に基づいて，最終的に 3〜6 カ月ごとの管理を目指す。

患者教育

禁煙，過体重がある場合は減量，きつめの衣類を避けることが重要である。

【Richard P. Usatine, MD】

（坂本 壮 訳）

2節 細菌性

118 膿痂疹

症例

若年女性が3日前からの口唇と顎の不快な発疹のために外来を受診した（図118-1）。患者は外傷や口唇ヘルペスの既往を否定した。この膿痂疹（impetigo）の症例は，セファレキシンの経口投与ですみやかに改善した。

概説

膿痂疹は細菌性皮膚感染症のなかで最も浅層を侵し，ハチミツ様の痂皮や水疱，びらんをきたす。

疫学

- 2～6歳の小児で最も多いが，どの年齢でもみられる。
- 路上生活者の間でよくみられる。
- きれいな水や石鹸を利用することができない生活をしている第三世界諸国の人々でよくみられる。
- 伝染性があり，家庭内で広がる可能性がある。

病因／病態生理

- 膿痂疹は，黄色ブドウ球菌やA群β溶連菌（GABHS）によって起こる。
- 水疱性膿痂疹（図118-2）は，ほとんどが黄色ブドウ球菌によって起こり，典型的な痂皮を伴う膿痂疹はまれである[1]。
- 虫刺され，擦過傷，皮膚炎などの軽微な皮膚外傷後に膿痂疹がみられることがある。

診断

▶ **臨床所見**

小水疱，膿疱，ハチミツ色（図118-1 参照），茶色または黒色の痂皮，紅斑性びらん（図118-3），膿瘡内の潰瘍（図118-4），水疱性膿痂疹内の水疱（図118-5～図118-7）。

▶ **典型的分布**

顔面（図118-1，図118-4～図118-6，図118-8）に最も多く，次いで手，足（図118-2 参照），体幹，殿部である。

▶ **培養**

メチシリン耐性黄色ブドウ球菌（MRSA）が膿痂疹の原因として増加しているため，重症例では培養検査を考慮する。

鑑別診断

以下の病態の多くで，細菌が二次感染を起こし膿痂疹となりうる。この過程は膿痂疹化と呼ばれる。

- アトピー性皮膚炎：掻痒感や炎症を起こした皮膚を特徴とする，よくみられる炎症性皮膚疾患。細菌の二次感染を起こす可能性がある（図118-9）（143章「アトピー性皮膚炎」参照）。
- 皮膚や粘膜のいずれの部位における単純ヘルペス感染症は，二次感染をきたす可能性がある（128章「単純ヘルペス」参照）。

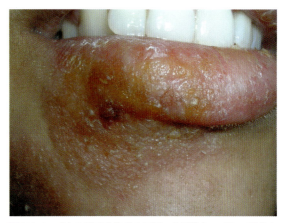

図118-1　成人の膿痂疹患者の口唇。典型的なハチミツ様痂皮（honey-crusted plaque）を認める（Reproduced with permission from Richard P. Usatine, MD.）

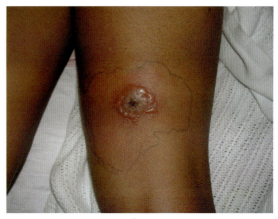

図118-2　MRSAに続発する下肢の水疱性膿痂疹。周囲の蜂窩織炎に注目（Reproduced with permission from Studdiford J, Stonehouse A. Bullous eruption on the posterior thigh 1. J Fam Pract. 2005；54：1041-1044. Reproduced with permission from Frontline Medical Communications.）

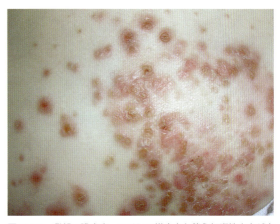

図118-3　背部の膿痂疹。ハチミツ様痂皮を伴う紅斑性病変が広がっている（Reproduced with permission from Richard P. Usatine, MD.）

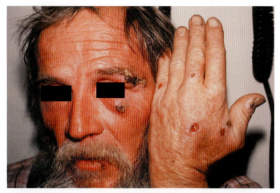

図118-4 ホームレス男性の顔と手の膿痂疹。手背の膿瘡（潰瘍性膿痂疹）に注目（Reproduced with permission from Richard P. Usatine, MD.）

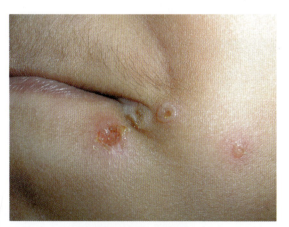

図118-5 口周囲の水疱性膿痂疹。その後，手足の皮膚に落屑を認めた（Reproduced with permission from Richard P. Usatine, MD.）

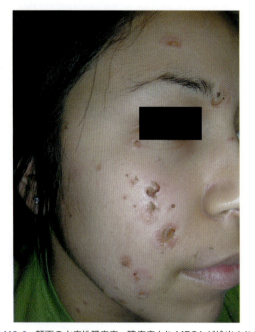

図118-6 顔面の水疱性膿痂疹。膿痂疹よりMRSAが検出された（Reproduced with permission from Richard P. Usatine, MD.）

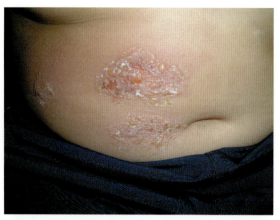

図118-7 腹部の水疱性膿痂疹（Reproduced with permission from Richard P. Usatine, MD.）

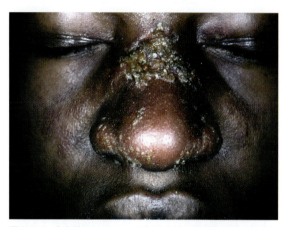

図118-8 全身性エリテマトーデス（SLE）の初発症状の1つとしての若年女性の鼻の膿痂疹。頰のわずかな蝶形の色素沈着に注目（Reproduced with permission from Richard P. Usatine, MD.）

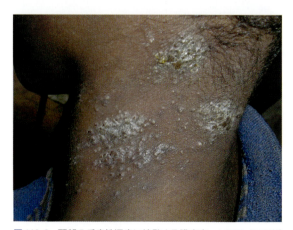

図118-9 頸部の丘疹性湿疹に続発する膿痂疹。ヘアラインに近い病変のハチミツ様痂皮に注目（Reproduced with permission from Richard P. Usatine, MD.）

- ヘルペス性湿疹は細菌というよりもヘルペスの重複感染である。
- 疥癬：皮膚にトンネルを掘るダニによって起こる搔痒性の伝染性疾患（141章「疥癬」参照）。
- 毛囊炎：細菌感染の可能性のある毛囊の炎症，感染症のど

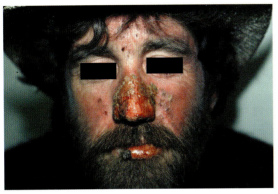

図118-10 ホームレス男性のⅡ度熱傷後の二次的な膿痂疹
(Reproduced with permission from Richard P. Usatine, MD.)

ちらか，あるいは両方。
- 体部白癬：皮膚糸状菌によって起こる皮膚の真菌感染症。しばしばリング状に広がる（136章「体部白癬」参照）。
- 尋常性天疱瘡：破綻しやすい弛緩性小水疱と水疱を呈する，ややまれな水疱性自己免疫疾患。40〜60歳代に好発する。
- 水疱性類天疱瘡：緊満した水疱が多発する自己免疫疾患。60歳以上に好発する（182章「水疱性類天疱瘡」参照）。
- 急性アレルギー性接触皮膚炎：ツタウルシのようなアレルゲンへの直接的な皮膚曝露による皮膚炎。急性病変は，紅斑性丘疹と線状の水疱である。
- 虫刺され：掻き傷は細菌の二次感染（膿痂疹化）を起こす可能性がある。
- Ⅱ度熱傷もしくは日焼け：水疱が破綻すると二次感染を起こすことがある（図118-10）。
- ブドウ球菌性熱傷様皮膚症候群：ブドウ球菌感染の外毒素によって急性の皮膚剥離をきたす致死性症候群。ほとんどが乳児と幼児においてみられる。

治療

- 局所の膿痂疹に対する治療において，ムピロシンの局所投与が内服薬と同等かそれ以上の有効性を有するという良好なエビデンスがある。SOR Ⓐ ムピロシンはMRSAもカバーする[2]。
- 広範囲の膿痂疹は，GABHSや黄色ブドウ球菌をカバーするセファレキシンもしくはジクロキサシリンなどの抗菌薬を7日間投与することで治療可能である[3]。SOR Ⓐ
- 市中獲得型のMRSAは，水疱性膿痂疹を呈する可能性がある（図118-2，図118-6参照）。
- MRSAが疑われる場合には，病変部位の培養検査を行い，以下の経口抗菌薬のうちの1つを開始する。トリメトプリム−スルファメトキサゾール，クリンダマイシン，テトラサイクリン，ドキシサイクリン[4]。SOR Ⓐ ある小規模の無作為化比較試験（RCT）において[5]，トリメトプリム−スルファメトキサゾールは，MRSAとGABHSによる小児の膿痂疹患者で100%のクリアランスを達成した。
- 再発性MRSA感染症では，MRSA保菌を減らすために鼻腔内へのムピロシン軟膏やクロルヘキシジン入浴を行ってもよい[6]。SOR Ⓑ

予防

石鹸と水で衛生管理を実践する。タオルや衣類の洗濯を共有しない。

フォローアップ

患者の重症度や年齢，免疫状態に基づいて経過観察を調整する。

患者教育

衛生的な問題や，家庭内での拡散やホームレスシェルターなどの他の生活状況から回避する方法について話しあう。

【Richard P. Usatine, MD】
（坂本壮 訳）

119 毛嚢炎

症例

背部に丘疹と膿疱が多発している42歳の女性（図119-1）。追加問診で，先週末に友人のホットタブ（温水浴槽）に2回入浴したことが判明した。背中の病変は，2回目のホットタブ入浴後から出現した。本症例は，「緑膿菌性毛嚢炎」，または「ホットタブ毛嚢炎」である。このホットタブでの温浴を避けることで，毛嚢炎は自然に消失した。別の治療法としては，緑膿菌をカバーする経口フルオロキノロンがある。

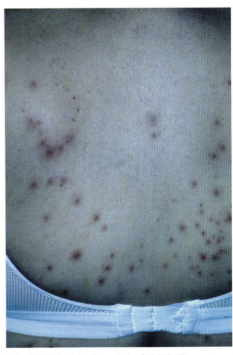

図119-1 緑膿菌による「ホットタブ毛嚢炎」(Reproduced with permission from Richard P. Usatine, MD.)

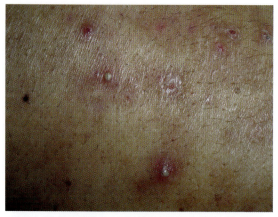

図119-2　細菌性毛嚢炎。毛が膿疱を突き抜けている(Reproduced with permission from Richard P. Usatine, MD.)

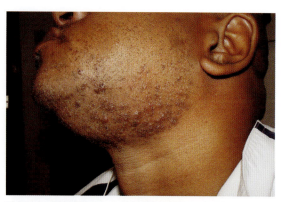

図119-4　黒人男性のあごひげの偽性毛嚢炎。ひげ剃りで増悪する。内方発育毛による多くの問題がある(Reproduced with permission from Jonathan Karnes, MD.)

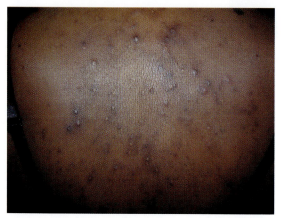

図119-3　瘢痕化をきたし高度に色素沈着した背部の慢性細菌性毛嚢炎(Reproduced with permission from E. J. Mayeaux, Jr, MD.)

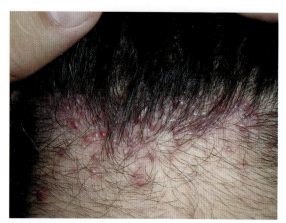

図119-5　若年のヒスパニック系男性の項部ケロイド痤瘡。後頸部に炎症性丘疹と膿疱を認める(Reproduced with permission from Richard P. Usatine, MD.)

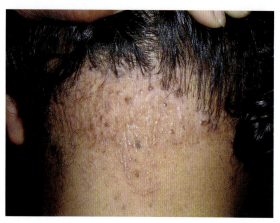

図119-6　毛囊周囲に毛嚢炎を起こしている項部ケロイド痤瘡(女性)。瘢痕性の脱毛症を生じている(Reproduced with permission from Richard P. Usatine, MD.)

概説

　毛嚢炎(folliculitis)は，通常，感染による毛嚢の炎症である。多くの細菌と真菌が関与している。

疫学

- 毛嚢炎は，年齢，人種，性別に関係なくみられる皮膚疾患である。
- 感染，非感染のどちらの要因でも起こりうるが，一般的には細菌が原因となることが多い(図119-2，図119-3)。
- 偽性毛嚢炎や毛瘡(sycosis barbae)は，有色人種の男性で最もよくみられ，ひげ剃りで悪化する(図119-4)[1]。
- 項部ケロイド痤瘡(acne keloidalis nuchae)もしくはケロイド性毛嚢炎は，黒人患者に多いが，いずれの人種でもみられる(図119-5，図119-6)[2]。
- 好酸球性毛嚢炎はHIV感染症患者で報告されている(図119-7)。
- メチシリン耐性黄色ブドウ球菌(MRSA)による毛嚢炎は，治療に難渋する可能性がある(図119-8)。

病因／病態生理

- 毛嚢炎は毛嚢の感染症であり，表在に局在する。毛嚢上部に限局するが，炎症が毛嚢全体に及ぶと深部に拡大する。
- 細菌，ウイルス，真菌が感染の原因となりうるが，黄色ブドウ球菌によるものが最もよくみられる。
- 非感染性の毛嚢炎は，きつめの衣類を着た思春期や若年成人においてしばしばみられることがある。化学的刺激物質

119章 毛嚢炎 409

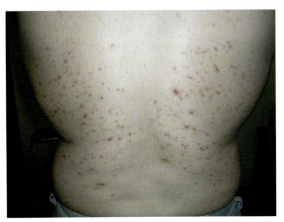

図119-7 HIV陽性男性の背部の好酸球性毛嚢炎（Reproduced with permission from Richard P. Usatine, MD.）

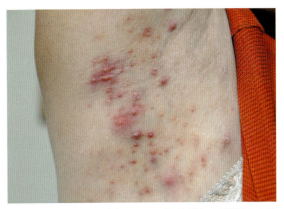

図119-8 29歳女性の腋窩のMRSA性毛嚢炎。4週間前から腋窩，左前腕，右大腿部に病変を認めている。MRSAはテトラサイクリンに感受性があり，経口のドキシサイクリンで改善した（Reproduced with permission from Alisha N. Plotner, MD, and Robert T. Brodell, MD, and used with permission from Plotner AN, Brodell RT. Bilateral axillary pustules. J Fam Pract. 2008；57（4）：253-255. Reproduced with permission from Frontline Medical Communications.）

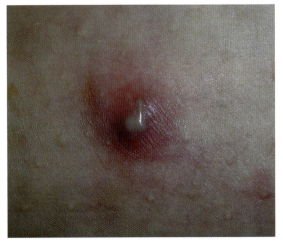

図119-9 成人女性における孤立性に生じた単発の癤（Reproduced with permission from Richard P. Usatine, MD.）

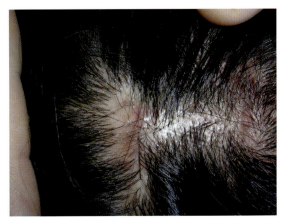

図119-10 初期の脱毛性毛嚢炎。頭皮の炎症，毛嚢周囲の膿疱，瘢痕性脱毛症を呈する（Reproduced with permission from Richard P. Usatine, MD.）

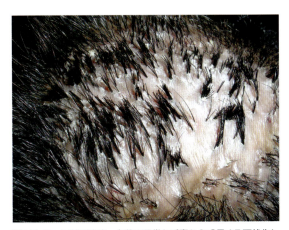

図119-11 房状毛嚢炎。多数の異常な毛嚢から成長する房状化した毛髪（1つの毛嚢から複数の毛髪）がみえる。瘢痕性脱毛症の一例（Reproduced with permission from Richard P. Usatine, MD.）

や物理的外傷によっても起こる可能性がある。
- ステロイド外用薬や軟膏，ローション，化粧品は毛嚢脂腺の開口部を腫脹させ，毛嚢炎を引き起こす。
- 典型的な細菌性毛嚢炎やブドウ球菌性毛嚢炎では，顔，殿部，体幹部，四肢に好発する感染性膿疱を呈する。癤を形成し，より深部の感染症に進行する可能性がある（図119-9）。
- 感染は機械的外傷や感染した創部からの局所的な広がりの結果として生じる。落屑は，黄色ブドウ球菌性膿疱炎において，感染性膿疱の周囲においてよくみられる[1〜3]。
- 寄生虫性毛嚢炎は，通常，ダニ寄生（ニキビダニ）の結果として生じる。通常，これらは顔，鼻，背部でみられ，典型的には好酸球性の膿疱様毛嚢炎を起こす[1]。
- 脱毛性毛嚢炎は，頭皮を含む慢性毛嚢炎の1つの形態であり，脱毛症を起こす（図119-10）。通常，ブドウ球菌感染が原因となるが，遺伝的要素の関連も示唆されている[1]。毛嚢の一部で多くの毛が同時に成長するため，房状毛嚢炎（tufted folliculitis）とも呼ばれる（図119-11）（187章「瘢痕性脱毛症」参照）。
- 項部ケロイド痤瘡は，後頭部の毛嚢炎が慢性化した形態の1つである。拡大し，ケロイド化や脱毛症をきたす可能性がある。ほとんどが黒人男性のみに発生すると考えられて

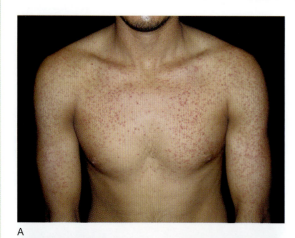

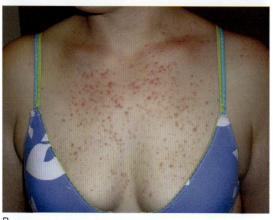

図119-12　A：若年男性の胸部，肩，腕のピチロスポルム毛囊炎。生検で証明された。B：若年女性の胸部のピチロスポルム毛囊炎。KOH染色で，ジーティ（筒状の長いパスタ）やミートボール様のピチロスポルムを認めた（Reproduced with permission from Richard P. Usatine, MD.）

いるが，他の人種の男性や，たまに女性でもみられる（図119-5，図119-6参照）（116章「偽性毛囊炎，項部ケロイド痤瘡」参照）。

- 真菌性毛囊炎は，しばしばみられる表在性真菌感染症である。頭部白癬は，皮膚糸状菌性の毛囊炎の一形態である。ピチロスポルム毛囊炎は，酵母の感染（マラセチア）によって起こり，細菌性毛囊炎と同様に，背部，胸部，肩でみられる（図119-12）（139章「癜風」参照）。カンジダ感染症はまれであるが，通常，免疫抑制患者でみられ，湿潤した部位に起こる。毛囊炎とは異なり，ほとんどの症例で全身症状や所見を呈する可能性がある[1]〜[4]。
- 緑膿菌性毛囊炎，または「ホットタブ毛囊炎」は，水もしくは緑膿菌に汚染された物質に曝露されたあとに生じ，特別な治療なしに自然に改善する感染症である（図119-1参照）。ホットタブの不十分な塩素化や臭素化が原因で発生する。入浴に使用されるヘチマタワシやその他のアイテムもまた緑膿菌発育の宿主になる。症状の発症は，曝露後通常，6〜72時間以内に起こる。追加曝露がなければ，完全な症状の改善に数日を要する[4]。
- グラム陰性菌性毛囊炎は，グラム陰性菌の感染によって起こる。典型的には，ほとんどの症例で抗菌薬が長期投与されている（通常，痤瘡に対する経口抗菌薬治療）。ほとんどが，クレブシエラ，大腸菌，プロテウスによる[5]。
- 偽性毛囊炎（pseudofolliculitis barbae）（カミソリ負け）は，ひげ剃りを行う黒人男性でよくみられる。丘疹は，毛幹の先端が皮膚に突き刺さることによって生じ（内方初育毛），頬や頸部にみられる。ひげ剃りや毛抜きを行う多毛症の女性においてもみられる（図119-4参照）（116章「偽性毛囊炎，項部ケロイド痤瘡」参照）[6]。
- ウイルス性毛囊炎は，主に単純ヘルペスウイルスと，伝染性軟属腫によって起こる[4]。ヘルペス性毛囊炎は，単純ヘルペスⅠ型もしくはⅡ型の既往がある患者においてみられる。しかし，最も顕著であるのはHIV感染症のような症例であり，ウイルス性毛囊炎が免疫不全徴候の1つとなっている可能性がある。HIV感染症におけるヘルペス性毛囊炎の表現型は，単純性から壊死性毛囊炎や潰瘍性病変までと幅が広い[7]。軟属腫は，ポックスウイルスにより起こり，伝染性軟属腫は，同様にHIVやAIDSなどの患者群や，小児において多く報告されている（128章「単純ヘルペス」，129章「伝染性軟属腫」参照）[7]〜[9]。
- 光線性表在性毛囊炎は，主に温暖な気候や暑い時期もしくは夏の間にみられる無菌性毛囊炎の1つである。膿疱は，主に頸部，肩越し，体幹上部，上腕に出現する。通常，日光曝露から6〜36時間以内に発生する[10]。
- 好酸球性毛囊炎はHIV感染に関連しており，ウイルスの感染自体で生じる。正確なメカニズムは不明だが，自己免疫が原因であると考えられている（図119-7参照）[9],[11]〜[14]。CD4リンパ球数の減少が関連している。好酸球性毛囊炎は，一般的に強力な抗ウイルス療法（HAART）の開始によって改善するが，HAARTによる免疫能の再構築中に起こる可能性がある[12]。

診断

毛囊炎の診断は，しばしば優れた病歴聴取と身体診察に基づいてなされる。

▶ 臨床所見

毛囊炎は，周囲に紅斑や炎症を伴い，薄壁を有する丘疹もしくは膿疱が特徴的である。病変の中心の毛に注目する（図119-2参照）。通常は，全身的所見に乏しい。症状は軽度の不快感や掻痒感から広範囲の重度の疼痛までと幅広い。

▶ 典型的分布

いずれの皮膚領域をもおかし，しばしばその部位が病原体や毛囊炎の原因と関連している可能性がある。顔，頭皮，頸部，体幹，腋窩，四肢，および鼠径部でよくみられる。

▶ 検査所見

単純性の表在性毛囊炎の診断は病歴聴取のみで十分であり，検査は不要である。ヘルペスおよび真菌性毛囊炎の臨床診断は困難であり，強く疑われる場合や抗菌薬治療で失敗した際に診断される。水酸化カリウム（KOH）は，癜風やその他の真菌の検出に使用することができる。ヘルペスが疑われる場合，ヘルペスの培養またはヘルペスの迅速検査が使用可能である[1]。SOR Ⓐ

鑑別診断

- グロヴァー病は，原因不明の強い掻痒感を伴う疾患である。中年男性の背部に，発赤した丘疹とわずかな鱗屑を生

119章 毛嚢炎　411

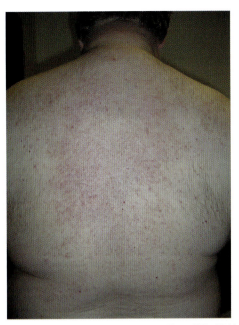

図119-13　中年男性の背部のグロヴァー病。「一過性棘融解性皮膚症」とも呼ばれる。発赤した丘疹とわずかな鱗屑を伴い，掻痒感が非常に強い(Reproduced with permission from Richard P. Usatine, MD.)

じる。「一過性棘融解性皮膚症」とも呼ばれ，数年で自然に寛解する。毛嚢炎に類似するが，丘疹は毛嚢に集中しない（図119-13）。

- 汗疹は汗腺の閉塞によって生じ，毛嚢炎の小さな丘疹に類似する。汗が真皮と表皮に漏出するようにエクリン汗腺が閉塞する。臨床的には，透明な小水疱から膿疱まで幅広い皮膚病変をきたす。これらの皮膚病変は，主に温度や湿度が上昇したときに出現し，特別な治療を要することなく自然に消失する[1]。
- 膿痂疹は，毛嚢とは対照的に表皮浅層をおかす皮膚の細菌感染症である。伝染性があり，毛嚢炎とは異なる。毛嚢炎では通常，膿疱がみられるのに対して，膿痂疹は水疱や非水疱性の形態を呈し，ハチミツ様の痂皮がよくみられる（118章「膿痂疹」参照）。
- 毛孔性角化症は，特に上腕や大腿部の側方の毛嚢開口部に，ケラチンが蓄積して起こる丘疹である。感染症ではないが，感染が生じた場合には毛嚢炎が起きる可能性がある（143章「アトピー性皮膚炎」参照）[1],[6]。
- 尋常性痤瘡は，面皰，丘疹，膿疱，濾胞の過剰増殖や過剰な皮脂の詰まりで生じる結節を特徴とする。Propionibacterium acnes やその他の炎症性物質が閉塞した毛嚢脂腺から押し出されると，炎症が惹起される[15]。顔の痤瘡が毛嚢炎と混同されることはまれだが，体幹部の痤瘡は毛嚢炎に類似する。両者の鑑別のためには，顔面に病変があるか，痤瘡内に面皰があるかを探すことである（114章「尋常性痤瘡」参照）。

治療

- 毛嚢炎の管理は，原因や基礎疾患によって異なる。
- 抗ウイルス薬，抗菌薬，抗真菌薬が，局所および/または全身投与で使用される。非薬物療法には化学的・機械的皮膚刺激への回避といった患者教育が含まれる[16]。糖尿病患者の血糖コントロールは，毛嚢炎の治療に有用である[1]〜[3]。衛生状態を良好に維持することは，症状コントロールと再発予防に役立つ。
- 表在性の細菌性毛嚢炎では，ムピロシン(バクトロバン®)やフシジン酸などの局所製剤の治療で十分である[1]。SOR Ⓐ　さらに，MRSA が関与する最軽症例では，クリンダマイシンの局所投与を考慮してもよい[1]。SOR Ⓐ
- 深部または広範囲の細菌性毛嚢炎では，第1世代セファロスポリン(セファレキシン)，ペニシリン(アモキシシリン/クラブラン酸塩およびジクロキサシリン)，マクロライド，またはフルオロキノロンの経口投与を行う[1],[4],[6]。SOR Ⓐ
- 緑膿菌性毛嚢炎，または「ホットタブ毛嚢炎」は，通常，未治療でも1週間以内に改善する（図119-1 参照）。重症例では，抗緑膿菌効果を有するシプロキサンを選択する[1],[4]。SOR Ⓑ　温湿布は患部の症状軽減をもたらす。
- ピチロスポルム毛嚢炎や癜風は，抗真菌薬の全身投与，アゾールの局所投与および/または，アゾール，セレン，亜鉛を含有するシャンプーで治療することができる（図119-12 参照）(139章「癜風」参照)。
- 免疫抑制患者のカンジダ性毛嚢炎は，経口イトラコナゾールで治療することができる(135章「カンジダ症」参照)[1]。SOR Ⓐ
- ニキビダニによる毛嚢炎は，イベルメクチンや5%ペルメトリンクリームの局所投与で治療することができる[4]。SOR Ⓑ
- ヘルペス性毛嚢炎は，アシクロビル，バラシクロビル，ファムシクロビルで治療することができる。レジメンはアシクロビル 200 mg を1日5回，5日間投与である(128章「単純ヘルペス」参照)[1]。SOR Ⓐ
- HIV に関連する好酸球性毛嚢炎は，HAART，局所ステロイド，抗ヒスタミン薬，イトラコナゾール，メトロニダゾール，経口レチノイド，および紫外線療法で治療する[11]。局所ステロイド，非ステロイド性抗炎症薬(NSAIDs)，イソトレチンは，HIV 関連好酸球性毛嚢炎の治療選択肢である[9]〜[13]。SOR Ⓑ　抗ヒスタミン薬の全身投与による症状緩和効果は不定である。紫外線療法は時間がかかり，また高価である[11],[12]。SOR Ⓒ

フォローアップ

ほとんどの毛嚢炎症例は，表在性であり，簡単に治療することができる。瘢痕を伴う慢性毛嚢炎症例においては皮膚科医や外科医へのコンサルテーションが必要となることがある。

患者教育

予防が最も重要で，個人の衛生状態を良好に保つことと衣類の洗濯が中心となる。患者には，きつめの衣類を避けてもらう。ホットタブは適切に洗浄し，薬品は適切に保存する必要がある。ひげ剃り用の電気カミソリは，偽性毛嚢炎の予防に有用であり，アルコールで定期的に消毒すべきである。項部ケロイド痤瘡の患者では，罹患部位の毛を剃ることは避ける。

【Richard P. Usatine, MD／Khalilah Hunter-Anderson, MD】

(坂本壮 訳)

120 点状角質融解症

症例

若年男性が足の悪臭のために外来を受診した。彼は，カウボーイブーツを履いており，足が常に多汗状態であることを訴えた。ブーツを脱ぐことを恥ずかしがっていたが，母親に促され脱いでもらったところ，悪臭を認めた。点状角質融解症（pitted keratolysis）に典型的な陥凹があり，靴下も湿っていた。踵には多くのクレーター状の陥凹を認めた（図120-1）。点状角質融解症に対して局所のエリスロマイシン溶液を，多汗症に対しては局所の塩化アルミニウムを処方した。症状が改善するまでは，軽くて通気性のよい靴を履くように指示した。

概説

点状角質融解症は，グラム陽性菌による表在性足感染症の1つである。これらの細菌は角質層のケラチンを分解し，足の裏に眼にみえる陥凹を残す。

疫学

- 一般的に男性に多い。
- 多くの場合，多汗症を合併している。
- 高温多湿の気候でよくみられる。
- 水田農家の罹患率は最大で42.5％にものぼる[1]。
- 足に湿った汗をかくアスリートによくみられる[2]。

病因／病態生理

- *Kytococcus sedentarius*（以前の *Micrococcus* spp.），*Corynebacterium* spp., *Dermatophilus congolensis* は，点状角質融解症をきたす[3]。
- 細菌によって産生されたプロテアーゼは，ケラチンを分解し，陥凹をきたす[4]。
- 関連する悪臭は，副産物である硫黄が原因と考えられている[3]。

診断

▶ 臨床所見

点状角質融解症は，通常，痛みを伴わず，悪臭を伴う角質層の表在性びらんと癒合するクレーター状の陥凹を呈する（図120-1～図120-4）。一部の患者では，掻痒感や灼熱感を認める（図120-3 参照）。

▶ 典型的分布

点状角質融解症は，通常，踵，足底の母指・母趾球など，地面と接地する部位をおかす。趾間の摩擦部位でもみられる[5]。

▶ 検査所見

典型例は臨床診断されるが，生検では細菌によって陥凹したケラチンを認める。

鑑別診断

- 特徴的な臨床所見があれば診断は容易であるが，足底に陥凹をきたす他疾患との鑑別を要する。鑑別すべき疾患に

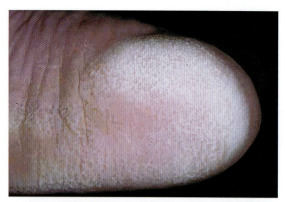

図120-1　点状角質融解症と多汗症の踵。多数のクレータ状の陥凹を認める（Reproduced with permission from Richard P. Usatine, MD.）

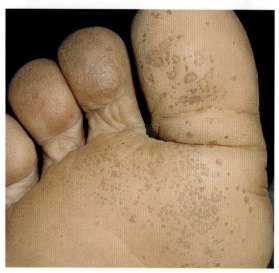

図120-2　足底の足趾と母趾球の点状角質融解症（Reproduced with permission from Richard P. Usatine, MD.）

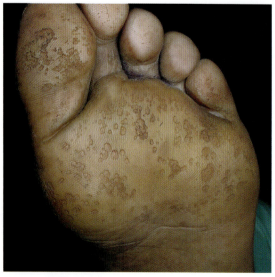

図120-3　高度に色素沈着したクレーター状の陥凹を伴う足底の点状角質融解症（Reproduced with permission from Richard P. Usatine, MD.）

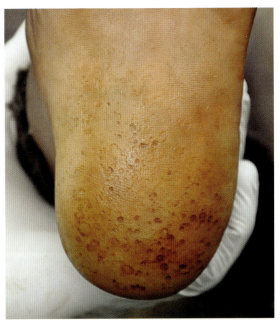

図120-4 多数のクレーター状の陥凹を伴う踵の点状角質融解症
(Reproduced with permission from Richard P. Usatine, MD.)

は，足底疣贅，基底細胞母斑症候群，ヒ素中毒が含まれる。
- 足底疣贅の典型例では，その数は多くない。血栓化した毛細血管が黒い小斑点を呈するやわらかい中心部と，その周囲のかたい硬結輪を有する。
- 基底細胞母斑症候群の典型例では，手掌と足底の陥凹，骨異常，多数の基底細胞癌の既往，前頭隆起・上顎の形成不全・両眼隔離（間隔の広い眼）といった顔面の特徴を有する（168章「基底細胞癌」参照）。
- ヒ素中毒では手掌と足底に陥凹を生じるが，高度の色素沈着や，多くの皮膚癌，ミーズ線（指の爪の白線），その他の爪疾患も起こすことがある。

治療

- 治療は除菌と細菌が増殖する湿潤環境を減らすことである。様々な抗菌薬の局所投与が点状角質融解症に対して有効である。
- 局所のエリスロマイシンやクリンダマイシン溶液・ゲルを，症状が改善するまで1日1回使用する。
- SOR C アプリケーターのある一般的な2％エリスロマイシン溶液は，非常に安価で効果的な製剤である。悪臭や皮膚病変が改善するには3～4週を要する。
- 局所のムピロシンは高価であるが，より効果的である。SOR C
- 経口のエリスロマイシンも有効であり，治療が失敗した際に考慮する。SOR C
- 多汗症の治療も再発を防ぐために重要である。様々な濃度の局所の塩化アルミニウムを用いる。SOR C Drysolは20％塩化アルミニウム溶液であり，アプリケーターと一緒に処方する。
- ボツリヌス毒素の注射は多汗症に対して有効であるが，高価な治療法である[6]。SOR C 費用，複数回にわたる注射の不快感，3～4カ月ごとに治療を繰り返す必要性などか

ら，他の治療の失敗時に考慮すべきである。

フォローアップ

治療の失敗，再発，多汗症がある場合の治療では，経過観察が必要である。塩化アルミニウムを処方する場合には年に1回，ボツリヌス毒素の注射では約4カ月ごとに経過観察を行う。

患者教育

再発予防のために，点状角質融解症の病因を患者に教育すべきである。予防としては，きつい靴を避けたり，汗などを吸収し繊維の外へ水分を逃がす機能を持つ靴下を履くことや，汗ばんだ靴下を頻繁に交換することなどがある。

【Michael Babcock, MD／Richard P. Usatine, MD】
（坂本壮 訳）

121 紅色陰癬

症例

肥満症と2型糖尿病の既往のある59歳の女性。6カ月間継続する，軽度掻痒感を伴う茶色の皮疹が両側腋窩に出現するとのことで受診した（図121-1A）。

複数の医師の診察を受け，多数の抗真菌薬，ステロイド外用薬を処方されたがそれらは奏効しなかった。衣服消臭剤へのアレルギー反応を懸念し，使用を中止した。皮疹はサンゴのような赤色に染まることで，紅色陰癬（erythrasma）であることが確認された（図121-1B）。経口エリスロマイシンが処方され，紅色陰癬は大幅に改善した。

概説

紅色陰癬は慢性的な表在細菌感染症であり，通常しわのよりやすい部位に発生する。

疫学

- 発生率は約4％[1]。
- 発生における性差はなし。
- 男性では陰部での発生が多い。

病因／病態生理

- 原因菌は脂質好性無芽胞性グラム陽性桿菌である *Corynebacterium minutissimum*。
- 温かい湿潤環境を好み，上皮角質層の表層1/3の部分で増殖する。
- 原因菌はポルフィリンを産生するため，ウッド灯で照らすとサンゴのような赤ピンク色に染まることで確認できる（図121-1，図121-2）。

危険因子

- 温暖な気候[1]。
- 糖尿病。
- 免疫不全状態。
- 肥満。

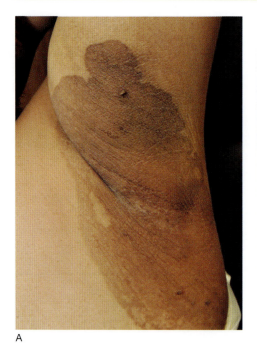
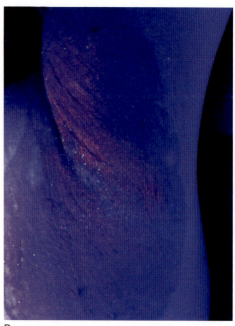

図121-1　A：肥満症・糖尿病既往のある59歳女性の腋窩に発生した紅色陰癬。B：ウッド灯に照らされ赤ピンク色に確認できる（Reproduced with permission from Richard P. Usatine, MD.）

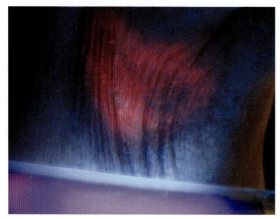

図121-2　紅色陰癬患者の腋窩。ウッド灯でみたサンゴのような赤色フルオレセイン染色（Reproduced with permission from the University of Texas Health Sciences Center, Division of Dermatology.）

- 多汗症。
- 不潔。
- 高齢。

診断

▶ 臨床所見

- 紅色陰癬は境界明瞭・乾燥しており，やや鱗屑を伴う赤茶色の皮疹である。赤みが強いものから，より茶色がかったものまで存在する（図121-3，図121-4）。
- 病変は中心は正常に保ったまま，周囲から発生することがある（図121-5）。
- 病変は一般的には無症候性ではあるものの，股間部に発生した患者では掻痒感や灼熱感を訴えることがある（図121-

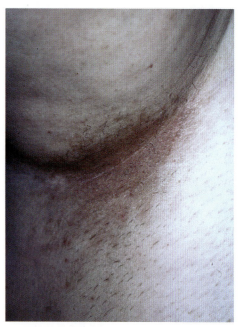

図121-3　肥満のある糖尿病女性の腋窩に出現した赤茶色紅色陰癬（Reproduced with permission from Richard P. Usatine, MD.）

6）。

▶ 典型的分布

紅色陰癬は腋窩や股間部など摩擦部に発生する（図21-7）。時に趾間部や殿裂部，肛門周囲，乳房下部に発生することもある。

▶ 検査所見

- ウッド灯で病変部を照らすとサンゴのような赤ピンク色に鱗屑が光ることで確認できる（図121-8）。検査前に病変部

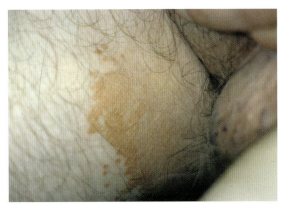

図121-4 糖尿病男性の股間に発生した茶色紅色陰癬(Reproduced with permission from the University of Texas Health Sciences Center, Division of Dermatology.)

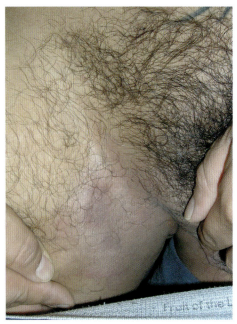

図121-6 図121-5と同一患者に発症したピンク色の紅色陰癬。男性の場合大腿部に発生することが多い(Reproduced with permission from Richard P. Usatine, MD.)

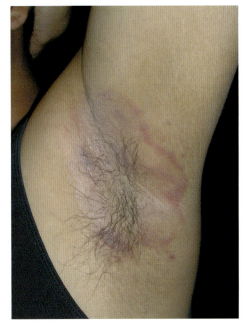

図121-5 32歳男性に発生したピンク色の紅色陰癬。中心は保たれたまま、周囲の境界が紅斑を呈している(Reproduced with permission from Richard P. Usatine, MD.)

を洗うと、変色がわかりにくくなってしまうことに留意する。

- 診断は擦過して採取した皮膚をグラム染色、もしくはメチレンブルー染色を行い、グラム陽性桿菌とともに濃青色の顆粒を確認することで明らかとなる。しかしながら病歴が明らかで、ウッド灯での赤色変化が確認できれば、顕微鏡的検査や培養検査は不要である。
- 顕微鏡的検査は紅色陰癬が疑われるものの、ウッド灯での赤色変化がないときに有用である。

鑑別診断

- 尋常性乾癬：倒置乾癬は紅色陰癬と同じようなエリアに発生する。ピンクから赤色の鱗屑を伴い境界明瞭である。紅色陰癬と区別する最もよい方法は、その他の部位で、爪の小陥凹や爪甲剥離、肘や膝、頭皮の角化症などの乾癬の特

徴的な徴候を探し出すことである。倒置乾癬もまた、殿裂部や乳房、肥満患者のたるみの間などに生じる(150章「乾癬」参照)。ウッド灯での観察がこれらとの鑑別に有用である。
- 皮膚糸状菌症：表層真菌感染症もまた腋窩や股間部に発生し、紅色陰癬と類似する。白癬感染症も境界明瞭で中心部に正常域を保った病変を形成することがある。この特徴的な輪状変化は白癬での方が明らかだが、顕微鏡的検査が紅色陰癬との鑑別に有用である。白癬菌感染がある場合は、足白癬や爪甲剥離が頻繁に観察される(136章「体部白癬」、137章「股部白癬」参照)。
- カンジダ感染症：サテライト病変を探すことが紅色陰癬との鑑別に有用である。カンジダ感染症であればウッド灯での色調変化はなく、顕微鏡的検査で分枝状仮性菌糸を確認できる(135章「カンジダ症」参照)。
- 間擦疹：皮膚のよれやしわの部位に好発する摩擦による炎症のことを指す。熱や湿潤、浸潤、摩擦や空気循環の欠落で起こり増悪する。そしてカンジダや細菌、糸状菌感染によって増悪するため、これらの感染症や紅色陰癬とも合併し存在することがある。肥満や糖尿病患者では特に起こしやすい。併存感染症を見つけ、治療することが重要である。消臭剤による接触皮膚炎も偽性紅色陰癬を引き起こす。病歴とウッド灯での確認がこれらの鑑別に役立つ(144章「接触皮膚炎」参照)。

治療

▶ 非薬物療法

- 抗生剤使用の前に、石鹸と水で洗い流し清潔を心がけることが肝要である。SOR C
- 治療中、または再発を防ぐために肌に密着しない綿下着の着用を検討する。SOR C

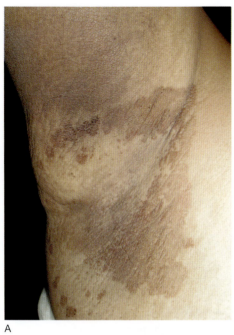

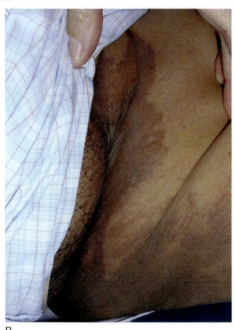

図121-7 糖尿病を有する中年女性の腋窩と股間部に発生した紅色陰癬。A：腋窩。B：股間部(Reproduced with permission from Richard P. Usatine, MD.)

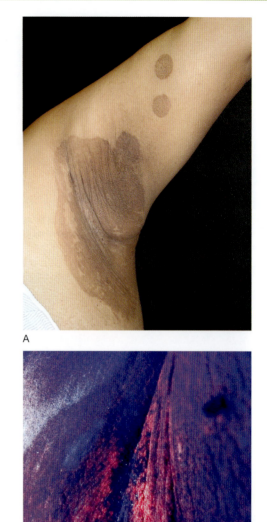

図121-8 A：2カ所の上腕のサテライト病変を伴う腋窩の紅色陰癬。B：同一患者のウッド灯下の赤色変化をクローズアップした(Reproduced with permission from Richard P. Usatine, MD.)

▶ 薬物療法

- ターゲットとなる細菌は，ペニシリンは第1世代セフェムなど多様な抗生剤に感受性があるが，第一選択はエリスロマイシン250 mg，1日4回，14日間経口内服投与である。エリスロマイシンでの寛解率はほぼ100％に近い[2)～4)]。 SOR B
- しかしながら，経口エリスロマイシン投与は耐性菌のケースや，広範囲に及ぶ治療の際にのみ必要とされるとの意見もあり，局所の抗菌薬療法でも対応できることがある[5)]。 SOR C
- 経口抗菌薬に併用する局所療法(抗菌薬・抗真菌薬・6％安息香酸)は直腸を巻き込むなどの隠れた細菌温床が存在するときに推奨される。 SOR C
- 局所のクリンダマイシン1日1回塗布は，エリスロマイシン療法と併用され，その後も2週間程度予防と皮膚の抗菌下のために使用される[3),6)]。 SOR C
- 2％エリスロマイシン1日2回塗布を2週間行うことも治療のオプションとして検討する[4),5),7)]。 SOR C

- トルコの報告では，フシジン酸外用がエリスロマイシンやクラリスロマイシン1回投与と比較してウッド灯での反射スコアで検討したところ最も効果的であった．
- 紅色陰癬を有する糖尿病患者では，特に血糖コントロールが重要である[2]．SOR C

予後

- 一般的に良性の経過をたどるが，免疫不全者ではコリネバクテリウムが膿瘍や菌血症，心外膜炎，腎盂腎炎，蜂窩織炎，髄膜炎を引き起こしうる[1]．
- 要因がはっきりしない場合には再燃しやすい傾向にある．

フォローアップ

紅色陰癬の改善を判断するためには2～4週間ほど経過をみる．

患者教育

抗菌薬療法で改善しうることを伝え安心させる．

【Richard P. Usatine, MD／Anna Allred, MD／Mindy A. Smith, MD, MS】
(三上哲／坂本壮 訳)

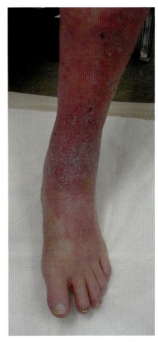

図122-1　静脈うっ滞性皮膚炎に併発した高齢者の蜂窩織炎
(Reproduced with permission from Richard P. Usatine, MD.)

122 蜂窩織炎

症例

3日前からの左下肢痛，腫脹を認め内科を受診した63歳の男性．以前から静脈うっ滞，うっ滞性皮膚炎を認めていた．局所ステロイドでは改善せず，下肢のかゆみが強かった．体温38℃，足首から膝上まで紅斑を認めた．左足は腫脹し，うっ滞性皮膚炎と鱗屑を認める．表皮剥離を認める．菌の侵入門戸となりうる表皮剥離が認められた．糖尿病患者であり，入院で管理することとして，経静脈的抗菌薬で治療する方針とした．

概説

蜂窩織炎(cellulitis)は真皮，皮下組織を含む皮下の急性感染症である．

疫学

- 顔面の蜂窩織炎は50歳以上，もしくは6カ月から3歳までが好発年齢である．
- 肛門周囲の蜂窩織炎は幼児で起こるのが一般的だが，成人でも起こりうる．

病因／病態生理

- 外傷，咬傷，皮膚の基礎疾患(白癬，うっ滞性皮膚炎，乾癬など)によって皮膚が破壊されることで始まる(図122-1～図122-4)．
- 主な原因菌はA群β溶連菌，黄色ブドウ球菌である．針生検やパンチバイオプシーによる蜂窩織炎の原因菌は，黄色ブドウ球菌，A群β溶連菌で，その比率は2：1である[1]．蜂窩織炎を含む皮膚軟部組織感染症において，起因菌とし

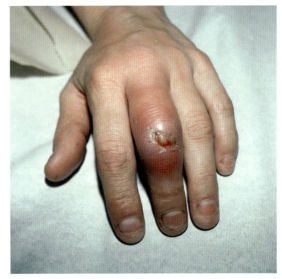

図122-2　人との咬傷が原因で起こった手の蜂窩織炎と膿瘍
(Reproduced with permission from Richard P. Usatine, MD.)

て市中獲得型メチシリン耐性黄色ブドウ球菌(CAMRSA)が増加している[2～5]．
- 猫や犬の咬傷による蜂窩織炎では，*Pasteurella multocida* が主な原因菌である．
- 蜂窩織炎は二次的に海水や海産物にみられる *Vibrio vulnificus* による感染症を起こしうる．図122-5は，免疫不全患者が生牡蠣を食べ敗血症を引き起こし，二次的にV. vulnificus感染症を引き起こしたものである．
- 丹毒はリンパ管の関与を伴う表在性の蜂窩織炎であり，境界が明瞭である(図122-6)．

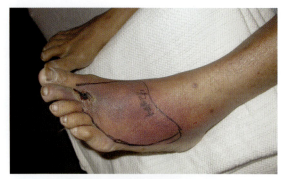

図122-3 入院治療，足の専門処置が必要なほどの第2趾の壊死，壊疽の可能性がある糖尿病患者の蜂窩織炎（Reproduced with permission from Richard P. Usatine, MD.）

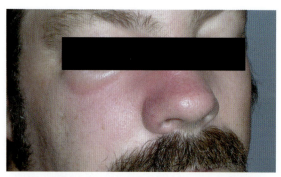

図122-6 顔面の丹毒。経口抗菌薬ですみやかに改善した（Reproduced with permission from Ernesto Samano Ayon, MD.）

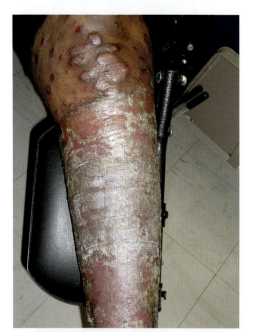

図122-4 50歳女性。メソトレキサート，アダリムマブで治療中の重症乾癬患者の下肢蜂窩織炎（Reproduced with permission from Richard P. Usatine, MD.）

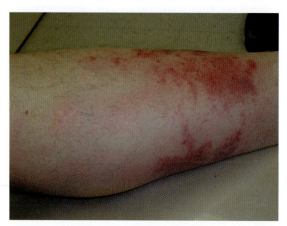

図122-7 55歳男性，軽度の擦過傷と長期の飛行後に起こった下肢の蜂窩織炎。点状出血や出血斑は蜂窩織炎ではしばしば認められる（Reproduced with permission from Richard P. Usatine, MD.）

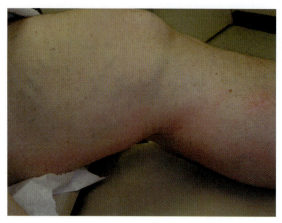

図122-8 図122-7と同一患者の創部の上方は，リンパ管炎を起こしている（Reproduced with permission from Richard P. Usatine, MD.）

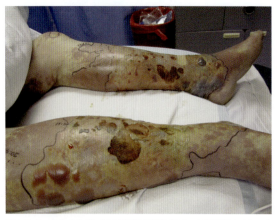

図122-5 生牡蠣を食べた肝硬変患者に起こった致死的な V. vulnificus 敗血症。菌血症となり，蜂窩織炎，皮膚の水疱が生じた。紫色の水疱は V. vulnificus 感染症や壊死性筋膜炎の危険信号である。感染は早期に認識されたものの，進行が早く患者は亡くなった（Reproduced with permission from Donna Nguyen, MD.）

診断

▶ **臨床所見**

発赤，熱感，腫脹，疼痛。

▶ **典型的分布**

体の至るところに起こりうるが，四肢や顔面が多い（図122-1〜図122-8）。眼科周囲の蜂窩織炎は致死的である（図

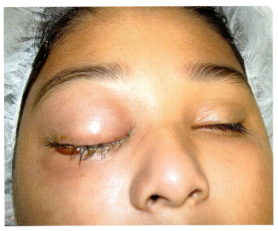

図122-9 生命を脅かすブドウ球菌による眼科周囲蜂窩織炎は手術が必要である（Reproduced with permission from Frank Miller, MD.）

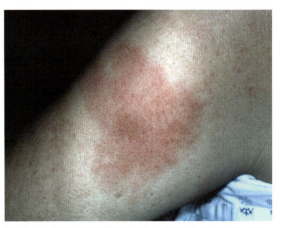

図122-11 前日に肺炎球菌ワクチンを接種した66歳女性。発赤，腫脹を認める。蜂窩織炎とよく似ている。ジフェンヒドラミン（抗ヒスタミン薬）で改善した（Reproduced with permission from Richard P. Usatine, MD.）

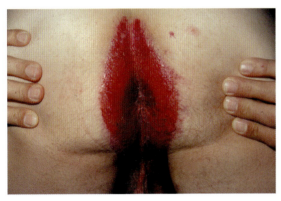

図122-10 成人男性の重篤な肛門周囲蜂窩織炎（Reproduced with permission from Jack Resneck Sr., MD.）

122-9）。蜂窩織炎は肛門周囲にも起こりうる。これは肛門周囲蜂窩織炎と呼ばれる（図122-10）。

検査所見

- 穿刺吸引：紅斑の範囲が変動するのであれば，針吸引や切開排膿を行うべきである。膿が吸引されたら，培養結果に準じて抗菌薬を使用する。
- 血液培養：陽性となるのは5%程度であり，炎症を起こしている皮膚からの針吸引による培養は様々な菌が検出されるため推奨されない[4]。

鑑別診断

- 血栓性静脈炎：血液凝固による静脈の炎症。疼痛，圧痛は静脈上に認める。
- 静脈うっ滞：蜂窩織炎へ進展すると下肢の腫脹，変色，疼痛を認める（図122-4 参照）（51章「静脈不全」参照）。
- アレルギー反応：ワクチンや虫咬傷は紅斑や腫脹を認めるため，蜂窩織炎と似ている（図122-11）。
- 急性痛風：関節を越える範囲で炎症が起こると蜂窩織炎と似る（105章「痛風」参照）。
- 壊死性筋膜炎：毒素の産生を認め，皮下組織，筋膜の広範な腫脹，重度の疼痛，水疱形成が認められる。蜂窩織炎と壊死性筋膜炎の違いを認識することは重要である。画像検査では軟部組織のガスを同定しうる。数時間以内に紅斑が紫色へ変化，または壊死性変化が認められる場合や，水疱が認められる場合には，壊死性筋膜炎の危険信号である。痛みが強い場合やこれらの所見が認められる場合には，すみやかに外科医へ相談するべきである（124章「壊死性筋膜炎」参照）。

治療

- 入院が必要か，経静脈的な抗菌薬投与が必要か否かをまず判断する。HIV，移植後，慢性腎臓病・肝臓病，プレドニン内服中の患者，コントロール不良の糖尿病患者などの免疫不全患者は，悪化しやすいため入院管理をした方がよい。SOR Ⓒ
- 抗菌薬の治療期間は経口投与，経静脈投与で異なるかはわかっていない[6]。いくつかの無作為化比較試験（RCT）が存在し，抗菌薬の効果は50〜100%に認められているが，明確な基準は定められていない[6]。SOR Ⓐ
- 1つの準RCTでは，敗血症患者を除く73人の丹毒患者に対して，ペニシリンを経口，経静脈投与で比較し臨床的効果に有意差がなかったことが示されている[6]。SOR Ⓑ
- 入院を要さない蜂窩織炎に対する標準的な抗菌薬は，A群β溶連菌，黄色ブドウ球菌をカバーするため，セファレキシンやジクロキサシリンを選択する[4]。SOR Ⓐ それぞれの抗菌薬の投与量は500 mg/日，投与期間は7〜10日である。SOR Ⓒ
- ペニシリンアレルギーの患者では，マクロライドの耐性化やMRSAが増加しているため，エリスロマイシンよりもクリンダマイシンを選択する[4]。SOR Ⓐ
- ペニシリナーゼ耐性ペニシリンやセファゾリンのような第1世代セファロスポリンは経静脈治療が通常行われる。また，ペニシリンアレルギー患者やクリンダマイシン，バンコマイシンを使用する場合にも経静脈的投与を選択する[4]。SOR Ⓐ
- 単純性の蜂窩織炎ではレボフロキサシンの5日間投与は10日間投与と同程度の効果がある[7]。SOR Ⓑ MRSAを原因菌として考えている場合にはこの選択は適さない。2009年，2010年にCAMRSAによる蜂窩織炎の報告があるが，

結論は異なっている。
- 2000〜2005年にテキサスの救急外来で診断された蜂窩織炎の報告がある。切開やドレナージ，手術，初診時に入院となった患者は除外されている。治療の失敗は，その後30日以内の再診，そして抗菌薬の変更，入院，膿瘍の切開，ドレナージ，外科的介入を行った患者と定義された。2000年と比較すると，2005年ではβラクタム系の抗菌薬は非常に減少し，CAMRSAに効果のある抗菌薬の処方が増えていた。βラクタム系抗菌薬とCAMRSAに効果のある抗菌薬は，統計学的有意差は認められず，同等の効果があると判断された[5]。SOR **B**
- ハワイで行われた，蜂窩織炎をエンピリックに治療した外来患者の3年間の後ろ向きコホート研究がある。複数の抗菌薬を投与された患者や，入院を要した患者は除外された。ST合剤を使用した症例はセファレキシンと比較し，有意に治療効果が高かった（91% vs 74%，$p<0.001$）。
- CA MRSAによる蜂窩織炎症例では，セファレキシンよりもクリンダマイシンを使用した方が治療成功率が高かった（$p=0.01$）。クリンダマイシンは，CAMRSA症例（$p=0.01$），中等度以上の蜂窩織炎（$p=0.03$），肥満患者の蜂窩織炎（$p=0.04$）において，セファレキシンよりも治療成功率が高かった。MRSAは405人の患者の117の陽性培養検体のうち72検体から認められた。この論文では，CAMRSAが普及している地域においては，外来患者の蜂窩織炎のエンピリック治療として，ST合剤とクリンダマイシンを推奨すると結論づけている[2]。SOR **B**
- 皮膚軟部組織感染症の原因菌としてCAMRSAは増えてはいるが[3]，適切な培養を入手することは困難であるため，実際にどの程度MRSAが問題になっているかを知るのは困難である。膿瘍が認められる場合には，培養を提出しST合剤とクリンダマイシンを使用する[2]。SOR **B**
- 壊死性筋膜炎を見逃してはいけない。激しい痛みや，水疱，捻髪音，皮膚壊死，画像で毒素産生を示唆する所見などが認められた場合には，すみやかに外科的介入が必要である（124章「壊死性筋膜炎」参照）。
- 白癬やリンパ浮腫など，蜂窩織炎の原因となる症状を治療すること。SOR **C**

フォローアップ

経口抗菌薬を処方した場合には，1〜2日後に病状の経過を確認し，抗菌薬が適切か，外来治療が可能か否かを判断する。

患者教育

安静と患部挙上を行う。外来治療を行う場合には，嘔吐などで薬を飲むことができないときでも迅速に対応できるように予防措置をとる必要がある。

【Richard P. Usatine, MD】
（坂本壮 訳）

123 膿瘍

症例

ハリケーンカトリーナの大洪水後，サンアントニオの避難所にニューオリンズから避難した1人の若い男性（図123-1）。彼は顔面の痛み，腫脹を認め，眼の近傍には膿を認めた。視力は問題なかった。エピネフリン，リドカインで麻酔し，ドレナージを行った。早期の蜂窩織炎の所見が認められたため経口の抗菌薬が開始となった。避難所では原因菌がメチシリン耐性黄色ブドウ球菌（MRSA）か否かは判断できなかったが，症状経過は良好であった。

概説

膿瘍（abscess）は感染した組織における膿の塊で，被包化されている。膿瘍の原因菌はほぼ黄色ブドウ球菌である。

疫学

- MRSAは米国の11の都市の救急外来では最も頻度の高い皮膚軟部組織感染症の原因菌である。全体の79%から検出され，そのうち59%は市中獲得型MRSA（CAMRSA）である[1]。
- MRSA感染症は他の膿瘍の危険因子：静脈注射の乱用，歯科疾患，接触スポーツ，入獄，地域社会の高い罹患率（図123-2）。

原因／病態生理

- 皮膚膿瘍の多くは黄色ブドウ球菌が原因菌である。
- MRSAの危険因子は，医療従事者，静脈注射の乱用，以前のMRSA感染や定着，最近の入院歴，ホームレス，アフリカ系アメリカ人，最近6カ月以内の抗菌薬の使用である[2]。
- CAMRSAが蔓延しているため，図123-3，図123-4のような何も危険因子を持っていない患者においてもMRSAが原因菌であることがある。救急外来で皮下膿瘍のドレナージを検討した1つの報告では，蜂窩織炎や膿瘍の大きさと培養でMRSAが陽性となる率には関連がないとされている[2]。
- 図123-2のホームレスの症例のように，歯科の膿瘍は口の外の組織へ広がる。

診断

■ 臨床所見

皮下の膿の塊が特徴である。関連部位に痛みを感じ，圧痛を伴う。腫脹，紅斑，熱感があり多くの場合変動がある（図123-1〜図123-5）。発熱を認める場合には，周囲に蜂窩織炎を生じている。

■ 典型的分布

皮膚膿瘍は体のあらゆるところで起こりうるが，手や足，四肢，頭部，頸部，殿部，胸部が好発部位である（図123-5参照）。

■ 検査所見

切開，排液のみで臨床的改善が得られることが多いため，

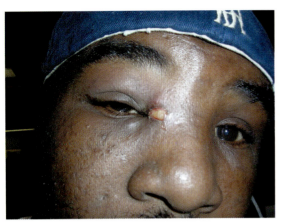

図 123-1　ハリケーンカトリーナによるニューオリンズの大洪水で避難した男性の顔面の膿瘍(Reproduced with permission from Richard P. Usatine, MD.)

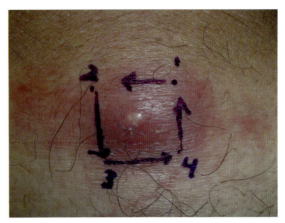

図 123-3　クモに噛まれたことによってできた頸部背面の MRSA 膿瘍。切開排膿のためのマーカーを膿瘍の周りに記載(Reproduced with permission from Richard P. Usatine, MD.)

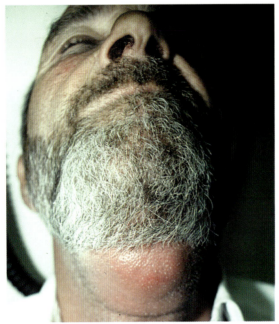

図 123-2　ホームレスの歯科膿瘍から二次的にできた頸部膿瘍。専門医によって手術室でドレナージを行った(Reproduced with permission from Richard P. Usatine, MD.)

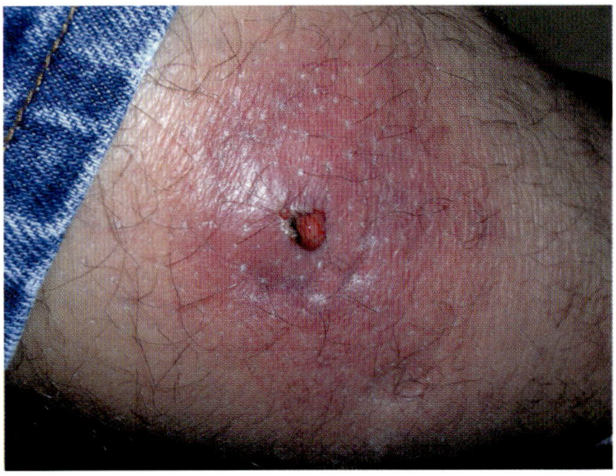

図 123-4　62 歳男性の下腿の自壊した巨大な MRSA 膿瘍。膿瘍腔は大きく、蜂窩織炎に対して ST 合剤の内服も開始となった(Reproduced with permission from Richard P. Usatine, MD.)

リスクの低い患者において病原体の同定の利点は少ない[2]。多くの臨床試験では、免疫不全者、糖尿病患者、他の重篤重大な合併症を有する患者は除外されている[2]。そのため、リスクの高い患者や全身症状を伴う患者では創部の培養を提出するのがよいと考えられる[2),3)]。

鑑別診断

- 炎症または感染を伴う表皮囊胞：皮脂腺囊胞として知られるもので、炎症、腫脹、感染徴候を示す。初期は感染は認められないが、黄色ブドウ球菌による感染が認められるようになる。蜂窩織炎が存在する場合には、切開排膿、抗菌薬が必要となる。炎症所見が認められる前に除去されれば、囊胞はそのまま取り除かれる（図 123-6）。
- 腫脹のみの蜂窩織炎：膿瘍の有無がはっきりしない場合には穿刺することによって蜂窩織炎か膿瘍かは鑑別可能である。蜂窩織炎であれば変動のない場所が存在する（122 章「蜂窩織炎」参照）。
- 化膿性汗腺炎：腋窩および鼠径部のアポクリン腺周囲の再発性炎症（117 章「汗腺膿瘍」参照）。
- 癤と癰：癤やおできは、毛根や汗腺から始まる膿瘍である。これらが皮下組織へ進展すると癰となる。
- ニキビ囊胞：膿瘍よりも菌量が少なく、切開、ドレナージするよりもステロイド注射の方が効果がある（114 章「尋常性痤瘡（アクネ、ニキビ）」参照）。

治療

膿瘍の切開排膿を強く支持する[2),4)]。SOR Ⓐ 27 ゲージ針でエピネフリン入りの 1％リドカインを局所麻酔する。膿瘍部に注射するだけでなく、ブロック注射を行うと効果的である（図 123-3 参照）。可能であれば、#11 ブレードのメスで線状切開する[5]。

多くの医師は、リボンガーゼを用いてドレナージされた膿瘍をパッキングするが、それが予後を改善するかどうかのデータは限られている。小規模な報告では、膿瘍へのパッキングは痛みを伴い不要であるとされている[6]。SOR Ⓒ この

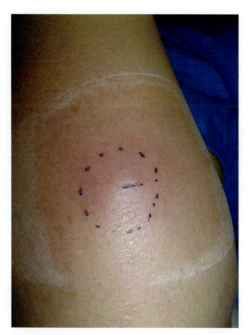

図 123-5　原因不明の歯学部生の腕の膿瘍。ドレナージされた膿からは MRSA が検出された。ドレナージとともに ST 合剤の内服も開始し、その後すみやかに症状は改善した（Reproduced with permission from Richard P. Usatine, MD.）

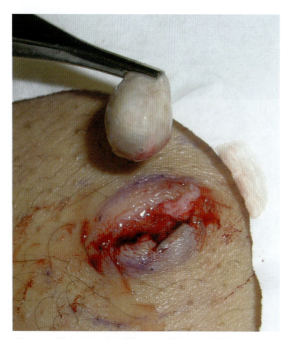

図 123-6　除去された表皮嚢胞。この場合には抗菌薬は不要である（Reproduced with permission from Richard P. Usatine, MD.）

報告の著者は、膿瘍は軽く詰め、2 日後にシャワーで詰め物を取り除き、その後は再度詰めないことをすすめている。**SOR C** しかし、大きな膿瘍の場合には、詰めなければ、密閉され再度膿が溜まる可能性がある。

ドレナージを行った膿瘍に対して、初期から抗菌薬投与を行うことを支持するエビデンスは現段階ではない[2],[7～9]。**SOR A** CAMRSA の出現もあり、3 つの無作為化比較試験（RCT）が実施された。1 つの RCT では抗菌薬を初期から投与し、治癒率を改善させなかったが、2 つの RCT では抗菌薬を投与することによって新規病変の発生率を低下させることが示された[7～9]。

発熱や全身症状を伴う患者、蜂窩織炎を併発している患者、繰り返し感染や膿瘍を起こしている患者が CAMRSA を疑う膿瘍を認める場合には、経口抗菌薬の処方を考慮する[2]。**SOR C**

CAMRSA は ST 合剤に 100％感受性がある[2]。**SOR B** ST 合剤の成人に対する通常の投与量は 1 回 1 錠 1 日 2 回だが、1 つの報告では 1 回 2 錠 1 日 2 回を 7 日間とされている[10]。**SOR B** 代替経口抗菌薬として、クリンダマイシン、テトラサイクリン、ドキシサイクリンがある。地域の感受性を把握しておく必要がある[2]。**SOR B**

MRSA の定着を根絶させるためにムピロシンやリファンピシンなどの抗菌薬を使用することを支持するデータは現段階ではない[2]。**SOR C**

フォローアップ

合併症のリスクが高い場合には、初診後 24～48 時間以内に経過を確認する。ガーゼパッキングを行っている場合には、患者、家族が取り除くべきである。

患者教育

切開排膿後は 24～48 時間ごとにシャワー、包交する。発赤、腫脹や膿瘍が再び認められる場合には、再度創部の処置を受けるべきである。

【Richard P. Usatine, MD】

（坂本壮 訳）

124　壊死性筋膜炎

症例

糖尿病罹患中の 54 歳の女性が、右下肢の腫脹、発熱、意識障害を主訴に救急外来を受診した。5 日前から皮膚の異常には気づいており、痛みが徐々に増悪していた。彼女の右下肢は圧痛、熱感、腫脹を認めた（図 124-1）。大きな水疱も認めていた。体温は 38.9℃、血糖値は 573 mg/dL であった。皮膚は木のようで（「woody」）、X 線では筋肉、軟部組織にガスを認めた（図 124-2）。壊死性筋膜炎（necrotizing fasciitis）と診断し、デブリードマンを行うために手術を行い、広域抗菌薬も同時に開始したが、病状の進行は非常に早く、患者は亡くなった。のちに、彼女の創部培養から *Escherichia coli*, *Proteus vulgaris*, *Corynebacterium*, *Enterococcus*, *Staphylococcus* sp., *Peptostreptococcus* が検出された[1]。

概説

壊死性筋膜炎は、皮下組織を伴う深部筋膜の急速進行性の感染症である。手術や外傷後に認められることが多い。身体所見とあわない紅斑や痛みを伴う。すみやかに外科的デブリードマン、抗菌薬の投与を行う必要がある[2]。

124章 壊死性筋膜炎　423

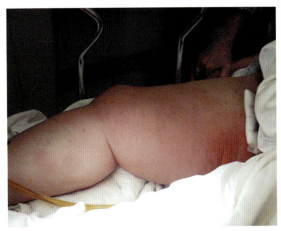

図 124-1　下肢の壊死性筋膜炎。紅斑，腫脹，水疱が認められる（Reproduced with permission from Dufel S, Martino M. Simple cellulitis or a more serious infection? J Fam Pract. 2006；55(5)：396-400. Reproduced with permission from Frontline Medical Communications.）

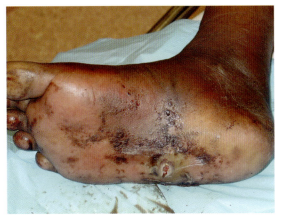

図 124-3　爪を踏んだことで引き起こされた壊死性筋膜炎。穿通創，排液に注目（Reproduced with permission from Subramaniam R, Shirley OB. Oozing puncture wound on foot. J Fam Pract. 2009 Jan；58(1)：37-39. Reproduced with permission from Frontline Medical Communications.）

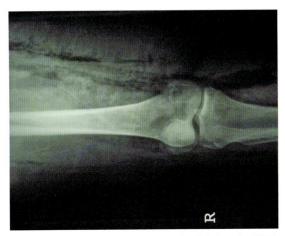

図 124-2　患者の下肢の X 線像。軟部組織，筋肉内にガスが認められる（Reproduced with permission from Dufel S, Martino M. Simple cellulitis or a more serious infection? J Fam Pract. 2006；55(5)：396-400. Reproduced with permission from Frontline Medical Communications.）

別名

　壊死性筋膜炎は，人食いバクテリア，壊死性軟部組織感染症，化膿性筋膜炎，病院壊疽，壊死性丹毒としても知られている。フルニエ壊疽は生殖，会陰部の壊死性筋膜炎，壊死性軟部組織感染症の 1 つのタイプである[3]。

疫学

- 成人 10 万人あたり 0.4 人の頻度[4]。
- 最も多い起因菌は *Streptococcus pyogenes* である[4]。

病因／病態生理

- タイプ I の壊死性筋膜炎は好気性，嫌気性菌の微生物感染症である。
  - 腸内細菌科（*Enterobacteriaceae*）やバクテロイデス（*Bacteroides*）を含む腸管内グラム陰性桿菌が主な原因菌。
  - 非 A 群溶連菌や *Peptostreptococcus* などのグラム陽性菌も原因菌となりうる[5]。
  - ビブリオに汚染された海水が外傷痕や開放創から入り込み感染する。*Vibrio vulnificus* が最も毒性がある[6]。
  - 創部からは 15 以上の病原菌が検出されることがある。
  - 平均すると 5 つの病原菌が創部から検出される[7]。
- タイプ II の壊死性筋膜炎は一般的な皮膚の菌による感染症である。
  - 一般的には *S. pyogenes* による単一菌感染症である。
    - メチシリン耐性黄色ブドウ球菌（MRSA）はもはやまれな原因ではない[5]。
    - *S. pyogenes* は，TNF-α，TNF-β，IL-1，IL-6，IL-2 の産生を刺激する発熱性菌体外毒素を産生する[7]。

危険因子

【タイプ I】
- 糖尿病。
- 重篤な末梢性血管疾患。
- 肥満。
- アルコール依存症，肝硬変。
- 静脈内薬物使用。
- 褥瘡潰瘍。
- 栄養不良。
- 術後，穿通性外傷。
- 女性器の膿瘍。

【タイプ II（A 群 β 溶連菌，黄色ブドウ球菌）】
- 糖尿病。
- 重篤な末梢血管疾患。
- 外傷（図 124-3）。
- 最近の分娩（図 124-4）。
- 水痘[5]。

診断

　徴候，症状から早期に認識することが救命するためにはきわめて重要である。検査所見や画像検査は 1 つの臨床所見で

424 第14部 皮膚

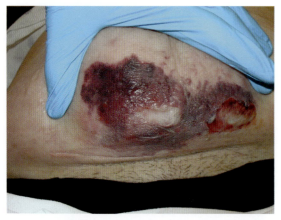

図124-4 帝王切開(C-section, caesarean section)部に起きた激しい皮膚の変色を伴う壊死性筋膜炎。広範なデブリードマンを行い救命しえた(Reproduced with permission from Michael Babcock, MD.)

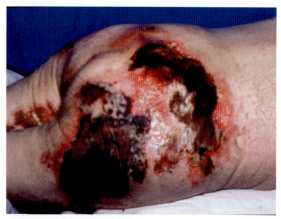

図124-6 壊疽を伴う壊死性筋膜炎。根治的下肢切断術を行ったが，救命することはできなかった(Reproduced with permission from Fred Bongard, MD.)。

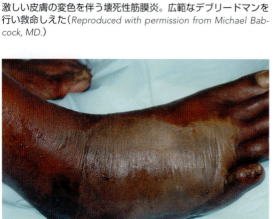

図124-5 爪を踏んだことで起こった壊死性筋膜炎。腫脹，紅斑を伴う大きな水疱形成が認められる。すみやかに膝下で切断することで救命しえた(Reproduced with permission from Subramaniam R, Shirley OB. Oozing puncture wound on foot. J Fam Pract. 2009 Jan；58(1)：37-39. Reproduced with permission from Frontline Medical Communications.)。

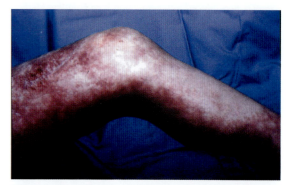

図124-7 懐死性筋膜炎によっておかされ青紫色に変色した脚 (Reproduced with permission from Fred Bongard, MD.)

あり，抗菌薬，外科的処置を迅速に行うことが必要である。

▶ 臨床所見

- 水疱を伴う紅斑(図124-5)，出血斑，壊死，壊疽(図124-6)が急速に進行する。
- 紅斑は淡青色へ変化したり漿液性排液を伴う水疱が形成される。水疱は紫色へ変色することもある。皮膚は壊疽し，痂皮化する[2]。
- 紅斑の縁を越えて皮下組織の浮腫性変化，木質感を認める。
- 高熱，重度の全身性毒性。
- 皮膚所見に比例しない激しい痛み。
- 病状が進行するにつれて皮膚の感覚は消失する。これは皮膚の神経が梗塞することによる[2]。
- 軟部組織にガスが存在すると捻髪音が認められる。
- 広域抗菌薬を投与しても反応しない。

▶ 典型的分布

- いかなる部位にも起こりうる。
- 下肢に多い(図124-5，図124-7)が，上肢にも起こる。
- 腹壁(図124-4参照)や会陰部(フルニエ壊疽)にも起こる。

▶ 検査所見

- ルーチンの採血に特徴的なものはないが，白血球の上昇，低ナトリウム血症，尿素窒素(BUN)の上昇は高頻度に認められる。
- 深部組織の組織学的検査や培養は必須である。皮膚表面の培養のみでは信頼性は低い。滲出液のグラム染色の結果は，培養結果が判明するまでの原因菌の手がかりとなる[2]。

▶ 画像検査

- 組織にガス産生が認められなければ，画像自体にあまり価値はない(図124-2参照)。
- X線，CT，超音波，MRIは軟部組織，筋肉内のガスを確認するのに有用である[2]。
- 画像検査はあくまで診断の補助であり，画像検査を理由に外科的介入を遅らせてはならない。

▶ 生検

- 肉眼所見では，壊死領域の腫脹した灰色筋膜を認める[6]。
- 表層筋膜や脂肪からは「dishwater pus」という排液を認める[2]。
- 組織診は皮下脂肪の壊死，血管炎，局所の出血を認める[2]。

鑑別診断

- 蜂窩織炎：皮膚の急性進行性の感染症で，紅斑，浮腫，疼痛，色調の変化が特徴的である。壊死性筋膜炎は抗菌薬を投与しているにもかかわらず進行が速く，全身性の毒性が

あり，疼痛が強く，皮膚が壊死する点が蜂窩織炎とは異なる（122章「蜂窩織炎」参照）。
- 化膿性筋炎：骨格筋の化膿性である。相乗性壊死性蜂巣炎（synergistic necrotizing celulitis）は表層の組織や筋膜に加えて，筋層を含む壊死性軟部組織感染症である。化膿性筋炎は壊死性筋膜炎とともに起こりうるが，皮膚および軟部組織の感染とは独立して起こる。筋肉の画像所見が鑑別に役立つ。
- クロストリジウム性筋壊死：クロストリジウム属による筋組織の急性壊死性感染症である。外科的介入や培養は壊死性筋膜炎と区別する必要がある。
- バザン硬結性紅斑：下肢（特にふくらはぎ）に起こる圧痛のある紅斑性皮下結節。熱や全身性毒性，皮膚壊死がないことが，壊死性筋膜炎よりもバザン硬結性紅斑を示唆する。バザン硬結性紅斑の病変は慢性，再発性で，しばしば結核の既往があるか精製ツベルクリンテストが陽性となる。
- レンサ球菌またはブドウ球菌毒素性ショック症候群：毒素による全身性炎症反応で，発熱，低血圧，全身の紅皮症，筋肉痛，複数臓器の合併症が特徴的である。壊死性筋膜炎は毒素性ショック症候群の一部として起こりうる。

治療

壊死性筋膜炎を強く疑うことから始まる。症状出現から24時間以内にデブリードマンを行うことができれば，救命率は非常に高くなる[8]。
- 外科的デブリードマンはまず初めに行うべき治療である[2) 3) 5) 7)~10)]。SOR A
  - 広範な徹底的なデブリードマンをまず行うべきである。病状を安定させるためには四肢の切断が必要なこともある。感染のコントロールがつかなければ，繰り返し外科的介入が必要である。
- 抗菌薬療法は外科療法に追加で行う主な治療法である。壊死性筋膜炎を疑ったら，グラム陽性菌，グラム陰性菌，嫌気性菌をターゲットに広範な抗菌薬をすみやかに開始するべきである[7]。SOR A
  - 抗菌薬療法は疑わしい病原菌に対して適切な量を投与する必要があり，手術が不要となり，状態が改善した患者に対して，解熱後48～72時間までは行うべきである[7]。SOR A
  - アンピシリンは大腸菌などの腸管内好気性菌やペプトストレプトコッカス属，B，C，G群溶連菌などのグラム陽性菌，嫌気性菌に有効である[7]。SOR A
  - クリンダマイシンは嫌気性菌，黄色ブドウ球菌を含む好気性グラム陽性球菌に有効である。
  - クリンダマイシンはA群溶連菌感染症による外毒素産生抑制目的に初回の抗菌薬として使用するべきである。壊死性筋膜炎や溶連菌による毒素性ショック症候群ではクリンダマイシンとペニシリンを併用すべきである[7]。SOR A
  - クリンダマイシンの有効性は試験管内における毒素の抑制とTNFなどのサイトカイン産生の調節，ペニシリンと比較して優れた有効性を示す動物試験，βラクタム系抗菌薬よりも効果があったという2つの観察研究で示されている[7]。SOR A
    - メトロニダゾールは，腸管内グラム陰性嫌気性菌に対して非常に有効性が高いが，グラム陽性嫌気性菌には効果が乏しい。ゲンタマイシン，フルオロキノロン，チカルシリン・クラブラン酸，ピペラシリン・スルバクタムは耐性グラム陰性桿菌に対して有用である[7]。
- 市中の混合感染に対して最も適した抗菌薬は，アンピシリン・スルバクタム，クリンダマイシン，シプロフロキサシンの併用である[7]。SOR A
- 他の選択肢として，ペニシリンGの持続投与に腎機能が許せばクリンダマイシン，アミノグリコシドの併用療法があげられる[10]。
- 市中獲得型MRSAが増加している場合には，培養結果が判明するまではバンコマイシンを考慮するべきである[5),7)]。
- V. vulnificusisによる壊死性筋膜炎に対しては，ドキシサイクリンとセフタジジムの併用療法とともに外科的介入が必要である[6]。
- 高圧酸素療法は，壊死性筋膜炎の術後に効果があるかもしれない。切断率の低下（50% vs 0%），死亡率の低下（34% vs 11.9%）という，高圧酸素療法が有効であった1つの報告がある[11]。SOR B
- 末梢血管抵抗が低下しているため，十分な細胞外液投与は必須である。経腸栄養もしばしば必要となる[10]。
- 真空閉鎖装置はデブリードマン後の二次創傷管理に有用である[10]。
- 壊死性筋膜炎や毒素性ショック症候群に対して，免疫グロブリン製剤を使用することは推奨されない[7]。SOR B

予後／フォローアップ

- 全体の致死率は，現在も20～47%程度である[5),6)]。
  - 2004～2007年におけるテキサスの6つの病院における壊死性筋膜炎の死亡率を後ろ向きに調査すると，9～25%と幅があった（N=296）[12]。
- 早期に診断し治療介入することで死亡率は12%へ減らすことができる[5]。
- 発症24時間以内に筋膜切開を行い，徹底的なデブリードマンを実施すれば生存率は大きく改善する[8]。

患者教育

- 壊死性筋膜炎は致死的な病気であり，手術が必要であることを患者本人，家族へ説明すべきである。命を落とす可能性や四肢を失う可能性があることも説明する。救命のために四肢の切断を余儀なくされた者に対しては，心理面を考慮しカウンセリングを行うことが必要である。

【Richard P. Usatine, MD／Jeremy A. Franklin, MD】
（坂本壮 訳）

3節 ウイルス性

125 水痘（水疱瘡）

症例

　48歳の男性が発疹と微熱，咳を訴えた。彼は医療保険に未加入であったため，みずからの発疹の画像をフェイスブックにアップロードして，誰かが適切なアドバイスをくれることを期待した。市中の開業医で働く友人が，安い診察料でみてくれることになり，彼は発疹と上気道症状でその開業医のもとを訪れた。病歴聴取で，彼に水疱瘡の既往がないことが判明した。身体診察では，多数の小水疱と丘疹，膿疱，痂皮化した病変を頭から足先まで認めた（図125-1，図125-2）。症状をよく観察してみると，単発の水疱が紅斑の上に広がっており，「バラの花びらの上に水滴がついている」ような見た目であった（図125-3）。医師は彼が水痘（水疱瘡）(chickenpox)であると診断して，アシクロビルを処方しようと考えたが，患者はすでに症状が改善傾向で解熱していたため，処方は必要ないと伝えた。1週間後，彼はフェイスブック上で調子がよくなったことと，無保険にもかかわらず診察してくれた医師に感謝を示した。

概説

　水疱瘡はきわめて感染力が強い感染症で，また，再活性化されて帯状疱疹を引き起こす。

別名

　水疱瘡は水痘ともいわれる。

疫学

- 水痘・帯状疱疹ウイルスは世界中に広まっている。
- 罹患歴がない場合，家族内での二次感染は90%以上の高率で生じる[1]。
- 成人や免疫不全患者では子どもがより重篤化しやすい。水疱瘡に罹患した10万人のうち4～9人が亡くなり，死亡例の81～85%は成人である。妊婦は非妊婦と比較して5倍以上致命的となりやすい[2]。
- 通常，水痘・帯状疱疹ウイルスの初期感染は幼少期に起こる。幼少期の感染は良性疾患であり，免疫系が正常な場合には特異的な治療を行わなくても自然に治癒する疾患である。温暖な地域では通年で発生するが，発生数は春の終わりから夏にかけて多い。
- 1995年の水痘ワクチンの導入以前は，米国内での水疱瘡の年間発生数は約400万人で，そのうち11,000人が入院して，100人が死亡した[3]。
- 予防接種率の向上に伴い，米国内の水疱瘡の発生数は2001年には，率にして1/4にあたる人口1,000人あたり0.3～1人まで減少した[3]。
- 20歳以上の成人に起こる水痘感染は水痘感染全体の2%以下であるが（図125-1～図125-3 参照），水痘・帯状疱疹ウイルスに関連した死亡の1/4近くは20歳以上の成人が占

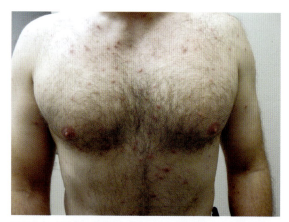

図125-1　幼少期に水痘の既往のない48歳男性の水疱瘡。丘疹，無傷の水疱，膿疱，痂皮化した丘疹と様々な段階の皮膚症状を認める（Reproduced with permission from Ryan O'Quinn, MD.）

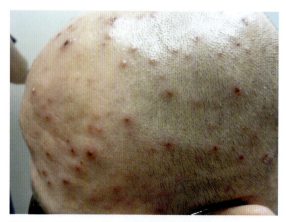

図125-2　図125-1と同一患者の頭皮の水疱瘡（Reproduced with permission from Ryan O'Quinn, MD.）

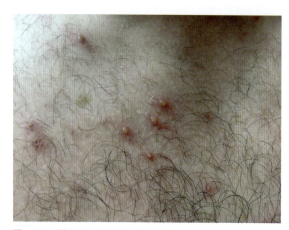

図125-3　図125-1と同一患者の水疱瘡の拡大像。様々な段階の皮膚病変を認める。水疱や膿疱が紅斑の上にある（Reproduced with permission from Ryan O'Quinn, MD.）

める[4]。
- 妊娠20週未満の妊婦が水痘に感染すると，胎児の四肢低形成や皮膚，神経，眼球異常を特徴とする先天性水痘発症のリスクが高くなる。幼年期に帯状疱疹になることもある[5]。

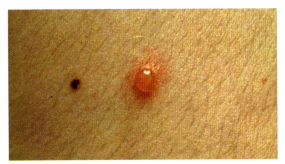

図 125-4 水痘の紅斑の上に水疱を認める所見は，昔からバラの花びら上の露滴という表現でたとえられてきた (Reproduced with permission from Richard P. Usatine, MD.)

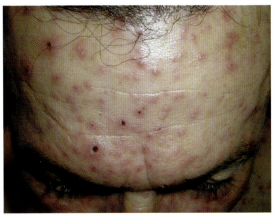

図 125-5 ホームレス男性の顔面にある水痘の膿疱と痂皮化した皮膚病変。水痘の様々な段階の皮膚病変がわかる (Reproduced with permission from Richard P. Usatine, MD.)

- 母が周産期に水痘に感染した場合，胎児は新生児水痘となる危険があり，軽度の発疹にとどまる例から播種性の感染となる例まである[5]。

病因／病態生理

- 水疱瘡は，線状二本鎖 DNA からなるヘルペスウイルスである水痘・帯状疱疹ウイルスの初感染によって起こる。
- 感染は，鼻咽頭から分泌された飛沫がエアロゾル化されて接するか，皮膚の水疱病変と直接接することで起こる。
- 水痘・帯状疱疹ウイルスの潜伏期間は約 15 日であり，その間に局所リンパ節内でウイルスが複製され，その後 2 回のウイルス血症の段階へ移行し，その 2 回目の相において皮膚病変が発症，進展し，およそ 14 日間続く[6]。
- 水疱は数日間の間に多発する。皮膚病変は，紅斑上に水疱を形成する状態から始まり，バラの花びら上の露滴と表現される (図 125-4)。皮膚病変はやがて次第に膿疱となって痂皮化する (図 125-5)。感染力は，皮疹の出現 48 時間前から皮膚病変が完全に痂皮化するまで続く。
- 最も多い合併症は，皮膚の細菌感染である。それよりまれであるが，特に免疫抑制状態の患者では，水疱の多発や劇症性の紫斑，壊死性筋膜炎が生じることもある。
- 脳炎は，水疱瘡のなかでも重篤な合併症であり，発疹が出現した 1 週間目頃に生じる。その 1 つの型が急性小脳性失調であるが，ほとんどは小児期に起こり一般的には完全に治癒する。よりびまん性の脳炎は，多くは成人に生じ，せん妄やけいれん発作，巣症状を生じる。神経後遺症を生じたり死亡に至ることもある。
- 肺炎は健常な小児ではまれであるが，大人の場合は入院の主要な原因であり，死亡率は 30％に達する[7]。通常は皮疹が出現した 2, 3 日前後に進行性の頻呼吸，呼吸困難，乾性咳嗽として発症する。胸部 X 線では両側に浸潤影が出現する。治療はすみやかなアシクロビルの静脈内投与である。ステロイドを追加するかには賛否両論がある。
- 水痘による肝炎はまれであり，免疫抑制状態の患者に起こるのがほとんどだが，合併した場合は致死的になる。
- 潜伏感染した水痘・帯状疱疹ウイルスの再活性化は帯状疱疹を生じる。

危険因子

- 肺疾患[2]。
- 喫煙。

- 免疫抑制剤の投与を含む免疫不全。
- HIV 感染。
- 悪性腫瘍。

診断

▶ 臨床所見

- 水痘の典型的な臨床症状は，発熱や倦怠感，咽頭炎などの前兆と，その 24 時間以内の全身性の水疱である。
- 皮膚病変は，かゆみを伴い 3〜4 日以上にわたって多数の水疱として出現する。
- 各段階の皮疹が，顔や体幹，四肢に同時にみられるのが特徴である (図 125-6)。
- 新しい皮疹は約 4 日で出現がやみ，大部分の皮疹は 7 日で完全に痂皮化する。

▶ 典型的分布

全身に分布する。診断が不確かでない限り，検査は特に必要ない。罹患したことがあるかどうか不明である子どもや大人で，早期診断が重要な場合は，皮疹の擦過検体の抗体試験を行うべきである。多くの検査室で，結果は 24 時間以内に得られる (図 125-7)。

▶ 検査所見

- 一般的に，診断は臨床所見から行われる。水疱の内容液の培養検査は確定診断になるが，陽性率は 40％未満にとどまる。直接免疫蛍光法は感度もよく，組織培養検査よりも迅速である。ラテックス凝集血液検査法は，水痘・帯状疱疹ウイルスへの曝露，免疫を判定する際に用いる。
- 妊娠可能な女性が罹患したときには妊娠反応もチェックすべきである。

鑑別診断

- 天疱瘡と類天疱瘡は，水痘の水疱と比べより大きな水疱やびらんを形成する (182 章「水疱性類天疱瘡」, 183 章「天疱瘡」参照)[2]。
- ヘルペスによる皮疹は，四肢や体幹のかゆみを伴う小水疱性丘疹である。基底膜に IgA が沈着することが特徴である (184 章「その他の水疱瘡」参照)。
- 単純ヘルペス感染症は類似した病変を呈するが，通常，陰部や口の周囲に限定される。単純ヘルペスの水疱は，水痘

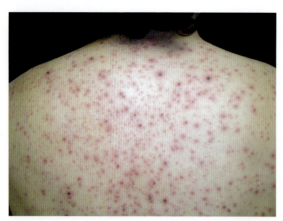

図125-6 予防接種歴のない男性の体幹に認める水痘の丘疹や、膿疱、痂皮化した皮膚病変(Reproduced with permission from Richard P. Usatine, MD.)

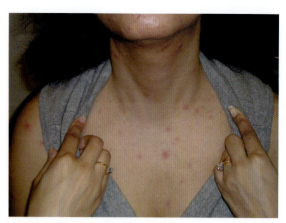

図125-7 軽症の水痘の29歳女性。彼女の幼少期の水痘への罹患は不明であったため、皮膚病変を直接擦過したところ、直接蛍光抗体法で水痘ウイルスが同定された(Reproduced with permission from Richard P. Usatine, MD.)

のように広く分布するよりは局所に集中する傾向にある(128章「単純ヘルペス」参照)。
- 膿痂疹は体のどこにでも水疱や痂皮化性皮疹を生じる。病変はしばしば淡い紅斑と黄色を呈する(118章「膿痂疹」参照)。
- 虫刺されは病歴が重要であるが、皮疹は全身に生じることもある。

治療

▶ 非薬物療法
- 掻痒感の治療として、カラミンローションやプラモキシンのジェル、オートミール入浴がある。
- 指の爪は、病変を傷つけたり細菌の二次感染を避けたりするために短く切っておく。

▶ 薬物療法
- 抗ヒスタミン薬が、かゆみの対症療法に役に立つ。
- 小児の解熱剤にはアセトアミノフェンを使用すべきである。ウイルス感染時にアスピリンを使用するとライ症候群を生じる可能性がある[8]。SOR Ⓐ
- 二次感染には局所的にもしくは経口的に抗菌薬を投与する。
- 免疫のない人が感染に曝露された際に、帯状疱疹の免疫グロブリン(125 U/10 kg、最高 625 U までは筋肉注射)を予防的に投与すれば、感染を予防あるいは症状を軽減できる。しかし、免疫グロブリンは確保が難しいことも多い[9]。
- 大人では、発疹の出現から 24 時間以内であれば、アシクロビル 20 mg/kg(最大 800 mg)を 1 日 4 回内服 7 日間が選択肢となる[9]。SOR Ⓐ
- 水痘肝炎や肺炎、または免疫抑制患者の水痘に対して、早期のアシクロビル静脈内投与は有効である[2]。SOR Ⓒ 妊婦への使用はクラス B レベルである。
- バラシクロビル 1 g 1 日 3 回投与は、アシクロビルと比較してバイオアベイラビリティが高い。
- ファムシクロビル 500 mg 1 日 3 回投与も、同様である。
- 大人の水痘では、神経系と呼吸器系について検索する必要がある。

予防
- 水痘の予防はその免疫をつけることである。SOR Ⓐ ゼラ

チンまたはネオマイシンに対してアレルギーがある場合と、免疫抑制状態の人は水痘のワクチンは生ワクチンのため禁忌である。2006 年、そして再度 2010 年に、米国予防接種諮問委員会(ACIP)は、13 歳以下のすべての子どもに水痘を含むワクチンの 2 回接種を勧告、1 回目は 12〜15 カ月の間に、2 回目は小学校入学前の 4〜6 歳時に施行するよう述べている。2 回目の接種は、1 回目の接種から少なくとも 3 カ月の期間が空いていればより早い時期に行ってもよい[10]。米国疾病管理予防センター(CDC)は、大人であっても水痘に免疫がない場合は水痘単独ワクチンを 2 回接種、もしくは 1 回だけの接種歴があれば 2 回目の接種を行うように勧告している。成人において水痘に対する免疫があるということは、水痘ワクチンの 2 回接種後 4 週間以上経過しているか、医療従事者と妊婦以外で 1980 年以前に米国内で出生したか、医療機関で水痘と診断もしくは確認されているか、帯状疱疹の罹患歴があるか、検査で水痘に罹患したことが確認されるかのいずれかである。その他に予防接種の対象となるのは、重症化の高リスクの人と接する機会のある人々(例:医療従事者や患者の家族)もしくは曝露ないし感染のリスクが高い人々(子どもと日常的に接する人々、大学生、軍人、妊娠可能な年齢の非妊娠女性、海外旅行者)である。
- 妊婦には、水痘の免疫があるか確認する。免疫がない女性は、水痘ワクチンの初回投与を出産後もしくは中絶後に、病院を退院する前に行うべきである。初回の接種 4〜8 週後には 2 回目の接種を行う。
- 水痘・帯状疱疹ウイルスの特異抗体による受動免疫は、抗体が陽性化した人では水痘感染の危険性を減じ、重症感染のリスクを減らす。ACIP は、免疫がない妊婦が水痘に曝露された場合、曝露から 96 時間以内に VariZIG という VZV 125 U/10 kg(1 バイアル、ただし最大投与量は 625 U=5 バイアル)の筋注を推奨している[4]。SOR Ⓑ 曝露 96 時間以内に VariZIG の投与を受けることができない妊婦では、400 mg/kg の静脈免疫グロブリン(IVIG)を単回投与するか、患者を注意深く経過観察して水痘の所見や徴候を認めるか発症した場合にアシクロビルを投与する[11]。水痘の罹患歴があるか、過去に水痘ワクチンの予防接種を受けた

女性には，曝露後の予防投与は不要である。

フォローアップ

合併症なく経過した免疫のある子どもや大人は，フォローアップは不要である。すべての患者，また罹患した子どもの親は，神経系や呼吸器系に症状が出現した場合にはすぐに連絡する必要がある。

患者教育

- 水疱を引っ掻くことを避け，指の爪を切っておく。引っ掻くと重複感染が生じる。
- カラミンローションとオートミール（Aveeno）入浴で，掻痒感が改善しうる。
- 解熱目的にアスピリン，またはアスピリンを含む製剤を使用してはいけない。アスピリンを使用するとライ症候群を誘発し，時にはそれにより亡くなることもある。

【E. J. Mayeaux, Jr., MD】
（佐久間崇文 訳）

126 帯状疱疹

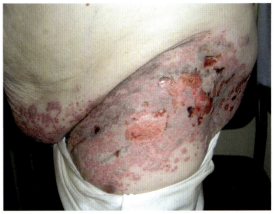

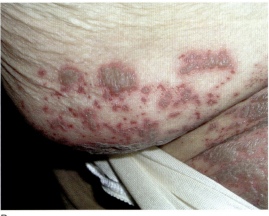

図126-1　下腹部と下肢に重症な帯状疱疹を呈した75歳の女性。A：大腿の上部に水疱，膿疱に加えびらんを認める。B：帯状疱疹の皮疹を拡大した図。発赤の上に水疱と膿疱が集簇している
(Reproduced with permission from Richard P. Usatine, MD.)

症例

75歳の女性が，帯状疱疹（zoster）による下腹部から下肢の強い疼痛で受診した。水疱は集簇して嚢胞やびらんを形成していた（図126-1）。彼女は経口の鎮痛薬と抗ウイルス薬による治療を受けた。彼女のプライマリケア医は，帯状疱疹後神経痛を予防するために積極的に痛みの治療を行った。

概説

帯状疱疹は，痛みと，通常片側性でデルマトームに一致して現れる小水疱の皮疹を特徴とした疾患である（図126-1，図126-2）[1〜3]。

別名

帯状疱疹は，shinglesとも呼ばれる。

疫学

- 米国疾病管理予防センター（CDC）によれば，アメリカ人の32％は，生涯に一度は帯状疱疹に罹患し，年間およそ100万人が新たに帯状疱疹に罹患している[4]。高齢者は帯状疱疹の高リスクグループである。およそ4％の患者において帯状疱疹が再発する[5]。
- 年齢で補正しても，女性の方が罹患率が高い[6]。
- 帯状疱疹は，移植患者などの免疫抑制状態の患者ではより発症しやすくかつ重症化しやすい。

病因／病態生理

- 水痘ウイルスまたは水痘・帯状疱疹ウイルスのワクチン接種による一次感染の後，ウイルスは感覚後根神経節に潜在している。帯状疱疹は，この水痘・帯状疱疹ウイルスの再活性化である。
- 感覚神経節と神経を囲む衛星細胞が水痘・帯状疱疹ウイル

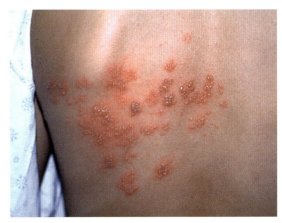

図126-2　帯状疱疹の皮疹を拡大した図。発赤の上に水疱が集簇している点に注目 (Reproduced with permission from Richard P. Usatine, MD.)

スの潜伏場所になる。潜在化したウイルスは，わずかなウイルス蛋白を発現するだけである。

- 潜在化したウイルスの再活性化の機序は不明である。いったん再活性化されると，ウイルスはガングリオンのなかで他の細胞にまで広がる。デルマトームに沿った皮疹の分布

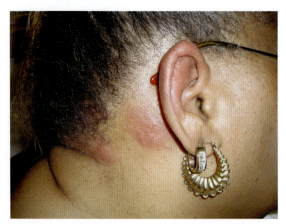

図126-3 外耳帯状疱疹(ラムゼイ・ハント症候群)。外耳に発赤と水疱を伴う(Reproduced with permission from Richard P. Usatine, MD.)

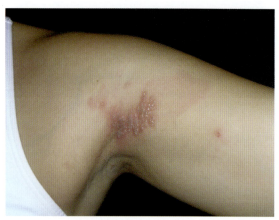

図126-4 若い女性の腋窩に認める帯状疱疹。ピンク色の皮疹の上に水疱が集簇している。水疱がデルマトーム上の紅斑から始まっている(Reproduced with permission from Richard P. Usatine, MD.)

は,ウイルスの感染した神経の分布と一致する[3]。
- 水痘・帯状疱疹ウイルスに対する特異的な細胞免疫応答の低下が再活性化の原因になる[3]。
- 帯状疱疹とその後の神経痛は,末梢神経の障害とそれに反応する中枢神経系信号処理の変調が原因と考えられている。
- 最もよくある合併症は,帯状疱疹後神経痛と細菌感染により傷の回復が遅れ,発疹部位が瘢痕化してしまうことである。
- 患者のおよそ19%は,以下のような合併症を併発する[7]。
  - 帯状疱疹後神経痛:最もよくある合併症で90日の時点で10%の患者にみられる[7]。
  - ぶどう膜炎,角膜炎を含む眼合併症(4%)(127章「眼部帯状疱疹」参照)[7]。
  - ベル麻痺やその他の運動神経障害(3%)[7]。
  - 皮膚への細菌感染(2%)[7]。
  - 中枢神経系へ感染が波及して生じる髄膜炎。
  - 耳帯状疱疹(ラムゼイ・ハント症候群)(図126-3)は,同側の顔面神経麻痺,耳痛,外耳道と耳介の発赤を三徴とする[8]。また,味覚障害,聴力障害(耳鳴り,聴覚過敏),流涙,めまいなど三半規管の障害も生じうる。
  - その他のまれな合併症として,急性網膜壊死,横断性脊髄炎,脳炎,白質脳炎,対側性血栓性脳卒中症候群と肉芽腫性脈管炎がある[9]。
- 免疫抑制状態の患者は合併症が重症化しやすく,広範囲なデルマトームに及ぶ感染,播種性感染症,内臓障害,肺炎,髄膜脳炎なども併発しうる。
- 帯状疱疹後神経痛は,帯状疱疹の発症後1カ月以上,罹患デルマトームに痛みや刺激による感覚過敏や知覚不全などが持続するものである。帯状疱疹後神経痛の発生率は毎年1,000人あたり1.38人で,一般に60歳以上の高齢者や免疫抑制状態にある患者で生じやすい[3]。
- 大規模な研究において,少なくとも90日以上持続する帯状疱疹後神経痛の割合は以下のとおりである。
  - 全体では10%,うち女性で12%,男性で7%。
  - 22〜59歳では全体で5%,うち女性で6%,男性で5%。
  - 60〜69歳では全体で10%,うち女性で14%,男性で5%。
  - 70〜79歳では全体で17%,うち女性で18%,男性で15%。
  - 80歳以上では全体で20%,うち女性で23%,男性で13%[7]。

危険因子

帯状疱疹
- 高齢[3]。
- 癌。
- 細胞性免疫不全。
- 慢性呼吸器疾患,また慢性腎臓病。
- 自己免疫性疾患。

帯状疱疹後神経痛
- 60歳以上。
- ワクチン未接種。

診断

▶ 臨床所見

デルマトームに一致した深部の焼けるような痛み,そして当該の皮膚の発赤が最も一般的な初期症状であり,皮疹に数日から数週間先行して生じる(図126-4)。熱感,知覚不全や頭痛,倦怠感などが数日間,発疹に先行することもある。発疹は,小水疱や囊胞の集簇から始まり,3〜4日で膿疱や出血を伴う病変に変わる(図126-1〜図126-6)。およそ1週間程度で痂皮化して,3〜4週間以内には治癒する[5]。

▶ 典型的分布

通常,免疫に問題がない患者ではデルマトームは1領域に限られるが,時に隣接する領域にも及ぶことがある。まれに,デルマトームの分布とは離れた場所に小水疱が散布されたように生じることがあり,感染した神経節から血流にのって播種したためと考えられている[3]。デルマトーム領域外に20以上の病変を認める場合,播種性帯状疱疹と呼ばれる。最も一般的な罹患部位は胸部や腰部であるが,時に,四肢に発症することもある(図126-5参照)。

▶ 検査所見

帯状疱疹ウイルス感染に関連した髄膜炎は,脳脊髄液中の細胞数増加で診断される。

126章 帯状疱疹　431

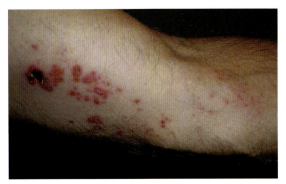

図126-5　上腕の帯状疱疹。デルマトームのパターンに沿っている（Reproduced with permission from E. J. Mayeaux Jr, MD.）

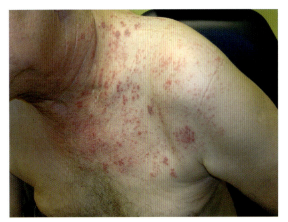

図126-6　C4-C5のデルマトームに認めた帯状疱疹（Reproduced with permission from Richard P. Usatine, MD.）

鑑別診断

- 天疱瘡や他の水疱性疾患は水疱を呈するが、デルマトームとの一致はみられない（181章「水疱症の概要」、183章「天疱瘡」参照）。
- ポックスウイルスに起因する伝染性軟属腫は、上部が平坦で中央部が臍窩状に陥凹した白色から黄色の丘疹を呈する。病変はよりかたく、刺激を加えない限り帯状疱疹のような赤みを周囲は認めない（129章「伝染性軟属腫」参照）。
- 疥癬は通常デルマトームに一致しない膿疱性の発疹であり、指間部が特徴である（141章「疥癬」参照）。
- 虫刺症は病歴から診断されるが、皮疹は全身に起こりうる。
- 毛嚢炎は、毛幹から生じる膿疱が特徴である（119章「毛嚢炎」参照）。
- 帯状疱疹の小水疱に胸痛が先行すると、冠動脈疾患に症状が似ることがある。
- 単純ヘルペスは、帯状疱疹に類似した病変を呈するが、通常は口周囲や陰部、殿部、指などに限局する（128章「単純ヘルペス」参照）。

治療

▶ 非薬物療法

カラミンローションとリドカインの局所の投与は、痛みと疼きを緩和する可能性がある。

表126-1　帯状疱疹の治療

薬剤	投与量
アシクロビル（ゾビラックス）	経口 800 mg を1日5回で7～10日もしくは静注 10 mg/kg を8時間ごとに7～10日
ファミシクロビル（ファミビル）	経口 500 mg を1日3回で7日間
バラシクロビル（バルトレックス）	経口 1000 mg を1日3回で7日間
プレドニゾン（デルタゾン）	経口 30 mg を1日2回で1週間投与し、約2週間かけて漸減する

▶ 薬物療法

- 帯状疱疹の治療の目的は、①活動性のウイルス感染の治癒の促進、②痛みの治療、③帯状疱疹後神経痛の予防、である。
- 帯状疱疹の治療に使われる抗ウイルス薬には、アシクロビル（ゾビラックス）、ファムシクロビル（ファミビル）、バラシクロビル（バルトレックス）があり、いずれも発疹の出現から72時間以内に投与する（表126-1）[10]。SOR Ⓐ
- 副腎皮質ステロイドをアシクロビルと併用して使うことは、痂皮化や治癒を促進し、安眠を与え、活動性を改善させ、鎮痛薬の使用期間を減らす可能性がある。他の抗ウイルス薬と副腎皮質ステロイドを併用した場合についてはデータがない。
- 痛みの治療には市販の鎮痛薬や麻薬を用いる。積極的に痛みの治療をした方がよく、そうすることにより帯状疱疹後神経痛を防いだり軽症化できるかもしれない。必要に応じてヒドロコドンなど麻薬性鎮痛薬も適応となる。SOR Ⓒ
- 帯状疱疹の治療にステロイドを加えても帯状疱疹後神経痛を減らすことはできない。
- 帯状疱疹を、早期にバラシクロビル、ファムシクロビルまたはアミトリプチリンで治療すれば、6カ月後の帯状疱疹後神経痛を減らすことができる。
- 帯状疱疹後神経痛の治療には、三環系抗うつ薬、ガバペンチン、プレガバリンやオピオイド鎮痛薬が用いられる（表126-2）。

予防

- 水痘（水疱瘡）ワクチンを使用しても、あらかじめワクチンを接種している人や一般人のワクチン関連性帯状疱疹の増加はみられず、逆に全体として帯状疱疹患者の減少がみられる[8]。
- 帯状疱疹ワクチンは、水痘ワクチンより弱毒化したウイルスを多く含む。60歳以上の高齢者において、ワクチン接種者は偽薬と比較して51%帯状疱疹の発生を減少させる[3]。また、帯状疱疹を発症してもワクチン接種者は、疼痛や不快感の期間が短縮し、帯状疱疹後神経痛の発生も著明に減少する（年1,000人あたり1.38人の発生率を0.46人まで減少させる[3]）。

フォローアップ

重症化した場合や患者の免疫状態によってはフォローアップが必要となる。

患者教育

- 免疫系が正常な帯状疱疹患者においては、他人への感染は

表126-2　帯状疱疹後神経痛に効果的とされる治療

治療	利点/リスク	リスク	>50%の鎮痛効果のNNT	投与量/投与期間
5%のリドカインパッチ	疼痛を軽減して，物理的に保護する	塗布する部位の過敏性	2	3パッチを12時間まで
三環系抗うつ薬（アミトリプチンを含む）（強力なエビデンス）	疼痛を軽減して，良眠を与え，不安とうつを減弱	鎮静や口渇を含む多数の副作用がある	2.7	25〜150 mgを頓用で
ガバペンチン（ニューロチン）（強力なエビデンス）	疼痛を軽減して，眠りや気分，QOLを改善する	傾眠，めまい，記憶障害	2.8〜5.3	300〜600 mgを1日3回（1日1,200 mgまで）
プレガバリン（リリカ）	疼痛を軽減しうる	末梢の浮腫と体重増加	5	75 mgを1日2回
オピオイド（モルヒネ，オキシコドン，メタドン）	疼痛を軽減	傾眠，便秘，胎勢	幅がある	低用量から開始して適量を投与
トラマドール	疼痛を軽減するが，麻薬ではない	めまい，嘔気，傾眠，便秘	4.8	50〜100 mgを1日4回

病変部への接触感染にのみ注意すればよい。
- 汎発性帯状疱疹や免疫抑制状態例の帯状疱疹は，空気感染のリスクがありうるので，水痘に免疫のない患者からは隔離する必要かある。
- 水痘に罹患したことのない人が帯状疱疹の患者と接触すると，水痘の初感染の確率が上がるが，帯状疱疹にはならない。

【E. J. Mayeaux, Jr., MD／Richard P. Usatine, MD】
（佐久間崇文 訳）

127　眼部帯状疱疹

症例

44歳のHIV陽性のヒスパニック系男性は，右前額部の帯状疱疹の痛みを主訴に受診した（図127-1）。彼は特に，右眼が充血して痛く，光に非常に過敏になっていることを心配していた（図127-2）。身体所見上，著明な結膜充血，角膜上皮の点状びらんと混濁があり，前房に小量の血液層を認めた（前房出血）。瞳孔はわずかに不整であった。前房出血と毛様部の発赤を伴うことから，前部ぶどう膜炎と考えられた。帯状疱疹による第Ⅲ脳神経障害のため，右眼瞼下垂と右眼球の上転・下転・内転障害を有した。彼はすぐに眼科に紹介され，ぶどう膜炎，角膜炎，動眼神経障害の診断に至った。眼科医は点眼薬としてエリスロマイシン，モキシフロキサシン，プレドニソロンとアトロピンを処方した。また，経口のアシクロビルも処方された。しかし残念ながら，彼はその後6カ月間，フォローアップ外来を受診することはなく，次に外来を受診したときには角膜に瘢痕を生じていた（図127-3）。現在，彼は角膜移植待ちである。

概説

帯状疱疹は，水痘を引き起こすのと同じ水痘・帯状疱疹ウイルスに起因するよくある感染症である。感覚神経の神経節に潜在化していたウイルスが再活性化することで帯状疱疹の特徴的徴候を示す。帯状疱疹の誘因には，高齢や低栄養，免疫不全状態，身体的または精神的なストレスや過労がある。帯状疱疹は胸や腰部のデルマトームに一致して現れることが多いが，三叉神経節に潜在していたウイルスの再活性化で眼部帯状疱疹（zoster ophthalmicus）が生じる（図127-1〜図127-7）。

別名

眼部帯状疱疹を眼ヘルペスと呼ぶこともある。

疫学

- 帯状疱疹に眼部帯状疱疹を合併する率は8〜56%と幅がある[1]。
- 眼性病変を合併するかどうかに，年齢や性別，病気の重症

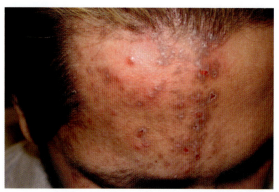

図127-1　右前額に痛みを伴う帯状疱疹があり受診した44歳のHIV陽性のヒスパニック系男性（Reproduced with permission from Paul Comeau）

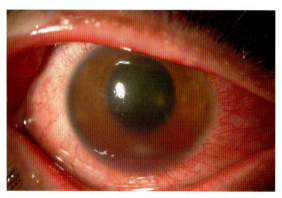

図127-2　図127-1と同一患者の眼部帯状疱疹。結膜充血や角膜の赤斑（角膜炎），前房の血液層がみられる。瞳孔の輪郭不整，前房出血と毛様体の紅潮から前房ぶどう膜炎（虹彩炎）が疑われ，細隙灯検査で確定診断に至った（Reproduced with permission from Paul Comeau）

127章 眼部帯状疱疹　433

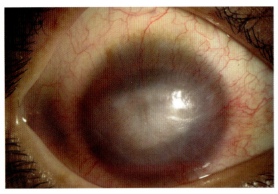

図127-3　図127-1と同一患者が6カ月後に訪れたときの角膜瘢痕と結膜充血（Reproduced with permission from Paul Comeau）

度などは関係ない。

病因／病態生理

- 重症例では慢性眼炎や失明，生活に支障をきたすほどの疼痛を生じるに至る。角膜への病変の進行と失明を防ぐには，早期診断が重要である[2]。
- 三叉神経（第Ⅴ脳神経）の第1枝（眼神経）の枝である鼻毛様体神経が眼球の支配神経であるため（図127-7 参照），この神経が巻き込まれると重篤な眼部帯状疱疹が起こる。
- 古典的には，鼻頂の外側部の皮膚症状（ハッチンソン徴候）は外側鼻神経を介する眼ヘルペスが生じるかの予測因子である（図127-5，図127-6 参照）。ハッチンソン徴候は眼性炎症や角膜炎が起こるかどうかの重要な予測因子であり，その相対リスクはそれぞれ3.35と4.02である。ある研究によると，鼻毛様体神経の両分枝のデルマトーム（鼻の頭，側方，鼻根部）に帯状疱疹による皮疹があれば，眼ヘルペスが必発するという[3]。
- 表層角膜炎は，眼ヘルペスの最初の徴候である（図127-2 参照）。細隙灯検査を行うと，角膜に複数の局所的な腫脹点として観察され，それらはフルオレセイン染料により染色される。これらはそのまま治癒することもあり，また樹枝状に進行するかもしれない。帯状疱疹ウイルスは，樹枝ないしソテツの葉がその根元から多数生えるように分枝し先細るような形態をつくり出し，フルオレセイン染料に染色される。これらの病変は，前部角膜間質へ浸透していく。
- 間質性角膜炎は眼部帯状疱疹の25〜30％に生じ，前角膜に複数の粒状の浸潤物が生じることが特徴である。この浸潤物は抗原抗体反応により生じ，持続性で再発性であることが多い[4]。
- 前房ぶどう膜炎は虹彩や毛様体に炎症を進展させ，眼部帯状疱疹でよく生じる病像となる（図127-2 参照）。炎症は通常軽度だが，眼圧上昇を引き起こしうるもので，早期に治療介入しないと病期は進行して，緑内障や白内障につながる。
- 帯状疱疹ウイルスは，急性網膜壊死の最も多い原因である。症状としては，霧視や痛みが片側または両側の眼に起こり，斑状の網膜壊死とその急速な癒合拡大，閉塞性脈管炎，硝子体炎の所見を呈する。しばしば網膜剥離を引き起こす。両側性に起こるのは患者の1/3程度であるが，無治療の患者では70％に及ぶ。治療は経口と静注でアシクロビ

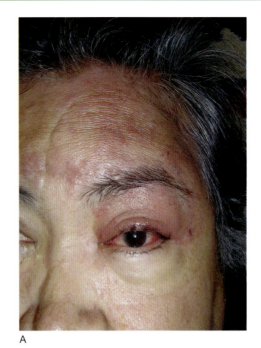

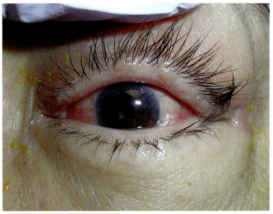

図127-4　A：皮膚筋炎に対するプレドニゾロンとアザチオプリン治療のため免疫抑制状態にある55歳女性のV1領域に発生した眼部帯状疱疹。彼女には非常に強い眼と顔面の痛みがあり，この痛みによって眼瞼けいれんを呈した。B：眼科医でも明らかな所見がないまま眼の痛みが始まった。数日後に水疱が上眼瞼に出現して，結膜充血が起こった。この写真にみえるフルオレセイン染色は当日眼科医が行ったもの。角膜損害は認めず，角膜表面上の1時の方向にフルオレセイン染色がのっている（Reproduced with permission from Richard P. Usatine, MD）

ル（ソビラックス）や副腎皮質ステロイドの長期投与である[5]。

- 水痘・帯状疱疹ウイルスは，単純ヘルペスウイルスやEBウイルス，サイトメガロウイルスと同じヘルペスウイルスに属する。
- ウイルスは，感覚神経を介し直接的もしくは二次的に神経周囲の炎症を引き起こし，眼とその周囲の構造物を傷害する。しばしば角膜の感覚消失をきたす。
- 結膜炎は，黄色ブドウ球菌によることが多いが，眼部帯状疱疹の主要な併発症である。

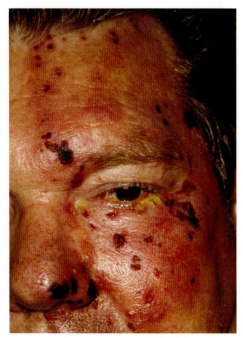

図127-5 三叉神経の第1枝と第2枝領域と眼瞼に皮膚病変がある眼部帯状疱疹。結膜充血と化膿性の眼脂を認める。三叉神経の枝である眼神経のさらに枝の鼻毛様体部が巻き込まれているため、鼻頭の表皮が黒く痂皮化している (*Reproduced with permission from Richard P. Usatine, MD.*)

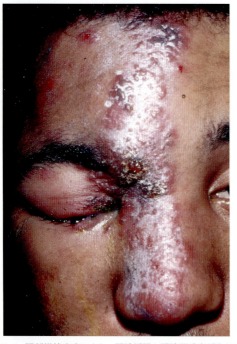

図127-6 眼部帯状疱疹により、眼瞼腫脹と眼瞼下垂症が生じている。ハッチンソン徴候陽性である (*Reproduced with permission from Richard P. Usatine, MD.*)

危険因子

免疫不全状態、特にHIV感染は、眼部帯状疱疹を含む帯状疱疹合併症の非常に大きなリスクである。

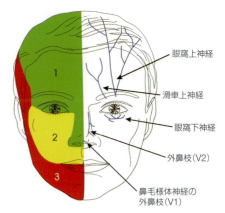

図127-7 眼部帯状疱疹と関係がある三叉神経(第V脳神経)の感覚支配領域と、V1領域にある主要な末梢神経枝。眼窩下神経などはV2領域である (*Reproduced with permission from E. J. Mayeaux Jr, MD.*)

診断

▶ 臨床所見

- 微熱や頭痛、全身倦怠などの前兆が、1週間あるいはそれ未満程度、皮疹に先んじて出現する。
- 片側の眼、額、頭頂部や鼻の片側に、痛みや感覚低下が上記前兆に先行もしくは続いて現れる。発疹はデルマトームの一部から紅斑状に始まり、その後、丘疹や水疱、膿疱に数日で急速に進行する(図127-4～図127-6参照)。その後、水疱などは破れて痂皮化するが、完全に治癒するまでには数週間を要する。
- 三叉神経領域に沿って水疱が出現したときには、結膜の充血や上強膜炎や眼瞼下垂症などが起こりうる(図127-6参照)。
- 眼部帯状疱疹の患者のおよそ2/3が角膜炎を生じうる[1]。表層角膜炎は点状または樹枝状の病変を特徴とする(図127-2参照)。角膜病変は角膜瘢痕に至ることがある(図127-3参照)[6]。
- 虹彩炎(前房ぶどう膜炎)は患者のおよそ40%に生じ、前房出血と瞳孔の変形をきたしうる(図127-2参照)[1]。
- 帯状疱疹では脳神経麻痺を伴うこともある。

▶ 典型的分布

- 三叉神経の第1枝の前方に向かう枝(上眼窩神経、上滑車神経、そして前篩骨神経の枝である外側鼻神経など)の障害が最も多く、50～72%は直接的に眼を障害される[1]。
- 眼部帯状疱疹のほとんどは三叉神経領域に発疹を生じるが、角膜にしか所見がない患者も少数ながらいる。

鑑別診断

- 細菌性あるいはウイルス性結膜炎は、眼の痛みや異物感覚を伴うが発疹を伴わない(13章「結膜炎」参照)。
- 三叉神経痛は、顔面の痛みを呈するが発疹や結膜炎を伴わない。
- 緑内障は、炎症や痛み、充血を伴うが、皮疹や結膜の所見を認めない(16章「緑内障」参照)。
- 外傷では、外傷の病歴や角膜所見を認めるが帯状疱疹の所見を認めない(12章「角膜異物、角膜上皮剥離」参照)。
- 天疱瘡とその他の水疱性疾患は、水疱を伴うもののデルマ

トームに一致した病変は認めない（181章「水疱症の概要」参照）．

治療

■ 薬物療法

- 眼部帯状疱疹の標準治療は，抗ウイルス薬であるアシクロビル（800 mg を 1 日 5 回，7〜10 日間），バラシクロビル（1,000 mg を 1 日 3 回，7〜14 日間）またはファムシクロビル（500 mg 経口を 1 日 3 回，7 日間）であり，これらの投与をできる限り早く行い，角膜炎や前房ぶどう膜炎の発症を低下させる必要がある[7]．SOR Ⓐ
- 上記の経口投与はどれも効果は同等である．最も一般的な治療はアシクロビルの経口であるが，免疫不全状態や病状の重症の患者には静注でのアシクロビル投与（10 mg/kg を 1 日 3 回，7 日間）も考慮する[8]．SOR Ⓐ
- 眼科医を受診し眼合併症があれば，角膜炎や虹彩炎などを抑えるためにステロイドの点眼投与を行う[1,2]．SOR Ⓑ
- 眼科医は，虹彩炎での痛みの原因である毛様筋のけいれんを抑制するため，毛様体筋麻痺薬（例：アトロピン）の点眼を処方することもある．SOR Ⓒ
- 二次的な細菌感染の予防に抗菌薬の点眼も処方されることがある．SOR Ⓒ
- 帯状疱疹のすべての場合において，疼痛は経口鎮痛薬もしくは他の適切な薬剤で積極的に治療すべきである．痛みを早期に効果的に治療すれば，帯状疱疹後神経痛の予防となる（126 章「帯状疱疹」参照）．
- 局所麻酔薬は角膜に対し毒性を有するため，眼病変に用いてはならない．SOR Ⓑ
- 二次感染は黄色ブドウ球菌によることが多いが，広域抗菌薬を局所的あるいは全身的に投与すべきである．

■ 紹介，入院

- 眼病変を認めた場合もしくは疑われたときは，すみやかに眼科医へ紹介するべきである．
- 視力障害や症状が重篤な場合，免疫抑制状態，複数のデルマトームに病変を認める場合や，顔面の重篤な細菌重複感染の場合，入院を考慮する．

■ 予防

帯状疱疹ワクチンは，偽薬と比較して帯状疱疹の発生率を51％減らす[9]．帯状疱疹を発症しても，痛みと罹病期間がより短くなり，帯状疱疹後神経痛（PHN）の発生率も大きく抑制，その発生率を，1 年で 1,000 人あたり 1.38 から 0.46 まで減少させる[9]．

■ 予後

- 眼部帯状疱疹は，慢性化または再燃しやすい．また再発することも眼部帯状疱疹の特徴である．
- 眼部帯状疱疹の患者の 50％は合併症を伴う．全身的な抗ウイルス薬投与は，合併症の出現を減少させる[10,11]．

■ フォローアップ

早期診断は，角膜などへの病変の進行と失明の予防にきわめて重要である．帯状疱疹の患者には，三叉神経の分枝である眼神経を含むような病状の場合には医療機関を受診すべきことをよく説明する．

患者教育

- 眼部帯状疱疹は視力を脅かす重篤な病気であり，きちんとした継続治療と経過観察が必要である．
- 帯状疱疹患者から免疫のない人へウイルス感染が起こることがあるが，水痘ほど高率ではない．ウイルスは分泌物との接触で感染する．

【E. J. Mayeaux, Jr., MD／Richard P. Usatine, MD】
（佐久間崇文 訳）

128 単純ヘルペス

症例

1 週間前から陰茎に痛みを伴う水疱が多発し鼠径部のリンパ節が腫れているとのことで来院した 32 歳の男性（図 128-1）．水疱は 2 日前に破れ，痛みが増強しているという．1 年前にも同様の症状を認めたという．彼にはこの 2 年で 3 人の異なる性的パートナーがいたが，そのパートナーに痛みがあったとか病気を持っていたかどうかについてはわからないという．彼は陰部ヘルペスと暫定診断され，アシクロビルの投与が開始された．その後，培養検査でヘルペスが陽性となり，梅毒検査と HIV 検査は陰性であった．

概説

単純ヘルペスウイルス（herpes simplex virus：HSV）感染症は，皮膚，粘膜，眼や中枢神経系（CNS）に感染する．HSV は，ウイルスが潜在感染し，再活性化と局所再発を起こす．周産期の HSV 感染は，胎児に重篤な病態と死亡をもたらしうる．

疫学

HSV は世界の 1/3 以上の人に，2 つの皮膚病型，すなわち陰部ヘルペス（図 128-1〜図 128-4），または口唇ヘルペス（図 128-5〜図 128-7）として発症している[1]．

米国疾病管理予防センター（CDC）によれば，2 型単純ヘルペスウイルス（HSV-2）による陰部ヘルペス罹患者が，米国内で少なくとも 5,000 万人いる．ここ 10 年間，米国内の陰部ヘルペス感染者数は横ばいである．HSV-2 感染者の多くは，陰部ヘルペスと診断されていない[2]．

陰部ヘルペスである HSV-2 の感染症は男性（14〜49 歳のおよそ 9 人に 1 人）よりも女性（14〜49 歳のおよそ 5 人に 1 人）に多い．感染した男性からパートナーの女性への感染は，感染した女性からパートナーの男性への感染よりも多いと考えられている．

口唇ヘルペスはヘルペス感染症で最も一般的であり，すべての年齢層にみられるが，5 歳以下の子どもでの発症もまれでない（図 128-7 参照）．症状の持続期間は 2〜3 週で，口からのウイルス放出は 23 日程度続く[1]．

ヘルペス性ひょう疽は，単発もしくは複数の手指先端の激しい痛みを伴う感染症である．米国の年間発生率は，10 万人あたり 2.4 人である[3]．

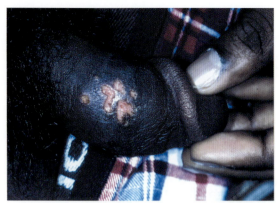

図128-1 再発性の陰部単純ヘルペス。潰瘍病変が集簇している（Reproduced with permission from Richard P. Usatine, MD.）

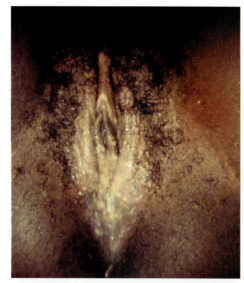

図128-3 外陰部ヘルペス。膣入口部に小さな潰瘍病変が複数ある（Reproduced with permission from the Centers for Disease Control and Prevention and Susan Lindsley.）

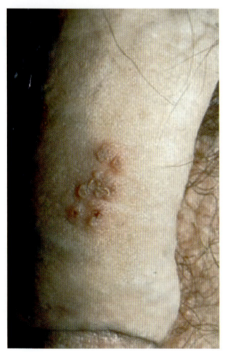

図128-2 陰茎に生じた単純ヘルペスで，まだ破れていない水疱と痂皮を認める（Reproduced with permission from Jack Rezneck, Sr., MD.）

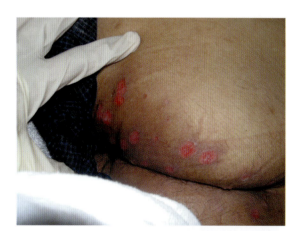

図128-4 女性の殿部に再発した潰瘍性の単純ヘルペス。女性は陰部ヘルペスがある男性と寝入ることで殿部に病変が出現しやすい（Reproduced with permission from Richard P. Usatine, MD.）

病因／病態生理

- HIVはヘルペスウイルス属の二本鎖DNAウイルスである。
- HSVは2つのタイプ（1型と2型）に分かれており，それぞれ感染する上皮への親和性が異なる[3]。HSV-2感染症の90％は生殖器であり，一方でHSV-1感染症の90％は口唇である。
- HSVは，皮膚の傷または正常粘膜から侵入する。いったん感染すると感染された上皮細胞は死に，複数の水疱を形成し，多核性巨細胞が形成される。
- 逆行的に感覚神経節へ感染し，生涯にわたる潜伏感染が成立する[1]。ウイルスの再活性化は，免疫不全や外傷，発熱，紫外線などによって引き起こされる。
- 生殖器へのHSV感染は，通常は性行為によって生じる。

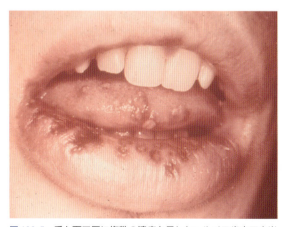

図128-5 舌と下口唇に複数の潰瘍を呈したヘルペス歯肉口内炎（Reproduced with permission from Richard P. Usatine, MD.）

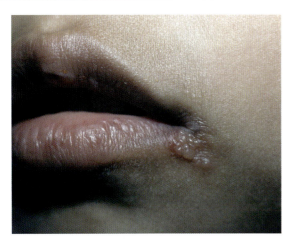

図128-6　HSV-1の再発により口唇にできた水疱(Reproduced with permission from Richard P. Usatine, MD.)

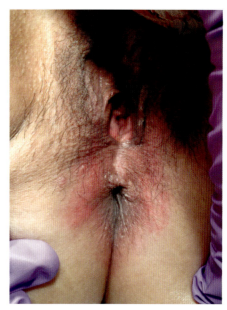

図128-8　51歳女性の陰部に出たヘルペスは紅斑と小さな水疱を伴い、痛みが強かった(Reproduced with permission from Richard P. Usatine, MD.)

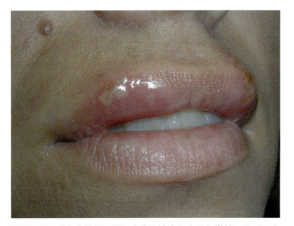

図128-7　成人女性の口唇に水疱と潰瘍を生じた単純ヘルペスウイルス(Reproduced with permission from Richard P. Usatine, MD.)

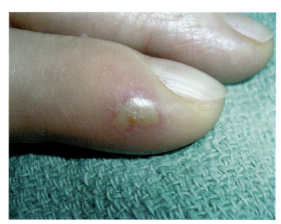

図128-9　第2指のひょう疽(Reproduced with permission from Richard P. Usatine, MD.)

性器ヘルペスが思春期以前の子どもに生じた場合は、虐待の可能性を考慮する必要がある。

- 米国の12歳以上の21.9％に血清学的に性感染症に関連するHSV-2感染既往がある[4]。
- ヘルペスの感染を有する人の90％は、みずからがヘルペスウイルスを有することを知らず、無自覚に、感染源となっている[5]。
- 性器ヘルペスの初期感染の平均潜伏期間は4日であり、その後にかゆみやうずき、紅斑などの前兆が起こる(図128-8)。
- 両方のタイプにおいて、初感染時には全身症状を伴うことが多く、発熱や頭痛、倦怠感、腹痛、筋肉痛などを生じる[6]。再発は通常、初感染よりも症状が軽く、罹病期間も短い[1,6]。
- HSVの母体胎児間感染は、胎児に重篤な病態をもたらし死亡しうる病態である。新生児ヘルペスは、皮膚や眼、口などの局所感染に加えて、中枢神経異常や多臓器病変をきたしうる。CDCおよび米国産婦人科学会(ACOG)は、活動性のヘルペス病変を有する例、性器ヘルペスの既往例、陰部痛がある例、分娩時に陰部灼熱感がある例では、すみやかに帝王切開を行うべきであると勧告している。

- ひょう疽は、口唇もしくは性器ヘルペスの合併症として起こるか、口腔分泌物と接触する医療関係者に現れることもある(図128-9、図128-10)。
- 口唇ヘルペスにかかっている幼児や学齢未満の子どもが、癖として親指などの指しゃぶりを行う場合にはひょう疽が起こりやすい。
- すべてのHSV感染と同様、ひょう疽も通常は初感染でも生じ、また、再発としても生じる。ウイルスは神経節周辺細胞やシュワン細胞に感染し休眠状態に入る。再発は20〜50％にみられ、症状は軽く、罹病期間も短い傾向にある。

危険因子

- 複数の性的パートナー。
- 女性。
- 社会的・経済的な貧困。
- HIV感染。

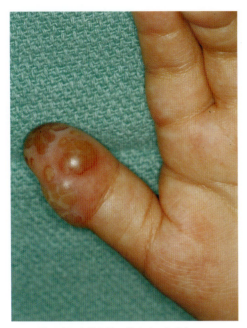

図128-10　強い痛みを伴う第1指のひょう疽（Reproduced with permission from Eric Kraus, MD.）

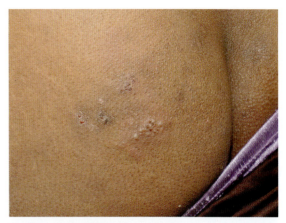

図128-11　女性の殿部に再発した単純ヘルペスウイルス。片側に水疱と痂皮が集簇している（Reproduced with permission from Richard P. Usatine, MD.）

診断

■ 臨床所見

- HSV感染の診断は、臨床的な所見から行われる。多くの患者において、熱や頭痛、倦怠感、筋肉痛といった全身症状が生じる。
- 口唇ヘルペスは有痛性の水疱と潰瘍を伴うびらんが、舌や口蓋、歯肉、頬粘膜、唇に生じる（図128-5～図128-7参照）。
- 陰部ヘルペスは、陰茎（図128-1、図128-2参照）、外陰部（図128-3参照）、殿部（図128-4、図128-11参照）、会陰、腟、子宮頸部に複数の有痛性の一過性の水疱を生じ、鼠径部にやわらかいリンパ節腫脹を呈する[6]。水疱は破れ潰瘍になり、それらが回復する過程で痂皮化する。
- 一般的に1年の間に2～3回再発が起こる。再発は初期感染より罹患期間が短く、痛みも少ない。再発はしばしば単発の病変に限られ、水疱は8～10日程度で完全に治癒する。
- 日光の紫外線はヘルペスの急激な増加を惹起しうる。屋外活動時に紫外線保護をすべきもう1つの理由は、紫外線が口唇ヘルペス（HSV-1）を惹起する可能性があり、それがアシクロビルでは予防できない点である。

■ 検査所見

- 診断のゴールドスタンダードは、組織培養によるウイルスの単離とPCR検査である[2]。
  - 培養検査の感度はわずか70～80％であり、病期により異なる。水疱の段階での感度が最も高く、潰瘍、痂皮化へと移行するごとに感度は低下する。培養検査は48時間以内に陽性とわかることもあるが、もっとかかることもある。
  - PCR検査は感度（96％）、特異度（99％）ともきわめて高い。PCR検査は一般的にヘルペス脳炎あるいは髄膜炎が疑われる際に、脳脊髄液を用いて行われる[2]。
- HSV-1とHSV-2の抗体を正確に区別できない古い形式のHSV血清学的検査がまだ使用されていることもある。中検で行う検査としても、ベッドサイド検査でも、また毛細管血でも血清でも、80～98％の感度でHSV-2抗体を検出できる検査がある。ほとんどすべてのHSV-2感染症が陰部ヘルペスであるため、HSV-2抗体の存在は肛門性器部感染の存在を意味する。HSV-1とHSV-2を識別できるHSV検査は、再発例、HSV培養陰性例、陰部ヘルペスを持つパートナーがおり、本人は無症状の例などで役立つ。一般腎に対するHSV-1、HSV-2のスクリーニング検査の適応はない[2]。
- Tzanck試験と抗原検査は感度が培養検査よりも低く、診断の頼りにならない[2]。
- CDCでは、一般集団におけるヘルペス感染症を疑わせる症状を有さない患者に対するHSV-2検査を推奨していない[7]。
- 陰部ヘルペスと診断されたら、梅毒やHIVなどの性感染症のスクリーニングを行うべきである。
- 陰部病変の病因が不明の場合や悪性所見が疑われる場合を除いて、生検は通常不要である。

鑑別診断

- 梅毒では感染部位に、無痛もしくはわずかな有痛性の硬結と潰瘍（硬性下疳）を認める。初発もしくは病因が突き止められていない陰部潰瘍を呈する患者では、梅毒の検査を行うことが重要である（218章「梅毒」参照）。
- 軟性下疳は、痛みを伴う深い化膿性の潰瘍を呈し、有痛性の鼠径リンパ節腫脹を伴うことが多い（218章「梅毒」参照）。
- 薬疹は、掻痒を伴う丘疹または水泡を呈し、ウイルス性疾患の徴候を示さない（201章「薬疹」参照）。
- ベーチェット病は口や性器周囲に潰瘍病変を呈する病気であり、性成熟期以前にも認められる（図128-12）。
- 急性爪甲周囲炎は、爪周囲に局所的な膿瘍として現れ、ヘルペスによるひょう疽を疑ったときに重要な鑑別疾患である（192章「爪囲炎」参照）。
- ひょう疽は、発赤、痛みを伴う指先の細菌感染である。細菌性のひょう疽は指尖部の内圧が亢進していることが多

く，切開，ドレナージを要することも多いが，ヘルペス感染によるひょう疽ではその必要はなく，行うと逆に細菌の二次感染をきたしてしまう恐れもあり，両者を鑑別することが重要である。

治療

▶ 非薬物療法

分娩のとき，初発もしくは再発性の陰部ヘルペス感染を有する妊婦は，新生児ヘルペス感染の可能性を減らすために帝王切開で分娩すべきである[2]。SOR Ⓐ

▶ 薬物療法

アシクロビルは，グアノシン類似体でウイルスの複製時のDNA鎖の伸長を阻害する。バラシクロビルはl-バリンエステルでアシクロビルのプロドラックであり，経口投与でも高い吸収率と生物学的活性を持つ。ファムシクロビルはペンシクロビルの経口薬で，アシクロビルに似たプリン類似体である。いずれも病初期に投与されればよく効果を発揮し，かつ安全できわめて忍容性が高い[6]。SOR Ⓐ

陰部ヘルペス

- 初発の陰部ヘルペスには抗ウイルス薬の投与が推奨される。表128-1に抗ヘルペス薬の投与量を示す。抗ウイルス薬の全身投与はヘルペス感染症の症状を部分的にコントロールすることはできるが，ウイルスの潜在を根治することはできない。
- アシクロビルやファムシクロビル，バラシクロビルは，陰部ヘルペスに対して同等の効果があるが，ファムシクロビルはウイルスの放出を防ぐ点でいくらか効果が劣る[2]。SOR Ⓑ
- ヘルペス感染症を効果的に治療するには，前兆期もしくは症状出現から1日以内に治療を開始することが必要である。患者には，症状が出現したらすぐに治療を開始するように指示して薬を処方しておくことが有効である[2]。SOR Ⓑ
- アシクロビル5〜10 mg/kgを8時間おきに2〜7日間静脈内に投与し，その後は経口投与に切り替えて，少なくとも計10日間投与することが重症あるいは合併症を有するHSV感染症に必要である[2]。SOR Ⓒ
- 免疫不全状態の患者にアシクロビル耐性のHSVが認められているため，これらの患者では他の抗ウイルス薬（例：ファムシクロビル）を考慮する必要がある。SOR Ⓒ
- 通常，HSV感染に対する局所の薬剤投与は効果的でない。局所にペンシクロビルは2時間おきに4日間投与すれば，臨床的な改善をおよそ1日早めるという[1),2)]。
- 初発の陰部ヘルペス患者は初期には軽い症状であっても，重症化したり遷延化したりするので，全例，抗ウイルス治療を受ける必要がある。
- 抗ウイルス薬は3剤とも副作用はまれであるが，脱水状態や腎機能が悪い患者においては，薬剤が尿細管で結晶化することで可逆的なクレアチニンの上昇をきたすことがあり，また急性尿細管壊死に至ることがある。軽い副作用として，吐き気，嘔吐，発疹と頭痛がある。倦怠感や振戦，けいれん，せん妄が，腎機能低下例において報告されている[8]。

口唇ヘルペス

表128-2に，口唇ヘルペス治療の概略を示す。

- 初発の口唇ヘルペスの治療では，経口アシクロビル（200 mgを1日5回内服で5日間）が罹病期間を1日短縮し，疼痛期間を36%短くすると報告されている[9]。SOR Ⓐ
- 初発のヘルペスによる歯肉口内炎は，特に小児や高齢者において，経口摂取の低下につながる（図128-13）。脱水を予防するために以下の治療を考慮する。局所の口腔内麻酔の2%リドカイン塗布薬や，20%のベンゾカイン市販薬が痛みを伴う口腔内潰瘍の治療に有用かもしれない。SOR Ⓒ アルミニウムや水酸化マグネシウム（液体制酸剤）を2%リドカイン塗布薬と混ぜあわせたものを1日数回口腔内に入れて吐き出すことは痛みの治療に有用との報告がある。SOR Ⓒ
- ドコサノールクリームは，ヘルペスに対して処方箋なしで使用できる。743人の口唇ヘルペス患者を対象とした無作為化比較試験（RCT）において，10%ドコサノールクリームを偽薬と比較したところ，治癒までの期間が有意に短縮し（4.1日対4.8日），疼痛期間も（2.2日対2.7日）と有意に短縮した[10]。両グループとも90%以上は，10日以内に完全に治癒した[10]。ドコサノールクリームを症状が出現してから12時間以内に1日5回使用することは安全であり，ある程度効果的と考えられている[11]。

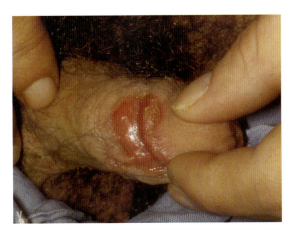

図128-12　ベーチェット病の若い男性の陰茎にできた痛みを伴う潰瘍病変。口内にはアフタ性潰瘍もみられた（Reproduced with permission from Richard P. Usatine, MD.）

表128-1　陰部ヘルペス感染症治療薬[2]

薬剤	初感染での投与量	再発時の投与量	慢性期の治療
アシクロビル（ゾビラックス）	400 mgを1日3回7〜10日間もしくは200 mgを1日5回	400 mgを1日3回5日間もしくは800 mgを1日2回5日間または800 mgを1日3回2日間	400 mgを1日2回
ファムシクロビル（ファミビル）	250 mgを1日3回10日間*	125 mgを1日2回5日間もしくは1 gを1日2回1日または500 mgを1回投与後に250 mgを1日2回2日間	経口で250 mgを1日2回
バラシクロビル（バルトレックス）	1 gを1日2回10日間	500 mgを1日2回3日間もしくは1 gを1日1回5日間	500 mg〜1 gを1日1回

*：ファムシクロビルのこの投与方法は米国食品医薬品局（FDA）に認可されていない

表128-2 口唇ヘルペスの治療

薬剤	投与や投与量	エビデンスレベル	参照
再発時の経口投与*			
アシクロビル（ゾビラックス）	200 mgを1日5回もしくは400 mgを1日3回5日間	A	13, 14
ファミシクロビル（ファミビル）	1,500 mgを単回投与	B	15
バラシクロビル（バルトレックス）	2 gを1日2回で1日のみ	B	16
再発時の局所療法*			
アシクロビルクリーム	1日5回4日間	B	19
ドコサノールクリーム（アブレバ）	1日5回治癒するまで	B	18
ペンシクロビルクリーム（デナビル）	日中2時間おきに4日間	B	17
再発防止の治療薬			
アシクロビル	400 mgを1日2回	A	14, 20
バラシクロビル	500 mgを1日1回	B	21

A：一貫して質が高く，かつ患者由来のエビデンスに基づく．B：矛盾があるか，質に一部問題がある患者由来のエビデンスに基づく．C：今までのコンセンサス，日常行う診療行為・意見・疾患由来のエビデンス，または，診断・治療・スクリーニングのための症例報告に基づく
*：症状の出現と同時に治療することが最も効果的

（Data from Usatine RP, Tinitigan R. Nongenital herpes simplex virus. Am Fam Physician. 2010；82(9)：1075-1082.）

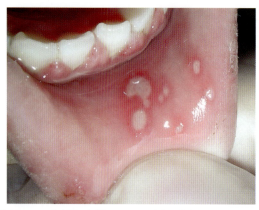

図128-13 4歳女児の初期のヘルペス歯肉口内炎。下口唇内側に潰瘍が集簇しており，典型的な単純ヘルペスの像である。本例は歯肉にも病変が生じ，腫れて痛みを伴っていた（Reproduced with permission from Richard P. Usatine, MD.）

予防

- ラテックス製のコンドームを用いた接触感染対策が，陰部ヘルペス感染症への曝露を最小限にするため推奨される（「患者教育」の項参照）
- 抗ウイルス薬により，再発を繰り返す陰部ヘルペス患者の再発を70〜80％抑えることができる[2]．SOR Ⓐ 年間4〜6回以上の再発を繰り返す例においてはよい適応となる（表128-1参照）
- 紫外線への激しい曝露が予想される例では，口唇ヘルペスに対するアシクロビルの短期的予防投与が考慮される．口唇ヘルペス感染症の再発例に，早期にファムシクロビル250 mgを1日3回5日間投与すれば，病変の大きさと有症状期間が著明に縮小される[12]．SOR Ⓐ

フォローアップ

痛みのコントロールがつかない，または重複感染の合併が疑われる場合はフォローアップが必要となる．また，年間の再発回数により慢性的な治療が必要かどうか判断するため，定期的な評価が必要である．

患者教育

陰部ヘルペスの予防法は以下のとおりである．

- 罹患リスクを減らすため，性行為を控えるか性パートナーの数を減らすこと．
- 感染予防にコンドームを使用することが推奨されるが，潰瘍はコンドームに覆われていないところには発生しうるので，絶対確実とはいえない．
- 乾燥した病変部位なら軽く叩く程度にとどめ，タオルで擦ったりしないようにして，自家感染を防ぐ．
- 症状が他になくてもウイルスを感染させうることが示されている．また，陰部ヘルペスとHIVの性行為による感染には関連が証明されている．安全な性行為を心がけることは，ヘルペス感染症の他人への伝播を予防するとともに，ヘルペス感染症患者がHIVに罹患をすることを防ぐことにつながる．

【E. J. Mayeaux, Jr., MD／Kevin Carter, MD】
（佐久間崇文 訳）

129 伝染性軟属腫

症例

18歳の男性が，数週間前から下腹部および鼠径部に多発したブツブツを主訴に外来を受診した（図129-1）．患者は性的に活発であり，最近見知らぬ複数の相手との性交渉があった．伝染性軟属腫（molluscum contagiosum）の診断で，Cryogunを用いた液体窒素による凍結療法が施行された（図129-2）．軟属腫は瘢痕や色素沈着を残さず消失した．

概説

伝染性軟属腫は，真珠様の丘疹を呈する皮膚ウイルス感染症であり，皮疹は時に中心部に陥凹を伴う．一般に小児に認められる疾患であるが，性交渉を介して成人への感染も成立する．

129章 伝染性軟属腫　441

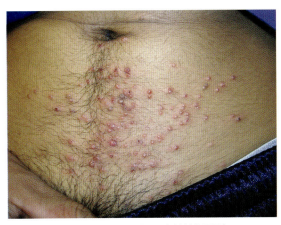

図 129-1　若年男性の下腹部に生じた伝染性軟属腫（Reproduced with permission from Richard P. Usatine, MD.）

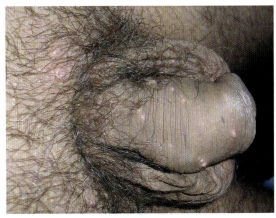

図 129-3　陰茎およびその周辺に生じた伝染性軟属腫。患者の女友だちの殿部にも同様の病変がみられた（Reproduced with permission from Richard P. Usatine, MD.）

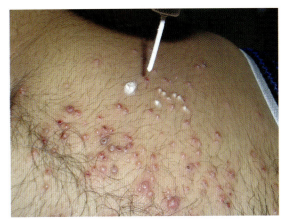

図 129-2　図 129-1 と同一患者に対する凍結療法（Reproduced with permission from Richard P. Usatine, MD.）

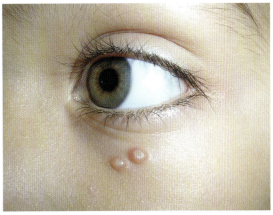

図 129-4　眼の下に生じた伝染性軟属腫。中央部に特徴的な陥凹がみられる（Reproduced with permission from Richard P. Usatine, MD.）

疫学

- 伝染性軟属腫の感染は世界中で報告されている。オーストラリアにおける血清疫学的研究では，血清陽性率は23％であった[1]。
- 米国では，5％に及ぶ小児で伝染性軟属腫の感染を認める[2]。伝染性軟属腫は小児では性感染症ではなく一般的な疾患である。
- 一方，成人では軟属腫は普通，性器周囲に生じる（図 129-1〜図 129-4）。本症例では性的交渉に伴う感染と判断された。一般社会には潜在性に経過する症例も存在し，疾患の数は認識されているよりはるかに多い可能性がある。
- 米国では，HIV/AIDS の流行によって患者数は1980年代に増加したが，HAART 療法の導入により，HIV/AIDS 患者における伝染性軟属腫は大幅な減少を認めた[3]。しかし，HIV 陽性患者における伝染性軟属腫の有病率はいまだ5〜18％に達するとされる（図 129-5，図 129-6）[4),5]。

病因／病態生理

- 伝染性軟属腫は良性の病変であり，子どもでは接触によって，成人では性交渉によって感染する。
- ポックスウイルス科の巨大 DNA ウイルス感染症である。

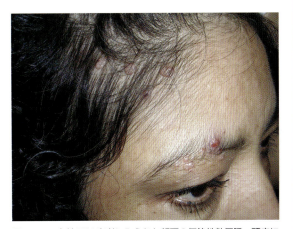

図 129-5　女性 HIV 患者にみられた顔面の伝染性軟属腫。頭皮に生じている大きな軟属腫に注目（Reproduced with permission from Richard P. Usatine, MD.）

オルソポックスウイルス属と関連がある（天然痘，ワクチニア，サル痘ウイルス）。
- 軟属腫ではウイルスが上皮細胞の細胞質内で複製され，限局性に発生するドーム形の真珠様丘疹の形で慢性的に感染

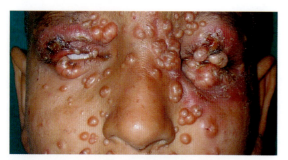

図129-6　大きく広範囲に出現した軟属腫。この多発によりHIVの検査が行われ陽性と判明した（Reproduced with permission from Ghosh SK, Bandyopadhyay D, Mandal RK. Multiple facial bumps with weight loss. J Fam Pract. 2010 Dec；59(12)：703-705.）

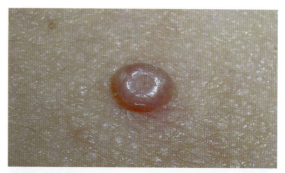

図129-7　軟属腫の拡大図。ドーム型の真珠様丘疹で，中央部に陥凹を伴っていることに注目（Reproduced with permission from Richard P. Usatine, MD.）

する。他のポックスウイルス科に属するウイルスと同様に，軟属腫も皮膚と皮膚の直接の接触で感染が成立する。また，病変を掻いたり，触ったり，治療したりして，自己接種の形で拡大する。

- 単一の病変はおよそ2カ月間で消失するが，多くの場合，自己接種により病変は慢性的継続する。

危険因子

- 伝染性軟属腫はアトピー性皮膚炎に合併することが多い[2]。
- コンタクトスポーツの競技者間で感染することがある[2]。
- HIV感染（図129-5，図129-6参照）や免疫抑制剤による免疫不全状態は感染の危険因子である。

診断

▶ 臨床所見

- かたい，2〜5mm大のドーム形の丘疹が多発し，表面の光沢と中心部の陥凹を伴うのが特徴である（図129-7）。中心部の陥凹を伴わない丘疹もあるため，時間をかけて検索することが診断につながる。中心部の陥凹を伴う丘疹を認めないことで軟属腫を除外することはできない。
- 病変の色調は真珠様の白色から，肌色，ピンク色や黄色まで様々である。
- 掻痒を伴うことも伴わないこともある。

▶ 典型的分布

　病変は，手掌と足底を除いた全身のあらゆる場所に生じる。病変数はHIV感染患者でより多くなる。成人では外陰部周囲，鼠径部，殿部あるいは大腿内側に生じることが多い（図129-3 参照）。小児では，体幹や顔面に生じることが多い。

▶ 検査所見

- 血液検査において特徴的な所見はない。
- 外陰部の病変を性的活動の活発な若年者や成人で認めた場合には，HIV感染症を含めた性感染症の評価が必要である。

▶ 生検

　病変から得られた乾酪性成分の塗抹標本を検鏡し，軟属腫小体（ウイルス封入体が充満し，肥大したケラチノサイト）を確認できれば確定診断となる。薄片生検のヘマトキシリン・エオジン（HE）染色では，細胞質に好酸性の封入体を含んだケラチノサイトが認められる[5]。基底細胞癌（basal cell carcinoma：BCC）との鑑別が必要な病変では，薄片生検を施行する。

鑑別診断

- 疥癬はヒゼンダニが原因であり，接触や性交渉によって感染する。初期病変は肌色から赤色の丘疹で，強い掻痒感を伴う。掻痒感と掻爬痕は軟属腫より顕著である。通常疥癬は，指間や手首の腹側の襞，女性では乳房の下に生じやすい（141章「疥癬」参照）。
- 皮膚線維腫は，肌色から黒色の可動性のないかたい結節であり，側方に圧迫すると凹む特徴がある。通常，軟属腫で認められるように集簇することはない。これらの結節は皮膚のより深層に存在するため，軟属腫のように表皮に突出することはない（158章「皮膚線維腫」参照）。
- BCCは軟属腫と同様に真珠様で隆起している。通常，軟属腫のように集簇することはない。単一の病変でBCCと軟属腫の鑑別が必要な場合は生検を施行する（168章「基底細胞癌」参照）。
- 性器疣贅（尖圭コンジローマ）は，平坦で非常に軟属腫と似ているが，表面の光沢と中心部の陥凹は認められない（132章「扁平疣贅」参照）。

治療

▶ 非薬物療法

- 感染は通常数カ月で自然軽快するため，陰部以外に生じた病変に対して治療は必須ではない。自己接種を減少させる目的で治療が行われることはある。整容を目的とする場合や，経過観察で軽快が得られなかった場合，患者や罹患した小児の親が治療を望むことがある。
- 健常者における非性器部位の伝染性軟属腫に対する治療の有効性を検討した2009年のコクランデータベースのシステマティックレビューでは，治療が有効であるというエビデンスは得られなかった[6]。SOR Ⓐ
- HIV感染患者では，HAART療法によりHIV感染がコントロールされれば，軟属腫は通常軽快する[3]。SOR Ⓑ

▶ 薬物療法

- 0.5％ポドフィロトキシン（コンジロックス）は，性器疣贅の治療で用いられる有糸分裂阻害薬である。大腿部や外陰部に対するポドフィロトキシンの効果は無作為化比較試験（RCT）で示されている。SOR Ⓑ　薬剤の使用で，局所の紅斑，灼熱感，掻痒感，炎症，びらんを生じることがある。小児における有効性および安全性は示されていない[7]。
- 0.5％イミキモド外用薬（アルダラ）クリーム（米国食品医薬

130章 尋常性疣贅　443

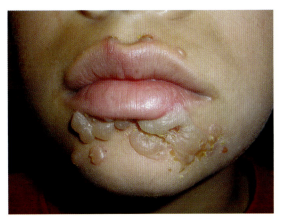

図129-8　伝染性軟属腫に対するカンタリジン治療の翌日に現れた水疱．水疱はいつもこのように大きいわけではないが，カンタリジンにより形成が促進され，軟属腫の治癒を促進する（Reproduced with permission from Richard P. Usatine, MD.）

品局〈FDA〉，未承認）は溶媒単独よりも軟属腫治療に効果があることが示されている[8),9)]．SOR Ⓑ　忍容性の高い薬剤ではあるが，塗布部位のかぶれによる不快感で治療を継続できない場合がある．一方，全身性の副作用や中毒を生じないことが示されている[9)]．1～9歳までの伝染性軟属腫に感染した小児を，5％イミキモドクリーム（12人）群と，溶媒単独群（11人）の2群に分けて効果を検討した研究がある．両群の親は1週間に3回，計12週間病変に薬剤を塗布するように指示された．12週の時点での完全消退率はイミキモド群で33.3％（4/12），溶媒単独群で9.1％（1/11）であった[10)]．

- 0.1％トレチノインクリーム[11)]または，0.025％ゲルの1日1回塗布は一般的に行われているが，本疾患に対するFDAの適応承認は得られていない．SOR Ⓑ
- カンタリジン[12)]とトリクロロ酢酸[13)]は，診察室で医師が使用する外用薬である（図129-8）．SOR Ⓑ　多くの小児はキュレットを用いた治療や，凍結療法に対して恐怖心がある．

▶外科療法
キュレット（掻爬術）や凍結療法は，物理的方法で軟属腫を根絶する治療である[14),15)]．SOR Ⓑ

▶補助療法，代替療法
ZymaDermは，伝染性軟属腫の治療として市販されているホメオパシー療法の外用薬であるが，有効性や安全性についての報告はない．

予防
- 伝染性軟属腫は小児においてはありふれた疾患である．
- 性的曝露の制限や性的交渉の回数を減らすことが予防になる．
- 外陰部の病変は，性的交渉で感染が拡大することを防ぐために治療すべきである．

予後
免疫抑制状態にない患者の病変は数カ月で自然に軽快するが，まれに数年間軽快しない症例がある[16)]．

フォローアップ
かぶれや炎症，二次性感染を合併した患者は経過観察が必要である．眼瞼の病変は乳頭結膜炎や濾胞性結膜炎の発症にかかわるため，眼症状が出現した場合には眼科医の診察を受けるべきである．

患者教育
自己接種を防ぐため，掻爬しないように指示する．

【E. J. Mayeaux, Jr., MD】
（戒能賢太　訳）

130　尋常性疣贅

症例
若年成人男性が3カ月前から眼下方に出現した疣状の隆起を主訴に来院し，病変の外見が嫌ですぐにでも取ってほしいと希望した．疣状の外見からは尋常性疣贅（common wart）に違いないと医師は判断した（図130-1）．患者と相談のうえ，局所麻酔で病変を切除する方針となった．切除検体は病理部へ送られ，尋常性疣贅の最終診断となった．

概説
ヒトパピローマウイルス（human papillomavirus：HPV）は，皮膚や粘膜に感染するDNAウイルスである．通常感染は表皮に限局し，播種性に全身性感染症に至ることはない．これらのウイルスの一般的な臨床所見は疣贅である．HPVにはDNA検査によって分類された100以上の亜型が存在する．亜型によっては，特定の部位や特定の種類の上皮に感染する傾向を持つ．また，悪性転換をきたす可能性のある亜型も存在するが，角化上皮での形質転換はまれである．

別名
HPVは，タコ，イボ，または尋常性疣贅として知られている．

疫学
- 外陰部以外の疣贅は世界中で認められ，小児でより一般的である．10代で罹患率のピークがあり，以降の年代では急激に減少する[1)]．
- HPVのタイプ1～5，7，27，29が原因として最も一般的である[1)]．
- 尋常性疣贅は，外陰部以外の疣贅の約70％を占める[2)]．
- 尋常性疣贅は，小児と若年成人で最も一般的である（図130-1，図130-2）[3)]．

病因／病態生理
- HPVの感染は皮膚と皮膚の接触で成立する．外傷や浸軟によって上皮の健全性が破綻することでウイルスが基底層に感染する．
- 手指の疣贅は時に，それに接する別の手指にも感染する（kissing wart）（図130-3）．

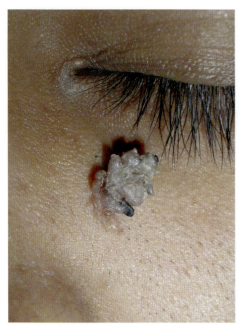

図130-1　若年成人の眼の下の尋常性疣贅。病変は薄片生検により切除され，病理学的に尋常性疣贅であることが確かめられた（Reproduced with permission from Richard P. Usatine, MD.）

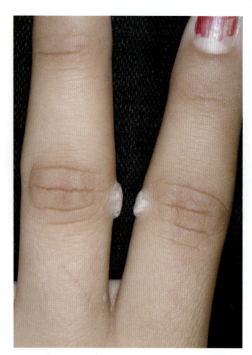

図130-3　疣贅はそれに接するもう1つの手指に感染することがある（kissing wart）（Reproduced with permission from Richard P. Usatine, MD.）

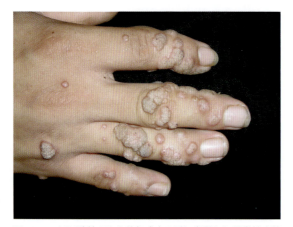

図130-2　HIV陰性である若年成人の手に多発した尋常性疣贅（Reproduced with permission from Richard P. Usatine, MD.）

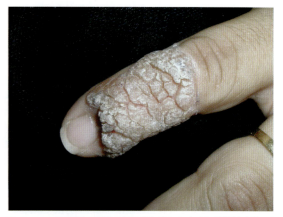

図130-4　HIV陽性の男性の第5指に生じた大きな尋常性疣贅。生検され扁平上皮癌でないことが確かめられた。現状では最も有効な治療は凍結療法であるが，その後も完全には除去しきれていない（Reproduced with permission from Richard P. Usatine, MD.）

- 無症候性に感染を生じた患者はHPVの保有者となる。
- 潜伏期間はおよそ2～6カ月である。

危険因子

- 若年[1]。
- 正常上皮バリアの破綻。
- 食肉を取り扱う仕事。
- アトピー性皮膚炎。
- 爪を嚙む癖があると，爪周囲に疣贅が多発する。
- HIV症例（図130-4）や免疫抑制剤使用（図130-5）による細胞性免疫の低下。

診断

▶ 臨床所見

- 疣贅の診断は臨床所見によってなされる。

- 尋常性疣贅は境界が明瞭で，表面が不整で粗造なかたい乳頭状を呈する丘疹である。圧がかからない部位に存在するかぎり無症状である。
- 疣贅が糸状に突出したり円柱状の形態をとったりすることがある（図130-6）。

▶ 典型的分布

手背，指間，指の屈側面，爪周囲に生じることが多い（図130-1，図130-2参照）。

▶ 検査所見

- HPV検査は有用でない[4]。
- HIV検査は，疣贅が重症な場合や，HIV感染の危険因子が存在すれば有用である（図130-4参照）。

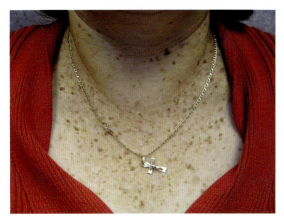

図 130-5　腎臓移植後にアザチオプリンの治療を受けている女性の頸部と胸に多発性に生じた尋常性疣贅。生検により診断が確定した。HPV は免疫抑制療法に伴い、強く増殖することがある。この患者は、移植後の重大なリスクの1つである扁平上皮癌についても注意深くフォローアップされている（Reproduced with permission from Richard P. Usatine, MD.）

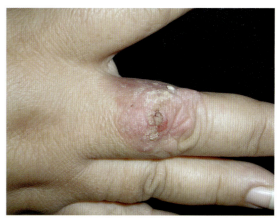

図 130-7　HPV 陽性の疣贅にみられた表皮内扁平上皮癌。疣贅と思われる病変に対する凍結療法が有効でなかったときには、生検を考慮すること（Reproduced with permission from Richard P. Usatine, MD.）

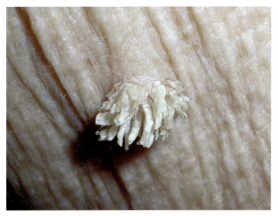

図 130-6　この病変は単独の丘疹の形態とは対照的に多発性の突起物の性質を持ち、糸状の疣贅と考えられた。高齢女性の顔に生じたもので薄片生検により切除された。病理により扁平上皮癌は否定され、疣贅であることが確かめられた（Reproduced with permission from Richard P. Usatine, MD.）

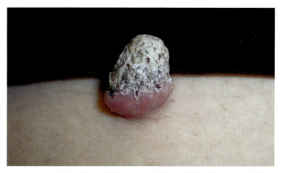

図 130-8　高齢女性の下肢に生じた腫瘤。薄片生検により疣贅であると判明した。医師は中心部の角質病変から角化棘細胞腫である可能性を念頭においていた（Reproduced with permission from Richard P. Usatine, MD.）

▶ 生検

外科用メスで表面を削ると点状に出血した毛細血管が露出し、血栓化した毛細血管が黒い点として認められることもある。診断が疑わしければ薄片生検が有用である。

鑑別診断

- 脂漏性角化症はより色素沈着が高度で、皮膚により固着するような外観をしている。注意深く観察すれば「角質嚢腫」が認められる。発生部位はより広範囲に及ぶ（156章「脂漏性角化症」参照）。ダーモスコピーでは、脂漏性角化症に特徴的な面皰様開大や粟粒腫様嚢腫が認められる（付録 C 参照）。
- 軟性線維腫は有茎性の肌色をした丘疹であり、肥満者でより多く認められる。表面は尋常性疣贅のように粗造ではない。糸状疣贅も有茎性ではあるが、特徴的な糸状の外観をしている（155章「懸垂線維腫（軟性線維腫）」参照）。
- 扁平上皮癌（squamous cell carcinoma：SCC）は、病変が不整に増大する場合、色素沈着や潰瘍を伴う場合、治療に抵抗性を示すような場合には疑う必要がある。特に病変が日のあたる部位に生じる場合や、免疫不全患者に発症した場合には注意が必要である（169章「有棘細胞癌」参照）。図130-7 の症例では、疣贅が消失しなかったために生検を施行したところ、HPV 感染によって生じた病変の内部に表皮内有棘細胞癌を認めた。
- 無色素性メラノーマはまれな疾患ではあるが、治療抵抗性を示す病変や非典型的な場合には慎重に観察し、診断目的に生検を施行するべきである（170章「メラノーマ」参照）。
- 初期の疣贅は光線角化症に類似することがある（164章「光線角化症、ボーエン病」参照）。
- 進行した疣贅は一見ケラトアカントーマに類似した外観を示す。ケラトアカントーマに特徴的な臨床所見と生検所見で両者は鑑別可能である（図130-8）（165章「角化棘細胞腫（ケラトアカントーマ）」参照）。

治療

▶ 非薬物療法

- 疣贅の 2/3 は 2 年以内に自然に消退するため、無治療で経過観察することも可能である。17 の研究の平均治癒率は 10 週間で 30% であった[5]。観察研究によると、半数の疣贅

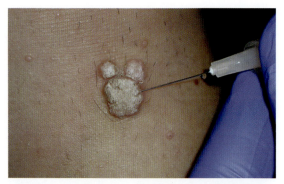

図130-9　カンジダ抗原を10代の少年の膝に生じた疣贅に注入している。この疣贅は局所サリチル酸療法や凍結療法に反応しなかった（Reproduced with permission from Richard P. Usatine, MD.）

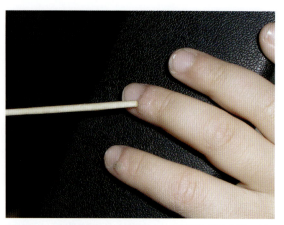

図130-10　爪周辺に生じた疣贅にカンタリジン療法を行っている。綿棒の木側の端で薬を塗布している。綿棒側を用いると薬剤を十分に病変に到達させることができない（Reproduced with permission from Richard P. Usatine, MD.）

が1年以内に消退し，2/3が2年以内に消退した[6]。
- 治療によりウイルスの感染は低下しない[7]。

薬物療法

- 尋常性疣贅に対する治療はHPVに特異的なものではない。治療の目的はウイルスを含む皮膚を破壊し，ウイルス感染の及んでいない組織を守ることである。また，これらの治療によって血液や免疫細胞がウイルスに曝露され，ウイルスに対する免疫応答が惹起される。
- 特に小児においては，最も痛みの少ない治療法が第一選択となるべきである。SOR Ⓒ
- コクランレビューによれば，尋常性疣贅の局所療法についてどの治療法を基本とするべきかについてはエビデンスが非常に不足している[5]。既存の研究は方法および質に関して統一性がない。サリチル酸を含有する単純な外用薬に治療効果があったとするエビデンスがある[5]。SOR Ⓐ 凍結療法の有効性を示した報告はほとんど存在せず，また外用薬と比較して凍結療法がより有効だとする有力なエビデンスは存在しない。
- 疣贅のなかでも特に厚い病変や多発する病変に対する治療として17％サリチル酸は第一選択である[5]。SOR Ⓐ 小児に対しても安全である。5つの無作為化比較試験（RCT）の結果を統合すると，6〜12週の治癒率は，プラセボ群48％に対し，サリチル酸治療群では73％であった（NNT4）[5]。いくつもの製剤が市販薬として入手できる。17％サリチル酸は一晩患部に塗布して使用し，このタイプの疣贅に対する治療薬として最も一般的である。まず患部を5分間湯で浸し，軽石か爪やすりを用いて厚くなった皮膚をやさしく削りとる。その状態で疣贅にサリチル酸製剤を塗布するが，この過程を液体やジェル製剤を用いる場合は1日2回，パッチ製剤の場合は1日おきに繰り返す。サリチル酸液を塗布した際はテープで保護してもよい。疣贅が消失するか，12週に達するまでこれを繰り返す。塗布した部位に強い発赤や疼痛が出現した場合はサリチル酸の使用を中止する。色素脱失の危険性があるため，サリチル酸を顔面に使用してはならない[1]。
- 40％サリチル酸絆創膏（Mediplast）は市販薬であり，より大きく厚い疣贅に対して使用する。絆創膏は適切な形状に切って使用し，疣贅周囲の正常組織を数mm大きく覆うように48時間貼付して使用する。絆創膏を外した後は爪やすりや軽石，外科用メスで疣贅を削りとり，必要なだけこの過程を繰り返す。
- 5％イミキモドは肛門や外陰部周囲の疣贅に対して使用する高価な局所の免疫調節薬だが，非外陰部の疣贅に対して使用されることもある[8〜10]。SOR Ⓑ 瘢痕や疼痛の出現はないが掻痒感を伴うことが多い。厚く角質化した疣贅を取り除けば薬剤がより浸透しやすくなる。クリーム剤は週に3回（2日に1晩）病変に薄く塗布し，その上を粘着性の包帯かテープで覆う。朝には石鹸か水で薬剤を洗い流す。この方法は追加治療としても用いられる。より低濃度のイミキモド（3.75％クリーム）を使用することもできるが，尋常性疣贅に対するデータは不足している。
- カンジダ抗原を病変内に注射すると，局所的にHPVに特異的な細胞性免疫応答が惹起され，注射された病変だけでなくより離れた疣贅に対しても効果がある（図130-9）。この治療は難治性の疣贅患者のうち，「skin antigen pretest」で陽性であった患者に中等度の有効性（治癒率60％）がある[1]。SOR Ⓑ カンジダ抗原は使用前に希釈する必要がある（表131-1参照）。30ゲージ針を用いて0.1〜0.3mLずつ最も大きな疣贅に注射し，1回の治療で1mLまで使用できる。患者には，治療後にかゆみや灼熱感が生じうることを説明しておく。4週ごとに繰り返し，疣贅が消失するか，3回に達するまで継続する。
- アミノレブリン酸とサリチル酸外用薬を用いた光線力学療法は，難治性の疣贅に対して中等度の有効性がある治療選択肢である[1]。SOR Ⓑ 有益な治療に見受けられるが，実際には高価で専門医への紹介が必要なことが多い。
- 0.7％カンタリジンはツチハンミョウの抽出物で病変に塗布して使用し，翌日に水疱が出現する。通常抵抗性のある症例に使用される。塗布時に痛みを伴わないため，診察室では小児に使用しやすいが，時に有痛性の水疱が塗布翌日に出現する。カンタリジンで治療しすぎると，水疱が重症となる可能性があり注意が必要である。木製の綿棒の木側の先端を使用し，複数の病変に対し慎重に塗布する（図130-10）。SOR Ⓒ
- ジニトロクロロベンゼン，スクアリン酸ジブチル，ジフェニルシクロプロペノンを用いた接触免疫療法は，薬物を病

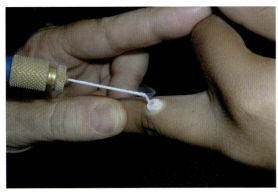

図130-11 疣贅に対する凍結療法。凍結の範囲は疣贅周辺にちょうどよい大きさのhaloを伴い適切である(Reproduced with permission from Richard P. Usatine, MD.)

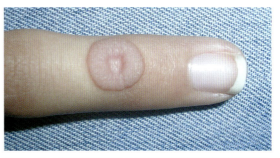

図130-12 尋常性疣贅に対する不適切な凍結療法の後に生じたリング状疣贅(Reproduced with permission from Richard P. Usatine, MD.)

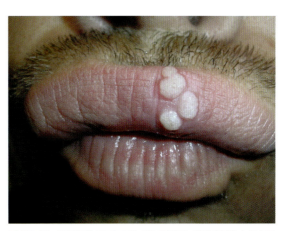

図130-13 若年男性の口唇に生じた疣贅で，凍結療法とトリクロロ酢酸療法の施行後。トリクロロ酢酸療法を追加したのは凍結療法のみでは有効でなかったためである。この後，数回のコンビネーション療法で病変は寛解した(Reproduced with permission from Richard P. Usatine, MD.)

変に塗布することで患者を感作させ，病変に対する免疫応答を惹起させる治療である。SOR C
- ブレオマイシンの病変内注射は難治性の疣贅に対して使用されるが，有効性は確認されていない[1]。SOR B
- 疣贅治療におけるシメチジンの有効性を示唆したオープンラベルの非対照研究があるが，3つの二重盲検化プラセボ対照試験および2つのオープンラベル比較試験では，プラセボ群と同等の有効性であった[11]。SOR A

▶ 外科療法

- 普通液体窒素を用いる凍結療法は有効ではあるが，小児にとっては痛みがつらい治療である[5]。SOR B 化学性凍結剤は市販薬として利用可能ではあるが，液体窒素ほど低温ではなく有効性も低い。凍結療法とサリチル酸を比較した研究の大半が同等の有効性であることを示しており，3～4回治療した後の治癒率は全体で50～70％である[1]。積極的な凍結療法(10～30秒)は，非積極的な凍結療法より有効性は高いものの，合併症を増やす可能性がある[1]。SOR B 麻酔は通常必要ないが，麻酔を施行する場合は1％リドカインや局所麻酔薬の共融混合物(EMLA)のクリームを用いる。液体窒素はCryogunや綿棒を使用し，freeze ballと呼ばれる凍結領域が病変より2 mm大きくなるように10～20秒間塗布して使用する(図130-11)。2回凍結を繰り返すことでより効果があるが，過剰な凍結は瘢痕形成や色素脱失をきたすため，過剰でない方が望ましい。2～3週ごとに凍結療法を受けた場合に最も効果が得られる。3カ月を超える凍結療法に利点はない[1]。SOR B HPVは液体窒素内でも生存可能であるため，他の患者への感染拡大や液体窒素の容器内への混入を防ぐため，綿棒や余った液体窒素は適切に廃棄しなければならない[12]。凍結療法後は皮膚が紅斑を呈し，出血性の水疱を形成することがある。これらは1週間のうちに治癒に向かうが，色素低下が生じることもある。疣贅の周辺部までの治療が十分でなかった場合，リング状疣贅が生じることがある(図130-12)。一般的な凍結療法の合併症は，疼痛，水疱，色素低下や色素沈着である。神経が表層に位置している部位(例：手指)では，疼痛および神経障害を防ぐために注意して凍結療法を行う必要がある。爪周囲の過剰な凍結で永久的な爪形成異常をきたす場合がある。
- 凍結療法は他の治療法と組み合わせて用いられることがある。図130-13に示されている口唇に疣贅のできた男性は，凍結療法に効果がなく，不満を募らせていたために，外用トリクロロ酢酸を凍結療法施行後の疣贅に塗布する治療に変更した。
- 単純切除は，小さい疣贅や糸状の疣贅に対して施行される(図130-1，図130-6参照)。切除範囲にリドカインを局所注射し，鋭利なハサミや外科用メスを用いて疣贅を切除する。SOR C
- パルス波色素レーザーは難治性の疣贅に対して用いられるが，有効性は証明されていない[1]。SOR B

▶ 補助療法，代替療法

ダクトテープは，予備研究においては有望な結果を示したが，疣贅治療における有効性はいまだ不明確である[1]。成人におけるRCTでは，モールスキンに対して有効性を示すことはできず，いずれの群においても21～22％の治癒率であった[13]。SOR B

予防

- 爪やすりや軽石のような疣贅を削る道具は，正常皮膚に使用したり，他人に使用したりしてはならない。
- 疣贅のある有毛部は，疣贅の拡大を制限するため，脱毛剤や電気カミソリを用いて剃毛するか，あるいは何もしないでおく。

予後

- 60〜70％の疣贅は，3〜24カ月間のうちに無治療で軽快する[14),15)]。
- 他の疣贅が消失している間に新しい疣贅が出現することがあるが，これは治療の失敗ではなくHPV感染の自然経過の一部である。

フォローアップ

- 治療効果を判定し経過を観察するため，治療後の再診予約をする。
- 患者自身が行う治療法の場合は，再診の判断は患者に委ねてよい。

患者教育

治療期間がしばしば数週間から数カ月に及ぶため，治療の成功には忍耐と根気が必要である。

【E. J. Mayeaux, Jr., MD】

（戒能賢太　訳）

131　扁平疣贅

症例

左側眉毛を取り囲むように出現した多発する扁平な病変を主訴に来院した若年女性（図131-1）。当初は数個の病変であったが，3カ月の経過で多発した。病変は左側のみであった。扁平疣贅（flat wart）の診断のもと，いくつかの治療法が検討され，本人は外用トレチノインクリームを選択した。

概説

扁平疣贅は，扁平でわずかに隆起した肌色の丘疹を特徴とし，表面は平滑でわずかに過角化している場合もある。直径は1〜5 mm，時にそれ以上のこともあり，数個のこともあれば，数百個が集簇，あるいは融合して存在することもある。一般的には，顔面，手指，脛に生じることが多い。掻爬や剃毛，外傷部位に沿って線状に分布することがある（ケブネル現象）（図131-2）。

別名

扁平イボや青年性扁平疣贅としても知られる。

疫学

- 扁平疣贅は若年成人や小児にみられることが多い（図131-1〜図131-5）。
- 扁平疣贅は他の種類の疣贅と比較してありふれているとはいえないが，発症した場合は多発する[1)]。
- 扁平苔癬はヒトパピローマウイルス（HPV）のタイプ3，10，28，29が原因である[2)]。

病因/病態生理

- 他の疣贅と同様にHPVが原因である[2)]。
- 扁平疣贅が掻爬や外傷，剃毛によって拡大し線状に広がる

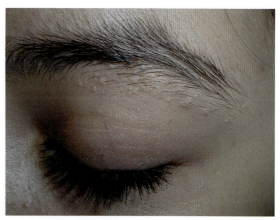

図131-1　眉の上に生じた扁平疣贅（Reproduced with permission from Richard P. Usatine, MD.）

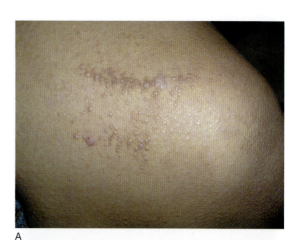

A

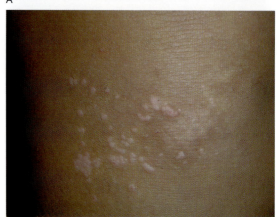

B

図131-2　AとBは異なる若年女性の膝周辺の扁平疣贅である。剃毛することによって広がったと考えられる（Reproduced with permission from Richard P. Usatine, MD.）

ことがある。

- 扁平疣贅は美容上重要な部分に出現することが多く，治療抵抗性で長期に存在するため，特有の問題を生じることが多い。

危険因子

- 感染部位付近の剃毛（図131-2，図131-3参照）。

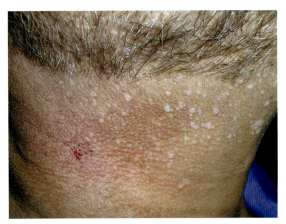

図131-3 HIV陽性の男性の頸部周辺の扁平疣贅。剃毛によって広まった。凍結療法とイミキモドは有効でなかったが，病変内へのカンジダ抗原の注入により疣贅は消失した（Reproduced with permission from Richard P. Usatine, MD.）

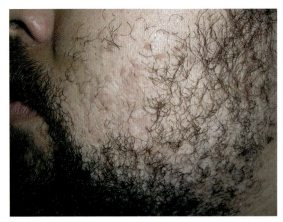

図131-5 サルコイドーシスのためにプレドニン治療を受けている男性の頬部の扁平疣贅（Reproduced with permission from Richard P. Usatine, MD.）

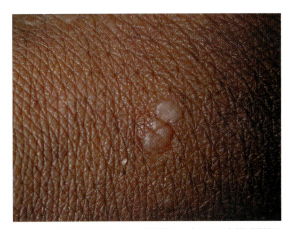

図131-4 扁平疣贅の拡大図。典型的な，小さくて上部が平坦な丘疹に注目（Reproduced with permission from Richard P. Usatine, MD.）

- HIV感染や，その他の免疫抑制状態（図131-3参照）。

診断

▶ 臨床所見

扁平疣贅は小さく，上面が扁平な丘疹で，ピンク色や淡褐色，淡黄色を呈し多発する。多角形をしていることも多い（図131-4参照）。

▶ 典型的分布

扁平疣贅は，前額部（図131-1参照），口周囲，手背や剃毛部位に生じることが特徴的で，男性では顔面下部や首（図131-3，図131-5参照），女性では下腿（図131-2参照）に生じることが多い。

▶ 検査所見

HPV検査は本疾患に対して有用でない[3]。

▶ 生検

一般的に生検は必要ないが，薄片生検で診断を確定させることができる。

鑑別診断

- 扁平苔癬も上面が扁平な丘疹で，扁平疣贅と区別がつかないことがある。その場合は，扁平苔癬の特徴である対象的な分布や，紫がかった色，口腔内のレース状の病変を検索する（Wickham線条とは，病変上に認められる白色で細く網状の鱗屑である）。分布は扁平疣贅と異なり，一般的に足首，手首，背部に出現することが多い（152章「扁平苔癬」参照）。
- 脂漏性角化症はより色素沈着が高度で，皮膚により固着するような外観をしている。注意深く観察すれば「角質嚢腫」が認められる（156章「脂漏性角化症」参照）。
- 扁平上皮癌は，病変が不整に増大する場合，色素沈着や潰瘍を伴う場合，治療に抵抗性を示す場合に考慮すべきである。特に病変が日のあたる部位に生じる場合や，免疫不全患者に発症した場合には注意が必要である（169章「有棘細胞癌」参照）。

治療

▶ 非薬物療法

- 炎症が先行し，その後病変の退縮が生じうる。
- HPVに対するウイルス特異的な治療は現時点で存在しない。

▶ 薬物療法

- 外用液や貼付薬を用いたサリチル酸外用療法があらゆる種類の疣贅に最も効果があり，5つのプラセボ対照試験で平均の治癒率は73％であった[4]。治療必要数（NNT）は4であった。SOR Ⓐ サリチル酸は顔面に用いるよりも足趾に用いる方がおそらく忍容性が高い[2]。17％サリチル酸外用薬は，疣贅が消失するまで毎晩塗布して使用する。
- フルオロウラシル（エフデックス5％クリーム，フルオロプレックス1％）は通常扁平疣贅に対して使用される。クリームを病変部に1日2回塗布し，3〜4週間継続する。光感作性の薬剤であるため紫外線予防をする必要がある。継続して使用していると永久的な色素脱失や色素沈着を生じることがあるが，木軸綿棒を用いて病変部以外に塗布しないように留意すれば，この合併症を最小限にすることができる[5),6)]。SOR Ⓑ
- イミキモド5％クリームは高価な免疫調節外用薬で扁平疣贅の治療に対していくつか有効性が示されている[7),8)]。また，瘢痕化せず塗布時に痛みを伴わない。全身性の副作用

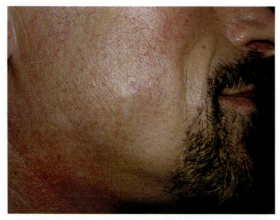

図131-6　図131-5と同一症例。カンジダ抗原治療により治癒した（Reproduced with permission from Richard P. Usatine, MD.）

はほとんど報告されていない。クリームを週に3回（1日ごと）病変に塗布する。クリームは病変の存在する領域に塗布すればよく、厳密にそれぞれの病変に塗布する必要はない[9]。このクリームはあらゆる外表のHPV感染部位に使用することができるが、閉塞された粘膜面に対しては使用できない。症状の出現が問題となった場合は一時的に治療を中止する。イミキモドは瘢痕化の危険性がほとんどない[7,8]。SOR Ⓑ　より低濃度のイミキモド（3.75%クリーム）を使用することもできるが、扁平疣贅や尋常性疣贅に対する使用に関してはデータが不足している。

- 0.025%、0.05%、0.1%のトレチノインクリームは、就寝時、病変が存在する部位全体に塗布して使用する。塗布する頻度は、中等度の落屑、紅斑を生じる程度に調節する。紫外線予防は重要である。治療は数週間から数カ月を要することがあり、効果がない場合もある。この治療法を支持する文献の報告はない。SOR Ⓒ
- カンジダ抗原を病変内に注射すると、局所的にHPVに特異的な細胞性免疫応答が惹起され、注射された病変だけでなくより離れた疣贅に対しても効果がある。この治療は難治性の疣贅患者に対して中等度の有効性（治癒率60%）がある（図131-3、図131-6）[2]。カンジダ抗原は使用前に希釈する必要がある（表131-1）。30ゲージ針を用いて0.1〜0.3 mLずつ最も大きな疣贅に注射し、1回の治療で1 mLまで使用できる。患者には、治療後にかゆみや灼熱感が生じることを説明しておく。4週ごとに繰り返し、疣贅が消失するか、3回に達するまで継続する[10]。SOR Ⓑ
- アミノレブリン酸とサリチル酸外用薬を用いた光線力学療法は、難治性の疣贅に対して中等度の有効性がある。有益な治療に見受けられるが、実際には高価で専門医への紹介が必要な場合も多い[2]。SOR Ⓑ
- 0.7%カンタリジンはツチハンミョウの抽出物で病変に塗布して使用し、その後水疱が出現する。通常治療抵抗性例に使用される[11]。塗布時に痛みを伴わないため、診察室では小児に使用しやすいが、時に有痛性の水疱が塗布翌日の出現することがある。カンタリジンで治療し過ぎると水疱が重症となる可能性があり、注意が必要である。木の綿棒の木側の先端を使用し、多発病変に対し慎重に塗布する。SOR Ⓒ

表131-1　カンジダ希釈液

注射用の1 mL	カンジダ抗原（mL）	2%リドカイン（エピネフリン非含有）（mL）
ジェネリック1：1,000	0.25	0.75
カンディン系：500	0.5	0.5

■ 外科療法

- 一般的に、液体窒素が用いられる凍結療法は有効ではあるが、小児にとっては痛みがつらいかもしれない[6]。SOR Ⓑ　化学性凍結剤は市販薬として利用可能であるが、液体窒素ほど低温ではなく有効性も低い。凍結療法とサリチル酸を比較した研究の大半が同等の有効性であることを示している[2]。液体窒素はCryogunや綿棒を使用し、freeze ballと呼ばれる凍結領域が病変辺縁より1〜2 mm大きくなるように5〜10秒間塗布して使用する。扁平疣贅は尋常性疣贅より病変が薄く、凍結に必要な時間がより短い。2回凍結を繰り返すことでより効果があるが、過剰な凍結は瘢痕形成や色素脱失をきたすため、過剰であるよりは不十分である方が好ましい。2週か3週ごとに凍結療法を受けた場合に最も効果が得られる。3カ月を超える治療は効果がない[2]。SOR Ⓑ　HPVは液体窒素内でも生存可能であるため、他の患者への感染拡大や液体窒素の容器内に混入することを防ぐため、綿棒や余った液体窒素は適切に廃棄しなければならない[12]。凍結療法後、皮膚は紅斑を呈し、出血性の水疱を形成することがある。およそ1週間のうちに治癒するが、色素脱失を生じることもある。一般的な凍結療法の合併症には、疼痛、水疱、色素低下や色素沈着がある。
- パルス波色素レーザーは難治性の疣贅に対して用いられるが有効性は証明されていない[2]。SOR Ⓑ

予防

疣贅のある有毛部は、疣贅の拡大を制限するため、脱毛剤や電気カミソリを用いて剃毛するか、何もしないでおく。

フォローアップ

治療後2〜3週以内に、治療効果を判定するために再診を予定する。

患者教育

- 疣贅の拡大を防ぐため、病変を触ったり掻いたりしないようにする。
- 疣贅のある部分で使用したカミソリは、拡大を防ぐため、正常皮膚に使用したり、他人に使用させたりしてはいけない。

【E. J. Mayeaux, Jr., MD】
（戒能賢太　訳）

132　性器疣贅

症例

性器疣贅（genital wart）だと自身で疑った18歳の女性（図132-1）。これまで性感染症（sexually transmitted disease：

132章 性器疣贅　451

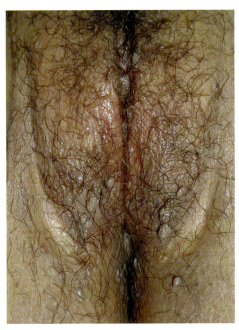

図132-1　18歳女性の外陰部に生じた多発性外方増殖性のコンジローマ（Reproduced with permission from Richard P. Usatine, MD.）

STD）に罹患したことはないが，過去6カ月の間に2人の新しい性的パートナーがいる。また，ヒトパピローマウイルス（HPV）に対するワクチン接種歴はない。彼女は，予想どおり性器疣贅であり，HPVを原因とするSTDであると告げられた。治療選択肢について検討し，まず液体窒素による凍結療法を行い，その2週間後から自身でイミキモドを塗布することとした。淋菌およびクラミジアの尿検査を施行し，梅毒およびHIVの血液検査を施行した。幸いにも追加検査はすべて陰性であった。患者教育がなされ，フォローアップが計画された。

概説

100種類以上のHPVが存在し，40種類以上が人間の外陰部に感染する。多くのHPV感染は無症候性で認識されず，潜在性である。低リスク型HPV（例：HPVタイプ6，11）が性器疣贅の原因となるが，扁平上皮内新生物と関連する型のHPVとの同時感染が生じうる。無症候性の性器HPV感染は一般的で，通常自然寛解する[1]。

別名

性器疣贅は尖圭コンジローマとしても知られる。

疫学

- 肛門性器部の疣贅は，米国で最も一般的なウイルス性STDである。米国では毎年約100万人の新規発症者がいる[2]。
- ほとんどの感染は一過性で2年以内に消失する[2]。
- 感染が持続・再発する例もあり，患者に苦痛をもたらす。

病因／病態生理

性器疣贅はHPV感染が原因である。HPVには原則的に性的感染する二本鎖DNAウイルスの一群が含まれている。曝露からの潜伏期間は3週間から8カ月と幅がある。

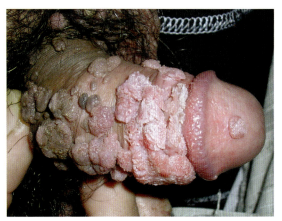

図132-2　AIDS男性患者の陰茎に生じた多発性外方増殖性のコンジローマ（Reproduced with permission from Richard P. Usatine, MD.）

危険因子

- 性交渉とオーラルセックス[3]。
- 指と肛門，口と肛門，そして指と腟の接触を含むその他の性的活動。
- 免疫抑制状態，特にHIV（図132-2）。

診断

▶ 臨床所見

- 診断は通常，視診に基づき臨床的になされる[1]。
- 通常無症候性であり，ペニス，外陰部，腟，陰嚢，会陰部，肛門周囲を含む外性器に，肌色で外方増殖する特徴的な病変を呈する。
- 外表面の疣贅は小さい突起であったり，扁平であったり，疣状や有茎性であったりする（図132-2〜図132-4）。
- 一般的ではないが，時に疣贅は赤色や褐色で平滑な隆起した丘疹，あるいは角化上皮の上にドーム型の病変を呈することがある。

▶ 典型的分布

- 女性では，感染の好発部位は外陰部（85%）（図132-1参照），肛門周囲（58%），腟（42%）（図132-3参照）である。
- 男性では，感染の好発部位は陰茎（図132-4，図132-5），および陰嚢である。
- 肛門周囲の疣贅（図132-6）は，肛門性交の経験のある男性や女性で生じるが，そのような経験のない場合でも生じる（図132-7）[1]。
- 尖圭コンジローマは，性器疣贅に併発して，腹部や大腿上部にも生じることがある（図132-8）。
- HPVによるコンジローマは，肥満者の腹部から垂れ下がる脂肪組織のしわの折り返し部分にみられることがある（図132-9）。
- RPR法やVDRL法を梅毒のスクリーニングとして行うべきであり，HIV検査も同様である。性器疣贅はSTDであり，1つのSTDを持つ患者に対しては，その他のSTDのスクリーニングを行うべきである。

▶ 検査所見

HPVのウイルスタイプが判明しても臨床的なマネジメントを変えないため，タイピングは推奨されない。3〜5%の酢

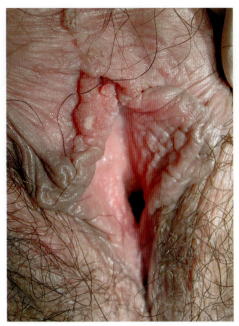

図132-3　クリトリス，小陰唇，膣開口部に生じたコンジローム（Reproduced with permission from Richard P. Usatine, MD.）

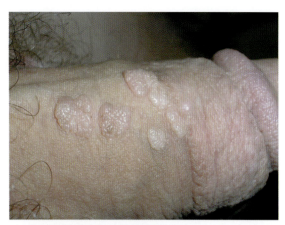

図132-5　割礼を受けている男性におけるコンジローマ。表面は平滑で角化傾向が強い（Reproduced with permission from Richard P. Usatine, MD.）

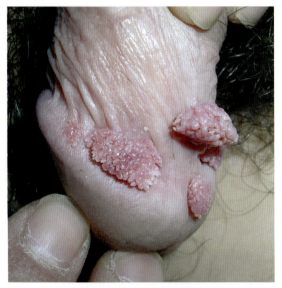

図132-4　典型的な乳頭状表面を有するカリフラワー様の尖圭コンジローマ。写真上方のものは基底部が細く，有茎性の形態を示している（Reproduced with permission from Richard P. Usatine, MD.）

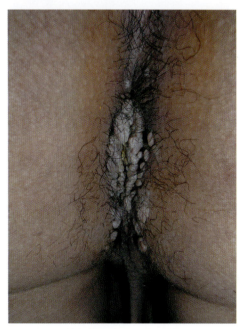

図132-6　肛門での性交渉歴を有するゲイ男性における肛門周囲の疣贅。病変は凍結療法によって治療された（Reproduced with permission from Richard P. Usatine, MD.）

酸を塗布し，HPV感染の手掛かりとなる粘膜変化を検索することも推奨されていない[1]。

▶ 生検
- 必要であれば薄片生検やパンチ生検で診断を確定することができる[1]。生検は以下の場合に必要となる。
  - 診断が確定していない。
  - 適切な治療への反応が悪い。
  - 疣贅の外見が非典型的である（不自然な色素沈着，硬化，かたく皮膚に固定されている，潰瘍化を伴うなど）。
  - 患者が易感染性であり，扁平上皮癌が疑われる（HPV関連悪性腫瘍の1つ）。

鑑別診断
- 真珠様陰茎丘疹（pearly penile papule：PPP）は，陰茎亀頭の辺縁周囲に生じる小丘疹である（図132-10）。
- ありふれた皮膚病変である脂漏性角化症や母斑は，陰部に生じることはまれである（図132-11）（156章「脂漏性角化症」，160章「良性母斑」参照）。
- 巨大コンジローマやブシュケ-レーベンシュタイン腫瘍は低悪性度の局所浸潤癌であり，菌状に発育するコンジローマとして発症する（図132-12）。HIV/AIDSは，巨大コンジローマと悪性転化の高リスク群である（図132-13）。
- 伝染性軟属腫は性器周囲や下腹部に生じる蝋様で陥凹を有する丘疹である（129章「伝染性軟属腫」参照）。

132章 性器疣贅 453

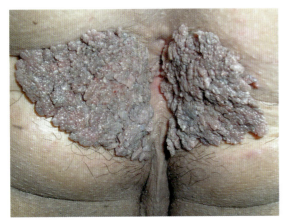

図132-7　17歳男性の肛門周囲に広汎に生じた疣贅。患者は肛門での性交渉を否定していた。この病変はイミキモドによる治療に反応せず外科に送られた（Reproduced with permission from Richard P. Usatine, MD.）

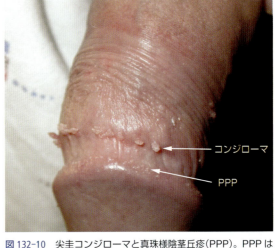

図132-10　尖圭コンジローマと真珠様陰茎丘疹（PPP）。PPPは亀頭の辺縁に生じるもので病的なものではなく，正常亜型である（Reproduced with permission from Richard P. Usatine, MD.）

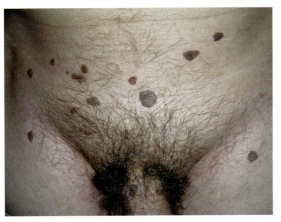

図132-8　このコンジローマは陰茎から始まり腹部および大腿に進展したものである。このラテン系男性においては疣贅が色素沈着を伴っている（Reproduced with permission from Richard P. Usatine, MD.）

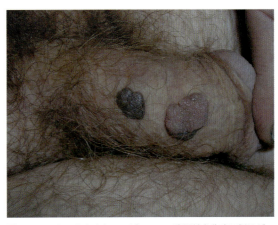

図132-11　2つの大きなコンジローマ。脂漏性角化症に似るが，薄片生検によりHPV陽性であることが確かめられた（Reproduced with permission from Richard P. Usatine, MD.）

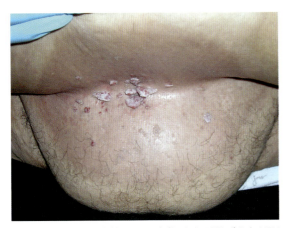

図132-9　著しい肥満女性における皮膚のしわの間に生じたHPVコンジローマ（Reproduced with permission from Richard P. Usatine, MD.）

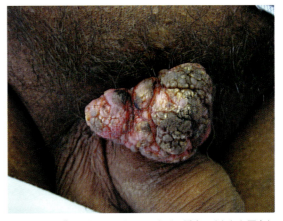

図132-12　ブシュケ-レーベンシュタイン腫瘍，すなわち巨大な尖圭コンジローマが陰茎基部にみられる。本例は手術的切除により治療された。病変の正常組織との境界は明瞭であり，扁平上皮癌は検出されなかった（Reproduced with permission from Suraj Reddy, MD.）

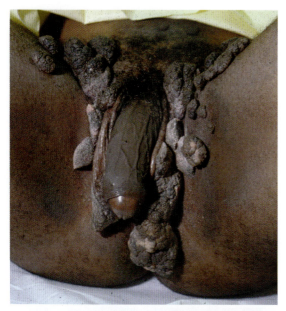

図132-13 AIDSの男性患者にみられた巨大な尖圭コンジローマ
（Reproduced with permission from Jack Resneck, Sr., MD.）

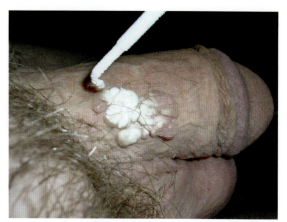

図132-15 陰茎疣贅に対する凍結療法。先端の曲がったアプリケータを用い液体窒素のスプレー法によって治療されている

唇から対称的に突出する乳頭腫を呈する。

治療

- 性器疣贅を治療する第1の理由は，症状を改善すること，および疣贅を完全に除去することにある[1]。
- 治療の選択は，疣贅の数，サイズ，病変の形態に加え，患者自身の希望や治療費，利便性，副作用，そして治療医の経験に基づいて決定される。
- 性器疣贅に対する治療法はどれもHPVの感染性を低下させるものであるが，感染を完全阻止することはおそらくできない[1]。

▶ 薬物療法，外科療法

- 性器疣贅に対する治療法としては，外用薬，凍結療法（図132-15），外科療法があり，表132-1に記載した。
- 凍結療法は先端の曲がったスプレー式アプリケータを用いて塗布するのがよく，これを用いればより疼痛の少ない弱い流量で正確に塗布することができる（図132-5参照）[4]。必要であれば2週ごとに塗布を繰り返す。
- 5%フルオロウラシルクリーム（エフディクス）を用いた治療は重篤な副作用と催奇形性を有するため，推奨されていない[1]。

▶ 紹介，入院

とても大きな病変や難治性の場合は専門家へのコンサルテーションを考慮する。

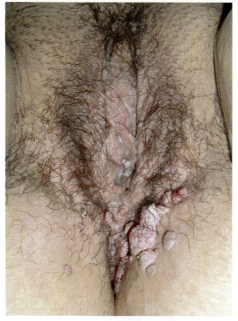

図132-14 22歳女性。ヘロインの静脈内常習者であり肛門陰部に多発性のコンジローマを認めた。梅毒RPR検査は陽性であった。本症例はペニシリン治療を受けるとともに凍結療法を施行された。この写真のコンジローマはHPVによるものに特徴的であり，疣状の形態から扁平コンジローマとは異なる（Reproduced with permission from Richard P. Usatine, MD.）

- 基底細胞癌や扁平上皮癌のような悪性腫瘍も鑑別にあがる（168章「基底細胞癌」，169章「有棘細胞癌」参照）。
- 扁平コンジローマは第二期梅毒によって生じ，扁平でビロード状の病変を呈する（218章「梅毒」参照）。梅毒を含んだその他のSTDの検索は，性器疣贅を有するすべての患者に行われるべきである（図132-14）。
- 外陰部のmicropapillomatosisは正常変異であり，左右の陰

予防

HPVタイプ16，18を含む二価ワクチン（セルバリックス），およびHPVタイプ6，11，16，18を含む四価ワクチン（ガーダシル）が米国で承認されている。四価ワクチンは，予防的に接種すれば，男性と女性における性器疣贅の90%の原因となるHPVウイルスタイプ（すなわち，タイプ6と11）に予防効果がある。いずれのワクチンも子宮頸癌の70%の原因となるHPVウイルスタイプ（すなわち，タイプ16と18）に対する予防効果がある。米国では，四価のHPVワクチン（ガーダシル）は，9～26歳の男性と女性の性器疣贅に対する予防目的に使用されている[8]。

予後

多くの性器疣贅は無治療で徐々に消退する。通常，治療に

表 132-1 外性器疣贅に対する治療

治療	副作用	有効率(%)	再発率(%)
患者が行う治療			
イミキモド(アルダーラ)。寝る前に3日間塗布，4日休むあるいは1日おきに3回/週用いる。この1週間サイクルを16週まで[5] SOR🅐	紅斑，刺激性，潰瘍，疼痛，色素変化。全身への吸収はわずか	30～50	15
15%sinecatechins軟膏。0.5 cmほどを各疣贅に塗布，1日3回[6] SOR🅐	紅斑，掻痒感，灼熱感，疼痛，潰瘍，浮腫，硬結，水疱	53～57	3.7
ポドフィロックス(コンジロックス)。1日2回，3日間塗布，4日休む。4サイクルまで[7] SOR🅐	灼熱感，疼痛，炎症。閉鎖膜を用いない限り先進性毒性は少ない	45～80	5～30
医療者による治療			
液体窒素やクライオプローブによる凍結療法[6] SOR🅑	疼痛，水疱，瘢痕	60～90	20～40
ポドフィリン樹脂。各疣贅に塗布し乾燥させる，必要に応じ1週間ごとに反復[6),7)] SOR🅐	局所過敏，紅斑，灼熱感，ヒリヒリ感。吸収されると神経毒性，再癌性がある	30～80	20～65
外科療法。真皮表皮間で切除。剪刀切除，削り切除，レーザー蒸発療法，電気外科的ループ切除法(LEEP)など[6] SOR🅑	疼痛，出血，瘢痕。局所麻酔に伴う熱傷，アレルギー反応。レーザーやLEEPには，蒸散によるウイルス拡散のリスクがある	35～70	5～50
トリクロロ酢酸(TCA)とジクロロ酢酸(BCA)。各疣贅に塗布し乾燥させる。必要に応じ1週間ごとに反復[6] SOR🅑	疼痛，刺激性。全身性の作用はない	50～80	35

よって治癒が早まる(表132-1参照)。

フォローアップ

治療後2～3カ月の時点で新規病変の確認のためフォローアップするべきである[1]。SOR🅒

患者教育

HPVは主に皮膚と皮膚の接触を介して感染する。コンドームの着用は感染率を下げる可能性はあるが，完全なバリアにはならず感染が成立しうる。感染が存在する可能性のある陰嚢や外陰部を覆うこともできない。

【E. J. Mayeaux, Jr., MD／Richard P. Usatine, MD】
(戒能賢太 訳)

133 足底疣贅

症例

足の側面にできた「できもの」を主訴に外来を受診した若年男性。約1年前に出現し，市販薬には反応しなかった(図133-1)。歩行時に痛みを伴うため治療を希望した。足底疣贅(plantar wart)と診断された。外科用メスを用いて優しく病変を削りとり，液体窒素療法を2回施行された。

概説

足底疣贅はヒトパピローマウイルス(HPV)による病変で，足底(図133-1～図133-5)や手掌(図133-6)に出現する。

別名

掌蹠疣贅，ミルメシアとしても知られる。

疫学

- 足底疣贅は主に思春期や若年成人に感染し，この年齢相の罹患率は10%に及ぶ[1]。
- 有病率調査にはかなりのばらつきがある。米国では0.84%[2]，英国では3.3%から4.7%[3]，オーストラリアでは16～18歳の24%[4]に感染があるとされている。

病因／病態生理

- HPVが原因である。
- 通常，踵(図133-2～図133-4参照)や中足骨の骨頭(図133-

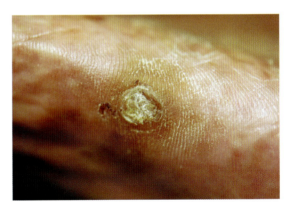

図133-1 足の側面にできた足底疣贅。この病変は1年にわたって存在し，市販の治療薬には抵抗性であった(Reproduced with permission from E. J. Mayeaux, Jr, MD.)

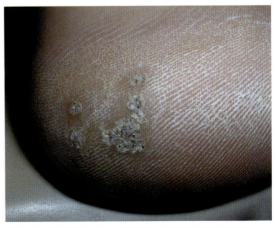

図133-2 踵の脇に生じた足底疣贅。皮膚線条がこの病変によって途切れていること，黒色の斑点がみられることに注目(Reproduced with permission from Richard P. Usatine, MD.)

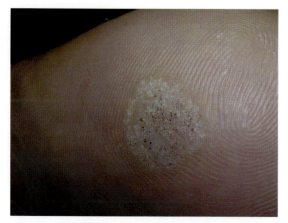

図 133-3 足底疣贅の拡大図。皮膚線状が途切れていることに注目。鶏眼, タコ, まめなどでは正常皮膚線状の途切れは生じない。黒い斑点は血栓閉塞した血管であり, 足底疣贅にはよくみられる (Reproduced with permission from Richard P. Usatine, MD.)

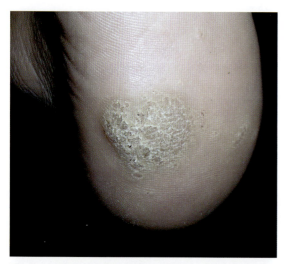

図 133-4 複数の足底疣贅が融合し, モザイク状疣贅となった。この男性は HIV 陽性であり, 病変は治療抵抗性であった (Reproduced with permission from Richard P. Usatine, MD.)

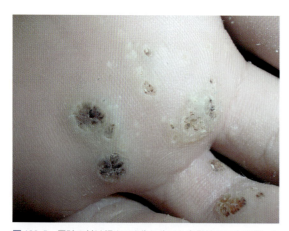

図 133-5 足趾の付け根やつま先に生じた多発性の足底疣贅。血栓閉塞した血管が疣贅のなかに黒い点として認められる (Reproduced with permission from Richard P. Usatine, MD.)

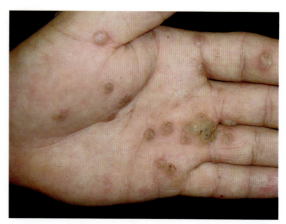

図 133-6 HIV 陽性患者の手の平に生じた多発性の手掌疣贅 (Reproduced with permission from Richard P. Usatine, MD.)

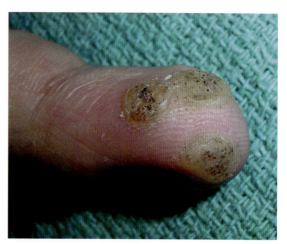

図 133-7 指に生じた手掌疣贅の拡大図。皮膚線上の途絶と黒色斑点に注目 (Reproduced with permission from Richard P. Usatine, MD.)

5 参照) など最も圧力がかかる点に生じるが, 手指や足趾の先端を含む足底全体に生じることもある (図 133-7)。
- 圧刺激に反応して熱い痛みを伴う硬結が生じ, 病変が増大するにつれてさらに刺激となる。また, 小さい疣贅でも強い疼痛をきたすことがある。
- 多数の疣贅が集簇し融合すると, モザイク様足底疣贅と呼ばれる (図 133-4 参照)。

危険因子

- 若年。
- 免疫抑制状態。

診断

▶ 臨床所見

足底疣贅は足底や手掌に, 厚く痛みを伴う内部増殖性のプラークを形成する。

足底疣贅は以下のような特徴を有する。
- まず小さい光沢のある丘疹が出現する。
- 病変の表面をまたぐ皮膚線が消失する (図 133-3 参照)。
- 拡大鏡で観察すると, 高度に構造化したモザイク様構造を

表面に認める。
- 粗造で角質化した表面を，平滑な肥厚した皮膚が輪状に取り囲む。
- 外側に圧迫されると痛みを伴う。
- 中心部に黒い斑点（血栓化した血管）を認めることがあり，病変を削りとると出血をきたすことがある（図133-2～図133-7 参照）。

▶ 典型的分布
手掌と足底に生じる。中足骨頭下や踵など体重のかかる部位に認められることが多い[5]。

▶ 生検
診断が疑わしければ，確定診断目的に薄片生検を考慮する[6]。

鑑別診断
- 鶏眼，胼胝は圧力がかかることによって生じる足の皮膚肥厚で，足底疣贅と間違われることがある。胼胝は一般的に踵に，鶏眼はつま先に認められることが多い。胼胝や鶏眼は表面を皮膚線がまたぎ，外側への圧迫で痛みを伴わない（205章「鶏眼，胼胝」参照）。
- ブラックヒールは，破綻した毛細血管によって生じた紺色の斑点が集簇している。体位変換や突然の停止を伴うようなスポーツで皮膚がずれるようにして生じた外傷の後，踵に出現する。通常の皮膚線が保たれており，削りとっても出血をきたさない。数週間で病変は自然に消退する。
- 黒色疣贅は自然軽快中の足底疣贅であり，メスで削りとると，黒くやわらかくなる[7]。
- 扁平上皮癌は，不整な増殖や色素沈着，潰瘍化を伴う病変である場合や，免疫抑制患者における場合，あるいは治療に抵抗する場合に考慮するべきである（169章「有棘細胞癌」参照）。
- メラニン欠乏性黒色腫は非常にまれな疾患ではあるが，HPVによる病変に類似している。特に手掌や足底の病変で治療抵抗性な場合や，非典型的な場合には注意深く経過観察する必要がある。診断確定のためには生検が必要である（170章「メラノーマ」参照）。
- 掌蹠角化症は手掌や足底の肥厚を特徴とするまれな疾患群で，異なる症候群間で関連する1つの皮膚所見をあらわしたものである。この疾患は，主に繰り返し摩擦が生じる部分や圧がかかる点に限局的な過角化を生じるか，あるいは均一に生じているかで分類される（図133-8）。後者は，手掌や足底の表面によりびまん性に生じ，主に表皮をおかす点が尋常性疣贅と鑑別される。必要があれば生検を施行する（図133-9）。

治療

▶ 非薬物療法
- 無痛性の足底疣贅は治療を要さない。不快感がある場合は，外科用メスや軽石を用いて過角化した上皮を定期的に除去すれば症状は軽快する。
- 有痛性の疣贅に対しては，通常足底の瘢痕は長く続き有痛性であるため，瘢痕が最小限にとどまる方法で治療するべきである。
- 糖尿病患者の場合は，合併症を最小限にするために，最大限の注意を払って治療にあたらなければならない。

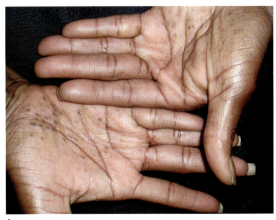

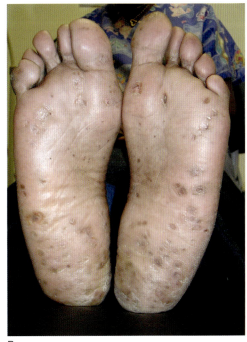

図133-8　限局性掌蹠角化症。手掌（A）と足底（B）に生じている。本症は遺伝性の皮膚症で，手足の主に圧のかかる部分に生じる
（Reproduced with permission from Richard P. Usatine, MD.）

▶ 薬物療法
- 外用サリチル酸溶液は，市販薬として入手可能であり，保存的な角質溶解療法として用いられる。これらの調剤薬は瘢痕形成をきたさず，疼痛は最小限で比較的効果もあるが，毎日1回の薬剤塗布を数週間から数カ月にわたって継続しなければならない。疣贅を外科用メスか軽石か爪やすりで削り，温水に浸す。そのうえで薬剤を塗布し，乾燥させ，再度薬剤を塗布した後に粘着吐テープで病変を覆う[8]。白くやわらかい角質ができるため，それをピンク色の皮膚が露出するまで慎重に削りとる[9]。SOR Ⓑ
- 17～50％サリチル酸溶液および絆創膏は市販薬あるいは処方薬として使用できる。17％溶液はより一般的であり，簡単に市販薬として入手できる。治療法は前述した過程と同様であるが，絆創膏の場合はサリチル酸がパッドに含有されている。広い範囲に及ぶモザイク様疣贅の治療で特に

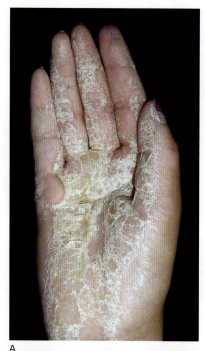

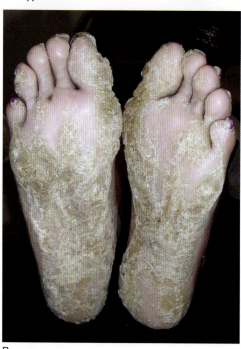

図133-9 11歳少女に生じたびまん性掌蹠角化症の手(A)と足(B)。遺伝性の皮膚症で，強い機能障害を伴う（Reproduced with permission from Richard P. Usatine, MD.）

使い勝手がよい。足底疣贅の場合，治療の最初の数日で多くの角質が除去されるため，疼痛はすみやかに軽快する[9]。SOR Ⓑ 近年の他施設オープンラベル無作為化比較試験（RCT）で，50%サリチル酸と凍結療法は足底疣贅の除去において同様の効果であったと報告された[10]。SOR Ⓐ

- トリクロロ酢酸（TCA）やジクロロ酢酸（BCA）など酸を用いた薬物療法は，診察室で足底疣贅を治療する際，一般的に用いられる治療法である。外表の病変に使用する場合は，妊娠中でも安全だと認識されている。まず，余分な角質を外科用メスで削りとり，病変全体に酸を塗布する。先の尖った爪楊枝を用いて酸を疣贅内に染み込ませ，この過程を7～10日ごとに繰り返す。SOR Ⓒ
- 液体窒素を用いた凍結療法も一般的であるが，HPVによる他の病変に比べて，足底疣贅はより治療抵抗性である。液体窒素は，freeze ball と呼ばれる凍結領域が病変および病変から2 mmまでの正常組織を覆うように塗布して使用し，通常1回で10～20秒間施行する。SOR Ⓒ 患者が許容できる範囲で塗布時間を延ばすのはよいが，凍結を2回行うことが，1回の凍結より効果があるというエビデンスはない。瘢痕が永久的な障害をきたす恐れもあるため，過剰な凍結よりは凍結が不十分な方がよい。
- 治療抵抗性のときは，数多くの症例を治療している専門家に紹介する方がよい。カンタリジンはツチハンミョウの抽出物で病変に塗布して使用し，水疱が形成された例によい。皮膚テストで用いられる抗原（例：流行性耳下腺炎，カンジダ，トリコフィトンなどの抗原）を用いた病変内免疫療法は，注射を施行した病変だけでなく，注射していないその他の疣贅に対しても効果がある。ジニトロクロロペンゼン，スクアリン酸ジブチル，ジフェニルシクロプロペノンを用いた接触免疫療法は，薬物を病変に塗布することで患者を感作させ，病変に対する免疫応答を惹起させる治療である。ブレオマイシンの病変内注射やレーザー治療は難治性の疣贅に対して使用される。SOR Ⓒ

▶ 補助療法，代替療法

疣贅治療において様々な補助療法や代替療法が宣伝されているが，足底疣贅の治療において，それらの使用を支持する十分なデータは存在しない。

予防

疣贅を削りとるために使用する爪やすりや軽石などの道具は，正常皮膚には使用してはならず，また他人に使わせてはならない。

予後

ほとんどの足底疣贅は無治療で自然に消退する。多くの場合，治療をすることで病変の改善が促進される

フォローアップ

治療効果や副作用，患者の忍容性を評価するための定期的なフォローアップは，治療の脱落を最小限にするために推奨される。

患者教育

- 自然寛解が得られるため，無痛性の病変に対しては無治療での経過観察が望まれる。
- 治療期間は通常数週間から数カ月に及ぶため，忍耐と根気が治療の成功には必要である。

【E. J. Mayeaux, Jr., MD】
（戒能賢太 訳）

4節 真菌

134 真菌の概要

症例

55歳の女性が3カ月間続く顔面の掻痒性紅斑を訴えている（図134-1）。環状の分布からはすぐに真菌感染（fungal infection）が疑われる。さらに調べてみると，患者の足底に重度の足白癬を認めた。患者は抗真菌薬を内服し，翌月には真菌感染が改善する。

概説

皮膚や粘膜の真菌感染はよくみられる。人体には数多くの真菌が存在するが，それらはすべて温かく湿った部位を好む。従って，暑く湿気のある環境は真菌感染を促進する。皮膚の多くは，足や鼠径部のように，冷たい環境においてさえ温かさと湿潤を保つことができる。

別名

pityriasis versicolor（癜風）は tinea versicolor と同意語である。

病態生理

皮膚粘膜の真菌感染は以下の原因によって引き起こされる。
白癬は3属によって生じるミクロスポルム属（*Microsporum*），表皮菌属（*Epidermophton*），白癬菌属（*Trichophyton*），これら3属のなかには約40種類が存在し，これらの真菌が足白癬や手白癬，頭部白癬，体部白癬，股部白癬，顔面白癬，爪真菌症を引き起こす（図134-1〜図134-6）。

- カンジダ属（*Candida*）やピチロスポルム属（*Pityrosporum*）（マラセチア属〈*Malassezia*〉）の酵母菌。カンジダ属は多種存在し，*Candida albicans* による粘膜感染が最もよくみられる（図134-7）。ピチロスポルム属は脂漏症や癜風の原因となる（図134-8）。tinea versicolor は tinea という語を含んでいるが，それは本当の白癬菌ではない。pityriasis versicolor と表記するのが最もよいかもしれない。

診断

▶ 臨床所見

白癬感染

臨床像は鱗屑，紅斑，掻痒，中心治癒傾向，同心円状，浸軟を含む（表134-1）。皮膚色調の変化は様々な種類の白癬，特に癜風では珍しくない。

- 図134-1 は典型的な鱗屑と同心円模様を伴う顔面白癬（たむし）を示している。紅斑や中心治癒傾向も認められる。この患者は掻痒も訴えていた。
- 図134-2 は若い女性の腋窩にみられる体部白癬である。同心円のなかに環状の掻痒部を認める。同心円は体部自縛に特異的で，80％に認められる。
- 白癬感染の58％では中心治癒傾向を示さない。図134-3 に示す股部白癬では中心治癒傾向を認めない。

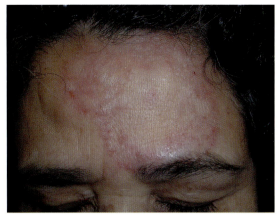

図134-1 典型的な鱗屑と同心円模様を呈する55歳女性の顔面白癬。境界明瞭で中心治癒傾向を有する（Reproduced with permission from Richard P. Usatine, MD.）

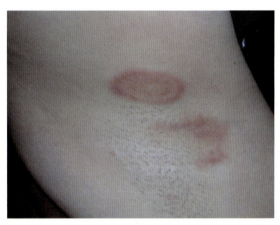

図134-2 体部白癬に感染した若い女性の腋窩。同心円に環状の掻痒部を伴う。同心円は体部白癬に特異的である（Reproduced with permission from Richard P. Usatine, MD.）

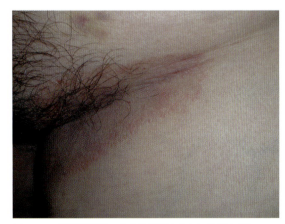

図134-3 境界明瞭で，中心治癒傾向のない股部白癬（Reproduced with permission from Richard P. Usatine, MD.）

- 高度の色素沈着は肌の濃い個人によくみられる。図134-4 はラテンアメリカ人女性の側腹部である。
- 色素脱失は癜風でよく認められる（図134-8 参照）。

▶ 典型的分布

真菌感染は頭頂部からつま先までにみられる。真菌は特に

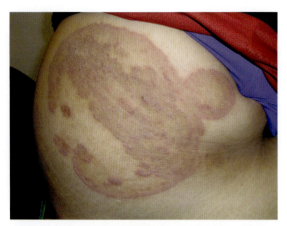

図134-4　前屈した女性の右側腹部に生じた体部白癬。炎症後の色素沈着，中心部を欠いた部分に環状模様を認める（Reproduced with permission from Richard P. Usatine, MD.）

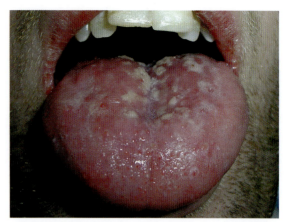

図134-7　糖尿病ケトアシドーシスの患者に生じた口腔内鵞口瘡。この粘膜のカンジダ感染はKOH法で確認できる（Reproduced with permission from Richard P. Usatine, MD.）

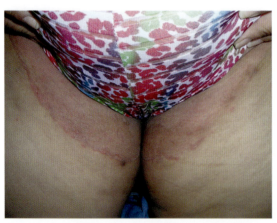

図134-5　女性に再発した股部白癬。鱗屑により境界が明瞭である（Reproduced with permission from Richard P. Usatine, MD.）

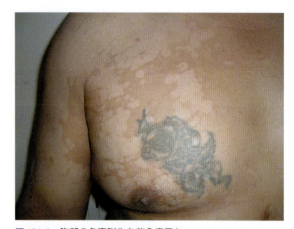

図134-8　胸部の色素脱失を伴う癜風（Reproduced with permission from Richard P. Usatine, MD.）

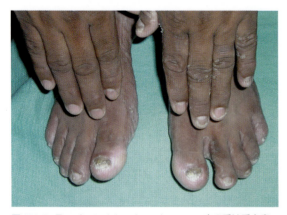

図134-6　Two-foot, 1-hand syndrome。一方の手は手白癬，両足は足白癬に罹患している（Reproduced with permission from Richard P. Usatine, MD.）

温かく湿った環境を好む。そのため，間擦部（図134-5参照）や粘膜が非常によくおかされる。

Two-foot, 1-hand syndromeは一方の手の手白癬と両足の足白癬を伴った奇妙な現象である（図134-6参照）。これらの症例でなぜ一方の手だけに症状を認めるのかはっきりしたこ とはわかっていない。この症例においては，非利き手側に手白癬を認めた。

検査所見

水酸化カリウム（KOH）プレパラートの作成。

- 15番メスかスライドガラスの端を使って，病変の先端を削りとる（図134-9）。
- カバーガラスを使い，削りとった皮膚をスライドガラスの中央へ寄せる。
- スライドガラスにKOH（もしくは真菌染色）を2滴落とし，その上にカバーガラスをのせる。
- ジメチルスルホキシド（DMSO）なしのKOHを使用しているなら，アルコールランプかライターで，ゆっくりと加熱する。沸騰は避ける。
- DMSOはサーファクタントとして機能し，熱を必要とせず，上皮細胞の細胞膜を破壊する。KOHやサーファクタントが入った真菌染色の使い方は非常に簡単である。これらの安価な染色は，小さなプラスチック製のスクイーズボトルに入れておけば1〜3年保存することができる。真菌を簡便に特定することができる。2種の有用な染色はクロラゾール染色とSwartz-Lamkins染色である。Swartz-Lamkins染色は長期保存が可能で，最も好ましい染色であ

表134-1 白癬感染の徴候や症状の診断価値

徴候/症状	感度	特異度	陽性的中率	陰性的中率	陽性尤度比	陰性尤度比
鱗屑	77	20	17	80	0.96	1.15
紅斑	69	31	18	83	1.00	1.00
掻痒	54	40	16	80	0.90	1.15
中心治癒	42	65	20	84	1.20	0.89
同心円	27	80	23	84	1.35	0.91
浸軟	27	84	26	84	1.69	0.87

徴候や症状は真菌培養のための皮膚を提出する前に27人の一般開業医によってまとめられた。標本は無毛皮膚に紅斑性の扁平上皮を呈した連続する148人の患者から採取した。培養結果はエビデンスレベルⅡbのゴールドスタンダードと考えられた
(Data from J Fam Pract. 1999；48：611-615. Reproduced with permission from Frontline Medical Communications.)

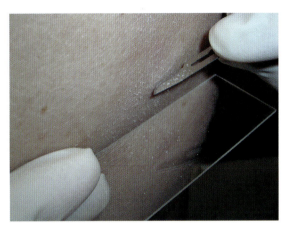

図134-9 KOH法の作製。15番メスで病変部を削りとる。癜風の症例である(Reproduced with permission from Richard P. Usatine, MD.)

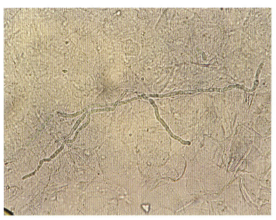

図134-11 股部白癬から分離された*Trichophyton rubrum*。Swartz-Lamkins染色後、40倍で観察。隔壁を有する直線状の菌糸がみえる(Reproduced with permission from Richard P. Usatine, MD.)

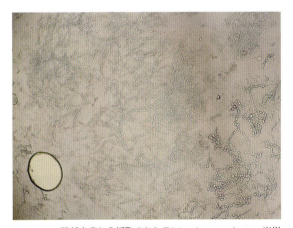

図134-10 股部白癬から採取された*Trichophyton rubrum*。光学顕微鏡10倍とSwartz-Lamkins染色により、細胞間に菌糸をみることができる。真菌を確認するために、10倍から始め40倍に拡大する(Reproduced with permission from Richard P. Usatine, MD.)

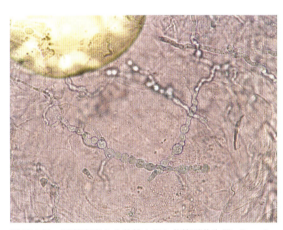

図134-12 股部白癬から分離された分節型分生子。Swartz-Lamkins染色後、40倍で観察(Reproduced with permission from Richard P. Usatine, MD.)

る。
- 細胞や菌糸を探すため、10倍の拡大から顕微鏡を使用する。次に、菌を確かめるために40倍に拡大する(図134-10～図134-13)。真菌染色によって、菌糸は上皮細胞の間で目立つようになる。
- 細胞の塊を見つけ、真菌を含む細胞を探すのには10倍拡大が役立つ(図134-10参照)。
- 直線や枝分かれのようにみえる細胞間にだまされてはいけ

ない。本物の真菌の形態は40倍の拡大で確認すべきであり、そうすることで真菌とアーチファクトを区別できる。真菌染色は細胞壁、核、分節型分生子を含む、これらの特徴を明らかにする(図134-11～図134-13参照)。
- KOH法の特徴(真菌染色なし)[1]：感度77～88％、特異度62～95％(表134-2)。感度と特異度は真菌染色の併用や実施者の経験でより高くなる。

▶その他の検査所見

- 真菌培養：採取した皮膚、毛髪や爪を検尿カップのような

無菌容器に入れ検査室に送る。これらは真菌培地に植えられ，陽性なら検査室から同定結果が返ってくる。
- KOH法や真菌培養が偽陰性のとき，生検標本はPAS染色用にホルマリンに浸して送ることができる。
- 蛍光を探すために紫外線（ウッド灯）が用いられる。ミクロスポルム属は蛍光を発する可能性が高い。しかし，白癬感染のほとんどは白癬菌属であり，蛍光を発しない。

治療

抗真菌外用薬の種類は豊富である（表134-3）。足白癬に対する抗真菌外用薬の70の試験に関するコクランレビューにより，プラセボと比較して有効であるとされたものは以下のとおりである[2]。
- アリルアミン系（ナフチフィン，テルビナフィン，ブテナフィン）。
- アゾール系（クロトリマゾール，ミコナゾール，エコナゾール）。
- アリルアミン系はアゾール系よりわずかに感染を治癒させるが，より高価である[2]。
- アリルアミン系もしくはアゾール系それぞれの種類間の効果に有意差はない[2]。SOR Ⓐ

爪白癬に対する外用療法のエビデンスは少ない。シクロピロックスとブテナフィンが両者ともわずかに効果的とするいくつかのエビデンスが存在するが，最低1年間は毎日使用しなければならない[3]。

すべての頭部白癬やその他の部分の重症感染に経口抗真菌薬が必要である[4]。抗真菌外用薬に反応しない白癬感染には経口薬が必要かもしれない。
- 足白癬に対する12の試験のコクランレビューによると，2週間のテルビナフィン内服はグリセオフルビン内服よりも52％多く患者を治癒させた[5]。SOR Ⓐ
- テルビナフィンはイトラコナゾールと患者アウトカムが同等である[5]。
- 他の経口抗真菌薬には有意差を認めない[5]。

皮膚，爪，粘膜の真菌感染に使用される経口抗真菌薬は以下のとおりである。
- イトラコナゾール（スポラノックス）。

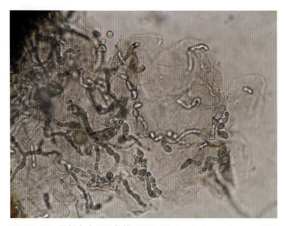

図134-13　股部白癬から分離されたTrichophyton rubrum。クロラゾールブラック染色後，40倍で観察（Reproduced with permission from Richard P. Usatine, MD.）

表134-2　白癬感染での臨床診断およびKOH法の診断価値

検査	感度	特異度	陽性的中率	陰性的中率	陽性尤度比	陰性尤度比
臨床診断[*1]	81	45	24	92	1.47	0.42
KOH法（study 1）[*2]	88	95	73	98	17.6	0.13
KOH法（study 2）[*2]	77	62	59	79	2.02	0.37

[*1]：臨床診断は真菌培養のための皮膚を提出する前に，27人の一般開業医によってまとめられた。標本は無毛皮膚に紅斑性の扁平上皮を呈した148人の患者から採取した。培養結果はエビデンスレベルⅡbのゴールドスタンダードと考えられた
[*2]：KOH法の両研究はいずれも疾患が疑われる皮膚病変を持つ患者を公開分析したものである。一対の真菌培養がKOH法と同時に実施され，エビデンスレベルⅡbのゴールドスタンダードと考えられた
(Data from Thomas B. Clear choices in managing epidermal tinea infections. J Fam Pract. 2003；52(11)：850-862. Reproduced with permission from Frontline Medical Communications.)

表134-3　抗真菌外用薬

一般名	商品名	一般用医薬品/医療用医薬品	分類
ブテナフィン	Mentax Lotrimin Ultra	医療用医薬品 一般用医薬品	アリルアミン
シクロピロックス	Loprox	医療用医薬品	ピリドン
クロトリマゾール	Lotrimin AF Cream Lotrimin AF Spray	一般用医薬品	アゾール
エコナゾール	Spectazole	医療用医薬品	アゾール
ケトコナゾール	Nizoral	2％医療用医薬品	アゾール
ミコナゾール	Micatin Generic	一般用医薬品	アゾール
ナフチフィン	Naftin	医療用医薬品	アリルアミン
オキシコナゾール	Oxistat	医療用医薬品	アゾール
セルタコナゾール	Ertaczo	医療用医薬品	アゾール
テルビナフィン	Lamisil AT	一般用医薬品	アリルアミン
トルナフテート*	Tinactin cream Lamisil AF defense and Tinactin power spray Generic cream	一般用医薬品	混合薬

*：上記の抗真菌薬は白癬やカンジダを治療する。トルナフテートは白癬にのみ有効で，カンジダには効果がない。ニスタチンはカンジダにのみ有効だが，白癬には効果がない

- フルコナゾール（ジフルカン）。
- グリセオフルビン。
- ケトコナゾール（ニゾラール）。
- テルビナフィン（ラミシール）。

1つのメタ解析によると，白癬菌属による爪白癬の治療においてはテルビナフィンがグリセオフルビンよりも効果的である一方，ミクロスポルム属による爪白癬の治療においてはグリセオフルビンがテルビナフィンよりも効果的であると示している[6]。SOR Ⓐ

様々な種類の真菌皮膚感染症の詳細については次章で説明する。

【Richard P. Usatine, MD】
（藤井優尚　訳）

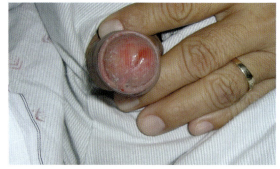

図135-1　糖尿病コントロール不良の男性に発症したカンジダ亀頭炎（Reproduced with permission from Richard P. Usatine, MD.）

135 カンジダ症

症例

42歳の男性が市中肺炎とコントロール不良の2型糖尿病で入院した。入院2日目，患者が少しよくなったと感じたとき，陰部のかゆみについて尋ねてきた。身体診察をすると，包茎で亀頭や包皮に白苔がついており，カンジダ性亀頭炎に感染していた（図135-1）。KOH法でカンジダの仮性菌糸が観察された。外用のアゾール糸で治療し，亀頭炎は治癒した。

概説

皮膚や粘膜のカンジダ感染は鵞口瘡やオムツ皮膚炎の幼児によくみられる。また，肥満，糖尿病，多汗，免疫不全状態の子どもや10代もカンジダ症（candidiasis）の高リスクである。

疫学

- 鵞口瘡は免疫抑制状態の成人（HIVや化学療法）によくみられる。
- 鵞口瘡はまた義歯をつけた成人や抗生剤投与後の成人にも生じる（図135-2）。
- カンジダ亀頭炎は包茎でない男性よりも包茎の男性によくみられる（図135-1 参照）。

病因／病態生理

- カンジダ属（*Candida*）による感染は主に *Candida albicans* である[1]。
- *C. albicans* は菌糸と酵母のいずれの形態でも存在することが可能である（二形性という）。細胞が分離せず，連鎖状になったものを仮性菌糸と呼ぶ[1]。

危険因子

肥満，糖尿病，多汗，免疫不全，HIV，熱，経口抗菌薬の使用，ステロイドの吸入や全身投与が危険因子である[1]。

診断

▶ 臨床所見

- 典型的分布：鼠径部，陰茎亀頭，外陰，乳房下部，腹部の

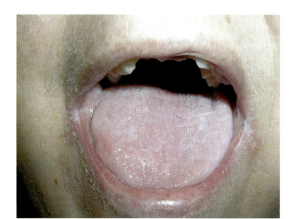

A

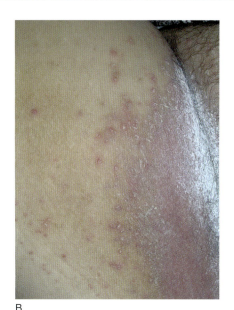

B

図135-2　尿路感染症のため抗菌薬療法を実施した46歳女性の鵞口瘡と鼠径部カンジダ症。女性は以前脳梗塞を発症し，失禁のため大人用オムツを使用していた。A：舌が白苔に覆われている。KOH法でカンジダ属が陽性であった。B：カンジダ感染に典型的な鼠径部の衛星病巣（Reproduced with permission from Richard P. Usatine, MD.）

464　第14部　皮膚

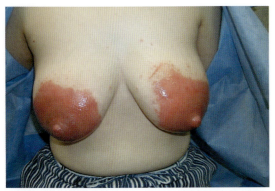

図135-3　接触皮膚炎を併発した母乳中の女性のカンジダ発疹。彼女の赤ちゃんは鵞口瘡に罹患しており，感染を根治するには両者の治療が必要。接触皮膚炎はネオマイシンを含む抗菌外用薬により発症した。それは腫れた乳房に対して処方されたものだった（Reproduced with permission from Jack Resneck, Sr., MD.）

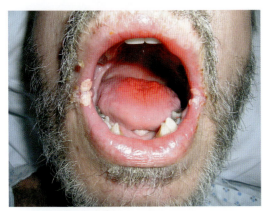

図135-4　AIDSの男性に生じた鵞口瘡と口角炎。口角のカンジダ感染は口角炎や口角びらんと呼ばれる（Reproduced with permission from Richard P. Usatine, MD.）

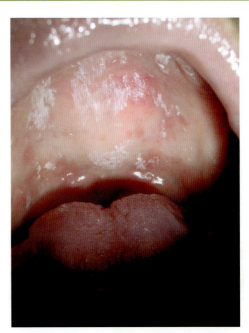

図135-5　義歯を使用している高齢女性に発症した口蓋のカンジダ属。義歯の合併症としてよくみられ，義歯下に新規発症の疼痛がないかを疑うべきである（Reproduced with permission from Richard P. Usatine, MD.）

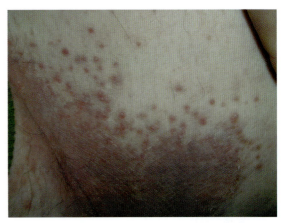

図135-6　61歳男性の鼠径部カンジダ属。気管支炎の治療のため抗菌薬を使用した後に発症（Reproduced with permission from Richard P. Usatine, MD.）

贅肉の下，指の間，頸部の襞，口角，慢性爪周囲炎症の爪郭。
- 形態：小さな末梢の衛星病巣を伴う，ピンク色から鮮紅色を呈する斑や斑点。
- 乳飲み子の母親の乳頭に発症するカンジダ症は乳児の鵞口瘡に関係する（図135-3）。乳頭カンジダ症のほとんどが両側性であり，乳頭が鮮紅色となり炎症を起こす。本症例では，局所的な抗菌外用薬により炎症が悪化し，二次性の接触皮膚炎を生じた。
- 口角のカンジダ感染は口角炎や口角びらんと呼ばれる（図135-4）。鵞口瘡を発症したら，HIVやAIDSの徴候かもしれない。
- 義歯の装着面や口蓋でカンジダが繁殖し，鵞口瘡となることがある（図135-5）。
- 衛星病巣を伴う新規発症の発疹があれば，最近の抗菌薬使用を問診するべきである。図135-6は，糖尿病の男性が抗菌薬を使用した後，鼠径部にカンジダ感染を起こした例である。

● 検査所見
病変部を擦過し，スライドにのせKOHを滴下する（DMSOも追加）。C. albicansは菌糸としても酵母としても存在する。仮性菌糸や発芽酵母を探す（図135-7）。

鑑別診断

- 間擦疹は皮下脂肪の非特異的な炎症である。熱，湿気，浸軟や摩擦によって誘発されたり，悪化する。この状態はよくカンジダ属や白癬感染により悪化する（図135-8，図135-9）。図135-8では，炎症後の著明な色素沈着を認める。
- 白癬のなかに環状パターンや同心円がみられれば，体部白癬や股部白癬はカンジダ属と区別することができる（図135-9参照）。股部白癬に陰嚢は含まない。カンジダ属の間擦疹は陰嚢を含むかもしれない（136章「体部白癬」，137章「股部白癬」参照）。
- 紅色陰癬：褐色で，紫外線をあてると珊瑚の色を帯びた赤に輝く（121章「紅色陰癬」参照）。

135章 カンジダ症 465

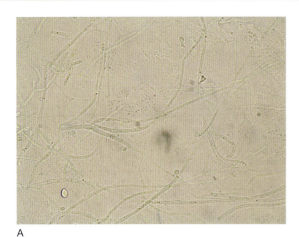

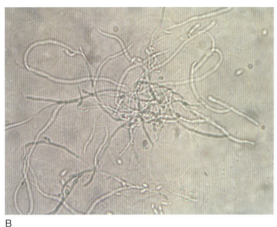

図135-7 鵞口瘡を顕微鏡で除くと，カンジダ属の枝分かれした仮性菌糸がみられる。また，発芽酵母も認める（Reproduced with permission from Richard P. Usatine, MD.）

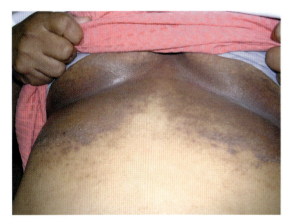

図135-8 過体重のヒスパニック系女性の乳房下部に生じたカンジダ。色素沈着がみられる。境界ははっきりせず，衛星病変を認める（Reproduced with permission from Richard P. Usatine, MD.）

- 脂漏性乾癬：図135-10では，間擦部位に乾癬を認める（150章「乾癬」参照）。
- 脂漏症：ピチロスポルム属（*Pityrosporum*）や酵母様微生物の異常増殖に関係した炎症である（149章「脂漏性皮膚炎」参照）。

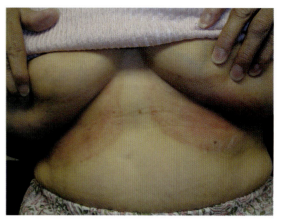

図135-9 55歳女性の乳房下部に生じた体部白癬。境界明瞭な環状パターンがみられる。KOH法で白癬が陽性，カンジダ属は陰性であった（Reproduced with permission from Richard P. Usatine, MD.）

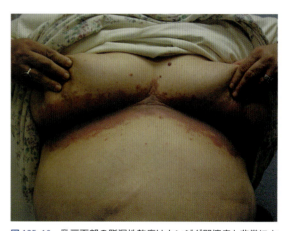

図135-10 乳房下部の脂漏性乾癬はカンジダ間擦疹と非常によく似ている。この患者は抗真菌外用薬で改善せず，最終的に生検によって脂漏性乾癬と診断された。医師がこの状態に気づかない限り，脂漏性乾癬を真菌感染とよく間違える。皮膚や爪の乾癬と診断するための手がかりが他にも存在しているため，生検は必要ない（Reproduced with permission from Richard P. Usatine, MD.）

治療

原発性カンジダ皮膚感染

- クロトリマゾール，ミコナゾール，ニスタチン（ポリエン）を含むアゾール系外用が効果的である[2),3)]。SOR **B**
- 患部の乾燥を保つことが重要である[2)]。SOR **C**
- 抗真菌外用薬の詳細については，134章「真菌の概要」の表134-3参照。
- 1つの研究で，カンジダ症を合併したオムツ皮膚炎に対し，ミコナゾール軟膏が問題なく使用でき，使用亜鉛華/ワセリン基材より効果的であったとしている[3)]。
- トルナフテートを使用してはならない。これは白癬には効果的だが，カンジダ属には効かない。
- 再発もしくは難治性の場合，フルコナゾール150 mgを1週間2回，もしくはケトコナゾール200 mgを毎日1～2週間の内服を考慮する。

中咽頭カンジダ症

- 初発の場合，クロトリマゾールトローチ（成人：1錠10 mg

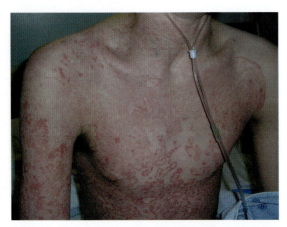

図 135-11 免疫不全がある 22 歳男性の重症な慢性のカンジダ皮膚感染症（Reproduced with permission from Richard P. Usatine, MD.）

5 回/日），ニスタチン（懸濁液として 10 万 U/mL〈服用量：4～6 mL×4 回/日〉か，風味つき 20 万単位錠〈服用量：1 回 1～2 錠 4～5 回/日 7～14 日間〉）[2]。SOR Ⓑ

- 経口フルコナゾール（100 mg/日 7～14 日間）が同等の効果を発揮する。いくつかの研究では，外用治療より効果的であるとしている[2]。SOR Ⓐ
- イトラコナゾール溶液（200 mg/日 7～14 日間）はフルコナゾールと同等の効果がある[2]。SOR Ⓐ
- ケトコナゾールとイトラコナゾールは，カプセルだと吸収率が変化するためフルコナゾールに劣る[2]。SOR Ⓐ
- フルコナゾールに難治性の中咽頭カンジダ症は，経口イトラコナゾール（200 mg/日以上，溶剤が好ましい）に約 2/3 の症例で反応する[2]。SOR Ⓐ
- 子どもの鵞口瘡は通常経口ニスタチン懸濁液で治療する[2]。SOR Ⓑ
- HIV/AIDS 患者の口腔カンジダはクロトリマゾールトローチで治療する。外用療法に反応しないなら，フルコナゾールが必要である[2]。SOR Ⓐ
- 義歯関連疾患の場合，根治のためには広範かつ積極的な消毒が必要である[2]。SOR Ⓐ

母乳栄養時の乳房カンジダ症

- ほとんどの乳房カンジダ症では，図 135-3 にみられる乳房の発赤はない。
- 鵞口瘡に伴い乳房痛や不快感があれば，それは母親や子どもを治療する際の十分な情報である。
- 外用ニスタチンや経口フルコナゾールが幼児や母親にとって安全である[2]。

慢性皮膚粘膜カンジダ症

- 慢性皮膚粘膜カンジダ症（図 135-11）は AIDS 患者同様に長期間を治療に要する[2]。
- 全身療法が必要であり，アゾール系抗真菌薬（ケトコナゾール，フルコナゾール，イトラコナゾール）で治療可能である[2]。
- HIV 患者では，これらの抗真菌薬で耐性化が進んでいると報告されている[2]。

患者教育

患部を清潔に，また患部の乾燥を保つ。赤ちゃんに鵞口瘡があれば，母親の乳房と哺乳瓶用乳頭と同様に感染源も治療する。赤ちゃんが粉ミルクから栄養を摂取している場合，哺乳瓶用乳頭を使用するごとに煮沸する。

【Richard P. Usatine, MD】
（藤井優尚 訳）

136 体部白癬

症例

45 歳の女性が乳房の下に掻痒感を伴う発疹が 6 カ月間続いていると内科医を訪れた（図 136-1A）。彼女は以前に外来治療施設を訪れ，ステロイド外用薬を処方されたが，掻痒感が少し改善しただけであった。身体診察で，乳房の下に紅斑と鱗屑があり，一部に環状の境界がみられた（図 136-1A 参照）。体部白癬（tinea corporis）が臨床的に疑われるとき，紅斑と鱗屑が辺縁によく認められる。カンジダ症で認められる衛星病変はなく，患者に乾癬を疑う病歴はなかった。内科医は辺縁から皮膚を採取し，KOH プレパラートを作成した（図 136-1B）。Swartz-Lamkins 真菌染色がスライドに加えられ，枝分かれした菌糸を認めた（図 136-1C）。体部白癬と診断されるが，以前にステロイド外用薬を使用しており，本症例は異型白癬と呼ばれた。この患者はテルビナフィン 250 mg/日を 2 週間継続し，きれいに治癒した。

概説

体部白癬は一般的な体部表面の真菌感染であり，境界明瞭，中心治癒傾向を伴う環状病変，紅斑，辺縁の鱗屑が特徴である。

疫学

- 白癬は米国で最もありふれた真菌感染症である。体部白癬，股部白癬，手白癬や足白癬の原因として，*Trichophyton rubrum* が最も多い。
- 過度の熱や湿気が真菌の発育によい環境となる。
- 白癬は，感染した動物や人，汚染されたものへの接触によって広がっていく。

病因／病態生理

体部白癬は次の 3 種類の白癬属のうち 1 種の真菌が原因である。3 種類とは白癬菌属（*Trichophyton*），ミクロスポルム属（*Microsporum*），表皮菌属（*Epidermophyton*）である。*T. rubrum* が体部白癬の最もよくある原因菌である。

- 白癬菌はケラチナーゼのような酵素を産生し，角化組織を穿通する。菌糸は角質層やケラチンに侵入し，同心円方向に広がる。

危険因子

- デイケアへの参加。
- 介護施設での居住。
- 乏しい個人衛生。
- 不衛生な居住状態。
- 温かく，湿潤な環境。

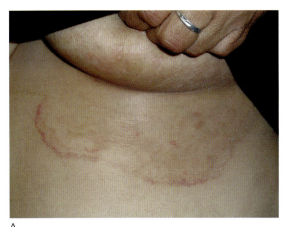
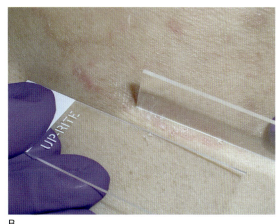
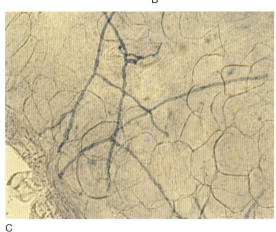

図 136-1　A：乳房下部の鱗屑，紅斑，中心治癒を伴う体部白癬。B：KOH プレパラート作製のために辺縁から皮膚を採取し，臨床像を確定する。C：体部白癬から採取した皮膚に真菌染色（Swartz-Lamkins 染色）を施し，40 倍に拡大すると，枝分かれした菌糸がみられた。青色のインクで目立つ菌糸を認める（Reproduced with permission from Richard P. Usatine, MD.）

- 免疫抑制状態（AIDS，腫瘍，臓器移植，糖尿病）。

診断

病歴，臨床所見，培養および KOH 法で感染した組織や毛髪中の菌糸を直接顕微鏡で観察することで可能である。

▶ 臨床所見
- 患部の掻痒感。
- 境界明瞭，中心治癒傾向のある環状病変，紅斑，辺縁の落屑。同心円は白癬感染に特異度（80％）が高い（図 136-1 参照）。
- 中心治癒傾向はいつも存在するとは限らない（図 136-2）。
- 鱗屑は最も目立つ形態学的特徴ではあるが，いくつかの白癬感染は炎症反応により膿疱を形成する（図 136-3）。

▶ 典型的分布
- 顔や腋窩を含む，身体のあらゆる部位に生じる（図 136-1〜図 136-4）。
- 異型白癬は白癬感染の一種であり，以前に医師や患者に気づかれず，ステロイド外用薬が使用され生じる。ステロイドが使用されている間に，白癬菌は増殖し続け，同心円を形成する（図 136-5，図 136-6）。
- 体部白癬は図 136-7〜図 136-9 に示すように，身体の大部分に発症する。
- いくつかの症例では色素沈着の原因となる（図 136-7〜図

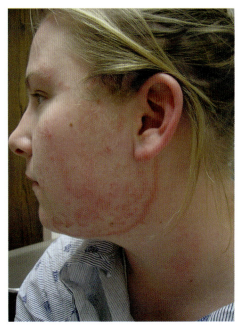

図 136-2　体部白癬が広がり，顔面にも及んだ 42 歳女性。経口テルビナフィンで治療された（Reproduced with permission from Olvia Revelo, MD.）

136-9参照)。

検査所見

- 採取した皮膚のKOH法は，臨床所見を確認するときや診断がはっきりしないとき非常に有用である。スライドガラスの端かメスで皮膚を削りとる。そのとき，辺縁や紅斑を削るようにする。出血に注意しつつ，角質層を採取できるようにしっかりと削る。偽陽性は不適切な皮膚採取，外用抗真菌薬を使用している患者，検鏡が未熟な医師が原因で起こる。

- 加温なしで上皮細胞を速く破壊するために，KOH法を使用する(KOH法のみ，DMSO併用，真菌染色)(図136-10)。KOH法，サーファクタント，青インクを含むSwartz-Lamkins真菌染色の小さなボトルは簡単に購入できる。青インクを使用すると菌糸が見つけやすくなり，時間が短縮され，偽陽性を減らすことができる(図136-11)。上皮細胞が十分に破壊されていなければ，約5秒間スライドガラスの下から炎で炙る。KOH法が陰性かつ臨床像とあわなければ，数時間待ったあと再度KOH法で観察する。そのときに真菌がよりみえやすくなっているかもしれない(図136-11参照)。

- 皮層の採取と培養：ゴールドスタンダードだが，よりコストがかかり培養結果が出るまでに2週間を要する。白癬が疑われるときや顕微鏡が使えないとき，KOH法が陰性なら培養を考慮する。

- 臨床像は真菌感染に合致しているが，KOH法や培養が陰性の際には，皮膚生検を行い，PAS染色用にホルマリンに浸けて検査室へ送る。

鑑別診断

- 環状肉芽腫：原因不明の炎症性良性皮膚炎であり，皮膚の環状丘疹が特徴的である(図136-12)(171章「環状肉芽腫」参照)。

- 乾癬：伸側面と体幹の鱗屑を伴う斑。時々，斑は環状にみえる(図136-13)。間擦部の脂漏性乾癬はまた体部白癬に似

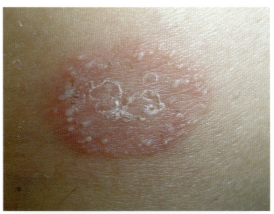

図136-3 膿疱と鱗屑を伴う体部白癬。KOH法で枝分かれした菌糸を認めた。膿疱は白癬感染に対する免疫反応が生じた証拠である(Reproduced with permission from Richard P. Usatine, MD.)

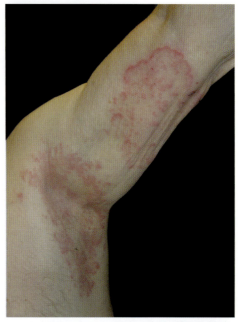

図136-4 高齢者の腋窩と腕に発症した広範な体部白癬(Reproduced with permission from Richard P. Usatine, MD.)

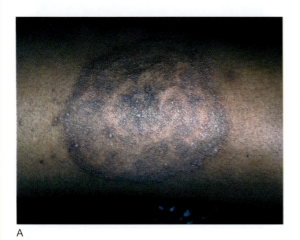

A

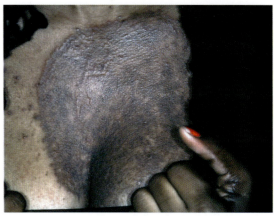

B

図136-5 黒人女性の胸と腕に発症した異型白癬。彼女は内科医にステロイド外用薬を処方され，真菌感染が助長した。広範な炎症反応後の色素沈着がみられる。A：同心円に広がる腕の異型白癬。この白癬症はステロイド外用薬の影響で生じる。B：胸の異型白癬(Reproduced with permission from Richard P. Usatine, MD.)

136章 体部白癬 469

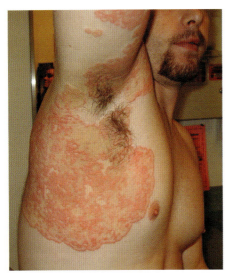

図 136-6　成人男性の腋窩に生じた異型白癬。彼はステロイド外用薬を処方されていた。わずかに色素沈着があるが，紅斑が最も目立っている（Reproduced with permission from Chris Wenner, MD.）

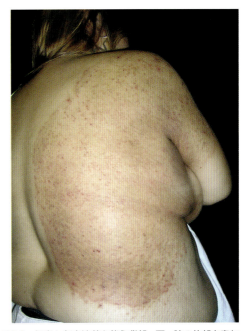

図 136-8　紅斑と色素沈着を伴う背部，肩，腕の体部白癬（Reproduced with permission from Richard P. Usatine, MD.）

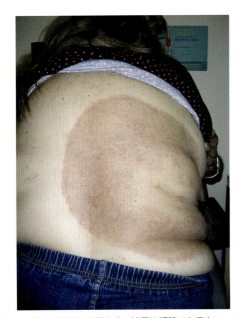

図 136-7　背部に広がる体部白癬。境界は明瞭である（Reproduced with permission from Richard P. Usatine, MD.）

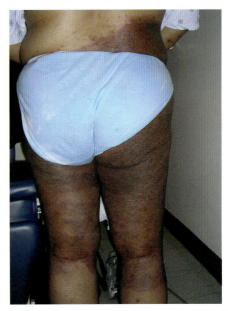

図 136-9　著明な色素沈着を伴う体幹から両下肢に至る体部白癬（Reproduced with permission from Richard P. Usatine, MD.）

ている（150章「乾癬」参照）。
- 遠心性環状紅斑（EAC）：中心が正常な皮膚で，その周囲に鱗状の紅斑を認める。体部白癬によって鱗屑は環状に拡大し，紅斑に続いて広がる（図136-14）（204章「遠心性環状紅斑」参照）。
- 皮膚幼虫移行症は蛇行状の鉤虫の幼虫がつくった穴を持つ。穴は環状にみえることがあり，体部白癬と混同する（142章「皮膚幼虫移行症」参照）。
- 貨幣状湿疹：中心治癒を伴わない，丸い貨幣状の鱗状紅斑（143章「アトピー性皮膚炎」参照）。
- 紅色陰癬：環状や中心治癒ではなく，腋窩や鼠径部にみられる。UVランプ下でコーラルレッドに光る（121章「紅色陰癬」参照）。

治療

- 図136-1や図136-2にみられるような小さな病変を含む体部白癬の治療には，抗真菌外用薬を用いる。
- すべての抗真菌外用薬が効果的かもしれないが，足白癬や体部白癬に対しては安価なアゾール系よりもアリルアミン系（テルビナフィン）が効果的とエビデンスで示されている。アリルアミン系はアゾール系よりもわずかに感染を治癒させ，現在では処方箋なしで利用できる[1),2)]。SOR Ⓐ
- 体部白癬や股部白癬には，テルビナフィン1％クリームか

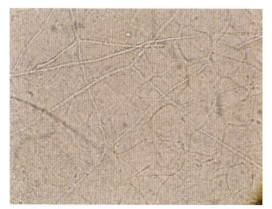

図136-10 枝分かれした菌糸。KOHプレパラートを40倍に拡大（Reproduced with permission from Richard P. Usatine, MD.）

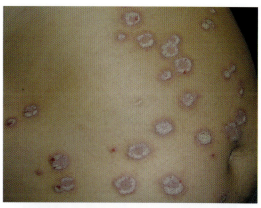

図136-13 乾癬によって広がる環状病変。鱗屑を伴う環状病変のすべてが体部白癬とは限らない（Reproduced with permission from Richard P. Usatine, MD.）

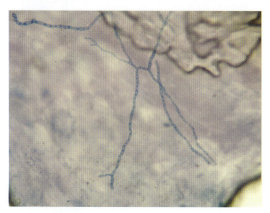

図136-11 体部白癬から採取した皮膚を真菌染色（Swanz-Lamkins染色）した後、40倍で観察すると、枝分かれし隔壁を持つ菌糸が容易に見つかる。KOHプレパラートは前日に陽性となった。上皮細胞が十分に溶解し、菌糸が青インクに最大に染まってから、顕微鏡写真が撮影された。元々KOHプレパラートで陰性にみえても、数時間後もしくは1日待てば陽性となる可能性がある（Reproduced with permission from Richard P. Usatine, MD.）

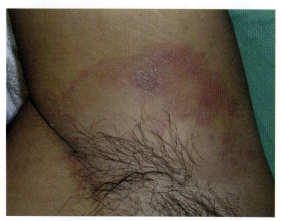

図136-14 28歳男性の腋窩に発症した遠心性環状紅斑（EAC）。多くの抗真菌薬療法が失敗に終わり、パンチ生検でEACと判明した。体部白癬では辺縁に先行する鱗屑が特徴的だが、この症例では紅斑に鱗屑が追従していることがわかる（Reproduced with permission from Richard P. Usatine, MD.）

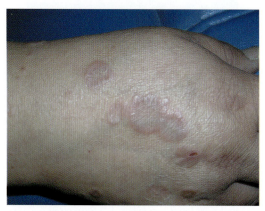

図136-12 環状肉芽腫によって多発する環状病変。鱗屑はみられない（Reproduced with permission from Richard P. Usatine, MD.）

- 図136-7〜図136-9のような広範な体部白癬の場合、経口抗真菌薬を初期治療として考慮すべきである。しかしながら、感染部のサイズが境界線にあるとき、抗真菌外用薬を試すのは間違いではない。図136-5や図136-6のような異型白癬の患者には経口抗真菌薬が必要である。不幸なことに、炎症反応後の色素沈着はあまり改善しない。
- 体部白癬および股部白癬に関する1つの無作為化比較試験（RCT）で、経口イトラコナゾール200 mg/日1週間が、イトラコナゾール100 mg/日2週間と同じくらい効果的で、耐性があり、少なくとも安全とされている[5]。SOR Ⓑ
- 1つの研究で、真菌学的に体部白癬や股部白癬と診断された患者にランダムに、テルビナフィン250 mg/日もしくはグリセオフルビン500 mg/日を2週間投与した。6週間後の治癒率はテルビナフィンで高かった[6]。SOR Ⓑ
- まとめると、経口投与が必要な場合、エビデンスは以下のとおりである。
  - テルビナフィン250 mg/日2週間（米国では、テルビナフィンは4〜5ドルで安価なジェネリックとして利用できる。また、イトラコナゾールよりも薬剤相互作用が少ない。そのため、経口投与が必要な場合に好んで使用さ

液を1日1回7日間外用が効果的であるといくつかの研究が示している[3],[4]。1%クリーム（ラミシールAFとして処方箋なしで利用可能）はプラセボ23％に対し、84.2％の真菌治癒率であった治療必要数（NNT）は1.6である[3]。SOR Ⓐ

- イトラコナゾール 200 mg/日 1 週間(テルビナフィンよりも薬剤相互作用が多く高価)[5]。SOR B
- イトラコナゾール 100 mg/日 2 週間[5]。SOR B

予防

体部白癬や股部白癬は，温かく湿った部位によく生じる白癬菌感染である。乾燥し冷たい環境では感染が減少する。加えて，体部白癬や股部白癬に感染した家畜や他人への接触を回避することが感染予防に重要である。白癬菌感染の予防法は個人の衛生を含む。いつでも肌を乾燥させ，温めすぎないように努める。感染者とタオルや衣類，髪飾りの共有を避ける[7]。

レスリングのようなコンタクトスポーツをしている人々には，以下にあげる包括的な皮膚病予防のためのプロトコルが必要である。練習や試合の前後でレスリングマットを洗浄する。練習の前後にシャワーをする。練習前に清潔な衣類を身につける。そして，感染者を練習や試合に参加させない[8]。

フォローアップ

難治例や広範囲に及ぶ例では 4～6 週間ごとのフォローアップを行う。表皮細菌感染も疑われるなら，もっと短期間のフォローアップにするべきである。

患者教育

肌を清潔に，また肌の乾燥を保つ。感染したペットを治療する。

【Richard P. Usatine, MD／Adeliza Jimenez, MD】
(藤井優尚 訳)

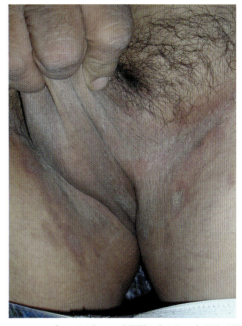

図137-1 ヒスパニック系の 59 歳男性に生じた 1 年間続く股部白癬 (Reproduced with permission from Richard P. Usatine, MD.)

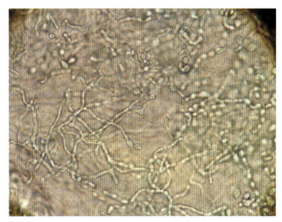

図137-2 股部白癬の男性の鼠径部から採取した皮層の顕微鏡像。Swarz-Lamkins 染色後，40 倍で簡単に菌糸をみることができる (Reproduced with permission from Richard P. Usatine, MD.)

137 股部白癬

症例

鼠径部のかゆみを訴える 59 歳の男性(図137-1)。身体診察で，鼠径部に鱗状の紅斑を認めた。皮膚を採取し，Swartz-Lamkins 染色を実施したところ，顕微鏡で白癬菌を認めた(図137-2)。抗真菌薬を外用し，股部白癬(tinea cruris)は治癒した。

概説

股部白癬は鼠径部とその周辺の皮膚に生じる，強い掻痒感を伴う表皮真菌感染である。

別名

股部白癬は，一般的にいんきんたむし(crotchrot)や陰金(jock itch)としてよく知られている。

疫学

- 全米病院外来医療調査(NHAMCS)のデータ(1995～2004 年)によれば，1 年間に 400 万人以上が白癬症のため外来を訪れ，その 8.4 ％が股部白癬であった[1]。
- 股部は男性が女性より 3 倍多く，子どもではまれである。

病因／病態生理

- *Trichophyton rubrum*, *Epidermophyton floccosum*, *Trichophyton mentagrophytes*, *Trichophyton verrucosum* による感染が最も多い。*T. rubrum* が最もよくみられる生物である[2]。
- 汚染されたタオルなどが媒介となって拡大する。
- 真菌はケラチナーゼを分泌し，表皮の角質層に侵入する[2]。
- 自家接種は足や手の真菌から生じる。

危険因子

- きつい，あるいは湿った衣類や下着の着用が昔から危険因子といわれている。しかし，イタリア軍の研究で，多汗やスイミングプールへの参加などが分析されたが，真菌感染に関係する因子はなかった[3]。
- 肥満や糖尿病は危険因子である[4]。

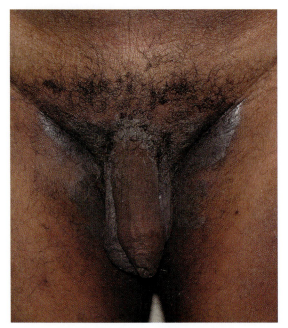

図137-3 高齢の黒人男性に生じた股部白癬。炎症反応によって色素沈着している。銀鱗もみられ、鑑別診断として乾癬も考慮すべきである。このような症例では、KOH法が正確な診断のために重要であり、外見だけで診断することはできない(Reproduced with permission from Richard P. Usatine, MD.)

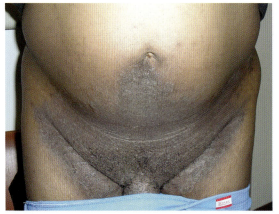

図137-4 35歳の黒人男性に生じた股部白癬は鼠径部を越えて拡大した。炎症反応後の色素沈着が感染部位全体にみられる(Reproduced with permission from Richard P. Usatine, MD.)

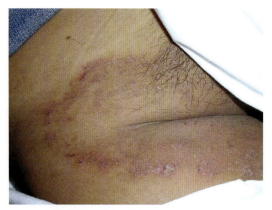

図137-5 18歳女性に発症した環状病変に紅斑と鱗屑を伴う股部白癬。中心治癒は体部白癬と比べるとあまりみられないが、本症例では生じている(Reproduced with permission from Richard P. Usatine, MD.)

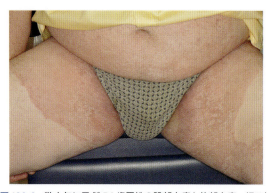

図136-6 数十年に及ぶ54歳男性の股部白癬と体部白癬。経口抗真菌薬を含む数多くの治療を実施したにもかかわらず治癒していない。T. rubrum はすべての典型的な経口抗真菌薬に感受性を持つが、彼の白癬については明らかではない。免疫抑制状態ではないが、T. rubrum を異物と認識していないようである(Reproduced with permission from Richard P. Usatine, MD.)

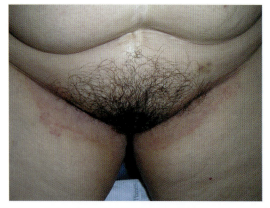

図137-7 紅斑と鱗屑を伴う55歳女性の股部白癬。女性には珍しいが、股部白癬に罹患している。足や顔面、乳房下部にも白癬を認めた。テルビナフィンを3週間内服することで治癒に至った(Reproduced with permission from Richard P. Usatine, MD.)

診断

▶ 臨床所見

重要な特徴は鱗屑と炎症所見である。肌の色素が薄い人種の炎症はピンク色や赤色にみえ、濃い人種の炎症は色素沈着に至ることがある(図137-3、図137-4)。図137-5のように、股部白癬は時々環状病変と中心治癒をみせる。しかし、ほとんどの症例で図137-3と図137-4のように均一に広がる。

▶ 典型的分布

定義上、股部白癬は鼠径部に生じる。しかし、真菌は腹部や大腿を含む他の部位でも発育することができる(図137-4、図137-6)。白癬は複数の部位に感染することができる。図137-7の患者では、鼠径部、足、顔面、乳房下部に白癬を認めた。

▶ 検査所見

診断はよく臨床症状に基づいてなされるが、採取した皮膚からKOHプレパラートを作製し、真菌染色を施し顕微鏡で

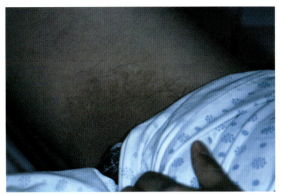

図 137-8　鼠径部の紅色陰癬は股部白癬と間違いやすい。紅色陰癬に紫外線をあてると，コーラルレッドに輝く（Reproduced with permission from Richard P. Usatine, MD.）

観察すれば，診断に役立つ（図 137-2 参照）。皮膚採取が不適切であったり，患者が抗真菌外用薬を使用していたり，観察者が経験に乏しいと偽陽性となるかもしれない。

　皮膚の培養検査は確定的だが高価であり，真菌の発育に 2 週間を要する。紫外線ランプを使うと，紅色陰癬がコーラルレッドに輝くため見つけやすい（121 章「紅色陰癬」参照）。ほとんどの股部白癬は T. rubrum によって生じ，光ることはない。

鑑別診断

- 鼠径部の表皮カンジダ症は赤くなり，大腿や陰嚢にまで拡大する。股部白癬は陰嚢を含まない。カンジダ症はよく衛星病変を持つ。しかし，股部白癬も数個の衛星病変を持つことがある（135 章「カンジダ症」参照）。
- 鼠径部の紅色陰癬は股部白癬と同じようにみえる。股部白癬ほどよくある疾患ではなく，紫外線ライトをあてるとコーラルレッドに輝く（図 137-8）（121 章「紅色陰癬」参照）。
- 接触皮膚炎は身体のどこにでも生じる。接触性皮膚炎が鼠径部に生じれば，陰股部白癬と間違えるかもしれない（144 章「接触皮膚炎」参照）。
- 脂漏性乾癬は間擦部の炎症が原因で発症する。尋常性乾癬のような厚い発疹を持たない。鋭い臨床医がそのパターンに気づいたり生検をするまで，脂漏性乾癬はよく真菌感染と誤診される（図 137-9）（150 章「乾癬」参照）。
- 間擦疹は皮下組織の炎症である。熱，湿気，浸軟，摩擦によって誘発あるいは増悪する[5]。間擦疹はよくカンジダや白癬感染の合併により悪化する。そのため，股部白癬と重複する。

治療

- 股部白癬はアリルアミン系外用かアゾール系抗真菌薬で治療するのが最もよい（複数の無作為化比較試験〈RCT〉に基づく）[6]。SOR Ⓐ　どちらの抗真菌外用薬がいいのか，現在の比較データからは十分に判定できない[7]。1 つの RCT では，テルビナフィン（1 回/日 2 週間）とクロトリマゾール（2 回/日 4 週間）を比較すると，1 週間の治癒率で前者で 26.5％，後者で 2.9％であった。しかし，4 週間と 8 週間では差を認めなかった[8]。

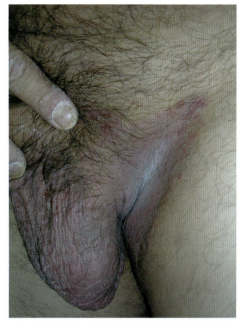

図 137-9　男性の脂漏性乾癬。爪に乾癬に伴う変形を認める（Reproduced with permission from Richard P. Usatine, MD.）

- 殺真菌性のアリルアミン系（ナフチフィンとテルビナフィン）やブテナフィン（アリルアミン誘導体）は最も費用の高い白癬治療の外用薬であるが，静真菌性のアゾール系（クロトリマゾール，エコナゾール，ケトコナゾール，オキシコナゾール，ミコナゾール，スルコナゾール）と比較して短期間の治療であり，より便利である[7]。
- アゾール系外用は 4 週間継続するべきであり，アリルアミン系外用は 2 週間もしくは臨床的に治癒するまで継続すべきである[6)～8)]。SOR Ⓐ
- フルコナゾール 150 mg/週を 2～4 週間継続すると，陰股部白癬の治療に効果があるようである[9]。SOR Ⓑ
- 1 つの RCT で，イトラコナゾール 200 mg を 1 週間継続すると同等の効果があったとしており，また耐性も同様であった。少なくとも，イトラコナゾール 100 mg を 2 週間継続するのと同等の安全性があった（臨床反応：200 mg 群 73％，100 mg 群 80％）[10]。SOR Ⓑ
- 体部白癬や股部白癬と顕微鏡的に診断された患者に対し，経口テルビナフィン 250 mg/日 2 週間とグリセオフルビン 500 mg/日 2 週間にランダムに振り分けた結果，6 週間の治癒率は前者で高かった[11]。SOR Ⓑ
- 真菌に感染した部位が複数箇所であるなら，他の部位から鼠径部への再感染を防止するために同時に治療しなければならない。図 137-7 の患者のように真菌が拡大しているなら，経口抗真菌薬が必要である。
- 患者のなかにはステロイド外用薬による治療を受け，陰股部白癬が悪化してしまう者が存在する（図 137-10）。このような症例では，異型白癬のために経口抗真菌薬が必須である。

フォローアップ

必要に応じてフォローアップする。

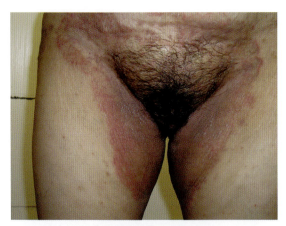

図137-10 股部白癬の女性が抗真菌薬ではなくステロイド外用薬で治療され，異型白癬を発症した（Reproduced with permission from Olvia P. Revelo, MD.）

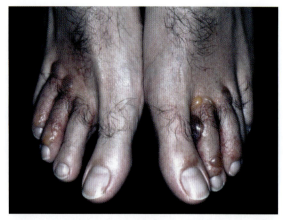

図138-1 小水疱を持つ水疱性足白癬。足白癬に対する炎症反応である（Reproduced with permission from Richard P. Usatine, MD.）

患者教育

- 直接汚染される可能性を減らすため，下着をつける前に靴下を履くよう助言する。SOR ◯
- 入浴後，鼠径部を完全に乾かす。SOR ◯

【Richard P. Usatine, MD／Mindy A. Smith, MD, MS】

（藤井優尚 訳）

138 足白癬

症例

38歳の男性が1週間続く，手に掻痒感を伴う発赤と足の水疱を訴えている（図138-1）。小水疱を伴う水疱性足白癬が存在していた。指間の丘疹と水疱が典型的な自家感作反応（イド反応）である（図138-2）。この患者は経口抗真菌薬とイド反応に対する短期ステロイドの内服で治療された。

概説

足白癬（tinea pedis）は白癬菌が原因となる，ありふれた足の表皮感染である。臨床症状は3つの主症状のうち1つを示している。その3つとは，趾間，モカシン型分布，炎症である。同時に爪白癬（爪真菌症）が生じることもよくある。

別名

足白癬はまた水虫（アスリートフット）として知られている。

疫学

- 足白癬は世界で最もよくある白癬症と考えられている[1]。
- 人口の約70％が足白癬に感染する[1]。
- 女性より男性に多い[1]。
- 有病率は年齢とともに上昇し，思春期前にはまれである[1]。

病因／病態生理

- 最も多い皮膚真菌感染は *Trichophyton rubrum* が原因である[1]。

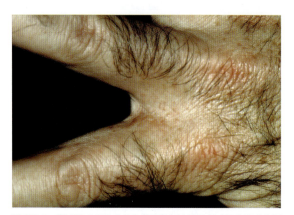

図138-2 図138-1でみられた炎症性足白癬に対する自家感作反応が手にみられる。指間の水疱は典型的な自家感作反応であり，イド反応として知られている（Reproduced with permission from Richard P. Usatine, MD.）

- *Trichophyton mentagrophytes* と *Epidermophyton floccosum* がその次である。
- *T. rubrum* はほとんどの足白癬や爪白癬の原因である。

危険因子

- 男性。
- 公共のシャワー，風呂，プールの使用[2]。
- 足白癬に感染した家族[2]。
- 特定の職業（鉱夫，農場主，軍人，肉工場労働者，マラソンランナー）[2]。
- 免疫抑制剤の使用。

診断

▶ 分類

足白癬の3タイプは以下のとおりである。
- 趾間型：最も多い（図138-3）。
- モカシン型（図138-4，図138-5）。
- 炎症/水疱型：最も少ない（図138-1 参照）。
潰瘍型も報告されている（図138-7 参照）。

▶ 臨床所見

- 趾間：白色や緑色の白癬が趾間で増殖し，紅斑，浸軟，ひ

138章 足白癬 475

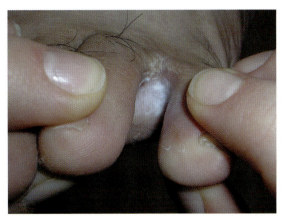

図138-3 第Ⅳ/Ⅴ趾間にみられる足白癬。足白癬が最もよくみられる部位である(Reproduced with permission from Richard P. Usatine, MD.)

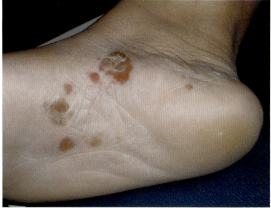

図138-6 土踏まずに生じた水疱型足白癬。小水疱や水疱がみられる。土踏まずは小水疱型足白癬を発症する典型的な部位である(Reproduced with permission from Richard P. Usatine, MD.)

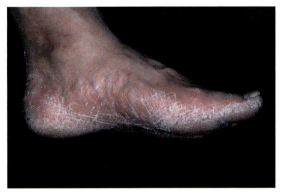

図138-4 モカシン型分布の足白癬(Reproduced with permission from Richard P. Usatine, MD.)

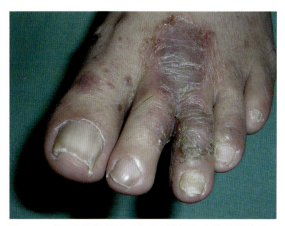

図138-7 細菌の重複感染により水疱が広がった潰瘍型足白癬。抗真菌薬と抗菌薬で治療された(Reproduced with permission from Richard P. Usatine, MD.)

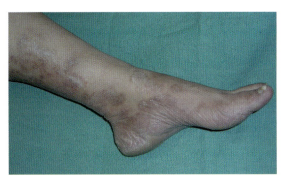

図138-5 モカシン型分布の足白癬が下腿にも広がっている(Reproduced with permission from Richard P. Usatine, MD.)

び割れ，亀裂を呈する。特に第Ⅳ/Ⅴ趾の間に多い(図138-3参照)。乾燥タイプには鱗屑が多く，湿潤タイプは浸軟しやすい。
- モカシン：足の側面と裏に広がる(図138-4，図138-5参照)。
- 水疱：足に小水疱が生じる(図138-6)。
- 潰瘍型足白癬は急速に広がり，典型的には趾間に，小水疱膿疱性病変や潰瘍，びらんを形成する(図138-7)。細菌の二次感染によるもので，蜂窩織炎やリンパ管炎につながる。
- 自己感作(皮層糸状菌皮疹反応：イド反応)は真菌感染に対する過敏反応により，手に丘疹が生じる(図138-2参照)。
- 爪白癬がないか爪を調べる。爪の真菌感染は爪下の角質化，黄色や白色への変色，爪の変形を含む(191章「爪白癬」参照)。
- 蜂窩織炎を除外するために，足や下腿から頭側に向かう，赤い線条を伴う紅斑，腫脹，硬結がないか調べる(122章「蜂窩織炎」参照)。

▶ **典型的分布**
趾間，足裏，足の横側に生じる。

▶ **検査所見**
診断はよく臨床症状によってなされるが，皮膚を採取しKOH法や真菌染色を行い顕微鏡で観察すると，より診断する際に役立つ(図138-8)。

下腿に異型白癬を持つ患者に対し，臨床医はいったん，全身性エリテマトーデス(SLE)という誤った診断をくだしたが，皮膚採取をすることで，患者に必要な治療は白癬であってループスではないことがわかった(図138-9)。

皮膚採取や培養は確定的だが費用が高く，培養結果が判明するまでに2週間を要することもある。

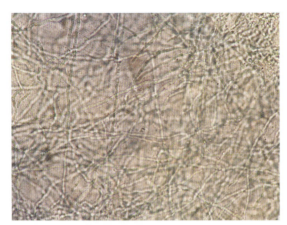

図 138-8　図 138-9 の異型白癬の顕微鏡像。男性の足から採取した皮層を Swartz-Lamkins 染色し 40 倍に拡大すると，増殖した菌糸を簡単にみることができる（Reproduced with permission from Richard P. Usatine, MD.）

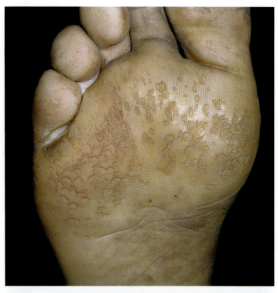

図 138-10　足裏の点状角質融解症，趾間には足白癬もある。陥凹は細菌によって生じるため，抗菌薬を使用しなければ治癒しない（Reproduced with permission from Richard P. Usatine, MD.）

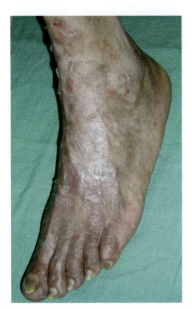

図 138-9　SLE を発症した 63 歳の黒人男性に生じた足の異型白癬。ステロイド外用薬で治療されたため，真菌が拡大してしまった（Reproduced with permission from Richard P. Usatine, MD.）

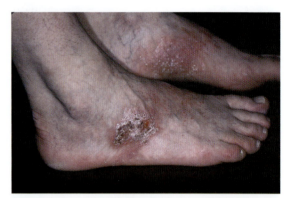

図 138-11　テニスシューズのアレルゲンによる接触皮膚炎。足背に広がっており，典型的な分布である（Reproduced with permission from Richard P. Usatine, MD.）

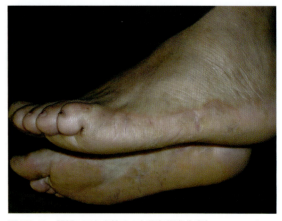

図 138-12　閉経してから始まった更年期角化症（Reproduced with permission from Richard P. Usatine, MD.）

鑑別診断

- 点状角質融解症：足裏に境界明瞭な窪み，あるいはびらんを生じる。細菌が原因である（図 138-10）（120 章「点状角質融解症」参照）。
- 接触皮膚炎：足背や足の側面にみられる傾向がある（図 138-11）（144 章「接触皮膚炎」参照）。
- 角化症：閉経を含む様々な原因により，足裏が肥厚する（図 138-12）。この症状は，モカシン型分布の足白癬のようにみえる。
- 汗疱状湿疹の特徴は，手や足に鱗屑およびタピオカ状の小水疱ができることである（図 138-13）（145 章「手湿疹」参照）。
- 摩擦水疱：日々運動競技を行う人の足に水疱が生じる。
- 乾癬：足白癬に似ているが，通常他の部位にも発症してい

138章 足白癬　477

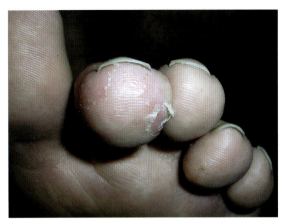

図138-13 足の汗疱状湿疹。タピオカ状の小水疱を形成し、第Ⅱ趾の先端に表皮剥離がみられる。典型的なタピオカ状の小水疱を認めた（Reproduced with permission from Richard P. Usatine, MD.）

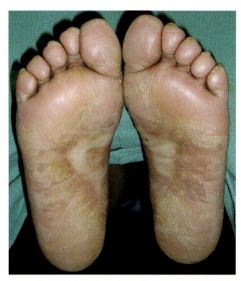

図138-14 他の部位にも乾癬病変を持つ患者の足底乾癬（Reproduced with permission from Richard P. Usatine, MD.）

る（図138-14）（150章「乾癬」参照）。

治療

表138-1に足白癬の治療をまとめる。

抗真菌外用薬

- 70の抗真菌外用薬に関する試験のシステマティックレビューは以下に示すとおりである。
  - アリルアミン（ナフチフィン、テルビナフィン、ブテナフィン）[3]。SOR Ⓐ
  - アゾール（クロトリマゾール、ミコナゾール、エコナゾー

表138-1 足白癬の治療

足白癬のタイプ	軽症例の治療	難治例の治療	SOR
趾間型	抗真菌外用薬	他の抗真菌外用薬か経口抗真菌薬	A
モカシン型	抗真菌外用薬	経口抗真菌薬	A
炎症/水疱型	経口抗真菌薬	経口抗真菌薬	A

(Reprinted with permission from Thomas B. Clear choices in managing epidermal tinea infections. J Fam Pract. 2003; 52(11): 857. Reproduced with permission from Frontline Medical Communications.)

表138-2 抗真菌外用薬

一般名	形態	頻度[*1]	期間（週）[*1]	NNT[*2]
イミダゾール				
クロトリマゾール	1%クリーム 1%溶液 1%スワブ	2回/日	2～4	2.9
エコナゾール	1%クリーム	2回/日	2～4	2.6
ケトコナゾール	2%クリーム	1回/日	2～4	データなし
ミコナゾール	2%クリーム 2%スプレー 2%パウダー	2回/日	2～4	2.8(8週後)
オキシコナゾール	1%クリーム 1%ローション	1～2回/日	2～4	2.9
スルコナゾール	1%クリーム 1%溶液	1～2回/日	2～4	2.5
アリルアミン				
ナフチフィン	1%クリーム 1%ゲル	1～2回/日	1～4	1.9
テルビナフィン	1%クリーム 1%溶液	1～2回/日	1～4	1.6[*3]
ベンジルアミン				
ブテナフィン	1%クリーム	1～2回/日	1～4	1.9[*4]
その他				
シクロピロックス	0.77%クリーム 0.77%ローション	2回/日	2～4	2.1
トルナフテート	1%パウダー 1%スプレー	2回/日	4	3.6(8週後)

[*1] 製造業者ガイドライン
[*2] NNT：治療必要数。上記の注意書きを除き、NNTは初期治療から6週間後の足白癬に関するRCTのシステマティックレビューより計算した
[*3] 股部/体部白癬で8週後1.7
[*4] 体部白癬で1.4、股部白癬で1.5
(Reprinted with permission from Thomas B. Clear choices in managing epidermal tinea infections. J Fam Pract. 2003; 52(11): 857. Reproduced with permission from Frontline Medical Communications.)

ル)³)。SOR Ⓐ
- アリルアミンはアゾールよりもわずかに真菌感染を治癒するが，高価である³)。SOR Ⓐ
- 各アリルアミンあるいは各アゾール間に効果の差は認められない（表138-2)。SOR Ⓐ
- 1つのメタ解析では，テルビナフィン外用薬は他の抗真菌外用薬と同等の効果を有していたが，治療の平均期間が短かったとしている（2週間ではなく1週間)。加えて，テルビナフィンは単回外用の膜形成性溶剤として効果がある⁴)。SOR Ⓐ

経口抗真菌薬

- 700人を含む12の試験のシステマティックレビュー：経口テルビナフィンを2週間継続すると，経口グリセオフルビンより52%多くの患者で治癒した⁵)。SOR Ⓐ
- テルビナフィンはイトラコナゾールと同等である⁵) SOR Ⓐ
- 多くの経口抗真菌薬間の比較では差を認めなかった⁵)。SOR Ⓐ

足白癬の経口療法に必要な用量は以下に示すとおりである。
- イトラコナゾール 100 mg×2錠/日 1週間⁶)。
- テルビナフィン 250 mg/日 1〜2週間⁶)。

爪白癬の患者は爪に残存している真菌から皮膚へ再感染する可能性があるため，治癒には3カ月の経口治療が必要である。

外用尿素（Carmolや Keralac）は，足裏の過角質化拡大を軽減するのに有用かもしれない。10〜40%濃度のものが利用可能である⁵)。

▶ 代替療法

56人が参加した1つの小規模予備試験で，酸化銅線維の含む靴下を最低8〜10日間着用することで，症状が著明に改善もしくは消失した⁷)。SOR Ⓑ

患者教育

- 公衆のシャワーやロッカールームに裸足で行かない。SOR Ⓒ
- 足の乾燥および清潔を保つ。そして，通気性のよい清潔な靴下や靴を着用する。SOR Ⓒ
- 再発予防のため，足が治癒したようにみえても外用薬を使用する。

【Richard P. Usatine, MD／Katie Reppa, MD】
（藤井優尚 訳）

139 癜風

症例

若い黒人男性が5年前から続く体幹の白斑を主訴に病院へやってきた（図139-1)。患者は他の症状を否定し，彼女にうつらないかと心配している。これらの斑は夏期に悪化し，決して完全には消失しない。患者は癜風（tinea versicolor）の治療を受け，接触によって他人にうつることはまれだと知って安心した。

概説

癜風は二形性の疎水性酵母であるピチロスポルム属（Pityrosporum）（Malassezia furfur）による表皮感染である。最も典型的な症状は，肩マント状に体幹に広がる境界明瞭な脱色素斑である。

別名

Pityriasis versicolor は実際より正確な名称である。「tinea」は白癬感染をほのめかす。癜風はピチロスポルム属による感染であり，白癬ではない。

疫学

- 女性より男性に多い。
- 夏期，時に温かく湿潤な気候のときによくみられる。

病因／病態生理

- 癜風はピチロスポルム属（M. furfur）による。人間の表皮に常在する疎水性酵母である。
- ピチロスポルム属には2形態あり，Pityrosporum ovale（楕円）と Pityrosporum orbiculare（円）である。
- 皮膚にコロニーを形成した酵母が円形から病因となる糸状に変形すると，角質層に侵入し癜風を発症する¹)。
- ピチロスポルム属はまた脂漏症やピチロスポルム毛包炎に関与している。
- 白色や茶色はピチロスポルム属がメラノサイトを障害した結果生じるが，ピンク色は酵母に対する炎症反応である。
- ピチロスポルム属は皮脂や湿気で生長する。皮脂を分泌する皮脂腺が存在する部位の皮層で繁殖する傾向にある。

診断

▶ 臨床所見

癜風は脱色素，色素沈着，ピンク斑からなる。それらが体幹に細かく広がり，境界は明瞭である。versicolor は様々な色を意味する。癜風は白色やピンク色，茶色になる傾向がある（図139-1〜図139-5)。

▶ 典型的分布

癜風は胸部，腹部，上腕，背部にみられ，脂漏症は頭皮，顔面，前胸部にみられる。

▶ 検査所見

病変が拡大している部位から皮膚を採取し，別のスライドガラスかメスを使ってスライドガラスにのせる。KOH 法とジメチルスルホキシド（DMSO）（DMSO は KOH が角質を溶かすのを促進し，スライドガラスの加熱の必要性を減少させる）をスライドガラスに滴下し，カバーガラスで覆う。これを顕微鏡で観察すれば，癜風の典型的な所見である「スパゲティとミートボール」パターンが明らかになる。「スパゲティ」，より正確には「ジーティ」は短い菌糸を，「ミートボール」は円形の酵母を示している（図139-6，図139-7)。Swartz-Lamkins 染色のような真菌染色を行えば，真菌の構成要素をより簡単に同定できる。

鑑別診断

- ばら色枇糠疹は病変の境界周囲に鱗屑環を持ち，よくヘラルドパッチがみられる。KOH 法陰性（151章「ばら色枇糠

139章 癜風　479

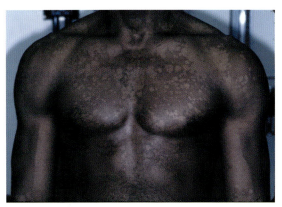

図139-1　脱色素斑を伴う癜風（Reproduced with permission from Usatine RP. What is in a name? West J Med. 2000；173(4)：231-232.）

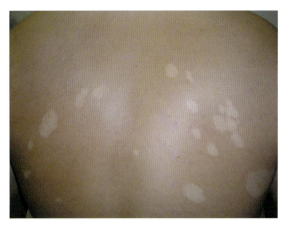

図139-2　若いラテンアメリカ人男性の背中に広がる，癜風による脱色素斑。白斑が本症例の鑑別診断としてあがる。KOHプレパラートが癜風を確定的にする（Reproduced with permission from Richard P. Usatine, MD.）

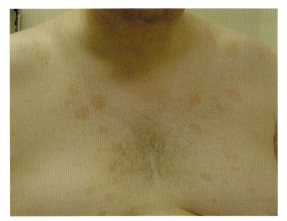

図139-3　癜風によるピンク色の鱗状斑。脂漏症は前胸部にみられ，前胸骨部で悪化しやすい（Reproduced with permission from Richard P. Usatine, MD.）

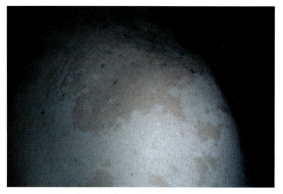

図139-4　肩に生じた巨大なピンク色癜風。肩マント状の分布（Reproduced with permission from Richard P. Usatine, MD.）

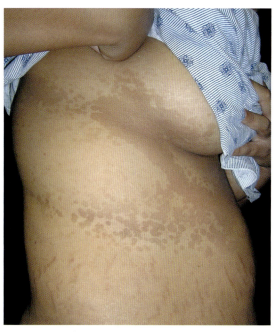

図139-5　ヒスパニック系女性に発症した，様々な色素沈着を呈した癜風（Reproduced with permission from Richard P. Usatine, MD.）

病変には通常中心治癒傾向があり，境界明瞭であり，境界に鱗屑を伴う。体部白癬のKOHプレパラートでは複数の枝を持つ菌糸がみられ，癜風の「ジーティとミートボール」パターンとは異なる（136章「体部白癬」参照）。
- 白斑：脱色素の頻度が高く，分布が手や顔面を含む白斑とは異なる（196章「白斑，色素の脱失」参照）。
- 白色粃糠疹：わずかに鱗屑を付着する軽度の脱色素が，アトピーの子どもの顔や体幹にみられる。通常，これらの斑は癜風よりも小さく円形である（143章「アトピー性皮膚炎」参照）。
- ピチロスポルム毛囊炎は同じ原因菌で生じるが，背中にピンク色や茶色の斑を伴う。患者は搔痒や皮膚のざらつきを訴え，KOH法陽性である（図139-8）。

疹」参照）。
- 第二期梅毒は通常拡大せず，掌や足裏に斑を生じる傾向がある（218章「梅毒」参照）。
- 体部白癬はまれに癜風と同じくらい拡大する。それぞれの

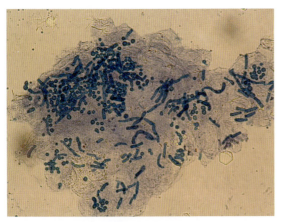

図 139-6 前の患者から採取した皮膚の顕微鏡像。短い菌糸と円形の酵母がみられ、「ジーティとミートボール」パターンを示唆する。Swartz-Lamkins 染色を施した（*Reproduced with permission from Richard P. Usatine, MD.*）

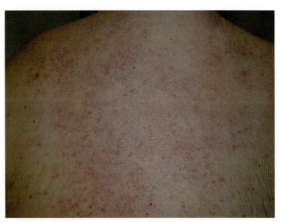

図 139-8 男性の背中に広がる掻痒を伴うピチロスポルム毛囊炎（*Reproduced with permission from Richard P. Usatine, MD.*）

▶ 経口療法、予防

- 経口フルコナゾール 400 mg 単回投与が臨床的にも菌類学的にも最も治癒率が高く、12 カ月のフォローアップで再発もなかった[4]。SOR Ⓑ
- 経口フルコナゾール 300 mg/週 2 週間は、経口フルコナゾール 400 mg/週 2 週間と同等であった。効果、安全性、耐性に関して 2 つの治療で差を認めなかった[5]。SOR Ⓑ
- 経口ケトコナゾール 400 mg 単回投与は、イトラコナゾールのような新しく、費用の高い経口抗真菌薬と比較して、安全かつ費用対効果が優れている[6),7)]。SOR Ⓑ
- 経口イトラコナゾール 200 mg を 1 カ月おきに 1 日だけ 1 日 2 回服用は癜風予防として安全かつ効果がある[8]。SOR Ⓑ
- 癜風治療のために経口抗真菌薬を内服した後、汗をかく必要があるのかどうかについてはエビデンスがない。

フォローアップ

難治例や再発例にかかわらず、フォローアップは不要。再発例は 1 カ月間の外用薬もしくは経口薬で治療できる。

患者教育

患者に肌色の変化はすぐに戻らないことを説明しておくべきである。治療が成功した最初の徴候は、鱗屑の消失である。酵母は脱色素斑で日焼けどめのように機能する。太陽への曝露が、脱色素を伴う肌色の正常化を促進する。

【Richard P. Usatine, MD／Melissa M. Chan, MD】

（藤井優尚 訳）

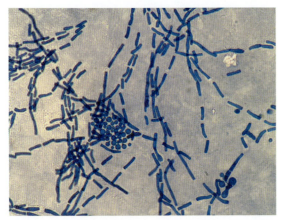

図 139-7 *M. furfur* の拡大像。若い女性の癜風から採取した皮層に Swartz-Lamkins 染色を行った後、「ジーティとミートボール」パターンを認めた（*Reproduced with permission from Richard P. Usatine, MD.*）

治療

▶ 外用療法

- 癜風は通常無症状なので、治療は主に美容的な理由のためである。
- 治療の主軸は外用療法であり、ふけ予防のシャンプーを用いる。なぜなら、脂漏症やふけを引き起こすピチロスポルム属はまた癜風も引き起こすからである[1),2)]。
- 患者は硫化セレン 2.5％ ローションかシャンプー、ピリチオン亜鉛シャンプーで 1～2 週間毎日病変部を含み洗う。どのくらいの時間洗えばいいのか様々な提案がなされているが、それらを示す研究はない。一般的な方法は、ローションやシャンプーで 10 分間洗浄しシャワーで洗い流す。SOR Ⓒ
- 1 つの試験でケトコナゾール 2％ シャンプー（ニゾラール）を単回 3 日間使用し、癜風治療として安全かつ効果が高かったと報告している[3]。SOR Ⓑ
- 小病変に対する抗真菌外用薬のクリームはケトコナゾールやクロトリマゾールを含む。SOR Ⓒ

5節 寄生

140 シラミ

症例

64歳の統合失調症を有するホームレスの女性が体全体のかゆみを訴え、ホームレスのための診療所を受診した。彼女がいうには、生き物が寄生していて、皮膚から出入りしているとのことであった。彼女は体を洗っておらず、体中に表皮剥離が多発していた（図140-1）。コロモジラミとその幼虫がパンツの縫い目にそってみられた（図140-2）。治療として、新しい衣服の提供とシャワーでの洗浄を行った[1]。

概説

シラミ（lice）は体の近くで生きる外部寄生生物である。ヒトの宿主を失うと10日以内に餓死してしまう。シラミは1万年以上もヒトと共存してきた[2]。シラミは至るところで発生し、いまだに世界中で大きな問題となっている[3]。

別名

pediculosis、crab（pubic lice）が同意語として使われる。

疫学

- シラミ症（アタマジラミ、コロモジラミ、ケジラミ）は全世界、全気候でみられる[3]。
- アタマジラミは学童期で最も生じやすい。毎年3～12歳の子どものなかで600万～1,200万人の感染者が出ている[4]。
- アタマジラミはあらゆる社会経済学的なグループにも生じうる。必ずしも貧困層のみとは限らない[5]。
- 米国では、黒人の子どもはアタマジラミに感染しづらい。楕円形の毛にはシラミが寄生しづらいからである[4]。
- コロモジラミは衣類の縫い目（図140-2 参照）やベッドのリネンに感染する。感染は貧困層に生じやすく、人が密集した状態などで広がりやすい。
- ケジラミは性行為が活発になる青年期や成人期に最も生じやすい。小児でケジラミに感染する場合、典型的にはまつ毛に感染する。この年齢での感染は性的虐待を受けていることを示唆する。子どもは一般的に親からのケジラミ感染により発症する[6]。

病因／病態生理

- シラミは先が鉤状になっている6本の脚を持つ寄生虫で、毛や衣類に寄生する。3種類のシラミがヒトに感染し、ヒトの血を吸って生存するが、宿主から離れたシラミは1～2日しか生存することができない。シラミには以下の3種類がある。
  - アタマジラミ：体長2～4mm大（図140-3）。
  - コロモジラミ：同じく体長2～4mm大（図140-4）。
  - ケジラミ：体長1～2mm大（図140-5）。
- メスのシラミは約30日生存し、毎日10個の卵を産む[4]。
- 卵はシラミが産生する粘着性の物質で毛や衣類に強固に付

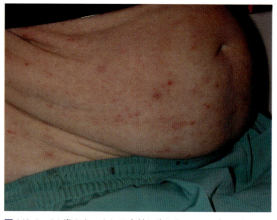

図140-1　64歳のホームレス女性に生じたコロモジラミ（Reproduced with permission from Richard P. Usatine, MD and Usatine RP, Halem L. A terrible itch. J Fam Pract. 2003；52(5)：377-379. Reproduced with permission from Frontline Medical Communications.）

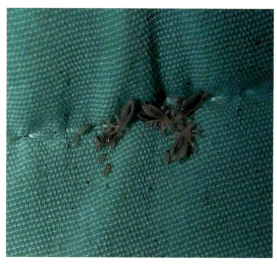

図140-2　成虫のコロモジラミとその幼虫が彼女のパンツの縫い目にそってみられる（Reproduced with permission from Richard P. Usatine, MD.）

着する（図140-6、図140-7）。
- 卵は宿主の体温でう化する。
- 卵がう化するまでには7～14日程度を要する（図140-7 参照）。
- 2～3週間すると、生殖が可能な成虫になる（図140-8）[5]。
- アタマジラミの感染は感染者の髪との直接接触によって生じる[6]。帽子や櫛やブラシといった媒介物からの感染は無視してよいぐらい少ない。
- コロモジラミの感染は、直接の接触か感染した物質による媒介がある。アタマジラミと違ってコロモジラミはチフスや塹壕熱、回帰熱の病原菌の媒介となりうる[5]。
- ケジラミは主に性的接触によって感染する（図140-9）。陰毛に限らずまつ毛や眉毛、ひげ、大腿部、腹部、そして四肢の体毛にも感染しうる。

危険因子

- 感染者との接触。

第14部 皮膚

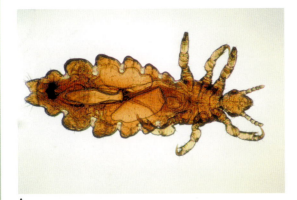

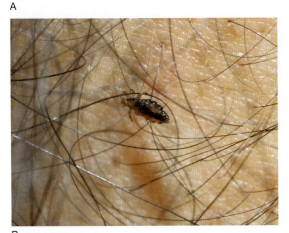

図140-3 A：細長い虫体のアタマジラミの成虫(Reproduced with permission from Centers for Disease Control and Prevention and Dennis D. Juranek.)。B：アタマジラミに寄生された男性の首の毛にぶら下がるアタマジラミの成虫(Reproduced with permission from Richard P. Usatine, MD.)

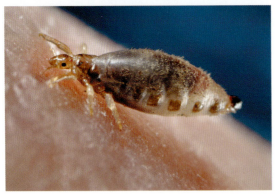

図140-4 撮影者を吸血しているコロモジラミ。腹部内部にみえる暗い塊は以前に吸血したものである(Reproduced with permission from Centers for Disease Control and Prevention and Frank Collins, PhD.)

- ホームレスシェルターなどの人が密集した住居での生活。
- 貧困，精神疾患。

診断

▶ 臨床所見

- 卵は活動性のある状態でも治療中の状態でもみられる。毛

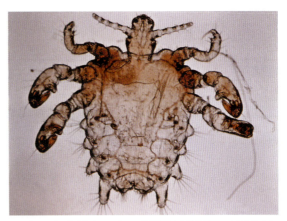

図140-5 ケジラミ(crab louse)は短い虫体を持ち，その大きな爪のために「crab」という言葉が名前に含まれている(Reproduced with permission from Centers for Disease Control and Prevention and World Health Organization.)

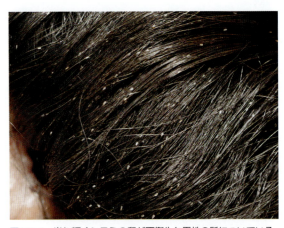

図140-6 光り輝くシラミの卵が不衛生な男性の髪についている。卵は後耳介部や項部にみられる(Reproduced with permission from Richard P. Usatine, MD.)

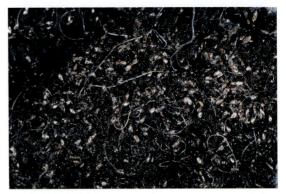

図140-7 精神障害を持ったホームレスの頭に大量のアタマジラミが寄生している(Reproduced with permission from Richard P. Usatine, MD.)

髪の基部にある卵は一般的に新しく，まだう化していないものが多い。抗シラミ薬で除去できなかった卵はう化して，感染サイクルがまわりはじめる。ふけはブラシで簡単に落ちるが，シラミの卵は接着性の物質でくっついていて簡単には剥がれ落ちないことに留意するべきである。

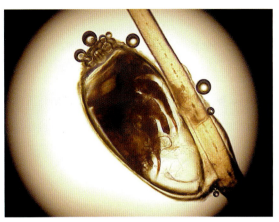

図140-8 髪に付着した卵が羽化しようとしている際の顕微鏡像（Reproduced with permission from Dan Stulberg, MD.）

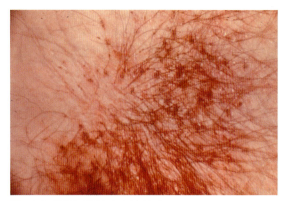

図140-9 陰毛に寄生したケジラミ（Reproduced with permission from the University of Texas Health Sciences Center, Division of Dermatology.）

- 掻痒感はシラミ感染を最も示唆する。かゆみはシラミの唾液に対するアレルギー反応によって生じる[7]。頭皮や耳介、頸部、背部に生じる表皮剥離はアタマジラミ感染を示唆する。
- 病変が感染した際には後頭部と頸部のリンパ節腫大がみられる。
- コロモジラミでは、主に体幹（図140-1 参照）に紅色斑点状丘疹が生じる（図140-2 参照）。
- 色素沈着や苔癬化局面は慢性感染を示唆し、「vagabond's skin」として知られている[8]。
- ケジラミでは胸部や腹部、大腿部に青灰色の斑点を生じる[8]。

▶ 典型的分布

- アタマジラミ：耳介の上部の毛髪や、耳介の後部の毛髪、項部で卵や虫体を見つける。成虫の虫体よりも虫卵の方が多く存在している。成虫の虫体がなく、卵だけだからといって、感染がおさまったとは考えてはいけない（図140-6、図140-7 参照）。歯が0.2 mm 間隔でついている櫛で髪をすくと、肉眼でみるよりも毛や頭皮にいるシラミを見つけやすい[9]。
- コロモジラミ：シラミや幼虫は衣類の縫い目で見つかりやすい（図140-2 参照）。
- ケジラミ：陰毛でシラミの成虫や虫卵を探す。成虫や虫卵は大腿上部や腹部、四肢、ひげ、まつ毛、眉毛といった部位にも発生しうる（図140-9 参照）。血痂の付着した点状の皮疹が下着の内側に認められることがあり、これは感染を示唆する所見である。

▶ 検査所見

- 生きている成虫や卵の存在を確認することで十分診断に至る（図140-2〜図140-7、図140-9 参照）。
- 拡大鏡を使用することでシラミ感染を見つけやすくなる。
- ウッド灯をかざすことでアタマジラミは青白く発光する。
- シラミの成虫を顕微鏡でみると、臓器がみえる（図140-4、図140-5 参照）。シラミが典型的な部位で見つからなかったときでも、体の形や脚の形を形態学的にみれば、どの種類のシラミかを特定することができる。
- ケジラミの患者は、他の性感染症がないかをあわせて精査するべきである[5]。

鑑別診断

- ふけや毛鞘や塵との鑑別が必要であるが、これらのものは虫卵と違って簡単に剥がすことができる。そのうえ、成虫も見つからないはずである。
- 疥癬もまた掻痒感や丘疹を伴う感染症である。シラミ感染とは違って、小水疱を伴ったり、疥癬トンネルといわれる特徴的な堀孔を形成する。顕微鏡で虫体や卵をみることで診断をつける（141章「疥癬」参照）。

治療

▶ 非薬物療法

シラミ感染者の幼児、また抗シラミ薬の外用で治療を望まない患者では、濡らした櫛で機械的にシラミを取り除くことが代替療法となりうる。1：1で酢と水を混ぜたものや8％の蟻酸を使用することで、より接着性の卵の除去率を上げることができる[8]。櫛での機械的な除去はシラミがなくなるまで2週間続ける。SOR Ⓑ

- 虫体は細かい歯の櫛で除去することができ、すべての治療において、この治療が重要である。
- 櫛は使い捨てにするか、55℃のお湯で5分間加熱するか、抗シラミ薬を塗布する[10]。

▶ 薬物療法

アタマジラミ

- 処方薬ではないが、1％ペルメトリン含有のリンスや、ピレトリンとピペロニルブトキシド含有シャンプー、もしくは1％ペルメトリンを頭皮や毛髪に使用し10分間おいた後に洗い流す[11]。SOR Ⓐ
- ピレトリンは虫体のみに効果があるが、ペルメトリンは虫体と虫卵に効果がある。これらの薬剤による治療は治療抵抗性のシラミが出現することで、しばしば失敗することも知っておくべきである。
- 7〜10日継続した後の追加使用はペルメトリンを使用した場合は必要ないことが多いが、ピレトリンを使用した場合にはさらなる使用が必要である。ピレトリン系を使用した後に虫体が残っているということは抵抗性の獲得を示唆する。
- 0.5％マラチオンは医師の処方でのみ使用することができ、抵抗性を獲得した虫体にも虫卵にも効果的な治療薬である。マラチオンはピレトリン系よりも治療効果が高い[12]。

マラチオンは6歳以上の年齢の小児に適応がある。乾燥した髪にマラチオンローションを8～12時間つけおき，その後に洗い流す。シラミの虫体が生存しているようなら，7～10日後に再度使用することがすすめられる。適切にマラチオンを使用すれば治療率は78～95％に達する[12]。SOR Ⓐ

- 5％ベンジルアルコールは6カ月以上の患者に対する新しい治療薬である。虫体を窒息させることで効果を発揮する。10分間髪と頭皮を湿らせておき，その後に水で洗い流す。7日後に治療を繰り返す[13]。SOR Ⓐ
- スピノサドは2011年にシラミの治療薬として米国食品医薬品局（FDA）に新しく認可された薬である。スピノサドは土壌の細菌（*Saccharopolyspora spinosa*）が産生する発酵物であり，シラミの中枢神経系を麻痺させる。単回使用で約85％の治療率をほこる。完全に乾いた髪と頭皮に使用し，10分後に洗い流す。初回使用から7日後にシラミが生存していた際には再度使用する[14]。SOR Ⓐ
- アタマジラミへの治療薬として0.5％イベルメクチンローションが2012年にFDAに認可された。10分間の単回の使用のみである。6カ月未満の幼児への安全性は確立されていない[15]。SOR Ⓐ
- 治療効果を減じる可能性があるため，抗シラミ薬使用前にコンディショナーは使用しない[16]。
- コクランレビューでは，どの治療薬も他の治療薬より圧倒的に優れているというエビデンスはない。ペルメトリン，合成ピレトリン，マラチオンはすべてアタマジラミに効果的な治療薬である[17]。SOR Ⓐ
- 他の治療薬の選択肢として5％ペルメトリンクリームや1％リンデンシャンプーがある。5％ペルメトリンクリームは疥癬への治療に使用されてきたが，抵抗性のアタマジラミにも効果があるといわれている[5]。SOR Ⓒ
- リンデンは特に小児の中枢神経系への毒性の可能性があるために，セカンドラインの治療として位置づけられている。
- 経口薬の治療としてST合剤の10日間内服やイベルメクチンの7～10日ごとの内服がある。SOR Ⓒ ST合剤は，シラミの腸内に共生している細菌を殺すことで効果を発揮すると考えられている[4]。様々な治療で治療効果がなく，抵抗性と考えられる症例に対してはST合剤の内服と1％ペルメトリンの併用が推奨されている[5,10]。SOR Ⓒ

コロモジラミ

- 衛生環境の改善。衣類やベッドのリネンを65℃で15～30分洗濯し，シラミを除去する[8]。
- 貧困のために衣類の替えがないような場合などは，10％リンデンを毎月使うことが効果的である[8]。
- 加えて，リンデンローションやペルメトリンクリームを体に8～12時間使用することでコロモジラミを除去することができる

ケジラミ

- アタマジラミと同じ治療薬を10分間使用することで除去できる。
- 7～10日後に再度治療することがすすめられる。
- 石油軟膏を1日に2～4回，8～10日間使用することで，まつ毛のケジラミを除去できる。
- 衣類やタオル，ベッドのリネンもタオルの付着した毛を除去するために選択する必要がある[8]。

予防

治療の2日前から衣類やベッドのリネンを洗っておき，54.5℃で乾かす。洗えないものは密閉された容器に2週間しまっておく。

フォローアップ

シラミが根絶できたかどうかを再度診察する必要がある。

患者教育

- 衣類やベッドのリネン，櫛，ブラシ，帽子といった感染しうるものは洗う。
- 虫卵の除去が再発を防ぐ意味でも重要である。注意深い検査と適切な治療が再発防止のために必要である。
- ケジラミは，すべての性交渉者を治療する必要がある。

【Richard P. Usatine, MD／E. J. Mayeaux, Jr., MD】
（青柳直樹／坂本壯 訳）

141 疥癬

症例

手と足に生じた激しい掻痒感と痂皮のために受診した32歳の男性（図141-1，図141-2）。体の他の部分には掻痒感を伴う紅斑が生じていた。ダーモスコピーで疥癬トンネル内に存在するヒゼンダニを証明することができた。KOH試験では虫体と糞を観察することができた（図141-3，図141-4）。イベルメクチン（0.2 mg/kg）を内服し，始めの内服から10日後に再投与を行った。黄色い滲出液を伴う黄色痂皮は，細菌の二次感染を示唆していた。そのため，抗菌薬の短期投与も併用した。

別名

疥癬（scabies）は7-year itch（7年のかゆみ）ともいわれる。

疫学

- 全世界で年間3億例の症例があると見積もられている[1]。疥癬の流行地である。熱帯の発展途上国で多い[1]。
- 貧しい国における研究によると，過密な状態，特にベッドがたくさん置かれたようなところで疥癬は感染しやすいとされている[1]。
- 先進国では，疥癬の感染率は年齢によらずに一定である。しかし，発展途上国では小児や高齢者でより感染率が高い[1]。
- 最も角化型疥癬の感染率が高いのは，薬剤を含む免疫抑制患者である。また同様にダウン症のような発達障害を持つ患者でも感染率が高い[1]。
- 疥癬の患者では，黄色ブドウ球菌やA群溶連菌による細菌性の二次感染の合併率が上がる[1]。

病因／病態生理

- 疥癬はヒゼンダニの感染で生じる（図141-3参照）[2,3]。
- ヒゼンダニの成虫は30日間生存し，交尾を行った後オス

141章 疥癬　485

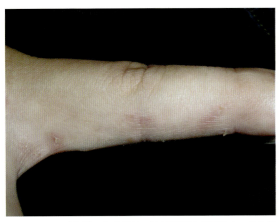

図 141-1　32歳男性。疥癬感染による典型的な指間のトンネルがみられる。トンネルの先ではダーモスコピーで虫体が観察された（*Reproduced with permission from Richard P. Usatine, MD.*）

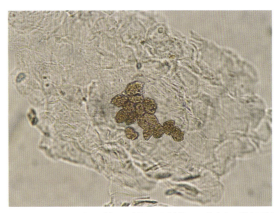

図 141-4　患者の手から擦って採取した検体で，疥癬中の糞便がよく観察される（*Reproduced with permission from Richard P. Usatine, MD.*）

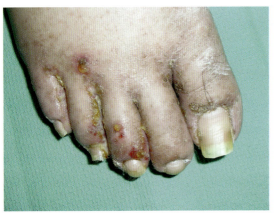

図 141-2　図 141-1 と同一患者の足の膿痂疹。黄色痂皮や黄色の滲出液は細菌の二次感染を示唆する所見である（*Reproduced with permission from Richard P. Usatine, MD.*）

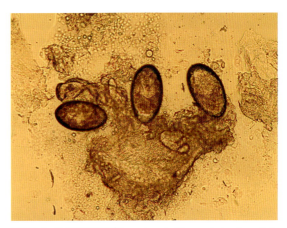

図 141-5　疥癬虫の虫卵（*Reproduced with permission from Richard P. Usatine, MD.*）

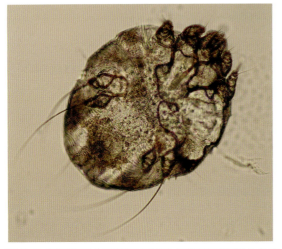

図 141-3　顕微鏡で角化型疥癬から採取した疥癬虫を観察したもの（*Reproduced with permission from Richard P. Usatine, MD.*）

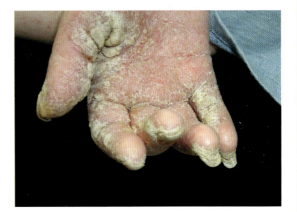

図 141-6　角化型疥癬の患者の手（*Reproduced with permission from Richard P. Usatine, MD.*）

は死亡し（図 141-4 参照），メスは角層にトンネルを掘りながら卵を産む（図 141-5）。
- ヒゼンダニは，角質を溶かす蛋白分解酵素を出しながら角質内を動いている。
- 感染者は約 100 体の虫体を有する。対して免疫不全の患者では 100 万匹の虫体を有することがあり，角化型疥癬もしくはノルウェー疥癬と診断される（図 141-6～図 141-8）[2]。
- 感染は通常直接の接触感染で生じる。成人の疥癬患者ではしばしば性行動によって感染する[4]。また，ヒゼンダニは動物からヒトに感染することもある[2]。

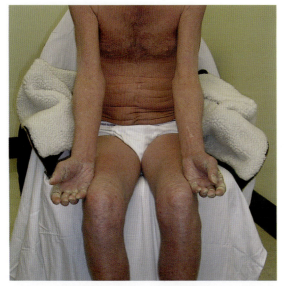

図141-7　HIV/AIDS患者に生じた全身の角化型疥癬。症状が強く，紅皮症の状態になっている（Reproduced with permission from Richard P. Usatine, MD.）

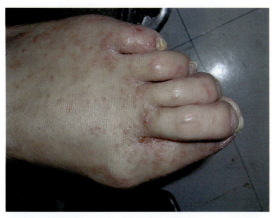

図141-8　脳卒中患者の足に生じた角化型疥癬（Reproduced with permission from Richard P. Usatine, MD.）

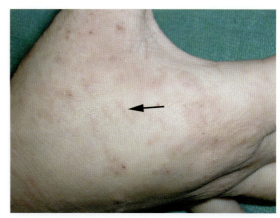

図141-9　手の疥癬。ダーモスコピーでトンネル内の疥癬虫が観察される（Reproduced with permission from Richard P. Usatine, MD.）

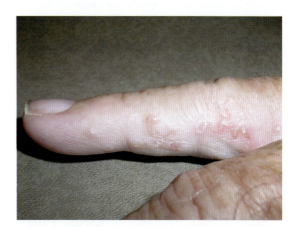

図141-10　疥癬に感染してるホームレスの患者。手には疥癬トンネルが著明に観察される。疥癬トンネルは疥癬に特徴的な所見である（Reproduced with permission from Richard P. Usatine, MD.）

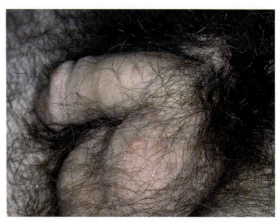

図141-11　ゲイの患者。陰茎に掻痒感のある丘疹を生じ，陰嚢には結節を生じている。性行為によって二次的に感染したものである（Reproduced with permission from Richard P. Usatine, MD.）

- ヒゼンダニはヒトの体から離れて3日間は生存するため，ベッドや衣類を介した感染が起きる。
- 感作されていない初感染の場合には潜伏期間は約3〜4週間である。感作されている場合には数時間で症状が出現する。

危険因子

- 疥癬はホームレスや栄養失調の患者，もしくは認知症や免疫抑制状態の患者で起こりやすい[2]。
- 施設入所や密集して生活しているような状態では感染率が上がる[2]。

診断

■ 臨床所見

- 掻痒感は疥癬に特徴的な所見である[2]。
- 丘疹（図141-8参照）やトンネル（図141-9，図141-10），結節（図141-11），膿疱性小水疱（図141-10参照）を生じる。

- 疥癬トンネルは疥癬で観察される形態学的な所見であり，最も虫体を見つけやすい場所である（図141-9，図141-10参照）。
- 体幹や，臍部，乳輪，陰茎，陰嚢に生じたかゆみを伴う丘疹や結節は，疥癬を強く疑わせる所見である（図141-11，

141章 疥癬　487

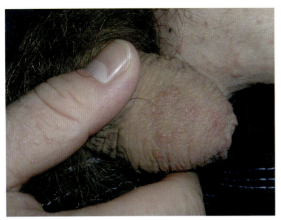

図141-12　性行為の二次感染によって生じた疥癬。陰茎の皮膚，手，鼠径部に瘙痒感のある丘疹が多発している（Reproduced with permission from Richard P. Usatine, MD.）

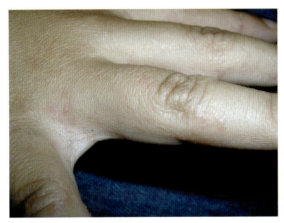

図141-13　指の間の典型的な部位に発生した疥癬（Reproduced with permission from Richard P. Usatine, MD.）

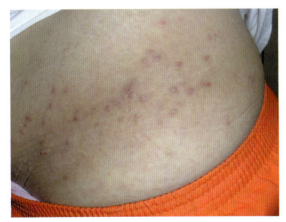

図141-14　監禁されていた若年女性。腰回りに丘疹や結節が多発している。監禁は疥癬の感染リスクである（Reproduced with permission from Richard P. Usatine, MD.）

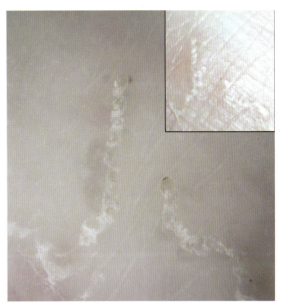

図141-15　ダーモスコピーで2匹の疥癬虫が観察される。矢印の先端もしくは飛行機雲の先端で疥癬虫は最もみられやすい。この症例では楕円形の虫体が観察されている（Reproduced with permission from Richard P. Usatine, MD.）

- 性器も時におかされる（図141-11，図141-12参照）。

▶ 検査所見，画像検査

- 皮膚を擦った検体を光学顕微鏡で，虫体や虫卵，糞便を見つけた場合には確定診断となる（図141-3〜図141-5参照）。しかし，虫体や卵や糞便があったとしてもこの方法は時間がかかり，不確実である。パッキングテープもメスと同様に皮膚を採取する方法として用いられる[5]。臨床的に疥癬が疑わしい症例で虫体や虫卵，糞便が見つからなくても，疥癬を否定することはできない。再発が疑われる症例では，診断につながる証拠を見つける際に有用である。

- ダーモスコピーは疥癬トンネルの先にいる疥癬虫を迅速に見つけることのできる検査法である[6]。疥癬虫は飛行機雲や矢のような見た目のトンネルを形成する（図141-15）。ダーモスコピーの優れている点は，患者に苦痛を与えることなく複数の疥癬トンネルを迅速に検査できることである。特に小児の場合には，メスやテープで皮膚の検体を採るよりも，ダーモスコピーの方が落ち着いて検査を受けてくれる。

- ダーモスコピーが使用できるならば，非侵襲的な検査から行うべきである。典型的な所見が得られたら，顕微鏡は使わなくてよい。所見が非典型的であり，ダーモスコピーが使用できないなら，皮膚を擦って検体を採取する。疥癬トンネルの先端から採取するのが最もよい。ミネラルオイルかエマルジョンオイルに浸しておいた15番メスを用いて採取する。メスは皮膚に垂直にあて，トンネルがあくまで擦り続ける。軽度の出血がみられる程度が適当である。検体をスライドガラスにのせ，カバーガラスをかぶせる。

- 顕微鏡検査のコツとしては，低倍率の視野から観察を始めることである。ヒゼンダニの虫体は4倍以下の倍率で観察することができる。低倍率の方が早く観察できる。虫体が見つからなかった場合には10倍に倍率を上げて，虫体や卵，糞便を探す。40倍の視野は10倍以下の視野で見つけ

（図141-12）。

▶ 典型的分布

- 疥癬虫の典型的な分布としては，趾間（図141-9，図141-10，図141-13）や手首，足首，腰（図141-14），鼠径部，腋窩，手掌，そして足である（図141-7，図141-8参照）。

た所見を確認する際に使用する。

- ある調査によれば，未熟な者が行ってもダーモスコピー検査と顕微鏡検査を比較すると感度は91％と90％，特異度は86％と100％である[7]。別の調査ではダーモスコピーの感度は83％（95％CI 0.70〜0.94）であった[8]。この研究では，陰性的中率はダーモスコピーと粘着テープでの検査とでは同じであった。つまり，資源の少ない場所では粘着テープによる検査も有用である。
- ビデオダーモスコピーも疥癬の診断に有用である[9]。ビデオダーモスコピーでは付随した光源と，強拡大の拡大鏡によって虫体や虫卵を見つけ出すことができる。検査は非侵襲的であり，患者に苦痛を与えない。
- 疥癬虫に対する抗原は診断に有用である可能性があり，疥癬感染者における抗原を調査しているところである[10]。

▶ 生検
他の疾患が疑われない限り，生検が行われることはほぼない。

鑑別診断

- アトピー性皮膚炎：疥癬とアトピー性皮膚炎，両者とも著明な掻痒感が生じる。病変の分布が鑑別のポイントである。疥癬では趾間を指間を観察し，家族歴を聴取する。アトピー性皮膚炎において，小児では体の伸側と屈側に皮疹が生じ，成人にでは手に症状が出現しやすい（143章「アトピー性皮膚炎」参照）。
- 接触皮膚炎：明るい紅斑の上に生じる小水疱や丘疹が特徴であり，通常疥癬ではこのような症状はみられない。慢性接触皮膚炎ではしばしば落屑や苔癬化を伴うが，疥癬ほどの掻痒感は生じない（144章「接触皮膚炎」参照）。
- 脂漏性皮膚炎：脂漏部位に限局して丘疹落屑性の皮疹を生じる。たとえば，頭皮や顔面，後耳介部，観察性の部位である。掻痒感は軽度か，もしくは生じない（149章「脂漏性皮膚炎」参照）。
- 膿痂疹：膿胞と痂皮を伴っている状態が膿痂疹の特徴である。疥癬では二次性の細菌感染を伴うことがあり，両者が併発する可能性もある（118章「膿痂疹」参照）。
- トコジラミ：米国において疥癬よりも罹患率が高い。感染したベッドで寝た際などトコジラミは明け方に吸血を行う（図141-16）。トコジラミによる刺し口は体のどこにでも生じるが，特に服で覆われていない場所で多い。典型的な皮疹は3つの刺し口が線状に並んでいるものである（図141-17）。覚え方はそれぞれの刺し口が朝食，昼食，夕食と覚えるとよい。疥癬の皮疹はこのような形態をとらず，虫体はトコジラミと違って肉眼で確認することはできない。
- 他の節足動物による咬傷：刺し口は通常点状であり，疥癬とは鑑別できる。
- 白癬：白癬菌による感染で，鱗屑を伴い掻痒感のある線状や曲線状の皮疹を生じる。図141-18の患者は多発性筋炎で免疫抑制治療を受けていたが，白癬と疥癬の両者に感染していた。白癬治療を行っていたが，掻痒感が改善しないため，ダーモスコピーで精査したところ，疥癬虫が発見された。多くの症例では，皮膚を擦った検体を顕微鏡でみれば白癬菌の乾癬と疥癬を区別することができる。

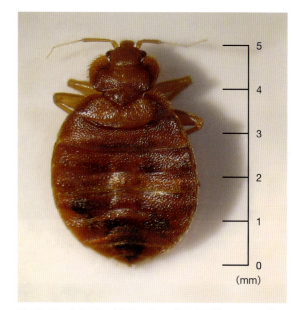

図141-16　成虫のトコジラミ。トコジラミは平均5mmで，楕円形の胴体を持ち，背腹方向に扁平である。尖った吸血器官を持つが，羽は持っていない。幼虫は小さく，色は白い（Reproduced with permission from Centers for Disease Control and Prevention/ Blaine Mathison.）

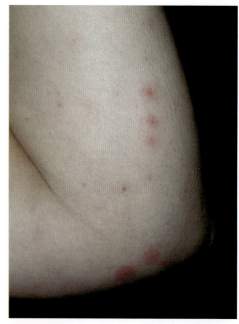

図141-17　42歳女性。トコジラミによる刺し口で線状に3つの刺し口が並んでいる。トコジラミが朝食，昼食，夕食をとったと考えると覚えやすい。疥癬ではこのようなパターンはみられない（Reproduced with permission from Richard P. Usatine, MD.）

治療

▶ 非薬物療法
感染する環境にしないことがすべての治療の基本である。SOR Ⓑ　衣類やベッドのリネン，タオルは温水で洗浄を行う。洗浄することのできないものは72時間密封容器に入れて保護する[11]。

142章 皮膚幼虫移行症　489

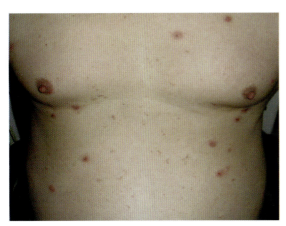

図141-18　55歳男性。多発性筋炎に対して内服プレドニンで治療を受けている。疥癬と真菌感染が合併している。始めは疥癬は気づかれず，腰まわりの体部白癬に対してテルビナフィンの内服を行っていたが，症状が改善しないためにダーモスコピーで観察したところ，疥癬虫が丘疹で発見された（Reproduced with permission from Richard P. Usatine, MD.）

■ 薬物療法

治療は入院や疥癬治療薬，掻痒改善薬を含む[2,12]。
- 5%ペルメトリンクリームはコクランシステマティックレビューによると最も効果的な治療法である[12]。SOR❹ クリームは首から下に塗布し，8～14時間後に洗い流す。通常は夜間に行う。1～2週間治療を続けるとより効果がある。SOR❻ 角化型疥癬では，角質溶解クリームを併用することで薬の浸透を上げることができる[13]。残念ながら，疥癬中のペルメトリンへの耐性化が進んでいる。
- イベルメクチンは内服薬であり，耐性化した疥癬もしくは角化型疥癬への治療薬である。複数の研究で安全性と効果が示されている。多くの研究では200μg/kgのイベルメクチンの単回投与を行っている[13]。SOR❹ 食事と同時に摂取することで薬剤の表皮への透過性を向上させることができる[13]。1週間ごとに再度イベルメクチンを内服するべきだという専門家もいる。米国食品医薬品局（FDA）は，イベルメクチンは体重15kg以下の小児には使用するべきではないと勧告している。
- ジフェンヒドラミンやヒドロキシジンやmildクラスのステロイドクリームは掻痒感の改善のために使用することができる。SOR❻ 治療が成功した後も1～2週間は，虫体の死骸や卵に対するアレルギー反応で掻痒感が遷延することは覚えておくべきである。
- 感染者と同居している者，もしくは性交渉者は治療を受けるべきである。SOR❻ かかわっているすべての人の治療が終了しないと，再度感染が起こってしまう。殺虫剤の散布やくん蒸剤の使用はすすめられない。
- ベンジルベンゾイルやクロタミトン，リンデン，合成ペルメトリンなどが効果が弱い治療薬として存在する[8]。SOR❹ 他の国で多く使われている外用薬として，サルファ剤（特にアフリカや南アフリカで広く使用されている），10～25%のベンジルベンゾイル（主にヨーロッパやオーストラリアで使用される），マラチオンなどがある[13]。2カ月未満の幼児に対しては，ペルメトリンは中枢神経への吸収が危惧されるため，クロタミトンやサルファ剤を使用する方がよい[13]。

- 細菌感染を伴った場合には抗菌薬の使用が必要となる。SOR❻

■ 補助療法，代替療法
テルペノイドを含む樹脂が治療効果があるとされている[14]。

予防
- 感染者との直接の接触を避け，感染者が使用した衣類やベッドを共有しないようにする。
- 再感染を防ぐために感染者と同時に，同居者や接触していると思われる人も同時に治療を行う。

予後
- 診断と治療が適切になされれば予後は良好である。だが免疫不全の患者では再燃がしばしば起きる。再燃が起きた場合には環境的なリスクが取り除かれてはいないと考える。
- 炎症後の色素沈着や色素脱失が起きる。

フォローアップ
- 症状が改善しない場合は定期的なフォローアップを続ける。
- 角化型疥癬の患者では免疫学的な精査を行うことを考える。

患者教育
- 患者は治療が終了するまで他者との直接感染を避けるべきである。
- 治療開始24時間後には登校することができる。
- 患者には治療が成功しても1～2週間は症状が続くことを述べておくべきである。しかし，症状が3週間を超えて続く場合には，再度診察を行い，精査を行う必要がある。

【Richard P. Usatine, MD／Pierre Chanoine, MD／Mindy A. Smith, MD, MS】
（青柳直樹／坂本壮　訳）

142　皮膚幼虫移行症

症例
両側の足背に掻痒感を伴う病変を主訴として受診した29歳の男性。病変はメキシコへの旅行から帰ってきたあとに生じた。蛇行状，線状で盛り上がった，トンネルのような紅色の病変が幼虫が通ったあとに形成されていた。病変は両側性の趾間のちょうど足白癬を生じる部位に4～5個生じていた。イベルメクチンの内服で治療は成功した[1]。

別名
皮膚幼虫移行症（cutaneous larva migrans）は，クリーピング病や，plumber's itchと呼ばれることもある。

疫学
- 地方特有性があり，ブラジルやインド，南アフリカ，ソマリア，マレーシア，インドネシア，タイで生じる[2),3)]。
- 雨季に発生率は最も高くなる[3]。
- 雨季の間は貧しい子どもたちの感染率は15%にもなる。しかし，裕福な地域では同じ国でも年に1万人に1～2人程

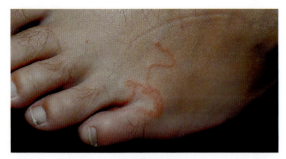

図142-1 29歳男性の皮膚幼虫移行症(Reproduced with permission from Wolff K and Johnson RA. Fitzpatrick's Color Atlas & Synopsis of Clinical Dermatology. 6th ed. McGraw-Hill, 2009.)

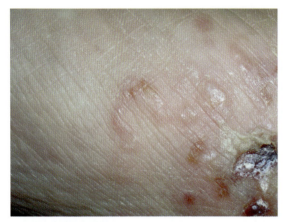

図142-2 床の下で作業をしていた大工の脚に生じた皮膚幼虫移行症による堀孔の拡大像(Reproduced with permission from Richard P. Usatine, MD.)

度の発生率である[4]。
- 米国ではフロリダや南東の州やガルフ海岸で多い[2]。
- 大人よりも子どもの方が罹患しやすい[4]。

病因／病理生態

- 最も多いのは犬や猫の鉤虫である(例：Ancylostoma braziliense, Ancylostoma caninum, Uncinaria stenocephala)[4]。
- 卵は犬や猫の糞に排出される[2]。
- 幼虫は暖かく湿った砂や土壌でう化する[2]。
- 感染可能となった幼虫は皮膚を突き破る[2]。

診断

病歴や臨床所見をもとに診断をつける。

▶ 臨床所見

- 1〜5 cm長のやや隆起する蛇行状や線状の赤褐色の病変を生じる(図142-1〜図142-5)[2,5]。
- 激しい掻痒を伴い，しばしば睡眠障害を起こす[3]。
- 症状が数週間から数カ月，まれに数年続く場合もある。症状はたいていの場合，自然治癒する[5]。

▶ 典型的分布

- 足や下腿に73%，殿部に13〜18%，腹部に16%発生する[6,7]。
- 感染した皮膚に触れるような部位。
  - 最も多いのは脚や殿部，大腿部である。

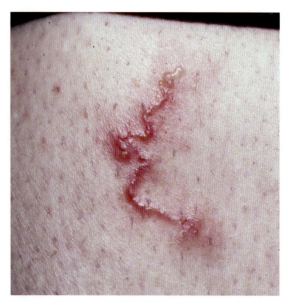

図142-3 脚に生じた皮膚幼虫移行症による蛇行したトンネル。実際の虫体は眼にみえているトンネルよりも2〜3 cm先に存在している(Reproduced with permission from John Gonzalez, MD.)

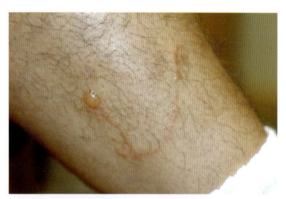

図142-4 18歳男性の脚に生じた皮膚幼虫移行症。浜辺から帰ってきた数日後に，掻痒感を伴う蛇行状の病変を生じた。トンネルは毎日数mmずつ伸長し，24時間以内に通過した部位には水疱を形成している(Reproduced with permission from Robert T. Brodell, MD.)

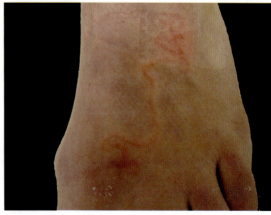

図142-5 浜辺から帰ってきた若年女性の足背に生じた皮膚幼虫移行症による蛇行状のトンネル(Reproduced with permission from Sandra Osswald, MD.)

検査所見

特異的ではないが，まれに好酸球やIgEが上昇することがある[5]。

鑑別診断

皮膚幼虫移行症は以下の疾患との鑑別が必要である。

- 皮膚真菌感染症：病変は典型的には鱗屑を付す環状の紅斑である。皮膚幼虫移行症の病変が環状になっている場合には，白癬菌と診断を誤る可能性がある。皮肉なことにringworm（白癬菌）は真菌であるが，幼虫移行性は本当にworm（虫）である（136章「体部白癬」参照）。
- 接触皮膚炎：病変の分布や小水疱の有無や蛇行状の病変がないことで鑑別する（144章「接触皮膚炎」参照）。
- ライム病の遊走性紅斑：病変は通常，環状紅斑や斑状紅斑を生じ，盛り上がりはなく蛇行状の形状は示さない（215章「ライム病」参照）。
- 植物性光線皮膚炎：急性期では小水疱を伴う紅斑であり，炎症後の色素沈着を残す。植物性光線皮膚炎は浜辺でライムを飲み物に絞る際に生じるものであり，幼虫が寄生した砂場で生じるわけではない（197章「光線過敏症」参照）。

治療

- 経口のチアベンダゾールが米国食品医薬品局（FDA）に承認された最初の治療薬であったが，2010年に市場からなくなった。
- アルベンダゾールは25年間有効な治療薬として使用され[3),5)]，米国疾病管理予防センター（CDC）に採用されたため，FDAの承認からは外れた。
  - 推奨用量は1日400 mgを3日間内服[3),5)]。SOR Ⓑ
  - 治癒率は92%を超えるが，単回の内服のみでは治療率は低くなる[3)]。
- イベルメクチンも使用経験が豊富で，有効な治療薬であり，1日あたり0.2 mg/kgを1～2日間内服する[3),5)]。FDAの承認は得られていない。
  - 1回あたり0.2 mg/kgが推奨されている[3)]。SOR Ⓑ
  - 治癒率は単回の内服で77～100%である[3)]。
  - イベルメクチンは世界中で使用されており，安全性が高い[3)]。
  - イベルメクチンは妊婦で授乳婦には禁忌である[3)]。
- 液体窒素療法は効果がないばかりか有害な治療のため行うべきではない[3)]。SOR Ⓑ

補助療法

- 抗ヒスタミン薬は掻痒感の改善に役立つ。
- 二次感染を起こした場合には抗菌薬の適応となる。

フォローアップ

病変が続いているのであれば経過をみていく。

患者教育

- 動物がいる浜辺では靴を履く。
- 砂箱にはカバーをつけておく。
- 飼い主はペットを浜辺には近づけず，虫の駆除を行い，糞便を適切に管理するべきである。

【Jennifer A. Keehbauch, MD／Richard P. Usatine, MD】
（青柳直樹／坂本壮 訳）

6節　皮膚炎，アレルギー性

143　アトピー性皮膚炎

症例

喘息，アトピー性鼻炎，アトピー性皮膚炎（atopic dermatitis）を持つ41歳の女性が，アトピー性皮膚炎の増悪のために受診した。首には激しい紅斑と鱗屑，亀裂が生じており，黄色い滲出液も生じ，感染の合併も示唆された（図143-1A，B）。手や肘窩も同様の症状を生じていた。ステロイド外用とセファレキシンの内服で治療を行った（図143-1B）。数カ月ステロイド外用薬など従来の方法で治療を行ったが，改善しなかったため，かかりつけ医から皮膚科へ紹介となった。彼女は睡眠も難しい状態で，皮膚の痛みで子どもの面倒もみられない状態であった。皮膚科ではシクロスポリンの短期内服を開始した。2日後には症状の感じ方は軽快し（図143-1C），2週間以内に皮膚症状は著明に改善した。

概説

アトピー性皮膚炎は再発を繰り返す慢性の皮膚疾患であり，遺伝学的，免疫学的，環境因子によって引き起こされる皮膚炎やかゆみを特徴とする。小児期から症状が継続するものもあれば，成人になってから発症するアトピー性皮膚炎もある。

別名

アトピー性皮膚炎は，湿疹やアトピー性湿疹としても知られる。

疫学

- アトピー性皮膚炎は米国で最も多い，皮膚炎症性疾患である。小児の10～20%が罹患し，成人の1～3%が罹患しているとされている[1),2)]。
- 90%近くの患者が5歳までに発症し，30～50%が後期小児期もしくは早期の成人期には改善する[1),2)]。
- 30～40%は成人になるまで症状が続く[1),2)]。成人まで症状が続いた患者の50～60%では症状が増悪と寛解を繰り返しながら遷延する[2),3)]。
- 成人発症のアトピー性皮膚炎は典型的には30歳以降に発症することが多い[2),4)]。近年の研究では，成人発症のアトピー性皮膚炎はアトピー性皮膚炎全体の8.8%を占めるとされている[4)]。
- アトピー性皮膚炎を有する成人患者の60%はアトピー性皮膚炎の子どもを授かる[1)]。

病因／病態生理

- 強い遺伝性がある。特に母方がアトピー性皮膚炎の場合にはその傾向が強くなる。
- 2型ヘルパーT細胞（Th2細胞）の上昇や，血中のIgEレベルの上昇，ランゲルハンス細胞の感受性の上昇，細胞間免疫の欠陥，表皮のバリア蛋白であるフラグリンの成熟機能

第14部 皮膚

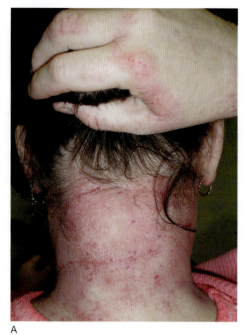

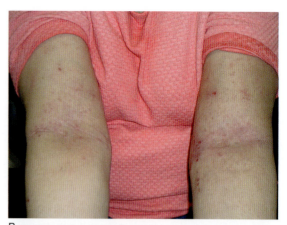

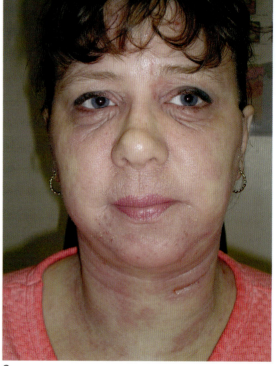

図143-1 A：41歳女性。首や手のアトピー性皮膚炎の増悪。患者は喘息とアレルギー性鼻炎とアトピー性皮膚炎を合併している(アトピーの三徴)。首には激しい紅斑と鱗屑，亀裂が生じており，黄色い滲出液も生じており，感染の合併も示唆された

- の欠如が原因となる。
- 近年の文献ではアトピー性皮膚炎を外因性のもの(IgE関連)と内因性のもの(非IgE関連)に分けている。外因性のものが成人のアトピー性皮膚炎の大部分を占めている。内因性のものは成人のアトピー患者の5〜15％を占めるに過ぎず，典型的にはIgEレベルの上昇がなく，呼吸器症状が少なく，プリックテスト陰性となる[5),6)]。
- 黄色ブドウ球菌の外毒素がスーパー抗原として働き，T細胞やマクロファージを活性化しアトピー性皮膚炎を感染の徴候なく悪化させる。
- 成人の頭皮や顔面に存在するマラセチア菌も誘因となる[5)]。
- ハウスダストなどの環境アレルギー因子に対する過敏性が，アトピー性皮膚炎の大部分を増悪させる[5)]。
- 患者ではT細胞の機能の欠陥が生じているのかもしれない。そして，この欠陥がヘルペスウイルス(図143-2 のヘルペス性湿疹)や細菌感染が重症化する原因となっているかもしれない。さらに天疱瘡ウイルスのワクチンに対する副反応のリスクにもなっている。ワクチン接種部位を越えて播種性に広がる。種痘性皮膚炎は天然痘のワクチンに伴うときに致死的になる併発症である(図143-3)。

診断

▶ 臨床所見
病歴
- 掻痒感はアトピー性皮膚炎の症状の特徴である。アトピー性患者ではかゆみをしばしば生じ，皮疹が出現する前に掻爬することから，アトピー性皮膚炎は「湿疹を伴うかゆみ」ともいわれている。かゆみを伴っていないなら，アトピー性皮膚炎ではない。

B：手や肘窩も同様の症状を生じていた。ステロイド外用薬とセファレキシンの内服で治療を行った。C：数カ月ステロイド外用薬など従来の方法で治療を行ったが，改善しなかったため，かかりつけ医から皮膚科へ紹介となった。彼女は睡眠も難しい状態で，皮膚の痛みで子どもの面倒もみられない状態であった。皮膚科ではシクロスポリンの短期内服を開始した。2日後には症状の感じ方が軽快し，2週間以内に皮膚症状は著明に改善した(Reproduced with permission from Richard P. Usatine, MD.)

- アトピーの三徴はアトピー性皮膚炎とアレルギー鼻炎と喘息のことをいう。アトピー性皮膚炎の患者はしばしば個人的に，もしくは家族性にこれらのアレルギー状態を有している。近年の研究では成人アトピー性皮膚炎患者では80人中71人が呼吸器症状を有するとされている。
- アトピー患者では皮膚に影響する因子への炎症反応が過敏になっている。アレルギー性と遅発性の過敏反応によって生じる接触皮膚炎，免疫的な関与がない接触皮膚炎のそれぞれがアトピーの成人患者では生じやすくなる[6)]。

143章 アトピー性皮膚炎　493

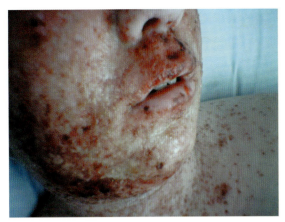

図143-2　18歳女性。アトピー性皮膚炎にヘルペス感染を伴っている（ヘルペス性湿疹）（Reproduced with permission from Buccolo LS. Severe rash after dermatitis. J Fam Pract. 2004；53(8)：613-615. Reproduced with permission from Frontline Medical Communications.）

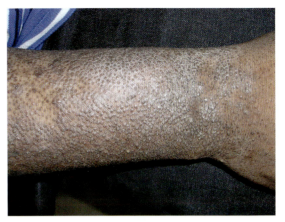

図143-4　アトピー性皮膚炎が増悪した黒人男性。腕には巣状の皮膚硬化を認める。有色人種に多いタイプのアトピー性皮膚炎である（Reproduced with permission from Richard P. Usatine, MD.）

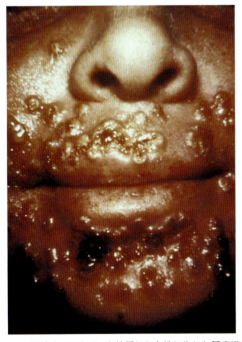

図143-3　天然痘のワクチンを接種した女性に生じた種痘様皮膚炎。ワクチン接種後8日後に症状が重症化した（Reproduced with permission from CDC and Arthur E. Kaye.）

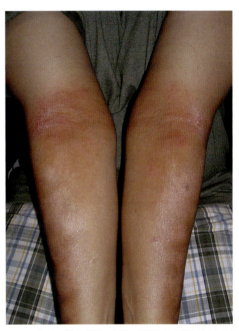

図143-5　アトピー性皮膚炎の女性。肘窩から前腕にかけて皮疹が生じている。彼女は小児の頃からアトピー性皮膚炎を患っている（Reproduced with permission from Richard P. Usatine, MD.）

身体所見
- 小水疱，鱗屑，丘疹，プラークといった原発疹を生じる。
- 以下のような二次性（もしくは続発性）の皮疹を生じる。掻爬や擦ることによる線状の表皮剥離，そして苔癬化（厚くなった皮膚や皮膚のしわの増強），亀裂，痒疹結節を生じる。痂皮は二次性の感染を示唆する。炎症後の色素沈着や濾胞状の過角化を生じる（図143-4）。

▶ 典型的分布
- 成人のアトピー性皮膚炎では皮疹はどこにでも生じうる。しかし，特に屈側（図143-5，図143-6）や頭頸部（図143-7，図143-8）や手首，腰，手（図143-9），顔（図143-10）に生じやすい。

- 体の大部分が紅斑や鱗屑で覆われる湿疹性紅皮症は高齢のアトピー性皮膚炎で生じやすい[5]。
- 成人発症のアトピー性皮膚炎では手湿疹を高頻度に生じる。ある研究ではアトピー患者の58.9％で手湿疹を有していた。同じ研究では，年齢を経るほどに手湿疹の有病率は上昇していることが示された[4],[7]。

他の特徴やアトピー性皮膚炎に伴って生じるもの
- 毛孔性角化症（図143-11）。
- 魚鱗癬（図143-12）。
- 白色粃糠疹。
- 手のひらや足底のhyperlinearity。
- デニー-モルガン線（図143-10 参照）。
- 手足湿疹（145章「手湿疹」参照）。
- 口唇炎（図143-13）（29章「口角口唇炎」参照）。

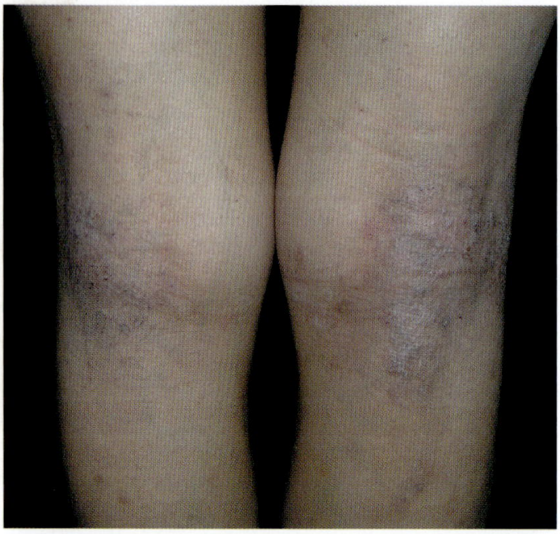

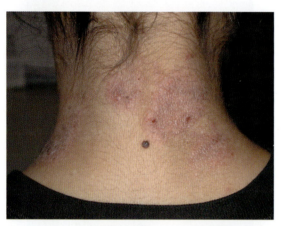

図143-6 慢性の重症アトピー性皮膚炎を有する20歳女性。膝窩に苔癬化と色素沈着を認めている(Reproduced with permission from Richard P. Usatine, MD.)

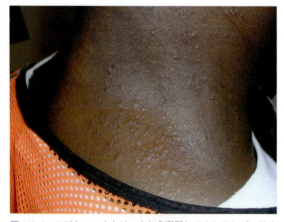

図143-7 アトピー性皮膚炎を罹患している若い看護師。聴診器を装着していた部分の症状が悪化した(Reproduced with permission from Milgrom EC, Usatine RP, Tan RA, Spector SL. Practical Allergy. Philadelphia, PA：Elsevier；2004.)

図143-8 ハリケーンカトリーナから避難してきたアトピー性皮膚炎を有する黒人女性。巣状の皮膚硬化は有色人種では典型的な症状である(Reproduced with permission from Richard P. Usatine, MD.)

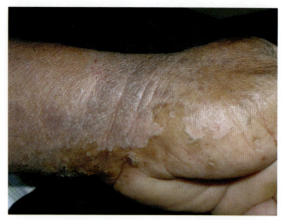

図143-9 58歳女性。手首と手のアトピー性皮膚炎にニッケルアレルギーを合併している(Reproduced with permission from Richard P. Usatine, MD.)

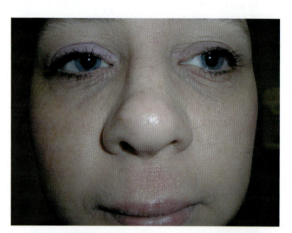

図143-10 眼周囲や口周囲に慢性アレルギー性皮膚炎を有する若年女性。上眼瞼に加えて，下眼瞼にはデニーモルガン線がみえる(Reproduced with permission from Richard P. Usatine, MD.)

- 皮膚感染への易感染状態(図143-2，図143-3 参照)。
- 乾皮症。
- 眼の症状：再発性の結膜炎，円錐角膜(図143-14)，白内障，orbital darkening。
- atopic salute(手のひらで鼻を持ち上げる動作)による鼻を横断する水平のしわ，時に色素沈着を伴う(図143-15)。

検査所見

　典型的な症状では特に検査所見は必要ないことが多い。時に白癬や疥癬の否定のためにKOH検査が必要となることもある。治療抵抗性の成人発症のアトピー性皮膚炎では，慢性のアレルギー性接触皮膚炎を否定するためにパッチテストが必要となる場合がある。食べ物に対するRAST(radioallergosorbent test)や好酸球数，血清のIgEレベルの測定は診断や治療には大きく利益のあるものではないが，IgEレベルと好酸球数は病勢と一致し，ターゲット型の治療薬開発の対象となる[2]。

鑑別診断

- 汗疱性湿疹：手や足に乾燥性で落屑を伴う皮膚炎を生じ，特に指間にタピオカに似た小水疱を生じる(145章「手湿疹」参照)。

143章 アトピー性皮膚炎　495

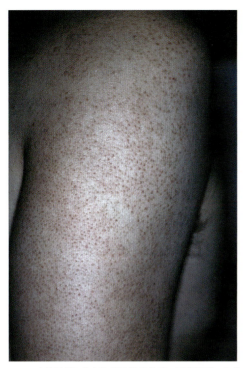

図143-11　上腕外側に生じた毛孔性角化症。丘疹はピンク色，褐色，白色と様々な色を呈する(Reproduced with permission from Richard P. Usatine, MD.)

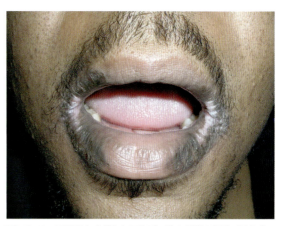

図143-13　口唇炎を合併したアトピー性皮膚炎の患者。搔痒感で唇を擦っていたため，炎症後の色素沈着を認めている。口唇炎は腕と足のアトピー性皮膚炎の増悪時に合併した(Reproduced with permission from Richard P. Usatine, MD.)

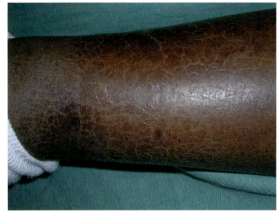

図143-12　55歳黒人女性に生じた後天性魚鱗癬。皮膚乾燥によって魚鱗様の皮膚にみえる(Reproduced with permission from Richard P. Usatine, MD.)

- 脂漏性皮膚炎：頭皮や顔，胸部に脂ぎった落屑を伴う病変を生じる(149章「脂漏性皮膚炎」参照)。
- 乾癬：厚い局面が，伸側の皮膚や，頭皮，殿部に生じ，爪には陥凹が生じる(150章「乾癬」参照)。
- 慢性単純性苔癬(神経皮膚炎とも呼ばれる)：通常は手首や足首，首などの搔破しやすいところに単体の斑が生じる(図143-16)(147章「精神性皮膚疾患」)。
- 接触皮膚炎：曝露歴があり，曝露した部位に皮疹が生じ，家族性のエピソードはない。パッチテストは，接触皮膚炎とアトピー性皮膚炎，もしくはアトピー性皮膚炎にアレルギー性の接触皮膚炎が合併したものを鑑別するうえで有用な検査である(144章「接触皮膚炎」参照)。

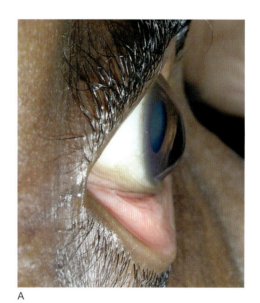

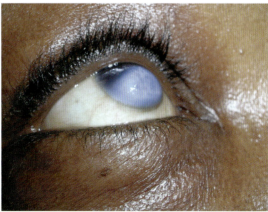

図143-14　重症のアトピー性皮膚炎を有する若年女性に生じた円錐角膜。彼女は頻繁に眼を擦っていた。A：中心部から円錐のように突出する円錐角膜。B：円錐角膜を生じてから2年後。白内障を生じており，角膜移植が必要な状態である(Reproduced with permission from Richard P. Usatine, MD.)

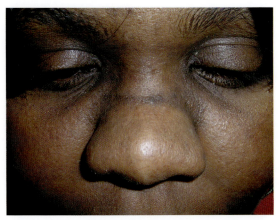

図143-15　アトピーの三徴を有する患者に生じた色素沈着を伴う鼻背の水平なしわ。掻痒感で繰り返し鼻こすりを行っていたためである（Reproduced with permission from Richard P. Usatine, MD.）

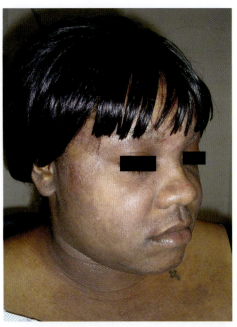

図143-17　31歳アフリカ系女性。小児期よりアトピー性皮膚炎を有しており、顔面や頸部で症状が強く、炎症後色素沈着を伴っている。喘息とアレルギー性鼻炎も合併しており、アトピーの三徴を有する。眼瞼はや口唇に症状を呈している（Reproduced with permission from Richard P. Usatine, MD.）

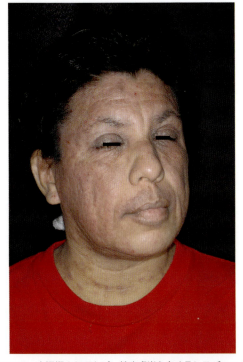

図143-16　小児期よりアトピー性皮膚炎を有するヒスパニック系の女性。長年擦っていたことによる顔面の苔癬化を呈している。眼瞼の皮膚が厚くなったことに加えて、炎症後の色素沈着も伴っている（Reproduced with permission from Richard P. Usatine, MD.）

- 疥癬：趾間に丘疹や疥癬トンネルを生じ、KOH検査で陽性となる（141章「疥癬」参照）。
- 皮膚真菌感染症：手や足に手湿疹や足湿疹に類似の症状を生じる。しかし、KOHで菌糸が陽性となる（138章「足白癬」参照）。

治療

- アトピーの三徴を持つ患者では、イエダニをコントロールすることで症状がよくなると示すエビデンスがある。ベッドカバーの交換が最も効果的にイエダニをコントロールする方法である。しかし、残念ながらアトピーの三徴を持たない成人アトピー性皮膚炎患者では、イエダニの除去の効果は示されていない[1]。SOR Ⓑ
- 食事の変化が症状を改善するというエビデンスはなく、医原性の栄養失調をきたす可能性がある。SOR Ⓑ
- 湿疹を起こしやすい洗剤や羊毛など症状増悪因子を避けたり、皮膚乾燥のケアをするといった患者教育はぜひ行われるべきである。
- 6%の漂白剤を0.5カップ加えた浴槽は、黄色ブドウ球菌の数を減らし、小児のアトピー性皮膚炎の症状を改善させる[8]。SOR Ⓑ　成人のアトピー性皮膚炎患者に対する研究は行われていないが、試してみたい患者には試してみる価値はある。

▶ 外用療法

- ステロイド外用薬や保湿剤はアトピー性皮膚炎の治療の主流である[1]。SOR Ⓐ
- 基剤やステロイドの強さは使用する患者の年齢や、使用部位、皮疹の形態によって決める。乾燥しひび割れている皮疹に対しては軟膏が最も優れている。クリームは使いやすく、人によってはより治療を継続しやすい。
- 厚い皮膚や、重症な皮疹、弱いステロイドに反応しなかった病変に対しては、強いステロイドを使用する。顔や陰嚢、腋窩では強いステロイドの使用は避ける（図143-17）。
- 副作用をきたさないためには、Strongestクラスの外用薬は2週間以上は連日使用しないようにする。しかし、Strongestクラスのステロイドはパルス療法には使用できる（週末のみStrongestクラスの外用薬を使用し、平日は弱いステロイドかピメクロリムスやタクロリムス外用薬を使用する）。
- ピメクロリムスやタクロリムスといったカルシニューリン

144章　接触皮膚炎　497

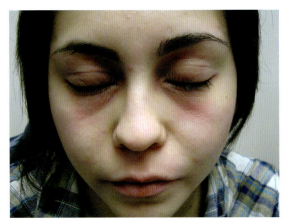

図143-18　19歳女性。幼少期からのアトピー性皮膚炎に伴って眼瞼に症状を伴っている。カルシニューリン阻害薬の外用は眼瞼の症状をコントロールする際に有用である(Reproduced with permission from Richard P. Usatine, MD.)

阻害薬の外用は小児や成人の皮疹を改善させる[1]。SOR A　抗原特異性のT細胞の活動を抑え、炎症性サイトカインの放出を抑えることで作用する。これらの薬剤はステロイドの代替薬として使用することができ、眼瞼など皮膚が薄くステロイドが使用しにくい部位にも使用することができる(図143-18)。米国食品医薬品局(FDA)はこれらの薬剤は発癌性を持つために第一選択薬としては使用しないようにと勧告している。米国皮膚科学会(AAD)は適切なピメクロリムスやタクロリムスの使用が危険であると示すデータはないと述べている。

- ドキセピンの短期使用は掻痒感を改善する[1]。SOR A
- 二次性の細菌感染が考えられるアトピー患者では外用もしくは内服の抗菌薬を使用する。最も多い感染菌は黄色ブドウ球菌である。症状増悪時の滲出液や痂皮がみられた際には抗菌薬の使用を検討する(図143-1 参照)[1]。SOR A

■ 内服療法、全身療法
- 症状増悪時にはステロイドの内服もしくはトリアムシノロンの筋注(成人用 40 mg/mL 懸濁液 1 mL 中 40 mg)を考慮する[1]。SOR C
- 抗ヒスタミン薬の効果については意見が割れている。抗ヒスタミン薬を使用するべきということであれば、鎮静薬が最も効果的であり、夜間に使用するべき薬剤であるということになる[1]。SOR B
- 再発性の重症アトピー性皮膚炎に対するシクロスポリンの内服は長期に症状を安定させ、再発を防ぐことのできる治療法である[1]。SOR A　米国では生涯のうち 1 年間は皮膚疾患に対してシクロスポリンの内服を使用してもよいとされている。ヨーロッパでは 2 年とされている(図143-1 参照)。
- 紫外線光線療法は再発性の重症アトピー性皮膚炎の治療に有用である[1]。SOR A
- アザチオプリンやメトトレキサート、ミコフェノール酸モフェチルは有用な治療法かもしれないが、効果を示すエビデンスは少ない[1]。SOR C

フォローアップ

慢性に経過し、症状のコントロールが難しいアトピー性皮

表143-1　親のための行動計画表

皮疹なし、または乾燥肌	予防：保湿、乾燥肌のケア、無香料の洗剤、乾燥していないシーツ、週 1 回の浴槽の漂白
軽度の症状	予防と低〜中クラスのステロイド外用薬やカルシニューリン阻害薬を用いる(例：顔、腋窩、陰部には 2.5%のヒドロコルチゾンか 0.1%のタクロリムスを用いる。体には 0.1%のデソニドか 0.1%のトリアムシノロンを用いる)
中等度の症状	予防と中〜高クラスのステロイド外用やカルシニューリン阻害薬を用いる(短期間クロベタゾールを使用した後に、トリアムシノロンを濡れたパジャマの下に用いる)
重度の症状	全身療法が必要

(Data from Rance F, Boguniewicz M, and Lau S,[3] and from Chisolm SS, Taylor SL, Balkrishnan R, et al.[9])

膚炎の患者では定期的なフォローアップが行われるべきである。うまくコントロールされていない成人アトピー性皮膚炎患者では、入院率は 50% に達するとされている[2]。よい治療方針を立てることが、よいコントロールをするために必要であり、フォローアップ期間の時間を設けることができるようになる。

患者教育

患者は掻破によってアトピー性皮膚炎の症状が増悪することを知るべきである。爪を短く切ったり、手や体を衣類でしっかりと覆うといった行動変革は症状の改善に役立つ。アトピー性皮膚炎は慢性に繰り返す疾患のため、患者は治療に対するアドヒアランスが悪い。近年の研究ではアトピー性皮膚炎の患者でアドヒアランスが保たれていたのはわずかに 32% であった[9]。行動を記入した表を作成することは患者のコンプライアンスの向上につながる(表143-1)。

【Richard P. Usatine, MD／Lindsey B. Finklea, MD】
(青柳直樹／坂本壮　訳)

144　接触皮膚炎

病歴

38歳の女性が右足首を捻挫し、漢方含有の貼付薬を鎮痛目的に処方された。翌日より重度の接触皮膚炎(contact dermatitis)が発生し、多数の 5 mm 以下の小水疱、5 mm を超える大きな水疱が出現した(図144-1)。紅斑は境界明瞭であり、ペンによって境界線が引かれている。冷やした圧迫包帯と局所の high potency ステロイドが処方された。改善がみられはじめたときに、2週間の経口プレドニゾロン漸減療法(60 mg/日から 5 mg/日)が開始され、その後急速に改善し寛解した[1],[2]。

概説

接触皮膚炎は外的刺激に伴う皮膚の紅斑・滲出を伴う変化として定義される、よく目にする炎症性皮膚疾患である。刺激性接触皮膚炎(ICD)は非免疫調整性の刺激によって引き起こされる皮膚変化である。アレルギー性接触皮膚炎(ACD)は外的刺激に曝露されたのちに起こる遅発性の過敏性反応として皮膚変化を引き起こす[3]。

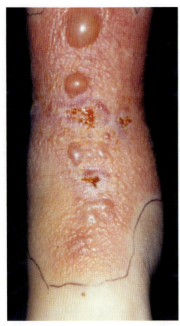

図144-1 重症の急性アレルギー性接触皮膚炎。足関節捻挫の女性患者に対し処方された漢方含有の貼付薬処方後に発生（*Reproduced with permission from Milgrom EC, Usatine RP, Tan RA, Spector SL. Practical Allergy. Philadelphia, PA：Elsevier, Inc；2004.*）

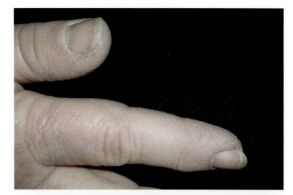

図144-2 職業性刺激物質への曝露。テキサスでカウボーイハットをつくる仕事に従事する女性の手に発生（*Reproduced with permission from Richard P. Usatine, MD.*）

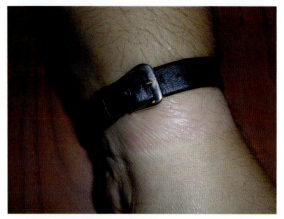

図144-3 安価な時計バンドでのニッケル曝露によるアレルギー性接触皮膚炎

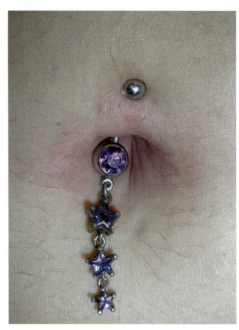

図144-4 若年女性の臍部のピアスによって発生したアレルギー性接触皮膚炎（*Reproduced with permission from Richard P. Usatine, MD.*）

疫学

- 最もよくある接触皮膚炎はツタウルシやニッケル，香料に曝露された際に起こる[4]。
- パッチテストデータからは，3,700種のアレルゲンから最もよく起こる5つのアレルゲンとして，ニッケル（14.3％），香料混合物（14％），ネオマイシン（11.6％），ペルーバルサム（10.4％），チメロサール（10.4％）が示された[5]。
- 職業関連性皮膚疾患として，外傷性損傷に次いで接触皮膚炎があがる。溶剤や切削液などの化学性刺激物はICDの最たる原因であり，60％はACD，32％はICDを引き起こす。手指に関してはACDの64％，ICDの80％を占める（図144-2）[4]。

病因／病態生理

- 接触皮膚炎は外的刺激に伴う皮膚の紅斑・滲出を伴う変化として定義される，よく眼にする炎症性皮膚疾患である。
- ICDは非免疫調整性の刺激によって紅斑などの皮膚変化を引き起こす。
- ACDは外的刺激に曝露されたのちに起こる遅発性の過敏性反応として皮膚変化を引き起こす。皮膚蛋白で形成された抗原複合体が過敏性を引き起こす。表皮への二次的抗原曝露によってT細胞主導による炎症カスケードが惹起され，ACDにみられる皮膚変化が起こる。

診断

▶ 臨床所見

病歴

患者に接触歴に関して尋ねること（例：ニッケル，香料，ネオマイシン，ツタウルシやウルシ）。

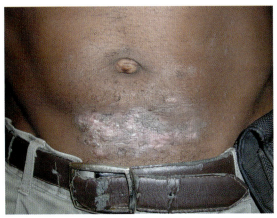

図144-5　アレルギー性接触皮膚炎がベルトの金属バックル曝露によって引き起こされ，紅斑と鱗屑変化，高度色素沈着をきたしている（Reproduced with permission from Richard P. Usatine, MD.）

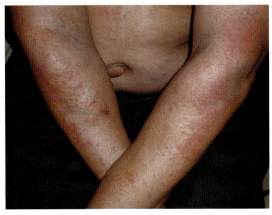

図144-7　建築作業員に起きたセメントに対するアレルギー性接触皮膚炎。曝露が多い前腕で症状が最も強く現れている。保護服で腕を覆うことでセメントを用いた作業が可能になったと患者は証言している（Reproduced with permission from Richard P. Usatine, MD.）

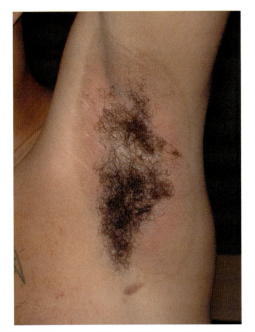

図144-6　新調したデオドラントの香料によって引き起こされたアレルギー性接触皮膚炎（Reproduced with permission from Milgrom EC, Usatine RP, Tan RA, Spector SL. Practical Allergy. Philadelphia, PA：Elsevier, Inc；2004.）

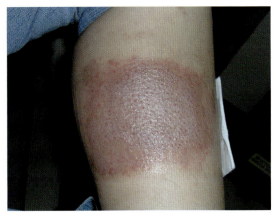

図144-8　若年女性の足に塗布されたネオマイシンによって引き起こされたアレルギー性接触皮膚炎。彼女の母親が虫の咬傷に対し抗生剤軟膏と非接着性被覆材を彼女に与えたところ，被覆材のサイズに一致して抗菌薬軟膏を塗布したエリアにのみ発生している（Reproduced with permission from Richard P. Usatine, MD.）

- ニッケルへの曝露は指輪やジュエリー，金属製のベルトのバックルで起こる（図144-3〜図144-5）。
- デオドラントや香水に含まれている香料（図144-6）。
- 職業的な曝露，特に溶剤に関して尋ねる。たとえばハット（帽子）づくりに使用する化学物質はICDを引き起こす（図144-2参照）。セメントに対するACDは建築作業員に起こる（図144-7）。
- 3種の抗生剤軟膏としてネオマイシンが処方された（図144-8，図144-9）。
- ツタウルシやウルシへの屋外での曝露。線状を示す際には特に尋ねる必要がある（図144-10，図144-11）。
- 傷や手術後に使用するテープは接触皮膚炎の主な原因である（図144-12）。
- 接触皮膚炎が両足に生じた場合には靴を新調していないか確認する（図144-13，図144-14）。

皮膚に接触している製品の詳細を確かめることはアレルゲン特定につながりうる（図144-15）。このトラックドライバーは長距離運転の際に肌をきれいにする目的で赤ちゃん用のワイプを使用していた。パッチテストはこのワイプの成分に対してアレルギーがあることを突き止めた。

身体所見
すべての接触皮膚炎は紅斑を示す。しかしICDかACDかを区別することは時に難しい。いくつかの臨床的な特徴を以下に記す。

ICD
- 場所：通常は手。
- 症状：焼けるような，滲出，疼痛。
- 乾燥し裂状の皮膚（図144-2参照）。
- 不明瞭な境界。

ACD
- 場所：通常は曝露されたエリア，しばしば手。

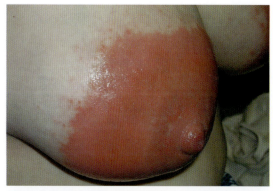

図144-9 ネオマイシン含有抗生剤軟膏による乳房のアレルギー性接触皮膚炎。赤ん坊の鵞口瘡から進展した乳房の不快感改善のために軟膏が処方された（Reproduced with permission from Jack Resneck, Sr., MD.）

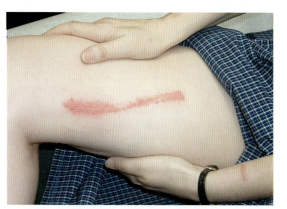

図144-10 ツタウルシによる線状パターンのアレルギー性接触皮膚炎（Reproduced with permission from Jack Resneck, Sr., MD.）

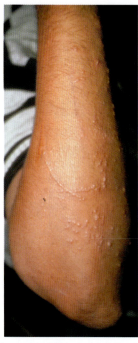

図144-11 ウルシによる前腕に広がる多数の線状水疱（Reproduced with permission from Milgrom EC, Usatine RP, Tan RA, Spector SL. Practical Allergy. Philadelphia, PA：Elsevier, Inc；2004.）

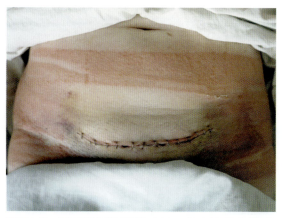

図144-12 子宮摘出術後に使用したテープによるアレルギー性接触皮膚炎（Reproduced with permission from Milgrom EC, Usatine RP, Tan RA, Spector SL. Practical Allergy. Philadelphia, PA：Elsevier, Inc；2004.）

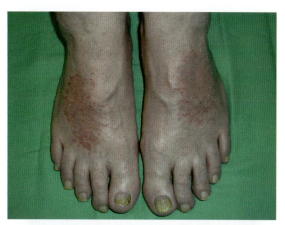

図144-13 新調した靴によるアレルギー性接触皮膚炎。両側足背に典型的な分布を認める。パッチテストからは靴をつくる際のゴムに含まれるチウラム化合物へのアレルギーが確認された（Reproduced with permission from Richard P. Usatine, MD.）

- 滲出・強い症状。
- 小水疱～水疱形成（図144-1，図144-16）。
- 明瞭なアングル，線，境界（図144-8～図144-12 参照）。

ICD，ACDともに，滲出や排膿，硬皮化などの表在細菌感染症により複雑化する可能性がある。

トキシコデンドロン（ウルシ）皮膚炎（ツタウルシ，ウルシ，毒ウルシ）はウルシオールが原因物質であり，これらの植物の樹液に含まれる。臨床では，線状の水疱は植物を撫でた際に起こる。またみずから掻破してしまった場合やオレオレジンを爪で伸ばしてしまった場合にも線状を呈する（図144-10，図144-11 参照）。

全身性の接触皮膚炎はまれな出現であり，全身への曝露があったのちに起こる。通常は薬剤であり，局所の過敏性が以前に起きていることがある。

▶ 検査所見

ほとんどの場合，病歴と身体所見により診断される。表在感染やメチシリン耐性黄色ブドウ球菌（**MRSA**）の存在の徴候がある場合には培養を検討する。診断が明らかではない場合，以下の検査を検討する。

144章 接触皮膚炎 501

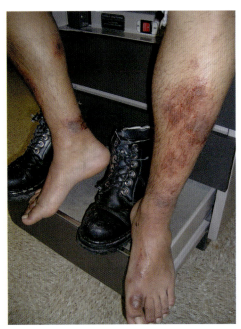

図144-14 25歳男性のブーツの化学物質によるアレルギー性接触皮膚炎。ブーツはもともと長かったが，ブーツの高さまで生じている不快感を軽減するためにブーツを切った(Reproduced with permission from Milgrom EC, Usatine RP, Tan RA, Spector SL. Practical Allergy. Philadelphia, PA：Elsevier, Inc；2004.)

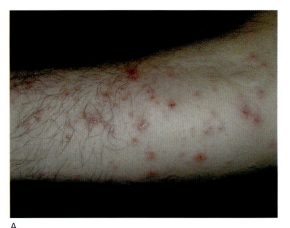

A

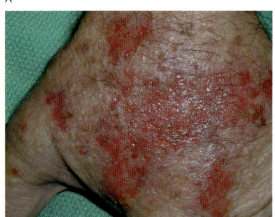

B

図144-16 断熱材のある現場で働いていた壁塗り職人に発生した重症の急性接触皮膚炎。プレドニゾン内服にただちに反応した。パッチテストからは塗料と断熱材いずれからも検出されたホルムアルデヒドがアレルゲンであることが判明した。パッチテストがホルムアルデヒドで陽性と出るまで断熱材との接触があり，紅斑が出現していた。A：前腕の水疱。B：手背のびらんと以前の水疱痕(Reproduced with permission from Richard P. Usatine, MD.)

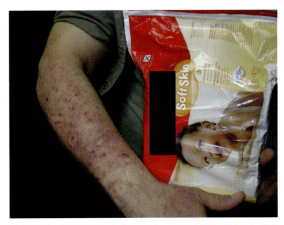

図144-15 49歳トラックドライバーの腕と体幹に発生した滲出性紅斑。様々な治療にもかかわらず1年間存在した。パッチテストからCl⁺Me⁻イソチアゾリノンへのアレルギーが明らかになった。彼は自宅へ帰り，長距離運転の際に肌をきれいにする目的で使用していた赤ちゃん用のワイプにこの成分が含まれていたことを発見した。このワイプの使用を中止するとただちにアレルギー性接触皮膚炎は改善した(Reproduced with permission from Richard P. Usatine, MD.)

- 白癬が疑われた場合にはKOH鏡検，真菌培養。
- 疥癬ダニや虫卵を鏡検する。
- ラテックスアレルギー反応：ICD(非免疫的)でもACDでもない。ラテックスアレルギーは1型アレルギー反応，もしくはラテックス抗原へのIgE関連反応である。
- パッチテスト：よくある抗原を患者の皮膚に設置する。T. R. U. E. テストは3種類のテープを背中に貼る(図144-17)。準備は必要なく35種類の主な抗原がこのテープに配置されている(表144-1は36種類の抗原)。テープは2日

間で剥がし，その2日後に観察する(図144-18)。T. R. U. E. テストのサイトではより詳細に，どのように結果を解釈し患者に伝えるべきかが掲載されている。パッチテストに興味を持った臨床医は簡単に診察室でこのサービスを受けることができる。

- T. R. U. E. テストのメタ解析ではニッケル(受検者の14.7%)，チメロサール5.0%，コバルト(4.8%)，芳香族(3.4%)，ペルーバルサム(3%)がこのシステムで最も特定されたアレルゲンであった[5]。
- T. R. U. E. テストの弱点としては他の重要な抗原が抜けていることにある。そのために皮膚科医はそれぞれ追加のパネルを作成している。T. R. U. E. テストに疑われるアレルゲンがなかった場合には，パッチテストをカスタマイズできるスペシャリストに紹介すべきである。また化粧品やローションなどの個別の製品も希釈することでパッチテストに使用できる。
- パッチテストで陽性の結果が出た場合，患者の皮膚炎と関連性があるかを判断することが重要である。パッチテ

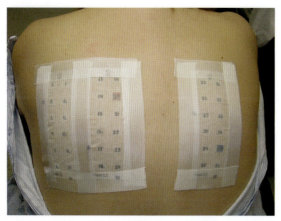

図144-17 T.R.U.E. テストは簡便に行える標準的なパッチテストであり，背中に貼る3種類のテープには35種類の主要なアレルゲンが用いられている。2日の間，貼がれないようにアレルギーを起こしにくいテープを使用する（Reproduced with permission from Richard P. Usatine, MD.）

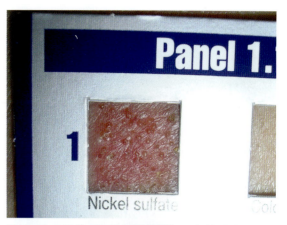

図144-18 このパッチテスト陽性結果はニッケルによるもので，小水疱が紅斑の上に広がっている。陽性抗原を断定するT.R.U.E. テストを解釈する断片が保持されている（Reproduced with permission from Richard P. Usatine, MD.）

表144-1　T.R.U.E. テストの抗原（接触皮膚炎のためのパッチテスト）

パネル1.2	パネル2.2	パネル3.2
1. ニッケル	13. p-tert ブチルフェノールホルムアルデヒドレジン	25. ジアゾリジニル尿素
2. 羊毛アルコール	14. エポキシ樹脂	26. キノロン化合物
3. ネオマイシン	15. 炭水化物	27. チキソコルトール-21-ピバル酸
4. ニクロム酸カリウム	16. ブラックラバー混合物	28. 金チオ硫酸ナトリウム
5. 麻酔化合物	17. Cl$^+$Me$^-$イソチアゾリノン	29. イミダゾリジニル尿素
6. 芳香族	18. クアテミウム-15	30. ブデゾニド
7. コロホニウム	19. メチルジブロモグルタロニトリル	31. ハイドロコルチゾン-17-ブチレート
8. パラベン	20. p-フェニレンジアミン	32. メルカプトベンゾチアゾール
9. コントロール	21. ホルムアルデヒド	33. バシトラシン
10. ペルーバルサム	22. メルカプト基	34. バルテノライド
11. エチレンジアミンジヒドロクロライド	23. チメロサール	35. ジスパースブルー106
12. コバルト	24. チウラム混合物	36. 2-ブロム-2-ニトロプロパン-1,3-ジオール（ブロノポール）

スト陽性時の臨床的な関連性を分類する方法としては，(a)現在の関連性：患者はアレルゲンに現在曝露されており，曝露を中止すると皮膚炎が改善する。(b)過去の関連性：アレルゲンに過去に曝露されている。(c)関係性が不明：現在過去を通じて曝露があったかは不明。(d)交差関連性：陽性の結果は他のアレルゲンに対しての交差反応として出現している。(e)曝露後：曝露の病歴はあるものの皮膚炎を引き起こしてはいない。ないしは曝露をしていないがパッチテストの結果からは明らかに陽性[6]。

- パンチ生検：別の疾患の関与が疑われる場合には，組織診が優れている（乾癬など）。

鑑別診断

- アトピー性皮膚炎：通常，接触皮膚炎に比して広範囲に発生する。そしてその他のアトピー性皮膚炎に特徴的な，アレルギー性鼻炎や喘息といった病歴が併存する。また家族歴を伴うこともある。しかしながら，アトピー性皮膚炎を有する患者は接触皮膚炎にも罹患しやすい傾向にある（143章「アトピー性皮膚炎」参照）。
- 汗疱状湿疹：手足にタピオカ様水疱，紅斑，鱗屑がみられる。アレルゲンへの接触によって引き起こされるわけではないが，多くの刺激物によって増悪する。汗疱状湿疹の表面にACDが発症することも起こりうる(145章「手湿疹」参照)。
- 即時型IgE反応（ラテックスグローブアレルギーなど）：既知の，ないしは疑われるアレルゲンへの接触で，急速発症の湿疹，掻痒感，場合によっては全身反応が起こる。
- 真菌感染症：皮膚糸状菌感染症は手足で発症する接触皮膚炎に類似することがある。白癬菌は通常，つま先や足底，足の側面で発生する。足の接触皮膚炎では足背で起こることが多く，靴の化学物質やゴムと関連していることが多い（図144-13，図144-14参照）(138章「白癬」参照)。
- 手に発生する疥癬はしばしば接触皮膚炎と間違えられる。疥癬トンネルを探すなど，典型的な発見を確認し接触皮膚炎と区別する(141章「疥癬」参照)。
- 刺青に使用される染料もアレルギーを引き起こす。染料は皮下に注入されているため，原則的には接触皮膚炎ではないがアレルギーの過程は類似している（図144-19）。

治療

- 原因物質を突き止め排除する[4]。　SOR A

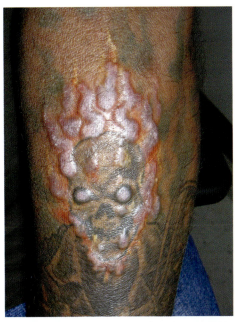

図 144-19　刺青の赤色染料へのアレルギーを起こした男性。赤色染料は至るところに使用されており，疼痛と腫脹を訴える（Reproduced with permission from Richard P. Usatine, MD.）

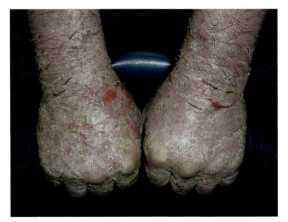

図 144-20　カー用品に使用する鉱油製品による重度の職業性接触皮膚炎（Reproduced with permission from Richard P. Usatine, MD.）

- ステロイド外用薬へのアレルギーがある患者がいることに留意する。パッチテストによってこの結果は確認できる。
- ニッケルへのACDがある場合，ジーンズのニッケル部分を鉄や透明なネイルポリッシュでカバーすることを推奨する。
- 冷圧迫は接触皮膚炎の急性症状を緩和させる[4]。SOR Ⓒ
- カラミンとコロイド状オートミール浴は急性症状や滲出をやわらげるかもしれない[3),4)]。SOR Ⓒ
- 局所の急性なACDには0.1％トリアムシノロンや0.05％クロベタゾールといったmid-potencyからhigh-potencyのステロイド外用を使用する[4]。SOR Ⓐ
- 屈曲部位や眼瞼，顔面，陰部など皮膚が薄いエリアでは，デソニドなどのlower-potencyのステロイド外用が皮膚萎縮のリスクを最小限にとどめるために使用される[3),4)]。SOR Ⓑ
- 臨床的にACDとICDを明確に区別することは難しく，ICDへのステロイド外用薬の使用に関しては十分なデータは得られていないが，多くの場合，使用が試みられる。SOR Ⓒ
- ACDが広範囲（＞20％）に及ぶ場合，12～24時間以内の全身へのステロイド投与が必要とされる。0.5～1.0 mg/kg/日，5～7日間で開始し，患者に改善がみられるようであれば半量に減量し5～7日間継続する。減量の目安は重症度やACDの発症期間，アレルゲンへの曝露回避の効果などによる[4]。SOR Ⓑ
- 経口ステロイドは2週間以上かけて漸減されるべきである。急なステロイド減薬や中止は皮膚炎の再燃を引き起こす。重症ツタウルシ，ウルシ接触皮膚炎では経口プレドニゾンを2～3週間継続する。メドロールパックは十分な投与量と期間が得られないため使用を避ける[4]。SOR Ⓑ
- タクロリムスやピメクロリムスなどの免疫抑制外用薬のACDやICDへの効果ははっきり証明されていない。しかしながらニッケル曝露によるACDへのタクロリムス外用が過去に行われてきた治療よりも効果的だったとする無作為化比較試験（RCT）が存在する[7]。SOR Ⓑ
- 滲出を伴うACDに対し一般的に抗ヒスタミン薬は効果的ではないとされているが，通常使用されることが多い。眠気を誘発するような抗ヒスタミン薬（ジフェンヒドラミン，ヒドロキシジン）による鎮静は症状緩和につながるかもしれない[4]。SOR Ⓒ
- 表在細菌感染症は，Streptococcus pyogenes，S. aureus，場合によってはメチシリン耐性黄色ブドウ球菌（MRSA）をカバーする適切な抗菌薬によって治療すべきである。
- いかなる接触皮膚炎であっても，それが確認された際には皮膚軟化剤や保湿剤は過敏性のある皮膚症状を緩和する[4]。SOR Ⓒ

手指に発生したICDと職業性接触皮膚炎には以下を使用する。

- 溶剤や石鹸・漂白剤といった既知となったアレルゲンや刺激物質と考えられる物質と接触する仕事中には保護グローブを装着する[6),8)]。SOR Ⓐ
- 快適さと汗を吸収するために綿のリネンをグローブの下につける。綿のグローブは密閉性の高いグローブによる皮膚バリア機能の低下を予防することができる[8]。SOR Ⓑ
  - 刺激物質との接触に抵抗するバリアクリームは有効性が確立されていない[6),8)]。SOR Ⓐ
  - 終業後のコンディショニングクリームは労働者の傷ついた皮膚の改善に使用される[8]。SOR Ⓐ
- 手指を，可能な限りいつでも清潔に適度な湿潤環境を維持できるように努める。
- ワセリンを1日2回塗布することは，乾燥しかたくなった皮膚の湿潤に効果を発揮する。

接触皮膚炎が重度の場合は（図144-20），刺激性物質，抗原を完全に避けるために職業を変える必要があるかもしれない。

フォローアップ

刺激要因が不明な場合や紅斑が改善しない場合，またパッチテストが必要とされる場合などには頻繁にフォローアップする必要がある。

患者教育

刺激物質を避け，症状緩和のための処方された薬物を摂取するように伝える。

【Richard P. Usatine, MD】
（三上哲／坂本壮 訳）

145 手湿疹

症例

アジア系アメリカ人医師の手指に乾燥した鱗屑が出現した。頻繁な手洗いはそれを増悪させ，時々ひび割れを起こした。彼女はアレルギー性鼻炎を持病として持ち，若年時に全身性のアトピー性皮膚炎を有していた。これは手指に生じた慢性アトピー性皮膚炎の一例である（図145-1）。治療としては石鹸と水の代わりにセタフィル（もしくは非石鹸性のクリーナー）を使用することが提案された。彼女は毎晩温かいお湯に両手を3〜5分浸すようにし，0.1％トリアムシノロン軟膏を塗布し，綿のグローブを夜間装着するようにした。両手は治療によって90％ほど改善を示し，満足を得るものであった。

概説

手湿疹（hand eczema）はアトピー性皮膚炎や接触皮膚炎，汗疱，汗疱状湿疹などの手の炎症性皮膚疾患の総称である。

別名

手湿疹は手皮膚炎，汗疱，汗疱状湿疹，水疱掌蹠湿疹としても知られている。汗疱と汗疱状湿疹は同義として使用されることもあるが，一方で手湿疹としての汗疱は小水疱と水疱を手掌に生じるもの，汗疱状湿疹はもっと小さな水疱が指間や趾間に生じるものを表現している。

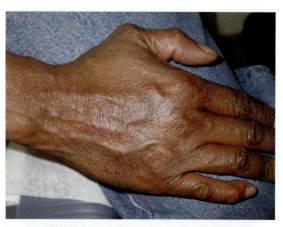

図145-2　首に香水をつけるために，二次的に手の甲についた香水による接触皮膚炎（Reproduced with permission from Usatine RP. New rash on the right hand and neck. J Fam Pract. 2003；52（11）：863-865. Reproduced with permission from Frontline Medical Communications.）

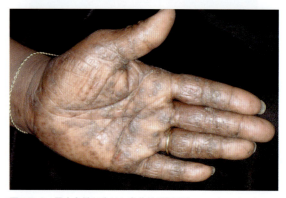

図145-3　黒人女性に生じた角化性手湿疹（Reproduced with permission from Richard P. Usatine, MD.）

疫学

手湿疹は2〜8.9％の人が罹患している[1]。

病因／病態生理

- 臨床的多様性が多く存在し，分類方法も様々である。ここではそのいくつかを列挙する。
  1) 接触性（アレルギー性・刺激性）（図145-2）。
  2) 角化性（乾癬化）（図145-3）。
  3) 摩擦性（図145-4）。
  4) 貨幣状（図145-5）。
  5) アトピー性（図145-6）。
  6) 汗疱（例：発汗障害）（図145-7，図145-8）。
  7) 慢性水疱性皮膚炎（図145-9）[1]。
- 別の方法として3つに分けて整理することもできる[2]。
  1) 内因性：アトピー性，乾癬，汗疱，汗疱状湿疹（本書では乾癬は手湿疹として，本章には含まなかった）。
  2) 外因性：アレルギー性，刺激性接触皮膚炎。
  3) 感染性：白癬，カンジダ性，また黄色ブドウ球菌の混合感染（図145-10）。
- 手の接触皮膚炎のほとんどは石鹸や水，溶剤や他の化学物

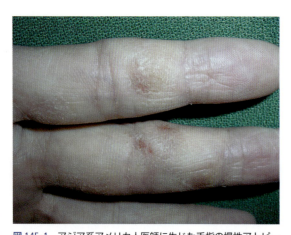

図145-1　アジア系アメリカ人医師に生じた手指の慢性アトピー性皮膚炎。彼女はアレルギー性鼻炎を持ち，若年時に全身性のアトピー性皮膚炎の病歴があった（Reproduced with permission from Richard P. Usatine, MD.）

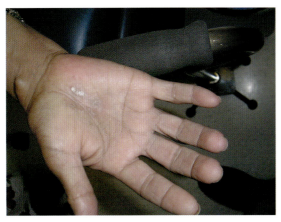

図 145-4 杖の使用により増悪した摩擦性手湿疹。対側は脳梗塞症状で使用できず片方の手だけで杖を使用していた（Reproduced with permission from Richard P. Usatine, MD.）

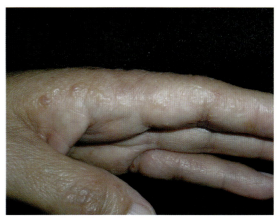

図 145-7 タピオカ様水疱を形成した急性増悪の汗疱状湿疹（Reproduced with permission from Richard P. Usatine, MD.）

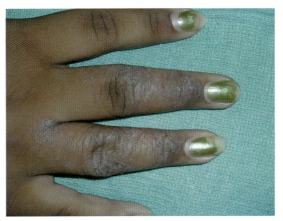

図 145-5 貨幣状皮膚炎は小さな丘疹，小水疱性丘疹，「コインのような」湿疹が指の遠位側にみられる（Reproduced with permission from Richard P. Usatine, MD.）

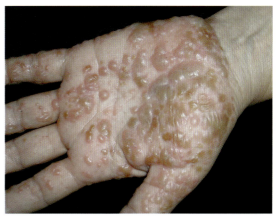

図 145-8 ステロイド外用薬により増悪した重度の汗疱状湿疹。パッチテストによりステロイド外用薬へのアレルギーが証明された。シクロスポリン内服と経口およびステロイド外用薬を避けることで症状は改善した（Reproduced with permission from Richard P. Usatine, MD.）

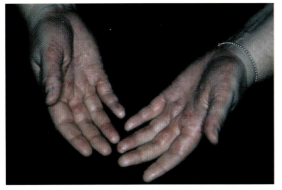

図 145-6 アジア系アメリカ人女性の手掌のアトピー性皮膚炎（Reproduced with permission from Richard P. Usatine, MD. Previously published in Practical Allergy.）

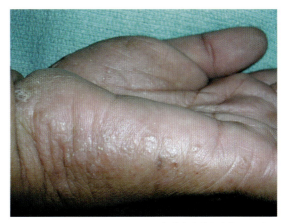

図 145-9 10 年来の経過を経ている慢性水疱性皮膚炎。51 歳ヒスパニック系の女性に生じ，小指側で増悪している（Reproduced with permission from Richard P. Usatine, MD.）

質などの刺激物に伴う二次的なものである。
- アレルギー性接触皮膚炎（ACD）はⅣ型アレルギーであり，遅発性，細胞介在性の過敏性反応である。
- 1994〜2004 年に行われたパッチテストによって，手の接触皮膚炎を引き起こす 9 つの主たるアレルゲンが特定された[3]。クアテルニウム-15（6.5％），ホルムアルデヒド（13％），ニッケル（12.2％），芳香族（11.3％），チウラム（10.2％）ペルーバラサム（9.6％），カルバミックス（7.8％），ネオマイシン（7.7％），バシトラシン（7.4％）[3]。

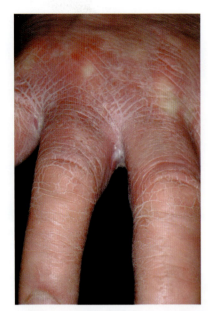

図145-10 中華料理の調理師に発生したカンジダ性接触皮膚炎。白苔が指間に確認できる。指趾間に発生したカンジダ症は分芽菌性指間びらん症とも呼ばれ、糖尿病患者にみられる(Reproduced with permission from Richard P. Usatine, MD.)

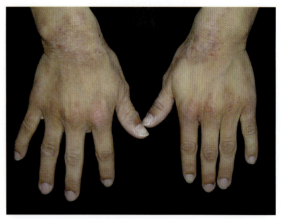

図145-11 20歳のヒスパニック系女性に発生した手首を巻き込む中等度から重度のアトピー性皮膚炎(Reproduced with permission from Richard P. Usatine, MD.)

- ゴムアレルゲンは職業関連ではよく散見する。ACD の1/3 の患者は関連性のある刺激物が特定される[3]。
- 最も主要なアレルゲンは防腐剤，金属，香水，抗菌薬外用剤，添加物である[3]。

診断[1]

▶ 臨床所見

接触性(アレルギー性，刺激性)(図 145-2 参照)
- 症状としてアレルゲンや刺激物に曝露された範囲に灼熱感や刺されるような感覚、痛みや掻痒感が生じる[1]。
- 急性期には小水疱や水疱が生じ、浮腫状になる。
- 滲出や痂皮化は感染が併発してもしなくても起きる。
- 慢性的な徴候としては亀裂が生じたり色素沈着、苔癬化が起きる。
- 刺激性接触皮膚炎は ACD の素因となる。

角化性(乾癬化)(図 145-3 参照)
- 左右対称性に角化局面が発生。
- 手掌の近位側から中心にかけて限局することもある。
- 痛みを伴う亀裂がよく起きる。

摩擦性(図 145-4 参照)
- 外傷や摩擦，圧力，振動など労働状況から起こる機械的な刺激が要因となり，紅斑や落屑を引き起こす。
- 「摩耗性皮膚炎」[1]。
- 紙や生地との接触も原因となりうる。

貨幣状(図 145-5 参照)
- 貨幣状湿疹(円板状皮膚炎とも呼ばれる)。
- 小丘疹，水疱性小丘疹，「コインの形をした」紅斑局面。
- 手背から指の遠位を巻き込むことが多い。

アトピー性
- 小児期のアトピー性皮膚炎を有している患者群は成人以降の手の皮膚炎の素因となる(図 145-6 参照)。
- 特徴的なパターンはなく，手のあらゆる部位で発生する。
- 手首への進展もよくみられる(図 145-11)。

汗疱(多汗，汗疱性湿疹)
- 集簇丘疹，小水疱，水疱が指の側面や手背，足底に紅斑を伴わず，出現する(図 145-7，図 145-8 参照)。
- タピオカのような小さな球体になることがあり，タピオカ水疱と表現される。破疱したのち皮膚は剥離する(軽度の落屑)。
- 時に痛みや掻痒感を伴う。
- 汗疱と汗疱性湿疹を混同して用いることもあるが，手掌に生じた大きな水疱に進展した場合には汗疱(図 145-8 参照)と表現し，慢性的に指間に生じた小さなタピオカ水疱を汗疱性湿疹と表現する(図 145-7 参照)。
- いずれも 2〜3 週間ほど継続し，その後改善するが，様々な期間を経て再燃する。
- いずれも特発性であり，関連性は考えられているものの明らかとはなっていない。
- 外因性要因(ニッケルや温暖環境)，内因性要因(アトピーやストレス)によって症状が出現する。

慢性水疱性手皮膚炎(図 145-9 参照)
- 慢性水疱はおおむね手掌であり，掻痒感を伴う。
- 汗疱よりもより慢性的な経過であり，紅斑局面上に水疱が形成される。
- 足底も巻き込むことがある。
- 治療への反応性が乏しい。
- このタイプの皮膚炎を持つ患者の 55%がパッチテストで陽性結果を持っているとの報告がある[4]。

▶ 典型的分布

手の皮膚炎はもちろん手に生じるが，汗疱性湿疹と慢性水疱性手皮膚炎は両手両足を巻き込むことがある。

▶ 検査所見

擦過鏡検 KOH 染色(真菌染色は問わず)で皮膚糸状菌を探すことは有用である(134 章「真菌の概要」参照)。

パッチテストは手湿疹の診断と治療に決定的な影響を与えうる。パッチテストに関しては他章参照(144 章「接触皮膚炎」参照)。図 145-8 の患者は重度の汗疱を有しており，ステロイド外用薬で増悪した。パッチテストによってステロイド外用薬に対してアレルギーがあることが判明した(図 145-12)。彼女の手はシクロスポリン経口投与，および経口内服

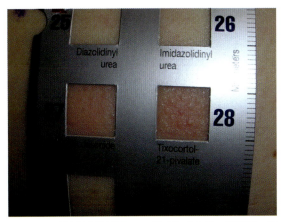

図145-12 重症汗疱患者（図145-8）に行われたパッチテスト。T. R. U. E. テストの結果より，2種のステロイド外用薬に対してのアレルギーが判明した。ステロイド外用アレルギー性接触皮膚炎（Reproduced with permission from Richard P. Usatine, MD.）

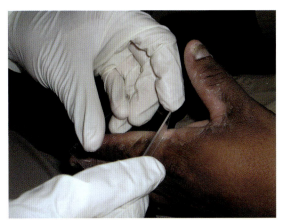

図145-13 two foot-one hand症候群患者の手白癬。擦過検体のKOH染色下での鏡検で菌糸が確認できる（Reproduced with permission from Richard P. Usatine, MD.）

表145-1 手湿疹患者のライフスタイル管理のためのハンドアウト例

手洗いと潤いの保持
- 微温湯から冷水で，極力保存料が含まれておらず，香料や色素，抗菌薬が含まれていないクリーナーを用いて行うこと。一般的に固形石鹸は液体石鹸に比べ保存料が少ない（セタフィルやアクアニルは除く）
- 手，特に指間は乾かすこと
- 手はすぐに乾かし（3分程度以内），ローションではなく潤滑剤入りワセリンなどのクリームや軟膏を使用して保護する
- 自宅内の様々な場所にクリームや軟膏を入れるコンテナを置いておくとよい（その後，ベッド脇やテレビの横，車のなか，勤務先のあらゆる場所）
- 1日15回を目安に，繰り返し手を潤すこと
- 浴用タオルや摩擦，スクラブ，石鹸や水の使いすぎを避ける

集中的に治療するための夜間閉鎖療法
- かかりつけ医によって処方された薬や皮膚軟化薬をたっぷり使用する
- その後朝まで綿の手袋を着用する

水仕事をする際は
- 綿の手袋の上に非ラテックス製ないしはビニール製の手袋を重ねて着用する
- お湯を用いないこと。水に触れる時間は可能であれば15分以下にする
- 可能であれば手を浸すより，流水を使用する
- 水仕事や手作業の前に指輪を外す

ほこりっぽい作業や寒い天気の日には保護グローブを着用する。摩擦曝露を防ぐためタイトにフィットする革製のグローブを着用する（ライディングやゴルフグローブ）

可能であれば，以下との直接接触は避ける
- シャンプー
- 特にシトラス系の果物の皮むき，野菜の皮むき
- 研磨剤
- 溶剤（ホワイトスピリット，シンナー，テレピン油）
- ヘアーローション，クリーム，線量
- 洗剤や強力なクリーニング剤
- 芳香性の化学物質
- 「よくわからない」化学物質

ビニールはアレルギー反応を起こしにくいため，ゴム性やニトリル性，その他の合成製品よりもビニール製の手袋を頻用すること

(Data from Figure 9 in Warshaw E, Lee G, Storrs FJ. Hand dermatitis: a review of clinical features, therapeutic options, and long-term outcomes. Am J Contact Dermat. 2003；14：126.)

いずれもステロイドを中止することで寛解した。

鑑別診断

- 手白癬は両側の足白癬と片側の手白癬を特徴とするtwo foot-one hand症候群の一症状としてみられる（図145-13）（134章「真菌の概要」，138章「白癬」参照）。
- カンジダは指間から手にかけて紅斑と落屑をきたす（図145-10参照）（135章「カンジダ症」参照）。
- 乾癬はよく手に発生する。手背に始まりMP関節部から手掌側へと進展する。掌蹠乾癬では両手両足を巻き込む（150章「乾癬」参照）。
- 色素沈着とともに拳部分が厚く肥厚し，ナックルパッドとなることがある。

治療

- 表145-1のようなライフスタイルの改善が必須である。
- 可能な限り職場でも自宅でも水仕事と刺激物を避ける。SOR Ⓒ
- 溶剤や石鹸，洗剤など刺激物となりうるもの，またはアレルゲンとして判明しているものと接する際には保護グローブを使用する[5),6)]。SOR Ⓐ
- 快適性と吸汗のためにグローブの下には綿のグローブを着用する。綿のグローブの着用はグローブ内での皮膚バリアの破綻を予防することができる[5),6)]。SOR Ⓑ
- 刺激物から保護するためのバリアクリームの有用性は証明されていない[5),6)]。SOR Ⓐ

表145-2 手湿疹への推奨される治療法

治療法	刺激性接触性	アレルギー性接触性	角化性	貨幣状	汗疱	摩擦性	慢性水疱性
ステロイド							
外用	✓	✓		✓	✓	✓	✓
内服		✓			✓*		✓
シクロスポリン		✓					
メトトレキサート		✓	✓		✓		✓
ミコフェノール酸モフェチル		✓		✓	✓		✓
タクロリムス，ピメクロリムス（外用）	✓	✓		✓	✓		✓
光線療法（UVB, PUVA, Grenz）	✓	✓	✓	✓	✓	✓	✓
レチノイド（外用もしくは経口のいずれか，または併用）		✓	✓			✓	✓
カルシポトリエン（外用）			✓			✓	✓

＊：急性増悪
(Data from Warshaw E, Lee G, Storrs FJ. Hand dermatitis: a review of clinical features, therapeutic options, and long-term outcomes. *Am J Contact Dermat*. 2003；14：128.)

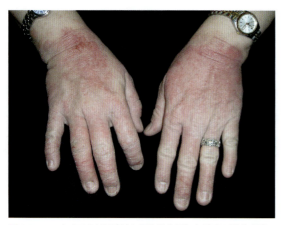

図145-14　すべての外用療法に難治性を示した重度の手皮膚炎。パッチテストは陰性であり，患者は症状改善を期待し，シクロスポリンの内服を開始した。仕事に戻れる可能性もある（Reproduced with permission from Richard P. Usatine, MD.）

作業後のダメージを受けた両手へのコンディショニングクリームの塗布を行うこと[6]。SOR **A**
- 手湿疹患者ではラテックスアレルギーは高リスクであるため，ラテックス製のグローブは使用を避ける。SOR **C**
- たっぷりと，また頻回に皮膚軟化剤を塗布することは，正常な皮膚バリア機能を維持するのに有用であり，シンプルで安価なワセリンベースの皮膚軟化剤や皮膚関連脂質配合の皮膚軟化剤と同等の有効性があることが，軽度から中等度の手湿疹患者30人への2カ月間のスタディによって報告されている[7]。SOR **B**
- 極度の乾燥肌を有する患者では，夜に3〜5分ほど微温湯に浸し，その後0.1%トリアムシノロンを塗布し，綿のグローブで保護することが有用である。綿のグローブは軟膏

を吸収するが繰り返し使える。SOR **C**
- 石鹸で手を洗わない。セタフィルや非石鹸のクリーナーを使用する。SOR **C**

表145-2に異なる手湿疹へのそれぞれの推奨される治療法を整理した。

▶ 外用療法

- ステロイド外用薬は炎症性手湿疹への第一選択薬である。軟膏はクリームより保存料や添加物が少なく，より効果的である。クリームを好む患者もいるため，好みに応じて処方を検討する。軟膏を使わないよりクリームを使用してもらうことが重要だからである
- 安価で効果が期待できる0.1%トリアムシノロン1日2回塗布から開始する。SOR **C**　皮膚萎縮や線条，毛細血管拡張の可能性がある場合には中止する。
- カルシニューリン阻害薬であるタクロリムスとピメクロリムスはアトピー性やその他のアレルギー性手湿疹に有効である[8),9)]。SOR **B**　タクロリムス使用患者の50%，ピメクロリムス使用患者の10%に皮膚の灼熱感や不快な温かみが出現する[10)]。

▶ 光線療法，電離放射線療法

- PUVA療法（ソラレン〈psoralen〉と長波長紫外線〈UVA〉を併用する光線療法）は，すべての手湿疹患者治療に使用される[10)]。SOR **C**
- 境界線（ブッキー線，ないしはX線と電離放射線との併用）療法は通常200〜400 rad（2〜4グレイ）を毎週から3週ごとに6回の治療まで行い，6カ月の休止期間をもうける[10)]。SOR **C**

▶ その他の療法

全身ステロイド投与，免疫調整薬
- プレドニゾン経口投与は難治性の重症の手湿疹の治療に用いられる。パルス療法の場合，40〜60 mg/日を3〜4日間

継続する[10]。手のアトピー性皮膚炎の場合はトリアムシノロン40 mg注射も外用薬で改善しない場合のオプションとして考慮する。SOR ⓒ

- シクロスポリンは免疫調整能があり，難治性の重度なアトピー性皮膚炎や手湿疹に使用されてきた。システマティックレビューではシクロスポリンはアトピー性皮膚炎の重症度を改善することが知られている。疾患重症度の軽減には2週間以上，4 mg/kg以上を投与する。6～8週間後の相対的な効果は55％だった。重度の機能的問題をかかえる患者にとってこれは大きな助けになるだろう（図145-8，図145-14）。ただし残念なことに，シクロスポリン中止後の再発率は高い[10]。SOR Ⓑ
- ミコフェノール酸モフェチルとメトトレキサートには有用性を示唆したケースレポートがある[10]。SOR Ⓑ
- アリトレチノイン（9-シスレチノイン酸）は重度の慢性手湿疹に効果を示した[12]。SOR Ⓑ　すべてのレチノイド全身投与には催奇形性があり，モニタリングに注意が必要である。米国ではまだ使用は不可能であるが，カナダや英国では使用されている。

フォローアップ

慢性手湿疹は患者がひどく頭を悩ませる疾患であり，コントロールがつくまでの間の頻回のフォローアップは患者に感謝をされる。パッチテストは1週間の間に3回訪問してもらわなければならない。

患者教育

表145-1 参照。

【Richard P. Usatine, MD】
（三上哲／坂本壮　訳）

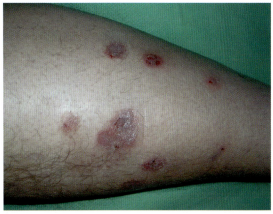

A

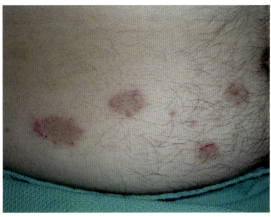

B

図146-1　27歳男性の貨幣状湿疹。病変は貨幣のように丸い。生検で診断が確定した。A：足病変。B：腹部病変（Reproduced with permission from Richard P. Usatine, MD.）

146　貨幣状湿疹

症例

27歳の男性が足と腹部に1カ月前からできた発疹で受診した。彼は以前に同様の症状はなかったと話している。多少のかゆみはあるが夜間は眠れていた。彼は健康で同様の症状の人との接触歴は否定した。医師がKOH染色を行ったところ菌糸や真菌の成分はなかった。医師は病変はコイン型であり貨幣状湿疹（nummular eczema）と推定診断した。医師は診断の確実性を高めるために腹部病変の1つにパンチ生検を行った。患者は0.05％クロベタゾール軟膏を1日2回塗るようにいわれ，2週間後のフォローアップの予定となった。2週間後の受診では90％以上の病変は消失していた。医師は生検の結果で貨幣状湿疹だったと説明した（図146-1）。病変が完全に消失するまでクロベタゾール軟膏を使用するように指示された。

概説

貨幣状湿疹は，境界明瞭で円形や楕円形を特徴とする湿疹である。「nummular」という用語はコインの形状を示す。病変は典型的には複数あり，手背，腕，足に現れる。アトピー性皮膚炎，うっ滞性皮膚炎，皮脂欠乏性湿疹など他のタイプの湿疹と重複することもある[1,2]。

別名

貨幣状湿疹は貨幣状皮膚炎，円板状湿疹，細菌性湿疹，円形湿疹などの名前で知られている。

疫学

- 有病率は0.1～0.9％と報告されている[1]。
- 女性より男性の方が少し多い[1]。
- 男性は高齢ほど多く50歳以上に多い。女性は30歳未満にピークがある[1]。
- 小児ではあまりみられない。

病因／病態生理

貨幣状湿疹の関連因子の報告は様々なものがあるが，どれも十分には確立されていない。

- 貨幣状湿疹は，細菌の定着か細菌性毒素の広がりに続発する微生物由来の疾患と考えられているが[1,3]，ほとんどの症例で微生物は特定されていない。
- 貨幣状湿疹は，皮膚の皮脂欠乏症による皮膚バリア機能低下や環境アレルゲン感作と関連があると報告されている[4]。
- 貨幣状湿疹はニッケル，クロム，バルサム，香料を含む

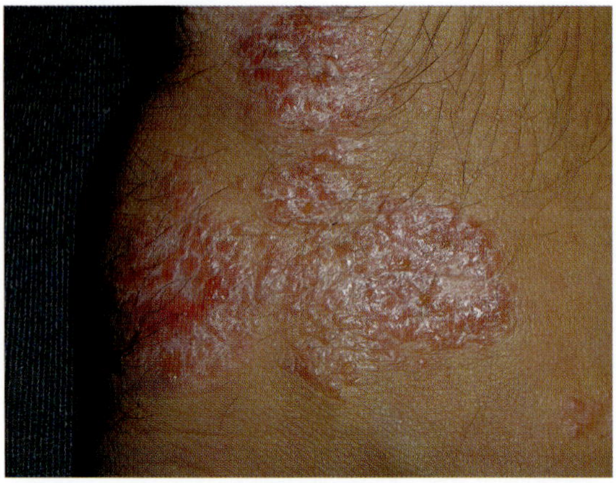

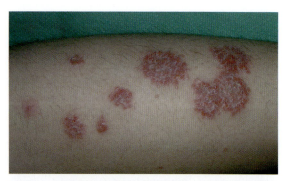

図146-2　手背の多発する貨幣状湿疹の好発部位。病変は複数の丘疹や小胞を示し，融合して貨幣状の紅斑を形成する。破裂した水疱からは痂皮や滲出がみられる(Reproduced with permission from Richard P. Usatine, MD.)

- 様々な薬剤に対する接触感作との関連の報告がある。アレルギー性や慢性の接触皮膚炎が手背に貨幣状湿疹として出現することが報告されている[1),5)]。
- 貨幣状湿疹の発症は，HCV の治療に使うインターフェロンやリバビリン療法[6),7)]やイソトレチノイン[8)]を含む様々な薬との関連が報告されている。これらのほとんどは単一ないし少数のケースの報告に基づいている。
- 歯科用アマルガムの水銀での再発性を含めた貨幣状湿疹の報告がある[9)]。

診断

▶ 臨床所見
病歴
- 数日〜数週間かけて発症する。しばしば複数の病変が同時ないし発症後に続けて出現すると報告されている。
- 強いかゆみや焼けるような感じはよくみられる。
- 治療なしで数カ月〜数年で消えることもあり，再発することもある。
- 薬剤歴，アトピーの有無，アレルゲンへの曝露の病歴は貨幣状湿疹の管理に役立つ。

身体所見
- 初期の皮疹は小さな丘疹や小胞から始まり，円形や楕円形の局面型皮疹や紅斑に融合していく(図146-2, 図146-3)。
- 二次性には掻爬からの掻破痕や擦過傷(図146-1 参照)，小胞が漏れた後の水疱や痂皮(図146-2〜図146-4)，慢性病変からの鱗屑や苔癬化(図146-5, 図146-6)などが含まれる。

▶ 典型的分布
手背が最も障害されやすい(図146-2, 図146-7)。前腕の伸側(図146-3, 図146-6 参照)，下肢(図146-5 参照)，大腿(図146-1 参照)，側腹部が障害されやすいが，貨幣状湿疹はどの部分でも生じうる(図146-1B, 図146-4, 図146-8)。

▶ 検査所見
- ほとんどの場合は臨床像から行われる。
- KOH 染色は体部白癬の診断の際に役立つ。
- 接触性アレルギーが疑われる場合はパッチテストを検討する。

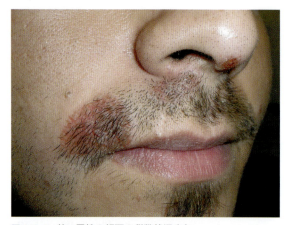

図146-3　22歳男性の前腕部の貨幣状湿疹。病変は複数の丘疹や小胞を示し，融合して貨幣状の紅斑を形成する。破裂した水疱からは痂皮や滲出がみられる(Reproduced with permission from Richard P. Usatine, MD.)

図146-4　若い男性の顔面の貨幣状湿疹(Reproduced with permission from Richard P. Usatine, MD.)

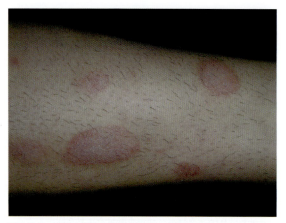

図146-5　下肢の複数の貨幣状湿疹。貨幣状湿疹は乾燥し鱗状である。病変により，患者は足を剃ることができなくなった(Reproduced with permission from Richard P. Usatine, MD.)

▶ 生検
- 診断で生検が必要なことはまれだが，診断が不確定な場合や他の疾患(例：菌状息肉症，乾癬)の疑いがある場合は行うべきである。

鑑別診断

- 体部白癬は鱗屑や水疱を伴う掻痒性環状病変をきたす。水

146章 貨幣状湿疹　511

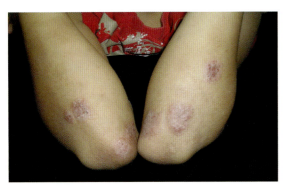

図 146-6　前腕と肘の伸側の貨幣状湿疹。肥厚し鱗状の病変は乾癬の紅斑に類似している。貨幣状湿疹の診断は生検で行った（Reproduced with permission from Richard P. Usatine, MD.）

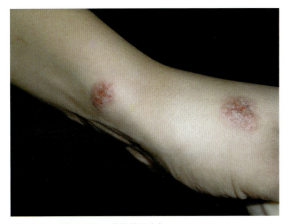

図 146-7　手背や手首の貨幣状湿疹（Reproduced with permission from Richard P. Usatine, MD.）

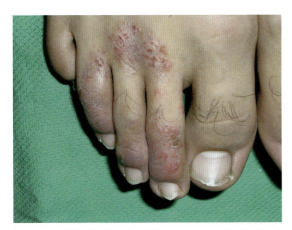

図 146-8　足背の貨幣状湿疹。接触皮膚炎や足白癬も鑑別にあがるが，KOH は陰性でありアレルゲンの接触の病歴はなかった（Reproduced with permission from Richard P. Usatine, MD.）

疱は，典型的には中心部にみられる貨幣状湿疹に比べて末梢部にみられやすい。KOH 染色による菌糸は診断に役立つ（136 章「体部白癬」参照）。
- 乾癬は典型的には腕や足の伸側，頭皮，仙骨部にある肥厚した紅斑を示す。爪病変が存在することもある（150 章「乾癬」参照）。

- 扁平苔癬は足首，手首，首など掻爬しやすい場所にできる単一の紅斑（147 章「精神性皮膚疾患」参照）。
- 菌状息肉症は皮膚 T 細胞リンパ腫の一種であり，鱗状の皮疹や紅斑がしばしばかゆみを伴う。生検は診断に有用である（174 章「皮膚 T 細胞性リンパ腫」参照）。
- アトピー性皮膚炎の貨幣病変は貨幣状湿疹に類似する。他の皮膚病変の存在やアトピー，喘息，季節性アレルギーの既往が診断を補助する（143 章「アトピー性皮膚炎」参照）。
- 接触皮膚炎は様々な病変をきたしうる。障害部位の接触アレルゲンへの曝露歴は接触皮膚炎を疑う。パッチテストを使用すれば確認することができる（144 章「接触皮膚炎」参照）。
- 皮脂欠乏性皮膚炎は貨幣状湿疹と重複する特徴を有するが，境界が不明瞭なことがある。

治療

- 皮膚軟化剤は，正常な皮膚バリア機能の維持と回復を助ける際に有用である。SOR C
- 就寝前の入浴による皮膚水和と肌への軟膏塗布は湿疹患者のスキンケアとして有効と報告されている[10]。SOR B
- 中等度〜高効力のステロイド軟膏は治療の第一選択となる。軟膏でコンプライアンスに問題がありそうな場合はクリーム製剤を使用する。SOR C
- タクロリムスやピメクロリムスなどの局所カルシニューリン阻害薬は皮膚の萎縮を起こさず，多くの貨幣状湿疹に有効であることが示されている[1]。SOR B　ステロイド軟膏と比較してコストが高く，悪性腫瘍のリスクが報告されている。
- 重度や急性の症例では，短期間の全身性ステロイドが必要となることがある。SOR C
- メトトレキサートは中等症以上の小児の貨幣状湿疹において安全で効果があり，耐容性があると報告されている[11]。5〜10 mg/週で 25 人の小児の難治性貨幣状湿疹を治療した症例報告がある。10 カ月半で 64％ が消失し，重篤な有害事象は観察されなかった[11]。SOR B
- 光線療法は全身性の重度か難治性の症例で使用される[1,2]。狭域中波長紫外線（narrow-band ultraviolet B）がよく使用される，重症の場合にはソラレン UVA が使用される[2]。SOR C
- 局所ないし経口抗ヒスタミンは掻痒症の治療によく使われる。ドキセピン局所剤は，湿疹に関連する掻痒症状に有効で安全性も好ましいと報告されている[12]。SOR B
- 局所や全身性抗菌薬は二次性の感染症に対して必要なときに使用される。SOR C
- 併用療法は湿疹の治療に有効ではなく，わずかに有害事象リスクがある[13]。SOR A

フォローアップ

慢性，難治性，再発性の貨幣状湿疹では，寛解か消失するまで定期的なフォローアップが必要である。

患者教育

皮膚を刺激から守り保湿することは重要である。入浴後皮膚が湿っている間に保湿剤や局所薬を塗布する。強い石鹸は避け，弱めの無臭石鹸や石鹸の代わりになるようなものを使

用する．きつい衣類や皮膚を刺激するような布製品は避ける．

【Yu Wah, MD／Richard P. Usatine, MD】

（原田拓 訳）

147 精神性皮膚疾患

症例

55歳女性が重度の四肢の掻痒で受診した．掻痒感は睡眠を妨げ，時々疲れるまで四肢をかきむしるほどであった（図147-1，図147-2）[1]．彼女はモイスチャライザー，軟化剤，局所ステロイドを使用していたが一時的にしか症状は改善しなかった．掻痒症状は20年来の夫との離婚をした10ヵ月前に始まった．交通事故で右足を膝上で切断してからは義足を使用している．患者は心理的な苦痛を大きく受けており，離婚してから気分は落ち込み，交通事故による足の喪失はさらに状況を悪化させた．仕事を確保するのが困難であり，賃貸料や請求書の支払いが滞っていた．診断は神経性擦過傷（神経性皮膚炎）であり，彼女自身も理解している．爪切りを変え，局所クロベタゾールと掻破に関して自分で改善を行った．1年後には皮膚の状態が大幅に改善し，病院の研究室で働けるようになった（図147-3）．

概説

自傷性皮膚炎（時に心因性皮膚病と呼ばれる）には神経症性擦傷，慢性単純性苔癬，結節性痒疹が含まれる．これらの状態は医学的な原因が明確ではない掻痒症状で引き起こされ，

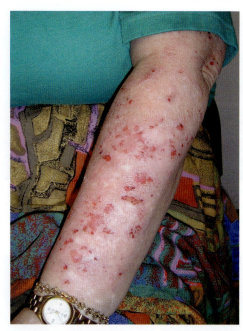

図147-2 前腕の神経性擦過傷（Reproduced with permission from Usatine RP, Saldana-Arregui MA. Excoriations and ulcers and legs. J Fam Pract. 2004；53(9)：713-716. Reproduced with permission from Frontline Medical Communications.）

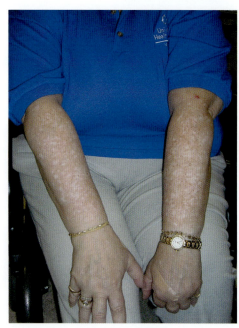

図147-3 図147-2と同一患者．治療が成功して1年後．色素欠乏症が残存している（Reproduced with permission from Richard P. Usatine, MD.）

掻痒症と擦過のサイクルを起こす．自傷性皮膚炎は，掻痒症状を起こす様々な疾患を除外しなくてはいけないうえに病態生理がまだわかっておらず，臨床医にとっては難解な疾患である．加えて治療を成功させるのが難しい．様々な治療法が多くの病因を対象として試みられたが，それらをサポートする研究は少なく，明確な標準治療は存在しない．心身の状態と同様，医師-患者関係を含む非薬理学的介入は治療にとっ

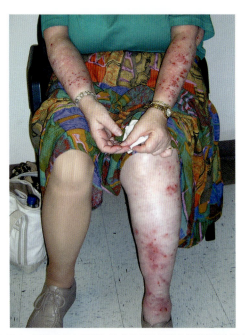

図147-1 四肢のうち三肢にみられる神経学的擦過傷（神経皮膚炎），右下肢は義足（Reproduced with permission from Usatine RP, Saldana-Arregui MA. Excoriations and ulcers and legs. J Fam Pract. 2004；53(9)：713-716. Reproduced with permission from Frontline Medical Communications.）

147章 精神性皮膚疾患 513

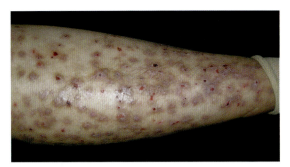

図147-4 顕著な炎症後色素沈着を伴う脚の神経性擦過傷（Reproduced with permission from Richard P. Usatine, MD.）

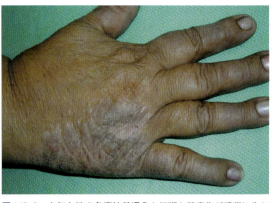

図147-6 中年女性の色素沈着過多と紅斑と苔癬化が手背に生じた扁平苔癬。彼女は手を絶えず掻いていた（Reproduced with permission from Richard P. Usatine, MD.）

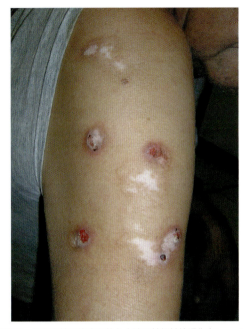

図147-5 低色素性の瘢痕を伴う上腕の神経性擦過傷（Reproduced with permission from Richard P. Usatine, MD.）

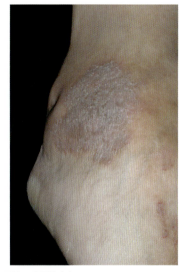

図147-7 足首の扁平苔癬（Reproduced with permission from Richard P. Usatine, MD.）

て重要である。

別名

- 神経性擦過傷（神経性皮膚炎）。
- 慢性単純性苔癬：限局性神経皮膚炎。
- 結節性痒疹：ピッカー結節，慢性単純性苔癬，結節性掻痒，非典型的限局性神経皮膚炎の結節型。

疫学

- 研究によると，神経性擦過傷は主に女性で30～45歳の間に発症する（図147-1～図147-5）[1]。
- 神経性擦過傷は皮膚科で2％にみられる[1]。
- 慢性単純性苔癬は男性より女性に多い（図147-6～図147-9）。頭部苔癬は中後頸部に生じる扁平苔癬の1種類である（図147-8, 図147-9 参照）[2]。
- 慢性単純性苔癬の大半は成人期の半ばから後半に発症し，30～50歳の間で最も有病率が高い[2]。
- 結節性痒疹は性差の報告はなく，中年～高齢で最も発症する（図147-10～図147-15）[3]。

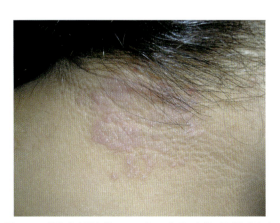

図147-8 黒色表皮腫を持つヒスパニック系の女性の頸部に生じた扁平苔癬（Reproduced with permission from Richard P. Usatine, MD.）

病因／病態生理

- 神経性擦過傷，慢性単純性苔癬，結節性痒疹の3疾患はす

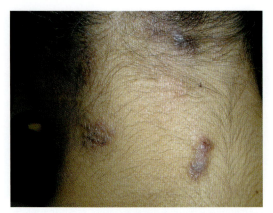

図147-9 ヒスパニック系の女性の頸部にできた結節性痒疹に類似する厚い局面型皮疹を伴う扁平苔癬（Reproduced with permission from Richard P. Usatine, MD.）

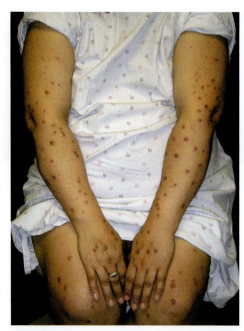

図147-11 図147-10と同一患者の上肢と下肢にできた結節性痒疹の治療失敗9カ月後（Reproduced with permission from Richard P. Usatine, MD.）

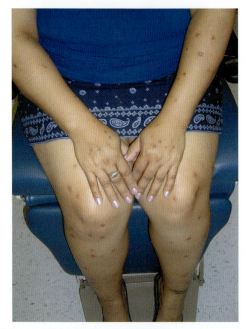

図147-10 上肢と下肢にできた結節性痒疹（Reproduced with permission from Richard P. Usatine, MD.）

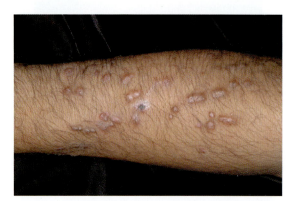

図147-12 腕の重度の結節性痒疹。結節は数年の掻破により線状となった（Reproduced with permission from Richard P. Usatine, MD.）

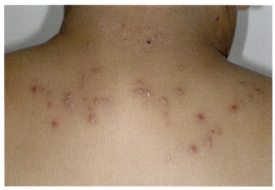

図147-13 男性の背部の結節性痒疹（Reproduced with permission from Richard P. Usatine, MD.）

べて掻破可能な領域にできる。
- 搔痒は掻破による病変を起こす。
- 根底による病態はすべて不明である。中枢神経[4]および末梢神経機能不全[5〜7]は、自傷性皮膚炎の根底にある搔痒に関連している。
- アトピー性皮膚炎などいくつかの皮膚の状態は湿疹になりやすい傾向があり、苔癬化を起こしやすい[2]。
- ある研究では、慢性単純性苔癬とセロトニントランスポーター遺伝子のプロモーターにおける特定の遺伝子型の関連が示されている[8]。
- 神経性擦過傷は患者が自身の皮膚の潰瘍や掻破痕について関与がある精神性皮膚疾患の結果である。
- 精神性皮膚疾患の病因はまだわかっていない。精神性皮膚疾患には乾癬や魚鱗癬にみられる組織学的特徴（表皮増殖）があるが、自己搔爬により惹起される[3]。精神性皮膚疾患は一般集団よりHIV/AIDS患者や免疫抑制状態で多く、免

147章 精神性皮膚疾患 515

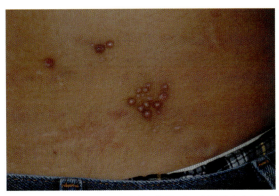

図147-14 図147-13と同一患者の背部にある結節性痒疹の集まり（Reproduced with permission from Richard P. Usatine, MD.）

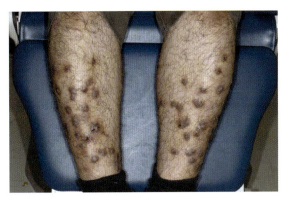

図147-15 二次性感染と顕著な色素沈着を伴う脚の重症の結節性痒疹（Reproduced with permission from Richard P. Usatine, MD.）

疫調節異常の関連が示唆されている[9]。

診断

▶ 臨床所見

搔痒は3つの自傷性皮膚炎の共通の症状である。すべての自傷性皮膚炎に関連する一般的な精神疾患には重大な社会的ストレス，うつ病，不安，強迫性障害がある。患者が引っ搔いたり擦ったりするのがよくみられる。これにより以下のようなことが起きる。

- 皮膚の苔癬化：皮膚の肥厚や隆起を伴う（図147-6，図147-9参照）。
- 色素変化（特に色素沈着）（図147-4，図147-5，図147-9，図147-11，図147-15参照）。
- 搔爬痕，潰瘍，びらん。

3つの自傷性皮膚炎，すべての疾患の診察所見は以下が含まれる。

- 神経性擦過傷：びらんから潰瘍まで様々で，痂皮に覆われ，紅皮に囲まれ，低色素性陥凹性瘢痕へと後退する（図147-5参照）。
- 慢性単純性苔癬：1つかそれ以上のわずかに紅斑で，かつ鱗片状で境界明瞭な苔癬化したかたく荒い局面型皮疹（図147-6～図147-9参照）[2]。
- 結節性痒疹：2～20mmの結節で色は赤～茶色まで様々（図147-10～図147-15参照）。

最初の状態ではほとんどの場合，搔破痕がある。治療で搔破痕が消えるが，結節が残ることがある。

▶ 典型的分布

- 神経性擦過傷は腕，脚，上背部のような搔破しやすい領域で生じる（図147-1～図147-5参照）。
- 慢性単純性苔癬は以下の領域で生じる。
  - 手，手首，前腕伸側，肘（図147-6参照）。
  - 膝，下肢，足首（図147-7参照）。
  - うなじ（図147-8，図147-9参照）。
  - 腟と陰嚢。
- 結節性痒疹は腕，脚の伸側や時に体幹部に生じる（図147-10～図147-15参照）。

▶ 検査所見

パンチ生検は診断が不確実なときに有用である。

鑑別診断

- 項部ケロイド痤瘡：髪の生え際にある，ひげ剃りや短いヘアカットで悪化する痤瘡様発疹（116章「偽性毛嚢炎，項部ケロイド痤瘡」参照）。
- アトピー性皮膚炎：アトピー性皮膚炎の既往や家族歴がある人におけるアレルギー性皮膚疾患。アトピー性皮膚炎の人は慢性単純性苔癬になりやすい（143章「アトピー性皮膚炎」参照）。
- 接触皮膚炎：異物との接触に起因する紅斑と搔痒症状のある一般的な皮膚疾患（144章「接触皮膚炎」参照）。
- 寄生虫妄想症：小さな虫や寄生虫が皮膚上や体のなかにいるという妄想があり，爪や指で摘出しようとする。この状態は神経性擦過傷に類似している。しかしながら，患者は寄生虫がいて搔痒の原因と信じていて，説得するのが非常に難しい。
- 貨幣状湿疹：下肢でよくみられる貨幣状の病変。
- 疥癬：典型的な分布の手，足，手首，腰，腋窩で巣穴を探し，他の皮膚疾患と鑑別することができる。擦って疥癬の証拠を見つけるのが最善の方法である。診断が疥癬だった場合，家族がかゆみを訴えることがある（141章「疥癬」参照）。

治療

3つの自傷性皮膚炎すべてに治療のエビデンスはほとんどない。以下の3つの治療法は3つの自傷性皮膚炎の疾患すべてに使うことができ，専門家の意見やいくつかの小規模な研究に基づいている。SOR C

- 局所ステロイド：皮膚が薄い部分を除き中～高効力のステロイドを使用する。
- 経口抗ヒスタミン薬：ヒスタミン H_1 受容体拮抗薬で鎮静させ，難治性の症例ではドキセピン10～25 mg頓服を検討する。
- 二次性感染があれば経口抗菌薬を使う。
- 3人の小規模研究で炎症性皮膚疾患と重度の夜間搔痒感がある患者において，ミルタザピンによる治療の有用性の示唆がある[10]。SOR C

心理社会的な病歴を聴取し，発見された問題に関して治療を提供する。患者が自分の病変とストレスとの関連を理解する際に役立つ可能性がある。不安障害やうつ病がある人もいれば，家や仕事がなく心理社会的なストレスで苦しんでいる人もいる。選択的セロトニン再取り込み阻害薬（SSRI）含む

薬物療法やカウンセリングの適応があれば行う。治療法は必要があれば以下を参照する。
考慮するべき治療法は以下のとおりである。

慢性単純性苔癬
- ドキセピン5％クリームは慢性単純性苔癬，接触皮膚炎，貨幣状湿疹で研究されている。1日4回7日間使用したところ掻痒症状は84％減少した[11]。SOR ❸
- タクロリムス0.1％軟膏を1日2回2カ月使用し，その後1日1回3カ月したところ，慢性単純性苔癬が寛解したケースレポートがある[12]。
- 22人の慢性単純性苔癬の患者で，経皮電気神経刺激が50～80％掻痒を改善した[5]。

結節性痒疹
- 治療困難であり，軽度～中等度の改善がベスト。考慮すべき治療法は以下のとおりである。
- ステロイド病巣内投与：トリアムシノロン5～10 mg/cc。SOR ❸
- 凍結療法：各結節に使用することで掻痒を減らす。SOR ❸
- カルシポトリオール：8週の治療後，結節の数は49％，サイズは56％減少した(ベタメタゾンは治療後，数は18％，サイズは25％)[13]。SOR ❸
- UV光(狭帯域UVB)は疾患が高範囲のときに有用なこともある。SOR ❸
- 単色エキシマー光(308 nm)は11人中9人(81％)で結節性痒疹を部分的ないし完全寛解した[14]。SOR ❸
- 経口ダプソンは，難治症例での治療成功の報告がある。SOR ❸ ガバペンチンは結節性痒疹や慢性単純性苔癬の掻痒症状を改善する[6]。経口シクロスポリンは結節性痒疹に関していくつかの利点を示した[15]。
- AIDSの患者の結節性痒疹では，CD4が50を超えると掻痒症状が改善する可能性がある[9]。

フォローアップ
これらの疾患は慢性で治療が難しいので，フォローアップは必須である。患者に，医師が投げ出さないことと治療のために協力し続けることを知らせる。
これは患者が不安，うつ，その他の心理的な問題で苦しんでいるときに特に重要である。

患者教育
無意識に自分の肌を傷つけていることを患者自身に理解してもらう。患者は患部での接触，掻破，擦過傷を最小限にする必要がある。かゆい場所を掻くのではなく，薬物やモイスチャライザーを使用することを提案する。患者に希望を与え，図147-1～図147-3をみせるなどして，重症でも掻かなければ治癒することを示す。

【Richard P. Usatine, MD／Anne Johnson, MD】
(原田拓 訳)

148 蕁麻疹，血管浮腫

症例
26歳の男性が副鼻腔炎にST合剤を投与され，1週間後に蕁麻疹(urticaria)を発症した。蕁麻疹は体幹部と腕にあった(図148-1，図148-2)。気道症状や血管浮腫(angioedema)の症状はなく蕁麻疹のみだった。副鼻腔症状はほとんど解決したので抗菌薬の処方は中止となり，経口抗ヒスタミン薬の服用を指示された。ヒスタミンH_1受容体拮抗薬(H_1RA)は症状を改善し，症状は消失した。

概説
蕁麻疹と血管浮腫は皮膚および他の軟部組織腫脹を起こす異なる疾患群である。ともに多様な要因により誘発され，臨床的に様々な経過で生じる[1]。一過性の膨疹は蕁麻疹で最もよくみられる症状である。

別名
蕁麻疹は「hives」とも呼ばれる。

疫学
- 人口の15～25％が生涯に一度は蕁麻疹を発症すると推定されている[2]。
- 蕁麻疹は就学前の6～7％，アトピー性皮膚炎は17％の人が有する[2]。
- すべての年齢層で50％が蕁麻疹と血管浮腫の両方を満たし，40％が蕁麻疹のみ，10％が血管浮腫のみを有する[2]。
- 急性蕁麻疹は6週間以内と定義され，特定の原因が同定される可能性が高い[2]。
- 慢性蕁麻疹(6週間以上)の原因が判明するのは20％以下である[2]。
- 慢性蕁麻疹は女性の方が男性の2倍ある[3]。
- 慢性蕁麻疹のほとんどは成人である[3]。
- 6カ月以上慢性蕁麻疹が続いている人の40％以上が10年後も蕁麻疹がある[3]。

病因／病態生理
- 蕁麻疹および血管浮腫の病態生理はIgE媒介性，補体媒介性，物理刺激関連，自己抗体媒介，特発性などが関連している。
- これらのメカニズムは肥満細胞の脱顆粒やヒスタミンの放出をもたらす。ヒスタミンおよび他の炎症性メディエーターは膨疹，浮腫，掻痒を生じさせる。
- 蕁麻疹は次々に蕁麻疹が出る動的な過程である。膨疹は蛋白に富んだ液体が周囲の皮膚に浸透し局所が血管拡張した結果である。
- 血管浮腫は真皮や皮下組織への液体の浸透を伴う浮腫を示す(図148-3，図148-4)。
以下の病因のタイプが存在する。
- 免疫学的：IgE介在性，補体介在性。アトピーの背景がある人でよくみられる。抗原は食事や薬剤が多い。食事のなかでは牛乳，ナッツ，小麦，貝類が多い。

148章 蕁麻疹，血管浮腫　517

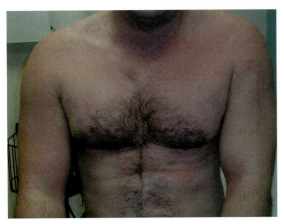

図148-1　ST合剤による急性蕁麻疹をきたした26歳男性（Reproduced with permission from Richard P. Usatine, MD.）

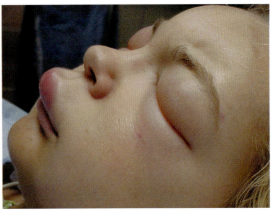

図148-4　眼や口周りの重度の血管浮腫（Reproduced with permission from Daniel Stulberg, MD.）

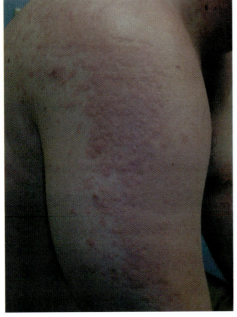

図148-2　ST合剤による境界明瞭な上腕に出現した急性蕁麻疹（Reproduced with permission from Richard P. Usatine, MD.）

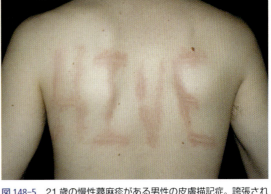

図148-5　21歳の慢性蕁麻疹がある男性の皮膚描記症。誇張された三重反応がある（Reproduced with permission from Richard P. Usatine, MD.）

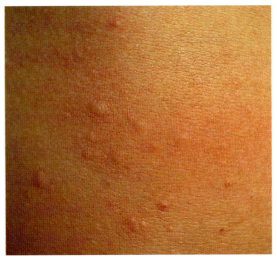

図148-6　コリン作動性蕁麻疹が示す小さい膨疹。患者は運動後にこの蕁麻疹を発症する（Reproduced with permission from Philip C. Anderson, MD.）

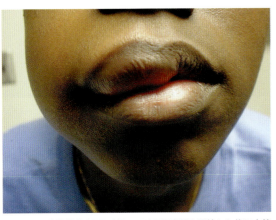

図148-3　本態性高血圧に対してACE阻害薬を開始した後に血管浮腫が生じた若い黒人女性（Reproduced with permission from Adrian Casillas, MD.）

- 物理的蕁麻疹：皮膚描記症，寒冷，コリン作動性，光線，圧力，振動性の蕁麻疹（図148-5，図148-6）。
- 肥満細胞により起こる蕁麻疹。肥満細胞腫や色素性蕁麻疹からの放出により起こる。

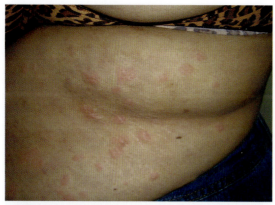

図148-7　全身性エリテマトーデスを有する女性の慢性蕁麻疹（*Reproduced with permission from Richard P. Usatine, MD.*）

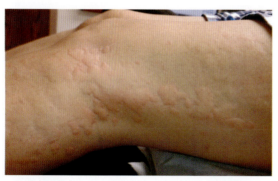

図148-8　関節リウマチがある女性の急性蕁麻疹（*Reproduced with permission from Richard P. Usatine, MD.*）

- 血管や組織結合自己免疫疾患に関連する蕁麻疹（図148-7，図148-8）。
- 遺伝性血管浮腫は常染色体優性遺伝で生命を脅かす可能性のある疾患である。この疾患では血管浮腫は蕁麻疹なしで起こる（図148-9）。

診断

臨床所見

- 症状はかゆみ，灼熱感，刺すような感覚などがある。
- 大きさはコリン作動性蕁麻疹の2mm程度の丘疹（図148-6参照）から単一で体幹部の大部分を占める巨大な膨疹まで様々である。
- 膨疹はすべて赤か白，あるいは境界線は赤で残りは白いこともある。
- 膨疹は環状でもよい（図148-10，図148-11）。
- 皮膚描記症があると，皮膚に文字や図を描くことができる（図148-5参照）。
- 色素性蕁麻疹が疑われる場合は，木製の綿棒の尖端で病変を擦る。紅斑や膨疹が擦った部位に限って出てくる。これはダリエー徴候と呼ばれる（図148-12）。

典型的分布

- 血管浮腫は顔面，特に口や眼のまわりでよくみられる（図148-3，図148-4参照），時に体幹部や生殖器に起こることもある（図148-13）。
- 蕁麻疹は体のどこで発生してもよく，四肢や体幹部に多い（図148-1，図148-2参照）。

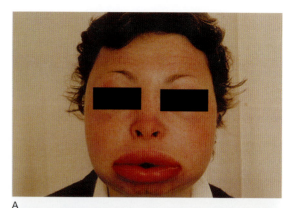

A

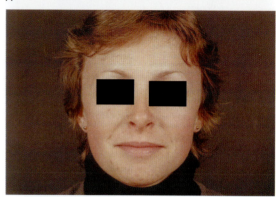

B

図148-9　遺伝性血管浮腫。A：重度の血管浮腫による異様な外観の顔面。B：血管浮腫は数時間以内に治る。患者は家族歴があり，腹部疝痛発作を含む同様のエピソードが何回もあった（*Reproduced with permission from Fitzpatrick's Color Atlas and Synopsis of Clinical Dermatology. 5th ed. New York, NY：McGraw-Hill；2005.*）

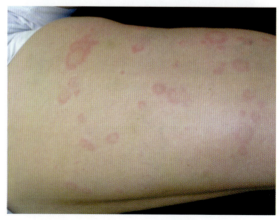

図148-10　環状の蕁麻疹斑を伴う慢性蕁麻疹（*Reproduced with permission from Richard P. Usatine, MD.*）

検査所見

蕁麻疹および/または血管浮腫の原因を明らかにする検査を考慮する。

- 蕁麻疹なしで血管浮腫が繰り返す場合は，遺伝性ないし後天的補体成分C1インヒビター不全を調べる（図148-9参照）。最も有用な初期検査は，補体成分C1インヒビター（C1INH）レベルの測定である。しかしながらtype 2の場合

148章 蕁麻疹，血管浮腫

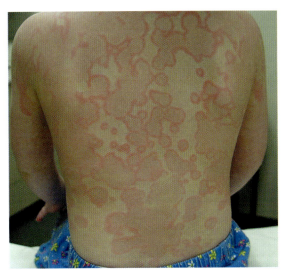

図148-11 巨大蕁麻疹（多形蕁麻疹）。標的状病変があるように思われるが，多形紅斑の標的状病変は中心病変があり，表皮に落屑や水疱成分がある。病歴からは血清病様反応が考えられる（Reproduced with permission from Milgrom EC, Usatine RP, Tan RA, Spector SL. Practical Allergy. Philadelphia, PA：Elsevier；2003；and Daniel Stulberg, MD.）

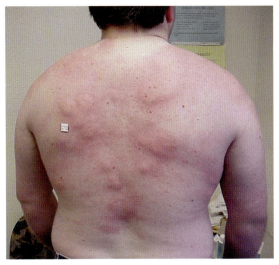

図148-13 背部の血管浮腫と蕁麻疹。厚く深い膨疹は血管浮腫である（Reproduced with permission from Milgrom EC, Usatine RP, Tan RA, Spector SL. Practical Allergy. Philadelphia, PA：Elsevier；2003；and Daniel Stulberg, MD.）

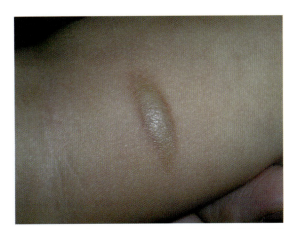

図148-12 ダリエー徴候陽性，色素性蕁麻疹の病変を擦ると浮腫が出てくる（Reproduced with permission from Richard P. Usatine, MD.）

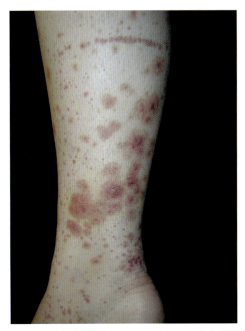

図148-14 20歳女性の下肢のヘノッホ-シェーンライン紫斑病。蕁麻疹様血管炎の一種である（Reproduced with permission from Milgrom EC, Usatine RP, Tan RA, Spector SL. Practical Allergy. Philadelphia, PA：Elsevier；2003；and Richard P. Usatine, MD.）

は，C1INHレベルは正常で機能が低下している。それゆえC1INHレベルが正常でも遺伝性血管浮腫が疑われる場合は機能分析を行わなければいけない。
- 蕁麻疹/血管浮腫が疑わしいアレルゲンの接触後に起きることが明らかであれば，皮膚試験や試験管内検査を考慮する。
- 蕁麻疹様血管炎や肥満細胞腫の診断は，傷害部位のパンチ生検を使う。

鑑別診断

- 昆虫咬傷：病歴と診察は昆虫咬傷と蕁麻疹の区別に有用である。
- 多形紅斑様蕁麻疹は薬剤，感染症，新生物に対するアレルギー/免疫学的反応に応答して起こりうる。多形紅斑の古典的病変は，病変中心部の上皮破壊による標的病変であ

る。破壊病変は水疱，小疱，びらんのことがある。表皮の損傷がない場合は環状病変と同心円状の多形紅斑を混同しないこと（図148-11は多形紅斑ではない）（175章「多形紅斑，スティーブンス-ジョンソン症候群，中毒性皮膚壊死症」参照）。
- 蕁麻疹様血管炎の病変は典型的には24時間以上続く。病変は下肢でみられることが多く，改善にあたって時々色素沈着を起こす。原因はヘノッホ-シェーンライン紫斑病（IgA血管炎）のような過敏性血管炎から結合組織疾患にわたる（図148-14）[2]。

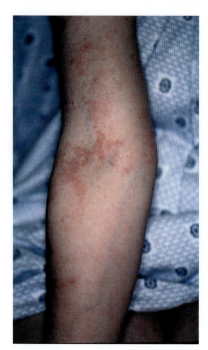

図148-15　妊娠女性のPUPPP。膨疹は他のタイプの蕁麻疹と区別できない（Reproduced with permission from Milgrom EC, Usatine RP, Tan RA, Spector SL. Practical Allergy. Philadelphia, PA：Elsevier；2003；and Richard P. Usatine, MD.）

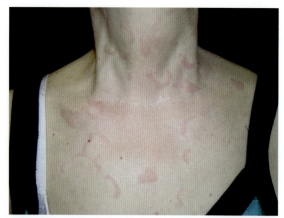

図148-16　59歳女性が糖尿病のためにレベミルでの治療を開始して起きた蕁麻疹様薬疹。インスリンを変更したところ蕁麻疹は消失した（Reproduced with permission from Richard P. Usatine, MD.）

- 肥満細胞放出症候群は皮膚や他の臓器に過剰に肥満細胞がある症候群である。皮膚肥満細胞腫や色素性蕁麻疹も含まれる（図148-7，図148-8，図148-12参照）。
- PUPPP（pruritic urticarial papules and plaques of pregnancy）は，妊婦の蕁麻疹との鑑別は発疹が残存することと，分娩までに症状が強くなることで鑑別できる（図148-15）。
- 妊娠性疱疹は蕁麻疹病変を有することがある。しかし水疱があることと妊娠中か産後なので蕁麻疹と区別できる。

治療

▶ 非薬物療法

- 原因物質，薬剤，刺激，抗原などが見つかった場合は避ける（図148-16）。SOR Ⓑ
- ACE阻害薬は血管浮腫を起こしやすい傾向があるので，蕁麻疹や血管浮腫の原因と思われる場合はできるだけ早く中止する必要がある（図148-3参照）[1]。SOR Ⓐ　アンジオテンシンⅡ受容体拮抗薬（ARB）でさえ血管浮腫を引き起こす可能性があり，この種類の投薬がされている患者で疑われるべきである（図148-17）。
- 慢性蕁麻疹の患者ではアスピリン，非ステロイド性抗炎症薬（NSAIDs）（図148-18），オピオイド，アルコールなど潜在的な蕁麻疹の原因になりそうなものを中止すると有益かもしれない[1]。SOR Ⓑ
- 感染症は原因，増悪因子，あるいは無関係のこともある[1]。慢性感染，たとえば寄生虫，歯科，消化管，呼吸器，白癬などの原因を探す。証明はされていないが，慢性蕁麻疹に関連しているかもしれないので可能であれば治療する。SOR Ⓒ
- ビタミン剤，サプリメント，市販薬など不必要なものはす

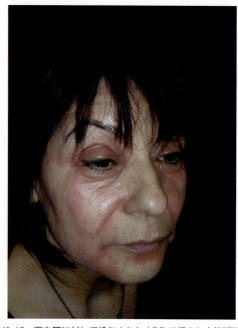

図148-17　高血圧に対して投与されたARBで起きた血管浮腫。薬剤を中止したところ血管浮腫は改善し再発しなかった（Reproduced with permission from Richard P. Usatine, MD.）

　べてやめる。SOR Ⓒ
- 物理性蕁麻疹の治療のためには物理的な刺激の回避が望ましいが，常に可能なわけではない（観察研究のみ）[1]。SOR Ⓑ
- ストレス軽減テクニックは慢性蕁麻疹に役立つかもしれないが，証明はされていない。SOR Ⓒ

抗ヒスタミン薬

- 低鎮静の第2世代の抗ヒスタミン薬は慢性蕁麻疹に対して第一選択で処方されるべきである[4〜6]。SOR Ⓐ
- 抗ヒスタミン薬の標準用量に反応がない場合にセチリジンの量を10〜20 mgに増加させたところ，膨疹や掻痒の重症度が有意に改善した[7]。SOR Ⓑ
- 英国のガイドラインでは，抗ヒスタミン薬から他の治療法に変更する前に推奨用量の4倍まで上げることを推奨して

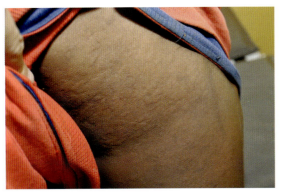

図 148-18 高熱の治療のためにイブプロフェンを投与された患者で1時間以内に発生した蕁麻疹(Reproduced with permission from Richard P. Usatine, MD.)

いる。H₁RAの効果を最大限に発揮するために，専門医へ紹介をする前に4週間待つことが推奨されている[1]。SOR C
- 反応と耐性は個人差があるので，すべての患者に少なくとも2種類の低鎮静性のH₁RAを提供するべきである[8]。SOR A
- 夜に鎮静性の抗ヒスタミン薬を追加すると患者はよりよい睡眠を得ることができるが，おそらくヒスタミン受容体の遮断にはほとんど影響しない[8]。
- ヒスタミンH₂受容体拮抗薬（H₂RA）の追加は，H₁RA単独でよりよいコントロールを得ることがあるが SOR B，常にみられるわけではない[8]。H₁RAにH₂RAを追加することで皮膚の急性アレルギー症候群による救急外来受診を改善したという研究がある[9]。SOR B
- 初期の抗ヒスタミン薬が効かないときは，抗うつと強力な抗ヒスタミンH₁拮抗作用を持つドキセピンを考慮する[10]。SOR B 鎮静や口渇の副作用で使用は限られる。夕方に10 mgで開始し，必要に応じて用量設定する。
- 低鎮静の抗ヒスタミン薬は後天性寒冷蕁麻疹にも寒冷曝露後の膨疹や掻痒を顕著に減少させ，治療に効果があるようである[11]。SOR A

ステロイド
- 経口ステロイドは重症の急性蕁麻疹か口腔の血管浮腫に対しての短期間治療に限定するべきである（例：成人でPSL 60 mg/日を3〜4日）[8),12]。SOR B
- 蕁麻疹様血管炎や重度の遅発性圧蕁麻疹では，3〜4週間以上の経口ステロイドの漸減が必要かもしれない。
- 慢性蕁麻疹に対して長期の経口ステロイドは使用するべきではない。ステロイドと比較してリスク・ベネフィット比がはるかに高い経口シクロスポリンを必要に応じて使用する方がよい[1),8]。
- クロベタゾール0.05%の泡沫製剤が遅発性圧蕁麻疹の短期治療に安全で効果的だったという無作為化比較試験（RCT）がある[13]。SOR B

免疫調節薬
- 自己免疫性蕁麻疹に対する免疫抑制療法は最適な治療に反応せず，日常生活に機能障害が出ている患者に限定するべきである[6]。
- 難治性慢性蕁麻疹の8例の患者に対してメトトレキサートが平均15 mg/週投与され，安全で効果的だった研究がある。8例中7例で完全な寛解を達成し，5例でメトトレキサートを中止しても再発しなかった[14]。SOR B
- シクロスポリン，血漿交換，抗IgE（オマリツマブ），静脈内免疫グロブリン投与が重度の反復症例で使用されている[1]。SOR C
- 血漿交換は非常に高価であり，自己抗体陽性の慢性自発性蕁麻疹の患者のためだけにするべきである[1]。

その他
- エピネフリンは重度の急性蕁麻疹や血管浮腫，特に気道傷害やアナフィラキシーの疑いがある場合，有用である。
- 蕁麻疹の治療においてロイコトリエン拮抗薬のエビデンスは乏しい。SOR C
- エカランチドは新しい組換え血漿カリクレイン阻害薬で，遺伝性血管浮腫の急性病変に対する皮下治療薬である[15]。SOR B
- コルヒチン，ダプソン，スルファサラジンなどの抗炎症薬は症例報告や非比較対照試験での有用性が報告されている[1]。

フォローアップ

特に蕁麻疹や血管浮腫が持続したり再発するときはフォローアップが必要である。

患者教育

ほとんどの場合，蕁麻疹の原因を見つけることはできない。これは特に慢性蕁麻疹にあてはまる。幸いなことにほとんどの慢性蕁麻疹は時間の経過とともに沈静化し，状態を改善する薬がある。1つの薬がうまくいかない場合は外来受診を継続して他の薬を試す。原因物質に関しては慎重に観察する。

【Richard P. Usatine, MD】
（原田拓 訳）

7節　丘疹落屑性

149 脂漏性皮膚炎

症例

59歳の男性が3カ月前からの顔面の搔痒感を伴う発疹を主訴に来院した(図149-1)。以前より間欠的に同様の皮疹があり，最近悪化してきた。HIV感染やパーキンソン病の既往はないという。最近ストレスが多く，ストレスの増大とともに皮疹が拡大する傾向があった。落屑を前額部および眉毛下方，あごひげの部分に認めた。また，頬部から鼻唇溝周囲にかけて淡い紅斑を伴った。脂漏性皮膚炎（seborrheic dermatitis）の診断にて，炎症およびマラセチア属真菌に対する外用剤治療が開始された。その後，患者の脂漏性皮膚炎は完治した。

概説

脂漏性皮膚炎は皮脂の多い部分にできる慢性再発性の皮膚疾患である。乳児から老人，男性および女性すべてで罹患しうる。症状は，淡い紅斑や脂漏性の枇糠様落屑，あるいはまれに紅皮症と多彩である。治療は，炎症を抑え刺激を減らし，そしてその関与は明確ではないが，マラセチア属真菌の除去が主眼となる。

別名

脂漏性皮膚炎は脂漏症，脂漏性湿疹，頭部枇糠疹としても知られている。

疫学

- 脂漏性皮膚炎は20～50歳代の男性に多い。HIV陰性の健康若年男性においては約3～5％に認められる[1]。軽症で医療機関を受診しない例も多いと想像され，罹患率はもっと高いと思われる。
- 免疫抑制状態（HIV陽性/AIDSなど）の人で割合が高くなる傾向があるが，通常の免疫状態の人の方が圧倒的多数である。
- パーキンソン病の人に多い。
- 乳児では頭皮（乳痂）や顔面，オムツの接触部に脂漏症が出現しやすい。

病因／病態生理

- 脂漏性皮膚炎は体の皮脂産生の多い部分に生じる，慢性の表層性炎症性皮膚炎である。
- 脂漏性皮膚炎の直接的な原因はまだ明らかではない。患者の感受性や環境因子，局所の抗原に対する免疫反応の相互作用が関係していると推測される[2～4]。
- 脂漏性皮膚炎の患者からはマラセチア属（ピチロスポルム属とも呼ばれる）の親油性酵母のある種の株が検出される。しかしながら，マラセチア属は皮膚一般細菌叢にも含まれ，非罹患者にも常在している。
- 近年の知見によると，マラセチア属が病変皮膚において

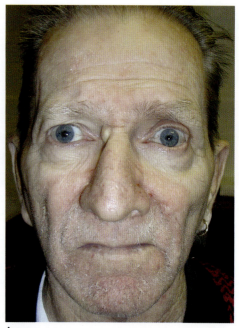

A

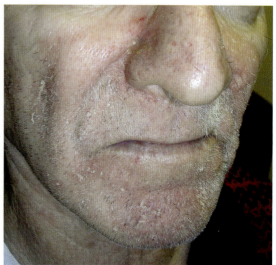

B

図149-1　59歳男性の脂漏性皮膚炎。顔面における典型的な分布を示している。A：前額部，眉間，あごひげ部分に鱗屑と紅斑を示す。B：あごひげ部分を拡大すると剥離した鱗屑と紅斑を認める（Reproduced with permission from Richard P. Usatine, MD.）

は，他とは異なる刺激物質や代謝物質を産生しているかもしれないという[4]。

危険因子

- 男性。
- 免疫抑制状態（HIV/AIDS，パーキンソン病）。
- ストレス
- 環境因子（寒冷，乾燥）
- 特定の薬剤が脂漏性皮膚炎を拡大させることもある。カプトプリル，シメチジン，IL-2，イソトレチノイン，ニコチン，ソラニンなど[5～9]。

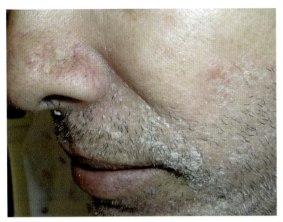

図149-2 入院中の男性における顔面の重症脂漏性皮膚炎。普段は軽症の脂漏症が病気のストレスによって悪化した（Reproduced with permission from Richard P. Usatine, MD.）

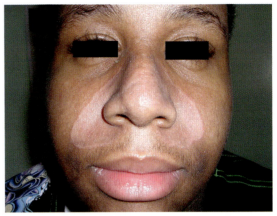

図149-3 黒人男性の脂漏性皮膚炎。炎症による色素脱失と紅斑を伴う。鼻唇溝周囲に著明で，健常部との境界は明瞭である（Reproduced with permission from Richard P. Usatine, MD.）

診断

臨床診断は病歴および身体所見によりなされる。図149-1と図149-2の例は，眉毛部と頬部，鼻唇溝下に紅斑と落屑を示している。生検は他疾患（「鑑別疾患」の項参照）の鑑別が困難でなければ，一般的には行われない。

▶ 臨床所見
- 寛解と増悪を繰り返す慢性的な皮膚症状が特徴である。
- 境界不明瞭，脂肪に富む紅斑性プラーク，黄色落屑が，脂漏性皮膚炎に特徴的な分布（以下参照）でみられる。
- 一般的な誘発因子はストレスや免疫抑制状態，寒冷である。
- 顔面，頭皮，耳介部の病変は搔痒感が強い。
- HIV陽性の徴候になりうる。
- 色素の濃い皮膚では，罹患部位の皮膚と落屑は，色素脱失（図149-3）や色素沈着（図149-4）を示すこともある。

▶ 典型的分布
頭皮（頭部枇糠疹），眉毛部（図149-5），鼻唇溝周囲（図149-3参照），前額部（図149-6），頬部，鼻部周囲，耳介後部（図149-7），外耳道，髭部（図149-8）。脂漏症は胸骨部（図149-9）や腋窩，乳腺下の皺部，臍部，鼠径部，殿部の皺部にも生じる。

▶ 検査所見
- HIVもしくは梅毒感染のリスクがある例ではそれを検査する（図149-10，図149-11）。
- 全身性エリテマトーデス（SLE）に関連する全身徴候があったり，皮膚症状が治療抵抗性のときはSLEの検索を行う。
- 白癬菌の除外を要するときは水酸化カリウム試験（KOH試験）を行う。
- 低栄養や亜鉛欠乏が疑われるときは，亜鉛濃度とアルカリホスファターゼを検査する。

鑑別診断
- 尋常性乾癬：乾癬の落屑は頭皮や関節伸展部表面に分布し，境界明瞭なプラーク上に存在し，より厚い傾向がある。尋常性乾癬の根拠となる爪関連の徴候を確認すれば，鑑別の一助となる（150章「乾癬」参照）。
- 蝶形紅斑を伴うSLE：鼻梁部を横断する発疹であり，全身徴候や血清学的異常を有する（178章「ループス―全身性病

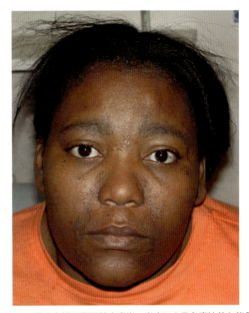

図149-4 黒人女性の脂漏性皮膚炎。炎症による色素沈着を伴う。鼻唇溝周囲に著明である（Reproduced with permission from Richard P. Usatine, MD.）

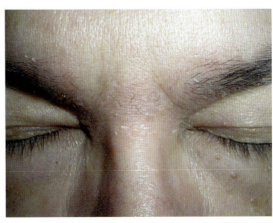

図149-5 若年男性の眉毛部および眉間部の紅斑と落屑を伴う脂漏性皮膚炎（Reproduced with permission from Richard P. Usatine, MD.）

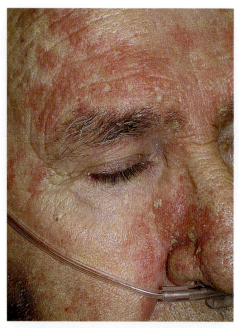

図149-6 入院中の老年男性の前額部および鼻部の紅斑と落屑を伴う脂漏性皮膚炎（Reproduced with permission from Suraj Reddy, MD.）

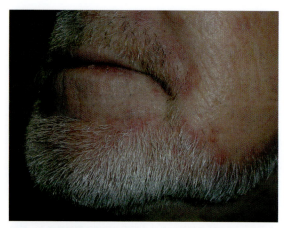

図149-8 著明な紅斑を伴うあごひげおよび口ひげの脂漏症
（Reproduced with permission from Richard P. Usatine, MD.）

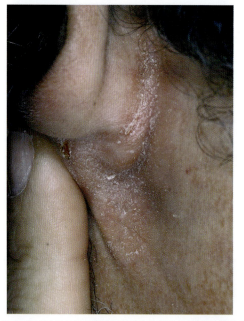

図149-7 若年女性の耳介後部の脂漏性皮膚炎。同部位は脂漏症であることを確認できるよい部位である（Reproduced with permission from Richard P. Usatine, MD.）

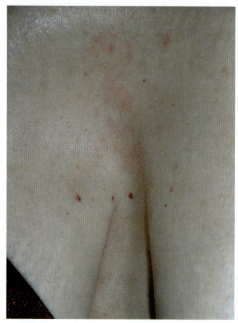

図149-9 頭皮と顔面に脂漏症のある女性の胸部と乳房間の脂漏性皮膚炎。体幹ではこの部位で最もよく脂漏性皮膚炎がみられる
（Reproduced with permission from Richard P. Usatine, MD.）

変，皮膚病変」参照）。
- 酒さ：顔面の紅斑はしばしば丘疹や膿疱，毛細血管拡張症を伴い，落屑を伴わない。霰粒腫や麦粒腫を伴うこともある（115章「酒さ」参照）。
- 頭部白癬：脱毛を伴う落屑と紅斑。KOH試験や培養が鑑別に有用。大人ではまれだが，若年に認められることがある。
- 第二期梅毒：皮膚病変は脂漏性皮膚炎に似る。病変が粘膜や手掌にも及んでいないか確認する。疑われるときは血清学的検査を行う（218章「梅毒」参照）。
- 口周囲皮膚炎：一般的には口周囲に限局する小さな落屑や丘疹，膿疱（115章「酒さ」参照）。
- 癬風（体幹部）：癬風の落屑は細かい白色のもので，掻爬で出現する（139章「癬風」参照）。
- アレルギー性または刺激性の接触皮膚炎：細かい白色の落屑を伴う境界明瞭なものであり，二次性膿痂疹は落屑を伴わない黄色調のかさぶたとなる（144章「接触皮膚炎」参照）。
- カンジダ症：間擦性部位によくみられ，明るい紅色で衛星病変を伴う（135章「カンジダ症」参照）。

治療

脂漏性皮膚炎は再発性で慢性的な疾患であるため，治療の

149章 脂漏性皮膚炎　525

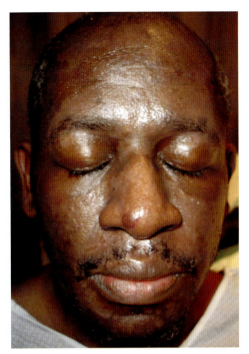

図149-10　AIDS男性の顔面脂漏性皮膚炎。色素脱失と落屑の病変を前額部・頬部・顎部に認める(Reproduced with permission from Yoon-Soo Cindy Bae-Harboe, MD.)

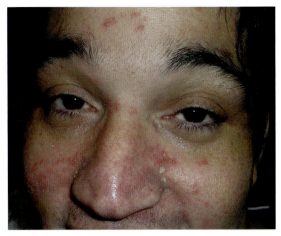

図149-11　AIDS男性の顔面の脂漏性皮膚炎。紅斑と落屑を前額部・鼻部・頬部に認める(Reproduced with permission from Richard P. Usatine, MD.)

反復あるいは継続療法がしばしば必要となる。
- 治療の主柱は抗真菌薬と弱ステロイドの局所療法である。
- 頭皮の脂漏性皮膚炎患者には，週数回の抗真菌薬含有洗髪剤(硫化セレンやケトコナゾール，シクロピロックス)での洗髪を推奨する。洗髪時には病変部に薬剤が浸透するまで泡を流さず数分待つ。寛解するまで続けるが，維持療法としてずっと継続使用することもある。
- ケトコナゾールや硫化セレン，亜鉛ピリチオン(ZPT)含有の洗髪剤はマラセチア属に対する抗生物質であり，中等度から重度の頭部枇糠疹に対し有効である[10),11)]。SOR Ⓐ
- 週2回の使用で，ケトコナゾール2%シャンプーは亜鉛ピリチオン1%シャンプーより効果が優れている。ケトコナゾールは4週で頭部枇糠疹の重症度スコアを73%改善し，一方の亜鉛ピリチオンの方は67%であった[11)]。SOR Ⓑ
- シクロピロックス1%シャンプーは頭部の脂漏性皮膚炎に効果的で安全である[12),13)]。SOR Ⓐ　しかし，処方箋でしか入手できずとても高い。
- ケトコナゾール2%のクリームやゲル，乳剤は顔面の脂漏性皮膚炎に安全で有効である[14)～16)]。SOR Ⓑ
- シクロピロックス1%クリームもケトコナゾール2%クリームと同等に顔面の脂漏性皮膚炎に対して安全で有効である[14),17)]。SOR Ⓑ
- テルビナフィンの経口250 mg/日，4週間投与は中等度から重度の脂漏症に対して効果がある[18),19)]。SOR Ⓐ　しかし，抗真菌薬としての副作用の可能性や効果に関する研究が限られているため，第一選択の治療ではない[3)]。脂漏症による紅皮症に対して経口テルビナフィンを検討してもよい。
- 局所コルチコイドは脂漏性皮膚炎に併発した紅斑や搔痒症に対する治療に有用である[3)]。しかし，長期使用は皮膚萎縮症を起こす可能性があり[3)]，使用には注意を要する。
- ローションまたは溶解液は，頭髪などの有毛部に対し，患者の不快感が少なく使い勝手がよい。
- ハイドロコルチゾール1%クリームやローションは1日2回，顔面や頭皮，その他の罹患部位に使用可能である[16),20)]。SOR Ⓑ
- デソニド0.05%ローションは顔面の脂漏性皮膚炎治療の短期治療に安全で有効である[21)]。SOR Ⓑ　非フッ素系の低ないし中グレードのステロイドで，1%ハイドロコルチゾールよりも高い効果を有する。
- 同薬は，中等度から重度の頭部の脂漏性皮膚炎に使用する。
- フルオシノニド0.05%液の1日1回使用は安価で有効である。SOR Ⓒ
- クロベタゾール0.05%シャンプーや溶解液，スプレー，フォームはより効果があるが，コストが高い。SOR Ⓒ

▶ その他の療法
- ピメクロリムス1%クリームは顔面の脂漏性皮膚炎に効果があり，忍容性がある[20),22),23)]。SOR Ⓑ　1つの研究ではピメクロリムスの方がベタメサゾン17吉草酸エステル1%クリームより灼熱感が強かった[22)]。
- メトロニダゾールゲルは顔面の脂漏性皮膚炎に対する2つの小規模試験にて違う結果が出ている。1つの試験では基剤のみより効果があったとされたが，もう1つの試験ではプラセボと比較して明らかな効果の差はなかった[24),25)]。SOR Ⓑ

▶ 補助療法，代替療法
- 5%ティーツリーオイルは4分割エリアの重症度スコアを41%改善し，一方でプラセボは11%であった。また，全体エリアの改善スコアや全体の重症度スコア，搔痒感や皮脂の患者の自己評価でも有意な改善を認めた[26)]。SOR Ⓑ
- 臭化カリウム，臭化ナトリウム，硫化ニッケル，塩化ナトリウムを用いた10週間のホメオパシー治療(同毒療法)が，プラセボと比較して明らかな効果を示したという小規模な無作為化比較試験(RCT)がある[27)]。SOR Ⓒ

フォローアップ

長期経過で重度の脂漏症の患者は多くのケースでフォロー

アップを歓迎してくれる．より軽症例では必要時のフォローアップでよい．

患者教育

治療効果を上げるために，患者に抗真菌薬シャンプーでの洗髪や頭皮のケアを毎日続けるように奨励する．患者の一部は洗髪しすぎることにより頭皮の乾燥を引き起こしてしまうのではないかと恐れるが，表皮が剥離していくことが改善につながることを認識してもらう必要がある．

【Richard P. Usatine, MD／Meredith Hancock, MD／Yoon-Soo Cindy Bae-Harboe, MD】

（任瑞 訳）

150 乾癬

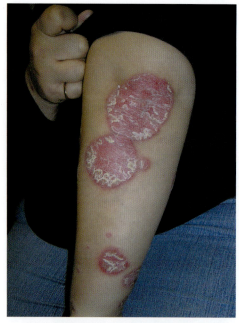

図150-1　33歳女性の腕と肘に生じた典型的な尋常性乾癬（Reproduced with permission from Richard P. Usatine, MD.）

症例

20年来のコントロール不良の乾癬を有する33歳の女性．尋常性乾癬（図150-1）に加えて，倒置乾癬（図150-2）も認める．強力ステロイドや局所カルポトキシオールでは乾癬（psoriasis）をコントロールできなかった．光線療法や全身療法も選択肢として検討された．患者は局所療法に加えて，狭帯域の紫外線B（UVB）治療を選択した．

概説

乾癬は慢性炎症による丘疹落屑性の皮膚疾患であり，免疫学的機序が介在する．関節や心血管系の合併症との関連も想定されている．乾癬は頭部から四肢まで様々な種類の病変を生じ，精神的にも身体的にもストレスや障害となりうる．患者のQOLを改善させ合併症を回避するために最もよい治療法を選択するために，無数の表現型のなかから乾癬を正しく診断することがきわめて重要である．

疫学

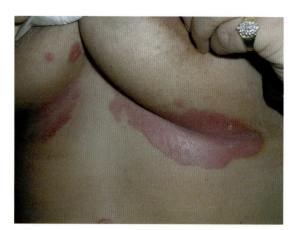

図150-2　図150-1と同一患者の乳房下の倒置乾癬．カンジダや白癬菌感染ではない（Reproduced with permission from Richard P. Usatine, MD.）

- 世界人口の2%が乾癬に罹患している[1]．米国での研究では，白人の2.5%，アフリカ系アメリカ人の1.3%に乾癬が認められた[2]．
- 性：性差はない．
- 年齢：乾癬はどの年齢にも生じうる．ある研究では乾癬の発症年齢には二峰性のピークを認め，最初のピークは女性で16歳，男性で22歳，2つ目のピークは女性で60歳，男性で57歳であった[3]．

病因／病態生理

- 免疫が介在する皮膚疾患である．T細胞が発病の重要な役割を担っている．
- ランゲルハンス細胞（皮膚の抗原提示細胞）が皮膚から局所のリンパ節に移動し，そこでT細胞を活性化させ，その皮膚への移動とサイトカイン分泌を惹起する．
- サイトカインは皮膚や血管の増生と炎症誘発効果を発揮する．

危険因子

- 家族歴．
- 肥満．
- 喫煙と副流煙．
- アルコール過剰摂取．

表150-1に乾癬の誘発・増悪因子をまとめた[4]．乾癬のリスクは以下の要因で高まる[5]．

- 乾癬の家族歴（オッズ比〈OR〉33.96，95%CI 14.14～81.57）．
- 仕事環境の変化（OR 8.34，95%CI 1.86～37.43）．
- 離婚（OR 5.69，95%CI 2.26～14.34）．
- 都市居住者（OR 3.61，95%CI 0.99～13.18）．
- アルコール摂取（OR 2.55，95%CI 1.26～5.17）．
- 家庭内の副流煙（OR 2.29，95%CI 1.12～4.67）．

150章 乾癬 527

表150-1 乾癬の誘発・増悪因子

- ストレス
- 皮膚外傷(ケブネル現象)
- 寒冷乾燥環境
- 日焼けと高温環境
- 感染症(溶連菌感染症やHIVなど)
- 薬剤(ACE阻害薬や抗マラリア薬，β遮断薬，リチウム，NSAIDsなど)

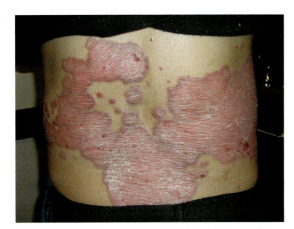

図150-3 44歳男性の境界明瞭な尋常性乾癬の皮疹。重症乾癬とともに乾癬性関節炎も有する症例(Reproduced with permission from Richard P. Usatine, MD.)

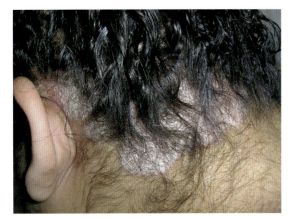

図150-4 頭髪の生え際にある頭皮乾癬(Reproduced with permission from Richard P. Usatine, MD.)

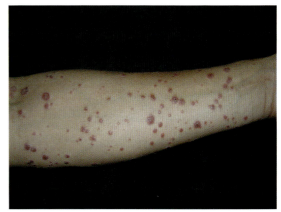

A

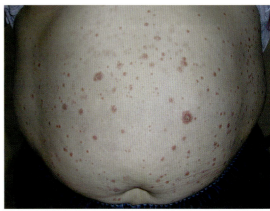

B

図150-5 滴状乾癬は子どもや時として若い大人の溶連菌感染症後に出現する。しかし，小さい水滴状を示す滴状乾癬は成人において，先行感染とは関係なく生じることも多い。A：成人の腕に認められた滴状乾癬。B：46歳肥満女性の体幹に認められた滴状乾癬(Reproduced with permission from Richard P. Usatine, MD.)

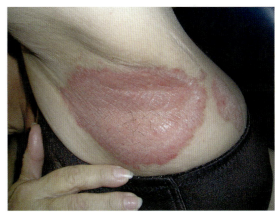

図150-6 中年女性の腋窩にみられた倒置乾癬。大きな紅斑を示し鱗屑は少ない。この診察前までは真菌性と誤診されていた(Reproduced with permission from Richard P. Usatine, MD.)

診断

乾癬は多様な形態を示し，多様な部位に認められる。以下の9つのカテゴリーは米国皮膚学会(AAD)の合意声明による乾癬の分類である[6]。

- 尋常性乾癬(患者の80〜90%に認められる)(図150-1，図150-3)。
- 頭皮乾癬(図150-4)。
- 滴状乾癬(図150-5)。
- 倒置乾癬(図150-2，図150-6)。
- 掌蹠乾癬(図150-7)，手掌足底乾癬ともいう。
- 乾癬性紅皮症(図150-8)。
- 膿疱性乾癬：限局性または全身性(図150-9)。
- 爪乾癬(図150-10)(193章「爪乾癬」参照)。
- 乾癬性関節炎(図150-11)。

概していえば乾癬は，肘や膝，四肢，体幹，頭皮，顔面，耳，手，足，性器，間擦性部分，爪に生じる。表150-2に乾癬の分布割合を示す。

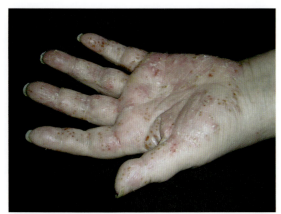
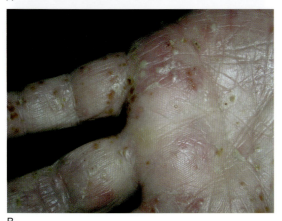

図150-7　A：62歳女性の3カ月前に手掌に出現した膿疱症を伴う掌蹠乾癬。B：典型的な紅斑と鱗屑，褐色斑（茶褐色疹），膿疱症を認める。膿疱性乾癬の限局型と考えられる（Reproduced with permission from Richard P. Usatine, MD.）

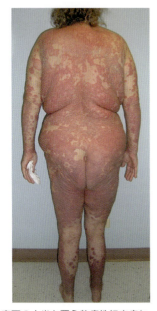

図150-8　体表面の大半を覆う乾癬性紅皮症（Reproduced with permission from Richard P. Usatine, MD.）

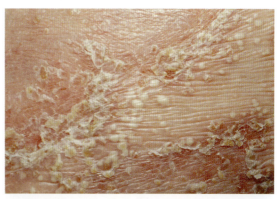

図150-9　経口プレドニゾンを中止したところ出現した背部の膿疱性乾癬（Reproduced with permission from Jack Resneck, Sr., MD.）

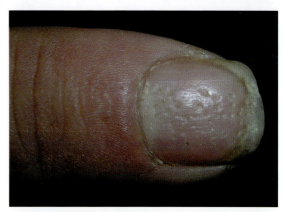

図150-10　乾癬による爪甲陥凹（Reproduced with permission from Richard P. Usatine, MD.）

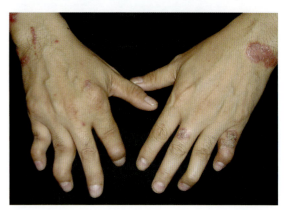

図150-11　44歳男性の乾癬性関節炎。患者の重大な障害となっている。手指の短縮は，乾癬性関節炎の破壊性関節炎亜型によると考えられる（Reproduced with permission from Richard P. Usatine, MD.）

尋常性乾癬

- 境界明瞭な隆起した紅斑とその表面にある白色鱗屑（図150-1，図150-3参照）。
- 褐色皮膚の患者の場合，色素沈着と銀色の鱗屑がみられる（図150-12，図150-13）。
- 皮疹は色素脱失（図150-14）や銀灰色（図150-15）などの色調となることもある。炎症が白皮症を引き起こすと，3色

150章 乾癬　529

表 150-2　乾癬の一般的な出現部位

部位	乾癬患者中の割合(%)
頭皮	80
肘	78
脚	74
膝	57
腕部	54
体幹	53
体幹下部	47
腰部	38
手掌と足底	12

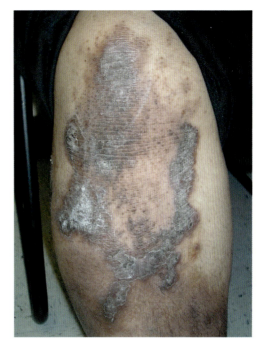

図 150-13　ヒスパニック系男性の膝の乾癬。炎症による色素沈着を認める(Reproduced with permission from Richard P. Usatine, MD.)

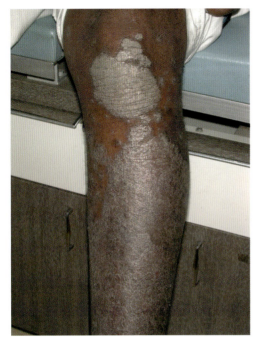

図 150-12　黒人男性の銀色鱗屑を伴う尋常性乾癬(Reproduced with permission from Richard P. Usatine, MD.)

になることもある(図 150-16)。
- 鱗屑の厚さや広がりは大小様々である(図 150-15 参照)。
- 鱗屑を剝がすと点状の出血が生じる(アウスピッツ徴候)。
- 典型的分布：肘や膝，その他の伸展部であるが，陰茎を含む頭部から足趾まで全身に認められうる(図 150-17)。
- 皮疹は対称性に分布する傾向がある。
- 皮疹は中心部が治癒傾向を示し，環状となることもある(図 150-18)。
- 症状がない皮膚を掻いたり傷つけたりすると新たな皮疹が生じ，ケブネル現象として知られている(図 150-19)。

頭皮乾癬
- 頭皮における乾癬は頭髪の生え際や耳介周囲に認められる(図 150-4 参照)。
- 厚さと広がりは尋常性乾癬同様に様々である。

滴状乾癬
- 水滴に似た小円状の皮疹を認める(滴状は水滴様の意味)(図 150-20)。
- 典型的な発症様式は溶連菌感染症やその他の細菌感染症後に出現するものである。小児期に出現する乾癬のタイプの

1つである。
- 典型的分布：体幹四肢であるが，顔面や頸部に出現することもある(図 150-21)。

倒置乾癬
- 腋窩や鼠径部，乳房下，殿部皮裂部の間擦部に認められる(図 150-2，図 150-6，図 150-22)。肥満患者では脂肪の弛緩部にみられることもある。
- 倒置とは，伸展部表面ではなく体のしわの部分に分布することを指したものである。
- 鱗屑は少ないか，まったくみられない。
- 色は一般的にピンクから紅色であるが，皮膚の色が濃い人種では色素沈着となることがある。

手掌足底(掌蹠)乾癬
- 乾癬が手掌や足底に生じる(図150-23)。手や足の他の部分にも認められることがある。
- このタイプの乾癬ではしばしば手足の強い痛みを伴い，歩行やその他の日常生活を阻害するほどとなることがある。特に手がおかされると多くの作業で痛みに苦しむことになる。
- 形態学的に小水疱もしくは膿疱性のような局面をとる(図150-24)。褐色の発疹が斑状もしくは平坦丘疹のような形態で生じることもある。これらはマホガニー斑と呼ばれ，常に出現するものではないが，掌蹠乾癬を特徴づけるものである。また，手掌・足底の表皮剥離が出現することもある。

乾癬性紅皮症
- 乾癬性紅皮症は広範に出現し，ほとんどの皮膚を覆う(図 150-25)。
- 病変は斑状であったり，または紅斑であったり，もしくは膿疱性乾癬の落屑を伴う紅皮症の形態であったりする。

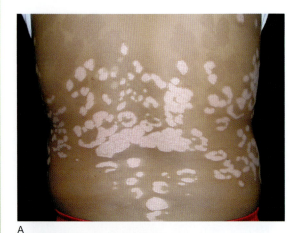

A

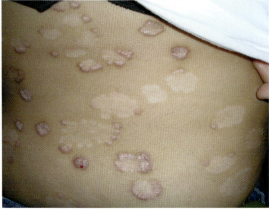

B

図 150-14　尋常性乾癬は色素脱失を起こすことがある。A：腰部の活動性の乾癬部に色素脱失を認め、背部上方には炎症後の色素沈着もみられる。B：環状の乾癬。治癒後に色素脱失を残している(Reproduced with permission from Richard P. Usatine, MD.)

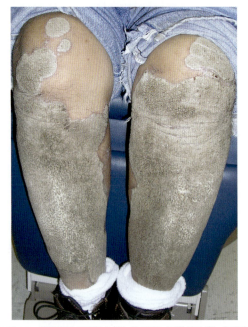

図 150-15　肥満男性の脚部全体に及ぶ厚い尋常性乾癬。銀灰色の局面を示している(Reproduced with permission from Richard P. Usatine, MD.)

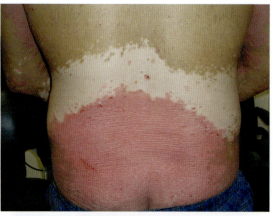

図 150-16　尋常性乾癬による背部の帯状の色素脱失。彼のもともとの皮膚は褐色であり、褐色・白色・ピンク色によりナポリタンアイスクリームのような模様となっている(Reproduced with permission from Richard P. Usatine, MD.)

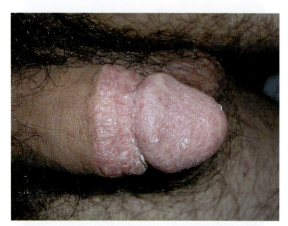

図 150-17　陰茎の尋常性乾癬で、亀頭や陰茎体の一部に及ぶ(Reproduced with permission from Richard P. Usatine, MD.)

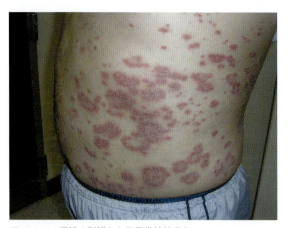

図 150-18　環状の形態をとる尋常性乾癬(Reproduced with permission from Richard P. Usatine, MD.)

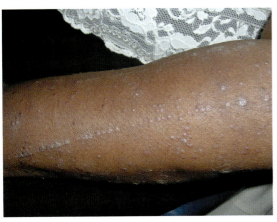

図 150-19　ケブネル現象の後に腕にできた線状分布の乾癬（Reproduced with permission from Richard P. Usatine, MD.）

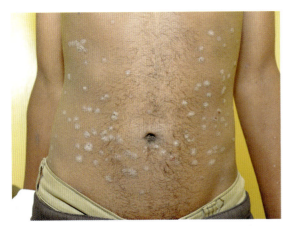

図 150-20　溶連菌感染後の若年男性にできた滴状乾癬（Reproduced with permission from Richard P. Usatine, MD.）

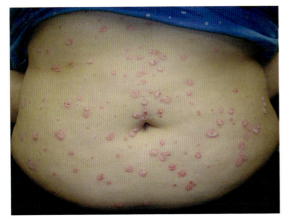

図 150-21　体幹にできたピンク色の滴状乾癬（Reproduced with permission from Richard P. Usatine, MD.）

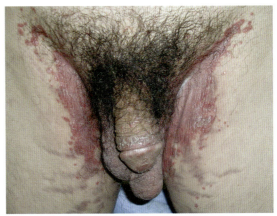

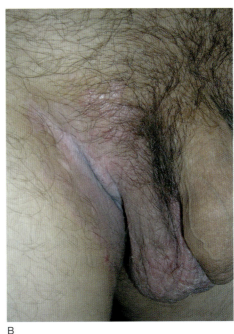

図 150-22　2人の男性の鼠径部の倒置乾癬。A：紅斑と落屑を鼠径襞に認め、陰茎にも病変を有する。B：鼠径部の対称性乾癬。陰茎には病変は及んでいない。こちらは長い間、股部白癬と間違えられていた（Reproduced with permission from Richard P. Usatine, MD.）

- 広範に出現するため、皮膚機能の重度の障害を引き起こし、入院と点滴加療が必要な皮膚科緊急症になりうる。悪寒や発熱、頻脈、起立性低血圧は入院が必要な徴候である。

膿疱性乾癬

- 膿疱性乾癬は局所的にも生じる。足にできた限局性の膿疱性乾癬の例を示す（図 150-24 参照）。

- 全身性のタイプでは、皮膚は初期に真っ赤になり痛みに敏感となる。そして、頭痛や発熱、悪寒、関節痛、気分不快、食欲不振、嘔気といった全身症状を伴う（図 150-26）。全身性のものに落屑が生じると皮膚の重要な機能が障害され、脱水や敗血症を引き起こしうる。これも入院や点滴加療を必要とする皮膚科緊急症であり、モニターベッドと良質な看護を必要とする。

- 典型的分布：屈曲部と肛門生殖器部（図 150-27）。顔面部に生じることは少ない。膿疱は舌や爪下に起こることもあり、それぞれ嚥下障害や爪脱落を引き起こしうる。

- 時間経過：全身性タイプでは、数時間内に 2〜3 mm 大の膿疱が集簇して出現する。これらの膿疱は 1 日で癒合して膿溜まりを形成、さらに乾燥してシート状に落屑、その下にさらに新たな膿疱を有する滑らかな紅皮面がみられる。このような膿疱の経過は数日から数週にわたって生じ、患者

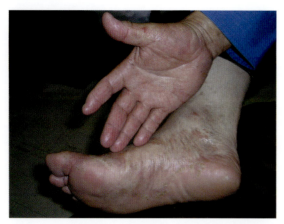

図 150-23 生検で証明された掌蹠乾癬。広範な紅斑と落屑は足白癬や手白癬と間違えられることがある。この患者は膿疱やマホガニー斑を有しないが、これらの病変が認められない掌蹠乾癬も多い (Reproduced with permission from Richard P. Usatine, MD.)

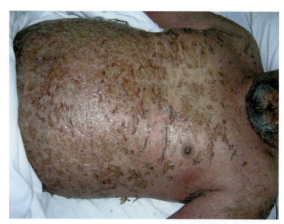

図 150-26 発熱や皮膚剥離、脱水を伴う 45 歳男性の全身性の膿疱性乾癬。この患者にとって 20 回目のことである。彼の兄弟も同様に重症の膿疱性乾癬に罹患している (Reproduced with permission from Meng Lu, MD.)

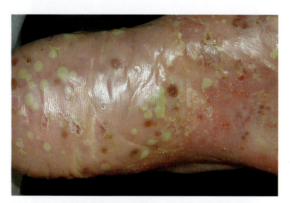

図 150-24 広範な膿疱とマホガニー斑を伴う掌蹠乾癬 (Reproduced with permission from UTHSCSA dermatology.)

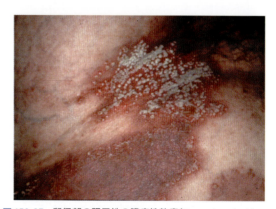

図 150-27 鼠径部の限局性の膿疱性乾癬 (Reproduced with permission from Jeffrey Meffert, MD.)

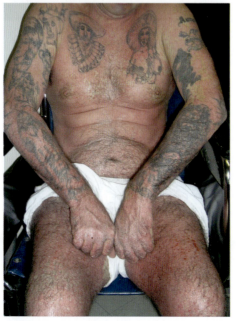

図 150-25 45 歳男性の乾癬性紅皮症。深い紅斑に加えて、広範な皮膚剥離を認める (Reproduced with permission from Richard P. Usatine, MD.)

に重度の不快感と極度の疲労を引き起こす。膿疱の寛解期にはほとんどの全身症状は消失するが、紅皮症の状態もしくは残存病変が残る[1]。

爪乾癬

乾癬による爪の障害は、爪陥凹や爪剥離、爪下ケラトーシス、線状出血、油状斑点、爪脱落を引き起こしうる (図 150-10 参照)(193 章「爪乾癬」参照)。

乾癬性関節炎

- 非対称性の少関節炎は典型的には手や足、膝に生じる。関節炎は対称性となりリウマチ性関節炎に似ることもある。遠位指節間関節 (DIP) の障害は古典的なものであるが、DIP 優位に出現するケースはまれである。指がソーセージのように腫れ、指炎と呼ばれる状態となることもある (図 150-28)(100 章「乾癬性関節炎」参照)。
- 手の病変は機能障害を生じるため (図 150-11 参照)、乾癬患者が乾癬性関節を示唆するような関節痛を訴える際には、X 線検査を施行すべきである。典型的所見は関節周辺のびらんとペンシルキャップ変形である (図 150-29)。
- 骨と腱の接続部に炎症を認める (腱付着部症)。アキレス腱部にも生じうる。
- 乾癬性関節炎では、病気の進行を防ぐために全身性の薬剤 (メトトレキサート〈MTX〉もしくは生物学的製剤) による

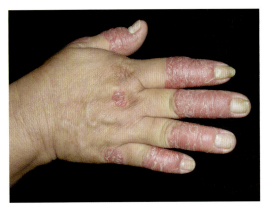

図150-28　尋常性乾癬と乾癬性関節炎のある中年女性のソーセージ様指を示す指炎。爪病変とDIP病変を認める（Reproduced with permission from Richard P. Usatine, MD.）

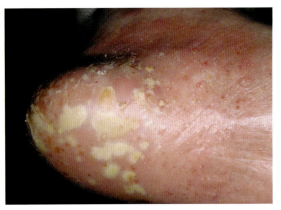

図150-30　31歳男性の掌蹠乾癬。紅斑と膿疱，膿だまりを伴っている。マホガニー斑と呼ばれる典型的な褐色斑も認める。作用力価の強いステロイドを用いたが無効であった。歩くことも苦痛であり，全身療法が開始された。本例は膿疱性乾癬の限局型である（Reproduced with permission from Jeff Meffert, MD.）

画像検査

乾癬患者に乾癬性関節炎を示唆する関節痛があるときは，関節の単純X線検査を行う（図150-29参照）。初期の乾癬性関節炎ではしばしば単純X線は正常所見を示すが，病歴および身体所見でそれが強く疑われるときは，明らかな関節障害が出現するまで治療開始を待ってはならない。

鑑別診断

- 皮膚T細胞性リンパ腫（CTCL）は乾癬に類似した局面を取りうる。乾癬では，その分布と爪病変で鑑別しうる。CTCLの病変は中枢性で体幹部に出現する傾向があり，一方，乾癬は体幹に加えて四肢にしばしば病変を認める。必要なら，パンチバイオプシーにより鑑別する（174章「皮膚T細胞リンパ腫」参照）。
- 苔癬はもう1つの丘疹落屑性疾患である。病変は屈曲側に多く，また肘や膝より手首と足首に多い（152章「扁平苔癬」参照）。
- 慢性単純性苔癬（ビダール苔癬）は苔癬化を伴う過角化の局面をとる。たいていは乾癬よりも皮疹の数は少なく，認められる典型的な部位は後頸部，手首，足首，下腿である。ほとんどは厚い鱗屑よりも苔癬化が強く，常に掻痒感を伴う（147章「精神性皮膚疾患」参照）。
- 貨幣状湿疹はコインのような局面をとる。最も一般的に認められるのは脚部で，通常乾癬の局面のような厚さはない。貨幣状湿疹は小水疱や水疱も伴う。乾癬はこれとは違った分布を示し，爪変形をしばしば伴う（143章「アトピー性皮膚炎」参照）。
- ばら色粃糠疹は自然治癒性の経過をとる丘疹落屑性疾患である。局面としては角化が少なく，捲縮輪落屑を認める。ばら色粃糠疹はしばしばヘラルドパッチを伴う（151章「ばら色粃糠疹」参照）。
- 頭皮の脂漏性皮膚炎の落屑は，特にそれが重症のときには，乾癬の落屑に非常に似る。乾癬では病変がより厚く，頭髪の生え際をまたいで広がる。脂漏性皮膚炎も乾癬もともに耳窩部に病変を生じうる。また，どちらもステロイド外用に反応する（149章「脂漏性皮膚炎」参照）。
- 梅毒は最も乾癬に類似する疾患であり，第二期梅毒は乾癬

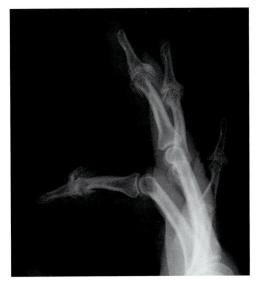

図150-29　第2，第3指のDIPでのペンシルキャップ変形（Reproduced with permission from Richard P. Usatine, MD.）

治療が必要である。

重症度

- 中等度から重度の乾癬とは，手掌や足底，頭部，頸部，性器の病変を有する例，体表面積（BSA）の5％以上の面積の病変がある症例である。手掌はBSAのおよそ約1％であり，病変の面積の推定に役立つ。
- もう1つの重症度分類。
  - 軽度：BSAの3％未満。
  - 中等度：BSAの3〜10％。
  - 重度：BSAの10％以上。
- 乾癬性関節炎の患者の皮膚病変は限局性であることが多いが，積極的な全身療法が必要である。
- 手掌足底（掌蹠）乾癬はBSAが3％もしくは5％に達していない範囲でも中等度から重度と判定する（図150-30）。

検査所見

ラボ検査が必要となることはまれである。パンチ生検もしくは薄片生検は非典型例の診断に役立つ。膿疱性乾癬のときは壊れていない膿疱を含む4 mmパンチが推奨される（図132-31）。

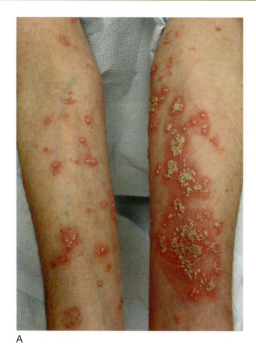

A

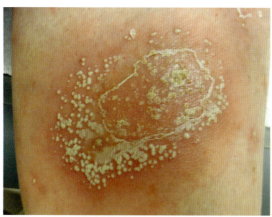

B

図150-31 41歳女性の膿疱性乾癬。少なくとも1つの膿疱を含む4 mmパンチ生検が臨床診断に有用であった。この患者は外来治療にて安定し，膿疱が改善した段階でシクロスポリンを中止する方針のうえでシクロスポリンとアシトレチンが同時に開始された。A：腕の病変。B：脚の膿疱の拡大（Reproduced with permission from Robert T. Gilson, MD.）

表150-3 乾癬の外用療法

薬剤	推奨度合い	エビデンスレベル
Class I コルチコイド（最高力価）	A	I
Class II コルチコイド	B	II
Class III/IV コルチコイド（中力価）	A	I
Class V/VI/VII コルチコイド（弱力価）	A	I
ビタミンD類似薬	A	I
タザロテン	A	I
タクロリムスとピメクロリムス	B	II
アントラリン	C	III
コールタール	B	II
コルチコイドとサリチル酸併用	B	II
コルチコイドとビタミンDアナログ併用	A	I
コルチコイドとタザロテン併用	A	I
タクロリムスとサリチル酸併用	B	II

(Data from Menter A, Korman NJ, Elmets CA, et al；American Academy of Dermatology. Guidelines of care for the management of psoriasis and psoriatic arthritis. Section 3. Guidelines of care for the management and treatment of psoriasis with topical therapies. J Am Acad Dermatol. 2009；60(4)：643-659.)

と同様の丘疹落屑性発疹を生じる。第二期梅毒はしばしば手掌・足底に病変があり，RPRが陽性である（218章「梅毒」参照）。

- 体部もしくは下腿白癬は間擦部の倒置乾癬に似て，中心治癒傾向を伴わない紅斑と薄い局面の病変をとる。間擦部でない体部白癬は典型的に環状で中心治癒傾向を伴う。乾癬もそのような形態をとりうる（図150-18参照）。下腿白癬は一般的には乾癬ほど多数の病変を生じることはない。KOH試験にて真菌成分を検出することで2つの疾患を鑑別することができる（136章「体部白癬」参照）。
- 皮膚カンジダ症は，間擦部に生じれば倒置乾癬に似る（135章「カンジダ症」参照）。
- 反応性関節炎は主として胃腸炎や尿路感染症などの感染症の反応として生じる非感染性の急性少関節炎である（153章「反応性関節炎」参照）。先駆感染の1～4週後に非対称性の大関節の関節痛や結膜炎のような眼症，結節性紅斑や膿漏性角皮症，輪状亀頭炎を含む皮膚変化が出現する。診断は臨床所見と先駆感染の存在によりなされる[7]。皮膚病変は乾癬と酷似するため，鑑別は臨床病変と経過によることが多い。

治療

誘発因子や基礎疾患があるときはそれらの治療を行う。喫煙している場合は禁煙を促す（237章「タバコ嗜癖」参照）。アルコール摂取を避ける，もしくは最小限にする（238章「アルコール症」参照）。ストレスにより病変が悪化する症例においては，ストレス管理が重要である。誘発因子を避けるためのできるだけの努力を行う。

患者の病気への理解と治療に対する姿勢は，治療のエビデンスや推奨と同じぐらい重要である。全身療法を行うより皮膚病変とうまく付きあうことを望む患者もいるであろうし，100%病変を完治させることを目標にどんな治療も受けたいと望む患者もいる。従って，治療法の選択は患者の価値観や生活環境とあわせて考慮されるものである。

▶ 外用基剤の選択

- 軟膏はワセリンベースであり，厚い鱗屑にも最もよく浸透する。
- 軟化剤クリームは軟膏の持ついくつかの利点を有しているうえに，美容的観点から軟膏が油っぽいと感じる患者にとっての利点もある。
- 効果が薄くても油っこい基剤よりクリーム剤がいいという患者もいるが，多くの場合，患者が選択するのは最も効果のあるものである。
- ローションとフォーム剤は保湿が必要な被髪部によい。
- ステロイドは頭皮乾癬によい。
- 新しいフォームの製剤は吸収が早く美容的にも利点があるが，現時点ではまだ高価である。

▶ 外用療法

- 表150-3に外用薬による乾癬治療の推奨の度合いをまとめた。

- 研究データは，ステロイド外用薬が第一選択として推奨されることを示している[8]。SOR Ⓐ　超高力価ステロイドのクロベタゾールは一般的であり，体と頭皮に使用する様々な基剤に配合されている。メタ解析によると，クロベタゾールが68〜89％の患者で病変の顕著な改善あるいは完治を示した[9]。SOR Ⓐ
- 外用薬と使用されるビタミンD類似薬が2つあり，カルシポトリエン（ドボネックスとそのジェネリック）とカルシトリオール（ベクティカル）である。これらのビタミンD調剤は小児乾癬に対してコルチコステロイド外用薬の有無にかかわらず第一選択治療として推奨される[10]。SOR Ⓐ　成人例においても有用であるが，多くの患者はクロベタゾールの方が効果的だという。
- カルシポトリエン（ビタミンD類似薬）とタザロテン（レチノイド）外用薬は同等に有用であるが，タザロテンの方が副作用が多い[8]。SOR Ⓐ
- ステロイドとカルシポトリエンまたはタザロテン外用薬の併用は効果的なレジメンである。併用により効果は増強し，副作用は軽減する[8,9]。SOR Ⓐ　しかしながら，乾癬の単剤外用療法では，ビタミンDアナログやタザロテンよりもステロイドの方が副作用が少ない[11]。SOR Ⓐ
- ベタメサゾンとカルシポトリエンの合剤（タクロネックス軟膏）がある。1日1回の使用であるが高額である。他の選択としてはジェネリックのクロベタゾール軟膏とジェネリックのカルシポトリエンクリームを処方することで，これらを同時にもしくは交互に使用する。
- クロベタゾールを朝に，タザロテンを夕に使用すれば，皮膚刺激性が抑えつつ効果を増強できる[9]。SOR Ⓐ
- ステロイド療法に反応した患者を，間欠的維持療法群（毎週末に3回使用）と何もしない群の2つに分けたランダマイズ試験がある。6カ月以後の結果では維持療法を受けた患者の方が3倍以上，寛解状態が維持された[12]。SOR Ⓑ
- 今でも，コールタール外用薬やアントラリン外用薬などの古い治療法も用いられているが[9]，コールタール単独も併用のどちらも，それを支持するエビデンスはない[9]。SOR Ⓐ　アントラリン外用薬も使用が煩雑で長期使用に適さず，効果を支持するエビデンスもない[1,5]。SOR Ⓐ
- カルシニューリン阻害薬外用は以前，湿疹に対し適応を有していたが，乾癬への有効性が検討された。その結果，タクロリムス軟膏は顔面や皮膚が薄い間擦部の乾癬に効果があるようである。臨床試験で，タクロリムス（0.1％）軟膏1日2回塗布は，顔面と間擦部（倒置）乾癬の大半の患者でよい効果を示した（図150-6 参照）[13〜15]。SOR Ⓑ
- 軟化剤と角質溶解剤は追加的治療として安全であり，おそらく有益である。SOR Ⓒ
- 病変内ステロイド投与は小さな病変の寛解に有用である（図150-32）[13〜15]。トリアムシノロンアセトニド5〜10 mg/mLを27G針で病変内へ注入する。SOR Ⓒ

▶光線療法
- （簡単には数え切れないほど）広汎に及ぶ病変で外用療法に反応しない乾癬に適応される。
- 狭帯域の紫外線B（中波長紫外線〈UVB〉）は広帯域UVBより効果的であり，皮膚タイプⅠ〜Ⅲの（色素の薄い）乾癬患者においては，ソラレン投与下に行う紫外線A（長波長紫外線〈UVA〉）療法（PUVA）に匹敵する[16]。SOR Ⓐ

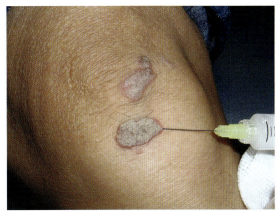

図150-32　高力価のステロイド外用療法に抵抗性であった膝の小病変に対する病変内注入療法。27G針を用いてトリアムシノロン5 mg/mLを注入している（Reproduced with permission from Richard P. Usatine, MD.）

- 現在のところ，どのタイプの乾癬がよく狭帯域UVBに反応するかの予測因子はない[16]。
- 狭帯域UVBにより乾癬患者の68〜83％で病変が消退し，再発率もPUVA療法と同等である[16]。
- ソラレン投与が不要で簡便なこともあり，狭帯域UVBが光線療法の第一選択であり，PUVA療法はそれに不応な場合のためにとっておくのがいい[16]。
- ある研究によると，MTX（15 mg/週×3）の前治療を行うと，光線療法単独の場合より少ない回数の光線療法で病変を消退させることができるという[17]。SOR Ⓑ
- あるコンセンサス会議によれば，アシトレチン併用UV療法は安全で効果的であり，併用により両治療の頻度，継続期間，累積使用量を軽減させることができるという。彼らは，この併用療法は長期治療として忍容性がよく，簡便であり，コストも低く，光線療法単独より安全であると述べている[18]。SOR Ⓒ
- 皮膚癌のリスクを増大させるので，UV療法にはシクロスポリンを併用しない[19]。

▶全身療法
- 外用療法や光線療法，あるいはその併用が不応のとき，全身療法（生物学的製剤を含む）が次の段階として存在する。表150-4に乾癬の全身療法に用いる薬剤をまとめた。
- MTXと生物学的製剤は乾癬性関節炎の患者に特に有用であり，関節の恒久的障害を避けるため早期に開始すべきである。
- 乾癬にはコルチコイド全身療法は行わない。膿疱の激発を引き起こし，致死的となりうる（図150-18 参照）。
- MTXとレチノイド内服は先天異常を起こす可能性があるため，これらの薬剤を使用する際には適切なカウンセリングと避妊，検査を行うべきである。
- MTXは効果と副作用に応じて，7.5〜25 mg/週の用量で使用する[20]。SOR Ⓐ　精製ツベルクリン蛋白によるツベルクリン反応もしくはクオンティフェロン試験による結核のスクリーニングを治療前に行うべきである（陽性であるなら，治療開始前にTBに対する治療が必要）。治療前検査には血算（CBC），白血球分画，肝機能検査（LFT），生化学，B型・C型肝炎の抗原・抗体検査を含め，CBCとLFTは

表150-4　乾癬への全身療法薬

薬剤名	分類/作用機序	コメント
アシトレチン	経口レチノイド	出産の可能性のない慢性の掌蹠乾癬もしくは膿疱性乾癬に対する全身療法薬の第一選択。尋常性乾癬に対しての効果は限定的
シクロスポリン	経口カルシニューリン阻害薬	膿疱性乾癬もしくは乾癬性紅皮症に対して第一選択として使用される即効性の全身療法薬。乾癬の急性増悪に対し12週以内の短期間の間欠的な使用もある
メトトレキサート塩	葉酸合成阻害薬	尋常性乾癬や乾癬性関節炎に対し第一選択の全身療法薬として用いられる。シクロスポリンに比し効果は弱いが、数年から数十年継続して使用できる
アダリムマブ	TNF阻害薬	尋常性乾癬や乾癬性関節炎に対し第一選択の全身療法薬として用いられる。メトトレキサートより効果が高く、副作用が少ない
エタネルセプト	TNF阻害薬	慢性の尋常性乾癬や乾癬性関節炎の第一選択の全身療法薬としてよく用いられている
インフリキシマブ	TNF阻害薬	静脈内投与であり効果が高い。慢性の尋常性乾癬に対して第二もしくは第三選択の生物学的製剤として、しばしば使用される即効性の薬剤
ウステキヌマブ	IL-12とIL-23の共通サブユニットであるp40蛋白に結合するモノクローナル抗体	効果と安全性においてエタネルセプトより優れる。慢性の尋常性乾癬に対して全身療法の第一選択として使用されうる

IL：インターロイキン，TNF：腫瘍壊死因子

定期的にフォローアップする。MTXの副作用予防のため，葉酸1mg/日を併用すべきである。MTX使用例では男女ともに，治療中と治療終了後少なくとも3カ月，確実な避妊法をとるべきである[5]。

- MTXの開始用量はエキスパートの経験に基づき，最初の1週間は5～10mg/週とされている[21]。モニタリングを行いながら，治療用量の15～25mg/週まで漸増していく。内服使用の方が望ましいが，消化器症状が強く出る症例では皮下投与も1つの方法である(用量は内服と同量)。2型糖尿病と肥満は肝線維化の重要な危険因子である[21]。fibrotestとfibroscan，それに血中タイプⅢプロコラーゲンアミノペプチド測定の組み合わせは，肝障害の非観血的モニター法である[21]。SOR C　肝生検やMTXの中止を行うかどうか，いつ行うかについては議論の余地がある。米国の乾癬患者組織(NPF)は，「低リスク患者では累積用量が3.5gとなったとき，高リスク患者では1.5gとなったときに肝生検を行うことを推奨する」としている。2009年のNPFのMTXと乾癬に関するコンセンサス会議でも，同じ推奨を引用している[22]。SOR C
- シクロスポリン(経口)はT細胞阻害薬であり，乾癬の即効的治療に非常に効果的である。推奨の開始用量は2.5～6mg/kg/日を1日2回に分服である[19]。SOR C　毎月，血中クレアチニンと血圧をモニターする。また，CBCや尿酸，カリウム，脂質，LFT，マグネシウムも毎月モニターすべきである。シクロスポリンは重症乾癬患者においては，長期治療に使用されることもあり，ヨーロッパのガイドラインでは最大2年まで，米国のガイドラインでは最大1年までとされている[9),19)]。SOR C　シクロスポリンは妊娠期間中はカテゴリーCであり，いくつかの研究にて早産を増加させるとされているが，大奇形の増加の指摘はない[19]。
- 経口レチノイド：アシトレチンは乾癬に使用される経口レチノイドの1つである[23]。SOR A　アシトレチンは単剤治療では尋常性乾癬よりも膿疱性乾癬(手掌足底乾癬を含む)により効果を示すとされている(図150-31参照)[24]。SOR A　低用量アシトレチン療法(25mg/日)は50mg/日に比較して，忍容性がよく，ラボデータ上の異常値や副作用が少ない[23]。アシトレチンはイソトレチノイン同様，先天異常を引き起こすことが知られており，妊娠可能女性への使用は避けられている。特に治療中止してからも最長3年間，体内に蓄積していると考えられていることに留意す

べきである。

生物学的製剤

4つの生物学的製剤が使用でき，米国食品医薬品局(FDA)より乾癬治療の認可を受けている[25]。表150-5と表150-6にこれらの製剤の作用機序と効果についてまとめた。

- 治療開始前に精製ツベルクリン検査とクオンティフェロン検査を行うことを推奨する。これらの製剤が休止期の結核を再活性化することがあるからである。結核のスクリーニングは生物学的製剤加療を行っている間は1年ごとに行うべきである[26]。
- 腫瘍壊死因子(TNF)阻害薬(アダリムマブ，エタネルセプト，インフリキシマブ)は，どの製剤も共通の作用機序により共通の副作用への留意が必要である。副作用には重症感染症(敗血症や結核，ウイルス感染症など)や自己免疫性疾患(ループスや脱髄性疾患)，リンパ腫などがある[27]。
- エタネルセプト(皮下投与)：大人に対しては，50mg皮下注を週2回3カ月，その後は週に50mgずつである[9]。SOR A　この製剤は特に乾癬性関節炎に乾癬と同様に有用である[9]。SOR A
- ウステキヌマブは新しい生物学的製剤であり，3カ月に1回皮下投与する。IL-12とIL-23をターゲットとしており，中等度から重度の乾癬に使用される。3年までのウステキヌマブ使用に伴う安全性評価では，感染症や悪性腫瘍面でも好ましいものであった[28),29)]。
- 生物学的製剤はすべて非常に高価であり，しばしば保険や支払い能力のない患者に対する支援制度によって料金が負担される。

メトトレキサートと生物学的製剤の比較[20]

- MTXはとても安価な薬剤であり，40年以上の使用実績に基づく臨床データが存在するが，副作用として，肝障害に注意が必要である。非常に効果に優れるが，定期的にLFTと血算をモニタリングする必要がある。
- 生物学的製剤はMTXより安全性が向上するように操作してつくられた蛋白である。しかしながら，非常に高価であり，非経口的に投与する必要がある。血液検査モニタリングもそれほど頻回に要しないが，副作用がないわけではなく，まれではあるが，敗血症や悪性腫瘍，脱髄性疾患といった重篤なものもありうる。

表150-5 FDAが認可している乾癬に対する生物学的製剤

生物学的製剤	製品名	作用機序	投与経路	維持量の投与頻度
アダリムマブ	ヒュミラ	TNF阻害薬	皮下注	2週間ごと
エタネルセプト	エンベール	TNF阻害薬	皮下注	週1~2回
インフリキシマブ	レミケード	TNF阻害薬	静注	6~8週ごと
ウステキヌマブ	ステラーラ	IL-12とIL-23のp40蛋白に結合するモノクローナル抗体	皮下注	3カ月ごと

IL：インターロイキン，TNF：腫瘍壊死因子

表150-6 尋常性乾癬に対する生物学的製剤治療—エビデンスを総合した効果予測

製剤名	PASI50, 平均（95%CI）	PASI75, 平均（95%CI）	PASI90, 平均（95%CI）
プラセボ	13%（12~14）	4%（3~4）	1%（0~1）
エタネルセプト 25 mg	65%（56~73）	39%（30~48）	15%（10~21）
エタネルセプト 50 mg	76%（71~81）	52%（45~59）	24%（19~30）
アダリムマブ	81%（74~87）	58%（49~68）	30%（23~39）
ウステキヌマブ 45 mg	88%（84~91）	69%（62~75）	40%（33~48）
ウステキヌマブ 90 mg	90%（87~93）	74%（68~80）	46%（39~54）
インフリキシマブ	93%（89~96）	80%（70~87）	54%（43~64）

CI：信頼区間，PASI：psoriasis aria and severity index。PASIは乾癬の重症度指数。重症度（紅斑，硬結，落屑）と病変範囲の割合（数字が低いほどよく，72%以上は最重症）

- PASI50：PASIスコアを50%改善，臨床的に有意な改善
- PASI75：PASIスコアを75%改善，とてもよい改善
- PASI90：PASIスコアを90%改善，劇的な改善

乾癬の類型別治療

尋常性乾癬

軽症から中等症の尋常性乾癬：クロベタゾールの1日2回塗布を2~4週行う。その後クロベタゾールの減量を行い，ビタミンD外用薬などステロイドの使用を節約できる外用剤の追加を考慮する。

重症尋常性乾癬は，重症の尋常性乾癬の治療に関する665の研究を対象にしたシステマティックレビューによると，光線化学療法が最も治癒率（70%〈6,947/9,925〉），軽快率（83%〈8,238/9,925〉）が高く，次いでUVB（67.9%〈623/913〉）とシクロスポリン（64%〈1,030/1,609〉）が効果的であった[30]。SOR🅐 データ解析に基づくエキスパートコンセンサスでは，治療の優先順位を，UVB，光線化学療法，MTX，アシトレチン，シクロスポリンの順であるとしている[30]。SOR🅒

2012年の尋常性乾癬の治療に関するコンセンサスガイドラインは，米国乾癬症基金レビューとカナダの尋常性乾癬治療ガイドラインのアップデート版をもとにしてつくられた。それには新しく認可されたウステキヌマブやエキシマーレーザーによる治療も含まれている。特定の患者層における治療法についても議論されている。特に，最新のエビデンスによると，C型肝炎を有する乾癬患者にはTNF阻害薬が有効である[31]。表150-4 に尋常性乾癬に対する全身療法をまとめた。

頭皮乾癬

ビタミンD誘導体外用薬とステロイド外用薬の頭皮乾癬に対する効果をhead-to-headで比較した研究によると，両者の治療成績に有意差は認められなかった。ジェネリックのフルオシノニド溶液を毎日使うのは効果的である[12]。derma-smoothはもう1つの手頃な頭皮用製剤であり，高力価ステロイドとピーナッツオイルの合剤である。カルシポトリエンを毎日頭皮に使用するのも効果的であるが高価である。ミネラルオイルを使用すると頭皮に潤いを与えられ，鱗屑の除去に有効である。タール and/or サリチル酸のシャンプー（T-Gel と T-Sal）は，頭皮の鱗屑を分解し洗い流す効果がある。もちろん，より重症な例に対しては全身療法も有効である。

滴状乾癬

滴状乾癬には光線療法が特に効果的である[6]。SOR🅒 狭帯域UVB療法により1カ月以内に治癒が見込める。光線療法ができない場合，外用療法は有用な選択肢である（図150-20参照）[6]。SOR🅒 抗菌薬や扁桃切除がしばしば滴状乾癬患者にすすめられてきたが，どちらも治療効果に関してよいエビデンスはない[32]。

倒置乾癬

体のしわの部分に生じる倒置乾癬であるが，なかから高力価のステロイド外用を使用することができる（図150-6参照）。1日2回のタクロリムスが有効であることが，たくさんの研究で示されている[13]~[15]。SOR🅑 その使用により，体熱感や掻痒感が出現することがあるが時間経過により改善するため，患者にはこの症状によりタクロリムスを中止しないよう注意喚起しておくべきである[13]~[15]。

掌蹠乾癬

軽症の場合には尋常性乾癬と同様に外用療法から開始する。中等度から重度の場合にはアシトレチンやMTX，生物学的製剤などによる全身療法が必要となる。

乾癬性紅皮症/全身性乾癬

脱水改善目的の入院や頻回のモニタリング，シクロスポリン，MTX，経口レチノイド，光線療法，光線化学療法などを考慮する[6]。SOR🅒 最重症の乾癬性紅皮症にはシクロスポリンが最も即効的効果がある（図150-25参照）。推奨投与量は，2.5~6 mg/kg/日（実体重）を1日2回に分けて投与[19]。

膿疱性乾癬

（患者の性，年齢に応じて）イソトレチノインやアシトレチンなどの経口レチノイド，MTX，シクロスポリン，光線療法などが用いられ，必要であれば入院も選択肢に含まれる[6]。SOR🅒 シクロスポリンが膿疱性乾癬の治療に非常に即効性があり，2.5~6 mg/kg/日（実体重）を1日2回に分けて投与する。シクロスポリンとアシトレチンを同時に開始し，膿疱が改善したらシクロスポリンのみ中止にする方法もある（図150-31参照）。

表150-7　初診時に医療者と患者とで検討すべき事項
・遺伝素因
・全身症状
・増悪寛解因子
・過去に行われた治療への反応性
・治療選択肢の範囲
・慢性疾患の有無
・心理的問題
・治療法は日進月歩である点などの楽観的視点
・米国の乾癬患者組織（NPF）から支援が受けられること

予後

予後は乾癬の型によって異なり，掌蹠乾癬が最も治療に難渋する。乾癬性紅皮症と全身性膿疱性乾癬は，短期間に危険となりうる病型であり，治療に対する反応も，良好なものから不良のものまである。広範囲に及ぶ尋常性乾癬は治療の難易度が高い。効果の予想がしにくく，患者の治療に対するアドヒアランスが予後に重要な因子となる。良好なコントロールが目標であり，完治を期待するのは困難である（小児期の滴状乾癬ですら，後々に尋常性乾癬として再発することもある）。

フォローアップ

- 細胞毒性薬剤や生物学的製剤，光線療法などでは頻回のフォローアップが必要となる。
- 生物学的製剤に関しては安全性に関する懸念が多いが，近年の乾癬患者に対するエタネルセプトの短期および長期使用の安全性に対する統合解析によると，エタネルセプトの感染性および非感染性の副作用はプラセボと差がなかったという[33]。また，エタネルセプトが通常の乾癬患者と比較して悪性腫瘍を増加させることもない[33]。
- 外用療法でよくコントロールされている例では，頻回のフォローアップの必要はない。

患者教育

慢性疾患であり完治はできないが，病状をコントロールするためのたくさんの方法がある。患者は乾癬をコントロールし最大限のQOLを維持するために，家庭医や皮膚科医と良好な関係を構築する必要がある。表150-7に議論すべき点をあげた。

【Richard P. Usatine, MD】

（任瑞　訳）

151　ばら色粃糠疹

症例

若い女性が，3週間前から誘因なく出現した皮疹を主訴に受診した。全身状態は良好で，皮疹に時折掻痒感があるのみであった（図151-1～図151-3）。母親と別々に問診しても性交歴は否定した。ヘラルドパッチは認められなかったが，皮疹の外観からばら色粃糠疹（pityriasis rosea）と診断された。

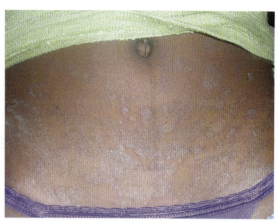

図151-1　若年女性のばら色粃糠疹。皮疹は下腹部に出ることが多い（Reproduced with permission from Richard P. Usatine, MD.）

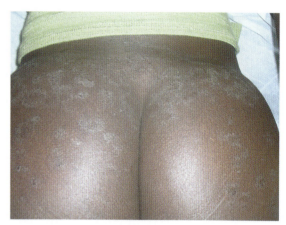

図151-2　図151-1と同一患者の殿部に鱗屑性病変が認められる。いくつかの病変は環状であることがわかる（Reproduced with permission from Richard P. Usatine, MD.）

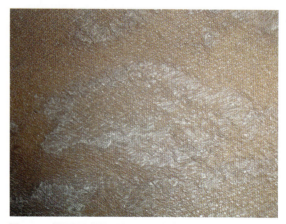

図151-3　鱗屑環の部分の拡大。皮疹は環状であり，中心部分は正常にみえる（Reproduced with permission from Richard P. Usatine, MD.）

鱗屑環がみられ，皮疹の分布もばら色粃糠疹に一致した。自然に消退すると説明し経過観察としたところ，次回受診時に皮疹は完全に消失していた。

概説

　ばら色粃糠疹は，19世紀に初めて記載された，自然治癒する丘疹落屑性皮膚疾患である。幼児にも成人にも認められる。長い歴史があるにもかかわらず，原因については不明なままである。多くの感染症が原因としてあげられているが，現在裏付けとなる証拠があるものはない。ジベルばら色粃糠疹はヘラルドパッチと鱗屑環が認められるケースが多く，他の丘疹落屑性皮疹と見分けることができる。

疫学

- ばら色粃糠疹は病因不明の丘疹落屑性発疹疾患である[1),2)]。
- どの年代でも発症しうるが，10〜35歳に多い[3)]。
- 最も多いのは20〜29歳である[1)]。
- 男女比に偏りはない[1)]。
- 皮疹は冬に出ることが多い[4)]。

病因/病態生理

- ばら色粃糠疹の原因は不明だが，多くのものが候補にあがっている。
- 皮疹が出る前にウイルス感染様の前駆症状が出現することが多いため，ウイルスによる影響だと長年考えられていた。HHV-6,7が候補としてあがっているが，数多くの研究が行われるも裏付けはできていない。
- クラミジア，マイコプラズマ，レジオネラは原因になりうるといわれているが，皮疹が出た患者たちに有意な抗体上昇は認められなかった。
- ばら色粃糠疹は妊娠中に罹患した際は悪影響があり，特に早産しやすくなる。妊娠初期の15週までの罹患が最も影響が大きい[2)]。
- まれに薬剤と関連して生じることがある。関連が指摘されている薬剤としてはバルビツール系，カプトプリル，クロニジン，インターフェロン，ビスマス，金とB型肝炎ワクチンなどがある[1),2)]。

診断

▶ 臨床所見

- 20〜50％の症例では，発疹に先行してウイルス感染を思わせる上気道感染や胃腸症状を伴う。
- その後，17％のケースでヘラルドパッチの出現をみる（図151-4〜図151-6）[4)]。
- ヘラルドパッチは孤発性の楕円形，肌色からサーモン色の，辺縁に落屑を伴う皮疹である。体幹に生じることが多く，長径は2〜10cmほどである（図151-4，図151-5参照）。
- ヘラルドパッチが出現して1〜2週間後に，丘疹落屑性皮疹が体幹とまれに四肢に現れる。
- これらの皮疹は楕円形であったり隆起したりし，大きさも0.5〜2cmと幅がある。これらはサーモン色であり（褐色の肌ならば色素沈着を伴うこともあり），特に辺縁に落屑を認めるのが特徴的である（図151-3参照）。中心治癒傾向が認められるのも特徴である。
- 多くのケースではヘラルドパッチは皮疹が出現する前に消失する。そのような例では診断が少し難しくなる。
- 全身症状はない。
- 25％の患者は搔痒感を訴える。

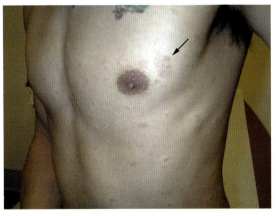

図151-4　25歳のヒスパニック系男性のばら色粃糠疹。矢印はヘラルドパッチ（Reproduced with permission from Scott Youngquist, MD. Previously published in Youngquist S, Usatine R. It's beginning to look a lot like Christmas. West J Med. 2001；175（4）：227-228.）

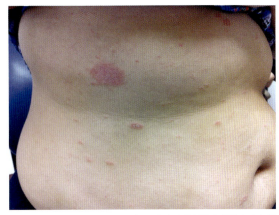

図151-5　明らかなヘラルドパッチを有するばら色粃糠疹の女性（Reproduced with permission from Richard P. Usatine, MD.）

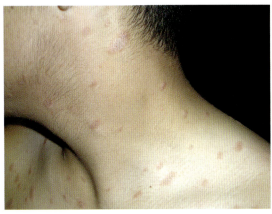

図151-6　10代男性の髪の生え際近くのヘラルドパッチを有するばら色粃糠疹（Reproduced with permission from Richard P. Usatine, MD.）

- 80％の患者の発疹は8週間以内に消失する[1)]。しかし3〜5カ月継続することもある[3)]。

▶ 典型的分布

- 皮疹は左右対称であり，体幹に集中していることが多いが

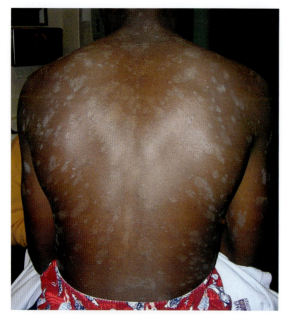

図151-7　10代男性のばら色粃糠疹。皮膚割線に沿う鱗屑を認め，クリスマスツリー様に分布している（Reproduced with permission from E. J. Mayeaux, Jr., MD.）

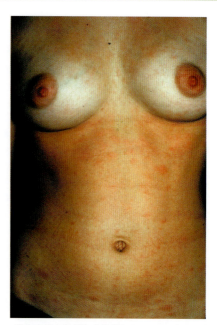

図151-9　若年女性の胸部から腹部にかけてのジベルばら色粃糠疹。血液検査で梅毒は陰性であった。（Reproduced with permission from the University of Texas Health Sciences Center, Division of Dermatology.）

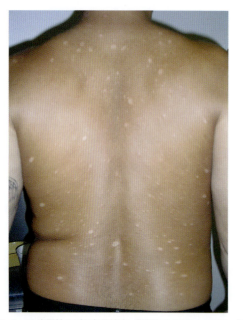

図151-8　31歳男性のばら色粃糠疹。背部にクリスマスツリー様に分布する脱色素斑を認める。症状は受診3週間前から出現した（Reproduced with permission from Richard P. Usatine, MD.）

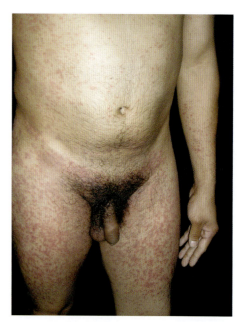

図151-10　40歳代男性の逆分布を示すばら色粃糠疹。下肢に症状が強いことに注目。梅毒血清反応は陰性であり，パンチ生検で確定した（Reproduced with permission from Richard P. Usatine, MD.）

上下肢に及ぶこともある。
- 皮疹は皮膚の割線またはランゲル裂線に沿い，背部では特徴的なもみの木またはクリスマスツリー様の分布を示す（図151-7，図151-8）。しかし，常にみられるわけではない。
- 胸部ではV字型であり腹部へ横断するように分布する（図151-9）。
- 上記とは逆の分布を示す例もある。すなわち，四肢により多くの発疹を認め，相対的に体幹には少ない（図151-10〜

図151-12）。

■ 検査所見

ばら色粃糠疹の診断は臨床所見で行われ，鑑別を手助けするような検査はない。皮疹の生検をしても非特異的な炎症反応を認めるのみである。第二期梅毒でも同じような丘疹落屑性皮疹を認めるため，臨床的な診断が難しいことがある。そのためばら色粃糠疹を疑った際には，性交歴の問診が重要となる。患者に性感染症の既往があった場合，または性感染症

151章　ばら色粃糠疹　541

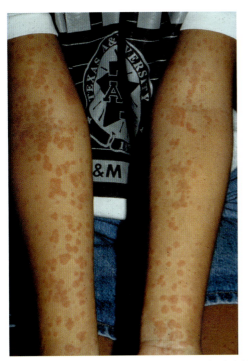

図 151-11　上腕の隆起した紅斑として認められるばら色粃糠疹 (*Reproduced with permission from the University of Texas Health Sciences Center, Division of Dermatology.*)

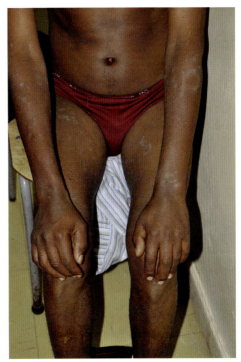

図 151-12　逆分布を示すばら色粃糠疹。病変は上下肢に広がり体幹にはみられない (*Reproduced with permission from Richard P. Usatine, MD.*)

にかかる危険な行為があった場合には，血液検査で梅毒感染を確認する必要がある（図 151-9，151-10 参照）（218 章「梅毒」参照）。

鑑別診断

- 体部白癬はばら色粃糠疹よりも局所的である。しかし環状のパターンや，鱗屑，中心治癒傾向などから体部白癬と誤診されることがある。体部白癬では環状皮疹は少なく，一重の円よりは同心円の皮疹が認められる。通常，直接鏡検（KOH 法）で糸状菌糸を認める（136 章「体部白癬」参照）。
- 癜風もよく似た分布を示すが，ヘラルドパッチは伴わない。落屑は環状ではなく，よりびまん性である。直接鏡検（KOH 法）では短い菌糸と球状の胞子が観察され（spaghetti and meatball pattern），ピチロスポルム属に特徴的である（139 章「癜風」参照）。
- 第二期梅毒も同じく丘疹落屑性皮疹を呈する。皮疹は手掌と足底によくみられ，ジベルばら色粃糠疹の分布とは異なる。しかし，この 2 つの疾患は臨床的に確実に鑑別可能なわけではないため，少しでも疑われるのであれば血液検査を行い，梅毒感染を確認する（218 章「梅毒」参照）。
- 貨幣状湿疹はコイン様の皮疹がばら色粃糠疹のようにみえる。皮疹に鱗屑はなく，ばら色粃糠疹ではあまりみない下肢に皮疹が出現することが多い（143 章「アトピー性皮膚炎」参照）。
- 滴状乾癬は通常円形から楕円形の角化性斑を体幹に認めるため，ばら色粃糠疹と混同されることもある。しかし通常はより落屑が厚く，皮膚からはがれにくい（150 章「乾癬」参照）。

治療

- ばら色粃糠疹は経過観察のみで治ることが多い。
- 掻痒感に対しステロイド外用薬や，経口ヒスタミン H_1 受容体拮抗薬が用いられることもある。SOR ◯C
- ある研究ではエリスロマイシンが効果的という結果が出たが[5]，後続研究ではプラセボと差がないとされた[6]。SOR ◯B
- 小児患者に対してのアジスロマイシン投与は効果がなかった[7]。
- コクランレビューではばら色粃糠疹への治療法として効果的だと証明されたものはないとしている[8]。小規模の無作為化研究において，レビュー者がエリスロマイシン内服は皮疹と掻痒感の治療に効果があるかもしれないと述べている[5),8)]が，小規模の無作為化比較試験（RCT）であるため，結果解釈は慎重に行うべきだと結論づけている[5),8)]。SOR ◯B

フォローアップ

皮疹が 3 カ月以上続いた場合は，鑑別疾患が変わる可能性があるため再評価されるべきである。

患者教育

患者は，皮疹はどれほど継続するのか，また感染性はあるのかと尋ねてくる。皮疹が感染することはなく，自然治癒すると伝えるのがよい。狭い空間（例：寄宿舎）で生活している人たちの間で集団発生した報告はあるが，感染性ではないと考えられている。再発率はたったの 2 % である[5]。

【David Henderson, MD／Richard P. Usatine, MD】
（任明夏 訳）

152 扁平苔癬

症例

　38歳のヒスパニック系女性が前腕，手首，足首と背中（図152-1〜図152-3）の皮疹で受診した。患者は軽度の搔痒感と皮疹の見た目が不安だと訴え，何らかの治療を希望した。扁平苔癬（lichen planus）が鑑別にあがり，クロベタゾール（ステロイド外用薬）が病勢コントロールのために処方された。

概説

　扁平苔癬は自然寛解したり，再発したり，あるいは慢性に経過する皮膚・口腔粘膜・生殖器に生じる自己免疫性疾患である。通常，古典的な6P（扁平〈planar〉，紫色〈purple〉，多角形〈polygonal〉，搔痒性〈pruritic〉，丘疹〈papules〉，局面〈plaques〉）を持って臨床的に診断される。

疫学

- 扁平苔癬は外来初診患者の1%が訴える，皮膚や口腔粘膜に起きる炎症性皮膚疾患である[1]。
- ほとんどの患者は30〜60歳であるが，どの年代も発症しうる[1,2]。
- 若干女性患者の方が多い[2]〜[4]。

病因／病態生理

- 特発性であるが，何らかの抗原に対する細胞免疫反応であると考えられている[2,3,5]。
- 白血球抗原（HLA）の遺伝性素因が関係しているかもしれない[2]。
- 苔癬様反応が薬剤（例：ACE阻害薬，サイアザイド系利尿薬，テトラサイクリン，クロロキン〈抗マラリア薬〉），金属（例：金，水銀）または感染症（例：第二期梅毒）と関係しているかもしれない[2,5]。
- 肝疾患，特にC型肝炎に関連して生じることもある[2,5,6]。
- 他の自己免疫性疾患と関連して生じることもある（例：潰瘍性大腸炎，円形脱毛症，重症筋無力症）[1]。
- 男性の口腔粘膜に生じた扁平苔癬の悪性化例が報告されている[1]。

危険因子

- HLA関連の遺伝性素因。
- C型肝炎ウイルス感染。しかし因果関係は定かでない[6]。
- 特定の薬剤（「病因／病態生理」の項参照）。

診断

▶臨床所見

- 古典的に扁平苔癬の6Pは扁平（planar），紫色（purple），多角形（polygonal），搔痒性（pruritic），丘疹（papules），局面（plaques）である（図152-1〜図152-4）[2,5]。
- この境界明瞭で扁平に隆起した紫色の皮疹は，レース様に網状の白線（白色線条，Wickham線条）に覆われていることが多い（図152-3B参照）。
- 通常，最初の皮疹は手首など四肢の屈側面に出現する。続

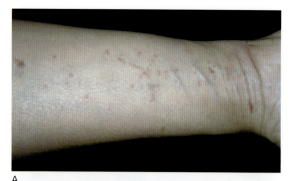

A

B

図152-1　A：扁平苔癬を手首に認める38歳のヒスパニック系女性。B：手首の内側を拡大すると直線上に皮疹が並んでいる。皮疹は紫よりはピンク色にみえる（Reproduced with permission from Richard P. Usatine, MD.）

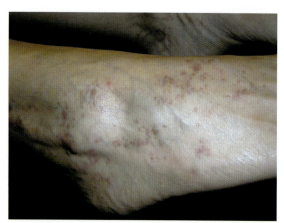

図152-2　図152-1と同一患者の足首。典型的な扁平苔癬が認められる（Reproduced with permission from Richard P. Usatine, MD.）

いて2〜16週間ほどかけて皮疹が広がっていく[1]。
- 正常な皮膚を引っ搔くと，ケブネル現象により直線状の皮疹が認められる（図152-1参照）。
- もともと褐色肌の人では，皮疹は紫やピンクより色素沈着のようにみえ，皮疹が治った後も同様に色素だけ残ることもある（図152-5，図152-6）。
- 皮疹の多様性。

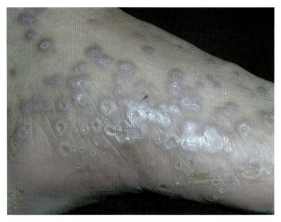

図152-4 男性の下肢にある肥厚性の扁平苔癬。紫の多角形な丘疹と局面がみられる（*Reproduced with permission from M. Craven, MD.*）

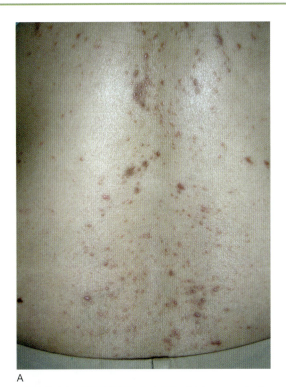

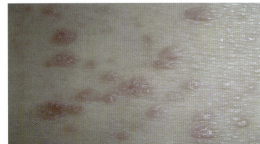

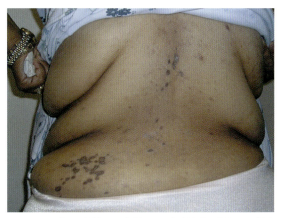

図152-5 パンチ生検にて診断された色素沈着を伴う扁平苔癬（*Reproduced with permission from Richard P. Usatine, MD.*）

図152-3 A：図152-1と同一患者の背部に認められる扁平苔癬。B：背部を拡大すると，白く網目状の線（白色線条〈Wickham線条〉）が扁平な丘疹の表面に認められる（*Reproduced with permission from Richard P. Usatine, MD.*）

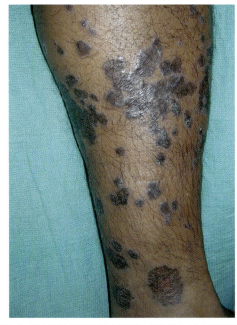

- 肥厚性：典型的な皮疹が厚みのある赤茶から紫色の皮疹へ変化する（図152-4，図152-6参照）。最も多いのは足と腓腹部である。黒人男性に多くみられる（図152-6参照）。
- 毛根型：頭皮の角化性変化は瘢痕性脱毛症をきたす。
- 水疱型：小水疱や水疱が典型的な皮疹とともに出現することもある（図152-7）。
- 日光型：典型的な病変部位は顔，手背，腕など日光にあたる部分（図152-8，図152-9）。
- 萎縮性：一般的な局面よりやや萎縮している（図152-10）。
- 潰瘍性：典型的な病変のなか，手背や足に，ワックス状の特有の光沢を持つ半透明の局面として潰瘍が発生する。皮膚移植が必要になることもある。
- 口腔粘膜病変。

図152-6 黒人男性の背部の扁平苔癬。褐色肌の人に扁平苔癬が生じると色素沈着が起きやすい（*Reproduced with permission from Richard P. Usatine, MD.*）

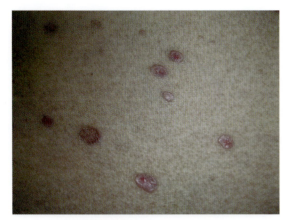

図152-7 殿部の水疱性扁平苔癬（Reproduced with permission from Richard P. Usatine, MD.）

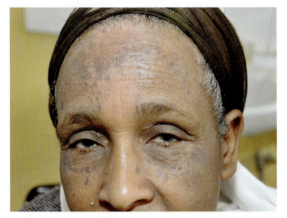

図152-8 顔面の日光型扁平苔癬（Reproduced with permission from Richard P. Usatine, MD.）

- 網状（レース状），萎縮性，びらん性，または水疱性である（図152-11～図152-13）。ほとんどの場合は両側性。
- 口腔病変は無症候性または灼熱感を伴う程度だが，潰瘍が生じれば痛みを生じる[1),4),6)]。
- 口腔扁平苔癬があれば口腔外にも同皮疹を伴うことが多い[7),8)]。
- 性器病変。
  - 陰茎，陰囊，陰唇，腟に網状，環状，丘疹または潰瘍性の病変が生じる（図152-14，図152-15）。
  - 外陰部/腟の病変は性交時痛や灼熱感，搔痒感を生じることもある[1),7)]。
  - 腟や尿道狭窄が認められることもある[1),7)]。
- 皮膚や爪病変，後者は10％の患者に認められる。
  - 頭部の紫色で鱗屑を伴う搔痒性の丘疹は，瘢痕性脱毛症へ進行しうる。頭部の扁平苔癬は広範囲の脱毛を引き起こすこともある（187章「瘢痕性脱毛」参照）[9)]。
  - 爪甲が薄くなると，縦に割れやすくなる。時に爪郭や爪床が破壊されることもある（図152-16）。
  - 色素沈着，粗造爪，爪甲剥離症，黒色線条爪などは扁平苔癬によって引き起こされることもある[1)]。

▶典型的分布

扁平苔癬は手首（図152-17），足首，背中，眼瞼，下肢，頭

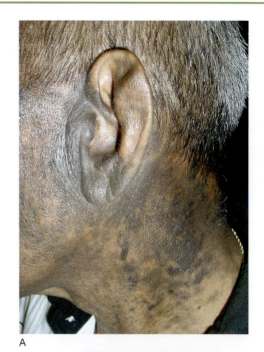

A

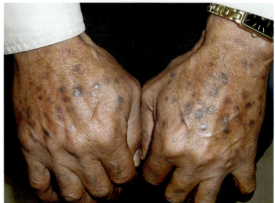

B

図152-9 日光型扁平苔癬の黒人男性。生検で確定診断された。A：顔面や頸部に色素沈着を伴った扁平な局面が認められる。B：手の甲にも同様（Reproduced with permission from Richard P. Usatine, MD.）

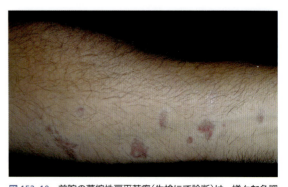

図152-10 前腕の萎縮性扁平苔癬（生検にて診断）は，様々な色調を示している（Reproduced with permission from Richard P. Usatine, MD.）

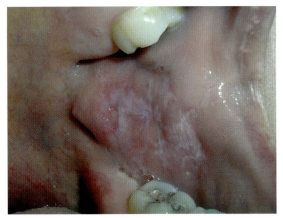

図152-11 56歳女性の左頬粘膜にできた無症状の白色線条。右頬粘膜と歯肉にも同様の所見があった。口腔内の扁平苔癬は対称性に生じる（Reproduced with permission from Richard P. Usatine, MD.）

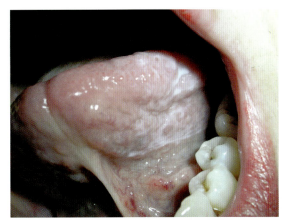

図152-12 舌後面に認めるびらん性の扁平苔癬。患者は52歳女性で，酸っぱいものや辛いものを食べるときに舌の違和感を感じていた（Reproduced with permission from Richard P. Usatine, MD.）

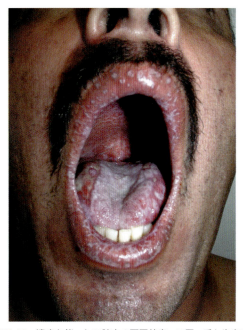

図152-13 潰瘍を伴った口腔内の扁平苔癬。口唇，舌と歯肉すべてに病変が認められる（Reproduced with permission from Eric Kraus, MD.）

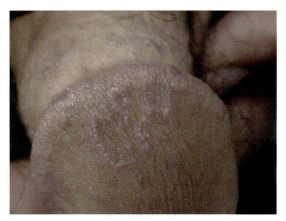

図152-14 レース状白線を伴う陰茎の扁平苔癬（Reproduced with permission from Dan Stulberg, MD.）

部，陰茎と口(すなわち，頬粘膜，舌側面や歯肉)[2),5)]に生じやすい。

▶ 検査所見

わかりにくいWickham線条は油を一滴落とせば拡大鏡で観測することができる[5)]。すべての扁平苔癬にWickham線条が認められるわけではなく，この検査が必要なことはほとんどない。鑑別に苦慮した場合は，パンチ生検を行うべきである。

▶ 生検

- 臨床像が明らかでない場合，パンチ生検は診断を確定させるために有用である。悪性化するかをみるための生検が必要なことはほとんどない[5),10)]。
- 基本的にはリンパ球の炎症・免疫反応によって過角化，顆粒層の肥厚，基底細胞層の液状変性をきたす[2),5)]。
- 基底膜には線状のフィブリンやフィブリノーゲンが沈着している[2),5)]。
- 免疫蛍光法を行うと，IgG，IgM，IgAおよび補体の表皮真皮結合部への球状の沈着が認められる[5)]。

鑑別診断

扁平苔癬と紛らわしい疾患は以下のとおりである。
- 湿疹様皮膚炎：「かゆい発疹」は乾燥肌などによっても起き，表皮剥離や皮膚の苔癬化が屈曲面によく出現する（143章「アトピー性皮膚炎」参照）。
- 乾癬：通常，辺縁に銀色の鱗屑を伴い伸側に生じる[5)]。鑑別困難なとき，パンチ生検でこの2つを見分けることができる（150章「乾癬」参照）
- うっ滞性皮膚炎：慢性静脈不全と浮腫があるところに生じる，炎症を伴う丘疹や潰瘍を伴う下肢の湿疹（51章「静脈不全」参照）。
- ばら色粃糠疹：ヘラルドパッチやそれに続く皮膚割線に沿った（クリスマスツリー様）ピンク色の丘疹や局面（151章「ばら色粃糠疹」参照）。

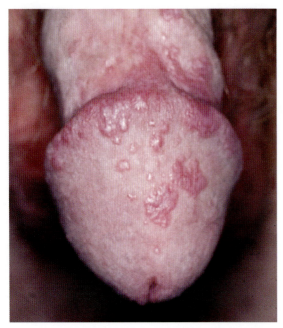

図 152-15 陰茎の扁平苔癬だが，体の他の部位に認められる皮疹により似ている。これが扁平苔癬の扁平，紫色，多角形の例である（Reproduced with permission from John Gonzalez, MD.）

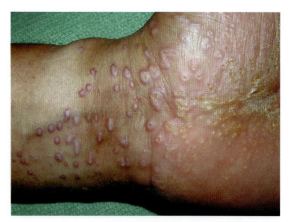

図 152-17 図 152-16 と同一患者の手首に認める，肥厚した丘疹と局面（Reproduced with permission from Eric Kraus, MD.）

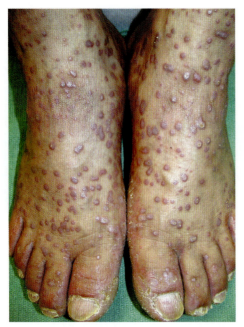

図 152-16 両側足背を覆う肥厚性扁平苔癬と爪変形。皮疹は紫色であり，Wickham 線状を認める（Reproduced with permission from Eric Kraus, MD.）

- 慢性皮膚エリテマトーデス：落屑を伴う境界明瞭な紅色局面を認める。中心より消退していき，日光曝露が関与することもある。通常は顔面，頭皮，前腕と手に生じる。鑑別には生検が必要なこともある（178 章「ループス―全身性病変，皮膚病変」参照）[5]。
- ボーエン病：鱗屑や過角化を伴う境界明瞭なピンク，赤，茶または黒色の丘疹や局面。湿疹や乾癬と間違えられることが多い。紫外線曝露やヒトパピローマウイルス（HPV），

薬剤や高熱への曝露が誘因となることがある。鑑別のためには生検が必要である（164 章「光線角化症，ボーエン病」参照）。
- 慢性単純性苔癬：皮膚への刺激がある部位に生じる苔癬化で，強い掻痒感がある（147 章「精神性皮膚疾患」参照）。
- 結節性痒疹：慢性単純性苔癬の結節型で，激しい掻痒感に伴う搔爬の後に生じる赤〜茶色でかたいドーム状の結節である。扁平苔癬は通常それほどかゆくない（147 章「精神性皮膚疾患」参照）。

他の粘膜病炎で扁平苔癬に似てみえるのは以下のとおりである[5]。
- 白板症：口腔粘膜に生じた白色斑または局面で網状様ではない。悪性の可能性があるので生検が必要（138 章「白板症」参照）。
- 口腔カンジダ症：カンジダ感染によって引き起こされる。口腔内の紅斑の上に除去可能な白苔を認める。KOH 直接検鏡により診断される（135 章「カンジダ症」参照）。
- 口腔内の咬傷：唇や頬粘膜に白色の色調変化を認める。上下の臼歯が噛みあわさる部分に噛まれた痕が残り，口腔内扁平苔癬と紛らわしいことがある。疑った場合は生検が必要なこともある。

扁平苔癬と紛らわしい生殖器の疾患は以下のとおりである。
- 陰茎の乾癬は扁平苔癬のようにみえることもある。生検を行い鑑別することができる（150 章「乾癬」参照）。
- 梅毒：第一期では梅毒の侵入部位に無痛性の浅い潰瘍を生じる。治療されない場合，第二期へと進行し，丘疹，膿疱や痤瘡様皮疹が体幹，首，手背，足へ生じる。また，扁平コンジローム（やわらかく湿潤で扁平なピンクから褐色の丘疹）が肛門や性器に生じる（218 章「梅毒」参照）。

治療

扁平苔癬は何カ月あるいは何年も継続しうる。肥厚性や口腔の扁平苔癬は数十年間残存しうる[2]。どの扁平苔癬も再発する。抗ヒスタミン薬は掻痒感に対し用いられる[5]。**SOR C** 有症状例や重症例は以下のように治療される。

- 局所療法。
  - 1 日 2 回のステロイド外用薬の塗布[11]〜[13]。**SOR B** 中程度から強力ステロイドが通常用いられる。プロピオン酸クロベタゾールクリームや軟膏が皮膚に，軟膏やジェル

が口腔病変に用いられる。
- 局所へのアロエベラジェルは有用であると立証されている[14],[15]。SOR Ⓑ
- 肥厚性または粘膜病変に対してトリアムシノロン（3～5 mg/mL）の病巣内注射は，3～4週に1回の頻度で行う[2],[5],[10],[11]。SOR Ⓑ
- ステロイド外用薬が無効だった口腔病変に対してはタクロリムス，ピメクロリムス，レチノイドやシクロスポリンを使用する[3],[4],[10],[12],[16]～[19]。SOR Ⓑ
- 外陰部の扁平苔癬に対してはステロイド外用薬，タクロリムスとアロエベラは効果があるとの研究結果がある[20],[21]。SOR Ⓑ
- 治療抵抗性，広範囲や重症例に対しては全身療法も考慮される。
  - 3週間のステロイド内服（60 mg/日が開始量）を行い漸減[2],[10],[11],[22],[23]。SOR Ⓑ
  - レチノイド全身投与（例：アシトレチン25 mg/日）の際は血清クレアチニン値，肝機能，脂質を確認しつつ行うこと[3],[10],[23]。SOR Ⓑ 挙児希望のある女性には禁忌である。
  - シクロスポリン投与（5 mg/kg/日）の際は血球，血清クレアチニン値，肝機能と血圧をみていく必要がある[2]。SOR Ⓑ
  - アザチオプリンはステロイド効果増強目的に使用してもよい（経口50 mg/日から開始し，100～250 mg/日まで漸増）。血球と肝機能に注意[5],[10]。SOR Ⓒ
  - 紫外線照射療法（PUVA）は効果があることもあるが，光線過敏症をきたすことがあり，長期的に扁平上皮癌を発症しうるリスクもある[24]。SOR Ⓒ
  - 口腔扁平苔癬に対して，炭酸ガスレーザーや低出力レーザーが効果的だったという報告がある[25],[26]。SOR Ⓒ

予後

- 通常12～18週ほどで自然の経過をたどり自然に治癒する。
- よく再発する。
- 口腔内病変は他の病変より長引きやすい。
- 悪性化はまれ。

フォローアップ

- 重症度と治療がどのように進むかで異なる。
- 口腔と陰部の病変が最も治療しにくい。
- 口腔や陰部の病変は悪性化しないか注意してフォローアップした方がよい。ただし扁平苔癬の悪性転化は口腔病変であってもとても低いため（最も高く見積もっても0.2%/年），ルーチンの生検は推奨されない[10]。病変が拡大する，潰瘍化する，結節ができる，網状の外観が変化するなど，悪性を疑う所見が生じた際は生検をした方がよい。

患者教育

- 患者は，扁平苔癬は自然に改善していくことと，ただし12～18カ月はかかりうることを理解する必要がある。
- ただし，再発が多い。

【Robert Kraft, MD／Richard P. Usatine, MD】
（任明夏 訳）

153 反応性関節炎

症例

29歳の男性が1カ月で広がった広範囲の皮疹を主訴に来院した。皮疹は頭部，腹部，陰茎，手，足に認められた（図153-1～図153-5）。彼は背中，膝と足関節の関節痛も訴えた。眼，消化管，泌尿・生殖器系の症状は認めなかったが，パートナーがカンジダ感染と診断されたため先月1カ月は抗生剤を飲んでいた。

患者は若く，突然発症の皮疹と皮膚所見と関節炎から反応性関節炎（reactive arthritis）が疑われた。関節痛は非ステロイド性抗炎症薬（NSAIDs）で治療され，皮膚症状に対してはステロイド外用が処方された。受診時に感染症に罹患しているとは考えにくかったため，抗生剤は投与されなかった。また，乾癬性病変治療のため，皮膚科医よりアシトレチン25 mg/日の投与が開始された。

概説

反応性関節炎は感染に対し反応性に生じる，非感染性の少関節炎（4つ以下の多発性関節炎）のことである。消化管か尿路への感染に反応して生じることが多い。原因となる感染の1～4週間後に左右非対称の大関節を発症する。また結膜炎のような眼病変や，結節性紅斑，膿漏性角皮症，環状亀頭炎などを発症する。診断は臨床所見と症状に関連した感染症の存在による。治療方針は炎症を抑えることと，原因となった感染症の治療である。

別名

ライター症候群はナチスで非道徳的な人体実験を繰り返していたライター医師の名前をとって付けられたが，現在はこのような呼称はされなくなっている。

疫学

- 発生率は0.6～27人/10万人である[1]。
- 最も多いのは30～40歳代であり，小児は少ない[1]。
- 若年男性では尿路・生殖器感染の後の反応性関節炎が多い。消化管感染後の反応性関節炎は男女比1：1である[1]。

病因／病態生理

- 消化管感染（*Yersinia*, *Salmonella*, *Shigella*, *Campylobacter*, まれではあるが *Escherichia coli*, *Clostridium difficile*）または尿路・泌尿器感染（*Chlamydia trachomatis*, *Ureaplasma urealyticum*）の後に発症する。*Chlamydia pnemonia* による呼吸器感染の後の発症はまれである。
- なぜ感染を契機にこのような症状が出るかは解明されていない。

危険因子

- 感染を契機に発症する。
- ヒト白血球抗原（HLA）-B27が慢性的な，または重症な関節炎と関連しているとされている。
- 重症患者ではHLA-B27陽性例が多いが，全体ではHLA-

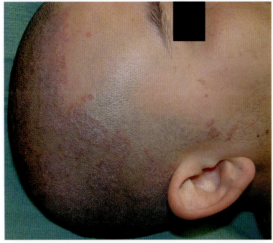

図153-1 頭部に環状皮疹（環状局面）を認める反応性関節炎の男性（Reproduced with permission from Shedd AD, Reddy SG, Meffert JJ, Kraus EW. Acute onset of rash and oligoarthritis. J Fam Pract. 2007；56(10)：811-814. Reproduced with permission from Frontline Medical Communications.）

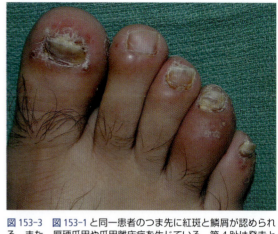

図153-3 図153-1と同一患者のつま先に紅斑と鱗屑が認められる。また，厚硬爪甲や爪甲離床症を生じている。第4趾は発赤と腫脹を認め，指炎をきたしている（Reproduced with permission from Shedd AD, Reddy SG, Meffert JJ, Kraus EW. Acute onset of rash and oligoarthritis. J Fam Pract. 2007；56(10)：811-814. Reproduced with permission from Frontline Medical Communications.）

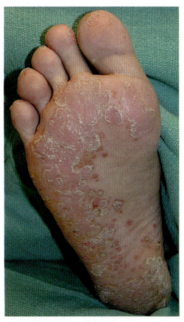

図153-2 角化性丘疹を伴った膿漏性角皮症と，融合した角化性局面の辺縁の一部に膿疱を伴う（Reproduced with permission from Shedd AD, Reddy SG, Meffert JJ, Kraus EW. Acute onset of rash and oligoarthritis. J Fam Pract. 2007；56(10)：811-814. Reproduced with permission from Frontline Medical Communications.）

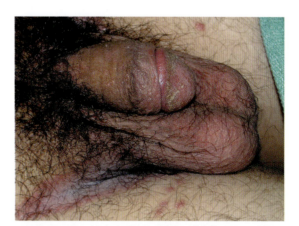

図153-4 図153-1と同一患者の亀頭冠の乾癬様病変。この患者は鼠径部に紅斑も伴っており，倒置乾癬（皮膚が曲がるか折り重なっている部分に生じる）のようにもみえる。このケースは環状だったり鱗屑を伴ったりの典型的な亀頭炎の所見ではない（Reproduced with permission from Suraj Reddy, MD.）

B27陽性例が多いわけではない。

診断

反応性関節炎の確定診断には2つの大基準と，1つの小基準がある。可能性が高いと診断するには1つの大基準と1つの小基準を満たす必要がある。

大基準

- 以下の3つのうち2つ以上を伴う関節炎：非対称性，単または少関節炎，下肢を中心に症状がある。

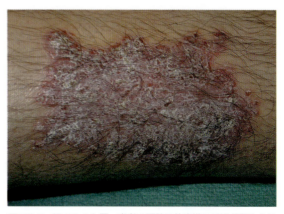

図153-5 図153-1と同一患者の下肢に乾癬様の局面が認められる（Reproduced with permission from Shedd AD, Reddy SG, Meffert JJ, Kraus EW. Acute onset of rash and oligoarthritis. J Fam Pract. 2007；56(10)：811-814. Reproduced with permission from Frontline Medical Communications.）

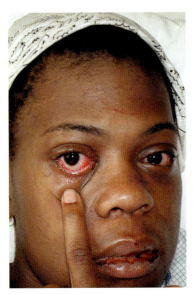

図153-6 42歳女性のクラミジア感染を契機に発症した反応性関節炎に伴う結膜炎。彼女は発熱、悪寒と関節痛、腹痛と骨盤痛を訴えた（Reproduced with permission from Joseph Mazziotta, MD, and from Mazziotta JM, Ahmed N. Conjunctivitis and cervicitis. J Fam Pract. 2004；53(2)：121-123. Reproduced with permission from Frontline Medical Communications.）

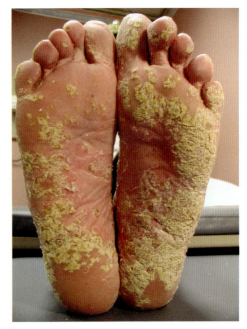

図153-7 反応性関節炎症例の足底の膿漏性角化症（Reproduced with permission from Ricardo Zuniga-Montes, MD.）

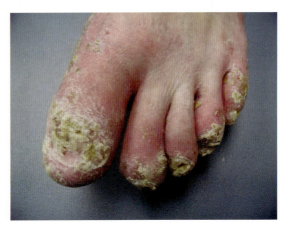

図153-8 反応性関節炎症例の爪の形成異常と肥厚と破壊（Reproduced with permission from Ricardo Zuniga-Montes, MD.）

- 先行する腸炎や尿路感染。

小基準
- 感染を契機に発症している。
- 関節滑膜炎の所見がある。

▶ 臨床所見
- 典型的な三徴は尿道炎，結膜炎，関節炎であるが（図153-6），この3つがそろう患者は少ない。
- 腱炎，滑液包炎，腱付着部炎または背部痛が認められることもある。
- 皮膚所見（乾癬状）は典型的には手掌，足底（膿漏性角化症）（図153-2, 図153-7），陰茎亀頭（環状亀頭炎）である。爪の形成異常，肥厚化，破壊が起きることもある（図153-3, 図153-8）。頭部（図153-1参照）や皮膚どうしが接触する部分（図153-4参照）や口腔内（図153-9）など全身に症状をきたしうる。舌と硬口蓋にびらん性の病変を認めることもある。
- まれに，心臓炎と房室伝導ブロックが出現することがある。

▶ 検査所見
- 反応性関節炎を診断するための特定の血液検査はない。
- 血沈とCRPは通常上昇する。
- 尿路・生殖器感染が契機となった感染症として疑われたときは，尿道や子宮頸部のぬぐい液や尿検査でのC. trachomatisの検査が有用である。
- 消化管感染が疑われたとき，便培養で病原体が特定できるかもしれない。
- 便培養から検出できなくとも，Salmonella, Yersiniaと Campylobacterは血清内の抗体を検査することができる。
- 上皮の肥厚を伴った乾癬様病変に生検を行うと，好中球の血管周囲性の浸潤と海綿状の発疹所見が認められる。

鑑別疾患
- 脊椎関節症はよく似た関節痛を示すが，皮膚所見に欠ける

（101章「強直性脊椎炎」参照）。
- 免疫不全患者の場合は特に乾癬性関節炎と鑑別が難しい。乾癬性関節炎は系統的症状でないこと，経過がより緩徐であることから鑑別する。
- 淋菌性関節炎は移動性多発関節痛が特徴である。多くの場合，紅斑や出血性の丘疹が四肢末端に認められる。
- 関節リウマチは進行性で左右対称な，手や手首など少関節の多関節炎であることが多い。男性より女性の方がなりやすい（99章「関節リウマチ」参照）。

治療
- C. trachomatis感染に対してはアジスロマイシン1g単回投与か，ドキシサイクリン200 mg 分2 を7日間投与[1),2)]。SOR Ⓐ 可能ならパートナーも治療すべきである[1)]。
- 近年の研究では，長期間の抗菌薬内服は反応性関節炎の治療に有効ではないとされている[3),4)]。SOR Ⓑ

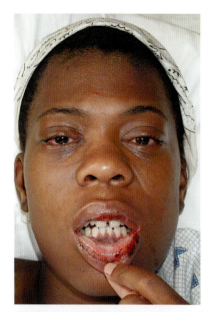

図153-9　骨盤内クラミジア感染に続発して発生した反応性関節炎患者の口腔粘膜病変。子宮頸部も炎症を起こしていた（Reproduced with permission from Joseph Mazziotta, and from Mazziotta JM, Ahmed N. Conjunctivitis and cervicitis. J Fam Pract. 2004；53(2)：121-123. Reproduced with permission from Frontline Medical Communications.）

- 契機が胃腸炎であった場合，胃腸炎は自然軽快するため抗菌薬の治療は不要である。
- 関節炎はNSAIDsで対応する[2]。SOR **Ⓑ**
- 関節痛が強度のときはグルココルチコイドの関節内注射も考慮される。
- 治療抵抗性の場合，サラゾスルファピリジン 2,000 mg/日などの免疫抑制剤が症状改善することもある[5]。SOR **Ⓑ**
- 口腔と皮膚の病変はステロイド外用で治療する。
- 乾癬様病変は乾癬の治療と同じ薬（アシトレチンなど）を用いてもよい。SOR **Ⓒ**
- 全身症状（発熱）や心臓炎をきたした患者には，ステロイド投与を行う。
- 長期的な抗菌薬投与は有効ではない[3,4]。

▶ 紹介
- 重症の，あるいは治療に反応しない関節痛は膠原病内科へ。
- 心臓に症状をきたしている場合は循環器内科へ。

予後
- 反応性関節炎は3〜5カ月で治癒する[1]。6カ月以上継続する場合は慢性化していると見なす。
- 複数の研究によると，患者の16〜68%は症状が慢性化する。原因となる感染症と，HLA-B27の陽性率が予後と関連している。

フォローアップ
治療反応性をみるため，症状出現中は注意してフォローアップすべきであり，治療反応不良であれば専門科に紹介する。

患者教育
治療法はない。症状は完全に消えるかもしれないし，再発するかもしれないし，残存するかもしれない。内服と作業療法などで痛みを改善させ，機能を維持させることはできる。関節外症状，特に眼症状に関しては専門科への紹介を要する。

【Heidi S. Chumley, MD／Angela Shedd, MD／Suraj Reddy, MD／Richard P. Usatine, MD】

（任明夏 訳）

154 紅皮症

症例
34歳の男性が，1カ月前から続いている頸部から下肢までの皮膚の赤みを訴え受診した（図154-1）。全身がかゆく，皮膚全体に落屑が認められており，座った場所には脱落した皮膚が付着した。発熱や悪寒は認めなかった。重度の飲酒歴と喫煙歴が認められた。バイタルは落ち着いており，血圧も正常であった。また，できれば入院したくないと希望した。爪に点状陥凹を認めたが，既往にも家族歴にも乾癬はなかった。乾癬性紅皮症が鑑別にあがり生検が行われた。全身療法が必要な場合に備え血算，生化学検査が提出された。ツベルクリン反応も行われた。全身に長時間作用型のステロイド外用薬（トリアムシノロン 0.1%）を塗ったラップで巻かれ，翌日再診となった。喫煙と飲酒をやめるようにとも指導された。翌日，患者の血液検査では肝酵素の軽度上昇を示すのみであった。翌々日ツベルクリン反応は陰性であった。また，ステロイド外用薬のみで症状はやや軽快していた。より改善させるためシクロスポリン内服が開始された。

概説
紅皮症（erythroderma）はあらゆる年齢層に影響するまれな疾患で，全身に広がる紅斑に伴う落屑が特徴である。通常は何らかの皮膚の原疾患や全身性疾患が基礎にある。生命を脅かすような代謝異常や，心肺の異常があることもある。皮膚症状の治療と同じぐらい原疾患の治療に焦点が置かれる。

別名
紅皮症は，剥離性皮膚炎とも呼ばれる。

疫学
紅皮症，または剥離性皮膚炎は全身疾患あるいは皮膚の原疾患が全身へ拡大した状態のことであり，まれな状態である。
- 乳児から高齢者まであらゆる年齢層に生じる。
- 成人の平均年齢は41〜61歳で，男女比は2：1から4：1である[1]。
- 皮膚科入院患者の1%を占める[2]。
- 代謝，感染，心肺や体温調整に問題が生じ，大変危険な状態となることもある[3]。

病因／病態生理
紅皮症の50%は皮膚疾患に続発する。しかし，全身性疾患や悪性腫瘍，薬剤への反応として紅皮症を発症することもある。9〜47%は特発性といわれている[3]。
- 病態生理は完全に解明はされていないが，原疾患と関係し

ていることはわかっている。しかしなぜ紅皮症になるかは不明なままである。
- 急速な白血球の成熟と遊走が過剰な落屑を引き起こす。急速な表皮のターンオーバーに伴う体液や電解質，蛋白の損失は心不全や急性呼吸促迫症候群のような重大な疾患を引き起こす可能性もある[4]。
- 原疾患は免疫（IL-1，2，8）や腫瘍壊死因子との相互作用を起こしているのかもしれない[2]。

表154-1は紅皮症と関係が深い原因を示している。紅皮症とよく関連する皮膚疾患は以下のものが含まれる[1]〜[5]。

- 乾癬，特に落屑を伴う全身性膿疱性乾癬（図154-1〜図154-3）。
- アトピー性皮膚炎（図154-4）[2],[3]。
- 接触皮膚炎（図154-5）。
- 脂漏症（図154-5 参照）。
- 毛孔性紅色粃糠疹。
- 水疱性類天疱瘡[4]。
- 疱疹状膿痂疹[4]。
- 光線過敏症[4]。

紅皮症は以下の感染症に続発することもある。
- HIV。
- 結核。
- ノルウェー疥癬。
- 肝炎。
- 発疹熱（図154-6）。
- ヒトヘルペスウイルス6[4]。
- ブドウ球菌毒素性ショック症候群[4]。
- ブドウ球菌性熱傷様皮膚症候群[4]。
- ヒストプラスマ症（輸入真菌症）[3]。

紅皮症を起こす全身疾患は以下を含む。
- サルコイドーシス。
- 甲状腺中毒症。
- 対宿主性移植片反応（GVHR）。
- 皮膚筋炎[3],[4]。

悪性疾患がなぜ紅皮症を起こすのかは不明なままだが，皮膚T細胞性リンパ腫のような細網内皮系の悪性疾患が最も多い[1],[2]。慢性的な紅皮症はいずれ皮膚T細胞性リンパ腫へ移行するリスクが高いかもしれない（図154-7）[5]。紅皮症の1％には結腸，肺，前立腺や甲状腺の悪性腫瘍が関連している[2]。特に小児の場合は以下と関連している。

- クワシオルコル（栄養失調）。
- 嚢胞性線維症。
- アミノ酸代謝異常[1]〜[5]。

薬剤に反応して紅皮症となることもある。関連している薬

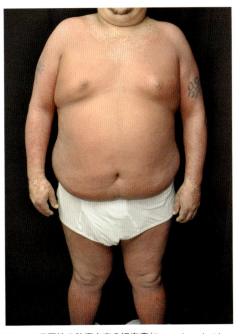

図154-1　34歳男性の乾癬由来の紅皮症（Reproduced with permission from Richard P. Usatine, MD.）

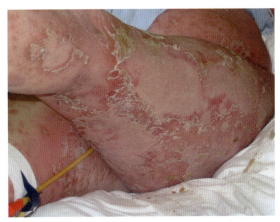

図154-2　膿疱性乾癬に続発した広範囲の皮膚剥離をきたした紅皮症であり，脱水を起こし命にかかわる重篤な状態となっている（Reproduced with permission from Jack Resneck, Sr., MD.）

表154-1　紅皮症と関係する病態

皮膚疾患	感染症	全身疾患/悪性腫瘍	小児科	薬剤
乾癬（図154-1〜図154-3，図154-8） アトピー性皮膚炎（図154-4） 接触性皮膚炎（図154-5） 脂漏症（図154-5） 毛孔性紅色粃糠疹 光線過敏症 水疱性類天疱瘡 疱疹状膿痂疹	HIV ノルウェー疥癬 肝炎 発疹熱（図154-6） ヒトヘルペスウイルス6 ブドウ球菌毒素性ショック症候群 ブドウ球菌性熱傷様皮膚症候群 ヒストプラスマ症 結核	サルコイドーシス 甲状腺中毒症 対宿主性移植片反応（GVHR） 皮膚筋炎 肺癌 大腸癌 前立腺癌 乳癌， B細胞およびT細胞リンパ腫（図154-7） 白血病	オーメン症候群 クワシオルコル 嚢胞性線維症 アミノ酸代謝異常 免疫不全	ペニシリン スルホンアミド テトラサイクリン誘導体 スルホニル尿素誘導体 Ca拮抗薬 カプトプリル サイアザイド系 NSAIDs バルビツール系 バンコマイシン リチウム 抗ウイルス薬 抗マラリア薬

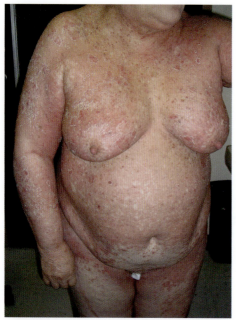

A

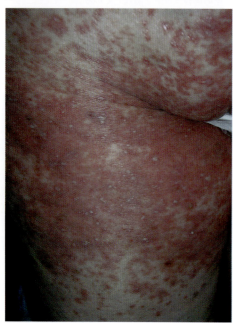

B

図154-3 A：全身性の膿疱性乾癬から重症の紅皮症をきたした67歳女性。来院の3週間前から皮膚症状が出現したが乾癬の既往はなかった。入院し、ステロイド外用薬とアシトレチン内服で加療され改善した。B：大腿後部の拡大像。膿疱性乾癬から紅皮化しており、紅皮症の局面にも膿疱が認められる (Reproduced with permission from Richard P. Usatine, MD.)

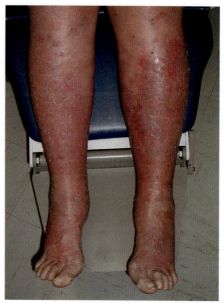

図154-4 アトピー性皮膚炎から紅皮化した55歳女性 (Reproduced with permission from Richard P. Usatine, MD.)

剤は膨大であり、全身投与薬と塗布薬どちらもあり、一般的によく用いられる薬も含まれている。ハーブやホメオパシー療法（同種療法。症状を引き起こすものを極々少量与えることでその症状を抑えるという思考のもと生まれた）やインドの伝統医学に使われるものも紅皮症の原因となりうる[5]。原因となりうる薬剤は以下のものを含む。

- ペニシリン。
- スルホンアミド。
- テトラサイクリン誘導体。
- スルホニル尿素誘導体。
- Ca拮抗薬。
- カプトプリル。
- サイアザイド系。
- 非ステロイド性抗炎症薬（NSAIDs）。
- バルビツール系。
- リチウム[2),3),5)]。

小児ではホウ酸との関連が同定されている[5]。しかし紅皮症の原因はいつも明らかになるとは限らない（図154-8）。

診断

▶ 臨床所見

- 紅皮症の発症様式は原疾患によって変わってくる。薬剤反応性と関連していた場合、発症と消退はより急速である。
- 掻痒感から始まり、紅斑が出現して広がっていき癒着し、全身を覆っていき、落屑が徐々に増える。急速に進行した場合は大きな、慢性紅皮症では小さな落屑が認められる。
- 色素の薄い皮膚では紅皮症の赤色が目立つが、色素の濃い肌ではピンクから茶色にとどまることもある（図154-9）。
- 頭皮には症状が生じやすく、患者の25％に脱毛が生じる[2]。
- 皮膚のバリア機能が失われ、真皮では血管拡張をきたすことによって体液と電解質を失うため、全身状態が悪化する。
- 乾癬性紅皮症の場合、蛋白の喪失量は25～30％に及び、浮腫と低アルブミン血漿をきたす[3]。炎症を生じ表皮を失った皮膚へ血液灌流が増加し、体温管理を困難にし、さらに高拍出性心不全をきたす。また、ブドウ球菌感染と敗血症のリスクも上昇する[2),3)]。これらは致命的になりうる。

▶ 典型的分布

分布は様々だが、通常病変は粘膜、手掌、足底へは及ばない。鼻や鼻唇も同様であると報告がある[2]。

154章 紅皮症 553

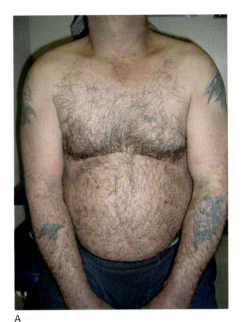

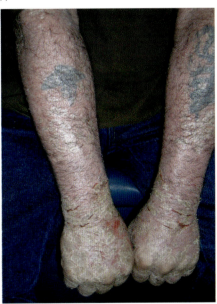

図154-5　A：接触皮膚炎と脂漏性皮膚炎によって起きた紅皮症。生検結果は脂漏性皮膚炎であったが，病歴からは車の修理に使った薬剤との接触により増悪したと考えられた。B：紅皮症が改善しても，車修理の仕事に戻るたびに腕と手の症状は増悪した（Reproduced with permission from Richard P. Usatine, MD.）

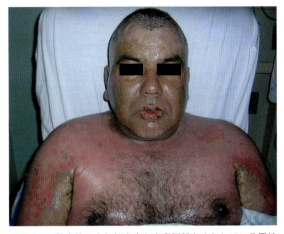

図154-6　発疹熱により紅皮症と皮膚剥離をきたしている男性（Reproduced with permission from Angela Peng, MD.）

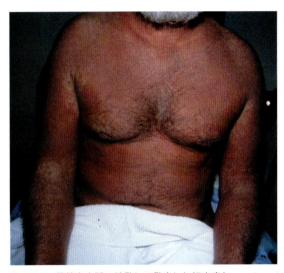

図154-7　菌状息肉腫に続発して発症した紅皮症（Reproduced with permission from the University of Texas Health Sciences Center, Division of Dermatology.）

■ 検査所見

　皮膚生検は役に立つが，診断に至らないこともある。50％の生検で特徴的な所見が証明できないといわれており，紅皮症の患者を生検で評価したい場合は複数カ所行う必要がある。従来の病理組織学的評価に加え，直接免疫蛍光検査を行えば，天疱瘡などの自己免疫性水疱症と診断できるかもしれない。T細胞受容体遺伝子の転位検査は，リンパ増殖性疾患の鑑別に役立つ可能性がある[3]。血液検査結果は非特異的なことが多いが，よくある所見としては以下のとおりである。
● 白血球増加。
● リンパ球増加。
● 軽度の貧血。
● 好酸球増加。
● 血沈亢進。
● 多クローン性高ガンマグロブリン血症。
● IgE増加。
● 低アルブミン血症。
● 血清クレアチニン上昇。
● 尿酸上昇。
　リスクがあればHIV検査も行うべきである[5]。小児の場合は汗試験，亜鉛，アミノ酸や脂質の値を検査すべきである[5]。

鑑別診断

　紅皮症は感染症やリンパ増殖性疾患，悪性腫瘍や先天性の代謝異常，薬剤への反応などの原疾患が皮膚所見として現れたものである。診療するためには，原疾患を特定する必要がある（原疾患の一覧は「病因／病態生理」の項参照）[1)～5)]。

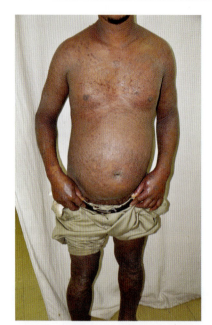

図154-8　黒人男性の乾癬に続発した紅皮症。落屑ははっきりみられるが，もともとの皮膚色が暗いため紅斑はあまりはっきりしない（Reproduced with permission from Richard P. Usatine, MD.）

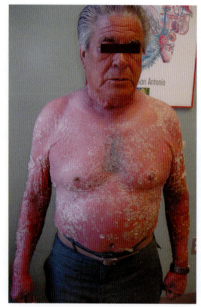

A

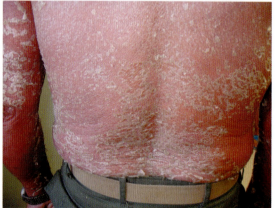

B

図154-9　A：原因不明の紅皮症。皮膚の潮紅と落屑が著明である。B：同じ患者の背部の拡大像では落屑がよりはっきりとみえる（Reproduced with permission from Gwen Denton, MD.）

治療

急性発症の紅皮症に代謝異常，感染，体温異常や心血管系の問題が発生していた場合は命にかかわる可能性があるため，入院と皮膚科専門医へのコンサルが必要である（図154-1～図154-9 参照）[2),5)]。

治療介入は以下のようなものがある。

- 皮膚の局所所見に対しては保湿，オートミール風呂（オートミールは麦の一種。皮膚掻痒に効果があるといわれており，一般的に用いられている），湿潤ドレッシング療法などを行う[1)～5)]。SOR C
- 症状のある部分は全身どこでも中程度（4群）の強さのステロイド軟膏（0.1%トリアムシノロンなど）の塗布が適切である[1)～5)]。SOR C　ラップで上から覆うことで（143章「アトピー性皮膚炎」参照），薬効成分の吸収を早め，症状がより早く改善するのを期待できる。SOR C
- 強いステロイド外用薬や免疫抑制剤（シクロホスファミドなど）の外用は皮膚吸収されすぎる可能性があるため，避けるべきである[3)]。SOR C
- ステロイド全身投与は薬剤誘発性や湿疹に対しては有用だが，乾癬に対しては行うべきではない[2),3),5)]。SOR C
- 乾癬に続発した紅皮症の場合はシクロスポリンやメソトレキサート投与を検討。リツキシマブを用いてもよい（図154-3，図154-5 参照）[2),4)]。SOR C　乾癬やアトピー性皮膚炎によるものにはシクロスポリンが最も早く効く。SOR C
- 免疫抑制剤（メソトレキサート，アザチオプリン，インフリキシマブ）[2)～4)]。SOR C
- すべての不必要な薬剤の中止[2),3)]。SOR C
- 感染が疑われた際の抗菌薬療法[2),3)]。SOR C
- 体液，電解質や栄養状態の入念な評価を行い，不足しているときは補う[1)～5)]。SOR C

フォローアップ

紅皮症の経過は原疾患によって大幅に変わる。多くの紅皮症による死亡は，悪性腫瘍関連で生じたものである。薬剤性の紅皮症は最も予後がよく，再発する可能性が最も低い。乾癬由来の紅皮症では15%が再燃する。特発性の紅皮症では50%が部分寛解を，1/3が完全寛解する[3)]。

患者教育

紅皮症は感染や体温調整，代謝異常や心血管系の異常を引き起こし，命にかかわることがあると伝えるべきである。入院し全身管理が必要になった際，患者が疾患の重篤性を理解していないと入院拒否をする可能性があるからだ。原疾患によっては再発する可能性があること，特に特発性の紅皮症は再発しやすいことなども説明する（図154-8 参照）。

【David Henderson, MD／Richard P. Usatine, MD】

（任明夏 訳）

8節 良性腫瘍

155 懸垂線維腫（軟性線維腫）

症例

首の周りにできた複数の懸垂線維腫（skin tag）を取り除くために来院した55歳の男性。彼は肥満で，糖尿病と黒色表皮症を呈していた。肌の懸垂線維腫の一部がまれに服にはさまったりするが，ただ見た目が気に入らないだけとのことだった。患者は，スニップ切除法を選択した。

概説

皮膚の懸垂線維腫（アクロコドン）は，特に頸部および腋窩周囲の皮膚で起こりやすい肌色で有茎の病変である。

別名

線維上皮ポリープとも呼ばれる。

疫学

- 集団調査では，特に肥満の患者の46％に皮膚タグがみられた[1]。
- 懸垂線維腫は50歳まで増加していくため，70歳では59％の人に認める。しかし増加は，50歳を過ぎると減速する[1]。

病因／病態生理

- 3種類の懸垂線維腫を以下に記載する[1]。
  - 幅と高さが約1～2 mmの小さくしわのある丘疹で，主に首や腋窩に認める（図155-1）。
  - 単体または多数の糸状の病変で，約2 mm幅，約5 mmの長さ。体のどこにでも生じる（図155-2）。
  - 大きく，有茎の腫瘍または母斑。やわらかい線維腫で，体幹の下の方に生じる（図155-3）。
- 原因は不明だが，懸垂線維腫は線維組織の不足した領域に生じると理論づけられており，結果として無茎または萎縮性病変になる。さらにホルモンバランスの崩れがこれらの病変を拡大させる（例：エストロゲンやプロゲステロンの高値は妊娠中にみられる）。そして，表皮成長因子，組織成長因子αや感染（例：ヒトパピローマウイルス）を含むその他の要因も補因子として関連する。
- 線維性疣贅もまた，炭水化物代謝の障害や糖尿病に関連する（図155-1参照）[2]。
- 有茎病変がねじれて虚血になり，自然に落ちることがある。
- まれに悪性腫瘍が懸垂線維腫から発生する。consecutive cutaneous pathology reportsの研究によると，臨床的に診断された懸垂線維腫の検体1,335例のうち5例が悪性だった（4例は基底細胞癌で1例は扁平上皮癌だった）[3]。ほとんどの懸垂線維腫が病理医に送られないため，この研究にはセレクションバイアスがある。

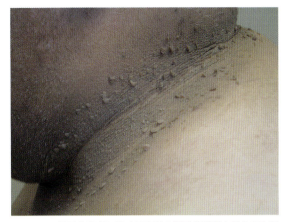

図155-1 糖尿病患者に認める頸部の懸垂線維腫と黒色表皮腫（Reproduced with permission from Richard P. Usatine, MD.）

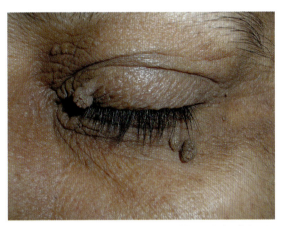

図155-2 まぶたに認める毛様有茎懸垂線維腫。出血を抑えるため，リドカインやエピネフリンによる局所麻酔に高周波ループで除去された（Reproduced with permission from Richard P. Usatine, MD.）

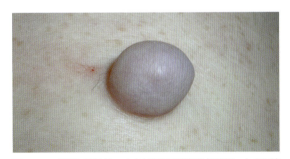

図155-3 体幹に認める，大きな有茎嚢様軟性線維腫。大きな線維性軟疣か線維性上皮ポリープである。局所麻酔が切除前に行われた（Reproduced with permission from Richard P. Usatine, MD.）

診断

▶ 臨床所見

- 小さくてやわらかく，多くは有茎病変である。
- 肌色を呈すか，色素沈着を呈する。
- 2～5 mmのものが多いが，それ以上のものもある。
- だいたい症状はないが，装飾品や衣服によりかゆみや痛

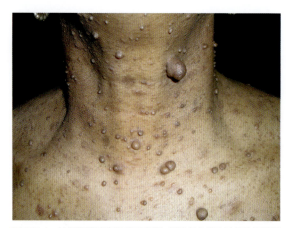

図155-4 神経線維腫症患者の頸部に認める多発性軟性神経線維腫（Reproduced with permission from Richard P. Usatine, MD.）

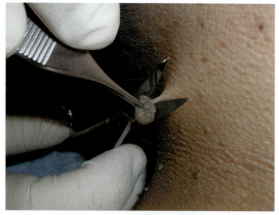

図155-5 非麻酔下のはさみによる懸垂線維腫切除（Reproduced with permission from Richard P. Usatine, MD.）

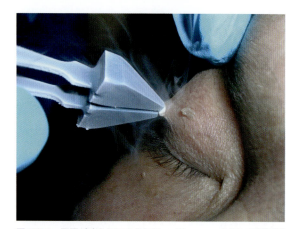

図155-6 周囲が凍らないようにCryo Tweezersを用いて懸垂線維腫をつまむ凍結療法。特に上眼瞼の病変に有用（Reproduced with permission from Richard P. Usatine, MD.）

み，炎症を認めることもある。

▶ 典型的分布

首や腋窩に最も多く認める（図155-1 参照）が，これはしわの影響と考えられている。体幹（図155-3 参照）や腹部，背中にも認める。

▶ 補助検査

皮膚鏡検査は基底細胞症候群の人々の線維性疣贅様病変を解析し，早期に診断，治療に有効と考えられている[4]。

▶ 生検

診断が明らかでないとき以外は必要ではない。また典型的な懸垂線維腫は病理に出す必要はない。組織としての懸垂線維腫は有棘，扁平，または葉状様の上皮である。乳頭様真皮は疎な結合線維で構成されており，拡張した毛細血管やリンパ管を伴う。

鑑別診断

懸垂線維腫は以下の病変と間違えやすい。

- 疣贅：パピローマウイルスによる皮膚の新生物。無茎のドーム状で表面は角化しており，約1 cm大の病変。ピーリングにより，角化した残屑の中心コアと点状出血点が明らかになる。
- 神経線維腫：良性シュワン細胞腫瘍で，多発性で，軟性の有茎の塊である（図155-4）。
- メラノサイト性母斑の表皮過形成（角化メラノサイト母斑〈KMN〉とも呼ばれる）：最も一般的な母斑は丸く，小麦のような茶色，約6 mm，扁平からやや膨隆だが，いくつかのケースでは，懸垂線維腫のように極端な表皮の過形成を認める。メラノサイト性母斑の原因を探った8カ月間の研究では，6％はKMNで，体幹に最も多く認めた（76％）[5]。皮膚母斑は有茎になることもあるが，だいたい懸垂線維腫よりも大きく，茎の上のいぼのようになる。
- 特定の症候群でみられる基底細胞癌[4),6]。

治療

懸垂線維腫は美容的な意味あいや，うっとうしさからいくつかの方法で除去される。

- 小さな病変は麻酔下，非麻酔下で，鋭いはさみで切り取られる（図155-5）。
- 大きな懸垂線維腫と線維腫は，リドカインやエピネフリンを注射したのち削り取る。
- 出血があった場合は，綿棒に塩化アルミニウムを染み込ませて止血する。
- 麻酔下，非麻酔下での電気乾燥法は，鉗子ではつまめないほど小さな懸垂線維腫に有効である。
- まぶたにできた懸垂線維腫は，出血を最小限にするためにリドカインやエピネフリンを用いて局所麻酔を行い，高周波ループで取り除く。
- 凍結療法はCryogunや綿棒を用いて懸垂線維腫に直接用いられる。1つの方法として，鉗子を液体窒素に晒し，懸垂線維腫を白くなるまで把持する方法がある。これは懸垂線維腫の周囲の皮膚が白くならない程度まで行う。特にまぶたの病変で有用。特別なクライオ鉗子はBrymill, Inc.でつくられており，先端部を冷たく保つため，金属部分を大きくしてある（図155-6）。これは複数の病変を治療する際にとても効率的である。
- 懸垂線維腫の基部に圧力をかける接着パッチは，ある症例報告で65％の懸垂線維腫に有効とされている[7]。
- ほとんどの保険会社は，美容的な意味での懸垂線維腫の除去に支払いを認めていない。
- 医療費の拡大を防ぐため，悪性が疑われる懸垂線維腫のみ

検体を病理医に提出する。

フォローアップ

フォローアップは一般的に必要ない。

患者教育

これらは良性であり、不快感を認めたり、美容的な目的で除去できる点を患者に助言する。太り気味の患者には健康のため、また新たな懸垂線維腫をつくらないためにも体重を減らすよう指導する。

【Mindy A. Smith, MD, MS】
（髙橋宏瑞 訳）

156 脂漏性角化症

症例

高齢女性が胸部に進行する病変を認めた（図156-1）。彼女は黒色腫を心配していた。かかりつけ医は脂漏性角化症（seborrheic keratosis）の典型的な特徴（角質嚢腫の存在）を見つけたので心配を取り除くようにした。ダーモスコピーが行われ、典型的な脂漏性角化症の特徴を認めた。医師は、生検は行わなくてよいと患者に説明した（図156-2）。脂漏性角化症は裸眼あるいはダーモスコピーで、黒い吹き出物様の穴と稗粒腫様の嚢胞が典型的である。

概説

脂漏性角化症は良性の皮膚腫瘍で、表皮の変化に伴う局所的な色素過剰の形を示す。原因は不明だが、表皮細胞の増殖により生じる。

疫学

- 高齢者に認める最も一般的な良性腫瘍で、年を重ねるにつれてよくみられるようになる。
- ノースカロライナで行われた64歳以上の患者の年齢に関する研究では、88％が少なくとも1つの脂漏性角化症を認めた。10以上の脂漏性角化症が黒人女性の61％、白人女性の38％、白人男性の54％に認められた[1]。
- オーストラリアで行われた2つの一般診療の研究では、15歳と30歳の23.5％（40/170）に少なくとも1つの脂漏性角化症を認め、有病率と大きさは年を重ねるにつれて増加した[2]。
- 多発性脂漏性角化症の約半分の症例は家族内でも認められ、常染色体優性遺伝である[3]。

病因／病態生理

- 色素沈着した脂漏性角化症では、分化した角化細胞がメラノサイト刺激サイトカインを分泌し、周囲のメラノサイト活性のきっかけとなる[3]。
- 頻度の高い変異がチロシンキナーゼ受容体線維芽細胞成長因子受容体3（FGFR3）をエンコーディングした、特定のタイプの脂漏性角化症でみられる[3]。ある研究によると、FGFR3と転写因子のフォークヘッドボックスN1

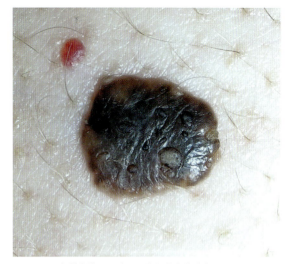

図156-1　角質嚢胞に関連する脂漏性角化症（Reproduced with permission from Richard P. Usatine, MD.）

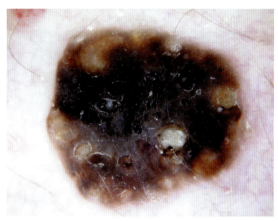

図156-2　図156-1と同一患者のダーモスコピーではニキビ様の穴（黒色）や稗粒腫（白色）を認める（Reproduced with permission from Richard P. Usatine, MD.）

（FOXN1）は脂漏性角化症で高頻度に発現するが、扁平上皮癌ではほとんど検出されない[4]。これは、FGFR3とFOXN1の間の正の調整ループを示しており、皮膚腫瘍の表原型が良性か悪性かのポイントとなる。
- 網状脂漏性角化症は、日光に曝露された皮膚によくみられ、日光黒子から発展することがある[3]。
- いまだ疑問視されているものの[6]、多発性の突発性の脂漏性角化症（Leser-Trélat徴候）は内科的な悪性腫瘍に関連する（最も多いのは胃腸の腺癌）（図156-3）[5]。
- 突発性の脂漏性角化症は、重症な日焼けや湿疹のような皮膚炎の後にやってくる[3]。また、局所的なフルオロウラシルによる脂漏性角化症の悪化もまた報告されている[7]。

診断

脂漏性角化症には様々な表現型がある。

▶ 臨床所見

- 典型的には、粘着性の脂っぽい、楕円形または円形の茶色のプラーク（図156-4）。
- 色は黒から小麦色（図156-4〜図156-6）。

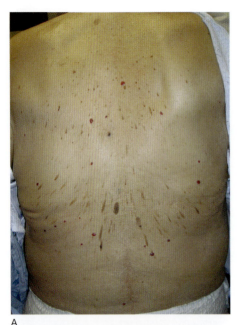

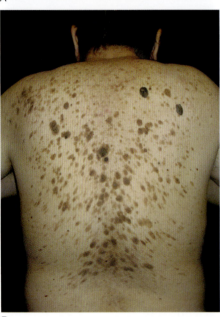

図156-3 Leser-Trélat徴候にみられる多発性発疹性角化。A：腹水と脂漏性角化症を多数認め、メルケル細胞癌が見つかった90歳女性。B：多くの脂漏性角化症があるが、癌はみられない49歳女性。Leser-Trélat徴候は腫瘍随伴症候群だが、広範に脂漏性角化症を認める多くのケースで癌はみられない（Reproduced with permission from Richard P. Usatine, MD.）

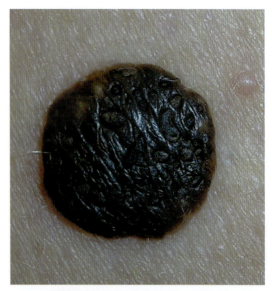

図156-4 角質嚢胞がしっかりみえる円形で隆起した脂漏性角化症。角質嚢胞はケラチンからなる（Reproduced with permission from Richard P. Usatine, MD.）

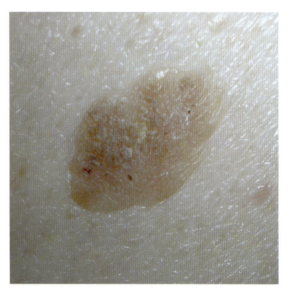

図156-5 軽度に色素沈着した、蝋のような脂漏性角化症（Reproduced with permission from Richard P. Usatine, MD.）

- 最も多いのは、なめらかな表面で、ぺったりくっついているようなタイプ。
- いぼ状のものや、こぶのようなものがみられる（図156-6参照）。
- 病変は大きく（35×10 cmまで）、沈着し、辺縁が不整なこともある（図156-5参照）。
- 病変が平坦なこともある（図156-7）。
- 多くの病変は表面に角化突起を認める（図156-1, 図156-2参照）。
- 表面に亀裂があり、角質嚢胞（ケラチン充填嚢胞構造）に関連する。ダーモスコピーでは、角質嚢胞は面貌用の穴や稗粒腫用の嚢胞である（図156-1, 図156-2, 付録C参照）。
- 時々、病変がチクチクし、かゆくなり、増大し、出血する。二次感染が起こることもある。
- 以下のような脂漏性角化症の亜型がある。
  - 黒色丘疹性皮膚病：多発性で、茶色から黒色、ドーム状、平坦な丘疹であり、大部分がアフリカ系アメリカ人の若年や中年の顔面に認める（図156-8, 図156-9）。
  - スタッコ角化症：多数の灰色から明るい茶色の扁平角化病変で、だいたい足の上、足首、手背、前腕に認める（図156-10）。

156章 脂漏性角化症 559

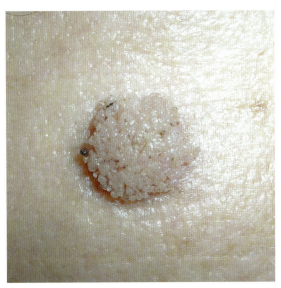

図156-6 前部にいぼ状突起を認める脂漏性角化症（Reproduced with permission from Richard P. Usatine, MD.）

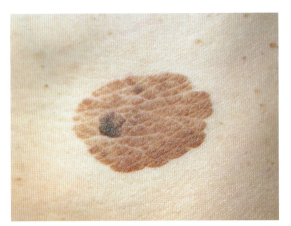

図156-7 不規則な線と多様な色を持つ脂漏性角化症で，黒色腫の可能性がある。熟練者の手によるダーモスコピーで，生検せずとも良性の脂漏性角化症であることが確認された（Reproduced with permission from Richard P. Usatine, MD.）

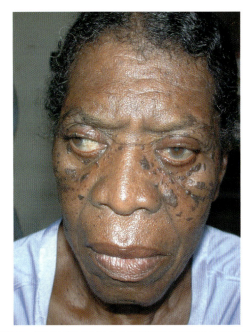

図156-8 顔に多発性脂漏性角化症を伴う黒色丘疹性皮膚病を認める中米女性（Reproduced with permission from Richard P. Usatine, MD.）

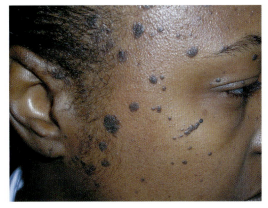

図156-9 頬と髪の生え際に認める黒色丘疹性皮膚病。患者は凍結療法により効果的に治療され，美容的にもすばらしい結果となった（Reproduced with permission from Richard P. Usatine, MD.）

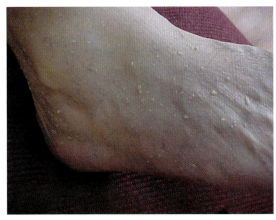

図156-10 高齢者の足に認めたスタッコ角化症（Reproduced with permission from Richard P. Usatine, MD.）

▶ 典型的分布
- 体幹，顔，背中，腹部，四肢に認めるが，手掌，足底，粘膜には認めない。乳頭や乳房には認めることがある（図156-11，図156-12）。
- 黒色丘疹性皮膚病は顔，特に頬の上部や側環状部にみられる（図156-8，図156-9 参照）。

▶ 画像検査
Leser-Trélat 徴候で認められるような多数の脂漏性角化症が突然出現しないかぎり，画像検査は必要ない（図156-3 参照）。Leser-Trélat 徴候は，腸管の腺癌，リンパ腫，セザリー症候群，急性白血病に関連する[3],[8]。

▶ 生検
黒色腫が疑われれば，生検を行うべきである（図156-7，図156-13）。いくつかの黒色腫は脂漏性角化症に似ており，黒色腫の見逃しを防ぐためにも生検が必要とされる。脂漏性角化症疑いには，凍結療法や有窓鋭匙は行ってはならない。病理医へ組織を提出するためには，手術的介入が必要である。

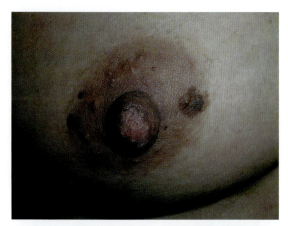

図 156-11　46 歳女性の乳輪に認めた多発性脂漏性角化症。凍結療法は脂漏性角化症を簡単にきれいにする（Reproduced with permission from Richard P. Usatine, MD.）

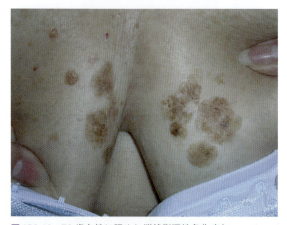

図 156-12　70 歳女性に認めた蝋状脂漏性角化症（Reproduced with permission from Richard P. Usatine, MD.）

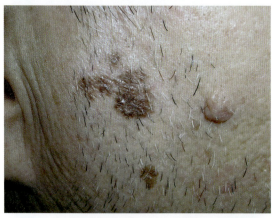

図 156-13　48 歳男性の両側の顔に認めた黒色腫。脂漏性角化症に似ているが，この大きな病変はすべて黒色腫の ABCDEs（色の多様性，大きさが 6 mm 以上）を持つので，生検が必要である（Reproduced with permission from Richard P. Usatine, MD.）

鑑別診断

- 黒色腫：脂漏性角化症の表面に角質栓がみえるときは，これが黒色腫と区別する一助となる。図 156-7 は黒色腫の

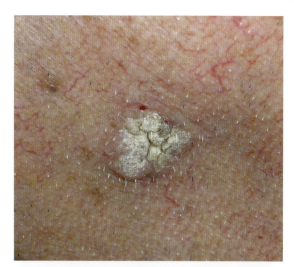

図 156-14　表面が割れた基底細胞癌で，脂漏性角化症に似ている。基底細胞癌の診断を証明するため，薄片生検が行われた（Reproduced with permission from Richard P. Usatine, MD.）

ABCDE 徴候（非対称性〈asymmetry〉，辺縁不規則性〈border irregular〉，色の多様性〈color variation〉，直径＞6 mm〈diameter〉，進展〈evolving〉）を認める脂漏性角化症であり，生検が行われ，病変は良性と診断された（170 章「メラノーマ」参照）。図 156-13 では，脂漏性角化症疑いがその場で黒色腫であると判明した。

- 日光黒子：平坦で辺縁がシャープな，均一に中等度から暗めの茶色病変（166 章「悪性黒子」参照）。これらの病変は平坦で，日光曝露する顔や手背領域などに認める。また肝斑とも呼ばれ，これらの色素沈着過剰領域は触知しない。一方，脂漏性角化症はいかに薄くても触知する（図 156-7 参照）。
- 疣贅：パピローマウイルスによって起こる，皮膚腫瘍（130 章「尋常性疣贅」参照）。無茎ドーム状で，表面に角質増殖を伴う病変。ピーリングにより，角質化された残屑の中心核および点状出血点を通常示す。
- 色素性光線角化症：多くの色素性光線角化症に色素沈着はなく脂漏性角化症とは似つかないが，原因不明の色素沈着を伴うプラークが，生検によって，日焼けで色素沈着した光線角化症とわかることがある（164 章「光線角化症，ボーエン病」参照）。
- 炎症を起こした光線角化症はメラノーマや扁平上皮癌と混同することがあり，診断のために生検を行うべきである。
- 基底細胞癌でも，脂漏性角化症に似た特徴を認めることがある（図 156-14）（168 章「基底細胞癌」参照）。

治療

- 1 mm 大の病変は，液体窒素による凍結手術で簡単にすばやく治療できる。色素変化，不完全治療，瘢痕を含めた危険性がある。軽度の色素沈着は最もよく起こる合併症で，特に色黒の人に多い。
- 掻爬による良性病変の切除は，病変より深部の正常組織をとることなく確実に治療できる。
- 軽度の高周波電気療法は掻爬を容易にするが，湿ったガーゼパッドでも同様の効果が得られる。

- 診断は確実でないが黒色腫を疑わせる特徴がないときは，薄片生検によって脂漏性角化症を取り除き，組織を病理へ送る。
- 黒色腫やそのほかの皮膚癌が疑われるときは，穿孔鋏や長円形切除術にて全層生検を行い，病理へ送る。

フォローアップ

専門家によっては，多発性脂漏性角化症の患者のフォローアップを提案する。脂漏性角化症は，まれに体のどこかで悪性リンパ腫に進展するからである[3),8)]。SOR C

患者教育

- 脂漏性角化症は良性腫瘍で，癌にならないと伝える。脂漏性角化症は時間とともに厚くなったり大きくなったりするが，危険ではないことを伝える。
- 脂漏性角化症で癌や炎症が疑われる場合でなく，美容目的で切除を行う場合は保険治療にならないことを伝える。
- 脂漏性角化症は基本的には自然経過による改善を認めないが，自然に軽快することもある。

【Mindy A. Smith, MD, MS／Richard P. Usatine, MD】
（高橋宏瑞 訳）

157 脂腺過形成

症例

顔に1年前にできた腫瘍を有する65歳の男性（図157-1）。近くでみると，毛細血管拡張を伴う真珠のようだった。ドーナツ型で，顔のそのほかの領域に脂腺過形成（sebaceous hyperplasia）が散在していることから，この病変も脂腺過形成であると思われた。基底細胞癌の除外目的と病変を除去するため，薄片生検が行われた。病理の結果，脂腺過形成だったとわかり，患者は安心し，美容的にも満足した。

概説

脂腺過形成は一般的で，中心に窪みのある，多発性非対称性の小さな黄色い丘疹からなる脂腺の良性の状態である。脂腺過形成の皮脂小葉は，普通の皮脂小葉より数も多く，サイズも大きいが，1つの脂腺が大きくなったものである[1)]。したがって，過形成という言葉は誤った名称であり，脂腺過形成は過誤腫といった方が正確である（その部位で通常みられる組織の無秩序な過増殖）[1)]。

疫学

- 脂腺過形成は成人の約1～26％に起こる。後者の数字は平均82歳の入院患者の人口調査から得られた数字である[1)]。
- 脂腺過形成の罹患率は，免疫抑制を受けた患者では10～30倍増加している[1)]。ある研究によると，シクロスポリンによる長期免疫抑制を受けた患者の10～16％が脂腺過形成を持っていた[2)]。
- 脂腺過形成が神経線維腫，メラノサイト性母斑，尋常性疣贅，および懸垂線維腫を含む他の皮膚病変とともに生じることも報告されている[1)]。

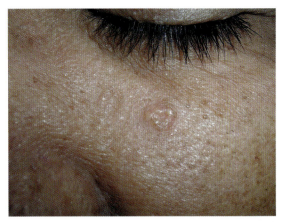

図157-1 脂腺過形成の大きな単発病変。薄片生検によって切除され，基底細胞癌ではないと確定されたドーナツ型である
（Reproduced with permission from Richard P. Usatine, MD.）

- 脂腺過形成の珍しい形として巨大な線形（直径5 cmまで）のものや，家族性（早発性またはびまん性脂腺過形成とも呼ばれる）のものがあり[3)]，後者は，典型的には思春期頃に生じ，オレンジの皮に似た孔を有する厚い斑状の病変となる[1)]。

病因／病態生理

- 皮脂腺は，毛囊脂腺単位の構成成分であり，毛のみられるあらゆる場所で認められる。顔，胸，背中，上腕の外側で最も多く認める。
- 皮脂腺は，共通の排泄管に接続する腺房からなる。いくつかの領域で，これらの管は直接上皮表面に開いており，唇および口腔粘膜（フォーダイス斑），陰茎またはクリトリス（タイソン腺），乳輪（モンゴメリ腺），および眼瞼（マイボーム腺）が含まれる[1)]。
- 皮脂腺は，アンドロゲン感受性が高く，思春期になってますます増加し，30歳代で最大になる。
- 皮脂腺を形成する細胞である皮脂細胞は，腺の基底層から中心管に移動しながら脂質物質を蓄積し，中心管に皮脂として脂質を放出する。若年者では，皮脂細胞の代謝回転はおよそ1カ月である。
- 老化すると，皮脂細胞の代謝回転が遅くなる。これは，皮脂腺内の原始皮脂腺細胞の増加を招き，脂腺過形成と呼ばれる良性の過誤腫を引き起こす[1)]。
- 遺伝的要因には，老化関連遺伝子smad7およびパラトルモン関連蛋白質の過剰発現が含まれる[4)]。
- 悪性形質転換の可能性は知られていないが，脂腺過形成は臓器移植後の患者における非メラノーマ皮膚癌に関連する。

危険因子

- 加齢。
- ミュアートール症候群（皮脂性新生物と内部悪性腫瘍の同時または二次発症，多発性角化症，内部悪性腫瘍，ミュアートール症候群の家族歴）と関連する。
- 免疫抑制。
- 紫外線[4)]。

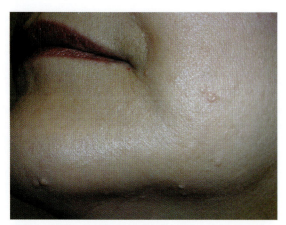

図 157-2　頬や顎に認める脂腺過形成の多発病変。同時に発生する多発病変は、基底細胞癌である可能性を下げる（Reproduced with permission from Richard P. Usatine, MD.）

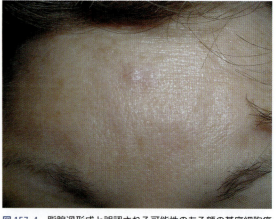

図 157-4　脂腺過形成と誤認される可能性のある額の基底細胞癌（Reproduced with permission from Richard P. Usatine, MD.）

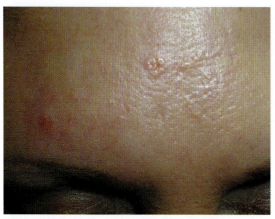

図 157-3　毛細血管拡張症を伴う額の大きな脂腺過形成。ドーナツ型にみえる（Reproduced with permission from Richard P. Usatine, MD.）

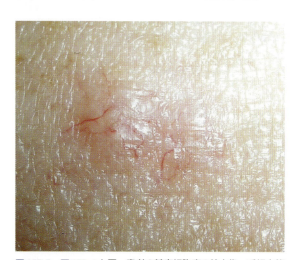

図 157-5　図 157-4 と同一患者の基底細胞癌の拡大像。毛細血管拡張の不規則な分布とドーナツ型の欠損を認める（Reproduced with permission from Richard P. Usatine, MD.）

診断

▶ 臨床所見

- 病変は黄色がかっており、やわらかい、2～9 mm の大きさの小さな丘疹（図 157-1～図 157-3）[1]。
- 表面は滑らかなものから荒れたものまで様々。
- 病変は、単一または複数。
- 老化による病変数の増加。40～50 歳の頻度が高い[1]。
- 機能性家族性脂腺過形成において、病変は厚くてプラーク状であり、毛穴はオレンジピールに似ている。これらの患者の皮膚はかなり脂っぽい[1]。
- 傷や削り屑、その他の外傷後に赤く炎症を起こして出血し、毛細血管拡張症と関連している可能性がある。
- 中央の窪み（ドーナツ型）から少量の皮脂が排出されることがある（図 157-1～図 157-3 参照）。

▶ 典型的分布

一般的には、顔面、特に鼻、頬および額に位置する。また、胸部、乳輪、口、まれに外陰部に生じることもある[1,5]。

▶ 画像検査

ダーモスコピーは、結節性基底細胞癌と脂腺過形成とを区別する際に役立つ。秩序あるコイル状の血管パターン、病変の中心に向かって伸びる枝分かれしていない血管は過形成性の皮脂腺に特異的である[6]。

▶ 生検

基底細胞癌を疑わないかぎり、通常は必要ない。

鑑別診断

- 結節性基底細胞癌：病変は、中心に窪みがある蝋状丘疹として現れることがあり、潰瘍化の可能性がある。一般的には、頭頸部および背中上部に生じる（図 157-4、図 157-5）。
- 顔面の線維性丘疹は良性のかたい丘状体で、通常はドーム状であり、光沢を帯びて硬化し、肌色である。ほとんどの病変は鼻や頬に、その次に顎、頸部に生じ、まれに唇や額にみられる。
- 稗粒腫は、すべての年齢で発生する共通の良性のケラチン充填嚢胞（類表皮嚢胞と組織学的に同一）である。大きさは1～2 mm であり、表在で均一な真珠白から黄色のドーム状の病変が通常顔に現れる（図 157-6）。
- 伝染性軟属腫は、しっかりとした滑らかなもので、通常は2～6 mm の厚さである。皮膚および粘膜表面に群れて、また広く散在するように認めることもある。病変は肌色、白、

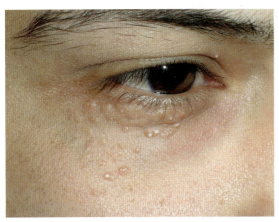

図157-6　23歳男性の下まぶたに認める汗管腫と稗粒腫。稗粒腫は白い円形の表皮嚢胞で，汗管腫は肌色で大きい（Reproduced with permission from Richard P. Usatine, MD.）

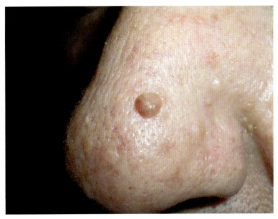

図157-7　酒さを持つ51歳男性の鼻に認めた脂腺過形成の単発で大きな隆起性病変。薄片生検により基底細胞癌が除外され，脂腺過形成の確定診断に至った。切除後は美容的に良好であった（Reproduced with permission from Richard P. Usatine, MD.）

半透明，また黄色のこともある。病変は一般的に限定的であるが，数年間認めることがある（129章「伝染性軟属腫」参照）。
- 汗腺腫は，十分に分化した管構造によって形成された良性付属器腫瘍である。1〜3 mmの大きさの肌色または黄色の皮膚丘疹であり，丸いまたは平らな頂部が群れて生じ，主に頬および下まぶたの上部に対称的に分布する（図157-6参照）。
- 黄色腫は臨床的に黄色がかった丘疹，結節または腫瘤として現れる皮膚または皮下組織中の脂質である。通常，原発性または二次性の高脂血症が原因であり，50歳以上の患者に発生する。病変は，無症状で通常は左右対称でやわらかく，きらきらとして黄色がかった，平坦な多角形の丘疹である（223章「脂質異常症，黄色腫」参照）。

治療

脂腺過形成は治療を必要としないが，美容目的のために，または邪魔な場合には切除できる。治療を支持するエビデンスは，主に症例報告に由来する。
- 凍結療法，電気乾燥法，局所化学療法（例：ビクロル酢酸または

たはトリクロロ酢酸），経口イソトレチノイン（2〜6週間，1日あたり10〜40 mg），レーザー療法（アルゴン，二酸化炭素，パルスレーザーなど），光線力学療法（5-アミノレブリン酸と可視光線の併用）[7]，切開やパンチ切除などの治療を行う[1]。これらの療法の合併症には，萎縮性瘢痕化および色素沈着の変化が含まれる。
- 脂腺過形成であると思われるものが基底細胞癌の可能性があると疑われる場合は，治療として薄片生検を行う（図157-7）。

フォローアップ

フォローアップは必要ない。

【Mindy A. Smith, MD, MS】
（高橋宏瑞　訳）

158　皮膚線維腫

症例

25歳の女性が脚の毛を剃ろうとしたときに，結節があることに気がついた（図158-1）。問診したところ，その結節は1年前に剃毛時にうっかり足元を切ってから生じたらしいことがわかった。彼女は，癌である可能性があり心配なので，取り除きたいと思っている。拡大観察では茶色の暈輪を有するが，かたい結節でつまみ上げると沈み込み，えくぼのようになった。皮膚線維腫（dermatofibroma）の診断が行われ，治療の選択肢が議論された。

概説

皮膚線維腫は線維芽細胞と組織球の混合細胞からなる良性の線維芽細胞性腫瘍であり，真皮中に生じる。これらの瘢痕状結節は，成人の脚と腕に最もよくみられる。

別名

皮膚線維腫は良性線維性組織球腫とも呼ばれる。

疫学

- 女性に，より頻繁に発生する（男性と女性の比率は1：4）[1]。
- すべての人種にみられる。
- 17歳未満では約20％に発生する[1]。20〜49歳では80％に発生する[2]。

病因／病態生理

- 不確定な病因：外傷，ウイルス感染，または昆虫の咬傷によって引き起こされる線維性反応としてあらわれることがある。しかし，皮膚線維腫は，腫瘍性および炎症性の両方の状態でみられる[3]。
- 多発性皮膚線維腫（＞15病変）は，全身性エリテマトーデス（SLE），HIV感染，ダウン症候群，グレーブス病または白血病に関連して報告されており，免疫機能低下を示す。アトピー性皮膚炎に関連する家族性発疹性皮膚線維腫の症例も報告されている[4]。

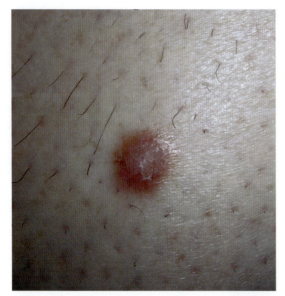

図158-1　1年前の剃毛の際に生じたと思われる25歳女性の脚の皮膚線維腫。茶色の輪、ピンク色の中心部の隆起を認める（Reproduced with permission from Richard P. Usatine, MD.）

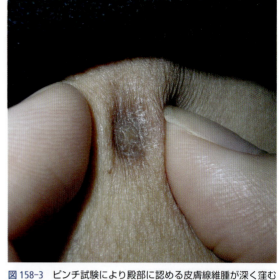

図158-3　ピンチ試験により殿部に認める皮膚線維腫が深く窪むことが確かめられた（Reproduced with permission from Richard P. Usatine, MD.）

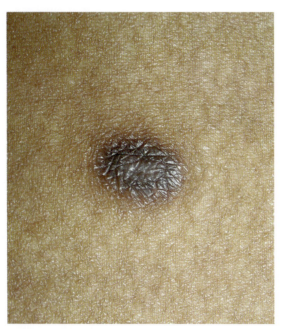

図158-2　黒人女性の太腿の皮膚線維腫。明るい中心の周りに、暗い茶色の輪を認める（Reproduced with permission from Richard P. Usatine, MD.）

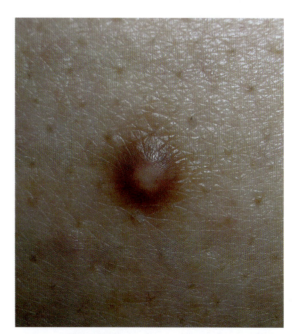

図158-4　背部の皮膚線維腫。明るい中央結節の周りに茶色の輪を認める（Reproduced with permission from Richard P. Usatine, MD.）

診断

▶ 臨床所見

- かたい結節。皮膚は、陥凹領域を除いて可動性が保たれる。
- 上に重なる皮膚の色は、肌色から灰色、ピンク、赤、青茶色、または黒色（図158-2, 図158-3）、あるいは種々の色の組み合わせである（図158-4）。
- 上に重なっている表皮が下の結節につながっているため、側方からつままれた場合、中央部が窪む（図158-3 参照）。
- 無症候性だが、痛みやかゆみを認めることもある。
- サイズの範囲は0.3～10 mmで、通常6 mm未満である。まれに、皮膚線維腫は5 cmよりも大きくなる[5]。
- 色素沈着輪と落屑を認めることがある（図158-4 参照）。
- 皮膚線維腫は、完全に皮下組織内に入り込んでいることがある[6]。

▶ 画像検査

ダーモスコピーは、皮膚線維腫に有用な付属診断技術である（図158-5）。最も一般的な知見は、中央白色領域（症例の34.7%）を有する周辺の色素網であるが、10個のダーモスコピーのパターンが同定され、大規模症例では71.8%に色素網を認めた（3%の非定型色素網）（巻末の付録C 参照）[7]。

158章　皮膚線維腫　565

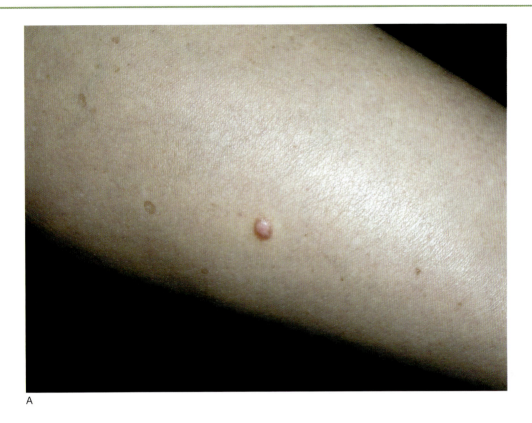

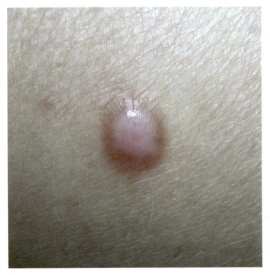
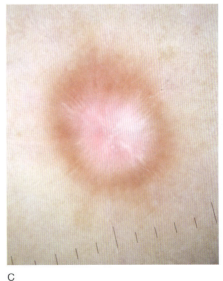

図158-5　A：ピンク色の中心部と薄い茶色の輪を有する脚の皮膚線維腫。B：ピンク色の中心部と茶色の輪を有する皮膚線維腫の拡大像。C：皮膚線維種のダーモスコピー像は，放射状の茶色の輪と星状の白い傷痕，ピンク色の中心部を有する典型的なパターンを示す（Reproduced with permission from Richard P. Usatine, MD.）

▶ 典型的分布
どこにでもあるが，通常は脚と腕，特に下肢にある。ある症例報告では70％が下肢にあった[2]。

▶ 生検
- パンチ生検は診断的でもあり，治療的でもある。皮膚線維腫は，基底細胞癌および関連する黒色腫に併発することも報告されている[8),9)]。
- 病理組織学的には，皮膚線維腫は線維化原性（40.1％），組織球性（13.1％），細胞性（1.5％），瘤性（7.4％），血管腫性（6.5％），硬化性（6.5％），奇形性（4.6％），パレード配列性（1.6％），ケロイド性（0.8％），または混合型（7.3％）であった[2]。また，骨化皮膚線維腫[10)]と印環細胞皮膚線維腫[11)]も報告されている。
- 異型または色素性皮膚線維腫を他の病変から区別する際には，電子顕微鏡検査と免疫組織化学が必要となる場合がある[7)]。

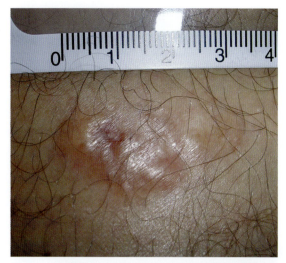

図158-6　55歳男性の大腿部に認められた大型皮膚線維肉腫の成長した隆起。最初のパンチ生検では良性と診断された。増殖が続発したため再び生検をしたところ悪性腫瘍を検出した。最初の切除では明確なマージンが得られなかったため、最終的な治療としてモース手術を行った。光沢のある表面と多角形の外観が皮膚線維肉腫の特徴である (Reproduced with permission from Richard P. Usatine, MD.)

鑑別診断

皮膚線維腫は以下の悪性腫瘍と混同されることがある。腫瘍の拡大または潰瘍形成のため、組織学および切除に基づく診断を行うべきである。

- 皮膚線維肉腫の隆起：皮膚と皮下組織の低悪性度の悪性線維性腫瘍（図158-6）。パンチ生検では診断に十分な組織を得ることができる。
- 偽肉腫性皮膚線維腫：若年成人の体幹と四肢に発生する、まれな結合組織性腫瘍。
- 悪性線維組織球腫：一般的な軟部肉腫は四肢に発生する。原発性皮膚病変としての呈示はまれであり、乳房のような別の場所からの転移として提示されることが多い。多くの良性の病変は、以下のような似た側面を持つ。
- 色素性脂漏性角化症黄斑：黄斑状でしばしば皮膚線維腫よりも大きい。表面の亀裂、荒れた特徴、固着した外観、付着脂性スケールで区別される（156章「脂漏性角化症」参照）。
- 表皮包有嚢胞：境界明瞭な肌色の小結節は、しばしば中心涙点を伴う。顔、首、または胴に最もよくみられる。ドレナージ時に悪臭を伴う角質化物質の塊を取り囲む層状の上皮からなる。
- 肥厚性瘢痕：以前の創傷または裂傷の範囲内で発生する。
- 神経線維腫：良性シュワン細胞腫瘍。単一の病変が正常個体にみられる。皮膚腫瘍は複数のやわらかい穿孔塊を形成する傾向があるが、皮下結節は末梢神経に付着した皮膚色の軟結節である。後者は、皮膚線維腫と同様の陥没を示す（235章「神経線維腫症」参照）。

治療

- 診断が不確実なときや、症状が是正されないかぎり、治療は必要ない。

- 小さな病変にはパンチ切除またはシェービング切除を用いることができる。後者の技術では、治癒した領域は、線維性組織の残存により依然としてかたいままとなる可能性がある。
- より大きな病変は、皮下脂肪までの楕円形（紡錘形）切除を必要とすることがある。
- 顔面に発生する皮膚線維腫はしばしば深部の構造に進展しており、局所再発率の増加を伴い、四肢に発生する皮膚線維腫と比較してより広いマージンを有する切除を推奨するという指摘もある[12]。
- 凍結療法も使用されるが、治癒率は低く、病変は再発しうる。
- いくつかの症例報告では、二酸化炭素レーザー[13]またはイソトレチノイン[14]で複数の皮膚線維腫を治療することに成功した。

予後

- 皮膚線維腫は通常不変であり無期限で持続するが、自発的退行の報告がある[15]。
- 切除後、皮膚線維腫は再発率が2%未満であり、再発率は細胞性、瘢性および異型性で高い[7),10]。
- 高い再発率は皮下および深部の型および顔面にある病変で認められ、再発率は15〜19%と報告されている[16),17]。

患者教育

比較的無症状で安定していれば、皮膚線維腫はそのままにしておくのが一番よい[16),17]。

【Mindy A. Smith, MD, MS／Richard P. Usatine, MD】

（高橋宏瑞 訳）

159 化膿性肉芽腫

症例

20歳の女性が口唇に何かできたと、診察室に現れた（図159-1）。唇の上のできものは簡単に出血するが、痛いというわけではないと述べた。彼女は化膿性肉芽腫（pyogenic granuloma）と診断され、妊娠が終わって除去するまで待つことを選んだ。病変は妊娠後にも自発的には退行せず、外科的に切除された。

概説

化膿性肉芽腫は、皮膚および粘膜の良性の後天性血管新生物である。

別名

化膿性肉芽腫が化膿性（化膿性細菌感染症）でも肉芽腫でもないことから小葉毛細管腺腫という用語が提唱されている[1]。

疫学

- ほとんどの場合、小児および若年成人にみられる（子どもの皮膚病変の0.5%）。症例の42%が5歳までに生じ、約1%が出生時に存在する[1]。

159章 化膿性肉芽腫

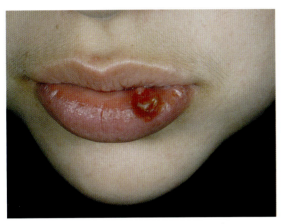

図159-1 妊娠中に発生した下唇の化膿性肉芽腫（Reproduced with permission from Usatine RP, Moy RL, Tobinick EL, Siegel DM. Skin Surgery：A Practical Guide. St. Louis, MO：Mosby；1998.）

- 女性ではより一般的である（女性対男性比は2：1）[1]。
- 口腔病変は、20～30歳代に最も頻繁に発生する。
- 妊娠中の化膿性肉芽腫が胃腸管、喉頭、鼻粘膜、結膜および角膜で報告されている。

病因／病態生理

- 病因は不明であるが、外傷、感染、または先行する皮膚病が原因と考えられている。
- 多形核白血球が浸潤している毛細血管および線維芽細胞の高密度増殖からなる。
- 複数の化膿性肉芽腫が火傷部位や、経口避妊薬、プロテアーゼ阻害薬、およびニキビに対するトレチノインの局所適用の使用後に報告されている[2]。
- 化膿性肉芽腫は、妊娠後に退行することが知られている。血管内皮成長因子（VEGF）は、妊娠中に肉芽腫になる可能性を高め、分娩後にはほとんど検出されず、内皮細胞のアポトーシスおよび肉芽腫の退行と関連していることが見出されている[3]。

危険因子

- 外傷（最大50％）または慢性的な刺激[1]。
- 1つの病変への操作後に、複数の病変が生じる場合がある[4]。
- 口腔内の化膿性肉芽腫においては、妊娠または経口避妊薬の使用。血管新生の賦活薬と阻害薬との間の不均衡が惹起するとされている[1]。
- バルトネラ属による感染[1]。

診断

▶ 臨床所見

- 通常は単独の紅斑性のドーム状の丘疹または結節で、容易に出血する（図159-1～図159-6）。まれに貧血を引き起こす。サテライト病変はほとんど生じない。
- 潰瘍、びらん、痂皮になりやすい。
- サイズが数mm～数cm（平均サイズは6.5 mm）である[1]。
- 数週間で急速に成長し、最大径になる。
- 変種として、皮膚、口腔粘膜（妊娠性肉芽腫）、衛星病変、皮下、静脈内および先天型がある[1]。

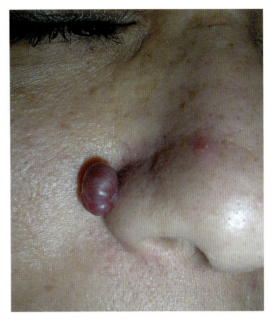

図159-2 若年成人の鼻の化膿性肉芽腫（Reproduced with permission from Richard P. Usatine, MD.）

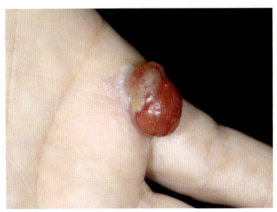

図159-3 33歳男性の大型化膿性肉芽腫（3カ月前から）（Reproduced with permission from Richard P. Usatine, MD.）

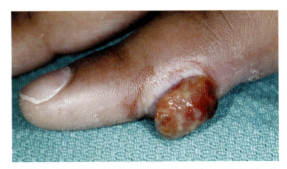

図159-4 22歳男性の指の大型化膿性肉芽腫（4カ月前から）。複数の医療施設を受診したが、切除するまで未治療だった（Reproduced with permission from Richard P. Usatine, MD.）

▶ 典型的分布

- 皮膚化膿性肉芽腫は頭と首に最もよくみられる（62.5％）。特に歯肉、唇（図159-1参照）や鼻（図159-2参照）、顔面、胴体（20％）、四肢（18％）に認める（図159-3～図159-6参

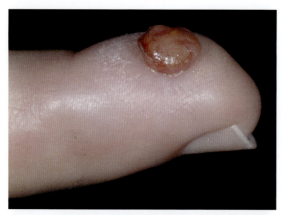

図159-5 2カ月かけて成長した，指の小さな化膿性肉芽腫。指の小さなケガから始まった (Reproduced with permission from Richard P. Usatine, MD.)

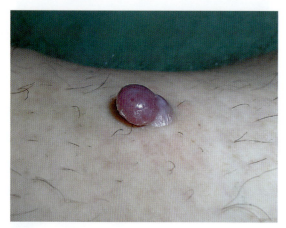

図159-6 治療を受ける前の6カ月間で成長した，脚の化膿性肉芽腫 (Reproduced with permission from Richard P. Usatine, MD.)

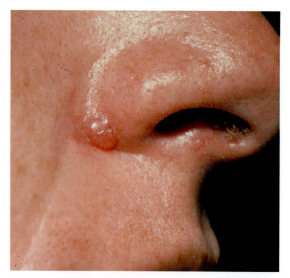

図159-7 化膿性肉芽腫と混同する可能性のある，鼻の上のメラニン欠乏性黒色腫。化膿性肉芽腫と思われるものは常に病理学教室に送る (Reproduced with permission from the University of Texas Health Sciences Center, Division of Dermatology.)

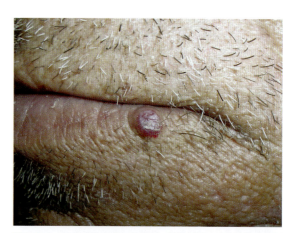

図159-8 67歳男性の唇の血管腫。外見だけでは化膿性肉芽腫（小葉毛細血管腫）と区別することは難しい。切除時にあまり出血しなかったが，病理学的には血管腫であった (Reproduced with permission from Richard P. Usatine, MD.)

照)[1]。
- 妊娠化膿性肉芽腫は，上顎口腔粘膜表面にそって一般的に生じる。

▶ 画像検査

白いコラレットの花のような周囲を持つ赤みを帯びた均質な領域は，化膿性肉芽腫（85％）において最も頻繁にみられる皮膚鏡像である[5]。進行した病変では，中心領域を横切る白線がみられる可能性があり，これは線維性の中隔である。

▶ 生検

- 初期病変は肉芽組織に似ている（皮膚表面に向かって放射状に配列された内皮細胞を伴う多数の毛細血管および細静脈。間質は浮腫性である）[1]。
- 成熟した化膿性肉芽腫は病変を小葉に分離する線維を惹起する。顕著な内皮細胞を伴う毛細血管の増殖が存在する。表皮は，病変基部で内向きに増殖する[1]。
- 退行性化膿性肉芽腫は広範な線維症を有する。

鑑別診断

化膿性肉芽腫は，非定型線維芽細胞腫，基底細胞癌，カポジ肉腫，転移性皮膚病変，扁平上皮細胞癌およびメラニン欠乏性黒色腫を含むいくつかの皮膚悪性腫瘍と混同されうる（図159-7）。悪性腫瘍が見逃されていないことを確認するた

めに，切除した病変を病理に送ることが特に重要であると思われる。以下の良性腫瘍は化膿性肉芽腫と混同されうる。

- 老人性血管腫：毛細血管の良性増殖を示す小さくて明るい赤色のドーム型の丘疹（図159-8）。
- 鼻の線維性丘疹は良性腫瘍である。ほとんどが肌色なので，化膿性肉芽腫と混同しないこと。図159-9 にみられるように，線維性丘疹の良性の明細胞変異は，化膿性肉芽腫に非常に類似している可能性がある。
- 桿菌性血管腫症状：2種のバルトネラ属によって引き起こされる全身性感染症。球状血管腫性丘疹は化膿性肉芽腫のようにみえる（図212-8 参照）。結節はすべての年齢層に生じ，10 cm のサイズに達することがある。この感染症は，AIDS 患者に発生する可能性が高い。体重減少やリンパ節腫脹があらわれることがある。

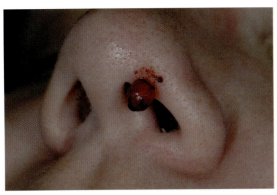

図159-9 化膿性肉芽腫と思われる，妊婦の鼻の血管。生検では，線維性丘疹の良性の明細胞変異が明らかになった（Reproduced with permission from Richard P. Usatine, MD.）

ある。この症状は良性の経過をたどり，6～12カ月以上の間に自然治癒する[1]。

フォローアップ

病理の結果を受け取り，創傷治癒をチェックするために2週間のフォローアップを行う。

患者教育

- 病変が自然治癒するケース，また複数の成功例のある治療が受けられることを患者に説明する（出血しやすく望ましくない外見を有するなど，病変がとても厄介な状態になる傾向があるため，ほとんどの患者は治療結果に感謝する）。
- 病変が再発し，大きくなり，治療しにくくなる前に迅速なフォローアップを行うべきである[1]。

【Mindy A. Smith, MD, MS／Richard P. Usatine, MD】

（高橋宏瑞 訳）

治療

病変の除去は，美容上の理由で，または診断が不確実な場合に出血または不快感を軽減するために行われる。

▶ 非薬物療法

原因物質が除去された場合には，化膿性肉芽腫は最終的に萎縮し，線維性になり，ゆっくりと退行する。

▶ 薬物療法

週2回のイミキモド5％局所適用の14週間コースを使用し，再発性化膿性肉芽腫の良好な治療のケースが報告されている[6]。SOR C

▶ 処置

化膿性肉芽腫の除去には多くの手順が用いられてきたが，データは症例報告のレポートに限定されている[7]。

- 簡単な外科的切除は低い再発率（4％未満）を有するが，瘢痕（55％）と関連する[7]。SOR C
- 除去には，シェービング切除および電気乾燥法を用いる。後者は再発率（約10％）を低下させ，瘢痕化は単純切除（31％）または焼灼単独（43.5％）のいずれかよりも少ない[1,7]。化膿性肉芽腫は，手を加えたり，切断すると広範囲に出血する。エピネフリンとリドカインを使用し，エピネフリンが機能するように10分間待ってから，出血を制御する電気手術装置を用いることが重要である。ブレードで化膿性肉芽腫を切除し病理に送る。基部の掻爬は，出血を止め，再発を防ぐ際にも役立つ。基部は，出血が止まるまで，掻爬し，電気乾燥する。SOR C
- 冷凍外科手術とレーザー手術の両方はしばしば2回以上の治療を必要とし，瘢痕形成率が高くなる可能性がある（それぞれ12～42，44％）[1,7]。SOR C
- 硬化療法は瘢痕を残さず，または再発しないと報告された[7]。SOR C

予後

- 化膿性肉芽腫は数週間にわたって発症し，成長は通常数カ月以上のちには安定する[1]。最終的に，それは縮小して線維性の「血管腫」になる。いくつかの結節は自然発生的に梗塞し退縮する。
- 先天性化膿性肉芽腫は，多発性病変を呈し，外観が皮膚形態と類似しており，出生時に存在する珍しい播種性変異で

9節　母斑

160　良性母斑

症例

その若い女性が診察室に来たのは、夫が彼女の背中のあざの変化に気づいたからである(図160-1)。茶褐色の色素沈着の周囲は白く、一部は完全に色素を失って明るい部分だけが残っているものもあった。症状はないが、彼女は皮膚癌ではないか確認したいと思っていた。暈状母斑は一般的な母斑の珍しい変種である。これらは良性母斑(benign nevi)であり、患者は安心した。

概説

大部分の母斑は、皮膚のメラノサイトの凝集によって引き起こされる良性腫瘍である。しかし母斑は、結膜、強膜、および眼の他の部分で起こりうる。ベッカー母斑および面皰母斑にみられるように、他の細胞によって産生される非メラノサイト性母斑もある。ほとんどの母斑は出生後に出現するが、出生時に存在する母斑も少なくない。

別名

良性母斑は、あざとも呼ばれる。

疫学

- 母斑は、初期の小児期に形成される一般的な病変である。大人ではほとんど生じない。
- 肌の黒い人では、罹患率は低いようである。
- 新生児の1%に存在し、思春期にピークを迎える。成人期まで続くものもある。バルセロナにおける小児(N = 180、1〜15歳)の母集団調査では、母斑の平均数は17.5であった[1]。
- 成人では通常、体に10〜40個の母斑が散在している。ドイツの調査では、成人の2,823人(平均年齢49歳、女性50%)の60.3%が11〜50の定型母斑を、5.2%が少なくとも1つの非定型母斑を有していた[2]。
- メラノサイト性母斑(melanocytic nevi：MN)の発生率のピークは、生後4〜50年であり、10年ごとに発生率が低下する[3]。

病因／病態生理

- 良性腫瘍は、表皮にコロニー形成する色素産生細胞であるメラノサイト由来の母斑細胞からなる。
- MNは互いに接触しているメラノサイトの増殖で、巣と呼ばれる小さな細胞集団を形成する。一般的な母斑および黒色腫に存在する遺伝的突然変異には、BRAF、NRASおよびc-kitが含まれる[4]。
- 日光曝露、皮膚疱疹事象(日焼け)、および遺伝が、新たな母斑形成に影響する[3]。
- 母斑は妊娠中に黒くおよび/または拡大する[3]。メラノサイトはエストロゲンおよびアンドロゲンに対する受容体を有

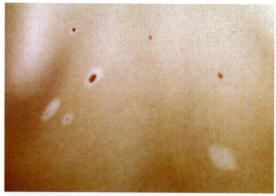

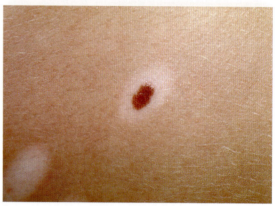

図160-1　A：背中の複数の暈状母斑。B：形質が変化してきている暈状母斑の拡大像(*Reproduced with permission from Richard P. Usatine, MD.*)

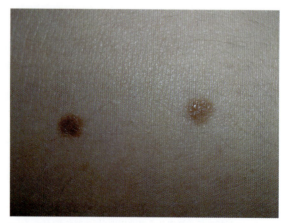

図160-2　19歳女性の腕にできた2つの良性接合部母斑。これらは平らな黄斑である(*Reproduced with permission from Richard P. Usatine, MD.*)

し、メラニン形成はこれらのホルモンに応答する[3]。
- MNの3つのおおまかな分類は母斑細胞の位置に基づく。
  - 接合部母斑：真皮表皮接合部に位置する母斑細胞からなり、幼少期のあとに複合母斑に変化する可能性がある(手のひら、足底、または性器に存在する場合を除く)(図160-2)。
  - 複合母斑：母斑細胞の一部が真皮に移動した母斑(図160-3)。

160章 良性母斑 571

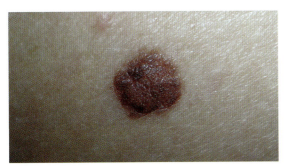

図 160-3 35 歳女性の背中の生検で証明された良性の複合母斑 (Reproduced with permission from Richard P. Usatine, MD.)

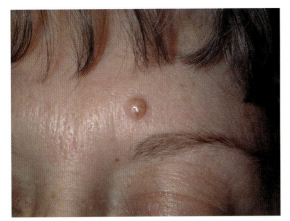

図 160-4 真皮母斑（皮内メラノサイト性母斑）。散在性色素沈着を伴うドーム型 (Reproduced with permission from Richard P. Usatine, MD.)

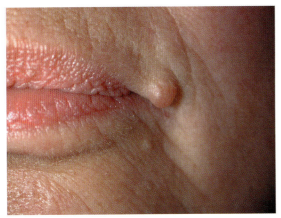

図 160-5 毛細血管拡張を伴う有茎皮膚母斑 (Reproduced with permission from Richard P. Usatine, MD.)

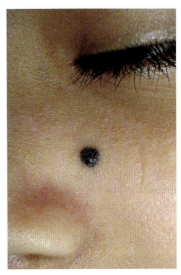

図 160-6 暗色の黒色腫に似た左頬の青色母斑。5 mm のパンチで完全に切除され，美容上，良好な結果が得られた。青色母斑は良性であり，疑わしい変化がない限り切除する必要はない (Reproduced with permission from Richard P. Usatine, MD.)

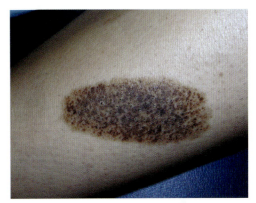

図 160-7 生まれたときから認める若年女性の脚の扁平母斑。良性と思われ，介入は必要ない (Reproduced with permission from Richard P. Usatine, MD.)

- 真皮母斑：真皮内にある母斑細胞で構成されている（通常成人のみにみられる）。通常隆起し，目にみえる色素沈着はほとんどない（図 160-4，図 160-5）。
- 母斑の特別な分類は以下のとおりである。
  - 暈状母斑：対称性で，境界のはっきりした脱色境界を特徴として発達した複合母斑または真皮母斑（図 160-1 参照）。腹部によくみられ，青年期に発達する。再度，色素沈着が発生することがある。
  - 青色母斑：褐色色素がより長い光を吸収し，青色光を散乱するような多量の色素を含む皮膚母斑（チンダル効果）（図 160-6）。青色母斑は必ずしも青色ではなく，色は黄褐色，青色，黒色，および灰色に変化する。青色母斑のタイプには，メラニン欠乏，線維形成性，異型および悪性の変異体があり，青色母斑にみられる遺伝的変異は一般的な母斑とはしばしば異なり，G 蛋白質 α サブユニット，Gnaq および Gna11 蛋白質の Gαq クラスを含む[4]。結節は，間質硬化症が関連しているため，しっかりしている。幼い頃には四肢や手の甲や顔に現れる。まれな変種で，青色母斑が大きく（>1 cm），殿部によくみられ，悪性変性を起こすことがある。
  - 扁平母斑：毛がなく，楕円形，または不規則な形状の茶色の病変で，母斑細胞を含む濃い茶色から黒色の点を有する（図 160-7）。どの世代でも認められ，出生児にも認められる。日光曝露とは無関係である。
  - スピッツ母斑（メラノーマとの臨床的および組織学的類似性のため，以前は良性の若年性黒色腫と呼ばれた）：不毛，赤色または赤茶色のドーム型の丘疹で，子どものと

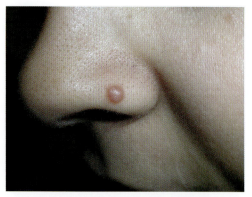

図160-8 昨年から認める18歳女性の鼻のスピッツ母斑。合併症なしで完全に切除された(Reproduced with permission from Richard P. Usatine, MD.)

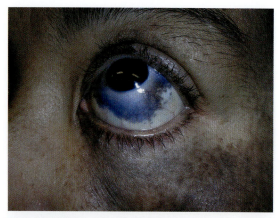

図160-10 小児期から顔に認める若年女性の太田母斑。両方の眼の周りと皮膚に認めた。強膜色素沈着は青くみえる(Reproduced with permission from Richard P. Usatine, MD.)

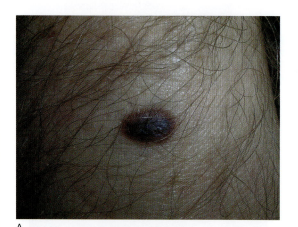

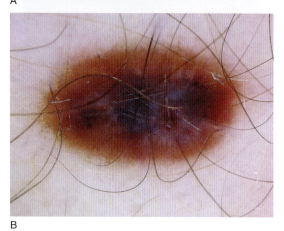

図160-9 A：男性の腕にできた紡錘形の特徴を持つ皮内母斑。完全に切除された。B：同病変のダーモスコピー。結晶構造(白色)を伴い周囲に成長している。スピッツ母斑または黒色腫を疑わせるものだった(Reproduced with permission from Richard P. Usatine, MD.)

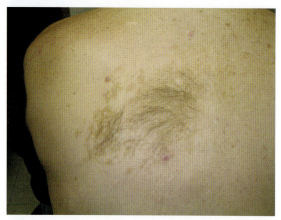

図160-11 青年期に発達したベッカー母斑。このタイプの非メラノサイト性母斑には毛が頻繁にみられる(Reproduced with permission from Richard P. Usatine, MD.)

きに突然現れ，時に外傷後に起こることもある(図160-8，図160-9)。ピンクの色調は血管増生による。この種のものは辺縁を残さず完全に切除することが重要である。
- 太田母斑：一般的に眼の周囲に発生し，強膜にも生じることがある茶褐色の母斑(図160-10)。
- 後天性MN，先天性MNのどちらも黒色腫発症の危険を多

少は有する。特に100を超えるMNは，皮膚黒色腫の重要な独立した危険因子である[5]。

非メラノサイト性母斑

- ベッカー母斑：青年の肩，背中または乳腺下にみられる毛を有する茶色の斑点(図160-11，図160-12)。病変は，肩全体または上腕を覆うように拡大する。母斑と呼ばれるが，実際には母斑細胞は有さず，悪性の可能性はない。成長の過程で通常みられる細胞と組織の異常な混合物である，過誤腫の一種である。
- 脱色素性母斑は，通常出生時，または幼児期に始まる。メラノソームの数は減少しているが，メラノサイトの数は正常である。通常，境界は鋸歯状またはギザギザである(図160-13)。
- 貧血性母斑：相対的な大きさおよび分布に変化を生じにくい先天性低色素沈着斑または斑点。カテコールアミンに対する局所的な過敏症の結果として生じ，メラノサイトの減少のためではない。ガラス圧診(ガラススライドによる圧迫)では，皮膚は周囲の皮膚と区別できない(図160-14)。
- コメド母斑：ある領域の面皰の凝集によって特徴づけられる，まれな先天性過誤腫である(図160-15)。
- 表皮母斑：主成分である皮脂由来，アポクリン，エクリン，

160章 良性母斑 573

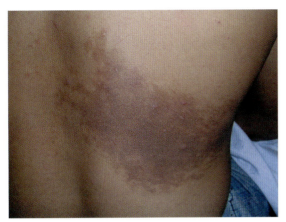

図160-12 ヒスパニック系の10代の背中に2年前より認めるベッカー母斑。母斑には毛がなかったが、内部に痤瘡の増加を認めた（ベッカー母斑の別の特徴である）(Reproduced with permission from Richard P. Usatine, MD.)

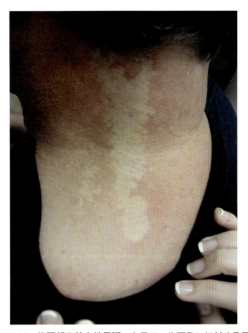

図160-14 後頸部の貧血性母斑。カテコールアミンに対する局所過敏症であり、その領域が周囲の皮膚より白くみえる(Reproduced with permission from the University of Texas Health Sciences Center, Division of Dermatology.)

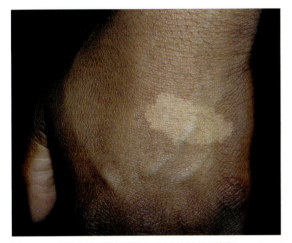

図160-13 出生以来認める男性の手の脱色素性母斑(Reproduced with permission from Richard P. Usatine, MD.)

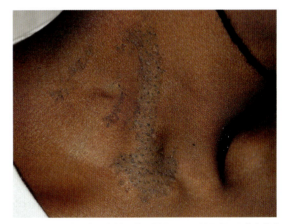

図160-15 出生以来、女性の首に認めるコメド母斑。面皰を伴う先天性過誤腫でニキビではない(Reproduced with permission from Richard P. Usatine, MD.)

濾胞性、またはケラチノサイトに基づいて分類される（161章「先天性母斑」参照）。

面皰母斑と表皮性母斑は、発生学的に形成されたBlaschko線にそう傾向がある。

危険因子

- 多数の母斑を持つ人の独立した危険因子は、バルセロナにおける子どもの研究によると、男性、日焼け歴、顔面のそばかす、乳癌の家族歴である[1]。
- 赤髪でなく白い肌（黒くない肌）の子どもを対象にしたある研究によると、日焼けしやすい子どもは、より多くの母斑を有する[6]。
- 新生児の青色光線による光線療法は母斑数に関係しない[7]。

診断

▶ 臨床所見

ほとんどの良性MNは黄褐色で、通常6mm未満であり、丸い形と鮮明な境界を有する。

- 接合部母斑：斑状またはわずかに隆起した一様に褐色から黒色の色素沈着、なめらかな表面、および円形または楕円形の境界（図160-2 参照）。ほとんどは毛がなく、1～6mmの範囲の大きさ。
- 複合母斑：やや隆起し、対称性で、一様に肌色または褐色で、円形または楕円形の境界を有し、しばしば年齢とともに隆起する（図160-3 参照）。毛が出現し、白い周囲輪が形成されることがある。
- 真皮母斑（皮膚内母斑と同じ）：肌色または茶色で、年齢とともに消えうる。ドーム型母斑が最も一般的だが、形状は様々で、ポリープ状、疣贅状のこともある。しばしば顔面にみられ、毛細血管拡張症を有することもある（図160-4、図160-5 参照）。サイズの範囲は1～10mm。

▶ 典型的分布

- ほとんどの場合、日光に曝露する腰の上あたりに認める

が，皮膚表面のどこにでも出現する。頭皮，胸，また殿部はあまり一般的ではない。

- バルセロナにおける子どもの研究では，母斑は顔と首に61.1％，殿部に17.2％，頭皮に11.7％認め，約1/3が先天性母斑を呈していた（161章「先天性母斑」参照）[1]。
- オーストラリアにおける白人の子どもの研究では，すべてのサイズのMNで外前腕部が最も多く，次に上腕部，首，顔面と続いた[8]。男子は女子に比べ首に高密度のMNを認めることが多く，女子は男子よりも下腿と大腿部に高密度かつ2 mm以上のMNを認めることが多い。日常的に日光に曝されている部位は，高密度で小さなMNや，ひとまわり大きいMNの有病率が高い。

▶ 画像検査

- ダーモスコピーは，良性母斑を診断するための有用な技法となりうる。MNの場合，ダーモスコピーによる診断は色，パターン（球状網状，星型，および均質な青色パターン），色素の分布（多焦点，中央，偏心，および均一），患者側因子（例：病歴，妊娠），部位（例：顔，仙骨領域，爪，粘膜）などによってなされる（図160-9参照）（付録C参照）[9]。
- バルセロナにおける研究で，よくみられたダーモスコピーのパターンは，若年児では均質パターン，青少年では網状パターンを有する球状タイプであった[1]。

▶ 生検

黒色腫またはスピッツ母斑の疑いがある場合は，生検が必要である。黒色腫の疑いがある場合は，色素沈着領域より下を採取することが好ましい。そうすれば，スクープシェイブ，パンチ生検，生検または楕円形切除を行うことができる。患者が美容上の理由から隆起した良性母斑の切除を望む場合は，薄片切除が適切である。良性にみえても，黒色腫を見逃さないようにすべく，すべての病変を病理医に送る（懸垂線維腫を除く）。

鑑別診断

良性母斑は非定型に発達するか，黒色腫になる可能性がある。病変の非対称性，辺縁不規則性，色の多様性，直径＞6 mm，進展する（ABCDE徴候と呼ばれる〈asymmetry＝非対称性，border＝辺縁不規則性，color＝色の多様性，diameter＝直径＞6 mm，evolution＝進展〉）などの非典型的な特徴を有する場合は疑わしい。症候性（例：かゆみ，痛み，刺激，または出血）になったり，色素沈着の喪失または増加を引き起こす病変は，必要に応じて評価し，生検を施すべきである。ダーモスコピーは，良性と悪性の病変を区別する際の精度を高める（付録C参照）。

- 黒色腫は，既存の母斑から発生する可能性のある皮膚癌である。最も重要なのは，メラノーマである可能性のある母斑と良性母斑を区別することである。臨床的外観が誤解を招く可能性があるため，癌の合理的な疑いがある場合は生検が必要となる（170章「メラノーマ」参照）。
- 異形成または異型母斑は平坦で，薄い丘疹であり，比較的大きい。しばしば病変は，中心丘疹帯と周囲の色素が異なる標的様または目玉焼き様形態を呈する（163章「異形成性母斑」参照）。
- 脂漏性角化症は年齢とともに増加する良性の組織増殖であり，しばしば色素過沈着を認める。かなり表面的に存在する（156章「脂漏性角化症」参照）。

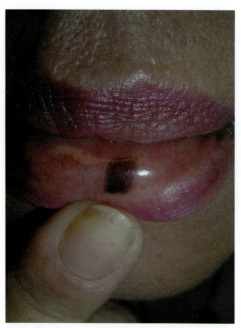

図160-16　口唇メラニン細胞斑。良性だが母斑ではない（Reproduced with permission from Richard P. Usatine, MD.）

- 口唇メラニン細胞斑は，母斑ではなく，黒色腫でもない唇の良性の黒斑である（図160-16）。美容目的で切除できる。

治療

母斑は，一般的に美容上の理由から，または異形成または黒色腫を示唆する病変への変化に対する懸念のためにのみ除去される。

- メラノーマの可能性に関する懸念がある場合，縫合閉鎖による完全切除生検で病変を診断するのが最良の手段である。病変が良性であることが判明した場合，通常，さらなる治療は必要とされない。
- パンチ切除は，より小さな病変を切除する際に使用できる。
- スクープシェイブ：パンチ生検を用いて大きな病変をサンプリングすると，病変の別の部分の黒色腫が見逃される可能性がある。完全な楕円形切除が不可能か，または望ましくない場合（例：顔面の大きく平らな色素性病変），パンチ生検よりも広範なスクープシェイブがよい。
- 美容のための母斑の切除は，しばしばシェーブ切除によってなされる[3]。

スピッツ母斑が疑われる場合は，すぐに生検するか，完全切除のために患者の予定を調節するかのいずれかである。病理組織は，一瞥しただけだと黒色腫と区別がつかない。

- ベッカー母斑および面皰母斑はメラニン細胞を欠いているため，黒色腫にはならない。したがって，それらを切除する理由はない。一般的にこれらは大きいため，美容上の理由での切除はリスクが利益を上回る。

予防

日焼けどめは，母斑の出現を減らすのに役立つ。白人の子ども209人を対象とした試験で，日焼けどめ群にランダムに割りつけられた子ども，特にそばかすのある子どもは3年間のフォローアップで，対照群に比べて体幹での母斑の出現が

有意に少なかった[10]。

予後

- 一般的な母斑の黒色腫への変性は非常にまれである。
- 複数のまたは大きな MN を有する患者は，黒色腫のリスクが高いようである[3]。
- 母斑は，除去後に再発または持続することがある。ある研究では，異形成の MN が最も持続する可能性が高いと述べている[11]。別の研究では，良性母斑の生検部位 61 例を再検査したところ，2 例（3.3％）で再発があった[12]。

フォローアップ

複数または大きな MN を有する患者は，病変のサイズおよび／または数にほぼ比例して黒色腫の生涯リスクが上昇するようにみえるため，経験を積んだ臨床家がフォローアップするべきである[3]。

患者教育

- 患者は皮膚癌を予防し，新しい母斑の発症を減らすために日焼けどめを使用することが推奨される。
- 非対称性，境界の不規則性，新しい症状，色や大きさの変化を探して報告するために，複数のまたは大きな MN はリスクであることを教えるべきである。

【Mindy A. Smith, MD, MS／Richard P. Usatine, MD】
（高橋宏瑞 訳）

161 先天性母斑

症例

乳房の母斑を心配している 24 歳の女性（図 161-1）。母斑は生まれてからずっとあるが，子どもの頃から徐々に大きくなっていた。しかし最近は，何年も変わっていなかった。ボーイフレンドは医者にみてほしいと思っていた。プライマリケア医は，悪性腫瘍を示唆する臨床的特徴を持たない先天性母斑（congenital nevi）であり，生検や切除は必要ないと伝えた。

概説

先天性メラノサイト性母斑は，表現形の幅広い良性色素性病変であり，皮膚の色素形成細胞であるメラノサイトで構成されている。

別名

- 衣服母斑，海水着型母斑，巨大毛状母斑，巨大色素性母斑，色素性毛様母斑，母斑性鼻汁症候群，母斑性色素性膿皮症および Tierfell 母斑としても知られている[1]。
- 晩発性先天性母斑は，先天性母斑と似た特徴を持つが，1～2 歳になってから出現するものである。

疫学

- 先天性メラノサイト性母斑は新生児の 1～6％に発生し，出生時に存在するか，生後 1 年以内に発症する[1]。

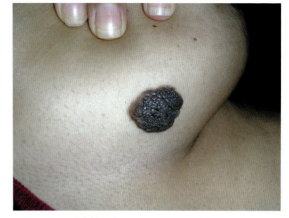

図 161-1 24 歳女性の乳房の先天性母斑。いぼ状だが，完全に良性である（Reproduced with permission from Richard P. Usatine, MD.）

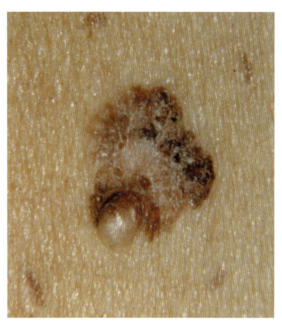

図 161-2 中央が退縮し，新たに隆起した結節を示す後天性母斑に発生した黒色腫。これら先天性母斑においては黒色腫を疑うのと同じ特徴である（Reproduced with permission from the University of Texas Health Sciences Center, Division of Dermatology.）

- 12～17 歳までの 3,000 人以上の子どもを対象としたイタリアの有病率調査では，先天性メラノサイト性母斑または先天性母斑様母斑が 17.5％で見つかった。小さい母斑が最も多かった（92％，＜1.5 cm）[2]。
- 先天性母斑は中枢神経系のメラノサイト性新生物の併発を特徴とする，まれな症候群である神経皮膚黒色症にもみられる。
- 先天性母斑が黒色腫に進展すること（図 161-2）は，正常な皮膚よりも高い割合で生じると考えられている。推定リスクは 4～10％であり，病変が小さいほどリスクは低い[1]。
  - システマティックレビューでは，先天性黒色腫性母斑の 3.4～23.7 カ月追跡された 651 例中 46 例（7％）が黒色腫を発症し，小児期および青年期の黒色腫発症の相対リスクは 465 倍であった[3]。黒色腫の診断時の平均年齢は 15.5 歳（中央値 7 歳）だった。

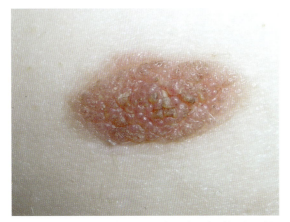

図161-3　色白な女性の胸に認めるピンク色の先天性母斑。脂漏性角化症にみられるような多少の角質増殖症を呈している (Reproduced with permission from Richard P. Usatine, MD.)

- 巨大先天性メラノサイト性母斑を有する患者は，黒色腫の最も高いリスクで，60歳までに5～7％が黒色腫になったと報告された[4]。ある研究では，黒色腫と診断された大型先天性メラノサイト性母斑の患者の70％が生後10年間に黒色腫と診断された[5]。
- 1955～1996年までの227人の中型先天性母斑（1.5～19.9 cm）230例の前向き研究では，黒色腫は発生しなかった。フォローアップ期間は6.7年以上で平均25.5年だった[6]。
- 黒色腫の他の危険因子には，黒色腫または他の皮膚癌の個人または家族歴，複数の母斑の存在，赤毛，青い目，そばかす，および放射線の被曝歴がある（170章「メラノーマ」参照）[1]。

病因／病態生理

- 先天性母斑の病因は不明である。
- 先天性母斑は，真皮，表皮，またはその両方における良性メラノサイトの増殖から生じる。皮膚のメラノサイトは神経外胚葉に由来し，皮膚もしくは中枢神経系（CNS），眼など，他の場所に移行する[1]。移行と成熟過程の異常が母斑の原因とされている。

診断

診断は，通常，臨床的特徴および出生時または生後1年以内に発症したか否かに基づいて行われる。

▶ 臨床所見[1]

- 単一の病変内にピンクレッド（主に発生時），黄褐色，茶色，黒色，または複数の色合いを含む色の可変混合物がみられる（図161-3，図161-4）。色は通常，時間の経過にかかわらず一定であるが，母斑は成長するにつれて大きくなる。先天性の母斑は，しみや斑点がついたもので，斑状母斑と呼ばれる（図161-5，図161-6）。
- 形はとても多様で，楕円形，円形，線形，不整などがある。病変は不規則ではあるが，境界は明確である（図161-7，図161-8）。境界部では色素が周囲の皮膚色へとフェードアウトする。
- 母斑は，時間の経過とともに盛り上がり（図161-8，図161-9），皮膚の表面はなめらかなものから小石の集まりのよう

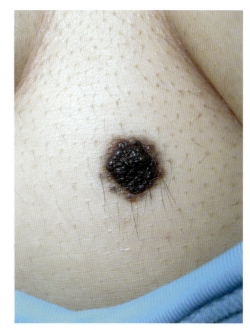

図161-4　ヒスパニック系女性の胸の間に認める暗色の良性先天性母斑。多毛症と多色に注意 (Reproduced with permission from Richard P. Usatine, MD.)

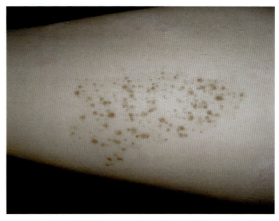

図161-5　腕の伸筋表面上の先天性斑点状母斑 (Reproduced with permission from Richard P. Usatine, MD.)

なもの，角質過剰のようなもの（湿疹のようなもの）まであり，多様である。
- 斑状部は通常，端にみられる。
- 頻繁に多毛を認める（図161-9，図161-10）。
- 四肢を覆う著しく着色した大きな先天性メラノサイト性母斑は，四肢の発育不良に併発して生じることもある[1]。
- 病変は，以下のように成人期のサイズで分類される[1]。
  - 小（<1.5 cm）。
  - 中（1.5～19 cm）。
  - 大（>20 cm）（図161-10，図161-11）。
- 巨大母斑はいくつかの小さな衛星母斑に囲まれる（図161-10参照）。

▶ 画像検査

ダーモスコピーの所見は年齢および場所によって異なる[7]。網状病変の大部分は四肢にあり，まだらなパターンは

161章　先天性母斑　577

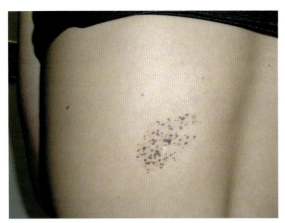

図 161-6　若年女性の背中に生じた先天性母斑（母斑）。周囲の皮膚と同じ色調の領域がある（Reproduced with permission from Richard P. Usatine, MD.）

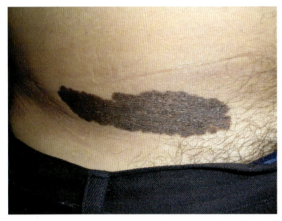

図 161-7　形状と境界が不規則なウエストライン付近の中規模の先天性母斑。男性は大きくなっていると懸念していたが，黒色腫の疑いのある領域はなかった（Reproduced with permission from Richard P. Usatine, MD.）

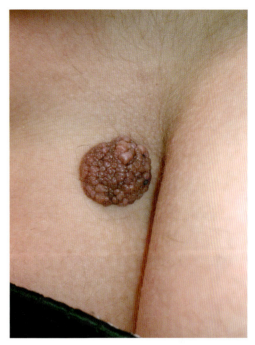

図 161-8　いぼ状に隆起した，先天性複合性メラノサイト性母斑。患者は除去を希望したが，悪性腫瘍の徴候はなかった（Reproduced with permission from Richard P. Usatine, MD.）

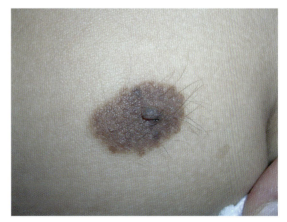

図 161-9　若干の多毛症と中央部が隆起した領域を持つ先天性母斑。若年女性の胸に認める良性のメラノサイト性母斑であった（Reproduced with permission from Richard P. Usatine, MD.）

先天性母斑に最も特異的である。
　CNSのMRIは，神経皮膚黒色症の疑いがある患者に有用な診断ツールとなりうる。巨大な先天性メラノサイト性母斑を有する患者に対しスクリーニングMRIをすすめる者もいる[8]。

典型的分布
先天性母斑は体のどこにでもみられる。

生検
多くの組織学的亜型があるが，先天性母斑の組織学的特徴は以下を含む[1]。
- 深部皮膚付属器および神経血管構造の母斑細胞浸潤（例：毛包，皮脂腺，立毛筋，および血管の壁内）。
- コラーゲン束内への母斑細胞の浸潤。

鑑別診断
- ベッカー母斑：青年期に発症する肩，背中，または乳腺下部領域に認める褐色の斑点，毛の斑，またはその両方。境界は不規則であり，病変は肩全体または上腕を覆うように拡大することがある。これは一種の過誤腫であり，メラノサイト性母斑ではない（160章「良性母斑」参照）。
- カフェオレ斑：幼児期や出生時に認める「コーヒーとミルク」色の斑。大きなカフェオレ斑は神経線維腫症と関連しているが，関連なしに発生する可能性もある。明るい茶色の斑ではメラニンが増加しているが，母斑ではない（235章「神経線維腫症」参照）。

治療
先天性母斑の治療は，病変の大きさと位置，関連症状，患者の年齢，美容上の観点，および悪性転換の可能性に依存する。
- 中小の先天性メラノサイト性母斑については，悪性形質転換は少なく，予防的除去は好ましくない。美容上の観点により治療する場合，外科的切除（図161-12），またはレー

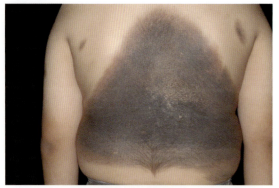

図 161-10　出生時から背中に認める少年の大きな海水着型母斑。多毛症と衛星病変に注意（Reproduced with permission from Richard P. Usatine, MD.）

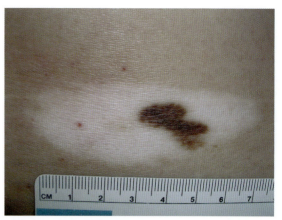

図 161-13　体幹に認める中型の先天性メラノサイト性母斑。色の一部は失われ，それを囲む白い暈を認めた。メラノサイト性病変に変化があったが，悪性腫瘍の疑いのある領域はなかった。安心のために行われた生検は良性であった（Reproduced with permission from Richard P. Usatine, MD.）

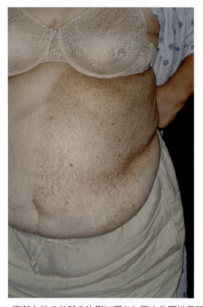

図 161-11　高齢女性の体幹の片側に現れた巨大先天性母斑（Reproduced with permission from Richard P. Usatine, MD.）

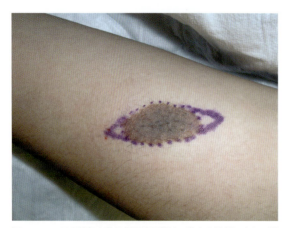

図 161-12　この若年女性の先天性母斑は，彼女の希望に応じて脚から楕円形に切除された。病理では，先天性複合性メラノサイト性母斑だった（Reproduced with permission from Richard P. Usatine, MD.）

ザー療法が行われる。
- より大きな先天性母斑は外科的に除去できるが，大きな欠損を閉じる際には組織拡張器，組織移植片および組織フラップを必要とすることがある。切除は，複数回に分けて段階的に行うこともある。メラノサイトは，より深層の組織（皮膚，筋肉，骨，CNSを含む）にも侵入するため，腫瘍のリスクは必ずしも消失しない。
  - 外科的介入が先天性メラノサイト性母斑細胞に腫瘍化への影響を及ぼすという懸念もある[9]。
- 病変のレーザー療法は，多くの異なるタイプのレーザーを用いて行われる[10]。より深い組織レベルへの浸透がないため，長期再発または悪性転換の可能性もまた，これらの技術の問題である。
- 写真などによる生涯にわたるフォローアップは，有用なアプローチであり，特に今はデジタルカメラがあるので手軽に取り組める。
- 衣服母斑または海水着型母斑（図 161-10 参照）。
  - 海水着型母斑から発生する約半分の黒色腫は，5歳より前に黒色腫になる[11]。それらの黒色腫は非表皮由来のものである可能性があり，表面観察だと見逃す可能性がある。
  - 外科的切除は，黒色腫を予防するために一部の専門家によって推奨されている[11]。SOR Ⓒ
- 経過観察から生検に変更するには，以下が含まれる。
  - 部分的な退縮（白くなった部分が窪む）（図 161-2 参照）。
  - 炎症。
  - 急速な成長または変色。
  - かたい結節の発生。
  - 先天性母斑を含むどんな母斑の周りにも，低色素沈着の暈が形成される（図 161-13）。他の疑わしい特徴がない限り，それ自体が悪性形質転換を意味するものではない。

フォローアップ

- 巨大先天性母斑または多発性先天性母斑を有する患者は，神経皮膚黒色症およびその神経学的症状または閉塞性水頭症のリスクのため，神経内科への相談が有用である。

- 海水着型母斑は脊椎破裂，髄膜瘤，神経線維腫症に関連する。
- すべての型の先天性母斑，特に巨大な先天性メラノサイト性母斑を有する患者は黒色腫発症のリスクが高いため，母斑のベースラインの撮影と経験豊富な臨床医との定期的なフォローアップを検討すべきである。

患者教育

- すべての患者には，紫外線（UV）曝露に対する保護の重要性について話すべきである。黒色腫のリスクが有意に高まるため，巨大先天性母斑を有する人々にとっては特に重要である。
- 患者は黒色腫のABCDE徴候（非対称性，辺縁不規則性，色の多様性，直径＞6 mm，進展）を探すように教えるべきである。

【Mindy A. Smith, MD, MS／Richard P. Usatine, MD】
（高橋宏瑞 訳）

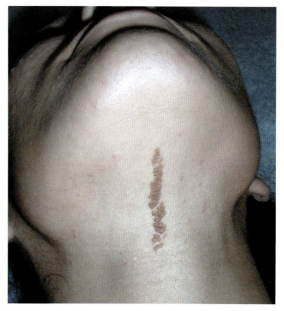

図 162-1　幼児期に出現した若年男性の頸部の線状表皮母斑。患者には神経系，筋骨格系，また視力の問題はなかった（Reproduced with permission from Richard P. Usatine, MD.）

162 表皮母斑，脂腺母斑

症例

若い男性が，大学の医務室で顎の下にできた茶色の隆起について尋ねた。その隆起は自分の覚えている限りずっとそこにあるのだが，これまで誰も診断を下してくれなかったと述べた（図 162-1）。症状は特になく，外見も気にしていない。健康であり，神経学的症状もない。医師は表皮母斑（epidermal nevus）であり，現時点で切除する必要はないと知らせたが，彼は純粋に美容的な目的で，将来的には形成外科による切除を選ぶかもしれない。

概説

- 表皮母斑は，外胚葉起源の先天性過誤腫であり，主成分により皮脂性，アポクリン性，エクリン性，濾胞性，またはケラチノサイト性などに分類される。
- 脂腺母斑（nevus sebaceous）は，表皮，毛包，皮脂腺およびアポクリン腺の過誤腫である。過誤腫は，その起源領域における良性組織の過増殖である。

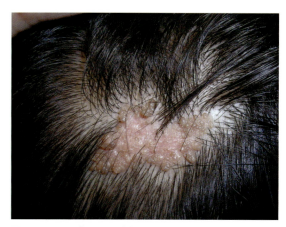

図 162-2　ヒスパニック系女性の頭皮に発生した脂腺母斑（Reproduced with permission from Richard P. Usatine, MD.）

別名

- 表皮母斑症候群は，ソロモン症候群とも呼ばれ，表皮母斑および神経・内臓症状を特徴とする神経皮膚障害である。
- 脂腺母斑はまた，Jadassohnの皮脂性母斑とも呼ばれる（図 162-2）。
- 表皮母斑症候群の一部に炎症性線状疣贅状表皮母斑（inflammatory linear verrucous epidermal nevus：ILVEN）（図 162-3）があるが，罹患者のなかには皮膚表皮母斑だけの者もいる。

疫学

- 表皮母斑は珍しく（新生児および子どもの約1～3％），散発性で，通常出生時に存在する。
- 表皮母斑は，患者の10～30％において，眼，神経系，およ

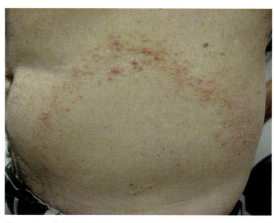

図 162-3　成人男性の胴体上のILVEN。局所ステロイドは，掻痒感を軽減させなかった（Reproduced with permission from Robert T. Gilson, MD.）

び筋骨格系の障害に関連している。ある研究では，表皮母斑の患者の7.9%は9つの症候群のうち1つを持つとされ，全体では11,928人の小児あたり1人に相当する[1]。
- 表皮母斑患者131例の別のレビューでは，多くは非炎症性表皮母斑(60%)を有し，1/3が脂腺母斑を有し，6%がILVENを持っていた[2]。
- 脂腺母斑はだいたい生まれたときからみられるか，幼少期に気づかれる[3]。ほとんどの症例が散発性だが，家族性も報告されている[2]。
- 線状脂腺母斑は1,000人の生存出生児あたり1人に生じると推定されている[4]。
- 線状脂腺母斑症候群には，中枢神経系(CNS)を含む様々な異常が含まれる。CNSに関連する患者は，通常，認知機能障害およびけいれん発作を伴う[3]。心血管系，骨格系，眼科系および泌尿生殖器系を含む他の臓器系も関与する。

病因／病態生理

- 表皮母斑は組織学的に角化症および乳頭腫症を示し，顕微鏡下では脂漏性角化症と類似している(156章「脂漏性角化症」参照)[2]。脂漏性角化症と同様に，角化細胞分化における線維芽細胞増殖因子受容体3(FGFR3)遺伝子に変異を有することが判明している(約1/3)。
- 9つの表皮母斑症候群が報告されており，参照文献に記載されている[5]。
- 表皮母斑は，しばしばBlaschko線にそう(図162-1，図162-3参照)線状パターンを有し，それは，胚発生時に表皮に移動した痕跡であると考えられている。
- 上記のパターンの場合，表皮母斑は思春期により厚くなり，いぼ状で，色素沈着する傾向がある[2]。
- 同様に，脂腺母斑は正常な皮脂腺の組織学的分化と並行して進展する。病変は，乳幼児ではなめらかなものからやや乳頭状，蝋状，不毛で厚みがあり，小児期には，黄色から褐色の多数の丘疹の集合体に覆われた，不規則ないぼ状病変になる(図162-4)[6]。
  - 二次性腫瘍(図162-5，図162-6)は，20〜30%の患者に生じ，ほとんどが良性(最も一般的には基底細胞腺腫または毛芽腫)であるが，単数(最も一般的なものは基底細胞癌)または表皮や付属器由来の複数の悪性腫瘍がみられることもあり，転移も報告されている[2]。
- 脂腺母斑ではヒトパピローマウイルス(HPV)DNAの有病率が高いことが示され，著者らは，胎児性表皮幹細胞へのHPV感染が病因に関係している可能性があると仮定している[7]。

診断

▶ 臨床所見

表皮母斑
- 直線状，円形または楕円形である。境界明瞭で隆起し，上部は平坦である(図162-1参照)。
- 色は黄褐色〜濃褐色。
- 表面は均一でなめらか，またはいぼ状。
- ILVENはあまり一般的でないタイプの表皮母斑であり，かゆみと紅斑がある(図162-3参照)。

脂腺母斑
- 0.5×1から7×9 cmの範囲の楕円形から直線状の形状をし

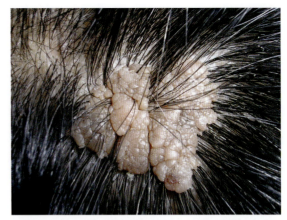

図162-4　若年女性の頭皮の脂腺母斑。いぼ状，茶色である
(Reproduced with permission from Richard P. Usatine, MD.)

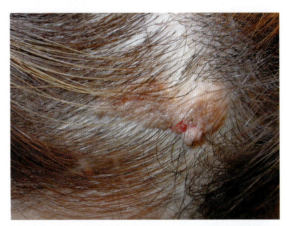

図162-5　若年女性の頭皮の脂腺母斑。患者は新たな隆起および出血を報告したが，生検では悪性所見は認められなかった
(Reproduced with permission from Richard P. Usatine, MD.)

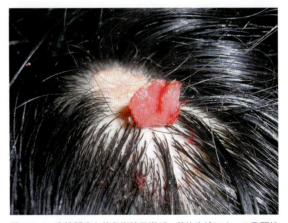

図162-6　良性腫瘍を伴う脂腺母斑が，薄片生検によって乳頭状汗管嚢胞腺腫と診断された。患者は脂腺母斑の完全除去を希望した(Reproduced with permission from Richard P. Usatine, MD.)

ている。
- 通常，出生時または小児期の頭皮に認める孤立性でなめらかな蝋状の無毛の肥厚である(図162-2，図162-4参照)。

▶ 典型的分布
- 表皮母斑は頭部および頸部に続いて体幹および近位の末端

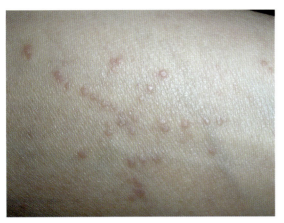

図162-7 線状表皮母斑に似た線状パターンで，前腕の屈筋側に認める扁平苔癬（Reproduced with permission from Richard P. Usatine, MD.）

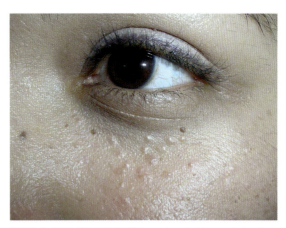

図162-8 下まぶたの汗腺腫（Reproduced with permission from Richard P. Usatine, MD.）

に一般的に生じる。13%が広範な病変を有する。病変は，年齢とともに元の分布を越えて広がることがある。
- 脂腺母斑は，一般に頭皮上に見出され，それに続いて前額部および耳後の領域（図162-2，図162-6 参照）に多い。まれに首，胴，または他の領域に認める。

生検

生検は，これらの母斑を診断するための最も決定的な方法である。臨床像が明確で，手術介入が計画されていない場合，生検は不要である。薄片生検は，病理が上皮および上部真皮にあるため，診断のために適切な組織を提供する。
- 表皮母斑の表皮剥離性角質増殖症の組織学的特徴は，子孫に遺伝されるかもしれない角質遺伝子の突然変異と関連している。広範な皮膚病変がみられることがある。

鑑別診断

- 線状扁平苔癬（図162-7）：離散した搔痒感のある褐色の丘疹が，通常，四肢にそって線形に伸びる（152章「扁平苔癬」参照）。
- 汗腺腫（図162-8）：汗腺管由来の良性付属器腫瘍。小児期および青年期に，やわらかく，小さく，肌色の褐色の丘疹が特に眼の周りに発生するが，顔，首，および胴体にみられることもある。
- 線状苔癬：突然現れる線状帯のピンク，褐色，または肌色の無症状の丘疹が離散（図162-9）。丘疹はなめらかで，鱗片状であるか，または平坦である。主に子どもにみられるが，成人でも起こる。四肢に最も頻繁にみられるが，体幹に現れることもある。線状表皮母斑に似ることもあるが，線状苔癬は通常1年以内に退行する。

治療

薬物療法

明確な局所療法はない。レチノイドの局所投与は病変の見た目を改善するが，再発するのが一般的である[2]。

処置

- 電気療法や凍結療法などの表皮母斑の破壊的な治療は，一時的に病変を改善させるが，再燃がよく起こる[2]。
- 二酸化炭素レーザーは表皮母斑の代替療法である。瘢痕や色素の変化が永続的な合併症として生じうる。特に黒い皮

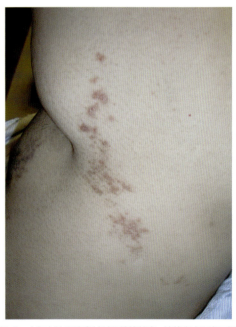

図162-9 中年女性の腋窩付近の線状苔癬。線状表皮母斑に似ているが，生検で線状苔癬であることが判明した（Reproduced with permission from Richard P. Usatine, MD.）

膚の患者で起こりやすい[8]。この治療は脂腺母斑を完全には除去せず，再発リスクがある[2]。
- 外科的切除は，瘢痕化が起こりうる。
- 特に思春期以降に悪性形質転換の可能性があるため，一部の著者は脂腺母斑の早期の形成外科的完全切除をすすめている。SOR ◯ 再建手術が必要な場合がある。
- 大きな病変の切除では，回転フラップを用いた再建手術を必要とすることがある[9]。

予後

- 広範囲の表皮母斑を有する患者において，自発的改善の報告がある。
- 表皮母斑の悪性腫瘍の潜在性は低い[2]。
- 脂腺母斑の悪性腫瘍の潜在性は低い。報告の範囲は0〜2.7%である[2]。

- 初期の報告では，基底細胞癌の発生率が高いことが示唆されているが，近年の研究では，毛芽腫と乳頭状汗管嚢胞腺腫が多いとされている[2]。
- 扁平上皮癌は脂腺母斑でも報告されている[10]。

フォローアップ

脂腺母斑を有する患者は他の関連所見を検討すべきである。神経科医および/または眼科医との相談を検討する。
- 脂腺母斑を有する被験者196例の臨床神経学的異常を調べると，7％が異常を持っていた[11]。異常所見は広範な母斑（21％対5％）および顔面中心（21％対2％）にある症例で多く認めた。本章で呈示した患者においては，神経学的異常はなかった。

【Mindy A. Smith, MD, MS／Richard P. Usatine, MD】
（高橋宏瑞 訳）

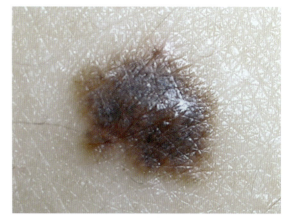

図163-1　44歳男性の背中に生じ成長した9mm大の複合異形成性母斑。非対称で色調に多様性があり，境界は不規則である（Reproduced with permission from Richard P. Usatine, MD.）

163 異形成性母斑

症例

背中のあざが心配な44歳の男性。妻は大きくなってきており色が変わったと語っている。辺縁は不規則で，色は周囲の皮膚に「滲み出ている」ようにみえる。この病変に関連する症状はない。身体検査では，母斑は直径9mmで，非対称，色は不均一で，境界は不規則である（図163-1）。全身皮膚検査では他の病変はみられなかった。ダーモスコピーでは，網状ネットワークと，非対称に配置された複数のドットを認めた（図163-2）。DermaBladeを用いて臨床的に正常な皮膚2mmのマージンをとって杯型形成術を行った（図163-3）。初期の黒色腫の可能性があったが，組織上は悪性徴候のない，完全に切除された複合異形成母斑であった。黒色腫をモニターするための年1回の皮膚検査を除いて，さらなる治療は必要なかった。

概説

異形成性母斑（dysplastic nevi）/非定型母斑は，臨床的および組織学的定義に議論はあるものの，後天的な皮膚のメラノサイト病変であると考えられている。これらの病変は，悪性化の可能性が多少あり，複数の異形成性母斑を有する患者は，黒色腫のリスクが高い[1]。

複数の異形成性母斑の存在は，赤毛がそうであるように黒色腫のリスクが増加するマーカーであり，赤毛を切ったときと同様，すべての異形成性母斑を切除しても黒色腫のリスクは変化しない。異形成性母斑の問題は，黒色腫の疑いがある病変においては，黒色腫の見逃しを避けるために生検されなければならず，そうしても将来その母斑に黒色腫が発生するのを防ぐことはできない点である。

別名

異形成性母斑は，非定型母斑，非定型斑，クラーク母斑，構造異常を伴う母斑，およびメラノサイト異型とも呼ばれる。

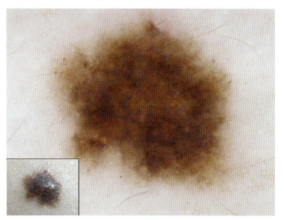

図163-2　複合異形成性母斑の皮膚鏡所見。複数の非対称に配置されたドットを含む，不規則なネットワークを示している（Reproduced with permission from Richard P. Usatine, MD.）

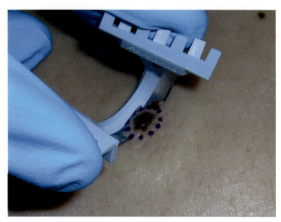

図163-3　杯型形成術では，DermaBladeを用いて臨床的に正常な皮膚2mmのマージンをとって採取する。初期の薄い黒色腫であった可能性があるが，病理所見では，悪性徴候のない完全に切除された複合異形成性母斑を示した（Reproduced with permission from Richard P. Usatine, MD.）

疫学

- 人口の2〜9％は非定型斑（atypical mole）を有する[2,3]。スウェーデンの症例対照研究では，メラノーマ患者121人のうちの56％，および310人の対照被験者の19％が，異形成性母斑の臨床基準を満たす母斑を有していた[4]。黒色腫の患者では，異形成性母斑を有する割合は34〜59％の範囲である[3]。
- 色白タイプの人は異形成性母斑のリスクが高い。
- 良性だが非定型的なメラノサイト性母斑の突然の噴出が報告されており，水疱の多い皮膚状態および免疫抑制を含む疾患状態に関連すると報告されている。免疫抑制患者では，手のひらと足底の母斑の数が増加している[5]。
- 初期のメラノーマの診断と治療に関する National Institute of Health Consensus Conference で，家族性異型多発性母斑黒色腫（familial atypical mole and melanoma：FAMM）の症候群が定義づけられた。FAMM症候群の基準は，以下のとおりである[6]。
  - 1人以上の第一度または第二度近親者における悪性黒色腫の発生。
  - 数多くの（しばしば＞50以上の）メラノサイト性母斑の存在。そのうちのいくつかは臨床的に異型である。
  - 関連する母斑の多くは，特定の組織学的特徴を示す（「生検」の項参照）。

病因／病態生理

- ほとんどの異形成性母斑は，真皮内および接合部成分を有する複合母斑（図163-1参照）である（160章「良性母斑」参照）[1]。接合成分は過形成であり，真皮表皮結合にそって巣状およびそばかす様のパターンに配置されたメラノサイトの不規則な分布で構成される。中心に位置する皮膚成分は明らかな硬化性変化を伴うメラノサイトの巣状あるいはらせん状の集合でできている[1]。
- 異形成性母斑は，不規則な乳頭間隆起の延長，表皮下硬化症，真皮毛細血管の増殖，および血管周囲のリンパ組織球増多性炎症性浸潤からなる宿主応答を示す。
- 異形成性母斑を有する個体は不完全なDNA修復を有し，異形成性母斑病変はフェオメラニン（メラノサイトによって産生される色素）の過剰発現と関連し，これは酸化的DNA損傷および腫瘍の進展をもたらす[7]。

診断

▶ 臨床所見

- 単一の病変内に褐色，茶色，黒色，赤色を含む多様な色調を呈する（図163-4，図163-5）。
- 不規則ででこぼこな境界を示し，境界において色素はフェードアウトして健常部に至る（図163-5参照）。
- 辺縁の斑状部分は，平坦であるかわずかに隆起しており（図163-4〜図163-6），いぼ状でも下垂でもない。
- 反応性充血により病変が赤い色調に囲まれていることがあり，標的様にみえる。
- 通常は6mm以上で多くは10mmより大きい（図163-1，図163-4参照）。
- FAMM症候群の患者では斑の数が100を超える場合があり（図163-1，図163-4参照），ほとんどの例で，通常の斑

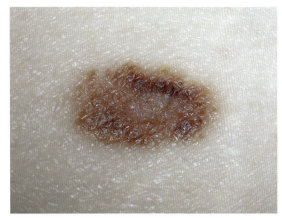

図163-4 体のいくつかの場所にメラノーマを持つ女性の異形成性母斑。サイズは6mmより大きく，色調に多様性があった。完全に切除され，黒色腫が存在しないことを確認した（Reproduced with permission from Richard P. Usatine, MD.）

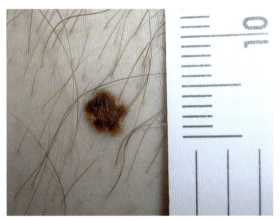

図163-5 30歳男性の胸部の異形成性母斑。薄片生検で上手に病変全体を除去し，黒色腫ではないことを確認した。6mm未満だったが，不規則で色調に多様性があった（Reproduced with permission from Richard P. Usatine, MD.）

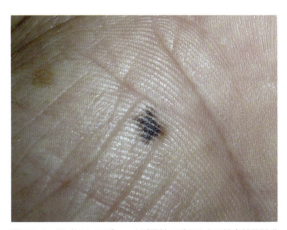

図163-6 43歳のヒスパニック系男性の手のひらの接合部異形成性母斑。皮膚鏡検査では，皮膚隆起部の上部に色素があり，メラノーマの疑いがある。幸運なことに，パンチ生検では，異形成性母斑のみが示された（Reproduced with permission from Richard P. Usatine, MD.）

の平均数（<50）よりはるかに多い。

▶ **典型的分布**

母斑がみられるのは，通常，日光があたるところであり，特に背中（図163-1参照）である。母斑がみられることはほとんどない部位，すなわち，頭皮，胸部，生殖器，殿部，手のひら（図163-6参照），足背のような場所に多い。

▶ **画像検査**

偏心性の末梢性色素過多および多巣性色素過剰または脱落は，黒色腫においてより一般的にみられるが，黒色腫と異形成性母斑を明確に区別できるデジタル皮膚鏡の検査基準は定まっていない[8]。しかし，皮膚鏡は，特にパターン認識を使用して，皮膚黒色腫の診断感度および特異度を60～90％以上に増加させる[3]。

▶ **生検**

組織学は，異形成性母斑と黒色腫を区別するうえで重要である。普遍的に受け入れられているわけではないが，WHOの黒色腫プログラムでは，2つの大基準と2つの小基準を満たせば異形成性母斑と診断することになっている[3]。

- 大基準は，異形のメラニン母斑細胞の基底部分での増殖，および腺腫様または上皮様細胞パターンの増殖。
- 小基準は，(a)層状線維症または同心性好酸球性線維症の存在，(b)血管新生，(c)炎症反応，および(d)乳頭間隆起の融合である。これらの基準は，パネルメンバー内において92％一致した。

鑑別診断

- メラノサイト性母斑：最も一般的な斑は褐色～茶色で，6mm未満であり，円形で，鮮明な境界を有する（160章「良性母斑」参照）。
- 黒色腫：皮膚癌は，非対称性で不規則な境界線および多様な色を持つことが多い。直径はだいたい6mmより大きい。

治療

▶ **非薬物療法**

- 異形成性母斑を有する患者においては，異形成性母斑や黒色腫の家族歴の有無を聴取すること。
- 1つの異形成性母斑が悪性形質転換を起こすリスクは低いため，すべての異形成性母斑の予防的除去は推奨されない。SOR Ⓒ

▶ **薬物療法**

局所的な5-フルオロウラシル投与，イソトレチノインの全身投与，ヒドロコルチゾンの併用あるいは非併用下のトレチノイン，イミキモドの局所投与を含め，どの薬物療法も完全に異形成性母斑を破壊することはできなかった[3]。

▶ **処置**

- 組織学的な診断確定および黒色腫の否定のために，少なくとも1つの病変を除去することは有効である。病理学者に適切な組織を提供するために，通常，異形成性母斑は外科的マージン（約2 mm）を含めて切除する[3]。SOR Ⓒ
- 色素沈着した病変を囲む臨床的に正常な皮膚の少なくとも2 mmを含む杯型形成術（DermaBladeまたはかみそりの刃を用いた深部薄片生検）は，迅速かつ許容可能な病理切除方法である（図163-7）。

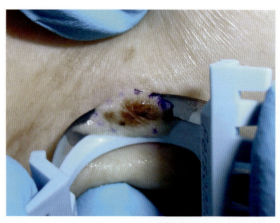

図163-7　中等度の異型を伴う接合部異形成性母斑であることが判明した疑わしい色素性病変に対する杯型形成術。全体の病変は，この深い剥離で首尾よく切除された（Reproduced with permission from Richard P. Usatine, MD.）

予防

直射日光を避ける。

予後

- 異形成性母斑は成人期を通してダイナミックに変化する。異形成性母斑のフォローアップ研究では，評価された母斑の59％（597人のうち297人）が平均89カ月間に臨床症状の変化を示した[9]。新しい母斑は成人期によくみられ，50歳以上の患者でも20％以上に出現を続け，一方，いくつかの母斑は消失した。
- 異形成性母斑内で発生する黒色腫のリスクは年間1：3,000と推定される[1]。しかし，異形成性母斑患者では体中の皮膚のどこでも黒色腫が発生する危険性が増加している。実際の発生率は不確定であり，0.5～46％の範囲である[3]。また異形母斑の数が増加するほど，黒色腫のリスクは上昇する（相対リスク6.36，95％CI 3.80～10.33，数が5 vs 0）[10]。
- ある症例対照研究では，非定型斑症候群の患者における，推定される10年の黒色腫発症累積リスクは10.7％（対照群では0.62％）だった[11]。

フォローアップ

- 異形成性母斑を持つ患者は，疑わしい病変について生検を含めた定期的な皮膚検査が必要である（図163-7参照）[3]。
- モニタリングのための全身写真を検討する（図163-8，図163-9）[3]。5つ以上の異形成性母斑を有する50人の患者の研究において，ベースラインのデジタル写真は，背中，胸部，腹部の皮膚の自己診断の診断精度を向上させ，変化や新しい斑の検出を改善した[12]。異形成性母斑は，皮膚の写真にデルモスコープ写真を追加すれば，より正確にモニタリングできる。
- マルチスペクトル画像解析を使用する病変イメージング装置であるMelaFindは，異形成性母斑を黒色腫と区別する際に役立つ可能性がある[13]。それは，プライマリケアオフィスでは手に入らない非常に高価な，コンピュータ化されたデバイスである。
- 多数の異形成性母斑を有し，黒色腫の家族歴を有する患者

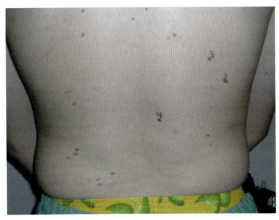

図163-8　若い医師の背中に生じた複数の異形成性母斑。すべて陰性だった複数の生検後，異形成性母斑に番号をつけ，撮影した（*Reproduced with permission from Richard P. Usatine, MD.*）

域スペクトルの日焼けどめおよび/または日焼けを防ぐような服を日常的に使用すべきである。
- 患者は，既存の斑の変化に気づき，黒色腫の臨床的特徴を認識するよう教育されるべきである。患者は，非対称性，境界の不規則性，新しい症状（例：痛み，掻痒，出血，または潰瘍），色やサイズの変化など報告するように教育されるべきである。

【Mindy A. Smith, MD, MS／Richard P. Usatine, MD】
（高橋宏瑞　訳）

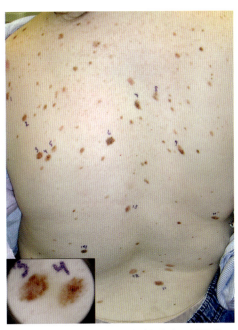

図163-9　35歳女性の背中。2つの基底細胞癌の病歴を持つ14以上の異形成性母斑がみられる。黒色腫は有しておらず，黒色腫の家族歴はない。これまでのところ，複数の生検では異形成性母斑のみが示されていたため，母斑を皮膚鏡で連続的に撮影した。左下隅は母斑3と母斑4の皮膚鏡像（*Reproduced with permission from Richard P. Usatine, MD.*）

は，黒色腫を発症するリスクが高いため，検出に熟練した医療者により定期的にフォローアップされることが推奨される。
- FAMM症候群の患者は，ぶどう膜黒色腫と関連性があるため，ベースラインの眼科検査も考慮すべきである。
- FAMM症候群と診断された患者の第一度近親者は，異形成性母斑および黒色腫について検査されるべきである。

患者教育

- 異形成性母斑を有する患者は，自然または人工の紫外線（UV）による過度の曝露を避け，日光防御因子30以上の広

10節　前癌状態，早期癌

164　光線角化症，ボーエン病

症例

57歳の女性が両腕に赤い鱗状の皮膚を認め（図164-1），5-フルオロウラシル（5-FU）の処方を依頼した。患者は青い眼で白髪，顔面と肩の2カ所に基底細胞癌（BCC）が認められた。5-FUでよくなった過去があったとのことだったが，また鱗状病変が生じたと述べた。日光は今は極力避けているが，これまでにたくさん日光に浴びてきたと認めている。新たな皮膚癌を予防すべく，5-FUが処方された。

概説

光線角化症（actinic keratosis）は，有棘細胞癌（squamous cell carcinoma：SCC）の前駆状態である。しかし，光線角化症は，悪性腫瘍への進行のリスクが低く，自発的に退行する可能性が高い[1]。ボーエン病（Bowen disease）は，表皮に限局しているSCCである。

別名

光線角化症は，日光角化症としても知られている。唇上の光線角化症は，光線口唇炎として知られている（図164-2）。ボーエン病はまた，上皮内のSCCとしても知られている。陰茎の上皮内のSCCは，ケーラー紅色肥厚症として知られている（図164-3）。

疫学

- 光線角化症とボーエン病は，日光に曝された色白の人でよくみられる。
- 光線角化症の有病率は，北半球の40歳以上の成人では11～25％で，年齢とともに増加すると推定されている[1]。光線角化症は皮膚科医への受診の10％以上を占めるほど一般的である。
- ボーエン病の有病率は不明である[1]。

病因／病態生理

光線角化症とボーエン病は両方とも紫外線（UV）曝露の累積によって引き起こされる。一般的には日光によって生じる。
UVは腫瘍抑制遺伝子*P53*の突然変異を誘発する。突然変異した異型表皮角化細胞の増殖は，光線角化症を引き起こす[2]。日焼けした皮膚には，複数の病変が存在する可能性があり，「フィールド発癌」として知られている概念である。
光線角化症はSCCになる可能性がある。悪性転換率は様々に推測されているが，おそらく10年間で6％以下であろう[3]。
大規模な前向きコホート研究では，原発性SCC（侵潤性および表皮内）への光線角化症の進行リスクは，1年で0.60％，4年で2.57％であった。この研究で診断されたすべての原発性SCCの約65％および原発性BCCの36％が，これまで臨床的に光線角化症と診断されていた病変で生じた。多くの光

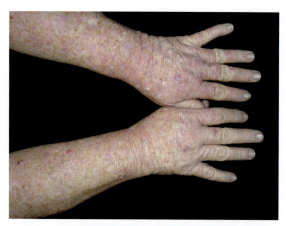

図164-1　日光に曝露された色白の女性の両手背と両腕を覆う光線角化症。左腕と手は車の運転でさらに曝露し，悪化した（Reproduced with permission from Richard P. Usatine, MD.）

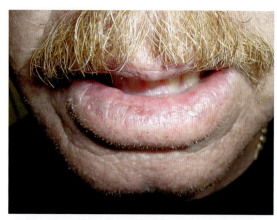

図164-2　庭師の下唇に認める光線口唇炎。日光の傷害によって引き起こされる紅斑および落屑に注意（Reproduced with permission from Richard P. Usatine, MD.）

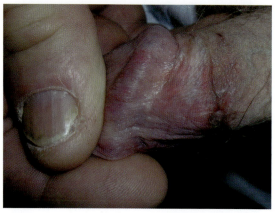

図164-3　ケーラー紅色肥厚症としても知られている陰茎のボーエン病。ヒトパピローマウイルスは，陰茎部における危険因子である（Reproduced with permission from Richard P. Usatine, MD.）

線角化症は自然治癒し，臨床的に追跡された55％の光線角化症は1年で消え，5年間のフォローアップで70％は消失した[4]。
悪性形質転換の過程で考えると，ボーエン病は侵潤性となる前の表皮に限局したSCCである。

164章 光線角化症，ボーエン病　587

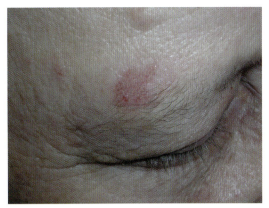

図164-4　高齢者の眉の上の大きな光線角化症。ボーエン病または扁平上皮癌でないことを確認するために生検を行った（Reproduced with permission from Richard P. Usatine, MD.）

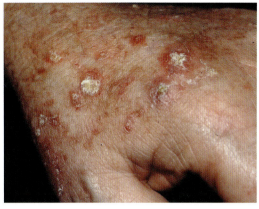

図164-6　ボーエン病（in situ 扁平上皮癌）の疑いのある病変を伴う手背の光線角化症（Reproduced with permission from Usatine RP, Moy RL, Tobinick EL, Siegel DM. Skin Surgery：A Practical Guide. St. Louis, MO：Mosby；1998.）

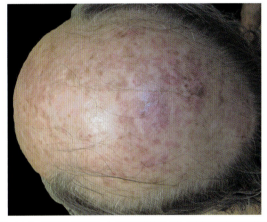

図164-5　高齢者の脱毛した頭の光線角化症。脱毛は自然に日焼け防止効果を低下させ，頭皮の皮膚癌の危険因子となる。可視および触診可能な光線角化症を寒冷療法で治療した（Reproduced with permission from Richard P. Usatine, MD.）

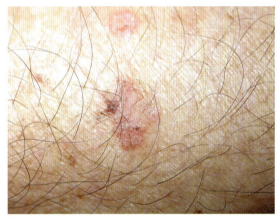

図164-7　中央のボーエン病と上部の光線角化症のある高齢者の腕の病変（Reproduced with permission from Richard P. Usatine, MD.）

危険因子

- UV（自然日光，日焼けベッドおよび放射線からのUV）の全生涯線量。
- 色白。
- 部位特異的危険因子には，光線口唇炎へのタバコや，ヒトパピローマウイルスによる生殖器および肛門病変が含まれる[1]。
- 免疫抑制剤への曝露，特に臓器移植後患者。
- 皮膚癌の家族歴と既往歴。

診断

▶ 臨床所見

　光線角化症は，日光に曝された部分にみられるざらついた斑点である（図164-1～図164-6）。触れたり目視で確認できる。ボーエン病は光線角化症に類似しているようにみえるが，境界は明瞭でサイズが大きくより厚い（図164-7，図164-8）。

▶ 典型的分布

　光線過敏症，ボーエン病ともに顔，前腕，手の甲，女性の下肢，脱毛の頭皮（図164-5参照），男性の耳の頂部など，日光によく曝露される部位に好発する。

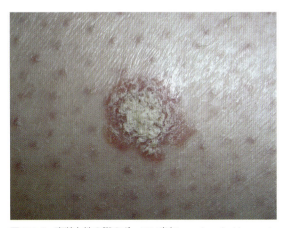

図164-8　高齢女性の脚のボーエン病（Reproduced with permission from Richard P. Usatine, MD.）

▶ 検査所見

　前癌病変と診断される光線角化症は，観察のみによって診断され，生検を行うことなく破壊的方法（例：切除，電気外科手術または凍結手術）で治療される。診断の際，ボーエン病は

生検を必要とする。治療前にボーエン病またはSCCは生検する必要がある。病理組織学のために薄片生検で組織を採取する。

鑑別診断

- 貨幣状湿疹：鱗状斑が貨幣型の湿疹。湿疹やアトピー症状がある患者によくみられる。斑は通常，局所的なコルチコステロイドによく反応し，日光による障害とは関係ない（143章「アトピー性皮膚炎」参照）。
- 脂漏性角化症：成人の老化の過程で起こるが，悪性の可能性はない。典型的な脂漏性角化症は，茶色で，凝縮した外観を有する。脂漏性角化症は脂っこく，いぼ状で，表面に亀裂がある。境界線は，光線角化症よりもはっきりとしており，通常ピンクよりも茶色である（156章「脂漏角化症」参照）。
- 表在性BCC：光線角化症またはボーエン病のようにみえる。表在性BCCと光線角化症またはボーエン病は区別することができる，真珠様や糸状の境界を探す。病理学は，確立された診断方法である（168章「基底細胞癌」参照）。
- 疑いしいときは，光線角化症，ボーエン病，SCC，および表在性BCCを区別するために薄片生検を行う。

治療

光線角化症

- 軽度の光線角化症は，経過をみるだけか，皮膚軟化剤を投与する[5]。SOR🅐
- 日焼けどめを1日2回，7カ月間投与すると，光線角化症の発生を防ぐことができる[2]。SOR🅐
- 液体窒素を使用した凍結手術が最も頻繁に選択される（図164-9）。簡単かつ迅速，また安価であり，第一選択治療として考慮する[1]。SOR🅒 メタ解析によると，2カ月間で97％が治癒し，1年間の再発率は2.1％であった[6]。
- 1mmの凍結暈を使用して窒素で処理すると，5秒未満の凍結時間で39％，5秒超の凍結時間で69％，20秒超の凍結時間で83％の治癒率である[7]。20秒の凍結時間ではより多くの色素脱失が惹起される。低色素沈着や瘢痕化を避けようとする一方，病変の大きさと厚さに基づいて凍結時間の長さを決定する。SOR🅑
- 顔，頭皮，前腕，手の複数の光線角化症には5-FU，イミキモド，またはジクロフェナクの局所療法を行う（表164-1）[1,5]。SOR🅐
- 局所的5-FUは有効な治療法であり，光線角化症の限局した病変にも，大きな病変にも使用される。患者自身で使用でき，他の局所療法様式と比較して安価である[1]。SOR🅐
- 1日2回，3〜6週間の5-FUクリーム使用は，光線角化症の大部分を消失させ，12カ月間有効である（図164-10）[5]。SOR🅐 しかし痛みの副作用のため，より少量の使用となることも多いが，それでもしばしば効果的である。しかし，完全な評価は得られていない[5]。
- 1日2回，10〜12週間のジクロフェナクゲルは，光線角化症の罹患率低下と適度な効果を持っている[2]。SOR🅑 使用期間の有効性を示すフォローアップデータはほとんどない[2]。ある研究では，ジクロフェナク3％ゲルは5-FUクリームと同じくらい顔や頭皮の光線角化症に有効で，ジクロフェナクはより炎症を惹起することが少なかった[8]。

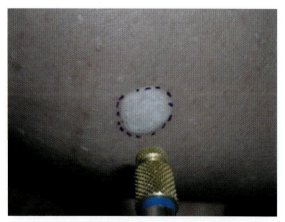

図164-9　大きな光線角化症の凍結手術。外側の境界線には1〜2mmのマージンをつけた（Reproduced with permission from Richard P. Usatine, MD.）

表164-1　光線角化症の治療のための局所薬剤の比較

光線角化症に対する局所投与薬	治療期間	刺激	費用
5-フルオロウラシル ジェネリック 5%	3〜6週	高度	<$100
ジクロフェナク 3%	10〜12週	中等度	>$130
イミキモド	16週	中等度	>$400

- イミキモド5％クリームは，16週間の治療コースにわたって有効であることが実証されているが，研究では8週間のフォローアップしか測定されていない[5]。SOR🅑 グラムあたりの単価は，5-FUの19倍であり，副作用の程度は同様である。
- イミキモドと5-FUを比較するメタ解析では，各薬剤の光線角化症の平均完全クリアランスが5-FU 52±18％およびイミキモド 70±12％あった[9]。
- イミキモドを局所的に12〜16週間使用すると，コントロールで5％に対し，50％の患者で光線角化症の完全な消失をもたらした（治療必要数〈NNT〉2.2）。副作用として，紅斑（27％），痂皮形成や外皮形成（21％），剥離（9％），びらん（6％）（害必要数〈NNH〉3.2〜5.9）がある[10]。
- イミキモドクリームの免疫刺激性のために，免疫抑制状態の移植患者には注意が必要である[1]。SOR🅒
- 局所的なトレチノインは，顔面の光線角化症の部分的な消失の有効性を有するが，1年程度の使用とする必要があるかもしれない[5]。SOR🅑
- 凍結手術は，光線力学療法（PDT）と比較して75％の病変で有効であった。より厚い病変に対して特に優れているが，瘢痕を残すことがある[5]。SOR🅐
- 光線力学療法は，凍結療法と比較して光線角化症の91％まで有効であり，一貫して良好な美容結果を示した。表在性および融合性の光線角化症については特に良好でありうるが，他のほとんどの療法より高価である可能性が高い。光線角化症が数多くある場合，または下肢など治癒の悪い場所にある場合は，特に価値がある。SOR🅑
- 他のアクセス困難で高価な方法に，レーザー，皮膚擦傷法，化学的表皮剥離法がある。
- インゲノール 3-アンゲラート（Picato）：*Euphorbia peplus*植物の樹液に含まれるインゲノールメブテートの2〜3日

164章　光線角化症，ボーエン病　589

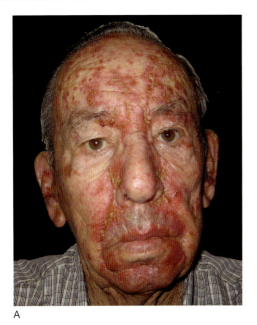
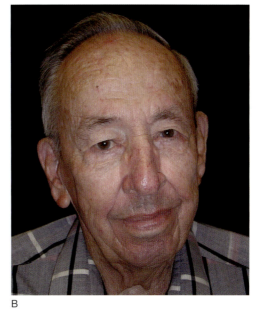

図 164-10　A：5-FU の 1 日 2 回，局所塗布によって発赤，角質化した光線角化症。B：5-FU のコースが完了した数カ月後の治癒した顔面（*Reproduced with permission from Richard P. Usatine, MD.*）

表 164-2　ボーエン病の主な治療法の要約[14]

病変の特徴	局所 5-FU	局所イミキミド*	凍結療法	掻爬術	切除	PDT	放射線療法	レーザー**
小さい，単発/少ない，治りやすい場所***	4	3	2	1	3	3	5	4
大きい，単発，治りやすい場所***	3	3	3	5	5	2	4	7
多発，治りやすい場所***	3	4	2	3	5	3	4	4
小さい，単発/少ない，治りにくい場所***	2	3	3	2	2	1～2	5	7
大きい，単発，治りにくい場所***	3	2～3	5	4	5	1	6	7
顔	4	7	2	2	4****	3	4	7
指	3	7	3	5	2****	3	3	3
末梢	6	6	6	6	1*****	7	2～3	6
陰茎	3	3	3	5	4****	3	2～3	3

5-FU：5-フルオロウラシル，PDT：光線力学療法，1：おそらく選択される治療，2：一般的によい選択，3：一般的に公正な選択，4：妥当だが通常は使われない，5：一般的に間違った選択，6：一般的に使われないべき，7：根拠がない。記載されている治療法の採点には，有益性，施術の容易さ，または創傷治癒に必要な時間，美容上の結果，必要な方法または施設の現在の可用性/コストの証拠が考慮される。症例報告や信頼性のない研究は含まれていない
*：ボーエン病の製品ライセンスはない
**：場所によって異なる
***：臨床現場での治癒の良し悪しを指す
****：組織の節約，またははっきりしない/再発が考えられる場合，顕微鏡手術を検討
*****：広い切除を推奨

間の連日局所療法は，いくつかの無作為化比較試験（RCT）において良好な安全性および有効性を示した。ある多施設 RCT では，四肢，体幹に対するインゲノールメブテートゲル 0.05％および顔面に対する同 0.015％ゲル投与は，光線角化症の完全消失率 34.1～42.2％であった[11]。他のインゲノールメブテートゲル 0.05％を用いた RCT では，治療病変の 71％で完全消失がみられた[12]。インゲノールメブテートゲルは，急速な病変壊死およびそれに続く免疫介在性細胞傷害による二重作用機序を有し，短期間の治療で有効性を示すと考えられる[13]。

ボーエン病

- 表 164-2 に主要な治療法を比較し，要約した。
- 侵潤性の癌への進行の危険はおよそ 3％。このリスクは，性器のボーエン病，特に肛門周囲ボーエン病で大きい。遅発性再発を含む再発のリスクが高いことは，肛門周囲ボーエン病の特徴であり，同症では長期間の追跡が推奨される[14]。SOR Ⓐ
- 5-FU の使用を支持する，合理的な証拠がある[14]。SOR Ⓑ 大病変，特に治癒が悪い部位には手術よりも実用的であり，一部の多発病変患者では，治癒よりもむしろ病変の「コントロール」に使用されている[8]。
- 局所イミキモドは，より大きな病変や治療困難，治癒不十分な部位のボーエン病で使用することもある[14]。SOR Ⓑ しかしながら費用がかかり，また最適な治療法はまだ決まっていない[14]。
- 前向き研究は，特に下肢の病変ではボーエン病を治療する際の凍結療法よりも掻爬と電気乾燥法の優位性を示唆している[10]。SOR Ⓑ 掻爬術は凍結療法と比較して，有意に短い治癒時間，痛みの軽減，合併症の減少を示す[15]。掻爬術と電気乾燥法はまた，体幹や腕のボーエン病にとってもよ

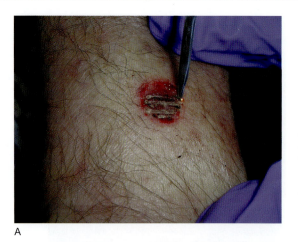
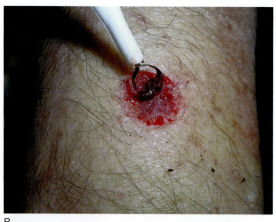

図164-11　A：腕のボーエン病の搔爬術。摘出術中の各サイクルは，搔爬で始まり，電気乾燥法で終了する。B：同じ腕にあるボーエン病の電気乾燥法。処置を完了するために3サイクルを行った（Reproduced with permission from Richard P. Usatine, MD.）

い選択である（図164-11）。

予防

- 屋外活動を制限し，日焼けどめや保護具（帽子，傘，長袖衣類など）を使用してUVへの曝露を防ぐ。
- 人工日焼けベッドやタバコを避ける。

予後

処置された光線角化症およびボーエン病の予後は優れている。

フォローアップ

新しい前癌病変および癌を特定するために，患者は6～12カ月ごとに皮膚検査を受ける必要がある。SOR C　攻撃的な薬剤（免疫抑制療法を受けている臓器移植患者など）や再発性皮膚悪性腫瘍の既往のある患者には，より頻繁な検査が必要になることがある。

患者教育

累積的な日光の傷害により，このような状態となったということを理解してもらう必要があり，前癌病変および癌の可能性を最小限に抑えるために，さらなる日光からの傷害を避ける必要がある。日光曝露は，しばしば小児期および成人期初期のものであるため，日焼けの防止をしても，将来，病変が形成される可能性がある。みずから自分の皮膚を観察することが推奨される。

光線角化症とボーエン病のすべての局所療法は，よりよい状態になる前に病変をいったんは悪化させる（図164-10参照）。5-FUの治療後には，炎症の症状を最小限に抑えるために，局所的なコルチコステロイド製剤を与えられることが多い。

【Richard P. Usatine, MD／Yu Wah, MD】
（高橋宏瑞　訳）

165　角化棘細胞腫（ケラトアカントーマ）

症例

71歳の女性の顔面に，ここ4カ月間で急速に成長する病変を認めた（図165-1）。病変は，真珠のような境界部と毛細血管拡張を伴う基底細胞癌の特徴を有していた（図165-2）。また，ケラチンを含む中央のクレーターは，角化棘細胞腫（ケラトアカントーマ）（keratoacanthoma：KA）の外観だった。薄片生検を行い，病理学上は有棘細胞癌（squamous cell carcinoma：SCC）KA型を示した。4 mmのマージンをとった完全楕円形切除が行われた。

概説

角化棘細胞腫は，急速で豊富な成長や自然寛解を示すこともある。中年における，有毛部で色白な肌，日光への曝露部位に好発する独特の表皮腫瘍である。1940年代後半，ブロツラフ地方のフロイデンタールは，本腫瘍では表皮肥厚が著明であることから，角化棘細胞腫と命名した。1950年代以降，腫瘍の本質に関する議論が生じた。いくつかの角化棘細胞腫は転移し，SCCとの関係について論じられた[1,2]。現在，多くの皮膚病理学者がこの腫瘍をSCCのサブタイプとして分類している。

別名

- 角質性癌腫[1]。
- 皮脂性軟疣。
- 軟属性偽癌腫。
- 皮膚皮脂性新生物。
- 自己治癒性扁平上皮腫。
- 皮内角化性上皮腫。
- 特発性皮膚偽上皮腫性過形成。
- 疣贅。

疫学

- 角化棘細胞腫は日光曝露域で孤立結節として発症する。

165章 角化棘細胞腫（ケラトアカントーマ） 591

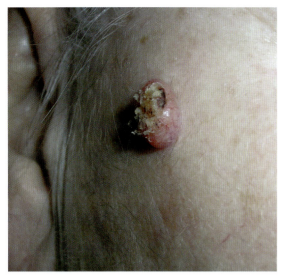

図165-1　71歳女性の顔面に認める，毛細血管拡張症と中心角質核を有する真珠様角化棘細胞腫（Reproduced with permission from Richard P. Usatine, MD.）

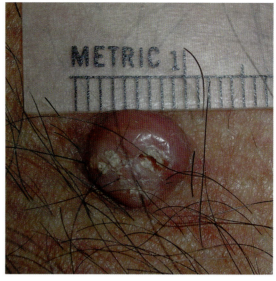

図165-3　53歳男性の胸部にある角化棘細胞腫（Reproduced with permission from Richard P. Usatine, MD.）

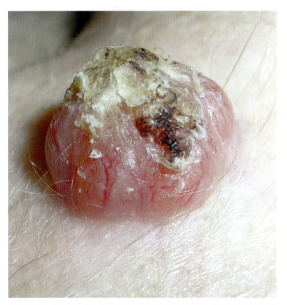

図165-2　図165-1と同一患者の顔面に認めた，毛細血管拡張症と中心角質核を有する角化棘細胞腫の拡大像（Reproduced with permission from Richard P. Usatine, MD.）

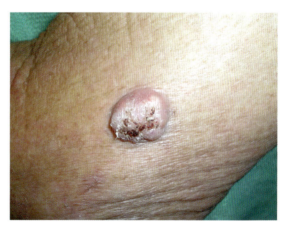

図165-4　61歳男性の腕に認める角化棘細胞腫型のSCC（Reproduced with permission from Richard P. Usatine, MD.）

- より一般的には，男性に好発し，人生後半にみられる[1]。
- 6〜8週間で急速に発達する。
- 3〜6カ月後に自発的に退行したり，成長を続けることがあり，まれに転移する[3]。

病因／病態生理

- 角化棘細胞腫は，浸潤および細胞異型などの特徴をSCCと共有する。
- 角化棘細胞腫は転移することがあると報告されている。
- 角化棘細胞腫は，SCC-KAと呼ばれるSCCの亜型と考えられている。
- 組織学的には，角化棘細胞腫とSCCとを確実に区別する

ことは困難である[4]。

危険因子

- 40〜60歳。
- 日光に曝された皮膚の領域で発生する。
- 色白。
- 男性。

診断

▶ 臨床所見

孤立した結節で，日光に曝された領域にみられる。多くの場合，中心に角質栓があり，火山に似ている（図165-1〜図165-5）。角化棘細胞腫は急速に成長することがある（図165-6）。まれに，複数の発疹性角化棘細胞腫の症例が報告されている[1]。

▶ 典型的分布

角化棘細胞腫は顔，腕，手，および胴体に生じる（図165-3，図165-5参照）。角化棘細胞腫は，耳を含む頭部および頸

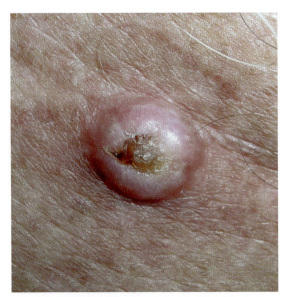

図165-5 中央角質核が火山に似ている，70歳男性の胸部にある角化棘細胞腫（Reproduced with permission from Richard P. Usatine, MD.）

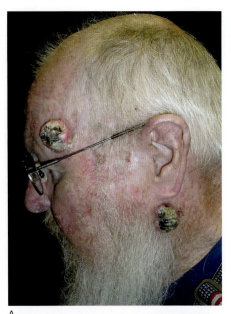

A

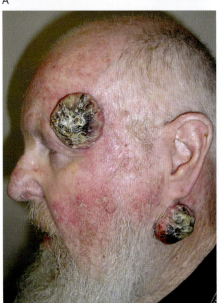

B

図165-6 65歳男性に認める2つのSCC。A：側頭部のSCCは角化棘細胞腫型であったが，首筋にあったSCCは高分化型SCCだった。B：頭頸部外科手術を待っていた6週間の間に，両方の腫瘍で急速な増殖が起こった（Reproduced with permission from Richard P. Usatine, MD.）

部のどこにでもみられる（図165-6，図165-7）。

検査所見

生検は，信頼できる唯一の診断方法である。角化棘細胞腫は高分化型扁平上皮増殖性皮膚病変である。

鑑別診断

- 光線角化症は，日光に曝される場所に見つかる前癌病変であり，SCCに進行する可能性がある。これらの病変は一般に平坦であるため，角化棘細胞腫と混同することはほとんどない（164章「光線角化症，ボーエン病」参照）。
- 皮角は，光線性角化症およびすべての種類の非黒色腫性皮膚癌において生じうる隆起した角質病変である。一般的には皮膚の真珠様隆起はなく，したがって角化棘細胞腫のクレーター様の外観を持たない（167章「皮角」参照）。
- 皮膚のSCCには多くの形態があり，角化棘細胞腫はSCCの一種であると考えられている（169章「有棘細胞癌」参照）。

治療

- 薄片生検は診断のために使用されるかもしれないが，適切な最終的な治療ではない。最終的な治療の選択については，患者と話しあう必要がある。
- いくつかの角化棘細胞腫は自発的に退行するかもしれないが，これらとSCCの変種であるものとを区別する方法はなく，転移する可能性がある。したがって，管理の基準は，残りの腫瘍を除去または破壊することである。SOR C
- SCCで行うように，3～5mmのマージンをとって角化棘細胞腫を楕円形に切り出す[4]。SOR C
- 薄片生検で診断された，より小さく侵潤性ではない角化棘細胞腫は，掻爬と乾燥，または3～5mmのマージンの凍結療法で破壊できる可能性がある。SOR C
- モース手術は，大きなまたは再発性の角化棘細胞腫，または機能的，美容的問題を伴う解剖学的領域にある角化棘細胞腫に適応する[4]。SOR C
- 複数の発疹性角化棘細胞腫は，経口レチノイド，メトトレキサートおよびシクロホスファミドで治療される[1]。SOR C

予後

他の皮膚癌と比較して，予後はよい。切除により治癒する。

フォローアップ

患者は，自分で皮膚をよく観察し，年に1回は皮膚科を受診し，新しい皮膚癌の再発および発生を検査する必要がある。

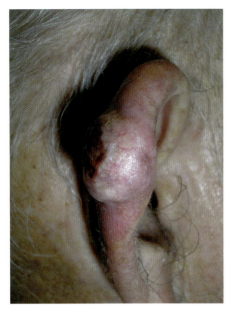

図165-7 耳の角化棘細胞腫（Reproduced with permission from Richard P. Usatine, MD.）

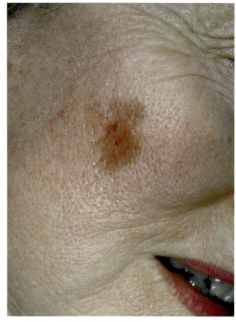

図166-1 顔面の悪性黒子（黒色腫）（Reproduced with permission from Usatine RP, Moy RL, Tobinick EL, Siegel DM. Skin Surgery：A Practical Guide. St. Louis, MO：Mosby；1998.）

患者教育

　角化棘細胞腫は，日光に曝された領域で発生するという点で，他の非黒色腫性皮膚癌に似ており，1つでも病変を持つ患者は，新たな皮膚癌を発症するリスクを高める。したがって，日除けと日焼け防止を強調する必要がある。

【Alfonso Guzman, MD／Richard P. Usatine, MD】

（高橋宏瑞 訳）

166 悪性黒子

症例

　顔にできた茶色の点が大きくなり，黒ずんできたことに気づいた65歳の女性（図166-1）。広範な薄片生検では，悪性黒子（lentigo maligna）（黒色腫）が示された。根治のため，患者はモース手術について言及された。

概説

　悪性黒子は，高齢者の皮膚の日光傷害領域において，通常，褐色～茶色の黒斑として生じる。黒色腫のサブタイプである。

別名

　悪性黒子は，ハッチンソンの黒色性そばかすとしても知られている。

疫学

- 悪性黒子の発生率は日光曝露に直接関係している。米国では，発生率はハワイで最も高く，中央および南部の州では中間であり，北部の州では最も低い[1]。
- 一般的に，悪性黒子患者は40歳以上で，65～80歳の間に

ピークが発生する[2]。
- 悪性黒子型黒色腫（lentigo maligna melanoma：LMM）を有する人は，光線性皮膚損傷マーカーや皮膚癌の既往を持つ高齢者で色白の傾向があり，発生率は増加している[3]。
- オーストラリアの男性では，運転席側の頭頸部に発生が多いことが知られている[4]。

病因／状態生理

- 悪性黒子は，黒色腫のサブタイプであり，表在に限定された浸潤性病変である（図166-1～図166-3）。
- 累積的な日光曝露によって引き起こされる。したがって，人生の後半にみられる。
- LMMは，病変が真皮に広がったときに起こる（図166-4）。
- 侵潤してくる前に長期間（5～15年）悪性黒子が存在することもあるが，発生から数カ月で侵潤した報告もある[5]。
- LMMへの進行リスクは悪性黒子の病変の大きさに比例しているようにみえる[5]。

危険因子

- 紫外線（UV）曝露：危険性は，日光曝露時間の増加，光線損傷の量の増加，非黒色腫性皮膚癌の既往歴によって増加する。
- 大型または巨大な先天性母斑を含むメラノサイト母斑の数の増加。
- 色白。
- 深刻な日焼けの既往。
- 晩発性皮膚ポルフィリン症。
- チロシン陽性眼皮膚白皮症。
- 色素性乾皮症。
- 日光曝露を伴う職業。

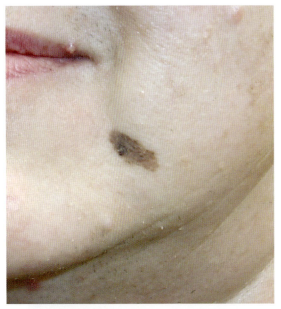

図166-2 顔面の悪性黒子。色調変化を伴う単一で大きく進展した色素病変として存在する(Reproduced with permission from Richard P. Usatine, MD.)

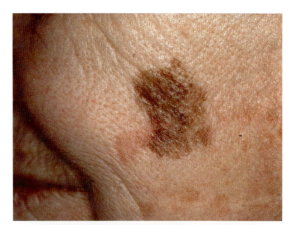

図166-4 頬のLMM。病変は侵潤性であり、もはや上皮内黒色腫ではない。全深部完全切除生検では切除範囲が大きく、パンチ生検では見逃してしまう可能性があるため、診断する際には部分的な広範囲のかみそり生検がよい方法となる(Reproduced with permission from the Skin Cancer Foundation. For more information www.skincancer.org.)

形状、石版色の小球、石版色のドットであり、感度が89%、特異度が96%だった(巻末の付録C参照)[6]。

▶ 典型的分布

悪性黒子は、顔、頭、および首に発生する。鼻と頬に好発する(図166-1, 図166-2 参照)。

▶ 生検

- 完全な切除生検は、これらの病変がしばしば大きくて顔の上にあるため、実用的ではない(図166-1 参照)。広範な薄片生検、複数のパンチ生検、および切開生検を行うことに関しては議論がある[7]。目標はサンプリングエラーと、悪性黒子またはLMMを良性病変として誤診断することを回避することである。
- 悪性黒子またはLMMの疑いのある病変は、真皮刃または鋭利なかみそり刃を用いた広範なスクープシェイブ生検アプローチを用いて生検できる(図166-4 参照)[7]。目標は、真皮-表皮接合部をサンプリングし、良好な美容的結果をもたらすことである(特に病変が良性であることが判明した場合)。
- 病変の形態学的に異なる領域の複数の小生検が1つの選択肢である[7]。
- 侵潤性病変が疑われたり、腫瘍性黒色腫の疑いのある領域があったりする場合は、より深い生検を行うべきである[7]。
- サンプリングが不完全である場合、日光黒子、色素性光線性角化症または網状脂漏性角化症が、切開標本全体であり、悪性黒子が存在しないという誤った結論を病理学者および臨床医に与える可能性がある[7]。
- 広範なシェイブ生検またはモース手術によって得られた標本の48%に、悪性黒子に連続して他の色素性病変が存在していた。最も一般的な病変は、良性の日光黒子(30%)、続いて色素性光線角化症(24%)であった。このことは、偽陰性を避けるために生検結果を解釈する際に留意すべきである。

▶ 鑑別診断

- 日光黒子：これらの色素沈着斑は、日光に曝された人の顔

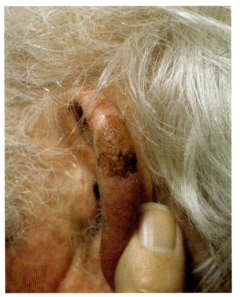

図166-3 耳の悪性黒子(黒色腫)(Reproduced with permission from Usatine RP, Moy RL, Tobinick EL, Siegel DM. Skin Surgery: A Practical Guide. St. Louis, MO: Mosby; 1998.)

診断

▶ 臨床所見

- 茶色、黒色、ピンク色、白色(退行による)など多数の色を含んだ大きな色素斑(図166-1〜図166-3 参照)。
- 不明確な境界線を持つことがある。顕微鏡的に侵潤することがあり、臨床的に境界線を決定することが困難で、病変の完全除去が難しいこともある。
- あるレトロスペクティブ研究は、悪性黒子の重要な特徴4つを明らかにした。非対称性色素性小胞状開口部、暗菱形

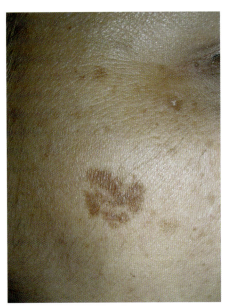

図166-5　中年のヒスパニック系女性の顔に生じた日光黒子（Reproduced with permission from Richard P. Usatine, MD.）

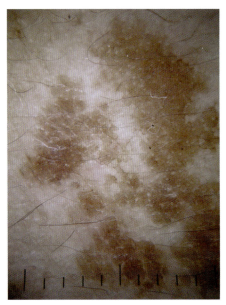

図166-6　図166-5と同一患者の日光黒子のダーモスコピー。虫食い状の余白は，典型的な日光黒子である。疑わしいパターンはなく，薄片生検で良性であることが確認された（Reproduced with permission from Richard P. Usatine, MD.）

面および手背に非常によくみられ，年齢とともに増加する。日光黒子のようにみえるもののうち，サイズが大きく，非対称であり，不規則な境界線を有し，色のバリエーションがより大きいときに悪性黒子またはLMMを疑う。これらの特徴を有する色素沈着病変は，正しい診断のために生検すべきである。色白の人では，悪性黒子やLMMをつくりうる多数の日光黒子を認めうる。悪性黒子とLMMの見逃しを避けるためには，ダーモスコピーと診断的生検が不可欠である（図166-5，図166-6）。

- 脂漏性角化症は年齢とともに頻繁に発生する。初期の脂漏性角化症は平らで，日光黒子や悪性黒子に似ている。
- 背中の脂漏性角化症は悪性黒子と混乱する可能性は低いが，顔の上にある大きく平らな脂漏性角化症は簡単に悪性黒子と誤認される可能性がある。重要なのは，悪性黒子を見逃さないことである。不確かな場合は，迅速で簡単なシェービング生検で病変を採取する。本当に良性であると確信しない限り，脂漏性角化症を凍らせてはならない（156章「脂漏性角化症」参照）。
- LMMは悪性黒子と間違われ，適正に治療されないことがある。あらゆる疑わしい病変は生検の必要がある。全厚切除だけでなく，すぐにできて簡単な薄片生検も忘れてはならない。
- 生検では予後が変わらないため，悪性黒子またはLMMであることが判明した場合は根治治療を目指す。LMMは，皮膚黒色腫の4～15％を占めている（図166-4参照）（170章「メラノーマ」参照）。

治療

侵潤性LMMへの進行を防ぐことを目的としている。

▶ 非外科療法

原発性皮膚黒色腫の非外科療法は，外科的切除が不可能な場合にのみ考慮すべきである。手術の代替手段には，局所イミキモド，凍結手術，および経過観察が含まれる。悪性黒子に対する非外科療法の有効性は完全には確立されていない[8]。SOR **C**

▶ 薬物療法

局所的イミキモド5％クリームは，特に外科手術候補者ではない患者において，悪性黒子の治療に有効であると複数の研究に記載されている。これは，光線角化症および表在基底細胞癌の治療に適応される免疫応答調節剤である。研究の妥当性は，非常に様々な治療レジメンと，長期のフォローアップの欠如によって制限されている[8],[10]。SOR **B**

▶ 外科療法

- メラノーマの場合，0.5～1.0 cmのマージンをとった広めの切除が推奨される。悪性黒子の組織学的なサブタイプを知るために，組織学的に異常所見のない部分までとるべく，0.5 cm以上余計にマージンをとる必要がある[8],[10]。SOR **A**
- 標準治療は，マージンを制御する切開法，すなわちモース手術またはrush permanent sectionである[10],[11]。SOR **B**
- Perimeterテクニックは，悪性黒子をrush permanent sectionによりマージンを制御して切除する方法である。主な利点は，すべてのマージンが切片として検査されることである。主な欠点は，手順を完了するために複数の手術セッションが必要なことである[12]。
- 現場における，黒色腫の標準切除の推奨マージンは0.5 cmである。悪性黒子では，マージンはしばしば不適当に広く切除される[10]。ある研究では，悪性黒子をきれいに切除するために必要な平均マージンは，90～95％の症例で0.5 cmを超えていた[11]。したがって，悪性黒子のマージン制御による切除が推奨されている。SOR **B**
- 凍結手術は，良好な外科的候補者ではない患者に使用される。研究では，18人の悪性黒子患者は全例で病変が臨床的に治癒し，75.5カ月のフォローアップ期間中は再発や転移を認めなかった[13]。SOR **C**　これらの患者は，1回の局所

麻酔下で2回の液体窒素の凍結融解サイクルで治療された。

予防

特に午前10時から午後4時の間に日光の曝露を制限する必要がある。太陽の下では，サンプロテクションファクター（SPF）などの日焼けどめをつけてUVAとUVBの両方を遮断するようにする。幅の広い帽子や腕と脚を覆う服を着用し，皮膚を保護する。

予後

45歳までに悪性黒子と診断された患者がLMMを発症する生涯リスクは5%である。

フォローアップ

全米がんネットワーク（NCCN）は，少なくとも毎年定期的に家庭医や皮膚科医による皮膚検査を受けるようすすめている[14]。

- リンパ節の診察もすべきである。

患者教育

悪性黒子と診断された患者は，日光曝露を最小限に抑え，自分で肌のチェックを定期的に行う必要がある。

【E. J. Mayeaux, Jr., MD／Richard P. Usatine, MD】
（高橋宏瑞 訳）

167 皮角

症例

74歳の男性が，右耳の後ろの病変について受診した（図167-1）。約5年前から存在していたものの，彼は病変のことは気にしていなかったが，妻は病変がゆっくりと成長していることを心配していた。薄片生検で，基底細胞癌であることが明らかになった。患者は，癌の残りの部分を切除するためにモース手術を紹介された。

別名

皮角（cutaneous horn）はcornu cutaneumとも呼ばれる。

概説

皮角は，動物の角に似た，皮膚の上に突出する角質増殖性の塊状体の形態学的（病理学的ではない）呼称である。

疫学

比較的まれな病変であり，高齢男性の日光に曝された皮膚領域で最も頻繁に起こる。しかし近年のブラジルの症例報告では，女性においてより高い有病率を示した[1]。

病因／病態生理

- 皮膚の表層または皮膚に深い部分に認められる異常な角質化物質の塊である。病因は不明だが，日光曝露または外傷による皮膚損傷に関連する可能性がある。伝染性軟属腫およびリーシュマニア症を含む感染性の原因も報告されてい

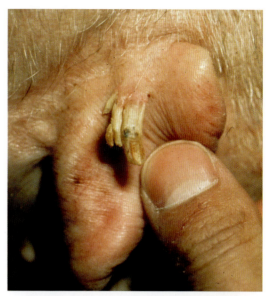

図167-1 基底細胞癌で生じた右耳介後の皮角（Reproduced with permission from Usatine RP, Moy RL, Tobinick EL, Siegel DM. Skin Surgery：A Practical Guide. St. Louis, MO：Mosby；1998.）

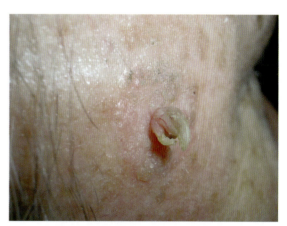

図167-2 眼のすぐそばの扁平上皮癌による皮角（Reproduced with permission from Richard P. Usatine, MD.）

る[2]。

- 角質層の著しい蓄積からなる。
- 良性，前悪性，または悪性（図167-1〜図167-3）がある。2つの大きな報告では，58.6%および38.9%が悪性または前悪性の病変を有していた[1,3]。
- 他の悪性または前悪性病変の病歴，基部の圧痛，大きなサイズ，高齢，および陰茎上の位置は，悪性腫瘍のリスクを高める[2〜4]。
- 光線角化症，いぼ（図167-4，図167-5），脂漏性角化症（図167-6，図167-7），角化症（図167-3参照），皮脂腺，基底細胞癌，扁平細胞癌（図167-1〜図167-3参照）を含む角質の保持や，皮角の産生が行われる様々な種類の皮膚病変（基礎として）と関連する。より近年の症例報告では，光線角化症が前悪性症例の83.8%で発見され，悪性症例の93.75%が扁平上皮癌であった[1]。
- まれな症例として転移性腎細胞癌，リンパ腫，皮膚線維腫，化膿性肉芽腫（図167-8）が示されており，近年はカポジ肉

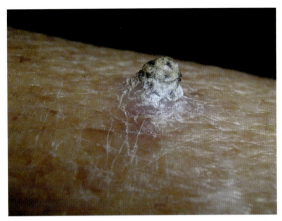

図 167-3 65歳の女性の腕の皮角で，6カ月以上にわたり急速に成長した。生検では角化細胞型の扁平上皮癌を認めた（Reproduced with permission from Richard P. Usatine, MD.）

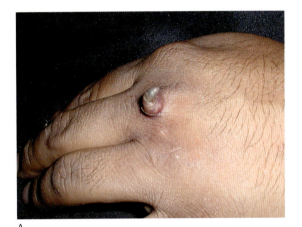

A

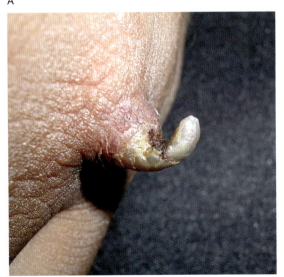

B

図 167-4 A：33歳男性の手に8年間認める皮角。彼は何度もそれを爪切りで切り取ったが，再生した。薄片切除で正常に除去され，病理では基礎にウイルス性疣贅を認めた。B：皮角の拡大像（Reproduced with permission from Richard P. Usatine, MD.）

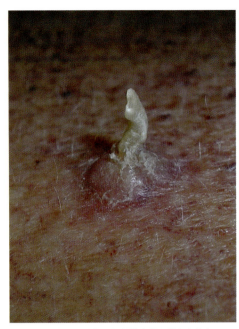

図 167-5 73歳女性の背部の浸潤性疣贅を伴う皮角（Reproduced with permission from Richard P. Usatine, MD.）

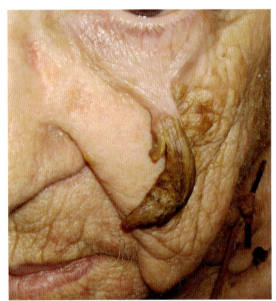

図 167-6 88歳女性の顔面にある大きな皮角。薄片除去後，病理では慢性炎症および皮膚角質形成を伴う脂漏性角化症を示した（Reproduced with permission from Scott Bergeaux, MD.）

腫も報告されている[5]。

危険因子

- 高齢者（＞70歳）。
- 日光曝露/放射線曝露。

診断

▶ 臨床所見

- 角様の隆起。
- 病変は通常かたい。平坦，角質症，結節性，有茎および潰

598　第14部　皮膚

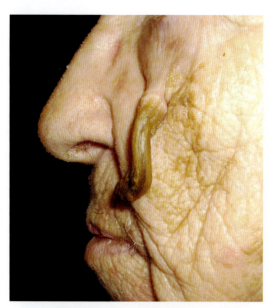

図167-7　別角度からみた皮角。患者は30代前半から病変を患っており，顔に熱い油が飛び散ったせいだと考えていた。他の医師にもみせていたが，医師は取り除くことを拒否していた。患者は皮角を除去してもらい「16歳に戻ったようだ」と述べた（Reproduced with permission from Scott Bergeaux, MD.）

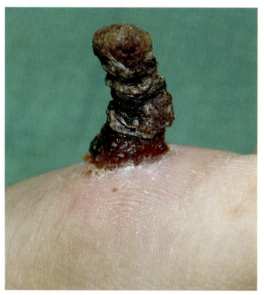

図167-8　化膿性肉芽腫に発生した皮角（Reproduced with permission from Suraj Reddy, MD.）

▶ 生検
　角自体は，角化した扁平上皮細胞（角質増殖）の同心層からなる。基礎には，関連する病因の特徴が示されることがある。

鑑別診断
　尋常性疣贅は，不規則な乳頭面を有する，よく分画された粗いかたい丘疹である。それらは円柱形になるが，融合して表面のモザイクパターンを形成することがよくある。表面を削ると，点状の出血性毛細血管が露出する（130章「尋常性疣贅」参照）。

治療
- 組織学的検査のために上皮の基部が確保されていることを確認し，薄片生検を病理に送る。良性であれば，残りの病変は凍結する。
- 悪性が疑われる場合は，より広いマージン（少なくとも3mmの腫瘍のないマージン）をとって切除生検を行うこともできる。

フォローアップ
- 悪性および前悪性病変を完全に除去できれば，定期的な追跡調査は必要ではない。48症例の眼瞼皮角の症例報告では，平均21カ月以上の再発はなかった[7]。
- どんな皮膚癌の患者も，1年に1回は皮膚検査を受けなければならない。なぜなら，1つでも皮膚癌があること自体が，すべての皮膚癌のリスクになるからである。SOR ◯

【Mindy A. Smith, MD, MS】

（高橋宏瑞　訳）

瘍化が記載されている[3]。
- サイズは数mmから数cmまで変化しうる。巨大な皮角（長さ7〜25cm，幅2.5cmまで）が報告されており，一連の4つの症例ですべてが良性であった[6]。
- 高さがあるために，皮膚の角が外傷を受けて出血または痛みを引き起こすことがある。

▶ 典型的分布
　体のどの領域でも起こりうる。約30％が顔面と頭皮にみられ（図167-2，図167-6，図167-7参照），他の30％が上肢にみられる[1]。

11節　皮膚癌

168　基底細胞癌

症例

52歳の女性が，1年前から徐々に増大する「ほくろ」を主訴に来院した（図168-1）。この顔の「ほくろ」は少なくとも5年前からあったようだ。鑑別診断には結節型基底細胞癌（basal cell carcinoma：BCC）や真皮内母斑があがる。メスで浅く削ぐ方法（shave biopsy）で，結節型BCCと診断され，楕円形に切除された。

概説

BCCは最も頻度の高い癌である。通常頭部や頸部に存在し，緩徐に発育する。ただちに治療すれば致命的になったり転移を起こしたりすることはほとんどない。しかし，根治のためには外科的処置を要することが多く，瘢痕や外見，機能の変化などをきたすことがある。

疫学

- BCCは皮膚癌のなかで最も多いが，正確な発生率は不明である[1]。
- 加齢や，日光曝露の蓄積によって発生率は上昇する。
- 結節型BCC：最も多いタイプ（70％）（図168-1～図168-4）。
- 表在型BCC：2番目に多い（図168-5，図168-6）。
- 斑状強皮症型（モルフェア型）BCC：最もまれ（図168-7，図168-8）。

その他，色素沈着型，ポリープ様型，巨大型，ケロイド型，直線型，線維上皮腫型（Pinkus型）があるが，まれである[2]。

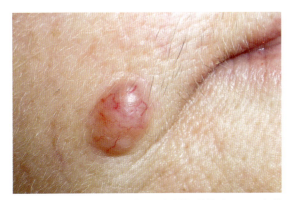

図168-1　52歳女性の顔面に生じた真珠様の結節型BCC。5年前から存在していた（Reproduced with permission from Richard P. Usatine, MD.）

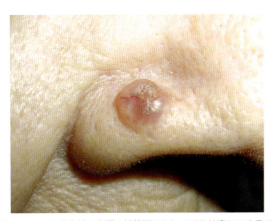

図168-2　82歳女性の鼻翼の結節型BCC。BCCは鼻にできることが多い（Reproduced with permission from Richard P. Usatine, MD.）

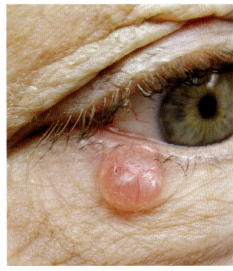

図168-3　下眼瞼の結節型BCC。モース手術をすすめた。鑑別診断は汗腺嚢腫。このBCCはかたい結節で，汗腺嚢腫は液体を含んでおり，よりやわらかい（Reproduced with permission from Richard P. Usatine, MD.）

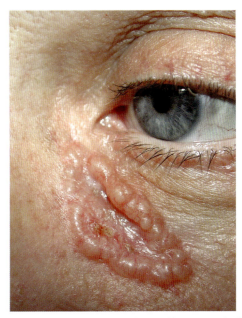

図168-4　ホームレス女性の顔面に生じた環状を呈する巨大結節型BCC（Reproduced with permission from Richard P. Usatine, MD.）

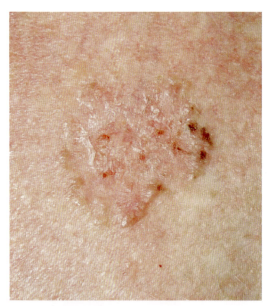

図 168-5　45歳男性の背部に生じた表在型BCC。シャツを着ず，カリフォルニアの日光の下でランニングをしていた。全体に鱗屑があり，境界が不明瞭であること（わずかに隆起し，真珠様である），局所的に過度の色素沈着を呈することに注目（Reproduced with permission from Richard P. Usatine, MD.）

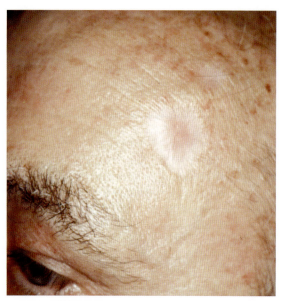

図 168-7　男性の前頭部に生じた，瘢痕に似た斑状強皮症型BCC。光沢のある皮膚萎縮を伴う白色皮膚に注目（Reproduced with permission from the Skin Cancer Foundation. For more information www.skincancer.org.）

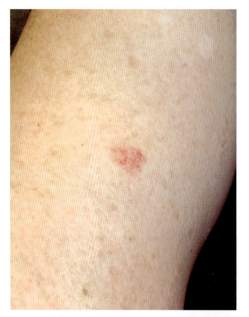

図 168-6　溶接工の白人の腕に生じた表在型BCC。貨幣状湿疹に似る（Reproduced with permission from Jonathan B. Karnes, MD.）

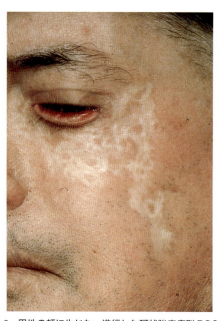

図 168-8　男性の頬に生じた，進行した斑状強皮症型BCC。眼瞼外反を生じている（眼瞼は硬化性皮膚変化のために下方に牽引されている）（Reproduced with permission from Usatine RP, Moy RL, Tobinick EL, Siegel DM. Skin Surgery: A Practical Guide. St. Louis, MO: Mosby; 1998.）

病因／病態生理

- BCCは局所進展し，滅多に転移しない。
- 基底細胞母斑症候群（ゴーリン症候群）はまれな常染色体優性遺伝の疾患である。母斑に似た基底細胞癌が多発する（図 168-9）。

危険因子

- 加齢。
- 日光曝露。
- 放射線曝露。
- 緯度。
- 免疫抑制状態。
- 遺伝的要因。
- 家族歴。
- 皮膚のタイプ[3]。

168章 基底細胞癌

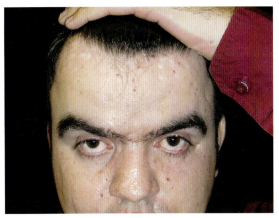

図168-9　29歳男性の顔面に生じた30個以上の小さな母斑様BCCを伴う基底細胞母斑症候群。まれな常染色体優性の疾患である。当疾患の特徴であるBCCの治療後瘢痕と隔離症に注目（Reproduced with permission from Richard P. Usatine, MD.）

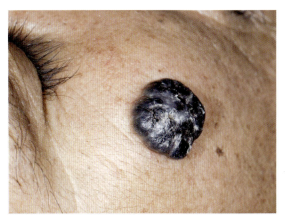

図168-11　53歳のヒスパニック系男性に生じた黒色に沈着した巨大なBCC。辺縁が隆起し，いくらかの潰瘍を伴う。切除の前に，メラノーマの除外目的に生検が施行された（Reproduced with permission from Richard P. Usatine, MD.）

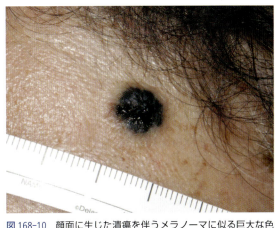

図168-10　顔面に生じた潰瘍を伴うメラノーマに似た巨大な色素沈着性結節型BCC（Reproduced with permission from Jonathan B. Karnes, MD.）

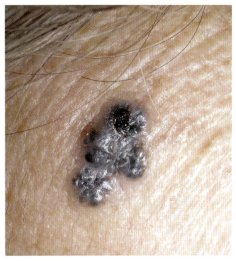

図168-12　73歳のヒスパニック系女性に生じた真珠様の辺縁といくらかの潰瘍を伴う黒色に沈着したBCC。切除の前に，メラノーマの除外目的に生検が施行された（Reproduced with permission from Richard P. Usatine, MD.）

診断

▶ 臨床所見

最も多い3つの病理学的分類の特徴を示す。

結節型BCC

- 光沢のある白色で平滑，半透明な隆起。毛細血管拡張を伴う。
- 通常の毛包構造を欠く，平滑な表面（図168-1〜図168-4参照）。
- 中等度から高度の色素沈着を伴う（図168-10〜図168-12）。
- 潰瘍を伴うこともあり（図168-13〜図168-16），血痂を残すこともある。

表在型BCC

- 紅色またはピンク色の斑ないし局面を生じ，軽度の鱗屑を伴い境界が不明瞭である（わずかに隆起し，白色である）（図168-5参照）。
- 顔よりも，主に体幹部，上肢に生じる。

斑状強皮症型BCC

- 象牙様または無色の，平坦または萎縮性の，硬化性の病変で，瘢痕に似る。見逃されやすい（図168-7，図168-8参

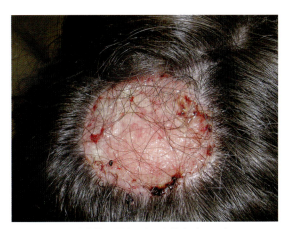

図168-13　35歳女性の頭皮に生じた潰瘍型BCC（Reproduced with permission from Richard P. Usatine, MD.）

照)。
- 限局性強皮症に類似しており，斑状強皮症型と呼ばれる所以である。
- 境界は不明瞭で，外観よりも遠位に浸潤していることもある(図168-17)。
- 最も予後の悪いBCCである。

▶ 典型的分布
90％が顔面，耳，頭部に生じるが，体幹部，上肢に生じることもある(特に表在型)[1])。近年，耳の病変は悪性度が高いと考えられている(図168-18)[4])。

▶ ダーモスコピー
図168-19，図168-20参照。

- 巨大な灰青色類円形胞巣。
- 多発性の灰青色の小球。
- 葉様の部位(塊とも呼ばれる)で，カエデの葉に似る。
- 車軸状。
- 樹枝状血管拡張。
- 潰瘍形成。
- 白色に輝く部位/星形の縞(巻末の付録C参照)。

▶ 生検
- 結節型BCCや厚い表在型BCCの診断には，shave biopsyが有用である。
- 硬化型BCCやきわめて平坦な表在型BCCの診断には，すくうような生検(scoop shave biopsy)またはパンチ生検が望ましい。
- 多くの例では，根治治療の際の切除で，より深部の組織に異なる形態学的タイプを認める[5])。

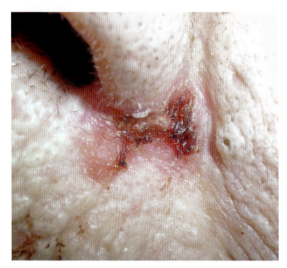

図168-14　鼻翼溝に生じたBCC。この部位は再発の高リスクであり，モース手術の適応である(*Reproduced with permission from Richard P. Usatine, MD.*)

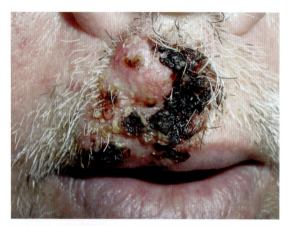

図168-15　上唇に浸潤した，潰瘍と血痂を伴う進行した巨大なBCC。モース手術がすすめられた(*Reproduced with permission from Richard P. Usatine, MD.*)

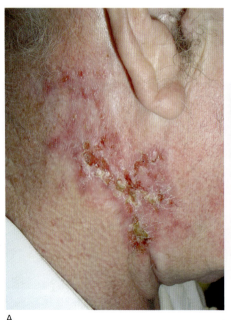

A

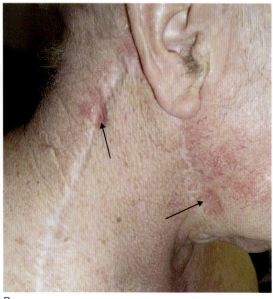

B

図168-16　A：65歳白人男性に生じた非常に巨大な潰瘍を伴うBCC。6年間かけて成長してきた。手術室で，胸部からの巨大な皮弁で欠損を修復し，切除された。B：数年後，瘢痕内に再発を生じた(*Reproduced with permission from Richard P. Usatine, MD.*)

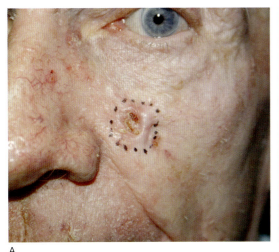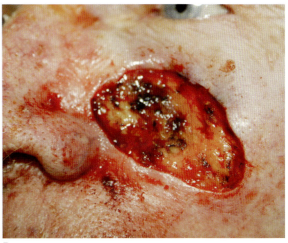

図 168-17　A：高齢男性に生じた斑状強皮症型 BCC。検査では，サイズは大きくはなかった。B：モース手術。断端陰性まで，4 回の切除を要した。通常の 4〜5 mm のマージンでの楕円形切除では腫瘍をすべて切除することはできないだろう。C：巨大な欠損の修復。治癒率は 99% に近い (Reproduced with permission from Ryan O'Quinn, MD.)

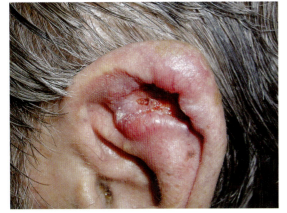

図 168-18　67 歳男性の耳に生じた潰瘍を伴う結節型 BCC。悪性度が高く，モース手術をすすめるべきである (Reproduced with permission from Richard P. Usatine, MD.)

鑑別診断

結節型 BCC

- 皮内または皮膚の母斑は，結節型 BCC によく似る。毛細血管拡張を伴い，平滑で真珠様の境界を持つ（図 168-21）。サイズが変わらず，潰瘍を伴わないことが結節型 BCC との鑑別に有用である。単純な shave biopsy が診断的で，整容的にもよく，切除生検は通常は不要である。図 168-21 と図 168-1 がよく似ているのは特記すべきである（それぞれの生検結果が記載されている）（160 章「良性母斑」参照）。
- 皮脂腺過形成は良性の付属器腫瘍である。高齢者の顔面によくみられる。通常 2 つ以上の病変からなる（図 168-22）。小さなろう様の，黄色からピンク色の丘疹を生じ，毛細血管拡張を伴う。ダーモスコピーでは車軸のように，中心から広がる脈管をみることがある（157 章「脂腺過形成」参照）。

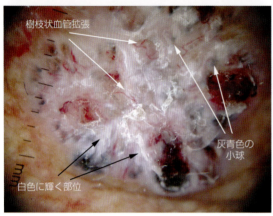

図 168-19　A：52 歳男性の頬に生じた巨大な結節型 BCC。正常な毛穴パターンを欠いており，真珠様外観，毛細血管拡張，黒色の色素沈着部位もいくつか認める。B：結節型 BCC のダーモスコピー像。樹枝状血管拡張，潰瘍，白色に輝く部位，灰青色の小球は，BCC と一致する（Reproduced with permission from Richard P. Usatine, MD.）

- 小さな顔面の線維性の丘疹は，良性であり，かたく，真珠様である。
- 毛包上皮腫，毛芽腫，外毛根鞘腫は，顔面に生じる良性の腫瘍であり，鼻周囲に生じる。真珠様で，通常毛細血管拡張は伴わない。shave biopsy での診断率が高いが，毛包上皮腫は病理学的に BCC と似ることがある。
- 角化棘細胞腫は隆起した，結節状の，真珠様で毛細血管拡張を伴う，扁平上皮癌の一種である。中央の角質を含むクレーターが BCC との鑑別点である（165 章「角化棘細胞腫（ケラトアカントーマ）」参照）。

表在型 BCC

- 光線角化症は平坦で，ピンク色で，落屑様の前癌病変である。BCC のような真珠様の糸状の辺縁を欠く（164 章「光線角化症，ボーエン病」参照）。
- ボーエン病は上皮内扁平上皮癌であり，明瞭な境界を持つより大きく厚い光線角化症に似る。こちらも真珠様で，糸状の辺縁を欠く（164 章「光線角化症，ボーエン病」参照）。
- 貨幣状湿疹は多発する貨幣状の形態や，一過性の性質，ステロイド外用薬で迅速に改善することで区別できる。強い掻痒を伴い，ほとんどの症例ではアトピーの症候を示す（143 章「アトピー性皮膚炎」参照）。
- 円板状紅斑性狼瘡は自己免疫性疾患の皮膚病変であり，皮

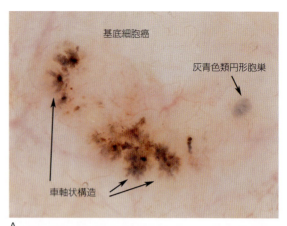

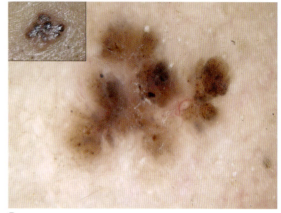

図 168-20　2 つの異なる BCC のダーモスコピー像。BCC の特徴は樹枝状血管，灰青色類円形胞巣，車軸状構造，葉様の部位。A（Reproduced with permission from Ashfaq Marghoob, MD.）。B：辺縁の，葉様の構造に注目（Reproduced with permission from Richard P. Usatine, MD.）

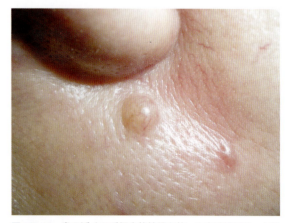

図 168-21　鼻の近くの毛細血管拡張を伴った真珠様でドーム状の真皮内母斑。BCC に似る。shave biopsy で，真皮内母斑と診断（Reproduced with permission from Richard P. Usatine, MD.）

膚色の変化，落屑，毛囊の破壊を示す。耳，頭皮，顔面を好んでおかすが，体幹や四肢にみられることもある（178 章「ループス—全身性病変，皮膚病変」参照）。

- 良性苔癬様角化症は日光による刺激を受けた皮膚に発生す

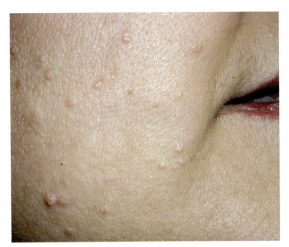

図168-22 52歳女性の頬に生じた広範な皮脂腺過形成。最も大きいものは，毛細血管拡張を伴い，BCCと誤診されうる(Reproduced with permission from Richard P. Usatine, MD.)

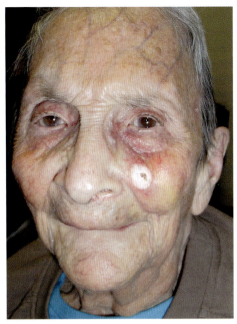

図168-23 アルツハイマー型認知症の既往のある94歳女性。頬に生じたBCCの治療には凍結療法が最も好まれる。家族には，簡単に治療を完了でき，かつ治ったことで感謝された(Reproduced with permission from Richard P. Usatine, MD.)

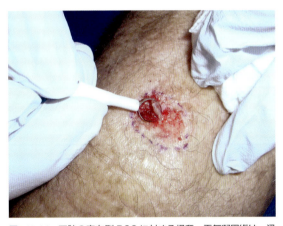

図168-24 四肢の表在型BCCに対する掻爬・電気凝固術は，迅速で効果的な治療である。異常な腫瘍細胞は周囲の正常皮膚よりやわらかく，容易にすくいあげることができる(Reproduced with permission from Richard P. Usatine, MD.)

る，落屑や平坦，わずかな隆起など様々な形態を示す，反応性新生物である。しばしば体幹や四肢に生じ，ダーモスコピーで灰青色の小球を示す。真珠色のこともある。

斑状強皮症型BCC

瘢痕は斑状強皮症型BCCにみえることがある。手術歴，外傷歴を聴取する。いわゆる瘢痕が平坦で，光沢があり，拡大傾向であるならば，斑状強皮症型BCCを除外するため，生検が必要である。

治療

- モース手術（3つの研究，N＝2,660）がゴールドスタンダードであるが，必ずしもすべてのBCCに必要なわけではない。再発率は0.8〜1.1％である（図168-17B参照）。モース手術（Frederick Mohs博士が先駆者）は逐次病変を層状に切り出していき，迅速病理検査を行い，すべての癌組織が除去されるまで腫瘍の外科的切除を行う手技である。すべての断端に癌細胞がみられなくなるまで同心円状の切除断端がとられる（図168-17参照）。この手術は境界不明瞭なBCCや，顔面のように美容的，機能的に重要な部位のBCCの治療における選択肢である[6]。SOR Ⓐ
- 外科切除（3つの研究，N＝1,303）：再発率は2〜8％である。5年生存率は5.3％[1]。4〜5mmのマージンを持って切除することが推奨される。SOR Ⓐ
- 凍結療法（4つの研究，N＝796）：再発率は3〜4.3％である。5年生存率は0〜16.5％である[6]。SOR Ⓐ 凍結時間は30〜60秒が推奨される。5mmのhaloが生じるように凍結する。30秒の凍結と解凍を2回繰り返してもよい。凍結時間が長くなるのであれば局所麻酔を用いる（図168-23）。SOR Ⓒ
- 掻爬・電気凝固術（6つの研究，N＝4,212）：再発率は4.3〜18.1％である。5年生存率は5.7〜18.8％である。掻爬・電気凝固術は，3サイクル行う方が，1サイクル行うより治癒率が高い（図168-24）[6]。SOR Ⓐ
- イミキモド（imiquimod）は2cm未満の表在型BCCに対して米国食品医薬品局（FDA）が承認した治療薬である[7]。SOR Ⓑ　生検で診断を確定し，外科切除が禁忌の場合に選択する。近年の研究では凍結療法とイミキモドを組みあわせた治療が再発率を下げることがわかっている[8]。
- ビスモデギブ（vismodegib）は，転移性もしくは切除不能のBCCで，放射線療法が行えないものの治療に対してFDAが承認した物質である。基底細胞母斑症候群で障害され，ほとんどのBCCで変化しているスムーズンド経路を標的とする[9]。SOR Ⓑ

予防／スクリーニング

- すべての皮膚癌の予防は日光を防御することから始まる。
- 不運にも，日焼けどめがBCCを予防する証拠はない[10]。
- 日光防御は，日光を避けること，特にUVがピークの時間帯を避け，防御する衣類を着用することである。

- 米国予防医学専門医会(USPSTF)は一般市民において皮膚癌の定期スクリーニングを推奨する十分なエビデンスはないとしている[11]。
- 多くのエキスパートはBCCの高リスクの方(BCCの既往のある患者，家族歴のある方，日光曝露に対して高リスクの皮膚タイプの方を含む)はトレーニングされた医師による皮膚癌の定期スクリーニングを受けるべきであるとしている。
- 自己スクリーニングの有用性についてのエビデンスはないが，高リスクの方は皮膚癌に対する啓蒙を受け，皮膚を自己観察することが必要である。疑わしい変化があれば病院を受診すべきである。

予後

BCCの予後は一般によい。手術その他の方法による治癒率は非常に高い。顔面の大きな病変や深部に浸潤する病変では予後は悪くなる。

フォローアップ

診断後，少なくとも1年ごと。3年間の再発リスクは，44％である[12]。

患者教育

患者は皮膚癌予防を実践すべきである。日光防御を行う，日光のピークの時間帯を避ける，衣類で覆う，日焼けどめを使う。

【Jonathan B. Karnes, MD／Richard P. Usatine, MD】
（清水佑一 訳）

169 有棘細胞癌

症例

頭皮に病変が出現した66歳の農業従事者(図169-1)。長年日光に曝露しており，5年前に有棘細胞癌(扁平上皮癌)(squamous cell carcinoma：SCC)を切除した既往がある。注意深くみると，SCCを疑わせる病変を多数認める(図169-1参照)。図169-2は頭皮のSCCのDermaBladeを用いたメスで浅く削ぐ方法(shave biopsy)の様子である。3カ所のうち2カ所でSCCが陽性であった(EとGはSCCでFは光線角化症であった)。モース手術がすすめられた。モース手術の術者は手術の前に病変縮小目的でフルオロウラシル(5-FU)を用いた4週間の治療を推奨した。びまん性にダメージを受けた頭皮からSCCを除去するにはそれが必要だったのだ。

概説

皮膚のSCCは2番目に多い。蓄積された日光によるダメージで生じる。死亡率は減少しているが，発生率は増加しており，ありふれたものとなっている。

疫学

- SCCの死亡率は10万人あたり0.29人である[1]。
- 転移は2～9.9％で起こる[2]。

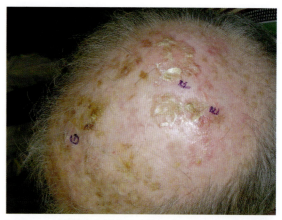

図169-1 日光曝露が高度の，農業従事者の頭皮に生じた多発SCC。2/3の生検部位がSCC陽性であった(E，G：SCC陽性，F：日光角化症)(Reproduced with permission from Richard P. Usatine, MD.)

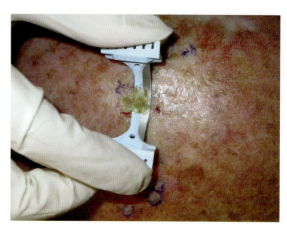

図169-2 頭皮のSCCのshave biopsy (Reproduced with permission from Richard P. Usatine, MD.)

- 発生率はすべての年代で増加傾向であり，3～10％の割合で増加している[3]。
- 米国では，およそ2,500人の患者が毎年SCCで亡くなっている[3]。
- SCCは2番目に多い皮膚癌で，非メラノーマ皮膚癌の25％を占める[4]。
- 毎年25万人以上の浸潤性SCCが新たに診断されている[4]。

病態生理

SCCはケラチノサイトの悪性腫瘍である。多くのSCCは光線角化症から生じる。SCCは通常局所進展するが，所属リンパ節転移や遠隔転移も起こす。ヒトパピローマウイルス(HPV)関連の病変が陰茎，陰唇，肛門周囲粘膜，または爪周囲や，免疫抑制状態に関連した部位に認められることがある[5]。

転移するSCCの多くは，粘膜上皮や慢性炎症の部位から生じる。

危険因子

- 長期間の蓄積したUV曝露が最も重要な危険因子である。
- 幼少期の熱傷。

169章 有棘細胞癌 607

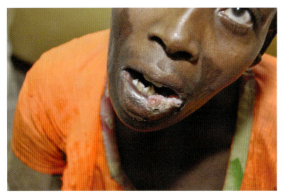

図169-3　1年前に熱傷を負った部位に生じた顔面のマルジョラン潰瘍(SCC)(*Reproduced with permission from Richard P Usatine, MD.*)

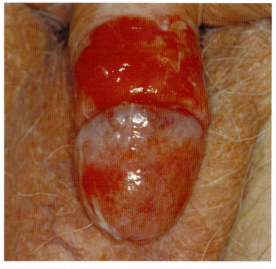

図169-4　割礼を受けていない男性の陰茎包皮下に生じたケーラー紅色肥厚症(上皮内SCC)。子宮頸癌のように，ヒトパピローマウイルスに関連している(*Reproduced with permission from John Pfenninger, MD.*)

- 職業での曝露。
- その他 PUVA 療法や日焼け用ベッドを含む UV 曝露。
- 喫煙。
- HPV 曝露。
- 電離放射線曝露。
- ヒ素曝露。
- 白人。
- 60歳以上。
- 男性。
- 低緯度，高地居住。
- 治癒しない潰瘍。
- 移植後免疫抑制状態，HIV，長期間のステロイド使用を含む慢性もしくは高度の免疫抑制状態。
- ミュアートール症候群，色素性乾皮症，栄養障害型表皮水疱症，疣贅状表皮発育異常症，眼皮膚白皮症などの遺伝症候群[4]。

診断

唯一の手段は生検である。日光曝露部の，疑わしき病変(厚く，圧痛があり，かたく，潰瘍のある，痂皮を形成する病変)を生検する。

▶ 臨床所見

SCCはしばしば，特に日光によるダメージを受けた部位に，難治性潰瘍，痂皮形成，過角化，紅斑を生じる。
一般的でないSCCのタイプは以下である。
- マルジョラン潰瘍：四肢の慢性皮膚潰瘍または熱傷瘢痕に生じるSCC。黒人に多い(図169-3)。
- ケーラー紅色肥厚症：陰茎や女性の外陰部のHPV感染に関連した上皮内SCC(図169-4)。陰茎の浸潤性SCCに進行しうる(図169-5)。

▶ 典型的分布

SCCはすべての日光曝露部位や粘膜面に生じる。以下のような場所に起こりやすい。
- 顔面(図169-6，図169-7)。
- 下口唇(図169-8，図169-9)。
- 耳(図169-10)。
- 頭皮(図169-1，図169-11)。
- 四肢：腕(図169-12，図169-13)。
- 手(図169-14)。

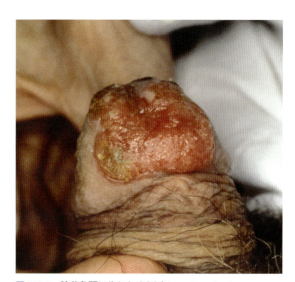

図169-5　陰茎亀頭に生じたSCC(*Reproduced with permission from Jeff Meffert, MD.*)

- 指(図169-15)。
- 粘膜面(図169-16)(39章「口腔咽頭癌」参照)。

▶ 生検

- 深いshave biopsyで，ほとんどのSCCは診断できる。
- 色素沈着，もしくは病変が深い場合には，パンチ生検または部分切除生検が代替手段となる。

▶ 皮膚SCCの転移能に影響を与える因子

以下の因子は，「原発性皮膚SCCの患者のマネジメントに関する多職種ガイドライン」から引用した[6]。

部位

腫瘍の部位が予後に影響する。より転移能の高い順に示す[2]。
1) 口唇，耳を除く日光曝露部位に起こるSCC。
2) 口唇のSCC(図169-8，図169-9参照)。
3) 耳のSCC(図169-10参照)。
4) 非日光曝露部位に生じる腫瘍(例：会陰部，仙骨部，足底

608　第14部　皮膚

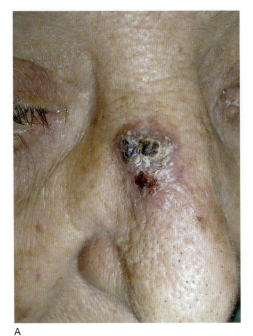

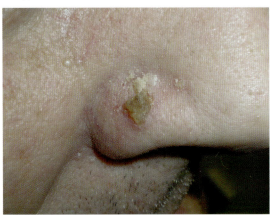

図169-6　A：88歳女性の鼻に生じたSCC。B：鼻翼に生じたきわめて小さなSCC。いくら小さくとも顔面の痂皮をつけた病変は，SCCである可能性を念頭におく(Reproduced with permission from Richard P. Usatine, MD.)

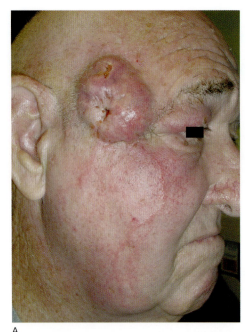

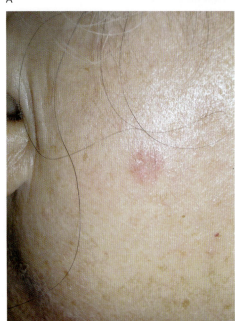

図169-7　A：顔面の巨大な嚢胞様のSCC。BCCの可能性もあったが，生検と切除が必要である。B：顔面に生じたきわめて小さな浸潤性SCC。見落とされ，光線角化症として治療されうる(Reproduced with permission from Richard P. Usatine, MD.)

部)(図169-4, 図169-5, 図169-16参照)。

5) 放射線もしくは温度による損傷，慢性副鼻腔炎(chronic draining sinus)，慢性炎症，ボーエン病，熱傷瘢痕後の部位に生じたSCC(図169-3参照)。

サイズ―直径
2 cmより大きい腫瘍はそれより小さいものと比較して，局所再発率が2倍であり(15.2% vs 7.4%)，転移率は3倍である(30.3% vs 9.1%)(図169-17)。

サイズ―深さ
4 mmより深い腫瘍(ケラチンの表層は除く)，または皮下組織まで浸潤する腫瘍(Clark level V)は，それより浅い腫瘍と比較して，より再発しやすく，転移しやすい(転移率は45.7%)。再発と転移は，真皮上層までの腫瘍や4 mmより浅い腫瘍では起こりにくい(転移率は6.7%)。

病理学的差異
より未分化な癌の方が，分化度の高いSCCと比較して予後が悪く，局所再発率は2倍，転移率は3倍である。神経周囲を巻き込むような腫瘍はより再発や転移を起こしやすい。

宿主の免疫抑制状態
免疫抑制状態の患者に発生したSCCは予後が悪い。宿主の細胞性免疫応答は，局所の浸潤性や転移に対する宿主の反応に重要である可能性がある。図169-16～図169-18はHIV陽性の患者に生じたSCCである。

169章 有棘細胞癌 609

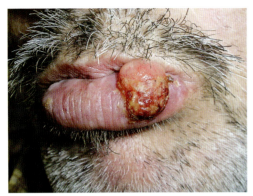

図169-8　腎移植後の免疫抑制療法を受けている患者に生じた急速に発育する下口唇のSCC（Reproduced with permission from Richard P. Usatine, MD.）

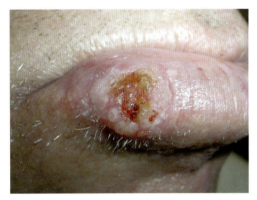

図169-9　喫煙者の男性の下口唇に生じた潰瘍を伴うSCC（Reproduced with permission from Richard P. Usatine, MD.）

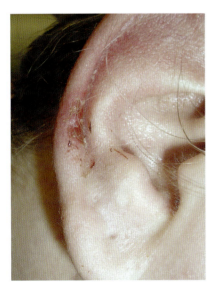

図169-10　33歳女性の耳輪に生じた光線角化症に起因するSCC（Reproduced with permission from Richard P. Usatine, MD.）

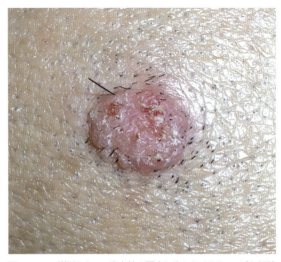

図169-11　剃髪した35歳女性の頭皮に生じたSCC。いぼと誤診されていた（Reproduced with permission from Richard P. Usatine, MD.）

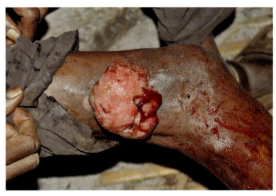

図169-12　ホームレスの男性の脚に生じた巨大なSCC（Reproduced with permission from Richard P. Usatine, MD.）

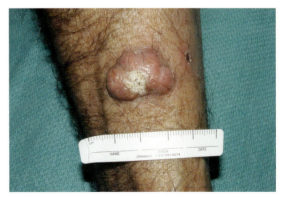

図169-13　腕に生じた3つの巨大な潰瘍を伴うSCC（Reproduced with permission from Jonathan B. Karnes, MD.）

過去の治療歴と治療モダリティ

　局所再発のリスクは治療モダリティに依存する。局所再発した病そのものは転移の危険因子である。局所再発率はその他の治療モダリティと比較してモース手術で非常に低い。

鑑別診断

- 光線角化症は日光曝露部位の前癌病変である。SCCに進行しうる（164章「光線角化症，ボーエン病」参照）。
- ボーエン病は上皮内SCCであり，基底膜より浸潤しない。
- 角化棘細胞腫はSCCのサブタイプで，自然消退すること

もあるが，通常低リスク SCC として治療される。図169-19 は浸潤性 SCC であり，低リスクのケラトアカントーマに似ている（165章「角化棘細胞腫（ケラトアカントーマ）」参照）。

- 基底細胞癌（BCC）は視診単独では必ずしも SCC と区別できるわけではない。図169-17 は，外観では BCC でもありうるが，生検によって SCC と診断された（168章「基底細胞癌」参照）。
- メルケル細胞癌（皮膚の神経内分泌腫瘍）は，まれな悪性度の高い癌である。高齢の白人の，顔面に最もよくみられる。SCC に似ていることがあり，生検で確定診断される（図169-20）。
- 貨幣状湿疹は，多発性の貨幣状の形態，一過性の性質，掻痒によって区別できる（143章「アトピー性皮膚炎」参照）。

治療

以下の推奨は「原発性皮膚 SCC の患者のマネジメントに関する多職種ガイドライン」に基づく。表169-1 に治療のまとめを示した。根治治療としての外科切除は，マージンを以下のようにすべきである。

- 4 mm マージン：直径 2 cm 以下の高分化で低リスクの腫瘍では 95％の例で，腫瘍の完全切除が可能である[5]。SOR Ⓐ
- 6 mm マージン：より大きく，高リスクで皮下組織まで浸潤する腫瘍や，耳，口唇，頭皮，眼瞼，鼻など高リスクの部位に存在する腫瘍に対して推奨される[5]。

モース手術

Frederick Mohs は，腫瘍マージンの迅速分析を行い，皮膚腫瘍切除を行っていくモース手術の先駆者である。モース手術は通常の切除手技と比較して，より高い治癒率を誇る。不要な組織は切除せず，切除時に再建も可能である。

モース手術はあらゆる連続性の腫瘍の切除に考慮される。特に適応を有するものは，境界不明瞭で 2 cm より大きい腫瘍，悪性度の高い病変，再発性病変，および病変が眼，鼻，耳，口，有毛部頭皮周辺や，慢性潰瘍を有するものである。慢性の免疫不全患者や，遺伝的腫瘍症候群などではモース手術の方が通常の手術と比較して有益かもしれない[4]。

掻爬・電気凝固術

いくつかの症例報告で，良好な治癒率が報告されている。エキスパートオピニオンでは，日光曝露部に生じた，1 cm 未満の小さな，高分化度の，原発性の，緩徐発育性の腫瘍では，経験のある医師による掻爬・電気凝固術（EDC）で除去可能である[5]。

EDC の経験のある医師は，やわらかい腫瘍組織を同定することができ，それによってみえない腫瘍の進展を同定し，必要十分な治療を確定することができる。電気凝固術は掻爬痕や，掻爬-焼灼サイクルに適応され，2 回繰り返される。SOR Ⓒ

凍結療法

病理学的に確定された小さな SCC に対し，経験ある医師によって凍結療法を行われた患者では，良好な短期的治癒率を有する。事前の生検が病理学低診断を得るために必要である。凍結療法で使用する液体窒素に関しては大きな違いがある。SCC の周囲に 4〜6 mm のマージンを引く。60 秒の凍結時間を確保する。解凍時間をはさんで 2 度の 30 秒の凍結を行う方法もある。長時間の凍結は疼痛が強いので，必要時に局所麻酔を行う。SOR Ⓒ

凍結療法や掻爬・電気凝固術は局所再発性病変には不適で

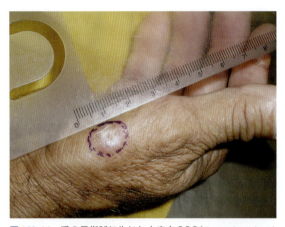

図169-14　手の母指球に生じた上皮内 SCC（Reproduced with permission from Richard P. Usatine, MD.）

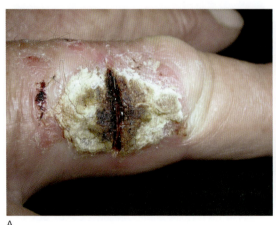

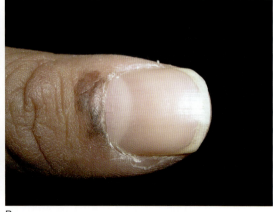

図169-15　2 つの異なった外観を呈する指の SCC。A：本症例では正確な診断まで 2 度の shave biopsy を要した。B：35 歳女性の HPV 変化と色素失調を呈する上皮内 SCC。爪床近位部の不規則な色素過剰は，当初メラノーマを疑われた（Reproduced with permission from Richard P. Usatine, MD.）

169章 有棘細胞癌 611

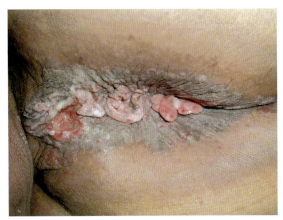

図 169-16 肛門性交を行う HIV 陽性の，HPV に感染した男性に生じた肛門周囲の浸潤性 SCC。潰瘍は，浸潤性の SCC が疑われ，尖圭コンジローマには非典型的である（Reproduced with permission from Richard P. Usatine, MD.）

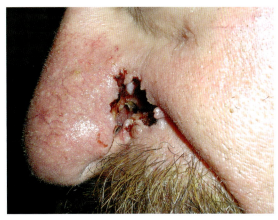

図 169-18 生検を怖がっていた HIV 陽性の男性に生じた鼻の構造を破壊して浸潤する SCC。耳鼻咽喉科の専門科に紹介された（Reproduced with permission from Richard P. Usatine, MD.）

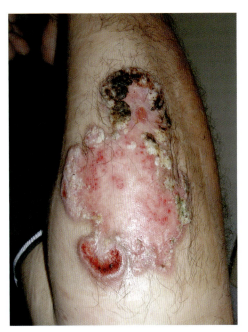

図 169-17 HIV 陽性の 51 歳男性の腕に生じた巨大な SCC。1 年でここまで大きくなり，確定診断には 2 度の生検を要した。鑑別診断には菌状息肉症があがる（Reproduced with permission from Richard P. Usatine, MD.）

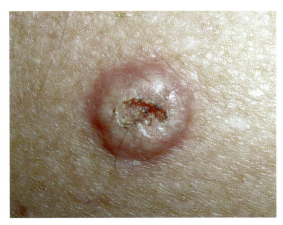

図 169-19 HIV 陽性の男性の肩に生じた SCC。真珠様の辺縁と，毛細血管拡張は BCC に似ており，中心部の潰瘍は角化棘細胞腫を示唆することに注目（Reproduced with permission from Richard P. Usatine, MD.）

ある。

放射線療法

他の治療と比較して，放射線療法単独で，良好な短期から長期の治癒率を有する。口唇，鼻前庭部（鼻の外のこともある），耳に生じた病変に推奨される。高度の進行癌で，手術死亡率が許容できないほど高い例では，放射線療法がベストかもしれない。SOR C

選択的予防的リンパ節切除

選択的予防的リンパ節切除は，口唇の 6 mm より深い腫瘍や，皮膚では 8 mm より深い腫瘍においてすすめられてきたが，エビデンスは弱い。SOR C

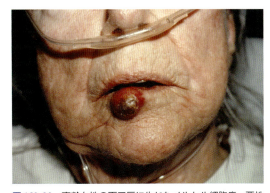

図 169-20 高齢女性の下口唇に生じたメルケル細胞癌。悪性度が高く，死亡率が高い（Reproduced with permission from Jeff Meffert, MD.）

予防／スクリーニング

- すべての皮膚癌の予防は日光防御から始まる。
- 多数の無作為化比較試験（RCT）で日々の日焼けどめの使用が，日光と関連した SCC の発生を減らすことが証明さ

表169-1 原発性皮膚SCCの治療法のまとめ

治療	適応	禁忌	注意
外科切除	すべての切除できる腫瘍	手術死亡率が許容できないほど高い	SCCの一般的な治療。高リスクの腫瘍では広いマージンをとったり、病理学的に確認が必要
病理学的コントロールを伴うモース手術/切除	高リスクの腫瘍、再発する腫瘍	手術死亡率が許容できないほど高い	高リスクの腫瘍の治療法
放射線療法	切除不能な腫瘍	境界不明瞭なもの	
掻爬・電気凝固術	小さく、境界明瞭な低リスクの腫瘍	高リスクの腫瘍	外科切除に先立って掻爬術を行うのは有益かもしれない
凍結療法	小さく、境界明瞭な低リスクの腫瘍	高リスクの腫瘍、再発する腫瘍	経験のある医師にのみ適する

(Data from Motley R, Kersey P, Lawrence C. Multiprofessional guidelines for the management of the patient with primary cutaneous squamous cell carcinoma. BrJ Plast Surg. 2003;56:85-91.)

れている[7),8)]。SOR Ⓐ 最も長期間のRCTでは、4.5年間で、日焼けどめを規則的に頭部、頸部、手、前腕に塗ると、研究期間内においてSCCの発生が減少した[7)]。試験終了後、参加者はもう8年間フォローアップされたが、SCCの発生率は期間全体で、40%減少し、減少率は著明であった[8)]。

- 日光防御は、日光を避けることも含まれる。特に、UVがピークの時間帯を避け、衣類を身につけ、日焼けどめを使用することである。
- 室内での日焼けは安全ではなく、避けるべきである。
- 米国予防医学専門委員会（USPSTF）は一般市民においてあらゆる皮膚癌のスクリーニングを行う十分な証拠はないとしている[9)]。
- ほとんどの専門家はSCCの高リスク集団（特に皮膚癌の既往のある患者、高リスクの家族歴のある方、特定の日光曝露に対して高リスクのスキンタイプの方、臓器移植後の免疫抑制状態の患者を含む）は、訓練された医師による定期的なスクリーニングを受けるべきであるとしている。
- 自己スクリーニングのエビデンスは乏しいが、皮膚癌の高リスクの方は自己の皮膚を観察するよう啓発されるべきである。疑わしき病変があれば、病院を受診すべきである。

予後

免疫能正常の患者で、小さく、2 mmより薄い病変で、切除断端が陰性であれば予後はきわめて良好である。これらの患者では、転移の可能性はほとんどない。病変が厚ければ厚いほど転移の可能性は高くなる。6 mmより厚い病変では16%の確率で所属リンパ節転移を起こす[10)]。

フォローアップ

SCCの診断または治療後少なくとも1年に1回診察すべきである。3年での再発率は18%である[11)]。

患者教育

帽子、日焼けどめを常に使用すること。皮膚癌を早期発見するため、頻繁にフォローアップを受けること。

【Jonathan B. Karnes, MD／Richard P. Usatine, MD】

（清水佑一 訳）

170 メラノーマ

症例

40歳の女性が、頸部に新たに生じた黒色点に気づいた（図170-1）。診察では、病変は長径8 mmであり、非対称性で不規則な辺縁を有し、色調も多彩であった。shave biopsyでは上皮内メラノーマであった。病変は0.5 cmのマージンをとって切除され、残存病変は認めなかった。彼女は100%近い治癒率である可能性がある。

73歳の男性の妻は、夫の背中にあった「ほくろ」が徐々に大きくなり、出血することに気づいた（図170-2）。数年前からその「ほくろ」はあったようだ。1年前、医師は心配ないとの判断を下していたが、妻が再度診察をすすめた。図170-2Bは、潰瘍化と出血を示す色素沈着部位の拡大像である。楕円形の切除が行われ、組織像は皮下組織まで黒色色素が浸潤する結節型メラノーマであった（図170-2C）。組織では、Breslowの腫瘍深達度は22 mmであった。患者は腫瘍外科へ紹介された。2 cmのマージンをとって拡大切除が行われ、センチネルリンパ節生検も行われた。センチネルリンパ節は陽性であり、さらなるリンパ節郭清が行われ、計4つの腋窩リンパ節で陽性であった（1つが右、3つが左）。左のリンパ節は黒色で、腫大していた。遠隔転移は認めなかった。2つの所属リンパ節で顕微鏡的に陽性であったので、stageⅢCで

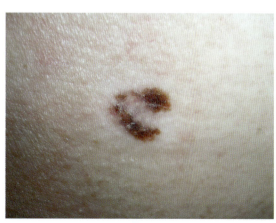

図170-1 40歳女性の頸部に生じた上皮内メラノーマ。中央が褪色していることに注目（Reproduced with permission from Richard P. Usatine, MD.）

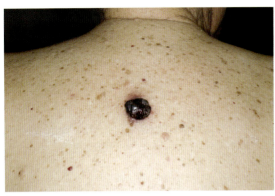
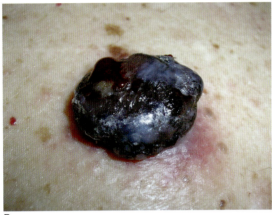
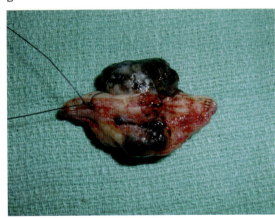

図170-2　A：73歳男性が背部に出血する「ほくろ」を主訴に来院。楕円形切除で，22 mm の深さの結節型メラノーマと判明した。B：結節型メラノーマの接写像。厚く，潰瘍と出血を伴うことがわかる。C：初回切除後の結節型メラノーマ。黒色色素が皮下脂肪まで進展していることがわかる。Breslow の腫瘍深達度は 22 mm，Clark のレベル分類は V であった（Reproduced with permission from Richard P. Usatine, MD.）.

あった。原発部位と，両側腋窩に放射線療法を受けた。分子標的学的な化学療法や，免疫療法の進歩にもかかわらず，彼は予後不良であった。

概説

　メラノーマ（悪性黒色腫）（melanoma）は 3 番目に多い皮膚癌であり，患者の多くが死亡する。メラノーマの発生率，死亡率は上昇している。多くの病変は定期受診で見つかる。早期発見されれば，外科切除でほとんど治癒が可能である。しかし，より深部まで浸潤した病変は転移しやすく，予後は悪い。よく知られたメラノーマにおける遺伝子変異に対する新しい治療が始まっており，いくらかの希望もある。しかし，一般に広く利益がもたらされるのはまだ先のことだろう。

疫学

- 2012 年に，およそ 76,250 人の患者が皮膚メラノーマと診断され，9,180 人が転移によって死亡している。1 時間に 1 人の割合である[1]。
- メラノーマの発生率はすべての年代において増加している。1992～2006 年の間で，非ヒスパニック系の白人における 65 歳以上の死亡率は増加している[2]。
- 発生率は，全世界において，年間 4～8％の割合で増加し続けている[3]。
- 米国では，65 歳以下においてはメラノーマによる死亡率は減少している[2]。
- 薄いメラノーマによる死亡が，全死亡の 30％以上を占める。
- 男性で 55 人に 1 人，女性で 36 人に 1 人が，生涯でメラノーマを発生する[1]。

危険因子

　危険因子は広く，遺伝因子，環境因子，遺伝と環境のコンビネーションによる表現型のリスクによるものと考えられている。たとえば，白人の子ども（遺伝因子）が，日焼けをする（環境因子）と，しみ（表現型）やメラノーマを生じやすくなる。

▶ 環境リスク

- 日光曝露。
  - 日焼けはメラノーマのリスクを 2 倍にし，より若い年代で影響が大きい。
- 赤道近くでの居住。
- 屋内での日焼け。
- 免疫抑制。
- 社会経済的に地位の高い人々（日焼けの機会が多い）。

▶ 遺伝リスク

- 白人，青色または緑色の眼，赤またはブロンドの毛髪。
- 男性。
- 第一度近親者内のメラノーマの家族歴。
- 色素性乾皮症，家族性異型多発母斑黒色腫症候群の既往歴。

▶ 表現型リスク

- 多発母斑。
- 多発異形成母斑症候群。
- 加齢。
- 皮膚癌の既往。

診断

▶ 臨床所見

　メラノーマの診断では，ABCDE ガイドラインを記憶する（図 170-3）[4]。

- A＝Asymmetry（非対称性）：多くの早期メラノーマは非対称性である。中線で二等分できない。良性の母斑は通常円形で，対称性である。
- B＝Border（境界）：早期メラノーマの辺縁はしばしば不整

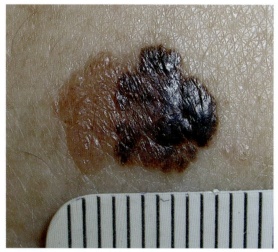

図170-3 背部に生じた表在拡大型メラノーマ。ABCDEの特徴を有する(Reproduced with permission from Richard P. Usatine, MD.)

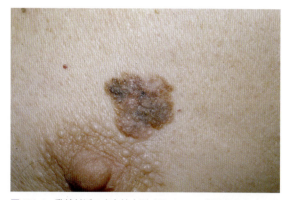

図170-4 乳輪付近の表在拡大型メラノーマ。脂漏性角化症と誤診してはならない。病変頭側の褪色部位に注目(Reproduced with permission from the University of Texas Health Sciences Center, Division of Dermatology.)

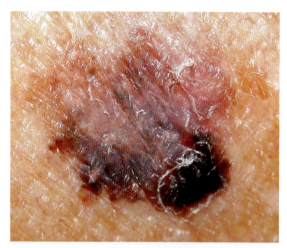

図170-5 腕に生じた0.25 mmの深さの表在拡大型メラノーマ。黒色部位に接した軽度のびらんを伴う淡いピンクの色調に注目(Reproduced with permission from Eric Kraus, MD.)

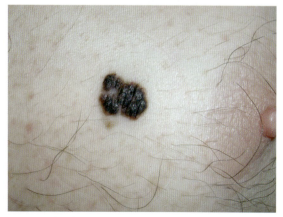

図170-6 色調多彩とメラノーマのABCDEの特徴を有する表在拡大型メラノーマ(Reproduced with permission from Jonathan B. Karnes, MD.)

で，波うち，ギザギザである。両性の母斑は滑らかで，整の辺縁を持つ。

- C＝Color variation(色調多彩)：両性の母斑は通常単一の茶色である。メラノーマはしばしば濃淡のある茶色，褐色，黒色を示し，赤色や白色，青色のこともある。
- D＝Diameter(直径6 mm以上)：早期メラノーマは多くの母斑より大きい傾向がある(注意：妊娠性母斑はしばしば大きい)。
- E＝Evolving(増悪傾向)：増悪傾向のある母斑はメラノーマを疑わせる。増悪傾向とは，大きさ，形態，症候(かゆみや痛み)，表面(特に出血)，色調の濃淡のことである。
- 400例のメラノーマと，680例の両性色素沈着性腫瘍を比較した前向きの対照試験では，メラノーマと良性母斑の間で，ABCDE基準で有意差を認めた($p<0.001$)[4]。
- 各基準の感度：A 57％，B 57％，C 65％，D 90％，E 84％。特異度：A 72％，B 71％，C 59％，D 63％，E 90％[4]。
- ABCDE基準の感度は，使用する基準数に依存する。2つでは89.3％，3つでは65.5％。特異度は，2つでは65.3％，3つでは81％[4]。
- ABCDE基準で陽性の基準数は，両性母斑(1.24±1.26)とメラノーマ(3.53±1.53，$p<0.001$)では異なる。不運なことに，メラノーマと，非典型の母斑では有意差はみられない[4]。

メラノーマには主に4病型がある。結節型メラノーマを除いて，その他3病型での増殖相は，放射状の増殖が真皮浸潤に先立って起こることによって特徴づけられる。現在は，病変の病理学的な厚さが，病理学的タイプにかかわらず腫瘍のstageや予後予測に用いられる。将来的には，分子学的分析でより正確なリスク分類が可能となるであろう[5]。

メラノーマの4病型を示す。

1) 表在拡大型メラノーマ：最も多く，70％を占める(図170-3〜図170-6)。真皮浸潤を起こす前に放射状に増殖する。最初のサインは，辺縁不整な，いくらか幾何学的形態の平坦な斑やわずかに隆起した褪色した局面の出現である。色調は様々で，褐色，茶色，黒色，赤色，青色，白色の領域を持つ。これらの病変は，古い母斑に生じることもある。体のどこにでもみられうるが，男性では体幹部，女性では足に最も生じやすい。上背部にはいずれの性でも生じる。

170章 メラノーマ 615

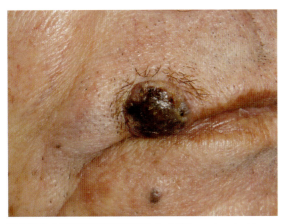

図170-7 口唇の厚い結節型メラノーマ（Reproduced with permission from Jonathan B. Karnes, MD.）

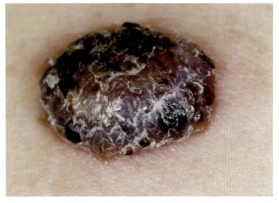

図170-9 37歳白人女性の肩に生じた隆起した厚い結節型メラノーマ。幼少期より日焼けが高度であった。結節上の，多彩な色調に注目。Breslowの腫瘍深達度は8.5 mmであり，ClarkのレベルV分類はVであった。センチネルリンパ節は陰性で，拡大切除の後，放射線療法を受けた（Reproduced with permission from Richard P. Usatine, MD.）

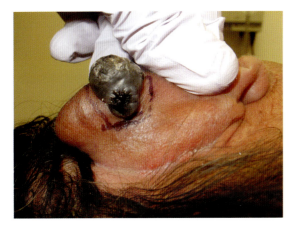

図170-8 耳介後部に生じた巨大な結節型メラノーマ。深さは8 mmであった（Reproduced with permission from Jonathan B. Karnes, MD.）

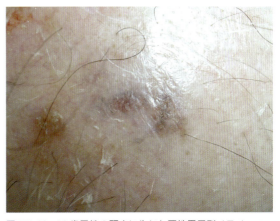

図170-10 82歳男性の頭皮に生じた悪性黒子型メラノーマ。Breslowの腫瘍深達度は0.9 mm。scoop biopsy薄切で病変を完全切除でき，予後の正確な推定が可能であった（Reproduced with permission from Richard P. Usatine, MD.）

若年にみられるメラノーマは多くがこのタイプである[5]。

2) 結節型メラノーマ：15〜30％を占める（図170-2，図170-7〜図170-9）[5]。診断された時点ですでに浸潤をきたしており，腫瘤となると悪性と認識される。色調はほとんど黒色であり，青色や灰色，白色，茶色，褐色，赤色，もしくは色素沈着を示さないこともある。図170-9の結節は色調多彩である。

3) 悪性黒子型メラノーマ：4〜15％に生じる[4]。表在拡大型と似ており，平坦な，やや隆起したまだらな褐色，茶色，もしくは濃い茶色で変色している。このタイプのメラノーマは高齢者に多く，顔や耳，腕や上部体幹の慢性的に日光曝露していた，損傷を受けた部位にみられる。顔にみられるメラノーマのほとんどはこのタイプである。平均発症年齢は65歳で，5〜20年かけてゆっくり増大する。前病変の悪性黒子の，およそ5％の症例がメラノーマに進展する。in situの前病変の大きさは直径3 cm以上のことが多く，最低10〜15年経過していることがほとんどである（図170-10，図170-11）（166章「悪性黒子」参照）。

4) 末端黒子型メラノーマ：白人には最も少ないタイプ（2〜8％）。アフリカ系アメリカ人には最も多く（70％），アジア人にも多い（45％）[5]。爪の下や掌蹠に生じる（図170-12〜図170-16）。診断が遅れるため，予後は悪い。爪下のメラ

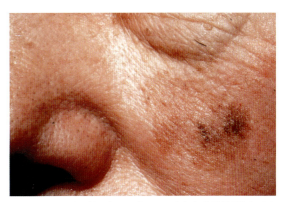

図170-11 高齢男性の顔面に生じた巨大な色素沈着部位を呈する悪性黒子型メラノーマ（Reproduced with permission from the Skin Cancer Foundation. For more information www.skincancer.org.）

ノーマは爪全体の変色，爪のなかの縦型の帯状の色素沈着を示す。爪下の色素沈着が爪郭部を越えて拡大すると，ハッチンソン徴候と呼ばれ，末端黒子型メラノーマを強く

616　第14部　皮膚

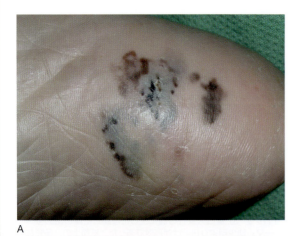

A

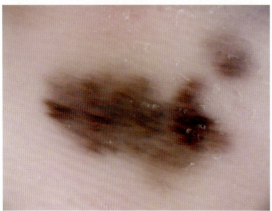

B

図170-12　A：足底の末端黒子型メラノーマ。数年間気づかれなかった。B：足底のメラノーマのダーモスコピー像の特徴である皮丘パターン(parallel ridge pattern)(Reproduced with permission from Richard P. Usatine, MD.)

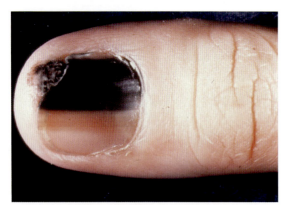

図170-13　爪と爪床に色素過剰を呈した白人男性の爪下メラノーマ(Reproduced with permission from the Skin Cancer Foundation. For more information www.skincancer.org.)

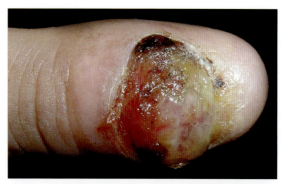

図170-14　37歳女性の第5指の外傷後に生じた末端黒子型メラノーマ。しばらく診断が見逃されていた。腫瘍の深さは3mmを超えていた。アンピュテーションを施行され，センチネルリンパ節生検が行われた(Reproduced with permission from Richard P. Usatine, MD.)

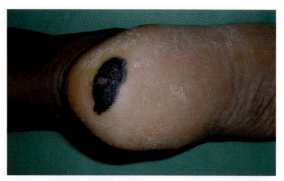

図170-15　30歳黒人女性の足に生じた結節型と末端黒子型メラノーマ。潰瘍を認め，腫瘍の深さは5.5mmであった。センチネルリンパ節生検が施行され，2/2が陽性であった。Clarkのレベル分類はIVで，stage IIICであった(pT4b N2a M0)(Reproduced with permission from Richard P. Usatine, MD.)

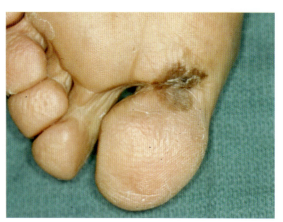

図170-16　数年間気づかれなかった足底に生じた末端黒子型メラノーマ(Reproduced with permission from the University of Texas Health Sciences Center, Division of Dermatology.)

示唆する(図170-14参照)(189章「爪の色素沈着」参照)。頻度の多くないタイプのメラノーマには以下のものがある。
- 無色素性メラノーマ(メラノーマの5%以下)は，色素沈着に乏しく，ピンク色もしくは肌色で，しばしば基底細胞癌(BCC)や有棘細胞癌，破裂した毛包に似る。先の4つのタイプどれもが，無色素性変異として現れうるが，結節型メラノーマのタイプが最も多い。これらはより悪性度が高く，色素沈着のあるものよりBreslowの腫瘍深達度がしばしば深い(図170-17～図170-19)[6]。
- その他のまれなメラノーマの変異は，以下を含む。(a)母斑性黒色腫，(b)悪性青色母斑，(c)線維形成性/紡錘形/神経向性悪性黒色腫，(d)淡明細胞肉腫(実は，メラノーマであ

170章 メラノーマ 617

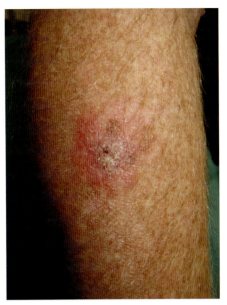

図170-17　著明な日光によるダメージを受けた中年男性の腕に生じた無色素性メラノーマ。Breslowの腫瘍深達度は1.5 mmであった（Reproduced with permission from Jonathan B. Karnes, MD.）

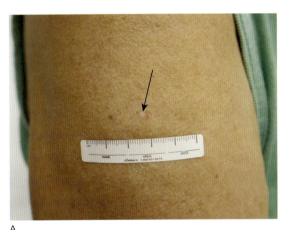

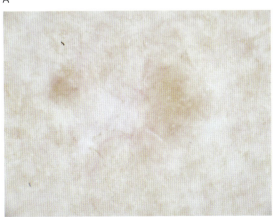

図170-18　A：腕に生じた無色素性メラノーマ（矢印）。小さく色素沈着がないため，容易に見逃される。B：同一のメラノーマのダーモスコピー像。白色の中心部，辺縁の色素沈着ネットワーク，辺縁の褐色構造部位，不規則多形血管（Reproduced with permission from Jonathan B. Karnes, MD.）

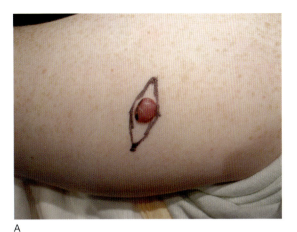

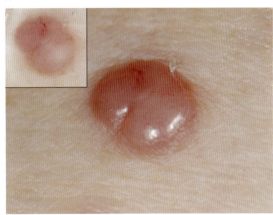

図170-19　A：楕円形切除前の若い女性の腕に生じた無色素性メラノーマ。診断は予想外であり，色素沈着がなくとも疑わしき病変は切除することが重要である（Reproduced with permission from E. J. Mayeaux Jr, MD.）。B：無色素性メラノーマのダーモスコピー像（右上）。ダーモスコープを使用することで異常な血管パターンを認識し，無色素性メラノーマを強く疑うことが可能となる（Reproduced with permission from Ashfaq Marghoob, MD.）

る），（e）アニマル-タイプメラノーマ，（f）眼メラノーマ，（g）粘膜の（黒子型）メラノーマ[5]。

典型的分布

メラノーマは典型的には白人男性の体幹部，白人女性の下肢や背部に生じるが，メラノサイトが存在する部位にはどこにでも生じうる。アフリカ系アメリカ人，ヒスパニック，アジア人で最も多い部位は足底，次いで爪下，手掌，粘膜面，である。

ダーモスコピー

ダーモスコピーは色素沈着部位にメラノーマが疑われる場合に使われる。生検が必要か否かについての決定の際にも用いられる[7]。専門家がメラノーマ401例をダーモスコピーで評価した試験では，ABCDE基準で66.6％だった感度が80％まで上昇し，特異度も79.3％から89.1％まで上昇した（図170-20）[7]。

60人（35人の一般内科医，10人の皮膚科医，16人の皮膚科研修医）の医師によるダーモスコピーを研究した試験では，40の病変像を，ABCD基準，Menzies method，7-point check list，パターン分析を用いてダーモスコピーを行い，単純な視診と比較して感度が上昇した[8]。医師はそれぞれCD-ROM

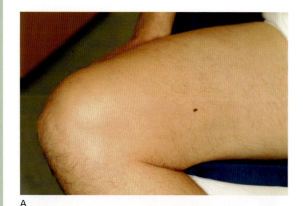

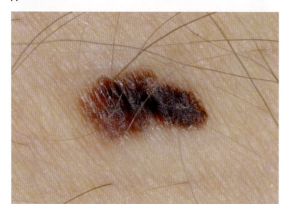

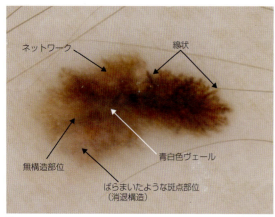

図 170-20　A：脚に生じたメラノーマ。小さいため(7 mm 大)，見逃されうる。B：近接像。非対称性で，不規則な辺縁を持ち，色調が多彩である。C：メラノーマのダーモスコピー像は，青白色ヴェール，分枝状線状，色素ネットワーク，無構造部位，ばらまいたような斑点部位(消退構造)，である。この早期表在拡大型メラノーマは切除時，0.55 mm とわかった (Reproduced with permission from Ashfaq Marghoob, MD.)

(図Cラベル: ネットワーク, 線状, 無構造部位, 青白色ヴェール, ばらまいたような斑点部位(消退構造))

> **Box 170-1　NCCN—Melanoma Guidelines on the Principles of Biopsy State[12]**
>
> - 1～3 mm のマージンをとった全切除生検(楕円形，パンチ〈病変全体が小さい場合〉，または saucerization)が推奨される
> - 確実に広く切除することを念頭において，生検の説明を計画しなければならない
> - 病変が臨床的に厚い部位に対して，十分な厚さをもった部分生検もしくはパンチ生検が，ある種の解剖学的部位，または非常に巨大な病変においては許容される(例：掌蹠，指，顔面，耳)
> - shave biopsy(sauserization や深い shave biopsy ではない)は，病理学的診断や Breslow の腫瘍深達度の診断に妥協を生むが，疑いが低ければ許容される
> - 上皮内悪性黒子型メラノーマは，広い shave biopsy が診断に有用かもしれない[12]

を用いてダーモスコピーのトレーニングを受けた。通常の写真を用いた単純な視診では，正確な診断の感度は 61%，特異度は 85%で，診断の正確度は 73%であった。ダーモスコピー像では，感度は上昇した(パターン分析で 68%，ABCD 基準で 77%，7-point check list で 81%，Menzies method で 85%)。特異度は上昇しなかった。メラノーマを見逃さないためには，特異度よりも感度が重要である。生検数は，特異度がいくらか低下するのに伴って，増加するかもしれない

が，生検そのものはメラノーマと他の良性の色素沈着病変とを鑑別する最も特異度の高い手段である[8]。

メラノーマのダーモスコピーの所見は以下のとおりである。
- 非定型な色素ネットワーク(分枝状線状を含む)。
- 不規則な線状：仮足と放射状の流れ。
- 非典型色素小点，小球。
- 色素ネットワークの欠如。
- 斑(偏在した)。
- 青白色ヴェール/ばらまいたような斑点部位(消退傾向)。
- 隆起部の青白色ヴェール。
- 血管構造。
- 辺縁の褐色～茶色の無構造部位。

図 170-20 はこれらの特徴を示す(巻末の付録 C 参照)。

生検

十分な厚さの皮膚生検が，メラノーマ診断のゴールドスタンダードである。短いマージンをとった(1～3 mm)完全切除生検は，病理学的診断と，腫瘍のステージングに理想的である(Box 170-1)。メラノーマの切開生検では予後は悪化しないとのエビデンスがあるが，診療の場において病変が巨大で切除できない場合にのみ考慮されるべきである。臨床的な印象と，病理学的所見が著明に異なるときは，病理学者と議論し，まだやっていなければ臨床写真を供覧すべきである。病理学者に，「より深い切除」と「段階的切除」——すなわち，同じ一塊のパンをさらにスライスする——を依頼しなければならないかもしれない。付け加えるならば，メラノーマが疑われるけれども切開生検の結果が異なるときは，完全切除に進むか，それが可能な外科医に相談することである。

生検手技に関する強い意見は存在するが，薄片生検 saucerization(scoop biopsy または深い shave biopsy)で 97%の症例で正確な診断や，ステージングに結びつくエビデンスが存在する(図 170-21)[9]。それでも，浅い shave biopsy では重要なステージングの情報が得られない可能性や，ステージングを高くしてしまう可能性，不必要なリンパ節生検を行ってしまう可能性がある。しかし，悪性黒子型メラノーマのような非常に巨大な病変にとっては，1 つもしくは数個のパンチ生検よりは，広い scoop biopsy(薄片生検)によって，病理学者によりよい組織を提供できるであろう(図 170-10 参照)[10]。

皮膚メラノーマの病理学的診断における部分生検の重要性

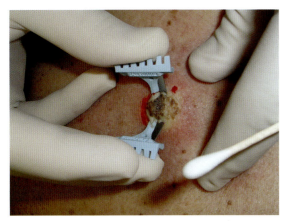

図 170-21　表在拡大型メラノーマが疑われる病変の色素沈着病変全体の，saucerization(scoop biopsy または深い shave biopsy)が，DermaBlade で行われているところ。Breslow の腫瘍深達度は 0.6 mm で，1 cm のマージンをとって完全外科切除術が行われた (Reproduced with permission from Richard P. Usatine, MD.)

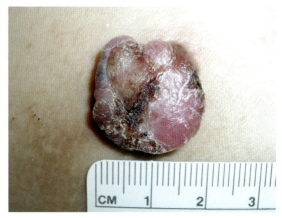

図 170-22　若い女性の背部に生じた厚い潰瘍を伴った結節型メラノーマ。化膿性肉芽腫や，基底細胞癌と誤診されうる。最も重要なことは，十分な深さをもった生検が行われたことである。メラノーマの深さは 1 mm 以上であり，患者はセンチネルリンパ節生検を伴った完全切除を施行された (Reproduced with permission from Richard P. Usatine, MD.)

については，オーストラリアの Ng らによって広く研究されている。彼らは，病理学的誤診のオッズが増加するのは，切除生検(薄片生検を含む)と比較して，メラノーマの部分パンチ生検(オッズ比〈OR〉16.6)と，shave biopsy (OR 2.6)と関連していると報告した。メラノーマの部分パンチ生検は誤診のオッズの増加と関連があり，予後を悪化させる(OR 20)[11]。

鑑別診断

　すべてのタイプの母斑は，メラノーマに似ていることがある。先天性母斑は，特に大きく，非対称性である。それゆえ，色素沈着部位が出生時よりあったのかを患者に聞くことが重要である。メラノーマは先天性母斑の上に生じることがあるので，変化する先天性母斑はメラノーマを除外するため生検する必要がある。

- 異形成性母斑は，異常なほくろともいわれるが，メラノーマに似る。非定型母斑がメラノーマであることを疑う際には，十分な深さの生検や広い scoop biopsy を行い，病理に提出すべきである。異形成性母斑で疑わしくないものは，写真や，頻回に診察するなどしてフォローアップすべきである(163 章「異形成性母斑」参照)。
- 脂漏性角化症は通常表面の亀裂と，いぼ状(こぶ状)の外観でくっついているようにみえる。良性で，前癌病変ではない。脂漏性角化症は暗い色素沈着や非対称性，辺縁不整や色調多彩を示すこともある。診断が不確かであれば生検すべきである。メラノーマを脂漏性角化症と誤診してはならない(図 170-4 参照)(156 章「脂漏性角化症」参照)。
- 日光黒子はしばしば顔面や手背の明るい茶色の斑にみえる。多くの患者はこれを liver spot と呼ぶが，肝臓とは何ら関係がない。顔面の巨大な孤立性の日光黒子は，悪性黒子型メラノーマに似ていることがある。このような場合は，最も疑わしい部位，もしくは病変全体を広く scoop biopsy する。
- 皮膚線維腫は，足や腕に最もよく生じる線維性結節である。肌色から黒色まであらゆる色調をとり，しばしば茶色の円状の色素で囲まれる。多くの例で，ピンチ試験では皮膚の陥凹を呈する(158 章「皮膚線維腫」参照)。

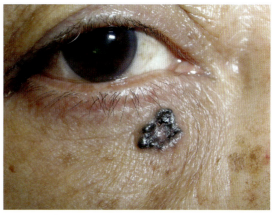

図 170-23　色調は黒だが，円形の真珠様の辺縁を有する，下眼瞼に生じた色素沈着性基底細胞癌。shave biopsy で，基底細胞癌と診断がついた (Reproduced with permission from Richard P. Usatine, MD.)

- 化膿性肉芽腫は，無色素性メラノーマに似るため，常に病変を病理検査に提出し，診断を確認すべきである(図 170-22)(159 章「化膿性肉芽腫」参照)。
- 色素沈着性 BCC は，メラノーマに似る。しかし，BCC の色素沈着はしばしば病変全体に散らばり，BCC のその他の特徴も持つ。すなわち，真珠様外観や丸い辺縁など(図 170-23，図 170-24)(168 章「基底細胞癌」参照)。ダーモスコピーが，色素沈着性 BCC の特異的所見を検索するのに大変有用である。

治療

- 皮膚メラノーマに対しては，Breslow の腫瘍深達度によって定められたマージンで皮膚の最深部まで完全に外科切除する。この深さは皮膚顆粒層から浸潤最深部まで接眼マイクロメーターを用いて計測された腫瘍の厚さである。
- 近年の推奨される切除マージンは，上皮内病変であれば 5 mm，浸潤性病変であれば 1～2 cm である。専門病院にお

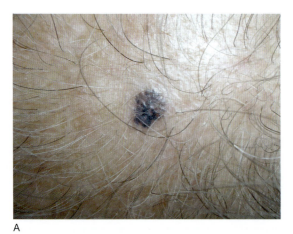
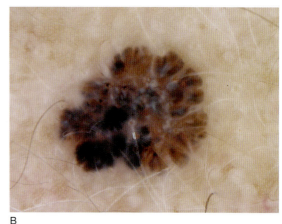

図170-24 A：頭皮に生じたメラノーマに似た色素沈着性基底細胞癌。B：ダーモスコピー像では典型的なカエデの葉のパターンを示す。shave biopsyで容易に診断がつく（Reproduced with permission from Richard P. Usatine, MD.）

表170-1 原発性メラノーマに対して推奨される切除マージン

腫瘍の厚さ	切除マージン			
	UK MSG	WHO	オーストラリア	オランダ MSG
上皮内	2～5 mm	5 mm	5 mm	2 mm
1 mm 未満	1 cm	1 cm	1 cm	1 cm
1～2 mm	1～2 cm	1 cm*	1 cm	1 cm
2.1～4 mm	2～3 cm（2 cm が望ましい）	2 cm	1 cm	2 cm
4 mm より大きい	2～3 cm	2 cm	2 cm	2 cm

MSG：Melanoma Study Group，WHO：世界保健機関
*：1.5 mm 以上の厚さのメラノーマは，2 cm が推奨される
（Data from Newton Bishop JA, et al. UK guidelines for the management of cutaneous melanoma. British Journal of Plastic Surgery. 2003；55(1)：46-54. Copyright 2003, with permission from Elsevier.）

ける近年の研究で，上皮内メラノーマのモース手術において 6 mm マージンと比較して，9 mm マージンの方が明確に利益がある[13]。各国の推奨を比較するため，表170-1 参照[14]。SOR Ⓐ

- モース手術は，特別に訓練された医師が行えば，上皮内の悪性黒子型メラノーマや線維形成性メラノーマ，末端黒子型メラノーマのサブタイプのような上皮内メラノーマのある種のタイプに進展してしまうようなサブクリニカルな腫瘍を完全に切除することが可能となる[15]。
- センチネルリンパ節生検は 1 mm 以上の深さの腫瘍に対して推奨され，より浅い病変でも，潰瘍を伴うようなものや，$1 mm^2$ あたり 1 つ以上の有糸分裂を伴うような病変は生検を考慮すべきである（図170-25）。近年のガイドラインでは，T1a と T1b を区別するのに Clark のレベル分類が，$1 mm^2$ あたりの有糸分裂数に置き換わっている[16]。
- 進行したメラノーマの患者は，集学的治療を受けるべきである。化学療法の併用や，免疫治療のコンビネーション治療を受けるべきである。多くの臨床試験が進行しており，3つの新薬，すなわちインターフェロン 2a，ベムラフェニブ，イピリムマブが進行したメラノーマに対して認証された。緩和ケアへのコンサルトを考慮すべきである。
- 転移性メラノーマに対して，近年の 2 つの新しい化学療法薬が，米国食品医薬品局（FDA）によって認可された（図170-26）。1 つは，ベムラフェニブであり，多くのメラノーマで発現している，BRAF 変異を標的にしたモノクローナル抗体である。イピリムマブは，制御性分子である CTLA-

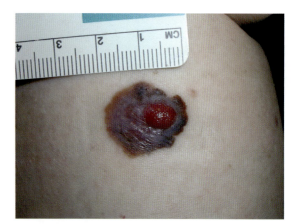

図170-25 37歳女性の脚に生じた進行した厚いメラノーマ。Breslow の腫瘍深達度は 3 mm 以上であった。センチネルリンパ節生検を伴う広範切除が施行された（Reproduced with permission from Richard P. Usatine, MD.）

4 をブロックすることで免疫系を湿らせるのを防ぐ。両者ともに，ダカルバジンとともに使用され，小さいながらも明確に無増悪生存期を延ばした[17]。

予防／スクリーニング

- メラノーマの予防は日光防御から始まる。
- 近年まで，日焼けどめがメラノーマを予防する根拠はなかった。近年の研究で，成人において浸潤性メラノーマの

リスクを軽減するエビデンスがいくらか示された[18]。
- 日光防御は，日光を避けること，防御する衣類を身につけること，日焼けどめを使用することが含まれる。
- 室内での日焼けは安全ではなく，避けるべきである。
- 米国予防医学専門委員会（USPSTF）は，一般市民においてメラノーマや皮膚癌の定期的スクリーニングを行う十分な証拠はないとしている[19]。
- ほとんどの専門家は，メラノーマの高リスク集団（特にメラノーマの既往のある患者，高リスクの家族歴のある方，特定の日光曝露に対して高リスクの皮膚タイプの方）は，熟練した医師による定期的なスクリーニングを受けるべきであるとしている。
- 自己スクリーニングのエビデンスは乏しいが，メラノーマの高リスクの方は自己の皮膚を観察するよう啓発されるべきである。疑わしき病変があれば，病院を受診すべきである。

予後

予後は，腫瘍の深さ，有糸分裂率，潰瘍の有無，リンパ節転移の有無，転移の有無に依存する。stage 0 では，外科切除でほとんど治癒可能である。腫瘍の厚さで分けた10年生存率は，上皮内病変であればほとんど100％，1 mm 未満であれば92％，1〜2 mm であれば80％，2〜4 mm であれば63％，4 mm より厚ければ50％である。結節性，もしくは遠隔転移を考慮すると，stage III では結節性転移の個数によって，39〜70％の5年生存率となる。stage IV では32〜62％の1年生存率となる[16]。

フォローアップ

フォローアップの必要性は，stage によって決定される。2010年の対がん米国合同委員会（AJCC）の staging system を表170-2 A, B に示した。予後は病変が深くなるほど，有糸分

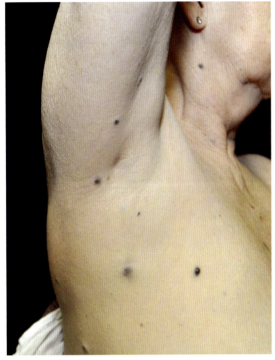

図170-26　体と頸部にばらまかれたような黒色結節。メラノーマの転移である（Reproduced with permission from Richard P. Usatine, MD.）

表170-2A　皮膚悪性黒色腫のTNM stage 分類

T 分類	厚さ(mm)	潰瘍の状態/有糸分裂
Tis	適応せず	NA
T1	1 mm 以下	a：潰瘍なし，かつ有糸分裂数が1 mm²あたり1未満 b：潰瘍あり，または有糸分裂数が1 mm²あたり1以上
T2	1.01〜2.00 mm	a：潰瘍なし b：潰瘍あり
T3	2.01〜4.00 mm	a：潰瘍なし b：潰瘍あり
T4	4.00 mm より大きい	a：潰瘍なし b：潰瘍あり
N 分類	転移リンパ節数	リンパ節転移の程度
N0	0	NA
N1	1	a：顕微鏡的転移* b：臨床的転移#
N2	2〜3	a：顕微鏡的転移* b：臨床的転移# c：リンパ節転移を伴わない in transit 転移またはサテライト病巣
N3	4個以上のリンパ節転移，または癒合したリンパ節転移，リンパ節転移を伴う in tansit 転移またはサテライト病巣	
M 分類	部位	血清 LDH
M0	遠隔転移なし	NA
M1a	遠隔の皮膚，皮下またはリンパ節転移	正常
M1b	肺転移	正常
M1c	その他の臓器転移 すべての遠隔転移	正常 上昇

NA：適応せず，LDH：乳酸脱水素酵素
*：センチネルリンパ節生検で診断されたもの
#：臨床的に発見できるリンパ節転移で，病理学的に確認されたもの

表170-2B 皮膚悪性黒色腫の解剖学的 stage 分類

	臨床的 stage*				病理学的 stage#		
	T分類	N分類	M分類		T分類	N分類	M分類
0	Tis	N0	M0	0	Tis	N0	M0
ⅠA	T1a	N0	M0	ⅠA	T1a	N0	M0
ⅠB	T1b	N0	M0	ⅠB	T1b	N0	M0
	T2a	N0	M0		T2a	N0	M0
ⅡA	T2b	N0	M0	ⅡA	T2b	N0	M0
	T3a	N0	M0		T3a	N0	M0
ⅡB	T3b	N0	M0	ⅡB	T3b	N0	M0
	T4a	N0	M0		T4a	N0	M0
ⅡC	T4b	N0	M0	ⅡC	T4b	N0	M0
Ⅲ	Any T	N>N0	M0	ⅢA	T1-4a	N1a	M0
					T1-4a	N2a	M0
				ⅢB	T1-4b	N1a	M0
					T1-4b	N2a	M0
					T1-4a	N1b	M0
					T1-4a	N2b	M0
					T1-4a	N2c	M0
				ⅢC	T1-4b	N1b	M0
					T1-4b	N2b	M0
					T1-4b	N2c	M0
					Any T	N3	M0
Ⅳ	Any T	Any N	M1	Ⅳ	Any T	Any N	M1

*：臨床的ステージングでは，原発巣の病理学的ステージングと，臨床所見，放射線画像所見で転移評価を行う．通常，原発巣の全切除を行い，局所リンパ節転移または遠隔転移の臨床的アセスメントを行いステージングする
#：病理学的ステージングでは，原発巣の病理学的評価とともに，部分的（例：センチネルリンパ節生検），または完全なリンパ節切除の後の局所リンパ節の病理学的評価を含む．stage 0 または stage ⅠA は例外で，リンパ節の病理学的評価は必要ない

裂率が高くなるほど，潰瘍が存在するほど，転移リンパ節が多いほど，転移が多いほど悪化する．

stage 0，Ⅰの皮膚メラノーマのフォローアップは，皮膚癌スクリーニングに熟練した医師による定期的検査で行う．全身の写真撮影が，多発母斑の患者のモニターに役立つ．メラノーマの既往のある患者において引き続いてメラノーマが発生する確率は，最初にメラノーマを発生する確率の10倍以上である．最も再発率が高いのは，最初の診断から3～5年が経過した時点である[20),21)]．

患者教育

日光曝露を避け，新しく生じた，もしくは変化した「ほくろ」をモニターすること，メラノーマ早期発見に熟練した医師によって毎年皮膚検査を受けることを推奨する．

【Jonathan B. Karnes, MD／Richard P. Usatine, MD】
（清水佑一 訳）

12節　浸潤性・免疫性

171 環状肉芽腫

症例

右手にリング状の隆起を認めた39歳の女性．診断の前に，別の医師が局所ステロイドと抗真菌薬を処方したが，効果は認めなかった．局所の臨床的外観により環状肉芽腫（granuloma annulare）と診断され，患者は病変内ステロイド局注が提示され，図171-1A に示すように，トリアムシノロンアセトニドが注射された．患者はその後の数週間で改善がみられたが，1カ月以内に新しい病変が手の他のところに現れはじめた（図171-1B）．追加で注射をした1カ月後，病変は退行を認めたが，右腕に新たな病変が出現した（図171-2A）．次の来院時には，患者は新たな病変を患っていた（図171-2B）．播種性環状肉芽腫の診断が行われ，全身療法が開始された．

概説

環状肉芽腫は，小さな淡赤色の丘疹と融合し落屑のない環状斑を呈する，一般的な皮膚病態である．前述した病像ゆえ，貨幣状湿疹や体部白癬と誤診されることがある．分布，パターン，落屑の欠如は重要な診断の手がかりとなる．

疫学

- 女性に多く（男性の2倍）認める[1)]．
- 環状肉芽腫の4つの表現型は，局所性，播種性／全身性，穿孔性，皮下型である．
- 4つのタイプのうち，局所性のものが最も多くみられる[1)]．

病因／病態生理

- 原因不明の皮膚の良性炎症性障害である[1)]．
- 疾患は普通自己限定性であるが，何年も持続する可能性がある．
- 病態に関連するものとして糖尿病，ウイルス感染（HIV を含む），ボレリアおよびレンサ球菌感染，昆虫刺傷，リンパ腫，結核および外傷が含まれる[2),3)]．
- 提案されているメカニズムの1つは，マクロファージのヘルパーT細胞（Th1）への分化の結果としての遅発型過敏反応である．これらのマクロファージは，TNF-α およびマトリックスメタロプロテナーゼを発現する細胞となる．活性型マクロファージは，真皮コラーゲンマトリックス分解の原因となる[4)]．
- gil-1 癌遺伝子の高発現と，環状肉芽腫を含む皮膚の顆粒状病変との間の関連性が確立されている[5)]．

危険因子

特定可能な唯一の危険因子は女性である．いくつかの関連因子があるが，原因となるものは何も見つかっていない．

171章 環状肉芽腫　623

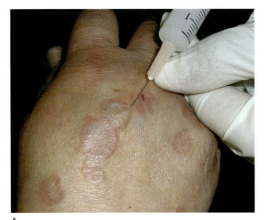

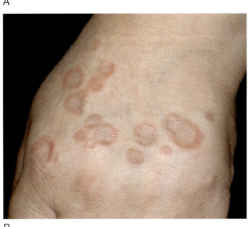

図 171-1　A：42 歳女性の環状肉芽腫。最初の来院時に，病変内へのステロイド局注を行い，消退を認めた。B：同一患者の数カ月後。反対側に新しい環状肉芽腫を認める。追加注射が希望された（Reproduced with permission from Richard P. Usatine, MD.）

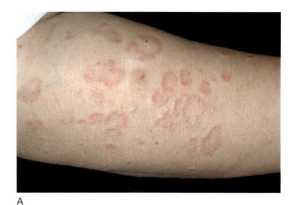

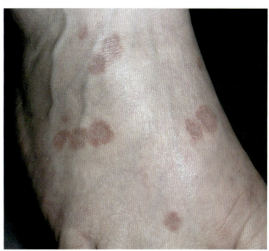

図 171-2　A：図 171-1 と同一患者の 1 カ月後。腕と足に新しい病変を認めた。彼女は播種性環状肉芽腫になっていた。以前の病変内へのステロイド注射に続いて，中央領域に色素脱落を認める。B：同一患者の足に播種した環状肉芽腫像。リングは平坦で，多くは癒合している（Reproduced with permission from Richard P. Usatine, MD.）

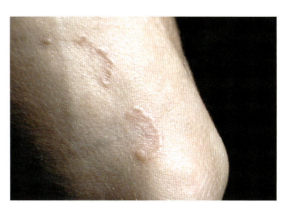

図 171-3　リングが完全ではない肘上の環状肉芽腫。この患者は 50 歳で，過去 10 年間で新規病変が出現している（Reproduced with permission from Richard P. Usatine, MD.）

診断

▶ 臨床所見

　環状病変は，肌色ないし紅斑様で隆起した境界を有する（図 171-1，図 171-2 参照）。リングは紫色か色素沈着していることが多い（図 171-2B 参照）。

　リングは中央に窪みがあることが多い。病変は 2 mm～5 cm の範囲である。環状肉芽腫の古典的な外観は環状であるが，リング状ではなく弓状の場合もある（図 171-3）。最も重要なのは，体部白癬（白癬）にみられるような鱗屑がないことである。

▶ 典型的分布

　4 種類の環状肉芽腫のタイプは，それぞれ異なる分布を有する。局所性と播種性環状肉芽腫の唯一の相違点は，後者において播種した病変が体幹および首に広がり，日光に曝露された領域でより顕著になるという点である[6]。

- 局所性：患者の 75％がこれである。最も一般的な形態の環状肉芽腫である[1]。典型的には四肢の背側表面，特に手足に孤立性病変として現れる（図 171-4）。
- 播種性または全身性：大人はこの形態が最も多く，四肢に始まり，体幹および首に広がる（図 171-5）。
- 穿孔：小児および若年成人で，合体して典型的な環状斑を形成する 1～4 mm の環状丘疹 1～数百個からなる。この型は体のどこにでも現れるが，四肢，特に手や指に親和性がある（図 171-6）[7]。丘疹は粘りがあり，クリーム状または透明で粘性のある液体を滲出させることがある。

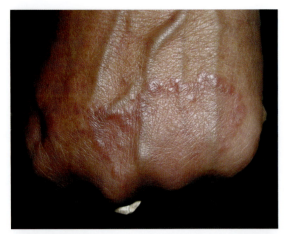

図 171-4　大きく不規則な環状肉芽腫の環状病変。このリングも不完全である（Reproduced with permission from Richard P. Usatine, MD.）

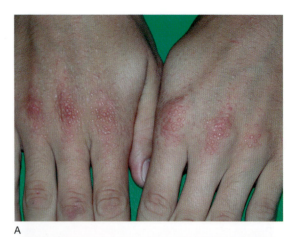

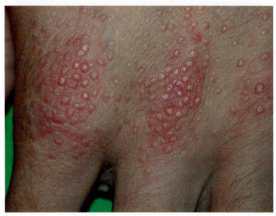

図 171-6　A：生後 9 カ月以降の無症候性の手背部の穿孔性環状肉芽腫。6 カ月前に，両方の肘に病変が現れはじめた。以前は伝染性軟属腫と誤診された。B：拡大像（Reproduced with permission from Eric Kraus, MD.）

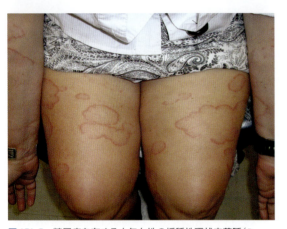

図 171-5　糖尿病を有する中年女性の播種性環状肉芽腫（Reproduced with permission from Richard P. Usatine, MD.）

- 皮下型：急速成長する無痛の，四肢，頭皮および前頭部の皮下，または真皮の結節として存在する。この型の環状肉芽腫は主に小児に生じる（図 171-7）[6]。境界は不明瞭である。

検査所見

環状肉芽腫の診断は生検を必要とせずに臨床所見のみで行われることが多い。異常な外観がリウマチ結節であると誤解される可能性があるため，皮下環状肉芽腫は例外である。組織学的検査では，ムチンの増加を認めるが，これは環状肉芽腫の明確な特徴である。また，真皮中央への組織球の密な浸潤と血管周囲への疎なリンパ球の浸潤も存在する。組織球は，ムチンの集合を囲む柵状の細胞として，またはびまん性の間質性パターンとして分布する。表皮に変化は生じない[3]。

鑑別診断

- 体部白癬：盛り上がった鱗状境界を持ち，体表面のどこにでも存在する。水酸化カリウム（KOH）テストにより，複数の分枝を有する菌糸が明らかにできる（136 章「体部白癬」参照）。
- 遠心性環状紅斑：太腿および脚に親和性を有する。これらの病変の直径は，2〜5 mm/日の速度で拡大し，進展する境界内に蔓状の落屑を認める[2]。生検は，この状態を環状肉芽腫と区別する際に役立つ（204 章「遠心性環状紅斑」参照）。
- 貨幣状湿疹は一般的に四肢に現れるが，ほとんどの場合，落屑や激しいかゆみを有する（146 章「貨幣状湿疹」参照）。
- ばら色粃糠疹：しばしば鱗状の蔓状捲縮輪を伴う卵形病変を示す。病変はわずかに隆起し，環状肉芽腫には存在しない落屑を有する（151 章「ばら色粃糠疹」参照）。
- リウマチ結節：皮下環状肉芽腫の外観を模倣することがある。これらの結節は，関節痛やその他の関節炎の臨床徴候とともに，患者の肘，指および他の関節上にしばしばみられる（99 章「リウマチ性関節炎」参照）。リウマチ結節は，環状肉芽腫のムチンとは対照的に，組織学的検査でフィブリン沈着を有する。

治療

この疾患に対する様々な治療法の根拠は，無作為化比較試験（RCT）ではない小規模の症例検討である。この病気は無症候性であり，治療は美容的外観を改善するだけである。びまん性病変は心理的苦痛を引き起こすことがあるので，多くの患者が介入を望む。環状肉芽腫は自然治癒することが多いのに対し，治療によっては永続する色素沈着や皮膚萎縮の原因となることがある。以下のいくつかの治療法が有効と考えら

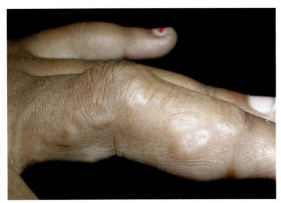

図171-7 皮下環状肉芽腫。小さな環状パターンを伴う指の肥厚。指の形の歪みを伴う軟部組織浸潤（Reproduced with permission from Richard P. Usatine, MD.）

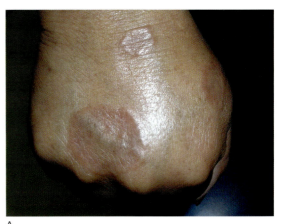

A

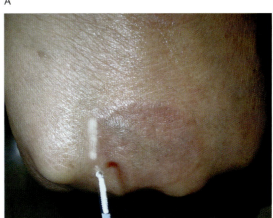

B

図171-8 A：53歳のヒスパニック系女性の右手背の環状肉芽腫。B：最も大きな環状肉芽腫の凍結療法

れるが，実際には自然軽快していても，これらの治療法が機能したようにみえてしまう。

局所性

- 局所性環状肉芽腫（平均年齢8.6歳）の子どもの後ろ向き研究では，42人中39人が2年以内に完全な治癒を示した。平均所要時間は1年だった。自然軽快するために，研究者はほとんどの治療は不要と考えている[7]。治療の選択肢として，注意深い観察がある[8]。SOR **B**
- 環状肉芽腫病変へコルチコステロイド局注を行えば，注入された領域の治癒を得ることができる（図171-1 参照）。27ゲージの針を用いて3～5 mg/mLのトリアムシノロンアセトニド（Kenalog）をリング自体に直接注射する。SOR **C** 大きな注射リングで360度取り囲むには，4回の注射が必要である。主要な合併症には，色素脱落（図171-2A参照）および注射部位の皮膚萎縮が含まれる。
- 凍結療法では，9人の患者については亜酸化窒素を使用し，22人の患者については液体窒素を用いた。1回の凍結療法後に80％で病変の消失を認めた。しかし，病変が4 cmを超える場合，液体窒素で治療された19人の患者のうち4人が萎縮性瘢痕を発症した。すべての患者で水疱を認めた[9]。凍結萎縮は10秒を超える凍結融解サイクルを回避し，治療領域を重複させないことで防ぐことができる[10]。SOR **C**
- 53歳のヒスパニック系女性。両手背表面に環状肉芽腫を有し，右手に凍結療法，左手の病変内にステロイド局注を行うことに同意した（図171-8）。凍結療法は，9～10秒の凍結時間で1回の凍結を行った。病変内注入は30ゲージの針と5 mg/mLのトリアムシノロン（1%リドカインで1：1に希釈した10 mg/mL）を用いて病変内に注射を行った。治療中，患者は，凍結療法の痛みを10点中9点，病変内へのステロイドの痛みを10点中2点と評価した。図171-8に初期病変および1カ月後の最終結果を示す。患者は，ステロイドの結果には満足したが，凍結療法の結果には失望した。寒冷療法で治療された病変の色素沈着は解消せず，色素脱失領域が認められた。患者は，凍結療法で治療された病変は何日間も痛みを伴うと述べ，ステロイドで治療された病変に残存痛はないと述べている。その後，患者は右手に残る2つの病変にもステロイドを注射してほしいと求めた。これは単一の症例であり，環状肉芽腫の局所療法に一般的に使われている2つの治療法をヘッドツーヘッドで比較した研究はない。

全身性，播種性

- この病型は治療が難しく，しばしば局所化環状肉芽腫よりも持続時間が長い。多くの治療法が有効であると主張されているが，これらの治療法を示唆する研究はサンプルサイズが小さく，無作為化されていない。
- 2009年，Marcusらは，リファンピン600 mg，オフロキサシン400 mg，およびミノサイクイン100 mgの組み合わせで，6人の患者の治療に成功したと報告した。患者はすべて，3～5カ月の治療後に完全な治癒を示した[11]。1日1回，100 mgのダプソンにより治療が成功した6人の環状肉芽腫患者の報告もある。全患者の完全な治癒は4週間から3カ月の間であった[12]。SOR **C**
- UVA1療法は，20例中10例の播種性環状肉芽腫患者において，良好または優れた結果を示した。満足のいく治療反応を有する患者では，光線療法が中止された直後にこの疾患が再発した[13]。SOR **C**
- 4人の患者の研究では，1日1回，平均2カ月間使用した局所的5%イミキモドクリームは，効果的であった。治療を中止した後，3人の患者は平均で12カ月間経過しても，再発はなかった。もう1人の患者は，治療停止後10日後に寛解し，その後1日1回クリームを6週間塗布し，18カ月間再発がなかった[14]。SOR **C**

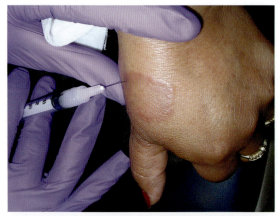

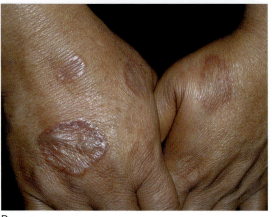

図171-8 つづき　C：左手に認める様々な環状肉芽腫病変に対する，30ゲージの針を用いた病変内へのトリアムシノロン局注。D：1ヵ月後，病変内へのステロイドで治療した左手の病変部は平らになったが，右手の病変部は引き続き隆起し続け，凍結療法の副次的な色素沈着および色素脱失の領域を認めた。患者は注射の方が凍結療法よりも痛くないと述べた（Reproduced with permission from Richard P. Usatine, MD.）

- 4人の患者が0.1％タクロリムス軟膏を1日2回，6週間局所で用いたところ，すべての患者で，10～21日後に改善が報告された。2人の患者は完全に治癒し，他の2人は著明な改善を示した[15]。SOR C
- イソトレチノイン0.5～1 mg/kgの連日の局所投与は，多数の小さな研究によると，良好な結果が出ている。しかし，副作用の可能性があるため，この選択肢は，イソトレチノインの副作用のリスクの低い重症例や，他の治療で反応を認めない症例のために温存するべきである[16]。SOR C
- 3人の患者が，毎日ビタミンE 400 IUおよびzileuton 2,400 mg連日内服で治療された。全員が3ヵ月以内に臨床的に完全な治癒を示した[17]。SOR C

穿孔性，皮下

- これらの，あまり一般的でないタイプの環状肉芽腫の治療に関する特定のデータは見つけられないが，臨床的判断および患者の重症度や嗜好に基づいて，局所または播種性環状肉芽腫の治療に適用する。

予後

症例の50％では2年以内に自然治癒する。しかし，再発率は40％と高い[18]。有色の皮膚の患者は，丘疹および斑が解消すると，炎症後色素沈着過剰を起こしうる。

フォローアップ

積極的な治療が必要な患者へのフォローアップが必要である。

患者教育

自然軽快することを患者に伝え，安心させることが重要である。外観は不快かもしれないが，最良の治療法は病変を自然に軽快させることである。成功例に一貫性はなく，これまで数多くのケーススタディやそのときのトレンドが試されてきた。治療は，副作用の面から望ましくなく，副作用は環状肉芽腫より永続的である。

【Melissa Muszynski, MD／Richard P. Usatine, MD】
（高橋宏瑞　訳）

172 壊疽性膿皮症

症例

治癒しない脚の潰瘍で来院した，10年前にクローン病と診断された32歳の男性（図172-1）。1年前，下肢に軽度の外傷を負い，その後，これらの潰瘍が悪化した（パテルギー）。複数の治療が試みられてきたが，部分的に成功したものの，潰瘍は持続している。

概説

壊疽性膿皮症（pyoderma gangrenosum）は原因不明の皮膚のまれな潰瘍性疾患で，好中球性皮膚炎の一種である。

疫学

- 壊疽性膿皮症は，毎年10万人あたり約1人に発生する[1]。
- 人種的な偏りはみられない。
- 女性にやや多くみられる。
- 主に40～50歳代に発生するが，すべての年齢層の人々に発症する可能性がある。

病因／病態生理

- 原因はあまり解明されていない。
- パテルギー（外傷や傷害の部位に病変が出現する）は一般的な過程であり，壊疽性膿皮症患者の30％がパテルギーを経験していると推定されている[1]。
- 症例の50％までが特発性疾患である[2]。
- 症例の少なくとも50％は，炎症性腸疾患，血液悪性腫瘍，関節炎などの全身性疾患と関連している[2]
- 潰瘍性大腸炎患者の5％，クローン病患者の2％に発生する（図172-2，図172-3）[3],[4]。
- 生検は，通常，潰瘍形成，梗塞，および膿瘍形成の特徴を有する多形核細胞浸潤を示す。

172章 壊疽性膿皮症 627

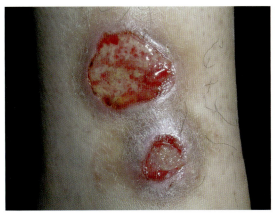

図172-1 クローン病の32歳男性の脚の古典的な壊疽性膿皮症。この潰瘍は軽度の外傷から始まり（パテルギー），1年間継続した（Reproduced with permission from Richard P. Usatine, MD.）

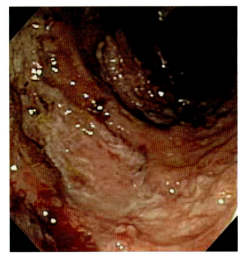

図172-2 クローン病の結腸の脆弱な炎症性粘膜（Reproduced with permission from Shashi Mittal, MD.）

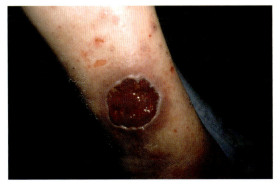

図172-3 クローン病を罹患した35歳女性の脚の古典的な壊疽性膿皮症。潰瘍は軽度の外傷で始まり（パテルギー），2年間継続した（Reproduced with permission from Richard P. Usatine, MD.）

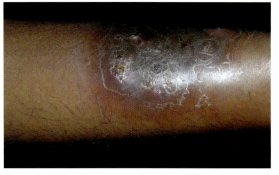

図172-4 関節リウマチの56歳女性の脚の壊疽性膿皮症（Reproduced with permission from Richard P. Usatine, MD.）

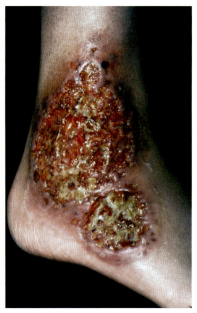

図172-5 悪化した赤暗い境界線を持つ壊疽性膿皮症。表面は膿性および壊死性である（Reproduced with permission from Jack Resneck Sr, MD.）

- 多発性関節炎（血清陰性または血清陽性）。
- 白血病のような血液疾患/障害（主に骨髄性）。
- モノクローナル高ガンマグロブリン血症（主に免疫グロブリンA）。
- 乾癬性関節炎および関節リウマチ（図172-4）。
- 肝疾患（肝炎および原発性胆汁性肝硬変〈PBC〉）。
- 免疫学的疾患（エリテマトーデスおよびシェーグレン症候群）。

診断

▶ **臨床所見**

- 壊疽性膿皮症は通常は境界明瞭で，深刻な痛みを伴う潰瘍を示し，紫色または青色である。色調はガンメタル色としても記述されている。潰瘍の縁はしばしば損なわれ，周囲の皮膚は紅斑性で硬化している。通常，炎症性の基部，紅斑，褐色の基部上の辺縁または角質斑を有する膿疱として始まる。次に，中央領域が壊死して単一の潰瘍を形成する[5]。

危険因子

- 潰瘍性大腸炎[2),5)]。
- クローン病。

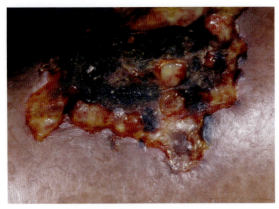

図172-6 脚の壊疽性膿皮症（Reproduced with permission from Jeff Meffert, MD.）

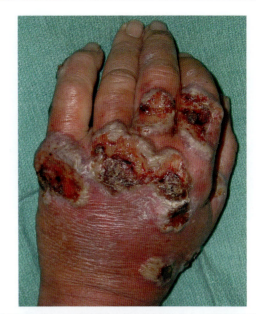

図172-8 新しい水疱性嚢胞を伴う手背側表面上の非定型的な壊疽性膿皮症。潰瘍が発達する前は水疱が存在していた（Reproduced with permission from Eric Kraus, MD.）

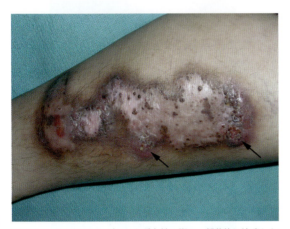

図172-7 29歳のヒスパニック系女性の脚の，部分的に治癒した壊疽性膿皮症。治癒した潰瘍の領域と黒ずんで隆起した境界に注目。疼痛，紅斑，腫脹および膿性の排出を伴う活動性疾患の2つの領域が残っている。ダプソンで改善した（Reproduced with permission from Richard P. Usatine, MD.）

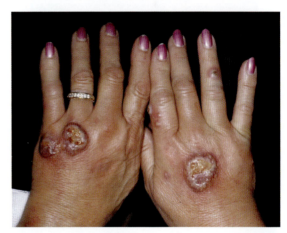

図172-9 爪の色と一致する，紫色の境界を持つ非定型壊疽性膿皮症。病変はみずみずしく，スイート症候群にみられるものに似ており，軽度の外傷の部位に生じている（パテルギー）（Reproduced with permission from Jeff Meffert, MD.）

- 病変には痛みがあり，痛みは深刻な場合がある[2]。患者は倦怠感，関節痛，筋肉痛を訴えることがある。
- 壊疽性膿皮症の2つの主な亜型が存在する。古典的壊疽性膿皮症と異型性壊疽性膿皮症である[2]。
  - 古典的壊疽性膿皮症：潰瘍床を覆う紫色の境界を伴う深い潰瘍が特徴である[2]。壊疽性膿皮症のこれらの病変は，一般的に脚に発生する（図172-1，図172-3～図172-7）。
  - 非定型壊疽性膿皮症：水疱性膿疱の湿潤成分を持つ（図172-8，図172-9）。通常，境界部にのみあり，びらん性または表面の潰瘍化を伴い，多くの場合，手背の表面，前腕の伸筋部分，または顔面に生じる[2]。
- その他の変種。
  - 口周囲の壊疽性膿皮症は，瘻孔周囲に起こる。この形態はしばしば，創傷感染または器具からの刺激と誤認される[6]。
  - 腟や陰茎の壊疽性膿皮症は生殖器に発生し，軟性下疳や梅毒などの潰瘍性の性感染症（STD）との鑑別を要する[2]。
  - 口腔内壊疽性膿皮症は増殖性化膿性口内炎として知られている。主に炎症性腸疾患患者で生じる[2]。

▶ **典型的分布**

一般的には脚と手にみられるが，生殖器を含む皮膚表面および瘻孔周囲にも発生する可能性がある。

壊疽性膿皮症は，頭皮，頭，および首にみられる（図172-10，図172-11）。

▶ **検査所見**

- 肝機能検査，尿検査，全血球算定が含まれる。肝炎を排除するために肝炎の検査を行う[2]。関連疾患があれば全身疾患マーカーが上昇する。赤沈，抗核抗体，およびリウマチ因子を含む。RPR（rapid plasma regain），蛋白電気泳動，皮膚培養も含まれる。細菌，真菌，非定型マイコバクテリアおよびウイルスの潰瘍/侵食の培養を検討する[2]。
- 胃腸症状が存在する場合は，炎症性腸疾患を探すため，大腸カメラが検討される。

▶ **生検**

- 生検は，境界にそって病変部で行われる。パンチ生検が好ましい（4 mmパンチが適切である）。壊疽性膿皮症に特異

172章 壊疽性膿皮症　629

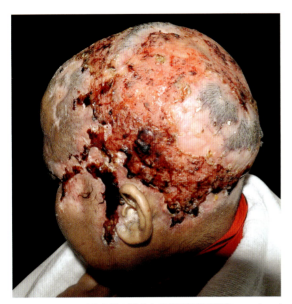

図172-10　アフリカ女性の頭皮上の壊疽性膿皮症(Reproduced with permission from Richard P. Usatine, MD.)

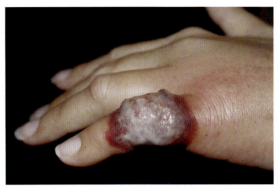

図172-12　スイート症候群は，急性熱性好中性皮膚病の冠名である。病変は壊疽性膿皮症のようにみえ，軽度の外傷の部位で発生に生じている(パテルギー)。患者は発熱しており，全身に疾患がある(Reproduced with permission from John Gonzalez, MD.)

鑑別診断

- 壊疽性膿皮症の診断は除外診断であり，免疫抑制療法により治癒することで確診に至る[8]。誤診されるときは，血管閉塞性または静脈性疾患，血管炎，癌，原発性感染症，薬物誘発性または外因性組織損傷およびその他の炎症性疾患と混乱するときである。疑わしい病変の生検は，潰瘍性皮膚病変の原因として最終的に壊疽性膿皮症であると確認できる唯一の方法である。

- 軟性下疳や梅毒のような潰瘍性性感染症は腟壊疽性膿皮症や陰茎壊疽性膿皮症に似ている。これらのSTDは壊疽性膿皮症よりも一般的であり，RPRおよび*Haemophilus ducreyi*の細菌培養を含む適切な検査で診断される。これらの検査が陰性であれば，壊疽性膿皮症を考慮する必要がある。RPRはまた，軟性下疳の始まる最初の時期に陰性であった場合には2週間後に反復する。陽性になるまでには数週間かかり，梅毒は容易に治療可能である(218章「梅毒」参照)。

- 急性熱性好中球性皮膚症(スイート症候群)は壊疽性膿皮症のような好中球性皮膚病であるが，患者は全身症状を伴い発熱性である(図172-12)。スイート症候群の診断は，2つの大基準のうちの2つと，4つの小基準のうちの2つを満たすときになされる。2つの大基準は，(a)時に小胞，膿疱，または水疱を伴う，痛みのある紅斑性プラークまたは結節の突然の発症，および(b)白血球梗塞性性血管炎を伴わない真皮における主に好中球浸潤である。小基準には，特定の先行または同時期の病状，発熱，白血球増加症および上昇する沈降速度を含む異常な検査値，全身性ステロイドに対する迅速な応答が含まれる。

- 全身性血管炎はおそらく最も区別が難しいが，病変の形成を認めた領域で，軽い外傷の既往(パテルギー)や，紫色の境界は壊疽性膿皮症の診断につながる。

- 膿瘡は潰瘍が形成される膿痂疹の一種である。細菌の培養では陽性であり，セファレキシンや他の経口抗生物質に反応する(118章「膿痂疹」参照)。

- クモ(black recluse spider)によるクモ咬傷は，潰瘍化した場合に壊疽性膿皮症に似る。クモ咬傷の既往は，壊疽性膿皮症と区別する際に有用である。

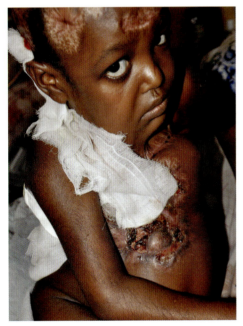

図172-11　アフリカの子どもの顔，首，胸部に生じた壊疽性膿皮症。瘢痕は，顔，首，胸の間に癒着を惹起した(Reproduced with permission from Richard P. Usatine, MD.)

的な病理学的特徴はないものの，生検は他の潰瘍性皮膚病変を除外する際に使われる。

- 病理所見は臨床的な印象を反映した内容である。最初期の病変の生検は好中球血管反応を示す。完全に進展した病変は高密度の好中球浸潤を示し，リンパ球およびマクロファージが著しい組織壊死を取り囲む。潰瘍形成，組織の梗塞，および潰瘍の縁に線維化性炎症を伴う膿瘍形成がみられることがある[7]。

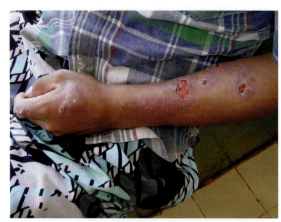

図172-13 10代のパナマ人の腕に壊疽性膿皮症に似た潰瘍を認める。典型的なスポロトリコイドによるスポロトリコーシス（真菌感染）が，手から接種され腕に広がった（Reproduced with permission from Richard P. Usatine, MD.）

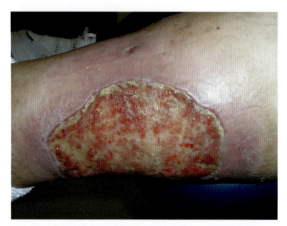

図172-14 下腿の大きな静脈うっ血性潰瘍で，集中的な創傷ケアと圧迫ストッキングで治癒しなかった。縁にパンチ生検を施行し，壊疽性膿皮症でないことを確認した（Reproduced with permission from Richard P. Usatine, MD.）

- スポロトリコーシスはバラのガーデニング中の損傷から始まることが多い真菌感染症である。通常，腕または手に生じ，壊疽性膿皮症に似ている。経過中の診断としてスポロトリコーシスを考慮する際は，真菌培養を行う。経口抗真菌薬で治療できる（図172-13）。
- 潰瘍形成を伴う扁平上皮癌は壊疽性膿皮症のようにみえるかもしれない。その診断には生検が必要である。潰瘍が日光に曝されている場所に認められる場合，扁平上皮癌を考える必要がある。悪性腫瘍の診断に薄片生検またはパンチ生検が使われる（169章「有棘細胞癌」参照）。
- 静脈不全潰瘍は，通常，内果周囲に認め，最も重篤な潰瘍は壊疽性膿皮症に似る（図172-14）。静脈不全の徴候および症状の存在は，壊疽性膿皮症と区別する際に役立つはずである（51章「静脈不全」参照）。
- 菌状息肉症は皮膚T細胞性リンパ腫であるが，潰瘍を形成すると壊疽性膿皮症に似る。これらの2つの状態を区別するために組織生検をする（174章「皮膚T細胞性リンパ腫」参照）。

治療

▶ 非薬物療法
- 診察のたびに，治療進行を追跡するべく病変の深さ，長さ，幅を測定し，記載する[10]。
- デブリードマンは禁忌である。症例の25〜50％で，外科手術により病変が悪化する。SOR **B**

▶ 薬物療法
- 患者は頻繁に病変部の痛みを訴えるので，治療は痛みの軽減と病変の治癒を目的とする。
- 基礎疾患の炎症性腸疾患（IBD）を対象とする治療は，通常はステロイド療法を必要とするが，治癒をもたらす[10]。SOR **B**
- 局所薬は，重篤ではない限局性壊疽性膿皮症の場合の第一選択である。効果的なコルチコステロイド軟膏やタクロリムス軟膏で始める[10],[11]。SOR **B**
- 小潰瘍は，局所ステロイドクリーム，スルファジアジン銀，またはヨウ化カリウム溶液で管理することができる。SOR **C**
- コルチコステロイドを用いた病巣内注射も選択肢である[10],[11]。SOR **B**
- メチルプレドニゾロン（1 g/日 IV，3日間）またはプレドニゾン（0.5〜1 mg/kg/日）またはシクロスポリン（例：5 mg/kg/日）のような経口全身ステロイド療法は単独でも併用でも多くの症例で有効と考えられ（比較対照試験なし），多くの場合，第一選択と考えるべきである[6],[11]。SOR **B** 反応はだいたい早く，24時間以内に壊疽性膿皮症が安定する[12]。
- IBDに関連するステロイド不応性壊疽性膿皮症では，時にインフリキシマブが有効であり，プラセボ対照試験でも効果があった[13],[14]。SOR **B** 報告された他の生物学的治療法には，アレファセプト，エタネルセプト，エファリズマブおよびアダリムマブが含まれる[10]。
- 現在までに，ダプソン（100 mg/日），アザチオプリン（50〜150 mg/日），6-メルカプトプリン，ミコフェノール酸モフェチル（1〜2 g/日），シクロホスファミド（2〜3 mg/kg/日），タクロリムス（0.1 mg/kg/日）[11],[15] SOR **C** の有効性を示した症例報告が発表されている[10]。

▶ 紹介
多くの場合，皮膚科医への紹介が必要である。

予後
- 壊疽性膿皮症の予後は一般的に良好だが，瘢痕が残ることは一般的で（図172-11参照），再発の可能性もある。
- 多くの患者が初回の免疫抑制療法で改善を認めるが，反応しない患者はフォローアップし，頻回の治療が必要になる。

フォローアップ
壊疽性膿皮症疑いの患者すべてで頻繁なフォローアップが必要とされる確定的な診断を得て，この厄介な状態を改善させる必要がある。

患者教育
- 壊疽性膿皮症はまれな潰瘍性皮膚状態であり，あまり理解されていない。
- 他の診断を排除するには皮膚生検が必要である。

- ほとんどの治療が経験に頼っており，小規模な研究に基づいている。
- ステロイドやその他の免疫抑制剤のリスクと利点を説明する必要がある。
- 外科療法は禁忌である。

【E. J. Mayeaux, Jr., MD／Richard P. Usatine, MD】
（高橋宏瑞 訳）

173 サルコイドーシス

症例

頭皮，後頸部，および傷痕の上に成長する「複数の隆起」がある 42 歳の男性（図 173-1）。これらの病変は 1 年間にわたってゆっくりと発達した。鑑別診断として，皮膚サルコイドーシス，アクネケロイド症および偽毛包炎があげられた。パンチ生検を行い，サルコイドーシス（sarcoidosis）の診断となった。

概説

サルコイドーシスは，皮膚，肺，リンパ節，肝臓，および脾臓に最もよくみられる，多系統肉芽腫性疾患である。アフリカ系の患者は，白人に比べてより発生率が高い。皮膚サルコイドーシスの診断は重要であり，これらの患者の 30％が全身性である。サルコイドーシス症候群のなかの病像の違いに加え，皮膚サルコイドーシスには様々なタイプが報告されている。

別名

- 凍瘡状狼瘡（皮膚サルコイドーシス）。
- ダリエー病（皮下サルコイドーシス）。
- Löfgren 症候群（結節性紅斑，肺門部腺症，発熱，関節炎）。
- ヘールフォルト症候群（耳下腺肥大，ぶどう膜炎，発熱，脳神経麻痺）。

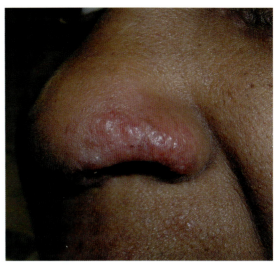

図 173-2　45 歳の黒人女性の鼻孔に認める，サルコイドを伴う凍瘡状狼瘡(Reproduced with permission from Richard P. Usatine, MD.)

疫学

- 全身性サルコイドーシス（SLE）患者の約 25％に皮膚症状が現れる。
- 皮膚サルコイドのみの患者と多系統患者との比率は 1：3 である。
- 特定の皮膚病変は，高齢者，アフリカ系の女性患者に最も多い（図 173-2，図 173-3）。
- 一般的なタイプは，斑状丘疹状，凍瘡状狼瘡，皮膚または皮下結節，および浸潤性瘢痕である。
- 結節性紅斑（erythema nodosum）はサルコイドーシスの患者の 3～34％に発生し，最も一般的な皮膚所見である（176 章「結節性紅斑」参照）。
- サルコイドーシス関連性結節性紅斑は，白人，特にスカンジナビアでより一般的である。アイルランドとプエルトリコの女性もより頻繁に罹患している。
- 結節性紅斑は，20～40 歳代で起こり，女性に多く発生する。
- サルコイドーシスの非特異的病変には，結節性紅斑に加えて，多形性紅斑，皮膚石灰沈着症，痒疹およびリンパ浮腫がある。爪は，骨（嚢胞）の変化の有無にかかわらず，ばち指，爪離床症，爪下角化症，異栄養症などがある。

病因／病態生理

- サルコイドーシスは，病因が不明な複数の器官系が関与する肉芽腫性疾患である。
- サルコイド病変の典型的な所見は，乾酪壊死をほとんど，またはまったく伴わない，類上皮細胞肉芽腫の存在を特徴とするが，フィブリノイド壊死もまれでない。
- 肉芽腫は通常皮膚表層に存在するが，真皮の厚さを含み，皮下組織に及ぶ場合がある。これらの肉芽腫は，辺縁部にまばらなリンパ球浸潤しか認めないので，「ハダカの」と呼ばれる。

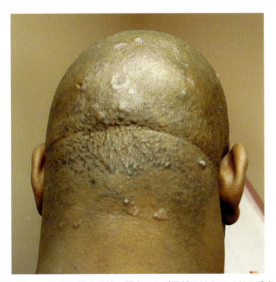

図 173-1　42 歳の黒人男性の頭皮および頸部のサルコイドの丘疹および環状の病変(Reproduced with permission from Amor Khachemoune, MD.)

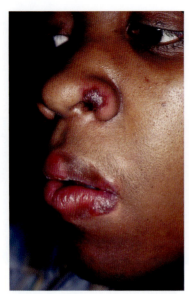

図173-3 鼻と唇に赤から褐色のサルコイド丘疹と斑を伴う凍瘡状狼瘡(Reproduced with permission from Amor Khachemoune, MD.)

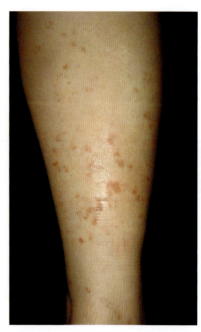

図173-4 46歳の白人女性の足の斑状丘疹状のサルコイドーシス(Reproduced with permission from Amor Khachemoune, MD.)

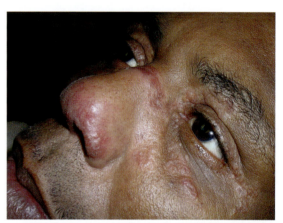

図173-5 48歳の黒人男性の鼻の上および眼の周りに認めるサルコイド病変を伴う凍瘡状狼瘡(Reproduced with permission from Richard P. Usatine, MD.)

危険因子

- 陽性の家族歴。
- アフリカ系。

診断

▶ 臨床所見

皮膚病変は特異的所見もあり，また非特異的のものもある。

特異的所見

- 典型的な非乾酪性肉芽腫であり，感染異物，または他の原因の証拠を伴わないもの。
- 外見の問題はあるが，ほとんど圧痛はなく，潰瘍にもなりにくい。
- 斑状丘疹タイプは赤褐色または紫色で最も一般的であり，1 cm 未満であり，主に顔，首，背中，四肢にみられる(図173-4)。
- 凍瘡状狼瘡タイプは最も特徴的な病変であり，それを覆う光沢のある皮膚を伴う凍傷に類似した紫色の病変を認める。鼻，頰，耳，唇および遠位の四肢に認める(図173-2，図173-3，図173-5)。
- 凍瘡状狼瘡は肺線維症を伴う上気道症状，または慢性ぶどう膜炎および骨囊胞と関連する症候群として生じる。
- 環状型はリボン様にみえ，軽度の鱗状および黄色がかった色で，遠心進行，中心治癒および中心脱色素症を伴う(図173-1 参照)。
- 斑状サルコイドーシスは典型的には慢性であり，前頭部，四肢および肩部に生じるが，瘢痕を伴わずに治癒しうる(図173-6)。
- 肌色または紫色の結節性の皮膚および皮下プラークは，進行した SLE で典型的にみられる(図173-7)。
- 外傷，放射線，外科手術，または入れ墨(タトゥー)によって損傷した古い傷痕の領域にもサルコイド肉芽腫は浸潤する(図173-8，図173-9)。病変には圧痛があり，赤色または紫色の変色を伴って硬化する。

非特異的所見

- 結節性紅斑は通常外観を損なうものではないが，熱，多関節痛，および関節炎や急性虹彩炎で起こる場合は特に，圧痛を伴う。
- 結節性紅斑は，下肢に熱感と圧痛を伴う赤い結節として突然出現する。一般的には前脛骨表面，足首および膝に出現する。
- 結節性紅斑結節は，通常 1〜5 cm で両側であり，色調の変化の段階を経て進行する。まずは明るい赤色で，紫色になり，そしてあざのような黄色または緑色の外観になる。
- 結節性紅斑発作は，疲労，発熱，対称性多発性関節炎，および皮膚発疹で起こり，典型的には 3〜6 週間続き，2 年以内に 80％ 以上の症例が軽快する[1]。
- 結節性紅斑は Löfgren 症候群でみられ，肺門リンパ節腫脹(両側性が最も多い)，時には前部ぶどう膜炎および/また

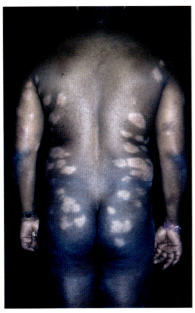

図173-6 黒人男性の背中に主に出現した，広範な脱色素性皮膚プラークのサルコイドーシス（Reproduced with permission from Eric Kraus, MD.）

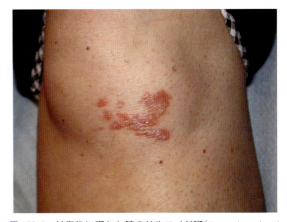

図173-8 外傷後に現れた膝のサルコイド斑（Reproduced with permission from Amor Khachemoune, MD.）

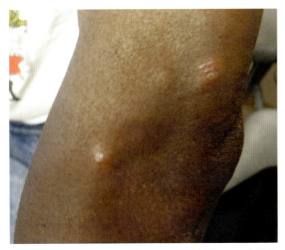

図173-7 高度なSLE患者の皮下サルコイド（ダリエー症候群）（Reproduced with permission from Amor Khachemoune, MD.）

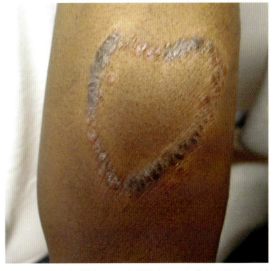

図173-9 膝の自家製のハート型タトゥーに生じたサルコイド（Reproduced with permission from Amor Khachemoune, MD.）

は多発性関節炎と関連して現れる。
- Löfgren症候群は，X線検査でみられる右気管リンパ節を伴う。
- 結節性紅斑では潰瘍形成は観察されず，瘢痕を形成せず治癒する。
- サルコイドーシスの他の非特異的病変には，リンパ浮腫，皮膚石灰沈着症，かゆみ，多形紅斑が含まれる。
- サルコイドーシスにみられる爪の変化にはばち指形成，爪剥離症，および爪下角化症などがある。

■ 検査所見
- 全血球算定。
  - 白血球減少（5～10％）および/または血小板減少症がみられることがある。
- 好酸球増加症は患者の24％で起こり，貧血は5％の患者で起こる。
- 高ガンマグロブリン血症（30～80％），陽性リウマチ因子および皮膚試験反応性の低下。
- 自己免疫性溶血性貧血や脾機能亢進症が生じることがあるが，まれである。
- 低炭酸ガス血症と低酸素血症が一部の患者で起こり，運動により増悪する。
- 血清カルシウムおよび24時間尿カルシウムレベル。
  - 一部の研究で49％の患者で高カルシウム尿症が発見されている。13％の患者で高カルシウム血症がある。
  - カルシウムの腸管吸収の増加のため，サルイコイドーシスでは高カルシウム血症が起こるが，これは肺のマクロファージによるビタミンDの代謝産物の過剰産生の結果である。
- 血清アンジオテンシン変換酵素（ACE）レベルは患者の60％で上昇する。
  - 血清ACEレベルは，疾患活性および治療応答のモニタリングに有用である。ACEは肉芽腫の上皮細胞に由来す

- るため，肉芽腫の量を反映している。
- ALT，AST，ALP，尿素窒素，クレアチニンレベルなどの血清化学は，肝臓や腎臓の障害に伴い上昇する。
- その他：赤沈の上昇，抗核抗体の上昇（30％），尿崩症，腎不全を認める。

画像検査
- 胸部X線。
  - 患者のほぼ90％で放射線学的に異常がみつかる。胸部X線撮影は，病気のステージングに使用される。
  - stage Iは両側肺門リンパ節腫脹（BHL）を示す。stage IIはBHLに加え，肺浸潤を認める。stage IIIはBHLを伴わない肺浸潤を認める。stage IVは肺線維症を認める。
- 胸部CTでは肺門リンパ節腫脹や肺浸潤を認める。その他の所見として，気管支血管や胸膜下の小結節，小葉間の肥厚，ハニカム，気管支拡張症，および肺胞の硬化が含まれる。
- 肺機能検査：閉塞性障害と拘束性障害の両方を認める。

生検
- パンチ生検による，真皮を含めた皮膚のサンプルが適当である。
- 結節性紅斑結節が深い場合，生検には皮下組織も含まれていなければならない。
- 生検標本が送られ，感染症の除外のため，染色や培養が行われる。

鑑別診断
- 肉芽腫性皮膚疾患（図173-10）。
  - 環状肉芽腫も肉芽腫性皮膚疾患である。成人と小児に，単一または複数のリング状に出現する（171章「環状肉芽腫」参照）。
  - リウマチ結節：関節炎を伴う関節リウマチと診断された患者に認める。
  - 肉芽腫性菌状息肉症：肉芽腫形成を含む多くの臨床症状を伴う皮膚リンパ腫の一種である（174章「皮膚T細胞性リンパ腫」参照）。
- 斑状肉芽腫タイプ。
  - 尋常性狼瘡：*Mycobacterium tuberculosis* に伴う皮膚症状。
  - 汗腺腫：通常，上頬および下瞼の周囲に現れる小さなかたい良性の副甲状腺腫瘍である。
  - 眼瞼黄色板症：黄色腫の一般的なタイプで，良性の黄斑，丘疹または斑がしばしば瞼に現れる。眼瞼黄色板症を有する患者の半分は脂質異常を伴う（223章「脂質異常症，黄色腫」参照）。
  - 扁平苔癬：ピンク色から紫色の丘疹やプラークを伴う非常に掻痒性のある皮膚発疹である。体のいろいろなところに生じる可能性があるが，一般的なのは手首と足首である（152章「扁平苔癬」参照）。
  - 肉芽腫性酒さ：酒さの変形であり，顔面に認める一様な丘疹である。
  - 項部ケロイド痤瘡：一般的に色黒の肌の患者にみられる。一般的には，ヘアラインの首の後ろに生じる（116章「偽性毛囊炎，項部ケロイド痤瘡」参照）。
  - 偽性毛囊炎：色黒の肌の患者で最もよくみられ，ひげの生える領域の毛の不成長がきっかけになる（116章「偽性

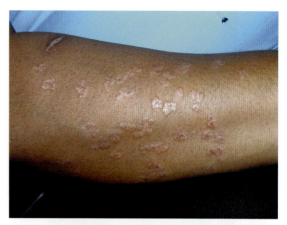

図173-10　生検で認められた女性の腕のサルコイドーシスの肉芽腫プラーク。彼女は肺のサルコイドーシスも有していた（*Reproduced with permission from Richard P. Usatine, MD.*）

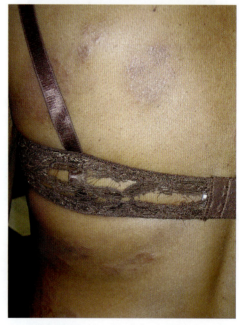

図173-11　背中の環状プラークに癒合した紫色のサルコイド性丘疹（*Reproduced with permission from Richard P. Usatine, MD.*）

毛囊炎，項部ケロイド痤瘡」参照）。
- 環状型サルコイドーシス（図173-11）。
- 環状肉芽腫：環状型（171章「環状肉芽腫」参照）。
- リポイド類壊死：類壊死を伴う肉芽腫症。糖尿病患者の脛骨前部によくみられるが，すべての患者が糖尿病というわけではない（222章「リポイド類壊死」参照）。
- 組織学的に2つに区別される。
- 皮膚と皮下の結節。
  - 斑状強皮症：真皮または皮下組織に過剰なコラーゲンが沈着して結節が形成されることにより引き起こされる限局性強皮症（180章「強皮症，斑状強皮症」参照）。
  - 表皮包有囊胞：皮下組織にしばしばみられるケラチンがつまった被囊性結節があり，大小種々の大きさを示す。中央部の孔や涙点は，表皮の検査でしばしば指摘される。
  - 脂肪腫：成熟脂肪細胞で構成され，皮下組織にしばしば

173章 サルコイドーシス

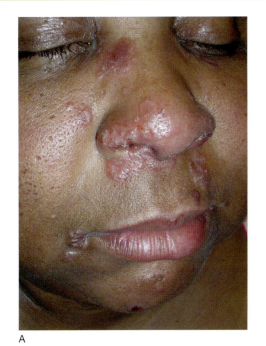

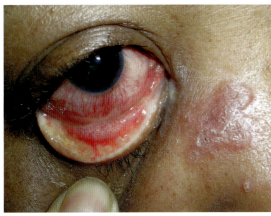

図 173-12　A：50歳女性の顔面（凍瘡状狼瘡），特に鼻周囲に認められるサルコイドーシスの拡大像。B：結膜および下眼瞼内への浸潤を伴う眼のサルコイドーシス（Reproduced with permission from Richard P. Usatine, MD.）

みられる様々なサイズの軟質小結節である。
- 転移性癌腫：結節性病変は，診断された他の内臓器官の原発性癌腫の状況によってしばしば存在する
- 異物肉芽腫：通常，異物が皮膚に入り込んだ部分に局在する。

治療

- サルコイドーシスの皮膚への関与は，一般的に生命を脅かすものではないため，治療の主な根拠は，外観を損なうことの予防または縮小である。美容的な問題は，顔面で特に重要である（図173-12A）。また，病変は痛みを伴う可能性がある。
- コルチコステロイドは治療の主流である[1)~5)]。SOR Ⓑ
- 限定性の皮膚病変は，超高力価の局所コルチコステロイド塗布，または月1回の病変内トリアムシノロン局注によく

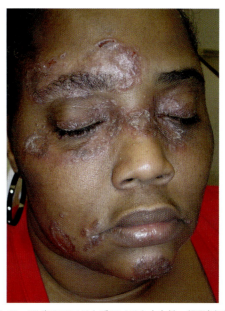

図 173-13　47歳のアフリカ系アメリカ人女性。顔面（凍瘡状狼瘡），胴体，四肢に広範な皮膚サルコイドーシスがある。また肺病変もある。IV注入によるインフリキシマブの開始以来，サルコイドーシスは改善している（Reproduced with permission from Richard P. Usatine, MD.）

反応する[1),3)]。SOR Ⓑ
- PUVA療法は，紅皮症および低色素性病変において著効する。SOR Ⓒ
- 凍瘡状狼瘡を患う患者は，パルス染料レーザーまたは二酸化炭素レーザー治療の恩恵を受ける可能性がある。SOR Ⓒ
- 局所療法に抵抗性の病変，大病変，びまん性病変はプレドニゾンを必要とすることが多い[2),5)]。SOR Ⓑ
- ステロイドによる長期間の治療の合併症を予防するため，ステロイド補助薬としてヒドロキシクロロキンやクロロキンを使用する[6)]。SOR Ⓒ
- 慢性的な皮膚疾患および肺疾患で成功している他の組み合わせは，低用量プレドニゾンを併用するメトトレキサートまたはアザチオプリンである[5)]。SOR Ⓒ
- シクロホスファミドおよびシクロスポリンなどの薬剤も使用されるが，重篤な薬物毒性に注意する必要がある[7)]。
- TNF-α モノクローナル抗体であるインフリキシマブは，肺病変を伴う重度の皮膚サルコイドーシスに有効であることが判明している（図173-13）[8)]。SOR Ⓒ

▶ 紹介

- 全身性サルコイドーシスの患者には，多分野のアプローチが不可欠である。
- 眼症状を呈した患者は，眼科医に紹介されるべきである（図173-12B 参照）。
- 肺病変を有する患者は，呼吸器専門医に紹介されるべきである。
- 検査の結果によっては，適切な紹介先を選ばなければならない。

予防／スクリーニング

原因が明らかにされていないため，予防措置は確立されていない。

皮膚サルコイドーシスを呈する患者は，他の臨床症状に応じてスクリーニングすべきである。

予後

- アフリカ系の患者は，白人患者と比較して重度の肺疾患を併発することが多く，長期予後は全体的に劣る[9]。
- 結節性紅斑の存在は，呼吸器疾患の頻度の減少に関連している[9]。
- 凍瘡状狼瘡はアフリカ系の患者でより一般的にみられるが，疾患が慢性に経過することを示している（図173-12，図173-13 参照）[9]。
- 皮膚病変の予後に与える意義は明らかではない[9]。

フォローアップ

皮膚サルコイドーシスの患者は，SLEの精密検査を行うべきである。定期的なフォローアップが必要である。

患者教育

病変が皮膚のみであっても，SLEが生じるリスクを伝える。

【Yoon-Soo Cindy Bae-Harboe, MD／Khashayar Sarabi, MD／Amor Khachemoune, MD】

（高橋宏瑞 訳）

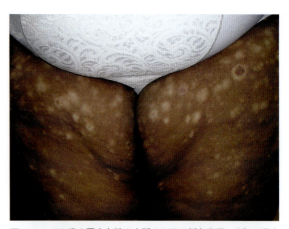

図174-1　52歳の黒人女性の太腿のMFの低色素斑。病気の斑病変の段階である。白斑に似るが，分布と外観が根拠となり生検され，MFの確定診断となった（Reproduced with permission from Richard P. Usatine, MD.）

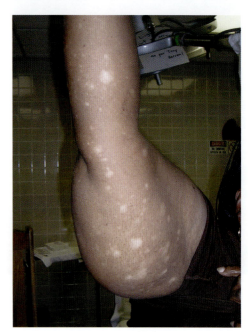

図174-2　図174-1と同一患者の腕に認められた色素脱失斑（Reproduced with permission from Richard P. Usatine, MD.）

174 皮膚T細胞性リンパ腫

症例

7カ月前から大腿上部と腕に左右対称的に分布した色素脱失を伴う皮疹が生じた52歳の黒人女性（図174-1，図174-2）。彼女はニューオーリンズ出身で，ハリケーンカトリーナの上陸に伴って避難した。彼女はボートで救助されるまで何時間も汚染された水の中を歩いた。シャワーが使えたのは4日後で，そのとき彼女は左の太腿にできた1ドル硬貨大の紅斑に気づいた。数週間後，低色素沈着斑ないしプラークに退化するとともに大腿と腕の両方に広がった。身体検査でリンパ節腫脹は認められなかった。全層パンチ生検を行ったところ，HE染色で，真皮表皮接合部に脳回状核型リンパ球を認め，皮膚T細胞性リンパ腫（cutaneous T-cell lymphoma：CTCL）の1タイプである菌状息肉症（mycosis fungoides：MF）と診断された。血液検査は本質的に正常であり，HIV陰性であった。患部への局所的な高力価のジェネリックステロイドは無効であったため，現在，狭帯域の紫外線療法（UVB療法）を週に2回受けている。

概説

CTCLは，非ホジキンリンパ腫のうちの特定の一群であり，MFおよびセザリー症候群が最も一般的なサブタイプである[1]。

疫学

- 米国におけるCTCLの年間発生率は，CriscioneとWeinstockのデータによると，100万人あたり2.8人（1973～1977年）から100万人あたり9.6人（1998～2002年）に増加している[2]。
- CTCLはまれな疾患であり，米国では年間1,000件の新たな症例があり，非ホジキンリンパ腫症例の約0.5%を占めている[3,4]。
- 一般的なCTCLはMF（50～72%）とセザリー症候群（1%～3%）であり，MFは一般的に病勢が穏やかであり，セザリー症候群は進行性の白血病型である[2]。
- アフリカ系アメリカ人は，白人に比べて倍の有病率で[3]，また一般的に男性と女性の比率は2：1である。
- 年齢の中央値は50～70歳であるが[2]，小児でも若年でも発生する[1]。

病因／病態生理

- CTCLの正確な病因は不明であるが，環境，感染および遺

伝的要因が示唆されている。CTCL はヘルパー T 細胞の悪性リンパ腫であり，通常皮膚およびリンパ節に限定されている。MF は，重症例にみられるキノコ様の皮膚腫瘍のために名づけられた特定のタイプの CTCL である[3]。

- ヒト T リンパ好性ウイルス（HTLV）1 型および 2 型，HIV-1，サイトメガロウイルス（CMV），EB ウイルス，および *Borrelia burgdorferi* が関与している可能性があるが，MF の感染的な原因は証明されていない[4),5]。枯れ葉剤の環境曝露は場合によっては原因となる可能性がある。
- 互いに 14 カ月以内に進行した MF を発症した夫婦間感染の可能性のある報告が 1 例ある[5]。
- MF およびセザリー症候群は，特定のヒト白血球抗原（HLA）タイプ（Aw31，Aw32，B8，Bw38 および DR5）に関連する[4]。散発性および家族性悪性腫瘍およびイスラエルのユダヤ人の間の家族集団発生から，HLA クラス II 対立遺伝子 DRB1*11 および DQB1*03 によっても遺伝的素因が示唆されている[4),6]。
- 肝臓，脾臓，肺，消化管，骨髄，および中枢神経系への転移は，リンパ系を介した T 細胞の進展によって生じると考えられる[3),4]。
- T 細胞受容体の多様性の低下は，進行した MF およびセザリー症候群における免疫抑制に寄与し，臨床的には単純ヘルペスまたは帯状疱疹として現れる[7]。二次性全身感染症，特に黄色ブドウ球菌や緑膿菌などの全身感染を生じると致命的となりうる。
- 心肺合併症に加え，宿主の抗腫瘍免疫も悪化し，高悪性度非ホジキンリンパ腫，ホジキン病，二次性黒色腫，結腸癌など二次悪性腫瘍のリスクも高くなる[7]。

診断

▶ 臨床所見

- 最も一般的な初期の所見は，パッチまたは鱗状の斑であり，しばしばかゆみを伴い，多くは紅斑様の皮疹を伴う（図 174-1〜図 174-4）[3]。パッチは，全身化し浸潤したプラークや潰瘍化，あるいは外向性に発育する腫瘍へと進展することがある（図 174-5，図 174-6）[4),8]。
- ムチン症のあるなしにかかわらず，低または高色素性病変，点状出血，多形皮膚萎縮症（毛細血管拡張症を伴う皮膚萎縮），ムチン症の伴う，あるいは伴わない脱毛症などを呈することもある。MF の毛包向性の亜型では，斑状脱毛症を呈する（図 174-7）。
- 確定診断の数カ月から数十年にわたり，「前菌状期」が先行することがある。非特異的な軽度の落屑を伴い，間欠性に現れ，ステロイド軟膏によく反応する皮疹を示す。
- セザリー症候群は，全身性の剥離性皮膚紅斑，リンパ節腫脹および末梢血の非定型セザリー細胞によって特徴づけられる。セザリー症候群の悪性 T 細胞のびまん性浸潤が顔面のラインを誇張して，ライオン様顔貌を呈することもある。
- 「眼にみえない MF」は，眼にみえる病変のない掻痒を呈するが，皮膚生検ではモノクローナル T 細胞浸潤が陽性である[4]。

▶ 典型的分布

- 皮膚病変は体中どこにでも生じうるが，通常，最初はウエストライン，脇，胸，内側の太腿，腕の下の体幹や裂皮のような日光のあたらない領域に発生する（図 174-8）[9]。

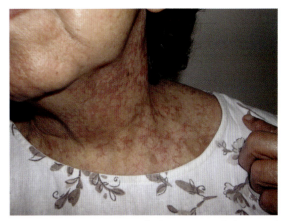

図 174-3　網状の MF。MF の網状パターンは，異形類乾癬とも呼ばれる（*Reproduced with permission from Heather Wickless, MD.*）

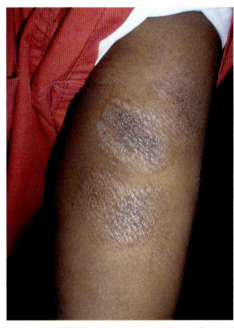

図 174-4　57 歳の看護師の腕にある MF のプラーク期。8 年間 MF があり断続的に化学療法を受けていた。最近，MF が悪化し，ナイトロジェンマスタードが始まった（*Reproduced with permission from E. J. Mayeaux Jr, MD.*）

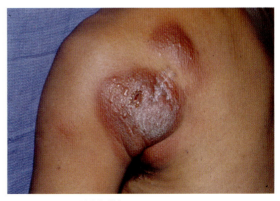

図 174-5　MF の腫瘍段階（*Reproduced with permission from the University of Texas Health Sciences Center, Division of Dermatology.*）

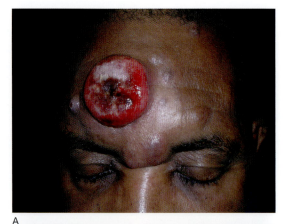

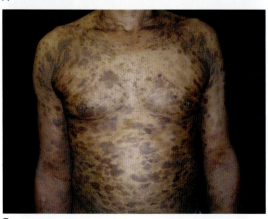

図174-6　63歳黒人の MF の腫瘍段階。A：大きな前額部潰瘍および顔面腫瘤。B：頭から足まで認める広範囲の色素沈着したプラーク（Reproduced with permission from Richard P. Usatine, MD.）

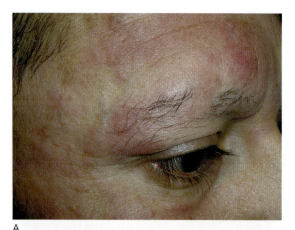

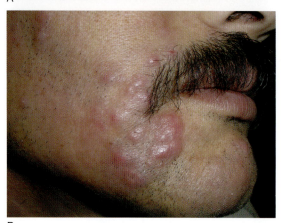

図174-7　A：38歳男性の眉毛の領域に脱毛症を伴う MF の毛包向性型。B：毛嚢に病変が及べば、ひげの一部に毛の成長がない領域に注目（Reproduced with permission from Richard P. Usatine, MD.）

- 毛嚢（毛包）に病変が及べば，顔または頭皮に発症する（図174-9，図174-10）。
- MF は，手掌または足底の難治性皮膚病として現れることもある。

▶ **生検，検査所見**

- 全層パンチ生検は最も重要な診断ツールである。最初の生検が陰性でも発疹が持続する場合は，生検を繰り返すべきである[3]。局所療法および全身性免疫抑制剤は，生検の2～4週間前に中止する必要がある[10]。
- リンパ節が触診可能な場合，または「皮膚病リンパ節炎」とも呼ばれるリンパ節腫脹が疑われる場合，生検を実施する必要がある（図174-11）[4]。
- リンパ節や血液検査で CTCL が証明された場合，骨髄生検を実施すべきである。
- 組織学：皮膚生検では，ポートリエ微小膿瘍や炎症細胞の基底層または上部真皮にそった帯状の浸潤を認める（単核性表皮向性）。悪性リンパ腫細胞は過色素性の，あるいは回旋状ないし「脳回状」の核を持つ。皮膚毛細血管線維症もまた観察される。
- 放射線：胸部 X 線や CT による腹部および骨盤のスキャンは，ⅡB からⅢB の進行期，または内臓疾患が疑われる場合に推奨される[9]。CT と PET の組み合わせは，いずれか単独よりもリンパ節病変のより敏感な検出を可能とする。

- 感染の血液検査：HIV 検査，HTLV-1 型検査，EB ウイルス，CMV の血液検査。臨床病歴上，疑われる場合，施行する。
- 血清学および血液検査：白血球分画を含む全血球算定，セザリー細胞を見つけるためのバフィーコートスメア，進行性病変のマーカである LDH および尿酸，肝病変を検出する肝機能検査が測定されるべきである。MF の進行には IgE と IgA が関連する[4]。末梢好酸球増加症は予後不良および疾患進行の独立したマーカーである[4,11]。
- フローサイトメトリー：悪性のクローンを検出し，CD8+ リンパ球を定量して免疫能を評価することができる。
- 免疫表現型検査は組織学的な結果を捕捉するために使用される。
- PCR 法およびサザンブロット法は，組織学および免疫表現型検査の結果が不明確なときや，リンパ節の異常細胞を検出する目的により，T細胞の転位を見つけるために行う[4]。
- ISCL は，臨床的，病理学的，分子生物学的および免疫病理学的特徴により，初期の古典的 MF を診断するための基準を提案した。すなわち，日光非曝露における持続性または進行性の斑や薄いプラークあるいは多形皮膚萎縮症；表在性リンパ浸潤，海綿状態を伴うリンパ球表皮向性；過色素性および脳回状核を有するリンパ球；CD2，CD3，CD5，

174章 皮膚T細胞性リンパ腫　639

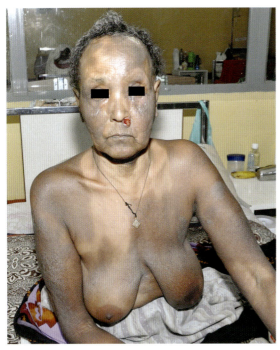

図174-8　MFは顔面，胴体，乳房，および上肢に色素沈着過剰斑を引き起こす（Reproduced with permission from Richard P. Usatine, MD.）

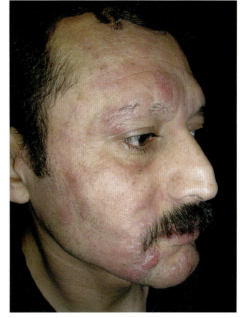

図174-10　顔面に優位に認めるMFの毛包向性型。顔の斑とは別に，左前腕の一領域において脱毛症が認められた（Reproduced with permission from Richard P. Usatine, MD.）

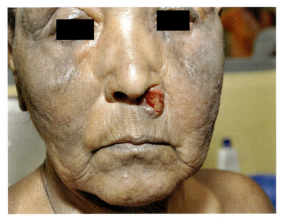

図174-9　鼻の下の潰瘍化腫瘍を伴う顔面のMF（Reproduced with permission from Richard P. Usatine, MD.）

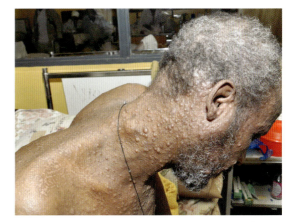

図174-11　大きな後頸部結節を有するMFの腫瘍段階（Reproduced with permission from Richard P. Usatine, MD.）

またはCD7の表皮-真皮間の不一致；クローン性のT細胞受容体転位である[10]。ISCLはまた，白血病性血液進展を有するセザリー症候群の診断基準を以下のとおりとしている。セザリー細胞の絶対数が$1,000/mm^3$以上，CD4対CD8の比が10以上，T細胞の染色体異常がサザンブロット法やPCR法で検出され，T細胞が増加し，汎T細胞マーカーの異常発現がフローサイトメトリーで評価されたとき。

鑑別診断

- MFと診断される前の「前菌状期」は類乾癬や非特異的な皮疹に似る[4),10)]。
- 紅斑を伴うMFは，アトピー性皮膚炎，接触皮膚炎，日光性皮膚炎，薬疹，乾癬性紅皮症，特発性好酸球性症候群と鑑別する（154章「紅皮症」参照）[4),8)]。
- 単病変のMFは貨幣状湿疹，単純性苔癬，慢性遊走性紅斑，体部白癬，または指状皮膚症（小斑状類乾癬の異形）の変形と類似している[10)]。
- 白斑は典型的には孤立性の色素脱色した斑点を手と顔面に認め，融合し，より大きな領域になる[3)]。しかし，いくつかのMFは，図174-1，図174-2にみられるように，白斑に似ることがある。これらの例の低色素沈着斑の分布は白斑の典型例ではなく，そのため生検が必要と判断され，MFの診断に至った（196章「白斑，色素の脱出」参照）。
- 特発性滴状低メラニン症は，MFでみられるものよりも小さい良性の低色素斑である[3)]。
- HIV患者の病理学では，MFに似ているものはむしろ，反応性の炎症の所見である。これらの患者では，MFを生じるよりも非皮膚栄養性の大細胞性皮膚T細胞性リンパ腫お

およびびまん性皮膚B細胞性リンパ腫が合併症として多い[12]。

治療

- 現在のCTCLの治療法は，局所皮膚療法と全身療法に分けられる。局所皮膚療法のうち，局所的なコルチコステロイドは，CTCLのすべての段階で広く使用され，病気をコントロールし，皮膚症状を緩和することが期待される[15]。SOR Ⓑ
- 皮膚に局在するstage Iでは，皮膚軟化薬，かゆみどめ（ドキセピンクリーム5％）と局所高力価ステロイド（クロベタゾールクリーム）を推奨する[9]。SOR Ⓒ 局所レチノイドまたは局所化学療法（ナイトロジェンマスタード，チルニトロソウレア，またはカルムスチン）は，局所病変の代替療法，または効果的な補助療法である[3),9),13),14)]。SOR Ⓑ
- ベキサロテン1％局所ジェルは，他の治療にもかかわらず病気が持続する場合や他の治療法に忍容性がないときに使われる。PUVA療法と組み合わせて使用する場合，ベキサロテンはUVAの必要総投与量を減少させ，維持療法として使用する場合は寛解期間を延長させる[14]。SOR Ⓒ
- 代替療法として，PUVAはインターフェロン（IFN）と同時に週3回，またはレチノイドを皮膚病変が解消するまで併用し，その後，頻度を減らして維持療法として継続する[14]。SOR Ⓒ
- PUVAとレチノイド併用療法に不応のプラークに対する1件の症例発表では，イミキモド5％局所クリームが病変を効果的に消失させたことが示された[7]。SOR Ⓒ
- UVAは，ソラレンの代わりにメソサレンまたはオキソラレンとの併用でも有効である[9]。SOR Ⓒ
- 光線療法は，早期のCTCL患者において安全で効果的で耐容性のある第一選択の治療法であり，長期間寛解が達成される。狭帯域UVBは，少なくとも早期MFの治療にPUVAと同じくらい効果的である[15),16)]。SOR Ⓒ
- 適正な維持プロトコルがまだ定まってはいないが，狭帯域のUVBは，早期MFおよびその寛解延長に対して有効であることが証明されている[17]。SOR Ⓒ
- 免疫が関与している皮膚疾患に対するPUVAおよびUVBの治療効果は，リンパ球の直接アポトーシス，細胞表面受容体の改変，および特定のメディエーターの産生の変化に起因している[15]。
- 5-アミノレブリン酸を用いた光線力学的療法（PDT-ALA）は，ステロイドよりも局所浸潤を効果的に根絶することが判明したが，標準化治療とするにはさらなる研究が必要とされている[13]。SOR Ⓒ
- 一般的に光線力学療法は，直接的な細胞傷害，血管傷害，免疫宿主応答を介して作用する[8),18)]。
- stage II期病変では局所リンパ節があるが，stage Iと同様に治療することができる。IIB期には，全身の皮膚への電子ビームによる治療（EBT）後に，6週間以上のナイトロジェンマスタード治療を行うことが最も推奨されている[14]。SOR Ⓒ EBT後の再発では，PUVAとIFNまたは全身性レチノイドとの併用療法が用いられる[14]。SOR Ⓒ 他の全身療法には，融合毒素，モノクローナル抗体治療，単剤化学療法などがある[9]。難治性腫瘍の場合，複数の全身化学療法レジメンのコンビネーションが単一薬剤より優れた生存転帰をもたらすという証拠はない[9),14)]。
- stage III，または皮膚外病変を伴わない紅皮症病変または限局性リンパ節を伴う紅皮症では，化学療法または光泳動療法で4週間治療するべきである[14]。SOR Ⓒ 体外循環式光化学療法は，白血球泳動後にPUVAを白血球に照射した後，血球を静脈内に再注入する[9]。効果がすぐに現れない場合，光泳動をIFNまたは全身性レチノイドと組み合わせることができる。
- stage IVの皮膚外病変は，全身化学療法で治療する。併用化学療法で奏効率は改善するものの，反応持続時間は1年未満である。レジメンには，シクロホスファミド，ビンクリスチン，およびプレドニゾン（CVP），CVP＋アドリアマイシン，CVP＋メトトレキサート，またはシクロホスファミド，ビンクリスチン，アドリアマイシンおよびエトポシドが含まれる。補助療法には，IFN，全身性レチノイド，および光泳動が含まれる。単剤化学療法剤には，メトトレキサート，リポソームドキソルビシン，ゲムシタビン，エトポシド，シクロホスファミド，およびプリン類似体が含まれる[14]。SOR Ⓒ 患者は，皮膚科医，および放射線腫瘍医に紹介されるべきである[3]。

予後／フォローアップ

- 患者の年齢および病期が，最も重要な臨床予後因子である[19]。
- 斑またはプラークが皮膚表面積の10％未満に制限されているstage IAの早期に診断されれば，患者は正常な平均余命を有する[3]。
- MFとセザリー症候群は早期でなければ治療は難しく，それぞれstage IIBの皮膚腫瘍では3.2年，stage IIIの全般性紅皮症では4〜6年，リンパ節および内臓病変を伴うStage IVAおよびstage IVBで1.5年未満の予後になる[9]。
- 二次性悪性腫瘍が発症するため，患者はモニタリングされるべきである。

潜在的な合併症

- 特に静脈内留置カテーテルまたはリンパ節生検部位からの感染。
- 高拍出性心不全。
- 慢性疾患性の貧血。
- 浮腫。
- 二次性悪性腫瘍（例：皮膚癌，黒色腫）。

患者教育

- 日光曝露を避け，涼しい環境で，皮膚に潤いを与えること。
- 新しい皮膚症状や徴候が現れたり，薬の効き目が悪い場合は医師に相談すること。
- 喫煙や副流煙を避ける。

【Gina Chacon, MD／Anjeli Nayar, MD／Richard P. Usatine, MD】

（高橋宏瑞　訳）

13節　過敏症症候群

175　多形紅斑，スティーブンス-ジョンソン症候群，中毒性皮膚壊死症

症例

発熱と発疹をきたした患者，口唇の腫脹と剥離（図175-1A），そして眼病変（図175-1B）を伴っている。現病歴としては，肺炎に対して経口ペニシリンの内服を外来で処方されている。身体所見上は紅斑性丘疹鱗屑性発疹を体幹・四肢に認め，尿道の灼熱感を伴っている。背部には中心部に表皮剥離を伴う target lesion（図175-1C）を認めた。患者はスティーブンス-ジョンソン症候群（Stevens-Johnson syndrome：SJS）と診断され入院となった。

概説

多形紅斑（erythema multiforme：EM），SJS，中毒性皮膚壊死症（toxic epidermal necrolysis：TEN）は薬剤・感染・疾患の反応として生じる皮膚の過敏症症候群（hypersensitivity syndrome）（過去に感作された正常な免疫機能によって引き起こされる有害な反応）である。SJS と TEN は重症度以外は同じ機序の皮膚反応の障害と考えられているが（TEN が最も重症），EM も含めてこれら3つの疾患を1つの疾患概念としてまとめてよいのかは議論の余地がある。

別名

- EM は EM minor ともいわれている。
- SJS は過去には EM major といわれていたが，近年では EM とは異なる疾患単位と考えられている。
- TEN はライエル症候群としても知られている。

疫学

- EM の発症率は1,000人に1人から1万人に1人と見積もられるが[1]，正確な発症率はわかっていない[1]。
- SJS や TEN はまれな重症皮膚反応であるが，しばしば薬剤が原因となる。発症率は様々な報告があり，SJS は100万人あたり1.2～6人程度，TEN は100万人あたり0.4～1.2人程度である[2)～4)]。
- EM は10～30歳代の間で最も多く発生し，80%が成人で生じる[5]。
- EM については若干男性の方が生じやすい[5]。

病因／病態生理

EM の原因として多数の要因が同定されている。
- Ｉ型単純ヘルペスウイルス（HSVⅠ）やⅡ型単純ヘルペスウイルス（HSVⅡ）は，少なくとも全体の60%を占める最も一般的な要因である（図175-2）[6),7)]。
- EM minor では，皮膚生検と同様に血中[8]からもウイルスが同定される[6]。
- SJS と TEN はほとんどが薬剤性である。
- SJS と TEN を引き起こす薬剤としてはスルホンアミド系抗菌薬，アロプリノール，非ステロイド性抗炎症薬（NSAIDs），アミン系抗てんかん薬（フェニトインやカルバマゼピン）やラモトリギンが一般的には知られている[9]。
- マイコプラズマ肺炎は，SJS を引き起こす最も一般的な感染症である[7]。

その他，一般的ではないが EM，SJS，TEN を引き起こす原因を以下に示す。
- 結核，A群溶連菌，B型肝炎，Epstein-Barr ウイルス，野兎病，エルシニア，エンテロウイルス，ヒストプラズマ，コクシジオイデス属などの感染症[1]。

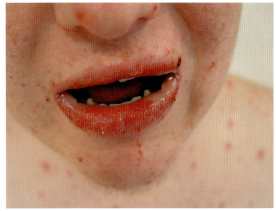

A

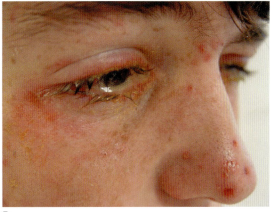

B

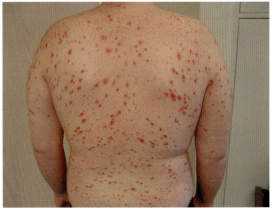

C

図175-1　肺炎に対してペニシリンで治療をした患者のSJS。A：口唇病変。B：眼病変。C：背部の target lesion（Reproduced with permission from Dan Stulberg, MD.）

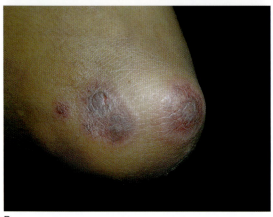

図175-2　性器ヘルペスを発症するたびにEMを再発する43歳女性。A：手のtarget lesion。B：肘のtarget lesion（*Reproduced with permission from Richard P. Usatine, MD.*）

- 白血病やリンパ腫のような悪性新生物[1]。
- ペニシリン，イソニアジド，テトラサイクリン，セファロスポリン，キノロンなどの抗菌薬。
- フェノバルビタールやバルプロ酸などの鎮痙薬[1,7]。
- カプトプリル，エトポシド，アスピリンやアロプリノールなどの薬剤。
- カルメット-ゲラン桿菌（BCGワクチン）やジフテリア・破傷風，B型肝炎，はしか-ムンプス-風疹やポリオなどのワクチン[6]。
- 放射線療法，日光曝露，妊娠，結合組織疾患や月経など他の要因もある[1]。

　現在もEM，SJS，TENの病因は不明であるが，近年の研究では，抗原刺激に対する宿主特異的細胞による免疫反応が細胞傷害性T細胞を活性化し，ケラチノサイトを傷害するという機序が示されている[6,9]。

- SJSとTENで認められる表皮剥離では，真皮の炎症を認めず表皮の壊死がその要因である。

危険因子

- ある特定のヒト白血球抗原（HLA）対立遺伝子を有する個体が，特定の薬剤に曝露されるとSJSやTENが引き起こされることが近年報告されている[2]。
- HIV/AIDS（図175-3）や悪性腫瘍，自己免疫疾患などの特定の疾患は，SJSやTENの要因となる[2,10]。

診断

▶ 臨床所見

すべて急性発症の皮膚病変を呈す。EMは以下のような病変を示す。

- 古典的病変としては紅斑で始まり，紅斑に縁取られ中心の色調が薄い（虹彩状またはbull's eye病変）標的状の丘疹や局面が遠心状に広がりをみせる（図175-4～図175-7）。target lesionは特徴的だが診断に重要ではない。中心の病変は小水疱やびらんなどの表皮剥離である。
- 病変は癒合し，中心が暗い紫色や壊死を伴う直径2cmほどの大きめの病変となる。
- 蕁麻疹とは異なり，EMの紅斑は容易に消退しない。治癒までには，数日から数週間残存する。
- 灼熱感や掻痒感を生じることもあるが，通常は無症状である。
- 病変は一般的に瘢痕を残さずに2週間以内で消退する。
- HSV感染に伴う病変では，しばしば再燃する（図175-2参照）[6,7]。

　SJSとTENはともに水疱形成の後に黒ずんだあるいは紫色の斑を生じる。SJSの病変は体表の10％以下であり，病変が10～30％の場合にはSJSとTENが重複しており，30％以上のときはTENと診断する。

- 病変は中心性壊死や水疱を形成する部位や，表皮剥離の部位を伴いながら急速に広がっていく（図175-1参照）。
- しばしば39℃以上の発熱を伴う。
- 皮膚の病変に加えて，眼や口腔，上気道，食道，消化管粘膜，肛門などに少なくとも2カ所の粘膜病変を形成する（図175-1，図175-3参照）。
- 病変は同時多発的に発現し，4～6週間で治癒する。
- 広範な表皮剥離を生じる（図175-8～図175-10）。
- 激しい痛みは粘膜面の潰瘍に生じ，皮膚の圧痛は軽微である。
- びらんは血液と体液の喪失を導き，同様に複合感染と敗血症を生じる危険性を増やす。
- 合併症として失明につながる眼球障害を生じる危険性が高い。加えて，気管支炎・肺炎・心筋炎・肝炎・腸炎・多関節炎・血尿・急性尿細管壊死の危険性もある。

▶ 典型的分布

- EMの皮疹は体中に広がる。
- 手掌や足底を含む四肢遠位が最も典型的である。
- 四肢伸側に出現しやすい。
- SJSでは口の病変を生じやすい（図175-1，図175-3参照）。
- SJSやTENでは剥離を伴う重症な病変や広範囲な粘膜病変を生じる（図175-8，図175-10参照）。

▶ 検査所見

- これらの疾患に特異的な検査所見はない。診断は臨床所見に基づく。
- 検査結果では白血球増加と肝酵素上昇，赤沈上昇を認める。
- TENでは白血球減少を生じうる。

▶ 生検

- 皮膚生検をすることで診断確定やその他の疾患を除外できる。
- EMの組織学的所見は真皮-表皮接合部にリンパ球浸潤を

175章 多形紅斑，スティーブンス－ジョンソン症候群，中毒性皮膚壊死症　　643

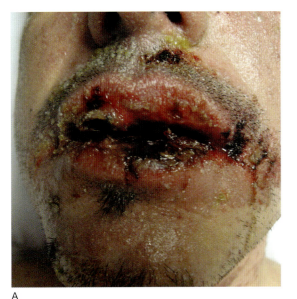

A

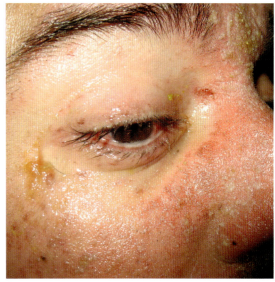

B

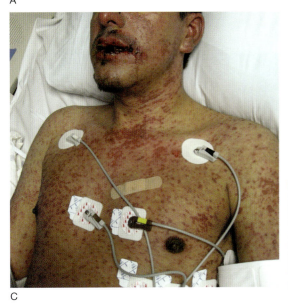

C

図 175-3　SJS から TEN に移行した CD4 陽性細胞数 6 つの HIV 陽性の男性。彼は顔面，眼，口の発疹と発熱で救急外来を受診した。胸部 X 線検査では肺炎を示し，アジスロマイシン，セフトリアキソン，ST 合剤で治療を開始した。皮膚はブラを形成し，生検で TEN の診断となった。おそらく，抗菌薬の 1 つが TEN へと移行させたと考えられる。熱傷治療室へ転入となり，1 g/kg の免疫グロブリン大量静注療法（IVIG）を 3 日間使用し，救命できた。A：口腔病変。B：眼病変と顔面の病変。C：体幹と上肢の 30％以上に病変（Reproduced with permission from Robert T. Gilson, MD.）

認める。また表皮細胞の空胞化と表皮内の壊死性ケラチノサイトの所見が特徴的である[1]。

鑑別診断

- 水疱性類天疱瘡：持続する蕁麻疹のような病変から亜急性や急性に緊満した水疱を形成するが，粘膜に病変を生じることはまれである。著しい掻痒感を伴う。EM，SJS，TEN と同様に，水疱性類天疱瘡は紫外線や特定の薬剤に曝露されたときに生じる（182 章「水疱性類天疱瘡」参照）。
- 蕁麻疹：特徴は，通常掻痒を伴う赤い丘疹の皮膚反応である。EM と異なり，24 時間以上病変が持続することはまれである（148 章「蕁麻疹，血管浮腫」参照）。
- 皮膚血管炎：過敏性反応によって引き起こされ，病変は触知可能な丘疹や紫斑である。水疱や網状皮斑，壊死潰瘍が生じる。病変は下肢や体幹，殿部に生じやすい（177 章「血管炎」参照）。
- 遠心性環状紅斑：様々な薬剤の過敏反応で生じる。病変は

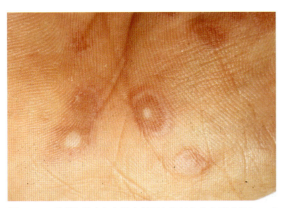

図 175-4　手掌に発症した暗赤色で中心が白色の EM の target lesion（Reproduced with permission from the University of Texas Health Sciences Center, Division of Dermatology.）

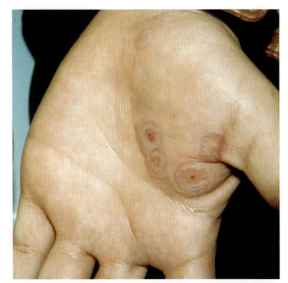

図 175-5　手掌に発症した EM の target lesion。口唇ヘルペスにより二次性に生じた (Reproduced with permission from the University of Texas Health Sciences Center, Division of Dermatology.)

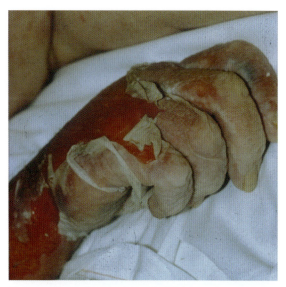

図 175-8　手の皮膚に落屑を生じる TEN (Reproduced with permission from the University of Texas Health Sciences Center, Division of Dermatology.)

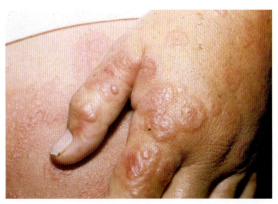

図 175-6　手に発症した小水疱と水疱。EM の target lesion (Reproduced with permission from the University of Texas Health Sciences Center, Division of Dermatology.)

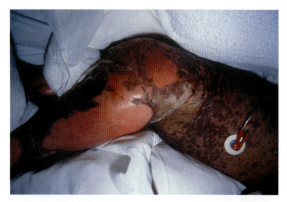

図 175-9　脚に広範に落屑を生じる TEN (Reproduced with permission from the University of Texas Health Sciences Center, Division of Dermatology.)

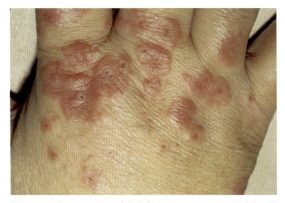

図 175-7　小さくただれた中心を有する target lesion を手背に認める。EM と診断すべき皮膚のびらんである (Reproduced with permission from the University of Texas Health Sciences Center, Division of Dermatology.)

数 cm 程度に拡大し，中心がはっきりとした紅斑性丘疹に類似する。病変は下肢や大腿部に生じやすいが，上肢，体幹，顔面にも生じる。手掌や足底の病変はまれ (204 章「遠心性環状紅斑」参照)。

- ブドウ球菌性熱傷様皮膚症候群 (SSSS)：倦怠感や発熱に引き続いて，斑状で明るい紅斑が顔面，首，腋窩，鼠径より生じる。皮膚はとても脆弱であり，SJS や TEN のように広範囲で表皮剝離を認める。TEN とは異なり，ブドウ球菌感染の部位は通常皮膚以外 (例：中耳炎，咽頭炎) であり，皮膚病変の部位でもない (118 章「膿痂疹」参照)。

治療

EM

- 支持療法が主体となる。症状緩和には局所鎮痛薬や抗ヒスタミン薬，アセトアミノフェンを用いるが，これらの治療は治療経過には無関係である。
- ステロイドの使用に関しては十分な研究がないだけでなく，経過を長引かせ，HSV に関連した症例では再発の頻度

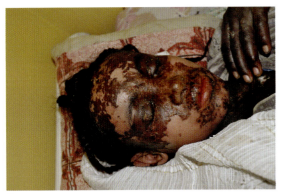

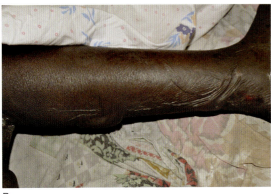

図175-10 アモキシシリンによる二次性発症のTEN。A：広範囲な顔面の落屑と色素の消失。B：下肢の広範囲に及ぶ皮膚剥離と水疱（*Reproduced with permission from Richard P. Usatine, MD.*）

を増加させる[7]。
- 予防的なアシクロビルの投与はHSVに関連したEMの再発には効果的かもしれない[7]。

SJS, TEN
- 治療はやはり支持療法が中心であるが、ICUや熱傷治療室での管理が望ましい。原因薬剤を中止するためにも早期診断が重要である。
- 口腔病変には洗口剤やグリセリンが使われる。
- 皮膚病変は食塩水やブロー液(酢酸アルミニウム)で洗浄するべきである。
- 不感蒸泄による体液損失を補うために、輸液療法を行うべきである。
- 二次感染早期発見のためにも毎日血液検査を行い、必要に応じて早期より抗菌薬も投与すべきである。
- 眼性後遺症の危険性が高いため、眼科医の診察は重要である。
- 薬物療法については多くの文献で検討されている。2〜3 g/kgの免疫グロブリン大量静注療法(IVIG)は発症早期に開始すれば治療経過の短縮に寄与し、予後を改善させる[11]。
- ステロイド療法はTENとSJSの唯一の治療法とされてきたが、TENに対するステロイドの使用は罹患率と死亡率の増加を引き起こすと近年報告されている[11]。
- サリドマイドやTNF-α阻害薬、シクロホスファミド、シクロスポリン、血漿交換などの治療法は限定的な効果を期待して試みられている。

予防
HLA対立遺伝子を持つ群が特定の薬剤を内服することで、SJSとTENを発症する危険性が高まることが示されている。

予後
- EMは1〜2週間で自然に治癒する。
- EMの再燃は一般的であり、特にHSV感染で再発を起こしやすい。
- 高齢者や広範囲な病変、腸管・肺病変を有する患者では予後不良である。
- SJSとTENの死亡率はTENの重症度スコアで予測でき[12]、以下の項目で、1つあてはまるごとに1点加算する。
  - 尿素窒素(BUN)が10 mmol/L以上、HCO_3^-が20 mmol/L以下、血糖値が14 mmol/L以上、年齢が40歳以上、悪性腫瘍患者、心拍数が120回/分以上、病変範囲が体表の10%以上。
  - スコアが0〜1点では死亡率3.2%。
  - スコアが5点以上では死亡率90%。
- SJSの患者の死亡率は5〜10%で、TENの患者では30%以上と報告されている[9,13]。

フォローアップ
- 合併症がなければ、特別なフォローアップは必要ない。
- EM majorや合併症のある患者は適切な科でフォローアップをしてもらう。

患者指導
- 被疑薬があれば、すぐに中止する。
- HSV関連のEM患者には再燃の危険性を説明する。

【Carolyn Milana, MD／Mindy A. Smith, MD, MS】
（上村公介 訳）

176 結節性紅斑

症例
若い女性が数日前からの全身倦怠感、発熱、咽頭痛を主訴に来院した。同時に下腿の圧痛を伴う紅斑の訴えもあったが、外傷歴はない(図176-1)。また最近咳が出たり便の性状が変化したりといったエピソードはない。慢性疾患の既往歴や内服歴、アレルギー歴もない。微熱はあるものの、その他のバイタルは正常である。その他の身体所見として、中咽頭に扁桃の発赤と滲出液を認める。両下腿にはわずかに隆起した圧痛を伴う紅斑が点在し、その大きさは2〜6 cm程度と様々であった。溶連菌迅速試験で陽性となり、臨床所見とあわせてA群β溶血性レンサ球菌感染に伴う結節性紅斑(erythema nodosum：EN)と診断された。ペニシリンと非ステロイド性抗炎症薬(NSAIDs)で治療され、安静指示となった。ENは4週間以内に完全寛解した。

概説
ENは皮下結節と圧痛を伴う境界不明瞭な紅斑を特徴とす

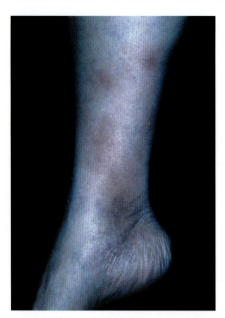

図176-1　A群β溶血性レンサ球菌に感染した若い女性に二次性に生じたEN（*Reproduced with permission from Richard P. Usatine, MD.*）

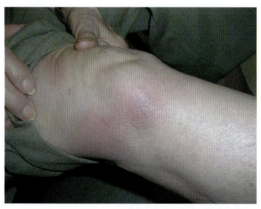

図176-2　サルコイドーシスに罹患した中年女性の膝周囲に二次性に生じたEN（*Reproduced with permission from Richard P. Usatine, MD.*）

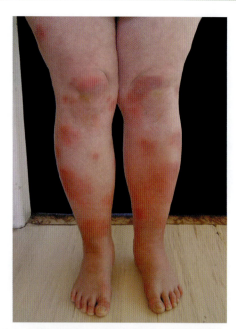

図176-3　原因不明で生じた中年女性のEN。病変は明るい赤色で熱感があり、痛みを伴う（*Reproduced with permission from Hanuš Rozsypal, MD.*）

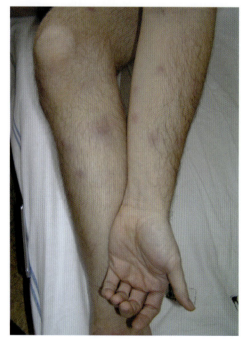

図176-4　若年男性の腕と脚に生じた原因不明のEN（*Reproduced with permission from Hanuš Rozsypal, MD.*）

る、よくみかける炎症性の脂肪織炎である。慢性炎症や感染、薬剤性、悪性腫瘍、未知の因子に対する反応性の病態として生じる。

別名

肺門部リンパ節腫脹を伴った場合はLöfgren症候群と呼ばれる。

疫学

- ENは10万人に1～5人の割合で発症する[1]。ENは最も頻度の高い隔壁性脂肪織炎（皮下の脂肪小葉の隔壁の炎症）である[2]。
- ENは女性に生じやすく、成人における男女比は1：4.5である。一般に20～40歳代に多い（図176-1～図176-3）[3]。
- ある研究では、5,400万人を対象に世界的な調査を行い、ENの患者はすべて14歳以上であった[4]。
- 幼少期においては、女性に生じやすいという傾向はない。

病因／病態生理

- ほとんどのENは特発性である（図176-3、図176-4）。正確な割合はわかっていないが、1つの研究ではENの55％が特発性と示されている[5]。つまり、残りはENを生じる基礎疾患があるということである。また病因の分布には季節性があり[6]、主なものとして感染、反応性、薬剤性、悪

性腫瘍がある。
- 組織学的検査がENの診断に最も有用である。ENの特徴は血管炎所見のない隔壁性脂肪織炎で，特定の部位に生じるENは局所の体温や血流量と関連があるとされている。
- 隔壁性脂肪識炎は皮下組織の脂肪小葉の隔壁内に多核球が浸潤することで生じる。これはその部位に沈着した免疫複合体への反応で生じると考えられている[7]。この炎症性の変化が小結節や熱感，紅斑を伴う浮腫や出血をもたらす。
- 多核球からリンパ球，そして組織球の浸潤が進むと線維化が小葉周囲に生じる。瘢痕を残さずに完全寛解となるのが典型的な経過だが，わずかに壊死を生じることがある。
- 組織病理学的なENのマーカーはMiescherの放射状肉芽腫である。この小さな肉芽腫は，小型組織球の高分化型結節性集合体であり，中心部が星形もしくはバナナ形に裂け目を形成する。

危険因子

- A群β溶血性レンサ球菌性咽頭炎はENと関連がある（図176-1参照）。数十年にわたるEN患者129例の後ろ向き研究では28％がレンサ球菌感染と報告されている[5]。
- 非レンサ球菌性の上気道感染もENの危険因子となる[1]。
- 結核もENを生じる一般的な病気ではあるが，先進国ではいまや結核はENの原因としてはまれである。BCGワクチンを打った患者にENが生じるという報告もある[8]。先進国ではサルコイドーシスがENの要因として頻度が高い。ある研究ではENの11％がサルコイドーシスが原因であると示している（図176-2参照）[5],[7]。
- ENはコクシジウム症患者の3％に[9]，ヒストプラズマ症患者のおよそ4％に生じる[10]。
- ENはエルシニア胃腸炎，サルモネラ，カンピロバクター，トキソプラズマ，梅毒，アメーバ症，ジアルジア症，ブルセラ症，ハンセン病，クラミジア，マイコプラズマ，ブルセラ，B型肝炎（感染およびワクチン），Epstein-Barrウイルス，バルトネラなどの感染症とはあまり関連はない[4],[11]。
- 肺門部リンパ節腫脹を伴ったENはLöfgren症候群と呼ばれる。TBによるLöfgren症候群は肺への一次感染を示唆する。Löfgren症候群を生じる一般的な原因はサルコイドーシスである[7]。
- 文献ではENは炎症性腸疾患の患者でも認めると報告されている。炎症性腸疾患の再発のときに生じるのが顕著であるが，再発前に生じる場合もある。潰瘍性大腸炎よりもクローン病とENの関連が強い。ベーチェット病やスウィート病などの慢性疾患もENと関連がある[11]。
- 妊娠や経口避妊薬もENと関連があるという意見もある。
- 経口避妊薬だけでなく，ENを引き起こす薬剤はスルホンアミド，ペニシリン，臭化物などの抗菌薬があるが，ENの原因が感染症である場合には抗菌薬が投与される[11]。
- リンパ腫，急性骨髄性白血病，カルチノイド腫瘍，膵臓癌がENと関連があり，持続性もしくは再発性のENの場合に考慮すべきである[11],[12]。

診断

▶ 臨床所見

- 診断はほとんど臨床診断である。
- 病変は視覚よりも容易に触知される深在性結節である。
- 病変はかたく，円形もしくは卵円形で境界不明瞭である。
- 明るい赤色で熱感があり，痛みを伴う（図176-3参照）。
- 病変の数は1つから10.5を超えることもあり，サイズも1～15cmと様々である。
- ENの経過は病変が平坦になり紫色となる。そして最終的に黄色のアザとなる。
- 特徴は潰瘍や瘢痕を残さずに完全に治癒することである。
- 発熱，倦怠感，時折発疹に近い場所の多発関節痛を伴う。

▶ 典型的分布

- 両下肢の前面と側面に生じる（図176-1～図176-3参照）。
- 病変は腕などに生じることもあるが，下腿に生じないということはきわめてまれである（図176-4参照）[1]。
- サルコイドーシスでは特に足関節と膝に病変が生じやすい（図176-2参照）。
- 寝たきりの患者では下半身に病変を生じやすい。

▶ 検査所見

- 血液検査は原因を同定するために必要である。一般に血算，生化学，肝機能検査，赤沈(ESR)を検査するが，通常ESRは上昇する。
- 溶連菌感染症を疑う場合には溶連菌迅速試験や咽頭培養が急性期には最も優れているが，一方回復期には抗ストレプトリジンO抗体(ASO)が有用である[4]。
- サルコイドーシスではアンジオテンシン変換酵素(ACE)の上昇が役立つが，感度は100％ではない[2]。胸部X線や皮膚サルコイドーシスを疑う病変の皮膚生検は診断の助けとなる（173章「サルコイドーシス」参照）。

▶ 生検

身体診察で診断されることがほとんどだが，診断が確実でないとき，皮下脂肪を含めて生検を行う。標準的な組織学的検査には深部パンチ生検や深部切開生検により検体採取を行う。生検をする際は関節や重要な臓器の部位を避け，皮下の深い部位を4mmパンチ生検でしっかりと採取すべきである。

鑑別診断

- 蜂窩織炎は必ず鑑別診断に入れ，除外してはならない。蜂窩織炎患者はより状態が悪く，高熱と全身症状を示す傾向にある。ENは病変を複数認めることが多いが，蜂窩織炎は病変が1つのことが多い（122章「蜂窩織炎」参照）。
- 皮膚結節や皮膚サルコイドーシスは表皮性病変のない皮膚色もしくは青紫色を呈する。表皮病変がないことはENと類似している。皮膚サルコイドーシス(SLE)はENの原因ともなる全身性サルコイドーシスでみられるので，皮膚生検はこの2つの疾患を区別するために最もよい方法である。いずれにせよ，治療はサルコイドーシスを対象に行う（173章「サルコイドーシス」参照）。
- バザン硬結性紅斑は女性の下肢後面に潰瘍を形成し，瘢痕を残す小葉性脂肪織炎である[7]。一般的には結核によって生じ，ENよりも慢性の経過をたどる[2]。
- らい性結節性紅斑(ENL)はハンセン病患者に生じ，免疫複合体反応や過敏性反応として現れる（図176-5，図176-6）。典型的には，標準的なハンセン病治療に対する2型らい反応でENLを生じる[13]。最も多いのは多菌型ハンセン病で，病変はENのようだが，潰瘍形成も伴うことがある。
- 感染性脂肪織炎も鑑別にあがるが，特に免疫不全患者で認める。病変は非対称性で，発熱を伴う。本症を疑ってパン

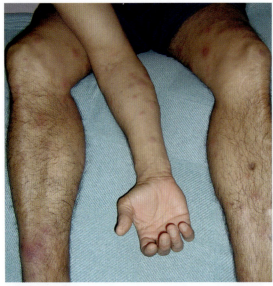

A

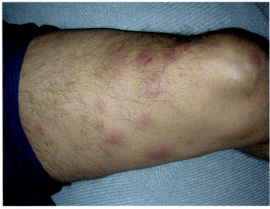

B

図176-5 アルマジロを触ったり食べたりしたことで多菌型ハンセン病を生じたテキサスの男性のENL。抗菌薬療法を始めた後にENLを発症した。A：腕や脚に多数認める皮下結節　B：ENL病変の近接像（Reproduced with permission from Richard P. Usatine, MD.）

チ生検をする場合は，組織培養も提出するべきである（一般細菌，真菌，抗酸菌など）。

治療

病因を探し，治療すること。病因が不明な状態で治療をすることには限界がある。

▶ 非薬物療法

冷却，湿布，病変部の挙上，安静，弾性ストッキング，圧迫包帯が痛みを和らげる[11]。SOR **C**

▶ 薬物療法

- 小結節の痛みや不快感をNSAIDsや他の鎮痛薬で治療する[14]。SOR **C**
- ステロイド内服に関しては議論の余地があり，ステロイドを使用して治療すべき疾患（サルコイドーシスなど）以外は使用を避けるべきである。もし用いる場合は，細菌播種・敗血症のリスクとなる感染症や，悪性腫瘍を除外する必要がある[1]。SOR **C**

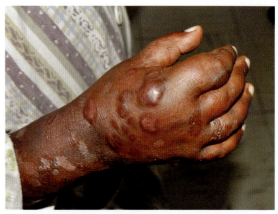

図176-6 多菌型ハンセン病のエチオピア女性の手と腕に生じたENL。抗ハンセン病薬3剤で治療された（Reproduced with permission from Richard P. Usatine, MD.）

- 経口ヨウ化カリウムは，妊婦には禁忌であるが，ENを寛解させることがいくつかの小さな研究で示されている[6,7]。SOR **B**
- コルヒチン，ヒドロキシクロロキン，ダプソンも用いられる[2,7]。SOR **C**
- ペニシリンやエリスロマイシン，アダリムマブ，エタネルセプト，インフリキシマブ，ミコフェノール酸モフェチル，シクロスポリン，サリドマイド，体外単球顆粒細胞除去療法がENに使用された症例報告がある[1,15,16]。SOR **C**
- ミノサイクリンとテトラサイクリンがENを改善させたとする症例報告が1つ存在する[17]。SOR **C**

予防

適切な手洗いや公衆衛生は，ENの原因となる呼吸器感染を予防しうる。

予後

- ENはほぼ自然軽快するか，原因疾患の治療で治癒する。
- 小結節は数週間持続する。
- 経過は基礎疾患によるが，たいてい6週間で治癒する。
- 病変は潰瘍や瘢痕を残さない。
- 基礎疾患が不明の場合，33〜41％の患者で再発する[16]。

フォローアップ

病因を徹底して調べる目的と対症療法に反応するか確認するために必要である。

患者指導

たいていは3〜6週間で完全寛解することを患者に説明する。また時には12週間持続することや，再発することがあることを伝える[6]。

【E. J. Mayeaux, Jr., MD／Lucia Diaz, MD／Richard Paulis, MD】

（上村公介 訳）

177 血管炎

症例

21歳の女性が3日間続く痛みを伴う下肢の紫斑性皮疹を主訴に受診した（図177-1，図177-2）。

病変は突然出現し，今までに同様の経験はなかった。患者は今週咽頭炎と診断されており，抗菌薬を内服していた。嘔気・嘔吐，発熱，腹痛，血尿いずれも認めなかった。尿検査では潜血は陽性であったが，蛋白は陰性であった。下肢の典型的な触知可能な紫斑はヘノッホ–シェーンライン紫斑病（HSP）（IgA血管炎）である。

概説

血管炎（vasculitis）は血管壁の炎症や障害を生じる疾患群である。血管炎は皮膚に限局するものや全身の障害を伴うものがある。皮膚血管炎疾患は血管サイズ（小血管や中大血管）または血管の種類（細静脈，細動脈，動脈，静脈）によって分類される。小・中サイズの血管はそれぞれ真皮と真皮網状層に認める。臨床症状は炎症の強さや血管のサイズや種類によって様々である[1]。

別名

過敏性血管炎は白血球破砕性血管炎とも呼ばれ，HSPは白血球破砕性血管炎の1つである。

疫学

- HSP（図177-1，図177-3）は毎年およそ5,000人に1人の割合で小児と若年成人に生じる[2]。HSPは皮膚，腎臓，消化管の血管壁に存在するIgA免疫複合体によって生じる。HSPはたいてい予後良好であり，自然寛解する。そして春に発症する傾向がある。HSPを発症する1～3週間前にレンサ球菌やウイルスによる上気道感染がしばしば先行する。前駆症状は摂食障害や発熱も含む。HSP患者のほとんどで関節の痛みや腫脹を伴うが，膝や足関節に多く認める。典型的には，約半数の症例で3カ月以内に再発する。ネフローゼを生じている患者ではより再発しやすく，ただし再発時の症状は初発時より軽い。HSPの診断をするために以下の3つ以上の項目を満たす必要がある[3]。
  - 紫斑。
  - 腹部アンギーナ（腹痛）。
  - 消化管出血。
  - 血尿。
  - 初発は20歳以下。
  - 新規薬剤なし。
- 全身性エリテマトーデス（SLE）（図177-4，図177-5），関節リウマチ（RA），再発性多発軟骨炎，その他の結合組織病の患者では壊死性血管炎を生じることがある。壊死性血管炎は筋肉の動脈や細動脈，細静脈を侵食することがほとんどである。血管が閉塞し組織壊死をきたす（図177-4，図177-5参照）。皮膚や内臓が障害されることもある。
- 白血球破砕性血管炎（図177-6～図177-8）は最も一般的な小血管の血管炎である。前駆症状には発熱，倦怠感，筋痛，

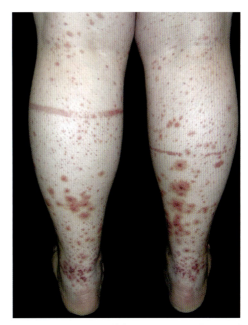

図177-1 下肢に触知可能な紫斑を認めるHSP。靴下で圧力のかかった部分の病変は目視できる（Reproduced with permission from Richard P. Usatine, MD.）

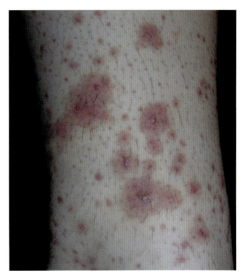

図177-2 図177-1と同一患者の触知可能な紫斑の近接像。いくつかの病変はtarget lesionsにみえるが，多形紅斑ではなくHSPである（Reproduced with permission from Richard P. Usatine, MD.）

関節痛がある。発症初期は無症候性の皮下出血をきたすが，疾患の進行とともに触知可能な紫斑となる。様々な数の散在性の病変を，通常は下肢に認めるが，下半身のいずれの部位にも生じうる。小さな病変はかゆみや痛みを伴うが，小結節や潰瘍，水疱はより痛みが強い。病変は群発し，1～4週間続いた後，瘢痕と色素沈着を残して治癒する。患者は薬に対する反応やウイルス感染などの単一の既往歴やSLEやRAなどの複数の既往歴を有する。この疾患はたいてい自然治癒し，病変は皮膚に限定的である。診断するために以下の3つ以上の項目を満たす必要がある[4]。

- 16歳以上。

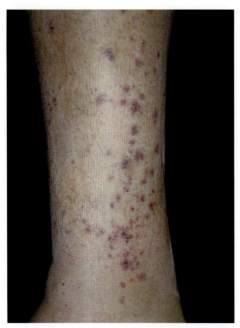

図177-3　26歳男性のHSP。触知可能な紫斑に加えて腹痛も訴えていた（Reproduced with permission from Richard P. Usatine, MD.）

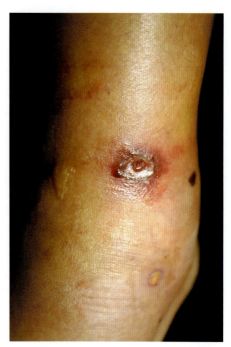

図177-5　SLEの女性患者の下肢の血管炎による潰瘍（Reproduced with permission from Everett Allen, MD.）

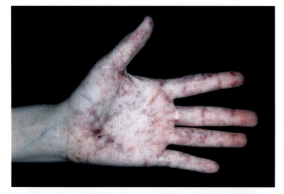

図177-4　SLEの若年アジア人女性の壊死性血管炎。指先の血流低下を認めたため，組織壊死を防ぐため高用量のステロイド治療と免疫グロブリン大量静注療法（IVIG）を行った（Reproduced with permission from Richard P. Usatine, MD.）

- 症状に関連のありうる薬剤の使用。
- 触知可能な紫斑。
- 斑点状丘疹。
- 皮膚生検で細動脈・細静脈周囲への好中球浸潤。
- 白血球破砕性血管炎の全身症状は腎臓，心臓，神経，消化管，肺，関節に生じる。

病因／病態生理

- 血管炎は血管壁の炎症と定義される。血管障害の機序は液性応答，免疫複合体沈着，細胞性Tリンパ球反応による肉芽腫形成のいずれかで生じる[5]。
- 血管炎による血管傷害は血管透過性亢進，血管脆弱性，動脈瘤形成，出血，血管内膜増殖，血流遮断や局所虚血をもたらす血栓症を生じる[5]。
- 小血管の血管炎は多様な抗原（薬剤，化学物質，微生物，内因性抗原）への過敏反応によって引き起こされるが，それ

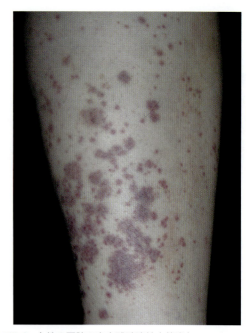

図177-6　女性の下肢の白血球破砕性血管炎（Reproduced with permission from Richard P. Usatine, MD.）

により血中に生じた免疫複合体が後毛細管細静脈壁に沈着する。血管に沈着した免疫複合体は補体を活性化し，補体は多核白血球を引き寄せる。多核白血球はリソソームを放出することで細静脈壁に障害を与え，血管の壊死や局所出血を引き起こす。

- 小血管の血管炎では多くの病変は皮膚にとどまり，腎障害以外では重篤な臓器障害を引き起こすことはまれである。小血管の血管炎は白血球破砕性血管炎，HSP，本態性混合

177章 血管炎 651

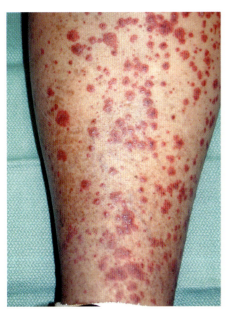

図177-7 中年女性の下肢の触知可能な紫斑を呈する白血球破砕性血管炎(Reproduced with permission from Eric Kraus, MD.)

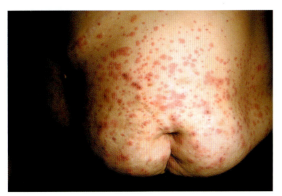

図177-8 下肢にも血管炎を生じている中年女性の腹部に生じた血管炎(Reproduced with permission from Everett Allen, MD.)

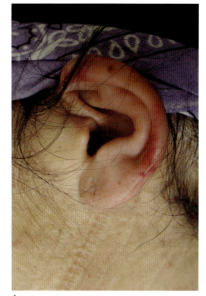

A

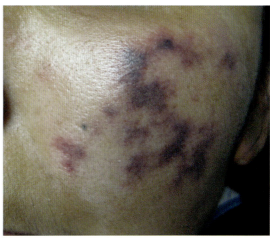

B

図177-9 A：レバミゾール混入コカインによって引き起こされた耳の皮膚血管炎(Reproduced with permission from Jonathan Karnes, MD.)。B：レバミゾール混入コカインによって引き起こされた網状の皮膚血管炎。網状紫斑といわれている(Reproduced with permission from John M. Martin IV, MD.)

型クリオグロブリン血症，膠原病や悪性腫瘍，血清病，血清病性反応，慢性蕁麻疹，急性B・C型肝炎と関連がある。
- 過敏性(白血球破砕性)血管炎は真皮の急性炎症と細静脈の壊死を引き起こす。白血球破砕性血管炎という言葉は白血球が分解されるときの組織像を述べている。

危険因子

- ウイルス感染。
- 自己免疫疾患。
- 薬物過敏性反応。
- コカイン(レバミゾール混入)(図177-9)(240章「コカイン」参照)。

診断

血管炎の鑑別をする前に臓器障害がないことを確認することがより重要である。こうすることで万一治療が遅れたとしても標的臓器の障害が増悪しないことが担保される。その後に自己免疫疾患の一形態として一次性に生じている血管炎なのか，感染，薬物，悪性腫瘍，SLEやRAなどの膠原病によ

る二次性の血管炎なのかを鑑別する[5]。

▶ 臨床所見

- 小血管の血管炎は血管壁の壊死性炎症が特徴的であり，「触知可能な紫斑」を認める。典型的には下肢に数mmから数cmの様々な大きさの触知可能な紫斑を認める(図177-2，図177-6，図177-7，図177-10)。白血球破砕性血管炎の早期では触知できないこともある。
- HSPの臨床的特徴は，主に下肢・腰部(図177-1～図177-3参照)の非血小板減少性の触知可能な紫斑と消化器症状，関節痛，腎炎である[6),7)]。

▶ 典型的分布

皮膚の血管炎は主に下肢に生じるが，手や腹部に生じることもある(図177-3，図177-8，図177-10参照)。

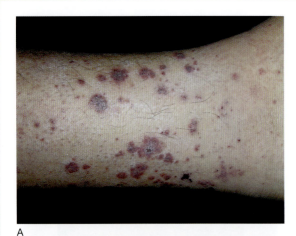

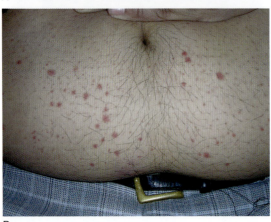

図177-10　26歳男性の白血球破砕性血管炎。A：下腿の触知可能な紫斑。B：下腹部の触知可能な紫斑（Reproduced with permission from Richard P. Usatine, MD.）

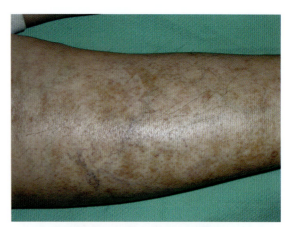

図177-11　ヘモジデリン沈着と唐辛子状の毛細管炎を下腿に示すシャンバーグ病（Reproduced with permission from Richard P. Usatine, MD.）

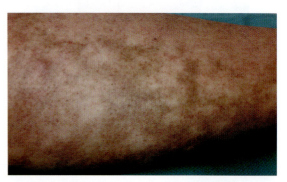

図177-12　顕著な点状出血とヘモジデリン沈着を示すシャンバーグ病。皮膚病変は触知できない（Reproduced with permission from Richard P. Usatine, MD.）

▶検査所見

- 免疫反応につながる抗原をもたらしている原因を同定するために各種検査を行う。咽頭培養や抗ストレプトリジンO抗体，赤沈（ESR），血小板，血算，血清クレアチニン，検尿，抗核抗体，血清蛋白電気泳動，血中の免疫複合体，HBs抗原，HCV抗体，クリオグロブリン，リウマチ因子の測定を考慮する。ESRは活動性のある血管炎のときは必ず上昇する。病変が出現して24時間以内の免疫蛍光法が最も有用である。血管壁もしくは血管周囲に沈着する一般的な免疫反応物質はIgM，C3，フィブリンである。小児の血管炎でIgAを血管に認めた際はHSPの診断となる。
- 臓器への影響を評価するための一般的な検査として血清クレアチニンやCK，肝機能，肝炎血清学，検尿，胸部X線検査，心電図がある。

▶生検

臨床症状が特徴的なので，生検は必須ではない。疑わしい症例に関しては，活動性のある病変もしくは潰瘍の辺縁からパンチ生検をすべきである（図177-4参照）。

鑑別診断

- 色素性紫斑病は微小血管炎の一種であり，赤血球が皮膚に漏出しヘモジデリン沈着を伴う。触知はできない。シャンバーグ病は高齢者の下腿に認めやすい色素性紫斑病の1つである（図177-11，図177-12）。唐辛子状の外見を示す。黄色苔癬は若い人の片側性の下肢やその他の体の部分に生じる色素性紫斑病である（図177-13）。色は黄褐色や黄金色である。マヨッキー病（血管拡張性環状紫斑）は環状の紫斑が生じる色素性紫斑病であり，その紅斑性辺縁は顕著に隆起し血管拡張を伴う（図177-14）。これらの疾患では，ダーモスコピーで炎症を生じた毛細血管壁に赤もしくはピンク色の点を認める。
- 中枢神経症状のある重症患者の髄膜炎菌感染症で紫斑を認める（図177-15，図177-16）。
- ロッキー山紅斑熱はリケッチア感染症であり，ピンクから鮮紅色で大きさが1～5 mmの紅斑を認めるが，これらは圧迫により消退し掻痒感を伴う。病変は遠位に始まり，足底や手掌に広がる（図177-17）。
- 皮膚T細胞性リンパ腫（菌状息肉症）のような悪性腫瘍（174章「皮膚T細胞性リンパ腫」参照）。
- スティーブンス-ジョンソン症候群（SJS）や中毒性皮膚壊死症（TEN）（175章「多形紅斑，スティーブンス-ジョンソン症候群，中毒性皮膚壊死症」参照）。
- 特発性血小板減少性紫斑病（ITP）は，血小板数を測定すれば容易に血管炎との鑑別が可能である。また，紫斑は触知できず，点状出血が体中に点在する（図177-18）。
- ウェゲナー肉芽腫症は気道や腎臓，皮膚の壊死性肉芽腫性炎や血管炎を示す，まれな全身性疾患である。

177章 血管炎 653

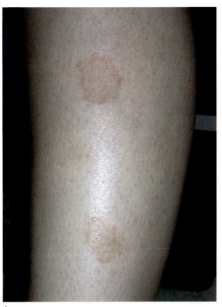

A

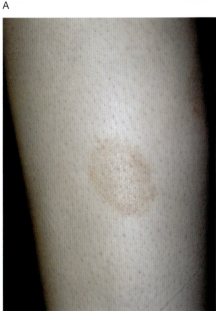

B

図177-13　黄色苔癬。A：27歳女性の下肢。B：16歳女性の下肢（Reproduced with permission from Richard P. Usatine, MD.）

- チャーグ-ストラウス症候群（アレルギー性肉芽腫性血管炎）は，喘息や一過性肺浸潤，好酸球増多症を生じる全身性血管炎である。
- コレステロール塞栓症は，下肢の痛み，網状皮斑，末梢拍動良好だが足先の色調が青いことが特徴的である。
- 壊血病（ビタミンC欠乏症）は小血管炎に似た症状が出現する（図177-19）。ビタミンC欠乏を疑う食事摂取歴に基づいた臨床診断がほとんどである。危険因子としてはアルコール多飲，男性の独居，貧困，食料購入が困難であること，孤独，認知症，栄養摂取への無知，酸性食品への摂取拒絶，消化管障害（大腸炎，炎症性疾患），歯科衛生不良，食事の偏りや拒否，癌，統合失調症，うつ病がある[8]。

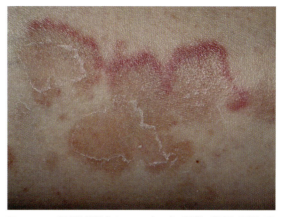

図177-14　色素性紫斑病のマヨッキー病。環状の紫斑と顕著に隆起した紅斑性辺縁が広がりを示している（Reproduced with permission from Suraj Reddy, MD.）

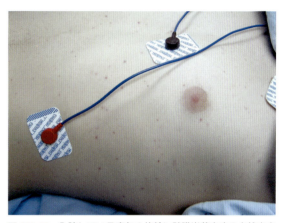

図177-15　入院している青年の体幹に髄膜炎菌血症の点状出血を認める（Reproduced with permission from Tom Moore, MD.）

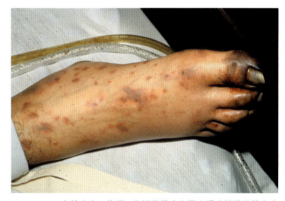

図177-16　点状出血，紫斑，先端紫藍症を示す重症髄膜炎菌血症（Reproduced with permission from the University of Texas Health Sciences Center Division of Dermatology.）

治療

■ 非薬物療法

　有害な抗原を特定し，できる限り除去すること。軽度の過敏性血管炎は薬剤によるものであり，薬剤の中止が，最も大切な治療である。SOR Ⓒ

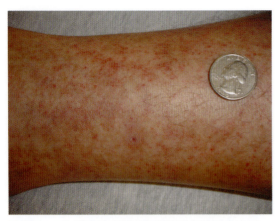

図177-17 ダニ咬傷の周囲に多数の点状出血を認めるロッキー山紅斑熱。このリケッチア感染症は血管炎に似ている（Reproduced with permission from Tom Moore, MD.）

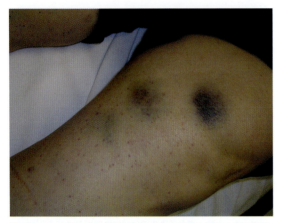

図177-18 点状出血と紫斑を認める血小板数3,000のITP患者。紫斑は触知できない（Reproduced with permission from Richard P. Usatine, MD.）

▶ 薬物療法

- 抗ヒスタミン薬が掻痒に対して使用される。SOR❻
- 経口プレドニンが臓器障害や重症な皮膚血管炎の治療に使われる。60〜80 mg/日の短期間プレドニゾロン内服が効果的であり、ゆっくりと減量していく[6),9)]。SOR❸
- コルヒチン（0.6 mg、1日2回、7〜10日間）やダプソン（100〜150 mg/日）が好中球遊走を阻害するために使われる。SOR❸ ともに、いずれ減量され病変が消えれば中止できる。アザチオプリン、シクロホスファミド、メトトレキサートは研究中である。SOR❻
- HSPや経過の長い過敏性血管炎では非ステロイド性抗炎症薬（NSAIDs）が使われる。コルチコステロイドの使用は著明な腹痛や腎疾患のような重症疾患には有用である[10)]。SOR❸ ステロイドにシクロホスファミドを併用することは効果的であり SOR❸ 、アザチオプリンも使われる[11)]。

▶ 紹介、入院

臓器障害の程度と病状の経過が重要である。

予後

白血球破砕性血管炎（過敏性血管炎）では、たいてい後遺症を残さずに皮膚病変は治癒する。臓器障害（腎臓や肺など）は

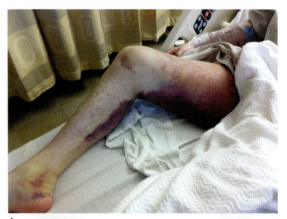

A

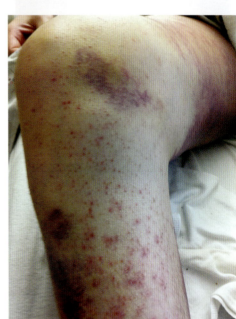

B

図177-19 31歳男性アルコール多飲の壊血病（ビタミンC欠乏症）患者。2週間前からの下肢の挫傷と6カ月前からの下肢の点状出血斑を認める。A：右大腿から下腿後面まで広がるびまん性の出血斑。B：点状出血と出血斑（Reproduced with permission from Robinson S, Roth J, Blanchard S. Light-headedness and a petechial rash. J Fam Pract. 2013 Apr；62（4）：203-205.）

主にHSPやクリオグロブリン血症、SLEによる血管炎で発症する[12)]。広範な臓器障害は中サイズの血管障害を考慮し、膠原病内科医にも相談すべきである。

フォローアップ

再発は起こりうるが、特に誘発因子が自己免疫疾患の場合に注意が必要である。定期的なモニタリングは必須である。

患者指導

ほとんどの急性発症の皮膚血管炎は自然寛解すると患者と両親を安心させること。

【E. J. Mayeaux, Jr., MD／Richard P. Usatine, MD】

（上村公介 訳）

14節　結合組織疾患

178　ループス―全身性病変，皮膚病変

症例

39歳の黒人女性が，2カ月前からの褐色斑を伴った上口唇と頬の腫脹を主訴に受診した（図178-1）。採血検査では抗核抗体（ANA）の力価が80倍と陽性。抗体の染色型は全身性エリテマトーデス（systemic lupus erythematosus：SLE）や薬剤性ループスに一般的な均一型であり，顔面病変のパンチ生検で慢性皮膚ループスエリテマトーデス（円板状エリテマトーデス〈discoid lupus erythematosus：DLE〉）と診断された。他の採血検査では特記所見は認めなかった。皮膚病変に対してステロイド外用薬を処方されたが，症状が改善しなかったためステロイドの内服加療が開始され，3週間後に軽快した（図178-2）。
色素沈着は残存したが，紅斑，腫脹，掻痒感は改善した。本症例ではSLEの診断基準は満たさなかったが，ANA陽性でありDLEが疑われた。ヒドロキシクロロキンによる治療が検討中である。

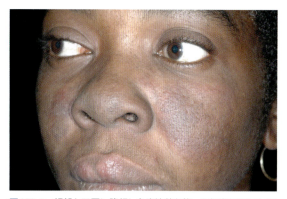

図178-1　頬部と口唇に隆起し色素沈着を伴った紅斑を認める39歳女性。慢性皮膚ループスエリテマトーデスの初期（Reproduced with permission from Richard P. Usatine, MD.）

概説

SLEは慢性の炎症性疾患であり，皮膚，関節，腎，肺，神経，粘膜といった多臓器に病変が及ぶ。皮膚ループスには，慢性皮膚ループスエリテマトーデス（ディスコイド疹），亜急性皮膚ループスエリテマトーデス，急性皮膚ループスエリテマトーデスの3つの型がある。

別名

- 慢性皮膚ループスエリテマトーデス＝DLE。
- 深在性ループス＝ループス脂肪織炎。

疫学

- 米国ではSLEもしくはSLEの診断基準を部分的に満たしている人の割合は10万人あたり40〜50人である[1]。女性やアフリカ系の人種に特に多くみられる[1]。世界的にはイタリア，スペイン，マルティニーク島，英国アフロカリビアンに多い。一方，アフリカ在住のアフリカ系人種には少ない[2]。
- DLEはSLE患者の25％を占めるが，これもまたSLEの臨床所見をすべて揃えているわけではない[3]。DLE患者の5〜10％はSLEへと徐々に進展するリスクがある[4]。ディスコイド疹は周辺の炎症を伴ってゆっくりと広がり，中心部の瘢痕性陥凹，萎縮，毛細血管拡張，色素脱失を伴って治癒する[5]。男女比は1：2である。

病因／病態生理

- SLE発症のメカニズムとして考えられているものの1つは，アポトーシスが機能しなくなった結果，自己抗体が誘導されて発症するというものである。特に赤血球細胞核が放出された際に生じる「find-meシグナル（アデノシン三リ

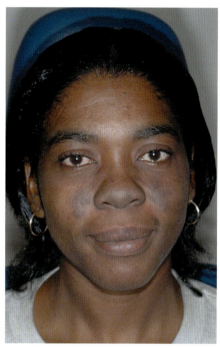

図178-2　色素沈着を残す頬部紅斑。図178-1と同一患者の3週間後の所見である。経口とステロイド外用薬で治療された。紅斑と膨隆は消失し，患者の自覚症状も改善している（Reproduced with permission from Richard P. Usatine, MD.）

ン酸〈ATP〉やウリジン三リン酸〈UTP〉）」や「eat-meシグナル（ホスファチジルセリン）」の欠損が関与することが明らかになっている。アポトーシスが働かなければ細胞核が壊れ，炎症を生じて自己抗体産生が活性化する[6]。SLEの多くの所見や症状は免疫複合体の働きや，細胞への自己抗体の直接的な作用によって生じる。
- SLEでは遺伝的素因の関与も示唆されている。一卵性双生児における同時発症は25〜70％の確率で生じる。母がSLEに罹患しているとき，娘がSLEに罹患する割合は1：40であり，一方息子がSLEを発症する割合は1：250である。
- SLEの経過は増悪と寛解を繰り返し，臓器障害も時間経過とともに増悪していく。
- 母親が活動性のSLEを有する場合，まれに胎盤から母体の

自己抗体が移行し新生児にループス紅斑を生じる（図178-3）。

危険因子

SLE
- 日光曝露（紫外線〈UV〉，特に紫外線 B 波〈UVB〉）。
- 感染症。
- ストレス。
- 外傷もしくは手術。
- 妊娠（特に産褥期）。

皮膚エリテマトーデス
- 日光曝露（UV，特に UVB）。

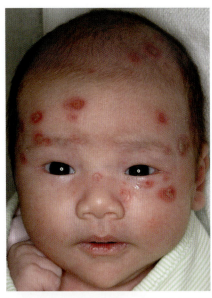

図 178-3　活動性 SLE の母親の胎盤からもたらされた抗体による新生児ループス（Reproduced with permission from Warner AM, Frey KA, Connolly S. Annular rash on a newborn. J Fam Pract. 2006；55（2）：127-129. Reproduced with permission from Frontline Medical Communications.）

診断

▶ 臨床所見

SLE

- SLE は慢性，再発性で致死的となることがある炎症性疾患だが，診断は困難である。多臓器にわたる自己免疫疾患であり，自己抗体による細胞核への障害が原因となる。単一の診断的所見やマーカーはない。治療により症状および死亡率が改善するため，正確な診断が重要となる[7]。
- SLE は倦怠感，発熱，筋肉痛，食欲不振，嘔気，体重減少といった様々な全身症状を呈する。症状の出現から診断に至るまでの期間は平均 5 年である。
- SLE はその症状に加えて，増悪と寛解が特徴的な疾患である。
- SLE は以下のうち 4 つ以上の所見（表178-1）を満たした場合に診断される。所見は現在同時にあるものから過去に呈していたものを含む。2 つ 3 つの所見にとどまる場合は，臨床医は「incomplete lupus」と診断することもある[8]。
  - 関節痛が最初の症状であることが多く，通常他の身体所見に比べ顕著である。多関節痛は対称性であり，非びらん性，非変形性であることが多い。長期の経過によりリウマチに似たスワンネック指が多くみられる。
  - 蝶形紅斑は頬部から鼻翼を跨ぎ，鼻唇溝までの発赤である（図178-2，図178-4，図178-5）。皮膚所見はしばしば頬や顎にも及ぶ。蝶形紅斑が重症化すると，重篤な皮膚の萎縮や瘢痕化，色素脱失をきたすことがある（図178-5 参照）。
  - UV に対する日光過敏によっても発赤を生じる。
  - SLE によるディスコイド疹は盛りあがった斑状の病変で，鱗屑や毛孔角栓を伴う。古い病変には萎縮・瘢痕化を生じる。
  - 鼻，口腔，腟に潰瘍が出現し（通常は無痛性），しばしば患者の訴えにのぼる。
  - 胸膜炎は，胸膜の痛みや摩擦音，あるいは胸水などで見つかる。
  - 心膜炎は，心電図や摩擦音，心嚢液で見つかることがある。

表 178-1　米国リウマチ学会（ACR）による SLE 診断基準

1)	頬部紅斑	固定した皮疹で扁平もしくは隆起した頬部の紅斑。鼻唇溝には到達しないことが多い
2)	円板状皮疹	隆起した紅斑で，角化性鱗屑，毛包性角栓を伴う。長期に経過すると萎縮性の瘢痕を生じる
3)	日光過敏	日光に対する異常反応で生じる皮疹。問診もしくは身体診察で観察される
4)	口腔内潰瘍	口腔もしくは鼻咽腔に，多くの場合無痛性の潰瘍が観察される
5)	関節炎	圧痛，腫脹，関節液を伴い，2 カ所以上の関節に及ぶ非びらん性の関節炎
6)	漿膜炎	胸膜炎：胸膜痛の病歴，摩擦音聴取，胸水貯留を認める。心膜炎：心電図で心膜炎所見，摩擦音聴取，心嚢液貯留を認める
7)	腎障害	1 日あたり 0.5 g 以上もしくは定性検査で 3＋の蛋白尿，あるいは赤血球円柱，血色素円柱，顆粒円柱，管状円柱または混合性の細胞性円柱を認める
8)	神経異常	けいれんもしくは精神症状：薬剤性および尿毒症，ケトアシドーシス，電解質異常などの代謝異常を除外する
9)	血液異常	網状赤血球増加を伴う溶血性貧血，もしくは白血球減少（2 回以上の検査で＜4,000/mm³），もしくはリンパ球減少（2 回以上の検査で＜1,500/mm³），もしくは薬剤性でない血小板減少（＜10 万/mm³）
10)	免疫学的異常	抗リン脂質抗体，抗 DNA 抗体または抗 Sm 抗体陽性：抗 Sm 抗体陽性や梅毒検査の擬陽性は少なくとも 6 カ月間持続し，後者は梅毒トレポネーマ運動抑制試験や梅毒トレポネーマ蛍光抗体吸収試験によって確認できる
11)	抗核抗体	いずれの病型においても免疫蛍光抗体法もしくはそれに準ずる検査で抗核抗体が陽性。ただし「薬剤性ループス」を誘発する薬剤の影響を除外すること

以上 11 項目のうち，4 つ以上の項目を満たした場合 SLE と診断する。陽性結果の出現時期は一致する必要はなく，経過中いずれの時期でもよい。
(Data from Callahan LF, Pincus T. Mortality in the rheumatic diseases. Arthritis Care Res. 1995；8：229. Reproduced with permission of Wiley Inc.)

178章 ループス―全身性病変，皮膚病変　657

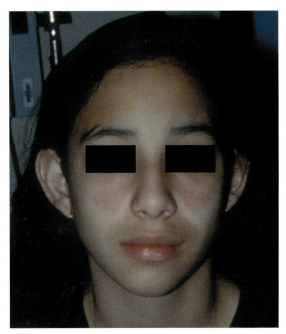

図178-4　SLEを発症した思春期のヒスパニック系少女に認めた頬部紅斑。鼻唇溝には病変が及んでいないことに注目（Reproduced with permission from the University of Texas Health Sciences Center, Division of Dermatology.）

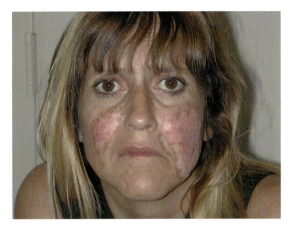

図178-5　関節炎や他のSLEの症状を呈する若い女性の頬部紅斑。高度の萎縮と瘢痕化，および色素沈着を伴っている。顔面の皮膚はディスコイド疹による特徴的な所見である（Reproduced with permission from Richard P. Usatine, MD.）

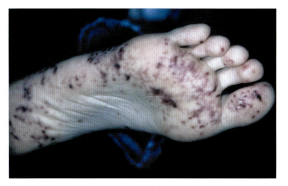

図178-6　28歳の日系アメリカ人女性に生じた壊死性血管炎。重症ループス再燃時に発症し，両側の手足に触知可能な紫斑が広がっている（Reproduced with permission from Richard P. Usatine, MD.）

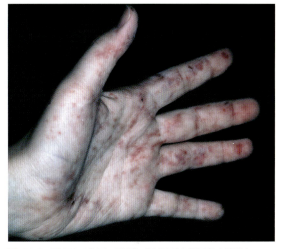

図178-7　図178-6と同一患者における手の壊死性血管炎（Reproduced with permission from Richard P. Usatine, MD.）

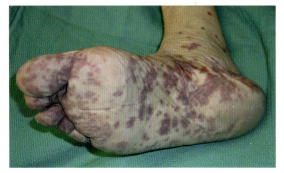

図178-8　SLEを抱える69歳女性の足に生じた白血球破砕性血管炎（Reproduced with permission from Richard P. Usatine, MD.）

- 腎障害をきたし，細胞円柱や持続的蛋白尿を呈する。蛋白尿は0.5g/d以上，定性検査ができないときは3+以上となる。
- 中枢神経系（CNS）の症状は軽度の認知機能障害から精神異常やてんかんまで多岐にわたり，中枢神経系のどの領域にも障害を起こしうる。難治性の頭痛や，記憶，論理的思考の低下はSLEの患者において最も一般的な神経障害の症状である。
- 血液異常は溶血性貧血，白血球減少（2回以上の採血で<4,000/mm^3），リンパ球減少（2回以上の採血で<1,500mm^3），血小板減少（<10万/mm^3，薬剤性の血小板減少を否定）など。
- 消化器症状としては腹痛，下痢，嘔吐を生じる。このとき腸管穿孔や血管炎を除外することが重要である。
- 網膜血管炎を含めて，血管炎（図178-6〜図178-8）は重篤になることがある。
- 抗リン脂質抗体，抗DNA抗体，抗Sm抗体，梅毒の血清学的検査（少なくとも6カ月以上陽性となり，他の梅毒に特異的な検査では陰性となる）といった免疫学的異常が見つかる。
- いずれの病期においてもANAの異常な力価が認められ

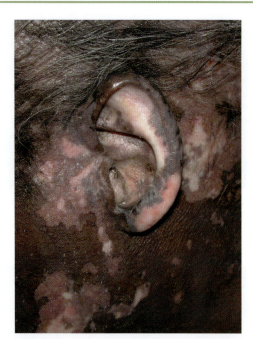

図 178-9　中年黒人男性の DLE。低色素と瘢痕化を耳介に認める
（Reproduced with permission from Richard P. Usatine, MD.）

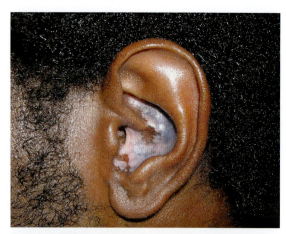

図 178-11　脱色素と瘢痕を呈する耳介内部の DLE（Reproduced with permission from E. J. Mayeaux, Jr., MD.）

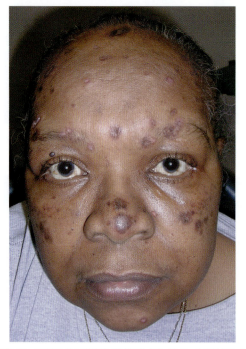

図 178-10　56歳女性の顔面と頭皮に生じた DLE。色素沈着した領域に硬結と萎縮を伴う。背部にも同様の所見があり，萎縮性の瘢痕を生じている（Reproduced with permission from Richard P. Usatine, MD.）

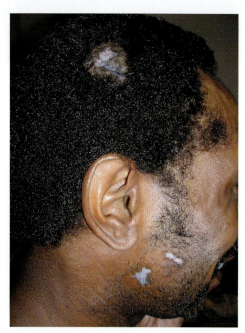

図 178-12　萎縮性の瘢痕と脱色素を伴う頭皮と顔面に生じた DLE（Reproduced with permission from E. J. Mayeaux Jr, MD.）

る。また薬剤性ループスを否定すること。

皮膚ループス

- 以下のとおり3つのタイプが存在する。
  1) 慢性皮膚ループスエリテマトーデス（DLE）。
  2) 亜急性皮膚ループスエリテマトーデス。
  3) 急性皮膚ループスエリテマトーデス（SLE 再燃の一所見）。
- 慢性皮膚ループス（DLE）は，境界明瞭で紅斑状，わずかに浸潤する丘疹や局面といった特徴的な皮膚所見を呈し，それらは発達した鱗屑に覆われている（図 178-9～図 178-15）。進行すると，皮疹はやがて厚くなり瘢痕化する。中心部は色素脱失し，炎症が活発な境界部では色素沈着を生じる。活発な病変部は萎縮し瘢痕化して治癒する。病変が頭皮に生じると瘢痕性脱毛を伴う（図 178-12，図 178-15 参照）。頭皮の鱗屑を除去すると，濾胞性の毛包性角栓による所見である「carpet tack sign」を生じる。
- 亜急性皮膚ループスは日光曝露の多い部位に認められる。皮膚所見は，鱗屑を伴った紅斑であり，境界明瞭で環状となる（図 178-16）。光線過敏性によって皮疹が生じる。治癒すると色素沈着を生じるが，幸いなことに瘢痕化や掻痒を伴わない。

178章 ループス—全身性病変,皮膚病変　659

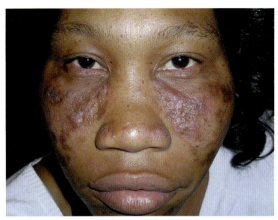

図178-13　30歳女性の重症DLE。頬部にディスコイド疹を認める。慢性皮膚ループスによって永続性の瘢痕が生じていることに注目（Reproduced with permission from Richard P. Usatine, MD.）

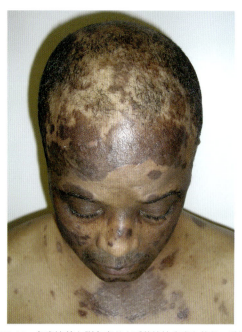

図178-15　色素沈着と脱色素および萎縮性瘢痕を伴う,重篤なDLE。日光曝露の多い顔面,頸部は著しい増悪を認める（Reproduced with permission from Richard P. Usatine, MD.）

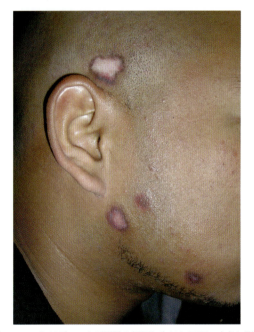

図178-14　ヒスパニック系男性の顔面に生じたDLE。中心に脱色素を認め,周囲に色素沈着を伴った典型的なディスコイド疹を呈している（Reproduced with permission from Richard P. Usatine, MD.）

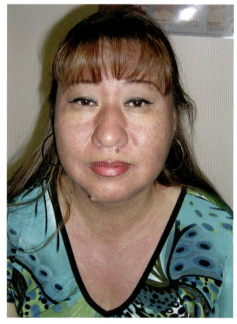

図178-16　47歳女性に生じた亜急性皮膚ループス。日光曝露した顔面からVネック部に所見がみられる。これらはすべて高血圧症に対してヒドロクロロチアジドを開始された後に出現したことから,鑑別としてヒドロクロロチアジドに伴う光線過敏症が考えられたが,皮膚生検により診断した（Reproduced with permission from Richard P. Usatine, MD.）

- 頬部紅斑といったSLEの皮膚病変が急性皮膚ループスと呼ばれる。この頬部紅斑が蝶形紅斑であり（図178-4参照），瘢痕化せず治癒する。
- 皮膚ループスの患者では,レイノー現象,網状皮疹,手掌紅斑が生じることがある（図178-17）。これら3つの症状は寒冷期には悪化しうる。

▶ 典型的分布

- ディスコイド疹は顔,頸部,頭部に多くみられ,さらには耳にまで生じることがある。まれに胸部にも生じる。
- DLEの皮疹は,局所的にも広範囲にも広がる。部分的なDLEは頭部や頸部にのみ生じる。広範なDLEはすべての部位に生じうる。広範な病変を伴う患者はSLEに発展しやすい。
- 亜急性皮膚ループスの病変は日光に曝露しやすい顔面,頸部,腕に生じやすい（図178-16参照）。
- 急性皮膚ループスは他の部位に生じることもあるが,一般的には頬部の紅斑を呈する。
- ループス脂肪織炎もしくは深在性エリテマトーデスは,エリテマトーデスの亜型であり,皮下の脂肪組織から発症す

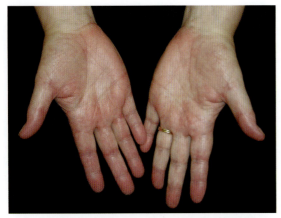

図178-17 図178-16と同一のSLEの若年女性の手掌紅斑。抗核抗体は640倍であった(Reproduced with permission from Richard P. Usatine, MD.)

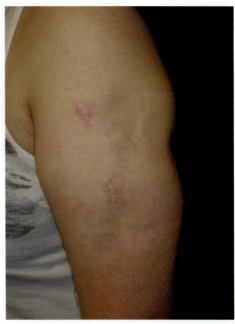

図178-18 脂肪織炎の後に生じた深在性ループス。上肢の萎縮性変化を認める。この若年女性は顔面および対側の上肢にも深在性エリテマトーデスを生じている。なお治療後もこの萎縮は1年間以上残存していた(Reproduced with permission from Richard P. Usatine, MD.)

る。通常、四肢の近位部、体幹、胸、殿部および顔面に生じる(図178-18)。

検査所見

- 米国リウマチ学会(ACR)は、他に説明のつかない2つ以上のループスの所見を持つ患者にANA検査を推奨している。ACRの診断基準では、ANAの力価上昇が1:80以上であるとき最も診断感度が高いとされている。しかし多くの患者では初期にはANAは陰性であり、SLE患者の99%以上でANAの力価は徐々に上昇する[9]。ANAはループスに特異的な検査ではないため、SLE以外でANA陽性(多くの場合は1:80以下)の場合、他の膠原病である可能性が高い。
- 活発なSLEではIgG、抗dsDNA抗体の上昇もしくは血清補体価の低下をしばしば生じることがある[10]。
- DLEのみの患者では一般的にANA力価が陰性もしくは低値となる。そしてまれに抗Ro抗体が低力価となる[11]。

生検

典型的な所見であったとしても確定診断を得るためには生検を必要とすることが多い。4 mmのパンチ生検で十分な組織を得て、病理学的に検討する。副作用の強い薬剤の投与を検討する場合は、病理学的診断が特に重要である。

鑑別診断

- 薬剤性ループスは、プロカインアミド、ヒドララジン、イソニアジド、クロルプロマジン、メチルドパ、キニジンで多くみられるループス様の症候群である。
- 強皮症の患者では皮膚が厚くなり、多臓器に及ぶ硬化がみられる(180章「強皮症、斑状強皮症」参照)。
- 顔面の光線角化症は同様の皮膚症状を呈することがあるが、ループスの全身性所見を満たさない(164章「光線角化症、ボーエン病」参照)。
- 顔面の腫脹を伴った皮膚筋炎の患者は眼球周囲の「ヘリオトロープ疹」を生じる。ゴットロン徴候、爪周囲の紅斑と近位筋群の筋力低下を伴う。内臓の悪性腫瘍を伴うことが多い(179章「皮膚筋炎」参照)。
- 扁平苔癬は多角形の掻痒を伴う紫色の丘疹状皮疹を生じる(152章「扁平苔癬」参照)。
- 乾癬の皮膚所見は銀色から白色の鱗屑が肘、膝、頭皮、背部、外陰部にみられる。頭皮や爪にも所見が認められる(150章「乾癬」参照)。
- 酒さは顔面の紅斑や丘疹、膿疱をきたすが、ループスエリテマトーデスの全身所見を伴わない。鼻唇溝にかかる(115章「酒さ」参照)。
- サルコイドーシスでも丘疹を生じるが、中心性色素脱失や萎縮を伴わない(173章「サルコイドーシス」参照)。
- 梅毒は丘疹様の発赤を生じ、DLEと類似している。短期間の病状の経過と血清学的検査で鑑別できる。しかし、ループスの自己抗体は梅毒検査で疑陽性となる場合がある(218章「梅毒」参照)。

治療

非薬物療法

UVがSLEを増悪させるので、日焼けどめ、特にUVAとUVBの両者を遮断できるものを用いるべきである。SOR ◯

薬物療法

- SLEの保存療法として、関節痛、関節炎、筋肉痛に対する非ステロイド性抗炎症薬(NSAIDs)、COX2阻害薬が推奨される[12]。SOR ❸
- NSAIDsで改善しない皮膚所見および筋骨格系の症状には、抗マラリア薬(ヒドロキシクロロキン〈プラケニル〉200 mgを1日2回投与、最大6.5 mg/kg/日)の投与が一般的である。抗マラリア薬は腎障害、神経障害を予防し、症状再燃のリスクを下げる可能性がある[13]。SOR ❸
- 腎障害および神経障害が顕著な場合や、それ以外の重篤な臓器障害を認める場合には、グルココルチコイド(1~2 mg/kg/日のプレドニゾンもしくはそれと同等のもの)の全身投与を、単剤もしくは免疫抑制剤と併用して行う[14]。SOR ❸ 症状の軽減のため、もしくは筋骨格系の症状が激

しい場合や治療抵抗性の場合に，低用量のグルココルチコイド（プレドニゾン 10～20 mg/日）の投与を行う。劇症であり，生命の危機がある場合にはメチルプレドニゾロン 1 g/日の 3 日間連続投与のステロイドパルス療法を行う。

- 著しい臓器障害を伴う場合やグルココルチコイドに対する治療抵抗性のある患者には，メトトレキサート，シクロホスファミド，アザチオプリン，ミコフェノールもしくはリツキシマブなどの免疫抑制剤を投与する[15]。SOR Ⓑ
- NSAIDs，グルココルチコイド，抗マラリア薬，免疫抑制剤に治療抵抗性のある活動性 SLE 患者に対して，ベリムマブ（10 mg/kg 静注，2 週間ごと 3 回投与後 4 週間ごと投与）が有効である可能性が指摘されている[16]。
- 多くは抗リン脂質抗体陽性患者であるが，塞栓症の患者に対してはワルファリンによる抗凝固療法を行う。プロトロンビン時間国際標準比（PT-INR）の目標は，動脈塞栓症に対しては 3：3.5，静脈塞栓症に対しては 2：3 で治療する[17]。
- DLE に対しては，コルチコステロイド（外用もしくは局所注射）または抗マラリア薬で治療する。SOR Ⓒ 他の治療としてオーラノフィン（有機金化合物），レチノイドの経口投与または外用，そして免疫抑制剤がある。

予防

増悪を減らすために，誘発因子を避ける。

予後

- SLE は様々な臨床経過をたどり，軽症なものから，急速に症状が悪化し臓器不全や死に至る場合がある。多くの場合再発寛解の経過をたどる。
- SLE の予後増悪因子には以下のものがある[18]。
  - 腎障害（特にびまん性増殖性糸球体腎炎）。
  - 高血圧症。
  - 男性。
  - 若年。
  - 高齢発症。
  - 貧困層。
  - 黒人（貧困層であることが多い）。
  - 抗リン脂質抗体陽性。
  - リン脂質抗体症候群。
  - 活発な疾患活動性。

フォローアップ

患者は主要臓器のモニタリングや臓器障害の予防のために，定期的にフォローアップされるべきである。薬剤投与の効果と副作用の観察のため，また全人的なケアのためにも定期的な通院が求められる。

患者教育

- 日光曝露，特に UV 曝露を防いでループスの再燃を予防する必要があることを患者に教育する。紫外線防御指数（SPF）30 以上で UVA および UVB の両者を防ぐことのできる日焼けどめが推奨される。
- 喫煙は SLE 増悪のリスクであり，喫煙者の SLE はより活発であることが多い。したがって，喫煙者には禁煙指導を行う。
- 皮疹に感染徴候があれば医師に伝えるよう促し，必要に応じて抗菌薬を使用する。
- ループス再燃を防ぐため，可能な限りサルファ剤を使用しないように伝える。

【E. J. Mayeaux, Jr., MD】

（萩本聡 訳）

179 皮膚筋炎

症例

55 歳のヒスパニック系女性が広範な皮疹と進行する筋力低下を主訴に，かかりつけ医を受診した。来院 2 カ月前より皮疹が出現したが（最初は筋力低下を伴わず），新たに開始されたヒドロクロロチアジド（HCTZ）による光線過敏症と考えられた。HCTZ の内服を中止しステロイド外用薬を用いたところ，皮疹はいったん改善傾向となったが，来院時には起立，歩行，上肢の挙上が困難となっていた。皮疹は日光曝露の多い両上肢に著明だったが，日光に曝露していない肩にも認められた（図 179-1）。高血圧症，肥満のほかには特記すべき既往歴はなかった。発熱はなく他の身体所見に異常は認めなかった。

本症例は典型的な皮疹と筋力低下を伴っており，皮膚筋炎（dermatomyositis）の古典的な経過を呈している。患者の眼球周囲を注意深く観察すると，皮膚筋炎に特徴的なヘリオトロープ疹が認められる（図 179-2，図 179-3）。またこの患者ではゴットロン徴候を認めており，特に中指の近位指節（PIP）関節にみられた（図 179-4）。爪周囲には紅斑があり，爪上皮が荒れている。頭皮は赤く鱗屑を認める。神経学的診察では，近位筋の障害がみられた。また患者はパンの嚥下が困難であったが，嚥下障害は皮膚筋炎では珍しい所見ではない。血液検査では筋逸脱酵素の軽度の上昇と AST の異常高値を認めた。CK が著明に上昇する例もある。

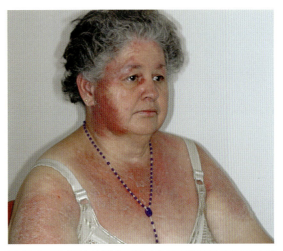

図 179-1　55 歳のヒスパニック系女性の初診時にみられた皮膚筋炎の所見である。鱗屑を伴う目立つ紫色の紅斑を肩，顔面，両上肢に認める。暗赤色の紅斑が特に顔の側面にみられる。頭皮は赤く，落屑を伴っている（Reproduced with permission from Richard P. Usatine, MD.）

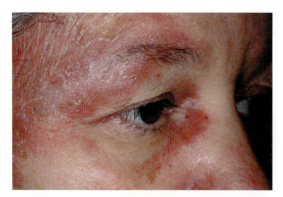

図179-2 図179-1と同一患者の眼の周囲に認められたヘリオトロープ（紫色）疹のクローズアップである（Reproduced with permission from Richard P. Usatine, MD.）

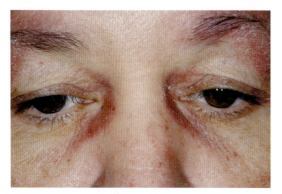

図179-3 図179-1と同一患者のヘリオトロープ疹を両眼周囲に認める。皮膚筋炎に特異的な所見である（Reproduced with permission from Richard P. Usatine, MD.）

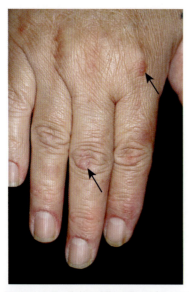

図179-4 図179-1と同一患者の手背に認めたゴットロン徴候。爪郭に紅斑を認める（Reproduced with permission from Richard P. Usatine, MD.）

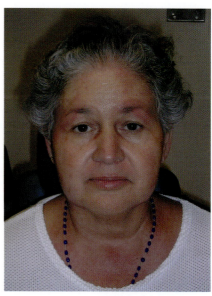

図179-5 2週間のプレドニゾロン内服で症状改善を認めた。ヘリオトロープ疹は眼の周囲と上胸部に残存している。頭髪の生え際に紅斑がある（Reproduced with permission from Richard P. Usatine, MD.）

家庭医はプレドニゾロン 60 mg/日の内服と患部へのステロイド外用薬を処方した。投薬が著効し，2週間後には筋力が改善し，皮疹は消失した（図179-5）。4週間のプレドニゾロン 60 mg/日の内服の後，ステロイドの減量のためメトトレキサート 10 mg の内服が追加された。経過は良好だったが，ステロイドの漸減に伴い，皮疹と筋力低下が再発した。理学療法と，ステロイドによる骨粗鬆症予防に対してビタミンDおよびカルシウム剤の内服が開始された。また，メトトレキサートの副作用予防のため葉酸 1 mg/日の内服も開始された。皮膚筋炎はしばしば悪性腫瘍に合併することがあり，主治医は悪性腫瘍の精査，特に卵巣癌の検索を行った。マンモグラフィ，パパニコロー染色，下部消化管内視鏡検査，経腟超音波検査，腹部および骨盤のCT検査などを行ったが，すべて正常であった。

概説

皮膚筋炎は主に横紋筋および皮膚をおかす，まれな特発性の炎症性疾患である。特徴として進行性の経過をとり，対称性の近位筋の筋力低下を認める。筋力低下を伴わない場合もあるが，皮膚所見としてはヘリオトロープ疹（図179-2，図179-3，図179-5，図179-6），「ショールサイン」，PIP関節のゴットロン徴候が特徴的である。筋肉および皮膚の所見が代表的ではあるが，心筋炎や間質性肺疾患を合併することも多く，さらに悪性疾患を併発する危険性が高い。

疫学

- 1年間あたりの発症率は，100万人あたり5〜8.5人[1]。
- 女性に多く認められる[1]。
- すべての年代で発症しうるが，特に小児と高齢者に多い[1]。
- 皮膚筋炎の患者の35〜40%で間質性肺疾患を併発している。これは合併症としては最も多く，皮膚筋炎患者の予後に大きく関与する[1,2]。

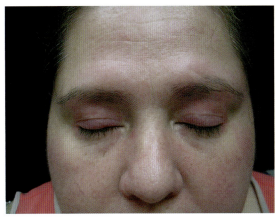

図179-6 新たに皮膚筋炎と診断された35歳女性に認められた古典的なヘリオトロープ疹である。「ヘリオトロープ」色とはピンクがかった紫色であり，花の名前に由来する。皮疹は両側性，対称性にみられる。プレドニゾンおよびヒドロキシクロロキンの投与によって皮疹は改善した（Reproduced with permission from Richard P. Usatine, MD.）

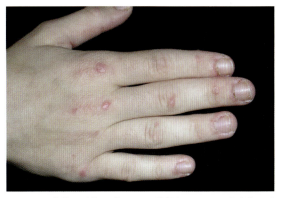

図179-7 複数の関節にゴットロン徴候を呈した19歳女性の手背。爪周囲炎と虫食い状の爪上皮（Samitz sign）を認める（Reproduced with permission from Richard P. Usatine, MD, and from Goodall J, Usatine RP. Skin rash and muscle weakness. J Fam Pract. 2005；54（10）：864-868. Reproduced with permission from Frontline Medical Communications.）

- 成人例では15〜24％に悪性腫瘍の合併が認められる[3]。
- 乳房，卵巣，肺，消化管の悪性腫瘍の合併が多く，腫瘍の種類は腺癌が最も多い。皮膚筋炎における悪性腫瘍の合併例では，卵巣癌が大多数を占める。一方小児では悪性腫瘍の合併は少ない。
- 成人の皮膚筋炎患者では血中の抗155抗体が悪性腫瘍と強く関連し，陽性であると悪性腫瘍のリスクが27倍高い[4]。

病因／病態生理

- 皮膚筋炎は自己免疫疾患であるが，その病態は明らかでない。環境因子および感染物質が病因に関与していると考えられている。
- 皮膚筋炎では微小血管障害を認め，皮膚や筋組織に影響を与える。補体の活性化と増加が筋膜の微小血管の傷害や筋の虚血を引き起こし，皮膚病変や筋力低下を生じる。

診断

- 診断基準は5項目：「確実」（皮膚所見に加え，他の1〜4の基準のうち3つを満たす），「ほぼ確実」（皮膚所見に加え，他の1〜4の基準のうち2つを満たす），「可能性あり」（皮膚所見に加え，他の1〜4の基準のうち1つを満たす）[2,5,6]。
  1) 週単位もしくは月単位で増悪する対称性の近位筋の筋力低下。
  2) 筋逸脱酵素の上昇（CK，AST，LDH，アルドラーゼ）。
  3) 筋電図異常。
  4) 筋生検での異常所見。
  5) 皮膚所見：ヘリオトロープ疹，ゴットロン徴候といった特徴的な皮膚所見（図179-2〜図179-8）。非特異的所見としては，頬部紅斑，爪周囲や表面の変化（図179-9）。
- 3つの基準を満たす診断はゴールドスタンダードとされているが，1975年に提唱されたものであり，古く，いくつかの限界が指摘されている。たとえば診断基準には自己抗体およびMRI所見について言及されていないなどである[2,7,8]。

近年の研究では，拡張した爪床毛細血管のループ（図179-

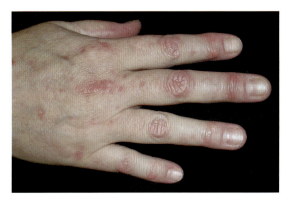

図179-8 皮膚筋炎の患者の手背に認めたゴットロン徴候。この女性は抗核抗体が160倍と陽性だった（Reproduced with permission from Richard P. Usatine, MD）

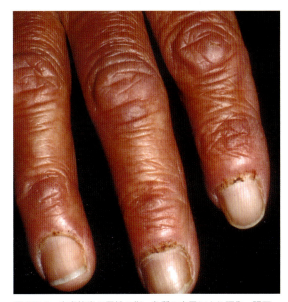

図179-9 皮膚筋炎の男性の指。角質の変異により硬化，肥厚，色素沈着，毛細血管拡張を認める。虫食い状の所見をSamitz徴候と呼ぶ。手全体には落屑を伴う角化性紅斑「メカニックハンド」を認めている（Reproduced with permission from the University of Texas Health Sciences Center, Division of Dermatology.）

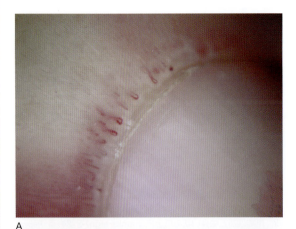

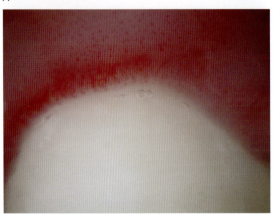

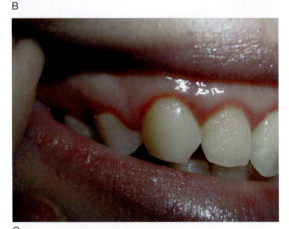

図179-10　A：新規に皮膚筋炎と診断された若い女性の爪郭である。ダーモスコピーによる観察で毛細血管ループの拡張を認める。B：同じ患者で，ダーモスコピーにより歯肉辺縁の毛細血管ループの拡張を認める。C：同一患者の辺縁性歯肉炎である。皮膚筋炎の治療により爪郭および歯肉の所見は改善した（Reproduced with permission from Richard P. Usatine, MD.）

10）が皮膚筋炎の早期診断と予後不良の判定に重要といわれている。また若年症例の拡張した爪床毛細血管のループは，治療方針を決める際の皮膚および筋組織の疾患活動性の指標になりうる。一方この所見を診断基準に含むべきとする研究者もいる[9],[10]。

▶ 臨床所見

- 近位筋の筋力低下を訴え，両側の眼窩周囲のヘリオトロー

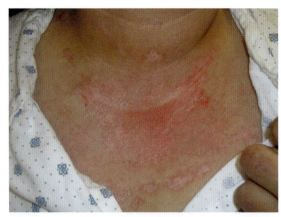

図179-11　皮膚筋炎に罹患している35歳のヒスパニック系女性。頸部に多形皮膚萎縮症によるまだらの色素沈着を認める。日光曝露が原因でVネック型に分布している（Reproduced with permission from Richard P. Usatine, MD, and from Goodall J, Usatine RP. Skin rash and muscle weakness. J Fam Pract. 2005；54(10)864-868. Reproduced with permission from Frontline Medical Communications.）

プ疹（典型例）（図179-2，図179-3，図179-5，図179-6 参照）と皮膚に鱗屑を伴う紫色の丘疹を認める場合は皮膚筋炎を想定する。

- 典型的な主訴は，階段をのぼることや椅子から立ちあがること，髪を整えることが難しいということだが，筋力低下は皮膚病変と同時に生じるだけでなく，皮膚病変が大きく先行したり，連続して発症したりすることがある。皮膚病変を呈してから筋力低下をきたすまで1年以上かかる症例もある。
- 手の所見としては爪床の異常と，ゴットロン徴候がある。Samitz徴候とも呼ばれる「虫食い状の」爪上皮の所見は，爪周囲の紅斑と毛細血管拡張を示す所見である（図179-7～図179-9 参照）。
- ゴットロン徴候は平滑で紫から赤色の丘疹であり，典型的には拳や指の関節部にみられる（図179-4，図179-7，図179-8 参照）。拳には丘疹だけでなく，その代わり，あるいは加えて局面を生じることもある。
- 嚥下障害は咽頭筋の筋力低下によって生じ，誤嚥や肺炎のリスクとなる。
- 間質性肺炎を合併している患者では倦怠感，咳嗽，体動時呼吸困難，運動耐容能の低下がみられる。肺疾患は筋炎症状に続いて出現することが多いが，必発ではない[2]。

▶ 典型的分布

- 顔：眼窩周囲の特徴的なヘリオトロープ疹がみられる。ヘリオトロープという花がピンクから紫色を呈することからこの名前がついた。図179-6 に典型例を示す。図179-1～図179-5 に示すように，ヘリオトロープ疹は暗赤色となることがある。ヘリオトロープ疹は両側性で対称性である。
- 手：ゴットロン徴候に伴う丘疹（および局面）が出現し，爪床と爪上皮の異常がみられる（図179-4，図179-7～図179-9 参照）。
- 頸部から上部体幹：発赤を伴う多形皮膚萎縮症類似の皮疹がVネック型（図179-11）や肩掛けの形（図179-12）に分布する。多形皮膚萎縮は毛細血管の拡張を伴う，様々な色調の色素沈着を示す。またこの皮疹は鱗屑や乾癬様の所見を

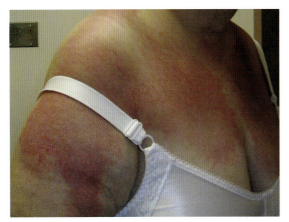

図 179-12 「肩掛け」様に分布した皮膚筋炎（Reproduced with permission from Richard P. Usatine, MD.）

呈する。
- 四肢には鱗屑を伴った局面や丘疹が出現する。
- 頭皮には紅斑や落屑がみられ，脂漏性湿疹や乾癬に類似する。
- 皮疹はしばしば日光があたる部位にみられ，日光曝露により増悪する。それが多くの皮膚所見が顔面や上胸部に認められる理由である（図 179-13）。しかし患者が日光過敏を訴えることはまれである。

▶ 検査所見

- 筋逸脱酵素の上昇や筋の炎症所見を示す筋電図，筋生検で炎症細胞浸潤などの所見から皮膚筋炎を診断する。CK，LDH，AST，ALT，アルドラーゼといった筋逸脱酵素は疾患の活動性が高いときに血中に遊離し，上昇する。ただし，これらのうち 1 つのみが高値となることがあるため，すべての逸脱酵素を検査する。
- 診断は特徴的な皮膚所見と筋逸脱酵素の上昇で行うことができる。一方所見が明らかでないときには，筋電図や筋生検を行う。
- ANA，抗 Mi-2，Jo-1 が診断の手助けとなるが，必ずしもこれらの自己抗体の検査を行う必要はない。実際これら特異的な自己抗体は皮膚筋炎患者の 30%でしか陽性とならない。一方抗 Mi-2 抗体陽性の患者の予後は比較的良好である。
- 苔癬や乾癬といった他の丘疹鱗屑性皮膚疾患と皮膚筋炎はパンチ生検で鑑別できる。しかし病理所見は皮膚エリテマトーデスと区別できない。
- 呼吸器症状の有無によらず，最初に呼吸機能検査（PFT）や胸部 X 線検査，高分解能 CT（HRCT）を行い，早期に間質性肺疾患の検索を行うことをすすめる専門家の意見もある[11]。
- PFT を行うことで，間質性肺疾患に伴う拘束性障害を見つけられる。PFT で異常所見を認めるときは，必ず CT で肺の所見を確認すべきだが，同時に呼吸筋の筋力低下も認める可能性がある。PFT の経時変化は治療効果判定に有用だが，適切な検査の頻度は明らかでない[2]。

▶ 生検

筋組織の血管周囲に炎症性細胞の浸潤がみられる。筋束の周囲に萎縮した筋線維を認める（「筋束周辺萎縮」）[1]。

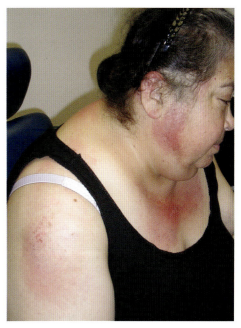

図 179-13 皮膚筋炎の再燃。以前は投薬により症状コントロールされていたが，現在は顔の側面，上胸部，上腕に皮疹を認めている（Reproduced with permission from Richard P. Usatine, MD.）

▶ 鑑別診断

- 多発筋炎は異なる炎症性疾患である。皮膚筋炎でみられる皮膚所見は認められない。一方皮膚筋炎では筋所見を欠くことがある。これは筋疾患がない皮膚筋炎（dermatomyositis sine myositis あるいは amyopathic dermatomyositis）と呼ばれる。
- 多形日光疹や他の光線過敏症は，皮膚筋炎と間違われることがある。本症例では筋力低下に先んじて皮膚所見がみられ，しかも皮膚所見は日光曝露のある部位にのみ認められた。従って光線過敏が疑われた患者では，筋力低下や他の皮膚筋炎の所見がないか経過観察する必要がある。手の皮膚所見や筋逸脱酵素の上昇が皮膚筋炎と光線過敏症の鑑別に有用である（197 章「光線過敏症」参照）。
- 甲状腺機能低下症では，皮膚筋炎や多発筋炎と同様の近位筋の筋障害を認める。甲状腺機能低下症でも皮膚障害を生じるが，皮膚筋炎の所見とは異なる。近位筋の筋力低下を生じた患者では，皮膚所見にかかわらず甲状腺刺激ホルモン（TSH）の値を検査すべきである（226 章「甲状腺機能低下症」参照）。
- 酒さでは，皮膚筋炎にみられるような顔面の紅斑様皮疹が生じる。当然筋力低下はみられず，顔面のみに紅斑が生じる（115 章「酒さ」参照）。
- ステロイドミオパチーはステロイドの全身投与による副作用で生じうる。皮膚筋炎や他の自己免疫疾患に対するステロイド内服開始から 4〜6 週間後に生じるが，ステロイドによるものなので原疾患が改善しても筋力低下が遷延する。
- 薬剤の投与によりまれに皮膚筋炎と類似した皮膚所見が認められることがあるが，原因薬剤の中止により改善する。ペニシラミン，非ステロイド性抗炎症薬（NSAIDs），カルバマゼピンなどで生じる。
- オーバーラップ症候群：「オーバーラップ」とは，皮膚筋炎

のいくつかの所見と強皮症，関節リウマチ，ループスエリテマトーデスといった他の膠原病の所見を同時に認める病態を指す．皮膚筋炎と強皮症は最も合併しやすく，強皮皮膚筋炎または混合性結合組織疾患と呼ばれる．混合性結合組織疾患では，全身性エリテマトーデス（SLE），強皮症，多発筋炎の特徴として，頬部紅斑，脱毛，レイノー現象，皮膚の光沢，近位筋の筋力低下がみられる．

治療

自己免疫機構が病態の中心であり，近位筋の筋力低下と皮膚所見の治療のため，免疫抑制もしくは免疫緩和を行う．治療は非特異的で，特定の抗原を対象としない[4]．また治療に対する皮膚所見の改善は，必ずしも筋所見の改善と並行しない．

臨床経過に応じて治療法を選択し，CK 値の改善のみで治療効果を判定することはすべきでない．筋力低下に対しては，ステロイドの内服，免疫抑制剤，生物学的製剤，免疫グロブリンの投与で治療を行う．皮膚所見に対しては日除け，ステロイド外用薬，抗マラリア薬，メトトレキサートに加え，免疫グロブリンによる治療を考慮する．皮膚筋炎に対する治療は比較対照試験の不足のため，エビデンスに基づく治療よりも経験的な治療がいまだに基本になっている[12]．

▶ 非薬物療法

- 理学療法に加え作業療法が筋力の改善のために強く推奨される．理学療法は筋力の低下を防ぎ，萎縮や拘縮を防ぐ[13]．
- 運動療法とクレアチンのサプリメントの内服を併用することは，プラセボと比較して，皮膚筋炎患者の筋力と持久力との改善に有用であることがわかっている[14]．
- 広く紫外線を防ぐ日焼けどめや日除けのための衣類，日光曝露の制限を行う[15]～[17]．SOR ❸

▶ 局所療法

- 皮膚病変に対しては，中力価のステロイド外用薬から開始する[15],[16],[18]．SOR ❸ 最初に軽微な皮疹や顔面にトリアムシノロン軟膏を塗布する．顔面以外の重篤な皮疹に対しては，クロベタゾールといった強力価のステロイド外用薬を短期的に考慮する[5]．
- 難治性の皮膚病変に対しては，タクロリムス 0.1％の塗布が有用である[13]．SOR ❸

▶ 内服療法

- 筋疾患に対する治療の第一選択は高用量のストロイド内服（通常はプレドニゾロン 1 mg/kg/日）であり，しばしばステロイドの減量を目的にメトトレキサート，シクロスポリン，ミコフェノール酸モフェチル，アザチオプリンなどの免疫抑制剤を併用する[3]．
- 皮膚筋炎患者の間質性肺炎に対しても静注もしくは経口ステロイドが第一選択となる．およそ半数の症例で呼吸器症状の改善を認める．治療抵抗性の場合は，第二選択薬としてカルシニューリン阻害薬（シクロスポリン）やシクロホスファミドをステロイドとの併用もしくは単独で，経口または静注で投与する．薬剤性間質性肺炎を誘発することがあるため，メトトレキサートを使用するときは注意が必要である[2],[19]．
- ステロイドの漸減（月に 20〜25％減量）は，臨床経過（筋肉の力や持久力の改善など）に応じて高用量ステロイド療法開始から 3〜4 週間後に行われる．

- 3 カ月間の高用量ステロイド内服でも改善しない場合，診断を再度吟味すると同時に他の治療を試みる[3],[13]．SOR ❸
- 小児の筋症状や成人の難治性皮膚筋炎には，ステロイドの補助薬としてメトトレキサートが有用である．メトトレキサートは皮膚障害に対しても著効する[20]．SOR ❸
- メトトレキサートは 10〜15 mg/週で投与を開始し，1 週間あたり 2.5 mg 増量して計 15〜25 mg/週まで増量する．メトトレキサートの全投与量は，この治療に対する患者の受け入れにも影響する．症状の改善には治療開始から平均して 4〜8 週間が必要である[13],[18]．
- メトトレキサートの使用にあたっては十分な注意が必要である．たとえば，活動性の結核を否定するためにツベルクリン反応検査（PPD），もしくはクオンティフェロンによる検査を前もって行う必要がある．C 型肝炎やアルコール性肝炎など活発な肝障害がある患者では使用できない．女性に用いる場合，投薬中には妊娠を避けなければならない．またメトトレキサートの投与にあわせて，副作用軽減のために葉酸も 1 mg/日投与する．定期的に血液検査を行い，血算および生化学検査で異常が出現しないか注意して観察する．なおメトトレキサートはその使用に習熟した医師のみが処方すべきである．
- メトトレキサートの増量に伴い，ステロイドを漸減していく．
- メトトレキサートとシクロスポリンの併用は若年から成人の皮膚筋炎患者において一定の効果を認めた[13]．SOR ❸ シクロスポリンを投与する際には，血圧，腎機能，肝機能，凝固系の観察を注意深く行う．
- 新しい研究では臨床的な有用性や毒性において，メトトレキサートとシクロホスファミドの併用による利点を認めていない[13]．
- 慢性炎症性疾患においてはステロイドに加えて，アザチオプリンの併用が一般的である．通常 2〜3 mg/kg/日で投与する．アザチオプリンとメトトレキサートの併用は，単独投与に比べ副作用が少なく効果も期待できる．アザチオプリンはメトトレキサートに比べ緩やかな効果発現がみられるが，効果は同等である[13]．また他の免疫抑制剤と同様に習熟した医師が使用すべきである．
- タクロリムスはシクロスポリンに類似した効果を持つが，特に難治性の若年の患者においては効果が大きい[13]．
- ミコフェノール酸モフェチルは T 細胞および B 細胞の増殖を阻害し，ステロイドを節約できる薬として，難治性の皮膚病変および筋肉病変の両者に効果を有するとされる．しかし中枢神経系（CNS）の B 細胞リンパ腫の誘発や，統計学的評価がなされていないといった問題もある．またメトトレキサートやアザチオプリンに比べ高価である．
- シクロホスファミドはアルキル化剤であり，難治性の皮膚筋炎症例に対してまれに用いられる．しかし皮膚筋炎に対する確実な効果が証明されておらず，加えて悪性腫瘍の合併を誘発する可能性が指摘されているため，その使用は重度の難治性症例に限られる．
- ヒドロキシクロロキンもステロイドを節約できる薬の 1 つであるが，特に若年女性の軽症例における皮膚病変に対して有用であると考えられている．SOR ❸ 一方キナクリン，イソトレチノインはヒドロキシクロロキンが効かない皮疹に対して有用性が期待できる[13]．

- アザチオプリン，シクロスポリンに加えてメトトレキサートの筋注もしくは経口投与の併用療法が検討されているが，依然として経験的治療のレベルである[17),18),21)]．SOR C
- TNF-α阻害薬を含む生物学的製剤は，若年および成人の皮膚筋炎で現在有用性の検討が行われている．現時点では明らかに有効といえる結果が得られておらず，さらなる検討が必要である．インターフェロンβ，モノクローナル抗体，T細胞シグナル阻害薬なども現在研究されている．
- これらの薬剤を用いた治療においては副作用に注意し，患者の現在の状態を観察することが重要である．患者は妊娠を避け，採血検査で経過観察する必要がある．メトトレキサートの総投与量が1.5 gを超える患者では肝生検を考慮する．

▶ 注射薬治療

- 劇症例や筋障害の難治性患者において（特に若年患者），メチルプレドニゾロンのパルス投与を行う[22)]．SOR C 間質性肺炎の合併例においてもこの治療が推奨される[1)]．
- 伝統的な治療に効果がなかった場合，比較的安全な2nd lineの治療として免疫グロブリン大量静注療法（IVIG）が検討されている．筋組織および皮疹の改善が報告されている．4年間のフォローアップではより高い寛解率が認められている．なお投与方法は，2 g/kgの量で2～5日間の連続投与を1カ月おきに3～6カ月間にわたり行う．しかし医療費が高額となるため，ルーチンの使用は制限されている[12),13)]．SOR C
- ある研究では，難治性の患者に対するリツキシマブの投与が有意に長期的な筋力回復をもたらすと報告している[23)]．13人の患者に対してリツキシマブ1,000 mgの静脈注射を2週間の期間をあけて2回行い，27カ月間経過観察を行った．患者は筋力，疾患活動性スコア，全身状態，身体機能，QOLの持続的な改善を認めた．リツキシマブは高価な薬剤であるが，プレドニゾロン，メトトレキサートなど他の治療に対して治療抵抗性のある患者においては非常に期待の持てる結果が得られている[23)]．

▶ 悪性腫瘍の検索

- 年齢にかかわらず，皮膚筋炎の診断がついたときにすべての患者に対して年齢および性別に応じた悪性腫瘍の検索を行う．皮膚筋炎の診断前もしくは診断後に悪性腫瘍が発見されることがあるが，悪性腫瘍のリスクは皮膚筋炎の診断時もしくは診断より1年以内が最も高い．いくつかの研究では皮膚筋炎の診断後5年間は悪性腫瘍の診断が増加すると報告している[8),22)]．
- 悪性腫瘍の検索は，年齢，性別，民族，家族歴に応じて行う[24)]．
- 新たに皮膚筋炎と診断された女性では，骨盤内および経腟超音波検査，マンモグラフィ検査，胸腹部CT検査，腫瘍マーカーのCA-125の検査を行う．50歳以上もしくは高リスクの患者に対しては大腸内視鏡検査がすすめられる[20)]．
- 男性患者においては，50歳を過ぎて大腸内視鏡を行う際に，精巣および前立腺の検査も追加すべきである[25)]．
- もしも初期のスクリーニングで悪性腫瘍が発見されなかった場合でも，専門家たちは3～6カ月以内に再度スクリーニングを行い，その後は皮膚筋炎の最初の診断から4年間，6カ月ごとの経過観察を推奨している．CA-125，CA19-9といった腫瘍マーカーの有用性については議論が残る[24),25)]．
- 専門家の意見では，抗p155陽性の患者ではさらに頻繁で厳密な悪性腫瘍の検索が推奨されている[4)]．
- ある研究では，胸腹部CT検査，マンモグラフィ検査，婦人科検査，超音波検査，腫瘍マーカー検査といった慣習的な悪性腫瘍の検索方法とFDG-PETの診断力は，疾患適中率においてほとんど変わらない[26)]．

予後

- 治療により平均20～40％の患者で症状が改善するが，80％の患者では症状が残存すると報告されている．ある研究では皮膚筋炎の患者は死亡率が3倍高くなると報告している．悪性腫瘍，肺疾患，循環器疾患が主な死因である．予後不良因子は高齢，循環器および肺疾患（特に間質性肺炎），嚥下障害である．皮膚筋炎に特異的な自己抗体に関しても死亡率の上昇や悪性腫瘍の合併に関与するとされている[7)]．

フォローアップ

本疾患においては悪性腫瘍の検索を含めた，丁寧で頻回の経過観察が必要である．高用量のステロイドおよびメトトレキサートなどのステロイド補助薬剤による治療には様々な副作用が伴う．従って頻繁な採血検査を行い，有害事象を生じうる治療薬の用量調整には細心の注意が必要である．また理学療法を導入し，治療に伴う白内障，緑内障のため眼科診察を行い，さらには前述したように強力な治療薬の副作用を減じるためカルシウム剤，ビタミンD製剤，葉酸などを投与する必要がある．ステロイドを長期投与する際には特に骨粗鬆症の予防と発見が必要である．

患者教育

日光曝露により皮疹が悪化するため，日除けの重要性を伝える．また本疾患の特徴と予後について伝え，病勢がコントロールできても脱力が続く可能性があることについてカウンセリングを行う．薬物療法は利益をもたらすが，たくさんのリスクがあることを患者が理解し，副作用が生じた際には主治医に報告すること．妊娠可能な女性は薬物療法中には避妊を行う．

【Margaret L. Burks／Anna Allred, MD／Richard P. Usatine, MD】
（萩本聡 訳）

180 強皮症，斑状強皮症

症例

35歳の女性が，腹部に出現した光沢のあるかたい皮膚病変を主訴に受診した（図180-1）．そのほかは健康であり，出現した症状に患者は困惑していた．彼女は同様の症状が皮膚全体に広がるのではないかと心配していた．皮膚病変はわずかな不快感を伴っていたが疼痛はなかった．斑状強皮症（morphea）または強皮症（scleroderma）の局所病変が疑われ，3 mmのパンチ生検を受けた．症状のある部分にクロベタゾールとカルシポトリオールの処方を受け，症状はある程度改善し

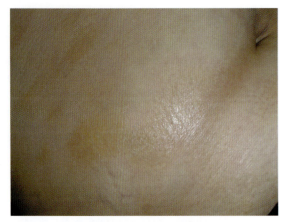

図180-1 35歳女性の腹部にみられる斑状強皮症 (Reproduced with permission from Richard P. Usatine, MD.)

た。抗核抗体(ANA)は陽性だったが強皮症の症状は出現しなかった。

概説

「強皮症(scleroderma)」(ギリシャ語で「かたい」を意味するscleros に由来する)は皮膚の肥厚と硬化がみられる。局所に限局するものを斑状強皮症，皮膚全体に広く出現するものを強皮症，また内臓にも症状が及ぶものを全身性強皮症と呼ぶ。

疫学

- 臨床症状から強皮症と診断されるのは，100万人あたり4～253人の頻度と報告されている[1]。
- 米国で全身性強皮症は，1年間で10万人に1～2人の頻度で生じ[1]，30～50歳で最も多い[1]。
- 米国では，斑状強皮症の発症率は100万人あたり年間25人程度と推定されている[1]。
- 世界的には日本もしくは欧州よりも米国とオーストラリアで頻度が高い[2]。
- 本疾患による死亡では，間質性肺炎や肺高血圧症が最も大きな要因である[3]。

病因／病態生理

- 強皮症疾患は以下の3つに分類される。局所性強皮症(斑状強皮症〈図180-1, 図180-2〉)，全身性強皮症〈図180-3～図180-8〉，肥厚と硬化を伴う著しい皮膚病変を呈する他の強皮症類似疾患である。
- 強皮症に伴う最も一般的な血管障害はレイノー現象である(図180-9)。レイノー現象は手指の動脈が収縮することにより生じる。特徴的な色調の変化があり，はじめは蒼白から青色(先端チアノーゼ)になり，最終的には赤く(再灌流による反応性充血)なる。レイノー現象は一般に他の疾患の発症に先行し，年余にわたる予兆となる。多くの患者では永続的な血流障害をもたらす末梢血管の構造変化が進行し，指の潰瘍や梗塞を発症する。他の血管障害として，肺高血圧症，腎クリーゼ，胃前庭部の血管拡張症が出現する。
- 全身性強皮症は通常，皮膚の硬化と肥厚に加えて様々な組織の線維化および多臓器の炎症性浸潤を伴う全身性の疾患

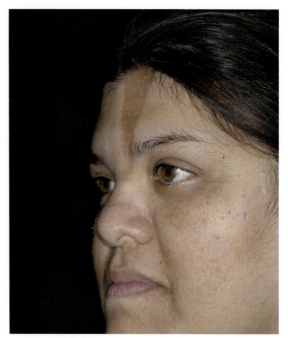

図180-2 41歳のヒスパニック系女性の前額部に3年前から生じた直線状の斑状強皮症。この部位の病変は「剣の一撃(en coup de sabre)」と呼ばれる (Reproduced with permission from Richard P. Usatine, MD.)

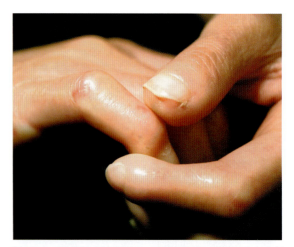

図180-3 強皮症に伴う強指症，手指は肥厚した光沢のある皮膚に覆われる (Reproduced with permission from Everett Allen, MD.)

とされている。全身性強皮症の皮膚病変は，びまん皮膚硬化型全身性硬化症(diffuse cutaneous systemic sclerosis：DcSSc)の場合と，限局皮膚硬化型全身性硬化症(limited cutaneous systemic sclerosis：LcSSc)の場合がある。

- LcSSc の患者における皮膚の硬化は通常手指に限局し，まれに顔面，頸部にもみられる。また時間経過に伴い，皮膚の硬化が前腕まで及ぶことがある。しばしばレイノー現象(図180-9参照)，食道蠕動障害，強指症(図180-3～図180-5参照)，毛細血管拡張(図180-7, 図180-8参照)，皮膚石灰沈着(図180-10)を伴う CREST 症候群を呈する。
- DcSSc の患者では胸腹部および上腕から肩にかけての皮膚硬化が出現する。皮膚は「salt-and-pepper」様の所見(限

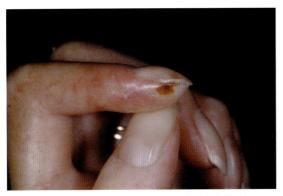

図180-4 強皮症による指先の萎縮と斑状の色素沈着（Reproduced with permission from Jeffrey Meffert, MD.）

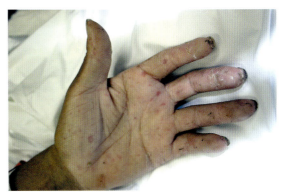

図180-7 強皮症による毛細血管拡張と手指の壊死（Reproduced with permission from Everett Allen, MD.）

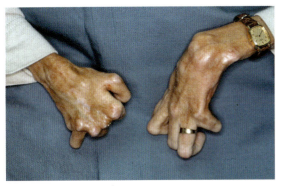

図180-5 重篤な強皮症による両手の変形，強指症とそれに伴う手指の著明な屈曲拘縮（Reproduced with permission from Jeffrey Meffert, MD.）

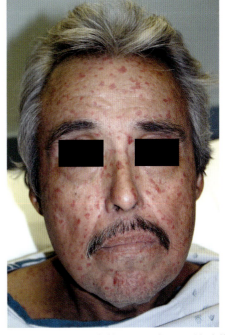

図180-8 図180-7と同一患者における顔面の毛細血管拡張（Reproduced with permission from Everett Allen, MD.）

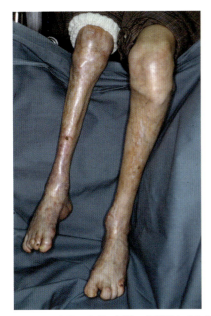

図180-6 図180-5と同一患者の下肢。筋萎縮をきたしている（Reproduced with permission from Jeffrey Meffert, MD.）

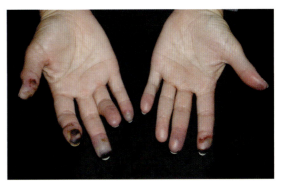

図180-9 レイノー現象により著しい虚血をきたし，指先が壊死に陥っている（Reproduced with permission from Ricardo Zuniga-Montes, MD.）

局性色素異常）を呈する（図180-11）。LcSScや斑状強皮症に比べ，虚血および線維化による臓器障害を伴う場合が多い。

- 全身性強皮症の90％の患者でなんらかの消化器疾患を有

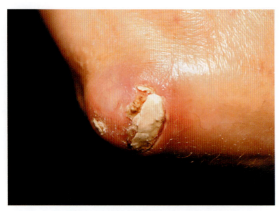

図180-10　CREST症候群の患者における肘の石灰化（Reproduced with permission from Everett Allen, MD.）

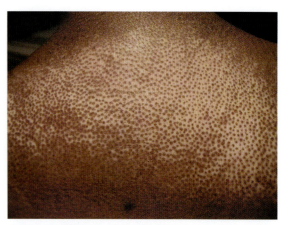

図180-11　強皮症による斑状の色素沈着。salt-and-pepper様の皮膚所見を示す（Reproduced with permission from Ricardo Zuniga-Montes, MD.）

するが[4]，そのうちの半数は無症状のまま経過する。また消化管のどの部位にも病変を生じうる。消化器系の症状としては，嚥下障害，息苦しさ，胸焼け，嚥下後の咳，腹満，便秘，さらに下痢，偽性腸閉塞，吸収障害および便失禁などが認められる。慢性の胃食道逆流と反復性の誤嚥は，間質性肺炎の発症と関連する。また胃の血管拡張（内視鏡所見でしばしば「water-melon stomach」と呼ばれる）は一般的な所見であり，消化管出血をきたして貧血の原因となる。

- 肺合併症は70％以上の患者に認められ，労作時の呼吸困難と乾性咳嗽が特徴である。聴診では肺底部に「ベルクロ」ラ音と呼ばれる捻髪音を聴取できる。肺の血管病変は全身性強皮症の10～40％に合併し，限局皮膚硬化型タイプではより多く発症する。また強皮症患者の肺癌のリスクは通常のおよそ5倍にのぼる。
- 剖検データでは，DcSSc患者の60～80％で腎障害を合併していた[5]。また蛋白尿，血清Crレベルの軽度上昇，高血圧などは強皮症患者の50％で認められる[6]。重篤な腎障害はおよそ10～15％に認めるが，やはりDcSSc症例に多い。
- 症候性の心膜炎は7～20％で認められ，これらの患者の5年生存率は25％である[7]。原発性の心合併症には，心膜炎，心嚢液，心筋の線維化，心不全，筋炎に随伴する心筋炎，伝導障害，不整脈などがある[8]。斑状の心筋の線維化は全身性強皮症に特徴的であり，微小血管の反復性攣縮によるものと考えられている。不整脈もしばしば経験するが，これはほとんどが伝導系の線維化によるものである。
- 強皮症患者の10～40％に肺の血管性病変を合併するが，これは限局皮膚硬化型の強皮症患者に多い。この場合間質性肺炎の合併は認めず，強皮症の晩期合併症として徐々に進行する。しばしば肺高血圧症が重症化し，右心不全もしくは肺動脈塞栓症を伴うことがある。
- 関節痛および関節の可動域制限と拘縮を伴い，手指の拘縮が最も多い（図180-5参照）。末梢神経や中枢神経系の随伴症として，頭痛，てんかん，脳卒中，血管性病変，神経根症状，ミエロパチーが生じる。
- 男女ともに性機能障害が出現する。男性では頻繁に勃起不全を生じる。

診断

▶ 臨床所見

- 全身性強皮症と関連疾患の診断は基本的に臨床所見による。皮膚所見としては様々な程度の皮膚の肥厚と硬化といった特徴がみられる。皮膚の色調の変化を生じることがあり，特に点状の淡い色素沈着によるsalt-and-pepper様所見を認めることがある（図180-11参照）。その他顕著に認める皮膚所見としては以下のものがある。
  - 初期の掻痒と浮腫。
  - 強指症（図180-3～図180-5参照）。
  - 手指先端の潰瘍と凹み（図180-7，図180-9参照）。
  - 毛細血管拡張（図180-7，図180-8参照）。
  - 皮膚石灰沈着（図180-10参照）。
- 局所性強皮症（斑状強皮症）は1カ所の皮膚の特徴的硬化と肥厚で疑う（図180-1，図180-2参照）。一方，全身性強皮症は皮膚の硬化による特徴的な皮膚所見を複数認める（限局しない）ことで診断する。皮膚所見と，1つまたはそれ以上の全身的な症状があれば全身性強皮症の診断の助けとなる。
- 米国リウマチ学会（ACR）の全身性強皮症の診断基準[9]には1つの大基準と2つの小基準がある。
  - 大基準は，典型的な皮膚硬化所見であり，皮膚の硬化，肥厚，圧痕のない皮膚硬結といったものである。このとき以下の所見を示す限局性強皮症を除外する。
    ・強指症：皮膚所見が手指やつま先に限局しており，指尖部が吸収されてソーセージ状の指の変化を認める（図180-12）。
    ・近位の皮膚硬化症：中手指節関節および中足趾節関節を越えて近位の皮膚にも変化を生じ，顔面，頸部，体幹（胸部や腹部）にも皮膚硬化を伴う（図180-13）。また多くは強指症も伴う。
  - 小基準としては以下のものがある。
    ・手指末端の虫食い状瘢痕または指腹の萎縮（図180-14）。
    ・両側性の指および手の圧痕浮腫。
    ・異常な皮膚の色素沈着：しばしば点状に広がる濃い色素沈着もしくは斑状の淡い色素沈着を生じる（図180-11参照）。

180章 強皮症，斑状強皮症 671

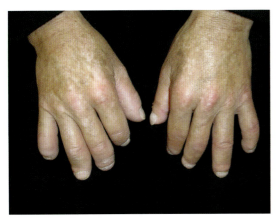

図180-12 CREST症候群と強皮症を発症した56歳女性の強指症およびソーセージ状指。指が短縮し，虫食い状の瘢痕を認め，指腹が薄くなる。salt-and-pepper様の皮膚を認める（Reproduced with permission from Richard P. Usatine, MD.）

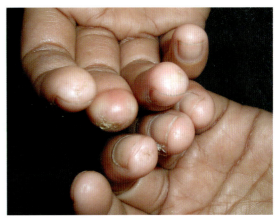

図180-14 強皮症と強指症を生じた27歳女性。手指の虫食い状の瘢痕と指腹の萎縮を認める（Reproduced with permission from Richard P. Usatine, MD.）

- 抗セントロメア抗体，抗トポイソメラーゼⅠ（Scl-70），抗RNAポリメラーゼ，U3-RNP抗体といった特徴的な自己抗体の存在は，全身性強皮症の診断を補助する。

▶ 画像検査

すべての全身性強皮症の患者に胸部X線検査と肺機能検査（PFT）を行い，肺疾患の合併症の検索を行う。最も一般的な肺合併症は，間質性肺炎と肺高血圧症である。

拡散能検査（肺機能検査の1つ）は全身性強皮症の肺病変に対する最も感度の高い検査である。高解像度CT（HRCT）は活動性の肺疾患の評価に有用である。

▶ 生検

斑状強皮症や強皮症を疑ったが臨床的に診断できない場合には，パンチ生検を行う。

鑑別診断

- 全身性強皮症に関連する非特異的な症状として，レイノー現象，腎不全，嚥下反射障害などがある。
- 全身性エリテマトーデス（SLE）では全身性の症状を伴い，瘢痕をきたす紅斑を生じる。通常，ANA検査が診断に有用である（178章「ループス―全身性病変，皮膚病変」参照）。
- 円板状エリテマトーデスはしばしば瘢痕化する斑状の皮疹を生じる。通常生検を行って診断する（178章「ループス―全身性病変，皮膚病変」参照）。
- 粘液水腫は甲状腺機能低下症に付随して生じ，皮膚がかたく荒くなるのが特徴である。採血による甲状腺機能評価で診断を行う（226章「甲状腺機能低下症」参照）。
- 硬化性苔癬は，生殖器以外に生じたときには斑状強皮症に似ている。しかし，多くは生殖器や肛門周囲に生じ，体幹上部，胸部，上腕にも生じる。丘疹は萎縮性だが薄く，タバコ紙様のしわを生じることから斑状強皮症と鑑別できる。パンチ生検で確定診断を行う。
- 皮膚アミロイドーシスは皮膚の硬化と肥厚を生じる。皮膚生検ではアミロイドの沈着を認めており，生検により診断が可能である。
- 菌状息肉症では全身に紫斑と局面を生じる。生検によって診断を行う（174章「皮膚T細胞性リンパ腫」参照）。

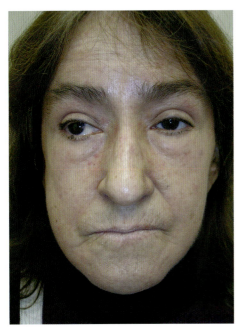

図180-13 強皮症およびCREST症候群の56歳女性に認める近位の皮膚硬化症。毛細血管拡張症と特徴的な口唇周囲の皮膚硬化を認める。患者は進行する全身性強皮症により，間質性肺炎も合併していた（Reproduced with permission from Richard P. Usatine, MD.）

- レイノー現象。
- 両側肺底部の線維化（図180-13参照）。
- 食道下部（遠位）の蠕動障害。
- 大腸の囊胞状拡張：大きく拡大した憩室が腸間膜付着部の反対側に生じる。

▶ 検査所見

- ANAが陽性となり，染色型は斑紋型，均質型，もしくは核小体型となる。抗セントロメア抗体はしばしばLcSScと関連する。抗DNAトポイソメラーゼⅠ（Scl-70）抗体は強皮症およびそれに関連する間質性肺炎や腎疾患に強い関連性を有する[10]。感度は低いが，抗RNAポリメラーゼⅠとⅢ抗体も全身性強皮症に特異的である。他には臓器障害の検査を日常的に行う。

治療

▶非薬物療法

- 斑状強皮症を含む局所性強皮症では，紫外線A（UVA）による光線療法で改善する[11]。SOR Ⓑ
- 全身療法として，保湿剤，ヒスタミンH_1受容体拮抗薬（H_1RA）およびH_2RA，ドキセピンの内服などが用いられ，皮膚の掻痒感に対して低用量のグルココルチコイドを使用する。SOR Ⓒ
- 毛細血管拡張症に対しては，ファンデーションで覆ったり，レーザー治療を行う。

▶薬物療法

- 斑状強皮症の治療法には，高力価のステロイド外用薬としてクロベタゾール，外用のカルシポトリオールを使用する[12]。SOR Ⓑ
- 小さな斑状強皮症の皮疹に対しては外科的切除の適応も考慮する。SOR Ⓒ
- 高用量の経口プレドニゾロンおよび低用量の経口メトトレキサートの併用療法は強皮症に効果がある[13]。SOR Ⓑ メトトレキサートは7.5 mg/週の内服から開始し，症状に応じて漸増する。長期的にはメトトレキサート併用により，ステロイドを漸減していく。
- Ca拮抗薬，プラゾシン，プロスタグランジン誘導体，ジピリダモール，アスピリン，外用の硝酸薬などはレイノー現象の改善に有用とされている[14),15)]。SOR Ⓑ シルデナフィル（20 mg経口，1日3回）は原発性レイノー現象に有用である[16]。SOR Ⓑ 寒冷，ストレス，ニコチン，カフェイン，交感神経作動性の点鼻薬を避けるように指導する。嚥下障害に対しては，胃酸を抑える薬剤が経験的に使用される。エリスロマイシンなどの蠕動運動促進薬は食道運動低下のある患者に有用かもしれない。SOR Ⓒ
- インターフェロンγ，ミコフェノール（1～1.5 g PO 1日2回），シクロホスファミド（50～150 mg/日 経口，1日1回）が未承認薬として使用されている。皮膚所見が広範な場合，試験的にD-ペニシラミン（250～1,500 mg/d経口，1日2～3回，空腹時）を使用する[17]。SOR Ⓑ
- 腎障害の主な治療は降圧管理であり，ACE阻害薬が第一選択薬として使用される。SOR Ⓒ 血液透析または腹膜透析は必要に応じて行う。
- 全身性強皮症に伴った肺高血圧症に対して，エンドセリン受容体拮抗薬であるボセンタン（62.5 mg 経口，1日2回を4週間投与し，125 mg 経口，1日2回に増量），PDE5阻害薬のシルデナフィル，いくつかのプロスタサイクリン製剤（例：エポプロステノール，トレプロスチニル，イロプロストなど）が使用される。肺線維症に伴う肺胞炎にはシクロホスファミドを使用する[18]。SOR Ⓑ
- 筋炎は経口プレドニゾロン，メトトレキサート，アザチオプリン（50～150 mg/日）で治療を行う。40 mg/日以上のプレドニゾロンの投与と強皮症による腎クリーゼの発症には関連があることが知られている[19]。SOR Ⓑ 関節痛に対してはアセトアミノフェンおよび非ステロイド性抗炎症薬（NSAIDs）で治療を行う。SOR Ⓒ
- プレドニゾロンが長期投与されている患者では，必ず骨粗鬆症および糖尿病の評価が必要である。骨粗鬆症の予防には筋力トレーニング，カルシウム，ビタミンDのサプリメ

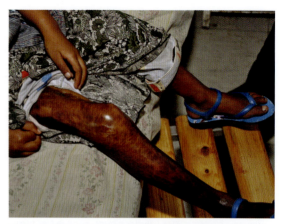

図180-15 脚に限局する斑状強皮症。病変は全身性ではないが，膝の皮膚硬化により膝関節の可動制限が生じ歩行困難がある
（*Reproduced with permission from Richard P. Usatine, MD.*）

ントの投与を行い，追加治療の検討のためにも年1回の骨密度測定装置（DEXA）による経過観察を行う。

▶紹介

全身性強皮症の患者は複雑な病態を呈し，また治療においても副作用の強い薬剤を用いることもあり，必ず膠原病専門医へコンサルトすべきである。さらに合併症のこともあり，呼吸器内科や循環器内科，腎臓内科へのコンサルトも必須である。

予後

- 全身性強皮症は若年者の死亡率を上昇させる。主な死因は間質性肺炎や肺高血圧症である。また，腎クリーゼ，心疾患，感染症，悪性腫瘍，心血管系疾患も死亡率上昇と関連する[20]。
- 斑状強皮症では病変が皮膚にとどまり予後は良好である。外見上の問題はあるが患者の生命予後に影響はない。斑状強皮症で皮膚症状が強く広がったときには，四肢の可動域制限が生じる（図180-15）。

フォローアップ

全身性強皮症の患者は少なくとも3～6カ月に1度診察を行い，病状の活動性および進行を評価する。

患者教育

皮膚（特に指）の外傷および寒冷曝露を避けるように伝え，禁煙指導を行う。合併症について教育し，全身性の症状が出現したとき，もしくは症状が進行したときに患者が自分で観察できるように教育する。

【E. J. Mayeaux, Jr., MD】

（萩本聡 訳）

15節 水疱性

181 水疱症の概要

症例

糖尿病の既往歴のある100歳の黒人女性が，少し前に発症した下肢の大型の水疱を主訴に家族とともに来院した（図181-1）。大型の水疱は外傷を伴わず自然に出現し，周囲に紅斑を認めない。水疱の内容物は透明な液体で感染徴候なし。滅菌針で穿刺して内部の液体を排出したところ，その後症状の進行はなかった。水疱は良性で，経過観察可能な糖尿病性水疱と診断された。

概説

水疱とは直径5 mm以上の，液体で満たされた皮膚病変である。水疱症（bullous disease）は水疱および小水疱（直径5 mm未満）からなる疾患として定義される。水疱症には感染，咬傷，薬剤，炎症，遺伝性，自己免疫性など多くの原因がある。

診断へのアプローチ

水疱症のある患者へのアプローチは，詳細な病歴聴取と身体診察から始まる。最終的な確定診断には，血液検査所見および組織生検が必要である。

診断

▶ 臨床所見

病歴
- どのように出現したか。
- 形態およびその出現部位は変化しているか。
- 何らかの治療に反応するか。
- 関連症状や増悪因子はあるか。
- 患者の生活にどのような影響を与えているか。
- 何らかの慢性疾患を有しているか。
- 内服薬はあるか。
- 特筆すべき家族歴はあるか。

身体所見
- 皮膚病変の部位はどこか。
- 水疱は弛緩性か，緊満性か（図181-2）。
- 水疱以外の皮疹はあるか（びらん，表皮剥離，丘疹，膨疹）。
- ニコルスキー現象は陽性または陰性か（健常皮膚に側面方向の力を加えると新たな水疱が生じるかどうか）。
- Asboe-Hansen徴候は陽性か陰性か（図181-3）（水疱に垂直方向に力を加えると，周囲の皮膚に水疱が広がるかどうか）。Asboe-Hansen徴候をニコルスキー現象と呼ぶ場合もある。
- ダリエー徴候は陽性か陰性か（皮膚の摩擦によって膨疹が出現するか）。
- 水疱以外の皮膚の状態は（日焼け，皮膚炎後の過剰な色素沈着，苔癬化，瘢痕）。
- リンパ節腫脹や肝脾腫はあるか。

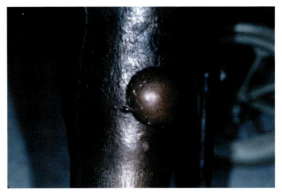

図181-1 糖尿病の高齢黒人女性の下肢に生じた糖尿病性水疱。大きな水疱は外傷歴なく自然に発症，周囲の紅斑もなし。水疱の内容物は透明な液体で感染徴候は認められない（Reproduced with permission from Richard P. Usatine, MD.）

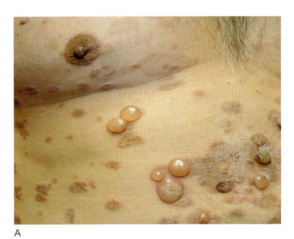

A

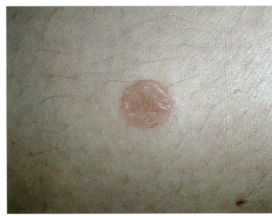

B

図181-2 水疱性類天疱瘡に認められる緊満性水疱と天疱瘡に認められる弛緩性水疱の比較。A：水疱性類天疱瘡に認められる緊満性水疱。B：落葉状天疱瘡の患者に認められる下肢の弛緩性水疱（Reproduced with permission from Richard P. Usatine, MD.）

自己免疫性

- 水疱性類天疱瘡では，大型の緊満性の水疱が体幹部，鼠径部，腋窩，四肢近位部および屈側表面に出現する（図181-2A，図181-3 参照）（182章「水疱性類天疱瘡」参照）[1]。
- 尋常性天疱瘡は皮膚びらんおよび弛緩性水疱を特徴とし，口腔内にも出現する（図184-4）（183章「天疱瘡」参照）。

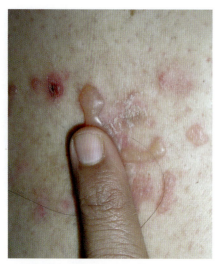

図 181-3　水疱性類天疱瘡患者の背中の病変に Asboe-Hansen 徴候が認められるかをテストしている。垂直方向に力を加えても水疱は広がらず，Asboe-Hansen 徴候は「陰性」である（Reproduced with permission from Richard P. Usatine, MD.）

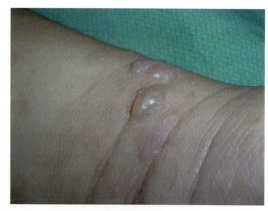

図 181-5　手首に生じた妊娠性類天疱瘡（Reproduced with permission from Richard P. Usatine, MD.）

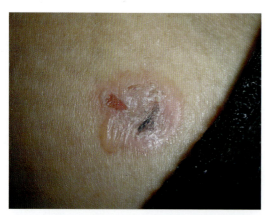

図 181-4　尋常性天疱瘡の 51 歳女性の乳房にできた弛緩性で一部痂皮を伴う水疱。さらに口腔内には巨大な粘膜びらんを伴う病変を認めていた（Reproduced with permission from Richard P. Usatine, MD.）

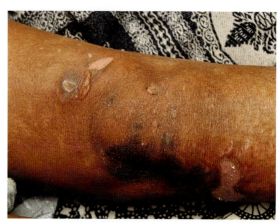

図 181-6　高齢女性の後天性表皮水疱症。一部，未破裂水疱を膝上に認めるがその他の部位ではびらんと色素沈着が認められる（Reproduced with permission from Richard P. Usatine, MD.）

実際，粘膜症状が初発症状となることも多い。皮膚症状がある場合にはニコルスキー現象や Asboe-Hansen 徴候が陽性となる[1]。

- 落葉状天疱瘡は皮膚にびらんを引き起こすが，粘膜病変は生じない（図 181-2B 参照）（183 章「天疱瘡」参照）。ニコルスキー現象や Asboe-Hansen 徴候が陽性となる[1]。
- 妊娠性類天疱瘡は妊娠中，もしくは産後に出現する水疱症である。患者は臍周囲，四肢に，蕁麻疹様皮疹や紅斑を呈する。皮疹はやがて手掌や足底に広がるが，顔面や頭皮，口腔粘膜は保たれることが多い（図 181-5）[1]。
- 粘膜類天疱瘡（瘢痕性類天疱瘡）は 90％ の症例で口腔粘膜病変をきたし，66％ の症例で結膜がおかされる（182 章「水疱性類天疱瘡」参照）。患者はしばしば剥離性の歯肉炎をきたす。皮膚病変は 25％ の患者で認められる[1]。
- 後天性表皮水疱症は外傷を誘因として，主に四肢末端にびらんを形成する（図 181-6）。瘢痕，稗粒腫，爪ジストロフィーを伴うこともある。高齢者に好発する。

- 単純型表皮水疱症もまた外傷に起因して，四肢および体幹部に水疱を形成する。最も一般的にみられる表皮水疱症であり，出生時あるいは幼少期から発症する[2]。表皮内の水疱である（図 181-7）。
- 疱疹状天疱瘡は典型的には搔痒のある皮疹が対称性に，四肢伸側表面や頭皮，殿部に出現する。患者には，表皮剥離と重なるように分布する搔痒を伴う水疱や痂皮を伴う丘疹が認められる（図 181-8，図 181-9）（184 章「その他の水疱症」参照）[1]。
- 線状 IgA 水疱性皮膚症はリング状の分布パターンをとり，幼少期に生じる（図 181-10）[3]。粘膜病変は約 50％ の患者に出現する[1]。

外傷，物理的なストレス

- 摩擦性水疱は圧迫と摩擦の生じる部位に生じ，下肢遠位部に好発する[1]。
- 糖尿病性水疱は，糖尿病の患者において，しばしば肢端に出現する外傷に起因した無痛性の水疱（図 181-11）である[1]。
- 熱傷後水疱は，重度の日焼けなどⅡ度熱傷受傷後，数時間で生じる水疱である[1]。凍傷によっても急速に生じる（図 181-12）。
- 汗疹（あせも）は暑さに対して発汗する際に，エックリン腺

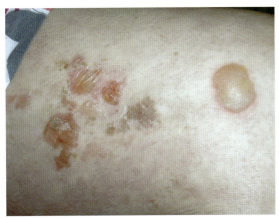

図 181-7　単純型表皮水疱症の 13 歳女児。外傷誘引性に水疱を生じている（Reproduced with permission from Richard P. Usatine, MD.）

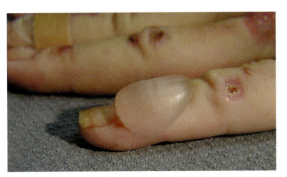

図 181-8　晩発性皮膚ポルフィリン症の患者に生じた指の巨大な水疱（Reproduced with permission from Lewis Rose, MD.）

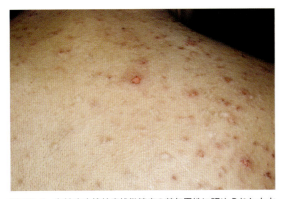

図 181-9　急性痘瘡状苔癬状粃糠疹の若年男性に認められた小水疱とびらん。びらんの部分にはもともと小水疱や水疱を認めていた（Reproduced with permission from Richard P. Usatine, MD.）

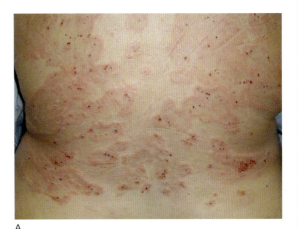

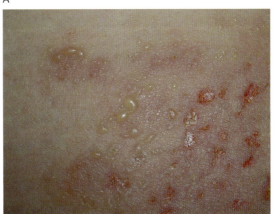

図 181-10　61 歳女性の初発の水疱性類天疱瘡。A：線状 IgA 水疱性皮膚症が示唆される環状のパターンだが，DIF では IgG と C3 が表皮真皮境界部に沈着している像が認められた。B：同一患者の下肢の数個の未破裂水疱。初回の診察時には患者がすべての水疱を潰してしまっていたため診断が困難であった（Reproduced with permission from Richard P. Usatine, MD.）

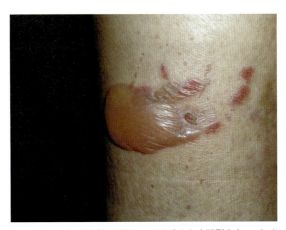

図 181-11　糖尿病女性の下肢にできた大きな未破裂水疱，いわゆる糖尿病性水疱である（Reproduced with permission from Richard P. Usatine, MD.）

が角質により閉塞すると生じる。顔面，体幹部，四肢の表面に小水疱を形成する[1]。

代謝性
- 晩発性皮膚ポルフィリン症（PCT）は露光部皮膚，特に手背や前腕，耳，顔に皮疹をきたす疾患である。瘢痕，稗粒腫，色素沈着を引き起こす。PCT は C 型肝炎ウイルス感染に関連して起きることがある（図 181-8 参照）[1]。

免疫性
- 急性痘瘡状苔癬状粃糠疹は丘疹状の壊死性皮疹として出現するが，水痘に似た小水疱を伴う（図 181-9 参照）。体幹前面，上肢の屈側表面，腋窩に好発する。患者の全身状態には変化はないが，リンパ節腫脹が合併していることが多い。病変部では CD8 陽性 T 細胞が優位に認められる[1]。若

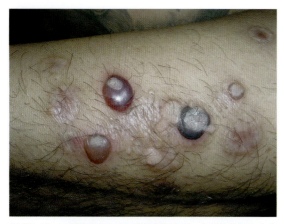

図181-12 いぼ治療のために冷凍凝固を行った後に生じた水疱（Reproduced with permission from Richard P. Usatine, MD.）

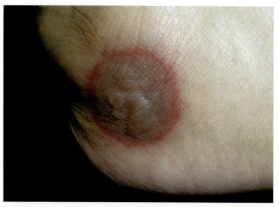

図181-14 アモキシシリン内服中の患者の踵にできた水疱性の固定薬疹。この患者は以前ペニシリン系の別の薬剤を内服した際にも同部位に皮疹の出現を認めた。特筆すべきは黒ずんだ色調，環状紅斑，そして中央の水疱である（Reproduced with permission from Richard P. Usatine, MD.）

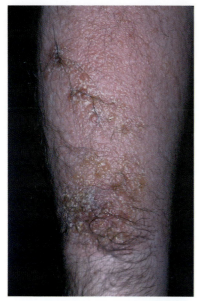

図181-13 うるしに触れた部分にできた水疱性病変。急性の接触皮膚炎は水疱や小水疱の原因となる（Reproduced with permission from Richard P. Usatine, MD.）

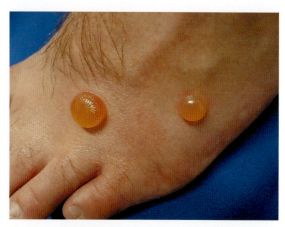

図181-15 節足動物咬傷（アカヒアリ）による水疱（Reproduced with permission from Lane K, Lumbang W. Pruritic blisters on legs and feet. J Fam Pract. 2008；57(3)：177-180. Reproduced with permission from Frontline Medical Communications.）

年男性に好発し，慢性的な経過をたどる。
- アレルゲンや刺激物による接触皮膚炎も重症になると水疱を生じることがある。皮疹の分布と形状に特に注意が必要である。たとえば，線状の小水疱や水疱は「うるし」や「つたうるし」など植物に関連した皮膚炎を示唆する（図181-13）。ニッケル皮膚炎の水疱は臍周囲に好発する。足背の病変は履物による接触皮膚炎を示唆し，同様に手背の病変は手袋皮膚炎を示唆する（144章「接触皮膚炎」参照）[4]。

薬剤
- 薬剤による水疱症は粘膜表面に限局していることもあれば，あらゆる皮膚，粘膜を巻き込むような汎発性の皮疹が出現することもあり，ニコルスキー現象やAsboe-Hansen徴候が陽性となる（13節「過敏症症候群」，201章「薬疹」参照）[1]。さらに固定薬疹も水疱症を生じうる（図181-14）。

感染，咬傷
- 虫刺されにより節足動物刺咬反応をきたし，水疱症を生じる（図181-15）[1]。
- 限局性の水疱を認める場合には，細菌感染症を必ず考慮すべきである。これにあたるのが水疱性膿痂疹である（118章「膿痂疹」参照）。四肢の蜂窩織炎に水疱を伴う場合，ブドウ球菌や溶連菌が関連していることがあり，さらに壊死性筋膜炎の除外を確実に行わなければならない。他の多くの細菌感染症と同様に，発熱と白血球上昇を認める[4]。
- 粘膜病変がある場合には，単純ヘルペスウイルス（HSV）に伴う水疱症を常に考慮すべきである。成人における全身性の水疱症は播種性ヘルペスによるものの可能性があり，免疫抑制がないか迅速に評価する必要がある。皮節に沿った水疱は帯状疱疹の特徴である（図181-16，図181-17）[4]。
- 疥癬や白癬，カンジダも水疱症もしくは膿疱性の病変を引き起こす[4]。

流体静力学
- 浮腫性水疱はサードスペースにある液体の浸透圧によって形成される。患者は心不全や肝硬変，腎不全を基礎疾患としている場合が多い[1]。

181章 水疱症の概要　677

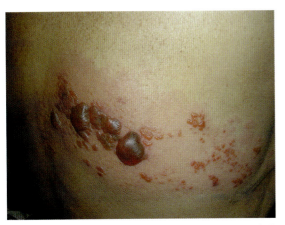

図181-16　皮膚の神経分布に一致する帯状疱疹による水疱（Reproduced with permission from Rose Walczak, MD.）

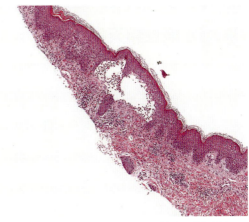

図181-18　水疱性類天疱瘡の患者の未破裂水疱を薄片生検して採取した組織のHE染色像．特筆すべきは表皮真皮境界部分に生じた裂隙と，同部位の好酸球，好中球浸潤である（Reproduced with permission from Richard P. Usatine, MD.）

遺伝子検索を考慮する．

▶ 生検

- 生検は新規に出現した水疱に対して，その縁を含むように行う．薄片生検（訳注：原著の「scoop shave biopsy」は特殊な器具にて皮膚を削ぐように行う生検方法で，日本でも専用器具が販売されているが，一般的な方法ではない）は適切な水疱の標本を得るのには理想的な方法である（図181-18）．4 mmパンチを用いた水疱縁の生検でも代用できるが，組織には表皮もつけて採取すべきである．
- 直接免疫蛍光抗体法（DIF）のための生検を行うことも有用である．このときは病変周囲の皮膚を生検し，Michel培地（訳注：原著の「special Michel media」はPolyscience, Inc社の免疫蛍光抗体法用の組織培養液のこと）に入れる．滅菌生食に包んだ場合は，検査室に提出し次第，Michel培地に移しかえてもらう．最も簡単な方法は，薄片生検法にて水疱と周囲の皮膚を採取してこれらの検査を行う方法である．得られた組織を分けて，病変周囲の皮膚はDIFに，水疱は一般的な病理検査に提出する．
- 感染症が疑われており，その他の非侵襲的な検査にて診断がつかない場合には，得られた組織の一部を用い，細菌，真菌，ウイルスの培養および染色することを考慮する．組織は滅菌尿カップに入れ，滅菌生食ガーゼで蓋をして提出する．

▶ さらなる評価

瘢痕性類天疱瘡および中毒性表皮壊死症の患者では，眼病変の評価が必要である．表皮水疱症やヘルペス皮膚炎では，消化器病変の評価が必要である．

後天性表皮水疱症や瘢痕性類天疱瘡のような悪性腫瘍に随伴する病態では，徹底した腫瘍のスクリーニングや患者の様々な症候を評価する必要がある．

【Richard P. Usatine, MD／Ana Treviño Sauceda, MD】
（三森愛美 訳）

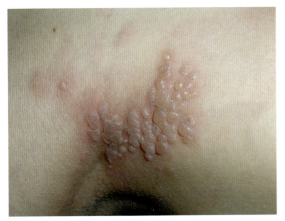

図181-17　若年女性の腋窩に生じた帯状疱疹．紅斑局面に未破裂水疱と小水疱の集簇が認められている（Reproduced with permission from Richard P. Usatine, MD.）

▶ 検査所見

　肉眼的臨床像ではっきりしない場合は，様々な検査所見が診断の助けとなる．たとえ診断が明らかであるとしても，組織学的検査によって確定診断をつけることは重要である．たとえば，天疱瘡が疑われるすべての症例で生検を行うべきである．なぜなら有害な副作用をもたらす薬剤を治療のため長期に使用するかもしれないし，自分が何を治療しているか確実に知ることはきわめて重要である．自己免疫性水疱症にはどのような検査をすべきかについては182章「水疱性類天疱瘡」，183章「天疱瘡」でも詳しく述べられている．また，非常にまれ，あるいは致死性の病態においては皮膚科医へのコンサルテーションを要する．

- 直接蛍光抗体法は，HSV感染あるいは水痘・帯状疱疹ウイルス感染を疑った場合に病変部の擦過標本を用いて行う．多くの検査室では24時間以内に検査結果を得ることができる．
- ミネラルオイルによる擦過標本は，疥癬の診断に用いられる（141章「疥癬」参照）．
- KOH法による検鏡では，水疱性白癬感染（例：足白癬に伴う水疱）の診断に用いられる（4節「真菌」参照）．
- 遺伝子欠損が疑われる場合には，遺伝学者へ相談しながら

182 水疱性類天疱瘡

症例

パナマの原住民に生じた広範な水疱症。古典的な水疱性類天疱瘡（bullous pemphigoid）の症例である（図182-1）。多数の未破裂水疱が散在している点が天疱瘡との鑑別となる。経口ステロイドにて治療すれば，患者はすみやかに治療に反応する。最終的な患者の予後も良好である。

概説

水疱性類天疱瘡は高齢者に多い自己免疫性水疱症で，QOLの低下につながる。類天疱瘡という単語は水疱が天疱瘡に似ていることを反映してはいるが，水疱性類天疱瘡は尋常性天疱瘡よりも軽症で，生命を脅かすような状態にはならないと考えられている。

疫学

- 水疱性類天疱瘡は最も頻度の高い皮膚の（もしくは粘膜の）自己免疫性水疱症である。
- 典型的には65歳以上の高齢者に多いが，どの年齢にも起こりうる。
- 人種や性別による偏りはない（しかし近年英国で行われた研究では女性に多いという報告もある）[1]。
- 罹患率は上昇している[1]。
- 生命を脅かす疾患ではないとされているが，死亡率の上昇とは関連を認めている（ハザード比〈HR〉2.3, 95%CI 2〜2.7）[1]。

病因／病態生理

- 水疱性類天疱瘡は，皮膚の慢性自己免疫性疾患である。
- 基底膜の構成蛋白であるBP180に対するIgG型の自己抗体の存在は疾患特異性があり，患者の65％に認められる[2]。
- 抗BP230抗体は，実際はすべての患者に存在するが，疾患特異性はないと考えられている[3]。
- 抗体が基底膜と結合すると補体の活性化が生じ，炎症性細胞（好酸球や肥満細胞）が遊走し，プロテアーゼが放出される。それに続いてヘミデスモゾームの蛋白質が分解されて水疱が形成される。
- 形態学的な臨床像がいくつか存在する。
  - 全身性の水疱形成が最も一般的である（図182-1参照）。緊満性の水疱が紅斑と健常皮膚面両方から生じる。水疱は瘢痕を残さず治癒する。
  - 限局性の水疱性類天疱瘡はあまり一般的ではないが，局所に病変が生じる場合もある（図182-2, 図182-3）。
  - 蕁麻疹や紅斑をベースとした小さな緊満した水疱の集簇（または「湿疹」）が特徴である。
  - その他の形態はあまり一般的ではないが，増殖型（間摩部で増大局面を形成），蕁麻疹型（水疱を伴わない），結節型（痒疹結節に似ている），肢端型（小児のワクチン接種後に顔面，手のひら，足の裏に出現する水疱），全身性紅皮症（表皮剥離病変，小水疱や水疱を伴う場合もある）などがある。

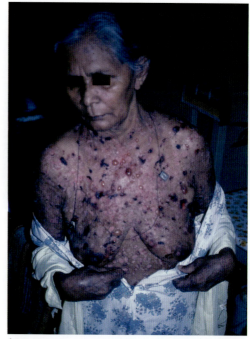

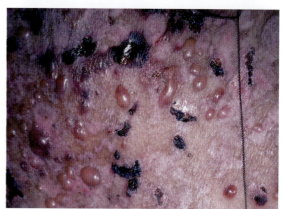

図182-1　A：パナマ人女性に発症した広範な未治療の水疱性類天疱瘡。B：未破裂水疱と痂皮の拡大像（Reproduced with permission from Eric Kraus, MD.）

- 妊娠性類天疱瘡は妊娠中，あるいは妊娠後に生じる水疱性類天疱瘡の亜型である。病変は分娩後に生じるが，妊娠ごとに再発したり，非妊娠時に出現したりする[4]。
- 薬剤性の水疱性類天疱瘡はスルフヒドリル基を含む薬剤，ペニシラミン，フロセミド，カプトプリル，スルファサラジンなどによって引き起こされる。

診断

▶ 臨床所見

- 緊満性の水疱が健常皮膚，炎症のある皮膚，あるいは粘膜に出現する（図182-1, 図182-2参照）。
- 水疱が出現する場合，典型的には前駆症状として強い掻痒感があることが多く，表皮剥離や湿疹（もしくは蕁麻疹）を伴うこともある。この状態は数カ月続くため，早期診断は困難である[5]。

182章 水疱性類天疱瘡　679

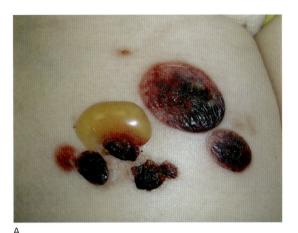

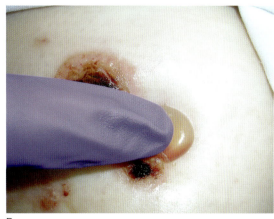

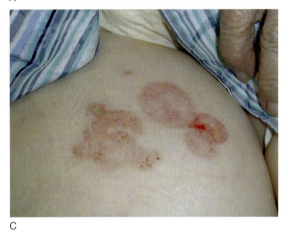

図 182-2　限局した水疱性類天疱瘡の 91 歳女性。大腿部に巨大水疱があり，生検と DIF を行い表皮真皮境界部分に IgG の線状の沈着を認めた。A：大腿部の水疱。B：1 週間後，新しい水疱が出現したが Asboe-Hansen 徴候は陰性であった。C：クロベタゾールの局所軟膏塗布と，ドキシサイクリンとナイアシンの内服にて，1 週間後に水疱は治癒した（Reproduced with permission from Richard P. Usatine, MD.）

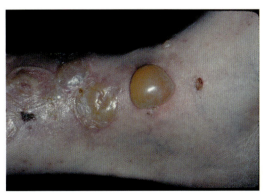

図 182-3　高齢男性の下肢に生じた限局性の水疱性類天疱瘡（Reproduced with permission from Eric Kraus, MD.）

- ニコルスキー現象（健常皮膚の摩擦によって水疱が形成され，シート状に剥離する現象）は，多くが陰性である[6]。
- Asboe-Hansen 徴候もまた陰性であることが多い。水疱は垂直方向の圧力を加えても，周囲には広がらない（図 182-2B 参照）。

▶ 典型的分布

- 腕や脚の屈側。
- 下腹部や鼠径部。
- 粘膜病変は 10～25％に認められる。

▶ 生検

生検は確定診断，および水疱性類天疱瘡と臨床症状が類似するその他疾患との鑑別に必要である。

- 薄片生検もしくは 4 mm パンチ生検にて，新鮮な水疱縁を健常皮膚面も含むように生検する。HE 染色では表皮下水疱と，好酸球に富んだ真皮の炎症細胞浸潤がみられる。薄片生検にて十分な病変周囲の皮膚が採取できた場合，一部を直接免疫蛍光抗体法（DIF）に提出する。
- 薄片生検の一部あるいは 2 回目の 4 mm パンチ生検で採取された皮膚を DIF のための Michel 媒液に移す。その場に Michel 媒液がない場合，組織は生食ガーゼに包み，検査室にてできるだけ早く Michel 媒液に移す。DIF は，線状 IgG もしくは C3 複合体，あるいはその両方が表皮-真皮境界に沈着しているのが観察される。
- また，血液検体の ELISA により，循環している BP180 抗体（陰性なら BP230 抗体の ELISA）を評価する[7]。

鑑別診断

- 瘢痕性類天疱瘡（図 182-4～図 182-6）：粘膜病変優位で，病変は著しい瘢痕を残して治癒する。間接免疫蛍光抗体法（IDIF）にて水疱底に局在する IgG 抗体が確認できる。
- 疱疹状皮膚炎：四肢伸側優位に小水疱が集簇する（184 章「その他の水疱症」参照）。
- 後天性表皮水疱症：IDIF にて水疱底に局在する IgG 抗体を確認（184 章「その他の水疱症」参照）。

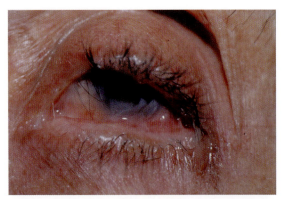

図182-4　眼の瘢痕性類天疱瘡。失明と瘢痕の原因になる（Reproduced with permission from Eric Kraus, MD.）

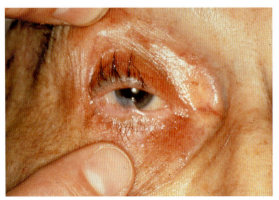

図182-5　下眼瞼と角膜の瘢痕性の癒着を生じた瘢痕性類天疱瘡（Reproduced with permission from Eric Kraus, MD.）

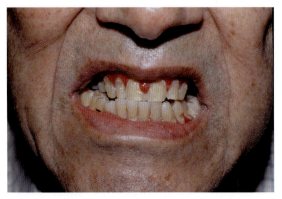

図182-6　歯肉炎を生じた瘢痕性類天疱瘡。水疱性類天疱瘡の50%以上の症例で口腔内にも病変が出現する（Reproduced with permission from Eric Kraus, MD.）

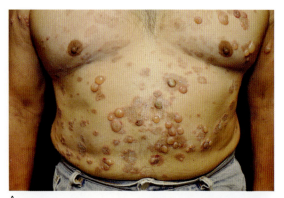

図182-7　乾癬の既往のある65歳男性に生じた初発の水疱性類天疱瘡。水疱は現在ダプソンにてコントロールされている。A：乾癬局面とともに出現している腹部の水疱。B：下肢の緊満性の水疱（Reproduced with permission from Richard P. Usatine, MD.）

- 多形紅斑：標的状病変，線状IgGの免疫蛍光抗体法は陰性（175章「多形紅斑，スティーブンス-ジョンソン症候群，中毒性表皮壊死症」参照）．
- 線状IgA水疱性皮膚症：しばしば薬剤性（例：バンコマイシン）[8]，DIFではIgAの沈着を認める．

治療

水疱性類天疱瘡の治療目標は水疱に伴って生じる不快な症状を減らし，活動性の病変を沈静化させ，再発を防ぐことである．

- 局所の副腎皮質ステロイド塗布は，中等度から重症の全身性の病変に対する第一選択薬である（例：クロベタゾール）[9]．SOR Ⓐ　広範な水疱性類天疱瘡に対する初期のコントロールおよび1年生存率は，経口プレドニゾロン内服と比較してステロイド局所塗布の方がよい[10]．
- 経口ステロイド[9]．SOR Ⓐ
- プレドニゾロン0.5〜0.75 mg/kg/日[11]．
- ステロイドは水疱の新規出現がなくなるまで漸増する．
- 2〜3週間ごとに，15〜20 mg/日になるまで10%ずつ漸減する．
- すべての患者に抗菌薬の追加使用が検討されるべきである．
  - テトラサイクリン（1.5〜2 g/日）単独，もしくはニコチン酸アミド（1.5〜2 g/日）との併用[12]．SOR Ⓑ　テトラサイクリンとニコチン酸アミドの併用は500 mgカプセルを1日3回から4回内服する．ニコチン酸アミドはナイアシン（ビタミンB_3）を含み，処方箋なしに薬局で購入することができる．テトラサイクリンが使用できない場合には，代替療法としてドキシサイクリン100 mgを1日2回投与する．
- ステロイドやテトラサイクリンで病勢のコントロールが不良である場合，以下に示すステロイド代替療法または補助療法が選択される．
- ダプソンは抗好中球作用のある抗菌薬で，テトラサイクリンやドキシサイクリンの代替薬となる（図182-7）．そ

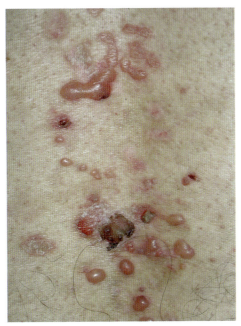

図182-8 数日前にステロイド療法が終了となった57歳の水疱性類天疱瘡患者。背部に再発している（Reproduced with permission from Richard P. Usatine, MD.）

の他補助療法の第一選択としては、アザチオプリン50〜200 mgを2分割または3分割投与する方法がある[9]。SOR **B**

- ミコフェノール酸モフェチルを0.5〜2 g/日、2、3回に分けて投与（アザチオプリンに比して肝障害が少ない）[13]。SOR **C**
- シクロホスファミド1〜5 mg/kg/日。SOR **C**
- ステロイドとステロイド補助療法の組み合わせに抵抗性の病態には、以下を考慮して治療する。
  - 免疫グロブリン大量静注療法（IVIG）はすばやく劇的に効果を示すものの、その反応は一時的で、複数回のサイクルを繰り返す必要がある。SOR **C**
  - 血漿交換は、高用量のステロイドの全身投与が必要な重度の治療抵抗性の患者に対して考慮され、症状の改善とステロイド減量の効果が期待できる[14]。SOR **C**
  - 難治性の水疱性類天疱瘡に対してリツキシマブ[15]、エタネルセプト[16]、オマリズマブ[17]が効果を認めたといういくつかの症例報告や症例集積が近年医学雑誌に掲載されている。
- 以下のような場合には適宜コンサルテーションを行う。
  - 病勢に応じた治療手段の推奨や治療内容の変更が必要なときは、皮膚科医に相談すること。
  - 食事摂取不良により患者の体重維持が難しい場合には、栄養士に相談すること。

フォローアップ

- 患者に病変の再発がないかどうか、掻痒はどうか、治療の副作用はないかどうか問診する。
- 免疫抑制剤を使用中の患者では、プレドニゾン投与量の適切な調整や、リンパ節腫脹および皮膚悪性腫瘍のモニタリングを目的として、定期的に皮膚の観察を行い新しい病変を発見する。
- 薬剤に起因する検査値異常をモニターする（例：ステロイドによる血糖値や中性脂肪の増加、アザチオプリンによる血算の異常、腎機能障害、肝機能障害など）。
- 再発の恐れがあるため、患者には内服加療を自己中断しないように指導する（図182-8）。
- 再発した場合、治療内容を調整する（例：ステロイド増量や免疫抑制剤の追加など）。
- ステロイドは皮膚の発赤が消えた後、ゆっくりと減量していく（前述）。

患者教育

- 皮膚への機械的刺激、日光曝露、義歯、極端な温度変化を避ける。
- 高蛋白質、低糖質、低脂肪食を推奨し、ステロイドを使用している患者に対してはカルシウム、ビタミンDの補充を推奨する。
- 創部のケア、ストレスを減らすこと、正しい運動習慣、治療の副作用について情報提供を行う。

【Asad K. Mohmand, MD／Richard P. Usatine, MD】

（三森愛美 訳）

183 天疱瘡

症例

若い男性で、顔面と口に疼痛を伴う水疱を認めた（図183-1）。患者はその日に皮膚科に紹介となった。皮膚科医は尋常性天疱瘡（pemphigus vulgaris）を疑って、顔面の小水疱や水疱性病変に対して薄片生検を行い、確定診断のために病理および直接免疫蛍光抗体法（DIF）による検査を行った。尋常性天疱瘡と確定診断がつくまで、患者にはプレドニゾン60 mg/日の投与が開始された。その後ステロイド代替療法が検討され、初診から2週間後より開始となった。

概説

天疱瘡（pemphigus）は皮膚と粘膜をおかすまれな水疱性疾患で、弛緩性の水疱とびらんを形成するのが特徴である。天疱瘡には尋常性天疱瘡（増殖性天疱瘡はその亜型）、落葉状天疱瘡（pemphigus foliaceus）（紅斑性天疱瘡はその亜型）、腫瘍随伴性天疱瘡（paraneoplastic pemphigus）の3つのタイプがある。いずれの天疱瘡も著しくQOLを低下させ、死亡率を上昇させる。天疱瘡は治癒する病気ではないが、ステロイド全身投与と免疫抑制療法にて病勢のコントロールを行うことは可能である。これらの治療は天疱瘡患者の救命には有用だが、多くの合併症のリスクを増やすことにもなる。天疱瘡を意味するpemphigusという単語は、ギリシャ語で泡や水疱を意味するpemphixに由来する。

疫学

天疱瘡の主な3つのタイプの疫学は、以下のとおりである。
尋常性天疱瘡（図183-1〜図183-4）

- 米国では最も一般的な天疱瘡のタイプである。

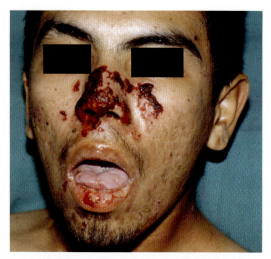

図183-1 若年男性の顔面および口腔に及ぶ尋常性天疱瘡（*Reproduced with permission from Eric Kraus, MD.*）

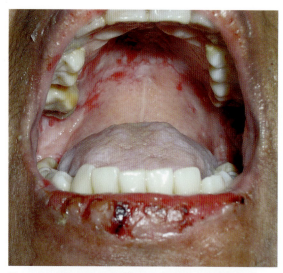

図183-3 唇と口蓋に病変のある55歳女性の尋常性天疱瘡（*Reproduced with permission from Dan Shaked, MD.*）

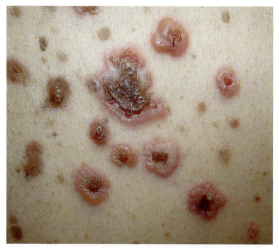

図183-2 痂皮と未破裂水疱を伴う背部の尋常性天疱瘡。水疱に対し垂直方向に力を加えると，新たな水疱が周囲に広がるAsboe-Hansen徴候が陽性（*Reproduced with permission from Eric Kraus, MD.*）

- 発症率は年間100万人あたり0.75～5人である[1]。
- 多くが30～50歳代で発症する[2]。
- アシュケナージ系ユダヤ人や地中海の人々に多い[2]。
- 増殖性天疱瘡は，尋常天疱瘡の亜型である（図183-5, 図183-6）。

落葉状天疱瘡（図183-7～図183-10）

- 落葉状天疱瘡は，皮膚表層をおかす天疱瘡である。
- アフリカ人に多い（図183-11, 図183-12）[1]。
- 紅斑性天疱瘡（全身性エリテマトーデス〈SLE〉の蝶形紅斑に似た皮疹を引き起こす）や，ブラジル天疱瘡はその亜型である。
- ブラジル天疱瘡は，ブラジルの10～20歳代の若年者に好発する風土病としての落葉状天疱瘡の亜型である[1]。

腫瘍随伴性天疱瘡

- 60歳以上の高齢者に発症する。
- 原発不明癌を伴う，通常はリンパ網内系腫瘍。
- 非ホジキンリンパ腫や慢性リンパ性白血病などに関連して

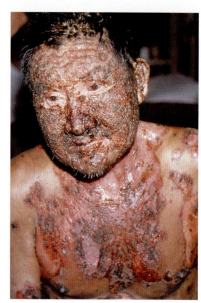

図183-4 生命予後に影響する重症の尋常性天疱瘡（*Reproduced with permission from Eric Kraus, MD.*）

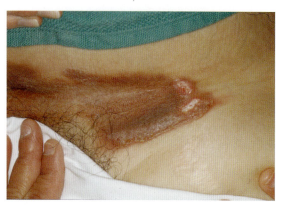

図183-5 中年女性の鼠径部にできた増殖性天疱瘡（*Reproduced with permission from Eric Kraus, MD.*）

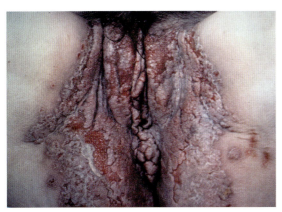

図183-6　外性器と殿部に広がる増殖性天疱瘡（Reproduced with permission from Eric Kraus, MD.）

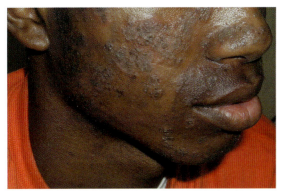

図183-7　黒人男性の顔面にできた落葉状天疱瘡（Reproduced with permission from Jack Resneck Sr, MD.）

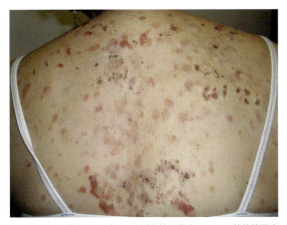

図183-8　55歳のヒスパニック系女性の背中にできた落葉状天疱瘡。注目すべきは水疱を認めないこと，表層のびらんとともにコーンフレーク状の痂皮を伴うことである（Reproduced with permission from Richard P. Usatine, MD.）

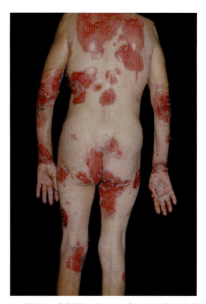

図183-9　四肢および背部に生じたびらんを伴う落葉状天疱瘡（Reproduced with permission from Eric Kraus, MD.）

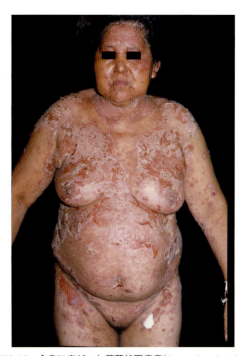

図183-10　全身に広がった落葉状天疱瘡（Reproduced with permission from Eric Kraus, MD.）

生じる。
- 胸腺腫やキャッスルマン病（血管胞状リンパ節過形成）などの良性腫瘍にも関連することがある[2]。

病因／病態生理

- 3タイプすべての天疱瘡の基本的な病因は，角化細胞どうしがばらばらになる棘融解という現象である。この現象はデスモグレイン（表皮細胞どうしを接着する分子）に対する自己抗体形成によって生じる。表皮細胞どうしの離解によって表皮内に亀裂が生じ，それにより水疱の拡大が起きる[1]。
- これらの自己抗体が産生されるメカニズムに関しては解明されていない。しかし落葉状天疱瘡は，ペニシラミンやカプトプリル，ピロキシカムなどのチオール化合物やペニシリン，イミキモドのような薬剤が誘因になるとされている[3]。環境因子の影響を受けやすい特定のHLAがブラジル天疱瘡の自己抗体を形成することが示唆されている[1]。

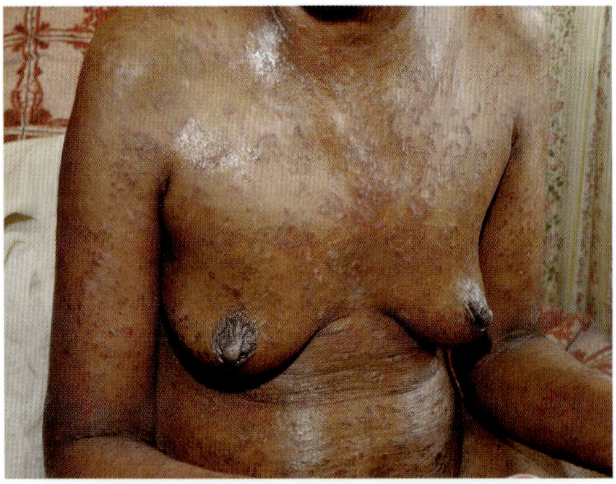

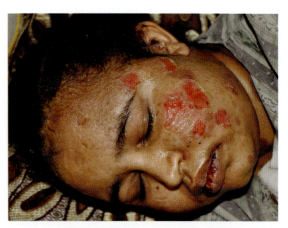

図183-13 尋常性天疱瘡は顔面と口腔内粘膜病変を伴う。びらんは落葉状天疱瘡で認められるものよりも深い。口腔粘膜病変は尋常性天疱瘡の特徴である（Reproduced with permission from Richard P. Usatine, MD.）

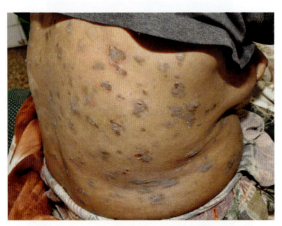

図183-11 アフリカ人女性の体幹部と四肢に出現した落葉状天疱瘡。環状に出現している病変もあるが，それらすべてに表皮表面の剥離を伴っている（Reproduced with permission from Richard P. Usatine, MD.）

図183-12 アフリカ人に認められた落葉状天疱瘡の別の一例。落葉状天疱瘡はアフリカで多く認められる。注目すべきは治療が開始された後に色素沈着を伴って治癒することである（Reproduced with permission from Richard P. Usatine, MD.）

- 天疱瘡の自己抗体はデスモグレイン1やデスモグレイン3（Dsg1，Dsg3）を標的とする。Dsg1は表皮浅層に優位に存在し，一方Dsg3は基底膜直上と粘膜に存在する。結果として臨床症状は抗体の性質によって決まる。尋常性天疱瘡において抗Dsg3抗体のみが発現している場合には粘膜病変は生じにくいが，抗Dsg1抗体と抗Dsg3抗体の両方が存在する場合には広範囲の粘膜と皮膚病変を生じる。落葉状天疱瘡では，抗Dsg1抗体のみが産生されるため粘膜は障害されず，表皮浅層の病変となる。
- 腫瘍随伴性天疱瘡の患者は，抗Dsg1抗体と抗Dsg3抗体のどちらも発現している。しかし，尋常性天疱瘡とは異なり，プラキン蛋白（接着分子の一種）を標的とした自己抗体が検出され，これらの自己抗体が腫瘍随伴性天疱瘡診断のための有用なマーカーとなる。

診断

▶ 臨床所見

- 尋常性天疱瘡：古典的所見としては，弛緩性の破れやすい水疱を形成し，びらんを生じる（図183-1〜図183-4参照）。

水疱はすぐに自壊してしまうため，びらんの存在が主な理学所見となる（図183-13）。病変は典型的にはやわらかく，瘢痕を伴わず炎症後の色素沈着を残して治癒する。Asboe-Hansen徴候やニコルスキー現象が陽性となるが，いずれも確定診断にはつながらない。Asboe-Hansen徴候が陽性となる場合には，水疱に直接的な圧迫が加えられたときに周囲の皮膚に病変が広がる。ニコルスキー現象は，水疱のない皮膚に水平方向の力が加わった際に陽性となる。Asboe-Hansen徴候はしばしばニコルスキー現象も伴うため，ニコルスキー現象とまとめて呼ばれることもある。
- 増殖性天疱瘡は尋常性天疱瘡の亜型で，皮膚の増殖隆起を伴いながら治癒するのが特徴である（図183-5，図183-6参照）。
- 落葉状天疱瘡：多発性の紅斑，痂皮，掻痒を伴う「コーンフレーク状」と表現される病変を認める。痂皮が剥がれると浅いびらんが出現するが，病変が浅いため水疱が破れずに保たれるのはまれである（図183-7〜図183-12参照）。
- 腫瘍随伴性天疱瘡：病変は尋常性天疱瘡に似ており，扁平苔癬や麻疹，多形紅斑にも似た病変が認められ，水疱とびらんを伴う（図183-14）。その他の特徴として，上皮の壊死と苔癬化が認められる。腫瘍随伴性天疱瘡のうち，30〜40％の症例で気管支粘膜の棘融解が生じ，呼吸器系に障害を及ぼすことがある。

▶ 典型的分布

- 尋常性天疱瘡：おかされる部位として代表的なものは口腔粘膜であるが，いずれの重層扁平上皮も障害される。粘膜病変は，週から月の単位で，頭皮・顔面・上半身の皮膚病変に引き続いて生じることが多い。口腔内の潰瘍が1カ月を超えて続く場合には，尋常性天疱瘡を鑑別にあげなければならない（図183-1，図183-3，図183-15）。
- 増殖性天疱瘡：一般的には腋窩や鼠径，陰部などの間擦部に認められる（図183-5，図183-6参照）。
- 落葉状天疱瘡：初期には顔面や頭皮をおかし，進行すると胸部や背部にも病変が出現する（図183-7〜図183-12参照）。落葉状天疱瘡にて顔面に病変が出現した場合，SLE様の皮疹となることがあり，紅斑性天疱瘡と呼ばれている（図183-16）。

183章 天疱瘡　685

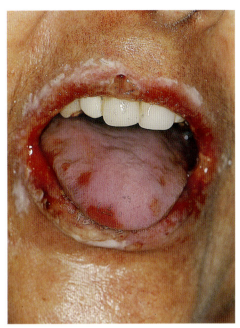

図183-14　舌背面を除き，ほとんどすべての口腔粘膜をおかす重度のびらんを認める腫瘍随伴性天疱瘡。病変は疼痛を伴い摂食障害を生じる。この患者は悪性腫瘍として後に非ホジキンリンパ腫が見つかった（*Reproduced with permission from Wolff K, Johnson RA. Fitzpatrick's Color Atlas & Synopsis of Clinical Dermatology. 6th ed. New York, NY：McGraw-Hill；2009, Figure18-19.*）

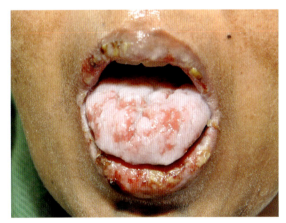

図183-15　若年女性の舌と口唇に病変を認める尋常性天疱瘡。著明な疼痛をきたし，摂食障害を生じる（*Reproduced with permission from Richard P. Usatine, MD.*）

- 腫瘍随伴性天疱瘡：口腔粘膜および結膜がおかされる（図183-14参照）。重層扁平上皮とともに円柱上皮および移行上皮が障害される。

検査所見

- 循環しているデスモグレイン抗体の血中濃度は，間接免疫蛍光抗体法を用いて測定できる。しかし，血中濃度は診断に疑問がある場合，さらにデータが必要である場合以外には不要なことが多い。
- 血算と肝機能，クレアチニン，血糖の検査は，重大な副作用のある全身療法を行う前のベースラインを把握するうえで重要である。
- ステロイドによる骨粗鬆症のリスクのある患者に対して

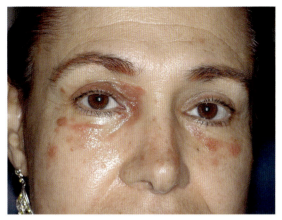

図183-16　顔面にSLE様の皮疹が生じた紅斑性天疱瘡。一方落葉状天疱瘡では両側頬部に病変を認めるかどうかがポイントである（*Reproduced with permission from Richard P. Usatine, MD.*）

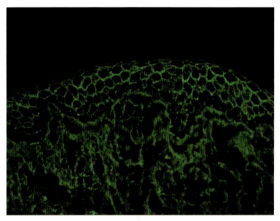

図183-17　尋常性天疱瘡患者の表皮細胞周囲に沈着した抗IgG抗体に対するDIF。注目すべきは六角形の金網状の形態である（*Reproduced with permission from Martin Fernandez, MD, and Richard P. Usatine, MD.*）

は，骨密度測定装置（DEXA）を行う。

生検

皮膚生検は確定診断に必須である。棘融解の深達度や抗体の沈着部位は，その他の水疱症と尋常性天疱瘡との鑑別に有用となる。標本は2つ採取すべきであるが，周囲の健常皮膚面を含むように水疱縁を薄片生検する。可能なら，生検は未破裂のより新しい病変部で行う。組織は半割して，一方はホルマリン固定して一般的な病理検査に提出するが，もう一方は病変部と近接した健常皮膚面を含むようにし，ガーゼにくるんで生理食塩水あるいはMichel媒液に浸してDIF用に提出する。一般的な病理組織検査では基底膜上の棘融解を認め，DIFでは細胞間隙に沈着した抗体が認められる。このDIFのパターンは「chicken wire」と表現される（図183-17）。

鑑別診断

- 水疱性類天疱瘡：表皮下水疱を形成するため緊満性の水疱となる。粘膜は保たれることが多い。生検では表皮下の棘融解と基底膜への免疫グロブリンの沈着が認められる（182章「水疱性類天疱瘡」参照）[3]。
- 瘢痕性類天疱瘡：粘膜をおかす類天疱瘡として知られてい

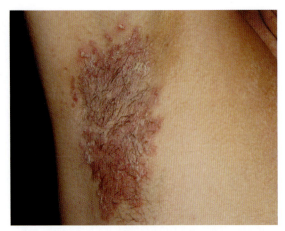

図 183-18　ヘイリー-ヘイリー病（良性家族性天疱瘡）で腋窩に生じた紅斑と膿疱。これは天疱瘡ではないが，増殖性天疱瘡に似ている（Reproduced with permission from Jonathan B. Karnes, MD.）

る。一般的には口腔粘膜や結膜をおかす。病変は瘢痕を残して治癒するが，瘢痕によって失明，舌根部狭窄，食道狭窄などの後遺症が残ることがある[3]。組織検査では抗体複合体の粘膜下基底膜浸潤，線維芽細胞の顕著な増殖を認める（182 章「水疱性類天疱瘡」参照）。

- 疱疹状皮膚炎：小水疱とびらんを伴うヘルペス様の病変が，肘など四肢伸側の表面に出現する。グルテン過敏性腸症と関連があるとされている。生検では皮膚乳頭層の先端に好中球の微小膿瘍の形成と IgA 抗体複合体の沈着を認める。抗グリアジン抗体および抗筋内膜抗体がグルテン過敏症の診断に役立つ（184 章「その他の水疱症」参照）。
- 線状 IgA 水疱症：典型的な病変は「数珠状」とあらわされる，水疱周囲の蕁麻疹様の病変を生じる。組織学的には IgA 抗体が基底膜に線状に沈着する像が認められる（181 章「水疱症の概要」参照）[4]。
- 晩発性皮膚ポルフィリン症：露光部皮膚に水疱が認められ，特に手背に好発する。組織学的には毛細血管壁および真皮表皮境界に抗体の沈着を認める。24 時間蓄尿での尿ポルフィリン上昇とともに，血清鉄，フェリチン，トランスアミナーゼ値が上昇する。尿ポルフィリンの上昇によって診断される（184 章「その他の水疱症」参照）。
- ヘイリー-ヘイリー病（良性家族性天疱瘡）：痂皮を伴うびらんと，弛緩性の小水疱が間擦部に好発する遺伝性皮膚病である（図 183-18）。臨床的には増殖性天疱瘡に似ているが，病態生理学はまったく異なる。良性といわれる所以は，生命を脅かす病気ではないからである。4 mm パンチ生検は天疱瘡と鑑別するうえで重要である。

治療

天疱瘡の治療は皮膚科医にコンサルトのうえ開始されるべきである。治療はまずは病勢のコントロールと軽快を目標とし，次に治癒を目指していく。治療のゴールは薬剤の終了と完全寛解であるが，このゴールに到達することは非常に困難である。

▶ 全身療法

副腎皮質ステロイド

経口ステロイドとステロイドの補助薬の併用療法は最も効果的な治療法である（2 つの無作為化比較試験〈RCT〉の結果による）[4),5]。SOR B

- 治療はステロイドから開始する[4)〜6]。SOR B　中等症の場合にはプレドニゾン 40 mg/日から開始するが，進行性で広範囲の場合にはより高用量の 60〜80 mg/日で開始する。SOR C　ステロイドは，病勢がコントロールされるまで 1〜2 週間ごとに 50％ずつ増量する。多くの場合はプレドニゾン約 60 mg で少なくとも 1 カ月は継続しなければならない。皮疹が軽快傾向であれば，再発を抑えるための最小用量まで 1〜2 週間で 25％ずつ漸減していく[1]。
- ステロイドパルスでは，メチルプレドニゾロン 1 g/日を 5 日間静脈内投与する。ステロイドパルスは重症なケースで行われることが多く，特に高用量の経口ステロイドで効果がなかった場合に試みられる[6]。SOR C
- 高用量かつ長期のステロイド療法は，重篤な合併症を引き起こしうる。そのため，治療開始後 2〜4 週の間に免疫抑制剤などの補助療法を併用することが推奨される。補助薬の効果発現までには 4〜6 週間のタイムラグがあり，ステロイドが漸減できる状態になり次第，すぐに始めるのがよいとされている。免疫抑制剤はステロイドを終了した後も，病変の寛解を維持する目的で単独で使用されることもある。

ステロイド補助薬

- ステロイド補助薬にはアザチオプリン，シクロホスファミド，ミコフェノール酸，ダプソン，および免疫グロブリンなどが含まれる[6)〜9]。ステロイドの効果は細胞傷害性のある薬剤との併用で増大する[5]。
- アザチオプリンとミコフェノール酸モフェチル（セルセプト）は，尋常性天疱瘡に対してしばしば用いられる[6),8),10]。SOR B
- アザチオプリンは患者 40 人を対象にした 1 つの研究結果で，ミコフェノール酸モフェチルよりも寛解達成率が低いことが報告されている（リスク比 0.72，95％CI 0.52〜0.99）[8),10]。経口メチルプレドニゾロンとアザチオプリンで治療を受けた天疱瘡患者 18 人のうち，完全寛解は 13 人（72％）で平均 74（±127）日で達成した。一方，経口メチルプレドニゾロンとミコフェノール酸モフェチルで加療された患者は，21 人中 20 人（95％）が平均 91（±113）日で完全寛解を達成している。またミコフェノール酸モフェチルでの治療と比較して，アザチオプリンの方が有害事象の出現頻度が高かった。
- 尋常性天疱瘡の 4 つの治療レジメンについてのある非盲検 RCT では，ステロイド量を減らすのに最も有効な細胞傷害性薬剤はアザチオプリンであり，次いでシクロホスファミド（静注パルス療法），ミコフェノール酸モフェチルであったと報告されている[5]。SOR B
- アザチオプリンの一般的な量は 50 mg/日である。ミコフェノール酸は 1,000〜1,500 mg を 1 日 2 回。アザチオプリンは非常に安価であるが，副作用も多い。これらは認容性があれば天疱瘡に広く用いることのできる薬剤である[4),5),8)〜10]。SOR B
- ダプソンは天疱瘡で使用される補助薬の 1 つである[6]。SOR C　ある小さな研究では，11 人の患者のうち 8 人（73％）がダプソンによる治療でステロイド使用量を 7.5 mg，もしくはより少ない量に減量するという一次アウ

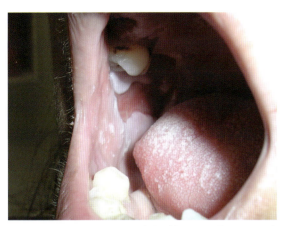

図183-19 新規発症の尋常性天疱瘡に対して、最近ステロイド内服が開始された50歳女性における鵞口瘡。注目すべきは頰粘膜のびらんと、舌に付着した白苔である。KOH染色にてカンジダ陽性となり、フルコナゾールで治療された（Reproduced with permission from Richard P. Usatine, MD.）

カムを達成し、プラセボ群では10人中3人（30%）であったと報告している。この研究は統計学的には有意ではないが、維持期にある天疱瘡においてはダプソンがステロイドを減量しうる補助薬であることを示唆している[11]。
- 免疫グロブリン大量静注療法（IVIG）は、難治性の天疱瘡の補助薬として使用されている[6),12)～14)]。SOR ❸ ある多施設RCTでは、5日を1サイクルとしてステロイドに抵抗性の天疱瘡治療にIVIGを使用し検討した。その結果、61人の尋常性天疱瘡あるいは落葉状天疱瘡患者にIVIGを施行し、病勢の低下を認めた[14)]。SOR ❸
- リツキシマブはB細胞のCD20に対するモノクローナル抗体である。リツキシマブは病因となるB細胞を12カ月の間抑制し、その結果、病因となる自己抗体を分泌する形質細胞を減らすことができる。リツキシマブは一般的な免疫抑制療法に加えて週1回、4週連続で投与する。いくつかの症例報告やコホート研究で腫瘍随伴性天疱瘡と難治性の尋常性天疱瘡および落葉状天疱瘡の治療として使用されている[15),16)]。SOR ❸

治療に伴う合併症への対応と予防
- 骨粗鬆症予防：長期の経口ステロイド療法は骨粗鬆症のリスクとなる。すべての患者は年齢、性別、日常の摂取量などに応じてカルシウムとビタミンDのサプリメントを内服すべきである。DEXAは骨粗鬆症の早期発見に役立つ。長期のステロイド療法を受けている自己免疫性水疱症患者において、アレンドロネートによる治療が、統計学上有意に腰椎と大腿骨頸部の骨塩量を増加させるという研究結果がある[17)]。
- 鵞口瘡は、天疱瘡で高用量ステロイドを使用している患者によくみられる合併症である（図183-19）。鵞口瘡は経口フルコナゾールもしくはその他の抗真菌薬で治療し、食道カンジダへの進展を防ぐ必要がある。患者が嚥下時痛や嚥下困難を訴えた場合には、食道カンジダを鑑別にあげて治療しなければならない。
- ステロイド糖尿病も合併する可能性がある。メトホルミンでの加療を行い、血糖とHbA1cをモニタリングする必要がある。

● 局所療法
- 局所の病変は、クロベタゾール軟膏や、20 mg/mLのトリアムシノロンアセトニドなどのステロイド局注で加療されることがある。孤立性の口腔内病変はステロイド軟膏やスプレー、トローチで加療される。
- 生理食塩水や過マンガン酸カリウムなどの滅菌溶液は病変部を清潔に保つのに役立つ。口腔内衛生はきわめて重要であり、クロルヘキシジン0.2%もしくは1：4過酸化水素などの洗口液が使用される。疼痛に対しては局所麻酔薬が使用される[6)]。

予後
天疱瘡は生命を脅かす慢性疾患である。根本的な治療が存在せず、長期のステロイドや免疫抑制剤により感染や敗血症、ステロイド糖尿病、骨粗鬆症などのリスクにさらされることになる。一部の幸運な患者が寛解を得られる一方で、生涯にわたり全身療法を行う必要がある患者もいる。治療の合併症は、天疱瘡の死亡の最も重大な要因である。

フォローアップ
薬剤調整と、病勢や薬剤の副作用のモニタリングに長期のフォローアップが必要である。

患者教育
- 病気そのものに加え、治療薬の合併症や副作用に関する患者教育を行う。
- スポーツなどでの接触プレーによる皮膚の外傷を避けるように指導する。また口腔内病変はナッツ類の摂取や、辛い料理、チップス、義歯やブリッジで増悪することを伝える。
- 感染を避け、局所のトラブルを改善するための傷の処置の方法を指導する。
- 国際天疱瘡及び類天疱瘡財団（IPPF）などの患者会に関する情報を提供する。

【Richard P. Usatine, MD／Shashi Mittal, MD】

（三森愛美 訳）

184 その他の水疱症

概説
天疱瘡や水疱性類天疱瘡などの疾患以外にも、臨床上重要な様々な水疱性疾患がある。晩発性皮膚ポルフィリン症は皮疹以外の症状がないポルフィリアである（図184-1～図184-3）。栄養障害型表皮水疱症は、小さな外傷でも水疱を形成する遺伝性の疾患である。急性痘瘡状苔癬状粃糠疹は急性に発症し、数週から数カ月の単位で続く局所の皮膚のリンパ球増殖性疾患である。疱疹状皮膚炎はグルテン過敏性腸症に関連した、再発性の皮疹を形成する疾患である。

晩発性皮膚ポルフィリン症

症例
手背に緊満性の水疱を認める中年女性（図184-1参照）。1

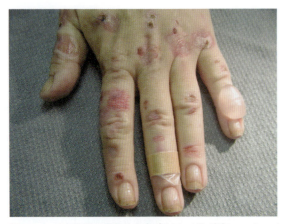

図184-1 中年女性の晩発性皮膚ポルフィリン症（Reproduced with permission from Lewis Rose, MD.）

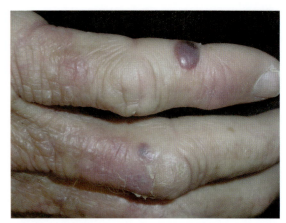

図184-3 C 型肝炎およびアルコール依存症の男性に生じた晩発性皮膚ポルフィリン症（Reproduced with permission from Richard P. Usatine, MD.）

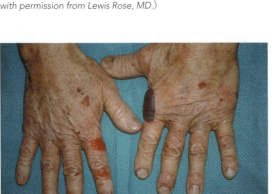

図184-2 C 型肝炎のある男性に生じた晩発性皮膚ポルフィリン症（Reproduced with permission from the University of Texas Health Sciences Center, Division of Dermatology.）

つの水疱は破れずにそのままであるが，その他の水疱は自壊してびらんを形成している。精密検査にて尿中ポルフィリン（ウッド灯〈近紫外線〉をあてると橙赤色に染まってみえる）が上昇していることが明らかとなり，晩発性皮膚ポルフィリン症（porphyria cutanea tarda：PCT）と診断された。

疫学

- 晩発性皮膚ポルフィリン症は中年成人（典型的には 30～50 歳代）に好発し，小児にはまれである。
- 特に経口避妊薬を内服している女性や，前立腺癌でエストロゲン治療を受けている男性に好発する[1]。
- アルコール，殺虫剤，クロロキンは薬剤性の晩発性ポルフィリン症を引き起こす原因とされている[1]。
- 晩発性皮膚ポルフィリン症は性別に関係なく発症する。
- C 型肝炎患者の晩発性皮膚ポルフィリン症が増えている（図184-2，図184-3 参照）。

病因／病態生理

　ポルフィリン症は，ヘモグロビンの構成要素であるポルフィリン代謝経路の様々な障害によって生じる疾患群である。また急性間欠性ポルフィリン症や異型ポルフィリン症では腹痛，末梢神経障害，呼吸不全などの全身性の症候が合併

していることが知られているが，晩発性皮膚ポルフィリン症は皮疹以外の症状はない。日光過敏性は異型ポルフィリン症でみられる。晩発性皮膚ポルフィリン症はウロポルフィリノーゲン脱炭酸酵素の活性低下が原因である。

危険因子

- C 型肝炎。
- アルコール性肝炎。
- ヘモクロマトーシス[2]。

診断

▶ 臨床所見

　典型的には，表皮水疱症と同様に露光部の脆弱な皮膚に小水疱と緊満性水疱が生じる。まぶたや顔面に強皮症様硬化がみられる。水疱は瘢痕，萎縮を残して治癒する。特にこめかみや頬にしばしば多毛を生じるのが特徴である。

▶ 典型的分布

　典型的には手背に出現することが多い（図184-1～図184-3 参照）。顔面の強皮症様皮疹は頬やこめかみの多毛部位に沿って生じる。

▶ 検査所見

　診断は尿にウッド灯（紫外線）をかざして橙赤色に染まれば確定する。血清鉄の上昇も認められる（クッパー細胞内の肝内鉄の上昇が関連している）。25％で糖尿病を合併するとされている。

- ポルフィリン上昇を検出するための 24 時間蓄尿。
- その他の所見がはっきりしなければ，皮膚生検は確定診断に有用である。
- 確定診断がつけば，晩発性皮膚ポルフィリン症の原因となる疾患を検索する必要がある。
  - ヘモクロマトーシスの検査として血清鉄，フェリチン，鉄結合能を検査する。
  - B 型肝炎や C 型肝炎があれば肝機能の検査を行う。
  - 肝硬変や肝臓癌が疑われれば α-フェトプロテインや肝臓エコーを行う。
  - リスクのある患者には HIV の検査を行う。

鑑別診断

四肢末端の小水疱性の病変は貨幣状湿疹や汗疱を示唆する。若年者では，四肢末端の水疱性病変は表皮水疱症や多形水疱性紅斑を示唆する。ヘリオトロープ疹は皮膚筋炎を，萎縮性の変化は全身性強皮症を示唆する。

治療

- 発症が，飲酒やエストロゲン治療の開始，もしくは殺虫剤の曝露と関連していた場合，それらの曝露量を減らす必要がある[2]。
- ヘモグロビンが10 gになるまで週500 mLの瀉血を行うと，1年以内に生化学的および臨床的症状が改善する[1]。
- 低用量のクロロキンは寛解を維持することができる一方で，高用量のクロロキンは症状を悪化させる恐れがある[1]。

フォローアップ

寛解に至るまでの定期的なフォローアップは，継続的な患者教育や生活指導とともに重要である。

患者教育

アルコールやエストロゲン製剤，農薬を避けること，過剰な日光曝露（過敏症を避けるため）を避けることが重要である。外傷を避けて，丁寧に創処置を行うことも必要である。

表皮水疱症

症例

腋窩に活動性の水疱をきたしている34歳の妊婦，幼少期から手足の爪が脱落している（図184-4A）。彼女は幼少期に劣性栄養障害型表皮水疱症（epidermolysis bullosa）と診断された。しかし彼女の夫は遺伝子異常のキャリアーではなかったため，彼女の子どもたちは発症しなかった（図184-4B）。局所のステロイド軟膏により疼痛がやわらぎ，水疱も改善した。

疫学

栄養障害型表皮水疱症は家族性の遺伝性疾患に属し，皮膚は脆く，些細な傷によっても水疱が形成される[3]。常染色体劣性遺伝の形式，あるいは優性遺伝の形式があり，疾患の重症度は様々である。幼少期に発症し，後年に手足に重度の萎縮性の変形をきたすのが特徴である（図184-5）。悪性疾患の発生母地になることもあり，露光部の扁平上皮癌が特に多い。

病因／病態生理

栄養障害型表皮水疱症は基底板直下において小水疱が形成され，皮膚剥離が起きる。一方，接合部型表皮水疱症では水疱が透明層に生じ，単純型表皮水疱症では基底細胞層内に水疱が形成される（図184-6）[4],[5]。

診断

■ 臨床所見

四肢末端の皮膚脆弱性と水疱形成は小児期の特徴である。小さな創から重症の水疱形成が起きる。病初期の増悪時には疼痛を伴い，最終的には皮膚の脆弱化と萎縮性の変形をきたすのが特徴である。手に水疱形成を繰り返すとミトン状の手

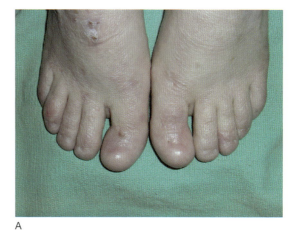

図184-4 A：幼少期に足爪の脱落を認めた劣性栄養障害型表皮水疱症の女性。B：手指爪は脱落しており，彼女は妊娠している。娘の手が母親の腹部に触れているが，娘には病気はなく，手指は正常である（Reproduced with permission from Richard P. Usatine, MD.）

指癒合変形をきたす（図184-5 参照）。

■ 典型的分布

好発部位は四肢末端（手や足）であるが，水疱は外傷を契機に四肢近位へと広がる。

■ 検査所見，生検

確定診断のための生化学的検査はない。パンチ生検を行えば，皮膚病理医によって表皮水疱症のうち，単純型，接合部型，栄養障害型か鑑別することができる。

鑑別診断

- 多形水疱性紅斑は病変は似ているが，その部位は四肢末端に限局化することはない。
- 脆弱な皮膚に出現する四肢末端の水疱は晩発性皮膚ポルフィリン症の特徴でもある。しかし晩発性皮膚ポルフィリン症の発症年齢は典型的には中年であり，小児期ではない。
- 初発の皮疹は，ブドウ球菌性熱傷様皮膚症候群とまぎらわしいことがある（118章「膿痂疹」参照）[6]。

治療

管理としてはまず外傷を防ぐこと，丁寧な創処置を行うこと，感染の合併を防ぐことである。疼痛管理や栄養のサポー

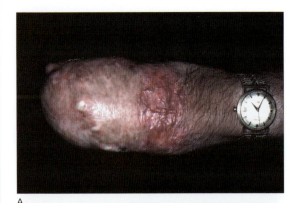
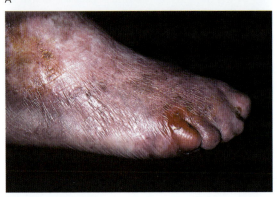

図184-5 53歳のアジア人男性の重症の劣性栄養障害型表皮水疱症．A：この病気のために全手指を欠損した．これらはミトン状変形とあらわされている．さらに彼は手に多発した扁平上皮癌の摘出術を受けている．B：同様の足趾の欠損像(Reproduced with permission from Richard P. Usatine, MD.)

トも必要になる．扁平上皮癌のスクリーニングは特に栄養障害型で重要である[4]．

フォローアップ

定期的な診察は症状のコントロールと悪性所見のスクリーニングに必須である．

患者教育

外傷を避け，感染や悪性化の徴候があればすぐに受診するように指導する．

急性痘瘡状苔癬状粃糠疹

症例

6カ月続く水痘様の皮疹を訴えている22歳の男性(図187-7)．当初彼は水痘と診断され，アシクロビルを投与されていた．それから疥癬と誤診され，ペルメトリンで治療された．その後，臨床像および皮膚生検により急性痘瘡状苔癬状粃糠疹(pityriasis lichenoides et varioliformis acuta：PLEVA)と正しく診断された．彼の皮膚病変は内服のテトラサイクリンで改善した．

疫学

- PLEVAもしくはムシャ-ハベルマン病と慢性苔癬状粃糠疹

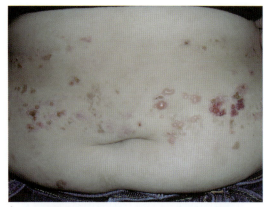
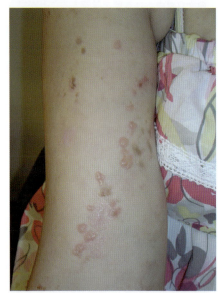
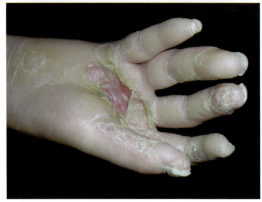

図184-6 Dowling-Meara型の単純型表皮水疱症の12歳女児．このタイプは重症で，全身性に水疱が出現する．A：体幹部．B：四肢．C：手掌(Reproduced with permission from Richard P. Usatine, MD.)

は，週から月の単位で，易出血性の小水疱を形成する紅斑性斑状丘疹を生じる疾患である(図187-7，図184-8)[7]．
- 20〜30歳代の男性に好発する．
- PLEVAは未就学児から小学生くらいまでの小児にも生じ

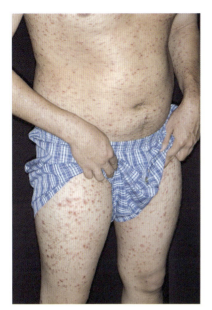

図184-7　急性痘瘡状苔癬状粃糠疹の22歳男性。テトラサイクリン内服にて皮膚病変は改善した（Reproduced with permission from Richard P, Usatine, MD.）

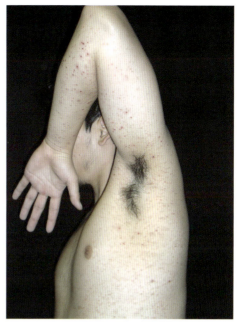

図184-9　慢性苔癬状粃糠疹は数カ月から数年の慢性経過をたどる苔癬状粃糠疹である（Reproduced with permission from Richard P. Usatine, MD.）

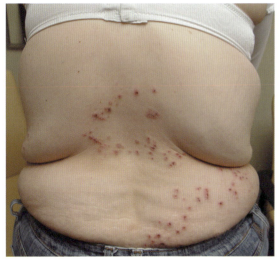

図184-8　急性痘瘡状苔癬状粃糠疹の若年女性。1つ1つの皮疹は水痘様にみえるが，水痘・帯状疱疹ウイルスとは関連がない（Reproduced with permission from David Anderson, MD.）

る[8]）。

病因/病態生理

PLEVAは伝統的に良性の丘疹鱗屑性皮膚疾患に分類されてきた。しかしPLEVAは皮膚のリンパ球系による障害の1つとみなすべきという疾患概念を支持するエビデンスが増えてきている[9]。それは緩徐進行性の菌状息肉症で述べられている概念と同様である（174章「皮膚T細胞リンパ腫」参照）。

診断

▶ 臨床所見

PLEVAでは斑丘疹と鱗屑を伴う皮疹が生じ，水疱や血疱を形成する（図184-7，図184-8参照）。皮疹は水痘と似ているが，新しい皮疹が週から月の単位で生じ続ける。PLEVAは「週から月単位で続く水疱瘡」と考えられている。

▶ 典型的分布

典型的には体幹前面や近位四肢屈側に好発する。顔面は保たれることが多い。

▶ 検査所見

生検以外にPLEVAを診断する特異的な検査はない。

▶ 生検

パンチ生検は診断に有用である。生検によりPLEVAとリンパ腫様丘疹症を鑑別する必要がある（「鑑別診断」の項参照）。

鑑別診断

- 水痘：直接蛍光抗体法にて確定診断できる。もしもウイルス学的検査が行われなかった場合や水痘様の皮疹が持続する場合はPLEVAを鑑別にあげなければならない（125章「水痘（水疱瘡）」参照）。
- 慢性苔癬状粃糠疹は慢性型の苔癬状粃糠疹で，PLEVAとは時間経過と生検結果で鑑別することができる（図184-9）。慢性苔癬状粃糠疹はPLEVAと比較してより低悪性度な経過をたどり，病変はより長期に出現するとされている。
- 多形紅斑は標的状病変が認められる過敏症症候群である。標的状病変は中心に小水疱やびらんを認める。多形紅斑とPLEVAを鑑別するにはこの標的状病変の検索が役に立つ（13節「過敏症症候群」参照）。
- リンパ腫様丘疹症は四肢や体幹部に再発性の掻痒を伴う丘疹を認めるという点でPLEVAと類似している。リンパ腫様丘疹症は組織学的にリンパ腫の特性を備えているも，それ単独では致死的な疾患ではない。PLEVAとリンパ腫様丘疹症は悪性疾患の検索を行うか否かが異なるため，鑑別が重要である。リンパ腫様丘疹症の患者は高齢者が多く，生検で診断がつくことが多い。

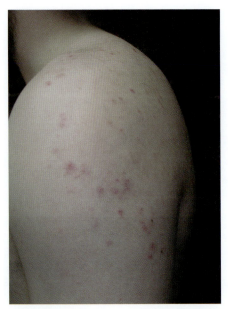

図184-10　グルテン過敏性腸炎を有する若年男性にみられた疱疹状皮膚炎。水疱は脆く，すぐに小さなびらん面となる（Reproduced with permission from Richard P. Usatine, MD.）

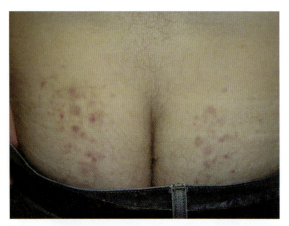

図184-11　グルテン制限食にしていても殿部に生じた疱疹状皮膚炎。殿部は好発部位である。消化管症状はグルテン制限食で軽快したが皮膚症状は持続した（Reproduced with permission from Richard P. Usatine, MD.）

治療

UVA1療法による奏効例が報告されている[10]。また様々な研究にてマクロライドとテトラサイクリンの効果が示されており，その効果は抗菌作用によってではなく，これらの抗炎症作用が寄与していると考えられる。

フォローアップ

皮疹が改善しない場合にのみ，フォローアップが必要である。

患者教育

PLEVAは通常一過性の疾患であるも，慢性経過をたどることもある。治療には経口のマクロライドやテトラサイクリンが有効である。

疱疹状皮膚炎

症例

過去にグルテン過敏性腸炎と診断され，下痢と栄養吸収障害の既往歴のある若年男性。グルテン制限食を摂取していたが，肩や背中，四肢および殿部に痒疹が持続していた（図184-10，図184-11）。疱疹状皮膚炎（dermatitis herpetiformis）が最も疑われ，ダプソンの経口内服を開始するにあたり皮膚のパンチ生検が施行された。

疫学

疱疹状皮膚炎は対称性の分布を示す慢性再発性小水疱性皮疹であり，通常食品関連腸疾患に起因する[11]。好発年齢は20～40歳代であり，男性に多い。

病因／病態生理

本症はグルテンや他の食品に関連する抗原により血中の免疫複合体が活性化され，それが皮膚に沈着することで発症する。「疱疹状」とは四肢の伸側および体幹に集簇する小水疱を形成することに由来し，ウイルス感染やヘルペスウイルスによらないものを指す。また病変部における真皮乳頭先端へのIgAの沈着を特徴とする。多くの患者では空腸粘膜の絨毛の鈍化や平坦化を認めており，それが脂肪便や吸収障害などを伴う下痢につながっている。

診断

▶ 臨床所見

皮疹の臨床症状としては，重篤な掻痒感や灼熱感，刺すような痛みを伴い，四肢伸側に左右対称に分布するのが特徴で，疱疹状の小水疱や蕁麻疹様丘疹を多く認める。ただし掻痒感が強いため，典型的な皮疹は観察する前に掻破に伴って潰れてしまうことが多い（図184-10，図184-11参照）。

▶ 典型的分布

典型例は，皮疹（または擦過傷）を四肢伸側・肩（図184-10参照），下背部，殿部（図184-11参照）に認める。

▶ 検査所見

グルテン過敏性腸炎の症例では抗グリアジン抗体や抗筋内膜抗体を有する。血中の抗グリアジン抗体検査はグルテン過敏性腸炎の診断感度が高い。

▶ 生検

確定診断にはパンチ生検を行うが，特に病変部位の新しい皮疹が最適である。典型的な病理所見としては，真皮乳頭部や表皮下水疱内に好酸球と好中球浸潤を伴う微小膿瘍を認める。

鑑別診断

- 疥癬は痒疹や丘疹，小水疱を伴い，類似した外観を有する。皮疹の状態や分布から疥癬を疑う場合は，角質層を採取してダニやその排泄物，卵を観察して除外すべきである。角質層の検査で疥癬が否定的な場合でも，臨床的に疥癬が疑われる場合はペルメトリンを用いて経験的治療を行うべき

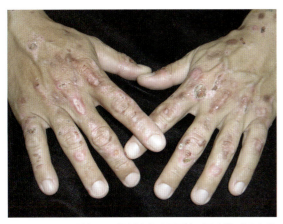

図184-12　HIV陽性でC型肝炎を有する男性の両手背に生じた晩発性皮膚ポルフィリン症。瀉血療法によって完治した(Reproduced with permission from Richard P. Usatine, MD.)

である。治療を行っても皮膚病変が改善しない場合には，パンチ生検を行って疱疹状皮膚炎を診断する(141章「疥癬」参照)。
- 貨幣状湿疹や汗疱状湿疹も鑑別にあがるが，ステロイドへの反応性が鑑別に有用な所見となる(141章「アトピー性皮膚炎」，145章「手湿疹」参照)。
- 晩発性皮膚ポルフィリン症も鑑別にあがるが，注意したいのは水疱やびらんなどが疱疹状皮膚炎のものよりサイズが大きいことである。さらにC型肝炎の既往歴もしばしば晩発性皮膚ポルフィリン症と関連する(図184-12)。

治療
- グルテン制限食を用いることで，80%の患者では皮膚所見が改善する。また改善の程度はどれだけ厳密に栄養管理を遂行できるかに依存する[11]。
- グルテン制限食は，腸疾患の症状軽減に加え，小腸のリンパ腫の合併予防に有用である。
- ダプソンは1日100～200 mgから開始し，徐々に減量し25～50 mgで長期間継続する[12]。

フォローアップ
病勢をコントロールし栄養状態をチェックすること。

患者教育
グルテン過敏性腸炎を有するすべての患者で栄養指導が重要である。疱疹状皮膚炎およびグルテン過敏性腸炎の患者は，小麦や大麦を摂取してはならないが，米，燕麦，トウモロコシは摂取可能である。

【Jimmy H. Hara, MD／Richard P. Usatine, MD】
(三森愛美 訳)

16節　髪と爪の状態

185 円形脱毛症

症例
若い女性が3カ月前からの頭部の脱毛を主訴に受診した。本人の心配は，もう生えてこないのではないか，他の部分も抜けてしまうのではないか，とのことであった。髪を持ち上げると円形の脱毛斑を認めた(図185-1)。病巣部の頭皮は平滑であり，鱗屑や炎症の所見を認めなかった。脱毛巣に細くて白い毛(短軟毛)を認め，感嘆符毛も認めた。医師は臨床所見から円形脱毛症と診断した。毛は生えはじめており，数カ月以内に新しい毛が生え揃うと予想される旨，また新しい毛は最初白くてもそのうち元の色に戻るだろうと説明した。治療には病巣部へのステロイド局注という方法もあり，100%治る保証はないが，回復の早さや可能性が上がると説明した。治らない可能性を少しでも減らすため，女性はステロイド局注を受けることにした。

概説
円形脱毛症(alopecia areata)はよくみられる疾患であり，炎症や瘢痕を伴わない脱毛斑を生じる。脱毛巣の頭皮は平滑で，多くは円形である[1]。

別名
全頭脱毛症は頭部全体に病変が及ぶ(図185-2)。汎発性脱毛症は頭部から体の毛も脱毛する。

疫学
- 円形脱毛症の有病率は全人口の0.2%であり，生涯有病率は1.7%である[2,3]。
- 男女差はない。
- 患者の多くは40歳未満で発症する(平均25～27歳)[2,4]。

病因／病態生理
原因は明らかになっていないが，抗体や細胞性免疫，サイトカインなど自己免疫の関与が指摘されている。

危険因子
- 円形脱毛症の既往。
- 円形脱毛症の家族歴。患者の同胞では有病率7.1%，親は7.8%，子は5.7%という報告がある[5]。

診断
▶ 臨床所見
- 頭部に1～4 cm大の脱毛斑が突然生じる(図185-1，図185-3)。ひげや眉毛など他の部位にも生じることがある(図185-4)。
- 病巣部の皮膚は平滑で，切れ毛を認めることもある。
- 感嘆符毛をしばしば認める(図185-5)。毛根に近い側が細くなっているのが特徴である。

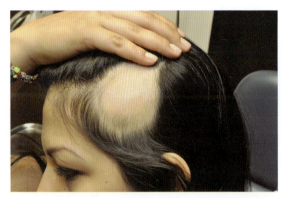

図 185-1　若い女性の円形脱毛症。典型的な円形の脱毛巣を認める。病変部の皮膚は平滑で，鱗屑など肉眼的に異常所見を認めない（Reproduced with permission from Richard P. Usatine, MD.）

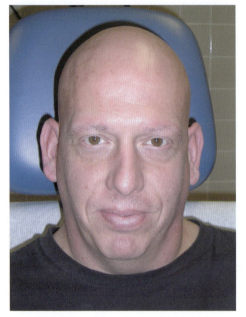

図 185-2　成人男性の 10 年以上前からの全頭脱毛症（Reproduced with permission from Richard P. Usatine, MD.）

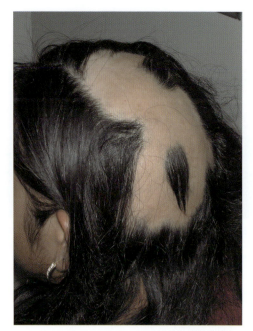

図 185-3　成人女性の 6 カ月以上前からの広範囲の円形脱毛症（Reproduced with permission from Richard P. Usatine, MD.）

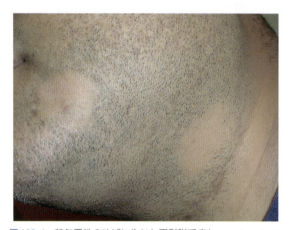

図 185-4　若年男性のひげに生じた円形脱毛症（Reproduced with permission from Richard P. Usatine, MD.）

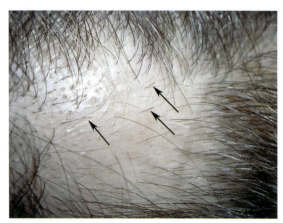

図 185-5　円形脱毛症。感嘆符毛（矢印）を認める。短く，毛先は正常だが毛根に近い側が細くなっている（Reproduced with permission from Richard P. Usatine, MD.）

- 改善する際には細くて白い毛（短軟毛）を認めることが多い（図 185-6）。

▶ **典型的分布**
- 頭部，ひげ，眉毛が多いが，全身に生じうる。
- 頭髪に帯状の脱毛を生じるものを蛇行状脱毛症という（図 185-7）。難治性とされているが，それを示した研究はない。同様の分布は牽引性脱毛症にもみられるため，髪のセットやヘアケアのやり方も聞いた方がよい。

▶ **検査所見**
- 典型例では病歴と所見から診断できる。
- 甲状腺疾患，尋常性白斑，悪性貧血に円形脱毛症を伴うことがある。そのため，甲状腺疾患や貧血のスクリーニング検査（TSH，血算）を行う（図 185-8）。

▶ **生検**

診断が難しい例以外では不要である。組織学的には毛球周囲にリンパ球浸潤を認め，しばしば好酸球や，上記（「臨床所見」の項参照）のような感嘆符毛を認める。高齢者では円形脱

185章 円形脱毛症 695

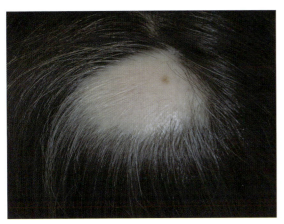

図185-6 円形脱毛症の発症7カ月後に発毛した中年女性の細くて白い毛(短軟毛)(Reproduced with permission from Richard P. Usatine, MD.)

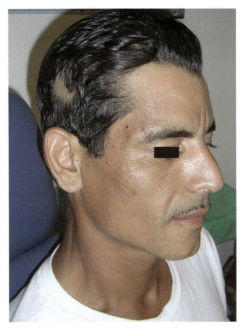

図185-8 甲状腺機能亢進症患者に生じた円形脱毛症。甲状腺中毒症状があり，TSHが低値であった(Reproduced with permission from Richard P. Usatine, MD.)

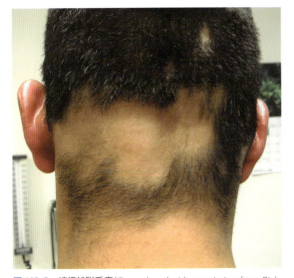

図185-7 蛇行状脱毛症(Reproduced with permission from Richard P. Usatine, MD.)

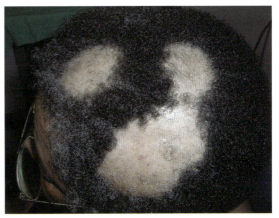

図185-9 生検で円形脱毛症と診断された高齢の黒人女性。何年も前から脱毛があり，発毛は部分的であった。臨床的に診断が確実ではなく，脱毛巣の毛囊を含む部位のパンチ生検を施行した(Reproduced with permission from Richard P. Usatine, MD.)

毛症の頻度は少なく，臨床的に明確に診断できない場合には生検が望ましい(図185-9)。可能なら病巣部の毛囊を1つ以上含む部位のパンチ生検を行う。

鑑別診断

- 抜毛症：自分で毛を抜く病歴，切れ毛を認める(186章「牽引性脱毛症，抜毛症」参照)。
- 休止期脱毛：脱毛の分布がびまん性である。薬剤性(ワルファリン，β遮断薬，リチウムなど)や，出産後に生じることもある。
- 成長期脱毛：抗癌剤(有糸分裂阻害薬)などの薬剤歴。脱毛の分布がびまん性である。
- 頭部白癬：鱗屑や炎症を認める。KOH法や真菌培養を行う。成人ではまれ。
- 第二期梅毒：ひげや頭部の虫食い状の脱毛所見。鑑別のため梅毒の危険因子を聴取，RPR検査を行う(218章「梅毒」参照)。
- 全身性エリテマトーデス(SLE)：皮膚の瘢痕化を認める。

臨床所見から疑われれば抗核抗体などの検査を行う(178章「ループス―全身性病変，皮膚病変」参照)。
- 毛包向性ムチン沈着症(菌状息肉症を伴う場合もある)：円形脱毛症に類似した脱毛を生じることがある(図185-10)(174章「皮膚T細胞性リンパ腫」参照)。

治療

- 円形脱毛症患者の多くは不安や抑うつを伴う。精神面での関与もできると望ましい。
- 脱毛症の治療にはステロイド，アンスラリン，PUVA療法などの免疫修飾療法，DNCB(dinitrochlorobenzene)，SADBE(squaric acid dibutyl ester)，DPCP(diphenylcyclopropenone)などの局所免疫療法，ミノキシジルなどの生体

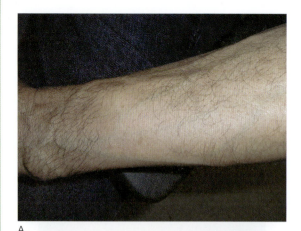

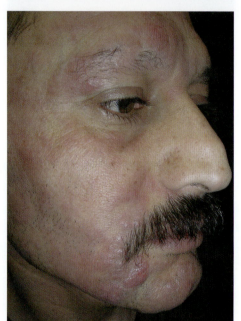

図 185-10　A：前腕と眉毛に脱毛斑を生じた毛包向性菌状息肉症（まれ）。B：当初は円形脱毛症による脱毛と診断されていたが，紅色の局面が顔面に出現し，生検で皮膚T細胞リンパ腫と診断された（Reproduced with permission from Richard P. Usatine, MD.）

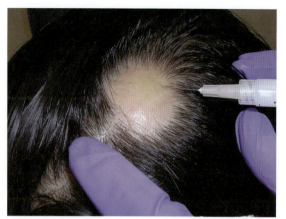

図 185-11　円形脱毛症に対するステロイド局注療法（トリアムシノロン 5 mg/mL）（Reproduced with permission from Richard P. Usatine, MD.）

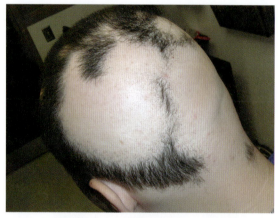

図 185-12　円形脱毛症が 1 年間以上持続している若年男性。長期間改善せず，範囲が広い場合には毛髪が回復する可能性が下がる（Reproduced with permission from Richard P. Usatine, MD.）

応答調節療法が用いられる[6),7)]。SOR Ⓒ
- 頭部の 50％に満たない病変ではステロイド局注が行われることが多い（図 185-11）。SOR Ⓑ
  - 円形脱毛症の治療において，トリアムシノロン局注療法（3 週間ごとに 10 mg/mL）がベタメタゾン泡状スプレー，タクロリムス外用より優れていたという無作為化比較試験（RCT）がある[8)]。タクロリムス群では有意な発毛が得られなかった[8)]。トリアムシノロン 10 mg/mL による治療はよく行われているが，5 mg/mL と比較して皮膚萎縮の頻度が多い。5 mg/mL で治療を開始し，皮膚萎縮のリスクが許容される場合には 10 mg/mL を検討する。
  - トリアムシノロン：生食で 5 mg/mL に希釈する。3 mL ないし 5 mL のシリンジ，27 ゲージないし 30 ゲージ針で注射する。病巣部の真皮に局注を行うが 1 回に 4 mL を限度とする。眉毛やひげの部位には 2.5 mg/mL を用いる。SOR Ⓒ
  - 皮膚萎縮を防ぐには，真皮内に注射することと，1 回の注射量を少なくし注射の間隔を空けること（4～6 週間）。萎縮をきたした部位に注射しないようにすれば，皮膚萎縮は自然に改善する。SOR Ⓒ
  - 自然に改善することもあるので，ステロイド局注は 6 カ月を超えたら終了した方がよい。
- 頭部の 50％を超える場合には（図 185-12），局所免疫療法が用いられる。
  - 局所 DPCP 療法は，広範囲の円形脱毛症に効果が認められている。慢性化した広範囲の円形脱毛症の患者（罹病期間 1～10 年，頭部の 30～100％）に対して DPCP 療法を行った無作為化クロスオーバー試験がある。患者 56 人に対して段階的に DPCP の濃度を上げて治療を行い，6 カ月の時点で 56 人のうち 25 人に発毛が得られ，60％の患者で再発がなかった[7)]。SOR Ⓑ
  - 局所免疫療法によって，遺伝子変異，水疱形成，色素沈着，瘢痕化などの副作用をきたす可能性がある。治療経験の豊富な医師が治療を行うか，皮膚科専門医に相談のうえで治療を行った方がよい。

・ミノキシジル，PUVA療法，アンスラリンの治療効果は様々であるが，検討してもよい。

2008年のコクランレビューでは，研究の多くが質が低く小規模であり，臨床的に重要といえる結果が得られていないとの結論になっている[9]。自然軽快の可能性(特に軽症例)を考え，無治療での経過観察や，ウィッグ(かつら)をつけるという選択肢も妥当であるとしている。

- 治療抵抗性の場合にはヘアピース(部分かつら)や植毛術も行われる。

▶ 補助療法，代替療法

円形脱毛症に対して，エッセンシャルオイルを用いたアロマセラピーの有効性を示したRCTがある[10]。治療群はエッセンシャルオイル(タイム，ローズマリー，ラベンダー，シダーウッド)をキャリアオイル(ホホバオイル，グレープシードオイル)で希釈し，毎日頭皮マッサージを施行した。ステロイド以外の治療法を希望する患者には選択肢となる。SOR Ⓑ

フォローアップ

- 自然軽快する場合は通常6～12カ月以内であり，限局性の円形脱毛症は予後良好である。
- 改善後の毛髪は通常同じ質感・色であるが，最初は細く白いことがある(図185-5参照)。
- 患者の10％は毛髪が回復せず慢性化する。患者に国際円形脱毛症財団(NAAF)の情報を提供し，必要に応じて外来でフォローアップする。

予後／患者教育

- 円形脱毛症は自然軽快することも多いが，経過の予測は難しく，再発と回復を繰り返すことも多い。
- 全頭脱毛症，汎発性脱毛症では長期予後は不良である。
- 脱毛が1年以上改善しない例では予後はよくない(図185-12参照)。
- 円形脱毛症，全頭脱毛症，汎発性脱毛症は，発症から何年経っていても毛包の細胞分裂能が保たれており，自然治癒することもある。
- 円形脱毛症の家族歴，若年発症，自己免疫疾患の合併，爪の変形，アトピー性皮膚炎，広範囲の脱毛(図185-12参照)では予後不良である[5]。

【Richard P. Usatine, MD】
(木下賢輔 訳)

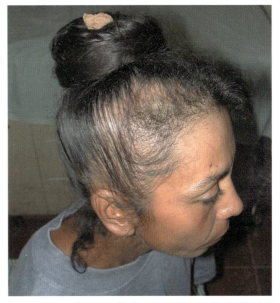

図186-1 きついお団子結びによって頭髪が上方に強く牽引されて生じた牽引性脱毛症(Reproduced with permission from Richard P. Usatine, MD.)

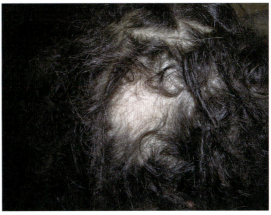

図186-2 31歳の白人女性の牽引性脱毛症。何年間もドレドロックの髪型にしていた(Reproduced with permission from Richard P. Usatine, MD.)

186 牽引性脱毛症，抜毛症

症例

ある日，前頭部の髪が薄くなっていることに気づいた38歳の女性。それまで彼女は長い豊富な髪の毛を有し，頭の上にお団子スタイルにまとめていたが，緩徐で持続的に毛髪が減っていった。観察すると，図186-1に示すよう頭髪の薄くなっている部分は慢性的な牽引によって生じていると考えられた。4 mmパンチ生検により診断が確認された。

概説

牽引性脱毛症(traction alopecia)は，長期間にわたる持続的な牽引や張力によって皮膚乳頭や毛包に障害が生じて起こる脱毛である。髪の毛をきつく編んだり，特にコーンローに編んだりする人に生じ，きつい張力，牽引，切れ毛が原因である。

抜毛症(trichotillomania)(「抜毛狂」をあらわすギリシャ語)は強迫神経症に関連する病態で，髪の毛を引き抜いてしまうことに起因する牽引性脱毛症であり，特異な脱毛パターンを示す。

疫学

- 牽引性脱毛症(図186-1，図186-2)の有病率は，ヘアースタイルの文化にも左右され，明確でない。女性と小児に多い[1]。

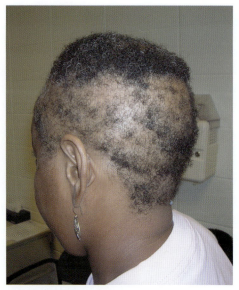

図186-3 39歳女性の抜毛症例（*Reproduced with permission from E. J. Mayeaux Jr, MD.*）

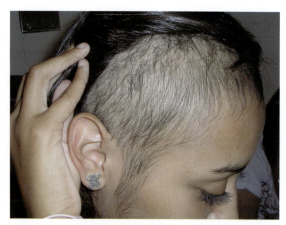

図186-4 17歳の成績優秀な生徒にみられた抜毛症。彼女はAdvanced Placement Course（優秀な高校生が履修できる大学レベルの科目）を4つも同時に受講していた（*Reproduced with permission from Richard P. Usatine, MD.*）

- 抜毛症の有病率も特定困難であるが，米国では男性で1.5％，女性で3.4％と推定されている。発症の平均年齢は男子で8歳，女子で12歳であり，小児の脱毛症の原因の主要なものであるが，成人にも生じる[2]。

病因／病態生理

- 牽引性脱毛症は毛幹に，きつい毛編み，ドレッドロック型の髪型，重厚な地毛，髪への人工装具使用，慢性的牽引などにより，持続的な張力が加わることにより生じる（図186-1，図186-2参照）[1]。女性のアスリートがきついポニーテールにして生じることもある。
- 毛幹への持続的張力が毛包に炎症を生ぜしめ，毛髪の発育を停止させてしまうと考えられている。牽引性脱毛症による脱毛は回復しないこともあるので，予防と早期の治療が重要である。
- 若年から成人の黒人女性は髪の毛をきつく結うことが多いため，牽引性脱毛症の発症が多い。髪に長期にわたり人工装具を使用したりエクステンションを使用したりする例にもしばしばみられる。その伝統的髪型からインドのシーク教徒や日本の女性にみられることも多い。
- 抜毛症も持続的に髪の毛を引っ張ったり（図186-3〜図186-5），時に髪の毛を食べたり（食毛症）して生じる牽引性脱毛症の1つである。食毛症は毛髪胃石を生じることもある。精神的に衝動制御障害に分類される[3]。
- 抜毛症はストレスへの対処法の不健全性であり，それ以上の重大な精神疾患を意味するものではない。
- 抜毛症を有する小児は両親のサポートや自身の成長により回復することも多い。成人の抜毛症例では，それによる障害を承知していても止めることができないでおり，精神医学的介入を要する。脱毛は初期には可逆的であるが，習慣が持続すると永続性となりうる。

診断

▶ 臨床所見

牽引性脱毛症では，罹患部で毛孔の減少と毛髪の減少がみられる。脱毛は前頭部や側頭部にみられることが多いが，原因となる髪型に依存する（図186-1，図186-2参照）。通常，頭皮の炎症や落屑はみられない。痛みや他の症状も伴わない。抜毛症においては，短くちぎられた髪の毛がみられ（図186-5参照），初期には頭皮の炎症や落屑はみられない。罹患部は無毛とはならず種々の長さの毛髪が残存し，短すぎて抜毛を免れた髪の毛が抜毛であることを示している。不完全な脱毛部位が特異な脱毛様相を呈する。頭皮は正常であることが多いが，紅斑や膿疱を呈することもある。毛髪牽引が長期に及べば脱毛は永続性となりうる（図186-3参照）。患者が髪の毛を引っ張ったりねじったりしているところを友人や家族が目撃することもある。

▶ 典型的分布

抜毛症は普通頭皮に生じるが，患者の手の届くところであれば体中どこにでも生じる。牽引性脱毛症も頭皮のどこにでも生じうるが，前頭部の生え際に生じることが多い。この部位は，髪の毛を編んだりお団子にしたりするとき後方に最も強く牽引されるためである。

▶ 検査所見

診断のために検査は必要ない。必要があれば拡大鏡で毛孔に病変がないか確認してもよい。抜毛症において，特に本人がそれを認めないときには診断と他の病気の除外のため，頭皮の生検（4 mmパンチ生検）を要することがある。

甲状腺機能低下症や甲状腺機能亢進症では，休止期脱毛症や円形脱毛症を呈することがあるので，病歴や身体所見で抜毛症と確認できないときにはTSHを測定する。

鑑別診断

- 円形脱毛症は罹患部位において毛髪が完全に欠損すること，および感嘆符毛（exclamation point hair）が特徴的である。感嘆符毛とは，毛髪が頭皮に近い部分で細く，より遠位部では太いために感嘆符のような形状となるものである。毛髪の再生時には毛髪は白色を呈する（185章「円形脱

186章 牽引性脱毛症，抜毛症

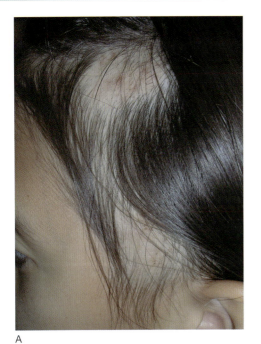

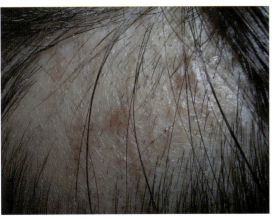

図186-5　A：家族関係に多大なストレスを抱えている症例にみられた抜毛症。B：抜毛部の拡大。損傷した毛髪，黒い斑点，表皮剥脱がみられる（Reproduced with permission from Richard P. Usatine, MD.）

毛症」参照）。
- 頭部白癬は成人では非常にまれである。本症においては毛髪は頭皮表面で破断し，頭皮には落屑や炎症を伴う。ウッド灯（紫外線）検査で蛍光を呈することもある。KOH処理後の検鏡で皮膚糸状菌が確認されうるが，毛髪や落屑の培養を必要とすることもある。
- 瘢痕性脱毛症（毛孔性扁平苔癬，禿髪性毛包炎）は毛孔の喪失と毛髪欠損を示す。頭皮は色素沈着を伴う瘢痕様である（187章「瘢痕性脱毛症」参照）。
- 休止期脱毛症（妊娠後脱毛症）は，産褥期に生じる脱毛で，手術や重篤な疾患などのストレス後に生じることもある。脱毛は頭部全体に均等に生じ全体的に薄くなり，牽引性脱毛症のように局所性でない。
- アンドロゲン（男性ホルモン）性脱毛症は，女性では中央部分に，男性ではこめかみや頭頂部に薄毛を生じる。多毛症，

無月経，不妊などのホルモン系の異常を思わせる症状を有する女性では，本症を考える。

治療

▶ 非薬物療法
- 牽引性脱毛症の原因となる髪型をやめる。きつい毛編みやお団子結びをしない[1]。SOR C
- 抜毛症においては，その行為を行う背景を理解するため，患者と，さらに必要に応じ家族を含めて，率直に話しあうことが重要である。抜毛症を止めるためには，社会的あるいは心理的な要因を解決しなくてはならないことが多い。
  - 抜毛症には，認知行動療法が最も有効である[1,3]。SOR B
  - 一般的な患者指導が有効でないときも，認知行動療法は奏効することが多い[4]。SOR C

▶ 薬物療法
- 頭皮に紅斑や掻痒感があるときには，その炎症を抑えるため局所ステロイド療法が使用できる。SOR C
- 発毛を促進するためミノキシジルの局所塗布を用いることもある。SOR C
- 塩酸フルオキセチン（プロザック）（成人で20〜40 mg/日），またはクロミプラミン（アナフラニール）（成人で25〜250 mg/日，小児で最大3 mg/kg/日）は，強迫神経症性の抜毛症を軽減しうる[4]〜[6]。SOR B
- オランザピン（ジプレキサ）の抜毛症に対する効果を，12週間のプラセボ対照二重盲検無作為化比較試験で検討したところ，10 mg/日の使用で，85％の症例のCGI重症度スケールが有意に低下したという[7]。SOR B
- メチルフェニデートの12週間投与も，注意欠陥多動性障害を有する症例の抜毛症をある程度であるが抑制した[8]。SOR B

フォローアップ

牽引性脱毛症においては特にフォローアップを要しないが，抜毛症においては精神的，行動的カウンセリングを行う。

患者教育

牽引性脱毛症においては，現在の髪型の習慣が脱毛の原因であることを説明し，髪型を変えるように話す。脱毛は回復しなくなることもあり，どの程度回復するかについては約束できないと説明することも重要である。予防することが間違いなく最良の治療である。

抜毛症は，自分がつくっている病気であり，髪の毛を引っ張ったりねじったりすることをやめれば，多くの場合は回復することを説明する。ストレスにさらされたとき，患者はそれらの行動を無意識に行っていることもあり，リラックスしたり寝ようとするときに落ち着かせようとして行うこともある。抜毛の背景を見つけ出し，話しあうことが重要である。時に，抜毛がビーズをいじるとか石をなでたりするなどの他の行動に置換されることもある。

【E. J. Mayeaux, Jr., MD】

（渡辺重行　訳）

187 瘢痕性脱毛症

症例

32歳の男性が，慢性的な頭皮の膿疱性の発疹に伴った脱毛で来院した。以前の生検結果は，脱毛性毛囊炎である。多くの種類の抗菌薬が投与されてきたが，脱毛は進行し続けていた。活動性の膿疱性の病変を培養し，メチシリン耐性黄色ブドウ球菌（MRSA）が検出された。ST合剤を1日2回と，ムピロシンを鼻粘膜に1日2回5日間で患者を治療した。2週間後，膿疱性の病変は目立たなくなったが，脱毛症が不可逆的となった（図187-1，図187-2）。

概説

瘢痕性脱毛症（scarring alopecia）は，炎症性の疾患群で，毛囊脂腺単位の永久的な破壊が起きる。主に頭皮に認められるが，眉などの他の部位にも起こりうる。

原発性瘢痕性脱毛症では，毛囊が，炎症による破壊の主要な標的となる。続発性の瘢痕性脱毛症では，毛囊の破壊は，

表 187-1 瘢痕性脱毛症の分類

リンパ球性	毛孔性扁平苔癬 前頭部線維化性脱毛症 中心性遠心性瘢痕性脱毛症 円板状エリテマトーデス*
好中球性	禿髪性毛囊炎 束状毛囊炎
混合	解離性蜂巣炎* 項部ケロイド痤瘡*
末期	非特異的

*：原発性瘢痕性脱毛症ではない
(Data from Olsen EA, Bergfeld WF, Cotsarelis G, et al. Summary of North American Hair Research Society(NAHRS)-sponsored Workshop on Cicatricial Alopecia, Duke University Medical Center, February 10 and 11, 2001. *J Am Acad Dermatol.* 2003；48：103-110.)

感染，腫瘍，熱傷，放射線，牽引など偶発的に毛囊とは異なるプロセスで起こる。

別名

瘢痕性脱毛症は，禿髪性脱毛症（cicatricial alopecia）ともいわれる。

疫学

原発性瘢痕性脱毛症はまれである。

毛孔性扁平苔癬の年間発生率は，米国の4つの脱毛センターに受診した脱毛初診患者のなかで，1年間生検で新規に毛孔性扁平苔癬と証明されたものと定義すると，1.15～7.59％と異なっていた[1]。

病因／病態生理

瘢痕性脱毛症は，毛囊の炎症と破壊が線維性の組織化まで至ると起こる[2]。

瘢痕性脱毛症での脱毛は不可逆的であるが，それは炎症の浸潤によって毛囊の幹細胞や皮脂腺が破壊されることによる[3]。

炎症性の浸潤は，主にリンパ球，好中球，混合のいずれかである。これらの違いが瘢痕性脱毛症の分類に用いられている（表 187-1）。

診断

瘢痕性脱毛症は，病変の分布や外観が多様である[4]。多くの患者では，臨床的診断を確定し，脱毛症の特定のタイプを決定するために生検を必要とする。

▶ 臨床所見

脱毛のほか，掻痒感，疼痛，または頭皮の熱傷などがある。無症状のこともある。

▶ 身体所見

「牽引試験（pull test）」は，脱毛がどれだけひどいか，頭皮の全体，そして局在的な領域を知る際に用いられる。診断の際は髪を引っ張ってよいか，常に患者の許可を得る。

- 頭皮近くの約30～40本の髪を親指と人差し指でつかむ。
- 頭皮と90度の角度で髪の見本の全体の長さに沿って，やさしく，しかししっかりと，指をスライドさせる。急にぐいと引っ張ったり，あるいは急に動かしたりしない。牽引試験の解釈は，以下のとおりとなる。
- 牽引試験陰性：1～4本の休止期の髪（底に小さな毛根）。
- 牽引試験陽性：5本以上の髪（髪の底部にある長い毛根鞘の

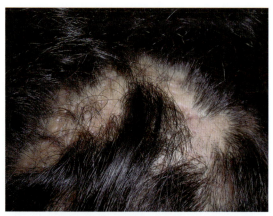

図 187-1　32歳男性の脱毛性毛囊炎。活動性の膿疱性病変が，瘢痕となった脱毛領域の周辺に認められる（Reproduced with permission from Richard P. Usatine, MD.）

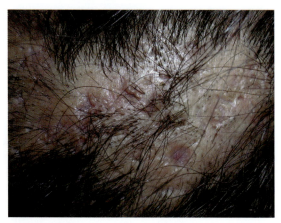

図 187-2　図 187-1と同一患者で，頭頂部には，小さな活動性の膿疱性病変とともに永久的な脱毛が認められる（Reproduced with permission from Richard P. Usatine, MD.）

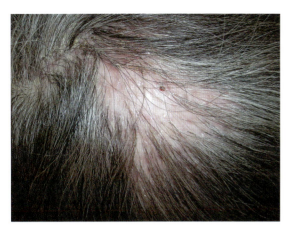
図187-3 45歳女性の毛孔性扁平苔癬で，毛囊周囲の鱗屑から脱毛に至っている（Reproduced with permission from Richard P. Usatine, MD.）

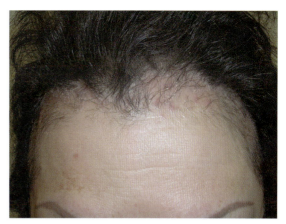
図187-5 閉経後女性の前頭部の生え際が徐々に後退する前頭部線維性脱毛症。脱毛は眉毛にも生じていた（Reproduced with permission from Richard P. Usatine, MD.）

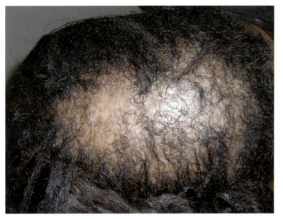
図187-4 中年のアフリカ系アメリカ人の中心性遠心性瘢痕性脱毛症。頭頂部の病変が最も強いことに注目する。患者は，数年にわたりたくさんの頭髪剤，ヘアアイロン，組みひもを使用していた（Reproduced with permission from Richard P. Usatine, MD.）

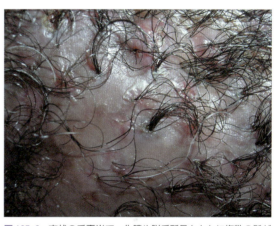
図187-6 束状の毛囊炎で，化膿や脱毛所見とともに複数の髪が同じ毛嚢から伸びている（Reproduced with permission from Richard P. Usatine, MD.）

ある成長期毛を含む）[5]。

原発性瘢痕性脱毛症の様式には以下のものが含まれる。

- 毛孔性扁平苔癬は通常中年女性にみられる。主に前頭部や側頭部の頭皮に起こり，毛包性過角化症，搔痒症，毛包周囲の紅斑，頭皮の青紫色への変化，疼痛などの原因となる（図187-3）[2]。鼠径部や腋窩など毛のある他の部位にも起こりうる[2]。毛孔性扁平苔癬のある患者では，名前は大変似ているが，扁平苔癬を有することはほとんどない。
- 中央遠心性瘢痕性脱毛症はゆっくり進行する脱毛症で，頭頂に始まり，周囲の領域に進行する。頭髪に使用した化学物質や，ヘアアイロンによる熱，または頭髪への慢性的な牽引が関連する可能性がある[2]。アフリカ系アメリカの女性によく認められる（図187-4）。
- 前頭部線維性脱毛症は，特に閉経後女性にみられ，前頭部の生え際が徐々に後退する。臨床的，組織学的，免疫学的特徴からに基づき，毛孔性扁平苔癬の亜型と考えられている（図187-5）[6]。
- 脱毛性毛囊炎は慢性の痛みを伴う好中球浸潤性の細菌性の毛囊炎で，頭皮が膿疱，びらん，痂皮，鱗屑で泥状または硬結となることが特徴である。黄色ブドウ球菌に対する宿主の異常な反応が原因と推定されており，病変からしばしば菌が培養される（図187-1，図187-2 参照）。ある症例報告では，病変は抗菌薬投与で一時的に改善するものの，中止すると増悪するという長引くコースを呈していた[7]。
- 束状の毛囊炎は，秃髪性毛囊炎の軽症版と考えられ，頭皮の小さな領域に限られ予後はよい（図187-6）。しかしながら毛髪の束は，他の型の瘢痕性脱毛症にも認められることがある。

二次性の瘢痕性脱毛症には以下のものが含まれる。

- 解離性蜂巣炎は，主に後頭部にできる深い炎症性結節で，泥様の頭皮が融合し進行した部位である。瘻孔が形成されることがあり，炎症性病変から黄色ブドウ球菌がよく培養される。解離性蜂巣炎が集簇性痤瘡および化膿性汗腺炎に伴って起こる場合は，この症候群を毛嚢閉塞の三徴と呼ぶ（図187-7，図187-8）。
- 項部ケロイド痤瘡（ケロイド毛嚢炎）では，うなじに慢性的な丘疹性や膿疱性の発疹を呈する。これが大きなケロイド状の瘢痕となって瘢痕性脱毛症となることがある。髪を剃るとしばしば悪化する（図187-9，図187-10）（116章「仮性毛嚢炎，項部ケロイド痤瘡」参照）。
- 円板状エリテマトーデスは，紅斑や萎縮または色素脱出な

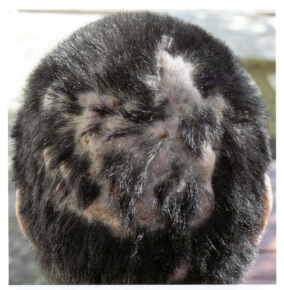

図187-7 若年ヒスパニック系男性の頭皮の解離性蜂巣炎で，多くの活動性の瘻孔や脱毛が認められる（Reproduced with permission from Richard P. Usatine, MD.）

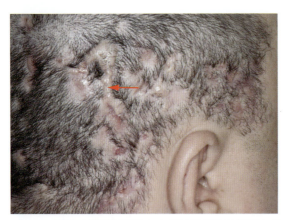

図187-8 頭皮の解離性蜂巣炎で，有痛性で化膿性の結節および瘻孔を引き起こし，瘢痕性脱毛症に至っている。患者には，重い化膿性汗腺炎もあるため，毛嚢閉塞の三徴のうち2要素（集簇性痤瘡は認めず）があることになる。矢印は，瘻孔の1つを指し示している（Reproduced with permission from Richard P. Usatine, MD.）

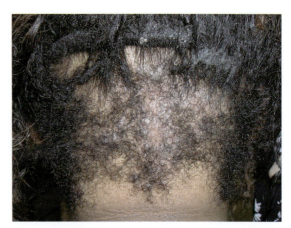

図187-9 45歳のアフリカ系アメリカ女性の項部ケロイド痤瘡。脱毛が顕著である。項部ケロイド痤瘡は男性に多いが，女性にも起こる（Reproduced with permission from Richard P. Usatine, MD.）

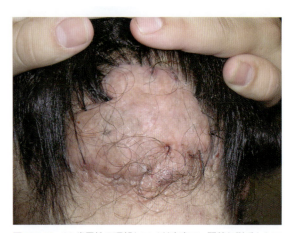

図187-10 32歳男性の項部ケロイド痤瘡で，顕著な脱毛とケロイド状の腫瘤を認める。束状毛嚢炎にみられるのと同様，多くの髪が束状に一緒に伸びているのがわかる（Reproduced with permission from Richard P. Usatine, MD.）

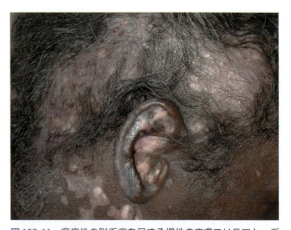

図187-11 瘢痕性の脱毛症を呈する慢性の皮膚エリテマトーデス。頭皮と耳に顕著な色素脱出と皮膚の萎縮を認める（Reproduced with permission from Richard P. Usatine, MD.）

どの病変を呈する。瘢痕性脱毛症が頭皮の毛包性角栓に随伴することがある。色素脱出は，炎症性の病変の中央域に出現し，色素沈着は活動性の境界域に出現する。外耳および外耳道に病変が及ぶことがしばしばある（図178-11）（178章「ループス―全身性病変，皮膚病変」参照）。

検査所見

膿を認める場合には細菌培養を行う。好中球性の脱毛症では黄色ブドウ球菌，MRSAを認めることが多い。治療可能な原因を除外するため，TSH，血清鉄，血算，RPRなどの検査を検討する。頭部白癬が疑われればKOH直接鏡検法や培養を行う。

生検

原発性瘢痕性脱毛症の診断の際には，ほぼ全例で生検が望ましい。通常は4 mmパンチ生検1カ所で十分である。縦断切片と横断切片の両方から診断できるように，4 mmパンチ生検が2個あった方がよいとする皮膚病理医もいるので相談

すること。検体に病変の境界および毛嚢が含まれるように注意して生検する。

鑑別診断

- 円形脱毛症では脱毛に加え，つるりとした滑らかな頭皮がみられる。脱毛はたいてい円形にくり抜いた形で，他の頭皮は正常である（185章「円形脱毛症」参照）。
- 男性ホルモン性脱毛症は，男性が加齢に伴い経験する標準的な脱毛である。男性の脱毛の分布様式には，多くの種類がある。女性にも男性ホルモン性脱毛症は起こるが，分布はよりびまん性で前頭部に出る傾向がある。両方の疾患ともミノキシジルの局所療法やフィナステリドの経口で治療可能である。
- 薬剤誘発性の脱毛症は，化学療法や他の有害な薬物による。
- 頭皮のサルコイドーシスは円板状エリテマトーデスに似るが，治療が異なるため，生検による診断が重要である（173章「サルコイドーシス」参照）[8]。
- 脂漏性湿疹も脱毛の原因となる。脱毛がまったくないか，わずかだけにもかかわらず頭皮に鱗屑があることが，瘢痕性脱毛症との鑑別の助けになる（149章「脂漏性皮膚炎」参照）。
- 虫食い状の脱毛のある第二期梅毒はまれであるが，考慮されるべきである。梅毒反応RPRが高値だと，診断は容易となる（218章「梅毒」参照）。
- 休止期脱毛は，非瘢痕性の脱毛症の一型で出産や外傷後に起こる。頭部の皮膚は正常である。
- 頭部白癬では鱗屑と脱毛を呈する。KOH法または真菌培養が陽性であれば診断できる。大変まれであるが成人でもありうる。
- 抜毛症は，髪を自分で引っ張ることが原因で起きる脱毛と定義される。脱毛の分布が特徴的で，振る舞いが病歴より明らかになるかもしれない。頭皮は正常で，生検では典型的なパターンが認められる（186章「牽引性脱毛症，抜毛症」参照）。
- 牽引性脱毛症は，髪を三つ編みやポニーテールのため，きつく引っ張りすぎた場合に起こる（186章「牽引性脱毛症，抜毛症」参照）。
- 様々な代謝的，栄養学的問題が脱毛症につながることがある。鉄欠乏性貧血，ビタミンD欠乏症，甲状腺機能亢進症または甲状腺機能低下症を除外するため，血算，フェリチン，25-ヒドロキシビタミンD，甲状腺刺激ホルモンを調べることが有効である。

治療

- 瘢痕性脱毛症は大変珍しい状態のため，有効な治療法を決める無作為化比較試験（RCT）は少ない。
- 原発性瘢痕性脱毛症を治療する1つの枠組みは，リンパ球性のものには主に免疫調整薬を，好中球性のものには主に抗菌薬を用いて治療することである[5),9)]。SOR C

リンパ球性主体の瘢痕性脱毛症（毛孔性扁平苔癬，中心性遠心性瘢痕性脱毛症，前頭部線維化性脱毛症）

- Priceにより，治療は以下の段階に分けられる。
- 第一段階：この段階では，2つの経口薬のうち1つと局所用または病巣内注射を組み合わせる。
  - ドキシサイクリン100 mgを1日2回，または，
  - ヒドロキシクロロキン200 mgを1日2回。
  - 6～12カ月後，症状や徴候が持続する場合は，第2段階に移る。
- 第2段階。
  - ミコフェノール酸モフェチル0.5 gを1日2回1カ月間投与し，その後1 gを1日2回5カ月間。
  - シクロスポリン1日あたり3～5 mg/kg，または100 mg 1日3回[10)]。
  - ピオグリタゾン15 mg 1日1回[11)]。
- 局所用薬/病巣内注射。
  - 炎症性で症状のある部位（注射の境界は露出部の中央にしない）に，トリアムシノロンアセトニド10 mg/mLを病巣内注射。
  - 高力価の局所用ステロイドまたは局所用タクロリムスやピメクロリムス。
  - ダーマスムーズ/FS頭皮オイル　乾いた頭皮に油性の基剤を好む患者もいる。
- 毛孔性扁平苔癬およびその亜型の前頭部線維化性脱毛症のある40人の患者を調査した後ろ向き研究では，ヒドロキシクロロキン1日1回で治療した患者では，6カ月後で症状と徴候が69％減少し，12カ月後には89％に改善がみられた[12)]。SOR B
- 毛孔性扁平苔癬のある16人の患者に少なくとも6カ月ミコフェノール酸モフェチルで治療した非盲検単施設のもう1つの後ろ向き研究では，12人のうち5人が完全奏効，5人が部分奏効，2人が治療に反応しなかった[13)]。
- 前頭部線維化性脱毛症では眉毛の消失は多い。トリアムシノロンアセトニドの病巣内注射で，10人中9人に再増殖の反応がみられた[14)]。

好中球性主体の瘢痕性脱毛症（禿髪性毛嚢炎，束状毛嚢炎）

- 膿疱を培養し，培養された病原菌に基づき経口抗菌薬を使用する。
- Powellらは禿髪性毛嚢炎の患者の治療レジメとして，リファンピシン600 mgを1日1回とクリンダマイシン300 mgを1日2回をともに経口で10週間投与することを提唱した[15)]。SOR B　18人中10人は，1コースの治療後2～22カ月の間，再発の証拠なく治療に反応し，2～3コースの治療後には，18人中15人が反応した[15)]。
- MRSAに対しては，リファンピシン600 mgを10日間に加え[5)]，クリンダマイシン300 mg 1日2回，またはST合剤1日2回，またはドキシサイクリン100 mg 1日2回，を経口で10週間投与する。
- 患者が黄色ブドウ球菌の保菌者である場合は，ムピロシン軟膏を鼻腔に1日1回1週間投与し，その後月1回投与する[5)]。SOR C
- 禿髪性毛嚢炎の2例の治療に，ダプソン75～100 mg/日を4～6カ月投与すると，副作用なくすばやく効果を認めた。長期の低用量維持治療（25 mg/日）で，再発が防がれた。PaquetとPierardがダプソンを選んだのは，ダプソンには，抗菌薬作用のほか，好中球の代謝に対する抗炎症作用があるからであった[16)]。SOR C

混合型の瘢痕性脱毛症（解離性蜂巣炎）

- 膿疱があれば培養し，培養された病原菌に基づき抗菌薬を使用する。
- 好中球性主体の病変には，リファンピシン600 mgを10日

間に加え，クリンダマイシン 300 mg 1 日 2 回，または ST 合剤 1 日 2 回，またはドキシサイクリン 100 mg 1 日 2 回，を経口で 10 週間投与する。

- イソトレチノインは，長期の寛解を得るのに有効な場合がある。Price によると，1 日 20 mg で開始し，再燃を避けるため，数カ月で 1 mg/kg/日あたりでゆっくりと増量する[5]。SOR C

原発性・続発性瘢痕性脱毛症

- イミキモド 5％クリームは，ある患者の頭皮や顔面の円板状エリテマトーデスに対し，1 日 1 回週 3 回塗布したところ，寛解が得られたと報告されている。Gul らは，20 回の塗布後，病変が顕著に寛解したことを報告している[17]。SOR C
- 禿髪性脱毛症の外科的切除には，切除および組織拡大が含まれる。残念ながら，結果は患者と外科医には失望させるものとなっている[18]。SOR C

フォローアップ

- 経口の薬剤を投与している患者には，綿密なフォローアップが必要である。有害事象の観察は，個々の薬剤による。

患者教育

以下の要素は，瘢痕性脱毛症の研究財団からの情報に基づいている（http://www.carfintl.org/faq.html）。

- 治療の目標は頭皮の炎症をコントロールし，病気の進行を止めることである。髪の再生は可能ではない。
- 瘢痕性脱毛症は，1 年や数年の無症状の時期の後に，再活性化することが多い。患者は，脱毛を予防するため，再発していないか自分でよく観察し，早く治療を受けることが推奨される。
- 刺激の少ない洗髪剤を用いて洗い，望むなら，毎日洗うことは安全である。
- 脱毛がひどい場合，帽子，スカーフ，ヘアピースやかつらを，容姿的な目的で問題なく使用してよい。

【Richard P. Usatine, MD】

（小林裕幸 訳）

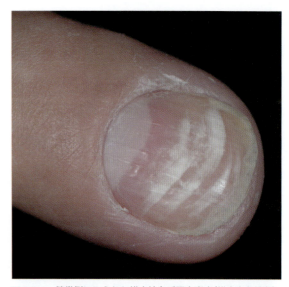

図 188-1 健常例にみられた横走線条爪甲白斑症（横走白色線条）。線条が側爪郭に到達していないことに留意。このことは病変が良性であることを示している（Reproduced with permission from Richard P. Usatine, MD.）

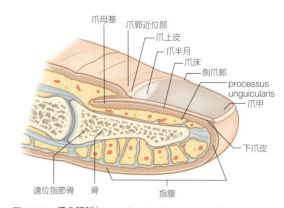

図 188-2 爪の解剖（Reproduced with permission from Usatine R, Pfenninger J, Stulberg D, Small R. Dermatologic and Cosmetic Procedures in Office Practice. Elsevier, Inc., Philadelphia. 2012.）

爪甲はかたいケラチンとやわらかいケラチンとで構成され，毛鞘の角質化と似た過程である爪角質化により形づくられる。ほとんどの爪の正常変異は，爪の生成過程の亢進または低下により生じる。

188 爪の正常変異

症例

28 歳の男性が，指の爪に白い筋があるとのことで来院した（図 188-1）。大人になってからずっと出たり消えたりしているとのことだが，最近増えてきたようで，ビタミンの不足とかではないかと心配している。医師は，これは微小な外傷に関連して生じた正常な爪の所見であり，心配無用である旨を説明した。

概説

爪の解剖を図 188-2 に示す。爪の構成要素には，爪母基，爪甲，爪床，爪上皮，爪郭近位部，側爪郭，それに線維コラーゲン性の支持組織などが含まれる。近位の爪母基が爪甲の表面部分を産生し，遠位の爪母基がその下方部分を産生する。

別名

爪甲白斑症

- 横走線条爪甲白斑症。
- 点状爪甲白斑症。
- 白色爪。

縦走黒爪症（longitudinal melanonychia：LM）

- アフリカ系アメリカ人の人種性黒爪症。

爪肥厚症，鉤彎爪

- ラム角爪。
- カキ様変形。
- 外側爪肥厚。
- 趾爪肥厚。

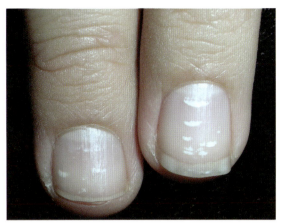

図188-3 点状爪甲白斑症。くっきりとした斑状の白色スポットまたは線条がみられる（Reproduced with permission from Richard P. Usatine, MD.）

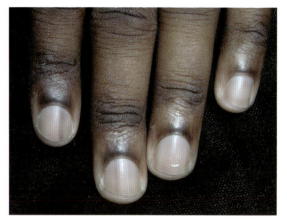

図188-4 若年成人の多指のLM。このような多指にみられる透明な爪の色素沈着は人種性LMの典型であり，メラノーマを示すものではない。爪郭近位部の色素沈着は偽ハッチンソン徴候である（Reproduced with permission from Richard P. Usatine, MD.）

疫学

- 黒爪症はしばしば多指に及び，皮膚色の濃い人に生じやすい。
- アフリカ系アメリカ人において良性の黒爪症は若年成人の77％にみられ，50歳以上においてはほぼ全例にみられる。日本人において，LMは成人の10〜20％にみられる[1]。
- 爪母基母斑は，成人ではLMの12％に，小児では48％にみられる[2]。他の良性の爪の変異の頻度は明らかでない。

病因／病態生理

- 爪甲白斑症は，良性の単発あるいは多発する爪の白い斑点または線条である。斑状で横走する白色線条（横走線条爪甲白斑症〈図188-1 参照〉）や，スポット状のもの（点状爪甲白斑症〈図188-3〉）が主なものである[3]。
- 爪甲白斑症は小児には多いが，年齢とともに少なくなっていく。
- 親は特にカルシウムなどの栄養素の不足を心配するが，そのような異常が見つかることはまずない。
- 爪甲白斑症の病因が同定されることはほとんどない。爪母基や爪上皮が受けた微小な外傷の結果であり，小児にみられる爪の異常のうち最も多いものである[4]。
- 爪甲白斑症がマニキュアのしすぎや神経症的習癖により生じているときには，行動の変容を行うことが肝要である。爪甲白斑症は，時に円形脱毛症や甲状腺疾患などの自己免疫過程の部分症であることもある。
- 組織学的には，爪甲に有核細胞が増加し角質細胞の密着が傷害され，爪甲の透明性が失われて生じる。
- LM（図188-4）は爪甲に縦走する色素沈着の帯である。
  - 黒爪症はメラノサイトの活性化によって生じる。遺伝性以外のメラノサイトの活性化機序として，薬剤，炎症過程，外傷，真菌症，全身疾患，新生物（メラノーマ）などがあげられる[1]。
  - LMは，爪母基におけるメラノサイトの良性過形成である黒子または母斑により生じることが多い。しかし，爪下のメラノーマとの鑑別が必要である（189章「爪の色素沈着をきたす疾患」参照）。

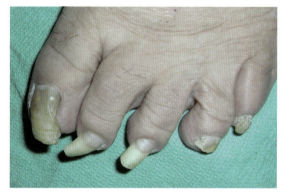

図188-5 鉤彎爪（ラム角爪）は爪の外側の肥大であり，足趾にみられることが多く，しばしば爪甲真菌症を合併している（Reproduced with permission from Richard P. Usatine, MD.）

- 良性の原因で生じるLMの色素帯の幅は3〜5 mm以下であることが多いが，メラノーマではより幅広いことが多い。
  - 黒子や母斑によるLMは，黄褐色から茶色を呈することがほとんどである。
  - 良性の帯は色調やその濃さが比較的均一で，途中から幅が広がったとしても急激でない。
- 爪肥厚症および鉤彎爪（ラム角爪，外側爪肥厚〈図188-5〉）は，透明性を失った爪の肥厚であり，特に爪の上方，側方に強く生じる。加齢や真菌感染，外傷に伴って生じる。圧迫で疼痛を生じることもある。
- 嗜癖性爪変形（図188-6，図188-7）は，爪郭近位部を習慣的につつくことにより生じる。その結果，炎症が生じ，爪甲に波状のうねりを生じる。
- ボー線条は爪甲に生じた横走する線状の陥凹である（図188-8，図188-9）。
  - 局所的外傷や重篤な全身疾患により生じる二次的な爪の成長障害による[5]。
  - 数本，あるいはすべての指に対称性に生じ，白い線を伴うこともある。一般に数カ月後には，成長，移動して消え去る。
  - 爪郭近位部からボー線条までの距離から，6〜10日/mm

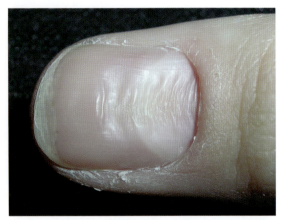

図 188-6 母指に生じた嗜癖性爪変形。意識的なあるいは無意識のうちに爪の近位部や爪郭近位部を擦ったりつついたりして生じる。水平な溝が爪近位部に生じ、爪の成長とともに遠位方向に移動する。母指に最も多くみられる(Reproduced with permission from Richard P. Usatine, MD.)

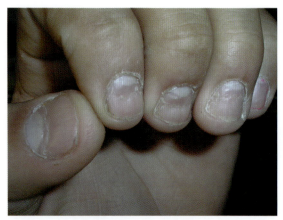

図 188-9 4カ月前に肺炎で入院していた少女のボー線条(Reproduced with permission from Richard P. Usatine, MD.)

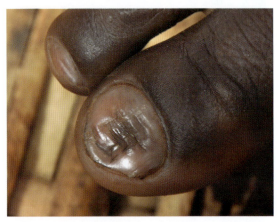

図 188-7 裸足で歩くことが多いという男性の足の母趾に生じた嗜癖性爪変形。爪や爪上皮をよく叩いていたという(Reproduced with permission from Richard P. Usatine, MD.)

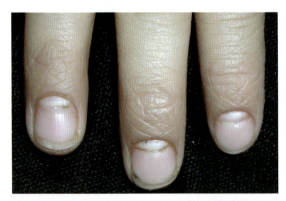

図 188-8 少年に生じたボー線条。多形紅斑と皮膚剥離を2カ月前に発症していた(Reproduced with permission from Richard P. Usatine, MD.)

の計算により、全身疾患の発症時期を推定することができる[4]。

危険因子

爪甲白斑症
- マニキュア、爪硬化剤、付け爪。外傷やアレルギー性反応を生じるため。
- 職業、スポーツ、レジャー活動などによる爪への反復性の外傷。

LM
- 人種。
- 加齢。

爪肥厚症、鉤彎爪
- 加齢。

嗜癖性爪変形
- 精神科的変調。

ボー線条
- 重篤な疾患。
- 高熱。

診断

▶ **臨床所見**
爪の異常に関するすべての診断は、入念な病歴聴取と身体所見による。外傷や最近の既往歴が特に重要である。

▶ **検査所見**
腎疾患が疑われるときには、尿検査と血清クレアチニン。

▶ **画像検査**
LM の診断において、メラノーマとの鑑別のために爪甲や爪母基をダーモスコピーで詳細に観察して生検部位を決定する方法がある。しかし、ダーモスコピーの爪下のメラノーマの診断における有用性は確立されてはいない[2]。SOR C

▶ **生検**
爪の色調異常の確定診断のために爪甲や爪母基の生検が行われることがある。皮膚色の暗い患者や多指に及ぶ透明な LM の場合は経過観察でよい。
- 1本の指だけに新たに暗い色の線が出現したときには生検の適応がある。3 mm のパンチ生検で、暗色バンドの最も色の濃い根元の部分を生検する。
- 組織診断が典型的でないメラノサイトの過形成であるときには、病変をすべて切除する[1]。SOR C

188章 爪の正常変異　707

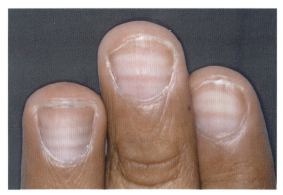

図188-10　横方向に広がり爪の全幅をまたいでいるミーズ線。やや円弧を描いた形で、爪半月が遠位に生じているようにみえる（Reproduced with permission from Jeffrey Meffert, MD.）

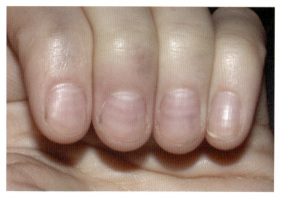

図188-11　ネフローゼ症候群による慢性的低アルブミン血症患者のミュルケ線。横方向に走る白色の線条は全爪床に及び、爪血管床の異常を反映している

表188-1　局所の外傷に起因する爪病変を全身疾患のそれと鑑別する際に役立つ臨床所見

特徴	ミーズ線 (図188-10)	ミュルケ線 (図188-11)	ボー線条 (図188-8, 9)	爪甲白斑症 (図188-1, 3)
罹患指数	1指が多いが多指もある	同時に複数指の傾向	対称性に多指または全指	普通は1、2本
爪上の広がり	横に広がり爪の全幅にわたる	横に広がり爪の全幅にわたる、圧迫で消える	横に広がり爪の全幅にわたる	しばしば爪の全幅に及ばず
線条の形	遠位爪半月様、遠位端が丸い	白色の遠位爪半月様、遠位端が丸い	遠位爪半月様、遠位端が丸い	線状で近位爪半月に似る
爪表面変化	なし	なし	陥凹	なし
原因	爪母基の傷害による爪甲構造の分断	爪の血管床の異常	爪の発育障害	爪甲形成の傷害
背景	化学療法、心不全、重金属中毒	慢性的低アルブミン（肝腎疾患）	手術、重篤な疾患など	外傷（多くは不明）

鑑別診断

- 爪床の色素病変はLMをつくらない。爪母基の病変のみがLMを形成する。爪床病変は爪甲下の斑点となるが、線条として育っていくことはない。爪床病変は灰色ないし茶色、あるいは黒色の斑点として認められる[6]。
- LMの症例では、常に爪下のメラノーマを鑑別する必要がある。LMの原因が明確でない成人においては生検を考慮する。爪郭や指尖部において爪甲に接する皮膚に色素沈着が及ぶ現象をハッチンソン徴候と呼び、爪のメラノーマの重要な徴候である（189章「爪の色素沈着をきたす疾患」参照）。
- 血腫がLM様にみえることがあるが、その場合は、色の異常が爪甲とともに移動し、近位端には爪半月が再出現してくる。爪甲にパンチ孔をあければ、その下部の異常が血腫によることを確認できる（192章「爪囲炎」参照）。
- ミーズ線、ミュルケ線は爪甲白斑症やボー線条と見誤られることがある。
  - ミーズ線は複数の白色の横線で、爪母基から生じ完全に爪甲を横切って広がる（図188-10）。これは重金属中毒や重篤な全身疾患に伴って生じる。
  - ミュルケ線は爪の横方向に走る白色の線条で、爪の血管床の異常を反映、慢性的な低アルブミン血症や腎疾患に伴って生じる（図188-11）。ボー線条と異なり、陥凹してはいず、爪の発育に伴って移動することもない。表188-1に、局所の外傷に起因する爪病変を全身疾患のそれと鑑別する際に役立つ臨床所見をリストアップした。
  - 爪甲白斑症はまた、局所性の白色爪甲真菌症、half-and-

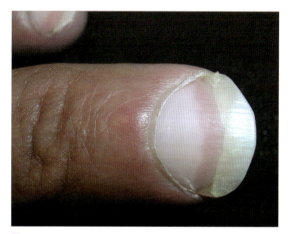

図188-12　half-and-half爪（リンジー爪）近位側が白色を呈し、遠位側がピンクであり、その境界は明瞭である。患者は44歳男性で、HIV陽性、C型肝炎と飲酒による肝硬変を有した。すべての指に同様の病変を認めた（Reproduced with permission from Richard P. Usatine, MD.）

half爪（近位側が白色を呈し、遠位側がピンクあるいは茶色を呈するもので腎不全においてみられる〈図188-12〉）、テリー爪（近位側が白色、遠位側が赤色を呈し、肝硬変例にみられる）との鑑別も要する。
- 嗜癖性爪変形においては、爪の異栄養症との鑑別を要する。正中爪変形では、爪の中央に縦に伸びる亀裂が生じ、そこから側方に枝のように亀裂が分枝するものである。
- 慢性爪周囲炎は爪郭近位部の炎症に起因し、嗜癖性爪変形に似る波状の爪の変形を生じる。慢性湿疹による炎症も同

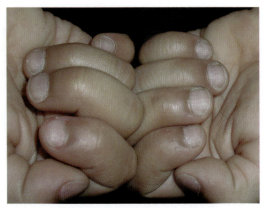

図188-13　8歳の健康な女の子に生じた二十爪異栄養症。すべての指の爪に等しく縦の線状が出現しており，爪の光沢が失われている。皮膚には異常を認めない（Reproduced with permission from Richard P. Usatine, MD.）

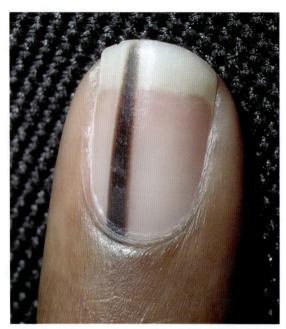

図189-1　黒色線条。爪の色素沈着を示す単一の黒色線が爪母領域に出現し，爪の先端まで伸びている。メラノーマを疑う。爪の近位において線が太くなっており，爪母におけるメラノサイトの病変が増殖していることを示す。この若い女性は生検を受け，その結果良性の母斑と診断された（Reproduced with permission from Richard P. Usatine, MD.）

様の変化を生じる。爪甲真菌症，ボー線条，乾癬による爪病変も嗜癖性爪変形に似る爪病変を生じる[7]。

- 二十爪異栄養症（図188-13）は原因不明の爪の異常で，小児期に発症し発育とともに徐々に寛解していく。縦に走る細かい隆起が生じ，爪の光沢が失われる。手指に現れ足の指にも生じて，20本すべての指の爪に生じる。

治療

▶ **非薬物療法**

爪鉤彎症では，定期的に爪を削ぎ落とすことが有効である。

▶ **薬物療法**

フルオキセチンが嗜癖性爪変形に有効であるとの報告がある[8]。SOR **C**

▶ **外科療法**

爪鉤彎症では，爪床を外科的に切除することがある。SOR **C**

【E. J. Mayeaux, Jr., MD】
（渡辺重行　訳）

189　爪の色素沈着をきたす疾患

症例

アフリカ系アメリカ人の医学生が，1年前から右人示指の爪に黒色の線を認め，他の指には生じていないことを心配して来院した（図189-1）。黒色部位を生検したところ，良性の母斑であった。

概説

爪の色素沈着は，黒色線条や炎症反応，良性のメラノサイトの増殖，黒子，薬剤，内分泌疾患などの良性疾患に由来することが多いが，爪下に生じたメラノーマが原因となることもある。それゆえ，良性なのかそれとも悪性疾患由来なのかを見極めることは難しい。

黒色線条は爪甲に黒い線を生じる代表的な良性疾患である（図189-1，図189-2）。黒線は1本の指だけでなく複数の

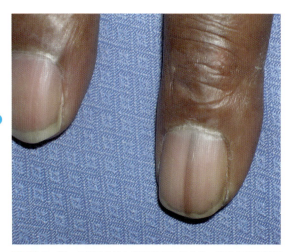

図189-2　単一の指に生じた黒色線条の拡大像。線の色が半透明であることに注目（Reproduced with permission from E. J. Mayeaux Jr, MD.）

指に及ぶこともあり，色調も淡い茶色から黒色まで多岐にわたる。幅は様々であり（多くは2～4 mmの範囲），境界は明瞭なこともあれば不明瞭なこともある。

別名

末端部黒子様黒色腫-末端黒子型黒色腫，爪下メラノーマは爪に生じたメラノーマである。

疫学

- 黒色線条は皮膚の色素濃度が濃い人種に多く認められる。アフリカ系アメリカ人では20歳以上の77％，50歳以上の

189章 爪の色素沈着をきたす疾患　709

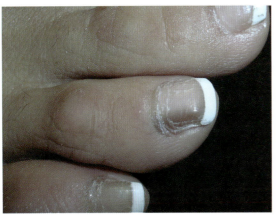

図189-3　単一の趾に生じた黒色線条。生検で色素変化はメラノサイトの活性化もしくは黒子と一致し、黒色の皮膚を持つ人種に頻繁に起こる（Reproduced with permission from Richard P. Usatine, MD.）

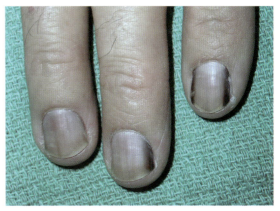

図189-4　陰茎癌の転移に対する化学療法に続発した黒色線条（Reproduced with permission from Richard P. Usatine, MD.）

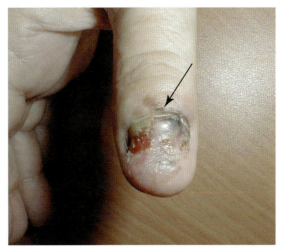

図189-5　爪甲の破壊と潰瘍化を伴う母指の末端黒子型黒色腫。爪郭の近位における色素沈着に注目（ハッチンソン徴候）。メラノーマを強く示唆する（Reproduced with permission from Dr. Dubin at http://www.skinatlas.com.）

100％に黒色線条が認められる[1),2)]。日系人では10〜20％程度である。黒色線条はヒスパニック系や他の皮膚色素の濃い人種ではよく認められるが、白人ではその頻度は少なく約1％程度である[1)]。
- メラノーマは米国における癌の原因で第7位である。爪下メラノーマは比較的珍しく、メラノーマの患者の0.7〜3.5％を占めるのみである[3)]。

病因／病態生理

- 黒色線条は爪から生じ、メラニン色素が爪甲内に沈着することで起こる。色素沈着はメラニン合成が増えること、もしくはメラノサイトの数が増えることが原因といわれている。爪甲の背側に生じた沈着は近位の爪の爪母から生じたと考えられる一方、腹側に生じた沈着は先端の爪母から生じたと考えられている。爪の遠位端に正対して観察すると、沈着が腹側なのか、それとも背側なのかがわかりやすい（ダーモスコピーを使用するとよい）。
- 黒色線条は慢性的な外傷でも引き起こされ、特に母趾に認められやすい。
- 乾癬、扁平苔癬、アミロイドーシス、限局性強皮症などの皮膚疾患による炎症が爪に波及すると、まれに黒色線条を引き起こす。
- 黒色線条を生検したときに、良性疾患であるメラノサイトの過形成（黒子）は成人では9％、子どもでは30％に認められる（図189-3）[4)]。
- 母斑は成人の黒色線条の12％を占めるが、子どもではその割合が50％となる。2/3の症例では茶色から黒色の病変であり、1/3では爪周囲の着色（良性の偽ハッチンソン徴候）を認める。
- ある種の薬剤、特に抗癌剤や抗マラリア薬（メパクリン、アモジアキニン、クロロ-キン）なども黒色線条をきたす（図189-4）。
- アジソン病やクッシング症候群、甲状腺機能亢進症や末端肥大症などの内分泌疾患も黒色線条の原因となりうる。
- 黒色線条の患者をみたときには、常に爪下メラノーマを鑑別に入れなければならない（図189-5〜図189-9）。しばしば良性病変と悪性病変を見分けるのは困難である。ともに母指や人示指から生じるだけでなく、肌の色が濃い人種に発生しやすい。
- 成人において黒色線条の原因がわからない場合には、生検がすすめられる。表189-1に爪下メラノーマの診断に役立つヒントを列挙した。爪下メラノーマの患者は外傷歴があることが多く、その病歴が時として診断を誤らせることがある（図189-8、図189-9参照）。
- ハッチンソン徴候は色素沈着が爪郭や指先を含む皮膚まで進展しているものをいい、爪のメラノーマを示唆する重要な徴候である（図189-5〜図189-7参照）[6)]。
- 偽ハッチンソン徴候は良性疾患である人種差による黒色症に続発する爪郭の近位部周囲における黒色の色素沈着をあらわし、メラノーマではない（図189-10）。また、黒色線条の色素が透けてみえる甘皮のことを指す場合もある。外傷や薬剤による色素沈着も偽ハッチンソン徴候を呈することがある。
- 爪下メラノーマの45〜60％は手に認められ、多くは母指に生じる（図189-5〜図189-8参照）[4)]。足の爪下メラノーマは主に母趾に生じる。爪下メラノーマが生じる年齢の中

710　第14部　皮膚

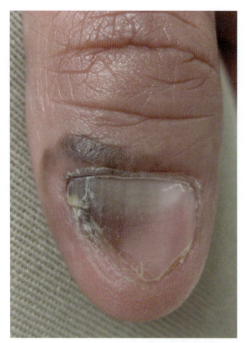

図189-6　ハッチンソン徴候が明確な母指の末端黒子型黒色腫。爪にある色素沈着した線が幅3mmを超えていることに注目（Reproduced with permission from Robert T. Gilson, MD.）

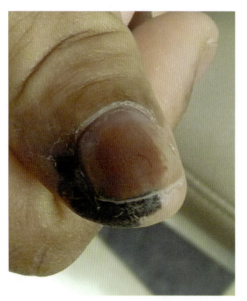

図189-7　爪郭に及ぶ黒色の過剰な色素を示すハッチンソン徴候が明確な母指の末端黒子型黒色腫。爪にある明るい茶色の線の幅が3mmを大きく超えていることに注目（Reproduced with permission from Ryan O'Quinn, MD.）

央値は60～70歳代であり、性差はない[5]。

危険因子

表189-1に爪下メラノーマを示唆する所見をまとめた。

診断

爪下メラノーマを診断に役立つ所見の頭文字をとったABCDEFという語呂あわせがある。

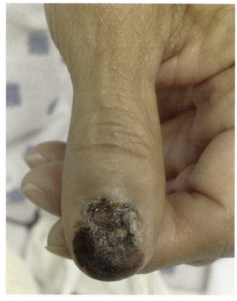

図189-8　爪の外傷歴で受診した患者の爪組織のメラノーマ。診断の遅れが致死的なので、爪の損傷が起きた後の爪の変化の持続を無視しないことがとても重要である（Reproduced with permission from Sandra Herman, MD.）

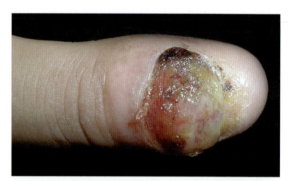

図189-9　37歳女性における小指で成長している結節型黒色腫。衣装箪笥に小指を挟んだ後に、爪の下に黒色点が生じたのが始まりだったと患者は述べた。改善しなかったので彼女は医療機関を受診し、事の重大さに医者が気づくまで、爪真菌症と爪囲炎を疑われ治療されていた。ただちに生検が行われ、高い分裂指数と潰瘍を伴う深さ3mmを超える肥厚した結節型黒色腫が判明した。センチネルリンパ節生検と近位指節間関節で指の切断が行われた（Reproduced with permission from Richard P. Usatine, MD.）

- Aはageを指し（発症率のピークを示すのは40～60歳代）、またメラノーマ症例全体において1/3を占めるAfrican American、Asian、Native AmericanのAでもある。
- Bは色調を示すbrown to blackと、大きさを示すbreadth of 3 mm or more（3 mm以上の大きさ）を意味する。
- Cはchangeであり、爪の色調変化と、適切な治療で色調が元に戻らないことをいう。
- Dは好発のdigit（指）を意味する。
- Eはextension of the pigmentで、近位もしくは横の爪郭にまで及ぶ色素沈着（ハッチンソン徴候）のことである。
- Fはメラノーマや母斑の異形成の家族歴を指すfamilyや既往歴を指す。

▶ 典型的分布

主に把握するときに使う母指、人示指、中指に黒色線条や

表189-1 黒色線条が爪下メラノーマを示唆する診断につながる手がかり

- ハッチンソン徴候（証明されるまではメラノーマを意味する）
- 単一の指
- 60歳代より高齢の場合
- 健康だった爪甲で急速に成長した場合
- 急激な黒色変化もしくは幅が広くなること（黒色線条の形態の変化）
- 母指，指示指，母趾
- 指の外傷歴
- 皮膚の色素が濃い患者，特に母指や母趾に生じた場合
- 鮮明ではなくぼやけた辺縁
- 悪性黒色腫の既往
- メラノーマのリスクが高い患者（家族性異型多発母斑黒色腫〈FAMM〉症候群など）
- 部分的な爪の構造異常や爪の消退などの爪ジストロフィー

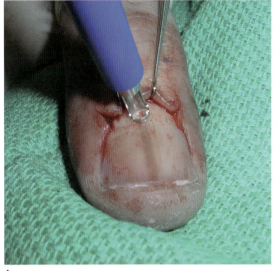

A

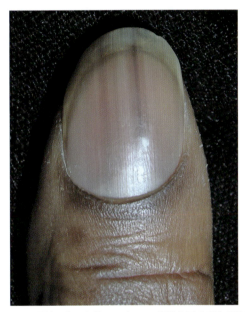

図189-10 黒人に生じた偽ハッチンソン徴候を示す良性の黒色線条（メラノーマではない黒色症に続発した指の付け根側の爪郭周囲に生じた黒色の色素沈着）(Reproduced with permission from Richard P. Usatine, MD.)

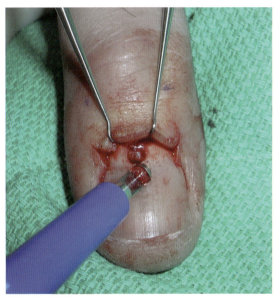

B

図189-11 A：黒色線条が新しく生じた若い男性に対し，爪母の生検を行うために指の付け根側の爪郭を反転している。3 mmほどのパンチ生検を末梢側の爪母の位置にある黒色線条の根本で行う。B：3 mmほどのパンチ生検で病理に提出する組織を得た。結果，黒色線条はメラノサイトの過形成と判明した(Reproduced with permission from Richard P. Usatine, MD.)

メラノーマが生じるが，他の指や足にも生じうる。

生検

爪の色素消失に対する確定診断には，爪母の生検が必要である。皮膚の色素が濃い人種や半透明の黒色線条を複数の指に認める患者は経過観察だけでよい場合もある。白人において黒色線を認めた場合には生検がすすめられる。3 mm程度のパンチ生検を爪母にある黒色線の最も濃い部分に対して行う（図189-11）。非典型的なメラノサイトの過形成に対する組織学的な診断では，病変部位をすべて取り切る必要がある。

鑑別診断

- 爪床の色素病変は黒色線条を引き起こすことは珍しく，爪の下に灰色から茶色，もしくは黒色の点としてみられる。
- 爪下にできた血腫は黒色線条と間違えやすいが，爪甲の半月を越えて色素が広がることが特徴である。爪甲に穴をあけることで爪床を観察でき，色素の状態を適切に把握することができる（194章「爪下血腫」参照）。

治療

非薬物療法

良性の黒色線条には薬物療法は行わない。

紹介，入院

爪下メラノーマの治療では母指の場合，母指指節間関節でSOR Ⓑ，他の指では近位もしくは遠位指節間関節でSOR Ⓒ，趾では中足趾節関節で切断することもある。in situメラノーマの場合，爪全体を取り除くことで指が温存できることもある（図189-9参照）。リンパ節や内臓器への転移をきたした場合には化学療法が推奨される。

予後

stage Iの爪下メラノーマであれば5年生存率は約74%であり，stage IIでも40%程度である。予後を決定する因子には，診断時のstageのほかにClark分類やアフリカ系アメリカ人，潰瘍の有無がある。

フォローアップ

黒色線条は爪組織におけるメラノーマを示唆する場合があるので，生検や慎重な経過観察が非常に重要である。メラノーマが疑われた場合には迅速な生検が望まれる。爪床や爪床の色素になんらかの変化があった場合にはすみやかに知らせるよう，患者に伝えておき，その場合には生検を考慮する。

【E. J. Mayeaux, Jr., MD／Richard P. Usatine, MD】

（大矢和正　訳）

190 趾の陥入爪

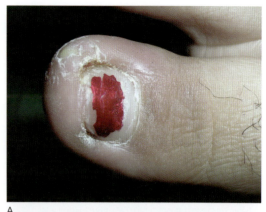

症例

34歳の女性が右趾の腫脹と疼痛を主訴に来院した（図190-1）。2週間前から右趾の爪郭内側に疼痛と発赤，腫脹を認めていた。瀉痢塩を塗って様子をみていたが改善しなかった。麻酔後に爪を部分的に取り除き，同時に爪母にフェノールを塗布して陥入爪（onychocryptosis）の再発を予防した（図190-1B）。

概説

陥入爪は小児と成人に認められるありふれた疾患である。不快感や障害が強く患者は治療を強く求める。

別名

巻き爪，陥入爪，刺爪として知られている。

疫学

多くの患者は陥入爪で受診せず，報告の義務もないことから頻度は不明である。特に母趾に起こりやすく，まれではあるが出生時から認めることもある。

病因／病態生理

陥入爪は爪甲が外側に伸びて爪郭を貫通し，皮膚を傷つけることで発症する。爪郭の皮膚が穿孔すると疼痛や炎症が起き浮腫や発赤をきたす。病状が悪化すると，瘻孔や感染，潰瘍が起こる。外側の爪郭が肥大し，肉芽組織が爪甲や爪郭を越えて広がることで潰瘍皮膚が治癒していく。爪溝に爪甲が食い込むような状況により，陥入爪が引き起こされる（図190-1 参照）。

危険因子

- 遺伝的な要因[1]。
- サイズのあわない靴。
- 外側の爪甲の過剰な切除。
- 巻き爪（図190-2）。

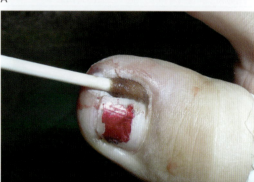

図190-1　右母趾の側面に生じた陥入爪。A：手術前。B：趾の爪を部分的に切除し，フェノールにて爪母を処理している（Reproduced with permission from Richard P. Usatine, MD.）

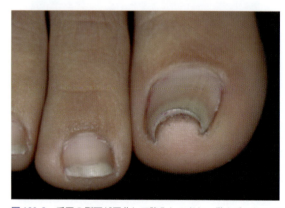

図190-2　爪甲の側面が屈曲して陥入しており，巻き爪になっている。この状態では陥入爪にかかりやすい（Reproduced with permission from Richard P. Usatine, MD.）

- 外傷。
- 蹴ったり走ったりするスポーツ。
- 多汗症。
- 幅の広い爪甲。
- 先天的な指の変形。
- 爪甲の過度な彎曲。
- 爪の変形をきたす爪甲真菌症など。

診断

▶ 臨床所見

病歴，身体所見

臨床所見で診断がくだされることが多く，診断が困難な症例は少ない．特徴的な徴候や症状としては疼痛や浮腫，滲出液，肉芽組織があげられる．

▶ 典型的分布

母趾に主に認められ，爪を噛む癖がなければ指に生じることは少ない．

鑑別診断

- 蜂窩織炎：爪郭を越えた発赤や疼痛，腫脹を認める（122章「蜂窩織炎」参照）．
- 爪囲炎：爪郭に発赤や膿を認める（192章「爪囲炎」参照）．

治療

陥入爪の治療は，年齢と病変の度合いによって決まる．

▶ 非薬物療法

- 軽度から中等度の痛みで滲出液がない場合は，1日に3回温水に20分浸し，外側の爪郭を押して爪甲から離す[2]．SOR **C**
  - 他の対症療法には，コットンを外側の爪甲の下に挟み込んだり，外側の爪甲を切断して整えたりすることがある．
- 副木や，販売されている器具を含め対症療法には多くの種類がある．米国で認可されている器具には形状記憶合金（SMA）や銅－アルミ－マンガンやニッケル－チタンでできた合剤などがある[3)〜5]．

▶ 薬物療法

- 明らかに感染しているときに経口抗菌薬が使用される場合があるが，研究では抗菌薬使用は完治までの期間の短縮や術後合併症の軽減に寄与しないことが報告されている[6]．SOR **A**
- 中程度から高力価のステロイドを温浴後，局所に使用することが炎症を治療する目的で行われることがあるが，多くの場合必要ではない．
- 爪剥離や爪母処理を施す場合は，疼痛管理が必要となる．
- 手術に際し，指の麻酔をするときには（図190-3），エピネフリン入りのリドカインを使用することが安全で効果があると報告されている[7]．

▶ 手術

- 保存療法で治らない場合や程度のひどい場合（広い範囲の発赤や肉芽組織，膿）には，手術が必要となる[8),9]．SOR **C**
- 手術では部分的もしくは全部の爪甲を切除して引き抜く．外側の爪郭に接している爪甲を取り除くだけで済む場合が大半である（図190-4）．SOR **C**
- 陥入爪を再発した場合には爪母を処理することがあり，爪甲の除去とフェノールによる爪母の処理を同時に行い，陥入爪の再発を90％減少させることができる（図190-5）[8)〜10]．SOR **A**
- 陥入爪に対する手術療法について調べたコクランレビューによると，フェノール処理を併用した爪剥離処置の方が，使用しない場合に比べて再発予防に効果がある[10]．しかしながら，術後の感染リスクは爪剥離処置のみの場合に比べて5倍程度に上昇するといわれている[10]．

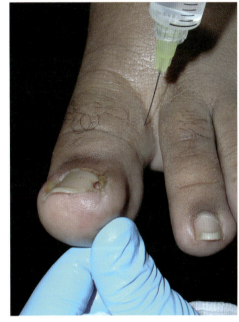

図190-3　陥入爪に対する爪剥離を行う前に指麻酔を施行している．エピネフリン入りの麻酔薬で指麻酔を行うこともあるが，この症例では2％リドカイン単独の麻酔薬を注射している（Reproduced with permission from Richard P. Usatine, MD.）

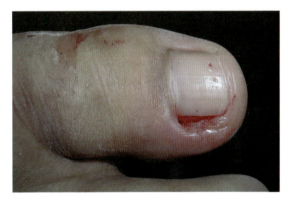

図190-4　陥入爪に対して爪剥離を行った後の母趾（Reproduced with permission from Richard P. Usatine, MD.）

- フェノールを使用して爪母を処理することが多いが，10％水酸化ナトリウムを使用する場合もある．陥入爪への薬物処理に関する研究では，治療成功率はフェノールでも水酸化ナトリウムでも95％程度であったと報告されている[11]．SOR **A**
- ある研究によると，フェノール処理を行った部分的爪剥離は，爪母切除と部分的爪剥離をした場合より効果があった[12]．術後創部に対する抗菌薬の使用は再発や感染のリスクを軽減させず，また，フェノールの使用は爪母切除に比べて感染率を上昇させることもなかった[12]．SOR **B**
- 電気手術による切除では，高周波装置や切除用に工夫された電極棒がついた装置を備えた器具が用いられる（図190-6）．SOR **C**

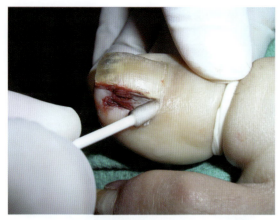

図 190-5　陥入爪の再発を予防するために，フェノール処理にて爪母を破壊している．ターニケットを使用してフェノール処理中の出血を抑えていることに注目

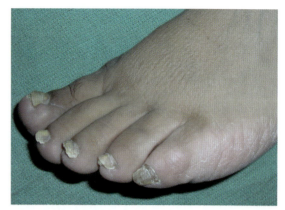

図 191-1　29 歳女性のすべての趾に発症した爪真菌症．爪下角化症に伴い爪甲が肥厚して変色していることに注目．また，モカシン分布を示す足白癬も合併していた(Reproduced with permission from Richard P. Usatine, MD.)

を希望している．範囲は爪甲全体に及び，爪下角化症をきたしている．患者は足白癬があることを知らなかったが，細かい鱗屑を足底に認め，モカシン型に分布している白癬菌感染を示す皮膚変化を足の横側まで認めた．KOH を用いた爪下にある組織の検鏡では菌糸を認めた．患者には肝臓病の既往やリスクはなく，経口真菌薬を 3 カ月間投与することとなった．

概説

爪真菌症(onychomycosis)は皮膚糸状菌，酵母，非皮膚糸状菌などの様々な真菌による爪の感染症のことを指す．単独から複数の趾や指が感染する．趾の爪真菌症では多くが皮膚糸状菌によって引き起こされるが，指の爪真菌症では酵母が主な原因である．爪真菌症では爪甲や爪母を含む他の爪組織に感染を起こすこともある．

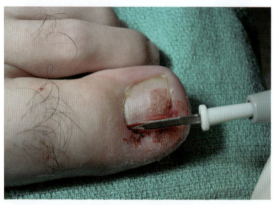

図 190-6　側面の爪母を電気手術処置にて処理している．これにより爪の幅が狭くなり，陥入爪の再発率が減少する(Reproduced with permission from Richard P. Usatine, MD.)

別名

爪真菌症は爪水虫や爪白癬，爪の皮膚糸状菌症と同じ意味である．

疫学

- 爪真菌症は北米では 2〜13％の罹患率であると報告がある[1]．
- 多くの患者(7.6％)は趾のみの感染であり，0.15％の患者だけが爪指のみの感染を起こす[2]．
- 爪白癬の有病率は 4〜18％と多岐にわたる[3,4]．
- 多くは成人に認められるが，子どもにも起こりうる．

フォローアップ

術後は 3〜4 日後にフォローアップし，蜂窩織炎に注意する．

患者教育

- 横爪郭への損傷を少なくするために，正しい爪の切り方を知ることが重要である．水平に爪を切る前に，横爪甲の横の部分が横爪郭を越えて伸びることができるようにする．
- 再発を抑えるためにも，先があまりにも尖っている靴は避けるように伝える．

【E. J. Mayeaux, Jr., MD】
（大矢和正　訳）

191　爪真菌症

症例

1 年前からの肥厚し変色した趾指の爪を主訴に来院した 29 歳の女性（図 191-1）．サンダルを履くことが恥ずかしく治療

病因／病態生理

- 皮膚糸状菌は指や趾における感染の一番の原因である．
- 非病原性のカビやカンジダ属も爪甲に感染しうる（図 191-2）．
- 皮膚糸状菌症（爪白癬）は 3 つの病型がある．遠位爪甲下と近位爪甲下，それに表在性白色型である．
- 遠位爪甲下と近位爪甲下型の爪真菌症のほとんどが *Trichophyton rubrum* によって引き起こされる（図 191-3）．
- 表在性白色型の爪真菌症では *T. rubrum* による報告もあるが，たいていが *T. mentagrophytes* による（図 191-4）．

191章 爪真菌症　715

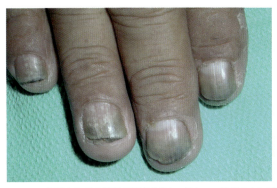

図191-2　切除した爪の培養で確定された albicans 以外のカンジダ属による爪の感染（Reproduced with permission from Richard P. Usatine, MD.）

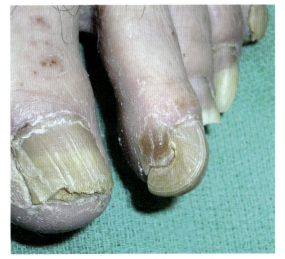

図191-3　重大な爪真菌症で，真菌感染により母趾に爪下角化症，第2趾に爪甲鉤彎症（牡羊の角状爪）が起きている。培養では T. rubrum が陽性となった（Reproduced with permission from Richard P. Usatine, MD.）

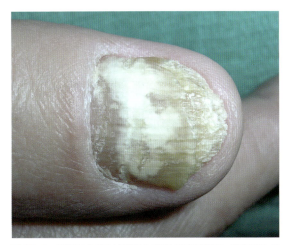

図191-4　母指に生じた表在性白色型の爪真菌症。培養では T. mentagrophytes が陽性となった（Reproduced with permission from Richard P. Usatine, MD.）

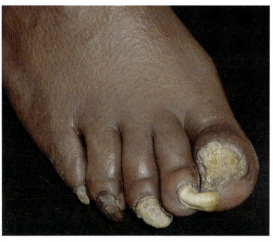

図191-5　HIV 陽性の男性に起きた広範な爪真菌症で，すべての趾の爪が感染している。第2趾には真菌の感染に続発した爪甲鉤彎症（牡羊の角状爪）が認められる（Reproduced with permission from Richard P. Usatine, MD.）

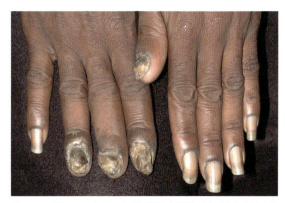

図191-6　図191-5と同一のHIV陽性の男性では，10本の指のうち4本で真菌感染症が起きている（Reproduced with permission from Richard P. Usatine, MD.）

- 酵母爪真菌症では Candida albicans による指への感染が最も一般的だが，カンジダ以外による感染もみられる（図191-2参照）。

危険因子

- 白癬[5]。
- 外傷は感染しやすい状態をつくるだけでなく，爪の変形をきたし，爪真菌症との診断が難しくなる[5]。
- 高齢者[5]。
- 水泳[5]。
- 糖尿病[5]。
- 爪真菌症を患っている家族との同居[5]。
- エイズにみられるような免疫不全状態（図191-5，図191-6）[6]。

診断

▶ 臨床所見

- 遠位爪甲下型の爪真菌症で来院することが最も多い。
- 遠位爪甲下型の爪真菌症では，爪の遠位にある彎曲部から徐々に爪甲全体にかけて白や黄色，茶色の変色が始まり，

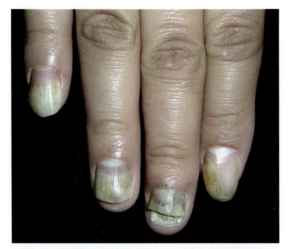

図191-7 29歳女性における指爪の遠位に感染した爪下真菌症。爪甲の近位部には問題はなく、遠位では著明な爪剥離が起きている（Reproduced with permission from Richard P. Usatine, MD.）

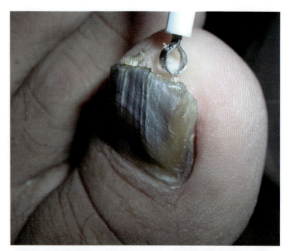

図191-8 爪真菌症を確定させるため、キュレットを用いて爪下角化症の検体を適切に採取している。爪が黒色に変色しており、鑑別診断としてメラノーマを考慮することが重要である（Reproduced with permission from Richard P. Usatine, MD.）

ゆっくりと甘皮へ達する。爪甲と爪床の間にあるケラチンの屑が変色の原因となる（図191-1，図191-3，図191-7）。
- 近位爪甲下型の爪真菌症では遠位爪甲下型と同様の進行を示すが、甘皮の近くの爪に感染して遠位に広がっていく。これは主に重症な免疫不全患者に起こる（図191-5参照）。
- 表在性白色型の爪真菌症では、鈍い白色点が爪甲の上に現れる（図191-4参照）。最終的に白色点はすべての爪甲に広がる。白色部位はやわらかく、軽く削り取ると鱗屑を生じ、検鏡や培養に用いることができる。

典型的分布

爪感染は単独の趾に起こることもあるが、多くは同時期に複数の趾に起こる。免疫不全患者では趾や指の爪に同時に感染することもある（図191-5〜図191-7参照）。

検査所見

- KOH検鏡と培養：切除した爪、削り取った爪下角化症の皮膚検体はKOHで処理して検鏡や、サブロー培地で培養検査を行う。削り取る場合にはスライドの角や外科用メス、キュレットを用いる（図191-8）。
- 皮膚糸状菌の試験培地（DTM）培養はサブロー培地の代わりに使用されることがある。DTMは安価であり、培養を医師のオフィスで行うことができる場合は結果が3〜7日で判明する。皮膚糸状菌が成長すると培地の色が黄色から赤色へ変色する。DTMを用いた培養では変色した場合にただちに判断する必要がある、というのも数週間後には腐性菌が陽性になってしまい、擬陽性となるからである。DTM培養では特定の病原体を同定することはできないが、皮膚糸状菌感染の治療では種類にかかわらず同様の治療がなされるため問題はない。DTM培養の検出力はサブロー培地と同様の相関を示す[7]。
- 爪切除：切除された爪検体は真菌を調べるためにホルマリン固定し、PAS染色を施される。この染色はKOH検鏡や培養に比べ感度がよい。

診断方法の比較

- 2003年のWeinbergらによる研究では、KOH、Bx/PAS、培養による感度は各々80%、92%、59%であった。特異度は72%、72%、82%であり、陽性的中率は88%、89.7%、90%であった。陰性的中率は58%、77%、43%であった。
- 2007年のHsiaoらによる爪真菌症の診断に関する研究では、KOH、PAS、培養に対する各々の感度は87%、81%、67%であった。陰性的中率は、50%、40%、28%であった。KOHが優れている理由としては、検鏡の前に爪検体を20% KOHに30分からそれ以上に浸けられていたからだと考えられている[9]。
- KOHとPAS染色では、的確に処理され判読できれば検出力は同等である。KOHはより安価であり、その結果を患者が来院している間に伝えることができる。KOHが陰性でも爪真菌症を疑うのであればPASを2nd lineとして施行するとよい。

鑑別診断

- 爪の外傷は爪の変色と肥厚をきたしうる。特にランナーの母趾の爪にみられる。爪真菌症の診断の前に、爪の外傷について尋ねると鑑別に役立つ。爪真菌症はしばしば母趾の爪から始まるが、たいてい他の趾に感染が広がっていく。単一の趾のみが変形している場合には外傷によるものであることがしばしばある。
- 乾癬や扁平苔癬による爪の変化は、特に爪が厚くなって変色した場合に爪真菌症と間違えやすい。爪甲の凹みは乾癬によくみられるが、真菌の乾癬の特徴ではない。乾癬を持つ患者が爪真菌症を患うことはありうることで、真菌検査は爪の変化が爪真菌症によって引き起こされたものかどうかを判断する際に役立つ（193章「爪乾癬」参照）。
- 緑膿菌の爪感染：緑膿菌が感染すると、爪甲が淡い青緑色に変色する（図191-9）。
- 黒色爪：爪甲全体もしくは一部に黒色の線が入ることを指す。黒色変化は投薬や外傷、良性メラノーシス、母斑、メラノーマ、爪真菌症によって引き起こされる（図191-10）（189章「爪の色素沈着をきたす疾患」参照）。
- 白色爪：爪の近位に生じた白色点や白色線が進行すると、表在性白色型と混在しやすい（188章「爪の正常変異」参照）。

191章 爪真菌症

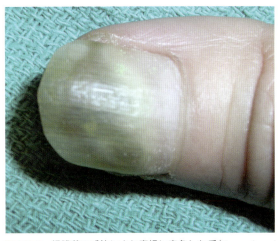

図191-9 緑膿菌の感染により青緑に変色した爪（Reproduced with permission from Richard P. Usatine, MD.）

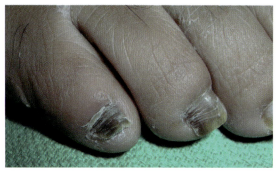

図191-10 この患者は黒色線条といわれていたが，爪真菌症の症状も持ちあわせていた。削った爪でKOH検鏡を行ったところ爪真菌症と診断された。黒色爪はテルビナフィンで爪真菌症を治療すると改善した（Reproduced with permission from Richard P. Usatine, MD.）

表191-1 爪真菌症に用いられる薬剤

薬剤	小児投与量	成人投与量	治療期間	治療成功率
グリセオフルビン（グリフルビンV）	15～20 mg/kg/日	500 mg 1日1回経口	4～9カ月(f)，6～12カ月(t)	60%±6%
テルビナフィン（ラミシール）	10～20 kg：62.5 mg/日 20～40 kg：125 mg/日	250 mg 1日1回経口	6週間(f)，12週間(t)	76%±3%
テルビナフィン（ラミシール）パルス*	—	250 mg 1日2回 1週間/月	2カ月(f)，3カ月(t)	NR
イトラコナゾール（スポラノックス）	—	200 mg 毎日1回	6週間(f)，12週間(t)	59%±7%
イトラコナゾール（スポラノックス）パルス	<20 kg：5 mg/kg/日 1週間/月 20～40 kg：100 mg 毎日1週間/月	200 mg 1日2回，もしくは5 mg/mg/日カプセル1週間/月	2カ月(f)，3カ月(t)	63%±7%
フルコナゾール（ジフルカン）	3～6 mg/kg 1週間に1回	150 mg 1週間に1回	12～16週間(f)，18～26週間(t)	48%±5%
8%シクロピロクス ネイルラッカー（ペンラク）	—	爪と周辺5 mmの範囲に毎日	48週まで	約7%

NR：記録なし
*：爪真菌症に対する治療としてFDAの認可は下りていない
(Data from Harrell TK, Necomb WW, Replogle WH, et al. Onychomycosis：improved cure rates with itraconazole and terbinafine. J Am Board Fam Pract. 2000；13(4)：268-273；Bell-Syer S, Porthouse J, Bigby M. Oral treatments for toenail onychomycosis. Cochrane Database Syst Rev. 2004；(2)：CD004766；Crawford F, Hart R, Bell-Syer S, et al. Topical treatments for fungal infections of the skin and nails of the foot. Cochrane Database Syst Rev. 1999；(3)：CD001434；Havu V, Heikkila H, Kuokkanen K, et al. A double-blind, randomized study to compare the efficacy and safety of terbinafine(Lamisil)with fluconazole(Diflucan)in the treatment of onychomycosis. Br J Dermatol. 2000；142(1)：97-102.)

- 爪甲基部の自傷性皮膚症：爪自身に病変はないが爪甲が波打ち，膨隆する（188章「爪の正常変異」参照）。

治療

- 爪真菌症の治療はなかなか困難である。多くのクリームやローションは爪甲に浸透せず，爪郭の炎症を抑える以外にあまり効果がない。
- 皮膚糸状菌球（爪甲の下に集積した皮膚糸状菌や細胞の屑）による爪甲の圧迫が引き起こす疼痛を軽減する目的で外科的に剥離することがある。感染は典型的には爪母や爪床に生じるので，シクロピロクスを用いた局所もしくは全身療法をしない場合では，容易に再発する。SOR Ⓒ
- 光線療法を用いた爪真菌症の治療が再び脚光を浴びている。爪真菌症に対して紫外線療法や近赤外光不活性化治療，光線力学療法，光熱アブレーション治療が研究されている[10]。爪真菌症の治療におけるレーザーや光線療法の適応に関してさらなる研究が望まれる。Pinpointe FootLaserが2011年の2月に爪真菌症の治療に対して認可された。SOR Ⓒ

薬物療法

- 経口療法（表191-1）はテルビナフィンにジェネリックで安価なものが発売されている現在，高価なものではなくなっている。
- コクランレビューによるとテルビナフィンはグリセオフルビンに比べて効果があり，治療をしないよりもテルビナフィンとイトラコナゾールを用いる方が効果があると報告がある[11]。SOR Ⓐ
- テルビナフィンの場合，趾の爪真菌症に対して1日250 mgを3カ月間使用し，指の爪真菌症では2カ月間の投与を行う[11]。SOR Ⓐ
- 他のコクランレビューでは2つの臨床試験にて，プラセボと比較してシクロピロクスを含まない局所療法では治療効果がなかったと報告している[12]。SOR Ⓐ
- テルビナフィンは長期にわたる治癒率に優れており，1日使用量で換算した場合の治療効果が最も優れている[6,11]。SOR Ⓐ
- イトラコナゾール（スポラノクス）は薬物相互作用が多く，パルス療法は通常量での治療と同等の効果があるが，パル

ス療法を行った場合にはテルビナフィンよりもコストがかかってしまう。テルビナフィンを用いても，皮膚糸状菌以外の真菌によって引き起こされた爪真菌症の治療に効果がなかった場合には，イトラコナゾールの使用を考慮する。
SOR **C**

- フルコナゾール（ジフルカン）は，爪真菌症の治療に対して現在では米国食品医薬品局（FDA）から認可を取り消されており，他の経口薬より効果があるわけではない[6),13)]。
SOR **B**

- 1週間ごとの爪掃除とヤスリがけに加えて8%シクロピロクスネイルラッカー（Panlac）を毎日使用することは，軽度から中等度の爪真菌症に対してFDAが認可している局所療法である。2つの無作為化比較試験（RCT）を含むメタ解析によると，治療成功率はシクロピロクスを用いた群で8%，溶媒のみ用いたコントロール群で1%であった[14)]。低い治療成功率であるものの，患者の多くは治療によりある程度の改善は認めていた。経口抗菌薬を使用できない患者に対しては，この局所療法は施行する余裕があれば1つの選択肢となりうる。

- アモロルフィンは皮膚糸状菌や酵母，真菌に効果のある局所抗真菌薬で，オーストラリアや英国では処方箋がなくとも購入できるが，米国では認可されていない。5%アモロルフィンネイルラッカーは，爪真菌症での単剤治療薬として用いられてきた。ディスポーザブルのヤスリを用いて爪の表面を削りアルコールで拭き取った後に，1週間に1回5%アモロルフィンネイルラッカーを使用する。1週間に1回5%アモロルフィンネイルラッカーを6カ月間使用すると，臨床的に38%，真菌の同定検査で46%の患者で改善を認めた。5%アモロルフィンネイルラッカーは治療成功率を上げるために経口抗菌薬と組み合わせることもある[15)]。

▶ 補助療法，代替療法

- おびただしい数の補助療法，代替療法がインターネット上には溢れているが，それらのほとんどが臨床的に効果はないか，あっても限定的である。

- Mentholated chest rub-Mentholated chest rub（Vicks Vapo-Rub）による爪白癬症の治療効果に関するデータは乏しい。18人を対象にした研究によると，感染した爪に毎日48週間この薬剤を使用した場合には，4人（22%）の患者で臨床的にも真菌の同定検査的にも改善がみられた[16)]。これらの薬剤は有害な作用を起こすことはなさそうであるが，爪真菌症に対して使用を推奨するにはさらなる臨床試験が必要である。

予防

患者教育として，特にスポーツクラブや公衆浴場での履物の使用で感染する可能性が高いと伝えることが重要である。

予後

治療を施さなければ感染が自然軽快することはほぼない。糖尿病や免疫不全患者では，爪真菌症により細菌の二次感染を引き起こすリスクが増す[17)]。

フォローアップ

肝臓の病気を持たない患者では，治療期間中に肝機能をルーチンに計測する必要性はない。しかしながら，テルビナフィンの製造業者が治療前にアミノトランスフェラーゼを計測し，治療中は肝障害についてモニターするよう推奨していることから，多くの臨床医は治療前と治療中に肝機能をフォローアップしている。

患者教育

治療を開始しても1年間は爪の状態は正常には戻らないことを患者に伝えるべきである。治療を継続するにつれて正常の爪が生えてくる。爪甲の近位に正常にみえる爪が生えてくれば，治療の完遂までもう少しである。

【E. J. Mayeaux, Jr., MD】
（大矢和正 訳）

192 爪囲炎

症例

41歳の女性が3日前から続く人示指の爪甲の横における疼痛と発赤，圧痛を認め来院した。この24時間で小さな膿瘍が爪の縁に出現した（図192-1）。インフォームドコンセントの後に，指の麻酔が施行された。この急性爪囲炎に対して，外科用メスの11番を使用して切開とドレナージを行い治療した（図192-2）ところ，大量の排膿を認めた。医師の指示どおり指を1日4回消毒したところ，2日後には指の状態は改善し，培養で黄色ブドウ球菌（*Staphylococcus aureus*）が陽性となった。排膿が治療として重要である。

概説

爪囲炎（paronychia）は，爪郭に生じた局所的かつ皮膚表層の感染や膿瘍のことを指す。この疾患は手における身近な感染症の1つで急性でも慢性でも起こりうる。急性爪囲炎ではたいてい爪郭に疼痛を伴う膿瘍を形成する。慢性爪囲炎は6週間以上継続した周囲炎と定義され，典型的には近位もしくは横の爪郭に発赤や圧痛，腫脹が生じる。たいていは非化膿性であり，治療が困難である。

疫学

爪囲炎は手における感染で最も頻度が多く，米国ではすべての手の感染の35%に達する[1)]。

病因／病態生理

- 爪囲炎では爪郭と爪甲の隙間が破綻したり，爪郭の皮膚が穿孔したりして病原微生物が侵入することによって引き起こされる[2)]。

- 急性爪囲炎の一番の原因菌は黄色ブドウ球菌であり，それにレンサ球菌や緑膿菌が続く（図192-1～図192-5）。

- 慢性爪囲炎は炎症部位から頻繁に同定されることから，慣例的に *Candida albicans* によって引き起こされると考えられてきた（図192-6，図192-7）。他の珍しい例としては非結核性抗酸菌やグラム陰性桿菌があげられる。慢性爪囲炎では少なくとも湿疹の過程が関与しており，カンジダ感染は二次的なものであるという証拠が研究結果として報告さ

192章 爪囲炎 719

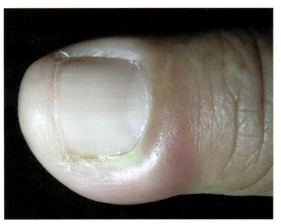

図192-1 41歳女性に指の爪に発症した有痛性の急性爪囲炎。化膿を示唆する小さな白色から黄色の領域を伴う腫脹と紅斑に注目 (Reproduced with permission from Richard P. Usatine, MD.)

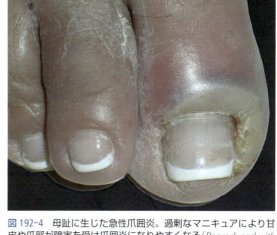

図192-4 母趾に生じた急性爪囲炎。過剰なマニキュアにより甘皮や爪郭が障害を受け爪囲炎になりやすくなる (Reproduced with permission from Jennifer P. Pierce, MD.)

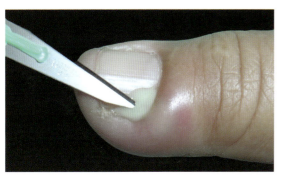

図192-2 図192-1の症例に対し11番の外科用メスを用いて切開と排膿を行った。石灰部位から溢れ出てきている膿に注目 (Reproduced with permission from Richard P. Usatine, MD.)

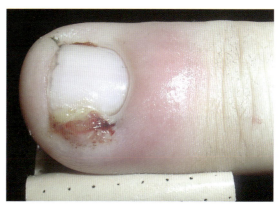

図192-5 指先の蜂窩織炎を伴う急性爪囲炎で、肉芽組織が形成されている。ささくれを処理しようとして感染した (Reproduced with permission from Richard P. Usatine, MD.)

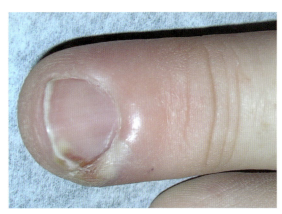

図192-3 指を噛む癖により生じた急性爪囲炎。横爪郭から近位の爪郭まで達する膿瘍に注目 (Reproduced with permission from E. J. Mayeaux, Jr., MD.)

癖，執拗なマニキュア (図192-6 参照)，さかむけ (図192-5 参照)，外傷やつけ爪によって引き起こされる[2]。

- 小児は爪を噛んだり指をしゃぶったりするので，口腔内の常在菌が指に直接感染し急性爪囲炎になりやすい。
- 慢性爪囲炎になりやすい人の特徴としては，刺激物質やアルカリに繰り返し曝露があることや慢性的に手が湿潤になっていることがあげられる。パン職人やバーテンダー，家政婦や皿洗いは慢性爪囲炎を発症しやすい。
- 糖尿病患者や免疫不全患者，経口ステロイド使用者では爪囲炎のリスクが増す。
- レトロウイルス療法，特にインジナビルやラミブジンを使用した場合には爪囲炎の罹患率が上昇する[4]。
- つけ爪でも爪囲炎の発症に関連しているといわれている[1]。

診断

▶ 臨床所見

- 急性爪囲炎の患者は局所の疼痛と圧痛を主訴に来院する。爪郭は紅斑や発赤をきたし，膿を生じる (図192-1〜図192-5 参照)。肉芽組織が爪郭にそって認められ，蜂窩織炎を伴うことがある (図192-5 参照)。
- 慢性爪囲炎では近位や横の爪郭が発赤や圧痛を認め，疼痛

れている[3]。
- 治療せずに慢性爪囲炎を長引かせていると，爪甲が隆起し，うねりなどを伴うようになる (図192-6，図192-7 参照)。

危険因子

- 急性爪囲炎は一般的に爪を噛む癖や (図192-3 参照)，吸指

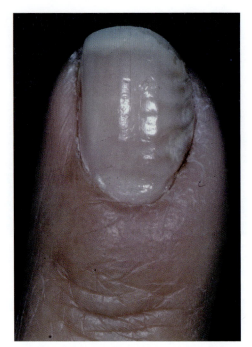

図192-6 慢性爪囲炎。爪甲の横から広がる溝が慢性炎症の結果として形成されていることに注目(Reproduced with permission from Richard P. Usatine, MD.)

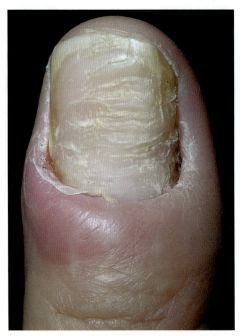

図192-7 カンジダ属による慢性爪囲炎が横に広がる溝を形成し爪が変形している(Reproduced with permission from Richard P. Usatine, MD.)

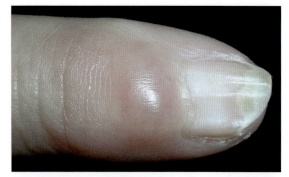

図192-8 指に生じた粘液嚢胞が無痛性の腫脹を爪郭にきたしている。粘液嚢胞により爪母が圧迫され，爪の一部がぎざぎざになっている(Reproduced with permission from Richard P. Usatine, MD.)

鑑別診断

- 粘液嚢胞は近位と横の爪郭に無痛性の腫脹をきたすが，爪囲炎と混同しやすい(図192-8)。粘液嚢胞では爪の変形をきたすこともある。
- 刺爪(陥入爪)では爪床に対して爪甲が過大になる。横の爪郭に圧がかかり，有痛性の炎症を引き起こす。この状態を爪囲炎と呼ぶこともあるが，爪郭の感染によって引き起こされる爪囲炎とは異なる(190章「趾の陥入爪」参照)。
- グロムス腫瘍は持続性のひどい疼痛をきたし，爪甲が挙上され青みを帯びるように変色する。爪半月がぼやけることで爪囲炎と間違えやすい。
- ヘルペス性ひょう疽は単純ヘルペスウイルス(HSV)感染によって引き起こされ，急に水疱や膿疱，ひどい浮腫，紅斑や疼痛をきたす。水疱に対してTzanckテストを施行すると多核の巨大な細胞が認められ，ウイルス培養ではHSVが陽性となる(128章「単純ヘルペス」参照)。
- ひょう疽：爪囲炎と鑑別が必要であり，指の腹に感染する。指先の腹にひどい疼痛や腫脹，紅斑が起こることが特徴である。
- 良性や悪性新生物は初期には発赤や腫脹で出現するので，慢性爪囲炎が既存の治療で反応しない場合には常に除外する必要がある。

治療

▶ 非薬物療法

- 膿瘍形成のない軽度の急性爪囲炎では，温浴20分間を1日に3〜4回行う[2]。SOR C
- 膿瘍などが形成されている場合にはドレナージが必要である[6]。SOR C ドレナージは指麻酔の元で施行する。感染した爪郭は爪甲の縁に対して平行方向に外科用メスで切開され排膿される(図192-2参照)。1日に4回の温浴を行い，すべての膿を出し切るまで創部が閉創されないようにする[7]。温浴の間には接着性の絆創膏を用いて爪郭を保護する。蜂窩織炎が起こらないかぎり抗菌薬は必要ない。SOR C

▶ 薬物療法

- 単純な爪囲炎には抗生剤は必要ないが，蜂窩織炎や改善しない場合には黄色ブドウ球菌をターゲットにした経口抗菌薬を使用する(ジクロキサシリン500 mgを1日3回。セファレキシン500 mgを1日2〜3回，7〜10日間。エリス

を伴う腫脹をきたす。小さな膿や膿瘍が集簇することがあるが，典型的には発赤や腫脹のみである。やがて爪甲は肥厚して変色し，著しく水平に畝状に隆起する(図192-6，図192-7参照)[5]。

ロマイシン 333〜500 mg を 1 日 3 回。もしくはアジスロマイシンを初日に 500 mg 投与し，その後 4 日間は 250 mg，1 日 1 回）。SOR Ⓒ
- 吸指癖のある小児や爪を噛む癖のある患者，抗菌薬投与の適応となる患者では嫌気性菌のカバーが必要である。クリンダマイシンやアモキシシリン-クラブラン酸は口腔内の菌によって引き起こされた感染症に対して効果がある[8]。
- 慢性爪囲炎に対する長期の治療では，まずは長い時間の水への接触や，爪の外傷，吸指などの感染しやすい状況を排除することから始まる。局所への抗真菌薬（ミコナゾールやケトコナゾール）による治療や，局所のステロイドは効果的であると報告されている[2),3)]。SOR Ⓑ 経口の抗菌薬はたいてい必要ない[2)]。

予防

- 清潔な爪切りを用いてささくれを半月様にし，趾の爪は指先に沿って平滑に整える。
- 爪甲や横爪郭を噛まない。
- 長時間にわたって手を湿潤環境にさらさないようにする。手を頻回に洗浄しなければならないなら，抗菌作用のある石鹸を使用して清潔なタオルでしっかりと手を乾燥させ，抗菌作用のある保湿剤を使用する。汗や水滴から守るため，防水加工の手袋の下に綿の手袋を使用する。
- 病原体に曝される危険性のあるときには，ゴム手袋やラテックスフリーの手袋を使用する。
- 糖尿病の管理をする。
- 指の爪を清潔にする。
- 肌の保湿に気をつけ，ひび割れやあかぎれを起こさないようにする。

予後

爪郭は治療によって改善するが，慢性の爪甲に起こった変化は戻らないときがある。

フォローアップ

温浴を 1 日に 3〜4 回続けてもらい，切開やドレナージの数日後に感染が適切に軽快しているか確認する。

患者教育

爪囲炎を予防し改善させる処置を，患者に教えることが重要である。

【E. J. Mayeaux, Jr., MD】
（大矢和正 訳）

193 爪乾癬

症例

19 歳の男性が 4 年間に及ぶ複数の指の爪の変形を伴う尋常性乾癬を主訴に受診した（図 193-1）。患者が特に気にしていたのは最近になって第 5 指が緑色に変色してきたことである。

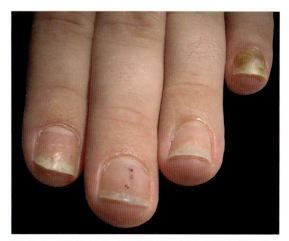

図 193-1 爪乾癬であり，油滴徴候（第 2 指）と点状陥凹（第 2 指と第 3 指），爪剥離（第 2，第 4，第 5 指），緑膿菌感染（第 5 指）を認めている（Reproduced with permission from E. J. Mayeaux Jr, MD.）

概説

乾癬は様々な臨床症状を示す遺伝性の皮膚疾患である。世界中で数百万の人が罹患している[1)]。爪の合併症も一般的であり，審美的に多大な影響を与える。

疫学

- 爪の合併症は乾癬患者全体の 30〜50％に認められ，乾癬患者の 90％が生涯のうちで爪合併を起こすといわれている[1)]。多くの場合，爪の症状がある場合には皮膚の乾癬を伴うが，必ずしも症状のある爪の周りの皮膚が乾癬である必要はない。明らかな皮膚乾癬を伴わない爪乾癬（psoriatic nail）は乾癬患者の 1〜5％程度である。爪乾癬を持つ患者は関節炎のリスクが高いと考えられている[2)]。
- 乾癬患者にみられる最も一般的な爪の変化は，点状陥凹である（図 193-1〜図 193-3）。

病因／病態生理

- 乾癬では，爪母の角質層にある不全角化を起こした細胞のせいで，正常なケラチン化が起きていない[3)]。爪母の近位部は爪甲の表層部分を形成するため，この爪母に疾患が起こると点状陥凹をきたす（図 193-1〜図 193-3 参照）。この陥凹の大きさは点状から打ち抜き像まで様々であり，乾癬患者でなくても起こりうる。
- 爪母の縦方向に向かって疾患が起こると，爪が縦方向に窪んだり二分されたりする（図 193-2 参照）。爪母の横方向に向かって疾患が起こると，成長が止まったことを示す 1 本もしくは複数の線（ボー線）がみられる（188 章「正常爪の種類」参照）。爪母の中間層が乾癬の影響を受けた場合には，爪白斑が生じたり，爪甲の構造が破綻したりする。
- 角質層の肥厚化を伴う爪床の不全角化は，爪床の変色を引き起こし，サーモンスポットもしくは油滴徴候を認めるようになる[3)]。
- 爪下皮にある不全角化を起こした細胞による落屑は爪剥離症を引き起こし，細菌や真菌の感染症に至ることがある[4)]。

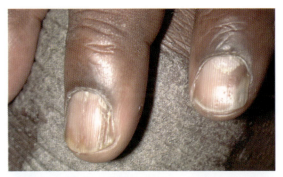

図193-2 点状陥凹や爪剥離，油滴徴候，爪甲縦条が認められる爪乾癬。爪の上に銀色のプラークがある（Reproduced with permission from Richard P. Usatine, MD.）

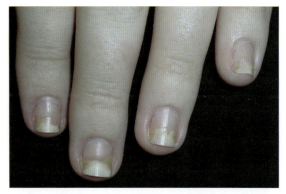

図193-4 若年女性に発症した爪剥離と油滴徴候を伴う爪乾癬。爪甲の末端は爪床から離れており，その離れている部分では明るい茶色に爪が変色している（Reproduced with permission from Richard P. Usatine, MD.）

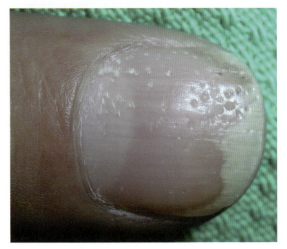

図193-3 爪乾癬の患者に認められた点状陥凹と爪剥離（Reproduced with permission from Richard P. Usatine, MD.）

危険因子

- 皮膚の乾癬。
- 乾癬性関節炎。
- 爪組織の外傷。
- 乾癬の病状悪化。

診断

▶ 臨床所見

- 爪乾癬の診断は，皮膚の乾癬に伴って特徴的な爪所見が認められれば，たいていは困難ではない。点状陥凹や爪剥離が最も一般的な所見である（図193-3 参照）。
- 爪乾癬と爪真菌症はしばしば臨床検査だけでは鑑別できない。下爪皮の乾癬では爪下の角化亢進や抹消の爪剥離を引き起こし（図193-4，図193-5），外傷はこの過程を促進しうる。カンジダ属や緑膿菌の二次感染が起こることがある（図193-1，図193-5 参照）。
- 爪床の爪乾癬では局所的な爪剥離が認められ，しばしば紙に垂らした油滴状に現れる（油滴徴候）（図193-2～図193-5 参照）。これはサーモンパッチとも呼ばれる。
- 広範囲にわたって主爪母が障害された場合には爪の組織構造が破綻し，横方向もしくは縦方向に溝が生じる（図193-6）。

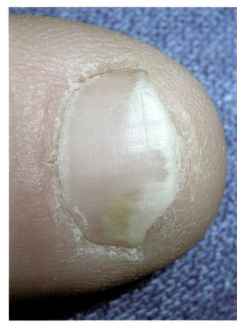

図193-5 爪の遠位部分で爪剥離が起こり，近接して油滴徴候が認められる爪乾癬（Reproduced with permission from Richard P. Usatine, MD.）

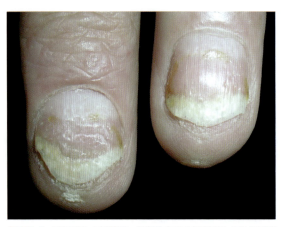

図193-6 爪剥離や点状陥凹，横（縦）方向の溝が認められる爪乾癬（Reproduced with permission from Richard P. Usatine, MD.）

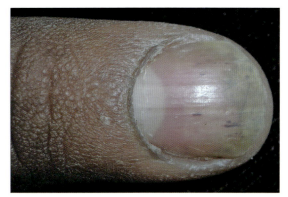

図193-7　乾癬の患者の爪に発症した著明な線条出血(Reproduced with permission from Richard P. Usatine, MD.)

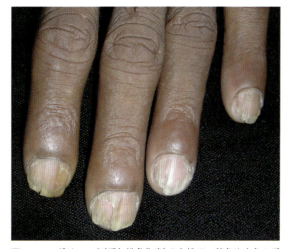

図193-8　ダリエー病(毛包性角化症)の女性で，茶色や白色の爪甲縦条や爪甲の末端に切れ込みがみられる(Reproduced with permission from Richard P. Usatine, MD.)

- 乾癬は皮膚血管の拡張と蛇行を引き起こし，末梢血管が破綻することで爪床の線状出血をきたす。血管外に漏出した血液は，爪床とその上に覆いかぶさる爪甲の間にある縦方向の窪みに落ち込み，爪甲に沿って外側へ伸びていく(図193-7)。爪乾癬における線状出血は皮膚のAuspitz signと同じ作用で生じる。

検査所見

KOH検鏡と真菌培養により診断に至ることが多いが，臨床状態と検査結果が一致しない場合には，爪甲の一部を切り取り，真菌染色(PAS染色)を行うことが必要である[5]。乾癬と爪真菌症が同時に起こることもありうる。

生検

悪性腫瘍が疑われる場合を除き，爪組織の生検は減多に必要ない。

鑑別診断

- 爪真菌症は乾癬でも起こる遠位部の爪剥離と角化症を引き起こし，爪白癬と乾癬が同時に生じていることがある(191章「爪真菌症」参照)。
- ダリエー病(毛包性角化症)は常染色体優性遺伝病で角化異常を引き起こし，上皮細胞同士の接着が障害される病気で

ある。典型的には10代で発症し，角化した黄色から茶色の脂っぽい丘疹が癒合して脂漏性の分布を示す疣贅様のプラークを生じる。爪には赤や白の縦に沿った線や爪下の角化症，爪の遠位端の切れ込みを生じる(図193-8)。この疾患の進行過程は慢性で長期間に及ぶ。
- 円形脱毛症もまた点状陥凹を引き起こす。一般的に乾癬では陥凹は不規則で広範囲に生じるが，円形脱毛症では規則的かつ幾何学的な配置で浅層に整った陥凹が生じる(185章「円形脱毛症」参照)。
- 新生物や形成異常の病気では，乾癬様の爪の変化が単独の爪に生じる。ボーエン病や扁平上皮細胞癌，尋常性疣贅では孤立性の爪下，もしくは爪周囲の疣贅を生じ爪甲の破壊を伴うことがある。生検により確定診断に至る。

治療

▶ 非薬物療法

- 爪乾癬はしばしば難治性で治療に抵抗性を示す。標準的な治療を確立するほどの十分な研究結果はまだない。
- 外傷による爪剥離の悪化や，爪の下に異物が蓄積するのを防ぐために爪は短く整えておく[3]。SOR **C**
- 爪磨きは爪組織の変形をうまく隠すのに非常に重要である[6]。SOR **C**
- 爪甲のバフ研磨は爪表面の欠損を縮小させる[6]。SOR **C**

▶ 薬物療法

- 爪乾癬に対する特定の全身療法は確立されていない。爪乾癬に加えて皮膚の乾癬の病状が悪いときは全身療法が考慮される。
- 爪母が傷害された爪乾癬に対しては，病巣内のステロイド注射という治療法がある。3カ月ごとにトリアムシノロンアセトニド(0.4 mL，10 mg/mL)を爪床や爪母，もしくは近位の爪郭に指麻酔をした後に注射する[3,7]。SOR **A** 爪下の角化症や溝の形成，肥厚は点状陥凹や爪剥離に比べて治療反応性がよく，少なくとも効果が9カ月持続するといわれている[7]。疼痛や爪周囲の脱色，爪下血腫，萎縮に対しても治療効果があるとの報告がある[3]。
- 爪下の角化症や遠位の爪剥離，油滴状変化を含む爪床の疾患では，爪床に近接した横爪郭にも注射が必要となる。爪甲があることや爪下皮がある場所では疼痛がひどいことから，爪床に直接は注射できない。萎縮や爪下血腫が合併症として起こりうる。
- ある研究によると，1%フルオロウラシル溶液，もしくは5%クリームを6カ月間，1日2回爪母領域に投与すると，陥凹や角化症が改善するが，爪剥離は悪化するといわれている[3]。SOR **B**
- 局所的にカルシポトリオールを用いることが爪下の角化症に対して効果的かもしれない[3,8]。SOR **B**
- タザロテンによる密閉療法を24週間行うと，爪剥離と点状陥凹が改善する可能性がある[3]。SOR **A**
- Felicianiらによる一重盲検法で行われた研究によると，爪乾癬の治療において経口シクロスポリンと局所のカルシポトリオールを用いた併用療法は，シクロスポリン単剤の治療より効果があったと報告されている[9]。
- 0.4～2.0%アントラリン軟膏を30分間塗布して洗浄する治療は，爪剥離や爪下角化症に効果があるといわれ，点状陥凹も改善させる可能性がある[3]。SOR **B**

- 3～6カ月にわたるナローバンドUVBとソラレンUVA光線療法は皮膚の乾癬には効果があるが，爪乾癬に関して効果は不明確である[3]。
- アシトレチンやメトトレキサート，シクロスポリンは爪乾癬に対して効果がある[3),10]。SOR B
- レチノイドの全身療法はしばしば膿疱性乾癬に効果があり，早期に治療を開始することで爪が関連した慢性の瘢痕化を予防することができる。

予防

- 湿潤環境での作業や，皮膚刺激作用のある物質を使用する際には手袋を装着し皮膚や爪への障害を最小限に抑える[11]。
- 爪を短く整え，爪による傷を生じないようにする。
- ドライスキンや鱗屑が生じた場合には皮膚軟化剤を使用する。
- 爪の美容処置の際に微小な傷が生じ，病勢の悪化をきたす恐れがある。慎重かつ丁寧に甘皮を整え，爪下の堆積物をきれいにするような練習が必要となる。

予後

爪乾癬では典型的には瘢痕化が起こらないので，爪は変化しても元に戻る。重症の膿疱性乾癬では例外として爪の変形が残る可能性がある。

フォローアップ

皮膚の乾癬とあわせてフォローアップが必要である。

患者教育

- 爪乾癬は審美的な面で問題となる。患者によっては，点状陥凹や爪剥離に対して爪磨きやつけ爪が使用される。履物によって圧迫が強くなり爪下の角化症が煩わしくなった場合には，圧を逃すために爪を削る場合がある。
- 爪を切る際には，爪床に強固にくっついている部分までしっかりと爪を切り整えるようにして，爪床と爪甲の癒着が悪化しないようにする。仕事中は手袋をつけ，爪への障害を小さくする。爪の隙間を過剰に掃除したり掻爬したりすることで皮膚が痛み感染を起こすことがあるので，避けるように伝える。

【E. J. Mayeaux, Jr., MD】
（大矢和正 訳）

194 爪下血腫

症例

22歳の女性が来院前日にアイロンを趾の上に落とし，あるクリニックに来院した。趾は安静時でも痛みがあり，歩行時に疼痛の悪化を認めた（図194-1）。このエピソードで生じた爪下血腫はドレナージが必要であったが，そのクリニックには電気焼灼装置がなかった。クリップを折り曲げて直線上にし，鉗子で保持しつつガスバーナーで熱した。クリップに力を入れて爪へ押しつけると，爪甲に穴があき血液が自然に流れ出てきた（図194-2，図194-3）。これにより血腫による圧

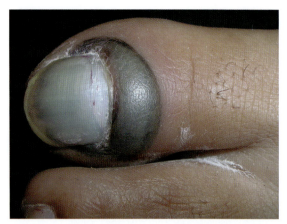

図194-1 アイロンを趾に落として1日経った急性爪下血腫。安静時にも疼痛があり，歩行により疼痛は悪化する（Reproduced with permission from Richard P. Usatine, MD.）

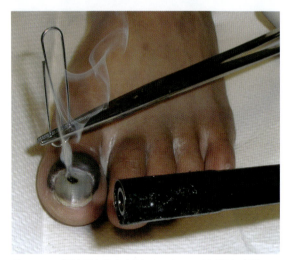

図194-2 爪下血腫を治療するため，クリップを鉗子で保持しつつガスバーナーで熱して爪に穴をあけている（Reproduced with permission from Richard P. Usatine, MD.）

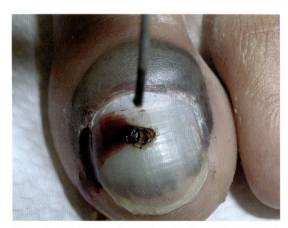

図194-3 熱したクリップで爪甲に穴をあけ，自然に血液が排出された。これにより血液による組織の圧迫が解除され，疼痛はすみやかに軽快する（Reproduced with permission from Richard P. Usatine, MD.）

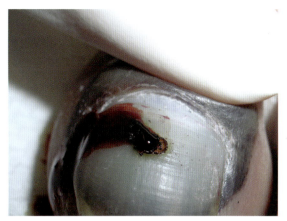

図194-4 爪甲に穴をあけた後，爪郭の近位部を軽い力で押すと簡単に血液が排出される(Reproduced with permission from Richard P. Usatine, MD.)

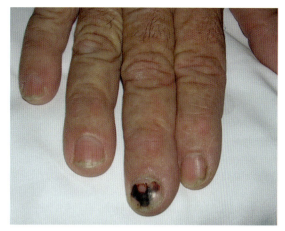

図194-5 長きにわたって爪の変色をきたしていたが，パンチ生検で爪甲の生検を行い爪下血腫と診断された(Reproduced with permission from E. J. Mayeaux, Jr., MD.)

迫が解消し，疼痛が軽減された。残存した血液は爪甲の近位部を押すことで排出した（図194-4）。骨折の可能性を危惧したが，患者は健康保険を保持しておらず，その場でX線は撮像しない方針となった。趾の状態は経過良好であり，X線はその後も撮像されなかった。

概説

爪下血腫（subungual hematoma）（趾や指の爪の下に溜まった血液）はケガとして一般的である。典型的には末節骨へ衝撃が生じることで起こる（例：道具で打ちつける，ドアに挟む，どこかぶつけるなど）。衝撃によって爪母や爪床で出血し，結果として血腫を形成する。典型的には爪甲下部の青黒い変色を伴った拍動性の疼痛を主訴に来院する。爪下血腫には問題がない場合（爪組織や爪甲に異常がない状態），もしくは指や爪甲に多大な損傷が生じている場合がある[1]。患者は時として誘引となる外傷に気づいていないことがある（例：きつい靴のなかで擦れていることなど）。

疫学

爪下血腫は小児や成人に一般的な外傷である。

病因／病態生理

- 外傷は爪母と爪床の出血を引き起こし，それにより爪下血腫を形成する（図194-1〜図194-5）。
- 多くの場合，血腫は爪甲を越えて広がり，半月様の縁を近位側に形成する。時折，血腫は繰り返される出血により移動しないことがある。広がって動かなくなった場合は血腫として疑わしい。爪甲のパンチ生検を行うと，爪甲から離昇している爪下血腫が黒い線状として現れる。
- 爪下血腫の合併症として爪剥離症や爪変形（たいていは図194-6のように縦裂を形成している），感染があげられる。合併症は来院が遅くなった場合や，骨折がある場合に合併症が起こりやすくなる[2]。

診断

● 臨床所見

患者は，血腫が進行することで生じた拍動性の疼痛と爪下の青黒い変色を主訴に来院する。爪に穿孔術を施すと，ほと

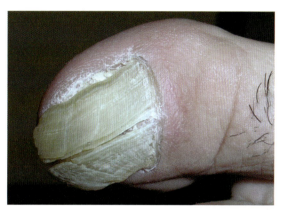

図194-6 母趾が負傷し，数年後に爪が割れたかのような変形（爪甲層状分裂症）が生じた(Reproduced with permission from Richard P. Usatine, MD.)

んどの患者で疼痛が急速に軽快する（図194-3 参照）。

● 画像検査

外傷の契機や臨床状態で，末節骨や遠位指節間関節内の骨折が疑われた場合には，画像検査を行う。SOR C

鑑別診断

- 爪床母斑：爪床や爪母における無変化，もしくはゆっくりと成長する無痛性の黒色点。
- 黒色線条：爪母から爪甲に向かって伸びる無痛性の黒色の線（189章「爪の色素沈着をきたす疾患」参照）。
- 爪下メラノーマ：爪母に無痛性の黒色の線として出現し，爪甲に沿って伸びていく。時として近位の爪郭に色素沈着をきたす（ハッチンソン徴候）（189章「爪の色素沈着をきたす疾患」参照）。
- 線状出血：爪床に赤色の線状として出現し，心内膜炎より乾癬でよくみられる（193章「爪乾癬」参照）。
- 小児で慢性的，もしくは頻繁に爪下血腫が認められる場合には，虐待を念頭におかなければならない[3]。

治療

▶ 非薬物療法

爪下血腫は爪穿孔術によって治療され，血管外に漏出した血液を取り除き除圧することで疼痛が軽快する。爪下血腫を形成して48時間を超えた場合，ほとんどの血腫は凝固し疼痛は減弱しているため穿孔術は効果がない。SOR C

▶ 手術

爪穿孔術は，爪甲には神経が通っていないため疼痛を認めない手技である。加温された金属のワイヤーやクリップ（図194-2～図194-4 参照），電気焼灼装置，スペードビットのように回転させた太い針を用いて爪に穴をあけていく。これにより溜まった血液を排出する（図194-3，図194-4 参照）。あけた穴は，24～36時間は継続して血液を排出できるほどの大きさでなければならない。血液を排出している間，穴をあけた部分は滅菌されたガーゼで被覆し，1日ごとにガーゼを交換する。

▶ 薬物療法

- 爪郭に損傷のない爪下血腫において，予防的な抗菌薬投与は転帰に影響を与えないと報告されている[4]。SOR B
- 6～8時間ごとのイブプロフェン10 mg/kg（最大投与量800 mg）などの経口鎮痛薬は，指に疼痛があれば使用する。SOR C

▶ 紹介

- 血腫の範囲が爪の25～50％を超えた場合には，爪床の損傷がひどく末節骨骨折の尤度比が高いので，穿孔術より診察してから爪を取り除くことを推奨する者もいる[5),6)]。SOR C
- 損傷が深部に達する場合には，指麻酔をしてから爪甲を除去することで爪床を修復することができる[7]。SOR C

予後

爪下血腫の合併症として，爪剥離（爪床からの爪甲の離脱）や爪の変形，爪の喪失，感染があげられる。合併症は主に治療が遅れた場合に生じる。

爪穿孔術を施行した123人の患者を調べた後ろ向き研究では，85％の患者が治療結果を excellent もしくは very good と評価し，2％が予後不良であった（爪甲縦裂）（図194-6 参照），そして転帰と血腫のサイズや骨折，感染には関連がないと示された[2]。

フォローアップ

穿孔術の後は，患指の温浴を1日数回2日間行い，患部を被覆するよう伝えることが必要である。血液が再び貯留したり感染を示唆する徴候があった場合には，すみやかに再受診するように伝えるべきである。

患者教育

- 爪下血腫や爪穿孔術によって起こる合併症について，患者やその両親，保護者とよく話しあうべきである。
- 残存した変色部位は，爪の成長とともに消退していくことを患者に伝える。

【E. J. Mayeaux, Jr., MD】

（大矢和正 訳）

17節　色素の増加，光線性皮膚疾患

195 肝斑

症例

ラテンアメリカ系の若年女性が男児を出産。翌日，授乳しているところに主治医が訪れ，彼女の顔に肝斑（melasma）があることに気づいて尋ねた。彼女によると，最初の妊娠の際に顔に色素沈着が出現したが，今回の妊娠中に濃くなったようだとのことだった（図195-1）。視診では，斑状の色素沈着を両側頰部と上口唇に認めた（図195-2）。彼女はこの色素沈着が薄くなってほしいと思っていたが，この時点では治療を希望しなかった。

概説

肝斑とは，顔面や頸部の露光部にできる薄い茶色から濃い茶色の後天性の色素斑である。多くは妊娠や経口避妊薬などの性ステロイドホルモン製剤が原因となる。

別名

- しみ。

疫学

- 顔面など露光部の皮膚に生じる比較的よくみられる病変であり，妊婦の75％にみられるともいわれる[1]。
- 女性に多く（図195-1～図195-3），男性は全体の10％程度である。特にラテンアメリカ，東アジア，東南アジア系の女性（Fitspatrick 分類のスキンタイプⅣ～Ⅵ）で，紫外線の多い地域に多い[1]。
- 妊娠を契機に生じた肝斑は通常1年以内に色が薄くなるが，完全には消失しない[2]。妊娠のたびに目立つようになることがある。

病因／病態生理

遺伝的影響，紫外線への曝露，性ステロイドホルモンなどが主な原因である。

- 肝斑の詳細な原因は解明されていない。妊娠，経口避妊薬，遺伝，日光への曝露，化粧品の使用，甲状腺機能異常，抗てんかん薬など複数の要因が関与している[3),4)]。
- 妊娠や経口避妊薬に関係なく肝斑を生じた女性では，軽度の卵巣機能不全のような内分泌機能異常を呈することがある。
- 男性の肝斑（図195-4）の臨床的な特徴は女性と同様であるが，内分泌的要因が関与しているかは不明である[5]。

肝斑に関連する他の要因には，酸化リノール酸，サリチル酸塩，シトラール（香料の一種），保存料などの化粧品の成分や抗てんかん薬がある。内服薬や外用薬のなかには使用中に日光へ曝露されることで肝斑を増悪させるものもある。

危険因子

近年，324人の肝斑の女性を対象とした国際的な研究で，

195章 肝斑　727

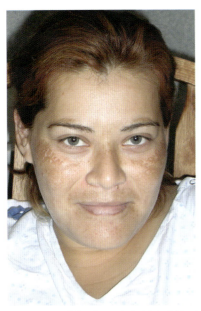

図 195-1　肝斑の典型的分布。第2子を出産した直後の女性。妊娠を契機に生じたものは妊娠性肝斑とも呼ばれる（Reproduced with permission from Richard P. Usatine, MD.）

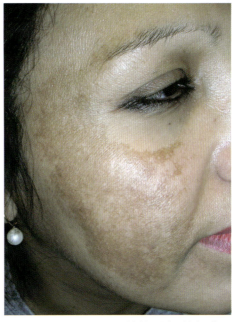

図 195-3　39歳のラテンアメリカ系女性。肝斑の治療目的に受診。色素沈着の範囲は眉に至るが，上口唇にはかからない。何年も妊娠しておらず，経口避妊薬も使用していない（Reproduced with permission from Richard P. Usatine, MD.）

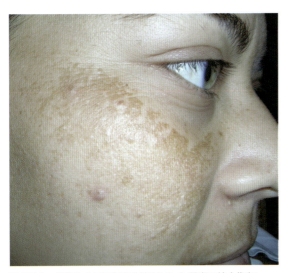

図 195-2　頬部と上口唇に色素斑を呈した肝斑の拡大像（Reproduced with permission from Richard P. Usatine, MD.）

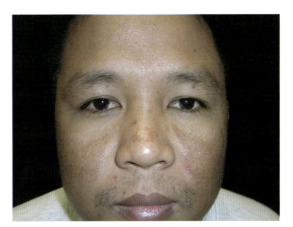

図 195-4　男性の肝斑（Reproduced with permission from Richard P. Usatine, MD.）

妊娠，経口避妊薬，家族歴，日光への曝露など以前から知られている要因が複合的に肝斑の発症に寄与していることが示された[6]。

診断

▶ 臨床所見

　肝斑の診断は臨床診断による。患者は顔面に色素斑を呈する（図195-1～図195-4 参照）。自然光では表皮型の肝斑は薄い茶色から濃い茶色にみえ，真皮型では青や灰色にみえる。
　肝斑は臨床的に4型に分類される。
1) 表皮型：色素沈着は通常薄い茶色であり，ウッド灯検査で正常皮膚とのコントラストが強調される。最もよくみられる型であり，脱色素治療で改善がみられやすい。

2) 真皮型：色素沈着が灰色や青みを帯びた灰色を呈し，ウッド灯検査で正常皮膚とのコントラストは強調されない。また脱色素治療は通常効果がない。
3) 混合型：色素沈着は通常濃い茶色を呈し，ウッド灯検査で正常皮膚とのコントラストが強調される部分もある。
4) 中間型：皮膚の色が濃い患者（スキンタイプⅤ～Ⅵ）にみられ，ウッド灯検査では分類できない。

▶ 典型的分布

　典型的には露光部に生じる。以下の3パターンが典型例である。
1) 顔面中心部（頬，前額部，上口唇，鼻，顎）。
2) 頬部（頬，鼻）。
3) 下顎（下顎枝）。

▶ 画像検査

ウッド灯検査が肝斑の分類に用いられる。しかし，外用薬の選択には寄与しない。

▶ 生検

組織学的には，メラノサイトの増生を認め，メラニンの過剰な沈着および背景に日光弾性症の像を伴う。どの層に病変があるかによって表皮型，真皮型に分類される。

鑑別診断

- 全身性エリテマトーデス（SLE）の頬部皮疹も肝斑も同様の蝶形を呈し，まぎらわしいことがある。肝斑は色素沈着性であり，SLE の皮疹は通常炎症性である。一般的に SLE では抗核抗体（ANA）が陽性となるが，肝斑では陰性である。ANA が偽陽性の場合は通常低力価であり，患者の所見は他の診断基準を満たさない（178 章「ループス―全身性病変，皮膚病変」参照）。
- 円板状エリテマトーデスは顔面の様々な部位に生じ，瘢痕化を伴う。皮膚限局型では ANA は陰性のことも多い（178 章「ループス―全身性病変，皮膚病変」参照）。
- 接触皮膚炎は急性期には炎症性であるが，炎症後色素沈着が肝斑とまぎらわしいことがある（144 章「接触皮膚炎」参照）。

治療

肝斑の治療は満足のいくものにならないことが多い[7]。治療法は外用薬やケミカルピーリングなど色々あるが，いずれも十分とはいえない。肝斑の治療は，患者が色素沈着で困っている場合に適応となる。日焼けどめはすべての患者で効果があり，第一選択によい。

治療に際しては，患者に現実的な治療目標を伝えることが重要である。治療で色素沈着が薄くなることはあるが，完全に消えることはない。

外用薬はいずれも接触皮膚炎，周囲の正常皮膚への色素沈着，炎症後色素沈着などの副作用を起こすことがある。トレチノインは妊娠中には使用しない。可能であれば経口避妊薬や他のエストロゲン・プロゲステロン製剤を中止する。

▶ 薬物療法

- ハイドロキノンは肝斑の脱色素治療に用いられる中心的な薬剤である[7]。SOR A　2～3％製剤は市販薬として入手できる（日焼けどめ成分を含有しているものもある）。処方薬では 4％製剤があり，日焼けどめ成分を含有しているものと，していないものがある。4％製剤のジェネリックには様々な容量や剤形があるため，処方箋をあまり厳密に記載すると不便になる。ハイドロキノン単剤よりも日焼けどめを併用した方が若干効果が高いようだが，合剤と別々の 2 剤で効果に差はない。SOR C
- ハイドロキノンは最初の 3 カ月間は 1 日 2 回使用し，その後 1 日 1 回に減らす。3 カ月間で効果が認められない場合は中止する。SOR C
- オクロノーシス（組織褐変症）：治療に伴って皮膚の色が濃くなってきた場合にはハイドロキノンを中止すること。オクロノーシスと呼ばれるハイドロキノンの副作用であり，皮膚に色素沈着をきたす。オクロノーシスは治療部位のみに起こるが，色素沈着が消退しないことがある[8]。
- ハイドロキノンは接触皮膚炎を起こすことがあり，顔の目立つ部位に使用する前に，目立たない部位で試すとよい。炎症を起こしている皮膚には，炎症後色素沈着をきたすため使用しない。
- 0.1％トレチノインのクリーム（Retin-A）は 1 日 1 回就寝前に使用する。2 つの臨床試験において，トレチノインはプラセボと比較して自覚的にも客観的指標でも有意に肝斑を改善したと報告されている[7]。SOR A
- トレチノインとハイドロキノンの併用は相乗効果があるといわれている。SOR C
- 4％ハイドロキノン，レチノイン酸，フルオシノロン（コルチコステロイド）の 3 剤の合剤クリーム（Tri-Luma）もあり，1 日 1 回就寝前，8 週間使用する[9),10]。SOR A　複数の臨床試験でハイドロキノン単剤よりも高い効果が示されている（ハイドロキノン単剤に比較して，3 剤合剤クリームの効果は相対リスク 1.58，トレチノインとハイドロキノンの 2 剤の効果は相対リスク 2.75）[7]。SOR A　副作用に皮膚刺激性があり，長期間は使用しない方がよい[9),10]。
- 3 剤合剤クリームは高価であり，4％ハイドロキノン，トレチノインクリーム，弱ステロイド外用薬を別々に処方した方が安価である。ステロイド外用薬はデソニド（Desonide）や 1％ヒドロコルチゾンが適当である。ステロイドは長期に使用すると副作用が出るため，8 週間以上使用しない方がよい。
- 20％アゼライン酸製剤は 2％ハイドロキノン製剤より有意に改善効果があるが，4％製剤には劣る[7]。SOR A
- コウジ酸や α ヒドロキシ酸（グリコール酸など）も肝斑の治療に用いられている。SOR C
- 外用薬の副作用は，皮膚刺激性，掻痒感，灼熱感などがあり，多くは軽症で一過性である[7]。SOR A

▶ 外科療法

- 脱色素療法で改善しない中等度から重度の肝斑には，ケミカルピーリングも選択肢となる。SOR C
- 皮膚剥離術（ダームアブレーション）は積極的な治療法として 1 つの選択肢である[11]。SOR C
- Q スイッチレーザー，インテンスパルスライト，フラクショナルレーザー治療はある程度効果があるが，炎症後色素沈着をきたしたり再発することがあり，通常は推奨されない[12]。SOR C

予防

色素沈着の進行を防ぐには日光曝露を可能な限り避けることが重要である。二酸化チタンや微粒酸化亜鉛，Mexoryl，Avobenzone（Parsol）など，幅広い波長から強力に保護する日焼けどめ（UVB・UVA カット）が重要である[13]。

フォローアップ

脱色素剤を使用する場合は外来で経過をみていくことが望ましい。定期受診で長期的にフォローアップし，日光曝露を防ぐ習慣を維持する。

患者教育

- 現実的な治療目標を設定する。
- 外用薬が皮膚に刺激になる場合には，使用を中止して受診させる。
- ハイドロキノン治療を 3 カ月間行っても効果がない場合に

は中止する。
- 皮膚の色素沈着が悪化した場合には，治療を中止して受診させる。
- 脱色素剤は多くは保険適応とならない。ハイドロキノン製剤の価格には幅があり，費用を抑えたい場合には薬局間で比較してみるとよい。

【E. J. Mayeaux, Jr., MD／Richard P. Usatine, MD】
（内田卓郎 訳）

196 白斑，色素の脱失

症例

ラテンアメリカ系の男性が，2年前から手が白く変色していると内科の主治医に訴え（図196-1），治すために何かできることはないかと尋ねた。医師はその所見から白斑（vitiligo）と診断し，自分は最新の治療をよく知らないからとのことで，皮膚科に紹介となった。

概説

白斑は，後天的な表皮の色素脱失であり進行性である。白斑欧州対策委員会では，非分節型白斑を「後天的な慢性の色素異常症であり，白色でしばしば対称性の斑を特徴とし，通常経過とともに拡大する，表皮や毛包のメラノサイトの機能低下」と定義している。分節型白斑は同様に定義されるが，分布がデルマトームに一致した片側性であり，時に複数領域にわたる（図196-2）[1]。

別名
- 尋常性白斑。

疫学
- 世界的に全人口のおよそ0.5～2％に発症する[2),3)]。
- いずれの年代にも発症するが，10～30歳代に発症するのが典型的である[2)]。
- 男女差はない[2)]。
- 人種差はないとされるが，皮膚色の濃い人種で顕著である。

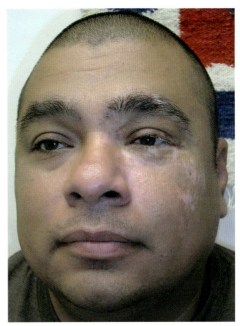

図196-2　顔面の日光皮膚炎の後に生じた分節型白斑。片側性であり，眉毛にも色素脱失を伴う点が重要である（Reproduced with permission from Richard P. Usatine, MD.）

病因／病態生理
- メラノサイトを破壊する自己免疫疾患である。
- 約30％の患者で遺伝的要素があるとされる。トルコ系の患者集団でToll様受容体遺伝子と白斑との関連が発見されている[4)]。
- 他の疾患や心理的ストレス，機械的刺激（ケブネル現象）によって発症・悪化することがある。

診断

▶ 臨床所見
- 辺縁不整で境界明瞭な脱色素斑である（図196-1，図196-2参照）。
- 脱色素斑はしばしば経過とともに癒合し，より大きな局面を形成する（図196-3，図196-4）。
- 脱色素斑は日光皮膚炎を起こしやすい（図196-5）。周囲の健常な皮膚が日焼けすると脱色素斑がより顕著になる。
- 白斑の標準的な評価方法はない。主観的な臨床的評価や，客観的評価に準じる方法（例：VASIスコアやpoint-counting法），肉眼的形態評価（例：自然光や紫外線を用いた視覚的評価，コンピュータを用いた画像解析），顕微鏡的形態評価（例：共焦点レーザー顕微鏡），客観的評価（例：ソフトウェアによる画像解析，色彩色差法，分光測色法）などの評価方法がある[5)]。総説論文では，VASIスコア，9の法則，ウッド灯（紫外線）が脱色素斑の程度，白斑の進行度を評価するのに適した方法であると述べられている[5)]。
- 白斑に関連した病態には以下のようなものがある。甲状腺疾患や抗甲状腺抗体[6),7)]，先天性母斑（白斑の有無の比較で6.2％ vs 2.8％という研究がある）[4)]，暈状母斑（Sutton母斑）[1)]，原発性開放隅角緑内障（57％で合併するとの症例報告がある）[8)]。

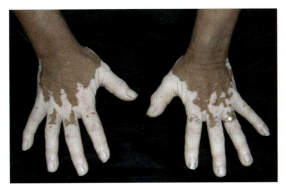

図196-1　ラテンアメリカ系男性の手に生じた白斑（Reproduced with permission from Richard P. Usatine, MD.）

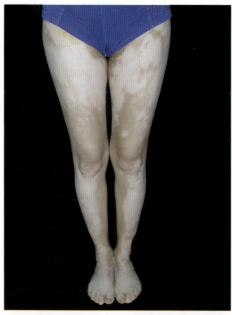

図196-3　ラテンアメリカ系女性の体表の50％以上を占める白斑。皮膚色の違いが目立たなくなるよう，健常皮膚の脱色素治療目的にハイドロキノン・モノベンジルエーテル外用薬を開始した（Reproduced with permission from Richard P. Usatine, MD.）

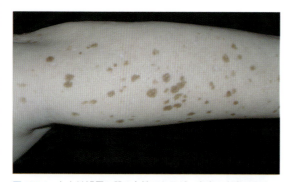

図196-4　もとは浅黒い肌の女性であるが，高度の白斑のため，前腕は斑点状の健常皮膚がわずかに残るのみである。父親も同様の状態であった（Reproduced with permission from Richard P. Usatine, MD.）

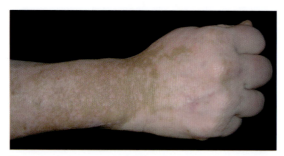

図196-5　ラテンアメリカ系男性の手の白斑部位にⅠ度の日光皮膚炎が生じている（Reproduced with permission from Richard P. Usatine, MD.）

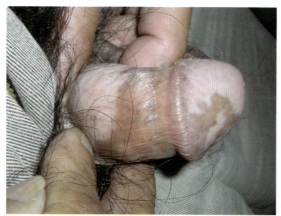
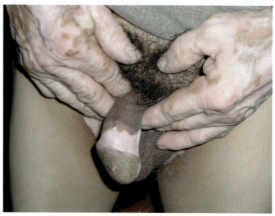

図196-6　A：72歳男性のペニスに生じた白斑。B：若年男性の手とペニスに生じた白斑（Reproduced with permission from Richard P. Usatine, MD.）

- 脱色素斑は，眼や口，臍，肛門など体の開口部に多い（図196-7，図196-8）。睫毛に及ぶ場合には白毛症という。
- 白斑は片側性，両側性のいずれもある。片側性の白斑は若年者に多く発症年齢が若いのに対して，両側性の白斑では色白な人に多く，自己免疫疾患の合併が多いという研究がある[9]。

▶ 検査所見

- 甲状腺機能亢進症および低下症（例：TSH），糖尿病（例：空腹時血糖）のような内分泌疾患を評価する[10]。
- 悪性貧血や全身性エリテマトーデス（SLE）も考慮し，血算や抗核抗体を検査する。
- 脱色素斑が明瞭でない場合，ウッド灯（紫外線光）で色調の変化が強調される（図196-9）。

▶ 生検

診断が明らかでない場合以外には適応はない。生検を行う場合，4 mmパンチ生検で十分である。

鑑別診断

- 炎症後色素脱失：あらゆる皮膚炎で起こる。乾癬や水疱症でも起きるが，白斑でも起きる。皮膚炎の後に同様の分布で色素脱失が起きた場合は炎症後色素脱失の可能性が高い。一方，色素脱失が皮膚炎に先行する場合や，異なる部位に発症した場合には，白斑に別の自己免疫疾患を合併し

▶ 典型的分布

- 広範に及ぶが，通常顔面や手，腕，外陰部から発症する（図196-6，図196-7）。

196章 白斑，色素の脱失　731

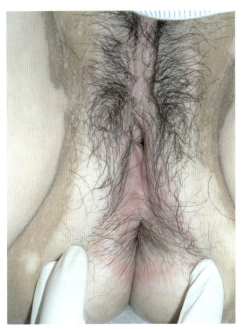

図196-7　外陰部および肛門周囲に生じた白斑。この中年女性は大腿上部にも白斑を認める。紅斑の部位は生検で慢性単純性苔癬と診断された。紅斑が生じる前から白斑が存在していたが，慢性単純性苔癬のみが症候性であった（Reproduced with permission from Richard P. Usatine, MD.）

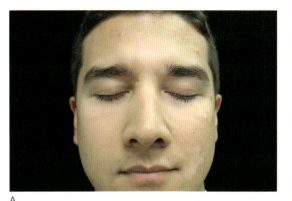

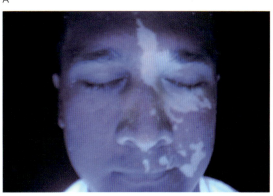

図196-9　A：若年男性の顔面に生じた分節型白斑。B：（ウッド灯）で色素脱失部位が白く光り，白斑が強調される（Reproduced with permission from Patrick E. McCleskey, MD.）

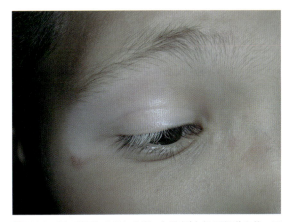

図196-8　眼の周囲に生じた白斑。白毛症（白色の睫毛）を伴っている。眼の周囲の白斑はまれではない（Reproduced with permission from Richard P. Usatine, MD.）

ている可能性がある（図196-10，図196-11）。
- 暈状母斑（Sutton母斑）：色素性母斑の周囲に限局して色素脱失を生じ，典型的には思春期・若年成人に発症する（162章「表皮母斑，脂腺母斑」参照）。
- 特発性滴状色素減少症（老人性白斑）：散在性の2〜5mm大の脱色素斑であり，主に日光露出部に生じる（図196-12）。
- 脱色素性母斑：通常出生時からあるか幼児期に生じる。メラノサイトの数は正常だがメラノソームが減少している。典型的には辺縁が鋸歯状である。発症時期から白斑と鑑別できる（図196-13）。
- 貧血性母斑：先天性の脱色素斑であり，分布は変化しない。局所的なカテコールアミンに対する感受性によって生じ，メラノサイトの減少によるものではない。硝子圧法（ガラ

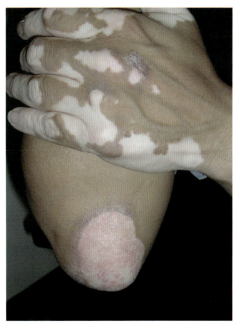

図196-10　手と肘に生じた白斑。後に乾癬を発症し肘に病変を認める。炎症後の色素脱失ではない（Reproduced with permission from Richard P. Usatine, MD.）

732　第14部　皮膚

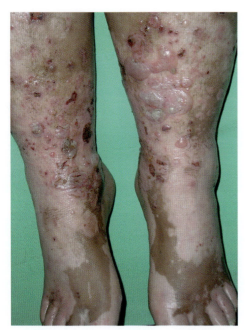

図196-11　両下肢の白斑。後に水疱性類天疱瘡を発症した。この患者は乾癬にも罹患している。自己免疫性の皮膚疾患が2つ以上併発することはまれである（Reproduced with permission from Richard P. Usatine, MD.）

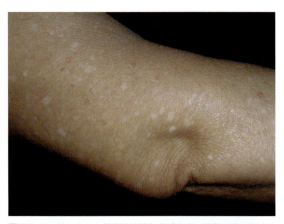

図196-12　腕に生じた特発性滴状色素減少症。通常は腕や下肢などの日光露出部に生じる（Reproduced with permission from Richard P. Usatine, MD.）

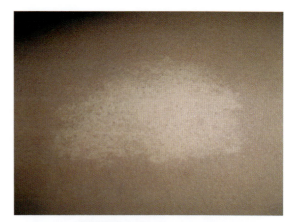

図196-13　出生時から下肢に認めていた脱色素性母斑。辺縁が鋸歯状である。白斑は出生時からは生じない（Reproduced with permission from Richard P. Usatine, MD.）

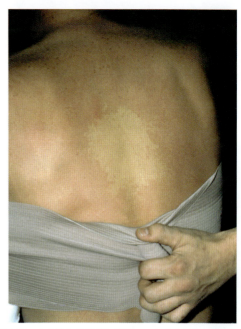

図196-14　出生時から背部に認めていた貧血母斑。局所のカテコールアミンに対する先天的な感受性による。硝子圧法では周囲の皮膚と明確に区別できない。貧血母斑と脱色素性母斑の辺縁は不整である（Reproduced with permission from University of Texas Health Science Center Division of Dermatology.）

ス板による圧迫）では周囲の皮膚と明確に区別できない。出生時より存在する点より白斑と鑑別できる（図196-14）。

治療

治療に対する反応の評価方法として，白斑欧州対策委員会では，病変の範囲（9の法則）と，手足を除いた体の各部位で最大の病変における皮膚・毛の症状のステージ（通常の皮膚を0，完全に毛まで色素脱失しているものを4とする），同部位をウッド灯で評価した病変の進行度と組み合わせた評価方法を提唱している[1]。評価シートは引用文献から入手可能である[1]。

▶非薬物療法

- 経過が予測できず，できることがほとんどない場合もあるため，美容的な問題による心理的ストレスのケアを第1に行う。
- 他の疾患や刺激，外傷など悪化要因の軽減が有効なこともある。SOR C

▶薬物療法

ステロイドや免疫抑制剤，ビタミンD製剤，ソラレンなどの外用が用いられ，システマティックレビューでもある程度の効果が示されているが，ステロイド外用薬が特に副作用が多い[11]。SOR B　Melagenina，フェニルアラニン，L-ドパ（レボドパ），コールタール，Anacarcin forte oil，ミノキシジルの外用は効果が薄い[12]。

- 白斑の小児101人を対象とした後ろ向き研究で，中力価～高力価のステロイド外用薬によって64％（45/70）は改善，24％（17/70）は不変，11％（8/70）は治療前より悪化したと

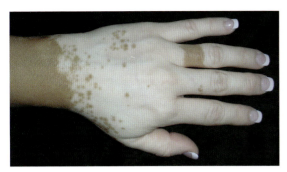

図196-15　指輪の部分を避けるように生じた白斑。ナローバンドUVB療法を1年間行ったが，斑点状に改善がみられたのみであった（Reproduced with permission from Richard P. Usatine, MD.）

の報告がある[13]。SOR Ⓑ　一方，81±44日の観察期間中に26%でステロイド外用薬の副作用が生じ，2人がステロイド誘発性の副腎機能不全と診断されている。頭頸部に病変がある患児はそれ以外の部位に病変がある患児と比較して，8倍の頻度でコルチゾール値が異常であった[13]。頭頸部病変が少ない限局性の白斑では，ステロイド外用薬を試す価値はある。SOR Ⓒ

- 複数の総説論文で，限局性の白斑（全身の20％未満）[11),12]では力価の強いステロイド外用薬が用いられ，2カ月を超えない範囲での試験的投与が推奨されている[12]。SOR Ⓑ
- タクロリムスやピメクロリムスなどの免疫抑制剤の外用も，限局性の白斑に有効であり，副作用が少ない[14]。SOR Ⓑ
- 症例数が少ない症例報告（6例）において，汎発性の白斑に対してインフリキシマブやエタネルセプト，アダリムマブなどのTNF-α阻害薬を乾癬の治療に準じて投与し，効果が不十分であったと報告されている[15]。

■ 補助療法，代替療法

抗酸化剤が有効である可能性がある[11]。

■ その他の治療法

- 日焼けどめを使用することで，脱色素斑および健常皮膚への障害を防止し，その境界を極力目立たないようにする[14]。SOR Ⓐ
- 汎発性の白斑において，健常皮膚への脱色素療法によって美容上脱色素斑との境界を目立たなくすることができる[14]。SOR Ⓑ　ハイドロキノン・モノベンジルエーテル20％クリーム（Benoquin）は白斑周囲の脱色素療法に用いられる処方薬である。効果は非可逆性であり日光皮膚炎のリスクを増大させる。

■ 処置

- 複数の治療を組み合わせた併用療法が有効のようであり，多くは光線療法が用いられる。ナローバンドUVBが特に効果が高く副作用が少ない（図196-15）[11),14]。SOR Ⓑ　ソラレンUVA（PUVA）療法は第二選択となる。コクランレビューでは，有意な治療効果を示した研究の多くが光線療法を用いた併用療法の研究だとしている[16]。
- エキシマレーザーはUVB療法の代替となる治療法であり，特に顔面の限局性白斑では効果が高くUVB療法より優れている可能性がある。免疫抑制剤の外用と組み合わせることで効果が高まる[14]。SOR Ⓑ　14症例の前向き研究において，週に1回，2回，3回の治療を比較すると12週間後の色素脱失の改善はそれぞれ60％，79％，82％であった[17]。週3回の治療で最も改善が早かったが，最終的な改善に関係しているのは治療の頻度ではなく合計回数であった。SOR Ⓑ
- 白斑のタイプや部位によって治療効果が異なるので，白斑の治療に第一選択といえるものはない。SOR Ⓑ

予後

白斑の経過は様々であるが，通常は進行と休止を繰り返しながら進行していく[18]。自然に改善することもあるがまれである。

- 顔面や頸部はよく治療に反応するが，肢端部の白斑は治療反応性はよくない[14]。SOR Ⓑ
- 白斑の発症は妊娠との関連は低いとされる[19]。

フォローアップ

- カウンセリングや心理的サポートが重要である。
- 様々な治療法の組み合わせを試す必要性がある。

患者教育

- 心理的ストレスを伴うものであることを認め，悪性疾患ではない旨，不安を解消するようにする。
- 白斑の経過は患者によって様々であるが，通常は進行と休止を繰り返しながら進行していく旨を患者に伝える。
- 様々な治療法があり，治療が長期にわたったり何度も治療を要したりすることがある旨を説明する。

【Richard P. Usatine, MD／Karen A. Hughes, MD／Mindy A. Smith, MD, MS】

（内田卓郎 訳）

197 光線過敏症

症例

50歳の女性が，両腕の外側に激しい掻痒感を伴う皮疹が急に出現したとのことでクリニックを受診した（図197-1）。特に新しい薬の開始や化学物質への曝露はないが，最近，屋外で日にあたることが多いとのことだった。皮疹の範囲は日光露出部であり，腕時計をつけていた部分以外に分布していた。臨床的に多形日光疹と診断され，患者は抗ヒスタミン薬の内服とステロイド外用薬が開始された。なるべく日光にあたらないように指導された。

概説

光線過敏症（photosensitivity）は，紫外線（UV）に対する異常な皮膚の反応であり，日光露出部に生じる。光線性皮膚炎の代表例には以下の3つがある。

- 多形日光疹（図197-1，図197-2）。
- 光毒性皮膚炎（図197-3〜図197-7）。
- 光アレルギー性皮膚炎（図197-8）。

光毒性皮膚炎と光アレルギー性皮膚炎の特徴を表197-1にまとめた。

太陽からの紫外線はUVA（波長320〜400 nm）とUVB（波長200〜290 nm），UVC（波長200〜290 nm）に分類される。

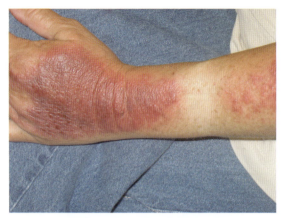

図 197-1　左前腕背側の多形日光疹。腕時計をつけていた部位に皮疹ができていない(*Reproduced with permission from Wenner C, Lee A. A bright red pruritic rash on the forearms. J Fam Pract. 2007；56(8)：627-629. Reproduced with permission from Frontline Medical Communications.*)

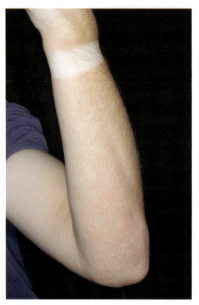

図 197-2　若い男性の腕に生じた多形日光疹。腕時計をつけていた部分以外の皮膚に分布している(*Reproduced with permission from Richard P. Usatine, MD.*)

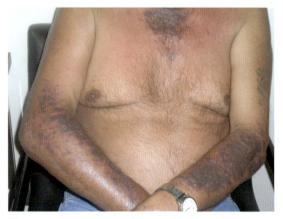

図 197-3　ヒドロクロロチアジドによる薬剤性の重症光毒性皮膚炎(*Reproduced with permission from Richard P. Usatine, MD.*)

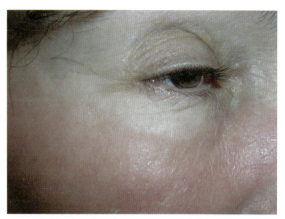

図 197-4　イブプロフェンによる薬剤性の光毒性皮膚炎(*Reproduced with permission from Richard P. Usatine, MD.*)

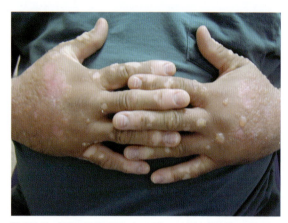

図 197-5　白斑の治療で用いたソラレン内服と紫外線の副作用で生じた光毒性皮膚炎(*Reproduced with permission from Richard P. Usatine, MD.*)

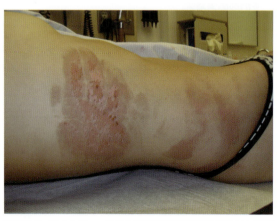

図 197-6　ライムジュースおよび海辺での日光曝露で生じた光毒性皮膚炎。婚約者がジュースにライムを絞った手で触れたため手の形になっている。写真撮影でポーズをとった際にこのように触れたとのこと(*Reproduced with permission from Darby-Stewart AL, Edwards FD, Perry KJ. Hyperpigmentation and vesicles after beach vacation. Phytophotodermatitis. J Fam Pract. 2006；55(12)：1050-1053. Reproduced with permission from Frontline Medical Communications.*)

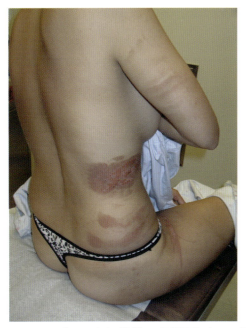

図 197-7　ライムジュースおよび海辺での日光曝露によって，腕，体幹，下肢に生じた光毒性皮膚炎。紅斑に色素沈着を伴っている（Reproduced with permission from Darby-Stewart AL, Edwards FD, Perry KJ. Hyperpigmentation and vesicles after beach vacation. Phytophotodermatitis. J Fam Pract. 2006；55(12)：1050-1053. Reproduced with permission from Frontline Medical Communications.）

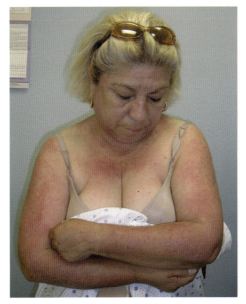

図 197-8　光アレルギー性皮膚炎。顔面や胸元，腕，手背などの日光露出部に生じた広範な湿疹が特徴である。パンチ生検では海綿状態を呈する皮膚炎の像である。光抗原となった原因物質は判明しなかった（Reproduced with permission from Richard P. Usatine, MD.）

UVCはオゾン層に完全に吸収されるため，光線過敏症には関与しない。光線過敏症はUVA，UVB，可視光線（波長400～760 nm）によって生じる。紫外線は波長が長いほど皮膚の深くまで到達する。UVAは真皮に達するが，UVBが到達するのは表皮までであり，主に表皮の障害をきたす。

紫外線は皮膚に対して様々な影響がある。特にDNAの障害を引き起こし，皮膚の炎症細胞に作用して皮膚免疫を抑制し，発癌リスクを増加させる。光線過敏症の患者では，皮膚の炎症を惹起し，光線性皮膚疾患の原因となる。

表 197-1　光毒性皮膚炎と光アレルギー性皮膚炎の特徴

	光毒性皮膚炎	光アレルギー性皮膚炎
有病率	多い	少ない
発症に要する原因物質の量	多量	少量
曝露から発症までの時間	数分から数時間	24～72時間
原因物質への2回以上の曝露	不要	必要
皮膚所見	強い日焼け	皮膚炎
免疫学的機序	なし	あり

疫学

- 多形日光疹（図 197-1，図 197-2 参照）は，一般人口の10％が発症するとされ，女性に多い[1]。緯度の高い地域で有病率が増えている。典型的には30歳以内に発症するが，どの年代でも起こりうる。
- 薬剤や植物が原因となる光毒性皮膚炎は，米国での発症率は不明である。光アレルギー性皮膚炎より頻度が高い。

病因／病態生理

多形日光疹は特発性の疾患であり，主にUVA（わずかにUBV）に対する遅延型過敏反応といわれる（図 197-1，図 197-2 参照）。光線性皮膚疾患のなかでは日常診療で最も多くみられる。皮疹は日光を避ければ時間とともに自然に改善するが，時に日光への曝露が続く間は改善しないことがある。多形日光疹は30歳以下の女性に多い。皮疹は日光に曝露して数時間後から数日で出現し，数日から1週間程度持続する。

多形日光疹の光線過敏の程度は様々である。特に過敏性が強い患者では数分間の日光曝露でも皮疹が出現するが，大半の人は長時間の曝露でなければ発症には至らない。ほとんどの患者で再発性であり，何年もの慢性経過となる[2]。

光毒性皮膚炎はよくみられる薬剤性の光線性皮膚疾患である（図 197-3～図 197-7 参照）。原因薬剤が紫外線を吸収し，細胞膜の障害を惹起することで起きる。ソラレンの場合はDNAも障害する。原因薬剤で頻度の多いものには，非ステロイド性抗炎症薬（NSAIDs），キノロン系抗菌薬，テトラサイクリン系抗菌薬，アミオダロン，フェノチアジン系抗精神病薬などがある（表 197-2）。その多くは放射エネルギーを吸収する1カ所以上の共鳴二重結合ないし芳香環を持つ。

多くの化合物はUVAの波長（320～400 nm）によって励起されるが，化合物によってはUVBや可視光線の波長に吸収ピークがあるものもある。

植物による光毒性皮膚炎はソラレンが原因となる。ソラレンは植物性の化合物であり，ライム，セロリ，イチジク，ある種の薬剤に含まれる。ソラレンが皮膚に接触した部位に激しい炎症および水疱を形成する（図 197-5～図 197-7 参照）。またしばしば炎症後色素沈着をきたす。

光アレルギー性皮膚炎はリンパ球を介した反応である。薬剤や原因物質が光線で励起され，皮膚の生体蛋白と結合して完全抗原を形成する。この抗原がランゲルハンス細胞によってリンパ球に抗原提示され，炎症を惹起し，海綿状態を伴う

表197-2 光毒性皮膚炎の原因となる薬剤

分類	薬剤名
抗菌薬	テトラサイクリン フルオロキノロン スルホンアミド グリセオフルビン
NSAIDs	ケトプロフェン イブプロフェン ナプロキセン
利尿薬	フロセミド ヒドロクロロチアジド
レチノイド	イソトレチノイン アシトレチン
光線力学療法に用いる光感受性物質	5-アミノレブリン酸(5-ALA) ベルテポルフィン ポルフィマーナトリウム(Photofrin)
抗精神病薬	フェノチアジン チオキサンテン(クロルプロチキセン,チオチキセン)
その他の薬剤	イトラコナゾール 5-フルオロウラシル(5-FU) アミオダロン ジルチアゼム キニジン コールタール
日焼けどめ	パラアミノ安息香酸(PABA)

表197-3 光アレルギー性皮膚炎の原因となる物質

- 5-フルオロウラシル(5-FU)
- 6-メチルクマリン
- 香料(6-メチルクマリン,ジャコウ,ビャクダン油)
- NSAIDs(ケトプロフェン,ジクロフェナク,ピロキシカム,セレコキシブなど)
- 日焼けどめ(ベンゾフェノン,ケイ皮酸,ジベンゾイルメタン)
- ダプソン(DDS)
- 避妊薬
- ヒドロクロロチアジド
- 抗菌薬(ビチオノール,クロルヘキシジン,ヘキサクロロフェン,フェンチクロール,イトラコナゾール)
- フェノチアジン
- サリチル酸
- スルホニル尿素(SU)薬(グリピジド,グリブリド)
- キニジン

皮膚炎(湿疹)をきたす。この皮疹の特徴は,顔面や胸元,腕,手背などの日光露出部に生じた広範な湿疹である(図197-8参照)。光アレルギー反応の多くは,抗菌薬や石鹸・香水に用いられるハロゲン化フェノール化合物などの外用薬で生じる[4]。クロルプロマジンなどのフェノチアジン系抗精神病薬,サルファ剤,NSAIDsは全身投与で光アレルギー反応の原因となるが,多くは光毒性皮膚炎の機序である(表197-3)。

危険因子

対策をせずに日光に曝露され,光アレルギー性皮膚炎や光毒性皮膚炎と関連があるとされる薬剤を使用することが主な危険因子である。

診断

▶ 臨床所見

光線性皮膚炎の多くの症例は病歴から診断することができる。可能な限り患者の服薬歴を調べること。

- 多形日光疹の所見は患者によって様々であるが,一致する所見がある。搔痒感を伴う紅斑性丘疹で,時に小水疱を形成するものが一般的である(図197-1,図197-2参照)。病変が癒合して局面を形成することがある。皮疹は典型的には頸部から胸元,腕,下肢に出現する。夏・冬とも日光に曝露される顔面にはあまり生じない。1年のうちで最初に強い紫外線に曝露される春や夏に発症することが多い。皮疹は日光曝露後1〜4日後に出現するのが典型的である。
- 光毒性皮膚炎は日光に曝露されて2〜6時間後に生じる。典型的には強い日焼け様の皮疹であり,軽症例では軽微な紅斑,重症例では小水疱や水疱を形成する(図197-3〜図197-7参照)。
- 植物による光毒性皮膚炎は非対称性で,ソラレンが皮膚に接触した部位に限局して生じる。色素沈着を伴うことが診断の手掛かりとなる(図197-5〜図197-7参照)。ライムやセロリ,イチジクなどへの接触歴がないか患者に聴取する。飲み物にライム果汁を絞ったことが原因のなかでも多い。
- 日光による爪甲剥離症がテトラサイクリン系抗菌薬,ソラレン,クロラムフェニコール,フルオロキノロン系抗菌薬,経口避妊薬,キニン,メルカプトプリンの使用で報告されている。皮膚色の濃い患者では,爪甲剥離症だけでも光毒性反応の症状のことがある。
- 光アレルギー性皮膚炎は顔面や胸元,腕,手背などの日光露出部に生じた広範な湿疹が特徴である。接触皮膚炎と似ているが,皮疹の分布が日光露出部に限局している(図197-8参照)。

▶ 典型的分布

光線性皮膚炎はいずれも,顔面や耳介,前腕の外側,頸部,胸元などの日光露出部に生じる。

▶ 検査所見

- ループス皮膚炎の鑑別には抗核抗体(ANA),抗Ro(SS-A)抗体,抗La(SS-B)抗体の検査,ポルフィリン症の鑑別にはポルフィリンの検査が有用である。
- 光線照射試験は,患者の最少紅斑量を測定し,光線性皮膚疾患を生じる波長(UVA,UVB,可視光線)を明らかにする。UVA,UVB,可視光線を不透明なスクリーンを通して照射量を変えて複数箇所の皮膚に照射して検査する[5]。通常は背部に行う。最初の1時間で日光蕁麻疹の有無を記録し,24時間後に最少紅斑量を評価する。
- 誘発光線照射試験は,病変が改善した後の正常所見を呈する皮膚に,原因と推定される光線(紫外線ないし太陽光)を照射して検査する[5]。主に多形日光疹が疑われる際に行う。
- 光パッチテストは外用薬の光抗原が疑われる際に有用である。患者の背部に被疑薬を2列に区別して貼付し被覆する。24時間後に一方を剥がしてUVAを照射し再度被覆する。さらに24時間後,照射部位とコントロール部位の反応を評価する。照射部位の被疑薬に対して反応がみられ,コントロール部位にみられない場合,光アレルギー反応を示唆する。両方の部位に同様の反応がみられた場合には接触皮膚炎を示唆する[5]。

▶ 生検

多形日光疹のパンチ生検では,海綿状態と真皮の浮腫を認め,リンパ組織球浸潤を伴う。急性の光毒性反応では,ケラチノサイトの壊死を認める。

鑑別診断

- 全身性エリテマトーデス(SLE):日光がループス皮膚炎の誘因となる。血清ANAは通常陽性となる(178章「ループス―全身性病変,皮膚病変」参照)。

表197-4 日焼けどめの紫外線遮断作用

成分	UVB遮断作用	UVA遮断作用
アミノ安息香酸	×	
アボベンゾン		×
シノキサート	×	
ジオキシベンゾン	×	×
テレフタリリデンジカンフルスルホン酸(Ecamsule)*		×
エンスリゾール	×	
ホモサレート	×	
メラジメート	×	×
オクトクレリン	×	
オクティノクセイト	×	
オクチサレート	×	
オキシベンゾン	×	×
パディメートO	×	
スリソベンゾン	×	×
酸化チタン	×	×
トリエタノールアミン・サリチル酸	×	
酸化亜鉛	×	×
ドロメトリゾールトリシロキサン (Mexoryl XL)*		×
メチレンビスベンゾトリアゾリルテトラメチルブチルフェノール (Tinosorb M)*	×	×
ビスエチルヘキシルオキシフェノールメトキシフェニルトリアジン(Tinosorb S)*		×

*：2012年現在米国で利用できない

- 晩発性皮膚ポルフィリン症も日光が誘因となる。手背などの日光露出部に小水疱や水疱を生じることが多い。水疱は通常周囲に紅暈を伴わず，尿中ポルフィリンが検出される（184章「その他の水疱症」参照）。
- 皮膚筋炎は日光露出部に紅斑ないし紫色の発疹を生じる。皮疹が筋力低下に先行した場合，多形日光疹や光毒性皮膚炎といった光線過敏症のようにみえることがある。そのため，多形日光疹やその他の光線過敏症が疑われる患者のマネジメントおよびフォローアップにおいて，筋力低下について聴取し，手の症状や，血液検査の筋原性酵素上昇など皮膚筋炎の他の所見を探すことが重要である(179章「皮膚筋炎」参照)。179章の症例は，初期症状の皮疹が新たに処方されたヒドロクロロチアジドによる光線過敏症と当初診断されていた一例である。
- 接触皮膚炎は光アレルギー性皮膚炎と同様の所見を呈すが，通常日光露出部に限局しない(144章「接触皮膚炎」参照)。

治療

非薬物療法

- 多形日光疹の治療は予防が主体である。軽症であれば日光を避ける方法を検討する(「予防」の項参照)。外出する際は常にUVAとUVBを防止できるSPF 30以上の日焼けどめを使用する(表197-4)[6]。しかし，SPFは主にUVBによる日焼け防止効果をあらわす数字であり，UVAの防止効果はわからない[7]。SOR ❻ 日焼けどめは薄いと効果が少ないため，多めに頻回に(2時間ごと，および泳いだらその後)使用すること[8]。SOR ❸
- 重症の多形日光疹では，春先に光線療法を用いることで，日光に対する過敏性を減らすことができ，週に1度程度日光を浴びることで発症しない状態を維持できる。SOR ❻ ソラレン・UVA併用ないしナローバンドUVBを週3回，4週間の照射で予防できる[9]。SOR ❸ いずれの治療法も特有の皮疹や紅斑を生じることがあるが，それ以外に大きな副作用はない。
- タバコは多形日光疹を悪化させるため禁煙する[10]。SOR ❸

薬物療法

- 光線性皮膚炎の急性期では外用ないし経口ステロイドによく反応する。ステロイド外用薬によって症状を軽減させ，炎症を抑える。症状が強い場合にはプレドニゾロン30 mgを5～7日間投与する[11]。SOR ❸
- 急性の薬剤性の光線性皮膚炎では，薬剤を中止して十分経過するまで日光を避けるように患者に指導する。外用ないし経口ステロイドも特に光アレルギー性皮膚炎では使用してもよいが，効果は証明されていない。SOR ❻
- ニコチン酸アミド(ナイアシン)3 g/日の2週間経口投与で患者42人のうち60％が改善したとの報告がある[12]。SOR ❸

予防

光線過敏症の患者では日光を避けることが第1である。日中(午前10時から午後3時)の間は日光への曝露を避ける。屋外では長袖のシャツやつばの広い帽子といった日光を防ぐ服装がよい。生地は織り目が細かくて厚い，暗い色のものが有効である。紫外線吸収素材を用いた衣服も有用である[13]。自動車や住居の窓用に紫外線を遮断するフィルムもある[14]。

日焼けどめは光線過敏症の患者では毎日使用することが重要である。日焼けどめには，化学的な性質によるもの(有機化合物，紫外線吸収剤)と物理的なもの(無機化合物，紫外線散乱剤)の2種類がある。紫外線散乱剤は紫外線と可視光線の一部を遮断する(表197-4参照)。紫外線吸収剤のアボベンゾンやEcamsule(テレフタリリデンジカンフルスルホン酸)を含有する製品はUVAに対する保護作用が向上している。

酸化チタンや酸化亜鉛などの紫外線散乱剤による日焼けどめは，紫外線や可視光線を反射・散乱させる作用による。従来の製剤は透明でないため美容的な面で使いづらいものであった。粒子の細かい酸化チタンや酸化亜鉛の透明感がある新しい製剤も開発されているが，可視光線や長波長UVAを散乱させる作用は弱い。

紫外線吸収剤による日焼けどめは，アレルギー性接触皮膚炎や光アレルギー性皮膚炎を起こすことがある。そのため，酸化チタンや酸化亜鉛の日焼けどめを使用した方がよい。

予後

- 多形日光疹の患者では年々症状が軽減していく場合もあるが，適切に治療しないと悪化していくこともある。
- 原因物質を除去すれば予後はよい。光線過敏症が治癒するのには数週間から数カ月かかることがある。光線に対する反応が持続する患者では予後はよくない。

フォローアップ

光線過敏症が持続する患者では経過観察が必要である。

患者教育

- どのタイプの光線性皮膚炎においても，日々強力な日焼けどめを使用し，紫外線を防ぐ服装(帽子および，腕や頸部を覆うシャツなど)をすること。日焼けどめは耐水性の方がよく，日光にあたる前に日光露出部に塗布すること[15]。日

光のあたるところにいる間は，2時間ごとに塗りなおすこと。効果の強い日焼けどめには，安定化したアボベンゾンやEcamsuleを含有するものや，酸化チタンや酸化亜鉛を含有するもの，両方の成分を用いたものがある。
- 日焼けどめにアレルギーが出た場合には，他の成分を使用した日焼けどめを探すこと。
- 日中は可能な限り日光を避けること。
- 光毒性皮膚炎は色素沈着を起こして治るのに数週間から数カ月間かかることがあり，色素沈着が完全に消える保証はできないと患者に説明する。
- 擦ったり掻いたりを繰り返すと皮膚が肥厚し苔癬化をきたすので，擦ったり掻いたりしないこと。かゆみを抑え苔癬化をきたさないよう，処方された外用薬を使用すること。

【E. J. Mayeaux, Jr., MD】
（内田卓郎 訳）

198 温熱性紅斑

症例

50歳の女性が，両側の下腿内側に広がる紅斑を主訴に受診した（図198-1，図198-2）。病変は6カ月前から生じ，徐々に目立つようになってきたが，範囲は下腿内側に限局していた。本人の話では，皮疹の部位には就寝中に暖かくするため湯たんぽをあてていたとのことだった。温熱性紅斑（erythema ab igne）の暫定診断となったが，鑑別診断に網状皮斑や血管性多形皮膚萎縮，黒色表皮腫などの病態も考えられた。皮膚生検を行い，温熱性紅斑の確定診断となった。患者に湯たんぽを皮膚にあてないように指示し，特に治療は行わず4カ月後には皮膚病変は改善傾向となった。

概説

温熱性紅斑は，慢性的に熱（熱傷を生じない程度）に曝露されることで生じるまれな病態である。湯たんぽやあんか，電気毛布，自動車のシートヒーターを長時間使用することが原因となるほか，焚き火や，ノートパソコンを大腿の上で使ったことが原因となった報告がある。網目状のピンク色の皮疹，まだら状の色素沈着が特徴である。掻痒感や知覚異常をきたすこともあるが，無症状の場合もある。治療法は限られており，原因となるものを避けるように指導を行う。

別名

温熱性紅斑はchronic moderate heat dermatitis, toasted skin syndrome, fire stains, hot-water bottle rash, laptop thighとも呼ばれる。

疫学

- まれな疾患である。
- 男性よりも女性，特に肥満者に多い。

病因／病態生理

- 熱源に繰り返し曝露されることで生じる。
- 温熱性紅斑は昔からあるが，原因は時代によって変化して

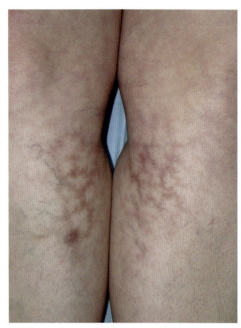

図198-1　温熱性紅斑。脚の間に湯たんぽを置いて寝ていた50歳女性の下肢にまだら状，網目状の色素沈着が生じた（Reproduced with permission from El-Ghandour A, Selim A, Khachemoune A. Bilateral lesions on the legs. J Fam Pract. 1987；56(1)：37-39. Reproduced with permission from Frontline Medical Communications.）

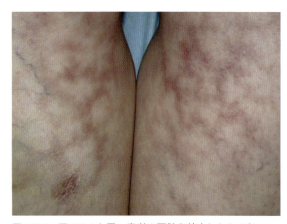

図198-2　図198-1と同一患者の下肢を拡大したもの（Reproduced with permission from El-Ghandour A, Selim A, Khachemoune A. Bilateral lesions on the legs. J Fam Pract. 1987；56(1)：37-39. Reproduced with permission from Frontline Medical Communications.）

きている。以前は，焚き火や暖炉，かまどなどの前に長時間いる女性に多かった[1)~4)]。一般的に病変は大腿や下腿の内側に多くみられた。
- 近年では，温熱性紅斑は原因となる熱源の種類やあたり方，皮膚の形態，衣服によって異なった部位に生じる。慢性疼痛の治療に使われる湯たんぽやあんか，自動車のシートヒーターやヒーター付き家具，長時間のノートパソコン使用，レンジの前に長時間いる料理人などの例がある。他の原因としては，石窯や赤外線ランプ，電子レンジ用ポップコーンの例もある。頻回に長時間入浴したことが原因となった例も報告されている[5)]。

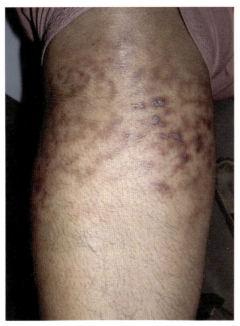

図 198-3　暖炉の前に長時間いた 23 歳女性の下腿全面にまだら状の色素沈着が生じ，わずかに水疱，痂皮を認める (Reproduced with permission from Amor Khachemoune, MD.)

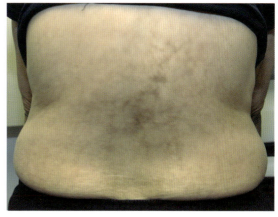

図 198-4　腰痛にあんかを使用して生じた温熱性紅斑 (Reproduced with permission from Richard P. Usatine, MD.)

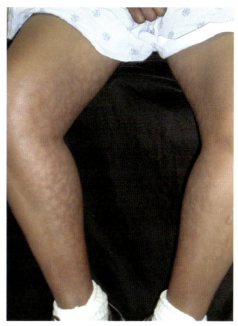

図 198-5　冬に下肢の間にストーブを置いていた女性の下肢に生じた温熱性紅斑 (Reproduced with permission from Richard P. Usatine, MD.)

危険因子
- 熱いものに持続的に曝露されること。
- 熱源に長期間曝露される職業（例：料理人，銀細工職人，宝石職人，鋳造業など）[6]。

診断

▶ 臨床所見
- 軽度の掻痒感や灼熱感の訴えもあるが，多くは無症状である。
- 皮膚病変は熱源に曝露してすぐには生じず，約 1 カ月かかる。赤みがかった褐色調のまだら状の色素沈着で発症し，その後皮膚萎縮をきたす（図 198-1～図 198-3）。
- 広範な色素沈着や表皮下水疱を伴う毛細血管拡張を生じることもある。
- 皮疹は熱源に曝露された部位に網目状を呈する。暖炉やあんか，ノートパソコン，焚き火，ストーブ，湯たんぽなどが原因となる（図 198-1～図 198-7）。
- 悪性黒色腫や様々な肉腫が熱傷の瘢痕から生じたという報告があるが，温熱性紅斑の部位から生じたという報告は執筆時点ではない。

▶ 典型的分布
熱源に曝露された部位に生じる。下腿や背部に多い（図 198-4 参照）。

▶ 検査所見
推奨される検査はない。

▶ 生検
- ほぼ病歴と身体所見から診断される。典型的な皮疹が認められれば，熱源について患者に質問すればよい。
- まれな例では，メルケル細胞癌や扁平上皮癌が温熱性紅斑の部位から生じたという報告もある[7)～9)]。
- 臨床的に妥当なら，悪性腫瘍の除外のために行われる。

- 病理所見では表皮の萎縮，表皮下の separation，表皮・真皮間の haziness が認められる。真皮では，毛細血管の拡張，結合組織の disintegration，弾性線維の増加，ヘモジデリン沈着，メラノサイトの増加，炎症細胞の増加を認める。このような病変は光線角化症に進行することがあり，扁平上皮癌の前駆病変となりうる。

鑑別診断
温熱性紅斑は，類似した皮膚所見を呈する他の疾患と鑑別しなければならない。

網状皮斑
- 毛細血管の拡張と血流低下によって，蒼白な中心部を囲むように網状のチアノーゼ様の退色が生じる（図 198-8）。
- 主に下腿，腕，体幹に生じ，紫がかったまだら状の皮疹。
- 気温が低いときに明瞭となる。

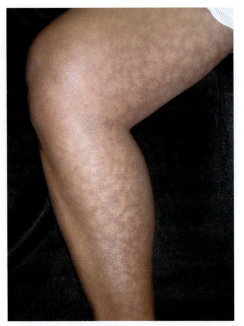

図198-6 図198-5と同一患者の下肢の拡大像。下肢の内側に網目状の皮疹を呈している（Reproduced with permission from Richard P. Usatine, MD.）

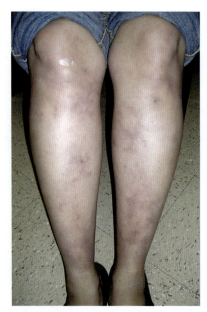

図198-8 SLEの27歳女性に生じた網状皮斑。低温環境でまだら状の紫色の皮疹が増悪した（Reproduced with permission from Richard P. Usatine, MD.）

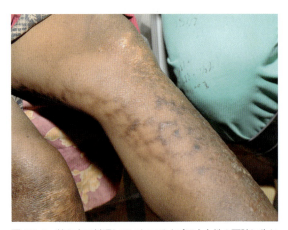

図198-7 焚き火で料理していたエチオピア人女性の下肢に生じた温熱性紅斑（Reproduced with permission from Richard P. Usatine, MD.）

- 特発性の病態だが，全身性エリテマトーデス（SLE）のような全身疾患に伴うこともある。

血管性多形皮膚萎縮

- 菌状息肉症（皮膚T細胞リンパ腫）の亜型である（174章「皮膚T細胞性リンパ腫」参照）。
- 境界明瞭な紫がかった紅斑である。
- 主に肩の後面，背部，殿部，胸元に生じる。
- 無症状か軽度の掻痒感を伴う。
- 大きさはほぼ不変か，徐々に拡大することもある。
- 真皮の血管周囲に多数の異型リンパ球を認め，表皮向性を伴う。

黒色表皮腫

- ビロード状の褐色から黒色の病変であり，通常頸部や腋窩，鼠径部に生じる（220章「黒色表皮腫」参照）。

- 多くは肥満に伴って生じる
- 皮膚の色が濃い人種に多い
- どの年齢でも発症し，遺伝性のこともあれば，様々な基礎疾患に伴って生じることもある。
- 頸部や腋窩などの分布から，温熱性紅斑と鑑別できる。

治療

- 治療の目標は原因となる熱源を特定し，曝露を避けることである。軽症であれば，熱源を避けていれば特に治療は不要であり，完治することが多い。
- 色素沈着の治療に外用のレチノイド，ビタミンA誘導体，ハイドロキノン，5-フルオロウラシル（5-FU）が用いられている[10]。レーザー治療も行われる[4),10]。SOR **C**

予後

熱源を避けられていれば予後は良好で完治する。しかし色素沈着が残ることがあり，様々な治療が行われているが元の皮膚の色に戻らないことも多い。

フォローアップ

熱源を避けても皮膚に新たな病変が生じる場合にはフォローアップが望ましい。悪性腫瘍の発生がないか確認する。

患者教育

過度に長時間熱いものに曝露しないこと（暖炉，あんか，ノートパソコン，湯たんぽなど）。ノートパソコンの熱から大腿を保護する方法には，枕や毛布のほか，専用の製品もある。

【Amor Khachemoune, MD／Yoon-Soo Cindy Bae-Harboe, MD／Khashayar Sarabi, MD】

（内田卓郎 訳）

18節 血管性

199 後天性血管腫・血管奇形

症例

31歳の女性が，下口唇に腫れものができたとのことで受診し，臨床的に静脈湖と診断された（図199-1）。患者は見た目を気にしており治療を希望した。治療法は凍結療法を選択し，静脈湖は改善した。液体窒素を用いたCryogunで治療を行った。

概説

後天性血管腫・血管奇形（acquired vascular skin lesion）はまれではない。「血管性」の外観を呈し，内部は血液である。先天性や遺伝性の病変とは異なり，生後数カ月から数年後以降に発症する。

疫学

- 静脈湖は，顔面や耳介に生じる血管奇形である[1]。
- 老人性血管腫はよくみられる血管奇形であり，30歳以上の全年齢で生じる（図199-2）[1]。妊娠中に増大することがある。
- 被角血管腫の各種病型のなかでは，陰嚢や外陰部の被角血管腫が多く，加齢とともに増加する（図199-3，図199-4）[1]。
- グロムス腫瘍はまれな血管奇形である（図199-5）。患者の多くは北欧の家系であり，家族歴があることが多い[2]。
- 血管肉腫は悪性の脈管系腫瘍であり，主に高齢者の頭部，頸部に生じる。まれな疾患であるが予後不良である（図199-6）[3]。

病因／病態生理

- 静脈湖は良性の血管拡張性病変である（図199-1参照）。
- 老人性血管腫はよくみられる良性の血管奇形である（図199-2参照）。妊娠中に増加することがある。有害物質に曝露した後に増加したという報告がある[4]。
- 被角血管腫は皮膚の毛細血管拡張であり，静脈圧の上昇に関連して生じることがある（妊婦や痔の患者など）（図199-3，図199-4参照）。
- グロムス腫瘍は他とは独立した種類の血管奇形であり，グロムリン蛋白の合成異常による（図199-5参照）[2]。後天性の場合と先天性の場合がある。
- 血管肉腫は頻度の低い悪性の脈管系腫瘍であり，血管内皮細胞から生じるとされている。多くは特発性であるが，放射線療法や長期間のリンパ浮腫，有害物質が危険因子となることがあり，一部に家族性の例がある。何種類かの成長因子やサイトカインの上昇が関連しているとされる（図199-6，図199-7）[3]。

診断

▶ 臨床所見

- 静脈湖は濃青色でわずかに隆起した1cm以下の病変であ

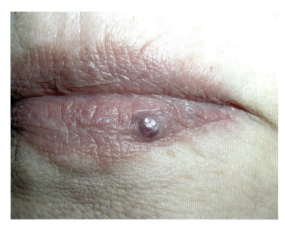

図199-1 若い女性の口唇に生じた静脈湖。凍結療法で治療した（Reproduced with permission from Richard P. Usatine, MD.）

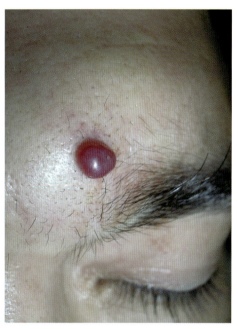

図199-2 サイズの大きい老人性血管腫。削皮術および基部に電気凝固術による治療を行った（Reproduced with permission from Richard P. Usatine, MD.）

る。圧迫で容易につぶれ，外傷で出血しやすい。
- 老人性血管腫は暗紅色の丘疹であり，鮮紅色の部分を伴う。
- 被角血管腫は，紅色から紫の丘疹であり，過角化を伴う。外傷で容易に出血する。
- グロムス腫瘍は典型的には青紫色のやわらかい結節であり，敷石様の外観を呈する。
- 血管肉腫は紅色の局面であり，拡大傾向を呈する。

▶ 典型的分布

- 静脈湖は顔面や耳介，特に口唇の赤唇部の辺縁に認められる（図199-1参照）。
- 老人性血管腫は体幹に好発するが，他の部位にも生じる。病変は数個から，数百に及ぶこともある。
- 被角血管腫は典型的には陰嚢や外陰部に生じる（図199-3，図199-4参照）。
- グロムス腫瘍は四肢に生じることが多い（図199-5参照）。

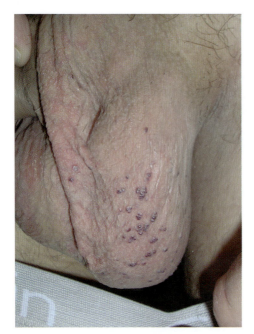

図 199-3　陰嚢に生じた被角血管腫（多発性）(Reproduced with permission from Lewis Rose, MD.)

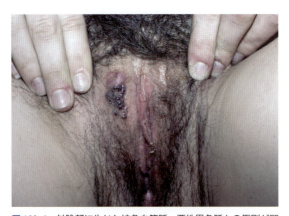

図 199-4　外陰部に生じた被角血管腫。悪性黒色腫との鑑別が問題になることがある(Reproduced with permission from Eric Kraus, MD.)

- 単発型は爪甲下に好発し，特に女性に多い。病変は単発のものから，100以上に及ぶこともある[5]。
- 血管肉腫は頭頸部に好発する（図199-6，図199-7 参照）。

検査所見，生検

- 静脈湖と老人性血管腫，被角血管腫の診断は通常病歴と身体所見で行われる。外科的に切除する場合には病理に提出して診断を確認した方がよい。臨床的に診断が明らかでない場合，生検を行って悪性疾患を除外することが望ましい。
- 硝子圧法を用いる。顕微鏡のスライドグラスのようなガラス板を用いて病変を圧迫することで，血管性病変の紅色や紫色が消退する様子を観察することができる（図199-8）。
- グロムス腫瘍は，皮膚生検で変形した血管周囲に配列するグロムス細胞を認める[2]。
- 血管肉腫の生検では，不整な管腔構造と異型な血管内皮細胞を認める[3]。

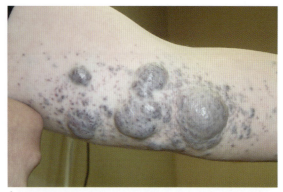

A

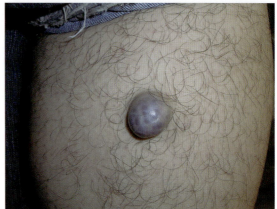

B

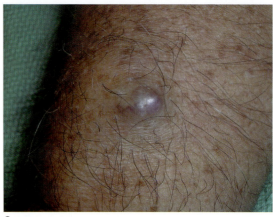

C

図 199-5　グロムス腫瘍。多発性・単発性のいずれもある。A：上腕に生じたグロムス腫瘍(Reproduced with permission from Jack Resneck, Sr., MD.)。B：若年男性の下肢の生じた単発性グロムス腫瘍。疼痛を伴う。C：上腕に生じた小型の単発性グロムス腫瘍。疼痛を伴う。単発性の病変は外科的切除を行った(Reproduced with permission from Richard P. Usatine, MD.)

鑑別診断

- メラノーマは不規則形であり，通常黒褐色の病変である（170章「メラノーマ」参照）。血管性病変とは異なり，圧迫しても色が消退しない。
- 被角血管腫は典型的には陰嚢や外陰部に生じ，特徴的な外観を有する。外傷で容易に出血する。
- グロムス腫瘍は敷石様の外観を呈し，やわらかい。静脈湖

199章 後天性血管腫・血管奇形 743

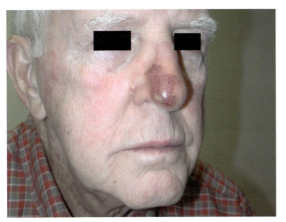

図199-6 鼻に生じた血管肉腫。このような病変では早急に生検が必要である(Reproduced with permission from Amor Khachemoune, MD.)

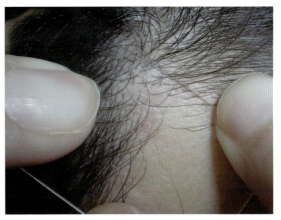

図199-8 硝子圧法。顕微鏡のスライドグラスのようなガラス板を用いて血管性病変を圧迫して観察する。血管腫の赤みが圧迫で消退している(Reproduced with permission from Richard P. Usatine, MD.)

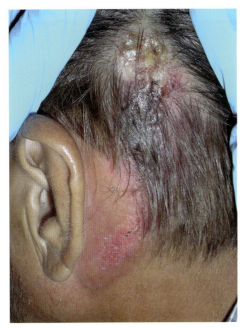

図199-7 64歳男性の耳介後部の頭皮に生じた血管肉腫(Reproduced with permission from Richard P. Usatine, MD.)

とは異なり,圧迫でつぶれない。
- 血管肉腫は拡大傾向の紅色の局面を呈し,打撲傷や蜂窩織炎,酒さ,丹毒と類似していることがある。また,「head-tilt 手技」が診断の補助になるという報告がある[5]。病変のある頭部を心臓の高さより低い位置に5～10秒間保持することで病変がうっ血して青紫色を呈し,血管性病変であることが確認できる。

治療

▶ 経過観察
静脈湖やその他の後天性の血管性病変(血管肉腫を除く)は,加齢に従って生じる良性の病変であることを患者に説明する。

▶ 外科療法
- 静脈湖や老人性血管腫,その他の後天性の血管性病変の治療には凍結療法,電気凝固術,硬化療法,ブレオマイシン局注療法,IPL(Intense Pulsed Light),その他各種レーザー療法がある[1),6)〜10)]。SOR ❶ 良性の血管性病変の治療では,IPLと比較してNd:YAG(ネオジウム・YAG)レーザーが優れている[11)]。SOR ❸ 主な合併症に色素沈着がある。
- 血管性病変の治療に凍結療法を用いる場合,凍結する際に病変を圧迫するとよい。Cryogunのプローブの先端で圧迫しながら処置を行う。SOR ❶
- 老人性血管腫は,麻酔なしで電気凝固術によって治療できる。機器の先端を病変の頂部に軽く接触させて電流を流す。理想的には,周囲の健常組織の損傷を最小限に抑え,病変が黒く炭化するまで治療を行う。SOR ❶
- サイズの大きい老人性血管腫では,エピネフリン添加リドカインなどで局所麻酔をして削皮術を行うこともある。基部は必要であれば電気凝固術を行う。SOR ❶
- グロムス腫瘍は単発性であれば外科的切除を行うこともあるが,病変が複数の場合や病変のサイズが大きく分節状の場合は硬化療法が有効なこともある[12)]。SOR ❶
- 血管肉腫は周囲に進展していることが多く,十分なマージンをとっての外科的切除が望ましい。術後に原発巣および領域リンパ節に放射線療法を行う。切除不能の場合には緩和的化学療法も考慮される[3)]。SOR ❶

フォローアップ

再発例や,患者が病変の増大・変化を気にする場合以外では,通常は良性の病変のフォローアップは不要である。

患者療法

- 新たな病変が日光露出部に生じた患者には,日焼けどめを用い,日中のピーク時間帯の直射日光を避け,定期的に皮膚科の診察を受けるように指導する。
- 良性の病変を患者が美容的な理由で治療を希望した場合,色素沈着や再発の可能性について説明が必要である。創部の色素沈着を予防するためには,治癒過程において皮膚を日光から保護すること。

【Nathan Hitzeman, MD】
(内田卓郎 訳)

200 遺伝性・先天性の血管腫・血管奇形

症例

56歳の女性が，子どもの頃から鼻出血を繰り返し，口唇や舌に毛細血管拡張があるとのことで受診した（図200-1）。若い頃に遺伝性出血性毛細血管拡張症（HHT）（オスラー－ウェーバー－ランデュ症候群）と診断され，肺の動静脈奇形で手術を受けた既往がある。彼女はこれまで普通の生活をおくり，子どもが2人いるが，子には遺伝していなかった。彼女の母も鼻出血を繰り返していたが，動静脈奇形は指摘されていなかった。

概説

遺伝性・先天性の血管腫・血管奇形には，頻度が高い良性の単純性血管腫などから，まれではあるが重篤な神経皮膚症候群まで，様々な疾患が含まれる。

疫学

- HHT は常染色体優性遺伝の血管性疾患であり，有病率は数千人に1人とされる（図200-1参照）。欧州や米国の一部で有病率が高い地域がある[1]。
- 単純性血管腫（火焰状母斑，ポートワイン母斑）は先天性の血管奇形であり，乳幼児の0.1〜0.3%に存在する発生異常である。成長しても改善しない（図200-2）[2]。クリッペル－トレノネー－ウェーバー症候群やスタージ－ウェーバー症候群などのまれな疾患に伴うことがある（図200-3）。
- マフッチ症候群はまれな先天性，非遺伝性の疾患であり，血管腫や，手・足・長管骨に内軟骨腫を生じる（図200-4）[3]。

病因／病態生理

- HHT は2つの遺伝子変異が関与している。9番染色体の endoglin（HHT1型）と12番染色体の ALK-1（HHT2型）である。これらの遺伝子は血管の発生と修復にかかわっており，変異が生じると細動脈が拡張して毛細血管を介さずに直接細静脈と短絡を生じる。出生時に症状がなくても，後に毛細血管拡張が皮膚や粘膜，消化管に生じる。また，動静脈奇形を肝（患者の70%）や肺（5〜30%），脳血管（10〜15%）に伴う。病変部の血管は脆弱で出血しやすい[1]。
- 単純性血管腫は毛細血管の拡張であり，血管への交感神経支配が失われていることが原因と考えられている。真皮浅層の拡張した毛細血管が透見して認められる。
- マフッチ症候群の骨病変，血管病変は出生時より存在し，小児期に進行する。青年期以降は通常進行しない。

診断

▶ 臨床所見

- HHT は Curaçao の診断基準の4項目のうち3項目が該当すれば診断される（2項目で疑診）。
1) 反復性の鼻出血（患者の90%に認められ，多くは小児期より生じる）。
2) 皮膚粘膜の毛細血管拡張病変（典型的には20歳代に生じる）。

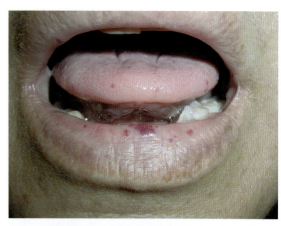

図200-1 遺伝性出血性毛細血管拡張症（オスラー－ウェーバー－ランデュ症候群）の56歳女性。鼻出血を繰り返しており，肺に動静脈奇形を認める（Reproduced with permission from Richard P. Usatine, MD.）

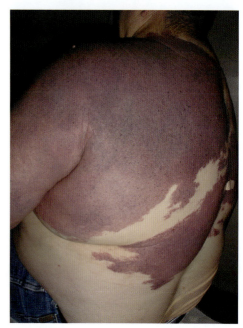

図200-2 55歳男性の体幹に出生時より存在する広範な単純性血管腫（火焰状母斑，ポートワイン母斑）（Reproduced with permission from Casey Pollard, MD.）

3) 内臓病変（肺，脳，肝，結腸）。
4) 一親等の血縁者に HHT 患者[4]。

- 単純性血管腫は辺縁不整な紅色から紫色を呈する斑状病変であり，乳幼児期は平坦であるが年齢とともに隆起し敷石状の外観を呈することがある。項部に生じたものは円形脱毛症と関連があるとの報告がある[5]。クリッペル－トレノネー－ウェーバー症候群は血管奇形，静脈瘤，軟部組織の肥大が特徴である。スタージ－ウェーバー症候群はしばしば精神発達遅滞，てんかん，眼病変を伴う[2]。
- マフッチ症候群による手足の敷石状の変形は特徴的な外観を呈する（図200-4参照）。

200章 遺伝性・先天性の血管腫・血管奇形　745

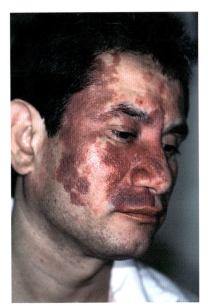

図200-3　出生時より顔面に単純性血管腫（ポートワイン母斑）が存在する男性。病変の範囲からスタージ-ウェーバー症候群の可能性も考慮する（Reproduced with permission from Richard P. Usatine, MD.）

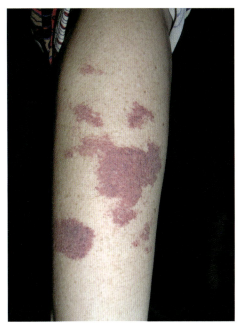

図200-5　34歳女性の腕に出生時より存在する単純性血管腫（火焔状母斑，ポートワイン母斑）。良性の毛細血管奇形であり，特に問題となっていない（Reproduced with permission from Richard P. Usatine, MD.）

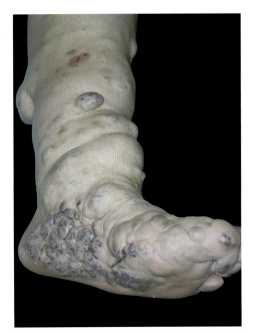

図200-4　マフッチ症候群（先天性の血管腫）。足に敷石状の変形を認める（Reproduced with permission from Jeff Shellenberger, MD.）

典型的分布

- HHTは舌，口唇，鼻粘膜，手足に少数から多数の病変を呈する。皮膚，内臓いずれの部位にも生じる。
- 単純性血管腫は顔面や頸部に多いが，粘膜を含め皮膚外表いずれの部位にも生じる。クリッペル-トレノネー-ウェーバー症候群の病変は下肢に多い。スタージ-ウェーバー症候群の診断には三叉神経第1枝に沿った単純性血管腫が特徴的である。単純性血管腫が眼瞼に存在する場合，両側の三叉神経領域に及ぶ場合（スタージ-ウェーバー症候群患者の40％），片側の三叉神経1～3枝すべてに及ぶ場合はスタージ-ウェーバー症候群の可能性が高くなる[2]。

検査所見

- HHT患者では年に1回は血算と便潜血検査を行う。鼻出血や消化管出血による鉄欠乏性貧血のリスクが高い。
- 良性の単純性血管腫で他の症候を伴わない患者では，特に検査は不要である（図200-5）。
- スタージ-ウェーバー症候群が疑われる場合，脳神経の画像検査と緑内障の検査を行う。単純性血管腫と同側に軟髄膜血管腫を認めることがある。また，脳波検査でてんかんが診断される場合もある。眼圧上昇や視野欠損は緑内障を示唆する所見である。
- マフッチ症候群の患者では筋骨格系の評価を行う。骨・軟骨の様々な良性ないし悪性の腫瘍を伴う[3]。

鑑別診断

- CREST症候群および強皮症ではHHTと同様に毛細血管拡張を認める。他の臨床所見や抗核抗体（ANA），皮膚生検などの検査で，これらの膠原病とHHTを鑑別する（180章「強皮症，斑状強皮症」参照）。
- 単純性血管腫の多くは他の症候を伴わないが，基礎疾患に

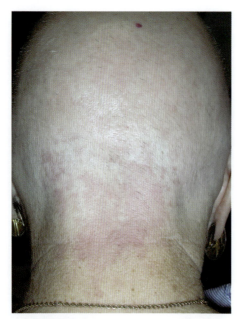

図200-6 72歳女性の出生時より存在するサーモンパッチ。良性の毛細血管奇形であるが，化学療法による頭髪の脱毛で目立つようになった(Reproduced with permission from Richard P. Usatine, MD.)

クリッペル–トレノネー–ウェーバー症候群やスタージ–ウェーバー症候群が存在することがある。これらの疾患が疑われる場合には精査を行う。
- グロムス腫瘍は青紫色のやわらかい結節であり，敷石様の外観を呈する。グロムス腫瘍がマフッチ症候群に似ることがあるが，膠原病様の症候は伴わない(199章「後天性血管腫・血管奇形」参照)。
- サーモンパッチ(新生児の40〜70%にみられる)は単純性血管腫の一種である。サーモンパッチはピンクの色調を呈するが，先天性の血管奇形である。顔面に生じたものは多くは経過とともに自然消退するが，項部に生じたものは消退しないことが多い(図200-6)[2]。

治療

- HHTには根治的な治療法はない。出血による貧血に対して鉄製剤の内服や輸血を要することもある。出血の治療について無作為化比較試験(RCT)はほとんどない[6]。SOR B 頻回の輸血を要する患者でエストロゲン・プロゲステロン製剤が出血を減少させたという報告がある。SOR C また症例報告や非対照研究ではあるが，鼻出血の治療においてレーザー療法や外科療法，塞栓術，外用療法の報告がある。焼灼術は組織障害による合併症のため推奨されない。肝，肺，脳の動静脈奇形については塞栓術が確立している。動静脈奇形の外科的切除は，他の治療法がうまくいかない場合に最後の手段として行われることもある[1]。HHTの治療においては，侵襲を伴う治療は最小限にした方がよいことが多く，治療による合併症や再発も多いため，HHTの治療経験が豊富な専門家の下で行う。
- 単純性血管腫は化粧で隠す方法もある(巻末の「患者向けURL」参照)。高価だがパルス色素レーザーによる治療が可能である。レーザー療法でほとんどの単純性血管腫はあ

る程度消退するが，完全に治癒することは困難であり再発も多い[7]。SOR C
- マフッチ症候群の患者では，内軟骨腫の治療や美容的な目的で，整形外科手術が繰り返し行われることが多い[3],[8]。

フォローアップ

- 単純性血管腫の患者は，病変内に別の病変が生じることもあるので，定期的にチェックを行った方がよい。単純性血管腫内に生じた基底細胞癌の症例が複数報告されている[9]。
- スタージ–ウェーバー症候群の患者は，年に1回は眼圧測定など眼科診察を行う。SOR C
- マフッチ症候群の患者は，骨腫瘍やその他の腫瘍(特に脳や腹部臓器)について慎重にフォローアップを行う[8]。SOR C

患者教育

病変の状態にかかわらず，患者のためには現在の状態および今後の見通しについて信頼性の高い情報を提供する。

【Nathan Hitzeman, MD】

(内田卓郎 訳)

19節　その他の皮膚疾患

201 薬疹

症例

20歳の大学生が倦怠感と上気道感染を呈し，咽頭痛に対してアモキシシリンを処方された．6日後に全身性の発疹を呈した（図201-1）．発疹とリンパ節腫脹を家庭医にみてもらったところ，EBV抗体検査陽性であった．この麻疹様の発疹は伝染性単核球症の患者でアモキシシリンによる発疹を呈した際の典型的な症状である．アモキシシリンは中止となり，かゆみに対してジフェンヒドラミンが投与された．

概説

薬疹は薬に対する皮膚の過敏症である．薬剤過敏症は，過敏症のない人にとって問題とならない通常量の薬剤を投与したときに生じる疾患である[1]．薬剤起因性の副作用はしばしば Type A と Type B に分類される．Type A は典型的な薬理学的作用によるもの（80％）で，Type B は個人の体質による特異的なもの（10〜15％）である（酵素欠損など）[2]．薬疹は中等症の発疹（発疹，蕁麻疹，血管浮腫）から重症薬疹まで幅広く存在する．後者では，スティーブンス-ジョンソン症候群（SJS）や中毒性表皮壊死症（TEN），好酸球上昇と全身症状を呈するもの（DRESS）や薬剤性過敏症症候群（DIHS）などがある[3]．

別名

皮膚有害事象や薬剤反応，治療反応，薬剤に対する副作用，過敏性反応などとしても知られている．

疫学

- 薬疹は入院患者の 2〜3％に生じる反応である[4]．
- 薬の副作用の 45％は皮膚に起きるという研究報告もある[4]．
- 6つの薬剤副作用のうち，およそ1つは薬剤過敏症を呈しており，アレルギー反応または非アレルギー反応である[2]．
- 薬疹で知られる斑丘疹は薬剤による皮膚反応で最も一般的であり，皮膚反応の 95％を占める．しばしば，ウイルス性発疹と混同する．アモキシシリンなどのβラクタム系でよく生じるが，バルビツール酸やゲンタマイシン，イソニアジド，フェニトイン，スルホナミド，チアジド，ST合剤などでも生じる（図201-1，図201-2）．
- 蕁麻疹様の皮膚反応は全薬疹の 5％を占め，2番目に頻度の高い疾患である[5]．この薬疹はアスピリンやペニシリン，サルファ，ACE阻害薬，アミノグリコシド，血液製剤などで生じる．IgEによる蕁麻疹は，薬剤投与から数分−数時間で生じる（図201-3，図201-4）．
- 薬剤起因性の色素沈着は抗不整脈薬（アミオダロン）や抗生剤（ミノサイクリン），非ステロイド性抗炎症薬（NSAIDs），化学療法製剤（アドリアマイシン）などで生じる（図201-5）．
- ワルファリン起因性の皮膚壊死（WISN）は珍しいが深刻な副作用であり，肥満女性に多く生じ，ワルファリン開始よ

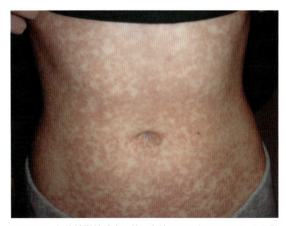

図201-1　伝染性単核球症の若い女性のアモキシシリンによる発疹．これは麻疹状の発疹である（Reproduced with permission from Richard P. Usatine, MD.）

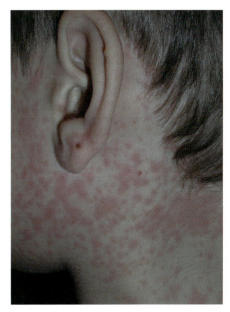

図201-2　中耳炎および上気道感染に対してアモキシシリンを開始した後に出現した斑丘疹状薬疹．4日後には顔や体幹に発疹が広がった．この麻疹様の発疹はアモキシシリンによる薬疹に典型的である（Reproduced with permission from Robert Tunks, MD.）

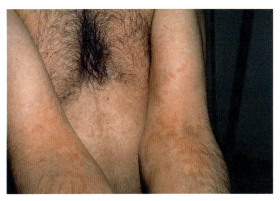

図201-3　トリメトプリム/スルファメトキサゾールによる蕁麻疹様発疹（Reproduced with permission from Richard P. Usatine, MD.）

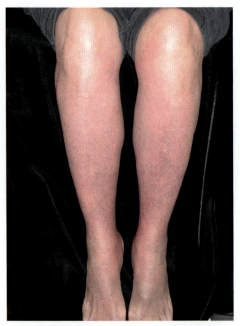

図201-4　ペニシリンアレルギーの患者に，医師が薬剤アレルギー歴を確認せずにアモキシシリンを投与したために出現した薬剤性紅皮症(Reproduced with permission from Richard P. Usatine, MD.)

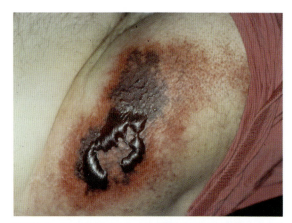

図201-6　クマジン(ワルファリン)開始後に前腕に黒色水疱を伴うクマジン(ワルファリン)壊死が出現した女性の前腕(Reproduced with permission from Eric Kraus, MD.)

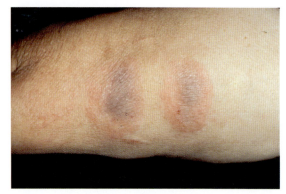

図201-7　浅黒い環状水疱を呈する固定薬疹(Reproduced with permission from Jeffrey Meffert, MD.)

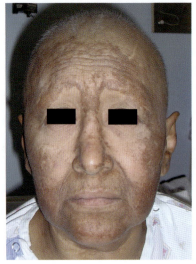

図201-5　アドリアマイシンによる色素沈着(Reproduced with permission from Richard P. Usatine, MD.)

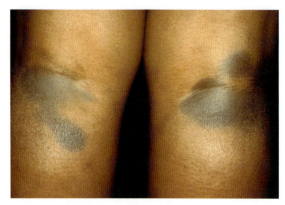

図201-8　固定薬疹による色素沈着(Reproduced with permission from Jeffrey Meffert, MD.)

り3～6日後に生じる。WISNは大量のローディングで薬剤投与された凝固素因の方に生じやすい(図201-6)。
- 固定薬疹は多くの薬剤で起きるが，フェノールフタレイン，ドキシサイクリン，イブプロフェン，スルホナミド，バルビツールなどで生じ，男性によく生じる(図201-7～図201-13)。
- 多形紅斑やSJSは薬剤反応などから二次性に生じる(図201-14～図201-16)。SJSは6万人に1～2人の確率で生じる[3]。
- DRESSは肝障害を伴い，好酸球上昇や発熱，リンパ節腫脹を呈する重症な薬剤副作用による疾患である。ある研究では，44個の薬剤がDRESSに関連があった[6]。DIHSは抗てんかん薬を投与された人のうち，1,000～10,000人に1人の確率で生じる[7]。
- 表201-1は最も典型的な薬剤性皮膚障害および発生率をまとめたものである[8]。
- 表201-2は5年間での薬剤性皮疹を呈した薬剤の種類をまとめたものである[9]。

201章 薬疹 749

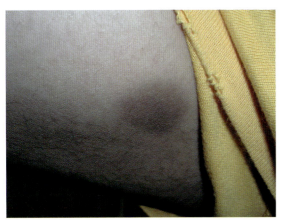

図201-9　トリメトプリム/スルファメトキサゾールによるビロード様の色素沈着を伴う固定薬疹（Reproduced with permission from Richard P. Usatine, MD.）

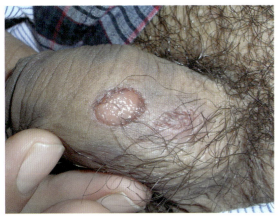

図201-10　紫色の色素沈着とびらんがイブプロフェンによる固定薬疹で陰茎に呈した症例（Reproduced with permission from Richard P. Usatine, MD.）

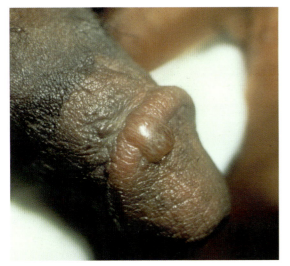

図201-11　水疱性固定薬疹。水疱性固定薬疹は陰茎亀頭に生じやすい（Reproduced with permission from Jeffrey Meffert, MD.）

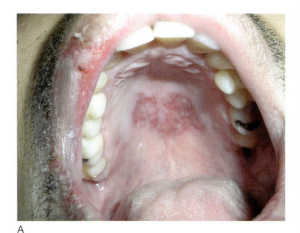

A

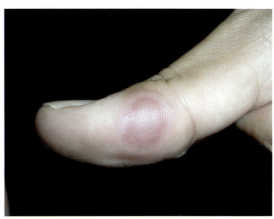

B

図201-12　ドキシサイクリンによる固定薬疹。A：口唇や口蓋に生じた例。B：多形紅斑に似たターゲット病変が指にできた例。ターゲット病変の中心崩壊は生じなかった（Reproduced with permission from Richard P. Usatine, MD.）

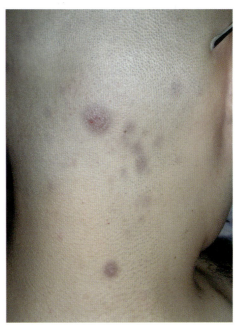

図201-13　22歳男性の頭皮と頸部に生じたハイドロコドンに対する固定薬疹（Reproduced with permission from Richard P. Usatine, MD.）

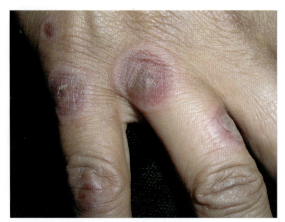

図201-14　43歳女性の再発するヘルペス感染により繰り返される多形紅斑（Reproduced with permission from Richard P. Usatine, MD.）

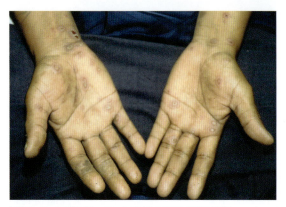

図201-15　手掌にターゲット病変を呈する多形紅斑（Reproduced with permission from the University of Texas Health Sciences Center, Division of Dermatology.）

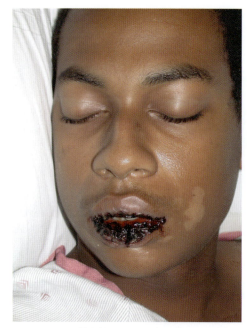

図201-16　スルファ抗生剤によるSjS（Reproduced with permission from Eric Kraus, MD.）

病因／病態生理

- 薬剤皮膚反応は2つのメカニズムがある。4つのタイプの過敏性反応を含む免疫性と非免疫性がある。免疫刺激の確立した仕組みはまだわからないが，薬剤蛋白複合体や免疫受容体による直接相互作用などが関連すると考えられる[2]。非免疫性反応のメカニズムに確立された定義はない[2]。
- NSAIDsに対する過敏性は，急性と遅延性の非免疫性反応である[1]。
- WISNは，ビタミンK依存性凝固因子よりもプロテインCの産生が減少したときに，凝固傾向とともに進展する。家族性または後天性のプロテインCやプロテインS，抗リン脂質抗体の欠損による血栓形成異常がWISNとなりやすい（図201-6参照）。
- SJSやTENは，ペニシリンやスルホナミドなどの抗生剤とよく関連するが，抗けいれん薬やNSAIDs，アロプリノール，コルチコステロイドなどでも生じる。ある特異的なHLA-B分子が，薬剤やその代謝産物と結合し，細胞障害性（CD8）T細胞を刺激して，表皮の細胞毒性に関連するという仮説もある[10]。ただし，この過程はSjSに特異的ではない。

危険因子

- 薬剤過敏性は薬剤投与量や投与期間，投与方法（局所＞皮下＞筋注＞経口＞静注）[11]，個人の免疫活性，免疫体質（女性が多い）などが関連する[2]。多剤投与もリスクである[11]。
- 以下のHLA型は皮膚薬剤反応のリスクである。HLA-B*1502は東南アジアの人々でカルバマゼピンや抗てんかん薬などが高リスクである。HLA-B*5801はアバカビルが高リスクである。HLA-B*3501，HLA-B*3505，HLA-B*1402，HLA-Cw8ではネビラピンが発疹で高確率であり，後者2つがサルジニアで見つかった。HLA-RB1*0101は肝炎による発疹でナベラピンが高確率である[2],[6]。
- 薬剤の以前の投与は再曝露の際に早く反応する[11]。
- 付随する疾患としては，ウイルス感染や免疫不全がある[11]。

診断

▶ 臨床所見，典型的分布（一般的で重要な薬疹）

- 斑丘疹：赤色斑丘疹は薬物投与後，いつでも生じうるが，7～10日後が多く，症状は1～2週間続く。この反応はしばしば，上位体幹または頭頸部から始まり，対称的に下方の四肢に広がっていく。この発疹は癒合性で顔面にも生じ，落屑を伴い，治癒していく（図201-1，図201-2参照）。
- 蕁麻疹と血管浮腫：蕁麻疹は圧迫で消褪する紅斑と表皮の浮腫を伴うものである（図201-3参照）。どの部位の皮膚でも生じ，移動性・掻痒性の発疹である。血管浮腫は深部の浮腫で口唇や眼瞼周囲に生じる。
- 色素沈着：薬剤起因性の色素沈着はいろいろな機序で生じる。アミオダロンは暗赤色の皮疹を生じさせ，時間とともに青色に変わっていく。ミノサイクリンは痤瘡部位の青暗色変化を生じ，歯や歯肉の色素沈着を起こす。フェニトインやその他のヒダントインは顔面にメラノーマ様の茶色の色素沈着を生じさせる。ブレオマイシンは体幹や四肢に縞

表201-1　1,000人以上の患者に投与された薬剤において認めたアレルギー性薬疹

薬剤	薬疹	患者	確率	95%CI
フルオロキノロン	16	1,015	1.6	0.8～2.3
アモキシシリン	40	3,233	1.2	0.9～1.6
オーグメンチン	12	1,000	1.2	0.5～1.9
ペニシリン	63	5,914	1.1	0.8～1.3
ニトロフラントイン	7	1,085	0.6	0.2～1.1
テトラサイクリン	23	4,981	0.5	0.3～0.7
マクロライド	5	1,435	0.3	0～0.7

表201-2　薬疹と関連した薬剤別頻度

薬剤	症例数
抗生剤	37
抗けいれん薬	12
フェニトイン	9
抗不整脈薬	6
Ca拮抗薬	3
抗凝固薬	5
エノキサパリン	2
クロピドグレル	2
ワルファリン	1
抗真菌薬	4
抗痛風薬	4
プロトンポンプ阻害薬	4
ACE阻害薬	3
造影剤	3
利尿薬	3
抗炎症薬	2
抗HIV薬	2
抗ウイルス薬	2
β遮断薬	2
化学療法薬	2
その他	11

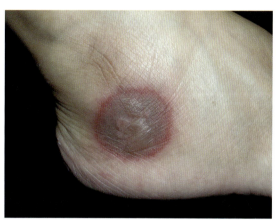

図201-17　足首に暗赤色の水疱とピンク色の辺縁を呈する水疱性固定薬疹（Reproduced with permission from Richard P. Usatine, MD.）

状の色素沈着を起こす。アドリアマイシンは顔や爪に色素沈着を起こす（図201-5参照）。

- NSAIDs：NSAIDsによる皮膚反応は蕁麻疹や血管浮腫，アナフィラキシー様の反応などがある[1]。このような反応はNSAIDs単剤または多様なNSAIDsの投与により生じる。NSAIDsによる蕁麻疹や血管浮腫は慢性特発性蕁麻疹の患者にも起こる。
- WISN：紅斑や出血が突然皮膚に痛みとともに生じ，水疱形成や壊死に至る（図201-6参照）。50歳代の肥満女性に生じやすく，部位としては，乳房や大腿，殿部などの脂肪を含む部位に生じる。これは抗凝固過剰による出血とは異なる（図201-14参照）。
- 固定薬疹：単発性または多発性で境界明瞭な円形，中央に水疱を伴う病変を示す（図201-8～図201-13，図201-17）。薬剤曝露により皮疹が生じ，再曝露により同じ部位に皮疹が生じる。色素沈着を残して治癒する（図201-8参照）。手足を含め，どの部位にも生じるが，陰茎にもよく生じる（図201-10，図201-11参照）。皮疹は薬剤曝露より30分から8時間ほどで生じる。固定薬疹での水疱は落屑を伴って治癒する（図201-7，図201-11，図201-17参照）。
- 多形紅斑：典型的なターゲット病変や浮腫性病変を生じる。最も重要なのは，水疱形成やびらんなどによる表皮剥離があるかどうかである（図201-14，図201-15参照）。重症な多形紅斑は全身の皮膚の10％以下の範囲で，表皮剥離が拡大していく。
- SJS：体幹・顔や口腔粘膜に広がるびらんを認める（図201-16参照）。特に胸背部上部に非典型的なターゲット病変や紅斑が，SJSやTENの早期徴候である[11]。焼けつくような痛みが重症化のサインである。表皮剥離も生じ，全身の皮膚の30％以下で生じる。
- TEN：SJSスペクトラムの重症型を指す。全身の10％以下の場合，多形紅斑と診断され，10～30％のときはSJS，30％以上ではTENと診断される。
- DRESSまたはDIHS：浸潤性で境界明瞭な病変がこの疾患の前兆である[11]。顔面中心性浮腫や紅斑（図201-18），斑丘疹が，高熱や全身のリンパ節腫脹，関節痛とともにみられる。DRESSは紅皮症も生じうる（図201-19参照）。薬剤投与から薬疹出現までの潜伏期間は最大12週間である[11]。
- スルホナミドやアロプリノール，NSAIDs，フェニトインやカルバマゼピンなどの抗けいれん薬やラモトリジンなどがSJSやTENをよく引き起こすといわれているが[12]，50％の患者は原因がわからない。

▶ まれな薬疹

- 急性全身性膿疱性発疹（AGEP）：紅斑部位に集簇性小膿疱を認める薬疹（図201-20）。患者はしばしば発熱を認め，膿疱は非毛包性で無菌性である。
- 薬剤起因性の摩擦部や屈曲部位に生じる全身性発疹（SDRIFE）：殿部や陰部付近の摩擦部位や屈曲部位に紅斑を伴う薬疹を指す。殿部に紅斑を認めると，ヒヒ症候群とも呼ばれる（図201-21）。

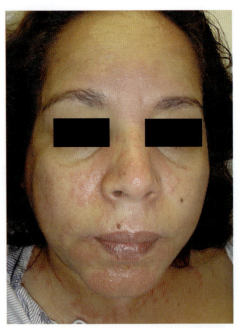

図201-18　顔面腫脹および紅斑などの全身症状や好酸球上昇を呈する薬疹(Reproduced with permission from Robert T. Gilson, MD.)

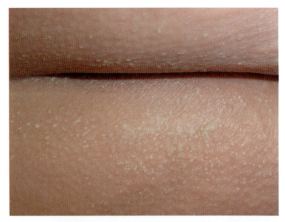

図201-20　薬剤による急性全身性膿疱症。紅皮症に集簇性の小膿疱が呈する場合は殿部が多い。このケースでは，殿部や背部の広い部位で小膿疱と紅斑を認めた(Reproduced with permission from Robert T. Gilson, MD.)

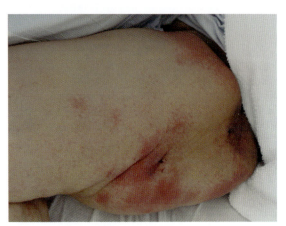

図201-21　摩擦部や屈曲部に生じる全身性薬剤性発疹。殿部に紅斑を認めるため，ヒヒ症候群とも呼ばれる(Reproduced with permission from Robert T. Gilson, MD.)

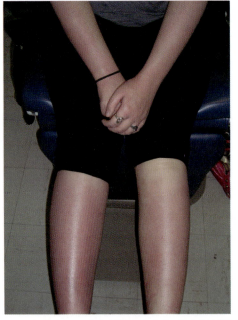

図201-19　好酸球上昇と全身症状を伴う薬疹。紅皮症は持続しているが，治療により状態は改善し，退院となった(Reproduced with permission from Richard P. Usatine, MD.)

▶検査所見

薬疹の診断に関しては，普段は病歴や身体所見を基本に行われる。

- 固定薬疹は被疑薬の再内服による刺激で診断されることもあるが，水疱形成を伴うときは危険な可能性もある。
- 重症の反応は，血算や包括的な生化学検査により，全身状態や脱水状態などを評価することが必要である。
- より難しい症例では，皮膚生検が診断に有用であることもある。
- 皮内テストは患者にとって危険であり，パッチテストは有用ではない。
- WISN の診断に皮膚生検は必須ではないが，診断に寄与することもある。
- 血栓形成傾向の検査は WISN の診断に有用である可能性もある。
- DRESS/DIHS の患者に対する血液検査では，異型リンパ球や好酸球上昇，リンパ球減少，血小板減少，その他，肝障害などがしばしばみられる。

鑑別診断

- ウイルス性発疹は全身性の斑丘疹を伴う薬疹に似ている。上気道感染に対して，抗生剤が投与された患者に発疹が生じたときは，薬疹よりはウイルス性の発疹であることが時々ある。この混同を回避する最良の方法は，抗生剤による薬疹のリスクを正当化できるほどの細菌性感染の確証が得られる場合にのみ，抗生剤を使用することである(3節「ウイルス性」参照)。
- 蕁麻疹反応は搔痒感を伴う一過性の移動する浮腫性紅斑で

ある。患者はかゆみを自覚する。蕁麻疹の診断は，誘引因子を探すことより，容易にできる。新規薬剤の開始との関連が考えられるときは，その薬をやめて，皮疹が改善するかをみることが重要である(148章「蕁麻疹，血管浮腫」参照)。

- 多形紅斑は対称性，求心性に急速に広がる。患部に焼けつくような感覚を伴うが，搔痒感はあまりみられない。多形紅斑はヘルペスウイルスやマイコプラズマなどによる感染でしばしば認めるが，薬により起きることもある。注意深い病歴聴取と身体所見が，鑑別診断に有用である(175章「多形紅斑，スティーブンス-ジョンソン症候群，中毒性皮膚壊死症」参照)。

- SJS や TEN は，水疱や発熱，倦怠感，関節痛，頭痛，咽頭痛，嘔気，嘔吐，下痢を伴う全身性の発疹である。患者は口腔粘膜びらんにより，経口摂取や飲水，開口が困難になることがある(図201-16参照)。すべてのSJSやTENが薬剤起因性というわけではないが，被疑薬を調べ，やめさせることが臨床医の仕事である。SJS や TEN は生命にかかわることもある(175章「多形紅斑，スティーブンス-ジョンソン症候群，中毒性皮膚壊死症」参照)。

- DRESS や DIHS は肝臓(肝炎50〜70%)や腎臓(腎炎10%)，その他頻度は少ないが，肺炎や腸炎，心筋炎，耳下腺炎，髄膜炎，脳炎，膵炎などの皮膚以外の臓器の関与が診断の鍵となり，臓器の関与は薬剤に起因する[7],[13]。DRESS や DIHS のいくつかの病態は，ヘルペスウイルスの再活性化に強く関連する[7]。発症後3週間目での症状の再燃が一般的である。薬剤曝露から3週間後以降に発症する斑丘疹や薬剤中断後も持続する発熱(38℃以上)や肝障害，他の臓器障害，白血球異常，リンパ節腫脹，HHS-6 の再活性化などが，診断に有用である[13]。

- ばら色粃糠疹(PR)は斑丘疹状の薬疹に似た原因不明の発疹である。前駆症状を探すことはPRの診断に有用である。輪状の落屑や発疹が皮膚線に沿うように広がる所見(背部にクリスマスツリー状の発疹)を観察することが重要である。これらの特徴がPRの診断に有用である。なぜなら，PRに特異的な血液検査所見や皮疹所見がないためである(151章「ばら色粃糠疹」参照)。

- 梅毒は偽装の達人である。原因のわからない汎発性発疹は第二期梅毒の可能性がある。RPR法は第二期梅毒で陽性であり，施行が簡単である(218章「梅毒」参照)。

- 水疱性類天疱瘡や尋常性天疱瘡は水疱性薬疹に似ている。これらの水疱性疾患の鑑別には生検が一番有用である(臨床像は182章「水疱生類天疱瘡」，183章「尋常性天疱瘡」参照)。

- 血腫はワルファリン治療の副作用としてしばしばみられるが，永久的な皮膚障害を減らすためにも，早期WISNと鑑別することが重要である。つまり，疑いの目を持つことが重要であり，INR が高値であることは過剰凝固による出血であることがわかる(図201-22)。

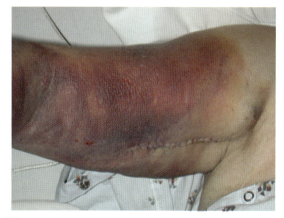

図201-22 クマジン(ワルファリン)による過剰凝固により生じた前腕出血。神経血管合併症を防ぐために巨大血腫は切除された (Reproduced with permission from Richard P. Usatine, MD.)

治療

▶ 非薬物療法

- 問題となる薬物投与は，可能なときはいつでも中止することが必要である。高齢者の薬疹では，多くの薬剤が投与されており，状態も悪い。本質的な薬物以外のすべての薬を中止する努力が必要である[5]。SOR C

- 斑丘疹を呈する患者で，全身状態が悪く，本質的な治療が必要な場合は治療継続が望ましい[5]。

- TEN などの重症疾患の前駆症状として，斑丘疹の薬疹はあまりない[5]。

- 皮膚色素沈着：可能な限り薬物を中断する。アドリアマイシンによる皮膚色素沈着では，生命をおびやかすような悪性疾患に対する最良の化学療法の場合は，薬剤の継続投与が望ましい(図201-5参照)。

- 皮膚壊死に対する再建として，デブリードマンや植皮が必要であることもある[14],[15]。

▶ 薬物療法

- 斑丘疹や蕁麻疹，血管浮腫などのタイプの薬疹では，抗ヒスタミン薬が用いられる。血管浮腫が気道症状を合併しているときは，エピネフリン(10 μ/kg 筋注)やその他の治療が必要になる[5],[13]。SOR C 通常はヒスタミン H_1 受容体拮抗薬が用いられる。蕁麻疹や血管浮腫のいくつかのケースでは，より広い抗ヒスタミン作用のために，ヒスタミン H_2 受容体拮抗薬(H_2RA)の追加投与も検討される(148章「蕁麻疹，血管浮腫」参照)。

- ジフェニルヒドラミン(ベネドリル)：成人投与量は経口で25〜50 mg を4〜6時間ごとである(処方箋なし)。

- ヒドロキシジン(アタラックス)：成人は経口で25 mg を6時間ごと，小児は経口で1日あたり0.5〜1.0 mg/kg を4回/日の投与となる[5]。

- ロラタジン(クラリチン)：経口で10〜20 mg を1日1回(処方箋なし)[5]。

- いくつかの H_2RA は処方箋なしでも利用できる。

- トリアムシノロンやデソニドなどの局所ステロイドは，搔痒感改善のためによく用いられる[5]。SOR C

- 経口ステロイドもしばしば用いられるが，効果は乏しい。SOR C DRESS や DIHS に用いられる[13]。

- 固定薬疹は，薬剤を中止し，局所ステロイド療法が用いられる[4]。SOR C

▶ 紹介，入院

WISN や SjS，TEN，DRESS，DIHS の患者は通常入院治療となる。

- WISN の治療は基本的には補助療法で，ワルファリンを中

- 止することや，入院してビタミン K と新鮮凍結血漿を投与することなどがあげられる[14),15)]。
- 多くの臨床医は抗凝固療法が必要な患者に対しては，ヘパリン治療を推薦している[14),15)]。
- SJS，TEN，DRESS，DIHS：初期診断で始まり，被疑薬の中止と脱水の補正，集中治療室またはやけど治療室への入院が必要である[4),5)]。DRESS の患者では肝移植も行われてきた[13)]。
- 多くの専門家の意見や研究では，全身ステロイド療法は推奨されていない[4)]。SOR B
- 栄養療法や注意深い創部観察，体温コントロール，抗凝固療法が推奨されている[4)]。SOR C
- 感染の進展をみるために，適宜創部グラム染色や培養を行うべきである[4)]。SOR C

予防

- 将来的には HLA によるスクリーニングで，薬剤の回避ができるかもしれない[1)]。
- 薬剤の再曝露を避けること。
- HLA-B*1502 のスクリーニングは東南アジアの患者に対するカルバマゼピン投与の前に行われるべきであると米国食品医薬品局（FDA）やカナダの健康センターからいわれている[1)]。

予後

- 多くの薬剤性皮膚障害は，原因となる薬剤の中止により解決する。
- 死亡率は，SjS や DRESS/DIHS では 10％，TEN では 30〜50％と高い[5),16)]。DRESS の可能性あり，または疑いありの症例報告では，死亡率は 5％（9/172）であった。
- 1 型糖尿病や自己免疫性甲状腺疾患，GVHD 様の強皮症状，紅斑性狼瘡などの自己免疫疾患が DIHS/DRESS の治療後，数カ月から数年経ってから生じるという報告もある[7)]。長期無症状期間を呈する患者もおり，関係性はまだわかっていない。

フォローアップ

- 重症な患者や診断が曖昧なときは，経過観察がとても重要である。明らかに軽症の薬剤反応は，計画的な経過観察は必要ではないかもしれない。
- DRESS/DHIS などの患者のフォローアップでは，自己免疫疾患の持続監視が必要である。

患者教育

- 多くの薬疹患者は合併症なく改善する。原因となりうる薬剤を中止した後も，発疹がゆっくり進んできたり，さらに増悪するときは注意した方がよい。このような患者には，1〜2 週間では改善しないであろうことを説明しておいた方がよい。
- 発疹が改善していくときに認める軽度の落屑は正常反応であることを患者に説明しておくとよい。亀頭などに生じる固定薬疹では，薬剤刺激試験を行うことで，性病の心配をやわらげることができる。
- 遺伝的素因による薬疹の可能性があれば，家族にはそれについて話す必要がある。
- 患者には投薬注意表に登録する必要を説明し，アレルギーがあることを示すブレスレットをつけるようにすすめる必要がある。

【Richard P. Usatine, MD／Anna Allred, MD／Mindy A. Smith, MD, MS】

（村上真慧 訳）

202 ケロイド

症例

64 歳の黒人女性がかゆみを伴う前胸部のケロイド（keloid）を主訴に受診した（図 201-1）。水平なケロイドは子どものときに木の枝ですりむいたときにできたとのこと。垂直なケロイドは 1 年前のバイパス手術によるものだとのこと。下方部分はもともとの手術の傷を越えない程度の肥厚性瘢痕である。患者は病変内ステロイド投与により症状が改善し，満足であった。トリアムシノロンの病変内投与は掻痒感を減らし，垂直ケロイドを平坦にした。

概説

ケロイドは良性の皮膚線維増殖性腫瘍であり，創部治癒過程が変化するために，瘢痕を形成する。その機序としては，細胞外基質の過剰産生であり，細胞分裂の速い皮膚細胞（線維芽細胞）も関与する。

別名

ケロイド（keloid）はケロイド（cheloid）として知られている。

疫学

- 濃い色素沈着はケロイドに発展しやすい。黒人の 16％はケロイドがあるといわれている[1)]。
- 耳ピアス部位にできやすいため，若い女性に多いことを除けば，男女は比較的均等にケロイドが生じる（図 202-2）[2)]。
- 10〜20 歳代に高率に生じる[2),3)]。

病因／病態整理

- ケロイドは線維増殖性異常により，治癒過程で生じる線維組織部位である。
- ケロイドは胸骨の上などの張力がかかる部位に生じやすい（図 202-2 参照）。
- これらは外傷から 1 年間は生じる可能性があり，傷痕より拡大することもある。熱傷やその他の傷は，ケロイドを伴いながら治癒することもある（図 202-3）。
- 遷延する炎症を示唆する傷では，ケロイドに発展しやすい。

危険因子

- 浅黒い肌の色素沈着（アフリカ人，ヒスパニック，アジア人）[3)]。
- ケロイドの家族歴。
- 二次治癒による創部。
- 炎症が遷延する創部。
- 外傷が繰り返す部位。

202章 ケロイド

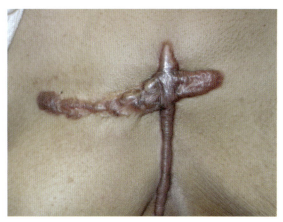

図202-1　64歳黒人女性の前胸部に交差する2つのケロイド。水平のケロイドは小児期の擦過傷により生じ，垂直のケロイドは開胸手術により生じた（Reproduced with permission from Richard P. Usatine, MD.）

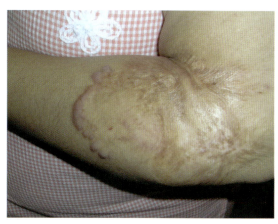

図202-3　1歳のときにアイロンによる熱傷の既往があるヒスパニック系女性の前腕に生じたケロイド。多くの熱傷痕はケロイドにはならない。ケロイドの辺縁遠位では結節状に皮膚隆起がみられる。彼女はその部位に搔痒感を認めた（Reproduced with permission from Richard P. Usatine, MD.）

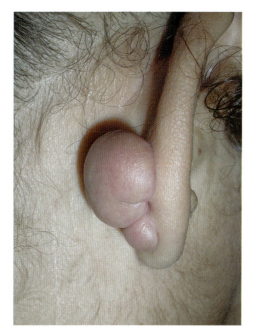

図202-2　耳ピアスにより耳介に生じたケロイド（Reproduced with permission from Richard P. Usatine, MD.）

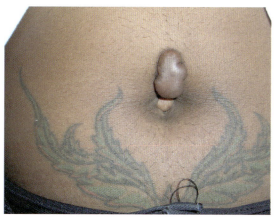

図202-4　若年女性のへそピアスにより生じたケロイド（Reproduced with permission from Richard P. Usatine, MD.）

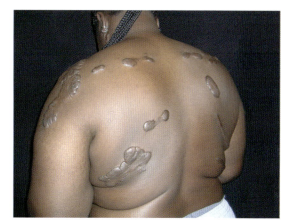

図202-5　女性に生じるケロイドはとても小さな外傷からもなりやすい（Reproduced with permission from Richard P. Usatine, MD.）

- 妊娠。
- 体部ピアス（図202-4）。

診断

▶ 臨床所見

- 傷の周囲に搔痒感を伴う痛みや焼け付くような感覚を呈するケロイドもある。
- 毛孔や顆粒状組織を除く部位でのはっきりとした紅斑が特徴である。
- 丘疹から大きな結節性病変まで呈する（図202-5）。
- 軟性から硬性まで幅広い所見を呈する。多くは，正常皮膚と同じ色であるが，年齢により赤褐色や青みを帯びた所見を呈することもある[4]。
- 傷から鉤爪様に進展することもある。

- 頸部や耳，腹部病変は有茎状病変になりやすい。

▶ 典型的分布

- 前胸部，肩，四肢屈曲部，前頸部，耳介，皮膚線を横切る

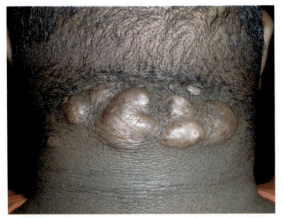

図202-6 若いアフリカ系アメリカ人の後頸部に生じたにきび部毛嚢炎（Reproduced with permission from Richard P. Usatine, MD.）

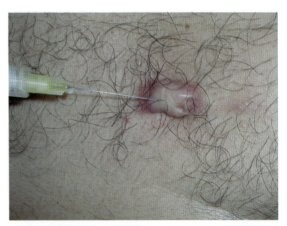

図202-7 前胸部にある有症状のケロイドに対するトリアムシノロン注射。ケロイドが徐々に白くなるのは，ケロイド内に適切に注入されるためである。注射時の針先のずれを防ぐために，ルアーロック注射器を使用し，また27ゲージ針を使用することで，患者の不快感を減らすことができる（Reproduced with permission from Richard P. Usatine, MD.）

傷などによく生じる。

▶ 検査所見

- 臨床的所見が明らかであるため，生検は必要とされないことが多い。

鑑別診断

- 肥厚性瘢痕はケロイドに似た所見を示すが，もともとの傷があるかどうかで区別される。
- にきび部毛嚢炎は後頸部の毛嚢周囲の炎症であり，ケロイド様の瘢痕を呈する（図202-6）。瘢痕はケロイドに似ているが，部位や病態生理は特徴的である。円形脱毛症を生じることもある（116章「偽性毛嚢炎，項部ケロイド痤瘡」参照）。
- 皮膚線維腫は下肢や腕に生じることが多い円形の表皮結節である。周りの皮膚に挟み込まれると，窪んだような所見になる。周囲にはしばしば色素沈着を伴い，ケロイドよりは隆起しない（158章「皮膚線維腫」参照）。
- 隆起性皮膚線維肉腫は皮膚線維腫の悪性疾患である。萎縮性や拡大傾向のある創部，かたい組織，不規則な病変を呈する。疑われるときは生検が必要である（158章「皮膚線維腫」参照）。

治療

- 痛みや掻痒感などの症状や見た目の問題で，患者はしばしばケロイドに対して治療を望む。
- 396の研究のシステマティックレビューや36の記事のメタ解析では，エビデンスに基づいた最適の治療は存在せず，費用や副作用に応じて効果的な治療を推奨されている[5]。

▶ 非薬物療法

肥厚性瘢痕やケロイドに対して，シリコンジェルシートを用いた治療はバイアスの受けやすい研究ではあるが，推奨されている。リスクの高い患者に対するシリコンゲルシートの異常瘢痕予防効果はまだエビデンスが低い[6],[7]。SOR **B**

▶ 薬物療法

- ステロイド局所注射：トリアムシノロンアセトニド（10〜40 mg/mL）はかゆみや大きさを減少させるとともに，平坦にする効果がある（図202-7）。SOR **C** これは毎月繰り返す必要がある[5],[8]。
- 耳介のケロイドに関しては，両側耳介付近のひげを切除するとともに5％イミキモドクリームにて治療できる[9],[10]。SOR **B** 手術の日の夜は切除した部位にイミキモドクリームを塗り，術後6〜8週間は毎日塗るように指導される。胸骨前方のケロイドのみ，イミキモドクリームによる切除後の再発予防効果がある[11]。SOR **C**
- ベラパミル 2.5 mg/mL，ブレオマイシン 1.5 IU/mL，インターフェロン α2b の局所注射を150万人の患者に週2回4日間投与した研究があるが，コルチコステロイドに変わりうるとは言いがたいレベルの研究である[3]。SOR **C**

▶ 補助療法，代替療法

メデルマやその他のクリーム，ジェル，オイルなどの処方箋の不要な製品による瘢痕治療は確立されていない[7]。オニオンエキスやビタミンEによる局所療法による肥厚性瘢痕やケロイドの改善は限定的研究であるが，有用性は否定されている[3]。SOR **B**

▶ 手術

- 冷凍凝固やトリアムシノロン局所注射は小さいケロイド（にきびからの二次性など）に対しては，他の治療と同様の効果を期待できる[3],[12]。SOR **B**
- 冷凍凝固とトリアムシノロン局所注射：まず液体窒素で凍らせ，融解した後にトリアムシノロンアセテート（10〜40 mg/mL）を投与する。SOR **C**
- 耳介のケロイドは外科的に切除した後，止血が得られていれば，トリアムシノロンアセテート（10〜40 mg/mL）の局所投与が行われる。再発予防のため，トリアムシノロンの局所投与は，1ヵ月続ける[8]。SOR **B**
- 耳介上部のケロイドに関しては，切除した後に皮膚縫合にて対応する（図202-8）。SOR **C**
- パルス色素レーザーはケロイドに対して効果的である。パルス色素レーザーとコルチコステロイド局所療法，フルオロウラシル 50 mg/mL を週に2〜3回の投与を組み合わせることで，単独治療よりもよい結果が得られるかもしれない[14]。SOR **C**

203章 遺伝性皮膚疾患　757

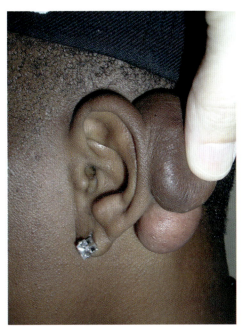

図202-8　23歳男性の耳介に生じたケロイドは耳介の外傷により生じた。2つのケロイドは2分割して切除され，皮膚縫合とした。ケロイド再発予防として，トリアムシノロン注射が施行された
（Reproduced with permission from Richard P. Usatine, MD.）

- ケロイドは冷凍凝固単独か冷凍凝固かステロイド局所療法を併用することにより治療される。小規模の対照比較試験で，10人のケロイド患者に対して，ステロイド局所投与と冷凍凝固の治療か，それぞれの単独治療を行った[15]。SOR B　患者は4週間間隔で少なくとも3回治療された。ケロイドの厚さに関しては，冷凍凝固とステロイド局所投与を組み合わせた治療の方が，単独治療よりもかなりよい成績となった。痛みの強さに関しては，すべての治療で改善を認めた。掻痒感は組み合わせた治療とステロイド局所療法単独治療で改善を認めた[15]。
- 他の研究では，肥厚性瘢痕やケロイドを呈する20人の患者に，15秒間を2回の冷凍凝固を月1回で12カ月と，トリアムシノロンを月1回で3カ月続ける治療を組み合わせた治療を行った[16]。SOR B　局所療法として，シリコンジェル治療を1日3回，12カ月行った。コントロール群は，シリコンジェル治療のみ行った10人の患者とした。1年後，特に症状や整容，随伴症状などすべてのパラメーターで，ベースやコントロール群より改善を認めた[16]。SOR B
- レイトンらは背部に存在するケロイド痤瘡に関しては，ステロイド局所注射も有用だが，冷凍凝固がより有用である（平坦化において85％が改善した）と報告した[17]。トリアムシノロン局所投与は有用ではあるが，冷凍凝固の早期病変や血管病変に対する効果はより大きい[17]。SOR B
- ケロイドが古くかたいものであれば，ステロイド注射はやわらかく新しいものほどの効果は期待できない。その場合は冷凍凝固による前処置が必要である。辺縁の正常組織を冷凍凝固する必要はない。液体窒素やその他の冷凍方法をケロイドに施行した後は，融解し浮腫となる。これには1〜2分かかり，これによりステロイド局所注射が容易とな

る。SOR C
- 40人の患者に，トリアムシノロン局所投与群とトリアムシノロン局所投与と5-FUの投与を組み合わせた群で，二重盲検法による臨床研究を施行した。両群で8週間ごとに注射を行い，紅斑や掻痒感，やわらかさ，高さ，長さ，幅を評価した。どちらの群でもほぼすべてのパラメーターで改善を認めたが，局所療法に5-FUを組み合わせた群でより著明な改善を認めた（掻痒感を除くすべての例で，$p < 0.05$）[18]。良好からすばらしい結果がステロイド局所投与単独群では20％，ステロイドと5-FUを組み合わせた群では55％でみられた[18]。SOR B
- 耳介のケロイドはひげとともに切除し，ステロイド投与が行われる。多くの量のステロイドをこれらのケロイドに投与するのは難しく，40 mg/mLの濃度が用いられる。SOR C　その他の選択肢としては，ラジオ波電気治療によるものがある（麻酔としてステロイドを使用）。
- ある記事では，耳介ケロイドの単純切除では80％の再発率があるといわれている[19]。ステロイド局所注射と放射線療法の前向き無作為化試験では，手術と放射線療法の群では16例中2例，手術とステロイド局所注射の群では12例中4例で再発がみられた。これらの結果に統計的有意差はなかった。皮膚色素沈着や創部離開，慢性皮膚炎はどちらのグループでも認めなかった[19]。今回の研究では，放射線療法はよい結果が得られたが，ステロイド注射の方が合理的である。

予防

手術の傷も含め，外傷を可能な限り避けることがケロイドを減らすことにつながる。

予後

2006年の396の研究のシステマティックレビューや36の記事のメタ解析では，全体の70％が改善するといわれる[5]。

フォローアップ

フォローアップは治療によって異なる。ステロイド注射は一般的には1カ月である。

患者教育

耳ピアスや体幹ピアス，タトゥーなどの局所皮膚障害を避けることや炎症性痤瘡をコントロールすることなどをアドバイスする。

【E. J. Mayeaux, Jr., MD／Richard P. Usatine, MD】
（村上真慧　訳）

203　遺伝性皮膚疾患

症例

45歳の黒人男性が顔面から胸部，背部にかけての広い範囲で脂漏性皮膚を呈した（図203-1）。以前の生検からは，ダリエー病の診断であった。母親も同じ症状，彼の妹は発病していた。兄には同様の爪の所見があったが，皮膚所見は耳の後

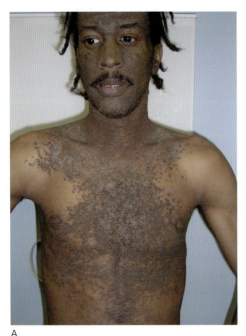 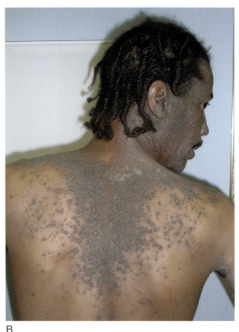

図203-1　ダリエー病は，顔や首，胸部(A)，背部，耳介，頭皮(B)などの脂漏性部位に角質増殖や色素沈着を伴う。日光や熱がこの疾患を増悪させる (Reproduced with permission from Richard P. Usatine, MD.)

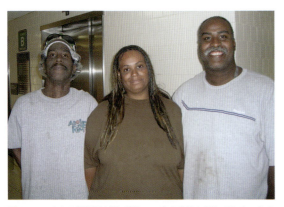

図203-2　3人の兄弟姉妹はダリエー病の症状を呈していた。左の兄と妹は本格的に発症している。アシトレチンを使用して3カ月経ち，妹の顔は明るくなった。右の兄は同様の皮膚病変を呈しているが，皮膚病変は耳介後部のみである (Reproduced with permission from Richard P. Usatine, MD.)

ろのみであった(図203-2)。彼はこの疾患に子どもの頃からかかっており，見た目とにおいから社会に阻害されてきたと思っていた。彼はうつ病にかかり，様々な薬を使用していた。局所ステロイド療法は掻痒感や落屑に対して有用ではあるが，患者はより効果的な治療法を探していた。レチノイド内服については費用に関して課題はあるが，アシトレチンを併用した治療法が適用された。

概説

　遺伝性皮膚疾患(genodermatose)として，皮膚症状を呈する遺伝疾患は100以上ある。たとえとして数例をあげると，色素沈着異常(アルビニズム)や角質化(魚鱗癬やダリエー病)，血管新生(スタージ-ウェーバー症候群)，結合組織(エーラス-ダンロス症候群)，ポルフィリン症，その他の代謝異常(フェニルケトン尿症)，免疫疾患(ウィスコット-アルドリッヒ症候群)，DNA修復(毛細血管拡張性運動失調症や色素性乾皮症)[1]。遺伝性皮膚疾患についてのみ記載した教科書はいくつかある。本章では，遺伝性皮膚疾患の入門編として，2つの角質異常の疾患を示す。ダリエー病とX染色体魚鱗癬である。

疫学

- ダリエー病：3万人に1人から10万人に1人の疾患。男性・女性で同比率にかかる。臨床的には思春期に近い頃に明らかになりやすい。
- X染色体魚鱗癬：2,000人に1人から6,000人に1人の男性にかかる疾患。生後1，2カ月で症状が出現する。

病因／病態生理

- ダリエー病：SERCAや筋小胞体のCaポンプ異常で，ATP2A2遺伝子の変異により起きる。
- X染色体魚鱗癬：ステロイドスルファターゼ遺伝子の欠損により，デスモソームの分解が阻害され，ケラチノサイトが維持されてしまう疾患。X染色体劣勢遺伝である。

診断

ダリエー病

- 臨床所見：脂ぎった皮膚で，ケラチン過剰，脂漏性部位に生じる黄褐色の丘疹である(図203-1～図203-3)。足は角質異常プラークで覆われる(図203-4)。手掌には窪みや角質性丘疹ができ，爪にはV字型の筋と紅白色線条が現れる(図203-5)。角質性丘疹や強いにおいを発し，社会生活を困難にする。
- 典型的分布：脂漏性部位に生じやすい(顔面，耳，頭皮，上

203章 遺伝性皮膚疾患　759

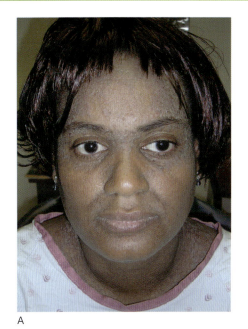

A

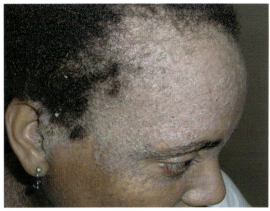

B

図203-3　A：脂っぽい角質増殖性の皮膚病変を顔に呈しているダリエー病の44歳女性で，アシトレチンの使用前である（図203-1の患者の姉妹）。彼女は，頭皮の脱毛部位を隠すためにかつらを使用している。B：前頭部や頭皮，耳介の角質増殖性部位の拡大像。脂漏性部位に生じやすい（Reproduced with permission from Richard P. Usatine, MD.）

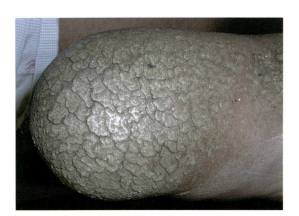

図203-4　ダリエー病の女性患者の厚い角質増殖を伴う踵（Reproduced with permission from Richard P. Usatine, MD.）

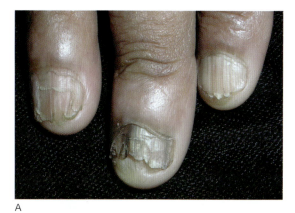

A

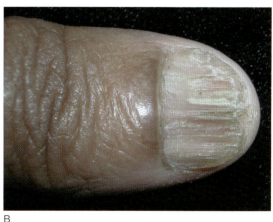

B

図203-5　A：線状の病変を呈するダリエー病患者の典型的な爪。B：V字型の切り込みを自由縁に呈するのは，ダリエー病に特徴的な症状である（Reproduced with permission from Richard P. Usatine, MD.）

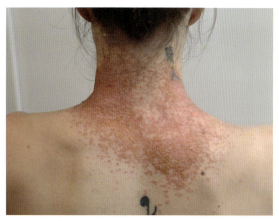

図203-6　ダリエー病は若年女性の後頸部や上背部に発疹を呈する。脂漏性部位に紅斑や黄色角質化を伴うのが特徴である（Reproduced with permission from Yoon Cohen, MD.）

胸部，上背部，鼠径部）（図203-1～図203-4，図203-6）。腋窩や炎症部位も関連する（図203-7）。早期は症状が穏やかであり，耳介後方のみに発症する（図203-8）[2]。爪も特徴的所見である。

● 検査所見：皮膚生検では，特徴的な組織を示す。ATP2A2遺伝子変異のテストも行われる。

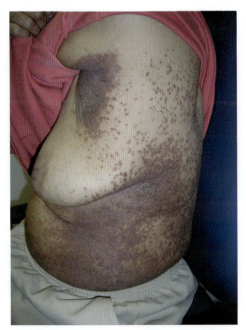

図203-7 腋窩や乳房下部にダリエー病を呈した64歳女性（Reproduced with permission from Richard P. Usatine, MD.）

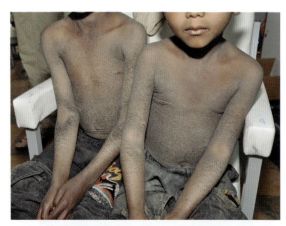

図203-9 X染色体魚鱗癬の兄弟で，皮膚病変の真ん中の肘前窩のみ病変がない（Reproduced with permission from Richard P. Usatine, MD.）

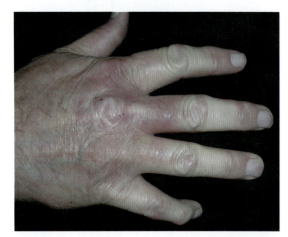

図203-10 X染色体魚鱗癬は指などの緊張の強い部位に生じやすい（Reproduced with permission from Richard P. Usatine, MD.）

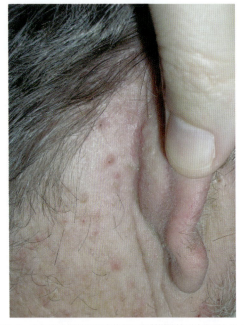

図203-8 中年白人男性の耳介後部に角質増殖性丘疹を呈したダリエー病（Reproduced with permission from Richard P. Usatine, MD.）

X染色体魚鱗癬

- 臨床所見：かたく，粘着性で魚のうろこ様の所見で，母親がX染色体のキャリアである男児に早期に生じる（図203-9）。これらの少年は停留睾丸の可能性や精巣腫瘍のリスクが高く，停留精巣の独立の危険因子である[2),3)]。胎盤サルファターゼ欠損による分娩異常で，帝王切開で生まれることが多い。後嚢のデスメ膜の角膜混濁がみられるが，視野に異常は与えない。
- 典型的分布：屈曲部位や顔面，手掌，足の裏以外の至る部位にできる。肘窩は問題ないことが多い（図203-9参照）。首は症状が強く，家族は汚い首を呈することが多い。指の緊張のある皮膚所見はX染色体魚鱗癬の所見である（図203-10）。
- 検査所見：コレステロール硫酸の値の上昇がみられる（ステロイドサルファターゼはコレステロール硫酸を加水分解する）。ステロイドサルファターゼの活性化は直接測定できる。

鑑別診断

ダリエー病

- ヘイリー-ヘイリー病（良性家族性天疱瘡）：痂皮化したびらんや弛緩した小水疱を伴う遺伝性皮膚疾患で，脂漏性部位とは逆の部位に生じる（図203-11）。4mmパンチが診断に有用である[4)]。
- グロヴァー病：散発性に掻痒感を伴う赤から茶色がかった紅斑と角質丘疹が高齢者の体幹に生じる。汗やふさがれた部位に生じやすい（病院のベッドで寝ているなど）（119章「毛嚢炎」参照）。
- 脂漏性皮膚炎：頭皮の黄褐色部位や顔の中心，胸部にまだら状の紅斑が生じる。ダリエー病ほど重症化はしない（149

203章 遺伝性皮膚疾患

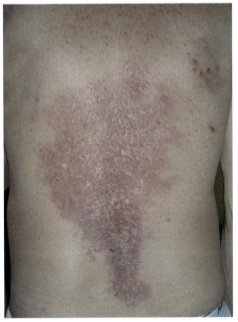

図203-11 ヘイリー-ヘイリー病は良性家族性天疱瘡ともいわれている。この症例は54歳男性の背部に生じた。この遺伝性皮膚疾患はダリエー病と似たような所見を呈し，脂漏性部位に生じる（Reproduced with permission from Richard P. Usatine, MD.）

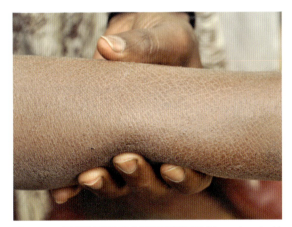

図203-12 尋常性魚鱗癬は小児期に発症する（Reproduced with permission from Richard P. Usatine, MD.）

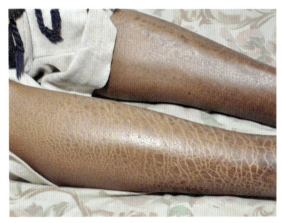

図203-13 後天性魚鱗癬は成人期に発症し，下肢によく起きる（Reproduced with permission from Richard P. Usatine, MD.）

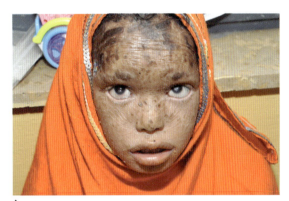

図203-14 葉状魚鱗癬はX染色体魚鱗癬よりも珍しく，重症な遺伝性疾患である。A：葉状魚鱗癬は少女の顔に深いしわと強い乾燥を呈する。B：彼女の腕はかなり重症であり，完全に伸展することができない（Reproduced with permission from Richard P. Usatine, MD.）

章「脂漏性皮膚炎」参照）。

X染色体魚鱗癬

- 尋常性魚鱗癬：常染色体優性遺伝形式で比較的一般的に生じる（約250人に1人）。小児期にX染色体魚鱗癬と同じ部位に生じる（図203-12）。手掌のしわの増加や毛孔性苔癬，アトピー性皮膚炎などを呈し，X染色体魚鱗癬とは一般的には関連しない（図203-13）。
- 葉状魚鱗癬：より重症で珍しい疾患で，板状の病変を呈し，顔面や屈曲部を含めて，体のほぼすべての部位に生じる（図203-14）。これらの患者はcollodion baby（生誕時に薄い半透膜で全身を覆われた状態）で生まれる。
- 皮脂欠乏性湿疹：干上がった川底や割れ目の入った陶器のような所見を呈する乾燥肌で，下肢に生じやすい。裂け目からの漿液性滲出液や紅斑がみられる。年中みられるが，冬に症状を呈することが多く，冬季湿疹や亀裂性湿疹として知られている（143章「アトピー性皮膚炎」参照）。
- 乾燥症：重度の炎症のない乾燥した皮膚。掻痒感を呈する疾患で一番多い。

治療

- ダリエー病はとても珍しい疾患であり，治療方針を決める無作為化比較試験（RCT）は存在しない。

- 強い異臭が顔などに生じ，しばしば患者のQOLを阻害するため，治療は重要である．軽症から中等症の疾患では，刺激を避けること（日光，熱，閉塞）や局所療法が行われているが SOR Ⓒ，重症では経口レチノイド療法が行われる．SOR Ⓒ
- 局所レチノイド（アダパレン，トレチノイン，タザロテン）が効果的な患者もいるが，皮膚への刺激が強いことが主たる欠点である．アダパレン治療は局所病変には有用である[5]．SOR Ⓒ すべてのレチノイドは妊娠患者には推奨されない．
- 局所コルチコステロイドは有用かもしれない．低力価の局所コルチコステロイド療法は顔や鼠径部，腋窩などの部位で副作用を縮小されるために使用される．SOR Ⓒ
- 局所カルシニューリン阻害薬（ピメクロリムスやタクロリムス）はいくつかのケースで有用との報告がある[6),7)]．SOR Ⓒ ステロイドのような皮膚萎縮の副作用はないが，一般的に効果な治療であり，ブラックボックス警告がある．
- レチノイドの全身療法（アシトレチンやイソトレチン）は最も可能性のある治療であり，重症例では選択肢にあがる．治療の経験がある医師のみ処方すべきである[8]．SOR Ⓒ レチノイドの全身療法は，催奇形や脂質異常症，高トリグリセリド血症，粘膜乾燥，脱毛症，肝毒性，気分障害を呈する患者では，注意深い観察と治療対象の選択が必要である．女性の場合は，イソトレチンを中止してから最低1カ月，アシトレチンを中止してから最低3年間は妊娠すべきではない．
- 急性増悪に対しては，シクロスポリンが使用されることもあるが，治療の経験のある医師に限られるべきである．一時的な使用にすべきであり，高血圧や腎毒性をしっかりモニターする必要がある．チトクロームP450 3A4で代謝される疾患であり，多くの薬剤との相互作用がある．
- 発赤部位はしばしば二次的に感染を起こすため，局所や経口の抗生剤治療が必要である．SOR Ⓒ
- レーザーや放射線，光線力学療法，遺伝子治療などは新しい治療法であり，現在研究がされている．
- X染色体魚鱗癬は珍しい疾患のため，治療は大規模な研究ではなく，臨床医の経験に基づいて行われている．
- 軟化薬や保湿剤，角質溶解剤などは，治療のメインとして使用されることが多い．SOR Ⓒ プロピレングリコールや尿酸，乳酸などを含む製剤が，処方箋の必要の有無にかかわらず多く存在する．サリチル酸は全身に吸収されることによりサリチル酸中毒を呈する患者がいるため，限られた部位で使用すべきである．
- 局所レチノイド療法は行われるかもしれないが SOR Ⓒ，レチノイドの全身療法はめったに行われない．
- 精巣異常や角膜混濁が見つかったときは，泌尿器科医や眼科医に相談すべきである．SOR Ⓒ
- 遺伝子治療は研究されているが，治療の選択肢とはまだなっていない．

フォローアップ

- ダリエー病：経口レチノイドを使用する患者では，患者の脂質や肝機能を約3カ月ごとにチェックする必要がある．二次感染の徴候に関しても注意する必要がある．
- X染色体魚鱗癬：角膜混濁や精巣癌に対して，適宜フォローアップする必要がある．

患者教育

ダリエー病

- 直射日光や熱，閉鎖を避けるとともに，単純ヘルペスウイルスや水痘ウイルスの感染を避けることが必要である．
- 二次性細菌感染やウイルス感染の徴候をみる必要がある．

X染色体魚鱗癬

- 乾燥した気候や冬は，日常的に保湿剤を使用すべきである．

【Michael Babcock, MD／Richard P. Usatine, MD】

（村上真慧 訳）

204 遠心性環状紅斑

症例

農家の57歳の男性が13年間続く，体幹に存在する掻痒感を伴う環状紅斑を主訴に来院した（図204-1，図204-2）．環状紅斑は腹部や下肢，腕にみられた．図204-2では典型的な線状跡と環状紅斑がみられる．KOH試験では真菌成分は陰性であり，遠心性環状紅斑（erythema annulare centrifugum）の診断となった．彼は最近，発疹を乾燥させるために，ペイントシンナーを使用し，掻痒感は減少した．過去にステロイド局所療法は効果がなかったため，カルシポトリオールを使うことを選択した．彼は，カルシポトリオールを使用することに決め，ペイントシンナーは中止した．

概説

遠心性環状紅斑は，緩徐に移動する円状紅斑を呈する比較的まれな炎症疾患である．

別名

遠心性環状紅斑は，伸展性旋回性紅斑や色素異常性固定性紅斑，固定性地図状紅斑，持久性隆起性紅斑，単純性紅斑などとして知られている．

疫学

- 性別に関係なく何歳でも生じるが，平均は39.7歳である[1)]．
- 皮膚症状は平均2.8年，4週間や34年間続く例もある[2)]．

病因／病態生理

- 病因や発病の原理などは不明であるが，遠心性環状紅斑は他の医学的状態に関連があり，真菌感染（全ケースの72％）や悪性疾患[1)]，その他全身疾患などがいわれている．遠心性環状紅斑を呈してから，2年後に悪性疾患の診断に至った例も数件報告されている[2)]．
- 膀胱炎や虫垂炎，結核などの細菌感染やEBウイルス，伝染性軟属腫，ヘルペスウイルスなどのウイルス感染，回虫などの寄生虫疾患が，遠心性環状紅斑のトリガーになるといわれている[2)]．
- クロロキンやヒドロキシクロロキン，エストロゲン，シメチジン，ペニシリン，サリチレート，ピロキシカム，ヒドロクロロサイアザイド，リン，レナリドミド，フィナステリド，エチゾラムなどのいくつかの薬剤が遠心性環状紅斑

204章 遠心性環状紅斑   763

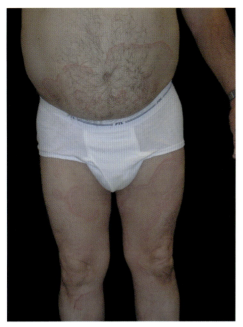

図204-1　体幹や下肢に遠心性環状紅斑を呈した57歳男性（Reproduced with permission from Richard P. Usatine, MD. Reproduced with permission from Brand ME, Usatine RP. Persistent itchy pink rings. J Fam Pract. 2005；54(2)：131-133. Reproduced with permission from Frontline Medical Communications.）

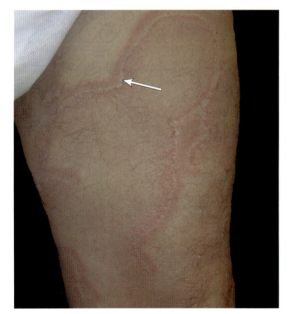

図204-2　結合したリング状の遠心性環状紅斑。紅斑部位に挟まれた白い線がtrailing病変である（Reproduced with permission from Richard P. Usatine, MD. Reproduced with permission from Brand ME, Usatine RP. Persistent itchy pink rings. J Fam Pract. 2005；54(2)：131-133. Reproduced with permission from Frontline Medical Communications.）

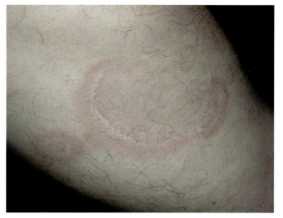

図204-3　前腕にtrailing病変を有する遠心性環状紅斑を呈した例。不完全な円状の巨大な環状病変である（Courtesy of Richard P. Usatine, MD.）

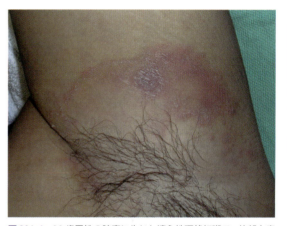

図204-4　28歳男性の腋窩に生じた遠心性環状紅斑で，体部白癬と誤診され続けていた。trailing病変を認め，パンチ生検にて遠心性環状紅斑の診断となった（Reproduced with permission from Richard P. Usatine, MD.）

のトリガーとなりうる[2〜6]。
- 肝疾患や異常蛋白血症，自己免疫疾患，HIV，妊娠などの全身疾患は，多くのケースで遠心性環状紅斑と関連があると報告されている[2,7,8]。
- 白癬菌やカンジダ，ツベルクリンや腫瘍切除などが遠心性

環状紅斑を引き起こすとの報告があり，静脈注射による過敏症はメカニズムの1つと考えられている[8]。

▶ 診断

▶ 臨床所見
- 大きい紅斑を認め，丘疹から始まり，中心部位を空けるように周囲に広がり，環状を描く。縁は硬化し，4〜6 mmの幅を呈する（図204-1〜図204-4）[1,2]。
- 丘疹は一般的ではあるが，いつも出現するわけではない[2]。
- 緩徐に進行するが，直径2〜5 mmまで拡大することもある[2]。
- 光学顕微鏡により，表皮の不全角化や海綿質状態，真皮乳頭での赤血球の血管外漏出を伴うリンパ組織球性浸潤などの皮膚生検の評価ができる[9]。

▶ 典型的分布
大腿部など下肢に多いが，体幹や顔にみられることもある[1,2]。

▶ 検査所見
遠心性環状紅斑に特異的な検査はないが，検査により他の疾患を除外できる。KOH直接鏡検法は，体部白癬や皮膚カンジダを鑑別できる。ライム病の発生地域に患者がいるときは，ボレリア力価を測定し，ライム病を鑑別する[2,7]。

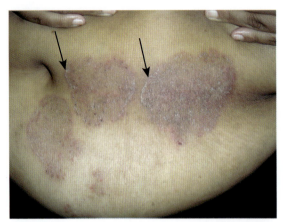

図204-5 伸展する病変を伴う体部白癬。円の外側に白い落屑を伴い，円の中心には紅斑を呈する。KOH直接鏡検法は陽性である (Reproduced with permission from Richard P. Usatine, MD.)

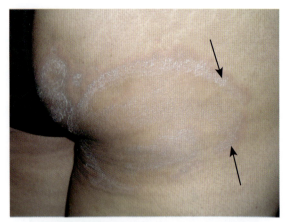

図204-6 殿部や大腿上部内側のtrailing病変を伴う遠心性環状紅斑。KOH直接鏡検法は陰性であった (Reproduced with permission from Richard P. Usatine, MD.)

生検

診断が不確定のときは，パンチ生検により遠心性環状紅斑の組織所見を見つけることやPAS染色により，真菌要素を探すことが可能である。尋常性乾癬や皮膚狼瘡，サルコイドーシスなどの鑑別として，パンチ生検が有用である。

鑑別診断

- ジベルばら色粃糠疹は体幹や下肢に生じる紅斑で，特有の線状病変と前駆斑を呈する。古典的にはクリスマスツリー様の所見を背部に呈し，遠心性環状紅斑とは違う所見で，6～8週間しか持続しない（151章「ばら色粃糠疹」参照）[2]。
- 体部白癬は白癬菌による真菌感染であり，部分的または多発的に生じる。体部白癬は遠心性環状紅斑と似た，円状紅斑をしばしば呈する。しかし，体部白癬は円状の内部に紅斑を生じ，円の外部に落屑を伴うことが多い（図204-5）。これは，線のような円を描く遠心性環状紅斑とは対照的である（図204-6）。KOH直接鏡検法では，隔壁を伴った分岐する菌糸がみられる。体部白癬は抗真菌薬療法に反応しやすい[2]。図204-4は複数の医師に体部白癬と誤診された遠心性環状紅斑の症例である（136章「体部白癬」参照）。
- 尋常性乾癬は環状ではあるが，遠心性環状紅斑のような辺縁は呈さない。乾癬はステロイド療法に反応する（150章「乾癬」参照）[2]。
- 遊走性紅斑はライム病でみられる中心部位は皮膚病変のない大きな環状紅斑である。遊走性紅斑では，遠心性環状紅斑のような落屑はみられず，辺縁のきれない円状紅斑を呈する。患者はしばしば他の感染徴候や抗体陽性，ダニ咬傷の既往を呈することがある（215章「ライム病」参照）。
- 伸展性旋回性紅斑は悪性疾患に関連があるといわれており，同心円状の紅斑を呈するが，遠心性環状紅斑のような辺縁は示さない。
- 皮膚狼瘡（ループス）は環状や丘疹落屑性の病変を呈し，落屑を伴わないときもあり，日光曝露部位に生じる。狼瘡を呈する患者は一般的に全身症状や抗核抗体陽性となることが多い（178章「ループス—全身性病変，皮膚病変」参照）[10]。
- サルコイドーシスはかたい環状の丘疹やプラークを呈する

が，顔面によく生じる。その他のサルコイドーシスの特徴を呈することも多い。全身ステロイド療法が有効なことが多い（173章「サルコイドーシス」参照）[11]。
- 菌状息肉症は皮膚T細胞リンパ腫の一種で，遠心性環状紅斑と似たような所見を呈する（174章「皮膚T細胞性リンパ腫」参照）[12]。

治療

- 遠心性環状紅斑の確立した治療法はない。基礎疾患を見つけ，解決することが皮膚症状の改善につながる。遠心性環状紅斑はある一定の薬物と関連があるといわれており，原因となる薬物の中止が改善につながることもある。
- ステロイド局所療法は慣習的に行われてきたが，治療を裏付ける根拠はない。SOR C
- 遠心性環状紅斑に対して，毎日カルシポトリオールを使用すると効果があるとの報告もある[13]。カルシポトリオールとUVB療法を併用することでよい結果が得られるとの報告もある[14]。エタネルセプトとメトロニダゾールの併用がよいとの報告もある[15],[16]。

予後

基礎疾患がなければ予後は良好で，平均11カ月で改善する[17]。基礎疾患の治療により，しばしば改善がみられる。遠心性環状紅斑が悪性疾患と関連のあるとき，予後は悪性疾患による。改善しても数年後に再発する可能性もある。

フォローアップ

フォローアップは治療の種類や患者の意向による。

患者教育

- 遠心性環状紅斑は伝染性疾患や悪性疾患ではない。
- 治療にうまく反応しなかったり，再発があるかもしれないが，危険なものではなく，皮膚に限局することが多い。

【Shehnaz Zaman Sarmast, MD／Richard P. Usatine, MD】

（村上真慧 訳）

第15部

足

SOR	定義
A	一貫して質が高く,かつ患者由来のエビデンスに基づいた推奨*
B	矛盾があるか,質に一部問題がある患者由来のエビデンスに基づいた推奨*
C	今までのコンセンサス,日常行う診療行為,意見,疾患由来のエビデンス,または,診断・治療・スクリーニングのための症例報告に基づいた推奨*

・SOR:推奨度(strength of recommendation)
・患者由来のエビデンス:死亡率,罹患率,患者の症状の改善などを意味する
・疾患由来のエビデンス:血圧変化,血液生化学所見などを意味する
*:さらなる詳細な情報を確認する場合は巻末の「付録A」参照

205 鶏眼，胼胝

症例

糖尿病と軽度の感覚ニューロパチーを患う52歳の男性。少なくとも5年間，「足のうらにできた球状」の胼胝(call)を認めていた。最近，体重が増えるにつれて胼胝が厚くなっていくことに気づいた。胼胝の創面切除が行われ，オフロードパッドがつけられた(図205-1)。患者は痛みや不快感が軽減され診察室を歩いて出ていった。入浴時に軽石を使用することをすすめた。重要なのは潰瘍(図205-2)を避けることだが，胼胝を気遣わなかった別の患者では潰瘍が生じた。

概説

鶏眼(corn)および胼胝は，機械的な圧迫またはずり応力の結果として，局所的に肥厚した表皮である。胼胝は足底面に生じ，「内側に成長する」。鶏眼は，背側表面または指の間に生じ，「外側に成長する」。病変が皮下層を貫通すると，潰瘍が形成される。初期の管理では，靴を交換するか，パッドを使用して圧力を取り除いた後，必要に応じてデブリードマンを行う。

別名

鶏眼および胼胝は，角質異形成病変，角化症，硬鶏眼(かたい鶏眼)，または軟鶏眼(やわらかい鶏眼)，胼胝腫(胼胝)としても知られている。

疫学

ある集団ベースの研究では，男性の20%および女性の40%が鶏眼または胼胝を有していた[1]。

病因／病態生理

胼胝や鶏眼は，以下のような多数の要因で生じる。
- 異常な機械的な圧迫，骨棘や外骨症によるもの，足にあわない靴，反復運動，足の手術や切断後に別の場所に持続的な圧がかかるようになったものなど[2]。
- あわない靴によるずり応力，足の変形(例：ハンマー趾および腱膜瘤)，および生理的な反復運動。
- 足または靴のなかの異物。

危険因子

- 腱膜瘤(図205-3)，ハンマー趾(図205-4)，扁平足，甲高足。
- 加齢，脂肪パッドの萎縮。
- 喫煙。
- 女性。
- 異常なケラチン形成を伴う遺伝性皮膚炎(図205-5)。

診断

胼胝または鶏眼は臨床的に診断される。放射線検査は根本的な骨病変の特定の際に有用である。

▶ 臨床所見

- 痛み，特に圧痛がある。

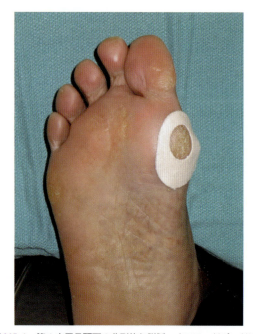

図205-1 第1中足骨頭下の典型的な胼胝。オフロードパッドは，胼胝によって引き起こされる痛みを緩和できる(Reproduced with permission from Naohiro Shibuya, DPM.)

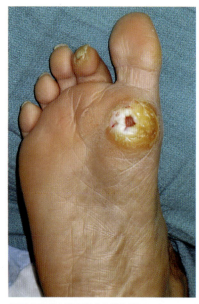

図205-2 糖尿病患者の潰瘍形成を伴う胼胝。高リスク患者の放置された胼胝は，潰瘍および感染を惹起しうる(Reproduced with permission from Naohiro Shibuya, DPM.)

- 著しい骨格の形態異常，または足の変形(甲高，扁平足，または腱膜瘤)。
- かたく，わずかに色素沈着しているか，肌色で境界は明瞭(図205-6)。
- かたい，またはやわらかい核を有する。

▶ 典型的分布

- 胼胝(体重支持面)：中足骨頭裏，足底内側趾間趾節間関節，趾の遠位先端，かかとの足底，第5中足骨基部，第5趾背側側面，爪。

205章 鶏眼，胼胝　767

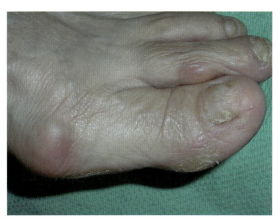

図205-3　異常な外圧のために，親指側の腱膜瘤から胼胝が生じ，また第1趾と第2趾の間に鶏眼を認める（Reproduced with permission from Richard P. Usatine, MD.）

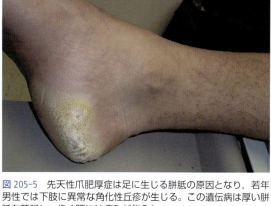

図205-5　先天性爪肥厚症は足に生じる胼胝の原因となり，若年男性では下肢に異常な角化性丘疹が生じる。この遺伝病は厚い胼胝を惹起し，歩く際には痛みが伴う（Reproduced with permission from Richard P. Usatine, MD.）

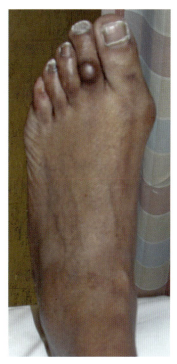

図205-4　ハンマー趾の変形に続いて形成された背部のかたい鶏眼（Reproduced with permission from Naohiro Shibuya, DPM）

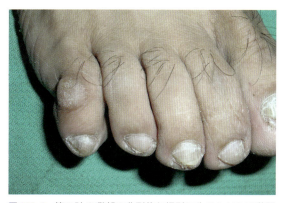

図205-6　第5趾の背部の典型的な場所に生じたかたい鶏眼（Reproduced with permission from Richard P. Usatine, MD.）

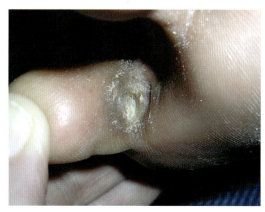

図205-7　第5趾の底に生じた第4趾節間隙のやわらかい鶏眼（Reproduced with permission from Richard P. Usatine, MD.）

- 鶏眼（非体重支持面）：ハンマー趾変形（図205-4 参照）を認める患者の，背側近位趾節間関節，趾節間隙，一般的には第4趾節間隙（図205-7）。

▶ 画像検査

- 病変部に金属マーカーを置いて足背，側方，および内側斜位の体重支持部位の単純X線写真を撮れば，外骨症（骨棘）を検出できる。原因となる変形も，単純X線写真で評価することができる。

鑑別診断

足の痛みを伴うその他の過角化病変は，以下によって引き起こされる可能性がある。

- 足底疣贅は足のうらにみられる一般的に痛みを伴うヒトパピローマウイルス（HPV）皮膚感染症である。黒い点（血栓を形成した毛細血管）や皮膚線条の崩壊は，これらの疣贅を胼胝または鶏眼から区別する（133章「足底疣贅」参照）。
- 末端部黒子黒色腫は足に起こり，時間が経つと痛くなる。通常，境界は不規則で様々な色素が沈着している。これらがメラニン欠乏であれば，診断するのが難しいかもしれない。足に生じた異常なできものは生検されるべきである（170章「メラノーマ」参照）。
- 非メラノーマ皮膚癌は，足にはほとんど生じず，より日光

に曝露する足背に生じる可能性が高い。これらの癌は角質増殖症であり、潰瘍化する。疑わしい場合は、薄片生検が診断に適している(168章「基底細胞癌」、169章「有棘細胞癌」参照)。
- 汗孔角化症は深部の胼胝であり、「詰まった汗腺」として記述され、必ずしも体重支持面で起こるわけではない。
- 異常なケラチン産生を伴う疾患は、かかとおよび中足骨骨頭の下で、痛みを伴う厚い胼胝を生じさせることがある。図205-5は、先天性爪肥厚症の遺伝性皮膚炎の患者の踵に重度に痛みを伴う肥大性胼胝の例である。
- 外科後の生理学的/肥大性瘢痕は、切開部の位置および患者の病歴によって容易に同定することができる

治療

まず、以下のような処置を検討すること。
- その部分に圧力がかからない靴に交換するよう提案する。
- 靴からのずり応力を制限するために足にパッドを貼る(図205-1 参照)。
- 圧力がかからないようにするために趾間スペーサーを使う(図205-8)。
- 異常な生体力学を最小限に抑えるために、根本的な変形を再調整するカスタムメイドの矯正装具の装置や「仕切り」を用いる。
- 足になるべく負担がかからないようにする。
- 禁煙をすすめ、援助を提供する。

以上のような処置がうまくいかない場合は、以下の外科的選択肢を考慮する。
- 病変のデブリードマンは、痛みおよび不快感を、即時に軽減する。デブリードマンの前には、局所麻酔薬が必要かもしれないが、ほとんどの胼胝および鶏眼は、麻酔なしで切開することができる。#10または#15の手術用ブレードを使用してデブリードマンを行う。#10ブレードは特に大きな胼胝に適している。病変をやわらかく非角化性の組織のところまで切削し、かたい核を取り除く(図205-9)。
- 再発性の病変を有する患者では、足の専門医への外科的紹介を考慮し、根底にある変形または骨棘を矯正する。
- 突出した骨の切除は最小の切開で行いうる。
- 将来の潰瘍形成や感染の危険性を減らすために、危険性の高い患者(例: 免疫不全および神経障害を有する糖尿病患者)における変形の修正および/または外骨の切除を予防的に考慮する。
- 特発性に生じた慢性病変を有する患者には、形成外科的処置(例: 一次閉鎖または局所フラップによる切除生検)が必要なことがある。

予防

- 上手にパッドを入れた靴および/またはパッド入りのインソールは、過角化病変の形成を予防できる。
- Spencoやドクターショール製のインソールは安価であり、カスタマイズされた矯正具の購入前に使用するとよい。
- 重度の変形を有する患者は、足の局所的な圧力を緩和するために、カスタマイズされた矯正具や靴での管理がすすめられる。

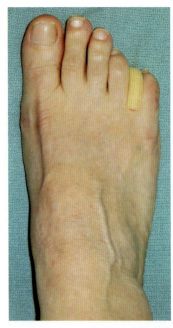

図205-8 単にスペーサーを入れるだけで、第4趾節間隙の鶏眼によって惹起された痛みをやわらげることができた(Reproduced with permission from Naohiro Shibuya, DPM.)

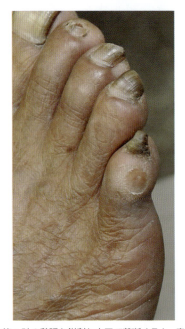

図205-9 第5趾の鶏眼を鋭利な小刀で剪断すると、患者はすぐに歩けるようになった(Reproduced with permission from Richard P. Usatine, MD.)

予後

健康な若年患者では、保存療法でも外科療法でも良好な予後を有する。周辺の神経障害性を有する重症患者では、痛み刺激を知覚できないため、治療されていない過角化病変が潰瘍になりやすい。足の生体力学を変更する外科的処置はしばしば成功するが、それは「病変の転移」(元の病変から離れた場所にまた新たな病変が生じる)を引き起こす可能性がある。

フォローアップ

- 健康な患者は「必要に応じて」再診するだけでよい。
- 高リスク患者は，神経栄養性潰瘍を予防するために定期的なフォローアップと病変のデブリードマンが必要である。
- 開放創では単純X線写真を撮影し，骨髄炎とガス壊疽を排除する。不規則で色素沈着した急速に成長する病変は，生検を行わなければならない。

患者教育

慎重な処置は軽度の病変において有効である。うまくいかなかった場合は，問題の根本的な原因を修正するために手術管理が指示される。外科的矯正は，圧力点を元の部位から遠ざけることで「病変を移動させる」結果となることがある[3]。神経障害を有する患者および/または介護者には，潜在的な潰瘍形成のケアのため毎日患者の足をチェックするように指示する。角化性病変が，根底にある潰瘍をマスクしてしまうことがある。排膿，浸軟，および悪臭は潰瘍形成および感染がひそんでいる徴候である。

【Naohiro Shibuya, DPM／Javier La Fontaine, DPM】
（高橋宏瑞 訳）

206 外反母趾

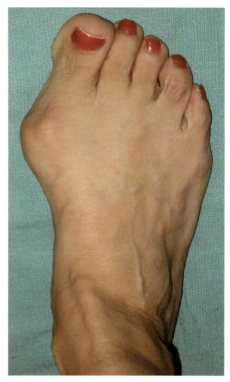

図 206-1 母趾が外側偏位し外反母趾を呈した（Reproduced with permission from Naohiro Shibuya, DPM.）

症例

5年間の「バニオン」（母趾MTP関節内側，腱膜瘤）の疼痛を主訴に受診した34歳の女性。カスタムメイドの装具をすでに使用しており，痛みが半減していた。身体所見では母趾は高度に外側偏位し（図206-1），第2趾は軽度背屈していた。前足部内側の突出部に圧痛があり，母趾MTPの可動時痛はなく，第2中足骨頭部の足底に胼胝を認めた（図206-2）。単純X線では，第1中足骨の内側偏位と，母趾の外側偏位を認めた。
外反母趾変形の手術療法のため足の専門医に紹介となった。術後，6週間の短下肢ギプスを装着した。その後4週間かけて徐々に通常の靴を装着し，バニオンの再燃を防ぐために扁平足に対するカスタムメイドの中敷きを使用した。

概説

外反母趾（bunion deformity）は第1MTP関節の内側の突出が特徴的に認められ，母趾の外転と第1中足骨の内転によって生じる。変形はきつい靴の装着が1つの原因となって生じ，MTP関節に痛みが生じる。初期には靴やパッドの調整といった保存的加療が行われる。外科的加療は隆起部分の切除よりもアライメントの矯正が行われる。

別名

- バニオン，外反外転母趾，中足骨内転内反症。

疫学

- 外反母趾の有病率は2〜50%とされる[1]。
- 一般的にははるかに女性に多い。

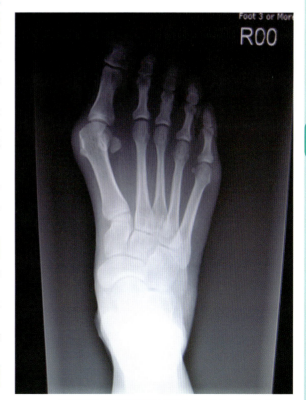

図 206-2 荷重位単純X線は変形の程度と治療方針の確認に役立つ（Reproduced with permission from Naohiro Shibuya, DPM.）

病因／病態生理

外反母趾は以下の多因子によって生じる。
- 遺伝的および遺伝的要因によって生じる。
- バイオメカニクス的異常（下肢脚長差，関節弛緩性・靭帯弛緩性，扁平足，アライメント不良の骨格構造，尖足）[2]。
- 神経筋疾患。
- フィッティングが不良の靴の装着。
- 外傷。
- 医原性。

危険因子
- 扁平足。
- 家族歴。
- 靭帯弛緩性。

診断

外反母趾は臨床所見と画像所見によって診断される。

▶ 臨床所見
- 外側に偏位した母趾，発赤と浮腫。
- 第1MTP関節の内側の隆起の圧痛とMTP関節の可動時痛。
- 関連所見：関節弛緩性，扁平足，第2MTP関節痛，第2中足骨頭部足底の疼痛，第2趾のオーバーラップ，足関節の背屈減少，足関節の背屈制限，痛風の合併，第1MTP関節の可動域の減少，種子骨炎，過角化症，槌趾変形（207章「槌趾変形」，図207-4参照）。

▶ 典型的分布
- しばしば両側性（図206-3）。
- 片側性に生じる外反母趾は，下肢脚長差によって生じることがある（図206-4）。

▶ 画像検査
- 荷重位単純X線は正面，側面，内側斜位を撮影する（図206-2参照）。
- 母趾の外側偏位と第1中足骨の内側偏位は正面像で認める。
- 第1MTP関節の関節裂隙の狭小化，骨棘の形成，骨嚢胞，軟骨下骨の硬化像は，変形性関節症を示唆する。
- 側面像は，第1中足骨の挙上とMTP関節における背側の骨棘形成，槌趾変形を評価するのに有用である。

鑑別疾患

第1MTP関節周辺の疼痛，腫脹は以下の原因で生じる。
- 痛風または偽痛風は既往歴に痛風や偽痛風があり，炎症所見を伴って急性疼痛が生じる。関節穿刺は化膿性関節炎を否定するために行われることもある（105章「痛風」参照）。
- 関節リウマチは疼痛と炎症，関節可動域の低下を伴い，しばしば両側性にみられる。画像所見では通常，他の足部の小関節にも所見が認められる（99章「関節リウマチ」参照）。
- 化膿性関節炎は急性疼痛と，関節可動域の低下，全身症状と感染徴候を認める。

治療

保存療法と手術療法を以下に示す。

▶ 保存療法
- つま先の広い靴へ変更する。
- 母趾をまっすぐにするために第1～第2趾間に足趾スペー

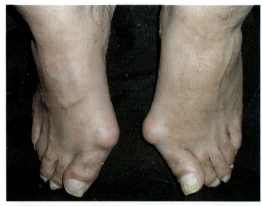

図206-3 重度の外反母趾により他の足趾も外側偏位している
（Reproduced with permission from Richard P. Usatine, MD.）

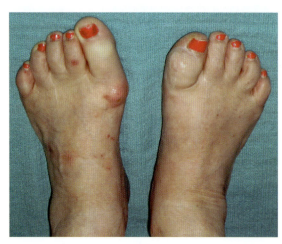

図206-4 片側の外反母趾は四肢脚長差の結果生じることがある。左足にかけ第1MTP関節の腫脹と発赤がみられる（Reproduced with permission from Naohiro Shibuya, DPM.）

サーを装着し，第1趾と第2趾の摩擦を減らすことで刺激を減少させる（図206-5）。
- 剪断力を制限するため靴にパッドを挿入する。
- カスタムメイドの靴は，バイオメカニカルな因子によって生じる変形の進行を遅らせるのに有用である。
- 安静，非ステロイド性抗炎症薬（NSAIDs），冷却は炎症関節や靴の刺激を軽減するのに有用である。
- 理学療法は関節可動域の改善，浮腫の軽減，神経痛の軽減に有用である。

▶ 手術療法
- 変形矯正のために，足の外科医に手術療法について紹介することを考慮する。
- 腱や靭帯などの軟部組織手術は，軽度の矯正可能な変形に対して行う。
- 外骨切除術は関節痛を伴わないが，関節外の「bump pain（突出部の痛み）」に有用である。
- 骨性構造のアライメント矯正のための骨切り術は，中等症から重症以上の変形に対して適応される（図206-6）。
- 第1MTP関節あるいは足根中足関節（第1中足骨－内側楔状骨間）の関節固定術は，重度の変形に対して適応される。
- 補助療法（例：槌趾変形や扁平足，尖足の矯正や種子骨の切

予後

- 変形が進行する場合は予後不良である。
- 変形が重度の場合には，足部の機能やQOLは低下する。このような場合には矯正手術が有用である。

フォローアップ

- 必要に応じて行う。第1MTP関節の変形の進行と関節症性変化の進行をフォローアップするために経時的に単純X線を撮影する。

患者教育

保存的加療は一時的に痛みを軽減し，変形の進行を防ぐのに有用なこともある。外科療法は変形矯正に必要である。外科療法は，手術方法にもよるが一般に手術後2～6週間の免荷が必要である。変形が重度な場合にはより侵襲的な手術方法が必要となり，回復に長期間が必要となる。

【Naohiro Shibuya, DPM／Javier La Fontaine, DPM】
(沼田賢治 訳)

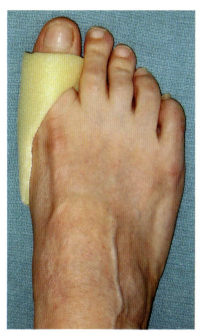

図 206-5 パットで外反母趾によって生じる靴の刺激を軽減できる (Reproduced with permission from Naohiro Shibuya, DPM.)

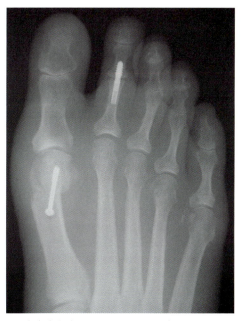

図 206-6 保存療法がうまくいかなかった場合には外科的な矯正が適応される (Reproduced with permission from Naohiro Shibuya, DPM.)

除)は，良好な長期予後のために必要となることがある。

予防

- 扁平足は外反母趾を進行させるなど，病因に基づいた治療を行う。
- バニオンが形成されはじめているときには，母趾を圧迫するような靴は避ける。

207 槌趾

症例

荷重時の左足の母指球の痛みを主訴に受診した44歳の女性。彼女は看護師であり，12時間の勤務時間中，ほとんど歩いて過ごしている。2カ月前，左足の第2趾の新たな変形に気がついた(図207-1)。第2趾は短縮しており，PIP関節は整復不可能で，MTP関節は整復可能であった。単純X線像を示す(図207-2)。

急性発症の単独の槌趾(hammer toe)と診断され足専門医に紹介された。術中所見ではMTP関節での足底靭帯の断裂が認められた。PIP関節は固定し，変形矯正のためにMTP関節での伸筋腱と背側関節包の剥離を追加した。術後3日から，術後装具を着用して歩行を開始した。固定に用いられた内固定用ワイヤーは4週間で抜去した。術後6週で職場復帰し，通常の生活を再開した。

概説

槌趾は足趾のPIP関節の屈曲拘縮であり，MTP関節での基節骨の背屈と，PIP関節での中節骨の底屈の結果生じる。槌趾は足趾の軟部組織構造のバランス不良に関連し，進行性である。手術療法は変形によって機能障害が引き起こされるときに適応となる。

別名

- 槌趾，鷲爪趾，マレット趾は足趾拘縮を表現している。
- 鷲爪趾は槌趾よりもPIP関節での屈曲とMTP関節での伸展がさらに進行した状態をあらわす。
- マレット趾はDIP関節での拘縮をあらわす。

疫学

槌趾変形は最も頻度が高い足趾の変形で，成人の60%が罹

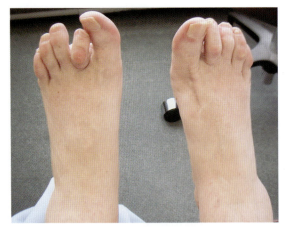

図207-1 オーバーユースによるMTP関節での足底靭帯の断裂は急性に単独の槌趾を引き起こす（Reproduced with permission from Naohiro Shibuya, DPM.）

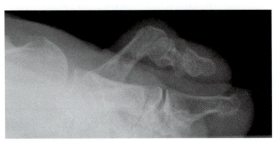

図207-2 第2趾のMTP関節で基節骨が背屈し，PIP関節で中節骨が底屈している単純X線側面像（Reproduced with permission from Naohiro Shibuya, DPM.）

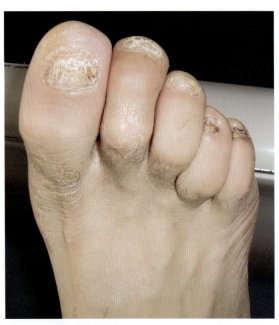

図207-3 常染色体優性遺伝であるシャルコー-マリー-トゥース病によって生じた重度の槌趾変形（Reproduced with permission from Richard P. Usatine, MD.）

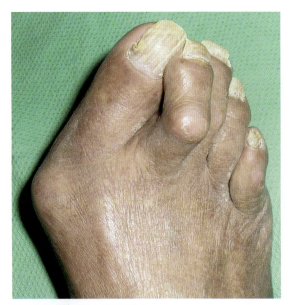

図207-4 外反母趾に伴う槌趾（Reproduced with permission from Richard P. Usatine, MD.）

患する。第2趾に最も生じやすい[1]。

病因／病態生理

槌趾は以下の多様な要因によって生じる。
- 遺伝および遺伝的要因によって生じる。
- バイオメカニカルな異常（凹足や凸足，扁平足，内在筋の機能不全，母趾列の関節弛緩性）。
- 長い中足骨や足趾。
- 全身性関節炎。
- シャルコー-マリー-トゥース病のような神経筋疾患（図207-3）。
- フィッティングが不良の靴の装着。
- 外傷。
- 医原性。

危険因子

- 凸足（凹足）。
- 扁平足。
- 外反母趾（図207-4）。

診断

槌趾は臨床所見と画像検査によって診断される。

■ 臨床所見

- 母趾以外の1つまたはそれ以上の足趾の疼痛と変形。
- 母趾以外の足趾のMTP関節での基節骨の背屈とPIP関節での中節骨の底屈。
- PIP関節の背側と足趾の末端の胼胝形成。
- 母趾以外のMTP関節の足底側の浮腫と圧痛。
- 関連所見：凹足変形，扁平足，外反母趾，開張足，足関節の背屈制限，伸筋腱あるいは屈筋腱の浮きあがり（bow-string）。
- 荷重時と非荷重時の足趾の評価は変形が矯正可能かどうかを評価する際に有用である。亜脱臼症候群（MTP関節包や足底靭帯の急性損傷や断裂）の場合，足部を荷重位で評価しない限り，変形は明らかとはならない。

▶ 画像検査

荷重位単純 X 線は正面，側面，内側斜位を撮影する（図207-2 参照）。

- 中足骨頭の部分での基節骨の背屈変形あるいは背屈転位と中節骨の底屈を認める（側面像）。
- 足趾関節の変形性変化と MTP 関節の脱臼を認める[2]。
- 開張足変形と中足骨長の異常（正面像）。

鑑別疾患

足趾の疼痛と腫脹は以下の原因によって生じる。

- 痛風または偽痛風は既往歴に痛風や偽痛風があり，炎症所見を伴って急性疼痛が生じる。関節穿刺は化膿性関節炎を否定するために行われることもある（105章「痛風」参照）。
- 関節リウマチは疼痛と炎症，関節可動域の低下を伴い，しばしば両側性にみられる。画像検査では通常，他の足部の小関節にも所見が認められる（99章「関節リウマチ」参照）。
- 化膿性関節炎は急性疼痛と関節可動域の低下，全身症状と感染徴候を認める。
- 足趾の骨折では外傷歴がある。
- 中足骨間神経の圧迫によって生じる中足骨間裂隙の神経腫（モートン神経腫）：損傷神経の支配する足趾のしびれやけいれんがみられる。

治療

保存療法と外科療法が選択される。症状を伴わない槌趾変形は糖尿病患者の場合，潰瘍形成を生じることがある。

▶ 保存療法

- 靴を調整する。
- 剪断力を制限するためにパッドを挿入する。クレストパッドは足趾先端の有痛性胼胝形成を防ぐために使用する（図207-5）。
- 副子固定は早期の整復可能な槌趾に使用する。
- カスタムメイドの装具は，バイオメカニカルな因子が原因であれば変形の進行を遅らせるのに有用である。
- 安静，非ステロイド性抗炎症薬（NSAIDs），冷却は炎症関節や靴の刺激を軽減するのに有用である。

▶ 外科療法

- 変形矯正のために足専門医に手術療法について紹介することを考慮する。
- 経皮的腱切離あるいは関節包切開は，軽度で矯正可能な場合には有用である。
- PIP 関節での切除関節形成手術は，より固縮した変形には有用かもしれない。
- 中足骨の短縮骨切り術は，中足骨が長いことが原因であるときに適応となる。
- PIP 関節の固定術や屈筋腱移行は，重度の変形の場合に適応となる（図207-6）。
- 補助的な治療処置（例：外反母趾，凹足，扁平足，尖足の矯正）は，良好な長期予後のために必要となることがある。

予防

- つま先やかかと部分のスペースが適切な靴の装着は，足趾の過剰な拘縮を防ぐ。
- 装具療法を用いての外反母趾や扁平足のような変形のコントロールが槌趾の進行を予防できる。

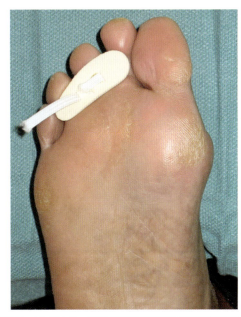

図 207-5　クレストパッドは足趾先端の有痛性胼胝形成を予防する（*Reproduced with permission from Naohiro Shibuya, DPM.*）

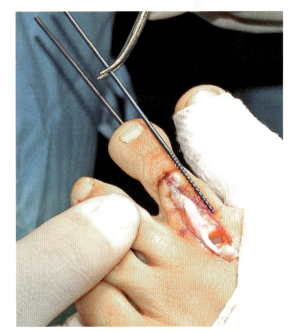

図 207-6　PIP 関節固定は槌趾の矯正のために施行される（*Reproduced with permission from Naohiro Shibuya, DPM.*）

予後

- 変形が進行する場合は予後不良である。
- 変形が重度の場合には，足部の機能や QOL は低下する。このような場合には矯正手術が有用である。

フォローアップ

変形が進行しない場合には，槌趾に伴って出現する胼胝の定期的な掻破だけで十分である。第 1 MTP 関節の変形の進行と関節症性変化の進行をフォローアップするために経時的

に単純X線を撮影する。高リスク，免疫抑制状態，不全患者，神経障害のある患者では，予防的に外科処置が適応となることもある。

患者教育

保存的加療は変形の進行を予防して，一時的に症状を改善する可能性があるが，変形を矯正するためには外科的加療が必要である。外科的加療では変形が重度であれば4〜6週間の免荷が必要となる。軽度の変形を矯正するための低侵襲の手術であれば，手術日から歩行が許可される。多くの矯正手術では，ピン，スクリュー，インプラントでの固定が変形矯正のために必要である。

【Naohiro Shibuya, DPM／Javier La Fontaine, DPM】
（沼田賢治　訳）

208 虚血性潰瘍

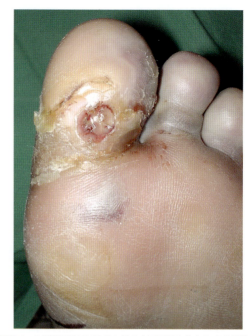

図208-1　2型糖尿病の38歳女性の左足母趾に生じた虚血性潰瘍。創縁がピンク色で創底部は灰色である（Reproduced with permission from Javier La Fontaine, DPM.）

症例

コントロール不良の2型糖尿病，高コレステロール血症，喫煙者である58歳の女性。左足部に生じた難治性潰瘍が2カ月間治癒しないため受診した（図208-1）。画鋲を踏んだことをきっかけに発症した。潰瘍とともに，知覚低下と後脛骨動脈は触知不能であった。創傷処置を開始した。重度の血管病変が存在し，血行再建術が施行された。入院中に禁煙と糖尿病のコントロールが得られた。その後潰瘍は治癒し，糖尿病治療と禁煙を継続している。

概説

潰瘍は機械的な圧迫や外傷によって発症し，治癒するには正常な血流が必要である。難治性の潰瘍は一般的に糖尿病や他の血管病変を有する患者で，末梢が虚血状態になることで発症する。治療は局所の創傷処置や，虚血を引き起こす因子を取り除いたり　あるいは改善することである。未治療の虚血性潰瘍（ischemic ulcer）は感染を引き起こし，病変部位の切断が必要となる。

別名

- 阻血性潰瘍。

疫学

糖尿病患者のうち，15〜25％が発症し，年間発生率は1〜4％とされる[1]。

病因／病態生理

微小血管の機能不全は糖尿病の足部病変が発症する過程で重要な因子である。糖尿病患者でみられる血管内皮細胞の異常の成因は明らかではないが，大血管病変と細小血管病変の病因に血管内皮細胞の機能不全が関与していることは明らかである[2]。神経障害と毛細血管の自己調節機能の不全は，特に創傷部での組織の灌流不全を引き起こすことから，細小血管病変は機能的な疾病ととらえることができる。

危険因子

- 血糖コントロールが不良な場合，あるいは他の大血管または細小血管障害を合併する罹患歴10年以上の糖尿病[3]。
- 脂質異常症や喫煙などの血管病変危険因子から生じる末梢血管障害。
- 神経の感覚低下や，細小血管障害によって発症する神経障害[3]。
- 虚血性潰瘍の既往[3]。
- 糖尿病患者の足部の変形[3]。

診断

▶ 臨床所見

- 疼痛。
- 灰色／黄色の線維性の創底（図208-1，図208-2）。
- 創縁の脆弱性。
- 打ち抜き（punched-out）病変。
- 脈拍触知不可。
- 関連する皮膚変化（例：足部の体毛の喪失，菲薄化した光沢のある皮膚）。

▶ 典型的分布

- 足趾の末端。

▶ 画像検査

- 非侵襲検査（例：動脈ドップラエコーやパルスボリュームレコード〈pulse volume recording：PVR〉）は基準となる血流評価として重要である[4]。
- 単純X線は骨髄炎の否定に必要である。

鑑別疾患

- 神経障害に伴う潰瘍は通常，赤色の創底と創縁の過角化を伴う（209章「神経障害性潰瘍」参照）。

208章 虚血性潰瘍／209章 神経障害性潰瘍　775

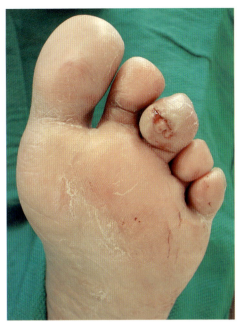

図208-2　25年来の糖尿病の57歳女性の第3趾に生じた虚血性潰瘍。中心が灰色であることが特徴である（Reproduced with permission from Javier La Fontaine, DPM.）

- 感染創は全身性の感染徴候のない糖尿病型の創部でも、局所の発赤、浮腫、滲出液と熱感を伴う。
- 壊疽は血管病変を伴う足部の黒色痂皮で、境界は明瞭である（211章「乾性壊疽」参照）。

治療

- 血行再建術の評価のために血管外科に紹介を考慮する。
- 感染の可能性を慎重に評価する。感染がなければ抗菌薬は適応ではない。
- 明らかな出血を認めるまでの積極的なデブリードマンは避ける。
- 創部の評価のため1日2回創傷処置を行い、感染しにくい状況を維持する。多くの高度な治療は同じ目標を成し遂げるために追加する。
- 創部が足底にあるときには、創部の大きさの増大を防ぐために免荷が重要である。

予防

- 糖尿病患者であれば適切な血糖コントロールが必須である。毎年、包括的な足部の診察を行う。
- 禁煙。

予後

　虚血性潰瘍の予後は血流の再開が可能かどうかに影響される。多くの潰瘍は早期に治癒する。未治療あるいは不適切に治療された潰瘍は感染や切断を余儀なくされる。治療の成功には、血管病変の存在を早期に認識することが必須である。

フォローアップ

- 1～2週間に1度　潰瘍の観察を予定する。
- 4週間ごとに単純X線を撮影し、骨髄炎の発生を監視する。
- 治癒が始まってきたら3～4カ月ごとに診察を行う。潰瘍の既往がある患者には、新たな潰瘍が生じる可能性が36倍高いため注意が必要である[5]。

患者教育

- 禁煙などの対策を講じることが創部の治癒に向けて重要である[6]。
- 免荷装具を使用して、創傷治癒を促進する。
- 治癒と外科療法の良好な結果を得るために厳格な血糖コントロールが重要である。

【Javier La Fontaine, DPM／Naohiro Shibuya, DPM】
（沼田賢治　訳）

209　神経障害性潰瘍

症例

　2型糖尿病の既往がある57歳の男性。2週間前からの右足部の神経障害性潰瘍（neuropathic ulcer）を主訴に受診した（図209-1）。数カ月前から胼胝形成があったと記憶している。3日前より靴下に血液が付着しているのに気がついていた。発熱や悪寒は認めなかったが、血糖が通常より高くなっていた。感覚は低下していたが、血流は正常であった。足専門医に紹介となり、すぐに装具を着用して免荷を指示された。1カ月後に潰瘍は治癒し、以降、矯正靴を使用している。

概説

　糖尿病患者の足部合併症は一般的で、治療費がかかり、QOLに多大な影響を与える。神経障害性潰瘍は、切断のような予後不良な経過をたどることもある。糖尿病に関連した切断のうち、85％では潰瘍が先行する。予防、早期発見、足潰瘍の早期治療が下肢切断を防ぐために非常に重要である。

疫学

- 糖尿病患者の15％は一生涯で足潰瘍を経験し、そのうち15％が骨髄炎となる[1]。
- 神経障害は糖尿病足潰瘍の原因のうち約50％を占める[2]。
- 神経障害性潰瘍は、糖尿病神経障害患者の20％に生じる。

病因／病態生理

- 末梢神経障害は糖尿病足潰瘍の発生の重要な因子である。
- 神経障害は末梢血管を支配する自律神経の脱神経の原因となり、持続性の血管拡張、慢性的な浮腫を生じる。
- 足にあわない靴の装着などによって慢性的にある特定の部分が圧迫されると、潰瘍が形成される。

危険因子

- 糖尿病神経障害は足潰瘍の発生のリスクを70％上げる[3]。
- 糖尿病神経障害と足部の変形の合併は、足潰瘍の発生リスクが12倍になる[3]。
- 関節可動域制限、高い活動性、足にあわない靴は慢性的な圧迫を繰り返し、潰瘍形成が生じる。

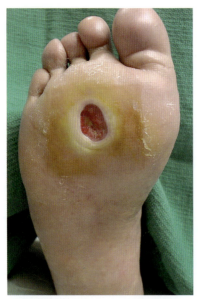

図209-1 糖尿病患者の右足第3中足骨頭の部位に生じた神経障害性潰瘍。中心が赤色で、角質過形成により創縁は白色である。神経障害性潰瘍の典型例である(Reproduced with permission from Javier La Fontaine, DPM.)

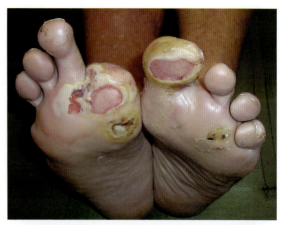

図209-2 両側足部に生じた神経障害性潰瘍。多数回の切断によって足部の別の部位に圧力がかかることとなり、末梢神経障害の合併とあわせて新たに潰瘍が形成される(Reproduced with permission from Richard P. Usatine, MD.)

診断

診断は臨床的に行われる。

▶ 臨床所見

- 創底は赤く、肉芽を形成する(図209-1, 図209-2)。
- 潰瘍周囲の創縁は浮腫状で過角化により白色となる(図209-1, 図209-2参照)。

▶ 典型的分布

- 足潰瘍は中足骨骨頭部分、母趾、踵、その他体重のかかる部位に生じる。
- 足潰瘍は足趾の末梢や足底側のようなどのような場所にも発症する(図209-1, 図209-2参照)。

▶ 検査所見

感染が疑われれば培養検査を提出する。スワブによる培養は参考にならない。創底部からの培養採取がより有用である。

▶ 画像検査

単純X線検査で異物の存在や骨髄炎の診断が可能である。

▶ 生検

生検は腫瘍が疑われる場合に施行する。

鑑別疾患

- 虚血性潰瘍は血流障害のある足部に発症し、創底部には黒色の痂皮を伴う。創底はピンクから灰色となる(208章「虚血性潰瘍」参照)。
- 刺創は神経障害がある場合には神経障害性潰瘍となることがある。

治療

▶ 非薬物療法

- 足部の除圧が基本的治療である。
- 様々な装具(例:着脱可能なキャストブーツ、矯正靴、ウェッジシューズなど)が除圧目的に使用される。しかしトータルコンタクトキャスト(TCC)が最も有用である[4),5)]。
- 糖尿病靴は潰瘍に対する除圧装具としては使用しない。
- 1~2週間ごとの継続的な創部のデブリードマンが感染予防と潰瘍周囲圧力の低下、創底部の代謝を活性化させるために行われる。

▶ 薬物療法

- 経口抗菌薬は感染が疑われないときには適応ではない。
- 4週間以上改善がみられない場合には慢性化していると考えられ、局所成長因子や人工皮膚製品(例:Apligaf, Dermagraft, Regranex)のような補助療法を考慮する。

▶ 紹介

神経障害性潰瘍の経験豊富な足専門医、創傷処置センター、経験豊富な医師に早期に紹介する。

予防

毎日足部の観察が重要であることを理解させる。糖尿病足潰瘍の高リスク患者では、患者教育やカスタムメイドの靴の作製などを含む計画的な予防プログラムが足潰瘍の発生を66%減少させ、治療費の削減になる[6)]。

予後

治療計画に協力的である場合は、神経障害性潰瘍の予後は良好である。除圧による治療がしっかりと行われれば、神経障害性潰瘍は約4~6週間で治癒する。

フォローアップ

- 1~2週間に1度、潰瘍の観察を予定する。
- 4週間ごとに単純X線を撮影し、骨髄炎の発生を監視する。
- 治癒したあとは3~4カ月ごとに診察を行う。潰瘍の既往がある患者では、新たな潰瘍が生じる可能性が36倍高いため注意が必要である[3)]。

患者教育

- 免荷装具が必要であることを教育する。
- 創部の治癒を促進するには血糖と血圧の管理が重要である。

【Javier La Fontaine, DPM/Naohiro Shibuya, DPM】

(沼田賢治 訳)

210 シャルコー関節

症例

15年前から2型糖尿病を患っている62歳の男性。2週間前からの右足部の発赤と熱感，腫脹を主訴に受診した（図210-1）。糖尿病薬を多数内服しているが，血糖コントロールは不良であった。足部に外傷歴を受けた覚えはない。3日前に足部に痛みを感じた。発熱や悪寒は認めなかった。足部の単純X線では中足部の骨萎縮を認め，急性シャルコー関節の初期の所見を認めた（図210-2）。

概説

シャルコー関節（Charcot arthropathy）は神経障害のある患者でも比較的まれな足部合併症である。足部の感染でみられるのと同様の，疼痛，腫脹，熱感を呈することがある。舟底足変形を認める。単純X線像で診断する。

別名

シャルコー関節はシャルコー足，シャルコー神経関節症としても知られる。

疫学

糖尿病のシャルコー関節の頻度は0.1〜5％である[1]。

病因／病態生理

シャルコー関節は最も一般的には糖尿病神経障害患者であるが，神経感覚障害を有する患者に生じる緩徐に進行する関節破壊である[2]。病態は不明である。以下によって生じると推察されている。

- 神経外傷説：感覚運動神経の障害に引き続いて，感覚の喪失と筋力バランスの不良が生じ，骨と関節に異常なストレスが生じて，その結果骨破壊が引き起こされる。
- 神経血管説：自律神経障害に引き続いて，血流が増加し，骨吸収と骨形成の不均衡が生じて骨量が減少する。
- 関節液貯留により靱帯が引き伸ばされ，関節亜脱臼が生じる。
- シャルコー関節では上記のすべての原因が互いに影響しあって生じると考えられている。

危険因子

- 進行した末梢神経障害。
- 微小外傷を含む外傷。
- 細小血管障害。
- 腎障害。

診断

シャルコー関節の診断は臨床所見によって疑われ，画像診断で確定される。シャルコー関節は見過ごされやすい。血糖コントロールが長期間不良な末梢神経障害を伴う糖尿病患者で，潰瘍がみられないが足部の熱感，発赤，腫脹がある場合には，必ず鑑別診断にあげる必要がある[3]。

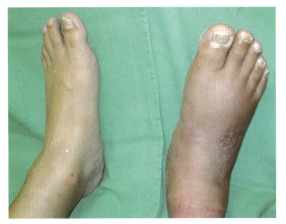

図210-1 右足のシャルコー関節。健側に比べ腫脹し変色している（Reproduced with permission from Javier La Fontaine, DPM.）

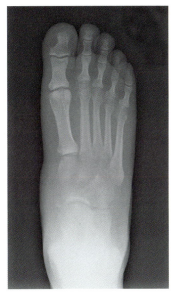

図210-2 単純X線足部正面像。中足部の骨量減少を認める。シャルコー関節の早期の所見である（Reproduced with permission from Javier La Fontaine, DPM.）

■ 臨床所見

- 足部の発赤，熱感，腫脹（図210-1参照）。
- 神経障害がある場合でも，71％の患者は疼痛を訴える[4]。
- 舟底足はシャルコー関節で典型的である（図210-3）。
- 足底部に開放創を伴っていた場合，シャルコー関節と感染の合併を考える。

■ 画像検査

単純X線は診断に必要である。

- 中足部（足根中足関節）でのアーチの消失を認める（図210-4）。
- シャルコー関節では足根中足関節のびらんと囊胞形成がみられる（図210-5）。
- 感染が疑われた場合，骨シンチグラフィを行う。蜂窩織炎と骨髄炎は類似した所見を呈するため，鑑別できないことがある。
- MRIは単純X線で診断できるよりも前に，潜在的な変化

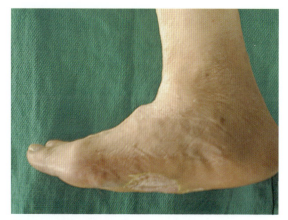

図210-3 舟底足を認める（Reproduced with permission from Javier La Fontaine, DPM.）

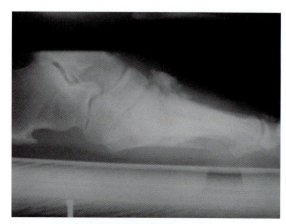

図210-4 単純X線足部側面像。典型的なシャルコー関節の舟底足。足根中足関節でアーチの破壊を認める（Reproduced with permission from Javier La Fontaine, DPM.）

（例：軟骨下骨と関節の高輝度変化）が検出可能であり，単純X線が正常であった場合に検討する．

▶ 培養，生検

骨髄炎が疑われた場合，骨培養と生検が推奨される．培養は骨生検のときに採取し，感染が疑われるが正確に採取されているかどうか確認する．好気性，嫌気性，そして抗酸菌の培養を行う[3]．

鑑別診断

- 蜂窩織炎や骨髄炎などの感染がある場合は治療が必要である（122章「蜂窩織炎」参照）．CRPや赤沈が高値の場合，感染が疑われるが，これらが正常であっても感染は否定できない．
- 足部や足関節の痛風関節炎はシャルコー関節に類似する（105章「痛風」参照）．
- 足部の急性外傷では腫脹と発赤が出現するが，病歴で鑑別可能である．
- 下肢深部静脈血栓症は一般的には足関節を越えて腫脹する．

治療

- 足部の免荷が基本治療となる．トータルコンタクトキャスト（TCC）が最も有効で，足趾も覆って保護できる．他には着脱可能なキャストブーツ，松葉杖，車椅子が用いられる．
- 糖尿病靴はシャルコー関節の患者に免荷装具として使用すべきでない．
- 皮膚の温度を測定することによって改善の度合いがわかる．
- 舟底変形，足底潰瘍，切断の予防が治療の目標である．未治療のシャルコー関節は舟底足変形を引き起こし，神経障害のある足部の足底圧の増加を引き起こす．このような経過をたどることで潰瘍が形成され，切断となる可能性がある（図210-6）[4]．
- 骨は神経障害がある場合には治癒に4～5カ月かかる．
- 経口抗菌薬は感染が疑われない場合には適応されない．
- 足部の変形が進行した場合には，カスタムメイドの靴やパッドを使用して，潰瘍やそれに引き続いて起こりうる切断を予防する．
- 骨折部位で足部の不安定性が出現した場合は，外科的再建が必要となる．

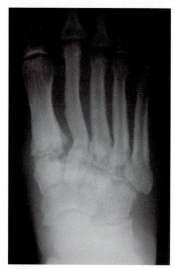

図210-5 単純X線足部正面像。シャルコー関節の足根中足関節にびらんと嚢胞形成を認める（Reproduced with permission from Javier La Fontaine, DPM.）

予防

- 血糖コントロールによってシャルコー関節を含めた糖尿病合併症を予防できる．
- 適切な靴と足部ケアは，糖尿病足病変の予防に非常に重要である．
- 早期発見と治療によって関節の構造的破壊の進行を予防できる．

予後

シャルコー関節の病歴がある場合，足部合併症を生じる危険性は常にある．神経障害に重度の足部変形を合併する場合，潰瘍を形成し，切断につながるリスクが高い．約50％の患者では変形を治療するための手術加療が必要になる．

フォローアップ

- 足専門医に1～2週間ごとに通院する．
- 4週間ごとに単純X線を撮影し，骨の治癒と変形を評価す

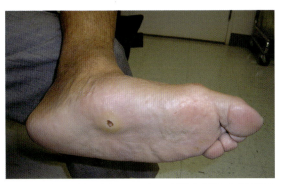

図 210-6　糖尿病神経障害とシャルコー関節を合併した足部潰瘍形成の例。アーチが破壊している（Reproduced with permission from Richard P. Usatine, MD.）

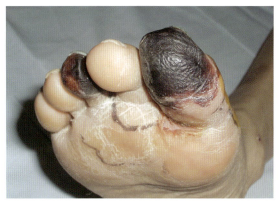

図 211-1　コントロール不良の糖尿病の 36 歳女性。第 1, 第 3 趾に乾性壊疽を認める。健常組織と壊死部分の境界は明瞭である（Reproduced with permission from Richard P. Usatine, MD.）

- 治癒したあとは 3〜4 カ月ごとに診察を行う。シャルコー関節の既往がある患者では，新たな潰瘍が生じる可能性が 36 倍高く，切断の危険性が高いため注意が必要である[5]。

患者教育

- 血糖と血圧のコントロールが創部の治癒を促進するのに重要である。
- シャルコー関節の徴候を認識させる。
- 靴装具を装着することの重要性を認識させる。
- シャルコー関節では免荷装具が必要であると認識させる。

【Javier La Fontaine, DPM／Naohiro Shibuya, DPM】
（沼田賢治　訳）

211　乾性壊疽

症例

1 型糖尿病の 36 歳の女性。4 週間前から右足の母趾と第 3 趾が乾燥し，黒色化したため受診した（図 211-1）。6 週間前に第 1, 第 2 趾間に重度の浸軟を認めていた。次第に足趾の色調が変化し強い痛みが出現した。2 日前からは両足趾からの悪臭を認めた。患者は 13 歳から喫煙をしている。身体所見では，右足部の動脈は触知しなかった。抗菌薬投与目的に入院し，血行再建術を施行された。その後足趾を切断し，他の合併症なく創部は治癒した。担当医は禁煙をすすめたが成功しなかった。

概説

乾性壊疽（dry gangrene）は動脈閉塞によって生じ，乾燥した灰白色・黒色の色調変化が出現する。末梢動脈疾患（peripheral arterial disease：PAD）は糖尿病患者によくみられ，乾性壊疽は足趾に多い。壊死組織は溶解した赤血球に存在するヘモグロビンによって放出される硫化鉄のために黒色となる。

別名

乾性壊疽はミイラ化壊死とも呼ばれる。

疫学

- PAD は糖尿病患者によく合併する。PAD は糖尿病患者が下肢切断となりうる重要な因子である[1]。
- 足部の動脈が触知しない糖尿病患者の 30％はなんらかの冠動脈合併症が存在する[1]。

病因／病態生理

- PAD は大血管障害，細小血管障害の 2 種類により下肢に生じる。
- 大血管の分岐で閉塞する場合，遠位で複数の部分に生じる[2]。
- 多発性の閉塞は膝窩動脈が下腿三分枝の前脛骨動脈，後脛骨動脈，腓骨動脈へ分岐する部位より遠位である。
- 高コレステロール血症や脂質異常症，高血圧などの危険因子が PAD に関与しており，その結果創治癒が不良となる[3,4]。

危険因子

- 糖尿病。
- 脂質異常症。
- 喫煙。
- 神経障害。

診断

▶ 臨床所見

- 一般的には四肢末梢にから始まる乾燥した黒色の痂皮（図 211-1，図 211-2）。
- 健常組織と壊死組織の境界は明瞭である（図 211-1，図 211-2 参照）。
- 異臭。
- 疼痛が生じることがある。
- 外傷は一般に契機となる。
- 下肢動脈が触知できないことが多い。脈を触知しても，四肢の虚血が生じることがある。足背動脈は健常者でも 8％が触知しないとされ，後脛骨動脈は 2％で触知しないといわれる。
- タバコは増悪因子である。
- 関連して皮膚変化が生じる（足毛の消失，菲薄化した皮膚）。

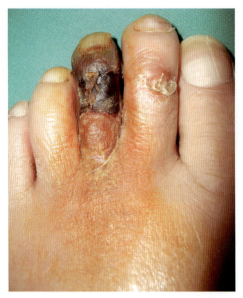

図211-2　2型糖尿病の55歳男性。第3趾に乾性壊疽を認める。健常組織と壊死部分の境界は明瞭である。乾性の黒色痂皮は近位より遠位に生じやすい（Reproduced with permission from Javier La Fontaine, DPM.）

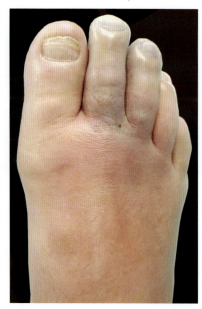

図211-3　糖尿病の53歳男性。右第2，第3趾に湿性壊疽を認める。下肢虚血を評価する場合に鑑別する必要がある。湿性壊疽は重度の虚血に合併した感染であり，緊急処置が必要である（Reproduced with permission from Javier La Fontaine, DPM.）

- 血流不全では下肢の挙上で皮膚の色が蒼白となり，下垂で発赤する。また，毛細血管の再灌流時間（CRT）が延長する。

▶ **典型的分布**
　四肢の末梢に発生し，特に足趾に多い。

▶ **画像検査**
- 脈拍の触知が可能であっても，非侵襲的検査（例：血管ドップラーエコーやパルスボリュームレコード〈pulse volume recording：PVR〉）は血流評価に重要である。
- 血管造影は再灌流が可能かどうかの評価に必要である。
- 単純X線は骨髄炎の診断に必要である。

鑑別診断

- 湿性壊疽は血流不全のある足部に重症感染を生じたことによる急性の緊急処置が必要となる状態である（図211-3）。湿性壊疽の多くはチアノーゼ，膿，悪臭と全身の感染徴候を伴う。
- 虚血性潰瘍は実際に生じた潰瘍で，ピンクから灰色の創底を有する（208章「虚血性潰瘍」参照）。
- 糖尿病は足趾の乾性壊疽の最大の原因だが，重度の凍傷やバージャー病は細小血管損傷により乾性壊疽を引き起こす。

治療

- 血管外科にコンサルト。
- 湿性壊疽を鑑別する。湿性壊疽は重度の虚血に合併した感染を有しており，緊急処置が必要である。感染創の早期のデブリードマンが抗菌薬投与とともに必要となる。
- 十分な血流が再開するまで切断やデブリードマンは避ける。血流再開には血管バイパス術や経皮的血管形成，ステント留置が必要となる。
- 抗菌薬投与は感染がない限り，乾性壊疽には適応ではない。

予防

- 禁煙。
- 高血糖，脂質異常症の治療目的に食事，運動療法を行う。
- 少なくとも年1回の血管評価が必要である。

予後

　一度乾性壊疽を生じたら壊死部位の切断が必要である。偶然に足趾が自然に脱落することもある。血行再建の成功は，創部が治癒するのに重要である。早期に発見され，積極的な治療が行われれば，ほとんどの乾性壊疽は治癒する。血行再建が遅れると感染のリスクが高まるため，治療の成功には早期の積極的な血管病変の管理が重要となる。

フォローアップ

　治癒すれば，3～4カ月ごとに新たな潰瘍や壊疽の出現がないか診察する。

患者教育

- 切除部位をぶつけないようにする。
- 創治癒を促進し，血行再建術部の血流を維持するためには禁煙が重要である。

【Javier La Fontaine, DPM／Naohiro Shibuya, DPM】
（沼田賢治　訳）

第16部

感染症

SOR	定義
A	一貫して質が高く，かつ患者由来のエビデンスに基づいた推奨*
B	矛盾があるか，質に一部問題がある患者由来のエビデンスに基づいた推奨*
C	今までのコンセンサス，日常行う診療行為，意見，疾患由来のエビデンス，または，診断・治療・スクリーニングのための症例報告に基づいた推奨*

・SOR：推奨度(strength of recommendation)
・患者由来のエビデンス：死亡率，罹患率，患者の症状の改善などを意味する
・疾患由来のエビデンス：血圧変化，血液生化学所見などを意味する
＊：さらなる詳細な情報を確認する場合は巻末の「付録A」参照

212 AIDS, カポジ肉腫

症例

同性愛者。肘の丘疹を主訴に受診した35歳の男性（図212-1）。皮膚生検でカポジ肉腫（Kaposi sarcoma）と診断した。追加検査でヒト免疫不全ウイルス（human immunodeficiency virus：HIV）感染と診断し、抗レトロウイルス治療を開始した。カポジ肉腫はアリトレチノイン外用で軽快した。

概説

米国では、後天性免疫不全症候群（acquired immunodeficiency syndrome：AIDS）患者および臓器移植後に免疫抑制剤を投与している患者でカポジ肉腫を認めることが多い。カポジ肉腫は地中海の高齢男性で初めて報告され、現在も同地域で流行があるほか、サハラ以南の若年男性で流行している。カポジ肉腫の起因微生物はカポジ肉腫関連ヘルペスウイルス（Kaposi sarcoma-associated herpesvirus：KSHV）であり、これが細胞の癌化を促進する。カポジ肉腫は治癒しないが、改善や病状の小康状態を保つことはできる。治療には、免疫機能の改善を期待するもののほか、KSHVを標的とするものがある。KSHVによる細胞内シグナリングを修飾する治療は研究段階である。

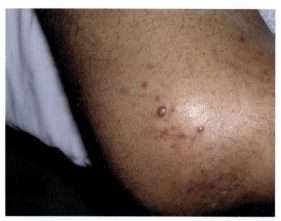

図212-1　HIV/AIDS患者の肘にできたカポジ肉腫（紫紅色の丘疹）（Reproduced with permission from Heather Wickless, MD.）

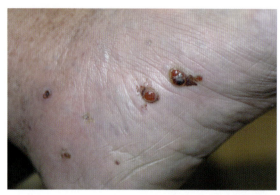

図212-2　88歳男性の足底にできた古典的カポジ肉腫（患者はHIV/AIDSではない）。診断される数年前から、有痛性で紫紅色の「できもの」を認めていた（Reproduced with permission from Welsh JP, Allen HB. Purple-red papules on foot. J Fam Pract. 2008；Jun；57(6)：389-91.）

疫学

- カポジ肉腫は、古典的カポジ肉腫（地中海の高齢男性でみられる）と、アフリカ風土病型カポジ肉腫（サハラ以南の若年男性でみられる）、AIDS関連カポジ肉腫、医原性カポジ肉腫（臓器移植後の患者などでみられる）に分類される[1]。
- 米国では、AIDS関連カポジ肉腫が81.6％を占める（図212-1参照）[2]。
- HIV陽性患者での罹患率は7.2/1,000人・年で一般人口の発症率と比べ、451倍の発症率である[3]。
- 移植患者での罹患率は1.4/1,000人・年で、一般人口に比して128倍の発症率である[3]。
- 南イタリアの一般人口でのカポジ肉腫罹患率は2.5/10万人・年である（図212-2）[4]。
- 米国におけるAIDS関連カポジ肉腫の男女比は、おおよそ男：女＝50：1だが、女性でのHIV感染増加に伴い、女性のAIDS関連カポジ肉腫患者は増加傾向である[5]。古典的カポジ肉腫およびアフリカ風土病型カポジ肉腫での男女比は、男：女＝10：1である。
- AIDS患者で最も多くみられる悪性腫瘍は、カポジ肉腫である。

病因／病態生理

- カポジ肉腫の原因ウイルスは、KSHVである。カポジ肉腫関連ヘルペスウイルスは、ヒトヘルペスウイルス8（human herpes virus 8：HHV-8）とも呼ばれる。KSHVは宿主細胞のシグナル伝達を修飾して、複数の発癌シグナル伝達経路を促進する[6]。
- カポジ肉腫は、血管内皮細胞や筋線維芽細胞、単球の異常増殖を伴う血管増殖性の腫瘍である。

- 病変は丘疹ないし斑点で始まり、腫瘍細胞が増殖するにつれて斑状病変となる。
- 病変は潰瘍を形成したり、リンパ浮腫を認めることもある。

危険因子

- 免疫不全（AIDS）。
- 固形腫瘍移植患者の免疫抑制剤の使用。

診断

AIDS患者、および典型的な経過の症例では、臨床的に診断することが多い。非典型例では皮膚生検によって診断できる。

臨床所見

- 皮疹は多発する紫紅色の丘疹である（図211-1、図212-2参照）。
- 足底を含む下肢では、斑状病変、菌状病変を認めることがある（図212-3）。
  - AIDS患者でない、古典的カポジ肉腫患者では、下腿および足の血管様の丘疹を認める（図212-4）。
- 口腔内病変は、紫〜紅色の扁平な病変または結節性病変である（図212-5）。
- 消化管病変は無症候性なこともあるが、腹痛、嘔気・嘔

212章 AIDS，カポジ肉腫　783

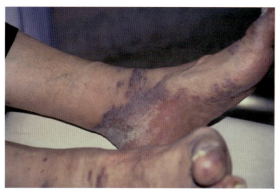

図212-3　AIDS患者のカポジ肉腫足病変。紫色局面が病変（Reproduced with permission from Usatine RP, Moy RL, Tobinick EL, Siegel DM. Skin Surgery：A Practical Guide. St. Louis, MO：Mosby；1998.）

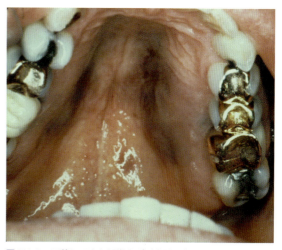

図212-5　口蓋にできた早期カポジ肉腫。色調は異常だが，病変は扁平（Reproduced with permission from Ellen Eisenberg, DMD.）

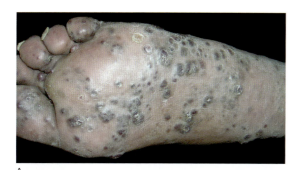

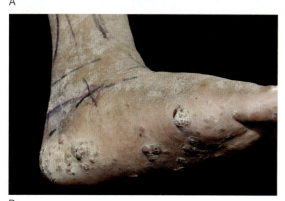

図212-4　A：古典的カポジ肉腫。HIVに感染していない85歳のヒスパニック系男性（メキシコ出身）の足底。はじめ放射線療法を拒否しており，3年間で病変が増殖し多発してきた。B：歩行能力の改善を目的として，緩和的に放射線療法を行ったあとの皮疹（Reproduced with permission from Richard P. Usatine, MD.）

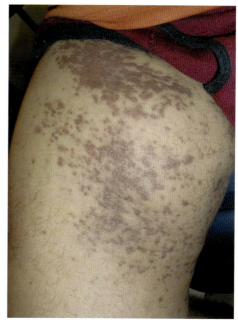

図212-6　43歳男性のカポジ肉腫。HIV/AIDSで抗ウイルス治療中。右下肢にびまん性の皮疹とリンパ腫脹を認めて受診した。初回の生検では陰性だったが，2度目の皮膚生検でカポジ肉腫と診断した。リンパ浮腫のため，右下肢の径が増大している（Reproduced with permission from Richard P. Usatine, MD.）

吐，出血，体重減少を伴うこともある。
- 肺病変は呼吸困難感を引き起こしうる。胸部X線で，浸潤影，結節影，胸水を認めることがある。

▶ 典型的分布
- AIDS関連カポジ肉腫[7]。
- 皮膚病変は主に下肢，顔面，生殖器に出現する（図212-6，図212-7）。経口病変が予後や治療法を変える可能性があるので，皮膚病変の存在は口腔検査を促すはずである。
- 口腔内病変も典型的で（33％），口蓋や歯肉に好発する（図212-5参照）。

- 消化管病変はHIV関連カポジ肉腫の診断時に，40％の例で合併する。剖検例では80％に認める。消化管病変は皮膚病変がなくても認めることがある。
- 肺病変もまれでなく，皮膚病変を伴わないHIV関連カポジ肉腫の15％に認める。胸部X線検査で判明することが多い。
- すべての臓器に出現しうる。

▶ 検査所見
- HIVを指摘されていないカポジ肉腫患者では，全例，HIV検査を行うべきである。
- $CD4^+$Tリンパ球数は重要な予後予測因子である。

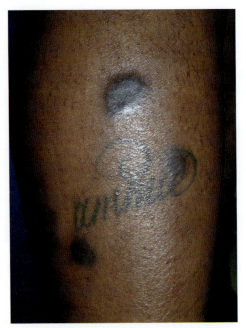

図212-7 23歳男性（アフリカ系アメリカ人）の下腿のカポジ肉腫。HIV/AIDS。本患者の皮疹は，赤紫というよりは，暗褐色〜黒色の病変である。HIV患者の皮膚結節性病変はカポジ肉腫が鑑別となり，生検が確定診断に有用である（Reproduced with permission from Richard P. Usatine, MD.）

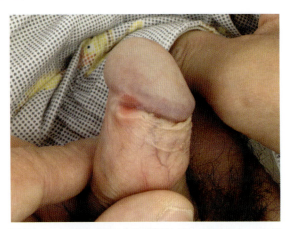

図212-9 中心溝にできた中心が陥凹している紅色丘疹。HIV患者の梅毒（軟性下疳）である。梅毒は「great imitator」といわれるように，多彩な病像を示し，本症例のように，またはもっと非典型的な病像でカポジ肉腫との鑑別が必要となる（Reproduced with permission from Robyn M. Marszalek, MD.）

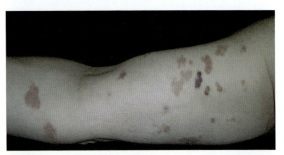

図212-10 HIV/AIDSの43歳男性。腕にできたカポジ肉腫。本患者は抗レトロウイルス療法で，さらにカポジ肉腫に対して放射線療法を受けている。カポジ肉腫は消退しているが，色素沈着が残存している。治療前の皮疹は，本写真の上腕中心に認めるような暗紫色の病変だった（Reproduced with permission from Richard P. Usatine, MD.）

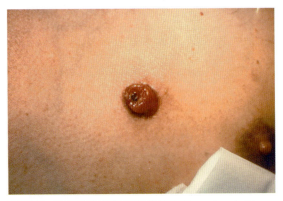

図212-8 HIV/AIDS患者の基底血管腫症（Reproduced with permission from Usatine RP, Moy RL, Tobinick EL, Siegel DM. Skin Surgery：A Practical Guide. St. Louis, MO：Mosby；1998.）

■ 画像検査
- 胸部X線：肺病変がある場合に施行。
- 消化管内視鏡：消化管病変を疑う際に施行。

■ 生検
確定診断のために必要なことが多い。病変が丘疹の場合，薄片生検するとよい。病変が扁平な場合には，4 mm径のパンチ生検を行うとよい。

鑑別診断
カポジ肉腫は皮疹パターンにより鑑別診断が複数あり，診断には生検が必要である[7]。
- 紫斑：血小板，血管，凝固障害による皮下出血で起こる。典型的には触知できず，病変の範囲はカポジ肉腫よりも大きい。
- 血腫：血管の破綻による局所的な腫脹。外傷歴を聴取する。皮疹は触知できないことが多い。
- 血管腫：圧迫で消退する，小血管の増殖。良性腫瘍（199章「後天性血管腫・血管奇形」参照）。
- 皮膚線維腫：真皮中層の膠原線維と組織球によってできた，小さくかたい，赤〜茶色の結節。脚に認めることが多い。病変はたいてい6 mm以下と小さく，圧迫すると陥凹する（158章「皮膚線維腫」参照）。
- 細菌性血管腫症：バルトネラ属の播種性感染による，散在性の丘疹，結節，膿瘍。CD4カウントが200個/μL未満になると起こりうる。治療は抗菌薬による（図212-8）。
- 梅毒：「great imitator」といわれるように，多彩な病像を示し，その皮疹はカポジ肉腫の鑑別診断となる。HIV陽性患者では梅毒およびカポジ肉腫の罹患率が高い（図212-9）（218章「梅毒」参照）。

治療
カポジ肉腫は治癒しないが，病変を減らしたり，増殖を抑えたりすることはできる（図212-10）。

■ 薬物療法
- HIV/AIDS患者では，HAART療法によりカポジ肉腫が退

縮する。抗ウイルス薬での治療を開始する，または，経験が豊富な医師に紹介する。抗レトロウイルス療法はHIVの増殖を抑制し，KSHVに対する反応を低下させる。血管増殖抑制作用も持つ。SOR Ⓐ

- 高用量のステロイドはカポジ肉腫を非常に悪化させるので使用しない（特に肺病変）。
- 以下のカポジ肉腫の特異的治療を行う。
  - アリトレチノイン ゲル0.1％，1日2回，病変に塗布。問題なければ3〜4回/日に増やす。治療期間は4〜6週間（66％の奏効率）[8]。SOR Ⓐ
  - ドキソルビシンリポソーム製剤20 mg/m², 3週間ごと。またはダウノルビシンリポソーム製剤40 mg/m², 2週間ごと（50％の奏効率）[9]。SOR Ⓐ
  - パクリタキセル100 mg/m², 2週間ごと。または，パクリタキセル135 mg/m², 3週間ごと。初回の化学療法に反応しなかった患者での奏効率は60〜70％である[10]。SOR Ⓐ
  - デキサメタゾンによる前治療が推奨される[10]。
  - CD4⁺T細胞数>200個/μLで，皮膚限局性のカポジ肉腫では，インターフェロンα 100万単位/日の治療が有効である[11]。
  - ビンブラスチン局所注入療法（奏効率70％）[12]，放射線療法（奏効率80％）も有効な治療法である[13]。SOR Ⓐ
- 移植関連カポジ肉腫では，免疫抑制剤の中断や放射線療法が有効である。
- KSHVを標的とした治療に加え，KSHVが関与する細胞シグナル伝達経路を標的とした新規治療法が開発中である[6]。

■ 放射線療法，手術療法

古典的または風土病型カポジ肉腫の治療では，放射線療法（図212-4参照）や手術療法が実施されることが多い。手術療法には電気乾燥療法や搔爬術がある。SOR Ⓒ

予後

- 全身療法の必要な重症例でも50〜85％の症例においては病像の改善か安定が得られるが，効果は6,7カ月程度しか持続せず，繰り返す治療を要する。しかし，効果の持続時間は徐々に短縮していく[6]。
- AIDS関連カポジ肉腫において，病像がAIDS関連に一致し，CD4⁺リンパ球が200以上あれば，その5年生存率は80％以上である。しかし，患者が50歳以上で，他のAIDS関連疾患を有すれば10％以下に低下する[14]。

フォローアップ

- カポジ肉腫，特にAIDS関連のものは，HIV/AIDSと腫瘍学の専門医師の治療を受ける必要がある。フォローアップは病状と治療反応性により決定する。

患者教育

- カポジ肉腫の完治は困難であるが，病変の退縮，美容上の改善は期待できる。
- カポジ肉腫は，体のどの部分にも生じうる。特に皮膚，口腔，消化管，肺に多い。
- 治療により，病変は扁平化し，縮小し，消えていくことが期待できる（図212-8参照）。
- 抗レトロウイルス療法を開始した際，まれに病変が悪化することがある。これは免疫系が復活して免疫炎症反応が生じるためである（免疫再構築症候群）。

【Heidi S. Chumley, MD】
（鈴木智晴 訳）

213 男性の尿道炎

症例

スラム街のクリニックへ排尿障害と尿道分泌を訴え受診した24歳の男性。多量の膿性の尿道分泌を認めている（図213-1）。コカイン使用歴あり，また複数の異性のセックスパートナーがいることも認めている。臨床的に淋菌尿道炎と診断し，淋菌およびクラミジア（*Chlamidia*）検査のために尿検体を提出した。淋菌治療のためにセフトリアキソン250 mgを筋注し，クラミジアの同時感染も考えアジスロマイシン1g内服で治療した。患者の同意を得て，その他の性感染症（sexually transmitted disease：STD）の検査を実施し，結果をセックスパートナーへ伝えるように指示した。また，安全な性交渉に関する教育を受け，薬物リハビリテーションを受けるようにすすめた。1週間後の再診時には尿道分泌を認めず，症状は消失していた。淋菌拡散増殖検査は陽性だったが，クラミジア，梅毒，HIVは陰性だった。追跡調査のため，健康管理局へ報告を行った。

概説

尿道炎（urethritis）は尿道における炎症で，感染性の原因（淋菌性，クラミジア性）または非感染性の原因（外傷，異物）で起こる。男性における淋菌感染，クラミジア感染は20〜24歳で起こることが多く，黒人男性の症例が最多である。臨床症状で疑い，白血球エラスターゼ反応陽性であれば可能性が高まり，尿中核酸増殖検査で確定診断となる。感染が否定されるまでは，淋菌およびクラミジアの同時治療を行う。

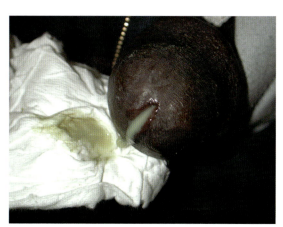

図213-1　24歳男性の淋菌性尿道炎と多量の膿性尿道分泌
（*Reproduced with permission from Richard P. Usatine, MD.*）

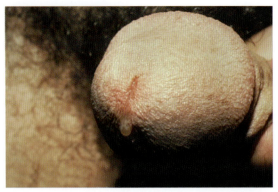

図213-2　クラミジアによる非淋菌性尿道炎。淋菌性尿道炎に比べ，比較的透明で膿性の度合いが低い分泌を認める（Reproduced with permission from Seattle STD/HIV Prevention Training Center, University of Washington.）

疫学

- 淋菌性または非淋菌性尿道炎は，年間，全世界で1億5,100万例が報告される（図213-1，図213-2）。
- 米国では年間400万例の尿道炎が報告される[1]。
- 米国の2011年の統計では，男性における淋菌感染症罹患率は，98.7/10万人であった。そのうち，20〜24歳での割合が最多であった（450.6/10万人）。また男女ともに黒人の割合が最多で（427.3/10万人），白人の17倍であった（25.2/10万人）。ヒスパニックでの割合は，白人の2.1倍であった（53.8/10万人）[2]。
- 同年の米国統計で，クラミジア感染症の男性での罹患率は256.9/10万人であった。年齢階層別では20〜24歳での罹患率が最多で，1,343.3/10万人にのぼった。黒人のクラミジア感染症罹患率は白人の7倍で（1194.4対159/10万人），ヒスパニック系のそれは白人の2.4倍（383.6）である[2]。

病因／病態生理

- 尿道炎は尿道における，感染性ないし非感染性の炎症である。
- *Neisseria gonorrhoeae* と *Chlamydia trachomatis* は最も重要な感染性の起因菌である。尿道炎のほか，男性では精巣上体炎や前立腺炎，反応性関節炎などの合併症を引き起こしうる。女性では骨盤内炎症性疾患や不妊症が起こる可能性がある。
- その他の原因微生物として，*Mycoplasma genitalium*, *Ureaplasma urealyticum*, *Trichomonas vaginalis*，単純ヘルペスウイルス1（HSV-1），HSV-2，アデノウイルス，腸内細菌があげられる。
- 非感染性の原因には，外傷，異物，肉芽腫，腫瘍，アレルギー，排尿機能障害（解剖学的問題や，神経性でない原因によるもの）がある。

診断

▶ 臨床所見

尿道炎の男性患者は無症候性のこともあるが，尿道分泌，排尿障害，掻痒感を認める場合がある。

以下のうち1つ以上を認めると，尿道炎と診断できる[3]。
- 膿性または粘液性の尿道分泌（図213-1，図213-2 参照）。
- 早朝尿の白血球エラスターゼ反応が陽性，または尿中白血球数＞10個/HPF（この所見は尿路感染症〈urinary tract infection：UTI〉でも認めうるが，50歳未満の男性のUTI発症率は年間50例/10万人であり，同年代の淋菌性尿道炎またはクラミジア尿道炎の発症頻度よりも少ない）。

▶ 検査所見

- 核酸増殖検査（NAAT）はリスクのある無症候性患者のスクリーニングや，有症状の患者の確定診断に有用である[3]。尿検体は尿道スワブよりも有用で，採取の際に痛みも伴わずよい検体である[3,4]。
- 尿道分泌物のグラム染色で，油浸での拡大倍率で1視野あたり5個以上の白血球を認めることは有意な所見である（さらに，グラム陰性双球菌の貪食がみられれば，淋菌性尿道炎と診断できる）。グラム染色は非常に有用で，クラミジア尿道炎での感度は82％，淋菌性尿道炎での感度は94％である[5]。（米国では）政府の規制で，診察室でのグラム染色の実施はきわめて難しい。
- 尿中白血球エラスターゼ反応が陰性であれば尿道炎の可能性は低くなるが，検査前確率が低い患者では，陽性反応でも尿道炎があるとはいいきれない（陰性予測値〈NPV〉が高く，陽性予測値〈PPV〉が低い。NPV 96.4％，PPV 35.4％）[6]。NAATが利用できる場合には，尿検体の培養はあまり行われない。
- 淋菌およびクラミジアが陰性の場合には培養を考慮する。また，未治療のパートナーからの再感染の可能性が低いにもかかわらず，症状が改善しない場合にも，培養を行ってもよいかもしれない。

鑑別診断

男性の排尿障害の鑑別は以下のとおりである[7]。
- 尿道以外の尿路感染：会陰部痛や前立腺の疼痛を伴う膀胱炎，前立腺炎。陰嚢の疼痛を伴う精巣上体炎。
- 陰茎の病変：単純ヘルペスの疱疹，梅毒の陰部潰瘍，軟性下疳，鼠径リンパ肉芽腫症，亀頭炎。
- 機械的な障害：前立腺肥大症（BPH）による，非感染性の炎症。尿道カテーテルによる損傷，尿道狭窄，泌尿器悪性腫瘍。
- 炎症性疾患：脊椎関節症，薬剤の過敏反応，自己免疫疾患。

治療

尿道炎の診断基準を満たす際には治療を始める。尿道炎の診断基準を満たさない場合には淋菌およびクラミジアの検査を追加して，陽性であれば治療を開始する。セックスパートナーにも精査・治療を受けてもらうようにする[2]。

▶ 非薬物療法

セーフセックスをすすめる。

▶ 薬物療法

- 米国疾病管理予防センター（CDC）の2010年のSTDガイドラインでは，単純な淋菌性尿道炎はセフトリアキソン250 mg筋注を行い，そのうえでクラミジアの合併をカバーするためにアジスロマイシンまたはドキシサイクリンを投与する。米国内では，ほとんどの場合，淋菌はドキシサイクリンやアジスロマイシンに感受性があるため，標準治療は耐性を持つ淋菌も治療しうる[8]。フルオロキノロンは耐性が多く，経口セフィキシムはバイオアベイラビリティに問

題があるため，使用するべきではない[8),9)]．SOR A
- 2010年版のCDC・STD治療ガイドラインでは，クラミジア尿道炎の治療にアジスロマイシン1g単回投与，またはドキシサイクリン100 mg/回 1日2回，7日間の治療が推奨されている[10)]．SOR A 代替療法は以下のとおりである[10)]．
  - エリスロマイシン500 mg/回，1日4回，7日間．
  - エチルコハク酸エリスロマイシン800 mg/回，1日4回，7日間．
  - オフロキサシン300 mg/回，1日2回，7日間．
  - レボフロキサシン500 mg/回，1日1回，7日間[10)]．
- 尿道炎が遷延する場合には，*Trachomatis vaginalis* が起因菌である可能性がある．培養を提出のうえ，メトロニダゾール2g単回投与で治療する．
- 迅速パートナー治療（EPT）を考慮する．EPTは，STD罹患者が，そのセックスパートナーに処方を渡すという方法で，パートナー自身は診察などの評価は受けない．州別の法制度は次のリンクで確認できる（http://www.cdc.gov/std/ept/legal/default.htm）．

予防

以下に該当する男性患者では，尿NAATによるクラミジア感染スクリーニング検査の実施を考慮する[2)]．クラミジア感染者の12%，淋菌感染者の5%で，グラム染色による尿道炎症所見を認めないことがある[5)]．
- 泌尿器科クリニックを受診した患者．
- 国主導の職業訓練を受けている患者．
- 30歳以下の兵役従事者．
- 30歳以下の囚人．

予後

淋菌およびクラミジア尿道炎の抗菌薬療法への反応は良好である．再感染を避けるため，パートナーも必ず治療を受ける必要がある．

フォローアップ

- 治療後にもかかわらず症状が持続する場合，または再燃する場合には再評価を行う．淋菌およびクラミジアの再検，尿道の炎症について再評価する．
- 治療に対するコンプライアンスが悪い場合や，症状が持続する場合，症状が再燃する場合を除いては，治療が奏効しているかどうかについての検査は推奨されない[8),10)]．
- 淋菌の治療後にもかかわらず，症状が持続する場合は淋菌培養を行い，淋菌が分離培養された場合には抗菌薬に対する感受性を評価する[8)]．
- 症状が3カ月以上持続する場合には，慢性前立腺炎が鑑別となる．

患者教育

CDCは以下のような患者教育を推奨をしている[2)]．
- 治療後も症状が続く場合には，再診すること．
- 治療開始後7日間は性交渉を行わないこと．パートナーも適切な治療を受けること．
- HIVや梅毒など，他の性感染症の検査も受けること．
- パートナーに治療の必要性があることを伝える．EPT制度を利用して，パートナーの治療を行う．

【Heidi S. Chumley, MD／Richard P. Usatine, MD】
（鈴木智晴 訳）

214 腸管の蠕虫・寄生虫

症例

10日前からの嘔気・嘔吐，下痢，腹痛，腹部膨満感を訴え受診した40歳の男性．発熱はなく，血便も認めなかった．症状が出る5日前までキャンプ旅行に行っていた．腹部診察では全体的に圧痛を認めたが，反跳痛や筋性防御はなかった．蠕動音は正常であった．ジアルジアの便中抗原検査は陽性で，*Giardia lamblia*（ランブル鞭毛虫）（図214-1）の診断となった．メトロニダゾールが投与され，症状は全快した．

概説

腸管寄生虫症は温暖湿潤な風土，不良な衛生環境や水質が悪い場合，そのほか集団生活（特に小児）で認めることが多い．一般的に，寄生虫は無症候性なこともあるが，消化管症状を起こすこともある．時折肺を遊走するため，呼吸器症状も起こしうる．患者や患者家族が寄生虫をみたという病歴がある場合や，便中の虫卵や虫体検査によって診断される．

疫学

線虫

- 蟯虫，鉤虫，回虫，ストロンジロイデス，鞭虫を含む門である．
- *Enterobius vermicularis*（ヒト蟯虫）：米国で最も多い線虫感染症である．就学前の児童や学童や施設入居者，また家族に蟯虫感染者がいる場合に感染の危険が高まる[1)]．
- *Necator americanus*（アメリカ鉤虫）：米国およびオーストラリアで発見され，便検査では米国で2番目に多く検出される寄生虫である（図214-2，図214-3）[1)]．
- *Ancylostoma duodenale*（ズビニ鉤虫）：南欧，北米，中東，アジアでみられる鉤虫である[1)]．
- *Ascaris lumbricoides*（回虫）：世界的にみて最多，最大の線

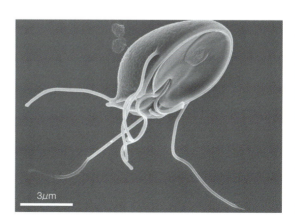

図214-1 *G. lamblia*（*trophozoite*）の走査電子顕微鏡像．吸引カップに似た腹部の吸着板によって，腸管壁に強固に吸着する．4組の鞭毛を使って運動する（Reproduced with permission from CDC/Dr. Stan Erlandsen.）

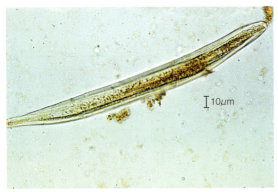

図 214-2 *N. americanus* の幼虫。皮膚から侵入し，静脈を経て心臓，肺に至り，気管支にそって咽頭に移動し，嚥下されて消化管に到達する(Reproduced with permission from James L. Fishback, MD.)

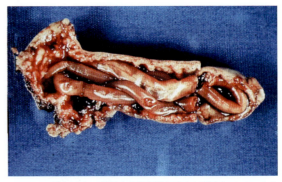

図 214-5 若年成人の急性虫垂炎切除標本中に認めた *A. lumbricoides*(回虫)の虫体(Reproduced with permission from James L. Fishback, MD.)

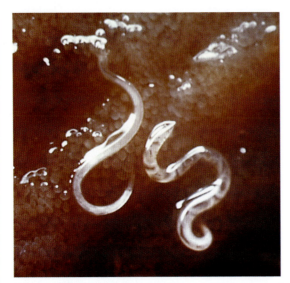

図 214-3 腸管壁に付着する *N. americanus* の成虫(Reproduced with permission from Centers for Disease Control and Prevention.)

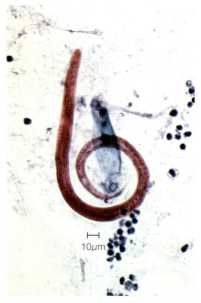

図 214-6 *S. stercoralis*(糞線虫)の虫卵と虫体(便検体)(Reproduced with permission from James L. Fishback, MD.)

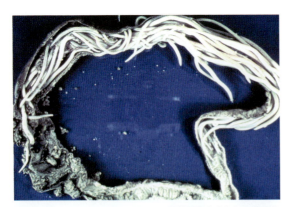

図 214-4 *A. lumbricoides* によって腸管閉塞をきたした患者の手術標本(Reproduced with permission from James L. Fishback, MD.)

虫である。米国での出現頻度は少ないが，熱帯・亜熱帯地域に多く，亜熱帯に属する南東部の郊外地域で発見されることが多い(図 214-4，図 214-5)[1]。

- *Strongyloides stercoralis*(糞線虫)：熱帯・亜熱帯地域でみられるが，アメリカ南部でも発見される(図 214-6)。都市部よりも郊外に，また社会経済的に恵まれない環境にいる人々に認めることが多い[1]。
- *Trichuris trichiura*(鞭虫)：ヒトに感染するものとしては世界的にみて 3 番目に多い寄生虫である。感染しやすい患者背景は，熱帯地域，不衛生な環境，小児である(図 214-7)。世界の 8 億人が感染していると推定されている。米国でも南部では回虫症を認める[1]。

条虫
- *Taenia solium*(有鉤条虫)を含む扁形動物門である。ブタとヒトが共存しているところで発見される。

原虫
- *G. lamblia* と *Entamoeba histolytica*(赤痢アメーバ)を含む，単細胞生物である。
- *G. lamblia*(ランブル鞭毛虫)：世界で最多の寄生虫感染で，米国では蟯虫に次いで 2 番目に多い寄生虫である。年間 250 万人が新たに感染する(赤痢アメーバ)[1]。
- *E. histolytica*：世界中でみられるが，途上国での感染が多

214章 腸管の蠕虫・寄生虫   789

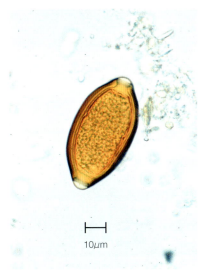

図214-7 *T. trichiura*(鞭虫)の虫卵(便検体)(Reproduced with permission from James L. Fishback, MD.)

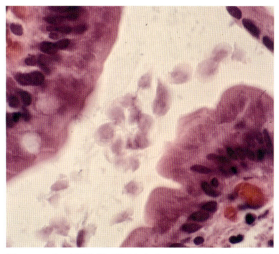

図214-8 十二指腸生検で得られた *G. lamblia* 虫体の上部消化管内視鏡像。患者は典型的な慢性ジアルジア感染を引き起こしていた(消化管ガス貯留,硫黄のにおいのするおくび)(Reproduced with permission from Tom Moore, MD.)

い。米国では,男性同性愛者,渡航者,新規の移民,施設入所者が感染高リスク群である[1]。

病因／病態生理

線虫

- *E. vermicularis*：蟯虫に汚染されたものに触れ,手が口元に至った場合に経口感染する。小腸で孵化し,成虫は盲腸に寄生する。雌は夜間に肛門周囲へ移動して産卵する。
- *N. americanus*：幼虫は皮膚から侵入し,静脈を経て心臓,肺に至り,気管支にそって咽頭に移動し,嚥下されて消化管に到達する(図214-2,図214-3参照)。
- *A. lumbricoides*：卵を摂った場合(図214-4参照),孵化した幼虫は腸管粘膜を通過して血流にのる。その後肺に至り,気管支にそって咽頭に移動し,嚥下される。成虫は小腸に寄生する。
- *S. stercoralis*：自由生活世代および寄生生活世代を送る。寄生生活世代では,幼虫は皮膚から侵入し,血流にのって肺に至り,その後咽頭に移動したのちに嚥下されて小腸に到達し,成虫となる(図214-6参照)。孵化するとラブジチス型幼虫となり,この幼虫は自由生活を送る,または再感染して寄生し,全身へ播種しうる。
- *T. trichiura*：経口感染して小腸に至り,成虫は盲腸・回腸に寄生する(図214-7参照)。

条虫

- *T. solium*：調理が不十分な豚肉を摂取した際に感染する。Diphyllobothrium latum(広節裂頭条虫)は感染した淡水魚の生食によって感染する。

原虫

- *G. lamblia*：汚染された水,食料の摂取やその他の媒介物により感染し,小腸に移動する(図214-8)。
- *E. histolytica* のシストや栄養体は便で汚染された食料・水の摂取や,性交時に糞便と接触することによって感染する。経口的に侵入したあと大腸に至り,大腸で寄生するか,血流に乗って肝臓,脳,肺に移動することもある。

危険因子

- 清浄な水が確保できない発展途上国。
- 寄生虫のいる温暖多湿な気候や環境,ヒトが大勢いる,汚染された水が供給される場合,不衛生な環境といった,感染が伝播しやすい環境にいることも感染リスクを劇的に上昇させる要因となる。
- 寄生虫に感染している家族や介護者との接触。
- 子どもや不衛生な人も感染高リスク群である。
- 免疫不全者では重篤な感染となることがある。

診断

▶ 臨床所見

線虫

- *E. vermicularis*：肛門の掻痒感が最も多い症状である。女性の泌尿器の不快感も報告されている。まれに,腹痛を起こしたり,虫垂炎の原因になることもある。小児では不機嫌となる場合や症状をきたさない場合もある[1]。
- *N. americanus*：鉄欠乏性貧血で発見されることが多い(図214-2,図214-3参照)。
- *A. lumbricoides*：ほとんどの場合無症状だが,虫体が多数になると腹痛を起こしたり,小腸閉塞に至ることもある。咳嗽,呼吸困難感,血痰,好酸球性肺炎を引き起こしうる。虫体を喀出することもある(図214-4,図214-5参照)。
- *S. stercoralis*：無症候性のことが多い。好酸球増多をきたす。腹痛,下痢を引き起こしうる。肺に至れば咳嗽,呼吸困難感,血痰を引き起こすこともある。免疫不全者では全身播種し,腹痛,腹部膨満,菌血症,ショック,死亡を起こすことがある(図214-6参照)。
- *T. trichiura*：ほぼ無症候性である。虫体が多数になると,腹痛を起こしたり,腸管閉塞を起こすことがある。特に小児で起こりやすい(図214-7参照)。

条虫

- *T. solium*：無症状のことが多い。シストが脳,眼球,心臓,脊椎に形成されると,嚢虫症を起こすことがある(神経嚢

16

虫症の症状：けいれん，巣症状，死亡）。

原虫
- *G. lamblia*：下痢，嘔気・嘔吐，腹部膨満が起こる。潜伏期は 1～14 日間で，症状は 3 週間まで持続しうる。無症候性のこともある（図 214-8 参照）。
- *E. histolytica*：無症状か，消化管症状を引き起こす（結腸炎，虫垂炎など）。または消化管以外の症状も起こりうる（肝膿瘍や肺膿瘍，腹膜炎，皮膚病変，生殖器病変）。

▶ 検査所見
線虫
- *E. vermicularis*：肛門周囲から得た虫卵を顕微鏡で確認する。受診時または起床時に，肛門を洗浄する前に，透明な粘着テープを肛門に貼付して集卵する。
- *N. americanus*：便中の虫卵を顕微鏡で確認する（図 214-2 参照）。
- *A. lumbricoides*：便中の虫卵を顕微鏡で確認する。
- *S. stercoralis*：便中または十二指腸液中の幼虫を顕微鏡で確認する（図 214-6 参照）。複数回の検査を要することが多い。免疫学的検査も有用である。しかし，幼虫を検体中に認めない場合には，過去の感染か現在の感染か区別することができない。
- *T. trichiura*：便中の虫卵を顕微鏡で確認する（図 214-7 参照）。

条虫
- *T. solium*：便中に虫卵または体節を認めた場合，条虫症と診断できる。神経嚢虫症は，CDC の免疫ブロッティング法で推定できる[1]。

原虫
- *G. lamblia*：便中のシストや栄養体，または十二指腸液や十二指腸生検検体からの栄養体を鏡検する（図 214-8 参照）。そのほか抗原検査や免疫蛍光法もある。
- *E. histolytica*：便中のシストや栄養体を検出する（非感染性のものとの区別は難しい）。腸管外の感染は抗体検査で確認でき，抗原検査では病原性の有無を判別できる[1]。

▶ 画像検査
条虫
- *T. solium*：MRI 検査。脳の嚢胞性病変の診断のために実施される。

鑑別診断
消化管症状を起こす疾患が鑑別となる。
- ウイルス性/細菌性感染症：急性発症の嘔吐下痢症をきたす。発熱を伴うこともある。
  - 過敏性腸症候群：慢性の経過で，下痢・軟便または便秘を伴う，腹部の疝痛を認める。血便や体重減少，貧血は認めない。
  - 炎症性腸症候群：間欠的な腹痛と血便を認める（訳注：血便は典型的には潰瘍性大腸炎で認める）。大腸内視鏡検査で生検を行って診断する。
  - 鉄欠乏性貧血：鉤虫では種々の理由で様々な場所に出血を認め鉄欠乏性貧血に至るため，鉄欠乏性貧血が鑑別となる（鉄の摂取不足など）。
  - 消化管出血：その他の感染，炎症，ポリープ，腫瘍による出血も鑑別となる。

治療
▶ 薬物療法
薬剤用量は *The Medical Letter* より引用した[2]。
線虫
【*E. vermicularis*】
- ピランテルパモ酸塩 1 g/回，1 日 1 回，2 週間。
- メベンダゾール 100 mg/回，1 日 1 回，2 週間。

【*N. americanus*】
- アルベンダゾール 400 mg 単回投与。
- メベンダゾール 100 mg/回，1 日 2 回，3 日間。または 500 mg 単回投与。
- ピランテルパモ酸塩 1 g/回，1 日 1 回，3 日間。

【*A. lumbricoides*】
- アルベンダゾール 400 mg 単回投与。
- 代替療法：メベンダゾール 500 mg 単回投与。
- イベルメクチン 150～200 μg/kg 単回経口投与。

【*S. stercoralis*】
- イベルメクチン 200 μg/kg/日，2 日間。
- 代替療法：アルベンダゾール 400 mg/回，1 日 2 回，7 日間。

【*T. trichiura*】（図 214-7 参照）
- メベンダゾール 100 mg/回，1 日 2 回，3 日間。または 500 mg 単回投与。
- 代替療法：アルベンダゾール 400 mg/回，1 日 1 回，3 日間。イベルメクチン 200 μg/kg/日，2 日間。

条虫
【*T. solium*】
- 腸管期：プラジカンテル 5～10 mg/kg 単回投与。
- 神経嚢虫症：抗けいれん薬，ステロイドを併用し，アルベンダゾール 400 mg/回，1 日 2 回，8～30 日間。
- 眼球嚢虫症に対しては眼科的精査が必要。

原虫
【*G. lamblia*】
- メトロニダゾール 250 mg/回，1 日 3 回，5～7 日間。
- チニダゾール 2 g 単回投与。
- ニタゾキサミド 500 mg/回，1 日 2 回，3 日間。

【*E. histolytica*】
- メトロニダゾール 500～750 mg/回，1 日 3 回，7～10 日間。
- チニダゾール 2 g/回，1 日 1 回，3 日間。次いでヨードキノール 650 mg/回，1 日 3 回，20 日間。
- パロモマイシン 25～35 mg/kg/日，分 3，7 日間。

▶ 紹介，入院
- 初期治療に反応しない，または再感染の場合。
- 嚢虫症を疑う場合。
- 腸管閉塞や急性腹症を疑う，重篤な腹部症状がある場合。

予防
- 飲食には清浄な水を使用する。流行地域では，ペットボトルの水，化学処理された水，煮沸した水を使用する。
- 流行地域への旅行は，可能な限りペットボトルの水を飲用する。
- ペットボトルがなければ，塩素，ヨウ素または煮沸処理された水を使用する。歯磨きの際にも清浄な水を使用する。現地の水で洗われた生野菜の摂取を避ける。

- CDC は，難民受け入れの前に腸管内寄生虫の予防的治療を推奨している。アフリカまたは東南アジア難民に対してアルベンダゾール 600 mg 単回投与を行うと，線虫検出の頻度が下がる[3]。

予後

適切な治療が行われ，清潔な水が利用できれば，予後はほとんどの場合良好である。

フォローアップ

治療終了まで経過をみる。

患者教育

ほとんどの腸管寄生虫症は無症候性で，治療は容易である。手洗いを含め，手指衛生を行い，他者への感染を予防する。

【Heidi S. Chumley, MD】
(鈴木智晴 訳)

215 ライム病

症例

5 日間続く微熱と皮疹を訴えて受診した 32 歳の女性。身体診察で，中心治癒性の，大きな環状紅斑を認めた(図 215-1)。ここ 3 日間で皮疹は増大傾向で，関節痛も認めるようになった。虫刺症の既往はなく，ここ 1 カ月で薬歴もなし。アレルギー歴も特になし。直近の旅行歴を訪ねたところ，4 日前に東マサチューセッツのキャンプから帰ってきたという。ライム病(Lyme disease)と診断し，ドキシサイクリン 100 mg/回，1 日 2 回，14 日間で治療した。抗菌薬療法への反応は良好で，慢性期には移行しなかった。

概説

ライム病はスピロヘータである *Borrelia burgdorferi*(ライム病ボレリア)による感染症で，ダニ咬傷によって感染する。米国では，北西部で 4～11 月に本症が確認される。症状はインフルエンザ様の症状で，特徴的な皮疹である遊走性紅斑を認めることがある。ライム病は虫除けの使用や肌を露出しない衣服を心掛け，ダニ咬傷を避けることで予防できる。

疫学

- 1977 年，コネチカット州オールド・ライムで若年発症関節リウマチに類似した症状を認める患者が多発した[1]。
- 1981 年，昆虫学者の Willy Burgdorfer 博士が *Ixodes scapularis*(クロアシシカダニ)の中腸から，ライム病の起因微生物を分離した(図 215-2)。米国における重要な媒介動物である[1]。
- 本スピロヘータは，発見者にちなんで *Borreria burgdorferi* という学名となった。
- 米国疾病管理予防センター(CDC)の 2011 年のデータによると，ライム病(ライムボレリア症)は米国で最も多いダニ媒介疾患で，発症率は 7.8/10 万人であった[2]。

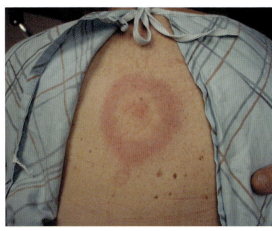

図 215-1　5 日間の微熱と典型的な遊走性紅斑を背中に認めた 23 歳女性。皮疹は拡大傾向にある環状の紅斑で，「的」のような形態をとる(*Reproduced with permission from Thomas Corson, MD.*)

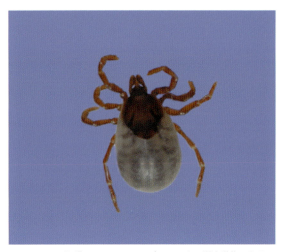

図 215-2　シカダニ。*Borreria* スピロヘータの媒介動物である。写真は吸血していない，メスのクロアシシカダニである。ダニは非常に小さく，吸血していない状態では見つけることが難しい(*Reproduced with permission from Thomas Corson, MD.*)

- 2011 年，13 の州から，96％のライム病症例が報告されている。その州は以下のとおり。コネチカット州，デラウェア州，メーン州，メリーランド州，マサチューセッツ州，ミネソタ州，ニュージャージー州，ニューハンプシャー州，ニューヨーク州，ペンシルバニア州，バーモント州，バージニア州，ウィスコンシン州[3]。
- メリーランド州およびメーン州の患者が大多数で，2005 年の症例の 93％を占め，発症頻度は 31.6/10 万人であった[2]。
- 90％以上の症例が，4～11 月に発症したものである[2]。

病因／病態生理

- *B. burgdorferi* はヒトに吸着した *I. scapularis*(クロアシシカダニ)の中腸で増殖する。
- ダニの中腸から唾液腺に移行するためにかかる時間は，24～48 時間である。
- 上記期間であれば，ヒトなど宿主の感染の成立はまれである。

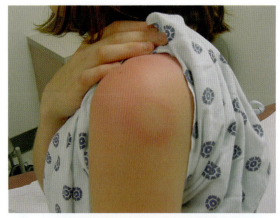

図215-3 左肩の遊走性紅斑を認めるライム病患者。発熱と全身状態の悪化を伴った（Reproduced with permission from Jeremy Golding, MD.）

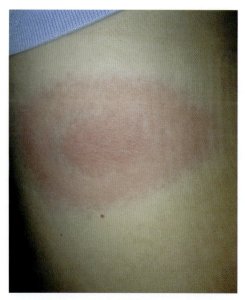

図215-5 流行地域でライム病と診断された45歳女性。典型的な「Bull's eye（ウシの目）」を示した，腕の遊走性紅斑（Reproduced with permission from Jeremy Golding, MD.）

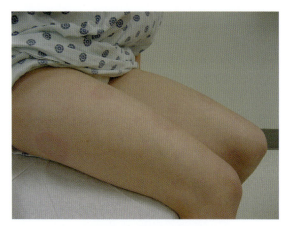

図215-4 ライム病患者の脚に多発した遊走性紅斑（Reproduced with permission from Jeremy Golding, MD.）

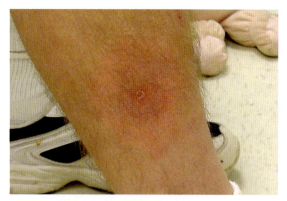

図215-6 限局性感染期のライム病患者の脚にできた遊走性紅斑。中心の鱗屑はダニ咬傷の痕（Reproduced with permission from Jeremy Golding, MD.）

- 野ネズミ，オジロジカ，ペットがリザーバーになりうる。
- ヒトに感染が起こるには，ダニが B. burgdorferi に感染した動物を吸血している必要がある。
- 感染者の30％はダニ咬傷の覚えがない[4]。
- ヒト感染の stage は3段階である。初期のものから，限局性感染期，播種性感染期，慢性感染期である。

診断

▶ 臨床所見

限局性感染期（数日〜数週間）

遊走性紅斑

約68％の患者でみられる特徴的な皮疹である[4]。「bull's eye（ウシの目）」のような皮疹を認める（図215-1，図215-3〜図215-6）。皮疹は掻痒感を伴わず，ダニに咬まれた場所の近くに出現する。皮疹の外周は数日かけて外側に拡大し，一方中心は治癒傾向となる。皮疹は多発することもある（図215-4参照）。未治療の場合，皮疹は2〜3週間持続する。

インフルエンザ様症状

約67％の患者が，発熱，筋肉痛，リンパ節腫脹を含む，インフルエンザ様症状を訴える。症状は7〜10日で軽快する。

播種性感染期（数日〜数カ月）

炎症性関節炎

典型的には限局性感染期の3〜6カ月後に出現する。患者は移動する多関節痛を認める。発赤や腫脹はあってもなくてもよく，体動で悪化する。24〜48時間後，症状は単関節に限局し（特に膝，足首，手首），1週間程度持続する。数カ月ごとに再燃することが多いが，特に治療を行わなくとも10年以内に軽快する。

脳神経麻痺

ベル麻痺（第Ⅶ脳神経麻痺）は最も多い神経症状だが，その他ほとんどすべての脳神経も傷害されうる。顔面神経麻痺は下位運動ニューロンで，顔面全体の運動麻痺が起こりうる。発症は初期から起こりえて，8週間継続することがある。症状は緩徐に軽快する（234章「ベル麻痺」参照）。

房室ブロック

1％の患者で，失神，頭部ふらつき感，呼吸困難を訴えることがあり，その場合，房室伝導の障害を考える必要がある[3]。

ライム病に伴う房室ブロックの程度は様々で，一般的に症状は一過性である。ほとんどの例では1週間以内に自然軽快する[4]。ライム病を疑う病歴がある，または，身体所見のある患者には心電図検査を施行するべきである。症候性のⅡ度房室ブロック，またはⅢ度房室ブロックがある場合には，入院して心電図モニタリングを行う。Ⅰ度房室ブロックでも，PR間隔が300ミリ秒以上の場合には入院のうえ，心電図モニタリングする（房室ブロックの程度は変動する可能性があり，急激にブロックの程度が悪化しうるためである）[5]。

無菌性髄膜炎
細菌性髄膜炎に類似した症状を示すことがある（頭痛，羞明，項部硬直など）が，症状の程度はさほど重くない。脳神経症状を伴うこともある[4]。

倦怠感
倦怠感による活動性の低下は患者の80％にみられる，よくある症状である。適切な治療を行っても疲労は持続し，慢性疲労症候群となることがある。

慢性感染期（1年以上）

慢性関節炎
一般的には膝に多いが，肩，足首，肘，手首に認めることもある。この病期の患者の10％に，間欠的な関節炎を認める[4]。

慢性疲労
線維筋痛症や慢性疲労症候群と誤認されることがある。感染に伴い，月の単位や年単位で疲労感や筋肉痛が続く場合がある。

髄膜脳炎
症状は中等度のものから（記憶障害，情緒不安定，石下寄生，パニック発作など），重篤なものまである（躁状態ないし精神病的エピソード，妄想，強迫神経症状など）[5]。

▶ 検査所見
ライム病の診断は，有意な病歴と，（あれば）遊走性紅斑によって診断される。流行地域ではなおさらである。遊走性紅斑がない場合には，血清学的検査を行ってもよい。

- ELISA：感度94％，得意度97％である[6]。遊走性紅斑のない患者の「スクリーニング」検査として使われる。感染早期の場合，50％の患者では偽陰性になりうる。ライム病が強く疑われる場合には，ペア血清を6週間以内に測定する[6]。感染の既往があっても，免疫が獲得されているとは限らない。伝染性単核球症，歯周病，結合組織病，その他まれな原因によって，ライム病の抗体が疑陽性となりうる[7]。
- ウエスタンブロット法（*B. burgdorferi* に対するIgM，IgG）：ELISAが陽性となった場合に，確認のために実施する。IgMは，感染から2週間〜6カ月までの期間で検出される。IgGは感染から6週間経過したあとに出現する。ライム病の血清学的検査が陽性となった際には，ただちに抗菌薬治療を開始する。

後述する状況では，精査はさておき，エンピリック治療を行うべきである。ダニ咬傷が明らかで，遊走性紅斑とインフルエンザ様症状がある場合（上気道症状や消化器症状がないことを確認する）。流行地域でのベル麻痺（特に6〜9月）。妊娠中のダニ咬傷。

検査値上の特徴
- 血算：白血球増多（11,000〜18,000/μL）。貧血と血小板減少はまれである。
- 赤沈の上昇（＞20 mm/時間）。
- γ-GTP，ASTの上昇。
- 脳脊髄液：中枢神経感染があれば，細胞数増加および蛋白上昇を認める。抗スピロヘータ抗体も検出されうる。
- 血液培養：推奨されず。
- 神経伝導速度と筋電図検査：知覚麻痺と神経根症状（疼痛）のある場合に有用。
- 心電図：感染が疑われる患者全員に，房室ブロックと不整脈評価を行う目的で実施する。

鑑別診断

- 蜂窩織炎：遊走性紅斑よりも病変の拡大が速い。皮膚の硬化と疼痛をきたすことが多い。ライム病の血清検査は陰性である（122章「蜂窩織炎」参照）[8]。
- 蕁麻疹：かゆみのある領域が環状の場合，鑑別を要することがある。蕁麻疹の皮疹はより大きく，膨疹は出現・消退するが，遊走性紅斑の位置は蕁麻疹よりは変わりにくい（148章「蕁麻疹，血管浮腫」参照）。
- ロッキー山紅斑熱：*Dermacentor variabilis* tick（アメリカイヌダニ）が媒介する。皮疹は紫斑で，全身に分布する（177章「血管炎」，図177-17参照）。患者の見た目は重症にみえる。
- 皮膚真菌感染：皮疹はかゆみを伴い，環状になりうる。鱗屑を伴い，ゆっくり拡大するため，遊走性紅斑との鑑別を要する。体部白癬は環状の皮疹となり，遊走性紅斑と類似する（136章「体部白癬」参照）。
- ダニ咬傷による局所症状：ダニ咬傷自体が，皮膚の局所症状をきたすが，拡大はしない。通常，皮疹は直径2 cm未満で，形状は丘疹である。
- ウイルス性発熱疾患（特に，夏期のエンテロウイルス）：皮疹，筋肉痛，関節痛，頭痛をきたす。その他，消化器症状，上気道症状，咽頭痛（±咳嗽）といった症状もある。環状紅斑を認めない場合には，ライム病の血清学的検査を行う。
- 顔面神経麻痺：ライム病では両側性に症状が出る。ライム病以外では，両側になることはまれである（234章「ベル麻痺」参照）。
- ウイルス性髄膜炎：ウイルス感染に伴うリンパ球性（無菌性）髄膜炎が鑑別となるが，症状は一過性で数日以内に改善する。
- 房室ブロック：特発性の伝導障害（洞不全症候群）では，ライム病による心筋炎に似た症状が起こる。鑑別のために，血清学的検査とライム病に関連した病歴聴取を行う。
- 炎症性関節炎（反応性関節炎，痛風，偽痛風，関節リウマチ）：大関節における，急性の単関節炎，または少数の関節炎を引き起こす原因疾患が鑑別となる。来院時では，ライム関連関節炎と急性関節炎を鑑別することは難しい。関節液検査，関節液培養，関節X線検査が鑑別に用いられる（97章「関節炎の概要」参照）。
- 末梢神経障害は糖尿病性末梢神経障害での頻度が高い。また，末梢血管疾患，内分泌疾患，神経根のインピンジメント症候群が鑑別となる。ライム病が原因であれば，血清学的検査が陽性となる。
- 神経根障害：皮膚の疼痛，感覚低下に，体幹や四肢の運動障害も起こりうる。ライム病が疑われる場合には血清学的

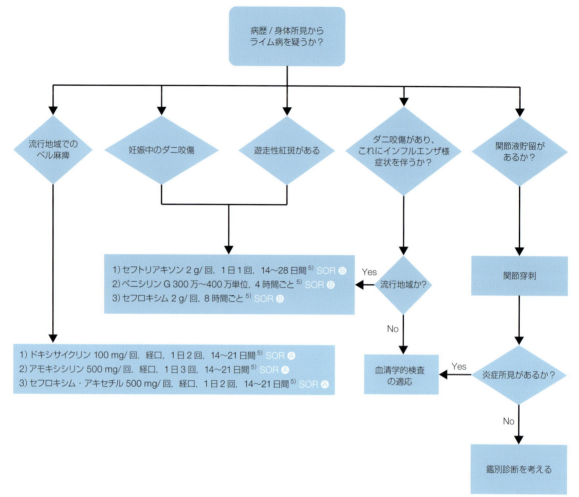

図 215-7　ライム病の診断・治療アルゴリズム

検査を行う。
- 脳脊髄炎：脳や脊髄の局所的な炎症。ライム病を疑う場合には血清学的検査を行う。

治療

ライム病の診断・治療アルゴリズムを図 215-7 に示す。

▶ 薬物療法

局所感染期
- 成人：ドキシサイクリン 100 mg/回，経口，1 日 2 回（妊婦でない場合）。または，アモキシシリン 500 mg/回，1 日 3 回。または，セフロキシム 500 mg/回，1 日 2 回。上記を 14 日間投与する[5]。SOR Ⓐ

髄膜炎やその他の神経症状がある場合
- 成人。
  - セフトリアキソン 2 g/回，静注，1 日 1 回，14 日間[5]。SOR Ⓑ
  - 代替療法：セフロキシム 2 g/回，静注，8 時間ごと。または，ペニシリン G 300 万〜400 万単位，静注，4 時間ごと，14 日間[5]。SOR Ⓑ
- ドキシサイクリン 100〜200 mg/回，経口，1 日 2 回，10〜28 日間。ドキシサイクリンは，妊娠していない成人，β-ラクタム系抗菌薬の忍容性のない 8 歳以上の小児で使用する[5]。SOR Ⓑ
- ライム病による心筋炎：入院したうえ，上記薬剤の経口または静注治療を行う。失神，呼吸困難感，胸痛，房室ブロックのある患者では，心電図のモニタリングを行う[5]。SOR Ⓑ

慢性感染期
- 神経症状を伴わない関節炎：ドキシサイクリン，アモキシシリン，セフロキシムを局所感染期の用量で，治療期間を 28 日に延長して治療する[5]。SOR Ⓑ　関節炎が継続した場合，さらに 28 日間の経口薬による治療の追加，または 28 日間の静注薬による治療を追加する。
- 神経症状：セフトリアキソンによる治療を 14〜28 日間行う[5]。SOR Ⓑ

▶ 紹介，入院
- ライム病による心筋症で有症状の患者は，モニタリング目的で入院する。
- 診断がはっきりしない場合，また初期治療に反応しない場合は，専門医へ紹介する。

予防
- 肌が隠れる衣服や，虫除けを使用する。ダニが多い地域へハイキングに行く際は，毎日体にダニがついていないかどうか調べ，ダニの付着を認めた場合はただちに取り除く。

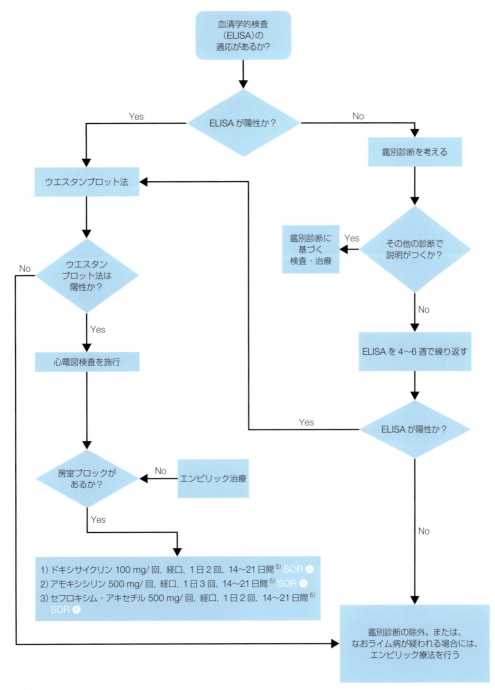

図 215-7 つづき

- クロアシシカダニの成虫や幼虫が 36 時間以上付着していたと思われる場合，ドキシサイクリン 200 mg を予防内服する。ダニを取り除いて 72 時間以内に，治療を開始する。*B. burgdorferi* を保菌するダニの割合は少なくとも 20％以上いる。ドキシサイクリンが禁忌でないことが前提である[5]。

予後

- ほとんどの症例では適切な治療によって 4 週間以内に軽快する。
- 適切な治療をしても，ライム病症候群（症状の持続や，再燃）は 10〜20％の例に認める。抗菌薬の治療期間を延長しても効果がない[3]。ほとんどの患者は最終的には症状がなくなるが，月〜年単位の時間がかかる。
- 本当に治療が失敗することはまれであるため，経口または静注抗菌薬による治療期間の延長はまったく推奨できない。自覚症状の持続を訴える患者に対しては，医療者は他の鑑別診断を考慮したり，専門家への紹介を考えるべきである。

フォローアップ

抗菌薬療法期間，回復するまで経過をみる。

患者教育

ダニへの曝露を減らして感染予防することを推奨する。ライム病のある地域では虫除けを使用する。ダニの付着をチェックするなどの手段でダニ咬傷を避ける。特に4〜9月では注意が必要である。早期の受診をするために，あらかじめライム病の徴候を知っておくことも重要である。ダニの付着を認めた際には，ただちに先の鋭いピンセットでつまんで除去する（巻末の「患者向け URL」参照）。

【Thomas J. Corson, DO／Richard P. Usatine, MD／
Heidi S. Chumley, MD】

（鈴木智晴 訳）

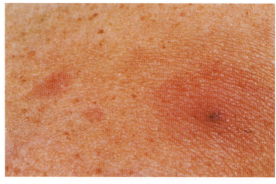

図 216-1　一過性の胸部の点状紅斑，丘疹を伴った急性髄膜炎菌菌血症（*Reproduced with permission from Goldsmith AL, Katz S, Gilchrest B, Paller A, Leffell D, Wolff, K. Fitzpatrick's Dermatology in General Medicine, 8th ed. New York：McGraw-Hill, 2012.*）

216　髄膜炎

症例

頭痛，発熱，項部硬直と意識変容で入院した21歳の男子学生。18時間前にインフルエンザ様症状が出現し，急速に意識変容をきたしたため，ルームメイトが救急診療部まで患者を連れてきた。バイタルサインは，体温39.5℃，血圧100/80 mmHg，脈拍数120回/分。項部硬直あり，四肢および体幹に紫斑を認めた（図216-1）。ただちにデキサメタゾン，セフトリアキソン，バンコマイシンの静注を開始し，腰椎穿刺を施行した。培養ではすみやかに髄膜炎菌が検出された。1週間の経過で症状が改善して，退院した。ルームメイトは経口リファンピン 600 mg/回，1日2回，2日間の予防的治療を受けた。

概説

髄膜炎（meningitis）は，脳および脊髄を保護する膜の炎症で起こる。脳脊髄液中の白血球数上昇を認め，炎症は脳脊髄液への感染が原因となる。細菌感染が原因となる場合は尚更だが，髄膜炎は神経学的にも生命予後的にも緊急の病態である。

疫学

- 米国では，小児でのワクチン接種の開始に伴い，小児の細菌性髄膜炎の頻度は減少傾向だが，成人での発症頻度が増している[1]。
- 世界的には，年間120万件の髄膜炎症例を認めている。また髄膜炎は死に至る感染症の頻度別ワースト10に入り，全世界の死亡のうち，135,000件の死亡を占める[2]。

病因

- 細菌性髄膜炎には，市中感染と医療関連感染がある。
- 市中細菌性髄膜炎の主な起因菌は，肺炎球菌（図216-2，図216-3），髄膜炎菌で，50〜60歳以上の成人や免疫不全者ではリステリアが多い。

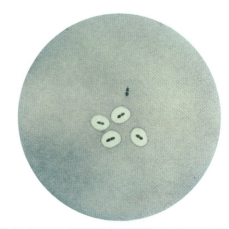

図 216-2　Quellung 反応を示す肺炎球菌。Quellugn 反応は抗ストレプトコッカス抗体により刺激され，莢膜が膨張する現象である。莢膜は次第に不透明になり，顕微鏡で確認しやすくなる（*Public Health Image Library, Centers for Disease Control and Prevention.*）

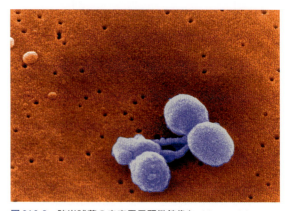

図 216-3　肺炎球菌の走査電子顕微鏡像（*Public Health Image Library, Centers for Disease Control and Prevention.*）

病態生理

- 炎症性サイトカインやその他のケミカルメディエーター放出に伴う，細菌の侵入が発熱，頭痛，髄膜刺激症状，意識変容を生じさせる[3]。
- 血液脳関門の破綻と白血球の血管外浸潤が大脳浮腫や知覚

鈍麻，けいれん，神経学的巣症状や，脳神経麻痺のような症状を引き起こす[3]。

危険因子

- アルコール依存。
- 免疫不全。
- 中耳炎や副鼻腔炎など，髄膜周辺の感染症がある。
- 脳神経外科手術後。
- 頭蓋骨骨折。
- 穿通している硬膜瘻[3]。

診断

▶ 臨床所見

- 細菌性髄膜炎の古典的三徴は発熱，項部硬直と意識変容である[4]。
  - ほとんどの患者では頭痛，発熱，項部硬直，意識変容のうち，2項目以上を認めるが(95％)，古典的三徴を認める患者は44％にすぎない[5]。
- 発熱，項部硬直，意識変容のうちいずれかを示す場合，髄膜炎に対する感度は99～100％である。発熱，項部硬直，意識変容のいずれも認めない場合には，髄膜炎を否定できる[6]。
- 古典的な身体所見としては，項部硬直，ケルニッヒ徴候，ブルジンスキー徴候があげられる。
  - しかしながら，上記身体所見の有用性が低いということが，近年の研究で明らかになっている[7]。
    - イエール大学の前向き研究では，ケルニッヒ徴候の感度は5％，陽性尤度比(LR＋)は0.97であった。ブルジンスキー徴候の感度は5％，LR＋0.97，項部硬直の感度は30％，LR＋0.94であり，髄液中の白血球数を基準にした場合，髄膜炎(髄液中白血球数6個/mL以上)および髄膜炎でない場合を判別できなかった[7]。
    - これらの徴候は中等度の髄膜炎(髄液中白血球数100個/mL)を示す患者と，細菌学的検査で細菌性髄膜炎と確定した患者の確定診断には利用できない。
    - 重度の髄膜炎(髄液中白血球数1,000個/mL)の場合にのみ，項部硬直が診断に有用であった(感度100％，陰性予測値100％)[7]。SOR ❸
    - その他の髄膜炎を診断するための身体所見に関する前向き研究では，髄膜炎の三徴は，髄膜炎の診断と除外，両者にとって有用でないという結果が示された[8]。
    - ゆえに，髄膜炎を疑う場合には身体所見の有無によらず，腰椎穿刺(LP)を行うべきである[7,8]。SOR ❹
- 皮膚所見は有用だが，必ずしも診断に寄与するわけではない。
  - 急性髄膜炎菌菌血症は一過性の斑状皮疹ないし，丘疹を生じる(図216-1参照)。
  - 播種性髄膜炎菌菌血症は，播種性血管内凝固症候群(disseminated intravascular coagulation：DIC)を起こし，紫斑ないし紫色丘疹を認めることがある。また，四肢の皮膚黒色壊死を認める場合もある(図216-4)。

▶ 検査所見

- 髄液を評価するため，可及的すみやかにLPを行う。
  - 初圧。
  - 糖。

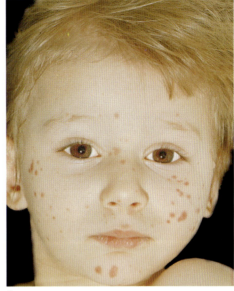

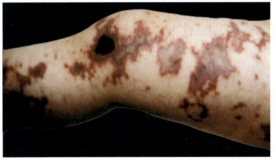

図216-4　A：播種性髄膜炎菌菌血症に伴うDIC。皮疹は紫斑や丘疹となる。B：同じ小児の下肢。皮膚の壊死を認める(Reproduced with permission from Goldsmith AL, Katz S, Gilchrest B, Paller A, Leffell D, Wolff, K. Fitzpatrick's Dermatology in General Medicine, 8th ed. New York：McGraw-Hill, 2012.)

  - 蛋白。
  - 白血球数と白血球分画。
  - グラム染色および髄液培養，感受性試験。
- LPの絶対的禁忌は以下のとおりである[3]。
  - 頭蓋内圧亢進の徴候がある。
  - 除皮質硬直がある。
  - 乳頭浮腫を認める。
  - 穿刺する部位に感染がある。
  - CTまたはMRIで水頭症や大脳浮腫，脳ヘルニアがある。
- 血液培養を採取してから抗菌薬を投与，次いでLPを行う。
- 診断は臨床診断と，起因菌の同定による[9]。
  - 髄液培養(抗菌薬の前投与のない患者で，70～85％の割合で陽性となる)。
  - 髄液グラム染色。
  - 特定の菌に対する，髄液ラテックス凝集法(ラテックス凝集法が陰性でも，細菌性髄膜炎の否定はできないことに注意)。
  - 髄液PCR検査：*Neisseria meningitides*，*Streptococcus pneumonia*，*Haemophilus influenza* type B，*Streptococ-*

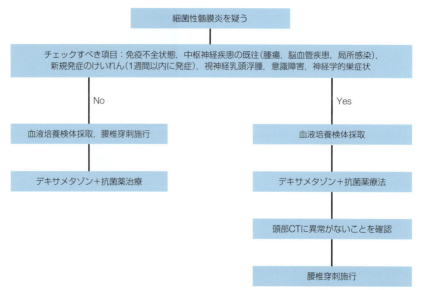

図 216-5　IDSAのCTスキャン，腰椎穿刺を遅らせる際のマネジメントフローチャート。抗菌薬療法および補助療法を開始する（Adapted from Tunkel AR, Hartman BJ, Kaplan SL, et al. Practice guidelines for the management of bacterial meningitis. Clin Infect Dis. 2004; 39（9）:1267-1284.）

cus agalactiae, Listeria monocytogenes に対する特異的検査。
- 起因菌が同定できない場合に，髄膜炎の推定診断の根拠となりうる髄液所見を以下に記す[9]。
  - 初圧の上昇（20～50 cmH₂O）。
  - 髄液の混濁。
  - 髄液中白血球数上昇。
    - 典型的には 1,000～5,000 個/mm³（100 個/mm³未満の場合や，1万個/mm³を超えることもある）。
    - 髄液中白血球分画が好中球優位（80～95％）。
  - 髄液グルコース濃度低下（50～60％の患者で，40 mg/dL 未満となる）。
  - 髄液蛋白濃度上昇（ほぼ100％の患者で，50 mg/dL 以上となる）。髄液に血液が混ざった場合には，以下を参考にして補正を行う。
  - 髄液中赤血球 1,000 個/mm³ あたり，蛋白濃度を 0.01 g/dL 減算する。
  - 起因菌別の，髄液グラム染色陽性率は以下のとおりである。
    - S. pneumonia：90％。
    - H. influenza：86％。
    - N. meningitides：75％。
    - グラム陰性桿菌：50％。
    - L. monocytogenes：33％。
  - グラム染色は特異度100％で，細菌性髄膜炎確定診断に有用である。しかし，グラム染色が陰性であっても，髄液中白血球数が上昇している場合には，単一の髄液所見異常だけでは細菌性髄膜炎を否定できない[10]。
- 脳神経外科術後患者の髄液中乳酸濃度が上昇している場合には（4 mmol/L，36 mg/dL），エンピリック抗菌薬療法を考慮する。SOR Ⓑ 市中髄膜炎では髄液中乳酸濃度測定は推奨しない。
- ラテックス凝集法はルーチンの実施はすすめないが，髄液グラム染色および培養が陰性の患者では参考になる可能性がある（特に，抗菌薬の前投薬が行われていた場合）[9]。
SOR Ⓑ
- 米国感染症学会（IDSA）は，頭部CTやLPを遅らせる場合には，血液培養を採取した後に，抗菌薬療法および補助治療を開始するよう推奨している（図 216-5）[9]。
- LPに先立ってエンピリック抗菌薬療法を開始した場合，髄液検査の有用性は低下する。血液検査（血液培養，白血球数，血糖値，CRP，プロカルシトニン）が細菌性髄膜炎の診断や除外の参考所見になることがある[9]。

▶ 画像検査
- LPを行うに先立って，頭部CTの実施が推奨されている。
  - 2004年のIDSAガイドラインでは以下がある場合をCTの適応としている[9]。
    - 免疫不全状態。
    - 中枢神経疾患の既往（腫瘍，脳血管疾患，局所感染）。
    - 新規発症のけいれん（1週間以内に発症）。
    - 視神経乳頭浮腫。
    - 意識障害。
    - 神経学的巣症状。

鑑別診断
- 無菌性髄膜炎：細菌培養陰性の場合，本疾患と診断される。ウイルス性髄膜炎が最多だが，その他の原因微生物として，真菌，スピロヘータ，抗酸菌もあげられる。
- 薬剤性髄膜炎：非ステロイド性抗炎症薬（NSAIDs）などの薬剤によって起こるが，除外診断ということを念頭においた方がよい。
- モラレ髄膜炎：数日で自然軽快する，反復性のリンパ球性の髄膜炎である（4回以上反復する）。
- 癌性髄膜炎の原因として，悪性リンパ腫や急性白血病の播種があげられる。

治療

- 細菌性髄膜炎は神経学的緊急であり，細菌性髄膜炎らしさがあれば，ただちに適切な治療を開始するべきである。
- 細菌性髄膜炎治療の三原則。
  - 推定起因菌に対する，適切な抗菌薬を使用する。
  - 中枢神経移行性のある抗菌薬を使用する。
  - 薬物動態を考慮しながら抗菌薬を使用する[11]。
- 抗菌薬療法の開始が3～6時間遅れてしまうと，細菌性髄膜炎の死亡率が上昇する。
- エンピリック抗菌薬療法例[9]。
  - 免疫不全が明らかでない場合。
    - バンコマイシン10～15 mg/kg/回，8時間ごとに静注。または，バンコマイシン15～22.5 mg/kg/回，12時間ごとに静注。バンコマイシンの血中濃度が15～20 μg/mLとなるように調整する。
    - セフトリアキソン2 g/回，12時間ごと。または，セフトリアキソン4 g/回，24時間ごと。または，セフォタキシム2 g/回，4時間ごと。
    - 50歳以上の成人では，アンピシリン2 g/回，4時間ごと。
- デキサメタゾンは肺炎球菌髄膜炎の死亡，聴力低下，神経学的合併症を低下させる[9]。SOR Ⓐ
  - デキサメタゾンは成人の肺炎球菌髄膜炎（疑い症例含む）患者への投与が推奨されるが[9] SOR Ⓐ，すでに抗菌薬を投与されていた患者に対しては使用しない。
  - 理論的には，起因菌がセファロスポリン耐性の肺炎球菌髄膜炎に対しては，デキサメタゾンは有害になりうるため，同定・感受性結果が判明するまでは，リファンピン（600 mg/回，24時間ごと）を併用する[9]。SOR Ⓑ
- 細胞性免疫が傷害されている場合は，*L. monocytogenes*と緑膿菌を含むグラム陰性桿菌にも感受性のある抗菌薬を使用する[5,9]。
  - バンコマイシン30～60 mg/kg/日，分2～3に加え，
    - アンピシリン2 g/回，4時間ごと。さらに，以下のいずれかを追加する。
    - セフェピム2 g/回，8時間ごと。または，メロペネム2 g/回，8時間ごと。
    - β-ラクタムにアレルギーがある場合は，
  - バンコマイシン30～60 mg/kg/日，分2～3に，
  - モキシフロキサシン400 mg/回，1日1回を追加し，さらに，以下の追加を考慮する。
    - リステリアのカバーが必要な場合，スルファメトキサゾール/トリメトプリム（トリメトプリムとして10～20 mg/kg）を，6時間ごとに投与する[3]。
- シャント増設後の細菌性髄膜炎患者では，外科療法が行えない，またはシャント感染が軽快しない場合には，脳室内へ直接抗菌薬を投与する[9]。SOR Ⓒ
- シャント感染の起因菌がメチシリン耐性黄色ブドウ球菌（MRSA）だった場合には，シャント抜去を行い，髄液培養の陰性化が確認できるまでは，新たなシャント造設を行わない[12]。SOR Ⓒ

予後／合併症

- 米国での研究では，成人の細菌性髄膜炎死亡率は16.4%で，65歳以上の患者では死亡率が22.7%となる[13]。
- 5～10%の患者では，髄液中白血球濃度が正常ないし正常上限程度の場合があるが，有害事象発生率と相関する[5]。
- 髄膜炎の主な合併症には，認知機能障害，両側聴力低下，運動障害，けいれん，視力障害，水頭症がある。
- 比較的少ない合併症として，行動異常，学習障害，片側聴力障害，低緊張，複視がある。
- 合併症の出現率は19.9%で，うち主要な合併症は12.8%，マイナーな合併症は8.6%を占める[14]。

フォローアップ

IDSAは48時間以内に抗菌薬療法に反応しない患者では，LPを行い髄液検査をすることを推奨している。SOR Ⓐ

【Supratik Rayamajhi, MD】

（鈴木智晴 訳）

217 骨髄炎

症例

2週間持続する微熱を認め，背部痛が出現して受診した，生来健康な48歳の男性。ここ4日間背部痛は増悪し，寝ているときに，痛みのせいで目が覚めてしまう。外傷歴や運動歴はなし。体温37.9℃，下部胸椎に圧痛を認める。脊椎CTでは，T11，12の椎体破壊を認め，化膿性脊椎炎と診断した（図217-1）。骨生検を行い培養したところ，メチシリン感受性黄色ブドウ球菌を検出した。

概説

骨髄炎（osteomyelitis）は骨の感染症である。1970年代から治療法は進歩してきているが，骨髄炎はいまだに診断・治療が難しい疾患である。

疫学

- 骨感染症の頻度は20歳未満および50歳以上で高い[1]。
- 米国での骨髄炎の年間発症率は約2%以下である[1]。
- 脊椎骨髄炎の頻度は2.4人/10万人である[2]。うち，20歳未満では0.3人/10万人，70歳以上では6.5人/10万人である[2]。

病因／病態生理

- 骨髄炎の成因は，骨への直接の感染，隣接する軟部組織感染の波及，血流感染の播種である[3]。
- 骨への直接の感染，または隣接軟部組織感染の波及の場合，複数の起因菌による感染であることが多い。
- 血流感染に伴う骨髄炎は，ほとんどの場合，単一の起因菌によって起こる[3]。
  - 最多の起因菌は黄色ブドウ球菌である[4]。
  - 小児では，A群*Streptococcus*，肺炎球菌，*Kingella Kingae*の分離頻度も高い[4]。
    - B群*Streptococcus*は，乳児の骨髄炎で検出されることがほとんどである[4]。
- 成人の慢性骨髄炎では，表皮ブドウ球菌，緑膿菌，セラ

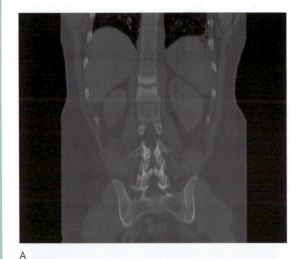

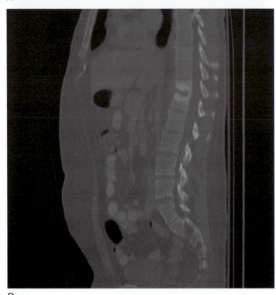

図217-1 A, B: T11, 12の椎間板を中心に, T11の尾側とTh12の頭側の骨破壊を認める。周囲の骨硬化も認める。CT冠状断像(A), 矢状断像(B)。T11の椎体の高さが60%程度まで減高している。CTガイド下生検で得られた骨組織から, 黄色ブドウ球菌が発育した(Reproduced with permission from Michigan State University Radiology Teaching Files: Sharon Kreuer, DO.)

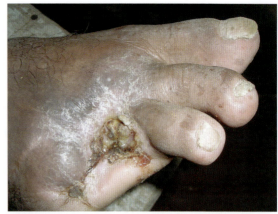

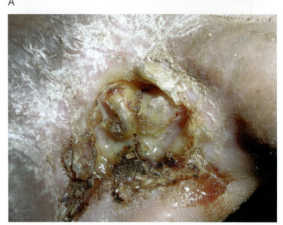

図217-2 A: 糖尿病患者における右第4, 第5趾切断術後, 中足骨関節の骨髄炎。B: 骨髄炎病変部の拡大像。骨周囲の膿性滲出物を認める(Reproduced with permission from Richard P. Usatine, MD.)

チア, 大腸菌が起因菌のことがある[4]。
- 免疫不全の患者では, 真菌, 抗酸菌による骨髄炎が多い[4]。
- 血流感染に伴う骨髄炎は, 小児では, 長幹骨への感染が多く, 成人では椎体への感染が多い。
  - 骨幹端は, 解剖学的理由, また血流が豊富であり感染が好発する。
    ・血流は骨幹から流入し, 両側骨幹端に分布する。
    ・血管は骨端でループを形成するために血流が遅くなることと, 基底膜がないことが, 骨幹端での感染を起こしやすくする要因と考えられている。
  - 椎体の骨髄は長幹骨の骨髄よりも血流が豊富であるため, 感染の頻度が高まる。
  - 静注違法薬物使用者では血流感染の危険が高く, した

がって血流感染に伴う骨髄炎の危険性が高まる。
- 骨折など, 骨の解剖学的異常を起こす状況は, 骨髄炎の危険性を高くする。
- 椎体を栄養する動脈は, 連続する二椎体に分布するため, 血流感染に伴う骨髄炎は椎間板と上下の椎体を傷害する。
- 手術や外傷などで骨への菌の付着が起こり, 直接的に骨髄炎が起こることもある(図217-2)[3]。
- 近傍の軟部組織感染に伴う骨髄炎は, 糖尿病や末梢動脈閉塞症などの患者で起こりやすい[3]。
  - 糖尿病神経障害があると怪我に気づきにくく, 無意識に創部感染を放置することにつながる。
  - 末梢血管疾患は糖尿病と関連するが, 血流障害は創傷治癒を遅延させ, 感染を助長する。糖尿病, 末梢動脈性疾患は慢性骨髄炎発症の危険因子である[4]。
  - 急性骨髄炎では, 骨髄で産生される膿性滲出物を認める(図217-2参照)[3]。
  - 浮腫, うっ血, 小血管の血栓塞栓は血流障害を引き起こし, 骨髄から骨皮質, 骨膜へと感染を拡大する。骨壊死が起こると, 骨は骨片へと離解する(「腐骨」と呼ばれる)[3]。
- 早期に抗菌薬投与や手術を行うことによって, 急性骨髄

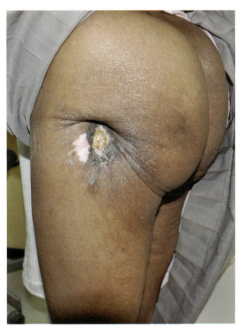

図217-3　左殿部の慢性骨髄炎で形成された皮膚の瘻孔(Reproduced with permission from Richard P. Usatine, MD.)

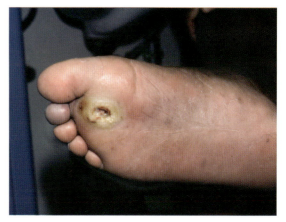

図217-4　骨髄炎を伴った糖尿病足壊疽。コントロール不良の糖尿病女性患者の足。右第2趾基部に壊疽を認め，中足骨に骨髄炎がある(Reproduced with permission from Richard P. Usatine, MD.)

炎から腐骨形成に至ることを防ぐことができる[3]。
- いったん腐骨が形成されると，病期は慢性骨髄炎ということになる。
  - 慢性骨髄炎では，骨壊死や新しい骨の形成，白血球の浸潤が起こる[3]。
  - 腐骨周囲には新たに骨の形成が起こり，「骨柩」と呼ばれる鞘状の構造を形成する[3]。
  - 骨柩は浸潤を受けて瘻孔を形成し，膿性滲出液が周囲の軟部組織，皮膚表面に排出される[3]。手術や免疫反応によって骨柩が除去されると，空洞を満たすように骨が形成されたり，空洞のまま治癒する。成人では，空洞は線維組織で満たされ，骨柩の瘻孔を通じて皮膚と交通する（図217-3）[3]。

危険因子

- 糖尿病。
- 末梢血管疾患[4]。
- 末梢神経障害[4]。
- 血流感染の危険因子がある。
  - 尿路感染症(urinary tract infection：UTI)。
  - 留置カテーテル。
  - 中心静脈ライン。
  - 透析。
  - 鎌状赤血球症。
  - 違法薬剤の経静脈的な使用。
- 免疫不全。
- 最近の手術歴。
- 穿通創。

診断

▶ 臨床所見

- 骨髄炎では非特異的な症状が多く，診断が難しい。

- 急性の血流感染性ないし隣接臓器からの波及による骨髄炎では，数日間続く発熱と，腫脹，発赤，熱感，骨痛といった局所症状で受診する。発熱，悪寒戦慄，盗汗，不穏，倦怠感といった全身症状を伴うこともある[4]。
- 上記症状はすべて揃うわけではないし，椎体や骨盤が感染巣である場合には痛みが唯一の症状となる可能性がある[2]。
- 急性の血流感染性ないし隣接臓器からの波及による骨髄炎は慢性化しやすい。
- 慢性骨髄炎は1〜3カ月程度続く微熱と，非特異的な痛みを訴えて受診する。慢性骨髄炎は瘻孔形成を伴うことが多い。
- 赤沈(ESR)は上昇するが，白血球数はあまり増加しない[3]。

病歴，症状

- 倦怠感，四肢や背部の痛み，発熱といった症状がある[4]。
- 危険因子：糖尿病，末梢血管疾患，静注違法薬物の使用，外傷や侵襲的な処置を受けた既往[4]。

身体所見

感染部位に着目する。
- 末梢動脈拍動，皮膚感覚の評価。
- 皮膚損傷や糖尿病性壊疽がないか探索する(図217-4)。
- 糖尿病足壊疽の皮膚病変から，骨を触れるかどうか滅菌プローブで探索する。触知すれば骨髄炎の診断となる。診断に関しては，さらなる画像検査は必要ない[4]。
- 以下の所見は積極的に探索するべきである[4]。
  - 骨の露出(図217-2 参照)。
  - 皮膚の瘻孔(図217-3 参照)。
  - 骨を覆っている皮膚の壊死。
  - 人工デバイスを覆う皮膚の慢性創傷。
  - 骨折部位を覆う皮膚の慢性創傷(図217-5)。

▶ 検査所見

【ESR】
- 治療効果判定に有用である。

【CRP】
- CRPとESRが，再現性をもって正常であれば，骨髄炎が否定できるかもしれない[4]。
- ESRに比して，CRP濃度は治療反応性に関連があるため，

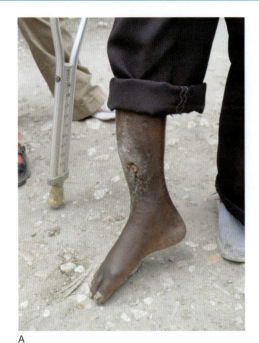

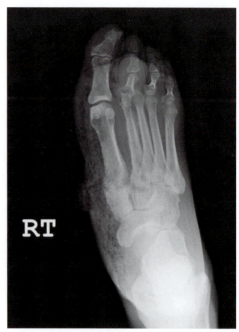

図217-6 右足内足の蜂窩織炎を伴った骨髄炎。内側には軟部組織の腫脹と皮下気腫を認める。また，第1～第3中足骨には骨膜反応も認める。その他，第3足趾が中足趾節関節で切断後であることがわかる（Reproduced with permission from Radiology Teaching Files, Michigan State University, Jarrod Yates, DO.）

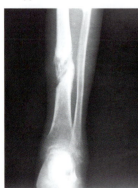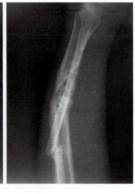

図217-5 A：解放骨折を契機に右脛骨の骨髄炎を起こし，骨折が治癒せず皮膚にも開放創を認めている。医療資源に乏しく，受傷時の医療アクセスが難しい地域での患者。B：右下腿X線像。骨折は治癒しておらず，骨髄炎の所見を認める（Reproduced with permission from Richard P. Usatine, MD.）

　CRPは治療効果判定に利用する。
【白血球数】
- 急性骨髄炎で上昇するが，慢性骨髄炎では正常である。

【血液培養】
- 血液培養が陽性であれば，起因菌確定のための侵襲的な処置（骨生検など）は必要ない（多種起因菌を推定する場合を除く）[4]。

【骨生検】
- 骨髄炎の診断と起因菌の同定に非常に有用である。放射線ガイド下での生検，または手術による生検が行われる。
- 生検の検体は2つの用途のために複数採取する。
    1) グラム染色および培養に用いるため，滅菌容器へ採取。
    2) 組織診断で壊死を検索するため，ホルマリン処理する。
- 培養は，好気培養，嫌気培養，真菌培養を行う。
- 創部や瘻孔スワブの培養は骨髄炎の起因菌の同定には有用ではない。また，上記培養の結果に基づく治療は行うべき

でない[4]。

▶ 画像検査

【単純X線】（図217-5B，図217-6，図217-7）
- 広く普及しており，安価である[1]。
- 他の病態を除外するのに有用な検査である（骨転移や圧迫骨折など）[4]。
- 欠点は以下のとおりである。
  - 骨髄炎の診断における感度，特異度は高くない（感度43～75％，特異度75～83％）[4]。
  - 骨髄炎の初期ではX線所見は乏しい。
    ・病変の直径が1cm以上となった場合，または骨の容量が50％程度以下となった際に所見が現れる[1]。
    ・ゆえに，小児では骨への感染から5～7日でX線所見が現れはじめ，成人では10～14日で所見が出現する[1]。

【MRI】
- コストが高い。骨髄炎の診断に確信が持てないときに撮像する[3]。
- 骨髄炎の早期検出に有用である（3～5日）[1,4]。
- 骨髄炎の診断で，感度82～100％，特異度75～96％である。
- 周囲の軟部組織の評価もできるため，手術による切除範囲の決定に有用である[1]。
- 欠点は以下のとおりである。
  - 感染と，反応性の炎症を区別できない。
  - アーチファクトのため，金属が埋め込まれている部位の評価ができない[1]。

【CT】
- 単純X線検査より早期に骨の変化を検出できる。
- MRIと比較すると，軟部組織のコントラストがつきにくい

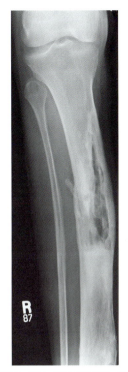

図217-7　慢性骨髄炎。脛骨，腓骨の正面像。脛骨骨幹に大きく拡大傾向を示す病変を認め，タマネギの皮様のリモデリングと中央の不正形の透亮像を認める（Reproduced with permission from Tehranzadeh J. Musculoskeletal Imaging Cases. New York：McGraw-Hill, 2009.）

こと，被爆することがデメリットとなる[1]。
- 一方，腐骨や骨梗，瘻孔の検出がしやすく，慢性骨髄炎の診断ではMRIに優る[1]。
- 針生検や関節穿刺の際にも有用である[1]。
- 慢性骨髄炎の感度は67％，特異度は50％である。

【超音波】
- 簡便で安価，病態をリアルタイムに評価できる検査である。
- 骨髄炎と腫瘍または非感染性の病態と鑑別する際に有用である[1]。
- 画像で確認しながらの，吸引針生検や組織生検に有用である[1]。
- 欠点は以下のとおりである。
  - 骨髄炎の診断に関する感度，特異度が不明[1]。
  - 検者によって診断精度が異なる[1]。
  - 超音波のビームは皮質骨を透過できない[1]。

【核医学検査】
- 例：^{99m}Tc 骨シンチグラフィ，白血球シンチグラフィ。
- 単純X線検査より早期に骨髄炎を検出できる（発症から数日で検出できる）[4]。
- 放射性核種はいずれも感度が高いが，特異度は低い。
- 欠点は以下のとおりである。
  - 骨髄炎とその他の病態を区別できない（腫瘍，蜂窩織炎，関節炎，骨折など）。
  - その他の画像検査とあわせて評価する必要がある。
  - 特異度が低い。
- 術後変化がある場合や，病変の変形が強いときなど，X線検査が有用でない場合，また，MRIが利用できない，または禁忌の場合に参考になる[1],[4]。

鑑別診断

【長幹骨の骨髄炎】
- 悪性腫瘍/良性腫瘍：発熱を認めない。放射線検査で骨髄炎と鑑別が必要である。
- 古い外傷：発熱を伴わない点が骨髄炎との鑑別ポイントである。
- 鎌状赤血球症に伴う骨梗塞：鎌状赤血球症が基礎疾患にあること，また経過が異なる点で鑑別できる。

【椎体骨髄炎】
- 腎盂腎炎：腹痛，排尿症状を伴う点が骨髄炎と異なる。
- 膵炎：初期症状が心窩部痛で，背部への放散を伴うこと，アルコール多飲歴や胆石があることなどで鑑別できる（75章「急性膵炎」参照）。
- 骨粗鬆症に伴う骨折：突然発症で発熱を伴わない，基礎疾患として骨粗鬆症があるということが鑑別ポイントである（225章「骨粗鬆症，骨減少症」参照）。
- 椎間板変性疾患：発症が緩徐で，安静で軽快し，体動で悪化する，慢性経過の背部痛（102章「腰背部痛」参照）。
- 脊柱管狭窄症：歩行で悪化し，安静で軽快する腰背部痛（103章「腰椎脊柱管狭窄症」参照）。

【その他】
- 痛風・偽痛風：骨髄炎とは好発部位が異なる（単関節）。痛みが突発的で，炎症所見がある点が異なる（105章「痛風」参照）。
- 蜂窩織炎：急性の経過で，拡大傾向のある皮膚と皮下組織の細菌感染による炎症である。一般的に，外傷による皮膚損傷，潰瘍，皮疹に合併する（122章「蜂窩織炎」参照）。

治療

- 抗菌薬療法および感染・壊死組織の外科的デブリードマンが治療の二本柱である。
  - 抗菌薬の選択は培養の同定・感受性に従って行う。
  - 全身状態が安定しているなど，抗菌薬投与が待てる状況であれば，同定感受性結果が出るまで，抗菌薬療法を遅らせることができる[4]。
  - 治療期間は臨床経過によって異なる。
    - 成人の骨髄炎：抗菌薬投与期間は4週または6週～3カ月が推奨される。最適な治療期間を示唆する比較対照研究の結果は，少ないながらも存在する[2]。
    - 成人の慢性骨髄炎では，少なくとも2～6週間の静注抗菌薬療法を行い，合計4～8週間の治療が推奨されている[4]。
- 治療レジメンは起因菌によって異なる。
  - メチシリン感受性の黄色ブドウ球菌または表皮ブドウ球菌。
    - ナフシリンまたはオキサシリン2g/回，6時間ごと，静注。
    - 代替療法：フルオロキノロン＋リファンピン（例：レボフロキサシン750mg/回/日，経口。リファンピン300mg/回，12時間ごと）。
  - メチシリン耐性黄色ブドウ球菌（MRSA）または表皮ブドウ球菌。
    - バンコマイシン1g/回，12時間ごと[2]。

- 代替療法：フルオロキノロン＋リファンピン（例：レボフロキサシン 750 mg/回/日，経口。リファンピン 300 mg/回，12 時間ごと。ST 合剤〈トリメトプリムとして 160 mg/回〉1 日 3 回，経口）。
- ストレプトコッカス属。
  - ペニシリン G 500 万単位/回，6 時間ごと，静注。
  - 代替療法：セフトリアキソン 2 g/回，24 時間ごと，静注。
- 腸内細菌（キノロン感受性）。
  - フルオロキノロン（例：シプロフロキサシン 750 mg/回，12 時間ごと，経口）。
  - 代替療法：セフトリアキソン 2 g/回，24 時間ごと，静注。
- 腸内細菌（キノロン耐性）。
  - チカルシリン/クラブラン酸 3.1 g/回，4 時間ごと。または，ピペラシリン/タゾバクタム 3.375 g/回，6 時間ごと。
  - 代替療法：セフトリアキソン 2 g/回，24 時間ごと，静注[4]。
- 緑膿菌[4]。
  - セフェピムまたはセフタジジム 2 g/回，8 時間ごと，静注。これに加え，シプロフロキサシン 400 mg/回，8～12 時間ごと，静注。
  - 代替療法：ピペラシリン/タゾバクタム 3.375 g/回，6 時間ごと，静注。これに加え，シプロフロキサシン 400 mg/回，12 時間ごと，静注。
- 嫌気性菌。
  - クリンダマイシン 300～600 mg/回，6～8 時間ごと[2]。
  - 抗菌薬療法が無効だった場合は，手術療法の適応である。慢性骨髄炎の壊死した骨組織の除去や，感染した埋め込みデバイスの除去[4]。
- 適切に手術でデブリードマンを行うと，壊死組織を減らし，また菌量を減らすことができる。それによって，宿主の免疫と抗菌薬療法が感染をコントロールするチャンスができる[5]。
  - デブリードマンを適切に行うと，広い範囲で骨の欠損や死腔を認めることがある。この欠損の治療としては，壊死した骨および損傷した軟部組織を，血流のある組織と置換するということである。このことによって疾患の進行を止め，骨の構造を維持することができる[6]。

予後

- 治療から 4 週間後の CRP が 3 mg/dL 以上の場合，疼痛が軽快しない場合，発熱が持続する場合には，治療の失敗が予想される。
- 4～8 週間後の MRI 所見と臨床的な改善についてはあまり相関がない。臨床的に改善している患者の 85％では，MRI 所見は変化がない，または悪化している[5]。

フォローアップ

- 体温測定，身体診察を定期的に行う。ライン刺入部や手術創部の確認，骨髄炎の疼痛部位の確認。
- 定期的に白血球数，ESR，CRP を測定する。
- 腎毒性のある薬剤を使用する場合には，腎機能に応じた用量へ投与量を調節し，血清クレアチニン値を定期的に確認する。

患者教育

- 原因，症状，治療，経過について教育を行う。
  - 骨髄炎が再発した場合の症状（持続する痛み，発熱，排膿など）について知り，それらをただちに医療者に伝えるように指導する。
- 糖尿病患者ではフットケアを指導する（毎日の足の診察と洗浄，保湿剤の使用）[3]。また，糖尿病患者では足の傷を避けるべく，サイズのあった靴を履くこと，裸足で歩かないように指導する[3]。
- 静脈ラインの管理，適切な抗菌薬の使用について指導する。
- 抗菌薬の副作用や有害事象について伝えておく（Clostridium difficile 腸炎，薬疹，腎毒性，聴器毒性など）。

【Hannah Ferenchick, MD】
（鈴木智晴 訳）

218 梅毒

症例

1 週間前から上口唇の潰瘍を認め，体幹にも発疹を認めるようになった 39 歳の女性（図 218-1，図 218-2）。上口唇の潰瘍は前医では単純ヘルペスと診断されていた。性交歴をきくと，陰茎に病変があるパートナーとオーラルセックスをしたということだった。診察すると口唇の潰瘍は無痛性で，体幹の皮疹とあわせ，第一期および第二期梅毒であると診断した。RPR（rapid plasma reagin）検査を施行し，ただちにベンザチンペニシリン筋注で治療を開始した。RPR タイターは 128 倍であった。口唇の潰瘍は 1 週間以内に軽快した。

概説

梅毒（syphilis）は *Treponema pallidum* による全身疾患である。第一～第三期梅毒の病期そして，症状のない潜在梅毒に分けられる。第一～第三期梅毒では，それぞれの病期は重複する（第一期梅毒〈潰瘍〉，第二期梅毒〈皮疹，粘膜疹，リンパ節腫脹〉，第三期梅毒〈心病変，ガマ腫〉）。潜在梅毒は無症状だが，血清学的検査で感染が示されるものを指す。神経梅毒はいずれの病期でも合併しうる。診断は特異的トレポネーマ検査と，非トレポネーマ検査を用いて行う。治療はペニシリンで，用量と治療期間は病期によって異なる。

別名

- 梅毒は lues とも呼ばれる。

【非トレポネーマ検査】
- VDRL：venereal disease research laboratory。
- RPR。

【トレポネーマ検査】
- TP 抗原法（酵素免疫測定法〈enzyme immunoassay：EIA〉）。
- ゼラチン粒子凝集反応（*T. pallidum* particle agglutination：TPPA）。

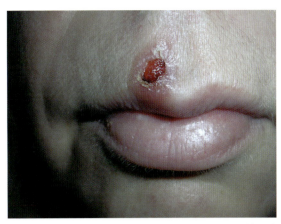

図218-1　第一期梅毒。女性患者の上口唇にできた硬性下疳
(Reproduced with permission from Richard P. Usatine, MD.)

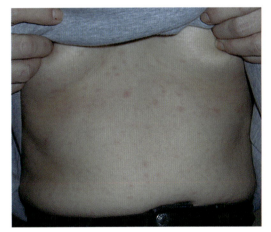

図218-2　第二期梅毒。図218-1と同一患者の腹部にできた掻痒感を伴わない皮疹(Reproduced with permission from Richard P. Usatine, MD.)

- 梅毒トレポネーマ蛍光抗体吸収試験(fluorescent treponemal antibody absorption：FTA-ABS)。
- マイクロ赤血球凝集テスト(microhemagglutination assay for T. pallidum：MHA-TP)。

疫学

- 第一期および第二期梅毒の米国疾病管理予防センター(CDC)報告件数は減少傾向である。2009年は13,997件だった件数は，2010年は13,774件と1.6％減少した。米国内での2010年における第一期および第二期梅毒の罹患率は4.5人/10万人で，2009年の4.6人/10万人から2.2低下した。10年間で第1期および第2期梅毒患者が減少した初めての年である[1]。
- 2009〜2010年にかけて，第一期および第二期梅毒の罹患率は，男性では1.3％上昇したが(7.8人/10万人から7.9人/10万人)，女性では21.4％減少した(1.4人/10万人から1.1人/10万人)[1]。
- 2010年の年齢階層別の分布は，20〜24歳および，25〜29歳の患者がそれぞれ13.5人/10万人および11.3人/10万人と多かった[1]。
- 2010年の報告では，第一期および第二期梅毒の分布は

ジェンダーおよび性別で異なり，男性異性愛者(men who have sex with women only：MSW)では，35.8％が第一期梅毒で，64.2％が第二期梅毒だった。女性では，16％が第一期梅毒で，84％が第二期梅毒だった。男性同性愛者(men who have sex with men：MSM)では，25％が第一期梅毒で，75％が第二期梅毒だった[1]。
- 2010年の報告で，人種，民族別の分布は以下のとおりであった。第一期および第二期梅毒の女性患者のうち，16.8％は白人，72.8％は黒人，6.6％はヒスパニック系だった。MSWでは，14.8％が白人，67％が黒人，13.8％はヒスパニック系，MSMでは38.1％が白人，37％は黒人，19.8％はヒスパニック系だった[1]。
- 2008年では，第一期および第二期梅毒患者のうち，63％がMSMだった[2]。
- カリフォルニアでの研究で，HIV感染患者では62.3人/1,000人に梅毒の合併を認めたが，非HIV感染者では0.8人/1,000人の罹患率だった[3]。

病因/病態生理

　梅毒はスピロヘータであるT. pallidumが起因菌で，第一期ないし第二期梅毒の病変部を介して，性的接触により感染する。先天梅毒は経胎盤的に感染する。

危険因子

- 第一期ないし第二期梅毒患者との性的接触。
- MSM。
- 性風俗業務従事者。
- 薬物使用者。
- HIV/AIDS患者。

診断

▶ 臨床所見

- 第一期梅毒：下疳を認める。典型的には無痛性の潰瘍だが(図218-1，図218-3，図218-4)，痛みを伴うからといって梅毒は否定できず，有痛性の泌尿器の潰瘍性病変をみた場合には，梅毒およびヘルペスの検査を行う必要がある。
- 第二期梅毒：スピロヘータが全身感染を起こした状態で，多彩な形態の皮疹，扁平コンジローマを認めることがある。他に，口腔内に斑状病変を認めることもある(図218-2，図218-5〜図218-10)。
- 第三期梅毒：皮膚にガマ腫を認めることがあるが，主な病変は心臓や神経など，体表面ではなく，内部の病変である(例：大動脈炎，脊髄癆，虹彩炎など)。図218-11に，陰嚢のガマ腫の写真を示す。
- 神経梅毒：どの病期でも合併しうる。臨床症状は認知機能低下，視覚低下，聴覚低下，ぶどう膜炎や虹彩炎，運動や感覚の異常，脳神経麻痺，髄膜炎症状が起こりうる。

▶ 典型的分布

- 第一期梅毒は性器にできる，無痛性で単発の潰瘍(硬性下疳)であることが多い(図218-3，図218-4参照)。硬性下疳は口唇にも認めうる(図218-1参照)。
- 第二期梅毒では，手掌，体幹，足底に様々な皮疹を認める(図218-2，図218-5，図218-6，図218-8，図218-12)。第二期梅毒は虫食い状の脱毛もきたしうる(図218-13)。
- 粘膜の斑状病変は，生殖器および口腔粘膜に認める(図

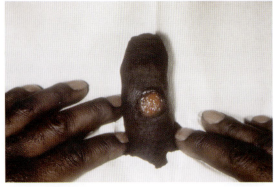

図 218-3　梅毒が侵入した部位にできた無痛性の硬性下疳（*Reproduced with permission from the Public Health Image Library, Centers for Disease Control and Prevention.*）

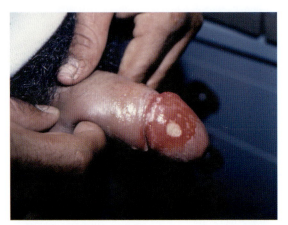

図 218-4　第一期梅毒の亀頭にできた大きな硬性下疳。周囲の小さな病変はこの硬性下疳によるものであり，二次性の病変ではない（*Reproduced with permission from Richard P. Usatine, MD.*）

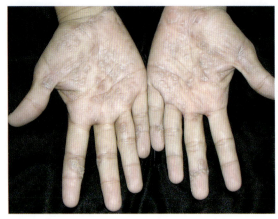

図 218-5　第二期梅毒女性患者の手掌にできた鱗屑を伴う丘疹（*Reproduced with permission from Richard P. Usatine, MD.*）

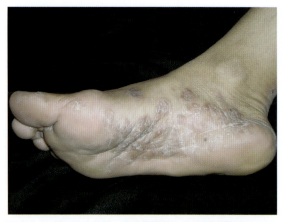

図 218-6　図 218-5 と同一患者の足底にできた鱗屑を伴う丘疹（*Reproduced with permission from Richard P. Usatine, MD.*）

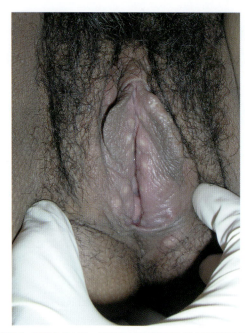

図 218-7　図 218-5 と同一患者の大陰唇粘膜における斑状病変。スピロヘータが播種している（*Reproduced with permission from Richard P. Usatine, MD.*）

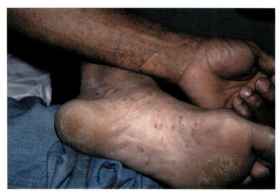

図 218-8　第二期梅毒男性患者の手首と足底にできたピンク色の斑状病変（*Reproduced with permission from Richard P. Usatine, MD.*）

218-7，図 218-9 参照）。

検査所見

- 血清学的検査には，抗カルジオリピン抗体を測定する，非トレポネーマ検査（VDRL，RPR）と，*T. pallidum* に対する抗体を測定する，トレポネーマ検査（EIA，TPPA，FTA-

218章 梅毒　807

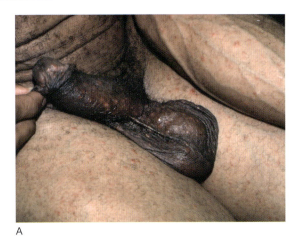

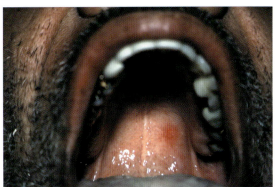

図218-9　A：図218-8と同一患者の陰嚢にできた斑状病変。B：同患者の口蓋にできた斑状病変(*Reproduced with permission from Richard P. Usatine, MD.*)

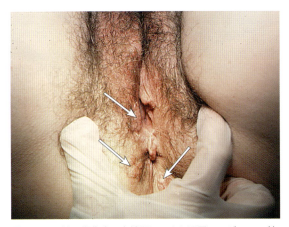

図218-10　第二期梅毒の女性器にできた扁平コンジローマ(矢印)(*Reproduced with permission from Richard P. Usatine, MD.*)

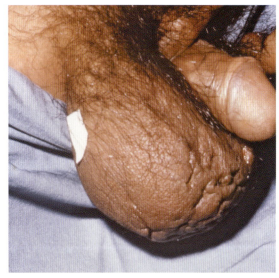

図218-11　腫脹した陰嚢を契機に受診した第三期梅毒患者。ガマ腫と診断された(*Reproduced with permission from the Public Health Image Library, Centers for Disease Control and Prevention.*)

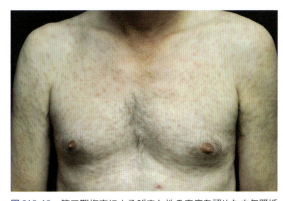

図218-12　第二期梅毒によるびまん性の皮疹を認めた中年既婚男性。本患者は危険因子を否定しており，数カ月の間，梅毒と診断されなかった。RPRのタイターは256倍だった(*Reproduced with permission from Richard P. Usatine, MD.*)

ABS，MHA-TP)がある。
- 検査の進め方は2通りある。
  1) 費用の安い非トレポネーマ検査を実施して，その後トレポネーマ検査を行って確認する。
  2) EIAトレポネーマ検査を先に行い，次いで非トレポネーマ検査を行って確認する。
- 2008年，CDCはトレポネーマEIA検査を先に実施し，陽性であれば確認のために非トレポネーマ検査を実施するよう推奨している。非トレポネーマ検査を先に行った場合に見逃される，3％の症例を検出できるためである[4]。
- トレポネーマEIA検査では，梅毒への曝露が確認できるが，活動性の感染か否かは判断できないため，非トレポネーマ検査が確認検査に使用される。
- EIA陽性だが，RPRが陰性の場合，治療後の状態を示す場合，または未治療の状態を示す。その他，偽陽性の場合，第1期梅毒初期の可能性もある。このような場合には，別のトレポネーマ検査を実施する。

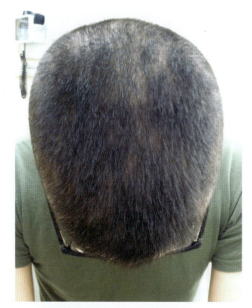

図218-13 第二期梅毒MSW患者の頭部に認めた虫食い状の脱毛。受診時、脱毛以外に皮疹を認めなかった。初めRPRは陰性だったが、その理由は抗体の量が多すぎて、プロゾーン効果(抗体が過剰で、反応が起こらない現象)によって偽陰性であった。血清を希釈すると検査は32倍と陽性になった(Reproduced with permission from Jeffrey Kinard, DO.)

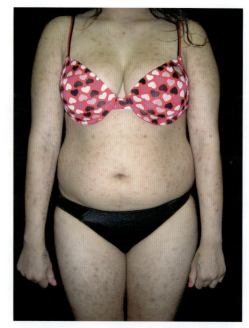

図218-15 第二期梅毒の20歳女性。静注薬物使用歴と多数のセックスパートナーあり。HIV検査も陽性だったため、神経梅毒の精査も行われた(Reproduced with permission from Richard P. Usatine, MD.)

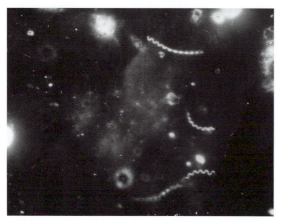

図218-14 T. pallidumのらせん状の菌体の暗視野顕微鏡像(Reproduced with permission from the Public Health Image Library, Centers for Disease Control and Prevention.)

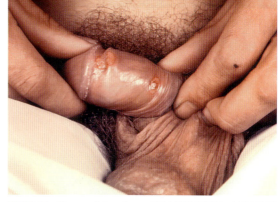

図218-16 Haemophilus ducreyiによる軟性下疳。本患者の診断はかつて梅毒と考えられていた。軟性下疳は、典型的には有痛性で、赤みの強い病変である。粘性下疳は性感染症による陰部潰瘍の鑑別診断として常にあげられるべき疾患である(Reproduced with permission from CDC/Dr. Pirozzi.)

- 暗視野顕微鏡検査では、湿潤している病変の評価に有用である(硬性下疳、粘膜疹、扁平コンジローマなど)(図218-14)。
- 梅毒患者では、HIVの検査も行う必要がある(図218-15)。
- 梅毒患者で神経学的異常を伴う場合(視覚障害や聴覚障害含め)、髄液検査、細隙灯検査や、聴覚検査を行い、神経梅毒があるかどうか検討する必要がある。

鑑別診断

- 単純ヘルペス:米国では陰部潰瘍の原因のうち、最多の割合を占める。潰瘍は有痛性で、初めは水疱を形成することが多い(128章「単純ヘルペス」参照)。
- 軟性下疳:陰茎や大陰唇に、有痛性で発赤の強い潰瘍性病変を示す。梅毒としては、非典型的な症状である。軟性下疳は、大きな有痛性の鼠径リンパ節腫脹をきたしうる(横痃)(図218-16、図218-17)。
- 薬疹:陰部に固定薬疹として出現することがある。また、全身性の薬疹も、第二期梅毒の皮疹との鑑別を要することがある(201章「薬疹」参照)。
- 多形紅斑:第二期梅毒の皮疹に似るが、「的状」の皮疹となる(175章「多形紅斑、スティーブンス-ジョンソン症候群、中毒性皮膚壊死症」参照)。
- ばら色粃糠疹:自然に軽快する、「ヘラルドパッチ」と呼ばれる皮疹で発症し、背部にクリスマスツリー様の分布で出現する(151章「ばら色粃糠疹」参照)。

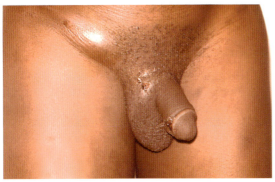

図218-17 鼠径部および陰茎の軟性下疳。同側の鼠径リンパ節腫脹も伴っている（*Reproduced with permission from CDC/ J. Pledger.*）

治療

▶ 薬物療法

ベンザチンペニシリンはすべての病期での治療薬である。用量と投与期間は病期によって異なる。治療に関する情報が，CDCから発表されている[5]。

- 第一期梅毒，第二期梅毒，早期潜在梅毒（免疫正常者，非妊婦）。
  - 成人：ベンザチンペニシリンG 240万単位/回，1回筋注。
    - ペニシリンアレルギーのある場合：妊婦では減感作を行う。妊婦でない成人の代替薬は以下のとおりである。
  - ドキシサイクリン100 mg/回，1日2回，14日間。
  - セフトリアキソン1 g/回，1日1回，筋注または静注，10〜14日間。
  - アジスロマイシン2 g/回，1回，経口投与。米国ではアジスロマイシン耐性地域があるため，ペニシリンやドキシサイクリンが使用できない場合に用いる。MSMでは使わないこと。
- 晩期潜在梅毒または罹病期間が不明な場合。
  - 成人：ベンザチンペニシリンG 240万単位/回，筋注，週1回，3週間。
    - ペニシリンアレルギーのある場合：ドキシサイクリン100 mg/回，1日2回，28日間（または，テトラサイクリン500 mg/回，1日4回，28日間）。
- 第三期梅毒や神経梅毒の治療の際は，2010年にCDCが発表した，性感染症治療ガイドラインを参照のこと（http://www.cdc.gov/std/treatment/2010/genital-ulcers.htm#syphilis）。

▶ 紹介，入院

梅毒の病期が不明な際には専門医へ紹介する。ペニシリンアレルギーのある妊婦，第三期梅毒，神経梅毒，治療失敗の履歴のある患者も，感染症専門医へ紹介する。

予防

- 一次予防：セーフセックスを行う。梅毒は皮膚・粘膜病変がある際に性交渉を介して感染する。
- 二次予防。
  - 第一期梅毒，第二期梅毒，早期潜在梅毒と診断された患者と，90日間以内に性交渉を行ったパートナーについ

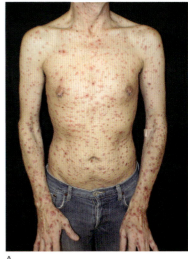

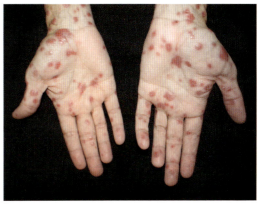

図218-18 HIV/AIDSと診断されている第二期梅毒男性患者。A：特徴的な鱗屑を伴う紅斑が，頭の先からつま先まで分布している。B：手掌の皮疹を拡大（*Reproduced with permission from Jonathan B. Karnes, MD.*）

て，血清学的検査によらず，感染があるとみなして治療を行う。
- 曝露から90日以上経過している場合でも，梅毒患者の血清学的診断ができない場合，または経過観察がされていない際には感染者とみなし，治療を考慮する[5]。

予後

適切に治療されれば，一般的には予後は良好である。

フォローアップ

6カ月後，12カ月後に診察と血清学的検査を行う。症状が継続する場合や，非トレポネーマ検査のタイターが6カ月後，12カ月後に半分にまで低下していない場合には治療の失敗と考える。15％の患者で，1年後のタイターが半分以下にならないことが知られている[5]。

治療失敗の際には，HIV検査を再検，さらに腰椎穿刺を行って脳脊髄液の検査を実施し，神経梅毒と診断されれば治療を行う。

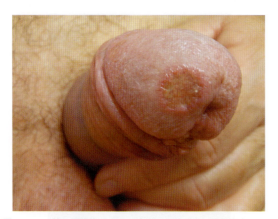

図218-19　第一期梅毒のMSW患者の硬性下疳。陰部潰瘍がHIV感染を助長することに注目（Reproduced with permission from Husein Husein-ElAhmed MD.）

患者教育

　コンドームの使用により，感染拡大を予防することができる。また，患者にはHIV検査を受けるように推奨し，梅毒はHIVを広める危険因子であり（図218-18），HIV感染もまた，梅毒感染の危険因子であることを知らせる（図218-19）。患者には，治療を完遂，定期フォローアップを受けることによって合併症を防ぐことが重要であると伝える。

【Richard P. Usatine, MD／Heidi S. Chumley, MD】

（鈴木智晴　訳）

第17部

内分泌

SOR	定義
A	一貫して質が高く，かつ患者由来のエビデンスに基づいた推奨*
B	矛盾があるか，質に一部問題がある患者由来のエビデンスに基づいた推奨*
C	今までのコンセンサス，日常行う診療行為，意見，疾患由来のエビデンス，または，診断・治療・スクリーニングのための症例報告に基づいた推奨*

・SOR：推奨度(strength of recommendation)
・患者由来のエビデンス：死亡率，罹患率，患者の症状の改善などを意味する
・疾患由来のエビデンス：血圧変化，血液生化学所見などを意味する
*：さらなる詳細な情報を確認する場合は巻末の「付録A」参照

219 糖尿病の概要

症例

肥満と，利尿薬治療されている中等症の高血圧の既往のある66歳の男性に，夜間頻尿と過度の口渇が出現していた。患者には他に尿の症状はなく視力障害の訴えもなかった。患者の母親は糖尿病(diabetes mellitus)の既往があり，85歳で心臓発作のため亡くなっている。患者の他の唯一の心配事は足の真菌感染の再発であった。当日の診察室血圧は135/85 mmHgで，指先での血糖測定値は220 mg/dLだった。患者には血糖値の上昇より糖尿病であると説明した。身体所見では足白癬が認められた(図219-1)。足底のモノフィラメント検査では感覚障害は認められなかった。空腹時血糖，脂質関連，血清電解質，クレアチニン，HbA1cの検査項目を依頼した。翌週より精密検査，検査の結果説明と糖尿病教育のために再診するように指示した。また患者の妻にも一緒に栄養指導を受けるように依頼し，栄養療法，運動療法，メトホルミンなどの治療とともに他の薬剤への変更も含め，血圧コントロールの必要性についても簡潔に説明した。市販の抗真菌薬の外用薬を提案し，足の治療で追加治療が必要になるか経過をみる。患者は眼科を紹介受診し，糖尿病非増殖性網膜症と診断された(図219-2)。

概説

糖尿病は遺伝感受性や環境因子，個人の生活習慣の複雑な相互関係により生じる疾病である。2型糖尿病は，進行性のインスリン分泌機能低下およびインスリン抵抗性に伴う糖新生亢進に起因する，不均一な慢性疾患である。

疫学

- 有病率：米国内ですでに診断されている1,880万人の患者を含めて，2,580万人の成人および小児(人口の8.3%)が糖尿病を有している。65歳以上の人は26.9%に及ぶ。2型糖尿病は90%以上の症例を占める最も一般的な病型である[1]。
- 発症：2010年の米国で，19歳以上で新たに190万人が発症している。
- 一番割合が多い人種は非ヒスパニック系の黒人の12.6%で，ヒスパニック系が11.8%，アジア系が8.4%，非ヒスパニック系の白人が7.1%と続いている。
- 2007年には，糖尿病と診断された米国内の患者の総医療費は1,740億ドル(直接医療に関係する額は1,160億ドル)にまで及んでいる。

病因／病態生理

- インスリン抵抗性は，肥満，運動不足，そして遺伝的素因(β細胞機能不全およびインスリン作用不全を含む)に起因する。
- 初期には，インスリン抵抗性に打ち勝つために膵β細胞はインスリン産生を増加し，正常血糖を維持している。やがてβ細胞は疲弊し，その結果高血糖となる。
- 他にも膵疾患(例：膵炎，ヘモクロマトーシスなど)や感染症(例：サイトメガロウイルスなど)，他の内分泌疾患(227

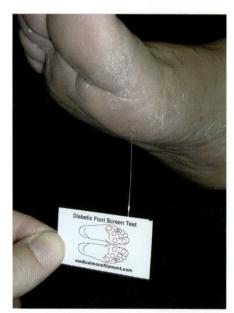

図219-1　モノフィラメントによる感覚テストを受ける糖尿病および足白癬患者(Reproduced with permission from Richard P. Usatine, MD.)

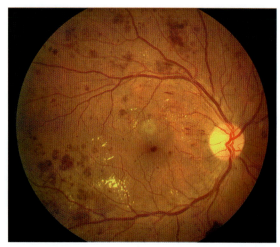

図219-2　黄斑滲出液にそって網膜内に散在した点状出血や火炎状出血が認められる非増殖性網膜症。黄斑滲出液は黄斑浮腫と関連し，糖尿病網膜症による二次性の視力低下や失明の原因となる(Reproduced with permission from Andrew Sanchez, COA.)

章「甲状腺機能亢進症」参照，228章「先端巨大症」参照)などの原因がある。
- 細小血管障害，大血管障害は高血糖や他の代謝性変化に起因しているかもしれない。

危険因子

- 肥満[1〜4]*。
- 赤肉の消費量(50 g 1日消費量すると，相対リスク1.51, 95%CI 1.25〜1.83)[5]。
- 運動不足(テレビ鑑賞が1日2時間のオッズ比〈OR〉1.20, 95%CI 1.14〜1.27)[6]*。
- 非白人*。
- 糖尿病，高血圧，心筋梗塞の家族歴(第一度近親者)*。

219章 糖尿病の概要　813

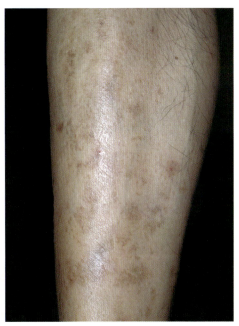

図 219-3　下肢，特に脛に著明な糖尿病皮膚障害を認める（Reproduced with permission from Richard P. Usatine, MD.）

- 妊娠糖尿病の既往*。
- 耐糖能異常（ハザード比 13.2，95％CI 10.8～16.2）[7]。
- 多嚢胞性卵巣症候群。
- 冠動脈疾患，高血圧*。
- 喫煙（OR〈現在喫煙者〉1.44，95％CI 1.31～1.58）。
- 統合失調症や重症双極性障害などの向精神薬治療を行っている*。
- 以前の耐糖能異常の指摘*。
- 長期の経口ステロイド内服。

*：糖尿病患者スクリーニングの際に，米国臨床内分泌学会（AACE）で使用されている危険因子[4]。

　糖尿病の発症を予測するため，多くのリスクモデルとスコアリングが開発されてきた[8]。あるシステマティックレビューの著者たちは，検証可能な類似した構成からなり，実用性に優れた7つのリスク評価モデルを明らかにしている[4]。これらのうちの1つであるフラミンガムオフスプリング研究[9]では，空腹時血糖値，BMI，HDLコレステロール，中性脂肪，両親における糖尿病と血圧の家族歴を危険因子として用いている。
　残念なことに前向きコホート研究に展開できるモデルはなく，リスクの評価および介入によっても糖尿病の発症を減少させた研究は示されていない。

診断

　AACEのガイドラインでは，空腹時血糖値（8時間以上絶食）が126 mg/dL（7.0 mmol/L）以上，ないしは食後2時間値もしくは75 g経口糖負荷試験（OGTT）で200 mg/dL（11.1 mmol/L）以上，または随時血糖値200 mg/dL以上で症状を有する場合，HbA1c 6.5％以上のときに糖尿病の診断がつく[4]。SOR Ⓐ　患者が明確な高血糖や重症の代謝ストレスがない場合，診断を確定するために同じ検査を違う日に施行すべきである。SOR Ⓒ

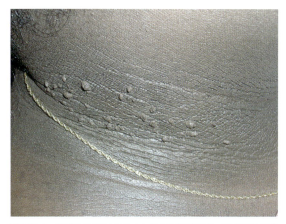

図 219-4　肥満2型糖尿の黒人女性の黒色表皮腫。患者は軟性線維腫の切除を希望している（Reproduced with permission from Richard P. Usatine, MD.）

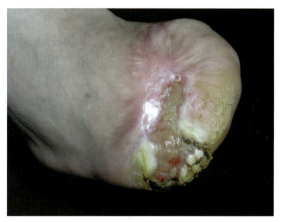

図 219-5　切断後の下肢に生じた糖尿病足潰瘍（Reproduced with permission from Richard P. Usatine, MD.）

● 臨床所見

- 多くの2型糖尿病患者は無症候性である。
- 患者は口渇，多尿，ぼやけた視力を訴えうる。
- 眼底検査は糖尿病網膜症の前兆を認めうる（硬性白斑，出血）（図 219-2 参照）（17章「糖尿病網膜症」参照）。
- 糖尿病神経障害のある患者ではモノフィラメントでの感覚，振動覚，表在痛覚試験での検査異常を起こしうる。
- 糖尿病患者の皮膚変化に，糖尿病患者の15～40％に認める糖尿病皮膚障害（図 219-3）（221章「糖尿病皮膚障害」参照）[10]，約1/3に認める黒色表皮腫（図 219-4）（220章「黒色表皮腫」参照）[11]，糖尿病足潰瘍（図 219-5）（208章「虚血性潰瘍」参照），一般的ではないが，リポイド類壊死（図 219-6）（222章「リポイド類壊死」参照）が含まれる。
- 脂質異常症は発疹性の黄色腫（図 219-7），もしくは黄色板腫を起こしうる（223章「脂質異常症，黄色腫」参照）。
- 長期に経過した糖尿病患者では，シャルコー関節を起こしうる（図 219-8）（210章「シャルコー関節」参照）[12]。

● 検査所見

- 米国糖尿病学会（ADA）ではいくつかの糖尿病の診断のための検査を推奨しており，空腹時血糖値126 mg/dL以上，HbA1c 6.5％以上，随時血糖ないしは75 g OGTTの2時間

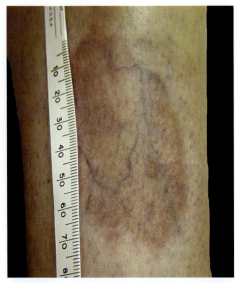

図219-6 典型的な所見である下肢の皮膚萎縮，黄色色素沈着，拡張した血管を伴ったリポイド類壊死（Reproduced with permission from Richard P. Usatine, MD.）

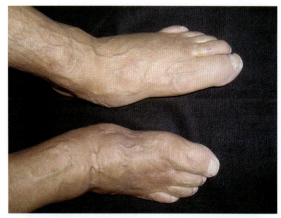

図219-8 血糖コントロール不良の両側性のシャルコー関節。足関節内側に異常な腫脹部位がみられる。X線では糖尿病神経障害による二次性の足根骨異常がみられる（Reproduced with permission from Richard P. Usatine, MD.）

治療

糖尿病患者の主要な治療目標は，積極的な血圧コントロール（130/80 mmHg 未満）および脂質低下（LDL＜100 mg/dL）により，心血管およびあらゆる原因による死亡率を改善することである。妥当な血糖コントロール（HbA1c＜0.8%）として，メトホルミンを用いる。

- 厳格な血糖コントロールは大部分の予後を改善せず，また低血糖の発症を増やしてしまうため，もはや強いるべきではない。ADVANCE 試験（N＝11,140 人）では，厳格治療群（HbA1c≦6.5%）と標準治療群との間で大血管障害のイベント発症率やすべての死亡率で差は認められなかった[15]。さらに ACCORD 試験では，2 型糖尿病患者において HbA1c≦6% を目標とした超厳格治療群で死亡率の増加との関連が認められた[16]。近年の 14 の試験のメタ解析においては，厳格な治療は全死亡率を下げないと結論づけた。一方，心血管疾患罹病率および死亡率，複合細小血管合併症，10% の網膜症に対する相対リスク低下を確かめるにはデータは不十分であった[17]。厳格な血糖コントロールは重症低血糖の相対リスクを 30% 上昇させた[17]。
- 近年のデータでは，HbA1c 7.5～9% で最も死亡率が低いことが示されている[18]。ADA は HbA1c 8% 未満を適切な血糖コントロールの基準としている[19]。正常に近い血糖レベルは細小血管合併症（例：網膜症）を防ぐことから，AACE では，安全に達成できるのであればほとんどの非妊娠成人において，HbA1c 6.5% 未満の血糖コントロールを推奨している[4]。SOR C

▶ 非薬物療法

- 食事療法と運動療法の介入がある。
- 食事療法：糖尿病に精通した認定栄養士による指導が最適である。ADA や AACE のガイドラインにおいて，食事は果物や野菜，豆類，低脂肪牛乳，全粒穀物からなる炭水化物を含み，時間や量について日常的に維持していく必要があるとしている[19]。他にも糖尿病患者の食事指導として蛋白質（摂取カロリーの 15～20% 程度），食物繊維（25～50 g/日，水溶性食物繊維は 7～13 g を含む，コレステロール低下作用），摂取カロリーの 30% 未満の脂肪摂取を推奨して

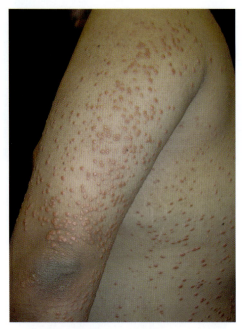

図219-7 未治療 2 型糖尿病および脂質異常症を有する若年男性の四肢および体幹の発疹性黄色腫（Reproduced with permission from Richard P. Usatine, MD.）

値で 200 mg/dL 以上であれば，糖尿病の診断に至る[13]。2 回目の確認検査も推奨されている。

- 随時の毛細血管の血糖測定は，代わりの検査方法として合理的かもしれない。これまでの基準と比較した場合，毛細血管の血糖値で 120 mg/dL 以上とすると，糖尿病の診断において感度は 75%，特異度は 88% となる[14]。
- 1 型糖尿病か 2 型糖尿病か診断が不明確な症例では，グルカゴン負荷試験での C ペプチドの反応性，食後 2 時間後の尿中 C ペプチド/尿クレアチニン，食後 4 時間後の尿中 C ペプチド濃度が病型診断に役立つとされている。

- 11 の無作為化比較試験(RCT)のコクランレビューでは，低グリセミックインデックス(GI)食の方が高 GI 食よりも血糖コントロールを改善し，低血糖の発症を減少(1つの研究)および高血糖の発症を減少(他の1つの研究)させたとある[20]．
- 日々のビタミン D 消費(対照と比べてサプリメントあるいはヨーグルト飲料として 500 IU)は 2 型糖尿病の血糖コントロールを改善することが 1 つの研究で示されているが[21]，他の研究においては，正常なビタミン D 値を有する 2 型糖尿病ではそのような効果は認められていない[22]．ビタミン D はインスリン抵抗性の改善効果があるようだ[23]．
- 過体重の患者の体重減少策として，食事療法や運動療法，行動介入などがあげられる．この組みあわせは通常のケアに比べ，わずかで持続的な体重減少を促すことができ(元の体重より 1.7 kg ないしは 3.1％減)，HbA1c を減少させる[24]．SOR A より近年の RCT(N＝593)では，食事への強化介入群(3 カ月ごとの栄養指導と 1 カ月ごとの看護師サポート)はコントロール群(実際に HbA1c は上昇していた)よりも HbA1c が減少していた．運動療法は追加効果として寄与しなかった[25]．
- 体重減少ができなくても，計画的な運動(週に 150 分以上)は有意に 2 型糖尿病の血糖コントロールを改善させる[26]．SOR A このメタ解析では食事療法と運動療法の組みあわせもまた HbA1c を低下させるとしている[26]．血糖コントロールを改善させるために，AACE では 1 日に 30～90 分，ADA では 2 型糖尿病患者に対し，週に 90～150 分の運動を推奨している[7],[13]．

教育，自己管理，自己監視の介入

- グループに基づく糖尿病教育は HbA1c，収縮期血圧，体重，糖尿病薬の必要量を減らすことに関連している[27]．SOR A 他のコクランレビューにおいて，糖尿病専門の看護師あるいは管理者の起用は短期間の血糖コントロールは改善するが，入院率や QOL のような長期的な結果を改善していない[28]．ある近年の研究(N＝201)では，コントロール不良の糖尿病患者への生活指導サポート(ビデオと 5 回の電話介入)は結果を改善していないが[29]，他の研究(N＝222)では，教育者主導の 5 つのグループセッションは QOL や自己管理頻度は改善しないが，血糖コントロールを改善させる[30]．
- 12 の試験のコクランレビューでは，インスリン未使用の 2 型糖尿病患者の自己血糖測定は，開始後 6 カ月までは血糖コントロール(HbA1c 減少)に対してわずかに有効であるが，12 カ月の時点あるいはそれ以上では有効でないことを明らかにしている[31]．自己管理が患者満足度や幸福感，健康に関連した QOL に影響を与えるエビデンスはなかった．しかしながら，血糖の自己管理は低血糖の評価と予防，薬剤，栄養そして身体活動の調整に有効かもしれない[4]．
- 血糖コントロール改善のために，治療介入後 1 年間に及ぶ計画的な目標設定がある RCT(N＝87)に示されている[32]．

▶ 薬物療法

近年の血圧コントロールの治療薬として，利尿薬や ACE 阻害薬，β遮断薬が使用されうる．AACE では，ACE 阻害薬やアンジオテンシンⅡ受容体拮抗薬(ARB)を糖尿病患者における望ましい選択肢としている[7]．降圧薬の併用が必要とされることもあるかもしれない．目標血圧は 130/80 mmHg 未満である[4]．SOR C

- ある試験では，ACE 阻害薬に ARB を追加したところ，腎透析への進行リスクを増加させた[33]．
- ACCORD 試験において，2 型糖尿病の厳格降圧治療群(N＝4,733)では，収縮期血圧を 120 mmHg まで下げても 140 mmHg まで下げる群と比較して心血管系イベント抑制効果はみられなかった．厳格降圧群の患者では重篤な副作用が起きる傾向があった(3.3％ vs 1.3％)[34]．
- 血圧に関する他の大きな試験のサブ解析では，収縮期血圧 143～155 mmHg の症例でのみ，段階的な血圧低下が主要アウトカム(心血管疾患による死亡，非致死性の心筋梗塞および脳梗塞，心不全による入院)のリスク低下に関連していたが，130 mmHg 未満に低下させることによる致死性および非致死性の心血管アウトカムへの利点はなかった[35]．

血糖降下薬にはメトホルミン(ビグアナイドは肝臓の糖新生を抑える)，スルホニル尿素(SU)薬(例：グリブリドはインスリン分泌を促進させる)，グリニド(例：ナテグリニドはインスリン分泌を促進させる)，α-GI(例：アカルボースは小腸での糖質の吸収を抑制させる)，チアゾリジン(例：ロシグリタゾンはインスリン感受性を改善させる)，インクレチン関連薬(ビデュリオンはインスリン分泌を促し，胃内容排出を遅延させる)，DPP-4 阻害薬(シタグリプチンは GLP 濃度を改善させる)がある．効果や容量，安全性の詳細は他書を参照[4]．

- 経口血糖降下薬でメトホルミンと SU 薬のみが長期間の血管合併症を減少させ，メトホルミンのみが血糖コントロールと独立して，全死亡を減少させることが示されてきた[36],[37]．SOR A 多くの患者にとって初期に有効である単剤療法は，3 年でおよそ半数の患者の血糖コントロールを維持できなくなる[38]．
- 単剤療法で血糖コントロールがうまくいかなかったときには，2 剤目の経口薬が考慮されるべきであり，通常は SU 薬が追加され，最も経済的である[39]．SOR C メトホルミンへの追加では，SU 薬，グリニド，α-GI は同程度の有効性のようである[40]．チアゾリジンもまた使われうるが，心筋梗塞のリスクを上げる懸念がある(データは混沌としている)．
- 2 剤併用療法で適切な血糖コントロールが得られない場合は，追加療法としてグラルギンやデテミルなどの持効型インスリン，チアゾリジン，DPP-4 阻害薬があげられる．18 の試験のメタ解析では，メトホルミンと SU 薬をすでに使用していて，3 剤目として加えた場合のそれぞれの薬剤での効果の差は明確には認められなかった[41]．また近年米国食品医薬品局(FDA)で承認された，週 1 回接種のビデュリオンは高価であり，新しいためデータも限られている．UKPDS において，2 型糖尿病患者のインスリン療法は，血糖低下にもかかわらず心血管死あるいは全死亡の減少とは関連がなかった[42]．6 つの試験のコクランレビューでも，2 型糖尿病への持効型インスリンアナログ使用に対する主要な臨床的利点は見出せなかった[43]．最終的には，インスリンが追加されたとき，可能であればメトホルミンの継続，併用療法に関連して体重増加を抑えるため，すすめられる[44]．

- 3剤目が必要な際には内分泌専門医へのコンサルテーションが推奨され，患者の年齢（心機能や腎機能の低下でメトホルミンやチアゾリジン，長時間型SU薬が使用できないかもしれない），体重（メトホルミン，アカルボース，エキセナチド，シタグリプチンは体重減少や維持にしばしば関連する），併存疾患などを考慮すべきである[4]。 SOR C
- さらなるコントロールが必要なときは，経口治療薬の中断およびインスリンの組みあわせ療法がある。

 脂質異常症患者で食事療法と運動療法が不十分であった場合，HMG-CoA還元酵素阻害薬（スタチン）が使用される[4]。最初のスタチンで適切な効果がみられなかった場合，AACEでは高用量スタチン療法で行いLDL目標値を目指すことを推奨している[4]。 SOR A 高用量スタチンでLDLの目標値が達成できない場合，他の種類のLDL降下薬を追加しても糖尿病患者のアウトカムを改善させるエビデンスはない。
 糖尿病患者の合併症治療については他書を参照[4]。

補助療法，代替療法
- いくつかの漢方薬（例：Xianzhen Pian, Qidan Tongmai）は糖尿病患者で血糖降下作用はあるが，近年では広く使われるほどエビデンスは揃っていない[45]。
- 他のコクランレビューでは，Diabecon, Inolter, Cogent dbとプラセボを比較して，空腹時とHbA1c，両者を有意に低下させた。ただしサンプル数が少なく，効果に関する確証には至っていない[46]。

紹介，入院
- 減量や血糖改善・正常化を促進することから，BMI 35以上の糖尿病患者は減量手術を検討する[4]。しかし手術による全死亡減少，長期的利点についてはいまだ示されておらず，長期的なリスクについても不明である。 SOR A
- 糖尿病の患者で足病変の専門家に相談した方がよい症例は，足に変形がある，感染部位がある，足潰瘍がある，変形した爪や厚くなった角質がみられる場合である[4]。 SOR C
- 糖尿病網膜症のある患者は，評価と治療のため眼科医に紹介する。 SOR C
- 末梢動脈性疾患（PAD）がある患者は，血管外科へのコンサルテーションを検討する。 SOR C
- 高血糖緊急症（高血糖高浸透圧症候群〈HHS〉や糖尿病ケトアシドーシス〈DKA〉など）の2型糖尿病の患者は，入院すべきかもしれない。

予防／スクリーニング
 AACEにおいて耐糖能異常として定義された糖尿病前段階の患者（75 g OGTTで2時間後の血糖値が140〜199 mg/dLか，空腹時血糖値が100〜125 mg/dLで推移している症例）については[4]，一次予防を検討する。毎年3〜10％の糖尿病前段階の人が2型糖尿病に進展する[47]。
- 糖尿病前段階から2型糖尿病への発症予防あるいは進展を遅らせる生活習慣には，過体重の症例での5〜10％の減量や中等度の活動性の増加がある[4,48,49]。 SOR A
- 禁煙をすすめるべきである。成人2型糖尿病患者で喫煙は大血管合併症のリスクをおよそ4％から400％増加させる（237章「タバコ嗜癖」参照）。 SOR A
- 必要に応じて毎年のインフルエンザワクチンや肺炎球菌ワクチンを接種する。肺炎球菌ワクチンは，ネフローゼ症候群や慢性腎臓病，免疫不全状態では5年で接種し，65歳以前にワクチンを接種し5年以上経過している患者も接種する[4]。
- ACCEでは，メトホルミンは糖尿病前段階の若年で糖尿病発症リスクが中等度〜高度の人（冠動脈疾患に関する危険因子である高血圧や脂質異常症，多嚢胞性卵巣症候群がある，第一度近親者に糖尿病の家族歴がある，肥満である）に考慮すべきであると推奨している[4]。近年のRCTは，ピオグリタゾンによる耐糖能異常から2型糖尿病への発症リスク低下を明らかにしている（年間発症率は，ピオグリタゾン使用群2.1％，プラセボ群が7.6％）。ただしピオグリタゾンは有意な体重増加や浮腫に関連している[50]。
- 耐糖能異常から2型糖尿病への発症の予防・遅延に対する生活習慣および薬物介入試験のメタ解析において，利益を享受するのに要する治療必要数（NNT）は，生活習慣で6.4（95％CI 5〜8.4），経口糖尿病治療薬で10.8（95％CI 8.1〜15），オルリスタットで5.4（95％CI 4.1〜7.6）である[51]。 SOR A
- 低用量アスピリンは心血管イベントのリスクがあり，40歳以上の糖尿病患者で推奨される[13]。

 細小血管障害，大血管障害の二次予防として以下のようなものがあげられる。
- ACE阻害薬やARBを使用することで腎症の進行を予防しうる[52]。 SOR A
- 糖尿病患者は，糖尿病診断時および年1回の散瞳による広範囲の眼科検査を受けるべきである[13]。 SOR C 汎網膜光凝固は高リスクな症例における重篤な視力低下のリスクを50％以上減少させ，迅速な局所網膜光凝固は臨床的に明らかな黄斑浮腫のある患者において，中等度の視力低下のリスクを少なくとも50％は低下させる[53]。
- 糖尿病患者は視診，脈拍，そしてモノフィラメントとさらに1つのテスト（ピンプリック，振動覚など）による感覚評価により，糖尿病神経障害のスクリーニングを診断時および年1回受けるべきである[13]。末梢血管疾患（PVD）や足潰瘍，糖尿病足病変のある患者には足切断を防ぐためにも専門医を紹介すべきである。
- 前述したように，血圧や血糖値，脂質がよく管理された患者では細小血管障害，大血管障害，糖尿病皮膚疾患のリスクは低い[4,10]。たとえば，脂質低下療法中の糖尿病症例の推定延命期間は，男性では3〜3.4年，女性では1.6〜2.4年であり，糖尿病のない患者と比較して著明に延長させることができる[54]。
- 糖尿病のリスクを有する者（「危険因子」の項参照）および中性脂肪高値あるいはHDLコレステロールが低値の症例では，2型糖尿病のスクリーニングを検討すべきである[4,55]。 SOR C

予後
- 空腹時および糖負荷2時間後の血糖高値は，たとえ糖尿病の診断基準値を下回っていたとしても，将来の心血管イベントや死亡率に有意に関連性がある。約75％の2型糖尿病患者が特に心血管イベントによる大血管障害で死亡している[4]。
- 2007年において，糖尿病は71,382人の死亡診断書の原疾患にあげられ，さらに160,022人の死亡診断書では死亡関

連因子として記載されていた[1]．死亡に関連する糖尿病合併症には，心疾患(65歳以上のうちの死亡診断書の68％に記載)や脳卒中(16％)が含まれている．
- 糖尿病は，失明(4.4％は進行性糖尿病網膜症)や腎不全(2008年には48,374人が末期腎不全として治療開始)，そして非外傷性下肢切断術(2006年には65,700件)の新規症例の主な原因である[1]．

フォローアップ

- 危険因子低下，治療へのアドヒアランス，合併症スクリーニング(うつ病を含む)の支援および進行中の指導を継続するために，定期フォローアップは必要である．
- 患者のニーズや最近の管理の変化，合併症の重症度に応じて外来の頻度を決める．AACEでは，血圧，血糖，危険因子(アルコール，喫煙を含む)管理の評価および補強のため，定期外来の頻度は少なくとも3～6カ月ごとを推奨している[4]．
- AACEにおいて大きな治療方針後1週間以内の再診をすすめている[4]．その都度，患者が低血糖症状を経験したかどうか尋ね，患者に適切な認識や，予防，管理について教育する．
  以下のような教育内容を推奨する[4]．
- 栄養や身体活動度を定期的に設定する．
- HbA1cを3～6カ月ごとに測定して，LDLなど空腹時脂質項目(安定していて，治療内容に変化がなければ)を年間ごとに，アルブミン尿が異常の場合は微量アルブミン尿や血清クレアチニンを1年間に1回測定する．微量アルブミン尿が陽性(30 mg/g・クレアチニン)の場合，3カ月以内に2回測定する．これら3回中2回が陽性であった場合は，微量アルブミン尿症例として介入が必要となる[4]．陰性のケースでは1年間に1回フォローアップし，陽性のケースでは，介入の微量アルブミン尿減少への有効性を検討するため，定期的にフォローアップする．
- 検眼医あるいは眼科医による散瞳検査をスケジュールするように患者に催促する．
- 1年ごともしくはそれより頻回に足の検査を行い，適切な認識や，予防，感染管理について教育する．

患者教育

- 糖尿病患者の教育は，糖尿病(治療オプションなど)，一次および二次予防の推奨，自己管理についての情報を含む．
- 栄養管理と運動療法の日常生活への組み込み，予防と合併症の早期発見(治療アドヒアランス，フットケアなど)などの目標設定を含んだ，自己管理活動を推奨する[4]．

【Mindy A. Smith, MD, MS】
(熊谷亮 訳)

220 黒色表皮腫

症例

最近2型糖尿病と診断された25歳の肥満女性が上腕部や腋窩や首の下などのきれいにできないくすんだ部分が気にな

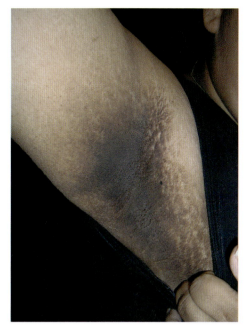

図220-1　右腋窩に黒色表皮腫のある2型糖尿病の25歳女性．皮膚は革状にみえる(Reproduced with permission from Richard P. Usatine, MD.)

り，かかりつけ医を受診した(図220-1)．医師は黒色表皮腫(acanthosis nigricans)と診断した．

概説

黒色表皮腫は表皮変化を含む，局在した過剰な色素沈着である．黒色表皮腫は通常インスリン抵抗性や内分泌疾患(例：2型糖尿病やクッシング症候群や先端肥大症など)，肥満，多嚢胞性卵巣症候群(PCOS)の患者にみられる．

疫学

- 南西臨床的研究ネットワークの横断研究において(N＝1,133)，黒色表皮腫の患者は成人の21％にみられる[1]．
- 他の研究では，新しく2型糖尿病と診断された患者で36％に黒色表皮腫がみられる[2]．
- 黒色表皮腫では胃の原発性癌(60％)，胆嚢癌，大腸癌，卵巣癌，膵癌，直腸癌，子宮体癌などの悪性疾患との関連性を時々認める[3,4]．
- ほとんどの症例では特発性ではあるが，遺伝性の場合もある[4]．
- アンドロゲン過多症(HA)，インスリン抵抗性(IR)，および黒色表皮腫を伴う状態は毛髪黒色表皮症候群と呼ばれ，女性の黒色表皮腫の約1～3％に認める[5]．この症候群は橋本病のような自己免疫疾患でもみられる．
- 黒色表皮腫はホルモン療法の副作用としても出現しうる[6]．

病因／病態生理

- 黒色表皮腫は，長期間ケラチノサイトがインスリンに曝露されたことから生じる．
- ケラチノサイトは表面にインスリンとインスリン様増殖因子(IGF)受容体を発現し，IGF受容体へのインスリンの結合が病因に関連しているかもしれない．

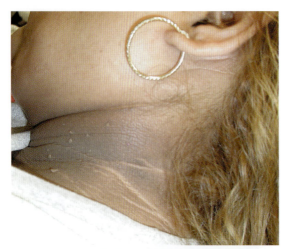

図 220-2　肥満 2 型糖尿病のヒスパニック系女性の首に生じた黒色表皮腫。多くの皮膚の軟性線維腫も出現している(Reproduced with permission from Richard P. Usatine, MD.)

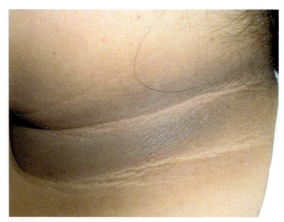

図 220-4　肥満 2 型糖尿病女性の首に生じたビロード状の黒色表皮腫(Reproduced with permission from Richard P. Usatine, MD.)

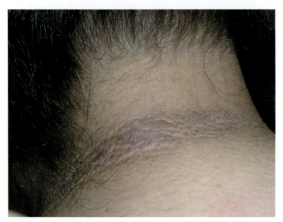

図 220-3　肥満 2 型糖尿病の女性の首に生じた黒色表皮腫。厚く肥厚した濃い皮膚がみられる(Reproduced with permission from Richard P. Usatine, MD.)

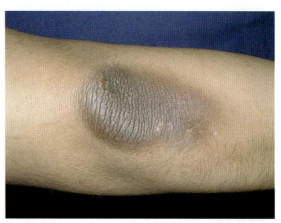

図 220-5　ヒスパニック系の若い肥満女性に生じた肘の黒色表皮腫(Reproduced with permission from Richard P. Usatine, MD.)

- 線維芽増殖因子受容体 3(FGFR3)の遺伝子変異が黒色表皮症と骨異形成が併存している患者で考慮されるべきであろう[7]。

診断

黒色表皮腫は，インスリン抵抗性を有するか高リスクで，特徴的な病変を有する症例において臨床的に診断される。

▶ 臨床所見

- 黒色表皮腫は，びまん性に縞状の厚く滑らかな茶色の病変や，革状のいぼ状のパピローマ状病変などを呈する(図 220-1～図 220-8)。
- 毛髪黒色表皮症候群の女性は黒色表皮腫に加え，男性化現象がみられる(例：男性と同様の体毛増加，巨大化した陰核など)[5]。

▶ 典型的分布

- 典型的には首(図 220-2～図 220-4 参照)，もしくは皮膚のしわ(つまり図 220-1～図 220-8 のような腋窩，乳房下部，鼠径部，会陰)に位置している。
- 乳首や乳輪，鼠径部，会陰や下肢の伸展側にはあまり認め

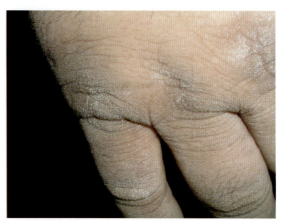

図 220-6　病的肥満のある若年男性の手背に生じた黒色表皮腫。色素沈着ととても小さい丘疹が認められる(Reproduced with permission from Richard P. Usatine, MD.)

ない[4]。
- いぼ状の黒色表皮腫はまぶたや口唇，頬粘膜に認める[4]。
- 悪性腫瘍のある患者での黒色表皮腫の出現は，突然かつ範囲が広く，手のひらや足裏まで含まれるかもしれない[8]。

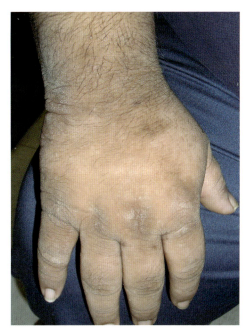

図220-7　病的肥満のある若年男性の手から手首まで広がった黒色表皮腫。黒ずんだ皮膚の質感が特徴（Reproduced with permission from Richard P. Usatine, MD.）

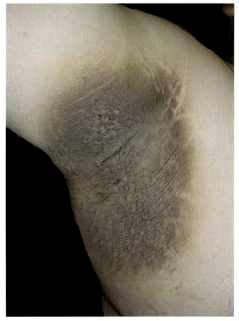

図220-8　2型糖尿病男性の腋窩に生じた黒色表皮腫。多くの軟性線維腫も出現している（Reproduced with permission from Richard P. Usatine, MD.）

▶ 生検
- 非典型例で必要かもしれない。
- 組織学的検査では，表皮はわずかに肥厚を認める程度であるが，角化亢進や乳頭過形成を示す[9]。

鑑別診断
他の色素沈着病変を示すものとして，黒色表皮腫とまぎらわしい疾患は以下のものがあげられる。

- 脂漏性角化症：最も一般的に体幹や顔面に生じる。これらの病変はより斑状に粘着性のある，脂っぽく張りついたようにみえる（156章「脂漏性角化症」参照）。
- 色素性光線角化症：通常，日光に曝露される部位にできる。病変は斑点か丘疹，乾燥し粗く粘着した鱗屑のあるものを呈しうる（164章「光線角化症，ボーエン病」参照）。

治療

▶ 非薬物療法
- 黒色表皮腫の症例はメタボリックシンドロームの高リスクであり，糖尿病の検査とともに脂質のスクリーニングも検討すべきである。
- 食事および運動による体重減少は，おそらくインスリン抵抗性および代償性高インスリン血症の両者を減弱することにより，黒色表皮腫の改善を手助けする。

▶ 薬物療法
- 角質溶解薬（例：サリチル酸）は，美容的に容姿を改善することができる。他の外用薬として0.1％トレチノインクリーム（病変を薄くする），トレチノインクリームと12％乳酸アンモニウムクリームの組みあわせ，ビタミンD軟膏[10]は有効かもしれない[4]。SOR Ⓒ
- メトホルミン[11]とオクトレオチドは，黒色表皮腫の治療薬として用いられてきた。SOR Ⓒ

▶ 補助療法，代替療法
ω-3脂肪酸や魚脂のサプリメントもまた黒色表皮腫を改善させると報告されている[12]。SOR Ⓒ

▶ 処置
- ロングパルス・アレキサンドライト・レーザー療法および皮膚擦傷法は[13]，代替療法である[4]。
- ある患者は黒色表皮腫に多くの軟性線維腫があり，患者の多くはそれらを切除することを望んでいる（図220-8参照）（155章「懸垂線維腫（軟性線維腫）」参照）。

予後
黒色表皮腫は基礎疾患（例：糖尿病や悪性腫瘍）の治療とともに，通常改善する[4]。

患者教育
体重減少により解決が見込めるため，過体重の患者は食事，運動を通じた減量が推奨される。

【Mindy A. Smith, MD, MS】
（熊谷亮　訳）

221　糖尿病皮膚障害

症例
10年来の糖尿病歴のある60歳の女性がこの1年で，茶色に変化した両前脛骨部に，赤みを帯びた病変があることに気づいた（図221-1）。色素沈着のある部分に痛みはないが，神経障害による下肢の痛みを訴えていた。彼女は糖尿病皮膚障害（diabetic dermopathy）と診断され，糖尿病の管理を良好にすべく，主治医のもとで治療に取り組みはじめている。

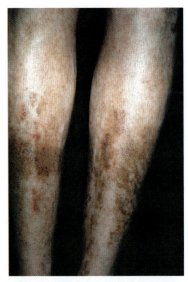

図 221-1　糖尿病の 60 歳女性の両下肢にみられる糖尿病皮膚障害（色素沈着性前脛骨部丘疹とも呼ばれる）。皮膚は萎縮しており，病変は平坦で著しく色素沈着しているようにみえる（Reproduced with permission from the University of Texas Health Sciences Center, Division of Dermatology.）

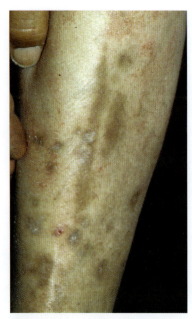

図 221-2　左前脛骨部の著しい色素沈着と脱色を伴った治癒性潰瘍痕を呈する糖尿病皮膚障害。前脛部の色素沈着がみられる下肢の糖尿病皮膚障害と，治癒した色素沈着性潰瘍。紅斑や微細な鱗屑もみられる（Reproduced with permission from the University of Texas Health Sciences Center, Division of Dermatology.）

概説

糖尿病皮膚障害は糖尿病患者で主にみられ，境界明瞭，色素沈着があり，萎縮性陥凹，斑点か丘疹が前脛部の表面にみられる。最も一般的な糖尿病皮膚所見である。

疫学

- 糖尿病皮膚障害は 12.5～40％の患者にみられ，高齢者に多い。女性ではそれほど多くない[1]。
- 糖尿病と皮膚病変患者を対象とした 100 例の入院あるいは外来患者を対象とした調査では，糖尿病皮膚障害は 36％に認めた[2]。一方，インドの糖尿病専門クリニックに通院中の 500 例の調査では，糖尿病神経障害の発症率はずっと低くわずか 0.2％であり，著者は患者の大半は血糖コントロールが良好であり（60％が空腹時血糖 130 mg/dL 未満），慢性高血糖の皮膚所見が減少したと結論づけている[3]。
- 糖尿病のない患者，特に循環不全の患者において時々認められる。時々糖尿病のない患者でも，循環不全などの患者で特にみられる。

病因／病態生理

糖尿病皮膚障害の原因は不明である。
- 糖尿病皮膚障害は特に神経障害のある患者で，機械的もしくは熱性の外傷に関連しているかもしれない。
- 組織所見は赤血球の血管外への漏出，毛細血管の基底膜肥厚を呈するため血管性に分類される。ある研究で，1 型糖尿病と糖尿病皮膚障害がある患者では，1 型糖尿病患者および非糖尿病患者と比較して，前脛部正常皮膚にみえる部位でも著明な皮膚血流の低下を認めた[4]。
- 糖尿病皮膚障害は網膜症や神経障害，腎障害との関連がある[5),6)]。あるトルコの研究において，糖尿病皮膚障害のある女性は，ない患者よりも，重篤な感覚性の神経症（例：深部感覚低下，表在知覚低下，振動覚低下）があるようである。これらの患者は，手根管症候群の有病率（63.8％）が高い[7]。

診断

▶ 臨床所見

臨床的に通常診断される。病変はしばしばピンク色の斑点（0.5～1.0 cm）として出現し，表面の萎縮や細かい鱗屑を伴った色素沈着になる（図 221-1～図 221-4）。

▶ 典型的分布

前脛骨部やふくらはぎの側面の部分でみられる（図 221-1～図 221-4 参照）。

▶ 生検

組織所見は，表皮萎縮表皮小血管の肥厚，表皮メラニンの増加，ヘモジデリン沈着を伴う出血を示す。これらの所見は，生検標本ですべての症例に認められるわけではない。生検標本ですべて現れないことがある。糖尿病皮膚障害の剖検症例で，14 検体中 4 検体に中等度から重度の壁肥厚が細動脈や動脈でみられた。14 検体中 11 検体で軽度の基底膜の肥厚，14 検体中 9 検体で著しい表皮メラニンの増加を認めた[8]。

鑑別診断

似ている皮膚状態のある患者の評価をするとき，以下の疾患を考慮する。
- リポイド類壊死の初期病変：前脛骨部に始まる紅斑性丘疹や斑点ではあるが，黒ずみ，辺縁不整で隆起してくる。毛細血管拡張，萎縮，黄色の退色がみられ，病変は疼痛を伴うかもしれない（222 章「リポイド類壊死」参照）。
- シャンバーグ病（色素沈着した紫斑性皮膚疾患）は下肢に唐辛子のようにみえるピンク～赤色の点とともに，茶色のヘ

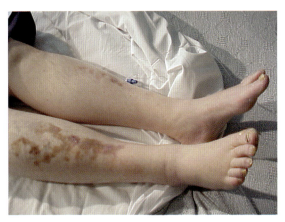

図 221-3　中年男性の両下肢に生じた糖尿病皮膚障害。希薄な毛髪は，血管障害に続発したものである（Reproduced with permission from Dan Stulberg, MD.）

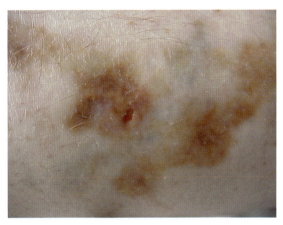

図 221-4　糖尿性皮膚障害の右足の拡大像。萎縮，皮膚色素沈着，浅い潰瘍，細かい鱗屑がみられる。色素沈着はヘモジデリンの沈着からなる（Reproduced with permission from Dan Stulberg, MD.）

モジデリン沈着物を産生する毛細血管炎である。糖尿病ではあまり一般的ではないが，糖尿病皮膚障害に似ているかもしれない。生検はそれらを鑑別するのに使われうる（177章「血管炎」参照）。
- うっ滞性皮膚炎：典型的な部位は足首の内側である。早期の病変は紅斑性，鱗屑があり，時々掻痒を伴い徐々に色素沈着を呈してくる（51章「静脈不全」参照）。
- 外傷性瘢痕：鱗屑はなく病変は永続的で，浮腫は通常，出現しない。

治療

- 効果的な治療法はない。
- 糖尿病管理をよくすることで病変が改善するかどうかは知られていない。
- 1つの症例報告では，15〜25 mg/日のキレート化された亜鉛の数週間投与を行うことが効果的かもしれないとしている[9]。SOR Ⓒ

予防

血糖コントロール良好な症例では，糖尿病神経障害のリスクが低いかもしれない。

予後

病変は自然に消えうる。

患者教育

新しい病変ができるかもしれないが，病変は無症状で1〜2年以内に自然消退する可能性があると，患者に説明して安心させること。

【Mindy A. Smith, MD, MS】
（熊谷亮　訳）

222 リポイド類壊死

症例

30歳の女性に両下肢変色が出現していた。患者の既往歴に糖尿病はなかった。ただし糖尿病の家族歴は存在していた。皮膚病変の視診では，リポイド類壊死（necrobiosis lipoidica）が強く疑われた（図222-1）。著明な色素沈着，黄色への変色，萎縮，毛細血管拡張を認めた。患者は過体重ではなく，糖尿病の徴候はみられなかった。昼食後1時間後の血糖値は142 mg/dLであった。後日施行した空腹時血糖は121 mg/dLで，HbA1c は 6.1％であった。患者は糖尿病境界型とされ，食事および運動療法が開始された。彼女は皮膚所見を気にし，中強度の局所ステロイド療法を選択した。

概説

リポイド類壊死は，糖尿病患者に最もみられる間質病変の変性を伴った，慢性肉芽腫性疾患である。糖尿病のない患者のリポイド類壊死患者も少数ながら存在すると認識される前は，糖尿病リポイド類壊死症と呼ばれていた。

疫学

- リポイド類壊死は約1％（0.3〜2.3％）の糖尿病患者で起きるまれな疾患である[1)〜4)]。
- リポイド類壊死は女性が80％を占め，特に1型糖尿病患者に多いが2型糖尿病でも起こしうる[1),2)]。リポイド類壊死を持つ患者の約75％は，糖尿病があるか，将来糖尿病になる[5)]。
- 発症は平均34歳程度である[1),2)]。
- リポイド類壊死は橋本病患者でも出現すると報告されている[3)]。
- 糖尿病とは関連のない家族性リポイド類壊死も報告されている[6)]。

病因／病態生理

- リポイド類壊死の原因は不明である。
- 血管炎による皮膚血管の血栓および閉塞が原因とされてきた。しかしながら，脛以外では，病変部位の細小血管炎所見は一般的ではなく，したがって病変形成には血管炎は必ずしも必要ではない[2)]。加えてある研究では，リポイド類壊死の病変では，病変部位近傍の正常皮膚の部分よりも有

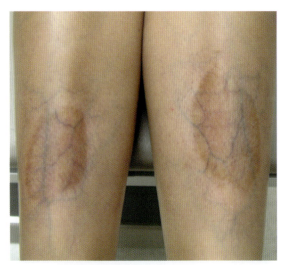

図222-1　耐糖能異常（境界型）のある30歳女性のリポイド類壊死。茶色い色素沈着と拡張した血管が認められる（Reproduced with permission from Suraj Reddy, MD.）

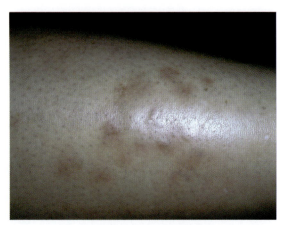

図222-2　リポイド類壊死のある1型糖尿病患者。治癒した表層潰瘍の場所に，ピンク色に変色した部分が認められる（Reproduced with permission from Amber Tully, MD.）

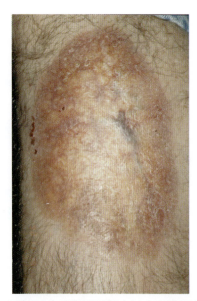

図222-3　下肢にリポイド類壊死が認められた2型糖尿病患者。中心部に萎縮と黄色に退色した部位があり，境界明瞭な茶色い縁が認められる（Reproduced with permission from the University of Texas Health Sciences Center, Division of Dermatology.）

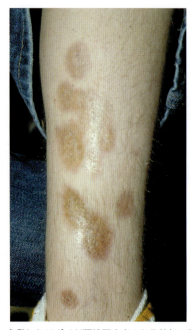

図222-4　多発したリポイド類壊死病変のある若年1型糖尿病患者。中心部が黄色調に退色し，境界明瞭で茶色い縁が認められる（Reproduced with permission from the University of Texas Health Sciences Center, Division of Dermatology.）

意な血流増加を認めた[7]。
- 抗体とC3は真皮・上皮接合部に認められており，血管炎を示唆する。
- 柵状の組織球に関連したこれらの病変におけるフィブリンの存在は，遅発性の過敏反応を示しているかもしれない。
- 焦点浮動顕微鏡を使用した研究では，ボレリアスピロヘータを特定するための免疫組織学的技術が改良された。*Borrelia*はリポイド類壊死病変全体の75％で特定され，炎症性に富んだ症例では92.7％，炎症が乏しい症例では26.7％に認める[8]。これらの所見は，リポイド類壊死の発症あるいは誘因における*Borrelia burgdorferi*あるいは他の類似種の潜在的な役割を示すものと，著者らは仮定している。

診断

▶ 臨床所見

- 病変は紅色調の丘疹や斑点が前脛部に始まり，境界不明瞭で辺縁が紅斑性に隆起しながら，大きくかつ暗い色に変化してくる（図222-1～図222-4）。病変の中心部は萎縮，黄色調に変色し，蝋様に現れてくる（図222-3～図222-5A）。
- しばしば目立った茶色や過剰に色素沈着した病変を呈する（図222-1～図221-4参照）。
- 病変は潰瘍を生じて（全体の約1/3），痛みを呈してくる（図222-5B）。
- 毛細血管拡張症や目立った血管が病変のなかにみられうる（図222-1～図222-4参照）。
- 黄色調変化は，脂肪沈着ないしはβカロテンによるものか

222章 リポイド類壊死　823

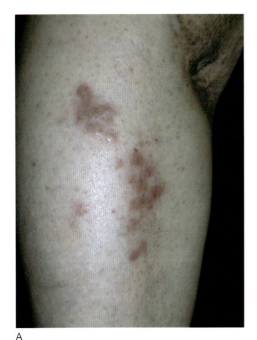

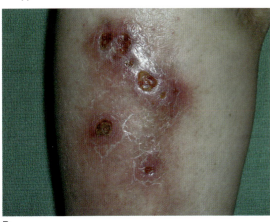

図 222-5　A：糖尿病のない患者の下肢におけるリポイド類壊死。生検で確定されて，治療された。B：ステロイド局所療法にもかかわらず増悪し潰瘍化したリポイド類壊死（Reproduced with permission from Richard P. Usatine, MD.）

もしれない。

典型的分布

- 病変は，通常（90％）は脛に生じる（図 222-1～図 222-4 参照）。
- リポイド類壊死の病変は顔面や頭皮，陰茎など多くの皮膚の部位で報告されている[9],[10]。

生検

- 通常臨床的に明らかなので，生検は通常必要ではない。生検は糖尿病患者に行うことで治癒の遷延や感染などを起こす可能性がある。下肢の前脛部は，たとえ健康な人であっても治癒するのに時間がかかる部位であるため，ほとんどの症例で避けるべきである。
- 診断が確定しないとき，パンチ生検では皮膚の肉芽腫性炎症と閉塞性動脈内膜炎を伴った，薄く萎縮した表皮が認められる。進行した類壊死あるいは弾性組織を欠いたコラーゲンの変性が，真皮の変化として認められる。

鑑別診断

リポイド類壊死は以下のような疾患と判別が難しくなる。

- 結節性紅斑：リポイド類壊死と同じ場所（特に脛）に生じる炎症性脂肪織炎である。これらの結節はピンク色に皮膚が変化しており，滑らかである。皮膚色や表皮変化がないことは結節性紅斑とリポイド類壊死の鑑別につながる（176章「結節性紅斑」参照）。
- 環状肉芽腫：手背，四肢の伸筋表面，後頸部に非対称性の環状赤色斑として出現する。リポイド類壊死でみられるような黄色色素変性はみられない。これらの病変は紅色調の環状に盛り上がったリングのようにみられ，リポイド類壊死とは異なる。生検が必要なときは豊富なムチンの沈着がリポイド類壊死との鑑別につながる（171章「環状肉芽腫」参照）[2]。
- 慢性単純性苔癬：慢性的な掻痒性の湿疹の病変である。慢性的に引っ掻くかさすることで生じた苔癬化または肥厚を伴った斑点もしくは丘疹が認められる。病変は一般的に足首や手首，項部に限局している。目立った鱗屑や苔癬がリポイド類壊死との鑑別に役立つであろう（143章「アトピー性皮膚炎」参照）。
- サルコイドーシス性皮膚病変：結節性紅斑も含み，斑丘疹性発疹が顔や鼻，背中，四肢に出現する。皮膚の斑点はしばしば紫色で隆起している。そして毛細血管拡張を伴った広範な斑が一般的に顔や手にみられる。パンチ生検では，サルコイドーシスとリポイド類壊死を鑑別することができる（173章「サルコイドーシス」参照）。
- うっ滞性皮膚炎：静脈不全や浮腫により二次的に下肢に生じる[11]。患者は通常高齢で，典型的な発症部位は足首の内側に認められる。初期病変は紅斑性の鱗屑で時々掻痒を伴い，徐々に色素沈着が進行してくる。これらの病変はリポイド類壊死でみられるようにめったに限局しない（51章「静脈不全」参照）。

治療

これまで糖尿病と診断されていなかった患者で糖尿病があるか評価を行う。たとえ血糖コントロールがリポイド類壊死の進行に関連していないとしても，糖尿病は大血管および細小血管合併症のリスクを下げるため治療をするべきである。

薬物療法

治療に成功したデータは症例報告に基づいている。類壊死病変は，以下の治療に反応するかもしれない。

- ステロイド外用薬の局所療法やトリアムシノロン 2.5 mg/mL の病巣注射を行う[2]。SOR ● これらの治療の主なリスクとして皮膚の萎縮がある。そのため患者にはステロイド療法を行う前にリスクとベネフィットをしっかりと説明するべきである。
- タクロリムス軟膏（0.1％軟膏を 8 週間で 1 日 2 回塗布してから，8 週間で 1 日 1 回塗布）は，1 つの症例で治療が奏効したと報告されている[12]。SOR ●
- 血流を改善させ赤血球や血小板凝集などを抑制するペントキシフィリン（400 mg を 1 日 2～3 回）は，2 症例で完治しており，1 例は 8 週間[3]，もう 1 例は 6 カ月治療期間がかかっていた[4]。後者の患者は治療を継続しており，2 年間の

フォローアップで寛解が維持されていた。SOR C
- 潰瘍性リポイド類壊死はテトラサイクリン[13]や抗マラリア薬（例：ヒドロキシクロロキン）[14]，クロファジミン[15]，ステロイド全身療法[16]，抗血小板療法[17]，生物学的製剤（例：インフリキシマブ点滴，経皮的エタネルセプト）[18],[19]などが治療に反応すると報告されている。SOR C

▶ 紹介
- 難治性皮膚潰瘍のある患者は紹介が望ましい。ある研究では，リポイド類壊死を有する患者で他者の培養皮膚を移植することで，治癒改善に成功している[20]。
- 局所光線力学療法もまた難治性リポイド類壊死の寛解に効果的かもしれない。ある研究（N＝18）では全体の治療反応率は39％で，完治した患者1人と，部分的に治癒した6人の患者が含まれている[21]。SOR C

予後
- 自然治癒は，症例の10～20％に認める。
- 糖尿病患者に膵臓移植を施行したある研究（N＝11）では，リポイド類壊死を有する5症例すべてにおいて，膵臓移植後に寛解した。1人の患者は移植の拒絶反応に関連して，リポイド類壊死を再発した[22]。1人の患者は腎移植を受けており，難治性のリポイド類壊死であった。

患者教育
- リポイド類壊死患者で糖尿病のない人では疾患が増悪するリスクについて指導し，症状および定期的な観察について助言すべきである。
- リポイド類壊死は自然に治るかもしれず，いくつかの治療に反応するかもしれない。

【Mindy A. Smith, MD, MS】
（熊谷亮 訳）

223 脂質異常症，黄色腫

症例

27歳のヒスパニック系男性が，6カ月前より出現した，全身に認める疼痛を伴った非掻痒性の隆起物を訴えた。患者は10カ月前から通院を中断し，2型糖尿病の内服薬を中断していた。患者の祖母は，数年前により軽症で同様の隆起を認めた。かたい黄色調の丘疹が患者の首から下全体に広がっていた（図223-1～図223-3）。血液検査では，随時血糖203 mg/dLで空腹時トリグリセリド7,000 mg/dL以上，総コレステロール700 mg/dL以上であった。HDLコレステロール（HDL-C）は32 mg/dLでカイロミクロンは認めなかった。患者は黄色腫（xanthoma），コントロール不良の糖尿病，脂質異常症（dyslipidemia）と診断され，メトホルミンとゲムフィブロジル，HMG-CoA還元酵素阻害薬（スタチン）が開始された。

概説

脂質異常症は，血清脂質構成成分（総コレステロール，LDL-C，HDL-C，トリグリセリド）の1つあるいは複数の上昇を指す。黄色腫は脂質が正常な人でも起こりうるが，家族

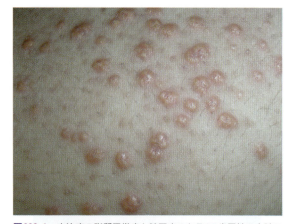

図223-1 未治療の脂質異常症と糖尿病のある27歳男性の上肢に生じた発疹性黄色腫の拡大像（Reproduced with permission from Richard P. Usatine, MD.）

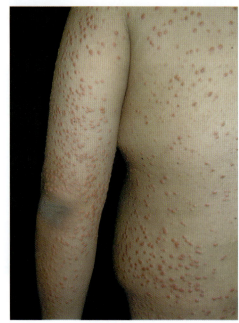

図223-2 図223-1と同一患者にみられる腕と体幹に生じた発疹性黄色腫（Reproduced with permission from Richard P. Usatine, MD.）

性ないしは二次性の重篤な高脂血症の皮膚所見である。脂質異常症は，冠動脈疾患の危険因子である。治療可能な主要心血管疾患の危険因子である。

疫学
- 2005～2006年で米国の成人の15.7％が総コレステロール高値であった[1]。20～74歳までの成人の平均コレステロール値は，1959～1962年には222 mg/dLであったが，2007～2008年には197 mg/dLまで減少しており，Healthy People 2010の目標に近づいた[2]。
- 2005～2008年では，成人人口の34％がLDL-C高値であると見積もられた（推奨LDL-C値以上あるいはコレステロール降下薬の使用に基づく）[3]。
- 青年（12～19歳）では20.3％に脂質異常があり，男性は女性よりも少なくとも1つ以上の脂質異常がある傾向にある

223章 脂質異常症，黄色腫　825

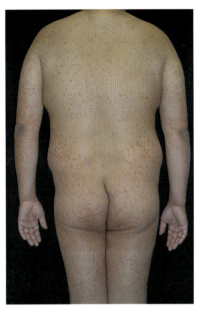

図223-3　図223-1と同一患者の体全体に及んだ発疹性黄色腫（Reproduced with permission from Richard P. Usatine, MD.）

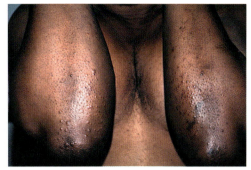

図223-4　2型糖尿病と脂質異常症のある黒人男性の肘に生じた発疹性黄色腫。トリグリセリドと総コレステロールが高値である（Reproduced with permission from Richard P. Usatine, MD. Previously published in the Western Journal of Medicine.）

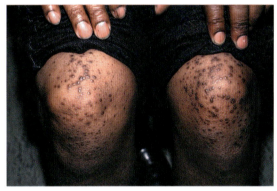

図223-5　図223-4と同一患者の膝に生じた発疹性黄色腫（Reproduced with permission from Richard P. Usatine, MD. Previously published in the Western Journal of Medicine.）

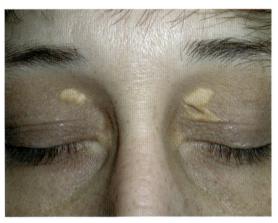

図223-6　眼周囲の黄色板症（眼瞼黄色腫）。まぶたの内側にみられ，一般的には下眼瞼よりも上眼瞼に存在することが多い（Reproduced with permission from Richard P. Usatine, MD.）

（それぞれ24.3％vs 15.9％）[4]）。
- ヘテロ接合型家族性高コレステロール血症（世界中で500人に1人の頻度）は，成人の腱黄色腫を呈する。

病因／病態生理

- リポ蛋白は，コレステロール，トリグリセリド，脂溶性ビタミンの運搬に必須の脂質および蛋白の複合体である。
- 脂質上昇は，脂質代謝および（あるいは）転送の遺伝的な異常，あるいは食事，疾患（例：2型糖尿病や甲状腺機能低下症，慢性腎臓病，胆汁うっ滞性肝疾患など），喫煙，肥満，薬剤（例：コルチコステロイド，エストロゲン，レチノイド，高用量β遮断薬など）などの二次的な原因に起因する。
- 血中LDL-Cの上昇は動脈硬化性プラークを形成する。これらのプラークは増大し，血流および酸素運搬を遮断し，臓器の虚血をきたす。さらに，プラーク破裂時は血餅が凝集し，たとえば心筋梗塞の原因になる。
- トリグリセリドの上昇は独立した冠動脈疾患の危険因子であり，肝腫大や脾腫，肝脂肪変性，膵炎を生じうる。肥満や運動不足，喫煙，アルコール過剰摂取，疾患（例：2型糖尿病や慢性腎不全，ネフローゼ症候群など），薬剤（前述したようなもの），遺伝子疾患（例：家族性複合型高脂血症）などが原因として関連してくる[5]。
- 黄色腫は皮膚や皮下組織への脂質沈着であり，通常原発性ないしは二次性高脂血症の結果として生じる。黄色腫は単クローン性免疫グロブリン異常症でもみられる[6]。5つの黄色腫の基礎的なタイプがある。
  - 発疹性黄色腫（結節性発疹性とも呼ばれる）が最も一般的な形態である。これらは白人で紅斑を伴った，黄色か色素沈着した丘疹が集合しているようにみえる（図223-1〜図223-3参照）。また黒人では過剰色素沈着しているようにみえる（図223-4，図223-5）。
  - 腱黄色腫は頻繁にアキレス腱や指伸筋腱にみられる。
  - 扁平黄色腫は平坦で，主に手掌線や顔，上肢，瘢痕にみられる。
  - 結節性黄色腫は最も頻繁に手や大関節上にみられる。
  - 眼瞼黄色腫では目頭に黄色調の丘疹がみられる。眼瞼黄色腫を有する人の50％は，脂質が正常範囲内である（図223-6）。

危険因子

脂質異常症治療の検討が必要な危険因子は以下のとおりである。
- 2型糖尿病。
- 若年性冠動脈疾患や家族性高脂血症の家族歴。
- 心疾患の危険因子（喫煙，肥満，高血圧，もしくは座りがちな生活習慣）。

診断

▶ 臨床所見

- ほとんどの脂質異常症の患者は無症候性である。
- 非常に高い総コレステロール（2,000 mg/dL 以上）は発疹性黄色腫や網膜脂血症（網膜が白くみえる。ただし単独の高トリグリセリド血症でも認める。中性脂肪高値とは単独でみられることもまたある）を生じるかもしれない。非常に高い LDL-C は腱黄色腫を起こすかもしれない。
- 黄色腫は臨床的には黄色調の丘疹や結節，腫瘤を呈する（図 223-1 参照）。
- 発疹性黄色腫（図 223-2～図 223-5 参照）は小さな丘疹が肘や膝，殿部に集簇して始まり，ブドウの大きさほどまで大きくなる。
- 正脂血症の症例で，皮膚に加えて，骨や粘膜に黄色腫を生じた報告がある[7]。

▶ 典型的分布

黄色腫は一般的に皮膚や皮下組織，腱鞘のような軟部組織の表面にみられる。

▶ 検査所見

- NCEP（National Cholesterol Education Program）Ⅲ では，空腹時脂質データを初回検査として推奨している[5]。あるいは初回に随時の総コレステロールと HDL-C を測定することを推奨している。
- 総コレステロールが 200 mg/dL 以上，あるいは HDL-C が男性で 40 mg/dL 未満，女性で 50 mg/dL 未満の場合には，LDL-C 計算のため空腹時脂質測定を行う[5]。トリグリセリドが 400 mg/dL 以上では，LDL-C は計算できない。
- 甲状腺機能異常が疑われるときは，甲状腺機能が脂質異常に寄与しているかどうか決定するために，甲状腺刺激ホルモン（TSH）を測定する。
- 他の二次性疾患として，神経性食思不振症やクッシング症候群，肝炎，ネフローゼ症候群，腎不全，全身性エリテマトーデス（SLE）を考慮する。
- スタチンが考慮されるときは，投与前の CPK を測定することが推奨される。

▶ 生検

生検はあまり必要とされず，脂質に満たされたマクロファージの塊がみられる。

▶ 鑑別診断

他の皮膚丘疹で黄色腫と間違われるのは以下の疾患である。
- 痛風結節：尿酸ナトリウム（mono）の沈着物は通常かたく，時折白亜性の物質が排泄される（図 223-7）（105 章「痛風」参照）。
- 弾性線維仮性黄色腫：皮膚や眼の弾性線維にカルシウムが異常沈着する疾患である。

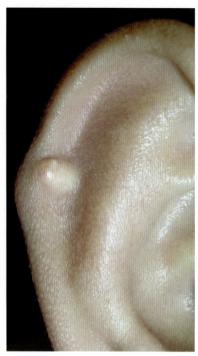

図 223-7　痛風のある若年男性に生じた耳の痛風結節（Reproduced with permission from Richard P. Usatine, MD.）

- 伝染性軟属腫：ウイルスによって生じる。丘疹が広範囲に広がるが，たいてい中心が窪んだ病変である（129 章「伝染性軟属腫」参照）。図 223-1～図 223-3 の患者は最初は伝染性軟属腫と誤診されていた。

治療

脂質異常症の患者の管理として強調されるのは心血管危険因子（前述）の低下であり，脂質低下療法の目標として，増加した LDL-C に主眼を置く[5]。最適な LDL-C の数値は 100 mg/dL 未満であり，最適に近いのは LDL-C が 100～129 mg/dL であり，LDL-C が 160 mg/dL 以上になると高値である。ICSI（Institute for Clinical Systems Improvement）は冠動脈疾患の既往のある人や心臓以外のアテローム性動脈硬化症，冠動脈疾患と同等の疾患では LDL-C を 70 mg/dL 未満に下げることが推奨されている[8]。

- 治療の強度は患者の危険性の状態に基づくべきである[5]。危険因子が 0 か 1 の人（10 年で冠動脈疾患を起こす可能性が 10%未満である）は LDL-C 160 mg/dL を目標とし，危険因子が 2 つ以上では LDL-C 130 mg/dL 未満，冠動脈疾患に相当する（例：糖尿病や 10 年以内に冠動脈疾患を起こす可能性が 20%以上である）。患者は LDL-C 100 mg/dL 未満を目標とする。
- 危険因子が 2 個以上ある場合，10 年間でのリスク評価にフラミンガムスコアリングシステムを使用することは（http://hp2010.nhlbihin.net/atpiii/calculator.asp），どの個人が強化療法により最も利点を享受できるか同定する際に役立つ。

▶ 非薬物療法

- 禁煙は推奨されるべきであり，強く支援すべきである。禁煙は心血管リスクや血清脂質を改善させる。

- 患者は運動や食事習慣の改善を通じて危険因子を修正することが推奨される。高コレステロールは食生活改善を通じて、数値を下げることができる。SOR A
- 過体重の患者では，減量を成し遂げるために摂取カロリーを減らすように促すべきである。SOR C
- 脂質を下げる食事療法の特徴としては，総脂肪の摂取を総カロリーの25〜35％まで下げる（トランス脂肪酸と飽和脂肪酸は低めに〈飽和脂肪酸は総カロリーの7％未満〉維持し，コレステロール摂取を1日200 mg未満にし，食物繊維を1日20〜30 g〈5〜10 gを水溶性食物繊維〉に増やすようにすることである）[5]。SOR C しかしながら，コクランレビューでは脂質異常症患者における低脂肪食の長期的効果（6カ月以上）を明らかにした研究を見出していない[9]。
- 同様に，コクランレビューの著者により特定された11の小さな食事介入の試験では，短期間での結果のみ報告されている[10]。植物ステノールが低コレステロール食よりも有意に総コレステロールを下げることを除けば，低脂肪食と他の食事介入（例：ω-3脂肪酸や大豆蛋白，植物ステロール，植物ステノールなど）との間で効果に違いはなかった[10]。
- 飽和脂肪酸の摂取量を減らせば，心血管イベントの発生を14％減少させることができる（相対リスク0.86, 95%CI 0.77〜0.96）[11]。SOR A この心血管イベントのリスク減少は，血清総コレステロール，LDL-C, トリグリセリドの効果の程度に直接関連している。最も強いエビデンスは少なくとも2年間の研究であり，男性を対象とした研究である（女性は対象ではない）。しかしながら，食事の脂質変化における総死亡率（相対リスク0.98, 95%CI 0.93〜1.04），心血管疾患死亡率（相対リスク0.94, 95%CI 0.85〜1.04）への効果は明確でない。
- NCEPは生活習慣の改善と，6週間後のLDL-C再評価を推奨している。LDL-C値の目標値に達していないときは，栄養士の指導も考慮しながら，植物ステノールと食物繊維を摂取するなど生活改善を強化させる。次の6週間でLDL-Cが目標値に達していないときは，薬剤を考慮する[5]。冠動脈イベントや治療で入院した患者でLDL-Cが130 mg/dL以上であったときは，薬物療法を導入する[5]。
- 特に初めのLDL-Cの目標値が食事改善や運動療法で達成できなかった場合は，植物ステノールおよびスタノールの1日2 gまでの増加を考慮するべきである。SOR B
- トリグリセリドが高値（>200〜499 mg/dL），あるいは著明高値（≧500 mg/dL）の患者では，体重減少や運動から治療を始めるべきである。特に著明高値の患者では超低脂肪食（総カロリーの15％以下）が用いられる。
- 黄色腫の最初の治療として，脂質異常症（がある場合）を改善させることを目標とすべきである。

▶ 薬物療法

前述したような最初の介入を通して，2番目の治療としてスタチンやナイアシン，フィブラート，エゼチミブや胆汁酸吸着薬などが含まれる[4,8]。併用療法の適応は，結果に基づいた研究に支持されてはいない。

- スタチン（ロバスタチン〈20〜80 mg〉, プラバスタチン〈20〜40 mg〉, シンバスタチン〈20〜80 mg〉, フルバスタチン〈20〜80 mg〉, アトルバスタチン〈10〜80 mg〉, セリバスタチン〈0.4〜0.8 mg〉）はほとんどの患者で第一選択薬として用いられる。冠動脈疾患の危険因子を有する症例（全死亡：オッズ比〈OR〉0.88, 95%CI 0.81〜0.96），主要冠動脈イベント（OR 0.70, 95%CI 0.61〜0.81），脳血管イベント（OR 0.81, 95%CI 0.71〜0.93）[12]，および冠動脈疾患を有する症例あるいは同等の症例（冠動脈疾患による死亡率とおそらく全死亡を減少される）に対して，スタチンの使用はエビデンスにより支持される[13]。SOR A
- 冠動脈疾患患者の死亡を1人防ぐための治療必要数（NNT）は約30〜50である。スタチンのタイプによる違いは，重要でないようだ[14]。
- スタチンの副作用は，ミオパチーや肝酵素上昇を含んでいる。またスタチンは糖尿病発症リスクのわずかな増加に関連している（害必要数〈NNH〉255）[15]。一番の禁忌は肝疾患である。
- ナイアシン（急速遊離型〈クリスタリン〉ニコチン酸〈1.5〜3.0 g〉や，徐放性ニコチン酸〈ナイアスパン〉〈1〜2 g〉, 持続放出型）は，スタチン単剤の強化療法でLDL-C目標値が達成していないときの2番目の併用薬や，トリグリセリド著明高値の際の第一選択薬として用いられる。ナイアシンによる主要冠動脈イベント抑制効果が証明されている。SOR A ナイアシンは処方箋なしで購入できる。
- ナイアシンの副作用として消化器症状や，紅潮，高尿酸血症，糖尿病患者で高血糖，肝毒性があげられる。禁忌として慢性肝疾患や重症痛風があり，糖尿病患者，高尿酸血症，消化性潰瘍のある患者は投与注意とされている。
- フィブラート（ゲムフィブロジル〈600 mg, 1日2回〉, フェノフィブラート〈200 mg〉, クロフィブラート〈1,000 mg, 1日2回〉）が第二選択薬として用いられ，主要冠動脈イベントは下げるが，総死亡率は下げないことが示されてきた[16]。SOR A フィブラートはトリグリセリド著明高値の際は第一選択薬として用いられる。副作用として消化不良，胆石，ミオパチー，説明不可能な非冠動脈疾患死があげられる。禁忌としては重篤な腎および肝疾患がある。
- 胆汁酸吸着薬（コレスチラミン〈4〜16 g〉, コレスチポール〈5〜20 g〉, コレセベラム〈2.6〜3.8 g〉）は冠動脈疾患の死亡率低下が示された，第二選択薬である[11]。SOR A 副作用は消化器症状，便秘，他剤の吸収抑制がある。禁忌としては異常βリポ蛋白血症やトリグリセリド400 mg/dL以上である。

脂質降下薬の治療は，黄色腫をしばしば退縮させる。SOR C 単クローン性γグロブリン血症に関連した黄色腫を呈している患者では，化学療法後に血液学的寛解が得られることで一部の患者で黄色腫の改善につながる[6]。

▶ 補助療法，代替療法

- チョウセンアザミの葉の抽出物，赤酵母米，いくつかの中国の漢方薬（特にXuezhikang）はプラセボ群と比較してコレステロールを下げる。ただし患者に使用した結果としてのデータは不足している[17〜19]。
- 一次および二次予防をあわせて解析したとき，ω-3系脂肪酸が死亡率を減少させるかは不明である。2006年のメタ解析では，総死亡や心血管リスクの減少を見出せていない[20]。
- 亜麻仁やリグナンは特に女性で効果が認められているが，亜麻仁油は認めていない[21]。
- ある無作為化比較試験（RCT）で，食事におけるクルミ（42.5 g/10.1 mL）と魚脂（113 gの鮭を1日2食）の摂取は，

有意に血清コレステロールやトリグリセリドを低下させた[22]。あるメタ解析ではナッツ摂取（67 g）は脂質を低下させた[23]。

▶ 外科療法

- 1975～1983年，主に初回心筋梗塞後の男性を対象として，部分的回腸バイパス術の施行の有無に対するRCTが行われた。初回報告として治療介入した群で脂質の改善が認められ[24]，25年後のフォローアップ研究では，外科療法を介入した群で，生存率や心血管イベント発生のない生存率が改善していることが認められた[25]。
- 眼瞼黄色腫の病変は，美容目的で治療されるかもしれない。治療法として手術や電気手術，凍結療法，レーザー療法が含まれる。24人の症例報告でアルゴン光凝固療法は非常に忍容性があり，美容的に85％の患者がよかったと評価している[26]。SOR C
標準的治療がうまくいかなかったとき，LDLアフェレーシスはLDL-Cを低下させるとともに黄色腱の退縮が認められる[27]。SOR C

▶ 紹介

特に最初の食事療法がうまくいかなかった場合は，栄養士からの栄養指導をコンサルトするべきである。栄養指導が心血管危険因子（血圧，総コレステロール，LDL-Cなど）を適度に改善することが示されている[28]。SOR A

予防／スクリーニング

- 米国予防医学専門委員会（USPSTF）は，35歳以上の男性で脂質異常症のスクリーニングを行うことを強く推奨している[29]。SOR A 脂質異常症と冠動脈疾患発症リスクが年間1％以上ある中年男性（35～70歳）に対して，薬物療法が冠動脈疾患イベントを減少させるという強力なエビデンスがある。コクランレビューでは，癌の発生を増加させることなく，総死亡，主要血管イベント，血行再建術が減少することを，14の研究（11は危険因子を持つ患者を募集した）において確認している[30]。あるメタ解析において，危険因子のある患者（主に男性）における一次予防に対する治療必要数（NNT）は，若年死173，冠動脈イベント81，脳卒中245となっている[12]。
- USPSTFでは45歳以上の女性患者で冠動脈疾患のリスクが高い人へのスクリーニングを強く推奨している[29]。SOR A USPSTFは，冠動脈疾患のリスクが高い場合には，20～35歳の男性および20～45歳女性についてもスクリーニングを推奨している[29]。SOR B 70歳以上の男性や中年以上（45歳以上）の女性で同程度のリスクしかない患者を含むそれ以外の成人では，薬物療法による効果を示した直接的なエビデンスはほとんどない[31]。事実，女性を含んだ一次予防のメタ解析で，女性では様々な臨床転帰においてもリスクを下げる十分なエビデンスは得られなかった[32]。
- 二次予防試験では，男性と同程度に女性でも冠動脈死，冠動脈イベント，非致死性心筋梗塞，血行再建術を減少させ，高齢男性では死亡率の減少も示されている[33]。
- 1～5年ごとの再検査は，冠動脈疾患のリスクに基づいてUSPSTFによって推奨されている[29]。
- 幼児や青年において，冠動脈イベント発症の遅延，減少のための脂質異常症スクリーニングの有効性を示した研究はない。

予後

- 観察研究に基づくと，LDL-Cが30 mg/dL上昇するごとに冠動脈疾患の相対リスクは30％上昇する。
- 上昇した脂質を低下させる治療戦略は，冠動脈疾患イベントとおそらく総死亡を低下させる。
- 脂質異常症に対しての食事や薬物などの医学的治療とともに，外科療法により多くの黄色腫や約半分の黄色板腫が治癒もしくは改善する。再発は一般的ではない[34]。

フォローアップ

- NCEPではLDL-Cの目標値に達成するまで約6週間ごとに再検し，その後は6～12カ月で再検することを推奨している[5]。
- スタチンを内服している患者で肝酵素をフォローアップすることは，必要かどうか明確ではない[35]。筋炎症状を患者が訴えている場合はCPKを繰り返し測定する。スタチン療法はCPKが正常値よりも10倍以上になった場合は中止すべきである。CPKの上昇がないあるいは中等度の上昇を伴うミオパチーの患者では，症状が落ち着くまで1週間ごとに管理を行うべきであり，症状が増悪するか改善しないときはスタチンを中止すべきである[36]。

患者教育

- 患者にスクリーニングのリスクとベネフィットを説明すべきである。
- 脂質異常症患者の一次予防として，生活スタイルの改善は強調すべきである。
- 生活改善にもかかわらず脂質異常症の上昇が持続する場合は，高リスクか冠動脈疾患のある人では薬物療法を考慮すべきである。
- 脂質異常症および糖尿病がある患者では，現病の治療を行い良好なコントロールを維持することが推奨される。黄色腫の退縮につながる。

【Mindy A. Smith, MD, MS】
（熊谷亮 訳）

224 肥満

症例

35歳の女性のダイアンは肥満で，人生のほとんどで苦労していた。彼女の最近のBMIは36であった。彼女は思いつくだけのダイエットをすべて試してきたが，いつも4.5 kgほどやせてはやる気がなくなってしまい，行き詰まっていた。このところ定期的な運動はしていない。また首の軟性線維腫を気にしており，可能であれば取り除きたいと思っていた（図224-1）。表皮肥厚や肥満があるために随時血糖を採血した。結果は血糖値150 mg/dLであったため，軟性線維腫を切除する前の外来時に，空腹時血糖で採血するように指示した。食事療法や運動療法について話しあったあと，Weight Watchersや同様のプログラムを実行するように促した。

224章 肥満

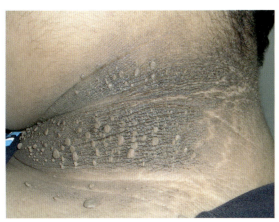

図 224-1 肥満と耐糖能異常のある女性の黒色表皮症を伴った首周囲の拡張と多くの軟性線維腫 (Reproduced with permission from Richard P. Usatine, MD.)

概説

肥満(obesity)はBMI 30以上と定義されている。BMIは体重(kg)を身長(m)の二乗で割って計算し，四捨五入して小数点第1位で求める[1]。BMI 40以上の成人は，心疾患や糖尿病を含めた相当重篤な健康上の問題があり，平均余命を縮める。

疫学

- 米国全国健康・栄養調査(NHANES)では，米国の成人の1/3以上(35.7%)と小児と青年の16.9%が肥満とされている(2010年)[1]。わずかに男性よりも女性の方が肥満傾向にある(35.8% vs 35.5%)。肥満の有病率は過去20年にわたり大幅に増加してきている。
- NHS(Nurse's Health Study)の6年間のフォローアップ(NHSの50,277人の女性の前向き研究)で，1992年にはBMI 30未満であった3,757人(7.5%)の女性がBMI 30以上の肥満になっていた[2]。
- 米国での肥満にかかる年間医療費は約1,470億ドルに及ぶ[3]。

病因／病態生理

肥満は遺伝や健康活動，環境因子，時には内科的疾患(「鑑別疾患」の項参照)や薬物(ステロイドや，抗うつ薬など)を含めた複雑な問題である。肥満の最も単純な説明としては，エネルギー摂取(カロリー摂取)とエネルギー消費(身体活動性)の不均衡である。

▶ 遺伝性

単純性肥満で個人間変動への遺伝的関与は40〜70%程度と見積もられてきた[4]。この相対的に高い遺伝的可能性にもかかわらず，肥満感受性遺伝子の研究は困難であった。4つの対象遺伝子のなかで少なくとも5つの遺伝子変異が，肥満形質に関連している。全ゲノム連鎖解析では，単純性肥満に関する遺伝子を同定するには至らなかったが，全ゲノム関連解析(GWAS)では，BMIや極端な肥満のリスクに関連した，以前には予期していなかった15の遺伝子を発見した[4]。しかしながら遺伝的な影響として，近年の年齢ごとの体重増加を説明することは困難であり，むしろ生活習慣因子の大きな変化が重要である[5]。

- 脳に機能する2つの消化管ホルモンが，食欲を調整しているかもしれない。これらのホルモンであるグレリン(食欲増進)，オベスタチン(胃内容排出を遅延させ，グレリン作用を抑制する)もまた肥満に関連している。あるメタ解析ではオベスタチンと活性化グレリンは肥満者群よりも正常体重の被験者群でより有意に高値であったと結論づけていた[6]。この理由については不明であるが，肥満者群におけるグレリン低値は，高インスリン血症による影響かもしれない。

▶ 保健活動

肥満に関連した生活習慣因子は，身体活動度(テレビの視聴時間などの低いレベル)や食事療法，睡眠などを含んでいる。

- NHSでは，毎日2時間，テレビの視聴時間が増えるごとに23%(95%CI 17〜30%)，1日2時間，座って仕事をする時間が増えるごとに5%(95%CI 0〜10%)，肥満を上昇させるとしている[2]。
- ある研究において，肥満は遺伝性であるという意見は身体活動度および野菜・果物の消費低下の報告に基づくもので，一方肥満は生活習慣によるという意見は身体活動度(食事では認めない)という報告に基づくものである[7]。
- ラテン系の男女を対象にしたある研究では，運動をしないで肉から脂身をあまり切り取らず，前日揚げ物を摂取していた男性は，より健康的な習慣で生活していた男性よりも7.2kg重かった[8]。運動を制限され(1週間あたり2.5時間未満)，習慣的にテレビをみて，スナック菓子類を食べ，前日に果物を食べなかった女性は，健康的な習慣で生活していた女性よりも20kg重かった。

▶ 環境

ファストフード店などの飲食店の場所や，安全に運動できる場所が家の近くにあるかといったことなども関連する環境因子として考えられている。ある調査研究ではスーパーマーケットが近く，コンビニエンスストアに行きにくい場所に住む近隣住民は，健康的な食事を摂取し，肥満の頻度が低い傾向があるとしている[9]。貧困層の地域に住む住民は，しばしば逆の傾向になる特徴がある。実際にある研究においては，貧困地域から貧困が少ない地域へ転居すると，極度の肥満や糖尿病の有病率がやや減少する(4.6%)ことに関連した[10]。

危険因子

- 肥満の家族歴。
- 食事：高カロリー，果物や野菜摂取の少なさ[11]，スナック菓子やファストフードの消費量(ファストフード店に週1回未満行く人の肥満有病率は24%であり，週3回以上行く人の肥満有病率は33%)[12]。
- 低身体活動度。

診断

肥満の診断はBMIが30以上である。

▶ 臨床所見

- 体重増加は高血圧や糖尿病，心血管疾患の危険因子であるが，腹囲増加は他の疾病リスクとなる(図224-2)[13]。
- BMIや腹囲増加に伴う首周囲径の増大は(図224-1参照)，閉塞性睡眠時無呼吸症候群やメタボリックシンドロームの明らかな危険因子である[14),15]。

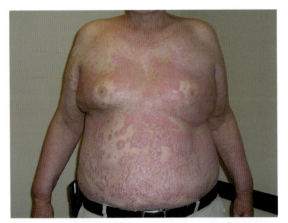

図224-2 広範囲に及ぶ斑状の乾癬のある中心性肥満の男性（Reproduced with permission from Richard P. Usatine, MD.）

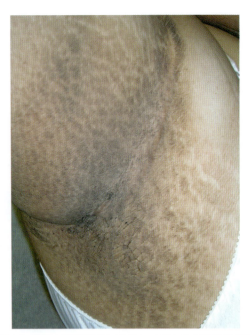

図224-4 肥満2型糖尿病のヒスパニック系女性の腋窩に生じた黒色表皮腫と線条。患者の体重は159 kg（Reproduced with permission from Richard P. Usatine, MD.）

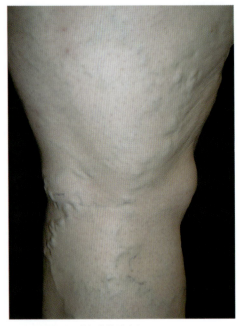

図224-3 肥満女性の蛇行性静脈瘤（Reproduced with permission from Richard P. Usatine, MD.）

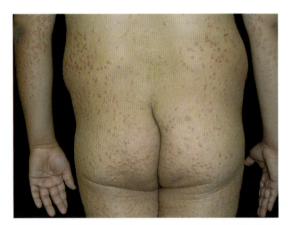

図224-5 未治療2型糖尿病，脂質異常症，肥満の若年男性の発疹性黄色腫（Reproduced with permission from Richard P. Usatine, MD.）

- 心外膜脂肪と腹部内臓脂肪は強い相関関係があり，心外膜脂肪は冠動脈疾患の病態にかかわるエビデンスがある[16]。
- 非アルコール性脂肪性肝疾患（NAFLD）は，非糖尿病性肥満患者の98％，一般成人の10〜30％，クリニック外来過体重患者の57％に認める（74章「肝疾患」参照）[17]。
- 肥満は下肢静脈瘤のリスク上昇にも関連している（オッズ比〈OR〉3.28，95％CI 1.25〜8.63）（図224-3）（51章「静脈不全」参照）。
- 肥満に関連した皮膚の状態は黒色表皮腫（図224-1，図224-4）や発疹性黄色腫（図224-5），汗腺膿瘍（図224-6），乾癬（図224-2参照）（117章「汗腺膿瘍」，150章「乾癬」，220章「黒色表皮腫」，223章「脂質異常症，黄色腫」参照）である。

● 検査所見

肥満に対する特異的な検査はないが，BMI，腹囲，患者の減量に対する意欲，そして心血管リスクを評価することは，治療計画のうえで役立つかもしれない。糖尿病やNAFLDの検査を考慮する。

鑑別診断

肥満患者の鑑別診断には，以下の医学的状況が含まれる。肥満患者では以下の疾患を鑑別する。

- クッシング症候群：内因性もしくは外因性にグルココルチコイドに長期間曝露することで，中心性肥満や臨床的特徴として満月様顔貌や鎖骨上脂肪体，野牛肩，赤色皮膚線条，近位筋萎縮，多毛症を生じる。診断は，不適切な血清あるいは尿コルチゾールを確認する（229章「クッシング症候群」参照）。
- 多嚢胞性卵巣症候群：月経過少や排卵障害，アンドロゲン過多，多嚢胞性卵巣のうち2/3を満たすことで基準を満た

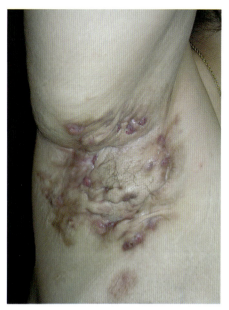

図 224-6　著しい瘢痕と洞管形成を伴った汗腺膿瘍のある BMI 30 以上の肥満女性（*Reproduced with permission from Richard P. Usatine, MD.*）

す。
- 肥満は単遺伝子疾患，たとえばプラダー-ウィリー症候群（15番染色体の異常により肥満や低血圧，発達遅滞，低身長，低ゴナドトロピン性性腺機能低下症，斜視，小手足などの臨床的特徴がみられる）や，バルデ-ビードル症候群（中心性肥満や小児期発症の夜盲から先行する失明，多指症）の一所見でもある。

治療

最初の減量目標は，ベースラインから約 10％の体重を約 6 カ月かけて減量することである[13]。目標が達成できれば，さらなる体重減少を試みる。

▶ 非薬物療法
- 食生活改善は有効かもしれない。しかし，成人の長期間減量の治療戦略に関するメタ解析で，食事や生活改善療法では 2〜4 年後で 5 kg 未満しか低下しないと示された[18]。SOR Ⓐ　特別に訓練されたスタッフにより指導されたプライマリケアに基づいたサービスよりも，民間の体重管理サービスはより効果的で，安く思われる（4.4 kg〈Weight Watchers〉から 1.4 kg〈一般的な実践〉）[19]。SOR Ⓐ
- 運動は推奨されるべきであり，わずかな体重減少や心血管イベントの危険因子の改善につながる。より強度の運動はさらにわずかな減量につながる（加重平均の差は約 −1.5 kg）[20),21)]。SOR Ⓐ　食事療法を運動に追加することで，さらに体重を減少させる（加重平均の差は −1 kg）。
- 行動戦略や認知行動戦略も効果的であり（加重平均の差はそれぞれ −2.5 kg と −2.3 kg），食事療法と運動療法を組みあわせることで最も効果的になる（加重平均の差→認知行動戦略の追加で −4.9 kg）[22]。SOR Ⓐ
- 有効な行動戦略は，支援体制や動機づけ面接，テレビ視聴時間の減少といった多岐に及ぶ。
- 遠隔減量支援（研究仕様のウェブサイトと e-mail）と，遠隔支援に沿ってグループあるいは個人に直接会う支援の両者とも，24 カ月の時点でコントロールに比べより大きな減量効果を得た（−4.6 kg，−5.1 kg，−0.8 kg それぞれ変化する）[23]。
- 精神的介入に関しては，肥満のある成人男性で行われた 3 つの介入方法（プライマリケア医の教育的訪問による四半期ごとの通常ケア，短い生活習慣カウンセリング，強化的に短期間食事内容の変更を指示した生活習慣カウンセリング）では，強化されたケアが，通常のケアに比べて初期および 2 年後の体重減少に効果的であった（それぞれ 1.7±0.7 kg と 4.6±0.7 kg）[24]。SOR Ⓑ

▶ 薬物療法
- 2005 年の Douketis らによるシステマティックレビューにおいて，肥満に対する薬物療法は，1〜2 年後には平均で 10 kg 程度の減量につながる[18]。SOR Ⓐ　オルリスタットやシブトラミン，リモナバンに関する古いコクランレビューでは，より軽度ではあるが有意な体重減少（2.9〜4.7 kg）を認めた。ただ離脱率が高いため，結論は限局的である[25]。
- 米国国立心肺血液研究所（NHLBI）のクリニカルガイドラインでは，BMI 30 で肥満に関連した危険因子や疾患の付随しない患者，あるいは BMI 27 で肥満に関連した危険因子や疾患を付随する患者において，食事療法や運動療法の補助として米国食品医薬品局（FDA）で認可された薬物療法の長期使用を推奨している。SOR Ⓑ　米国内科学会（ACP）のガイドラインでも薬物療法は，肥満患者で食事や運動療法のみで体重減少の目標値に達成しなかった患者において必要かもしれないと推奨されている。しかしながら，ガイドラインでは，薬物の副作用や長期間での安全性に関するデータの欠如，治療開始前に薬物療法により成し遂げられた体重減少の一時性について，患者とよく話しあうべきであると推奨している[26]。
- 薬剤のオプションとして，シブトラミンやオルリスタット，フェンテルミン，ジエチルプロピオン，リモナバン，フルオキセチン，ブプロピオンやフェンテルミン/トピラマート合剤が含まれる。最初の 6 カ月の治療期間で最も体重が減少した[27]。フェンテルミン/トピラマート合剤の第Ⅲ相試験を行った研究者たちは，効果の違うこの 2 種類の薬剤がプラセボと比較して 1 年でより強力に体重を減少させることを報告している（低用量で −8.1 kg，高用量で −10.2 kg，プラセボ群で −1.4 kg）[28]。

▶ 補助療法，代替療法
- 薬草や非薬草食物サプリメント，ホメオパシー，催眠療法，鍼治療，指圧療法など多くの治療法が体重減少のために提案されてきた[29]。これらのなかで，シナマオウおよび他のエフェドリン含有食品サプリメントだけが，プラセボに比べて軽度の減量効果に関する根拠あるエビデンスを示している。
- 減量に対する食品サプリメント（例：グァーガム，クロミウム，キトサン）のシステマティックレビューでは，臨床的に体重減少の信頼性があるというエビデンスを見出せなかった（加重平均差の幅は −1.7 kg のメリットもない）[30]。

▶ 外科療法
外科療法は術後 2〜4 年で約 25〜75 kg 体重が減少する[18]。NHLBI のガイドラインによると，減量手術は，患者によく説明をしたうえで厳選された臨床的に重篤な肥満症例（BMI

40あるいは35で合併症あり)に対する選択的な治療法であり，非侵襲的減量治療が失敗し，肥満に関連した疾患あるいは死亡率のリスクが高いときに行う[13]。SOR Ⓑ 2005年のACPのガイドラインでは，医師-患者間の手術のオプションの話しあいのなかで遅発性の副作用(例：ビタミンB_{12}欠乏や瘢痕ヘルニア，再手術が必要になる可能性，胃炎，胆石症，吸収不良)を含むべきであると，一致して再度付け加えた[26]。加えてガイドラインでは，減量手術の経験豊富な外科医のいる施設に患者を紹介することを推奨している。

2種類の外科療法(胃バンディング術，胃バイパス術)が近年用いられている。すべて十分に減量することができ，肥満に関連した危険因子や併存症を減じることができる。

- コクランレビューでは，胃バイパス術の方が，垂直帯胃形成術や調節可能な胃バンディング術よりも減量効果は高いが，スリーブ状胃切除術とバンディング胃バイパス術は同等としている[31]。他の可能な介入と比較しても，外科療法は長期間での体重減少効果が期待できる。
- 44,000人以上の症例からなる8つの試験のメタ解析では，より大きな研究ほどリスク低下は減少するが，減量手術(胃バンディング術と胃バイパス術両方)は長期間の総死亡率(OR 0.70，95%CI 0.59〜0.84)を減少させると結論づけている。胃バイパス術は，心血管疾患の死亡率において胃バンディング術よりもより大きな効果があるとしている[32]。
- 後ろ向き研究では，減量に加えて重篤な過体重の非インスリン依存性の糖尿病患者(胃バイパス術を考慮するように問いあわされた)のうち，手術を受けた患者は，個人的な好みや金銭的な事情などの理由で手術を受けていない患者と比べて，年間の死亡率を下げることができた[33]。
- 減量手術は，他の肥満治療よりも費用対効果がよいことも認められた[34]。著者たちは結論すべき問題点を明らかにしており，それらは，手術の影響によるQOL，手術につながる遅発性の合併症，併存疾患寛解の期間，資源利用を含む。
- 腹腔鏡減量手術は創部の感染(相対リスク0.21，95%CI 0.07〜0.65)，瘢痕ヘルニア(相対リスク0.11，95%CI 0.03〜0.35)の点で開腹手術よりも安全である。再手術や吻合部漏出，総死亡率に対するリスクは同様である[35]。
- ある研究では，胃バイパス術後の年間入院率は，術前の入院率の2倍以上である(19.3% vs 7.9%)。手術前の一般的な入院理由として，肥満に関連した問題(例：変形性関節症や下肢蜂巣炎など)や待機的手術(例：子宮摘出術)があげられる。胃バイパス術後の一般的な入院理由としては，腹壁瘢痕ヘルニアの修復や胃の修正などの手術に関連した合併症によるものがあげられる[36]。
- 減量手術を受けた16,155人のメディケア受益者(平均年齢47.7歳〈標準偏差11.3年〉，75.8%は女性)の研究では，30日間，90日間，1年間の死亡率はそれぞれ2.0%，2.8%，4.6%であった。性別と併存疾患指数を調整した後の，75歳以上(N＝136)のメディケア受益者の90日以内に死亡するORは，65〜74歳までの受益者(N＝1,381，OR 5　95%CI 3.1〜8)の5倍であった。90日の時点での死亡のORは，減量手術用量の中央値以下の症例で1.6倍高値であった[37]。

▶ 紹介

米国内分泌学会では，減量手術を受けた患者は，経験のあるプライマリケア医，内分泌科医，消化器内科医など多くの専門分野にわたるチームからケアを受けるべきである，としている。医療者は，また術後の患者の栄養不足を予防し特定するために，栄養や生活習慣の総合的なプログラムへの登録を検討すべきである[38]。

予防／スクリーニング

- 看護師から受ける生活習慣の行動療法アプローチについてのカウンセリングは，過体重および肥満患者において，体重増加を予防する観点から通常のケアと比較して効果的ではない。ただしいずれのグループにおいても約60%の患者は3年後の体重管理において目標を達成している[39]。
- 米国予防医学専門委員会(USPSTF)では，医療者はすべての成人に対して肥満のスクリーニングを行い，肥満者に対しては，持続的な減量を促進させるために，強力なカウンセリングと行動変容介入を施すべきであると推奨している[40]。SOR Ⓑ しかしながら，肥満成人の持続的な減量のための行動変容介入とともに中等度あるいは軽度のカウンセリングを行うこと，あるいは過体重の成人に対する減量における強度のカウンセリングと行動変容介入については，エビデンスが不十分である。

予後

肥満は成人において以下のリスクを増加させる[13],[41]。

- 冠動脈疾患や2型糖尿病，脳卒中，変形性関節症，肝疾患，胆囊疾患のような慢性疾患。
- 悪性腫瘍(例：子宮内膜癌，乳癌，直腸癌，胆嚢癌)。
- 高血圧や脂質異常症のような心血管因子。
- 睡眠時無呼吸や呼吸器疾患。
- 婦人科問題(例：不正出血や不妊症)。

過体重の青年でもまた，同年代でやせた人よりも高血圧や2型糖尿病，脂質異常症，肺疾患(例：気管支喘息，閉塞性睡眠時無呼吸症候群)，整形外科的疾患(例：O脚や大腿骨頭すべり症)，NAFLDなどに罹患しやすい[42],[43]。肥満青年はうつ病や自尊心低下にもなる[43]。加えて半分以上の肥満青年は若年成人になっても過体重が継続している[43]。

1つのメタ解析に基づくと，意図的な体重減少は総死亡の利益に寄与しなかったが，不健康とされる個人(肥満に関連した危険因子を有する)に対しては，利益があるかもしれない[44]。

フォローアップ

NHLBIは患者と医療者との間で頻回に連絡をし，減量管理と体重維持療法を促すべきと推奨している[13]。SOR Ⓒ 減量に特化しない施術者によってもこれらのプログラムの施行は可能だが，経験豊富で健康に関する様々な専門家もおり，しばしば役に立つ。

患者教育

- 果物や野菜を多く含む食事による健康的な生活習慣に励み，日々の運動療法を実践するように，患者にアドバイスする。体重を正常に維持して，2型糖尿病と閉塞性睡眠時無呼吸症候群を治療することは，NAFLDを予防するかもしれない。
- 減量は心血管リスクを下げることができる。民間の減量プログラムは最も役立つかもしれない[19]。加えて経験に基づいた行動変容は，減量を増強させるかもしれない[22]。

- 食事や運動だけで目標体重を達成できなかった肥満患者には，薬物療法が考慮されうるが，費用がかかり，また副作用，長期安全性データの欠如との関連もあり，さらに体重減少は一時的かもしれない。
- 手術療法もまた治療選択であるが，厳選された重篤な肥満患者（BMI 40以上もしくは35以上で併存疾患がある）において，非侵襲性治療では効果がなく，また肥満関連の併存症あるいは死亡の高リスクな場合に行う。

【Mindy A. Smith, MD, MS】
（熊谷亮 訳）

225 骨粗鬆症，骨減少

症例

56歳の娘に同伴された83歳の女性は，診察室で2日前からの耐えがたい上背部痛を訴えている。女性の医学的な問題点として甲状腺機能低下症と軽症の高血圧症があり，甲状腺機能低下症は補充療法中で，高血圧は利尿薬で管理されていた。患者は骨量減少のためカルシウムとビタミンDを服用していたが，ビスホスホネートには忍容性がなかった。身体診察では中等度の胸椎後彎があり，複数の下位胸椎にわたって圧痛があった。単純X線で脊椎の圧迫骨折を認めた（図225-1A）。娘は疼痛管理の選択肢と将来の骨折予防について尋ねるとともに，彼女自身のスクリーニングについても質問した。多発骨折をはっきりさせるためCTを施行した（図225-1B）。

概説

- 骨粗鬆症（osteoporosis）は，骨密度（BMD）が同性の若年白人成人平均値の-2.5標準偏差（SD）以下で，ごく軽度の外傷でも骨折の素因となるほど骨強度が危険にさらされる骨疾患である。
- 骨減少（osteopenia）は，BMD値が同性の若年白人成人平均値の-2.5～-1 SDの間として定義される。世界保健機関（WHO）では脆弱性骨折歴と骨減少を，骨粗鬆症として定義している[1]。

疫学

- 50歳以上の約1,200万人のアメリカ人が骨減少を有する[2]。
- 閉経後女性の半数は骨粗鬆症に関連した骨折を起こす。25%は椎体の変形を経験し，15%は股関節の骨折に苦しむだろう[2]。
- 大腿骨頸部のBMD低下（Tスコア-2.5 SD以下）は，閉経後の白人女性の21%，閉経後のメキシコ系アメリカ人女性の16%，閉経後のアフリカ系アメリカ人女性の10%にみられる[3]。
- 高齢男性の約5人に1人が骨粗鬆症に関連した骨折のリスクがある[2]。
- 椎体骨折は耐えがたい痛みを引き起こし，米国では毎年15万人の入院の原因となっている。
- 股関節の骨折に続いて，男性の30%以上，女性の約17%が1年以内に死亡し，半数以上が自立した生活に復帰でき

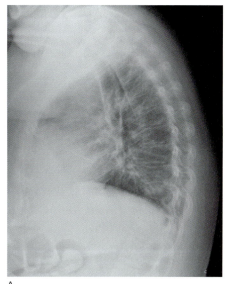

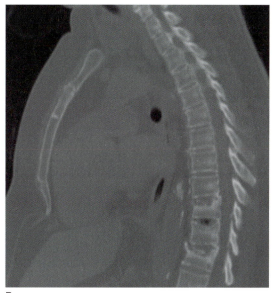

図225-1 胸椎後彎を持つ83歳女性の骨粗鬆症に関連した胸椎圧迫骨折。A：下位胸椎圧迫骨折の単純X線側面像。B：脊椎側面のCT像により同骨折がより鮮明に可視化された（Reproduced with permission from Rebecca Loredo-Hernandez, MD.）

なくなる[3]。

病因／病態生理

- 原発性骨粗鬆症は，加齢性変化または閉経の結果である。
  - 通常は70歳以上の高齢者に起こる。
  - 骨皮質と骨梁が均衡を保って減少する（図225-2）。骨量はおおむね30歳でピークとなり，その後は減少する。この骨の減少が椎体や股関節，橈骨の骨折の増加につながる。
  - 閉経後の15年では，骨梁の不均衡な減少が起こる。これによって，椎体，前腕遠位部，足関節での骨折増加につながる。
- 続発性骨粗鬆症は，医学的な状態や薬物療法の結果である

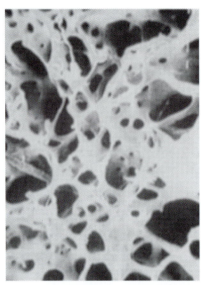 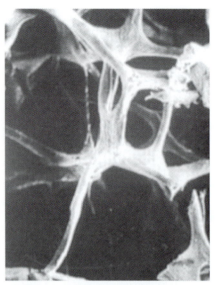

図225-2 正常な骨梁(左)と骨粗鬆症患者の骨梁(右)の対比。骨粗鬆症の骨では骨梁の減少があり損傷しやすい(Reproduced with permission from Barrett KE, Barman SM, Boitano S, et al. Ganong's Review of Medical Physiology. 23rd ed. McGraw-Hill, 2009.)

表225-1 骨粗鬆症に関連する因子

遺伝的な因子
白人またはアジア人の人種 骨粗鬆症の家族歴* 低体重(<127 lb)* 遅い初潮または早期閉経
栄養因子
カルシウムとビタミンDの摂取不足 動物性蛋白質の摂取過多 蛋白質の摂取不足
内科的疾患
内分泌疾患(例:甲状腺機能亢進症,副甲状腺機能亢進症,1型糖尿病,クッシング症候群,性腺機能低下症) 血液疾患(例:多発性骨髄腫,貧血〈溶血性,悪性〉,リンパ腫,白血病) 消化管疾患(例:吸収不良症候群,慢性肝障害) 腎疾患(例:慢性腎不全) リウマチ疾患(例:関節リウマチ,強直性脊椎炎) 他の疾患(例:神経性食思不振症,骨形成不全症)
内服薬(一般的に使用されるもの)
全身的な副腎皮質ステロイド*,抗てんかん薬,プロトンポンプ阻害薬,化学療法,高カルシウム尿症を生じる利尿薬,GnRHまたは拮抗薬,ヘパリン,長期的なテトラサイクリンの使用
生活因子
デスクワーク 過度の運動 現在の喫煙歴あるいはアルコール摂取(1日2単位以上)*

GnRH:ゴナドトロピン放出ホルモン
*:骨粗鬆症に関連した骨折の危険因子でもある
(Data from Kaplan-Machlis B, Bors KP, Brown SR. Osteoporosis. In: Smith MA, Shimp LA, eds. Twenty Common Problems in Women's Health Care. New York, NY: McGraw Hill; 2000; Osteoporosis. In: Ebell MH, Ferenchik G, Smith MA, et al, eds. Essential Evidence Plus. Hoboken, NJ: John Wiley; 2009; Watts NB, Bilezikian JP, Camacho PM, et al. American Association of Clinical Endocrinologists medical guidelines for clinical practice for the prevention and treatment of postmenopausal osteoporosis: 2010 edition. Endocr Pract. 2010; 16(suppl 3): 1-37.)

(表225-1)。多くの自己免疫性疾患の治療に使われる長期間のプレドニゾロン経口投与は,続発性骨粗鬆症をもたらす主要な原因である(図225-3)。

危険因子

- 表225-1 参照。
- 小さな外傷での骨折の既往[4]。骨粗鬆症に関連した骨折の他の危険因子として,加齢,BMDの低下,低いBMI,表225-1にある*の項目があげられる[3]。
- 骨折のリスクが平均以上に高い患者を同定する際に役立つ有効な臨床指標が多数存在する[5,6]。とりわけWHOで開発されたオンラインで利用可能な骨折リスク評価ツールFRAX(http://www.shef.ac.uk/FRAX/)では,年齢,BMI,両親の骨折歴,喫煙歴や飲酒歴といった容易に得られる臨床情報をもとに,男女ともに10年間の骨折発生リスクが算出される。

診断

▶ 臨床所見

- 身長の減少(1 cm以上または0.8インチ以上)は臨床医に骨粗鬆症の注意を喚起する。
- 後彎と頸椎前彎(猫背)。

- 急性の疼痛が時に骨折の最初の症状になる。特に微小な外傷によって起こる脊椎（椎体の陥没），股関節あるいは前腕の骨折の場合である。疼痛は棘突起の触診でも誘発される可能性があり，傍脊柱筋の攣縮に気づくかもしれない。
- 骨粗鬆症は，他の目的で撮影されたX線でも同定される可能性がある。

典型的分布
- 閉経後骨粗鬆症の骨折は典型的には胸椎，前腕遠位部，足関節に生じる。時には歯が抜け落ちる。
- 加齢性の骨粗鬆症で起こる骨折は椎体，股関節，頭骨に起こる。

検査所見
- 臨床検査は骨粗鬆症の女性で続発性の原因を同定する際にすすめられる。これには，全血算（貧血や悪性腫瘍のため），血液生化学検査（カルシウム，リン，総蛋白，アルブミン，肝酵素，ALP，クレアチニン，電解質），24時間蓄尿検査（カルシウム，ナトリウム，そしてカルシウムの吸収不良または高カルシウム尿症を同定するためのクレアチニン排出），血清25水酸化ビタミンDが含まれる[3]。
- 続発性の原因が疑われる患者では，他の臨床検査の適応があるかもしれない（例：血清サイロトロピン，赤沈，テストステロン，酸塩基検査）[3,4]。
- 骨密度測定装置（DEXA）でBMDを測定することが骨粗鬆症診断の代表的な基準として認められている（脊椎，大腿骨頸部，あるいは骨折がなければ股関節でTスコアが-2.5 SD以下）（図225-4, 図225-5）。
- X線をさらに行うことにより，骨粗鬆症に関連した骨折を確認できる（図225-1, 図225-3参照）。
- 股関節あるいは椎体骨折の存在は，他の骨の状態を確認しなくても，骨粗鬆症として考えることができる[3]。骨粗鬆症に関連した股関節の骨折には2つのタイプがあり，大腿骨頸部骨折（図225-6）と転子間骨折がある。

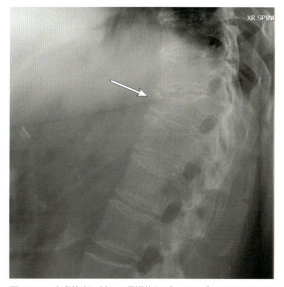

図225-3 皮膚筋炎に対して長期的なプレドニゾロン服用中の閉経後女性における第11胸椎の楔状圧迫骨折。患者は急性の背部痛を訴えた（Reproduced with permission from Richard P. Usatine, MD.）

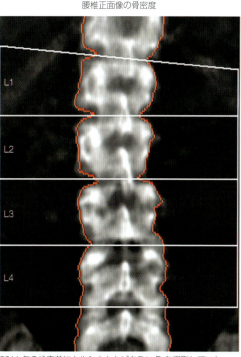

2011年の検査前にカルシウムとビタミンDを摂取していた。身長は1/2インチ低下した

図225-4 DEXAによるBMD測定で椎体の骨粗鬆症を示した。1年間で椎体のBMDは5%低下している（Reproduced with permission from Richard P. Usatine, MD.）

836　第17部　内分泌

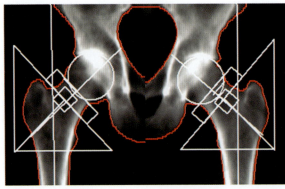

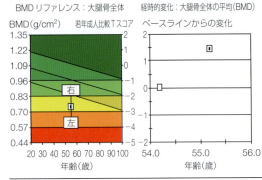

測定部位	BMD[1,6] (g/cm²)	若年成人比較[2,7] (%) Tスコア	同年齢比較[3] (%) Zスコア
頸部			
左	0.720	67　−2.7	78　−1.5
右	0.712	67　−2.8	78　−1.6
平均	0.716	67　−2.7	78　−1.6
左右の差異	0.008	1　0.1	1　0.1
全体			
左	0.740	68　−2.7	76　−1.8
右	0.741	68　−2.7	76　−1.8
平均	0.740	68　−2.7	76　−1.8
左右の差異	0.001	0　0.0	0　0.0

経時的変化：大腿骨全体の平均

測定日	年齢(歳)	BMD[1,6] (g/cm²)	以前からの変化 (g/cm²)	(%)
12/23/2011	55.1	0.740	0.010	1.4
12/21/2010	54.1	0.730	—	—

2011年の検査前にカルシウムとビタミンDを摂取していた。
身長は1/2インチ低下した

図225-5　DEXAによるBMD測定で股関節の骨粗鬆症を示した。1年間で股関節のBMDは2%増加した（Reproduced with permission from Richard P. Usatine, MD.）

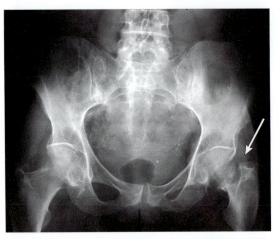

図225-6　骨粗鬆症を持つ高齢女性における大腿骨頸部骨折（矢印）。女性はシャワーから外に出てきたときに左の股関節をぶつけた（Reproduced with permission from Rebecca Loredo-Hernandez, MD.）

鑑別診断

成人において新たに発症した胸椎後彎は，以下のような原因により起こる可能性がある。

- 脊椎の変形性関節炎：他の関節の疼痛と腫脹，朝のこわばりがある。
- 強直性脊椎炎：男性，夜間痛，仙腸関節の運動制限，ぶどう膜炎。
- 脊椎の結核性や他の感染性疾患：結核の既往歴，培養陽性，関節破壊を示すX線所見（64章「結核」参照）。
- 癌：癌の既往歴，画像での区別。

治療

▶ 非薬物療法

- 二次性の原因を同定して治療すること（**表225-1**参照）。
- 食事に関する助言として，適正なカルシウム，ビタミンD，蛋白質の摂取があげられる[3]。SOR **Ⓑ**
- 規則的な体重負荷運動を推奨する[3]。臨床システム改良研究所（ICSI）は，骨の健康を保つために3つの運動プログラム，衝撃のある運動（例：ジョギング，早歩き，階段昇降），荷重を強化する運動，太極拳やダンスのようなバランス強化運動の必要性について言及している[4]。
- 禁煙と適度な飲酒（1日3単位未満）を促す[3]。SOR **Ⓑ**
- 股関節の保護具は介護施設での股関節骨折を減らす可能性がある[7]。SOR **Ⓑ**
- 転倒の他の危険因子（例：視力低下，歩行障害，鎮静薬の使用）に対処し，適応があれば理学療法や作業療法も検討す

▶ 薬物療法

- カルシウム（食事とサプリメントから1日1,200 mg）とビタミンD（少なくとも1日800 IU）[8),9)] SOR🅐 ビタミンDを5年間にわたり大量に投与（4カ月ごとに10万IU経口投与）したところ，英国の高齢女性において骨折が減少したという研究がある（治療必要数〈NNT〉=20）[10)]。

- 骨粗鬆症または股関節や脊椎の骨折歴がある女性は薬物療法を受けるべきであり，ビスホスホネートから開始すべきである[3),4)]。また女性では，Tスコア−1.0〜−2.5 SDの場合，FRAXで代表的な骨粗鬆症による骨折確率が20％以上の場合あるいは股関節骨折の確率が3％以上である場合にも薬物療法を検討すべきである[3)]。

- 第一選択薬には，アレンドロン酸，リセドロン酸，ゾレドロン酸がある。SOR🅐 11のコクランレビューに基づくと，アレンドロン酸を使用することで股関節骨折（絶対リスク〈ARR〉1％），椎体骨折（ARR 6％），非椎体骨折（ARR 2％）を予防した[11)]。ビスホスホネートの可能性のある副作用として，まれではあるが，非定型大腿骨骨折（最低5年間の治療により女性ではその後の1年で0.13％）[12)]や顎骨壊死（経口ビスホスホネート治療で10万人・年あたり0.7）があげられる[13)]。

- 骨折を減少させるとして米国食品医薬品局（FDA）で承認された他の薬物療法には，副甲状腺ホルモン（PTH）（テリパラチド〈例：フォルテオ〉），ラロキシフェン（選択的エストロゲン受容体モジュレーター〈SERM〉），エストロゲン（女性のみ）がある。ICSIは，骨折リスクが最も高い患者にはPTH製剤を第一選択薬として推奨している。米国臨床内分泌学会（AACE）では，第二選択薬としてイバンドロン酸とラロキシフェンを推奨している[3)]。第二選択薬の選択については，患者の臨床状態，優先事項，有益性と有害性の兼ねあいに基づくべきである。AACEでは併用療法はすすめていない。SOR🅑

- 骨粗鬆症の治療として前述した第一選択薬は，女性と同様に男性における使用にも承認を得ているが，男性についての成績は限定的なものであり，特に骨折減少についてはそうである。グルココルチコイド治療中の265人の男性を対象とした無作為化比較試験（RCT）において，グルココルチコイド開始にあたり予防的にリセドロン酸あるいはゾレドロン酸を開始した群では両者ともに骨減少を抑制したが，グルココルチコイド継続治療中に併用した群では，ゾレドロン酸がリセドロン酸に比べてわずかにBMDを増加させた（各々，腰椎では4.7％ vs 3.3％，全股関節では1.8％ vs 0.2％である）[14)]。

- デノスマブは，破骨細胞による骨吸収を阻害するヒト型モノクローナル抗体である。デノスマブは，多発かつ/または重症の椎体骨折を持つ女性（ARR 9.1％）において新規の椎体骨折を，75歳以上の高齢者（ARR 1.4％）において新規の股関節骨折をそれぞれ減らすことを示した。デノスマブとゾレドロン酸は，去勢療法抵抗性の骨転移のある前立腺癌の男性患者において骨折リスクを減らすことが明らかになり，そしてデノスマブとトレミフェン（SERM）は，アンドロゲン抑制療法中の男性において骨粗鬆症による骨折リスクを減らした[15)]。デノスマブはビスホスホネートや他の治療法との比較は行われていない。AACEはデノスマブを第一選択薬としているが，非常に高価である[3)]。SOR🅐 治療のリスクには心内膜炎，癌，皮膚紅潮があげられる。

- 経鼻カルシトニンはBMDを維持し，新規の椎体骨折を減らす可能性がある。また，女性の一部では，急性の椎体骨折による疼痛に対して鎮痛作用を有する[16)]。AACEはカルシトニンは骨粗鬆症の最終の治療法として提唱している[3)]。

▶ 補助療法，代替療法

限定的なデータとして，骨粗鬆症の予防や治療のために，植物性エストロゲン，イプリフラボンや天然プロゲステロンクリームのような人工のイソフラボンの使用を支持している。イプリフラボンの2年間の多施設でのRCTでは，全身のBMDには一定の効果を示したが，骨折の好発部位の局所のBMDには有意な効果は認められなかった[17)]。

▶ 紹介

正常BMDの患者が軽微な外傷で骨折をする場合，治療にもかかわらず再発性の骨折があったり骨減少が続いたりする場合，予想以上の重症の骨粗鬆症や変わった特徴がある場合，合併症がある場合（例：腎不全）には，AACEは患者を臨床内分泌科医に紹介することをすすめている[3)]。SOR🅒

予防／スクリーニング

- AACEガイドラインでは，骨減少を減らすために適切なカルシウムとビタミンDの摂取を促している[3)]。SOR🅐 活動的な日常生活を維持すること SOR🅑，禁煙 SOR🅑，アルコール摂取の制限 SOR🅑，カフェイン摂取の制限 SOR🅒 を同様に推奨している。

- 米国予防医学専門委員会（USPSTF）とAACEは，65歳以上の女性と，追加リスクのない65歳の白人女性の骨折リスク（10年間で9.3％）と同等以上の骨折リスクのある若年女性に骨粗鬆症のスクリーニングを推奨した[2)]。

- スクリーニングは，股関節あるいは腰椎のDEXA，または定量的な超音波踵骨測定法で施行すべきである。しかし，超音波を使った診断や治療のための適切なカットオフ値が確立していない。他のガイドラインでも同様なリスクに基づいた提唱はあるが，初期評価の年齢（全成人，50歳，閉経後女性）が違ったり，スクリーニングとしての超音波の利用をすすめなかったりしている[18)]。

- ビスホスホネートは，グルココルチコイドを3カ月以上投与予定の患者，Tスコア−1.0 SD未満の長期的なグルココルチコイド療法中の患者では検討すべきである[19)]。

フォローアップ

- DEXAは，所見が安定するまで1〜2年ごとに（できれば同じ機械で）繰り返し，その後は2年かそれ未満でフォローアップを繰り返すべきである（図225-4, 図225-5参照）[3),4)]。

- 4〜5年間の安定，高リスク患者では10年間の安定を確認後に，ビスホスホネートの中止を検討する[3)]。BMDが大幅に減少する場合，骨代謝マーカーが上昇する場合，骨折が発生する場合に治療を再開する。

患者教育

- 屋内での転倒予防のために以下のことを推奨する。小さいラグマット（じゅうたん）は敷かないこと，出入りの多い場所には物をできるだけ置かないこと，明かりを増やすこと，お風呂場には安全な踏み台や安全な手すりを設置する

こと，補助具を使って歩くこと，などがある。
- 健康的な日常生活と食生活をすすめる。

【Mindy A. Smith, MD, MS】
（村松愛子　訳）

226 甲状腺機能低下症

症例

数カ月前からの全身倦怠感，体重増加を認めた55歳の女性。女性は腫れぼったさや足のむくみを訴えた。頸部腫大のためブラウスの一番上のボタンをかけるのが難しくなったが，頸部痛はなかった。システマティックレビューでは，便秘，皮膚の乾燥，寒がりを認めた。身体所見では，大きな甲状腺腫を認めた（図226-1）。臨床検査で甲状腺刺激ホルモン（TSH）の上昇と遊離サイロキシン（FT_4）の低下が明らかになり，甲状腺機能低下症を裏づけた。女性にはレボチロキシンの投与が始まった。

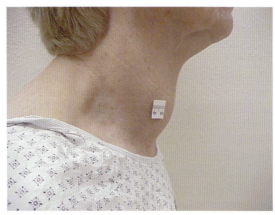

図226-1　患者側面からみると約2cm前方に腫大している甲状腺腫（Reproduced with permission from Dan Stulberg, MD.）

概説

- 甲状腺腫は，様々な原因によって起こる甲状腺のびまん性腫大から結節性腫大に及ぶ甲状腺の変化である。米国では，甲状腺機能正常または一過性の機能異常を伴う甲状腺腫で最も多い病因は甲状腺炎である。
- 甲状腺機能低下症（hypothyroidism）は甲状腺ホルモンの欠如により生じる病態であり，多くは内因性の甲状腺疾患による甲状腺の機能不全の結果として生じる。甲状腺腫を伴った甲状腺機能低下症の最も多い原因は，慢性リンパ球性甲状腺炎（橋本病）である。
- 潜在性の甲状腺疾患は，甲状腺による症状がないかごく軽度で，検査異常（TSH上昇かつサイロキシン〈T_4〉基準値内）を伴うものである。

疫学

- 世界的にみると甲状腺腫は最も一般的な内分泌異常であり，適切なヨウ素摂取がある地域では4〜15％，ヨウ素摂取不足の地域では90％以上の罹患率である[1]。風土病性甲状腺腫は人口の5％以上にみられる甲状腺腫として定義される（図226-2）。
- 多くの甲状腺腫は甲状腺機能異常と関連しない。
- 甲状腺腫を伴う甲状腺機能低下症は，人口の0.7〜4％の有病率である。
- 潜在性甲状腺機能低下症は，人口の3〜10％，高齢者では10〜18％に認める[2,3]。
- 甲状腺腫の男女比は1：3で，甲状腺腫を伴う甲状腺機能低下症は1：6である。
- 自己免疫性甲状腺機能低下症の年間発生率は，女性では1,000人あたり4人，男性では1,000人あたり1人であり，診断時の平均年齢は60歳である[4]。

病因／病態生理

甲状腺腫に寄与する因子は以下のとおりである。
- ヨウ素の不足または過剰（図226-2参照）。

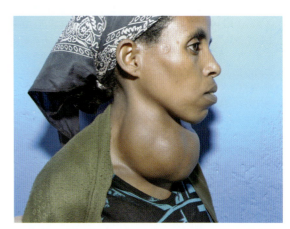

図226-2　エチオピア人女性の重度の甲状腺腫。彼女は甲状腺腫が起こりやすい地域に在住している。エチオピアでは成人の多くが著しい甲状腺腫を認めており，この地域では食事からのヨウ素摂取がほとんどない（Reproduced with permission from Richard P. Usatine, MD.）

- TSH刺激。
- 炭酸リチウム，アミオダロン，インターフェロンαを含む薬物。
- 自己免疫性疾患，遺伝。

甲状腺機能低下症は，甲状腺自体の病気（例：橋本病），放射線ヨウ素療法，甲状腺摘出術，頭頸部への高用量の放射線照射，薬物（前述）や，まれではあるが視床下部・下垂体障害（例：腫瘍，炎症性疾患，浸潤性疾患，感染，下垂体手術，下垂体への放射線療法，頭部外傷）により生じる[2]。
- 橋本病は甲状腺ペルオキシダーゼ（TPO）抗体により生じる。
- HLA-DRや細胞傷害性Tリンパ球抗原4（CTLA-4）が，この疾患で最も確立されている遺伝的な危険因子である[4]。
- 橋本病では甲状腺に著しいリンパ球浸潤があり，その浸潤はB細胞と同じように，活性化された$CD4^+$や$CD8^+$T細胞から成り立っている。
- 橋本病における甲状腺破壊は，主に$CD8^+$細胞傷害性T細胞により誘導されると考えられている。

226章　甲状腺機能低下症　839

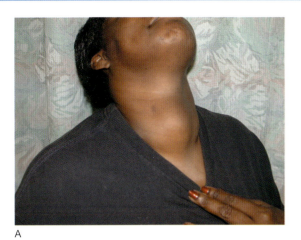

図226-3　A：36歳女性の大きな甲状腺腫。B：切除された甲状腺腫（Reproduced with permission from Frank Miller, MD.）

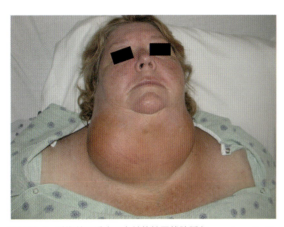

図226-4　手術前の重度の多結節性甲状腺腫（Reproduced with permission from Frank Miller, MD.）

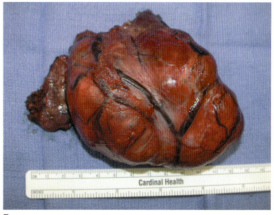

図226-5　非対称性の多結節性甲状腺により気管が正中から偏位した術前のもの（Reproduced with permission from Frank Miller, MD.）

危険因子

甲状腺機能低下症の危険因子は以下のとおりである[2]。
- 甲状腺ホルモン欠乏の症状。
- 甲状腺腫。
- 甲状腺疾患の既往歴または家族歴。
- 甲状腺疾患の治療歴。
- 自己免疫性疾患，特に糖尿病の既往歴。
- 頭頸部への高用量の放射線照射療法。

粘液水腫性昏睡は，通常は未治療または不十分な治療しか受けていない甲状腺機能低下症の高齢な患者に起こり，心筋梗塞，脳卒中，敗血症，長期間の寒冷曝露などの誘因となるイベントが存在している[2]。

診断

▶ 臨床所見

病歴は診断のカギとなる。
- 有痛性の甲状腺腫瘤は通常は甲状腺炎である。
- 大きな甲状腺腫は頸部の触診前から視診で容易にわかる（図226-1〜図226-4）。
- 非対称性の甲状腺腫は気管を正中から偏位させることがある（図226-5）。

甲状腺機能低下症の共通する症状や徴候は以下のとおりである。
- 全身倦怠感または衰弱。
- 皮膚乾燥と寒冷不耐性。
- びまん性の毛髪減少または眉毛外側の薄さ。
- 集中力の欠如。
- 粘液水腫に起因する顔面，手掌，足底のはれぼったさ（図226-6）。
- 徐脈。
- 深部腱反射の遅延相の延長。
- 食事量低下に見合わない体重増加。
- 便秘。
- 甲状腺機能低下症の診断に最も有用な徴候は，むくみ（陽性尤度比〈LR＋〉16.2）とアキレス腱反射の遅延（LR＋11.8）である[5]。

中枢性の甲状腺機能低下症を疑う手がかりとして，視床下部・下垂体の手術歴や放射線照射歴，頭痛，視野欠損，眼筋麻痺がある[2]。

身体診察で，甲状腺腫を指摘する手助けになるものを以下にあげる[6]。
- 頸部伸展。

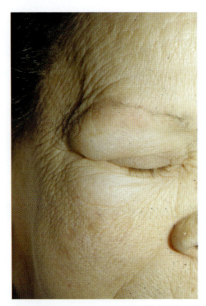

図226-6 眼の周囲にはれぼったさのある粘液水腫の顔面(Reproduced with permission from the University of Texas Health Sciences Center, Division of Dermatology.)

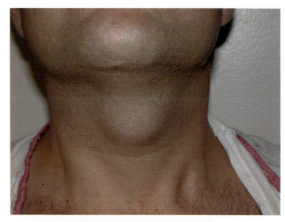

図226-7 甲状腺の正中上部にある甲状舌管(Reproduced with permission from Frank Miller, MD.)

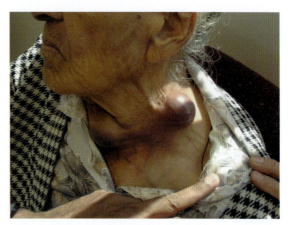

図226-8 93歳女性の3年間未治療の甲状腺癌。2つのかたく大きな腫瘤を頸部に認める(Reproduced with permission from Dustin Williams, MD.)

- 側面からの観察。
- 最初に峡部を探す触診。
- 嚥下をあわせた触診。
- 粘液水腫性昏睡。

検査所見

臨床検査では，TSH(甲状腺機能低下，潜在性甲状腺機能低下では上昇する)，FT$_4$(甲状腺機能低下では低下する)を測定し，甲状腺炎を疑うときには，赤沈(ESR)も測定する。

- 急性肉芽腫性甲状腺炎では，ESRは50以上(LR+95)で，TSHとFT$_4$は通常は基準値内である。
- 原発性甲状腺機能低下症では，TSHは10 mIU/L以上(LR+16)，FT$_4$は8未満(LR+11)である。
- TPO抗体，Tg抗体の存在は，橋本病の診断を証明する手助けにはなるが，治療のためには必須ではない。TPO抗体は橋本病患者では90〜95％が陽性になる[4]。
- 下垂体性の甲状腺機能低下症(中枢性甲状腺機能低下症)では，TSHは正常範囲内から高値であり，FT$_4$は低値である[2]。
- TSHの分布は年齢とともに高値にシフトすることが示され，また人種や民族集団に特有でもあり，基準範囲の変更が将来必要かもしれない[7]。

鑑別診断

有痛性の頸部腫瘤として見つかる甲状腺腫は，通常は亜急性肉芽腫性(ド・ケルバン)甲状腺炎(おそらくウイルス性)あるいは甲状腺嚢胞や腺腫内の出血により起こる。その他の原因には以下のようなものがある。

- 有痛性の橋本病：甲状腺自己抗体を伴う甲状腺機能低下症により確認できる。
- 感染性の甲状舌管または鰓裂嚢胞：腫瘤が嚢胞性として触知でき，波動に触れるかもしれない。感染を示す局所所見(例：紅斑や熱感)，全身徴候(例：発熱)が存在する可能性がある。感染がない甲状舌管でさえ，腫大した甲状腺と混同しうる(図226-7)。
- 急性化膿性甲状腺炎(細菌性)：感染を示す局所所見(例：紅斑や熱感)，全身徴候(例：発熱)が通常は存在する。
- 甲状腺癌：甲状腺内にかたい腫瘤を触知する(図226-8)。

無痛性の甲状腺腫と甲状腺機能低下症の多くは橋本病により生じるが，以下のようなものでも生じる。

- 環境に存在する甲状腺腫を誘発する物質(例：過剰なヨウ素，キャッサバ，キャベツ，大豆のような食べ物)。
- ヨウ素不足。
- 薬理学的な阻害(まれ)：炭酸リチウム，アミオダロン，インターフェロンαに代表される薬物。

無痛性の甲状腺腫と甲状腺機能亢進症は以下のようなもので生じる。

- バセドウ病(一般的には人口の0.5〜2.5％)：神経質，全身倦怠感，体重減少，暑がり，動悸，眼球突出(227章「甲状腺機能亢進症」参照)の症状がある。
- 出産後甲状腺炎(産後3〜6カ月以内で2〜16％で起こる)：最近の出産歴がある。
- 中毒性結節性甲状腺腫(一般的ではない)：高齢者にみられ，甲状腺に結節があり(図226-4参照)，甲状腺シンチグラフィで多結節性に集積増加がみられる。

治療

▶ 非薬物療法

風土病でない甲状腺腫では，甲状腺腫の原因を特定して原因を取り除く．

▶ 薬物療法

風土病の甲状腺腫の患者にはヨウ素を投与すべきである．
風土病でない甲状腺腫には以下のようなことを検討するべきである．

- レボチロキシン（1〜2.2 μg/kg/日）によるTSHの抑制（変動的だが甲状腺腫のサイズ抑制に一定の効果があり，甲状腺機能亢進を起こす可能性がある）[8]．SOR Ⓑ
- 機能的な組織がある場合には放射線ヨード療法．SOR Ⓒ

急性化膿性甲状腺炎の患者には，よくある原因菌（黄色ブドウ球菌，化膿性レンサ球菌，肺炎球菌）に対する抗菌薬による治療を行うべきである．後述するような治療薬を7〜10日間使用する．SOR Ⓒ

- アモキシシリン/クラブラン酸（500 mg，1日3回）．
- 第1，第2世代セファロスポリン（例：セファレキシン 500 mg，1日4回）．
- ペニシリナーゼ耐性ペニシリン（例：ジクロキサシリン 500 mg，1日4回）．

亜急性甲状腺炎の患者には以下のような治療を行う．

- 経口副腎皮質ステロイドにより，疼痛と腫脹の軽減を図る．SOR Ⓒ
- 甲状腺機能亢進症の症状はβ遮断薬とCa拮抗薬で治療する[9]．SOR Ⓑ
- 甲状腺機能低下症の症状はレボチロキシンで治療する[8]．SOR Ⓑ

橋本病でFT$_4$低値の患者は以下のようにレボチロキシンで治療する．

- 若年者では50〜100 μg/日から開始し，6〜8週間隔でTSH値が正常範囲内になるまで25〜50 μg/日ずつ漸増する（レボチロキシン約 1.6 μg/kg/日）[2,8]．SOR Ⓑ
- 高齢者や心疾患を有する患者には25 μg/日から開始し，6〜8週ごとにTSH値が正常範囲内になるまで12.5〜25 μg/日ずつ増量する（レボチロキシン約 1 μg/kg/日）．SOR Ⓒ
- 夜に服用することでより効果的に検査値を正常化させるが，ある研究では症状やQOLには影響しない結果であった[2,10]．

12の小さな無作為化比較試験（RCT）のコクランレビューでは，潜在的な甲状腺機能低下症への治療は，生存率の改善や心血管疾患罹患率の減少には寄与しない[11]．

- 潜在性甲状腺機能低下症の患者は，甲状腺ホルモン欠乏症状を有したり，甲状腺機能低下症へ進行する可能性が高かったり（例：TSH＞10 mIU/L），あるいは妊娠中であったりすれば，治療適応とみなすべきである[2,3]．
- TSH値が5〜10 mIU/Lの患者では，甲状腺腫の存在，双極性障害や抑うつ障害，不妊や排卵障害，抗甲状腺自己抗体の存在，若年者，患者の好み，あるいは脂質異常症といった他の要因が存在する場合に治療を考慮すべきである[3]．
- 潜在性甲状腺機能低下症の患者では，通常1日50〜75 μgで十分である．SOR Ⓒ

▶ 紹介

- 気管を圧迫する，薬物療法に反応しない大きな甲状腺腫は手術療法を検討すべきである（図226-3 参照）．
- 結節性甲状腺腫には甲状腺亜全摘術が考慮されるが，再発率は高い[12]．SOR Ⓐ
- 診断が不確かな場合，中枢性甲状腺機能低下症や重症の甲状腺機能低下症（粘液水腫性昏睡），心血管疾患を合併する患者の場合には，内分泌専門医へ紹介をすべきである[2]．
- 粘液水腫性昏睡の患者はICUへ入院すべきである．未治療での死亡率は100％である．

予防／スクリーニング

- 甲状腺機能低下症のスクリーニングを支持する有意な証拠はない[13]．
- ある専門委員会では，甲状腺機能障害の症状を有する女性，甲状腺疾患の既往歴や家族歴を有する患者，触診で甲状腺異常を認める患者，1型糖尿病患者や他の自己免疫性疾患患者において，TSH検査を行うことを提唱している[14]．このアプローチを支持するように，対象集団を全症例にスクリーニングを行う群と高リスク症例のみスクリーニングを行う群に分け，甲状腺機能異常に対して治療を行った研究では，群全体の比較で甲状腺機能異常による有害事象に違いを認めていない．しかしながら全症例スクリーニング群では，低リスクな症例もスクリーニングされ治療された結果，甲状腺機能異常による有害事象低下につながっている[15]．

予後

- 甲状腺腫の最も広範な地域調査（Whickham〈英国〉）では，人口の15.5％に甲状腺腫が存在した[1]．20年間の追跡では，女性の20％と男性の5％で甲状腺腫がなくなった一方，女性の4％に新たな甲状腺腫を認めた．
- レボチロキシンによるTSHの抑制は橋本病による甲状腺腫を効果的に減らし，そのため生涯にわたり継続すべきである．ある研究では，1年後に薬物療法を中断すると，正常な甲状腺機能を維持したのはわずか11.4％のみであった[16]．
- 大きな甲状腺腫，TSH 10 mIU/L以上，甲状腺疾患の家族歴を有する患者では，正常な甲状腺機能を回復することができないことが多く，治療を生涯にわたって継続すべきである．
- 潜在性甲状腺機能低下症の患者が，臨床的に顕在性の甲状腺機能低下症へ進行するのは，抗TPO抗体が陰性の場合は毎年2.6％，陽性の場合は毎年4.3％である[17]．

フォローアップ

- レボチロキシンによる治療を開始後，約6〜8週でTSH値を再評価し，正常範囲内であれば4〜6カ月後に再評価する．それ以降は，他の臨床的な適応がなければ年1回の評価を行う[18]．SOR Ⓒ
- 甲状腺ホルモンの補充は生涯にわたって必要であるが，投与量は経時的に変化するかもしれない．妊娠中（20〜40％），エストロゲン使用，体重増加，吸収不良，ピロリ菌に関連する胃炎や萎縮性胃炎，ある種の内服薬の併用により，FT$_4$は必要量が増加することがある．一方，加齢，

アンドロゲンの使用，バセドウ病の再燃，自律性機能性甲状腺結節の出現などにより，FT_4の必要量は減るかもしれない[2]。

- 潜在性甲状腺機能低下症の患者では，超音波の使用により甲状腺機能低下の顕在化への進行を予測する際に役立つという複数のエビデンスがある[19]。ある研究では，抗TPO抗体が陽性の潜在性甲状腺機能低下症の患者では，抗TPO抗体も超音波異常のどちらも認めない患者に比べて顕在化する頻度が多い（3年後で31.2% vs 9.5%）[20]。
- 橋本病の患者は，自己免疫性疾患の合併頻度が増加し（ある研究では14.3%），関節リウマチ，悪性貧血，全身性エリテマトーデス（SLE），アジソン病，セリアック病，白斑を含んでおり，これらを念頭におくべきである[21]。

【Mindy A. Smith, MD, MS】
（村松愛子 訳）

227 甲状腺機能亢進症

症例

29歳の女性が，不安，動悸，不眠，全身倦怠感を訴えている。女性は年中暑がりだと訴える。身体所見では，結節を触れない，びまん性に腫大した甲状腺を認めた（図227-1）。また，両側の眼球突出も認めた。広げた手指には細かな振戦があり，深部腱反射は亢進している。皮膚は温かく，若干湿っている。安静時脈拍は120回/分である。臨床診断は明らかにバセドウ病（グレーヴス病）であり，患者は症状を緩和するためにプロプラノロール40 mgを1日2回で開始した。臨床検査では，甲状腺刺激ホルモン（TSH）の低下と遊離サイロキシン（FT_4）値の上昇が明らかになり，甲状腺機能亢進症（hyperthyroidism）の診断が確定した。この患者はβ遮断薬により症状はかなり改善し，バセドウ病の治療として放射線

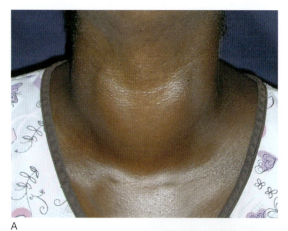

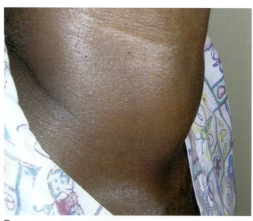

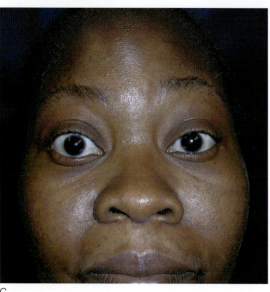

図227-1 29歳のアフリカ系アメリカ人女性にみられる不安，動悸，暑がり，興奮状態といった典型的なバセドウ病の症状。A：びまん性に腫大した甲状腺に気づく。B：側面からみた甲状腺腫。C：バセドウ病による二次的な眼球突出（Reproduced with permission from Richard P. Usatine, MD.）

227章 甲状腺機能亢進症

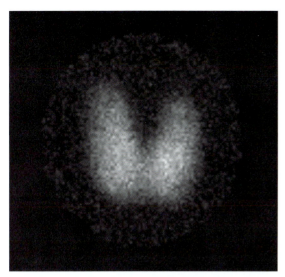

図227-2　びまん性に腫大した甲状腺への集積亢進(54%)を示すバセドウ病患者の甲状腺シンチグラフィ(正常の5倍を取り込み，均一な集積像を示す)(Reproduced with permission from Richard P. Usatine, MD.)

ヨード(RAI)療法を選択した。彼女の甲状腺シンチグラフィではびまん性の甲状腺腫大(正常の5倍)を示し，取り込み率が増加し(54%)(図227-2)，バセドウ病が確認された。患者は核医学検査部において計算された適切な量のRAI療法が施された。彼女のTSH値は定期的に検査され，1年後にはレボチロキシン治療を受けた。

概説

バセドウ病はTSH受容体を刺激する抗体が循環し，結果として甲状腺機能亢進症を引き起こす自己免疫性甲状腺疾患である[1]。

別名

バセドウ病は甲状腺中毒症(不適切に高い甲状腺ホルモン値に起因する臨床状態)，つまり，甲状腺機能亢進症(甲状腺ホルモンの合成と分泌の上昇により引き起こされる甲状腺中毒症)として知られる。

疫学

- バセドウ病は人口の0.5～1.2%に罹患するありふれた疾患である。
- 男女比は1：5～10である。
- 甲状腺機能亢進症の患者のうち，60～80%がバセドウ病である。甲状腺機能亢進症を持つ若い患者(64歳未満)は甲状腺機能亢進症を持つ高齢者に比べてバセドウ病によりかかりやすい。
- バセドウ眼症はバセドウ病の診断から18カ月以内に，患者の80%以上に起こる(「臨床所見」の項参照)。バセドウ眼症は臨床的には30～50%の患者にみられる[2]。
- 甲状腺腫は50歳より若い患者の90%にみられる(これに対して，高齢者のバセドウ病患者では75%である)[1]。
- 未治療の甲状腺機能亢進症は骨粗鬆症，心房細動，心筋症，うっ血性心不全を引き起こす。甲状腺中毒症(甲状腺クリーゼ)に関連した死亡率は20～50%である[3]。

病因／病態生理

- バセドウ病の甲状腺機能亢進症は，TSH受容体を刺激するIgG抗体に起因する[2]。これらの抗体は甲状腺，骨髄，リンパ節で合成される。TSH受容体の活性化により濾胞細胞の肥大と過形成を促進し，甲状腺腫大(甲状腺腫)およびT_4に比べ，トリヨードサイロニン(T_3)が相対的に増加(20%から最高30%程度)した甲状腺ホルモン産生増加が起こる[2]。
- 病因として，遺伝的な因子(HLA-DRと細胞傷害性Tリンパ球抗原4〈CTLA-4〉の多型)と，身体的や精神的なストレス(例：感染，出産，ライフイベント)を含む環境因子の両者が考えられる[2]。加えて，インスリン様増殖因子1受容体(IGF-1R)に関連した線維芽細胞とIGF-1R陽性を示すB細胞の表現型が結合組織の発現に関連する可能性がある[4]。兄弟姉妹がバセドウ病と橋本病を発症する頻度も高い(226章「甲状腺機能低下症」参照)。
- バセドウ眼症は，甲状腺と眼窩に共通した抗原への直接的な自己免疫反応の結果と考えられている。活性化されたT細胞が外眼筋へ浸潤し，それによってサイトカインが放出され，線維芽細胞が活性化し(線維症により複視が出現する)，グリコサミノグリカンの合成が増加する(水分が閉じ込められて腫脹が起こる)[2]。

危険因子

- 甲状腺疾患の家族歴，特に母方の血縁者における。
- 喫煙(バセドウ眼症の強い危険因子になる)。

診断

甲状腺疾患の診断と管理に手助けとなりうるガイドラインがいくつか存在する。

▶ 臨床所見

症状は甲状腺中毒症の重症度，疾患の持続期間，年齢(所見は高齢者でよりわかりにくい)によって決まる。バセドウ病と診断された患者の半数以上が以下にあげる共通の症状を持っている。

- 神経質。
- 全身倦怠感。
- 体重減少。
- 暑がり。
- 動悸。

疾患の所見としては以下のようなものがある。

- 頻脈(心房細動は50歳以上の患者に多い)[2]。
- 甲状腺腫：聴診器を甲状腺腫にあてて聞くと，甲状腺の血管雑音がわかる可能性がある(図227-3)。
- 安静時振戦。
- 腱反射の亢進。
- 顔面紅潮と側頭筋の筋萎縮(図227-4)。
- 皮膚と爪の変化は以下のとおりである。
  - 温かい，紅斑，湿った皮膚(末梢循環の増加のため)。
  - 手掌紅斑。
  - 前脛骨粘液水腫：患者のごく一部で起こる(0.5～4%)。通常は前脛骨と足背に，圧痕を残さないうろこ状の皮膚肥厚と硬結となる(図227-5，図227-6)[5]。これは境界明瞭なピンクや肌色，あるいは紫から茶色の丘疹や結節と

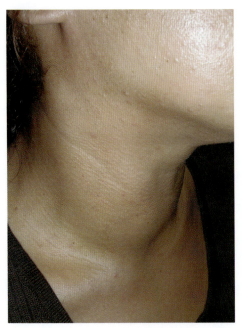

図227-3 バセドウ病があり，腫大し活動性が亢進した甲状腺を通して激しい血管雑音がある37歳女性。彼女はこのとき甲状腺中毒状態であった(Reproduced with permission from Richard P. Usatine, MD.)

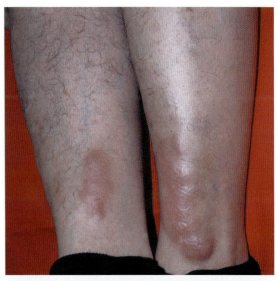

図227-5 バセドウ病患者における初期の両側前脛骨の粘液水腫。この非対称性の紅斑と結節はかたくて圧痕を残さない(Reproduced with permission from the University of Texas Health Sciences Center, Division of Dermatology.)

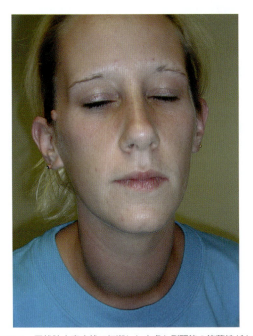

図227-4 甲状腺中毒症状で紅潮した皮膚と側頭筋の筋萎縮がある新規発症したバセドウ病の女性。甲状腺はびまん性の腫大があった(Reproduced with permission from Richard P. Usatine, MD.)

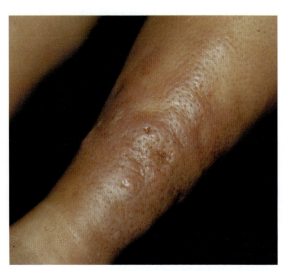

図227-6 バセドウ病眼症患者の前脛骨の粘液水腫。毛嚢が目立ち，橙皮状皮膚をしている(Reproduced with permission from the University of Texas Health Sciences Center, Division of Dermatology.)

しても出現する。
- 爪がやわらかく，艶があり，爪甲離床症になる可能性がある(爪の遠位部分が爪床から離れる)。
- 眼障害は甲状腺機能亢進症の以前から起こる可能性があり(患者の20%において)，軽度の不快感(眼がゴロゴロして涙が出ることが早期症状である)のみで次第に進行する。バセドウ病での眼症状[1,2]は以下のようなものである。

- 眼瞼後退(眼瞼が後ろに引かれて強膜がさらにみえること)(図227-1, 図227-7)。
- 明らかな眼球突出(眼球が前方に移動すること)は，1/3に起こる(図227-1, 図227-7 参照)。
- バセドウ眼症による眼障害は片側性に起こる可能性がある(図227-8)。
- 外眼筋障害(例：複視)。
- 角膜の露出による角膜炎や潰瘍。
- 眼窩周囲浮腫，結膜浮腫，強膜の充血。

▶ 検査所見
- 典型的な徴候があり，TSHが高感度測定法で低値または検出不能，FT_4値の上昇を持つ場合，バセドウ病の診断を支持する。

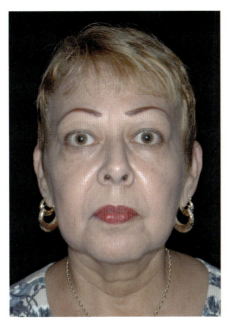

図227-7 バセドウ病と診断後5年間続いている両側の眼球突出。RAI療法により甲状腺機能は正常になったが，眼球突出は改善せずに患者を悩ませている（Reproduced with permission from Richard P. Usatine, MD.）

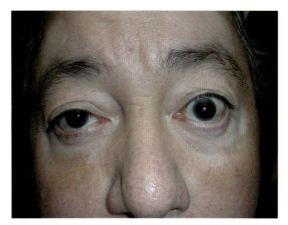

図227-8 片側性のバセドウ病眼症と白斑のある女性。自己免疫性甲状腺疾患と白斑には関連が強い（Reproduced with permission from Richard P. Usatine, MD.）

- TSH受容体抗体の存在は(診断された患者の70〜100%に存在する)，陽性，陰性尤度比は各々247, 0.01である[6]。これらの抗体は通常は診断のためには必要ではない。

画像検査

- 臨床的な根拠が不確定あるいは甲状腺結節が存在するなら，放射線ヨウ素によるシンチグラフィを行う[7]。取り込み率の上昇（30%以上）およびシンチグラフィでのびまん性の集積で診断が確定する（図227-2参照）。

鑑別診断

甲状腺機能亢進症をきたす他の原因は以下のとおりである。

- 自律機能性結節：甲状腺中毒症の原因として一般的ではなく（甲状腺機能亢進症の患者の1.6〜9%に存在する）[8]，多くの結節は甲状腺機能亢進症の原因とはならない。これらは背景の正常甲状腺のなかに孤立した腫瘍として存在し，甲状腺シンチグラフィでは孤立した結節を認める。
- 中毒性多結節性甲状腺腫：高齢者における甲状腺機能亢進症では原因としてより一般的であり，甲状腺シンチグラフィでは結節状に多発した集積亢進がみられる。
- 甲状腺刺激ホルモン産生下垂体腫瘍（まれ）：腺腫は視野障害（眼球突出は起こさない）を起こす可能性があり，他のホルモン刺激を起こす可能性がある（例：血清プロラクチンの上昇）。
- 甲状腺炎：無痛性あるいは有痛性で，持続期間が短く，放射線ヨウ素シンチグラフィで集積が低い可能性がある。
- 外因性の甲状腺ホルモン摂取：処方あるいは入手した甲状腺内服薬の過量服薬歴。

眼所見の鑑別診断は以下のとおりである。

- 外眼筋への転移性疾患。
- 偽腫瘍：この疾患は急速な発症で有痛性であることが，バセドウ眼症との違いである。

治療

3つの選択肢が甲状腺機能亢進症の治療として選べる。抗甲状腺薬，RAI療法，手術療法であり，以下のとおりである[1),2)]。SOR **A**

非薬物療法

眼症状に対する対症療法にはサングラス，人口涙液，頭を支えて夜間に眼瞼が閉じるようにすることなどが含まれる。

薬物療法

- 甲状腺機能亢進症の症状は，β遮断薬（例：プロプラノロール10〜40 mgを1日2〜4回投与）あるいはCa拮抗薬（例：ジルチアゼム30〜90 mgを1日2回）でコントロールできる。SOR **B** 近年のガイドラインの著者は，症候性の高齢者（心血管疾患を有したり，安静時心拍数90回分以上），あるいは極度の甲状腺機能亢進症（例：症状が強い）による合併症の危険性がある症例に対するRAI療法の際には，β遮断薬を推奨している[7]。
- 抗甲状腺薬（メチマゾール10〜20 mg/日あるいはプロピルチオウラシル〈PTU〉100〜200 mg，8時間ごと）。これらの薬剤の副作用として，皮疹，関節痛，肝炎，まれではあるが無顆粒球症がある[2]。肝酵素と全血算（CBC）（白血球数〈WBC〉と白血球像を含む）の基準値を測定すべきである。メチマゾールは，妊娠初期の患者，甲状腺クリーゼの患者，メチマゾールに副反応を示す患者を除いて，好まれて使用される[7]。
- 薬物量は患者が甲状腺機能正常になったあと減量すべきである（典型的にはPTU 50〜100 mg/日，メチマゾール2.5〜10 mg/日）。
- 抗甲状腺薬は妊娠期間中に好まれ，軽症の疾患，小さな甲状腺腫，抗体低値の患者に検討される。重症の甲状腺機能亢進症で合併症のリスクが高いバセドウ病患者では，RAI療法の前段階としてメチマゾールでの治療が推奨される[7]。抗甲状腺薬はヨーロッパやアジアでは初期治療として最も一般的に使用される。
- 再発を最小限するための最適な抗甲状腺薬の治療期間は，12〜18カ月である[7),9)]。SOR **A**
- 軽症のバセドウ眼症を持つ159例での無作為化比較試験（RCT）では，セレン（100 μg，1日2回），ペントキシフェ

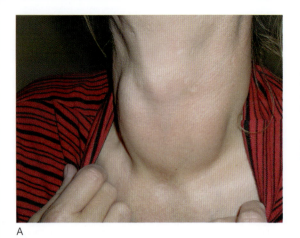
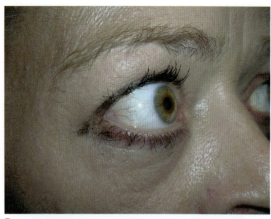

図 227-9　RAI療法後のバセドウ病患者の持続する甲状腺腫と眼球突出。患者はすでに甲状腺機能は改善しているが、腫大した甲状腺腫（A）と眼の所見（B）は改善していない（Reproduced with permission from Richard P. Usatine, MD.）

リン（600 mg、1日2回）、プラセボ（1日2回）を6カ月間経口投与されたが、セレン投与患者では他の治療患者に比較して有意にQOLが向上し、眼障害が減少し、疾患の進行が緩徐になった[10]。
- 重症（あるいは中等症）のバセドウ眼症の患者では、通常、高用量の経静脈的なグルココルチコイドパルスの12週間コース（メチルプレドニゾロン8 g未満）で治療される。この治療法により患者の約80％に反応がみられる[11],[12]。肝不全は重篤な副作用であるが、まれである。

▶ 放射線療法

- RAI療法：米国では最も一般的に受けられている治療法である。しかし、妊婦と授乳婦には禁忌であり、心血管疾患を持つ患者にも注意が必要である。
- RAI療法は抗甲状腺薬での治療のあとに行われることもあるが、これらの薬剤は治療前3〜7日間中止すべきである[2]。
- ヨウ素131の半減期は約1週間である。しかし、女性はRAI療法後6〜12カ月間の避妊が推奨される。
- RAI療法では約1％の患者で有痛性の甲状腺炎を数週間起こすことがある。この病態は非ステロイド性抗炎症薬（NSAIDs）、β遮断薬、あるいはステロイドで治療できる[3]。RAI療法を受けた機能性甲状腺結節を持つ患者の約5％にバセドウ病が出現する[3]。
- さらに、放射線療法に誘発された甲状腺炎が眼症を増悪させることがある。この副作用は早期のレボチロキシン補充とプレドニゾロン（RAI療法時には初期量60〜80 mg/日とし、2〜4週後から、3〜12カ月かけて漸減する）により最小限にできる[13]。ある著者によれば、中等症から重症の眼症はRAI療法の禁忌であると考えている[3]。

▶ 外科療法

- 多くの経験のある甲状腺外科医による準全摘術または全摘術がバセドウ病患者では推奨される[7]。
- 外科療法の適応は、著しい甲状腺腫、疑わしい結節の存在、抗甲状腺薬の必要量が多い妊婦、他の治療へのアレルギー反応や不成功例である。
- バセドウ病患者の多くの症例で、手術前には甲状腺機能が正常になるまでメチマゾールでの前治療が推奨され、手術後にはレボチロキシンが開始される[7]。
- 術後、残置する甲状腺組織が少ないと（4 g未満）、甲状腺機能低下症を50％以上で起こし、残置量が多いと（8 g以上）、甲状腺機能亢進症の再発率が高くなる（15％）。
- 眼所見については、眼球突出を除いた多くの徴候が甲状腺機能亢進症のコントロールに伴って改善する。ある研究では、患者の64％が自然に改善し、22％が安定化し、14％は進行した[13]。

▶ 紹介

- 有意な眼所見や臨床症状のある患者は眼科医に紹介すべきである。
- 持続する重症の眼症に対する治療の選択肢には高用量の全身的なステロイド療法（40〜80 mg/日）、眼窩放射線療法、眼窩減圧術があげられる[14]。SOR Ⓑ

予後

- 抗甲状腺薬の開始によって、症状は3〜4週間で改善する。代謝の正常化として体重増加（約4.5 kg）が時に起こる[2]。抗甲状腺薬での寛解率は37〜70％と変動があり、6〜8週間以内にみられる。
- RAI療法のあと、50〜75％の患者は5〜8週間で甲状腺機能が正常になるが、最終的にはバセドウ病患者の50〜90％は甲状腺機能低下症になる（1年以内に10〜20％、以後年5％である）。バセドウ病患者の14％、機能性腺腫の10〜30％、機能性結節性甲状腺腫の6〜18％に、放射線ヨウ素の再治療が必要になる[3]。
- バセドウ病の治療法の比較によるRCTでは、再発率はRAI療法（21％）や手術（5％〈3％［若年者］から8％［高齢者］〉）を受けた患者に対して、抗甲状腺薬での患者により高い（おおむね40％である〈34％［高齢者］から42％［若年者］で幅がある〉）[15]。
- 甲状腺腫と眼球突出は、甲状腺機能亢進症の治療後も数年にわたり続く（図227-9）。

フォローアップ

- 治療の目標は甲状腺機能亢進症状を解消することと、甲状腺機能の正常化を保つことである。治療開始の初期段階では頻回なフォローアップが必要である。甲状腺機能亢進症の症状に対する薬物療法は、治療に続いて徐々に中止できる可能性がある。

- 抗甲状腺薬の用量は患者の甲状腺機能が正常化したあとに減量されるかもしれないが（典型的には PTU 50〜100 mg/日，メチマゾール 2.5〜10 mg/日），内服薬は再発を最小限にすべく 12〜18 カ月は続けるべきである。**SOR Ⓐ**
- RAI 療法のあと，多くの患者が最終的には甲状腺機能低下症になり（最初の 1 年以内に 20％），そのため定期的な甲状腺機能の評価が重要となる。最初 1〜2 カ月以内と，甲状腺機能亢進が持続するようであれば 4〜6 週ごとのフォローアップ（FT_4 と FT_3）が推奨される。3 カ月で最小限しか反応しない場合あるいは 6 カ月後に甲状腺機能亢進が持続する場合には，再び RAI 療法が検討される[7]。
- 手術療法のあと，甲状腺残置量によって，患者は甲状腺機能低下になったり，甲状腺機能亢進が再発したりする可能性がある。そこで，定期的な血液検査と症状の観察が必要になる。手術療法を受けレボチロキシンを補充したバセドウ病患者に対して，術後 6〜8 週後に TSH を測定することが推奨される[7]。
- 診察室内での眼球突出測定計によって，眼球突出の経時的な変化を追跡することができる[2]。
- バセドウ病患者は，他の自己免疫性疾患を発症するリスクが高い。甲状腺クリニックに通院中の患者を対象に英国で行われた横断的研究では，他の自己免疫性疾患（例：関節リウマチ〈3.15％〉，悪性貧血，全身性エリテマトーデス〈SLE〉，アジソン病，セリアック病，白斑）の頻度は，バセドウ病患者の 9.67％にみられた[16]。

患者教育

- 治療の目標は，甲状腺ホルモン過剰による症状を取り除き，甲状腺機能を正常に回復することであると患者が知るべきである。
- 各々の治療には利点と欠点があるのでよく話しあい，それぞれ個人にあった治療をすべきである。
- 治療法の選択にかかわらず，甲状腺機能の評価のために長期的なフォローアップが必要である。将来的に甲状腺機能低下になるリスク，甲状腺機能亢進症が再発するリスクが高いためである。患者は注意し，そして報告するべき再発時の症状を認識しておく必要がある。
- RAI 療法後 5 日間は，親密な接触（キスを含む）や子どもとの接触を避けるべきである。妊婦との接触は 10 日間避けるべきであり（約 183 cm を保つ），他の成人と近づくことは治療後 5 日間は 2 時間に制限すべきである。排尿時には便座に座り，ふたを閉めて 2 回洗い流すべきである。歯ブラシ，調理器具，食器類，タオル，洋服を共同使用せず，洗濯も分けてすべきである[3]。
- 眼症は，通常は甲状腺機能とは独立して独自に起こる。追加治療のために眼科医へ紹介する必要があるかもしれない。
- 眼症の経過には禁煙が有益な効果をもたらすかもしれない。
- 兄弟姉妹や子どもは甲状腺疾患や関連した疾患に罹患するリスクが上昇することを知っているべきであり，自身で症状をチェックすべきである。

【Mindy A. Smith, MD, MS】
（村松愛子 訳）

228 先端巨大症

症例

ホームドクターに耐えがたい頭痛と脱力感を訴えた 60 歳の男性（図 228-1）。男性は手足の肥大を自覚していた（図 228-2）。手指の肥大で結婚指輪はきつくなって取り外し，足の肥大で靴のサイズは大きくなっていた。声がより太くなり，そして手指がゆるんで汗ばむようだという。臨床検査でインスリン様増殖因子 1（IGF-1）の上昇が判明し，経口糖負荷試験で成長ホルモン（GH）の抑制がないことから，先端巨大症（acromegary）と確定診断した。頭部 CT 検査で下垂体腺腫が判明した。

概説

先端巨大症は，一般的には下垂体腫瘍からの GH の自律的な過剰分泌により起こる疾患であり，四肢や臓器の過剰成長を起こす。

疫学

- まれである（成人 100 万人あたり 5 人）[1]。
- 典型的には，ほとんどが下垂体のソマトトロピン産生細胞による巨大腫瘍が原因である。膵臓，肺，卵巣の病変から，あるいは胸部や腹部のカルチノイド腫瘍から，成長ホルモン放出ホルモン（GHRH）が過剰に分泌されて生じることもある。
- 通常は散発性に起こるが，家族性（5％未満）のこともあり，他の内分泌腫瘍（例：多発性内分泌腺腫症 1 型）に関連することもある[1]。
- スペインの多施設での疫学調査では，診断時の平均年齢は 45 歳と報告された[2]。
- 骨端線閉鎖前の小児や思春期に GH 過剰分泌が起こると，巨人症を引き起こす。

病因／病態生理

- 先端巨大症の臨床所見と症状は GH の過剰に起因する。GH の過剰分泌により，四肢と臓器の成長（IGF-1 を介して），軟部組織の肥大，軟骨細胞の作用が刺激される。
- さらに，先端巨大症ではインスリン抵抗性に関連して，心血管疾患のリスクが高まる。なお，心血管疾患のリスクは動脈硬化性疾患より，圧に関連した動脈や左室の肥大の結果と考えられている[3]。
- 先端巨大症患者では一部の悪性腫瘍のリスクが増加する。これは血中 IGF-1 の増加による増殖作用や抗アポトーシス作用の結果として起こる可能性がある。

診断

先端巨大症の診断は，GH の自律的な過剰分泌の証明と下垂体画像検査により確定する。

▶ 臨床所見

先端巨大症の臨床的な徴候はとらえにくく，何年間も気づかれないことがある。GH 過剰分泌が骨端線閉鎖前に起これば巨人症となり，閉鎖後に起これば先端巨大症となる。先端

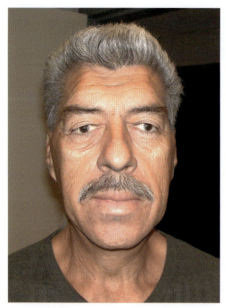

図 228-1　先端巨大症の60歳男性。粗い顔貌と中等度の顎の突出（下顎の突出）に気づく（Reproduced with permission from Richard P. Usatine, MD.）

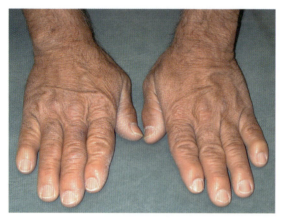

図 228-2　図 228-1 と同一患者の大きくゆるんだ手指と太い手指（Reproduced with permission from Richard P. Usatine, MD.）

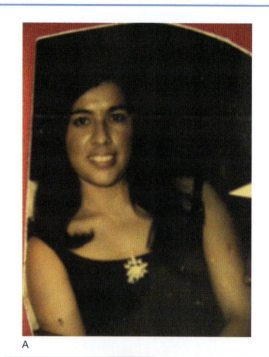

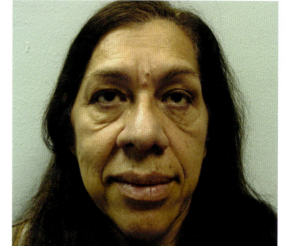

図 228-3　A：先端巨大症の変化が出る以前の26歳女性。B：同一患者の20年後の顔貌の変化。大きな鼻翼と口唇、顎を持つ粗い顔貌に気づく。下顎の突出が明らかである（Reproduced with permission from Vernon Burke, DMD.）

巨大症の臨床的な特徴として以下があげられる[1]。
- 軟部組織の肥大による手足の肥大（図 228-2 参照）。
- 後彎症や骨増殖症。
- 粗い顔貌、大きく肥大した鼻翼（図 228-1、図 228-3）。
- 眉弓部の膨隆。
- 顎の咬合不全、過蓋咬合。
- 多汗症、油肌。
- 他の共通する特徴として、太い声（声帯の軟部組織の腫大）、関節症、手根管症候群、後彎症、近位筋の筋力低下、全身倦怠感がある。頭痛、視野欠損（腫瘍の増大による）、知覚異常、性機能障害を訴える可能性もある[1]。
- 関連する内科疾患として、睡眠時無呼吸（60％）、冠動脈疾患（罹病期間と高血圧合併により20〜90％）、糖尿病（25％）がある。頭蓋内動脈瘤も増加するといわれる[4]。
- ある研究では（N＝55）、女性の2/3が無排卵周期症であったが、これはホルモンレベルの上昇に関連して起こると考えられている[5]。

▶ 検査所見
- 全血清 IGF-1 濃度（年齢・性をあわせた）の上昇が、先端巨大症の診断にきわめて重要である[6]。しかし、標準化した基準となるデータが不足しており、診断とモニターの妨げになっている。
- （75 g）経口糖負荷試験で1〜2時間以内に GH が 1 ng/mL 未満に抑制されないことで診断が確定し、患者の20％は奇異的に GH 増加を示す。また、GH 値の抑制不全は糖尿病、腎不全、肝不全、肥満の患者、エストロゲン補充療法中の患者、妊婦でもみられることがある[1]。

- GHは脈動的に分泌されるので，1回のGH測定は役に立たない。
- 関連した検査異常としてプロラクチンが上昇することがある（患者の30％）。

治療

　先端巨大症コンセンサスグループは，経験豊富な外科医，下垂体の専門知識を持つ内分泌科医，放射線療法の経験ある医師を含んだチームアプローチをすすめている[7]。治療は一般的には手術療法であり，病気がコントロールできない場合には続いて薬物療法を行う（通常はソマトスタチン受容体リガンド〈SRL〉）。初期の薬物療法により（次に用量漸増しても）GHやIGF-1の正常化が得られない場合には，MRIで腫瘍がある患者では放射線療法を検討すべきである。一方，腫瘍がない患者では薬物療法の併用療法を試すべきである[7]。

▶ 薬物療法

　先端巨大症患者への治療として3種類の薬物療法がある。SRL，GH受容体拮抗薬，ドパミン作動薬である。GHの低下によって症状がやわらぐ可能性はあるが，GHとそのターゲットの増殖因子（つまりIGF-1）のどちらかの持続的な分泌があっても長期的には健康への有意なリスクとなりうるため，両者の正常化を目指すべきである。

- SRLによる術前の薬物療法を支持する根拠は十分ではない[7]。
- ソマトスタチンアナログ製剤は，手術的に切除不能な腫瘍がある患者に対して第一選択薬である。また，術後にGHやIGF-1の正常化が得られない場合，あるいは放射線療法によってコントロール可能になるまでの照射期間中（数年間かかる可能性がある）の場合も同様である。
  - 長時間作用型ソマトスタチンアナログのデポ製剤として，オクトレオチドLARとランレオチドAutogelが使用でき，同等の効果を示している。患者は再評価までの3カ月間は同量で治療し，必要に応じて漸増すべきである[7]。
  - 副作用は，注射部位の疼痛，洞性徐脈，消化管の運動抑制や分泌抑制による症状（嘔気，腹痛，下痢，鼓腸）がある。胆石または胆泥は30％に起こるが，胆嚢炎はほとんど起こらない[1]。
- ペグビソマント皮下注射は，先端巨大症に対して使用できるGH受容体拮抗薬である。他の治療によっても持続的にIGF-1高値である患者に対して，SRLの補助療法として，あるいは単剤治療として適応がある。しかし，支持的なデータはない[7]。
  - 副作用として，注射部位の疼痛，脂肪肥大症があげられる。肝酵素上昇はおよそ5〜25％の患者にみられ（通常は一過性である），定期的な検査をすべきである。
- ドパミン作動薬のなかでは，カベルゴリンのみがGH過剰分泌を抑制するのに効果的である（限定的である）[7]。
  - カベルゴリンは経口薬物療法を好む患者に対して，またGHとIGF-1高値と同時にプロラクチン著明高値の術後患者に対して，そして最大量のSRLに反応が乏しい患者への補助療法として考慮すべきである[7]。
  - カベルゴリンの一般的な副作用は，胃腸障害（嘔気，便秘），精神障害や中枢神経障害（睡眠障害，めまい，抑うつ障害），心血管障害（高血圧，末梢性浮腫）である。心臓弁膜症は，パーキンソン病患者への使用で報告がある（これらの患者には一般的に高用量で使用する）。

▶ 処置

- 外科的切除（経蝶形骨洞下垂体手術）が基本的な治療である。トルコ鞍内の微小腺腫や非浸潤性の巨大腺腫に対して，また，腫瘍による圧迫症状を認めるときの治療である[7]。
- 放射線療法は，従来的な照射と定位的な照射があり，GH値を低下させるのに有用であるが，効果が出るのに10〜15年を要し，汎下垂体機能低下症のリスクを持っている（50％以上）。三次治療として考慮する[7]。放射線療法は薬物療法を中断するために利用されている。
  - ガンマナイフ治療（腫瘍縮小手術後）の5年間の寛解率は29〜60％の間である[7]。
  - 従来的な放射線照射は，二次腫瘍（頭蓋内で約1％）や脳血管イベントの潜在的なリスクであるが，長期的な成績はない[7]。

予後

- 外科的切除後，微小腺腫患者の70〜95％，巨大腺腫患者の40〜68％において，IGF-1値は正常化する[6,7]。
  - 下垂体腺腫への放射線照射により，患者の60％以上において10〜15年後にIGF-1分泌が低下する[7]。
  - ソマトスタチンアナログ治療を受けた患者の半数未満（44％）でIGF-1値が正常化し，1/3でGH値が正常化する[7]。
- 術後に残存した腫瘍がMRIで低信号を示すと，術後のソマトスタチンアナログ製剤への治療反応が良好であると予測でき，MRIが役立つ可能性がある[8]。
- 過去において，先端巨大症の患者は寿命が10年短かった。理由には，心疾患（心不全，不整脈），脳血管疾患，代謝疾患（糖尿病，骨粗鬆症），呼吸器疾患（巨大舌や肥大した粘膜組織による気道閉塞，睡眠時無呼吸）があげられた。また，放射線療法は死亡率を増加させる可能性がある[1]。IGF-1とGH値の両者は死亡率と相関し，これらを正常化すること（IGF-1は年齢・性による基準値，GH 2.5 ng/mL未満）によって，寿命が正常化するようである[7]。

フォローアップ

- 併存疾患の把握と治療を続けるべきである。初期には下部消化管内視鏡と心エコーを推奨する[7]。
- 先端巨大症コンセンサスグループは，疾患の最善な管理（つまり先端巨大症の治療後の寛解）を明確にしている。超感度分析を使って，IGF-1値（信頼できる標準化分析により測定されたもの）を年齢で調整した基準値内に，GH値は随時の測定で1 ng/mL未満に管理すべきである[6]。コントロールされている患者では6カ月ごとに値を評価する。
- 先端巨大症で入院した患者のコホート研究で（デンマーク〈1977〜1993年〉，スウェーデン〈1965〜1993年〉），最長28年間フォローアップした腫瘍登録データに基づくと，先端巨大症患者では小腸，結腸，直腸，腎臓，骨に悪性腫瘍がより多いといえた[9]。また，研究者たちは，これらの患者は脳と甲状腺の悪性腫瘍の発症率が多く，下垂体への放射線照射に関連した可能性があると考えている。
- 術後あるいは放射線療法後の評価には以下のようなものが

あげられる。
- GH と IGF-1 値の測定：コンセンサスグループは，疾患の最善な管理（すなわち，先端巨大症の治療後の寛解）はIGF-1 値（信頼できる標準化分析により測定されたもの）を年齢で調整した基準値内および随時測定した GH 値を1 ng/mL 未満として定義づけるように提唱した[6]。
- MRI は術後 3～4 カ月で，薬物療法が続くときには 3～6 カ月で行い，疾患がコントロールされていない患者では毎年撮影すべきである。いったん寛解に至った場合のその後の MRI 撮影頻度についてはコンセンサスが得られていない[7]。
- すべての下垂体機能を術後 3 カ月で，放射線療法を受けた患者では定期的に測定すべきである[7]。

患者教育

- 患者は，未治療の場合には寿命が平均で 10 年間短くなると忠告を受けるべきである。GH と IGF-1 値が正常化できれば，生存率は劇的に改善する。
- 患者は，大腸癌の検査を頻回に行い，併存疾患の管理を積極的に行うべきである。

【Mindy A. Smith, MD, MS】
（村松愛子 訳）

229 クッシング症候群

症例

22 歳の女性が診察室で全身倦怠感，筋肉痛，階段ののぼりにくさ，気分障害を訴えている。女性は 2 年前までは健康で活発であったが，この頃から体重が増加しはじめ，月経が不規則になっていた。バイタルサインは拡張期血圧 100 mmHg，BMI 35 と有意な異常所見を認めた。理学的身体所見として，中心性肥満，満月様顔貌，頭髪の細毛化，痤瘡，腹部の赤色皮膚線条，近位筋の筋力低下を認めた。臨床的な特徴から，クッシング症候群（Cushing syndrome）が疑われた。24 時間尿中コルチゾール値は 450 μg/dL と上昇し，少量デキサメタゾン抑制試験が陽性であり，クッシング症候群の診断が確定した。副腎皮質刺激ホルモン（ACTH）値は 5 μg/dL 未満であり，腹部の高分解能 CT（HRCT）で右副腎に 3.5 cm の腫瘤を認めた（図 229-1）。女性は腺腫とみられる腫瘤摘出術を受けた。この患者は手術から十分に回復し，クッシング症候群は改善しはじめた。

概説

- クッシング症候群は，グルココルチコイドの不適切な過剰分泌に持続的に曝露されて生じる，臨床的な徴候に対して与えられた専門用語である。
- クッシング病（Cushing disease）は下垂体がグルココルチコイドの過剰分泌を引き起こすことで起こるクッシング症候群の一亜型である。
- Harvey Cushing 博士は，1912 年に現在クッシング病として知られている症例を初めて報告した。

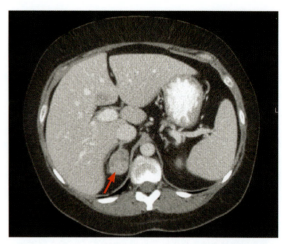

図 229-1　クッシング症候群の原因となる右副腎腺腫が明らかな CT 像（赤矢印）（Reproduced with permission from Longo DL, Fauci AS, Kasper DL, et al. Harrison's Principles of Internal Medicine. 18th ed. McGraw-Hill：2012.）

別名

クッシング症候群は，副腎皮質機能亢進症，グルココルチコイド過剰症としても知られる。

疫学

- クッシング症候群の発生率は 100 万人あたり約 1.2～2.4 人である[1),2)]。
- しかし，クッシング症候群は潜在性，軽症から重症と幅が広いため，実際には少なめに報告されていると考えられている。
- クッシング症候群の性差分布は原因によって異なる。
  - 女性は，クッシング病では 3～8 倍多く，副腎腫瘍に関連したクッシング症候群では 4～5 倍多い[3)～5)]。
  - 肺癌に関連した異所性 ACTH 分泌によるクッシング病は，男性が女性より 3 倍多い。しかし，女性での喫煙率や肺癌の増加に伴ってその差は少なくなっている[3)～5)]。

病因／病態生理

- クッシング症候群は，体内のコルチゾールレベルが持続的かつ病的に増加していることで生じる。
- 正常では，副腎皮質刺激ホルモン放出ホルモン（CRH）が視床下部から放出，下垂体前葉に運ばれ，そこで ACTH の合成と分泌を刺激している。
- この ACTH の上昇が副腎でのコルチゾール分泌を刺激し，その結果として順次，視床下部での CRH 合成と分泌が抑制され，CRH の作用が下垂体での ACTH 産生細胞に効きにくくなり，ACTH の分泌が抑制される。
- ACTH 分泌は脈動的であり，その脈動的な変化により日内変動が生じる。
- ACTH の分泌量と血漿 ACTH 濃度は早朝に最も高値になり，深夜に最も低値になる。コルチゾールの分泌は ACTH の直接的な影響を受け，そのため同様に脈動的な分泌になる。
- ストレスによる刺激は ACTH 分泌を増加させ，結果的にコルチゾール分泌を増加させる。

229章 クッシング症候群

表229-1 クッシング症候群の原因

ACTH依存性	ACTH非依存性
下垂体腫瘍——クッシング病	外因性ステロイド使用
異所性ACTH分泌	副腎腫瘍（腺腫/癌）
異所性CRH分泌	副腎過形成（小結節性あるいは大結節性） 異所性コルチゾール分泌

- この循環のどのレベルが崩壊してもコルチゾールの増加をもたらし，クッシング症候群を引き起こす．コルチゾール過剰分泌の起源に基づいて，クッシング症候群はACTH依存性と非依存性の病因に分類する（表229-1）．

ACTH依存性
クッシング病
- 下垂体腫瘍または下垂体過形成．
- クッシング病は，下垂体からのACTH過剰分泌に起因するコルチゾール過剰状態をあらわす用語である．クッシング病の症例のほとんどが下垂体腺腫に由来し（図229-2），下垂体のACTH産生細胞の過形成に由来するものはわずかである．
- 下垂体腺腫のうち約5％のみが巨大腺腫で，残りは5mm未満の微小腺腫である．
- クッシング病では，ACTH分泌における量と持続時間が増加し（頻度は変わらない），正常のACTH日内変動は通常は消失する[6)~8)]．
- 血漿ACTH濃度の上昇によって，両側の副腎過形成とコルチゾールの過剰分泌が起こる．その結果，正常のコルチゾールの日内変動も同様に消失する[6),7)]．

異所性ACTH/CRH
- 例：肺癌に由来する．
- 異所性ACTH症候群では，ACTHは下垂体腫瘍以外から分泌され，両側の副腎過形成とコルチゾールの過剰分泌をもたらす．
- 血清コルチゾール濃度の増加によって，視床下部のCRH分泌は抑制され，正常下垂体のACTH分泌は抑制される．
- しかし，異所性のACTH分泌は高コルチゾール血症によっても通常は抑制されない．
- 異所性ACTH分泌の多くの症例は，肺，膵臓，胸腺の腫瘍に由来する．そのなかでもほとんどが，末梢の細気管支にある神経内分泌細胞から発生する肺小細胞癌である[8)]．
- ACTHを分泌する膵腫瘍や胸腺腫瘍は，その組織の神経内分泌細胞から発生するカルチノイド腫瘍である．
- 小児におけるユーイング肉腫を含む，いくつか他の異所性ACTH産生腫瘍が報告されている．
- 孤発性にCRHを分泌する腫瘍細胞は非常にまれであり，下垂体のACTH産生細胞の過形成と，ACTHとコルチゾールの過剰分泌を引き起こす[9)]．

ACTH非依存性
副腎腫瘍
- クッシング症候群は副腎に由来する副腎皮質機能亢進症を引き起こす（図229-1 参照）．
- コルチゾール過剰分泌はCRHとACTHを抑制し，下垂体萎縮を起こす．
- 副腎腺腫が最も一般的な原因である．副腎癌は非常にまれな原因であり，他の副腎性ステロイドと同様にコルチゾールを過剰に産生する．

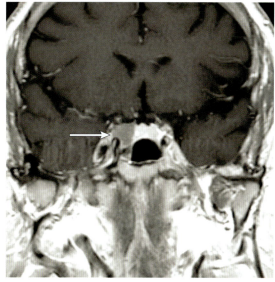

図229-2 クッシング病と確定された患者のACTH産生下垂体腺腫（矢印）（*Reproduced with permission from Carlos Tavera, MD.*）

両側副腎小結節性あるいは大結節性過形成
- これはクッシング症候群のもう1つの原因であり，両側副腎の小結節性（5mm未満）あるいは大結節性（5mm以上）過形成を特徴とする．
- 色素性副腎小結節を伴う小結節性過形成は，散発性あるいはカーニー複合と呼ばれる家族性に生じる．カーニー複合は常染色体優性疾患で，色素性の黒子や青色母斑，内分泌性や非内分泌性の多発腫瘍がみられる．
- 大結節性過形成は，径5mm以上の大きな，非色素性の良性多発結節と，副腎皮質機能亢進症となる副腎に特徴づけられる．

医原性
- これらの症例では，クッシング症候群は外因性に副腎皮質ホルモンが投与されることで起こる．
- メゲストロールはグルココルチコイド様作用があり，クッシング症候群を起こした報告がある薬剤である．

異所性コルチゾール分泌
- まれであるが，一部の卵巣腫瘍がクッシング症候群の原因となる異所性コルチゾール過剰分泌を引き起こす．

診断／スクリーニング

▶臨床所見
- クッシング症候群は，高コルチゾール血症の持続時間と程度によって，軽症から劇的なものまで重症度が変化し，幅広く臨床所見が変化する（表229-2）．
- 本格的なクッシング徴候は現在では珍しく，一部のクッシング徴候は一般集団でも広くみられる．そのため，理由もなく以下のような特徴を持つ患者では，早期診断のためにクッシング症候群を考慮すべきである．SOR C
  - 体重増加あるいは肥満は早期にみられる所見の1つであり，顔面，腹部，体幹を含む．四肢には通常起こらない．顔面への脂肪沈着は通常は満月様顔貌となる（図229-3）．後頸部への脂肪沈着，すなわち野牛肩，鎖骨上脂肪沈着がみられる可能性がある．

表229-2 クッシング症候群の臨床的な特徴

- 肥満
  - 四肢以外の中心性
  - 満月様顔貌
  - 野牛肩
  - 鎖骨上窩の脂肪沈着
- 皮膚所見
  - 顔面紅潮
  - 皮膚菲薄化
  - 易出血性
  - 赤色皮膚線条
  - 頸部の表皮肥厚
- アンドロゲン過剰症状
  - 月経不順
  - 痤瘡
  - 多毛症
- 血管疾患
  - 高血圧
- 筋骨格系疾患
  - 筋力低下
  - 近位筋萎縮
- 精神症状
  - 興奮性
  - 倦怠感
  - 抑うつ症状
- 代謝障害
  - 耐糖能悪化
  - 骨粗鬆症
  - 低カリウム血症
  - 腎結石
- 免疫疾患
  - 易感染性
- その他
  - 末梢性浮腫
  - 眼圧上昇
  - 白内障

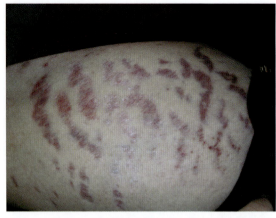

図229-4 クッシング症候群の患者の幅広い赤色皮膚線条（収縮性のある形）の近接像。毛細血管が目立ち、赤紫色である。妊婦や肥満ではこの線条は白色である（Reproduced with permission from Richard P. Usatine, MD.）

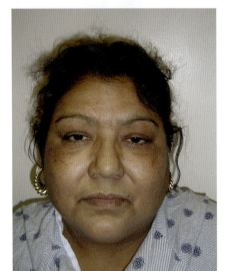

図229-3 医原性クッシング症候群の患者の満月様顔貌（Reproduced with permission from Richard P. Usatine, MD.）

- クッシング症候群の女性では、痤瘡や多毛症、男性化を含むアンドロゲン過剰所見と同様に、月経不順がみられる可能性がある。
- 皮膚所見として、皮膚の菲薄化や赤色皮膚線条（図229-4）、易出血性、頸部の表皮肥厚があげられる。色素沈着はACTH依存性の高コルチゾール血症でみられる。
- 近位筋の筋力低下と筋萎縮もよくみられる。
- 骨粗鬆症の原因となる骨密度低下がしばしば認められ、骨折を起こす可能性がある。
- 精神神経的な影響としては、抑うつ障害、興奮性、不眠症、認知機能障害、記憶障害がある。
- 眼圧上昇、感染や免疫不全、白内障の進行がみられる可能性がある。
- クッシング症候群では血圧上昇、耐糖能悪化が非常によくみられ、血管疾患の罹患率が上昇する。
- 異所性ACTH症候群の患者では、これらすべての症状は出現しない可能性があるが、高血圧や低カリウム血症の程度はひどく、原発腫瘍に関連した他の症状が目立って起こる可能性もある。

■ 検査所見

- クッシング症候群の診断的な評価は、高コルチゾール血症を確証することとコルチゾール過剰分泌の原因を見つけることである。

クッシング症候群の診断確定（図229-5）

- クッシング症候群の評価の前に、経口薬、局所投与、吸入薬を含んだステロイドの使用など包括的な服薬歴を聴取しなければならない。SOR B
- 不正なステロイドの経口摂取は尿中の合成グルココルチコイドを検出することで診断できる。
- クッシング症候群の最初のスクリーニング検査は高感度で行うべきであり、一次検査として以下に提唱した試験のうち最低1つは施行すべきである[10]。SOR C
- 24時間尿中コルチゾール、深夜の唾液中コルチゾール、少量1 mgデキサメタゾン抑制試験が初期評価として推奨される[10]。

【尿中遊離コルチゾール（UFC）】

・初日の早朝尿は除いて、翌日の早朝尿までを含んだ24時間の尿検体を患者自身で溜め、冷蔵する。被験者は、この検査中にはあらゆるグルココルチコイドを使用してはならない。

・尿中遊離コルチゾールは、コルチゾール結合グロブリン値を変化させる状態や内服薬による影響を受けない。そのため、妊婦や、エストロゲンや類似薬服用中の患者で推奨される検査である。

・24時間クレアチニンの判断が難しいので、この検査は腎不全患者では避けるべきである。

【深夜の唾液中コルチゾール】

・健常者では、血清コルチゾール値は早朝にピークとなり、深夜あたりで最低となる[11),12]。

・この日内変動はクッシング病では消失し、深夜のコルチゾール値が底値とならないことがクッシング症候群の患者でみられる検査異常である。そのため、深夜の唾液中コルチゾールの測定はクッシング症候群の診断に有用な検査である[11),12]。

・患者は23～24時の夜間帯に2晩にわたって唾液検体を採取する。この検体は常温でも安定である。

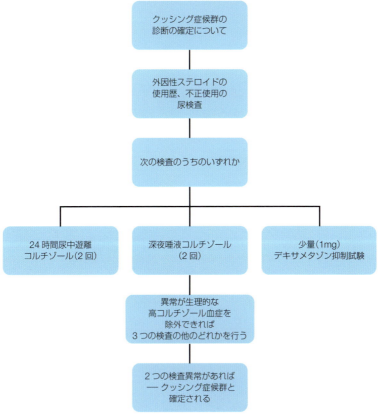

図 229-5　クッシング症候群の診断確定の流れ

・患者は1日中，甘草を避け，タバコをかんだり，吸ったりしないように指示されるが，これはコルチゾール値が誤って高値になるのを避けるためである。
・夜勤労働者，抑うつ患者，重病患者では偽陽性になりうる[13),14)]。

【少量デキサメタゾン抑制試験】
・健常者では，生理量以上のグルココルチコイドが投与されると，ACTHとコルチゾールの分泌は抑制される。この抑制がクッシング症候群では消失する。
・一般的には，デキサメタゾン1 mgが23〜24時に投与され，コルチゾールが翌朝8〜9時に測定される。
・デキサメタゾンの代謝は多くの抗てんかん薬の影響を受けるので，この検査はてんかんの患者では避けるべきである。

● 尿中あるいや唾液中コルチゾール値を測定する場合は，クッシング症候群の高コルチゾール血症は変動が大きいので最低2回は測定すべきである[10)]。SOR C
● 重症抑うつ障害，妊婦，慢性アルコール中毒，病的肥満といったある種の疾患では生理的な高コルチゾール血症が起こり，偽陽性の結果になりうることを，臨床医は念頭におくべきである。
● そのため，検査異常は3つの検査のうち別の検査を施行して確証すべきである。これらの初期検査の2つ以上の異常をもってクッシング症候群と診断される[10)]。SOR C

クッシング症候群の病因確定（図 229-6）
● クッシング症候群と確定したら，以下の段階はクッシング症候群の病因の検索である。

● 血漿ACTH値の測定が以下のステップである。SOR C

ACTH 非依存性
● 血漿ACTH値が5 pg/mL未満であれば，クッシング症候群はACTH非依存性である。
● ACTH非依存性クッシング症候群の段階では，両側副腎の腫瘍または過形成を見つけるためにこの部位のCTを撮影する。
● 大きさやCT値，石灰化や出血などの因子を含む画像所見は，悪性を示唆する。
● CT所見が片側の良性腫瘍を示唆するなら，これ以上の検査は不要である。
● 両側の良性腫瘍の場合には，どちらかが副腎の「偶発腫」，すなわち非機能性を示す可能性がある。
● 両側の過形成の場合には，小結節性または大結節性でも認められ，さらに過剰なACTHによるACTH依存性クッシング症候群にもみられる。
● 小結節性過形成の症例では，カーニー複合の存在を確認するためのさらなる身体診察と検査を行うべきである。

ACTH 依存性
● 血漿ACTH値が20 pg/mL以上であれば，クッシング症候群は間違いなくACTH依存性である。血漿ACTH値が5〜20 pg/mLの範囲であれば，クッシング症候群は通常ではACTH依存性クッシング症候群である。
● 次のステップでは，ACTHが下垂体（クッシング病）あるいは異所性に由来するのかを決定するために，大量デキサメタゾン抑制を行う。
● クッシング病における下垂体からのACTH過剰分泌は，グ

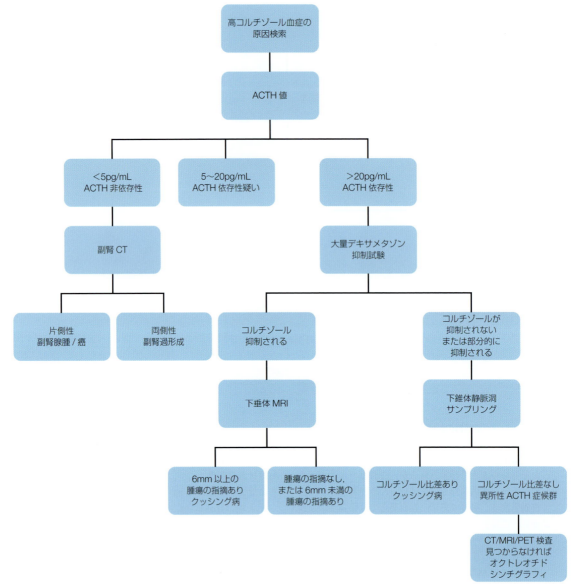

図 229-6 クッシング症候群の病因確定の流れ

ルココルチコイドによるネガティブフィードバックに対して相対的に抵抗性を示すにすぎないが，一部の気管支カルチノイドを除く非下垂体性腫瘍からの異所性 ACTH 分泌は，グルココルチコイドによる分泌抑制をまったく受けない[15),16)]。

- 最も一般的な大量デキサメタゾン抑制試験では，8 mg のデキサメタゾンを前日の 23～24 時に投与し，朝 8 時に血清コルチゾール測定を行う。
- 朝の血清コルチゾールは，下垂体由来の ACTH 患者（クッシング病）では，通常は 5 μg/dL 未満に抑制される。
  - その値が 5 μg/dL 以上であれば，異所性 ACTH 分泌を示唆している。

▶ 検査所見，画像検査
- コルチゾール値が大量デキサメタゾン抑制試験で抑制されれば，下垂体の MRI が腫瘍検索の次のステップである。6 mm 以上の下垂体腫瘍が MRI で指摘できれば，クッシング病の診断確定である。
- コルチゾール値が大量デキサメタゾン抑制試験で抑制されないまたは不十分な抑制を示せば，あるいは，コルチゾール値が抑制されていても下垂体 MRI で 6 mm 以上の腫瘍が指摘できなければ，下錐体（頭蓋底）静脈カテーテル検査（下錐体静脈洞サンプリング）を腫瘍局在のために施行し，下垂体由来を確定するべきである。
- 錐体静脈と末梢静脈の血漿 ACTH 値を CRH 投与の前後 10 分間で測定する。血漿 ACTH の中枢末梢比が CRH 投与前で 2 以上，CRH 投与後で 3 以上であれば，下垂体に由来する ACTH，すなわちクッシング病と診断する[17)]。
- ある研究によれば，カテーテルが適切な位置に存在する場合，左右 2 つの静脈洞で ACTH 濃度差が 1.4 倍以上あれば高値側に 71％の確率で腫瘍が推測されるが[17)]，これは確証されていない。
- 下錐体静脈洞サンプリングで左右差がなければ，診断は異

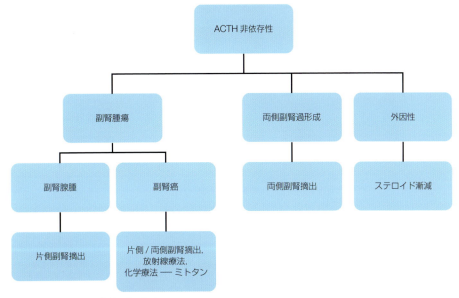

図229-7　ACTH非依存性クッシング症候群の治療

所性ACTH症候群を示唆する．しかし，異所性ACTH症候群の疑いが高いと考えられる場合には，下錐体静脈洞サンプリングは避け，次のステップとして全身のCT，MRI，PET検査に直接進むことができる．腫瘍が同定できない場合には，オクトレオチドあるいはアナログを用いたシンチグラフィにより，異所性神経内分泌腫瘍の検索が可能である．

治療

▶一般的な指針

- クッシング症候群のどのタイプにとっても，手術療法が最も主要な治療法である．SOR C
- 手術不成功例，手術前の準備，下垂体への放射線照射後の移行期，原発巣が特定できない異所性ACTH症候群で，薬物療法が適応である．SOR C
- 副腎酵素阻害薬は，コルチゾール合成のいくつかの段階に作用する．ケトコナゾールとメチラポンはこの範疇で使われる重要な薬物である．
- ミトタンは副腎皮質に特異的な細胞毒性薬で，癌に使われる．
- ミフェプリストンはグルココルチコイド受容体拮抗薬として作用する抗プロゲステロン薬である．
- クッシング症候群の治療で重要な事項は，グルココルチコイド補充療法が必要なことである．これは，手術や放射線療法による下垂体機能低下，完全な副腎摘出術，ミトタン使用例では適応がある．

ACTH非依存性（図229-7）

- 副腎腫瘍：副腎腺腫は片側副腎摘出で治療される．SOR C
- 副腎癌：通常は手術後に再発し，放射線療法や化学療法には十分に反応しない．ミトタンは細胞毒性薬で緩和目的に使用される．
- 両側副腎小または大結節性過形成：原発性色素性副腎小結節性異形成は大結節性過形成と同様に，両側完全な副腎摘出術が根治治療である．SOR C

- 外因性クッシング症候群：ステロイドの緩徐な漸減は視床下部・下垂体・副腎系の回復を待つためにすべきである．SOR B

ACTH依存性（図229-8）

クッシング病

- 限局性の微小腺腫が下垂体に同定されれば，経蝶形骨洞的な微小腺腫摘出術を選択すべきである．SOR C
- 明瞭な限局性の微小腺腫を同定できないときには，妊孕性が不要なら下垂体前葉の亜全摘をすべきである．
- 微小腺腫が見つからないとき，挙児希望のとき，手術が不成功のとき，18歳未満の子どものときには，下垂体照射が治療選択になる．しかし，十分な効果を発揮するには放射線療法から3～12カ月を要するため，この期間には高コルチゾール血症の是正を図るため副腎酵素阻害薬を使用するべきである．SOR C
- 両側副腎摘出術は最終的な治療法であり，下垂体手術や照射の不成功例で選択肢となる．SOR C
- 下垂体の悪性腫瘍は中枢神経系に浸潤して予後不良であり，化学療法が緩和的な治療として行われる．

異所性ACTH/CRH症候群

- ACTH産生腫瘍を同定して切除することが，根治的な治療法である．SOR C
- 腫瘍が同定できないときは，高コルチゾール血症の是正を図るために副腎酵素阻害薬を使うことができる．
- 両側副腎摘出術やミトタンも同様に使用できる．
- オクトレオチドはソマトスタチンアナログ製剤であり，腫瘍からのACTH分泌抑制に使用できる[18]．

予後

- 未治療のクッシング症候群は，推定5年生存率50％と予後不良である．血管疾患と感染症の合併がこれらの患者の主要な死因である[19]．
- コルチゾールが正常範囲内に治療された患者の生存率は一般人口の生存率と同じレベルまで到達するが，治療後も高

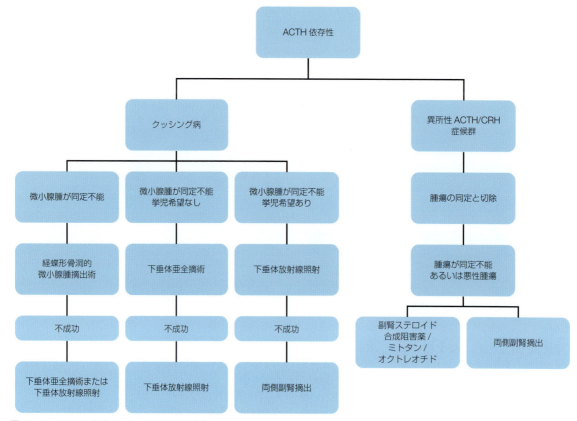

図 229-8　ACTH 依存性クッシング症候群の治療

- コルチゾール血症が持続している患者は死亡率が 3.8〜5.0 倍高値である[1),2)]。
- 熟練した外科センターのデータでは，経蝶形骨洞後の寛解率の上昇が示された。
- クッシング症候群の治療がうまくいくと，多くの臨床徴候は改善する。しかし，骨密度は正常化しないかもしれない[20)]。
- ある研究ではクッシング症候群の心血管リスクは治療後 5 年以上高値であり，それ以上長期のフォローアップ研究はない[21)]。

フォローアップ

- 患者は定期的に再発の評価をすべきである。SOR C　グルココルチコイドとミネラルコルチコイド補充療法を受けている患者は，3〜4 カ月ごとにステロイドの適正量とストレスによる補充量増加の頻度を評価すべきである。両側副腎摘出を受けた症例を除き，視床下部・下垂体系の回復について頻繁に評価すべきである。SOR C
- 副腎酵素阻害薬と抗アドレナリン製剤を使用中の患者は，3 カ月ごとに毒性を評価し，治療法を再検討すべきである。
- 異所性 ACTH 症候群の原因が特定されていない患者は，原発巣の検索を 6 カ月ごとに再評価すべきである。

患者教育

- 患者と家族は副腎クリーゼの症状を把握し，緊急時にはグルココルチコイド注射の投与を受けることを学ぶ必要がある。
- 長期的なステロイド投与を受ける患者は，医療用ブレスレットによりステロイド依存として認識されるべきである。

【Deepthi Rao, MD】
（村松愛子 訳）

第18部

神経

SOR	定義
A	一貫して質が高く，かつ患者由来のエビデンスに基づいた推奨*
B	矛盾があるか，質に一部問題がある患者由来のエビデンスに基づいた推奨*
C	今までのコンセンサス，日常行う診療行為，意見，疾患由来のエビデンス，または，診断・治療・スクリーニングのための症例報告に基づいた推奨*

・SOR：推奨度(strength of recommendation)
・患者由来のエビデンス：死亡率，罹患率，患者の症状の改善などを意味する
・疾患由来のエビデンス：血圧変化，血液生化学所見などを意味する
*：さらなる詳細な情報を確認する場合は巻末の「付録A」参照

230 頭痛

症例

35歳女性が片頭痛のために受診した。彼女の頭痛(headache)は嘔気、羞明および音恐怖を伴い、片側性で拍動性のものであった。彼女は3カ月ごとに片頭痛を経験していたが、現在はほぼ2週間ごとになった。生活に支障をきたす頻度であったため、予防療法が提案された。彼女は治療を受け、片頭痛の頻度は劇的に減った。

概説

成人の77%以上がその生涯において頭痛を経験する。頭痛は一次性か二次性のいずれかであり、危険な徴候の有無は、危険な原因による二次性頭痛を区別する際に役立つ。最も一般的な一次性頭痛としては緊張性頭痛、片頭痛および慢性連日性頭痛である。薬剤の乱用により頭痛の治療は複雑になる。頭痛のタイプにより治療法と予後は異なる。

疫学

- 成人での生涯有病率は77%以上と見積もられている[1]。
- 成人の53%(61%の女性と45%の男性)が過去1年間に頭痛を経験し、高齢者においては36%と低くなる。
- 間欠的緊張性頭痛(tention-type headache：TTH)の成人における有病率は62.6%である[1]。
- 慢性(月に15日以上)TTHの成人における有病率は3.3%である[1]。
- 片頭痛の成人における有病率は14.7%である(男性で8%、女性で17.6%)[1]。
- 慢性連日性頭痛の生涯有病率は4〜5%である[2]。
- 一般人口における成人の約1%において、薬物乱用性頭痛が連日性頭痛の原因となっている[1]。
- 群発頭痛の生涯有病率は0.2〜0.3%である[1]。

病因／病態生理

- TTHの病態は解明されていないが、頭頸部の筋肉における末梢性求心性ニューロンの活性化によって起こるのではないかと考えられている[3]。
- 片頭痛は中枢における感覚処理の障害によって起こると考えられており、遺伝の影響を受ける[4]。髄膜血管からの侵害受容性入力が背側縫線核、青斑核および大縫線核で異常に活性化される。急性発作中には活性化の状態がPETスキャンで確認できる(図230-1)。
- 群発頭痛は視床下部の障害を伴う三叉神経の活性化によって起こるが、刺激の機序は不明である[5]。

危険因子

- 片頭痛：家族歴。
- 薬物乱用性頭痛：急性の頭痛発作を治療するために使用する薬剤の常用、最も一般的なものは単純な鎮痛薬やトリプタン製剤。

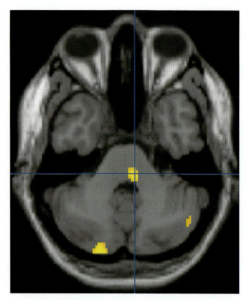

図230-1 画像は片頭痛の病因解明の一助になる。このPET画像は髄膜血管からの侵害受容性入力を調節するノルアドレナリン作動性の青斑核を含む橋の背外側核の活性化を示している(Reproduced with permission from Longo D, Fauci A, Kasper D, Hauser S, Jameson J, Loscalzo J, eds. Harrison's Principles of Internal Medicine. 18th ed. New York, NY：McGraw-Hill；2011：116, Figure 14-2B.)。

診断

▶ 臨床所見

- 危険な二次性の原因の徴候：突然発症。嘔気・嘔吐を伴う持続性頭痛。増悪傾向。癌、HIVもしくは全身性疾患(発熱、発疹など)の病歴。局所神経徴候やけいれん。視覚変化。乳頭浮腫。バルサルバ法、運動および体位変化による頭痛の増悪。妊娠中や産後の新規発症の頭痛。55歳以上の新規発症の頭痛[2,3,6]。
- 間欠的TTH：少なくとも10回の発作、両側性、軽度から中等度、嘔気や嘔吐を伴わない、圧迫されるような(非拍動性の)痛み、運動により増悪しない、羞明および音恐怖はまれ、頻度は月に15日以下[7]。
- 片頭痛：少なくとも5回の発作、片側性、拍動性、中等度から重度の4〜72時間続く頭痛、身体活動により増悪する、嘔気・嘔吐、羞明および音恐怖を伴う[7]。
- 慢性連日性頭痛(chronic daily headache：CDH)：月に15日以上の原発性頭痛、1日4時間以上、3カ月間[2]。CDHの4つの型は以下のとおりである。
  - 慢性片頭痛：間欠的片頭痛の頻度が増加し、関連症状は減少する。典型的な片頭痛を時々伴う緊張性頭痛に似ることがあり、しばしば薬物乱用性頭痛に合併する[2]。
  - 慢性TTH：両側性、非拍動性、嘔気を伴わない。羞明や音恐怖は伴うことがある[2]。
  - 新規発症の連日性持続性頭痛：頭痛の既往がない患者に連日性頭痛が突然発症し、患者はしばしばいつどこで頭痛が始まったかを正確に覚えている[2]。
  - 持続性片側頭痛：増悪傾向の慢性片側頭痛で、しばしば同側の自律神経徴候を伴う[2]。
- 薬物乱用性頭痛：CDHの1つに合併する。トリプタンや

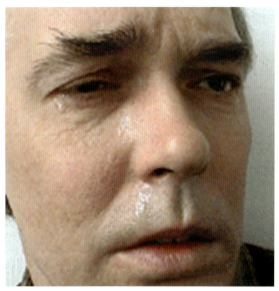

図230-2 群発頭痛では流涙，眼瞼下垂および眼瞼浮腫がみられる（Reproduced with permission from The International Headache Society. http://ihs-classification.org/en/. Copyright www.ihs-classification.org；Copyright(2012)Prof. Hartmut Göbel, Germany, www.schmerzklinik.de.）

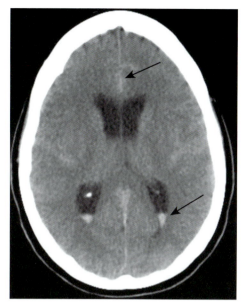

図230-3 突然発症の雷鳴頭痛のために画像検査を行ったところ，脳室内出血を伴うびまん性のくも膜下出血がみられた。上の矢印は大脳縦裂の出血を，下の矢印は側脳室の出血を示している（Reproduced with permission from James Anderson, MD, Department of Radiology, Oregon Health & Science University.）

麻薬のような急性頭痛発作に対する薬剤を月に10日以上，もしくは鎮痛剤を月に15日以上を3カ月以上[7]）。
- 群発頭痛：三叉神経・自律神経性頭痛の最も一般的なタイプ。間欠的にも慢性にもなりうる。三叉神経領域の鋭く突き刺すような片側性の痛み，15分〜3時間続く，同側の自律神経徴候を伴う（図230-2）[2]。
- 副鼻腔性頭痛：化膿性の鼻漏，副鼻腔炎と同時期に発症，顔面や頭蓋領域に限局した頭痛。

▶ 典型的分布
- 緊張性頭痛は典型的には両側性である。
- 片頭痛と群発頭痛は典型的には片側性である。

▶ 検査所見
- 通常は適応とならない。
- 感染症などの二次性の原因が疑われる場合に用いられることがある。

▶ 画像検査
- 通常は適応とならない。
- 危険な徴候が存在するときのMRI。

鑑別診断
- 一般的な一次性頭痛としては間欠性TTH，片頭痛および慢性連日性頭痛などがある。
- 二次性の原因による頭痛の頻度は低いが，全身性疾患/感染症，脳腫瘍，くも膜下出血（図230-3），もしくは頭蓋内圧亢進症などがある。
- 薬物乱用性頭痛は一次性頭痛とともにみられることが多いが，二次性頭痛に合併することもある。

治療

間欠的緊張性頭痛
- 急性期治療。
  - アスピリン500〜1,000 mgは最も効果的な急性発作の治療である。非ステロイド性抗炎症薬（NSAIDs）はアセトアミノフェンよりも効果的である[3]。
  - 麻薬の使用を避ける。
  - 薬物乱用性頭痛のリスクを下げるために，急性発作に対する薬剤の使用を週3回以下に制限する[3]。
- 頭痛が週1回起こるようなら予防薬の使用を考慮する。
  - アミトリプチリン75〜150 mg/日は最も効果的な薬剤である[3]。
  - 生体自己制御も効果的かもしれない[3]。
  - 鍼治療も有用かもしれない[3]。

片頭痛
- 急性片頭痛発作を治療するための段階的アプローチを用いる。
  - 単純な鎮痛薬により治療を開始する。アスピリンとイブプロフェンがしばしば効果的である[8]。
  - 制吐剤を追加するか，ブトルファノール点鼻や経口麻薬併用を試す[8]。
  - 上記の治療に失敗した患者のために，トリプタンのような片頭痛に特異的な薬剤はとっておく[8]。
- 片頭痛が生活に悪影響を与えている患者や，月に15日以上の単純な鎮痛薬の使用や月に10日以上の麻薬，トリプタン製剤または鎮痛薬の併用が必要な場合，薬物乱用性頭痛を発症するリスクを減らすために予防薬の使用を考慮する。
  - アミトリプチリン（就寝前に10〜15 mgで開始し，必要時に許容範囲で漸増する），ジバルプロエクスナトリウム500〜1,500 mg/日，トピラマート100 mg/日，ベンラファキシン150 mg/日および様々なβ阻害薬はそれぞれ片頭痛の頻度を50%減らす[9]。
  - リボフラビン400 mg/日，コエンザイムQ10 300 mg/日，バターバー50 mg×2/日はそれぞれ片頭痛の頻度を

50 %減らす[9]）。
- マグネシウムクエン酸塩 600 mg/日も片頭痛の頻度を減らし，妊娠中の使用について A 評価を得ている[9]）。
- 認知行動療法，生体自己制御，ストレス管理および生活改善も有用であろう[8]）。
- ボツリヌス毒素の筋注は慢性片頭痛患者の症状，機能および QOL を改善し，経口予防薬に反応しない患者の選択肢の 1 つとなる[10]）。
- 鍼治療も付加効果を与えるかもしれない[11]）。

慢性連日性頭痛
- 三環系抗うつ薬はプラセボと比較して TTH の頻度を有意に減らす[12]）。アミトリプチリンを就寝前に 10〜25 mg で開始し，必要に応じて許容範囲内で漸増する。
- 鍼治療も慢性 TTH に有効かもしれない[13]）。

群発頭痛
- 急性発作。
  - 吸入高流量酸素 10〜15 L/分[5]）。
  - スマトリプタン 6 mg 皮下投与。妊婦，授乳中，冠動脈疾患，脳卒中および末梢動脈性疾患には禁忌[5]）。
- ベラパミルやトピラマートを含む様々な薬剤が予防療法として効果を示す[5]）。
- 難治性患者は他の薬物療法や外科療法の評価のため紹介する。

薬物乱用性頭痛
- 慢性的な薬剤使用が日常的な頭痛の原因になることを患者に教育する[14]）。
- 乱用薬剤の（安全なら）中止，もしくは漸減[14]）。
- 麻薬，ベンゾジアゼピンおよびバルビツールの乱用患者は入院での休薬が推奨される[14]）。
- 休薬開始前もしくは休薬後は，すみやかにトピラマート 100〜200 mg/日による予防療法を開始する[14]）。

▶ 紹介
- 診断がつかず，治療への反応が不十分な場合は患者を紹介する。
- 薬物乱用性頭痛で治療が困難な場合は紹介を考慮する。

予防
- 急性頭痛発作に対する薬剤使用に注意を向ける。単純な鎮痛薬の使用は月に 15 日以下，トリプタン製剤，麻薬の使用および薬剤併用は月に 10 日以下に制限するよう患者に伝える。
- 頭痛の頻度を減らし，慢性連日性頭痛への進展を避けるため予防薬を適切に処方する。

予後
- 緊張性頭痛：良好。成人における頻回発作性および慢性緊張性頭痛の 45 %は 3 年以内に寛解する[3]）。
- 群発頭痛：不明。完全寛解から慢性型まで様々[5]）。

フォローアップ
- 二次性頭痛の危険な原因は迅速な評価と管理を要する。
- 一次性頭痛患者のフォローアップの頻度は頭痛のタイプと重症度と治療への反応によって決まる。

患者教育
薬物乱用性頭痛のリスクを減らすために，患者に急性発作に対する薬剤の使用頻度を週に 2〜3 回以内に制限するよう助言する。

【Heidi S. Chumley, MD】
（児玉泰介 訳）

231 脳血管障害

症例
高血圧がある 65 歳の黒人男性が右顔面，上肢および手の麻痺および意思疎通困難を主訴に救急外来を受診した。MRI を用いた迅速診断で，左中大脳動脈領域の虚血性梗塞が認められた（図 231-1）。脳卒中チームによる診察の結果，組織型プラスミノーゲン活性化因子（tPA）の適応と判断された。脳卒中後，彼はアスピリン，降圧薬およびコレステロール降下薬による治療を受けた。その後 3 カ月かけて失われた神経機能の 80 %が回復した。図 231-2 はこの患者の（発症から）2 週間後の非造影 CT 像である。

概説
脳血管障害（cerebral vascular accident：CVA）や脳卒中は，特に高齢者ではありふれた疾患である。脳卒中の多くは虚血性か出血性であり，危険因子としては高血圧，喫煙，糖尿病および心房細動などがある。初回の脳卒中の 30 日死亡率は

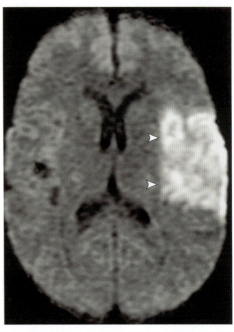

図 231-1　高血圧がある 65 歳男性の左中大脳動脈領域の脳梗塞の MRI 像。MRI は信号強度の増加を示している（矢頭）。脳梗塞では CT より先に MRI で異常が現れる（Reproduced with permission from Chen MYM, Pope TL, Ott DJ. Basic Radiology. New York, NY：McGraw-Hill；2004：338.）

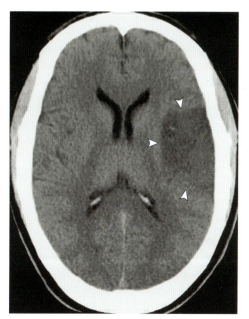

図231-2 亜急性の左中大脳動脈領域の脳梗塞の非造影CT像(矢頭)。図231-1と同一患者の2週間後のもの。脳梗塞ではCT所見はMRI所見より遅れて現れる(Reproduced with permission from Chen MYM, Pope TL, Ott DJ. Basic Radiology. New York, NY：McGraw-Hill；2004：338.)

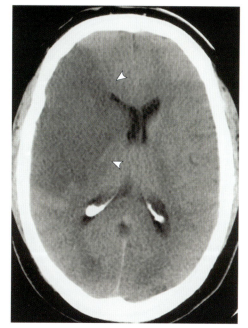

図231-3 右中大脳動脈領域の脳梗塞のCT像。低吸収域(矢頭)は梗塞を示している。正中線が左に偏位している(Reproduced with permission from Chen MYM, Pope TL, Ott DJ. Basic Radiology. New York, NY：McGraw-Hill；2004：335.)

20％以上である。

別名

脳血管障害は脳卒中としても知られている。

疫学

- 脳血管障害の米国での罹患者数は年間約70万人であり、そのほとんどが65歳以上である[1]。
- 脳卒中の多くが虚血性(66％)か出血性(10％)である[1]。
- 脳卒中の有病率と死亡率は白人よりも黒人の方が高い。黒人男性と白人男性における有病率はそれぞれ10万人あたり753対424であり、死亡率は10万人あたり95.8対73.7である[1]。

病院／病態生理

- 脳血管障害は典型的には心原性塞栓(15～22％)、大血管(10～12％)、小血管(15～18％)、他の既知の原因(2～4％)および原因不明(46～51％)に分類される[2]。
- 虚血性脳血管障害は動脈硬化が進行して形成されたプラークが急に破綻するときに起こるが、どの段階の過程も炎症により惹起される[3]。
- 出血性脳血管障害は通常は血圧が上昇した結果、脳内で出血したときに起こる。
- 脳血管障害の他に知られている原因としては炎症性疾患(巨細胞性動脈炎、全身性エリテマトーデス〈SLE〉、結節性多発動脈炎、肉芽腫性血管炎、梅毒およびAIDS)、線維筋性異形成、薬剤(コカイン、アンフェタミンおよびヘロイン)、血液疾患(血小板減少、多血症および鎌状赤血球症)および過凝固状態などがある。

危険因子

- 高血圧：すべての脳卒中の50％以上にみられる有意な危険因子。前高血圧(血圧の幅が130～139/85～89〈mmHg〉)によるハザード比(HR)は女性で2.5、男性で1.6であった[4]。
- 喫煙の虚血性脳卒中と出血性脳梗塞に対するHRはそれぞれ1.62、2.56であった[5]。
- 2型糖尿病は脳卒中発症リスクを6倍に高める[4]。
- 45歳および65歳の黒人患者はそれぞれ2.9倍および1.66倍、白人患者と比べて脳卒中を発症しやすい[6]。
- 心房細動は脳卒中のリスクを増加させる。$CHADS_2$(うっ血性心不全〈CHF〉、高血圧、年齢>75歳、糖尿病、脳卒中)スコアシステム(以下参照)は、患者を低リスク(脳卒中率1～1.5％/年)、中等度リスク(2.5％)、高リスク(4％)およびきわめて高リスク(7％)に分類する[4]。
- BMIが30以上の場合、虚血性脳卒中に対するHRは1.45であるが、出血性脳卒中のリスクは増加しない[5]。

診断

▶ 臨床所見

- 高齢、高血圧、喫煙、2型糖尿病、一過性脳虚血発作(transient ischemic attack：TIA)や脳卒中の既往を含む危険因子の病歴。
- 急性発症の脳血管障害の部位に基づく神経徴候や症状(「典型的分布」の項参照)。

▶ 典型的分布

TIAや脳卒中は脳のあらゆる領域で起こりうるが、典型的な症状を伴う一般的な部位は以下のとおりである。

- 中大脳動脈は最も頻度の多い虚血部位である(図231-3)。
- 上枝の閉塞は対側の片麻痺と顔面、手、腕の感覚消失、そ

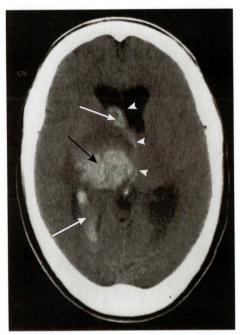

図231-4 出血性脳卒中のCT像。右大脳基底核から脳室内(矢頭)への出血を示している(黒矢印)。血液はCTでは白くみえる。白矢印は正中構造偏位を示している(Reproduced with permission from Chen MYM, Pope TL, Ott DJ. Basic Radiology. New York, NY：McGraw-Hill；2004：337.)

して病変が優位半球の場合は表出性失語を起こす。
- 下枝の閉塞は同名性半盲，反対側の書画感覚および立体認知の障害，反対側の失認および無視，そして病変が優位半球の場合は受容性失語を起こす。
- 内頸動脈(脳梗塞の約20%)閉塞は反対側の片麻痺，片側感覚消失および同名性半盲を起こし，優位半球の障害があれば失語も起こす。
- 後大脳動脈の閉塞は同名性半盲を起こし，反対側の視野に影響を及ぼす。

▶ 検査所見(補助検査)

以下の検査は脳梗塞急性期の状況において，特にその原因がすぐに明らかにならないときに役立つ可能性がある。
- 血算での血小板増加や赤血球増加。
- 巨細胞性動脈炎やSLEのような疾患を確認するための赤沈。
- 非トレポネーマ検査(VDRL)で陽性が確認された患者のトレポネーマのEIAを用いた梅毒検査。
- 神経症状の原因として低血糖を除外するための血清血糖。

▶ 画像検査

CTやMRIにより出血と虚血を区別し，障害部位を同定する(図231-4)。

鑑別診断

急性の神経障害をきたす他の原因として以下のものがある。
- TIA：脳血管障害の前兆であるこの疾患も同様の症状を呈するが，画像検査では病変を認めず，症状は48時間以内に消失する。
- 多発性硬化症：多発する解剖学的に別の部位の神経学的徴候や症状が出たり消えたりする。視覚が障害されることが多い。MRI所見は脳血管障害と多発性硬化症を区別する際に役立つ。
- 脳腫瘍：より頻度の多い症状は頭痛やけいれんであるが，障害部位に基づいた局所神経徴候を呈することもある。CTやMRIは脳腫瘍の診断や脳卒中との鑑別に役立つ。
- 片頭痛：拍動性，羞明を伴う片側性の頭痛および嘔気。片麻痺や失語が前兆の一部になりうる。
- 良性発作性頭位めまい症や急性内耳炎のめまい：後方循環系の脳血管障害と紛らわしいことがあるが，構音障害，嚥下障害や複視のような症状は認めないことが多い。
- 低血糖：混乱状態は大きな脳卒中に似ているが，血糖測定により容易に鑑別できる。

治療

脳卒中(3時間以内)

- tPAの適応を見極めるための迅速な評価や専門医へのコンサルト。tPAを施行しなかった場合と比較した，tPAを施行した場合の3カ月後の良好な転帰に対するオッズ比は0〜90分では2.8(95%CI 1.8〜4.5)，91〜180分では1.6(95%CI 1.1〜2.2)であった[7]。SOR A
- 脳梗塞発症から4.5時間以内にtPAが投与された場合は，90日後の良好な転帰が示されている[8]。SOR B
- 現在はわずか3%しかtPAの適応を満たしていない[4]。
- 予備試験では，tPAを市中病院で使用することに注意喚起がなされていたが，近年の研究では地域の脳卒中センターへの電話でのコンサルテーションなど，アウトカムを改善するための様々な選択肢が示されている[9]。
- ほとんどのケースでは，急性期の高血圧は積極的に治療すべきではない。

安定したら，抗血栓薬，降圧薬，スタチンおよび生活習慣改善による脳梗塞治療を行う。

- 初回の脳梗塞もしくはTIAの患者の脳梗塞の二次予防として，81 mgもしくは325 mgのアスピリンを処方する(相対リスク減少率28%，1年間に1例の脳梗塞を防ぐ治療必要数〈NNT〉77)[4]。SOR A
- 血圧を下げる(相対リスク減少率28%，1年間に1例の脳梗塞を防ぐNNT51)[4]。近年のデータでは，サイアザイド系利尿薬とACE阻害薬(もしくはアンジオテンシンⅡ受容体阻害薬〈ARB〉)が血圧コントロールだけでなくリスクを減少させることが示されているため，最初に使われるべきである。ACE阻害薬とARBは黒人においては単剤と同様に有効ではない[4]。SOR A
- 脳梗塞の既往のある患者やスタチンを内服している脳梗塞の高リスク患者では，LDL-Cを100 mg/dL以下に下げる(相対リスク減少率25%，1年間に1例の脳梗塞を防ぐNNT57)[4]。SOR A
- 禁煙を手助けする(相対リスク減少率33%，1年間に1例の脳梗塞を防ぐNNT43)[4]。SOR A
- フルーツや野菜を食べる，体重を減らす，運動習慣を維持するなど患者が健康的な生活をおくれるよう助言する。SOR B

罹患率と死亡率をさらに減らすために以下のことを考慮する。

- 尿路感染症のリスクを減らすために膀胱留置カテーテルを避ける。

- 深部静脈血栓症のリスクを減らすために早期離床を推奨する。
- 深部静脈血栓症のリスクを減らすために抗塞栓ストッキングを用いる。
- 誤嚥のリスクを評価するために嚥下機能検査を考慮する。

▶特別な症状

- 出血性脳卒中。
  - 急性期：積極的な降圧は行わない。数名の専門科は平均動脈圧（MAP）が130 mmHg〔MAP＝（〈2×拡張期血圧〉＋収縮期血圧）/3〕以上のときのみ降圧を推奨している。
  - 出血性脳卒中が落ち着いた後，積極的な降圧を開始する。1種類の降圧薬による軽度の降圧（12/5 mmHg）により脳卒中の再発リスクが50～75％減少する[4]。
- 非弁膜症性心房細動：アスピリンで管理可能もしくはワルファリンによる抗凝固療法を受けるべき心房細動患者を見極めるためにCHADS$_2$スコアを用いる。アピキサバン，ダビガトランおよびリバロキサバンのような新規経口抗凝固薬（NOAC）は初期試験では脳卒中リスクを減少させた[10]。
- CHADS/CHADS$_2$スコアリング表を以下に示す[2]。

C：うっ血性心不全	＝1 ポイント
H：高血圧（もしくは治療中の高血圧）	＝1 ポイント
A：年齢＞75 歳	＝1 ポイント
D：糖尿病	＝1 ポイント
S：TIA もしくは脳卒中の既往	＝2 ポイント

- 0～1ポイント：アスピリン使用。2ポイント：出血のリスクと経過観察することの妥当性と利益とを比較し熟考する。3ポイント以上：可能な限りワルファリンを使用する。
- 症候性頸動脈狭窄の患者：片側の巣症状を有する70～99％の頸動脈狭窄症患者（ほとんど閉塞している場合を除く）は，頸動脈内膜剥離術のために専門家に紹介する（絶対リスク減少率16％）。50～69％の中等度の狭窄を有する症候性患者は専門科への紹介を考慮する（絶対リスク減少率4.6％）[11]。SOR Ⓐ
- 60％以上の無症候性頸動脈狭窄の患者：75歳以下の患者は，頸動脈内膜剥離術のために専門家への紹介を考慮する（5年間に1例の脳卒中を防ぐNNT20）[4]。

予防

- 改善可能な危険因子に介入する。高血圧，高コレステロール血症および糖尿病のコントロール，禁煙および健康的な体重を維持する。
- 米国予防医学専門委員会（USPSTF）は，脳梗塞を減少させる利益が消化管出血を増加させる害にまさると考えられるとき，55～79歳の女性でアスピリンの使用を推奨している[12]。
- USPSTFによると，男性の脳卒中減少のためのアスピリン使用を推奨もしくは反対する十分なエビデンスは存在しない[12]。

予後

脳血管障害の予後は梗塞もしくは出血の大きさと部位，（脳梗塞の場合）tPA投与までの時間および脳梗塞後に積極的なリハビリテーションが受けられるかどうかによって変わる。

- 初回と2回目の脳卒中後の30日死亡率は，それぞれ22％と41％である[4]。
- 脳卒中の5年生存率は40～68％である[13]。

フォローアップ

- 急性の脳卒中の症状がある患者は入院させたうえで，tPAや治療可能な原因の治療適応を即座に評価し，可能であれば脳卒中チームで管理するか，これらのチームに関連した「最良の治療」を用いる。
- 脳卒中およびリハビリテーションの後，リスクの減少戦略を評価するために患者は定期通院すべきである。

患者教育

脳卒中を罹患した患者に，2回目の脳卒中のリスクが高いこと，再発性脳梗塞は高い罹患率と死亡率を有すること，そしてリスクを減らすためには生活習慣の改善と薬剤投与が必要なことを教育する。

〔Heidi S. Chumley, MD〕
（児玉泰介 訳）

232 硬膜下血腫

症例

心房細動に対して抗凝固療法を受けていた70歳女性が転倒し頭部を打撲した。彼女は意識を失っておらず，すぐには治療を必要としなかった。約12時間後，彼女は頭痛がして混乱状態となり，家族に連れられて救急外来を受診した。彼女は急性硬膜下血腫と診断された（図232-1）。彼女は入院し，外科療法のために脳神経外科医が紹介を受けた。

概説

硬膜下血腫（subdural hematoma）はどの年齢にも起こりうるが，高齢者に多い。硬膜下血腫の多くは外傷により起こる。症状は混乱状態や頭痛など非特異的なことが多い。対応は迅速な脳外科医への紹介である。

疫学

- 硬膜下血腫はどの年齢にも起こる。成人では男性に多い[1]。
- 年間10万人に1人以下が外傷性硬膜下血腫を発症する[1]。
- 10万人の成人入院患者のうち42人である[2]。
- 2007年の費用は年間16億ドルである[2]。
- 治療を受けた高齢者の死亡率は65歳以下で8％，65歳以上で33％である[3]。

病因／病態生理

- 多くの硬膜下血腫は，偶然または故意の，頭部の直接的な傷害による外傷によって引き起こされる。
- 外傷性硬膜下血腫の多くの原因は，転倒，自動車事故および暴行である[1]。
- 硬膜下血腫は，高齢者の早歩きによる慢性的な振動によるものも報告されている。
- 頭蓋内での脳の動きは皮質表面や大脳半球間の架橋静脈への剪断力を起こす[4]。

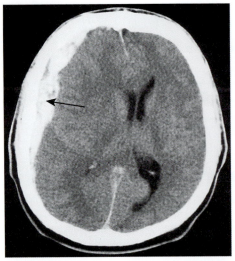

図232-1　急性硬膜下血腫のCT像（矢印）。境界不整で高吸収な塊としてみえる。溜まった血液の塊により正中構造偏位が起きている（Reproduced with permission from Kasper DL, Braunwald E, Fauci, AS, Hauser SL, Longo DL, Jameson JL. Harrison's Principles of Internal Medicine. 16th ed. New York, NY：McGraw-Hill；2005：2450.）

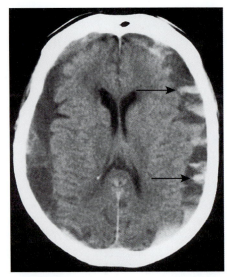

図232-2　慢性両側性硬膜下血腫のCT像。硬膜下血腫は時間が経つにつれて、脳実質と比較して等吸収の灰色になり、後に低吸収（より暗い灰色から黒）になる。左側には消退途中の血液がまだみえている（矢印）（Reproduced with permission from Kasper DL, Braunwald E, Fauci, AS, Hauser SL, Longo DL, Jameson JL. Harrison's Principles of Internal Medicine. 16th ed. New York, NY：McGraw-Hill；2005：2450.）

- この力は硬膜下腔を横切る際に最も弱い架橋静脈を引き裂き、図232-1にみられるような急性硬膜下血腫を起こす[4]。
- 外傷後3日から3週間で硬膜下血腫内の血液は分解され、水分が血腫内に引き込まれて血液希釈を起こす。非造影CTでは白さが薄れ、より灰色にみえるようになる[4]。
- 血腫が消退しなければ、血腫はより多くの水分を含むようになり、非造影CTではより暗くみえる。そして新鮮な出血や石灰化を起こしうる（慢性硬膜下血腫〈図232-2〉）[4]。これはしばしば非造影CTで脳実質と同じ色になる。
- 文献で報告されている非外傷性の原因としては、出血性障害や抗凝固療法による自然出血、髄膜炎および脊髄麻酔などの神経学的手技の合併症がある。

危険因子

以下の患者では死亡率が増加する。
- 80歳以上[2]。
- 低所得層[2]。
- 後天性凝固障害がある[2,5]。
- 外傷の既往がある[2]。
- 受診時のAPACHE（急性期生理学的評価、年齢、慢性疾患評価）IIIスコアが高い[5]。

診断

臨床症状はしばしば非特異的で、明らかな外傷がない場合は診断が難しくなる。
高齢者は頭痛、混乱、精神状態の微妙な変化、歩行障害、片麻痺もしくはその他の局所神経徴候を呈する[6]。

▶ 典型的分布

硬膜下血腫は硬膜下腔に起こるものと定義され、多くは頭頂部にみられる。

▶ 画像検査

急性硬膜下血腫は非造影CTで容易にわかる（図232-1参照）。亜急性および慢性硬膜下血腫（図232-2）は脳実質と似た色になり、造影CTやMRIで見分けやすくなる。

鑑別診断

硬膜下血腫でみられるような非特異的な症状を起こす他の原因は神経画像検査による鑑別が可能であり、以下のものがある。

- 敗血症や髄膜炎のような感染症：発熱、白血球増加、血液培養陽性および髄膜炎に一致する髄液検査。
- 出血性（図232-3）もしくは虚血性脳卒中や一過性脳虚血発作（TIA）：高血圧、糖尿病、心房細動および喫煙などの危険因子を考慮する（231章「脳血管障害」参照）。
- 認知症やうつ病：急性発症は少ない、高齢、うつ病に一致する他の症状。
- 原発性もしくは転移性脳腫瘍：悪性腫瘍の病歴と危険因子。頭蓋内出血の他の原因もまた神経画像検査による鑑別が可能であり、以下のものがある。
- 硬膜外血腫（図232-4）：境界明瞭な両凸の明るく白い濃度で、眼の水晶体に似ている。
- くも膜下出血（図232-5）：脳溝を縁取る明るく白い血液。
- 脳実質の出血：硬膜と離れた明るく白い病変。

治療

多くの硬膜下血腫は外科的に治療され、保存療法に関するエビデンスはあまりない。

- 重症頭部外傷の患者ではグラスゴー・コーマ・スケール（GCS）を評価し、スコアが12以下の患者では気道確保を考慮する。
- 硬膜下血腫を疑う患者では緊急で非造影CTを施行する。
- 非造影CTで明らかでなくても、特に2～3日前の外傷歴がある場合には、造影CTやMRIを施行する。

232章 硬膜下血腫　865

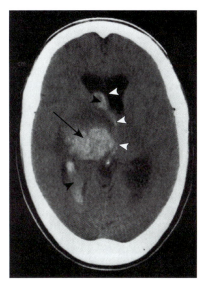

図232-3　出血性脳卒中のCT像。右基底核における出血(矢印)の脳室への穿破(矢頭)を示し，正中構造偏位も伴っている(白矢頭)(Reproduced with permission from Chen MYM, Pope TL Jr., Ott, DJ. Basic Radiology. New York, NY：McGraw-Hill；2004：337.)

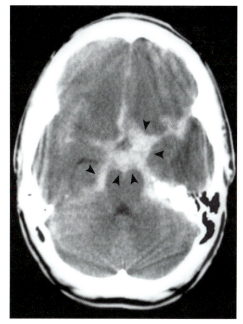

図232-5　くも膜下出血のCT像。くも膜下腔の高吸収域(脳組織の暗い灰色よりむしろ骨のように白い)としてみえる(矢頭)(Reproduced with permission from Aminoff MJ, Greenberg DA, Simon RP. Clinical Neurology. 6th ed. New York, NY：McGraw-Hill；2005：77.)

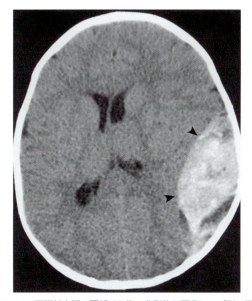

図232-4　硬膜外血腫の頭部CT像。典型的な両凸レンズ型の硬膜外血腫を示している(矢印)。両凸型が眼の水晶体に似ている(Reproduced with permission from Chen MYM, Pope TL Jr., Ott, DJ. Basic Radiology. New York, NY：McGraw-Hill；2004：346.)

- 硬膜下血腫の患者で神経症状の悪化や脳浮腫，正中構造偏位が認められる場合は，緊急で脳外科医のいる病院に紹介する。
- 硬膜下血腫で局所神経徴候が落ち着いている患者は適切に脳外科に相談する。
- 無症候性または頭痛のみの患者や，脳浮腫や正中構造偏位を伴わない急性の小さな硬膜下血腫の患者は，脳外科へのコンサルテーションを考慮する。これらの患者は手術をせずに定期的なCT検査でフォローアップされるが，これは硬膜下血腫のCT読影や管理の専門家にコンサルテーションして行うべきである[6]。SOR C

予防

- 自動車事故や高齢者の転倒を減らす安全対策に従う。
- スポーツや娯楽活動に推奨されている装備を用い，頭部外傷後の競技復帰のガイドラインに従う。
- 抗血小板薬や抗凝固薬の慢性的な使用のリスクと利益を注意深く評価する。

予後

- 急性硬膜下血腫の病院内死亡率は12%である[2,3]。
- 外傷性硬膜下血腫の病院内死亡率は26%である[1]。
- 病院内死亡率の最良の予測因子は入院時の神経学的状態である[7]。
- 65歳以上の患者では，慢性硬膜下血腫の死亡率は治療にかかわらず診断後1年間は高い[7]。

フォローアップ

- フォローアップは硬膜下血腫の重症度と治療の種類によって決まる。
- 特に高齢者では，フォローアップは慢性硬膜下血腫の改善と機能の最大限の回復を確実にするために脳外科医とプライマリケア医が連携して行うのが理想的である。

患者教育

頭部外傷は硬膜下血腫を含む様々な緊急疾患を起こしうるため，すみやかに医療機関を受診するよう患者に伝える。

【Heidi S. Chumley, MD】
(児玉泰介　訳)

233 正常圧水頭症

症例

68歳の男性が緩徐発症の歩行障害，尿失禁の増加および過去数カ月の記憶障害を主訴に受診した．彼の歩行は開脚性歩行（wide-based）で遅く，一歩の高さと長さが減少していた．彼のMMSE（Mini-Mental State Examination）は認知機能障害に一致した．検査の結果，非造影頭部CTで広範囲な皮質の萎縮を伴わない脳室の拡大を認めた（図233-1）．髄液検査では細胞数と初圧は正常であった．彼は正常圧水頭症（normal pressure hydrocephalus）と診断され，脳室シャントのための評価を行うべく脳外科に紹介された．この患者はシャントを留置された（図233-2）．彼の歩行と尿失禁は改善した．よくあることだが，残念ながら彼の認知機能障害は改善しなかった．

概説

正常圧水頭症は特発性，もしくは髄膜炎，くも膜下出血および頭部外傷後の二次性があり，髄液の再吸収障害により起こる．患者は歩行障害，尿失禁および/または認知機能障害を示す．診断は画像所見と腰椎穿刺時の正常な初圧により確定される．

疫学

- 有病率：65歳以上の250人に1人（ドイツの訪問調査より）[1]．
- 発症率：1年で人口10万人あたり1〜2人（スウェーデンの手術数より）[2]．
- 60〜70歳に多い．
- 認知症の5％は正常圧水頭症が原因である[3]．

病因／病態生理

- 髄液は脈絡叢で産生され，脳室を循環してくも膜下腔に出て，頭蓋部のくも膜顆粒により再吸収される[3]．
- 正常圧水頭症は再吸収障害により起こると考えられており，特発性，もしくは髄膜炎，くも膜下出血および頭部外傷後の二次性とがある．

診断

正常圧水頭症の診断は徴候と症状，髄液検査，画像検査および脳室腹腔（VP）シャントに対する臨床的な反応に基づく臨床診断である．

▶ 臨床所見

古典的な三徴は歩行障害，尿失禁および認知機能低下である．

- 典型的には歩行障害が最初に起こる．開脚で，遅く，引きずり歩行で，始動が困難である[3]．
- 尿失禁は通常切迫性であり，ウロダイナミクス検査では排尿筋の収縮異常がみられる[3]．
- 認知機能障害：注意と集中（数唱と計算）が困難であるが，見当識と全般的な記憶は保たれる[4]．

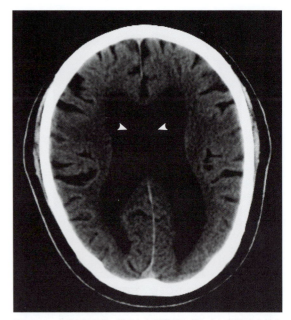

図233-1　非造影CT像．明らかな脳萎縮を伴わない側脳室の拡大（矢頭）を示している（Reproduced with permission from Reginald Dusing, MD.）

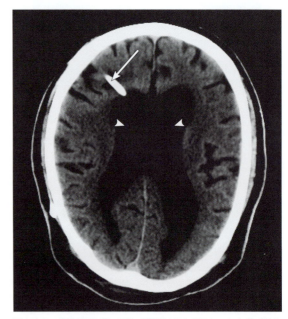

図233-2　非造影CT像．正しく留置されたVPシャント（矢印）を示している．側脳室はシャント後も拡大したままである（矢頭）（Reproduced with permission from Reginald Dusing, MD.）

▶ 検査所見

- 髄液細胞数は正常で初圧は200 mmHg以下である[3]．
- 比較的多量の髄液穿刺（30〜66 ccの髄液除去）や持続式髄液ドレナージ（留置カテーテルで3〜5日）後の臨床的な改善は，VPシャントに反応しやすい患者を選択するうえで役に立つ[5]．
- 頭蓋内圧の持続モニタリングは正常圧水頭症で特徴的な波形を示すが，これは専門の施設でしか行われていない．

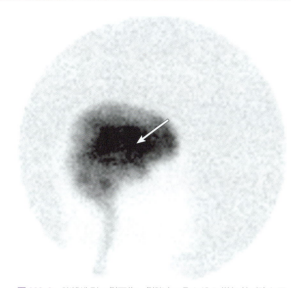

図233-3 脳槽造影の側面像。側脳室の取り込み増加(矢印)を示している。核医学検査では下位腰椎から脳脊髄液内にインジウムを注入し，48時間後に撮像する。正常ではインジウムで標識された髄液は48時間の時点で再吸収されており，側脳室の取り込みは増加しない (Reproduced with permission from Reginald Dusing, MD.)

▶ 画像検査
- 明らかな大脳萎縮を伴わない脳室の拡大がCTやMRIでみられる。
- 脳槽造影(核医学検査)では48時間後も側脳室から髄液が排出されない所見がみられ(図233-3)，シャントに反応する患者を予測するのに役立つ[6]。

鑑別診断
- アルツハイマー病：見当識と記憶が障害されるが，それらはしばしば正常圧水頭症では保たれる。皮質の萎縮。
- パーキンソン病：動作緩慢と歩行障害に加えて振戦と固縮。画像検査は正常。
- 慢性アルコール中毒：飲酒歴，記憶および学習の困難さ。皮質の萎縮。
- 多発梗塞性認知症，動脈硬化性疾患，硬膜下血腫および腫瘍：画像検査で確認できる。
- 頭蓋内感染症および癌性髄膜炎：異常な髄液所見。
- 甲状腺機能低下症：疲労，筋力低下，乾いて冷たい肌，びまん性の脱毛，寒冷に耐えられない，便秘および集中力の低下など他の症状がある。甲状腺刺激ホルモン(TSH)は上昇し，尿失禁はない(226章「甲状腺機能低下症」参照)。

治療
- VPシャントの評価のために脳外科医に紹介する(図233-2参照)。
- VPシャントは唯一効果が認められている治療法である(図233-2参照)。大規模な後ろ向き研究では，24カ月で39～75%の患者に改善を認めた[5,7]。
- VPシャントはリスクが大きく，ある研究では28%に中等度から重症の合併症が起こった[7]。より近年の調査では合併症率は6%と報告されている[8]。
- 腰椎穿刺の反復は外科手術が行えない患者で考慮する[9]。

予後
- ある研究では，患者は術後に歩行(81.1%)，尿失禁(55.9%)，認知症(64.4%)の改善を示した。手術の合併症は約6%の患者に起こった[8]。
- 予後良好な因子には，歩行障害が主訴であることや優位な症状であること，症状出現から6カ月以内に治療が開始されること，原因が特定されること(例：頭部外傷など)がある[10]。
- 予後不良な因子として，認知症が歩行障害に先行することや2年以上認知症があることがある[10]。

フォローアップ
長期の多角的なフォローアップは歩行や膀胱の訓練を促し，嘔吐，頭痛，発熱，けいれんなどのシャント不全の徴候の早期発見にも役立つ。

患者教育
患者にVPシャント後の症状の改善について伝える。
- すべての患者に起こるわけではない。
- 数カ月かけて徐々に起こる。
- 数年間続くかもしれない
- 認知機能障害よりは歩行障害の改善がみられやすい。

患者に自分を診療するすべての医療従事者にVPシャントについて知らせるよう伝える。

【Heidi S. Chumley, MD】
(児玉泰介 訳)

234 ベル麻痺

症例
ある若い女性が5年前から，起床時に顔の左側が動かないと訴え来院した。来院時，彼女は妊娠中であった。診察では彼女は額のしわ寄せができず，閉眼が弱く，口角が下垂していた(図234-1)。彼女はベル麻痺と診断され，潤滑点眼液を処方されて左眼を乾かさないように指導された。主治医はステロイド療法に関する入手可能なエビデンスを伝えた。彼女は妊娠中のため，ステロイドによる治療を選ばなかった。

概説
ベル麻痺(Bell's palsy)は顔面神経の特発性の麻痺であり，額のしわ寄せの消失，閉眼力の低下および口角下垂を起こす。治療は症状出現後可能な限り早く経口ステロイドを投与することである。多くの患者は6カ月以内に完全に回復する。

別名
ベル麻痺は特発性顔面麻痺としても知られている。

疫学
- カナダの研究では，発生率は成人10万人あたり13.1～15.2人であった[1]。
- 米国軍の研究では発生率は10万人あたり42.77人であり，

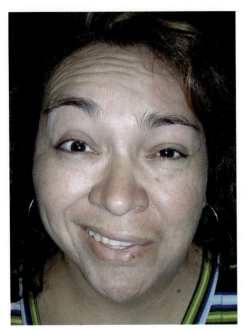

図234-1 笑顔と眉の挙上を指示すると，障害された顔面左側の額のしわ寄せ困難と口角下垂を示すベル麻痺がみられた。ベル麻痺は5年間続いており，患者は顔面の運動機能を回復させる手術のために耳鼻科の診察を受けた（Reproduced with permission from Richard P. Usatine, MD.）

女性，黒人，ヒスパニック系で高い発生率であった。乾燥した気候と寒い季節は独立した危険予測因子であり，補正相対リスク比はそれぞれ1.34と1.31であった[2]。
- 妊娠中にベル麻痺を発症した女性は，全国平均と比べて子癇前症や妊娠高血圧のリスクが5倍に増加する[3]。
- 急性末梢性顔面神経麻痺の症例の70％は特発性（ベル麻痺）である。30％は外傷，糖尿病，多発神経炎，腫瘍，もしくは帯状疱疹ウイルス，ハンセン病（図234-2），ボレリアの感染症など，既知の原因を持っている[4]。

病因／病態生理

- ベル麻痺の病因は現時点では不明で議論の最中であるが，最も有力な説はヘルペス属のウイルス感染である。
- 顔面神経が炎症を起こし，神経圧迫が起きる。
- 顔面神経の圧迫は表情筋，舌前方の味覚線維，痛覚線維および唾液腺や涙腺への分泌線維を障害する。
- これは下位運動ニューロンの病変であり，顔面の上下部が影響を受ける（図234-1参照）。上位運動ニューロン病変（例：皮質の血管障害）では，眼輪筋，前頭筋，皺眉筋の両側神経支配の結果として顔面の下部2/3は障害されるが，上部1/3は保たれ，動かすことも可能である。

診断

▶ 臨床所見

- 障害側のすべての顔面筋の筋力低下：額のしわ寄せの消失，閉眼力の低下，口角下垂。
- 耳介後部痛。
- ドライアイ。
- 不随意の流涙。
- 聴覚過敏。

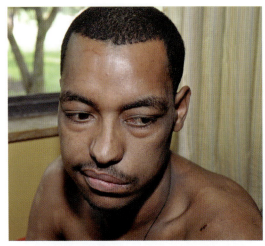

図234-2 ハンセン病に続発したベル麻痺。彼の背中の低色素斑もハンセン病の徴候である（Reproduced with permission from Richard P. Usatine, MD.）

- 味覚変化。

▶ 検査所見

- 血液検査は通常は異常ない。
- ヘルペスウイルス力価は通常は役に立たない。
- 流行地域においてはライム病の血清学的検査を考慮する。
- 危険因子がある患者では糖尿病の検査を考慮する。

▶ 画像検査

非典型的症状の場合は，占拠性病変を探すためにMRIを考慮する。

鑑別診断

- 脳卒中を含む上位運動ニューロン疾患：額のしわ寄せ，閉眼，瞬きが正常。
- 占拠性病変：症状は腫瘍の部位に依存する。顔面神経の3分枝すべては障害されない孤立性の顔面神経麻痺で考慮する。
- ライム病：流行地域では皮疹，関節炎，インフルエンザ様症状を伴って起こる。ベル麻痺はライム病の最も頻度の多い神経症状である（215章「ライム病」参照）。
- 化膿性耳疾患：耳痛，鼓膜異常。
- 微小血管疾患による顔面神経障害：糖尿病が最も頻度が多い。
- 外傷による顔面神経障害：外傷歴により特発性のベル麻痺や感染によるものと鑑別できる。
- 孤立性第Ⅲ脳神経麻痺：複視や上眼瞼の下垂（眼瞼下垂）などの症状（図234-3）。障害側の眼球は正中視で外下方に偏位し，内転は遅く正中線を越えることができない。上方視は障害される。下方視を試みると，上斜筋が眼球を内転させる。瞳孔は正常か散大しており，直接もしくは間接対光反射は緩慢もしくは消失する（遠心路障害）。散瞳は早期の徴候の可能性がある。

治療

▶ 非薬物療法

人工涙液，潤滑点眼液もしくは閉眼により，眼球を保護する。SOR Ⓒ

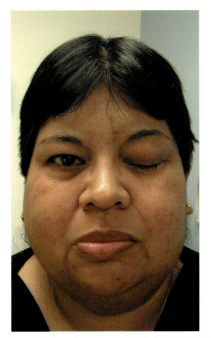

図234-3 糖尿病患者の孤立性第Ⅲ脳神経麻痺による眼瞼下垂。ベル麻痺とは違い，顔のしわが対称なのがわかる。この患者は眼球運動障害もあると思われる。眼球が外下方に偏位し，内転が正中線を越えず，上方視が障害されていると思われる(Reproduced with permission from Richard P. Usatine, MD.)

▶薬物療法

- 新しいデータやコクランのシステマティックレビューは副腎皮質ステロイドの全身投与による治療を支持している。ステロイドは不完全回復のリスクを33%から23%に有意に減らし，リスク比は0.71である[5]。SOR Ⓐ
- コクランレビューで分析されているステロイドの量は経口メチルプレドニゾロン1 mg/kg 10日間投与後3〜5日間で徐々に漸減する，またはプレドニゾン1日60 mg 5日間投与後10 mg/日ずつ漸減し，総治療期間を10日間とするなど幅があった。ある試験では高用量のプレドニゾロンが経静脈的に投与された。
- コクランのシステマティックレビューは抗ウイルス薬の使用は支持していない。アシクロビルやバラシクロビルはプラセボと比べて有意な利益がない。抗ウイルス薬はステロイドよりも完全な回復をきたしにくい[6]。SOR Ⓐ

▶補助療法，代替療法

鍼治療も研究されているが，有効性を示すにはデータが不十分である[7]。

▶入院

長期間経過した顔面神経麻痺は，ベル麻痺手術の経験がある耳鼻咽喉科医や形成外科医への紹介を考慮する。局所的な筋移植や遊離組織移植のような特別な手術によって，いくらか顔面の動きを取り戻すことは可能である[8]。SOR Ⓒ

紹介

全身性のステロイドで治療された患者の77%は，6カ月以内に顔の運動機能が完全に回復する。

フォローアップ

回復具合を評価するため2〜3週間ごとの診察を考慮し，回復しない場合は診断を再考する。

患者教育

ほとんどの患者は自然に回復する。ステロイド療法は完全回復の可能性を高める。

【Heidi S. Chumley, MD】
（児玉泰介 訳）

235 神経線維腫症

症例

神経線維腫症1型（neurofibromatosis type 1：NF-1）と診断された44歳のヒスパニック系男性。彼は8つのカフェオレ斑，腋窩のしみおよび全身の神経線維腫などのNF-1に典型的な特徴を有している（図235-1〜図235-4）。彼は神経線維腫があることに慣れており，最近は仕事や生活に影響しなくなったと述べている。彼は幸せな結婚生活をおくっているが子どもはいない。この時点では，年に1回のプライマリケア医および眼科医受診をすすめる以外の介入は必要ない。

概説

NF-1は腫瘍形成を促す，頻度の高い常染色体優性遺伝疾患である。カフェオレ斑がしばしば最初の臨床的徴候である。他の臨床的徴候には神経線維腫，腋窩や鼠径部のしみ，視神経膠腫，虹彩小結節および蝶形骨異形成などがある。現在の治療は早期発見と認知機能障害，脊椎側彎症やそのほか整形外科的問題，腫瘍による重要臓器の圧迫および悪性化などの合併症のモニターである。

疫学

- NF-1は比較的頻度が多い。出生時発生率は3,000人に1人で，一般人口における有病率は5,000人に1人である[1]。
- 常染色体優性遺伝。しかし，50%に及ぶ症例は孤発性である。
- 典型的には幼少期に診断される[1]。

病因／病態生理

- NF-1遺伝子（17番染色体長腕にある）の変異は，癌原遺伝子ras（腫瘍形成を増加させる）を非活性型に保つニューロフィブロミンの機能を喪失させる。
- ニューロフィブロミンの喪失は神経皮膚組織で癌原遺伝子rasの活性を増加させ，腫瘍形成に至る[1]。

危険因子

NF-1の第一度近親者。

診断

NF-1の診断には以下のうち少なくも2つが必要である[2]。
1) 2つ以上の神経線維腫（図235-1〜図235-6），もしくは1つ

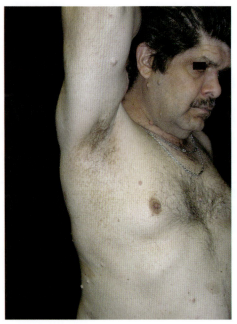

図235-1　NF-1の44歳のヒスパニック系男性で，神経線維腫，カフェオレ斑および腋窩のしみなどすべての典型的な症状を有している(Reproduced with permission from Richard P. Usatine, MD.)

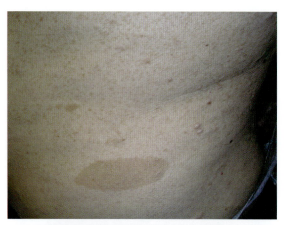

図235-3　図235-1と同一患者の背中にある大きなカフェオレ斑。カフェオレ斑は径10〜40 mmで境界が滑らかな卵形の色素斑である(Reproduced with permission from Richard P. Usatine, MD.)

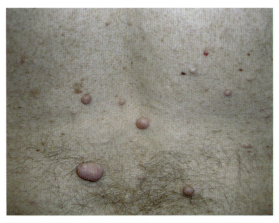

図235-2　図235-1と同一患者の背中にある神経線維腫の近接像。これらはやわらかく丸い(Reproduced with permission from Richard P. Usatine, MD.)

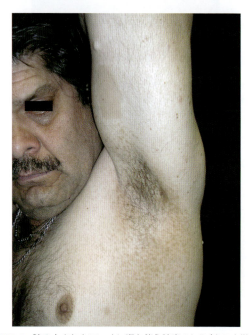

図235-4　腕の大きなカフェオレ斑を伴う腋窩のしみ(クロウ徴候)の近接像(Reproduced with permission from Richard P. Usatine, MD.)

以上の叢状の神経線維腫(図235-7)。
2) 6つ以上のカフェオレ斑，思春期以前は0.5 cm以上で思春期後は1.5 cm以上(図235-3，図235-4参照)。
3) 腋窩もしくは鼠径部のしみ(図235-1，図235-4参照)。
4) 視神経膠腫。
5) 2つ以上の虹彩小結節(虹彩黒色過誤腫)(図235-8)。
6) 蝶形骨異形成もしくは長骨皮質の異形成や菲薄化。
7) NF-1の第一度近親者。

▶ 臨床所見
病歴，身体所見
● 95%にカフェオレ斑があり，ほとんどは1歳以前に認める。
● 90%は腋窩や鼠径部のしみがある(図235-1，図235-4参照)。
● 81%は認知機能障害があり，学習障害，注意欠陥多動性障

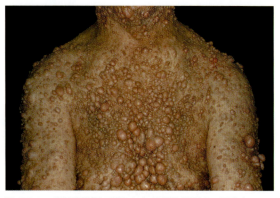

図235-5　神経線維腫で覆われた神経線維腫症の男性(Reproduced with permission from Jack Resneck, Sr., MD.)

235章 神経線維腫症　871

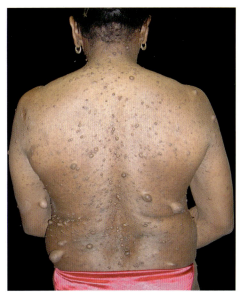

図235-6　62歳の黒人女性の神経線維腫症。いくつかの神経線維腫がどれくらい大きくなるかがわかる（Reproduced with permission from Richard P. Usatine, MD.）

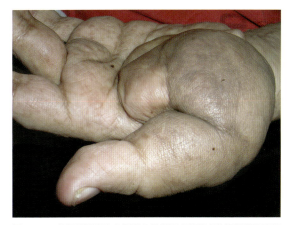

図235-7　神経線維腫症の男性の母指球の叢状の神経線維腫は芋虫の入った袋のようだ。これは末梢神経鞘腫の良性腫瘍であり，無症候性のことが多い（Reproduced with permission from Richard P. Usatine, MD.）

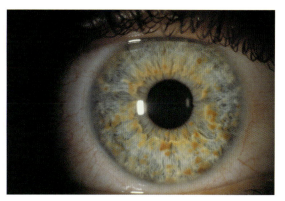

図235-8　虹彩小結節（虹彩の黒色過誤腫）は澄んだ黄色から茶色で，青い虹彩の表面からドーム型に突き出ている。これらの過誤腫はNF-1の眼病変としては最も頻度が多く，視力は障害されない（Reproduced with permission from Paul Comeau.）

害（ADHD）もしくは軽度認知機能障害として現れる[3]。
- 神経鞘，頭蓋内もしくは脊髄腫瘍。
- 皮膚もしくは皮下神経線維腫（図235-1，図235-6 参照）。
- 蝶形骨や長骨の異形成，脊椎側彎症，低身長などのその他の骨病変。
- 虹彩小結節や早期緑内障などの眼異常（図235-7 参照）。

▶ **検査所見**

子どもを持つことを検討しているカップルに対する遺伝子検査。

▶ **画像検査**

画像検査は診断には通常用いないが，腫瘍による重要臓器の圧迫が疑われる際には必要となりうる。

鑑別診断

カフェオレ斑の最も頻度の高い原因はNF-1であるが，以下の疾患でもみられうる。
- 正常小児：10歳未満の13～27％の小児に少なくとも1つの斑がある。
- 神経線維腫症2型（NF-2）：前庭神経鞘腫，NF-2の家族歴，髄膜腫，神経膠腫，神経鞘腫，若年性後嚢下水晶体混濁，若年性皮質白内障。
- 結節性硬化症：血管線維腫（鼻唇溝，頬，顎に最もよくみられる肌色毛細血管拡張性丘疹〈図235-9〉）と低色素性の卵形もしくはトネリコ葉様斑。
- マッキューン-オールブライト症候群：骨の線維性異形成と内分泌腺機能亢進。
- ファンコーニ貧血：全血球の産生低下，低身長，上肢異常，生殖器異常，骨格異常，眼/眼瞼異常，腎奇形，耳異常/難聴および消化管/心肺奇形。
- 部分性NF：特定のデルマトームに限局した皮膚神経線維腫。とてもまれ。
- ブルーム症候群：成長遅延，低身長，癌リスク増加，顔面の毛細血管拡張性紅斑，口唇炎，細い顔，目立つ鼻，大きな耳および長い四肢。
- 毛細血管拡張性運動失調症：進行性神経障害，小脳失調，免疫不全，臓器成熟障害，眼および皮膚の毛細血管拡張。悪性腫瘍化傾向。
- プロテウス症候群：非常にまれな疾患で過誤腫と多臓器障害を伴う。Joseph Merrick（エレファントマンとして知られる）は現在では，専門家らによってNFではなくプロテウス症候群であったと考えられている。

治療

管理は早期発見と症状の治療に重点をおく。
- 成人は1年ごとに評価する。SOR Ⓒ
- 認知機能障害の検査を行い，介入のため早期に紹介する。SOR Ⓒ
- 脊柱側彎症の検査および治療を行う。
- 1年ごとに眼科的評価のため患者を紹介する。
- 患者が望めばカフェオレ斑の治療や，治療のための紹介を考慮する。ビタミンD₃類似物質の局所投与（カルシポトリエン〈ドボネックス〉）やレーザー治療は単独でカフェオレ斑の外見を改善しうる[4,5]。SOR Ⓑ　ある小さな研究では

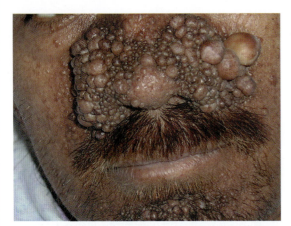

図235-9 結節性硬化症の患者の顔面の血管線維腫（以前は脂腺腫と呼ばれていた）。この患者は最初は神経線維腫症だと思われていた。彼にはてんかんと認知機能障害もあり，それらは結節性硬化症に合併するものである（Reproduced with permission from Natalie Norman, MD.）

インテンスパルスライト-ラジオ波（IPL-RF）とビタミンD_3軟膏の局所塗布は，NF-1患者の小さな色素斑の色を薄くしうることが示された[6]。SOR Ⓑ　カルシポトリエンは乾癬への使用が認可されているが，色素斑で困っている患者に適応外で処方することができる[4],[6]。SOR Ⓑ

- 診断されていない他の第一度近親者を調べる。SOR Ⓒ
- 重要臓器を圧迫する腫瘍（脊髄圧迫など）や，悪性化を疑わせるような急速な増大などの特徴を有するときには外科的切除が必要となる。

予後

- 臨床症状は変わりやすいため，予後予測は困難である。

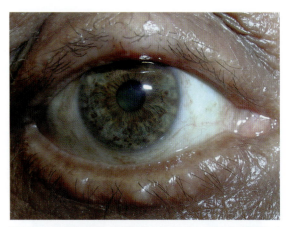

図235-10 虹彩に虹彩小結節（ダークブラウンの斑）を伴うNF-1の64歳男性の下眼瞼の神経線維腫（Reproduced with permission from Richard P. Usatine, MD.）

- 悪性末梢神経鞘腫瘍の生涯発症リスクは10％である。

フォローアップ

- 成人は1年ごとに血圧測定を含むプライマリケア医の診察を受ける。
- 神経膠腫や緑内障の早期発見のために1年ごとに眼科診察を行う。神経線維腫や叢状神経腫は眼瞼にも起こりうる。眼瞼の神経線維腫は通常問題とならない（図235-10）が，叢状神経腫は眼瞼下垂を起こして外科的介入を必要とすることがある。
- 子どもを持つことを考えているNF-1患者の遺伝カウンセリング。

【Heidi S. Chumley, MD】

（児玉泰介 訳）

第 19 部

違法薬物

SOR	定義
A	一貫して質が高く，かつ患者由来のエビデンスに基づいた推奨*
B	矛盾があるか，質に一部問題がある患者由来のエビデンスに基づいた推奨*
C	今までのコンセンサス，日常行う診療行為，意見，疾患由来のエビデンス，または，診断・治療・スクリーニングのための症例報告に基づいた推奨*

・SOR：推奨度（strength of recommendation）
・患者由来のエビデンス：死亡率，罹患率，患者の症状の改善などを意味する
・疾患由来のエビデンス：血圧変化，血液生化学所見などを意味する
＊：さらなる詳細な情報を確認する場合は巻末の「付録A」参照

236 物質乱用障害

症例

21歳の母親と4人の子どもたちが様々な健康問題を抱えて、ホームレスの宿泊施設内にある無料診療所を受診した（図236-1）。その女性は現在、礼節は保たれており冷静であるが、長期間にわたるコカイン使用と嗜癖の既往があった（図236-2）。彼女の子どもたちは下が生後3カ月で上は5歳である。1番下の3カ月の子どもが生まれてからは母親と住みはじめたが、コカインを再び使用して母親の家を追い出された。彼女は写真掲載に関して書面で同意し、自分の画像をみて、うつ状態であることに気づいた。彼女は、この写真をみる人たちに、これが薬物乱用の結末であること、すなわち、うつ病、ホームレス、そしてシングルマザーであることを伝えてほしいとわれわれに懇願した。

概説

嗜癖は、物質使用によって脳の機能が変容し、自分の行動を制御できなくなることで起こる。嗜癖は後天的に決定される現象である。多くの遺伝子が、行動や遺伝的変異に影響を及ぼす脳機能にかかわっている。これらの遺伝子は、環境要因によって影響の受けやすさが異なり、脳の電気回路を変化させ、嗜癖へと発展する。嗜癖は、専門職チームと社会的な支援を受けて、慢性疾患として認識され、治療されるべきである。

疫学

- 12歳以上のアメリカ人の推定6,960万人が、2010年時点でタバコ製品の使用者である。これは12歳以上人口の27.4%にあたる。5,830万人（12歳以上人口の23%）が現在のタバコ喫煙者で、1,320万人（5.2%）が葉巻を、890万人（3.5%）が無煙タバコを、220万人（0.8%）がパイプタバコを使用している[1]。
- 12歳以上のアメリカ人の推定2,260万人が、2010年時点で違法薬物を使用している。これは12歳以上人口の8.9%にあたる[1]。
- 大麻は最も一般的に使用されている違法薬物で、1,740万人が使用している（図236-3、図236-4）。それは違法薬物使用者の76.8%にあたる。違法薬物使用者のうち、60.1%が大麻だけを使用しており、16.7%が大麻以外の違法薬物を併用しており、残りの23.2%が大麻以外の違法薬物だけを使用している[1]。
- 2010年時点で、150万人がコカインを使用している[1]。
- 2010年、35,300人がメタンフェタミンを使用している（図236-5）[1]。
- 2010年、120万人（0.5%）が幻覚剤を使用し、その中の695,000人（0.3%）がエクスタシー（図236-6）を使用していた[1]。
- 14万人が、2010年に初めてヘロインを使用した（図236-7）[1]。
- 12歳以上で900万人（3.6%）が、2010年時点で大麻以外の違法薬物を使用している。最も多いのは精神病薬（処方さ

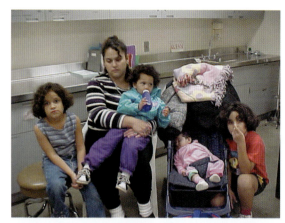

図236-1 ホームレスの宿泊施設にいるコカイン嗜癖の母親とその子どもたち。母親の薬物嗜癖のせいでホームレスになった（Reproduced with permission from Richard P. Usatine, MD.）

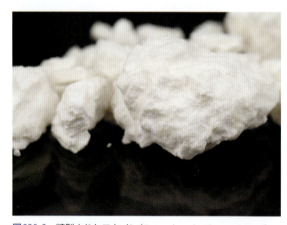

図236-2 精製されたコカイン（Reproduced with permission from DEA.）

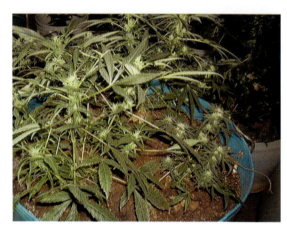

図236-3 家で栽培された大麻（Reproduced with permission from DEA.）

れたものも含めて）で、700万人（2.7%）が治療目的以外に使用していた。その内訳は、510万人が鎮痛薬、220万人が精神安定剤、110万人が中枢刺激薬、37,400人が鎮静薬を使用していた[1]。

- 過去12カ月以内に治療目的以外で鎮痛薬を使用した者のうち、55%がそれらの薬物を友人や親戚から無料で入手し

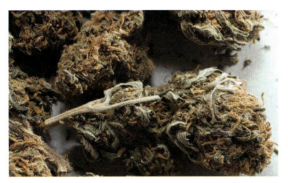

図236-4 喫煙用の大麻（Reproduced with permission from DEA.）

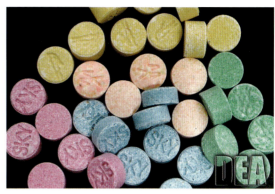

図236-6 一晩中踊り，脱水で倒れる者も出るような狂宴で使用されたエクスタシー錠剤（Reproduced with permission from DEA.）

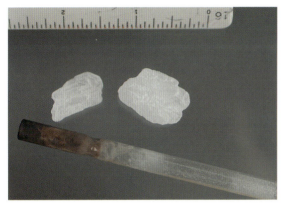

図236-5 パイプつきのメタンフェタミンアイス（Reproduced with permission from DEA.）

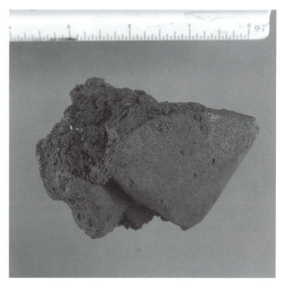

図236-7 注射用の黒いタールのヘロイン（Reproduced with permission from DEA.）

ていた。17.3％が医者からもらっていた。4.4％だけが薬物売買者や見知らぬ人から手に入れていて，0.4％がインターネットで買っていた[1]。

喫煙とアルコールの関係

- 2010年，12～17歳の青少年のうち，違法薬物使用者の割合は，過去1カ月に喫煙した若者では52.9％であり，過去1カ月に喫煙しなかった若者に比して（6.2％），8.5倍高かった[1]。
- 過去1カ月の違法薬物の使用は過去1カ月の飲酒レベルとも関連していた。2010年，12～17歳で過去30日間に5日以上の大量飲酒者（すなわち同じ場所，あるいは2～3時間以内の同じ時間帯に1回で5ドリンク以上飲酒）のうち，70.6％が違法薬物を使用しており，非大量飲酒者（5.1％）よりもその割合は高かった[1]。

病因／病態生理

- 薬物嗜癖は脳の病気である。最初は自発的に薬物を使用したとしても，薬物乱用によって遺伝子が変異し脳の電気回路が変化し，それが人間の行動に影響を与えるようになる。ひとたび中毒を発症すると，これらの脳の変化は，自発的な決定を下す能力を阻害し，強迫的な薬物欲求，探索，使用につながる[2]。
- 嗜癖は多遺伝子疾患である。遺伝子は神経伝達物質や薬物代謝経路，行動様式に直接的にも間接的にも影響を及ぼす。たとえば，ドパミンやオピオイドに対する受容体の異型は知覚される報酬に影響する[3]。
- エピジェネティクスメカニズム（遺伝子発現の変化を誘発する外部の影響）は，報酬と感情の調節を通して役割を果たすと考えられている[3]。このように，遺伝と環境／学習行動は，物質濫用のリスクを増加させうる。
- 家族や双子，養子縁組の研究によって，遺伝子はアルコール依存症の発現に重要な役割を果たしていることが強く示されており，男女ともに遺伝寄与率は50～60％と推定されている。重要な遺伝子には，アルコール代謝に関与する遺伝子や，γアミノ酪酸（GABA），内因性オピオイド，ドパミン作動性，コリン作動性，セロトニン作動性の伝達に関与する遺伝子が含まれる[4]。
- アルコール依存，飲酒で意識がなくなった経験，最初に酔った年齢，アルコールの感受性の度合いなどのいくつかの飲酒行動は，5q染色体上の4つのGABA受容体遺伝子のうちの1つの一塩基多型（SNP）に関連している[5]。
- 精神障害と慢性疼痛は，薬物乱用障害の患者に高頻度にみられる。一般的に，人は抑うつ気分や痛みを自分で治療しようとして薬物を始める。
- 嗜癖の医学的影響は，社会にはるかに広がり，非常にコストがかかる。心血管疾患，脳卒中，癌，HIV/AIDS，肝炎，肺疾患はすべて薬物乱用によって増加しうる。これらの疾

患のなかには，薬物を高用量で，または長期間使用した場合に発症するものもあれば，1回の使用だけでも発症するものもある[2]。
- 頻繁に乱用され嗜癖に関与する薬物の分類には，以下のものが含まれる。
  - 抑制薬：アルコール，鎮静薬，催眠薬，麻薬，抗不安薬。
  - 刺激薬：コカイン，アンフェタミン，ニコチン。
  - 幻覚薬：大麻，フェンサイクリジン（PCP），リゼルグ酸ジエチルアミド（LSD）。
  - 中毒吸入剤。
- 薬物の効果発現まではおおよそ以下のとおりである。
  - 吸入剤や喫煙は7～10秒。
  - 静注は15～30秒。
  - 筋注や皮下注は3～5分。
  - 経鼻（吸引）は3～5分。

危険因子
- 家族歴。
- 過去の嗜癖歴。

診断

物質乱用障害の診断は，その物質使用に関連した病理学的行動類型に基づく[6]。DSM-Vでは11の基準を用いて診断している。これらの基準の1つの例は，アルコール乱用障害の以下の11の症状である。大麻やコカインなど他の物質を代用しても同じ基準が適用できる。アルコールの問題となる使用で，臨床的に重要な障害または苦痛が生じ，以下の少なくとも2つが12カ月以内に生じる[6]。

1) アルコールを意図していたよりも大量に，または長期間にわたって使用する。
2) 禁酒や節酒に対する持続的な欲求または努力の不成功がある。
3) アルコールを入手するために必要な活動，その使用，またはその作用から回復するのに多くの時間が費やされる。
4) 渇望，つまりアルコール使用への強い欲求，または衝動。
5) アルコールの反復的な使用の結果，職場，学校，または家庭における重要な役割の責任を果たせなくなる。
6) アルコールの作用により，持続的，または反復的に社会的，あるいは対人的な問題が起こり，悪化しているにもかかわらず，アルコールの使用を続ける。
7) アルコールの使用のために，重要な社会的，職業的，あるいは娯楽的活動を放棄，または縮小している。
8) 身体的に危険な状態でもアルコールの使用を反復する。
9) アルコールによって，身体的または精神的な問題が，持続的または反復的に起こり，悪化しているらしいと知っていてもアルコール使用を続ける。
10) 耐性，以下のいずれかによって定義される。
    - 中毒または期待する効果に達するために，著しく増大した量のアルコールが必要。
    - 同じ量のアルコールの持続使用で効果が著しく減弱。
11) 離脱，以下のいずれかによって定義される。
    - アルコールに特徴的な離脱症状（アルコール離脱の基準A，B参照）。
    - 離脱症状を軽減または回避するためにアルコール（またはベンゾジアゼピンのような密接に関連した物質）を摂取する。

重症度は存在する症状の数に基づいて等級分けされる。
- 軽症：2～3項目の症状が存在する。
- 中等症：4～5項目の症状が存在する。
- 重症：6項目以上の症状が存在する[6]。

▶ 臨床所見
中毒では以下の徴候がみられる。
- 刺激系：散瞳，血圧・呼吸数・脈拍・体温の上昇。
- 抑制系：血圧・呼吸数・脈拍・体温の低下。オピオイドは針穴瞳孔（pinpoint pupil）を起こし，アルコール中毒では散瞳する。
- 離脱症状は中枢神経内の薬物量が減ることで起こる。離脱症状は使用している薬物によって異なる。アルコールの離脱は最も致死的で危険な離脱の部類に入る。

▶ 検査所見
- すべての静注薬物使用者やリスクの高い性活動を行っているものはHIV，B型肝炎，C型肝炎，梅毒（RPR）をスクリーニングすべきである。
- 女性は年齢や危険因子，過去の検査歴に基づいて，パパニコロースメアを実施すべきであり，クラミジアや淋病のスクリーニングをすべきである。
- 多数の性的パートナーがいたり，薬物を得るために性交渉をしたりする人たちは性感染症のリスクが高いので性感染症の検査をするべきである。
- ホームレス，HIV陽性者，過去に投獄歴のある者はツベルクリン反応で結核をスクリーニングすべきである。
- 心疾患の症状があるか，あるいは身体診察で心疾患の徴候が明らかな場合には，心電図をとることは正当である。
- 一般的な乱用薬物に対する尿スクリーニングによって，過去に使用歴のない他の薬物使用が明らかになるかもしれない。要請があれば，ほとんどの検査室で，処方箋薬か非処方箋薬（オピオイドなど）かの判別ができる。体内での生理学的半減期は，薬物によって異なり，薬物の尿中の量は時間で変化してくる。大麻は排泄される時間が長く，使用して1カ月経っても検出しうる。他の薬物は数日間しか検出されない。

鑑別診断
物質乱用障害は，多数の精神医学的状態の経過や治療と混在し，複雑化する。
- 気分・不安障害：特にうつ病，双極性障害，パニック障害，全般性不安障害。嗜癖のある者は，薬物乱用によってこれらの精神障害の症状をきたしうる。しかし，気分・不安障害が薬物使用に先行することもあり，こうした精神状態を快癒させたいという欲求が薬物使用の動機の一部になりうる。可能であれば，薬物を使用していないときにその人を評価するのが最善である。
- 統合失調症：薬物によって一過性精神病や妄想をきたしうるが，薬物を中止してしばらく経ってもこれらの症状が持続する場合，統合失調症や他の精神病の原因を考慮する。
- 人格障害：物質乱用障害と併存して混同されうる複雑な一連の障害である。嗜癖者は，高価な薬物を手に入れるために犯罪を起こしたときには反社会的人格障害を呈するようにみえるかもしれない。薬物をやめても行動が変わらない場合を除いて，この診断を使用しないことが最善である。

治療

- 嗜癖を認識する（DSM-Ⅳ診断における「依存」参照）。シンプルな語呂は「嗜癖の3C」。
  - 強い使用欲求（Compulsion to use）。
  - 自己制御不能（Lack of Control）。
  - 悪い結果になろうとも使用し続ける（Continued use despite adverse consequences）。
- 「5 A's」（尋ねる〈Ask〉，助言する〈Advise〉，評価する〈Assess〉，支援する〈Assist〉，手配する〈Arrange〉）を使う。それによって禁煙しようとする人の助けになる。このモデルは，どの薬物の乱用でも応用できる[7]。
- カウンセリングと薬物療法を提供する。それによって患者の禁煙を支援する。
- アルコール使用者にはCAGE[7]質問票を使用する。
  - Cut down（いままでに飲酒量を減らさなければならないと感じたことがありますか？）。
  - Annoyed（いままでに周りに自分の飲酒について批判されて困ったことがありますか？）。
  - Guilty（いままでに自分の飲酒をよくないと感じたことがありますか？）。
  - Eye opener（いままでに二日酔いを治すため朝から飲酒をしたことがありますか？）。

  4個のうち1個でリスクあり，2個でアルコール乱用，3個以上で依存が示唆される。これは，スクリーニングツールにすぎないので，さらなる評価が常に必要である。
- 患者には12段階のプログラムがすすめられる。全人口の数百万人にとても有効である。
- 薬物乱用プログラムを参照する。プログラムは病院のプログラムもあれば，地域社会のプログラムもある。あるプログラムは解毒過程も含まれるが，プログラム前に患者が解毒していることを条件とするものもある。居住施設療養，外来プログラム，継続的な自助プログラムがある。地域社会にあるプログラムを知り，協力する。
- 慢性疼痛にオピオイド鎮痛薬を処方するとき，4つの領域，あるいは「4 A's」での結果を検討する。
  - 適切な鎮痛薬（Analgesia）か？
  - 日常生活の活動（Activity）を改善しているか？
  - 副作用（Adverse effect）が起きていないか？
  - 嗜癖につながる可能性のある異常な（Aberrant）薬物取得行動を示していないか？[8]
- 患者が異常な薬物取得行動を示したとき，以下のことを考慮する。
  - 嗜癖かもしれない。
  - 処方された薬で十分痛みがとれていないかもしれない。
  - 精神疾患を合併しているかもしれない。
  - 違法に鎮痛薬を横流ししようとしているかもしれない[9]。
- 患者に問題があることを認識させ，批判をしない方法で援助を提案する。
- 患者が許せば，家族にも手伝ってもらう。
- 純正な関心と心配を示す。判断を控える，そうすれば，患者が嗜癖を克服するのを助けることができる可能性が高まる。
- 高度な脳画像や遺伝子検査は，われわれが嗜癖の生理学的基礎の理解を助け，最終的には嗜癖という医学的疾病に対するよりよい治療を提供する。

治療中の患者

- 治療中の患者の処方には気をつけなければならない。術後にハイドロコドン（訳注：日本未承認の鎮痛薬）を処方するだけで，活発な嗜癖への道を再び歩みはじめるかもしれない。
- 他のよい代替薬があるかぎりオピオイドやベンゾジアゼピンは避ける。可能であれば，痛みには非ステロイド性抗炎症薬（NSAIDs）を使用する。不安に対して薬物療法が必要であれば，選択的セロトニン再取り込み阻害薬（SSRI）や他の抗うつ薬，ブスピロン（訳注：日本未承認の抗不安薬）を使用する。
- オピオイドが必要なら，患者と協力して，使用量や使用方法を監視する。投薬量の測定に際して第三者またはスポンサーを関与させることは，再発の防止につながる。
- 再発を予防するという共通の目標に正直で誠実になる。

フォローアップ

- すべてのタイプの物質乱用の治療に，フォローアップが重要である。物質乱用は高血圧や糖尿病と同様に慢性状態であり，薬物を使用してない状態を維持するには進行中の介入が必要である。
- フォローアップの頻度や強度は，物質や嗜癖，患者によって異なる。
- 再発した患者を拒絶してはならない。なぜなら，長期間の中断を達成するには，しばしば1回以上の試みが必要となるからである。

患者教育

嗜癖は病気であり，道徳的な性格を欠くものではないということを患者に説明する。患者に地域社会での既存の治療プログラムについて知らせ，患者が助けを得ることができるように名前と電話番号を教える。患者が今日プログラムを受ける心の準備ができていなかったら，翌日に名前と電話番号を教える。12段階のプログラムの価値について話すことは効果的で，誰もが無料で12段階のプログラムを受けることができる。非喫煙者や不安定な人を含むすべての人のために，地域社会には12段階のプログラムがある。

【Richard P. Usatine, MD／Heidi S. Chumley, MD／Kelli Hejl Foulkrod, MS】

（笹木晋／金井貴夫 訳）

237 タバコ嗜癖

症例

高血圧でフォローアップされている55歳の女性。10代後半から1日1.5箱のタバコを吸っていて，タバコをやめる準備をしていると告げている。彼女は喫煙が健康に悪いことを認識しており，顔のしわを増やす原因となっている喫煙そのものを嫌悪している（図237-1）。ニコチン代替療法（ニコチンパッチとガム）とブプロピオンでこれまで3回禁煙を試みたが，いずれも失敗している。精神障害やてんかんの既往はな

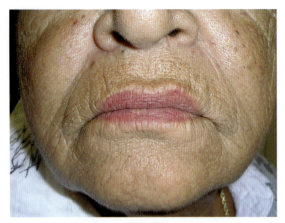

図237-1　長年の喫煙でしわができるのが早まった55歳女性。口や口唇周囲の多数のしわに注目（Reproduced with permission from Richard P. Usatine, MD.）

表237-1　タバコ使用・依存を治療するための「5A's」

- タバコの使用について尋ねる（**A**sk about tobacco use）：患者診察時には毎回タバコの使用状況を確認・記載する
- 禁煙するよう助言する（**A**dvise to quit）：明確で強く個別化した方法で，すべての喫煙者に対して禁煙するようすすめる
- 禁煙しようとしているか評価する（**A**ssess willingness to make a quit attempt）：この時点で喫煙者は禁煙しようとしていますか？
- 禁煙の試みを支援する（**A**ssist in quit attempt）：禁煙しようとしている患者に対して，薬物療法を提供したり，カウンセリングや禁煙を補助するための追加治療を提供あるいは紹介したりする。現時点で禁煙しようとしていない患者に対して，将来禁煙の試みを増大させるようデザインされた介入を提供する
- フォローアップの手配をする（**A**rrange follow-up）：禁煙しようとしている患者に対して，やめた日から1週間以内にフォローアップの手配をする。現時点で禁煙しようとしていない患者に対してはタバコ依存として取り組み，次回外来までに禁煙したいと思わせる

(Data from Treating Tobacco Use and Dependence : 2008 Update. US Department of Health and Human Services ; 2008. http://www.ahrq.gov/clinic/tobacco/treating_tobacco_use08.pdf.)

い。彼女はバレニクリンを使って禁煙することを望んでいる。1週間おきに4回フォローアップする予定である。彼女は，電話禁煙相談（1-800-QUIT-NOW）に電話することに同意している。バレニクリンは忍容性が高く，副作用もなく，うまく禁煙することができる。治療して2年後，彼女は禁煙を続けており，この結果を非常に喜んでいる。臨床医は，タバコ使用と依存を治療するための「5A's」モデルの要素を使い，患者が禁煙するのをうまく助けた（表237-1）。

概説

米国の全死亡（44万人以上）の半分は受動喫煙も含めてタバコ嗜癖（tabacco addiction）が影響している。

タバコ嗜癖は，慢性疾患であり，青年期や成人期の初期から形成されることが多いため，継続的に評価を行い，繰り返し介入する必要がある。長期間の禁煙率を有意に高める可能性のある効果的な治療法がある。またタバコの使用を予防し，若い世代での喫煙率を減らす効果的予防介入もある。

別名

タバコ嗜癖は，タバコ使用と依存，タバコ使用障害，ニコチン嗜癖，タバコ依存としても知られる。

疫学

- 毎日喫煙する成人のうち，ほとんど（88％）の人が18歳までに最初の喫煙を行っており，99％が26歳までに始めている[1]。
- 高校3年生の約1/4，若い成人の約1/3，成人の約1/5が30日以内に喫煙を行っている。約1/10の高校3年生の男性が無煙タバコを使用しており，約1/5が葉巻を使用している[1]。
- 世界規模では，若年者のなかでタバコ使用に関する著しい不均衡がある。喫煙者率は，アメリカンインディアン，アラスカ先住民が最も多く，次に白人とヒスパニック系，アジア人と黒人がそれに続く。また喫煙者率は，若いときの社会経済的地位が低い人たちに多い[1]。
- 近年のデータでは白人の男子高校生の間で無煙タバコ使用者が増えており，葉巻は黒人の女子高校生に増えている[1]。
- いろいろなタバコ製品を同時に使用するのが若者の間で広がっている。タバコを使用する人のなかで約1/3の女子高校生と過半数の男子高校生が30日以内に2つ以上のタバコ製品を使用している[1]。
- 精神疾患があると診断されている人の喫煙率は，一般人口のそれよりもかなり高い[2]。
- 精神疾患に罹患する人や薬物乱用者は，全米の人口の22％しかいないにもかかわらず，全米のタバコの売り上げの44％を消費している[2]。

病因／病態生理

- 喫煙が病気を惹起するメカニズムに関するデータから，タバコの煙への曝露は，どんなに少量であっても病気が生じるリスクを伴い，ある量以下なら大丈夫というレベルは存在しないことが示されている[3]。
- タバコの燃焼物質に含まれる化学混合物を吸うと，DNA損傷，炎症と酸化ストレスを含む機序によって，特に癌，心血管障害や呼吸機能障害などの健康被害を惹起する[3]。
- 喫煙と以下の事項との間に因果関係が存在すると推測するのに十分な証拠がある。(a)小児期や青年期の肺の成長障害，(b)青年後期や若年成人期の呼吸機能低下の早期発症，(c)少年期や青年期の咳や痰，喘鳴，呼吸困難などの症状，(d)少年期や青年期の喘鳴のような喘息に関連した症状[1]。
- 若者が信じていることに反するが，若いうちの喫煙は減量効果がないことを，エビデンスは示唆している[1]。
- 喫煙に起因する多くの健康被害のリスクと重症度は，タバコの煙に曝露した時間と程度に直接的に関係する[3]。
- 持続的喫煙と長期間のタバコの煙への曝露は，脳内の複数のタイプのニコチン受容体へのニコチンおよび他の化合物の多様な作用を介し，強力な中毒作用を引き起こす[3]。
- ニコチンは，ドパミンやノルエピネフリン，アセチルコリン，グルタミン酸，セロトニン，β-エンドルフィン，γアミノ酪酸（GABA）を含む，様々な神経伝達物質を刺激する[4]。
- 副流煙などへの低い曝露でも，急性心血管イベントや血栓に関与する血管内皮障害および炎症の急速かつ急激な発現をもたらす[3]。
- タバコの煙中の特定の有害物質の排出をより少なくする製品改質戦略によって，重大な健康上の有害事象のリスクを

237章 タバコ嗜癖　879

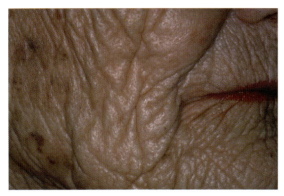

図237-2　喫煙者の顔には以下のことが1つ以上みられる。(a)顔のしわ，特に口唇の上下や目尻から放射状をなす，頬の深いしわ，頬や下顎の浅い多数のしわ。(b)骨格があらわになったようなやせ細った顔（Reproduced with permission from Usatine R, Moy R, Tobinick E, Siegel D. Skin Surgery：A Practical Guide. St. Louis, MO：Mosby；1998.）

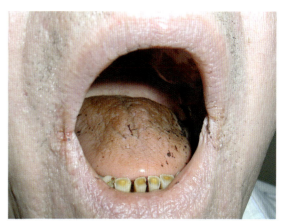

図237-3　噛みタバコによる口角口唇炎と舌のヤニ（Reproduced with permission from Richard P. Usatine, MD.）

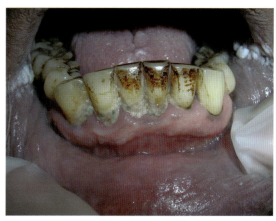

図237-4　タバコによる歯のヤニと歯周炎（Reproduced with permission from Richard P. Usatine, MD.）

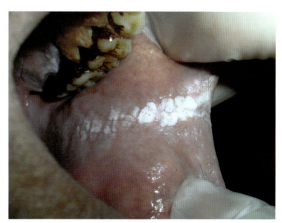

図237-5　喫煙者の頬の粘膜や歯肉の白板症。白板症の多くは噛みあわせ上に線状にできるが，口腔内の扁平上皮癌のリスクがあるなら生検して評価するべきである（Reproduced with permission from Richard P. Usatine, MD.）

低下させるというエビデンスはほとんどない[3]。

危険因子

発達段階にある青年期や若年成人は，タバコを使用することによって，社会的および環境的影響をを受けやすい。

- 社会経済的な要因や学歴が，若年者の喫煙行動の形成に影響する。青年期は最もタバコの使用を始めやすく，そのまま継続使用しやすいのが低学歴層である[1]。
- 青年期の仲間からの影響と喫煙の開始・継続との間には因果関係がある，という十分なエビデンスがある[1]。
- 若年者の禁煙と負の情動との間には強い相関があるため，情緒的なプロセスが，若年者の喫煙行動に重要な役割を果たす[1]。
- 喫煙は遺伝するとされ，特に喫煙のきっかけにより喫煙習慣が遺伝されやすいことが示されている。若年者が喫煙する遺伝的なリスクは，仲間や社会環境的要因によるリスクに比べたら軽いかもしれない[1]。

診断

▶ 臨床所見

- 病歴：多くの喫煙者が禁煙したいが何度も失敗していると語る。すべての患者に対しタバコを吸っているかどうか尋ね，タバコの使用状況を定期的に記録しなければならない。タバコ使用状況をバイタルサインに加えたり，患者票や電子カルテ上でチェックできるような外来スクリーニングによって，臨床医が介入する割合が有意に向上することが示されている[5]。SOR Ⓐ
- 身体所見：タバコ嗜癖者は以下によって判別しうる。
  - タバコの煙の特徴的な臭い。
  - 喫煙者咳。
  - しゃがれ声（32章「喉頭（嗄声）」参照）。
  - シャツの胸ポケットのタバコの箱。
  - 年齢相応以上のしわ（図237-2）。
- 喫煙者の表情は以下のように表現される。
  - 「顔のしわ，特に，口唇の上下や目尻から放射状をなす，頬の深いしわ，頬や下顎の浅い多数のしわ」（図237-2参照）。
  - 「骨格があらわになったようなやせ細った顔」[6]。
- 長期喫煙者にみられる口腔内の所見は以下のとおりである。
  - 黄色や茶色の歯（図237-3〜図237-5）。
  - 口角口唇炎（図237-3参照）（29章「口角口唇炎」参照）。
  - 歯肉炎や歯周炎（図237-4参照）（35章「歯肉炎，歯周病」

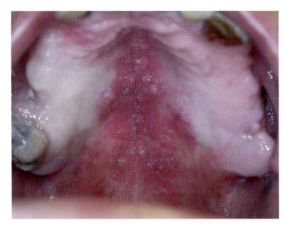

図237-6　喫煙による硬口蓋のニコチン口内炎（Reproduced with permission from Rizzolo D, Chiodo TA. Lesion on the hard palate. J Fam Pract. 2008；57(1)：33-35. Reproduced with permission from Frontline Medical Communications.）

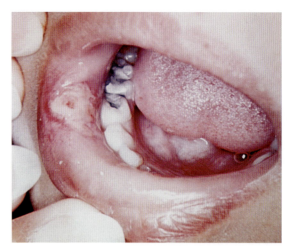

図237-8　葉巻タバコ使用者の内唇の扁平上皮癌（Reproduced with permission from Gerald Ferritti, DDS.）

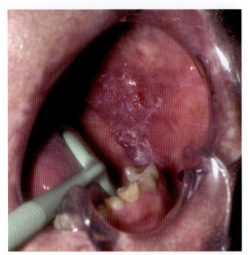

図237-7　噛みタバコをする男性の頬粘膜の扁平上皮癌（Reproduced with permission from Richard P. Usatine, MD.）

参照）。
- 口腔内には以下のような他の重篤な疾患があることがある。
  - 白板症（前癌状態）（図237-5 参照）。
  - ニコチン口内炎（図237-6）。
  - 扁平上皮癌（図237-7，図237-8）（39章「口腔咽頭癌」参照）。
- 離脱症状：タバコ嗜癖の離脱症状としては，不快な気分や抑うつ，不眠，いら立ち，欲求不満や怒り，不安，集中困難，落ち着きのなさ，心拍数低下，食欲増進あるいは体重増加がある[7]。アルコールやオピオイドのような他の薬物にみられるような致死的な離脱症状はみられない。離脱症状のピークは，中断後の最初の1週間であり，2〜4週間も続かない[8]。
- 合併症：喫煙を続けると多様な癌になり，図237-9 でまとめたような多彩な慢性疾患を発症・増悪させる。
- 肺気腫によって著しく肺機能が低下し，死に至ることがある（56章「慢性閉塞性肺疾患」参照）。小葉中心性の肺気腫は，破壊された肺組織に炭素が沈着することで起こる。

■ 検査所見

- 個人や環境に関する専門的評価は，その人にあった治療法についての情報を入手しやすくし，禁煙の成功の可能性を高める。専門的評価とは，禁煙と関連しうる種々の事柄（例：アンケートや臨床面接，あるいは一酸化炭素や血中ニコチン・コチニンの測定や呼吸機能検査など）の使用をいう。さらに臨床医は，治療法を選択する際に，薬物使用について，また特定集団に対しては必要な他の評価を行うこともある。生化学的測定（ニコチンやコチニン，カルボキシヘモグロビンのようなタバコ関連物質，呼気，唾液，尿，血液などの生体試料を用いて測定）を行うことは，禁煙していると虚偽の自己申告をしがちな妊娠中の喫煙を証明するうえで特に有用である[5]。治療の成功を予測する専門的評価の対象となる項目には以下のものがある。
  - 高いモチベーション。
  - 翌月には変化しようとする覚悟。
  - 中等度から高度の自己効力感（禁煙を成功させるという自信）。
  - 支えとなる社会的ネットワーク。
- 低い禁煙率と関連する変数には以下のものがある。
  - ニコチンへの強い依存性。
  - 精神疾患の併存や薬物使用（特に抑うつ，統合失調症，最近のアルコール乱用でより顕著）。
  - 高いストレスレベル。
  - 喫煙者との接触[5]。

■ 画像検査

- タバコ嗜癖の治療に有用な画像検査で，現実的に臨床応用可能なものは現段階ではない。実験的にMRIやfMRI，PETスキャン研究によって，タバコ嗜癖の作用機序に関する有効な手掛かりが得られている[3]。
- 米国予防医学専門委員会（USPSTF）は，喫煙歴（生涯で100本以上のタバコ）のある，65〜75歳の男性を対象に，超音波検査で腹部大動脈瘤（ABA）のスクリーニングをすることを推奨している。SOR B　このスクリーニングは，女性や喫煙したことがない男性には推奨されていない（http://www.uspreventiveservicestaskforce.org/uspstf05/aaascr/aaars.pdf）。

237章 タバコ嗜癖

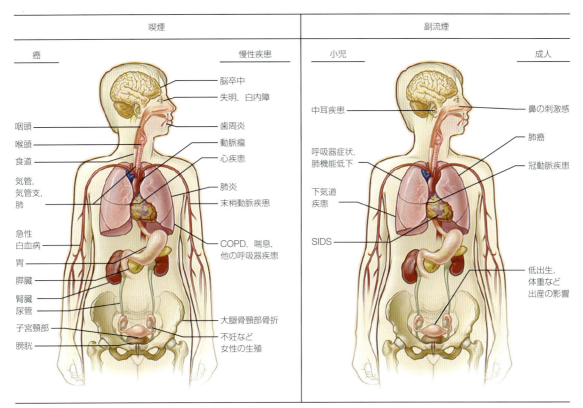

図237-9　喫煙や副流煙による健康被害。COPD：慢性閉塞性肺疾患，SIDS：乳幼児突然死症候群（Reproduced with permission from U. S. Department of Health and Human Services. How Tobacco Smoke Causes Disease：The Biology and Behavioral Basis for Smoking-Attributable Disease：A Report of the Surgeon General. Atlanta, GA：U. S. Department of Health and Human Services, Centers for Disease Control and Prevention, National Center for Chronic Disease Prevention and Health Promotion, Office on Smoking and Health；2010.）

治療

薬物療法やカウンセリングかいずれか単独よりも，カウンセリングと薬物療法の両者併用の方が禁煙には有効である。したがって，可能で適切であるならいつでも禁煙を希望する患者に対して，薬物療法とカウンセリングを両方行うべきである[5]。SOR🅐

▶ 非薬物療法（カウンセリング介入）

- 3分以内の最小限の介入で禁煙率が上がる。すべてのタバコ使用者が，集中的介入を受けているかどうかにかかわらず，最低限の介入が必要である[5]。SOR🅐
- 2種類のカウンセリングと行動療法が高い禁煙率を示す。(a) 喫煙者に実践的なカウンセリング（問題解決技法や技術トレーニング）を提供する，(b) 治療の一環としてサポートし励ます。禁煙治療の介入では，これらのカウンセリング要素が含まれるべきである[5]。SOR🅑
- カウンセリングセッションでのカウンセラーと患者との接触時間と治療成功率には強い相関関係がある。より強力な介入の方が，少ない介入よりも効果的であり，可能な限り行われるべきである[5]。SOR🅐
- 積極的な電話カウンセリング，集団カウンセリング，個人カウンセリングは効果的であり，行うべきである[5]。SOR🅐
- 4回以上のセッションで提供される1対1の治療は，禁煙率の上昇に特に効果的であると思われる。したがって可能であれば，臨床医は，禁煙しようとする個人と4回以上会うよう努めるべきである[5]。SOR🅐

- 禁煙しようとしない喫煙者のための動機づけ面接は以下のとおりである。
  - 動機づけ介入技術は，喫煙者が将来的に禁煙しようとする可能性を向上させることに効果があるように思われる。したがって臨床医は，現在禁煙する意志のない喫煙者に，将来禁煙させることを奨励するために動機づけ技法を使うべきである[5]。SOR🅑
  - 動機づけ介入の基本原則は，(a) 共感を表現する，(b) 矛盾を拡大する，(c) 抵抗を手なづける，(d) 自己効力感を援助する，の4つである（表237-2）。動機づけ介入の研究者によると，臨床医が禁煙するよう奨励したり講義したり議論したりすることは患者が変化に対する抵抗を増大させる傾向に働くため，患者自身の言葉で語り変化を決意させる方がより効果的である[5]。

▶ 薬物療法

臨床医は，禁忌の場合や効果が十分示されていない特定集団（例：妊婦や無煙タバコ使用者，軽い喫煙者，青年）を除いて，禁煙しようとするすべての患者に対して，タバコ依存の治療に効果的な薬物療法を行うことを奨励すべきである[5]。SOR🅐

- 米国では米国食品医薬品局（FDA）で7つの禁煙治療薬が承認されており，これらの第一選択薬が推奨される。ニコチン置換療法であるニコチンガム（Box 237-1），ニコチントローチ（Box 237-2），ニコチン貼付剤（Box 237-3），ニコチン経鼻スプレー（Box 237-4），ニコチン吸入薬（Box 237-5），禁煙補助薬であるブプロピオンSR（ザイバン®）（Box 237-

表237-2 動機づけ面接の戦略

共感を表現する
- 開かれた質問を行い，探索する
  - 禁煙の重要性（例：「禁煙することがどれくらい重要だと考えていますか？」）
  - 禁煙についての関心と利益（例：「禁煙したらどうなりますか？」）
- 聞き返しを行い，共有理解を求める
  - 言葉や意味を反復する（例：「それで，あなたは，喫煙が体重の維持に役立つと思っているのですね？」）
  - 要約する（例：「聞いたことをまとめると，喫煙はあなたを楽しくさせるということです。一方で，恋人はあなたの喫煙を嫌っていて，深刻な病気にならないだろうかと心配しているのですね」）
- 感情や心配を正当化する（例：「多くの人がタバコなしでやっていけるか心配するものですよ」）
- 患者の自律性や，変化を選択または拒否する権利を支持する（例：「まだ禁煙の準備ができていないと聞いています。準備ができたら手助けします」）

矛盾を拡大する
- 患者の現在の行動と，考えている優先順位や価値，目標との矛盾に焦点をあてる（例：「あなたは家族をとても愛しているように思われます。喫煙はお子さんにどのような影響を与えるでしょうか？」）
- 「チェンジトーク」と「コミットメント」言語を強化し，支持する
  - なるほど，喫煙がご自身の呼吸に影響しているために，お子さんと同じスピードで歩くことが困難になっていると認識しているのですね
  - 仕事で忙しいこの時期にやめようとしているのはすばらしいことです
- 変化へのコミットメントを築き，深める
  - カウンセリングや多くの薬物療法など，やめる苦しみをやわらげるような効果的な治療法があります
  - お父様が起こしたような脳卒中をあなたが起こさないようにお手伝いがしたいのです

抵抗を手なづける
- 患者が抵抗を表現したときは，一歩引き，聞き返しを行う
  - 喫煙に押しつぶされていると感じているように聞こえます
- 共感を表現する
  - 離脱症状にどう対応しようかということを心配しているのですね
- 情報を与えていいか尋ねる
  - 禁煙するときの懸念に対処できるような戦略を聞いておきたいですか？

自己効力感を支持する
- 患者の過去の成功体験を特定し，構築するのを手伝う
  - 最後にやめようとしたとき，とてもうまくいっていましたよね
- 変化するために，達成できそうな小さなステップのオプションを提供する
  - 電話禁煙相談（1-800-QUIT-NOW）に電話し，アドバイスや情報を得る
  - 禁煙の利点と戦略に関する本を読む
  - 喫煙パターンを変える（例：家では喫煙しない）
  - 禁煙の戦略についての考えを伝えてもらう

(Data from Treating Tobacco Use and Dependence: 2008 Update. US Department of Health and Human Services; 2008. http://www.ahrq.gov/clinic/tobacco/treating_tobacco_use08.pdf.)

Box 237-1 ニコチン置換療法―ニコチンガム

ニコレット®，ジェネリック(OTC)

用法注意
- 最近（2週間以内）の心筋梗塞
- 重篤な不整脈
- 重篤あるいは悪化傾向の狭心症
- 顎関節症
- 妊婦あるいは授乳中
- 若年者（18歳以下）

副作用
- 口や顎の痛み
- 吃逆
- 消化不良
- 唾液過多
- 不適切な噛み方による副作用
  - めまい
  - 嘔気・嘔吐
  - のどや口の刺激

利点
- 口さみしさを解消する
- 体重増加を遅らせる
- 離脱症状を管理するために用量設定できる
- 多くのフレーバーが利用できる

欠点
- 頻繁に投与すると，コンプライアンスを損なう可能性がある
- 歯科治療中の患者には問題が生じるかもしれない
- 副作用を少なくするために正しく噛まなければならない
- ガムを噛むことが社会的に受け入れられないかもしれない

6），バレニクリン（チャンピックス®）(Box 237-7)。これらの7つの薬剤に対する用法注意，利点，欠点は，Box 237-1～Box 237-7参照。

- ニコチン貼付剤単独療法より，2 mg/日のバレニクリンまたは長期間のニコチン貼付剤使用と任意のニコチン置換療法（NRT）の併用療法の方がより効果的であると示されているため，臨床医は，これを第一選択として考慮するべきである[5]。
- 第一選択薬の特定の組み合わせが禁煙治療に有効であることが示されている。したがって臨床医は，禁煙する意志がある患者にはこれらの併用療法を考慮するべきである。有効な併用療法は以下のとおりである
  - 長期間（14週間以上）のニコチン貼付剤と他のニコチン置換療法（ガムかスプレー）。
  - ニコチン貼付剤とニコチン吸入薬。
  - ニコチン貼付剤とブプロピオンSR[5]。SOR Ⓐ
- 薬物療法と併用したカウンセリングのセッション数と禁煙成功率との間には強い相関がある。したがって可能な範囲で，医師は，禁煙しようとしている患者に対して，薬物療法に加えて，複数のカウンセリングセッションを提供すべきである[5]。SOR Ⓐ

補助療法，代替療法

- 鍼治療：5つの研究のメタ解析では禁煙治療に対する鍼治療の有効性は示されなかった。タバコ嗜癖に対する治療としての電気刺激治療やレーザー鍼治療の有効性に関する科学的根拠も欠如している[5]。
- 催眠療法：タバコ嗜癖に対する効果を見込める治療として催眠療法をすすめる十分なエビデンスはない[5]。
- 新規のタバコ製品：個人あるいは集団の健康リスクを減らすかどうか十分なエビデンスはない。過去50年でタバコはフィルターがついたり，低タールになったり，ライトになったりとデザインが変化しているが，これらは喫煙者における全体の疾患リスクを低下させず，予防や禁煙努力の足かせとなっているとも考えられる。新規のタバコ製品によって，タバコを吸う可能性が低かった人たちがむしろ吸うようになってしまったり，タバコをやめようとしていた人たちが逆にやめられなくなってしまったと仮定したら，それは市民全体の健康には有害であろう[3]。

紹介

プライマリケアでできる範囲の治療でうまくいかない患者は，禁煙の専門医に紹介するのが妥当である。これら専門医は通常，集中的な治療介入をする。

専門医は，所属や訓練を受けた場によっては定義されな

237章 タバコ嗜癖　883

Box 237-2　ニコチン置換療法—ニコチントローチ

ニコレットミニトローチ®，ジェネリック（OTC）

用法注意
- 最近（2週間以内）の心筋梗塞
- 重篤な不整脈
- 重篤あるいは悪化傾向の狭心症
- 妊婦あるいは授乳中
- 若年者（18歳以下）

副作用
- 嘔気
- 吃逆
- 咳
- 胸焼け
- 頭痛
- 鼓腸
- 不眠

利点
- 口さみしさを解消する
- 体重増加を遅らせる
- 使いやすく，気づかれにくい
- 離脱症状を管理するために用量設定できる
- 多くのフレーバーが利用できる

欠点
- 頻繁に投与すると，コンプライアンスを損なう可能性がある
- 嘔気，吃逆，胸焼けなどの消化器症状が起こりうる

Box 237-3　ニコチン置換療法—ニコチン貼付剤

ニコダーム CQ®，ジェネリック（OTC）

用法注意
- 最近（2週間以内）の心筋梗塞
- 重篤な不整脈
- 重篤あるいは悪化傾向の狭心症
- 妊婦（カテゴリーD）あるいは授乳中
- 若年者（18歳以下）

副作用
- 局所皮膚症状（紅斑，膿疱，灼熱感）
- 頭痛
- 夜間のニコチン吸収に伴う睡眠障害（不眠，異常で鮮明な夢）

利点
- 24時間にわたり一定のニコチンレベルを提供する
- 使いやすく，気づかれにくい
- コンプライアンスを良好にする1日1回使用

欠点
- 離脱症状を管理するために用量調節できない
- 接着によるアレルギー反応が起こるかもしれない
- 皮膚疾患の患者は使用すべきではない

Box 237-4　ニコチン置換療法—ニコチン経鼻スプレー

ニコトロール NS®（処方薬）

用法注意
- 最近（2週間以内）の心筋梗塞
- 重篤な不整脈
- 重篤あるいは悪化傾向の狭心症
- 慢性的な鼻疾患（鼻炎，鼻ポリープ，副鼻腔炎）
- 重篤な反応性気道疾患
- 妊婦（カテゴリーD）あるいは授乳中
- 若年者（18歳以下）

副作用
- 鼻やのどの刺激（熱感，ぴりっとした感じ，灼熱感）
- 鼻炎
- 流涙
- くしゃみ
- 咳
- 頭痛

利点
- 離脱症状を管理するために迅速に用量設定できる

欠点
- 頻繁に投与すると，コンプライアンスを損なう可能性がある
- 鼻やのどの刺激に悩むかもしれない
- 重機を運転または操作する際は5分ほど待たなければならない
- 慢性的な鼻疾患や重篤な反応性気道疾患の患者は使用すべきでない

Box 237-5　ニコチン置換療法—ニコチン吸入薬

ニコトロール吸入薬®（処方薬）

用法注意
- 最近（2週間以内）の心筋梗塞
- 重篤な不整脈
- 重篤あるいは悪化傾向の狭心症
- 気管支攣縮疾患
- 妊婦（カテゴリーD）あるいは授乳中
- 若年者（18歳以下）

副作用
- 口や喉の刺激
- 咳
- 頭痛
- 鼻炎
- 消化不良
- 吃逆

利点
- 離脱症状を管理するために用量設定できる
- 喫煙の手と口の慣習に似ている（欠点にもなりうるが）

欠点
- 頻繁に投与すると，コンプライアンスを損なう可能性がある
- 使用当初はのどや口の刺激に悩むかもしれない
- カートリッジを高温下で保存したり，あまり寒いところで使用したりすべきでない
- 気管支攣縮疾患がある患者は中止して使うべきである

Box 237-6 禁煙補助薬—ブプロピオン SR

ザイバン®，ジェネリック（処方薬）

用法注意
- 他の薬物と併用でけいれんの閾値を下げることが知られている
- 重篤な肝硬変
- 妊婦（カテゴリーC）あるいは授乳中
- 若年者（18歳以下）
- 神経精神症状にはよくわかっていないが注意
- 禁忌
  ・けいれん
  ・ブプロピオンの併用
  ・大食症や神経性食思不振症の既往
  ・アルコールや鎮静薬・ベンゾジアゼピンの突然の同時中止
  ・MAO阻害薬を14日以内に使用

副作用
- 不眠
- 口渇
- 神経過敏/集中困難
- 皮疹
- 便秘
- けいれん（リスクは0.1％）
- 神経精神症状（まれ。「用法注意」参照）

利点
- 簡単に使用でき，コンプライアンスがあまり問題にならない
- 体重増加を遅らせるかもしれない
- ニコチン置換療法と併用できる
- うつ病の患者に有効かもしれない

欠点
- けいれんのリスクが増える
- いくつかの禁忌や併用禁忌がある（「用法注意」参照）
- 起こりうる神経精神症状をモニターしなければならない（「用法注意」参照）

Box 237-7 禁煙補助薬—バレニクリン

チャンピックス®，ジェネリック（処方薬）

用法注意
- 重度の腎障害（用量調節が必要）
- 妊婦（カテゴリーC）あるいは授乳中
- 若年者（18歳以下）
- 神経精神症状がある場合はよくわかっていないが注意
- 心血管疾患がある患者では心血管イベントの副作用に注意

副作用
- 嘔気
- 睡眠障害（不眠，異常で鮮明な夢）
- 便秘
- 鼓腸
- 嘔吐
- 精神神経症状（まれ。「用法注意」参照）

利点
- 簡単に使用でき，コンプライアンスはあまり問題にならない
- 他剤で失敗した患者に対して新たな作用機序をもたらす

欠点
- 1/3の患者には嘔気が起こるかもしれない
- 起こりうる神経精神症状をモニターしなければならない（「用法注意」参照）

い。むしろ，専門医はタバコ依存の治療を主要な専門職として考えている。専門医は，幅広い範囲にわたる効果的な介入をするための技術や知識，訓練を有しており，集中的な治療介入あるいはサービスを提供できるプログラムと提携していることが多い。

予防

若者に禁煙への方策を向けないとタバコの蔓延は終わらないというのが単純な事実である。毎日喫煙しているほぼ100％の人が26歳以下で喫煙を始めており，予防が成功の鍵である。タバコ産業は年間100億ドル近くの製品を販売し，13歳未満をターゲットにした映画の半分に喫煙シーンがあり，雑誌やインターネット，若者が頻繁に使う小売店では喫煙を正当化するような画像やメッセージであふれている。喫煙者は高校生の1/4，若年成人の1/3と劇的に減ってきており，行動を起こすのは今である[1]。

- タバコ会社による広告や販売促進運動が，青年や若年成人が喫煙を始めたり継続したりする原因であることが示されている[1]。
- 映画の喫煙描写と若者の喫煙開始に関連があるという十分なエビデンスがある[1]。
- マスメディアのキャンペーンと包括的な地域でのプログラム，州をあげての包括的タバコ制御プログラムによって，若者の喫煙の開始を予防し，喫煙率を減らすことができるという十分なエビデンスがある[1]。
- タバコの価格が上がると青年と若年成人の喫煙の開始や喫煙率，喫煙量が減るというが十分なエビデンスがある[1]。
- 特定の構成要素を含む学校ベースのプログラムは，少なくとも短期的な効果があり，学齢期の若者の喫煙率を下げるという十分なエビデンスがある[1]。米国家庭医学会（AFFP）による，子ども用タバコフリー教育プログラムが「Tar Wars」である（http://www.tarwars.org/online/tarwars/home.html）。

予後

- 若者は，機会喫煙から連日喫煙に移行する。
- 米国全土では毎日，18歳未満の若者のうち3,800人以上が喫煙を始めている。3人の若い喫煙者のうち，1人だけが将来禁煙し，喫煙を続けたうちの1人はタバコ関連の原因で死亡する。多くの若者は，喫煙を始めたときには，タバコ使用に伴う長期的な健康影響，すなわち，多くの人々が喫煙を成人期まで続けると，強力な中毒物質であるニコチンによって致命的な結果がもたらされるということを考えもしない（図237-10）[1]。
- 重篤な精神疾患を持つ喫煙者は，一般人口に比して平均で25歳も短命であり，ほとんどが心疾患や糖尿病，慢性肺疾患などタバコ関連疾患で死亡する[2]。

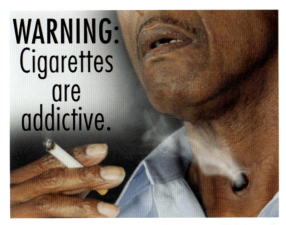

図237-10 タバコは依存性がある．本図は FDA が警告として作成したが，裁判で差し止められた（Reproduced with permission from U. S. Department of Health and Human Services.）

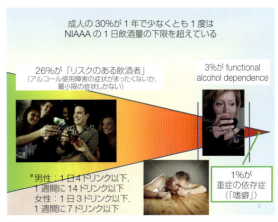

図238-1 アルコール使用障害のスペクトラム（Reproduced with permission from Mark L. Willenbring, MD.）

フォローアップ

タバコ依存症の治療介入を受けたすべての患者は，治療終了時およびその後の接触時に禁煙について評価されるべきである[1]．禁煙している患者には禁煙できたことを称賛すべきであり，臨床医は禁煙に関連した問題を有する患者に対しては支援を提供すべきである[2]．再喫煙した患者には，もう一度禁煙を試みる意思があるかどうかを評価するべきである．

SOR C

【Carlos Roberto Jaén, MD, PhD】
（笹木晋／金井貴夫 訳）

238 アルコール症（アルコール使用障害）

症例

テレサは39歳の白人の独身女性で，不眠とうつ病を抱えている．現在の症状が出現した後，医師は問題に関連するスクリーニングを行った．昨年大量飲酒をしたことがあるかどうかと尋ねられて，テレサは毎晩ワインをボトルで2本（10ドリンク）あけると答えた．彼女はたびたび限度を超えて飲んでいることを認め，また午前中に二日酔いと嘔気があるにもかかわらず飲み続けるだけでなく，やめたり減らしたりすることもずっと切望し続けていることを認めた．彼女は，離脱症状や飲酒運転，仕事や重大な人間関係の問題を否定しているが，夜は1人でお酒を飲んでいるので昨年から社会活動が減っていることを認めている．誰も彼女がお酒で苦しんでいることを知らない．うつ病や不眠は，約2年前に飲酒量が増えてから始まっている．

概説

大量飲酒は，プライマリケアでよく遭遇する行動異常である．しかし，ほとんどの臨床医が問題に取り組む準備ができていない．多くの臨床医が大量飲酒に対する最も優れたスクリーニング方法について認識しておらず，対処法についても自信がない．医師は大量飲酒をスクリーニングして評価するための知識や技術に欠けていて，ただ嗜癖のカウンセラーや治療プログラムを紹介するだけである．残念なことに，ほとんどの患者がカウンセラーや治療プログラムへの紹介が不適切であるか，その紹介を受け入れない．幸い，過去20年の研究によって，プライマリケアでの大量飲酒に関するスクリーニング，評価，治療のエビデンスに基づいた効果的な方法が提供されてきた．

別名

大量飲酒とは，低リスクガイドライン（以下参照）を超える飲酒をいう．アルコール依存症（アルコール症）は，自分で定義した限界を繰り返し超えるなど，摂取量のコントロールが損なわれている強迫的な飲酒障害であり，禁酒あるいは節酒したいと強く思うがそれができず，悪い結果が起こるにもかかわらず飲み続ける．

アルコール使用障害（alcohol use disorder：AUD），アルコール依存症（alcohol dependence），アルコール症（alcoholism）という語は同義で使用される．

疫学

- 18歳以上の米国成人の約30％が，国立アルコール乱用・依存症研究所（NIAAA）ガイドラインで，1年間で少なくとも1度は低リスク飲酒を超えて飲酒している（図238-1，図238-2）[1]．低リスク飲酒は，健康な女性では1日3ドリンク，1週間で7ドリンク，男性では1日4ドリンク，1週間で14ドリンクをそれぞれ超えないと定義される．
- 1ドリンクは，ビールで12オンス，ワインで5オンス，スピリッツで1.5オンスに相当し，エタノールとして約14gが含まれる．そのグループのなかで，飲酒頻度はたまにから毎日あるいはほぼ毎日まで，飲酒量は毎日5〜20ドリンクまでと多岐にわたる．制限を超えて飲酒する過剰飲酒者のほとんど（72％）は，アルコール使用障害の診断基準に合致せず，リスクのある飲酒とみなされる[1]．
- リスクのある飲酒者は，高脂血症や高血圧症で無症候性患者と類似している．それらの患者は，現在，（危険因子以外の）障害を有していないが，危険因子が減少しない場合，発症するリスクは高くなっていく．過度の飲酒を減らすことで，アルコール使用障害，肝疾患，または社会的問題を発症するリスクが有意に減少する[2]．

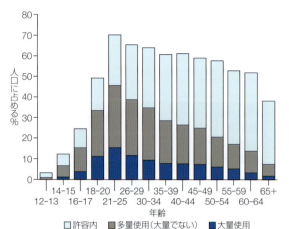

図 238-2　12歳以上の米国住民の1カ月のアルコール使用量
【カテゴリー定義】
・許容内(過去1カ月)の使用：少なくとも過去30日で1ドリンク飲酒
・多量使用：過去30日のうち少なくとも1日は同じ機会(同時あるいは2時間以内)に5ドリンク以上
・大量使用：過去30日のうち5回以上，同じ機会に5ドリンク以上

- 成人の約4%が，DSM-Ⅳの診断基準で，アルコール依存症に合致する[3]。それらアルコール依存症患者の3/4の人が，functional alcohol dependence（訳注：生活機能は維持できている段階の依存症を指す）で，それは制限を超えるなど制御できず，禁酒あるいは節酒したいと切望する「内なる症状」と制限された経過によって特徴づけられるものである。functional alcohol dependence を有する人は，平均して3～4年持続する単一のエピソードを有し，通常，エピソードは収束し，再発はない。アルコール依存症の1/4，全人口の1%では，アルコール依存症が再発しており，数年から数十年にわたり平均5回のエピソードを呈する[4]。
- プライマリケア従事者が遭遇しやすい重度飲酒者には以下の3種類がある(Box 238-1)。
　1) リスクのある飲酒者(多い群)。
　2) functional alcohol dependence。
　3) 再発性，より重度なアルコール依存症。

病因／病態生理

アルコール使用障害は遺伝的疾患であり，リスクの約50%が遺伝的であり，残りが環境因子である。最も明確に確立されている環境因子は，幼少期の虐待やネグレクトである[5),6)]。複数世代にわたるアルコール依存症は，10代前半から半ばでしばしばみられるが，functional alcohol dependence はどの年齢でも発症しうる[7]。

危険因子

最も重要な危険因子は以下のとおりである
- アルコール依存の家族歴[8]。
- 幼少期の虐待やネグレクトという人生初期のストレス[9]。他の危険因子は以下のとおりである。
- 人格を形成する人生初期の経歴。
　- 外向性。
　- 注意欠陥障害。

Box 238-1　過度な飲酒者の3カテゴリー

アルコール使用障害の診断

【カテゴリー】	【よくある特徴】
リスクのある飲酒者	・特に問題を生じていない，または飲酒運転はしているが検挙されていない
functional alcohol dependence	・制御不能な「内なる症状」 　・何度も制限を超える 　・節酒や禁酒を渇望するが不成功に終わる 　・二日酔いや嘔気など飲酒関連の「内なる」問題にもかかわらず飲む 　・飲酒運転する(検挙なし) ・通常2～4つの基準が該当(DSM-Vの11の基準のうち)[13] ・法律的にも仕事的にも人間関係的にも大きな問題がない ・1日の最大飲酒量が5～8ドリンク ・1度のエピソードが平均3～4年続き，再発はない
重度再発性アルコール使用障害	・「内なる」症状に支配されているものに加え， 　・飲酒に多くの時間を使う 　・飲酒しない活動を断念している ・離脱症状があり朝から飲酒している ・肝障害など重度の合併症がある ・通常5つ以上の基準が該当する ・「外なる」症状という障害 　・社会関係や家族関係の破綻 　・仕事や学校，子育ての問題 　・法的問題(例：飲酒運転で検挙) ・1日の最大飲酒量は10～24ドリンク ・何十年にもわたる再発のエピソード(平均5回)

(Reproduced with permission from Mark Willenbring, MD.)

- 反抗挑戦性障害。
- 行動障害。
- 成人での反社会性パーソナリティ障害や境界性人格障害[10]。

飲酒開始年齢が14歳以下では，後にアルコール依存症を発症するリスクが増大する。家族歴がある青年では特に顕著である[11]。

診断

▶ 臨床所見

- 一般的に信じられていることに反し，大量飲酒者は自分の飲酒についての質問に対して，質問が巧妙であれば，とても正直に答えるものである。飲酒の量と頻度についての質問(例：「過去3カ月の間に1度でもアルコールを5ドリンク以上飲みましたか?」)が有益な答えを引き出しやすいのに対して，倫理的に判断される可能性がある質問(例：「どれだけ飲酒しましたか?」)は有用な答えを導きにくい。Box 282-2 には，NIAAA で推奨されている特異的なスクリーニングの質問を記載している。
- たいていの大量飲酒者は無症状で，アルコールに関連した症状がない。大量飲酒者は飲酒の量と頻度のスクリーニングを通じてのみ発見できる。スクリーニングはアルコール使用障害の徴候に重点をおいている。よく知られているのは CAGE(「いままでに飲酒量を減らさなければならないと感じたことがありますか?　いままでに周りに自分の飲酒について批判されて困ったことがありますか?　いままでに自分の飲酒をよくないと感じたことがありますか?　いままでに二日酔いを治すため朝から飲酒をしたことがあ

> **Box 238-2　NIAAAで推奨されているスクリーニングの質問票**
>
> 過去1年間でどれくらい飲みましたか？
> - 1日5ドリンク以上？（男性）
> - 1日4ドリンク以上？（女性）
>
> 1ドリンクはビール12オンス，ワイン5オンス，純度80のスピリッツ1.5オンス
> (http://www.niaaa.nih.gov/guide)

りますか？」）だが，自覚症状のないリスクのある飲酒者を発見できないかもしれず，他の方法と比べてあまり実施されていない[12]．リスクのある飲酒者と functional alcohol dependence の患者を同定するために，飲酒の量と頻度を尋ねることが重要である．飲酒習慣スクリーニングテスト（AUDIT）（図283-3）は，記述式の質問票のゴールドスタンダードである．これは3分ほどで簡単にスコアをつけることができる．男性なら8点以上，女性なら4点以上が過剰飲酒である[1]．

- アルコール使用障害の診断基準は DSM-V に基づいている[13]．11症状（Box 238-3）のうちどれか2つあれば診断でき，症状の数は疾患の重症度と強く関連している[13]．
- NIAAA によると，健康な成人男性は1日に4ドリンク，週に14ドリンク以上，女性は1日3ドリンク以上，週に7ドリンク以上飲むべきではない[1]．65歳以上の成人や肝疾患などの病気をかかえている人などでは，低リスク飲酒の下限はもっと少ない量がよいかもしれない．妊婦や妊娠計画中の女性には完全に禁酒するように助言すべきである[14]．
- これらの上限を超えて飲酒することは不健康で，アルコール使用障害になるリスクが高まり，肝障害などの合併症を起こす[15]．18歳以上の米国の男性の約30%は，1年に1度以上は低リスクの上限を超えた飲酒を行っている．そのうちの約4/5 はアルコール使用障害の診断にあてはまらず，将来アルコール使用障害になるリスクがあると考えられる[1]．言い換えれば，このグループは高血圧や高脂血症のように無症候性の危険因子を有している．リスクのある飲酒者は，一般的には自分の飲酒が健康に悪いとは自覚していない[1]．それは「否認」の反映ではなく，むしろ，リスクの高い飲酒や飲酒量の測定の仕方について一般大衆に情報が入ってこないことが影響している．たとえば，7オンスのマティーニはどれだけのドリンク量であろうか？（アルコール量によるが，答えは約4ドリンク）飲酒のアルコール量の情報より食事の情報の方が簡単に手に入りやすい．
- functional alcohol dependence は，自分の飲酒消費と葛藤しているが，この時点では健康に重大な被害をきたしていない．ほとんどの人は飲酒行動を変えることができるが，彼らにはこの問題を指摘するよりも，スクリーニングで特定する方が必要かもしれない．
- より重症で再発性のアルコール依存症の患者は，しばしば中毒や離脱症状，肝障害や膵炎などの医学的合併症をきたしている．これらの疾患がある場合，彼らは予期された身体所見を呈する．慢性的な治療抵抗性の他の疾患を有する患者と同様に，慢性的な経過，周期的な再発，または進行中の慢性疾患を有する患者でもある．

▶ 典型的分布

米国成人の30%が，1年間で少なくとも1度は不健康な飲酒をしている（図238-1参照）．プライマリケアでは平均10～15%の外来患者が重度飲酒者である．

▶ 検査所見

- 重度飲酒者を見つけ出すための最も感度の高い方法は，大量飲酒の頻度を尋ねることである．AUDIT のような記述式質問票が有効である（図238-3参照）[16]．
- 最も感度が高いが特異度が低い検査は，γ-GTP である．糖鎖欠損トランスフェリンは同様の感度で特異度が高いが，広く使われていない[17]．
- AST や ALT のようなトランスアミナーゼは感度が低く，これらが上昇する前に肝細胞が破壊されている．重度の飲酒者を見つけ出すには感度は高くないが，上昇している患者をフォローアップする際には有用かもしれない．

▶ 画像検査

重度の飲酒者を見つける画像検査はない．腹部超音波は，アルコール性肝疾患を評価する際に有用なことが多い．

鑑別診断

アルコール使用障害と無症候性リスク飲酒者を鑑別することが重要である．アルコール使用障害は，飲酒に傾倒し，制御不能となることが特徴である．

治療

Box 238-4 参照．

▶ 非薬物療法

- 飲酒を減らすための簡単なカウンセリングや助言は，リスクのある飲酒に効果的であり，1年間に少なくとも15～20%の飲酒の減少をもたらす[2]．
- アルコール依存症は，より集中的なカウンセリングおよび/または再発しないように薬物療法を必要とする．その強度と設定（入院，居住，外来）との関係は複雑である．多くの研究で，強度や設定による結果には，1年間で差異がないことが示されている[18]．たとえば，十分対照化されたよくできた研究で，174人のアルコール依存症の患者を，入院にて評価・解毒をした後，部分的病院治療群と拡大入院リハビリテーション群に無作為に割り当て，6カ月間精神科病院で入院治療を行う群と同時に，外来患者群では月曜から金曜まで日帰りで治療が行われたが，拡大入院の利益は示されなかった[19]．
- しかし，ホームレスや独立して生活していながら飲酒をやめられない人，重大な精神疾患を併発している人では，構造化された禁酒でいる住宅を提供するというような環境が重要である[18]．しかし必要とされる住宅構造の程度は，与えられる治療の強さや種類とは比較的無関係である．治療はほとんど不要だが多くの住宅構造を要する患者もいれば，安定して収容されながら集中的に長期間の治療を要する患者もいる．よって患者が治療を受ける間，一晩施設に滞在することに明らかな利点はないので，住宅構造と治療決定を別物と考えることは理にかなっている．
- 再発性の AUD（依存）の治療は慢性疾患の管理としてますます概念化されている[20]．近年の調査によると，専門的な嗜癖治療への継続的なアクセスだけでなく，プライマリケ

図238-3 AUDIT質問票。点数は全体を加える。男性なら8点以上，女性なら4点以上をスクリーニング陽性とする。それ以上の点数はより重度のアルコールの関与を示唆する。16点以上がアルコール依存症の可能性がある

アでの管理を含む継続的なケアによって，治療成績が向上しコストが削減できる[21]。

- 肝硬変や膵炎など合併症のある患者の飲酒を減らすために，アルコールの問題を取り扱い，禁酒を促すというだけの長期の定期的な医学的フォローアップが効果的である[22]。

▶ 薬物療法

- アルコール依存症の再発を抑制するいくつかの薬物が利用できる。それらの平均的な効果は，うつ病治療に対する選択的セロトニン再取り込み阻害薬（SSRI）の効果と同等で

238章 アルコール症(アルコール使用障害)

Box 238-3　アルコール使用障害のDSM-V基準

アルコールの不適切な使用で，臨床的に重大な障害や苦痛を引き起こしており，以下の2つ以上が12カ月以内に起こる

1. アルコールを意図していたよりも大量に，または長期間にわたって使用する
2. 禁酒や節酒に対する持続的な欲求または努力の不成功がある
3. アルコールを入手するために必要な活動，その使用，またはその作用から回復するのに多くの時間が費やされる
4. 渇望，つまりアルコール使用への強い欲求，または衝動
5. アルコールの反復的な使用の結果，職場，学校，または家庭で重要な役割を果たせなくなっている
6. アルコールの作用により，持続的，または反復的に社会的，対人的な問題が起こり，悪化しているにもかかわらず，アルコールの使用を続ける
7. アルコールの使用のために，重要な社会的，職業的，あるいは娯楽的活動を放棄，または縮小している
8. 身体的に危険な状態でもアルコール使用を反復する
9. アルコールによって，身体的または精神的な問題が，持続的または反復的に起こり，悪化しているらしいと知っていてもアルコール使用を続ける
10. 耐性，以下のいずれかによって定義される
    - 中毒または期待する効果に達するために，著しく増大した量のアルコールが必要
    - 同じ量のアルコールの持続使用により効果が著しく減弱
11. 離脱，以下のいずれかによって定義される
    - アルコールに特徴的な離脱症状(アルコール離脱の基準A，B参照)
    - 離脱症状を軽減または回避するために，アルコール(またはベンゾジアゼピンのような密接に関連した物質)を摂取する

Box 238-4　アルコール使用障害の臨床的予防と治療

分類	管理
リスクのある飲酒者 【目標】 リスクを減らすこと	・やめたり減らしたりするための簡易カウンセリング ・患者に「飲酒再興」の冊子を手渡す ・何度もカウンセリングをすると効果が増す
functional alcohol dependence 【目標】 長期間の禁酒あるいはリスクの低い飲酒(例：回復)	・再発を抑制する薬剤 　・ナルトレキソン(経口，注射) 　・トピラマート(トパマックス®) 　・ジスルフィラム(アンタビューズ®) ・短く行動をサポートする(薬剤管理) ・アルコーホーリクスアノニマスを推奨する ・プライマリケアでの治療が失敗したら嗜癖の専門家を紹介する
重度の再発性アルコール使用障害 【目標】 ・再発の頻度，重症度，期間を減らす ・合併症を治療する ・悪化の速度を遅くする ・完全回復を目標とするが達成できないかもしれないと認識する	・依存の専門家に紹介する ・アルコーホーリクスアノニマスを推奨する ・薬物療法 　・必要なら離脱の治療をする 　・再発抑制薬 ・協同的ケア ・医学的，精神医学，嗜癖の治療を統合する ・必要な期間，通常は数年から数十年の間治療する

ある[23),24)]。

- ナルトレキソン50 mgを毎日あるいは飲酒するときに必要に応じて内服することは，再発率と1回の飲酒量を減らす。アルコールへの渇望感を減らし，最初に飲んだときに経験する報酬あるいは「蹴りあげ」を減らす。それで衝動的に飲む量を減らし，完全に再燃する前にやめることを容易にする。その効果は遺伝的要因に決定されており，北ヨーロッパ人が最も効きやすく，アフリカ系アメリカ人には効きにくい。著者の経験では，飲酒機会がある際のナルトレキソン25〜50 mgの服用は，リスクのある飲酒者の特に社会的な場面での飲みすぎを減らす。服用した患者の約10%に嘔気が起こる。オピオイド拮抗作用があるため，ハイドロコドンのような経口オピオイドは通常量では効かなくなることを患者は警告されるべきで，ナルトレキソンは選択的処置の少なくとも3日前には中止すべきである。緊急時にはオピオイド拮抗作用は無視しうるものであるが，治療力価は低下する。当初は非常に懸念されていたことだが，実際にはこれは重大な問題とは証明されていない。ナルトレキソンは，月に1度投与するだけの長期間作用型注射製剤を利用することも可能である。
- ジスルフィラム250 mg/日はエタノールの分解を阻害することによって作用し，アセトアルデヒドの血中濃度を上げ，顔面紅潮を引き起こす。ジスルフィラム-エタノール反応は用量依存性で，たとえばワインビネガーのような少量のアルコールでは少し顔面が紅潮する程度であるが，ワインやビールをグラス数杯，あるいは蒸留酒を数オンス飲めばもっと強い反応を起こしうる。ジスルフィラム-エタノール反応でとても不快になるかもしれないが，虚血性心疾患の既往がなければ有害にはなりがたい。飲酒をやめたあとも数日反応が起こりうるので患者に注意喚起しておくべきである。通常量ではジスルフィラム-エタノール反応を起こさない人もおり，500 mg/日が必要となる。どんな有意なアルコール摂取でも反応を起こすので，ジスルフィラムは禁酒の維持には最も効果的である。内服を家族やルームメイトや友人に監視してもらうのが最もよい。最も多い副作用は金属の味がすることである。あまりみられないが，末梢神経障害や視神経炎，せん妄や精神障害を起こしうる。まれだが重大な特異的なリスクとして劇症肝炎があり，しばしば肝不全，死に至る。
- トピラマートは重度のアルコール依存症で起こる，γアミノ酪酸(GABA)とグルタミンの不均衡を正常化する働きがあると考えられている。トピラマートは，飲酒したい渇望と飲酒時に生じる報酬をともに減らす。副作用のため，少量，たとえば25 mg眠前から開始し，4〜8週間かけて目標量の200〜800 mg/日まで徐々に増やしていくことが重要である。最も困った副作用は認知機能の低下で，よく報告されているのは言葉を発見するのが困難になることである。口周囲のしびれはよく起こるが可逆的である。トピラマートは尿細管でアシドーシスを起こし，カルシウムの排出が増えるので，腎結石を起こすリスクが増え，特に既往がある人では増える。
- アカンプロサートは米国食品医薬品局(FDA)でアルコール依存症に認可されているが，3つの大規模研究で続けて

無効であることが示されている[25]~[27]。アカンプロサートは価格が高く，1日に3回服用しなければならない。もし効果があるとしたら，アルコール離脱の既往がある重度の依存患者かもしれない。

▶ 補助療法，代替療法

- アルコール依存症に効果を実証している補助療法，代替療法はない。
- 不幸なことに，いくつかの治療プログラムで「栄養療法」，SPECTを使った治療，鍼治療やその他の証明されていない治療法が続けられているが，効果があるというエビデンスはない。
- 匿名アルコール依存症者の会（AA）のような12段階のコミュニティ支援グループは，重度のアルコール依存症患者を助ける。AAに加入している人はそうでない人と比べて成果をあげている。

▶ 紹介，入院

- アルコール離脱は，アルコール離脱けいれんやせん妄の既往がある患者や，虚血性心疾患やコントロール不良な糖尿病などの離脱中に不安定になる可能性のある医学的状態の患者では，入院で管理するのが最善である。
- アルコール離脱せん妄は，通常，集中治療室での入院が必要である。
- 多くの患者は，嗜癖リハビリプログラムを受け入れないが，プライマリケア医による治療は受け入れる。リハビリプログラムに不案内な患者は紹介されると有益かもしれない。しかし，たとえ何度もリハビリプログラムを受けようとも，同じプログラムが提供される傾向がある。何度も同じ種類のプログラムを受けた方が結果がよいと信じる理由はない。もし嗜癖治療の専門家が利用するのであれば，最初のプライマリケア管理で治療効果のない患者を紹介することが示される。
- 精神医学的入院治療は外来治療と比べて利益はないが，外来治療で必要な4～8週間の禁酒ができない患者にとって，入院治療は有効である[28]。外来治療プログラムと飲酒せずに暮らす施設を併用することが効果的なケースもある。
- アルコール依存症のより機能的な患者に対して，再発予防のための薬物療法と医学的管理は，質の高い嗜癖カウンセリングと同じくらい有効である[29]。
- 医学的合併症を有する重度の再発性アルコール依存症患者には，禁酒を奨励するだけでなく，アルコールの消費や医学的状況との関係を話しあうような，長期間の定期的な医学的管理が最も適している。そのような医学的管理を1～2年以上続けると，禁酒者がかなりの割合を占める[30]。
- 統合失調症や躁病，あるいは希死念慮のあるうつ病などの重度の精神疾患があれば，精神科医への紹介や入院を要する。プライマリケア医と精神科医による長期的な共同管理が必要となる可能性が高い。

▶ 予防

- 多くの重度飲酒者が無症状であるが，アルコール嗜癖（依存症）やアルコール関連の医学的社会的な合併症を発症するリスクを増やすようなペースで飲酒している。これらの「リスクのある」飲酒者は，医師による簡易カウンセリングに治療反応性良好であり，これによって重度飲酒者が有意に減る。この知見は広範囲の研究に基づいており，米国予防医学専門委員会（USPSTF）ではスクリーニングと簡易カウンセリングを「B」と推奨しており，これらは費用対効果に優れている[31]。リスクのある飲酒者の割合は高い（米国成人の26％）ので，スクリーニングと簡易カウンセリングが幅広く実施されていくことが潜在的に公衆衛生に与える影響は大きい。

- NIAAAは，医師に対しスクリーニングや評価，簡易カウンセリングのテクニックを手助けするガイドを出版している（図238-4）。オンラインで利用できる，継続的医学教育（CME）の活動もある。このオンライントレーニングでは，医師の技術と知識を向上させるために，高度な双方向性の教育技術とともに，4つのビデオ症例シリーズを使用する（利用可能サイト：http://www.niaaa.nih.gov/publications/clinical-guides-and-manuals/niaaa-clinicians-guide-online-training）。CMEクレジット（訳注：医師免許更新時にある程度のCMEクレジットが必要となる）が利用可能であり，米国家庭医学会議（AFFP）で承認されている。

- 「飲酒再考」は小冊子やオンラインで手に入れることができる，リスクのある飲酒者にとっての教育ツールである（http://rethinkingdrinking.niaaa.nih）。この冊子は飲酒について気づくことが多くなるにつれ，自分は変われるだろうか，どのような飲酒の目標を掲げようかなど，自分を変えるための計画へといざなう。この冊子を使うことで，カウンセリングする時間を減らすことができる。

予後

- 多くのリスクのある飲酒者は，最終的には節酒や禁酒をし，アルコール使用障害や重度飲酒による合併症をきたさない。
- アルコール使用障害の診断基準に合致したことがある人のうち3/4近くが，数年のうちで寛解している（禁酒，あるいはリスクの低い量に減らすことで）。いったん寛解すればアルコール使用障害は通常再燃しないが，発症から20年経っても10％弱はアルコール使用障害の診断基準にあてはまる（図238-5）[4]。
- 再発，あるいは慢性的な依存症患者は，数十年のうちで平均5回の依存のエピソードがある。しかし，多くは最終的には寛解する。リハビリプログラムに入る患者はほとんど重度の再発するアルコール依存者である[7]。リハビリの効果は他のプログラムととても似ている[32]。リハビリを開始して最初の1年で，約1/3は安定した回復をみせ，約25％が禁酒をし，10％が禁酒ではないが回復している。ここで回復とはリスクの高い飲酒をせずにアルコールに関連した問題がないことと定義している），1/3はリハビリの効果がなく安定して非回復のままであり，残りの1/3は様々である（図238-6）。
- 中等度から重度の再発する依存症患者は，たいてい長期間禁酒する前の数年間に多くのやめる試みをしなければならない[33]。
- 中年の重度飲酒者は長期にわたり改善しない傾向にあり，利用可能な治療法が無効であるということが近年の研究で示されている[34]。したがって，変化をサポートする反復かつ継続的な努力がしばしば必要である。このような状況下では，禁煙でよく使われるような「やめることを試みる」という考え方が役に立つ。
- 少数の患者は，長年にわたって慢性的な依存症か周期的な

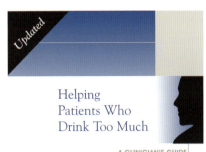

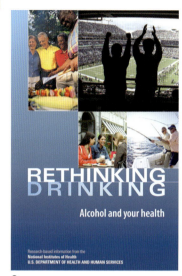

A　　　　　　　　　　　　　B　　　　　　　　　　　　　C

図 238-4　国立アルコール乱用・依存症研究所（NIAAA）の利用可能な「臨床家のガイド」（A）と「ポケットガイド」（B）。これらのガイドは，医師が過度のアルコール使用をスクリーニングしたり，アルコール使用障害を診断したりする際に必要なツールを提供し，患者にとって適切なカウンセリングや薬物療法を提供する。一緒にビデオで症例の勉強をするトレーニングプログラムでは，医師がガイドの原則を実践できる機会を提供し，CMEクレジットも手に入れることができる。いずれも，http://www.niaaa.nih.gov/guide で利用可能である。「飲酒再考」（C）は，過度の飲酒者に，医師が配布することが可能な，重度飲酒者のための小冊子である。これによって重度飲酒者に対するカウンセリングに要する時間を著しく短縮することができる。NIAAAで手に入れることができる。ウェブサイドでは追加情報がある（http://rethinkingdrinking.niaaa.nih.gov）

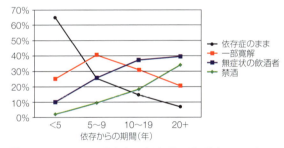

図 238-5　アルコール依存症の時間経過。ゼロ時点では，すべてが依存症（Reproduced with permission from Mark Willenbring, MD.）

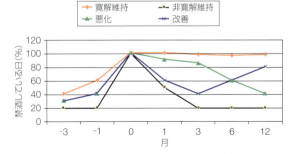

図 238-6　治療前後のアルコール依存症の経過。多くの患者が治療前に有意に飲酒量を減らしている。治療後，約 1/3 は 12 カ月間のフォローアップ後も完全に回復しており，1/3 が寛解に至らないままで，残りは寛解と非寛解の間で揺れ動いている（Reproduced with permission from Mark Willenbring, MD.）

再発をきたしており，他のすべての慢性疾患と同様に，現在利用可能なすべての治療法や患者の動機づけの努力にもかかわらず，病気や医学的合併症で亡くなる人がいる。行動変容の科学は初期段階にあるので，私たちがすることの多くは非特異的で，その効果は限定的である。

フォローアップ

- リスクのある飲酒者：単回の簡易カウンセリングセッションだけでも有意に効果があるが，何度もカウンセリングを行うことによってその効果が増大する可能性がある。このため，フォローアップ訪問ごとに飲酒量と頻度を尋ね，低リスクの飲酒制限に関するアドバイスを強化することが最善である。
- アルコール依存症患者：禁煙のために採用したのと同じ態度でこのグループの患者たちに接する。多くの患者が持続的な寛解を達成する前には，何回かやめることを試みることが必要であるので，再発の可能性を予測し，再発した場合を想定して計画しておくことが重要である。再発したとしても医師側は怒ったり失望したりしないことを前もって患者に知らせておく。実際に，大量飲酒をしてしまったときこそ，彼らはケアを求めるべきである。再発は，気管支喘息発作や虚血性心疾患の胸痛の増加と似ている。慢性疾患の増悪や再発は一般的であり，管理することができる。再発したらすぐにケアを求め，再発する回数を減らし，短くし，重症度を軽減することが目標となる。離脱が考慮されるとしても，一般的には外来で管理できる[35]。薬物療法や行動アプローチを再評価する。再発についての学習もサポートする。どうして再発したのか？ 次の再発を防ぐた

めに何ができるか？　罪悪感や恥と向きあい，患者が再発で費やす時間を最小限にし，将来を見据え正しい道を再び歩みはじめるように励ます。
- functional alcohol dependence には，嗜癖医療や精神科の専門家に紹介することを考慮する。
- 複雑な慢性嗜癖患者には，合併症を治療し，社会的・環境的資源（家族やコミュニティなど）を整え，支援を提供する。

患者教育

- 患者のためのハンドブックは，NIAAA から入手可能である。タイトルは「飲酒再考」（図 238-4 参照）で，科学的に基づいた教育過程，飲酒を評価し，それを変えるべきかどうかの意思決定を通じて患者を導く。冊子は無料で研究所やウェブサイト（http://rethinkingdrinking.niaaa.nih.com）から入手可能である。
- 患者に接する際の基本原則。
  - 大量飲酒やアルコール使用障害は，糖尿病のような他のよくある複雑な疾患に類似している。それらは，遺伝的要因と環境要因の比率が約 50：50 である。
  - アルコール依存症は，大量のアルコールに曝露した後に脳が変化して起こり，飲酒量のコントロールができなくなる。軽症以外は不可逆的で，飲酒に対する良好な制御が常に問題となる。だから禁酒がほとんどの人にとって最善かつ最も簡単な方法である。
  - ほとんどの人が過去に何度も失望してきたので，家族や友人に自分が回復することを信じてもらうには時間が必要である。
  - 失敗や再発はよくあるということを強調し，再発しても患者が努力し続けるように励ます。

【Mark L. Willenbring, MD】
（笹木晋／金井貴夫　訳）

239　メタンフェタミン（覚醒剤）

症例

2〜3 週間前からインスリンを切らしており，血糖値 400 mg/dL 台という高値で診療所を訪れた糖尿病の既往のある 40 歳の女性。来院した彼女の身なりは汚く，指先はニコチンで汚れていた。そして前腕や顔面に多数の表皮剥離をみた（図 239-1）。掻痒はないといっている。何度か確かめるとメタンフェタミン（methamphetamine）を常用していたことを彼女は認めた。そう，これは「meth mites」であった。メタンフェタミンを使用し気分が高揚し，みずから皮膚をつまんでできたものだったのだ。医師は，自分自身の健康と幸せを得るためにメタンフェタミンをやめる覚悟はあるかと尋ねた。すると彼女は涙をこぼし，こういった。自分のメタンフェタミン依存はものすごく強い，でもどうにかしたいと。それが体と生命を蝕んでいることを知っていたから。

概説

メタンフェタミンは依存性の強い中枢神経刺激薬で，喫煙や鼻から吸引したり，注射して用いられる。これは，プソイ

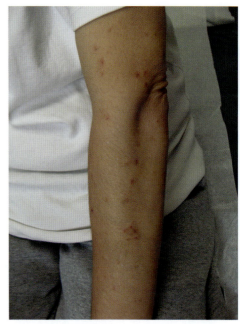

図 239-1　40 歳女性の前腕にみられた「meth mites」。メタンフェタミンの使用によって，皮膚にダニがいるように感じてしてしまい，みずからの皮膚をつまんでできた（Reproduced with permission from Andrew Schechtman, MD.）

ドエフェドリンと一般的な家庭用品があればつくれてしまい，世界中で乱用され，多くの中毒者がいる。

別名

meth（吸う），crank（クランク），ice（氷），crystal（クリスタル）。

疫学

- アンフェタミン／メタンフェタミンはマリファナに次いで世界中で乱用されている薬物である[1]。
- 毎年行われる米国大規模調査，モニタリング・ザ・フューチャー 2011 年度では，420 校，のべ 5 万人にわたる 8 年生（訳注：日本の中学 2 年生），10 年生（高校 1 年生），12 年生（高校 3 年生）が調査対象となった。これによると，12 年生におけるメタンフェタミンの生涯有病率（これまでに使用したことのある割合）は 2.1% であった。1999 年度が 8.2% であったことを考えると，減少傾向にある。ちなみに同学年でのマリファナ／大麻の生涯有病率は，2011 年度は 45.5%，1999 年度は 49.7% であった[2]。
- 2009 年度，米国では違法薬物使用によって救急を受診することになった患者の 9.6% がこの刺激薬（メタンフェタミン／アンフェタミン）を使用していた。彼らの多くは 18〜44 歳であった[3]。
- 白人またはアメリカ先住民，米国西部または南部居住者にメタンフェタミン使用者が多くみられた。また，収監されたことのある父親を持ち，マリファナやコカインといった違法薬物，静注薬物の使用歴のあるもの，男性間性行為者（MSM）にも多くみられた[4]。
- 2010 年度のクエスト・ダイアグノスティクス（Quest Diagnostics）による米国労働者対象の薬物検査結果から，東部

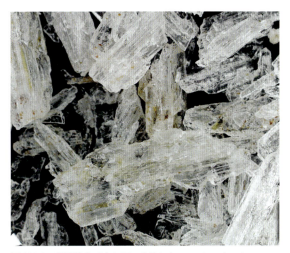

図 239-2　結晶状のメタンフェタミン（Reproduced with permission from DEA.）

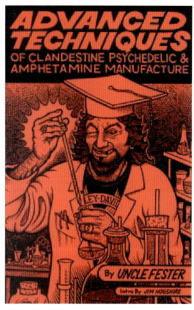

図 239-3　数多くある Uncle Fester の著書の1つ。インターネット上での購入が可能だ。このようにメタンフェタミンのつくり方はいとも簡単に入手することができる。書名は『秘密の幻覚剤とアンフェタミンをつくる上級テクニック』（Reproduced with permission from Uncle Fester, www.unclefesterbooks.com.）

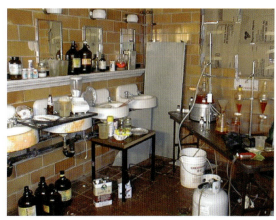

図 239-4　有毒物質および可燃性物質の置いてあるメタンフェタミン製造所

に比べ西部，中西部の州でより多くのメタンフェタミン使用者がいることがわかった。特に多くみられたのは（米国平均の倍以上），ハワイ州，アーカンソー州，オクラホマ州，ネバダ州，カリフォルニア州，ワイオミング州，ユタ州，アリゾナ州であった[5]。

- メタンフェタミンは規制物質法上，スケジュールⅡ薬物にあたり，ナルコレプシーや注意欠陥多動性障害（ADHD）に対し，治療目的での使用は合法化されている。
- メタンフェタミンは，街中では meth（吸う），crank（クランク），ice（氷）（図 239-2），crystal（クリスタル）の名前で通っている。煙の口からの吸引または静注すると，短いながらも強烈な「フラッシュ」や快感がもたらされる。鼻からの吸引や口腔摂取では，陶酔感を得るが，快感までは得られない。
- メタンフェタミンをつくるのにはあまり費用はかからない。必要な化学物質はすぐに手に入り，つくり方もインターネットや本などで容易に入手できる（図 239-3）。
- ごくありふれた家庭用品と工業化学物質からメタンフェタミンはつくられる。プソイドエフェドリンやエフェドリン（風邪薬），赤リン（マッチや道路作業用発火筒），ヨウ素（乳頭浸漬液・粉末状乳頭浸漬剤やヨウ素結晶），メタノール（ガソリン添加剤），塩酸（スイミングプールで使用），無水アンモニア（農業肥料），水酸化ナトリウム（苛性アルカリ溶液），硫酸（排水管洗浄液），トルエン（ブレーキクリーナー），エーテル（エンジン始動液）などが原料となる[6]。
- 「メタンフェタミン製造所」（図 239-4）：メタンフェタミンを製造するためのこの小さな製造所は，多くの危険をはらんでいる。メタンフェタミンをつくる過程で出た有毒化学物質を自分自身で，また自身の子どもに曝露させてしまうだけでなく，公務の一環として製造所を訪れた警察や医療者，消防署員にまで曝露する可能性がある。またメタンフェタミン製造所では，爆発事故や火災が頻回に起き，この製造所から不適切に排泄された有毒化学は環境汚染につながっている[7]。
- 高揚感をはじめとするメタンフェタミンの効果は，メタンフェタミン使用者を性的衝動に走らせ，彼らの判断力を低下させる。リスクの高い性行動，つまり無防備な性交渉や複数の性交渉相手を持つようになり，HIV を含めた性感染症（STD）に罹患しやすくなる。

病因／病態生理

- メタンフェタミンはシナプス前細胞でのドパミンやノルアドレナリン，セロトニンの再取り込みを阻害することによって中枢神経刺激薬として働く。
- アンフェタミンと比べるとメタンフェタミンは，脳血液関門を通過しやすく，半減期も長い（10～12時間）。したがって使用すれば，すぐに効果が発現し，その作用は強く，持続時間も長い。
- メタンフェタミンを用いると，強い高揚感や活力が湧き，敏捷性が高まる。また性欲も駆り立てられる。
- しかし意図せず以下のような症状もきたす。心拍数の増加

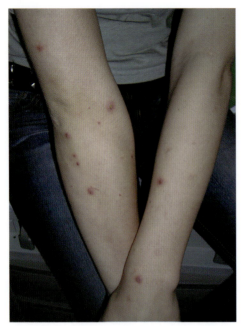

図 239-5 メタンフェタミン使用により，みずからの皮膚をつまみ，無数の傷をつくってしまった 19 歳女性の前腕．この傷は「meth mites」とも呼ばれる（Reproduced with permission from Richard P. Usatine, MD.）

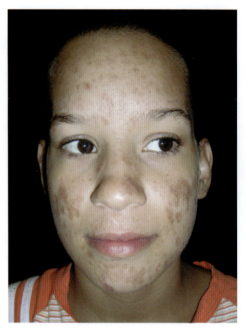

図 239-6 顔に炎症後色素沈着を認める若年女性．メタンフェタミン中毒時に自身の皮膚をつまんでできてしまった（Reproduced with permission from Richard P. Usatine, MD.）

や血圧，体温の上昇，そのほかにも頭痛や悪心，不安感，攻撃性，被害妄想，幻聴幻覚，不眠，振戦，不整脈などだ．
- 常習者には，精神錯乱や集中力の低下，抑うつ，被害妄想，精神病といった神経症状が現れる．また体重減少や虫歯も起こる．そして顔貌や体の皮膚は萎縮し，やせ衰え，とても年齢相応にはみえない．
- メタンフェタミン使用者は，蟻走感を覚え，皮下を虫が這っているような感覚を覚える．そのためにみずからの皮膚をつまみ，皮膚の表皮が剥脱してしまう．これが「meth mites」である（図 239-1，図 239-5，図 239-6）．
- 重症のう歯や歯肉炎もよくみられ，これは「meth mouth」として知られる（図 239-7，図 239-8）．原因は多岐にわたるが，血管攣縮により唾液産生が低下し，口腔内が乾燥することで糖含有飲料の摂取増加につながり，発症すると考えられている．そのほかにも，そもそもメタンフェタミン使用者は口腔衛生を怠る傾向にある，またメタンフェタミンによって歯軋り，歯の食いしばりが癖になり歯が傷つくからとも考えられている．いずれにせよ早期にう歯や歯肉炎に介入し，抜歯を防がなければならない[8]～[10]．

診断

● 臨床症状

急性中毒

頻脈，高血圧，胸痛，高熱，発汗，散瞳，興奮，易刺激性，過度の不眠症，被害妄想，幻覚，振戦などを認める．

慢性中毒

暴力行為，不安，うつ，精神錯乱，不眠，精神病症状（被害妄想，幻聴，妄想，蟻走感）などを認める[11],[12]．

離脱症状

薬物渇望，抑うつ傾向，睡眠障害，食欲増加，疲労など．

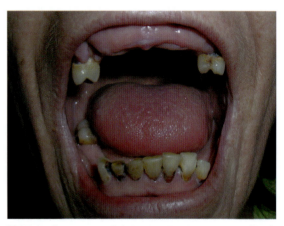

図 239-7 「meth mouth」ともいわれるメタンフェタミン使用者の口腔内．この 42 歳女性は 20 年間にわたりメタンフェタミンを使用していた．いかにメタンフェタミンが歯を破壊するかがわかる（Reproduced with permission from Richard P. Usatine, MD.）

● 合併症

神経症状（けいれん，頭蓋内出血後脳梗塞，脳血管攣縮性脳梗塞），心血管症状（心筋虚血，心筋梗塞，拡張型心筋症，不整脈），異常高熱（死に至る可能性がある），横紋筋融解症，麻薬静注者の末路として生じる皮膚軟部組織感染症や皮膚膿瘍，感染性心内膜炎，そして性行為に伴う HBV や HCV，HIV といった STD に罹患しうる．

● 検査所見

- 免疫学的測定法を用いた尿中薬物スクリーニング検査が最も一般的である．しかしこの検査は交差反応を起こしやすく，プソイドエフェドリンやエフェドリンといった他の交感神経刺激アミンが体内，尿中にあると偽陽性も出やすい．したがって，このスクリーニング検査で陽性と出た場

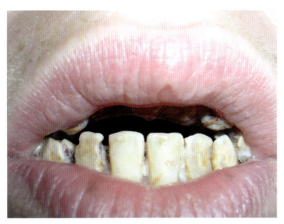

図 239-8 メタンフェタミン使用中の若年女性の「meth mouth」
(Reproduced with permission from Richard P. Usatine, MD.)

合，ガスクロマトグラフィ質量分析法（GC/MS）などの特異的検査を実施して確定診断とする[13]。メタンフェタミンを対象にした尿中薬物検査の限界としては，薬物使用後3日までしか薬物検出ができない点があげられるだろう。毛髪であれば薬物使用後90日まで陽性でありうる。

- メタンフェタミン使用者はSTDのリスクが高く，さらに針を使いまわすことで感染症にもかかりやすい。したがってHIVやHBV，HCV，その他のSTDのスクリーニング検査を考慮する。
- 急性中毒の症候をきたす患者には，合併症除外目的にCK，全血算，生化学の採血項目を考慮する。さらに胸痛を認めた場合には，心筋逸脱酵素と心電図も実施する。

鑑別診断

急性中毒

- 交感神経刺激や異常な精神状態をきたす他の薬物中毒（コカイン，MDMA，フェンシクリジン〈PCP〉，テオフィリン，アスピリン，モノアミン酸化酵素阻害薬，セロトニン症候群）。
- 精神疾患（双極性障害，パニック障害，統合失調症）。
- 甲状腺機能亢進症，甲状腺クリーゼ（227章「甲状腺機能亢進症」参照）。

メタンフェタミンによる皮膚症状「meth mites」

- 疥癬：手首や指，陰部に激しい掻痒を伴う疥癬トンネルをつくる。顔にはできにくい。他の家族にも感染している可能性がある（141章「甲状腺機能亢進症」参照）。
- アトピー性皮膚炎：持続的な掻痒感を伴う（メタンフェタミンによる掻痒感は急性中毒を脱すると消失する）。多くの症例で，メタンフェタミンを始める以前からの長期罹患歴がある（143章「アトピー性皮膚炎」参照）。
- 接触皮膚炎：接触皮膚炎も同様に掻痒感を伴うが，一般的にアレルゲン物質に触れた部位に病変が限局している。詳細な病歴聴取が「meth mites」との鑑別に役立つ（144章「接触皮膚炎」参照）。
- 神経皮膚炎と結節性痒疹：激しい持続的な掻痒感を伴う。多くの点でメタンフェタミンによる皮膚症状に類似しており，たとえば皮膚そのものではなく，脳からの刺激で皮膚を掻きたくなる。この自傷行為による皮膚疾患とメタン

フェタミンとの鑑別には，メタンフェタミンを使用していないということがポイントとなる（147章「精神異常性皮膚症」参照）。

治療

- メタンフェタミン急性中毒の治療は対症療法となる。興奮状態の患者に対して，ハロペリドールやドロペリドール，ベンゾジアゼピン（ジアゼパム，ロラゼパム）を使用することもある。また心筋虚血には酸素，ニトロ製剤，β遮断薬を投与し，けいれん，横紋筋融解症には通常のやり方で対症する[14]。SOR B
- メタンフェタミン離脱症状に対し有用性が証明されている治療法はない。予備的研究ではミルタザピン，モダフィニルの有用性がある程度示唆されている[15]。SOR C
  これに比べるとメタンフェタミン依存，中毒の治療は，さらに厳しいものがある。まずは入院し解毒する必要があるが，この後，長期にわたって行動的介入をしていかなければならない。SOR C
- 12段階のプログラムをすすめる。これは，Crystal Meth Anonymous（覚醒剤依存者の自助団体）がアルコール中毒者更生会とナルコティクス・アノニマス白書にある12段階プログラムを参考にしてつくったもので，無料で提供されており有益である。Crystal Meth Anonymous のプログラムに参加できない場合は，他の12段階のプログラムへの参加でもよい。Crystal Meth Anonymous のプログラムと同様に断薬からの回復，その継続に一役かってくれる。SOR B
- メタンフェタミン依存治療にマトリックスモデルがよく用いられる。これはコカイン依存治療から派生した行動療法で，16週間にわたって行われるプログラムである。薬物検査でメタンフェタミンを使用していないことを毎週確認しながら，グループ療法と個人療法を織り交ぜて行われ，そのなかで再使用を防ぎ，家族にも介入してもらう。12ステップグループや精神療法グループにも参加する[16]。SOR C
  外来行動療法プログラムでは，尿中薬物検査で陰性と出た場合に，わずかでもよいからインセンティブを与えてやるとよい。1人1日あたりわずか2.24ドルのインセンティブを与えるだけで，患者の19％が12週間の断薬を成功させた（対してインセンティブを与えられなかった患者では5％だけが達成できた）という研究報告もある（治療必要数〈NNT〉7.1）[17]。SOR B
- 現在，メタンフェタミン依存に対する米国食品医薬局（FDA）承認薬はないが，モダフィニルやブプロピオン，ナルトレキソンといった一部の薬剤を使った研究では幸先のよい初期臨床結果が出ている。また，合成麻薬やニコチン依存に対し，それぞれメタドンやニコチンを使用するのと同じ要領で，低用量刺激薬を用いた置換療法も効果が知られている[18]。
- メタンフェタミンによる皮膚表皮剥離は，メタンフェタミン中毒治療の云々にかかわらず，皮膚をつまむ癖をやめれば治る。対して炎症後色素沈着は生涯消えることがない（図239-6 参照）。皮膚表皮剥離部位が感染徴候を示せば，ブドウ球菌をターゲットにセファレキシンやジクロキサシリンといった抗菌薬を処方する。もちろんメチシリン耐性黄色ブドウ球菌（MRSA）感染が疑われる場合は，これもカ

バーする．(118章「膿痂疹」参照)．
- 歯肉炎，う歯のあるメタンフェタミン依存患者には歯科治療をすすめる．また治療，予防目的で毛先のやわらかい歯ブラシとデンタルフロスを使った日々の口腔ケアを促す．SOR Ⓐ 歯磨きで激しい疼痛を伴うような場合は，代わりにクロルヘキシジン入り口腔洗浄液で口をゆすぐ程度でもよい(35章「歯肉炎，歯周病」，40章「成人のう歯」参照)．SOR Ⓒ

フォローアップ
- メタンフェタミンをやめたばかりの人は，高率に再びメタンフェタミンを使用しやすい．したがって身近な経過観察を行うことで，早期に再使用を見つけ，治療に再度取り組むことができる．
- 外来治療プログラムおよび12段階のプログラムに参加することで，禁薬を維持することの助けになる．
- メタンフェタミンによる皮膚症状は，皮膚をつまむのをやめればよくなる．つまりメタンフェタミンをやめればよいわけであるが，なかなかやめられず，したがって治癒例は少ない．

患者教育
- メタンフェタミンの使用をやめるよう患者に促す．患者のコミュニティにある治療プログラムへの紹介を提案する．
- たった1回のメタンフェタミン使用でも心臓発作や脳梗塞，死亡するリスクを伴い，メタンフェタミンに安全な使用量はないと患者に教える．
- メタンフェタミンを使用して性行為をするような患者に対しては，そうすることでSTDに罹患する危険性が増え，また危険な性行為につながっていることを忠告する．
- メタンフェタミンを注射して使用する者に対しては，注射針を清潔に保ち，HBVやHCV，HIV感染症に罹患しないために注射針の使いまわしを避けるよう教える．

【Michelle Rowe, DO／Andrew Schechtman, MD】
(鎌田一宏 訳)

240 コカイン

症例
けいれん重積発作を主訴に友人に連れられて救急を受診した26歳の男性．連れてきた友人は，救急に患者を置くとすぐにその場から立ち去ってしまった．患者のけいれんはすぐにやんだが，異常な精神状態であった．点滴を確保し様子をみていると，徐々に患者は落ち着きを取り戻していった．尿中薬物スクリーニング検査ではコカイン(cocaine)が陽性となり，採血上，CKの著明な増加を認め，コカインによるけいれんおよび横紋筋融解症の診断で入院となった．患者はなんとか一命を取りとめ，退院時には写真を公開することに承諾してくれた．それがけいれん時に認めた両側の結膜下出血(図240-1)である．この患者は，ことの重大さを理解し，退院時に薬物リハビリテーションプログラムに入ることを誓った．

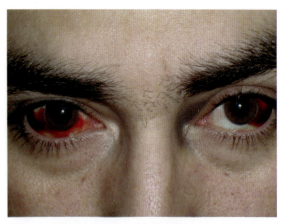

図240-1 若年男性のコカイン誘発性重症けいれん後にみられた両側結膜下出血．この患者は横紋筋融解症をきたし入院となった
(Reproduced with permission from Beau Willison, MD.)

概説
コカインは一般的に出回っている薬物で，使用者の5〜6%が使いはじめた初年度に常習者となる．中毒患者は急激な心拍数，血圧，体温の増加を認めるが，まずは呼吸数が増加する．そのほかにも，情緒の変調や不随意運動，瞳孔散大といった症状が出る．慢性中毒者に対しては包括的プログラムで治療できるが，わずか1/3の患者しかコカイン中毒から脱することができない．

別名
blow(吸う)，C，coke(コーラ)，crack(クラック)，flake(〜から薄片を剥がす)，snow(雪)．

疫学
- 国民をよく代表すると考えられる，英語を話す18歳以上の成人9,282人を対象にインタビューを用いて実施された全米併存症調査(NCS-R)によれば，2001〜2003年の3年間におけるコカインの新規使用者は全体の16%に及んだ[1]．
- これと同様のデータが薬物使用と健康に関する全米調査(2005年度)からも報告されている．
  - 12歳以上のアメリカ人の13.8%にコカイン使用歴がある(2005年度)[2]．
  - これは3,370万人に及び，そのうち790万人がクラック・コカインを使用していた[2]．
  - そして推定240万人が現在もコカインを使用している(そのうち682,000人がクラック・コカインを使用)[2]．
  - 2005年度の新規コカイン使用者は推定86万人で，多くは18歳以上の成人であった．その多くが20歳になってから使用しはじめたものであった[2]．
  - 12〜17歳の若者のうち2.3%がコカイン使用経験を持ち，18〜25歳の若年成人のうち15.1%がコカイン使用経験を持っていた[2]．
- NCS-Rによれば，男女ともに，初回使用からの1年以内に5〜6%が常習者になると推定されている[3]．その後は，徐々に常習化へのリスクは低下していき，初回使用からの3年間をみると，女性の方が男性よりいくぶん早く常習化のリスクは低下していく傾向にある．

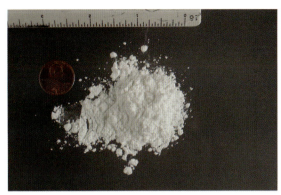

図 240-2　粉末状のコカイン。鼻から吸引，または注射して使う（Reproduced with permission from the Drug Enforcement Agency.）

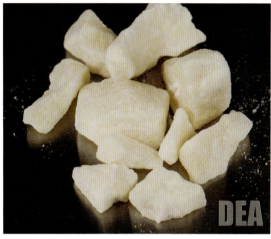

図 240-3　クラック・コカイン。喫煙して用いる（Reproduced with permission from the Drug Enforcement Agency.）

- ただ女性の方が男性よりクラック・コカインに依存しやすい可能性がある。物質使用障害治療プログラムにて施設で治療中の 152 人（うち女性は 37％）をみてみると，女性の方が男性よりクラック・コカインをはるかに使用しており（現在も使用，もしくはこれまでの使用歴のなかで最も大量に使用していた形態として），結果，クラック・コカイン依存に陥っていたからだ[4]。
- コカイン依存の兄弟を持つと，依存に陥りやすいとの報告がある（相対リスク 1.71）[5]。

病因／病態生理

- コカインは精神刺激薬で，強力な血管収縮作用を持つため局所麻酔薬としても使用される。
- シナプスでのモノアミン神経伝達物質（ドパミン，ノルエピネフリン，セロトニンなど）の濃度を上昇させることで刺激作用を発揮する[6]。
- コカインも他の局所麻酔薬と同様，細胞膜にある電位依存性ナトリウムチャネルをブロックし，活動電位が生じるのを阻害する作用を持つ。結果，興奮性組織（神経や心筋など）での電気刺激産生，および電気伝導を防ぎ局所麻酔薬として機能する[7]。
- 粉末状のコカイン（図 240-2）は経口，経鼻によって，クラック・コカイン（図 240-3）やコカペースト，フリーベース（純度を高めたコカイン）は経静脈的，吸入して用いられる。

危険因子

- 家族歴，遺伝性素因。
- 都市部の刑務所に拘置された若年男性を対象にした研究がある（対象者は，逮捕される前 1 カ月の間にコカイン，もしくはクラック・コカインを使用した者が 23％，またコカイン使用歴がこれまでに 1 回以上ある者が 32％である）。コカイン，クラック・コカインをやめられない者には，以下のような特徴がみられた[8]。
  - アルコール飲酒，マリファナ使用，ヘロイン経鼻吸入使用歴。
  - 複数の逮捕歴。
  - 非就学，退学歴。
  - 精神的苦痛を持つ。
- 幼少期の性的虐待歴。
- 両親が薬物を乱用している。
- 複数の女性との頻繁な性交渉歴，ゲイまたはバイセクシャル，肛門性交歴（アナルセックス）。
- ニューヨーク市内で起こった過量服薬による死亡事故をみてみると，コカイン単独による死亡は，その他の鎮静薬による死亡と比べ，男性，黒人またはヒスパニック系，アルコール検出（解剖にて），高齢者に多い傾向があった[9]。

診断

▶ 臨床所見

- コカインを鼻から吸引した場合，効果は 3〜5 分で現れ（フリーベースだと 8〜10 秒で効果が現れる），約 1 時間続いたあとに突然消失する[6]。またクラック・コカインなどを静注や吸入した場合には，すぐに効果が現れ，3〜5 分でピークに達し，20〜30 分続いたあとに消失する[7]。
- コカイン使用による急性期の影響[6,7]。
  - 心拍数増加，血圧上昇。また一般的には体温も上昇する。
  - 呼吸数増加，もしくは呼吸数低下につながる呼吸困難。
  - 情緒の変化を認める。たとえば，気分の高揚／陶酔感や多動，易刺激性や不安感，多弁など。また長時間，食事や睡眠をとらない。
  - 不随意運動（振戦や舞踏病，ジストニアなど）。
- 身体診察ではさらに以下のような所見を認める。
  - 眼：瞳孔散大や眼振。時に網膜出血。
  - 鼻：鼻中隔穿孔（図 240-4）や鼻出血，それに髄液鼻漏。
  - 胸部：喘鳴や水泡音。時に気胸。
  - 腹部：（腸間膜虚血による）腸蠕動音消失。時に（肝壊死による）右上腹部の圧痛。
  - 皮膚：コカイン静注時にできた皮膚の傷（図 240-5）。
  - 静注でなく皮膚に直接コカインを注射することにより生じた，多数の萎縮性瘢痕（図 240-6）。
- 以上の急性期の作用は，他の薬剤やアルコールの同時摂取により様々わりしうる。
- コカインの副作用[6]。
- 死に至る可能性もある呼吸抑制。

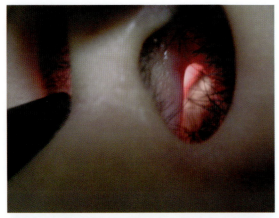

図240-4　鼻からコカインを吸入していた10歳の鼻。鼻中隔穿孔により右鼻腔からの光源が左鼻腔にもれている（Reproduced with permission from Richard P. Usatine, MD.）

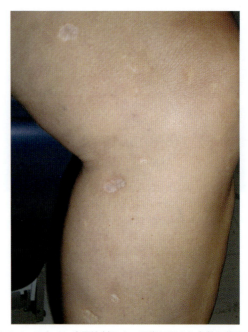

図240-6　コカイン皮下注射によって脚にできた多数の萎縮性瘢痕。瘢痕は陥没し，その辺縁は円形もしくは卵形である。コカイン中毒者のなかには，静脈でなく直接皮下に注射する者もいる（Reproduced with permission from Richard P. Usatine, MD.）

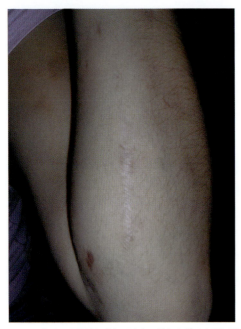

図240-5　コカインの静注によりできた，若年女性の血管に沿った皮膚の傷。彼女はコカイン中毒より立ち直りつつある（Reproduced with permission from Richard P. Usatine, MD.）

- 不整脈，胸痛，心筋梗塞。
- 神経症状（頭痛や強直間代性けいれん，虚血性または出血性脳梗塞，くも膜下出血）。
- 筋肉痛，横紋筋融解症。
- 重症肺疾患（肺胞出血や肺水腫），肝壊死（クラック・コカイン使用時）。
- 既存の高血圧，心疾患，脳血管障害の増悪。
- 繰り返す糖尿病ケトアシドーシス[10]。
- 多くの文献により，レバミゾール混入のコカイン摂取による二次性の皮膚血管炎が報告されている[11]〜[15]。この血管炎は，耳の紫斑（図240-7）や体幹/四肢に網状の紫斑（図240-8）としてみられることが多いが，鼻や顔にみられることもある（図240-9）。採血では，好中球減少と核周囲型抗好中球細胞質抗体（p-ANCA）の陽性をみる[11]。2010年の

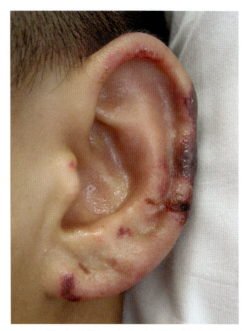

図240-7　レバミゾール混入コカインの摂取によりきたした耳の皮膚血管炎（Reproduced with permission from Robert T. Gilson, MD.）

米国の報告では，押収したコカインの77%以上でレバミゾールの混入が確認されている[13]。
- コカインの常習は性欲を減退させ，生殖能を低下させる[1]。
  - 男性では，インポテンツや女性化乳房の一因になりうる。
  - 女性では，乳汁漏出症，無月経，不妊の一因になりうる。
  - 妊婦においては，クラック・コカインが胎盤早期剥離，流産，先天性奇形の原因になりうる。
- 長期に使用すると妄想様観念や幻視幻聴をきたすようにな

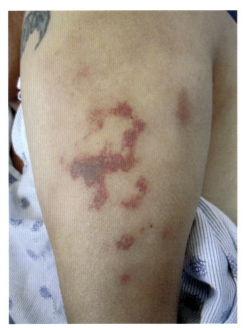

図240-8 レバミゾール混入コカインの摂取によりきたした網状皮膚血管炎。網状紫斑とも呼ぶ（Reproduced with permission from University of Texas Health Science Center San Antonio, Division of Dermatology.）

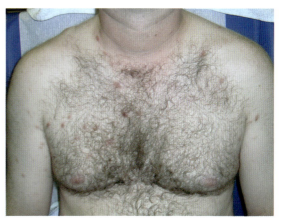

図240-10 コカイン中毒であったときに無防備な性交渉を繰り返し、発症した第二期梅毒の男性。この丘疹結節性発疹はまれな症状であるが、皮膚生検により診断され、さらにRPR(rapid plasma reagin)法で512倍との結果もあわせて確定診断に至った。血清トレポネーマ特異的検査もまた陽性であった（Reproduced with permission from Richard P. Usatine, MD.）

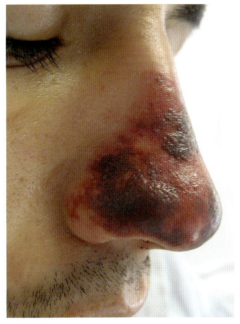

図240-9 レバミゾール混入コカインの摂取によりきたした鼻の皮膚血管炎（Reproduced with permission from Robert T. Gilson, MD.）

る。そして常習性を持ってしまうと、コカインからの離脱時に、「クラッシュ」とも呼ばれる耐えがたいうつ状態に陥ることがある[1]。
- 常習者における離脱症状として抑うつ、不眠、食欲不振が知られている。

▶ 検査所見

- コカインやマリファナ、アヘンなどの一般的に乱用される薬物をターゲットにした、尿中薬物スクリーニング検査（免疫測定法）がゴールドスタンダードである。
  - 使用後24時間以内であれば、尿中からコカインを検出できる。また60時間以内であれば、コカイン代謝産物、ベンゾイルエクゴニンを検出できる[7]。
  - コカイン常習者に至っては、コカイン代謝産物、ベンゾイルエクゴニンは最大22日間まで検出できる可能性がある[7]。
  - 尿中薬物簡易スクリーニング検査の1つ、OnTrak Testcup-5の正確性、再現性については、製造業者によって裏づけられた研究ではあるものの、コカインやマリファナ、ヘロインに関して報告されている[16]。
- 唾液や毛髪からコカインを検出することも可能であるが、すべての薬物において、これらの検査は正確性に欠けうる。
- すべての麻薬静注者にはHIV(同意を得て)、HBV、HCVの検査をすべきである。
- 複数の性交渉相手の存在や、無防備な性交渉歴、性交渉のため薬物使用歴のあるコカイン使用者には性行為感染症(STD)のスクリーニング検査として、クラミジアや淋菌、HBV、HCV、HIVなどの検査をするべきである（図240-10)。
- 意識の低下している患者やコカインの使用を否定するような患者をみる場合は、コカイン中毒と似たような症状をきたす疾患を除外するために以下の項目評価を検討する[7]。
  - 血清グルコース、血清マグネシウム、血清リン。
  - 血清電解質。
- コカイン中毒による急性期合併症の評価、またはそれらの継時的変化を追うために以下の項目は確認すべきである[7]。
  - 動脈血ガス(呼吸性アシドーシス/アルカローシス)。
  - BUNとCr(腎梗塞)。
  - CKとCK-MB(心筋梗塞)。
  - 肝機能検査(肝壊死)。
  - 尿検査(横紋筋融解症)。

▶ 画像検査、その他の検査

- 腹部単純X線(仰臥位、立位)は、コカインの体内隠蔽を見つけるという点で有用であろう。もちろん偽陰性も起こりうるが、コカインを包んだものを飲み込んでいる、また陰

- 呼吸器症状のある場合は胸部X線を，神経症状のある場合は頭部CTを考慮してもよい．

鑑別診断

- 副腎皮質過形成，副腎腺腫：コルチゾールが過剰産生されることで，高血圧や情動変化（易刺激性な状態から重度の抑うつや精神病まで）といったクッシング症候群にみられる徴候，症状をみる．また臨床像としては，体重増加，上顔面（満月様顔貌）や，肩甲骨間部（バッファローハンプ）への脂肪沈着，多毛症，紫色皮膚線条，近位筋障害を認める．診断には，24時間尿中遊離コルチゾン測定検査または一晩デキサメタゾン抑制試験が推奨されている．
- 甲状腺機能亢進症：頻脈や神経過敏，興奮といったことに加え，疲労や体重減少，高温不耐性を認めることが知られている．そのほかにも眼球突出や前脛骨粘液水腫をみることもあり，採血上は，甲状腺刺激ホルモン（TSH）の低下，または検出感度以下までの低下，および遊離サイロキシン（FT_4）の上昇を認める（第227章「甲状腺機能亢進症」参照）．
- せん妄：興奮や錯覚，幻覚，振戦を伴う錯乱状態と定義され，原因として薬物中毒および薬物中毒からの離脱症状として知られているほか，けいれんや頭部外傷，全身感染症，代謝性障害，慢性認知機能低下症などによっても起こる．これらを鑑別するため，病歴，身体診察，検査を適宜実施する．
- 低血糖症：原因として最も多く経験するのは，インスリンの打ち間違えや，経口糖尿病治療薬を誤って内服してしまうケースである．症状としては，錯乱や疲労感，けいれん，意識消失などを認めるほか，自律神経症状として，動悸や発汗，振戦，不安障害などもみられる．採血上は，文字どおり血清グルコースの低下を認め，経口または静注によるグルコース投与により改善する．
- 髄膜炎：くも膜下腔への急性感染症で，発熱や頭痛，項部硬直（90％以上にみられる）などの症状をきたし，数時間または数日の経過で発症する．意識障害（錯乱，意識レベルの低下）やけいれん，頭蓋内圧亢進，脳梗塞など伴うこともある．発疹や点状出血をみたら髄膜炎菌性髄膜炎の可能性を疑う．髄液穿刺を実施し，髄液検査で診断する．
- 脳炎：脳実質にまで及ぶ中枢神経系への急性感染症で，一般的にはウイルスが原因となる．発熱や意識レベルの変化のほか，局所症状（失語や運動失調，片麻痺，不随意運動など），全身症状（興奮や幻覚，人格変化）を認める．髄液穿刺を実施し，髄液検査にて診断する．

治療

急性期過剰摂取

コカインの急性期過剰摂取は内科的救急疾患であり，アドレナリン濃度が高度に保たれ，さらにけいれんも起こすため，ICUでの管理が最も望ましい．

- 異常高熱や重度の精神運動性激越は最も早期にみられる致死的なコカイン中毒の合併症である[7]．体温が45.6℃にまで達したとの報告もある．スポンジや扇風機，氷浴，冷却用ブランケットを用いた急速な身体冷却が必要である．また持続するようであれば，氷冷生理食塩水を用いて，胃または腹膜洗浄も考慮すべきである．
- 精神運動的興奮やけいれんのコントロールを目的に，ジアゼパムを静注する（上限0.5 mg/kg，8時間以上かけて投与）．
- 高血圧症はベンゾジアゼピンに反応しうる．またコカインのα作用に拮抗しないためβ遮断薬は使用するべきでない（以下に述べる心室性不整脈を除く）[7]．
- 放熱を妨げ，またけいれんの発症閾値を下げにくくする可能性もあるため，神経弛緩薬の使用は避ける[7]．
- 可能な限り身体的拘束も避ける．薬物で抑制する場合には，ベンゾジアゼピンは安全に用いることができる[7]．
- プロプラノロール（0.5～1 mg 静注）は心室性不整脈をコントロールするうえで有用であろう[7]．
- 無脈性心室頻拍には除細動を行う[7]．
- 不安定な状態の心室頻拍にも電気的除細動を考慮する[7]．
- コカイン誘発性虚血性心疾患にニトログリセリンは使用してもよいが，β遮断薬は使用するべきでない[17]．
- 横紋筋融解症の発症に備え，必要に応じ，適宜急速補液を実施する[7]．
- 妊娠可能年齢にある女性の中毒者には妊娠反応を確認する．救急外来を受診する6％は自身が妊娠していることに気づいていない[7]．
- 口からコカインを摂取したような場合（つまりコカインの包みを飲み込んでいるような場合）には，消化管からの吸収を抑える目的で活性炭を投与する．また全腸洗浄を行うと，コカインの腸通過時間を減らせるため，これも有用であろう[7]．
- 医療者は，他の違法薬物，特にヘロインといった薬物併用の可能性も念頭において対処すべきである．

慢性中毒

認知行動療法が効果的である[18]．

- コカイン中毒の治療として，カルバマゼピンや抗うつ薬，ドパミン作動薬，ジスルフィラム，マジンドール，フェニトイン，ニモジピン，リチウム，NeuRecover-SA™の有用性を裏づけるエビデンスは現在ない[19]．
- 確かに物質使用障害に抑うつを合併しているような場合には，抗うつ薬はそれなりの効果を示すが，あくまで薬物中毒治療を第1と考え，その一部として使用すべきである[20]．
- 研究段階ではあるが，コカインワクチンを用い免疫応答を惹起させると，コカインに免疫複合体が結合し，大きな分子構造となり血液脳関門の通過を妨げる．初期第Ⅱ相試験で57％に6カ月間の薬物中断を可能なものとした．さらなる研究が必要ではあるが，この免疫学的な治療法は新たな光明となりうる可能性がある[21]．

▶紹介

上気道（髄液耳瘻や鼻中隔穿孔など）や眼科的合併症（網膜中心動脈閉塞症など）が疑われる場合は，適宜，専門医へ紹介する．

- コカイン中毒からの離脱症状に備え，個人またはグループや家族を交えての治療，さらに患者と同じような立場のものからの支援が助けになるだろう[6]．

予後

コカイン中毒を治療することは実に難しい。

- コカイン中毒更生プログラムに参加したうちの42%は，最後まで治療をやり終えることができなかった[22]。
- 治療を受けたコカイン中毒者の1/3が，薬を断つことができた。また報告によっては，1年間の薬物中断を58%が達成したとの包括的治療法も知られている[23]。
- クラック・コカイン中毒者131人のうち，12年間の経過をフォローアップされた107人がいる。このうち，43人(33%)が少なくとも12カ月間は薬物を中断することができた。また22人(17%)はいまだに薬物を使用しており，13人(10%)は刑務所に，27人(20.5%)は死亡した。2人(1.5%)は追跡不能であった[24]。

フォローアップ

- 無酸素性脳症や脳梗塞，頭蓋内出血といった神経合併症やうっ血性心不全や心筋症といった心血管合併症に長期間にわたって対応するため，患者およびその家族には継続的支援，在宅医療，理学・作業療法が必要であろう。
- 医師は抑うつや不眠，不安といった症状に対応しながら，患者に寄り添い助けていくことが望ましい。そうすることで，慢性的な薬物中毒者も断薬することができる[6]。
- 慢性疼痛は，薬物中断後の長期薬物再使用につながる独立因子であり，自宅での薬物中断を目指す多くのものにとって障害となる。したがっていかに良好な疼痛コントロールを得られるかが患者の長期予後に結びついている[25]。

患者教育

- コカインをやめるよう促し，手を差し伸べる。
- コカインアノニマス(CA)(コカイン依存者の自助団体)が実施している12段階のプログラムをすすめる。
- 強力な精神的中毒性も含め，コカイン使用に伴い起こりうる合併症について教える。
- 以下にあげる様々な症状に対応できる救急センターを教える[26]。
  - 10分間の直接圧迫にもかかわらず止まらない活動性の鼻出血。
  - 発熱を伴う顔面痛や頭痛。
  - 呼吸困難や息切れを伴う激しい胸痛。
  - 妊婦の腟出血や時期尚早な陣痛。
  - 発熱を伴う，注射部位の著明な腫脹や疼痛，発赤，血管にそった紅い線状皮疹。
  - 激しい腹痛や持続性嘔吐，血液を伴う嘔吐。
  - 口から飲み込んだ，または腟や直腸などの身体開口部に入れたコカインの包みが破れて体内に漏れてしまった状況が懸念される場合。
- コカイン使用をすぐにやめられない人には，注射針や注射器の再利用やまわし打ちはしないよう，また注射を打つ前は皮膚を清潔にして感染症を防ぐといったことなどを教える必要がある。これにはハームリダクションプログラムというものがあり，このプログラムは中毒者が注射針や注射器を清潔に維持し，問題なく薬物を摂取できる手引きとなっており，薬物使用によって引き起こされる健康被害・弊害軽減に一役買っている。

【Heidi S. Chumley, MD／Mindy A. Smith, MD, MS】
(鎌田一宏 訳)

241 注射薬物使用

症例

女性専用居住型薬物中毒治療プログラムの身体検査に23歳の女性の姿があった。この2日間ヘロインを使っていないというが，痛々しい傷痕がまだ残っていた(図241-1)。彼女の両親はともにヘロイン中毒で，彼女自身もそうした環境のなかで，みずから10代前半からヘロインを使用しはじめた。その後，使用と断薬を繰り返し中毒になってしまった。幼い頃から身体的・性的虐待を受け，多くの自殺企図歴があり，その度に幾度となく自身の腕や手首をナイフで切りつけてきた。ヘロインを買うために売春もした。彼女の2人の子どもは，児童保護サービスを経て養護施設に入れられている。これらを断ち切るために彼女は助けを求めていた。そしていまは，このプログラムに入れたことに心から感謝している。そんな彼女は，B型肝炎やC型肝炎，HIV感染症に罹患しているかどうかなど知りようがなかった。ただ検査をしてほしいと望んだ。

概説

世界には何百万人という注射薬物に手を染める人々がいる。その背景には，遺伝的要因や環境要因，行動要因といった複数の因子が絡みあって存在する。現に薬物使用者は何らかの医学的・精神的問題を抱えていると同時に，社会的，また法律上や職業上の問題も抱えている。そんな注射薬物使用者には急性期治療に続いて，継続的なケアを含めた包括的管理が必要であるが，残念ながら再発も多い。しかし治療プログラムへ参加すると予後がよいこともわかっている。

疫学

- 148カ国のデータに基づくと，世界には1,600万人の注射薬物使用者がいる。なかでも中国，米国，ロシアに多い[1]。

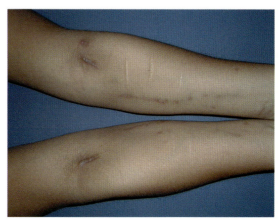

図241-1 ヘロインの静脈注射によってできた注射痕を前腕に認める23歳女性。またナイフによる自傷行為の傷痕もみられる
(Reproduced with permission from Richard P. Usatine, MD.)

- 米国では15〜29歳の若年者1万人あたり，1996年には96人の注射薬物使用者がいたのに対し，2002年には116人と増加傾向にある[2]。
- 2000〜2002年，12歳以上の米国民の1.5%がこれまでいずれかのタイミングで注射薬物を使用したことがあると報告されている。また米国民の0.19%が1年以内に注射薬物を使用しており，これは44万人にも及ぶ[3]。
- 注射薬物使用は35〜49歳で最も多くみられ（3.5%），女性よりも男性の方が多い（2.0% vs 1.0%）。またアフリカ系アメリカ人（0.8%）やヒスパニック（0.8%）よりも白人（1.7%）に多くみられる[3]。
- 注射薬物使用者の平均年齢は，1979年は21歳であったのに対し，2002年は36歳であった[3]。
- 針の使いまわしが非常に多い。注射薬物使用者の46%が，使用した注射器を過去3カ月以内に貸し出したことがあり[4]，また54%が使用した注射器を実際に使ったと報告されている[5]。
- 278,371人にも及ぶ注射薬物使用者の治療目的での入院があった（薬物乱用・精神衛生管理庁の公表する2009年Treatment Episode Data Setには全入院例の14.2%が報告されている）[6]。
- 最も広く使用される注射薬物はヘロインである。その他にアンフェタミンやブプレノルフィン，ベンゾジアゼピン，コカイン，バルビツール酸系もよく用いられる[7]。
- 注射薬物使用者のうち，HIV感染者は推定20〜40%にも及ぶ[1]。
- 米国の高校3年生のうち2.5%がアナボリックステロイドの使用歴があると，2009年モニタリング・ザ・フューチャー調査で公開された（図241-2）[8]。
- アスリートの1〜6%にアナボリックステロイド中毒がみられる[8]。
- 未成年者の危険行動の1つとして，あくまでステロイド中毒といった一面が表出していることもある。つまり，ステロイド中毒の未成年者のなかには，飲酒運転や拳銃所持，ヘルメットなしでの自転車運転，違法薬物中毒といった危険行動を起こしている者もいる[8]。

病因／病態生理

- 遺伝，環境，個々の危険行動といった様々な要素が絡み，物質使用障害をきたすと考えられている[9]。
- 薬物を使用すると，脳の構造だけでなく機能も変化してしまう。そして，この変化は薬物使用をやめても続いてしまう[10]。
- 薬物の投与経路の多くは静脈であるが，皮下のことも多い[7]。
- ヘロインを注射したり，鼻や口から吸うと，その直後に「ラッシュ」とも呼ばれる何ともいえない多幸感，高揚感に包まれる。しかしその効果は長くは続かず，最終的に薬物が切れると「クラッシュ」と呼ばれるぐったりとした状態になる。ヘロイン使用者は，このクラッシュを脱し，再び多幸感，高揚感に包まれるために，ヘロインをまた使いたいと切に渇望し，我慢できず再びヘロインを使ってしまう。高揚感，クラッシュ，渇望。このようなサイクルが1日に数回にわたって繰り返され，中毒へのサイクルに陥っていく。

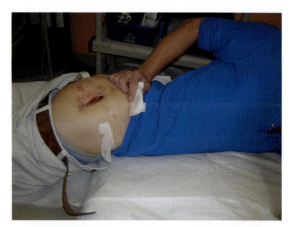

図241-2 筋肉増強目的にアナボリックステロイドを使用していた高校生アスリート。注射によって殿部に巨大膿瘍をきたした。この写真は膿瘍をドレナージして2カ月経ったものである。第二治癒期間に入っている（Reproduced with permission from William Rodney, MD.）

- ヘロインを大量服薬すると呼吸不全や昏睡，肺水腫をきたし，死に至ることもある。またコカインによって不整脈や伝導障害をきたし，結果，心筋梗塞や脳梗塞になり，これもまた死に至る可能性がある[7]。
- アナボリックステロイドを使用していると，若年にもかかわらず心臓発作や脳梗塞，肝腫瘍，腎不全をきたし，また精神病的な問題を抱えることがある。さらにこういったステロイドの使用頻度は高いため，注射針の使いまわしや，清潔操作が十分でない場合，HIV/AIDSやB型肝炎，C型肝炎といった厄介な感染症にもかかりうる（図241-2参照）[8]。

危険因子

- 家族歴。

診断

▶ 臨床所見

ヘロインを使うと，以下のような臨床的所見を示す。
- 縮瞳，瞳孔対光反射消失。
- ラッシュと呼ばれる強烈な多幸感。
- 身体的苦痛の消失。
- 昏睡，傾眠。
- 呂律不良。
- 浅呼吸。
- 発汗。
- 嘔吐。
- 体温低下。
- 眠気。
- 食欲低下。

コカインを使う（静注）と，以下のような徴候，症状，有害事象をきたす。
- 瞳孔散大。
- 多動。
- 高揚感。
- 易刺激性，不安。
- 過剰な発言。

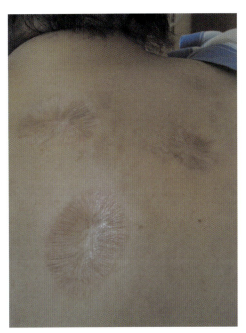

図241-3 1型糖尿病の既往のある32歳女性。コカインとヘロインを注射して使用していたところ、全身性の巨大膿瘍に進展してしまった。背部にみられる大型の瘢痕は、膿瘍からの治療後残存したものである(Reproduced with permission from Richard P. Usatine, MD.)

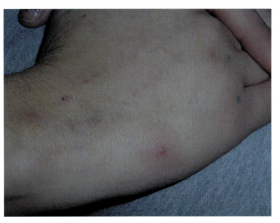

図241-4 薬物を注射してMRSA感染症に罹患した若年女性。手背にみられる膿疱からMRSAが検出された(Reproduced with permission from Richard P. Usatine, MD.)

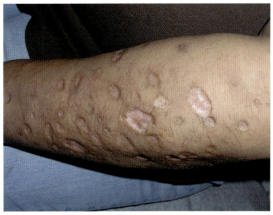

図241-5 居住型療養施設での治療プログラムに参加している若年女性。コカインの皮下注射による多数の瘢痕を認める。彼女は静脈注射を試みるもうまくいかず、皮膚に直接コカインを注射していた。いかに皮膚壊死が局所的に起こり、円形の萎縮性瘢痕を残すかがわかる(Reproduced with permission from Richard P. Usatine, MD.)

- 抑うつや過度の睡眠。
- 食事や睡眠を長期間とらない。
- 体重減少。
- 口腔内・鼻腔内乾燥。
- 被害妄想。
- 心疾患：不整脈、胸痛、心筋梗塞、うっ血性心不全。
- 脳梗塞、けいれん。
- 呼吸不全。

▶ 薬物注射に伴う合併症

- 局所的問題：膿瘍(図241-2, 図241-3)(123章「膿瘍」参照)や蜂窩織炎、敗血症性血栓静脈炎、局所硬化、壊死性筋膜炎、ガス壊疽、化膿性筋炎、真菌性動脈瘤、コンパートメント症候群、体内異物(破損した針の一部など)[2]。
  - 注射薬物使用者は、メチシリン耐性黄色ブドウ球菌(MRSA)皮膚感染症に罹患しやすい。これをクモ咬傷と患者は勘違いしていることもある(図241-4)。
  - 静脈注射を試みるもうまくいかず、直接、皮膚にコカインを注射する者もいる。こうすると、局所的な皮膚壊死が起こり、円形の萎縮性瘢痕が形成される(図241-5)。
- 注射薬物使用者は、HIVやHCV、HBV感染症を含め、全身感染症に罹患するリスクもある。
  - 感染性心内膜炎や骨髄炎(図241-6, 図241-7)、硬膜外膿瘍に罹患し、経静脈的抗菌薬投与による長期入院加療が必要となることがある。ちなみに薬物使用者に起こる感染性心内膜炎は右室弁に起こる(47章「細菌性心内膜炎」参照)[2]。また、薬物使用者は肺への敗血症性塞栓症や、A群β溶連菌による敗血症、感染性関節炎、カンジダやその他の真菌感染症に罹患する可能性もある。

▶ 検査所見

- すべての注射薬物使用者にHIV(同意を得て)、HBV、

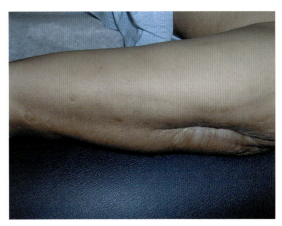

図241-6 8年間の注射薬物使用歴のある24歳女性。尺骨の骨髄炎による深く大きな線状瘢痕と薬物を皮下注射してできた小型の円形瘢痕を認める(Reproduced with permission from Richard P. Usatine, MD.)

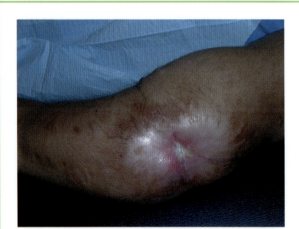

図 241-7　図 241-6 と同一患者のもう片方の腕。こちらも薬物注射により骨髄炎を起こし，深い瘢痕を認める。ただ左前腕は骨髄炎によって骨を破壊され，変形し，ほとんど機能していない
(Reproduced with permission from Richard P. Usatine, MD.)

HCV 感染症のスクリーニング検査を行うべきである。
- 病歴から高リスク性行動歴が明らかになった場合は，梅毒（RPR法），クラミジア，淋菌のスクリーニング検査も行う。
- 結核のスクリーニング検査としてツベルクリン検査を実施する（特にホームレスや HIV 陽性者には実施すること）。
- 一般尿中薬物検査を行い，病歴からは拾えなかった他の薬物使用に関し評価する。
- 症状や身体所見から心疾患を疑う場合は，心電図を実施する。

鑑別診断

自分が注射薬物を使用しており，さらには薬物依存にまで陥っているということを最初から明かす患者はいない。普通は隠すだろう。したがって個々の症状によって対応せざるをえず，鑑別診断は多岐にわたる。

治療

- 治療の費用対効果はよい。1年の収監にかかる費用が 18,400 ドルであるのに対し，1年間のメタドン維持療法はわずか 4,700 ドルである[10),11)]。
- 薬物中毒の治療に 1 ドル出資するにつき，12 ドルもの健康上や法律上かかる費用，窃盗の被害を抑えることができる[10)]。

▶ 非薬物療法
- 薬物中毒は立派な慢性疾患であるということを認識する。治療段階では，居住型療養施設や外来治療を含めて包括的に取り組まなければならず，その後は，継続的なケア（薬物乱用モニタリングやブースターセッション，治療必要性の再評価など）が必要である[10)]。
- 社会的，法律上や職業上の問題だけでなく，内科，精神疾患を認める場合はこれを診断し，治療する。現に併存疾患として精神疾患を患っていることは多い[10)]。
- 薬物乱用者，薬物中毒者に課される刑事司法の機会を個々の患者の治療に生かすことが望ましい。刑事制裁と薬物乱用の治療を一緒に行うことの効用はすでに研究でも報告されている[10)]。
- 注射薬物使用者には，HIV/AIDS や B 型肝炎，C 型肝炎の検査を行う。また疑わしい場合は，結核やその他の感染症についても検査を検討する[10)]。
- 離脱症状を最小限に抑えるため，医学的な解毒療法を検討する。
- 適切な治療期間を推奨する。多くの患者は薬物を断つのに少なくとも 3 カ月間の治療期間を必要とする[10)]。
- 個人またはグループ行動療法への参加をすすめる。またそれぞれの患者にあったプログラム探しを手伝う[10)]。
- 12 ステップモデルを使用しているナルコティックスアノニマス（Narcotics Anonymous：NA）やコカインアノニマス（Cocaine Anonymous：CA）といった自助グループへの参加をすすめる。ほとんどの薬物治療プログラムが，一般的な治療後，こういった自助グループへの参加を推奨している[6)]。

▶ 薬物療法
- オピオイド依存症には，メサドン維持プログラムを検討する。
  - オピオイド代償療法により注射薬物使用が減り，その結果，HIV 感染症や HCV 感染症も含め，注射薬物使用に関連した死亡率および罹患率が低下する[7)]。
  - オピオイド代償療法単独より，これにカウンセリング，内科や精神科治療，就職支援，家族向けサービスを同時に行った方が治療成績はよい[10)]。
- 部分的オピオイド作動薬であるブプレノルフィンは，オピオイドの解毒およびオピオイドの代償療法として用いられている[7),10)]。米国では認定コースを修了してはじめて処方することができる。
- 長時間作用型合成オピオイド阻害薬であるナルトレキソンは，オピオイド受容体を阻害し，結果的にオピオイドの効果発現を妨げている。重症離脱症状の発現を防ぐために，数日間オピオイドを使用しない状況を経て，ナルトレキソンによる治療は開始される[10)]。
- 薬物乱用者，薬物中毒者を刑事司法と向きあわせる。それは，刑事司法制度が他の健康制度や社会制度と比べ，彼らと早期にかかわりを持つからだ。そうすることで患者個々の治療機会は増え，薬物乱用や関連する犯罪を減らしうる。現に刑事制裁と薬物乱用の治療を一緒に行うことの効用は，すでにいくつかの研究でも報告されている[11)]。
- 薬物中毒治療そのものが高くつくようなことはない。つまり，薬物中毒者に治療を施さない場合に比べ，また仮に彼らを収監するような場合と比べても，治療費は安くなる。現に 1 年間にかかるメサドン維持療法の費用は 1 人あたり平均 4,700 ドルであるのに対し，1 年間の収監にかかる費用は 18,400 ドルにものぼる。また控えめに見積もっても，1 ドルを薬物中毒の治療に出資すれば，7 ドルも薬物に関連する犯罪や刑事司法にかかる費用を抑えることができるともいわれる[11)]。もちろん断薬するためにメサドン維持療法のみで十分かといわれればそうではないが，薬物治療費は収監にかかる費用と比べ，はるかに好ましいものであろう。
- 薬物中毒から立ちなおる 2 つの重要な鍵，それが治療と継続的なケアである。居住型施設，また外来での治療期間に続いて，長い時間をかけた継続的なケア・管理（薬物乱用モニタリングやブースターセッション，治療必要性の再評価など）が必要となる[11)]。

- 安定した行動変容をきたすために，治療は少なくとも平均3カ月間は続けなければならないということが研究にて明らかになっている[11]。したがって90日間の居住型治療プログラムがあるというのも理にかなっている。
- 包括的評価は治療の第一歩となる。ここでは治療に向かい，回復を目指す患者個々の精神力を見極めることもしなければならない。しかし精神力だけでは治療を完遂できない。薬物中毒に関連する問題，潜在的な脅威，つまり犯罪行為や精神衛生状態，身体健康状態，家庭機能，雇用状況，ホームレス，HIV/AIDSといったものは薬物中毒治療からは切り離せず，ともに対応していく必要がある[11]。
- 認知行動療法や居住型治療プログラム，随伴性マネジメント，そして内服薬。これらを駆使して治療することで，薬物乱用，および犯罪行動が減る[11]。
- 薬物療法は治療の核であり，薬物療法によって脳が安定化し，患者が正常機能を取り戻すことが期待できる。メサドン，ブプレノルフィンはヘロインをはじめ，種々の薬物中毒者の治療に有効であり，ナルトレキソンもまた薬物中毒者，さらにアルコール中毒を合併した薬物中毒者に有効である[11]。
- 家族，そして友人が決定的な役目を果たすこともある。それは，患者が治療を開始し，治療を継続するモチベーションとなりうるからだ。特に青少年の患者においては，家族の果たす役割は大きい。家族が患者の治療に介入すると，プログラムはより強固になり，その効果を十分に患者は活用することができる[11]。
- ブプレノルフィン（サブテックスやナロキソンとの合剤であるサボキソン）の安全性は立証されており，これらは薬物中毒の治療に用いられている。米国では，2000年に薬物中毒法 Drug Addiction Treatment Act（DATA 2000）が国会で承認され，手続きを踏めば，治療薬としてこれら（スケジュールIII-V薬物）を医師が処方できるようになった。この法案は，いままでごく一部の薬物中毒治療施設のみに限られていた処方が一般の医療機関にまで広げられたという点において非常に大きなパラダイムシフトとなった。現在，約1万人の医師がこの2剤を処方するために必要とされるトレーニングを受けており，また約7,000人が提供者として登録されている。
- メサドン，レボアルファアセチルメタドール（LAAM）はヘロインと比べ効果の発現がゆるやかで半減期も長い。したがって，これらの薬剤を使って安定している患者はヘロインの「ラッシュ」を経験することはない。しかもこの2剤は効果の消失もゆるやかであるため，ヘロイン使用時にみられるような突然の「クラッシュ」も認めない。著しい揺動に脳や体が悩まされることがないのだ。維持療法としてメサドン，LAAMを用いることでヘロインへの欲求は一歩一歩確実に減少していく。
- 常用量のメサドン（1日1回）もしくはLAAM（1週間に数回）をヘロインの置換として十分量使用することで，ヘロインによる陶酔感はかなりとれる。研究によれば，維持療法中の患者は，医学的に何か問題が生じたり，ヘロイン使用時にみられる著しい揺動といった行動不安になることはないという。

予防／スクリーニング

- 米国予防医学専門委員会（USPSTF）は，青年，成人，妊婦を対象に違法薬物使用のスクリーニング検査を行うことに十分なエビデンスはないとしたうえで，臨床医は薬物使用を疑わせる徴候と症状に常に注意を払わなければならないと結論づけた[12]。
- 正確性かつ信頼性の高いスクリーニング検査として，青年の薬物使用／乱用についてはCRAFFTが，成人の薬物乱用についてはASSISTやCAGE-AID，DASTといったものが知られている[12]。

予後

- 治療を開始し，それを継続できれば，多くの患者は，注射薬物をやめ，さらに仕事や人間関係，心理機能の改善まで期待ができる[10]。
- しかし，40〜60％の患者が再度薬物に手を出してしまうことも知られている[10]。
- それでも治療の効用は大きい。治療できれば，治療そのものを開始できない場合と比べ，HIV感染症の罹患リスクを1/6にも下げることができる。また針の使いまわしや無防備な性行為といった危険行動を減らし，結果的に感染症の蔓延を防ぐことも期待できる。さらに患者は，スクリーニングやカウンセリング，その他サービスに関連した照会を受ける機会にも恵まれる。数ある治療プログラムのなかでも，HIV感染症のカウンセリングを有し，かつ患者家族にまでHIV感染症の検査を提供するものが，最も望ましいかたちであろう[10]。

フォローアップ

注射薬物使用者を治療するなかでフォローアップは重要な役目を担う。なぜなら薬物中毒とは慢性的状態であり，当然，治療のなかで断薬に失敗することもあり，結果的に長期のフォローアップを必要とするからである。医療者が介入しケアをする姿勢が，患者が中毒に打ち勝つ助けとなり，患者を救う。仮に患者が薬物に再び手を伸ばしても諦めてはいけない。真に薬を断つためには，1回の断薬の失敗などは些細なことである。フォローアップの頻度，程度は薬物の種類，中毒の程度，患者とその合併症によって臨機応変に対応するのがよいだろう。

患者教育

- すぐには注射薬物をやめられないような患者には，危害削減プログラムやカウンセリングが助けとなる。そして清潔操作で滅菌された針を使うこと，また誰とも針を共有しないように患者を促し，さらに漂白剤を用いて針を消毒するよう指導することも大切になる。これらが徹底されることでHIV感染症や肝炎の蔓延を防ぐことにつながるからだ。
- また注射針交換プログラムへの紹介も効果的かもしれない。このプログラムでは清潔操作での注射針の扱いを実際に患者に習得させ，感染症の罹患を防ぐことが期待される。さらにこういったプログラムではコンドームの配布も行われ，安全な性行為の普及にもつながっている。
- 薬物中毒者がこういったサポートを実際に受けるよう，患者を促す。注射薬物中毒に安全域はなく，少量だから問題

ないということはない。
- 薬物中毒はあくまで1つの病気であり，患者の道徳的人格の欠陥ではないことを患者自身に理解してもらう。
- 患者がみずからの生活地域にある既存の治療プログラムに参加できるよう，プログラムに関する情報，プログラム名と電話番号を提供する。
- 仮にいますぐ患者がプログラムに参加できない場合でも，今後のために電話番号と名前は伝える。
- ナルコティックスアノニマスやコカインアノニマスの採用する12段階プログラムの有用性，つまり12段階プログラムは誰でもやりきることのできるプログラムであることを教える。しかもこのプログラムは，禁煙者や不可知論者の集まりにも採用されており，つまりどの地域にも存在することを伝える。

【Heidi S. Chumley, MD／Richard P. Usatine, MD】

（鎌田一宏 訳）

付録

SOR	定義
A	一貫して質が高く，かつ患者由来のエビデンスに基づいた推奨*
B	矛盾があるか，質に一部問題がある患者由来のエビデンスに基づいた推奨*
C	今までのコンセンサス，日常行う診療行為，意見，疾患由来のエビデンス，または，診断・治療・スクリーニングのための症例報告に基づいた推奨*

・SOR：推奨度（strength of recommendation）
・患者由来のエビデンス：死亡率，罹患率，患者の症状の改善などを意味する
・疾患由来のエビデンス：血圧変化，血液生化学所見などを意味する
*：さらなる詳細な情報を確認する場合は巻末の「付録A」参照

A　EBMの解釈

「根拠に基づいた医学(evidence-based medicine：EBM)って何か新しいものか？」と疑わしげに父が尋ねた。「今までに何をやってきたかってことか？」

多くの患者は，医療者は科学的な根拠に基づいて自分に治療をすすめているのだと思っている。しかしその治療の根拠は実は適切ではないかもしれないし，適切な根拠に出会えてさえいないかもしれない。そしてそういう状況は実際よく起こっている。また，その根拠は患者がやみくもに信じていいほど医学的に適切ではないかもしれない。しかしこれらの情報があることで，少なくとも医療者にとっては合理的な検査や治療プランについて考えるきっかけにはなっている。

EBMという単語が使われはじめたのは1990年代の初めと思われる[1,2]。その頃のわれわれは，文献を評価して実際の治療に有用か判断する能力を向上させたいと考えていた。私は研究者のように論文を批判的に評価して，そこで得られた新しい知識を先生のように教えることに夢中になっていた。しかし臨床医としては，臨床での疑問の答えを，いかに短時間で得られるかということに最も興味を持っていた。そのため私は，臨床的な質問に答えるための，根拠の質と量が担保され，常に一貫した正しい情報の概要をすばやく得られるような情報源を求めていた。

文献の格付けシステムは多数あったが，多くの根拠や意見に基づいたガイドラインを手早く理解したいという多忙な臨床医の要求に見合うものはごく少数であった。しかし2004年にUS family medicineとprimary care journalsとFamily Practice Inquiries Newyorkの編集者が合同して推奨度(strength of recommendation：SOR)と呼ばれる新しい分類を発表した(図A-1)[3]。この分類は疾患由来(血圧変化，血液生化学所見など)の予後よりも患者由来(死亡率，罹患率，患者の症状の改善など)の予後を重視しており，研究の質の評価に現在も用いられている。SOR Ⓐ は一貫して質が高く，かつ患者由来のエビデンスに基づいた推奨，SOR Ⓑ は矛盾があるか，質に一部問題がある患者由来のエビデンスに基づいた推奨，SOR Ⓒ は今までのコンセンサス，日常行う診療行為，意見，疾患由来のエビデンス，または，診断・治療・スクリーニングのための症例報告に基づいた推奨などである(図A-1，図A-2)。

この本をつくるにあたり，われわれは各章(疫学，病因/病態生理，危険因子，診断，鑑別診断，治療，予防，予後，フォローアップなど)ごとの情報が，できれば患者由来のエビデンスに基づくように，またそのエビデンスに対し可能な限りSOR評価を行うようにした。また箇条書きなのは，疑問の答えを早く見つけられるようにするとともに，その情報に対しわれわれがどのくらい自信を持っているかわかりやすく示すためである。

たとえばすでに長時間作用型β刺激薬とステロイド吸入薬を併用しているにもかかわらず，頻回の増悪を繰り返している重症の慢性閉塞性肺疾患(COPD)の患者が「増悪の回数を減らすような他の治療法はないですか？」と尋ねたとする。この疑問の答えは，この本の56章「慢性閉塞性肺疾患」の「治療」の項を開けば見つけることができる。GOLD(Global Initiative for Chronic Obstructive Lung Disease)(WHOを中心としたCOPDの世界的な活動)ではルーチンの喀痰溶解薬の使用は推奨していないが，強力なエビデンスSOR Ⓐ があるコクランレビュー(英国発の良質なシステマティックレビュー)では，喀痰溶解薬は増悪の頻度(0.5回/年)と症状の強い日を減少させると結論している[4]。チオトロピウム(長時間作用型抗コリン薬)も増悪を減少させ症状を改善させるが，近年のメタ解析では，この薬の使用は死亡率を増加させると結論している[5]。SOR Ⓐ　テオフィリンもまた増悪を減少させるSOR Ⓑ が，嘔気を引き起こす。臨床医はこれらの情報で理論武装することにより，患者と治療法について議論でき，利益とリスクについて説明できる。特に難しい症例ほどたくさんの治療選択があるため，臨床医の経験と患者の選択が治療の際に最も重要になってくる。EBMの1つの定義は，「臨床的な知識と患者の評価による最高の研究のエビデンスの融合」である[6]。

開業医が根拠に基づいた情報を使って患者に説明する際の助けとなるように，この本では他にもいくつかの統計的な概念が使用されている。治療により得られるリスクの低下は，しばしば相対的な数値である相対リスク減少(relative risk reduction：RRR)(対照群に対して，治療群では何%イベント発生率が低下したかを示す割合。1−〈治療群のイベント発生率/対照群のイベント発生率〉)で示される。しかしこの数値は，イベントの発生率自体が少ないときでもしばしば大きな値となるため，治療の重要性を過大に評価させて臨床的な妥当性を損なう可能性がある。これよりもわかりやすいものとして絶対リスク減少(absolute risk reduction：ARR)(試験対象者全体のうち，治療で何%イベントが抑制されたかを示す。対照群でのイベント発生率−治療群での発生率)がある。またARRは治療必要数(number needed to treat：NNT)(治療期間において1人の悪い予後を予防する際，もしくは1人のよい予後を得るために必要な治療患者数)を得る際に用いられる。この数値は100%をARRで割ることで示されるが，われわれだけでなく患者にとっても理解しやすいであろう。NNTの例はBOX A-1参照。

上記の例で，たとえば患者がチオトロピウムを加えることはどのくらい危険か尋ねたとする。56章に書いてあるように，この薬の使用に伴う死亡率の増加(ARR)は0.8%(2.4% vs 1.6%)であり，1年でのNNTは124である(124例を治療すると，1年で1例の死亡が増加するだろう)。

この本で使用されているものとして他に，尤度比(likelihood ratio：LR)がある。この数字は，その検査の感度と特異度を元に算出しており，その検査の前後で疑っている疾患に対する期待度がどのくらい変化するかをあらわしていると定義される[6]。この数字はLR＋(感度/〈100−特異度〉)，LR−(〈100−特異度〉/感度)で得られ，検査前確率と掛けあわせることで疾患の検査後確率を決定することができる。またノモグラム(文献6で述べられるウェブサイト参照)を用いると，検査前確率をLRを用いて検査後確率に簡単に変換することができる。LR＋10以上は疾患を考える(rule in)強いエビデンスがあると考えられ，LR−0.1以下は疾患の除外(rule out)に強いエビデンスがあると考えられる。

最後に，われわれが医療を行ううえで簡単に情報が得られる現在の情報環境は，正確な情報を簡単に得られる特権的な状況であるが，逆に忌むべき状況であるともいえる。この本は患者に最適な情報を提供できるように，エビデンスと臨床

A EBM の解釈

推奨の強さに対する格付けと，その背景にある個別の研究の質に対する格付けの方法

一般に読者が求めるものは強く推奨されるかどうかの程度である．そしてその SOR は可能な限り質のよいエビデンスに基づくべきである．たとえばビタミン E はいくつかのコホート研究（レベル 2）で心血管の保護に有用であるが，良質な無作為化比較試験（RCT）（レベル 1）においてこの効果は確認できない．この場合，臨床的な SOR はレベル 1 の研究に基づくことが望ましい

SOR	定義
A	一貫して質が高く，かつ患者由来のエビデンスに基づいた推奨*
B	矛盾があるか，質に一部問題がある患者由来のエビデンスに基づいた推奨*
C	今までのコンセンサス，日常行う診療行為，意見，疾患由来のエビデンス，または，診断・治療・スクリーニングのための症例報告に基づいた推奨*

以下の分類を用い，その研究の患者への予後が良質かそうでないかを決定し，また研究間での結果に矛盾がないかどうかを決定した

研究の質	研究のタイプ		
	診断	治療，予防，スクリーニング	予後
レベル 1 良質な患者由来の エビデンス	実証されている臨床的診断基準 良質な研究のシステマティックレビュー 良質な診断的コホート研究**	一貫した結果を伴った RCT の システマティックレビューやメタ解析 個別の良質な RCT*** 全か無かの研究****	良質な研究のシステマティック レビューやメタ解析 良質なフォローアップのある前向き コホート研究
レベル 2 限定的な質の患者由来の エビデンス	実証されていない臨床的診断基準 質の低い研究や一貫した結果を伴わない 研究のシステマティックレビューや メタ解析 質の低い診断に関するコホート 研究やケースコントロール研究****	質の低い臨床研究や一貫した結果を 伴わない研究のシステマティック レビューやメタ解析 質の低い臨床研究***や前向きコホート 研究 コホート研究 ケースコントロール研究	質の低いコホート研究や一貫した結果を 伴わない研究のシステマティックレビュ ーやメタ解析 後ろ向きコホート研究 フォローアップが不十分な研究 ケースコントロール研究 症例報告
レベル 3 その他の根拠	コンセンサスによるガイドライン，基礎研究からの推定，通常の手段，意見，その他疾患由来のエビデンス （患者由来および疾患由来の中庸のアウトカムや生理学的なアウトカムのみのものも含む），診断・治療・予防・ スクリーニングの症例報告		

研究間での一貫性	
一貫性がある	多くの研究で同様か少なくとも一貫した結論がみられるもの（一貫したとは結論の違いの理由が説明できるもの）．もしくは良質な最新のシステマティックレビューやメタ解析が支持する結果のあるもの
一貫性がない	研究間で多くの相違があり一貫性を欠くもの．もしくは良質な最新のシステマティックレビューやメタ解析があるものの，それらにも推奨を支持する一貫した根拠が認められないもの

*：患者由来のエビデンスとは，患者に関する問題を予後として評価したもの．死亡率，罹患率，症状の改善，費用削減や生活の質（QOL）など．疾患由来のエビデンスとは，患者由来および疾患由来の中庸のアウトカムや生理学的アウトカムなど患者の予後の改善を反映しているかどうかわからないもの（血圧変化，血液生化学，生理学的機能，病理所見など）

**：良質な診断的コホート研究とは，コホートデザインで十分な患者の多様性と症例数があり，盲検化されており，一貫した明確な標準，基準とされるもの

***：良質な RCT とは，無作為に割りつけされ，できたら二重盲検化試験，intention-to-treat 解析（治療を継続できなかった症例も初めの割りつけどおり解析）で，適切な統計的検出力があり，適切なフォローアップ（80％以上）があるもの

****：全か無かの研究とは，髄膜炎に対する抗菌薬や虫垂炎に対する手術のように治療が予後に劇的な変化をもたらすもので，RCT が難しい

図 A-1　推奨度（SOR）と研究の質（Reproduced with permission from Ebell MH, Siwek J, Weiss BD, et al. Simplifying the language of evidence to improve patient care：strength of recommendation taxonomy（SORT）. J Fam Pract. 2004；53（2）：110-120. Dowden Health Media.）

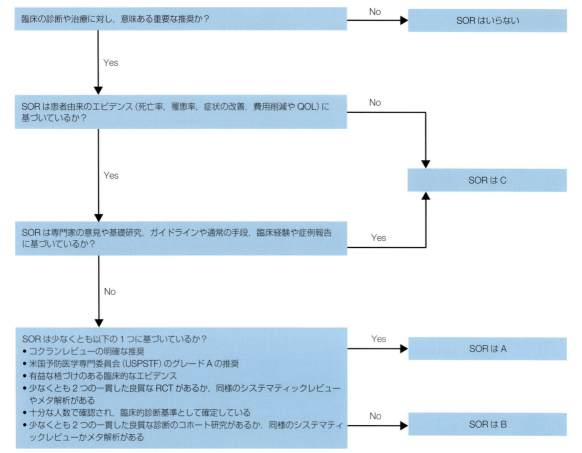

図 A-2　エビデンスの質に基づいた推奨度（SOR）の決め方（Reproduced with permission from Ebell MH, Siwek J, Weiss BD, et al. Simplifying the language of evidence to improve patient care：strength of recommendation taxonomy（SORT）. J Fam Pract. 2004；53(2)：110-120. Dowden Health Media.）

> **BOX A-1　NNT の例**
>
> - ヘルペス後神経痛の新薬が発売され，RCT で治療群の 70％，プラセボ群の 20％に疼痛の有意な改善があったとする疼痛に対する ARR は 50％となる（70％ vs 20％）
> - このケースでは NNT は 100％/50％＝2 であり，1 人の患者の疼痛の有意な改善を得るためにはたった 2 人を治療すればよいこととなる
> - ARR が 10％（介入群で 30％，対照群で 20％の改善）だと仮定すると，NNT は 10 となり，1 人が治療による利益を得るためには平均で 10 人の患者を治療することが必要となる

的な推奨度（SOR）とをリンクさせることを意図して作成した．しかしまだエビデンスが足りないという場合は，それを得る努力が必要であり，また患者と治療の決断をする際などは，しっかりと議論を行わなければならない．患者が人間性に基づいた科学を期待することはもっともなことである．彼らに対して我々はそれ以外に何ができるであろうか？

【Mindy A. Smith, MD, MS】

（多田勝重　訳）

B 外用もしくは病変内へのステロイドの使い方

表 B-1　糖質ステロイドの強さ

一般名	商品名と濃度
クラス1：特に強力	
ベタメタゾンジプロピオン酸エステル*	Diprolene 軟膏 0.05%（リンデロン-DP など）
ジフロラゾン酢酸エステル**	Psorcon 軟膏 0.05%（ダイアコート，ジフラールなど）
クロベタゾールプロピオン酸エステル	Temovate クリーム，ゲル，軟膏，シャンプー，スプレー，泡 0.05%。Cormax，Clobex，Clarelux，Olux なども（デルモベート，ソルベガなど）
ハルベタゾールプロピオン酸エステル*	Ultravate クリーム，軟膏 0.05%（ハロベートなど）
クラス2：強力	
アムシノニド	Cyclocort クリーム，軟膏，ローション 0.1%（ビスダームなど）
ベタメタゾンジプロピオン酸エステル	Diprosone 軟膏 0.05%（リンデロン-DP など）
デソキシメタゾン	Topicort クリーム 0.25%，ジェル 0.05%，軟膏 0.25%（本邦未発売）
ジフロラゾン酢酸エステル**	Psorcon，ApexiCon 軟膏 0.05%（ダイアコート，ジフラールなど）
フルオシノニド	Lidex，Lidemol，Lyderm，Tiamol，Topactin，Topsyn，Vanos（トプシンなど）クリーム 0.05%，0.1%，軟膏 0.05%，ゲル 0.05%
ハルシノニド	Halog クリーム，軟膏，外用液 0.1%（アドコルチンなど）
クラス3：中間より上	
ベタメタゾン吉草酸エステル*	Diprolene，Luxiq，Dermabet，Alphatrex，Diprolene AF，Diprolene Glycol，Diprosone，Valnac，BetaVal クリーム 0.05%，ローション 0.05%，0.1%，泡 0.12%（リンデロンVなど）
ジフロラゾン酢酸エステル**	Psorcon，ApexiCon，ApexiCon E クリーム 0.05%（ダイアコート，ジフラールなど）
モメタゾンフランカルボン酸エステル	Elocon クリーム，ローション，軟膏 0.1%（フルメタ，トップコートなど）
トリアムシノロンアセトニド	Kenalog topical，Pediaderm，Triacet，Trianex クリーム 0.5%（ケナログ，レダコートなど）
クラス4：中間	
デソキシメタゾン	Topicort LP クリーム 0.5%（本邦未発売）
フルオシノロンアセトニド	Synalar-HP クリーム 0.2%，Synalar 軟膏 0.025%（フルコートなど）
フルドロキシコルチド	Cordran 軟膏 0.05%（本邦ではドレニゾンテープなど）
トリアムシノロンアセトニド	Aristocort，Kenalog 軟膏 0.1%（ケナログ，レダコートなど）
クラス5：中間より下	
ベタメタゾンジプロピオン酸エステル	Diprosone ローション 0.05%（リンデロン-DP など）
ベタメタゾン吉草酸エステル	Valisone クリーム 0.1%，Betatrex 0.1%（リンデロンVなど）
フルオシノロンアセトニド	Synalar クリーム 0.025%（フルコートなど）
フルドロキシコルチド	Cordran クリーム 0.05%（本邦ではドレニゾンテープなど）
ヒドロコルチゾン酪酸エステル	Locoid クリーム 0.1%（ロコイドなど）
ヒドロコルチゾン吉草酸エステル	Westcort クリーム 0.2%（本邦未発売）
プレドニカルベート	Dermatop クリーム，軟膏 0.1%（本邦未発売）
トリアムシノロンアセトニド	Kenalog クリーム，ローション 0.1%（ケナログ，レダコートなど）
クラス6：弱い	
アルクロメタゾンジプロピオン酸エステル	Aclovate クリーム，軟膏 0.05%（アルメタなど）
トリアムシノロンアセトニド	Aristocort クリーム 0.1%（ケナログ，レダコートなど）
デソニド	Desonate，DesOwen，Tridesilon，Verdeso クリーム，ローション，軟膏 0.05%，泡 0.05%，ゲル 0.05%（本邦未発売）
フルオシノロンアセトニド	Synalar クリーム，溶液 0.01%，Capex シャンプー 0.01%，Dermasmooth 0.01%（フルコートなど）
ベタメタゾン吉草酸エステル	Valisone ローション 0.1%（リンデロンVなど）
クラス7：最低限の効果	
ヒドロコルチゾン	Hyton，Cortate，Unicort，その他 OTC のクリーム，ローション，泡（エキザルベなど）

● 商品名は英語で表記。本邦に同成分がある場合は併記
*：12歳未満には推奨できない
**：小児への安全性と効能が確立していない

表 B-2　ステロイド外用薬の主な副作用

皮膚萎縮	最も多い副作用。たった数日で表皮の菲薄化が始まる。皮膚の菲薄化は通常数週で進行する。通常ステロイドを中止して2カ月以内に回復する
毛細血管拡張	顔面，頸部，上胸部によく起こる。ステロイドを中止すると減少するが不可逆的である
皮膚線条	通常屈曲部（鼠径部，腋窩，大腿内側など）に生じる。通常永久的なものだが時間とともに薄くなる
紫斑	軽度な外傷後にしばしば起こる。真皮の血管周囲支持組織の喪失が原因といわれる
色素減少	ステロイドの中止により可逆性である
痤瘡様発疹	特に顔面に多く，とりわけ potent や very potent のステロイドに多い。通常可逆性である
うぶ毛	ステロイドの中止により可逆性である
感染	ウイルスや細菌，真菌の皮膚感染を悪化させる。白癬の潜行感染を起こす
視床下部下垂体，副腎系の抑制	外用薬では珍しい。30 g/週以上の very potent ステロイドは3〜4週の使用に限定すべきである。子ども（10 g/週以上の使用）と年配者は皮膚が薄く高リスクである

表 B-3　病変内へのステロイド—注射濃度

状態	トリアムシノロンアセトニド（ケナコルト-Aなど）溶液の濃度(mg/cc)
痤瘡（図 B-1）	2〜2.5
円形脱毛（図 B-2）	5〜10
環状肉芽腫	5〜10
乾癬	5〜10
肥厚性扁平苔癬	5〜10
結節性痒疹	10
化膿性汗腺炎	10
ケロイドや肥厚性瘢痕（図 B-3）	10〜40

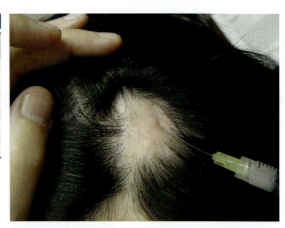

図 B-2　27 ゲージ針とロックシリンジを用いて円形脱毛に対し 5 mg/mL のトリアムシノロンを注射している（*Reproduced with permission from Richard P. Usatine, MD.*）

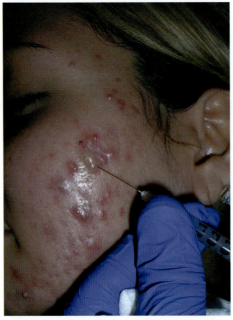

図 B-1　30 ゲージ針を用いて有痛性の嚢胞性痤瘡に対し 2 mg/mL のトリアムシノロンを注射している（*Reproduced with permission from Richard P. Usatine, MD.*）

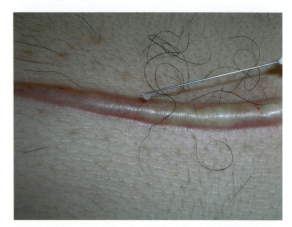

図 B-3　27 ゲージ針とロックシリンジを用いて肥厚性瘢痕に対し 10 mg/mL のトリアムシノロンを注射している（*Reproduced with permission from Richard P. Usatine, MD.*）

（多田勝重　訳）

C　ダーモスコピー

ダーモスコピー (dermoscopy) は角質層の下の構造の観察を可能にするが，通常，角質層の下の構造はダーモスコピーなしには判別できない。ダーモスコピー特有の構造，位置や分布などの有無は診断の助けや少なくとも鑑別診断を絞る際に役立つ。ダーモスコピーの主な目的は皮膚の悪性が疑われる病変から良性を区別することであり，皮膚癌の見逃しを少なくして (高い感度)，不必要な皮膚生検を減らす (高い特異度) ことである。

さあ，一緒に診断の精度を上げよう。

ダーモスコープには主に3タイプある。
1) 偏光型。
2) 非偏光型。
3) ハイブリッド型 (1つのダーモスコープで偏光型，非偏光型とも可能である)。

いくつかの構造は偏光ライトのもとでよくみえるが，その他は非偏光の方がよくみえるためハイブリッド型を購入した方が役立つ。ダーモスコープは現在，3Gen，Welch Allyn，Canfield，Heine が製造している (図 C-1，図 C-2)。いくつかのダーモスコープは iPhone に接続すれば，簡単に画像の保存ができるので，画面に映し出して，患者にみせることもできる。ダーモスコピーによる診断は図 C-3 に示される2段階診断法に基づいている。ステップ1は，その病変がメラノサイト (メラニン細胞〈メラノーマを含む可能性がある〉) 起源かどうかを決めることである。病変がメラノサイトの病変だと思われたら，ステップ2に進み，その病変が良性母斑かメラノーマかを判断する。ステップ1の段階で病変がメラノサイトの特徴を呈していなければ，その病変が基底細胞癌や脂漏性角化症，血管腫，皮膚線維症の特徴を有しているかを判断する必要がある。しかしその病変がこれら皮膚病変の構造を呈していなければ，特徴のない (非特異的な) 病変と判断する。これら特徴のない病変の多くは皮下の血管がみえているだけであるが，この特徴のない病変に対して，完全に無構造な病変であったとしてもメラニン欠乏性メラノーマを疑うように要求している。この段階まで鑑別診断を狭めるために，ダーモスコピーは有用である。

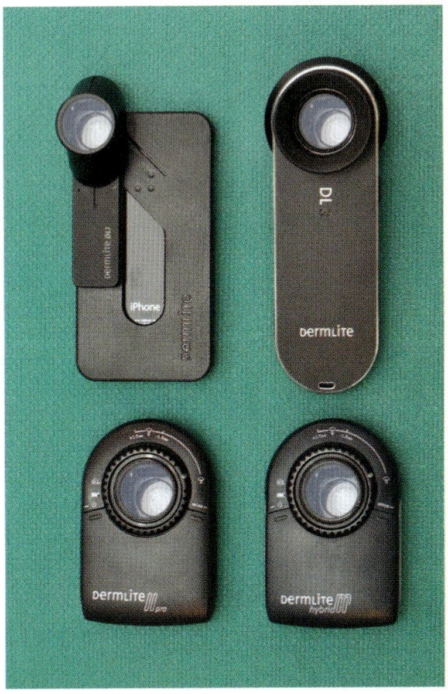

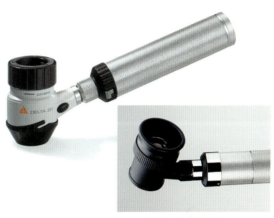

図 C-2　Heine と Welch Allyn の非偏光型の接触型ダーモスコープ (*Reproduced with permission from Heine, Herrsching, Germany, and Welch Allyn, Skaneateles Falls, NY.*)

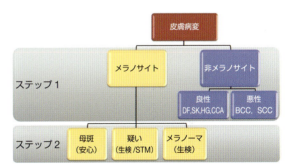

図 C-3　すべての病変をメラノサイトか非メラノサイトに分類する2段階診断法。BCC：基底細胞癌，CCA：明細胞性棘細胞腫，DF：皮膚線維症，HG：血管腫，SCC：扁平上皮癌，SK：脂漏性角化症，STM：短期間モニタリング。*：隆起病変はモニターしない

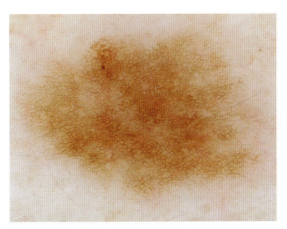

図 C-4　色素ネットワークはステップ1で，この良性の母斑がメラノサイトを含むメラノサイト病変だと教えてくれる (*Reproduced with permission from Ashfaq Marghoob, MD.*)

図 C-1　3Gen の偏光型とハイブリッド型のダーモスコープ (*Reproduced with permission from Richard P. Usatine, MD and 3Gen, San Juan Capistrano, CA.*)

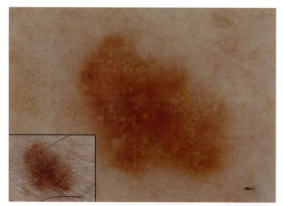

図 C-5　陰性ネットワークはこの小さな侵襲性メラノーマがメラノサイト病変だと教えてくれる。陰性ネットワークは低色素沈着に取り囲まれた暗く細い曲がった球形の構造物部分から成り立つ（Reproduced with permission from Ashfaq Marghoob, MD.）

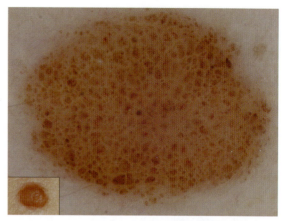

図 C-8　集合した小球パターンはこの良性の母斑がメラノサイト病変だと示している（Reproduced with permission from Ashfaq Marghoob, MD.）

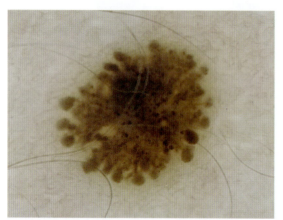

図 C-6　偽足状の線条はこれがメラノサイト病変だと示している。全周性の対称的な線条はスピッツ母斑に特徴的である（Reproduced with permission from Ashfaq Marghoob, MD.）

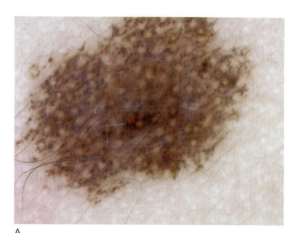

A

B

図 C-9　偽ネットワークは顔面の色素病変に白色の病変が穴をあけて形成される網状パターンである。A：偽ネットワークパターンはこの顔面の先天性母斑がメラノサイト病変だと示す。B：この日光黒子も白色病変による偽ネットワークパターンを呈しているがメラノサイト病変ではない。日光黒子と脂漏性角化症に特徴的な虫食い状辺縁が認められる（Reproduced with permission from Richard P. Usatine, MD.）

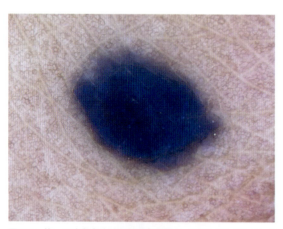

図 C-7　均一の青色色素沈着は青色母斑タイプのメラノサイト病変の特徴である（Reproduced with permission from Richard P. Usatine, MD.）

ステップ1―レベル1

メラノサイトの病変はしばしば以下の構造の1つを呈する。
1）色素ネットワーク（pigment network）（図 C-4）。
2）陰性ネットワーク（negatibe network）（図 C-5）。
3）線条（streak）（図 C-6）。

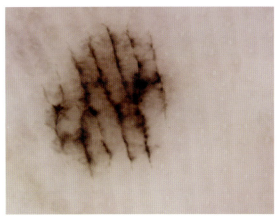

図 C-10　足の孤立した母斑。皮溝の山の部分ではなく谷の部分の色素による平行パターンを示している。山の部分は谷の部分よりも太く，エクリン汗腺が開口している点に注目（*Reproduced with permission from Richard P. Usatine, MD.*）

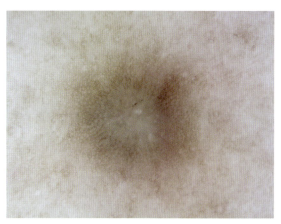

図 C-11　この皮膚線維腫はネットワークパターンを呈している。周辺にもネットワークがみられる。中央の放射状の跡はメラノサイト病変ではなく皮膚線維腫であることを示している（*Reproduced with permission from Richard P. Usatine, MD.*）

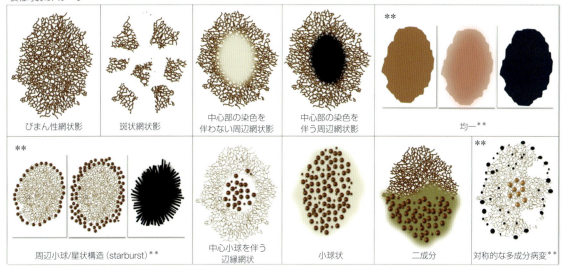

*：良性パターンは多くの後天性母斑と異形成性母斑で遭遇する。青色母斑やいくつかのスピッツ母斑や先天性のメラノサイト性母斑もこれらのパターンのどれかを示すだろう
**：初心者は注意。このパターンの母斑は注意をもって判断するべきである

図 C-12　ステップ 2―母斑とメラノーマの鑑別。良性母斑は 1～10 の頻発するパターンを呈する傾向がある。メラノーマはこの 10 の良性パターンからは逸脱するメラノサイト病変である（*Concept and design by Natalia Jaimes, MD and Ashfaq A. Marghoob, MD*）

4）均一青色色素沈着（homogeneous blue pigmentation）（図 C-7）。
5）集合した小球パターン（aggregated globule）（図 C-8）。
6）顔面皮膚における偽ネットワーク（pseudonetwork）（図 C-9）。
7）四肢皮膚における平行色素パターン（parallel pigment pattern）（図 C-10）。
8）色素ネットワークを呈するメラノサイト病変で 1 つ例外があり，皮膚線維腫の一部はネットワークパターンを示すものがある（図 C-11）。

上記のようなメラノサイト病変に一般的な構造を示さない病変がある。それがさらに基底細胞癌や脂漏性角化症，皮膚線維症，血管腫の特徴も呈さなければ，それは特徴のない病変（featureless lesion）である。しかしもしこの特徴のない病変にメラニン欠乏性メラノーマの可能性があれば，不規則な屈曲した血管など血管新生の徴候を示す変化がみられるはずであり，要注意である。

ステップ 2

病変がメラノサイト起源だと思われたならば，その病変が良性の母斑なのかメラノーマなのかを決めなければならない。母斑は以下の 10 の良性パターンの 1 つを示す傾向がある（図 C-12）。

1）びまん性網状影（diffuse reticular）（図 C-13）。
2）斑状網状影（patchy reticular）（図 C-14）。
3）中心部の染色を伴わない周辺網状影（peripheral reticular with central hypopigmentation）（図 C-15）。
4）中心部の染色を伴う周辺網状影（peripheral reticular with

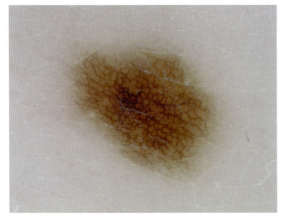

図 C-13　良性母斑のびまん性網状影。通常の線の太さだが，辺縁では徐々に消えていく点に注目（Reproduced with permission from Richard P. Usatine, MD.）

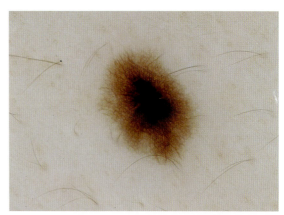

図 C-16　この良性母斑では中心部に染色を伴う周辺ネットワークがみられる。この中心部の色素沈着は特徴的な斑点(typical blotch)と呼ばれる（Reproduced with permission from Ashfaq Marghoob, MD.）

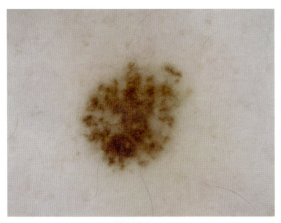

図 C-14　良性母斑の斑状網状影パターン（Reproduced with permission from Richard P. Usatine, MD.）

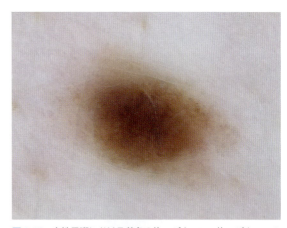

図 C-17　良性母斑における茶色の均一パターン。均一パターンの色は茶色かピンクか青であろう（Reproduced with permission from Richard P. Usatine, MD.）

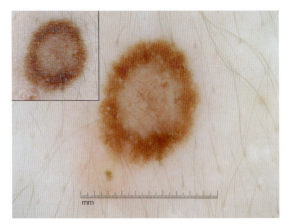

図 C-15　良性母斑の中心部に染色を伴わない周辺網状影パターン（Reproduced with permission from Ashfaq Marghoob, MD.）

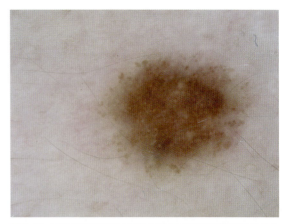

図 C-18　この良性母斑には周辺小球の対称的な配置をみることができる（Reproduced with permission from Ashfaq Marghoob, MD.）

　　　central hyperpigmentation）（図 C-16）。
5) 均一（homogeneous）（図 C-17）。
6) 周辺小球/星状構造（peripheral globule/starburst）（図 C-18）。
7) 中心小球を伴う辺縁網状（peripheral reticular with cebtral globule）（図 C-19）。

8) 小球状（globular）（図 C-20）。
9) 二成分（two-component）（図 C-21）。
10) 対称的な多成分病変（symmetric multicomponent）（このパ

C ダーモスコピー

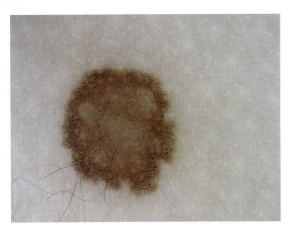

図 C-19　この良性先天性母斑には中心小球を伴う辺縁網状パターンがみられる（Reproduced with permission from Richard P. Usatine, MD.）

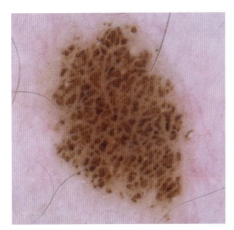

図 C-20　良性母斑の小球状パターン。この構造の小球の辺縁は鋭く敷石状（cobblestone）パターンを呈しているが，他の小球パターンでは小球の辺縁は丸い（Reproduced with permission from Richard P. Usatine, MD.）

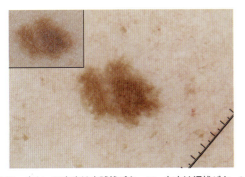

図 C-21　向かって右方は小球状パターン，左方は網状パターンを呈している二成分パターン（Reproduced with permission from Ashfaq Marghoob, MD.）

ターンは危険なパターンと解釈され，初心者のうちは生検を行うことが妥当であろう）（図 C-22）。
　対照的にメラノーマは早期よりこれら良性パターンから外れていく傾向がある。さらにメラノーマの構造はしばしば非対称的な形に分布しており，多くのメラノーマはメラノーマらしい構造を呈してくる（図 C-23）。

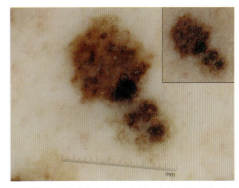

図 C-22　対称的な多成分病変。これはのちに良性母斑であることがわかったが，この病変を生検なしで良性といえるのは，経験のあるダーモスコピストのみであろう（Reproduced with permission from Ashfaq Marghoob, MD.）

メラノーマに特有の構造	OR
非定型ネットワーク	1.1～9
線条（偽足と放射状の流出）	1.6～5.8
脱色素ネットワーク	1.8
光沢のある白線（結晶状構造物）	9.7
不規則小点や小球	2.9～4.8
中央部の欠けたシミ	4.1～4.9
辺縁部の黄褐色無構造領域	2.8～2.9
隆起部に重なる青白色の覆い	2.5～13
構造の退化（青白色の覆いが斑状領域や瘢痕様領域に重なり，一部コショウをまいたようにみえる）	3.1～18.3
非定型血管構造（点状血管，蛇行血管，多型血管，赤白領域，赤色小球，らせん状血管）	1.5～7.4
多角形構造（ジグザグ線）	

図 C-23　メラノーマ特有の構造とそれぞれの構造のオッズ比（OR）

▶ メラノーマに特徴的な構造

1）非定型ネットワーク（atypical network）（図 C-24）。
2）線条（streak）（偽足と放射状の流出〈pseudopod and radial streaming〉）（図 C-25）。
3）脱色素ネットワーク（negative pigment network）（図 C-26）。
4）光沢のある白線（shiny white line）（結晶状構造物〈crystalline structure〉）（図 C-27）。
5）不規則小点や小球（atypical dot and or globule）（図 C-28）
6）中央部の欠けたシミ（off-central blotch）（図 C-29）。
7）辺縁部の黄褐色無構造領域（peripheral tan structureless area）（図 C-30）。
8）隆起部に重なる青白色の覆い（blue-white veil overlying raised area）（図 C-31）。
9）消退構造（regression structure）（青白色の覆いが斑状領域や瘢痕様領域に重なり，一部コショウをまいたようにみえる）（図 C-32）。

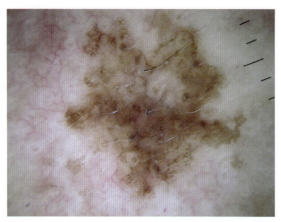

図 C-24　この疑わしいメラノサイト病変には非定型ネットワークがみられる(Reproduced with permission from Richard P. Usatine, MD.)

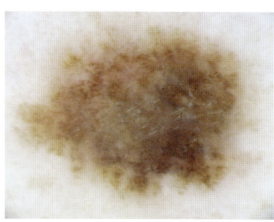

図 C-27　メラノーマに光沢のある白線が認められる。光沢のある白線は蛹(chrysalis)や結晶状構造物(crystaline structures)とも呼ばれる(Reproduced with permission from Ashfaq Marghoob, MD.)

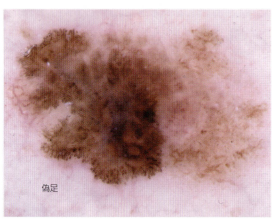

図 C-25　メラノーマには偽足がみられる。偽足は放射状の流出を伴う線条であり，メラノーマに特有の構造である(Copyright of Ashfaq Marghoob, MD.)

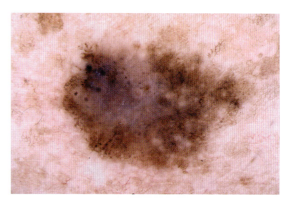

図 C-28　メラノーマに不規則小点と小球が認められる。小点と小球は周辺に存在し，対称的には存在していない。青白色の覆いもみることができる(Reproduced with permission from Ashfaq Marghoob, MD.)

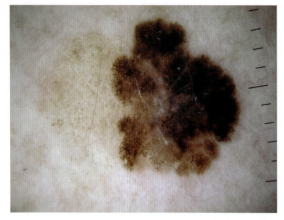

図 C-26　メラノーマの向かって左側には脱色素ネットワークをみることができる(Reproduced with permission from Richard P. Usatine, MD.)

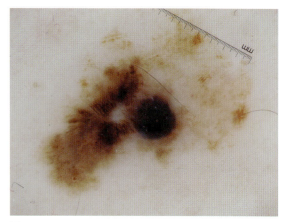

図 C-29　メラノーマの中央部の欠けたシミ。青白色の覆い，不規則小球，非定型ネットワーク，辺縁部の黄褐色無構造領域もみられる(Reproduced with permission from Ashfaq Marghoob, MD.)

10) 非定型血管構造(atypical vascular structure)(点状血管，蛇行血管，多型血管，赤白色領域，赤色小球，らせん状血管)(図 C-33)。
　特に足底や手掌のメラノーマは皮丘平行パターンを呈するであろう(図 C-34)。
　顔面のメラノーマはひし形構造を呈するであろう(図 C-35)。

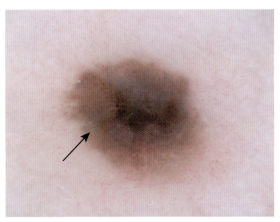

図 C-30　メラノーマの左下方に辺縁部の黄褐色無構造領域が認められる（矢印）。陰性ネットワークもまた認められる（Reproduced with permission from Ashfaq Marghoob, MD.）

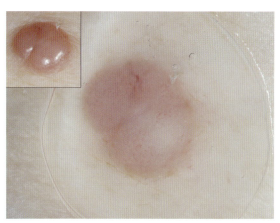

図 C-33　無色素性結節性メラノーマに非定型血管構造をみることができる。点状血管，蛇行血管が認められる（Reproduced with permission from Ashfaq Marghoob, MD.）

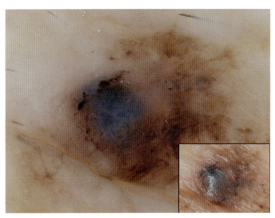

図 C-31　メラノーマの隆起部に重なる青白色の覆い（Reproduced with permission from Ashfaq Marghoob, MD.）

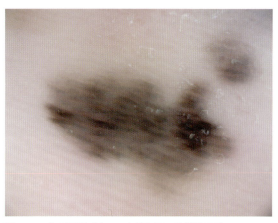

図 C-34　皮丘平行パターンを伴う足の肢端黒子型メラノーマ（Reproduced with permission from Richard P. Usatine, MD.）

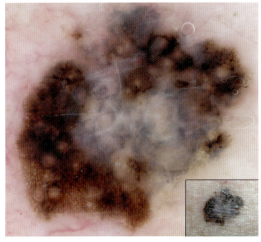

図 C-32　上皮内メラノーマには構造の退化が認められる。構造の退化のうち青白色の覆いが斑状領域を覆っており，またコショウをまいたようにもみえる（Reproduced with permission from Richard P. Usatine, MD.）

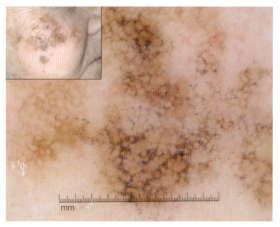

図 C-35　ひし形構造を伴う顔面の悪性黒子（Reproduced with permission from Ashfaq Marghoob, MD.）

ステップ 2—メラノサイト病変

以下の3つの可能性がある（図 C-36）。
1）病変が良性母斑のパターンを1つでも呈していれば（図 C-13〜図 C-22 参照），患者に良性の母斑ですよ，と安心させ

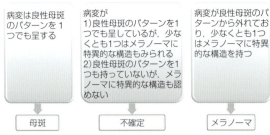

図C-36 ダーモスコピーによるメラノサイト病変の評価(Concept and design by Natalia Jaimes, MD and Ashfaq A. Marghoob, MD)

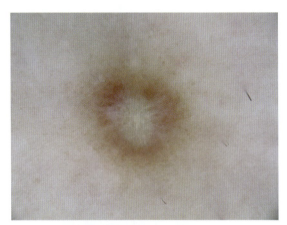

図C-37 典型的な皮膚線維腫には中心瘢痕様領域を伴う辺縁が繊細で微細なネットワークがみられる(Reproduced with permission from Richard P. Usatine, MD.)

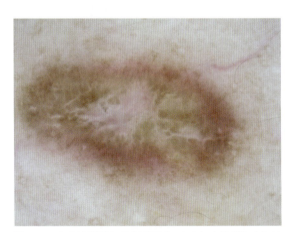

図C-38 皮膚線維腫の瘢痕様領域のなかに血管がみられる(Reproduced with permission from Richard P. Usatine, MD.)

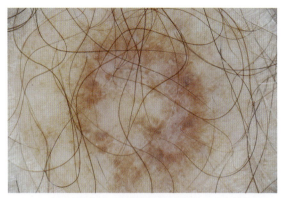

図C-39 皮膚線維腫の中心瘢痕様領域のなかにリング様小球構造がみられる(Reproduced with permission from Ashfaq Marghoob, MD.)

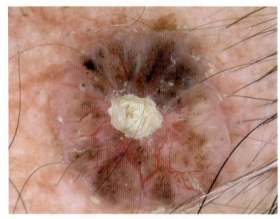

図C-40 基底細胞癌にみられる枝を出した木のような樹枝状血管(Reproduced with permission from Richard P. Usatine, MD.)

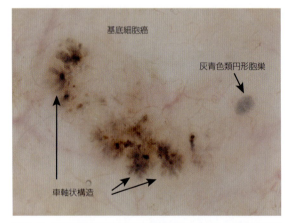

図C-41 基底細胞癌の左方に車軸状構造と孤立した灰青色類円形胞巣がある(Reproduced with permission from Ashfaq Marghoob, MD.)

てよい。
2) 病変が,
 A:良性母斑のパターンを1つでも呈しているが,少なくとも1つはメラノーマに特異的な構造もみられる。
 B:良性母斑のパターンを1つも持っていないが,メラノーマに特異的な構造も認めない。
 これらは不確定なあやしい病変である。選択としてはすぐに生検を行うか,ダーモスコピーの写真を用いて頻回に3カ月間シミの監視を行うかである(注意:結節性メラノーマは早く成長して短期間に予後が悪くなることがあるので,隆起性病変は待たないこと)。
3) 病変が良性母斑のパターンから外れており,少なくとも1つはメラノーマに特異的な構造を持つ(図C-24〜図C-33参照)。
 これはメラノーマが疑わしい病変であり,生検すべきである(170章「メラノーマ」参照)。

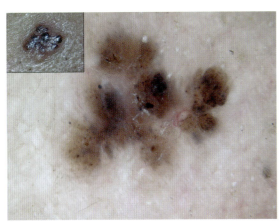
A

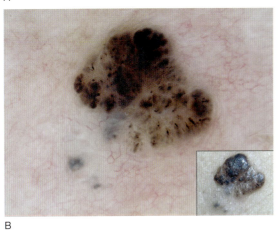
B

図 C-42　A：色素性基底細胞癌の葉状構造。B：葉状構造と左下隅の灰青色類円形胞巣（Reproduced with permission from Richard P. Usatine, MD.）

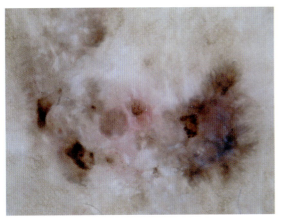

図 C-43　基底細胞癌に光沢のある白色構造が確認できる。これは結晶様や蛹様構造と呼ばれる（Reproduced with permission from Ashfaq Marghoob, MD.）

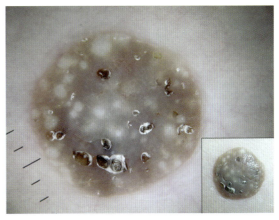

図 C-44　稗粒腫様囊腫と面皰様開大を伴う脂漏性角化症（Reproduced with permission from Richard P. Usatine, MD.）

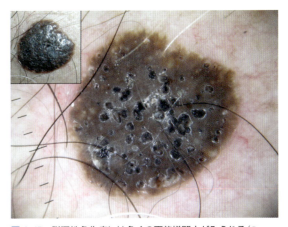

図 C-45　脂漏性角化症には多くの面皰様開大がみられる（Reproduced with permission from Richard P. Usatine, MD.）

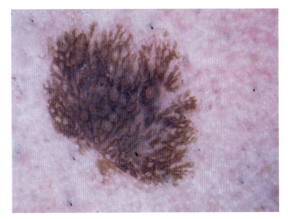

図 C-46　脂漏性角化症には fat finger（太い指所見）がみられる（Reproduced with permission from Richard P. Usatine, MD.）

ステップ1―非メラノサイト腫瘍

病変がメラノサイト起源でなければ，以下の病変の構造がないか探す必要がある。

- 皮膚線維腫。
- 基底細胞癌。
- 脂漏性角化症。
- 血管腫。

▶ 皮膚線維腫

a. 辺縁の繊細で微細なネットワーク（peripheral delicate fine network）（図 C-37）。
b. 中心瘢痕様領域（central scar-like area）（図 C-37 参照）。
c. 瘢痕様領域の血管（blood vessels within the scar-like area）

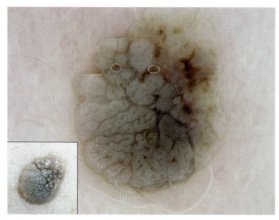

図 C-47 溝と隆起を伴う脳回転様外観の脂漏性角化症(Reproduced with permission from Richard P. Usatine, MD.)

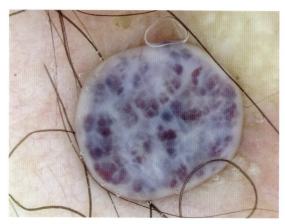

図 C-50 赤色と青色の多房状構造を伴う血管腫(Reproduced with permission from Ashfaq Marghoob, MD.)

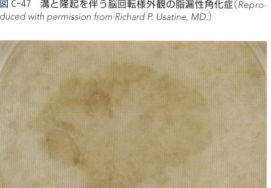

図 C-48 日光黒子から変化した早期の脂漏性角化症には虫食い状辺縁と指紋様構造が認められる(Reproduced with permission from Ashfaq Marghoob, MD.)

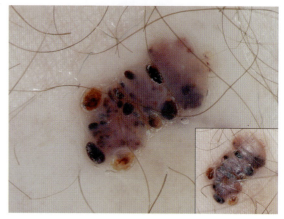

図 C-51 被角血管腫が紫色と黒色の多房状構造を呈している(Reproduced with permission from Ashfaq Marghoob, MD.)

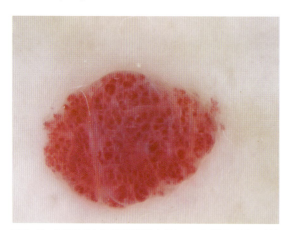

図 C-49 血管腫が赤色多房状構造を呈している(境界明瞭な血管組織の湖や池状態)(Reproduced with permission from Richard P. Usatine, MD.)

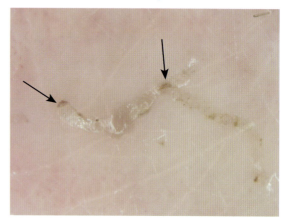

図 C-52 2つの交差したトンネルの終わりにヒゼンダニ(矢印)がみられる。頭と足が最もみやすく、矢印の部分の虫体はトンネルから離れる方向に向かっているようにみえる(Reproduced with permission from Richard P. Usatine, MD.)

　　(図 C-38)。
d. リング様小球構造(ring-like globular structure)(図 C-39)。
▶ 基底細胞癌
a. 樹枝状血管(arborizing vessel)(図 C-40)。
b. 車軸状構造(spoke wheel-like structure),同心構造(concentric structure)(図 C-41)。
c. 葉状領域(leaf-like area)(図 C-42)。
d. 灰青色類円形大型胞巣(large blue-gray ovoid nest)(図 C-41 参照)。
e. 多発灰青色小球(multiple blue-gray globule)(図 C-42 参照)。
f. 潰瘍化(ulceration)(図 C-43)。
g. 光沢のある白色構造(shiny white structure)(結晶状構造

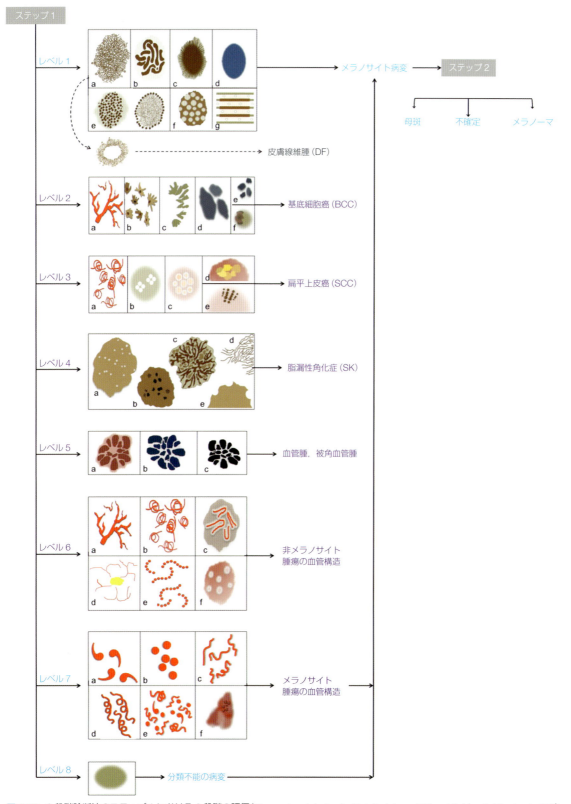

図 C-53　2 段階診断法のステップ 1 における 8 段階の評価（*Concept and design by Natalia Jaimes, MD and Ashfaq A. Marghoob, MD*）

	ステップ 1―メラノサイト病変，非メラノサイト病変							
レベル 1 メラノサイト病変	レベル 2 基底細胞癌 (BCC)	レベル 3 扁平上皮癌 (SCC)	レベル 4 脂漏性角化症 (SK)	レベル 5 血管腫，被角血管腫	レベル 6 非メラノサイト腫瘍の血管構造*	レベル 7 メラノサイト腫瘍の血管構造*	レベル 8 分類不能の病変
a．色素ネットワーク b．陰性ネットワーク c．線条 d．均一青色色素沈着 e．集合した小球状パターンもしくは小球の辺縁形成 f．顔面の偽ネットワーク g．四肢の平行色素パターン *色素ネットワークの例外として皮膚線維腫がある	a．樹枝状血管 b．車軸状構造，同心構造 c．葉状領域 d．灰青色類円形大型胞巣 e．多発灰青色小球 f．潰瘍化 g．追加の手がかりとして：光沢のある白色構造	a．巣状糸球体状血管 b．ばら様 c．ケラチン真珠，白色円板 d．黄色鱗屑 e．茶色小点，放射状に整列した辺縁小球	a．(2 個より多い)多発性稗粒腫様囊腫 b．面皰様開大 c．溝と隆起(太い指様構造) d．指紋様構造 e．虫食い状辺縁 f．白色輪を伴う U 字血管 g．追加の手がかりとして：鮮明な境界．圧排による移動を認めない	a．赤色多房状構造 b．青色多房状構造 c．黒色多房状構造	形態学的 a．樹枝状血管 b．糸球体状血管 c．白色輪を伴う U 字血管 配列 d．王冠 e．蛇行状，真珠の首飾り状 f．イチゴ状パターン g．辺縁密集 分布 ・焦点 ・びまん ・中心 ・辺縁 ・ランダム *この所見は通常，以下の病変でみられる a．基底細胞癌 b．扁平上皮癌 c．脂漏性角化症，角化棘細胞腫 d．脂腺過形成 e．明細胞性棘細胞腫 f．日光角化症	形態学的 a．コンマ状血管 b．小点状血管 c．蛇行血管(線状，不規則な) d．らせん状血管 e．多段階血管 f．白赤色領域 分布 ・焦点 ・びまん ・中心 ・辺縁 ・ランダム *この所見は通常，以下の病変でみられる a．真皮内母斑 b〜f．メラノーマ	レベル 1 から 6 までの構造なし

図 C-54 図 C-53 の系統図の説明(Concept and design by Natalia Jaimes, MD and Ashfaq A. Marghoob, MD)

(図 C-43 参照)．

▶ 脂漏性角化症
a．(2 個より多い)多発性稗粒腫様囊腫(multiple 〈＞2〉 milia-like cyst)(図 C-44)．
b．面皰様開大(comedo-like opening)(図 C-45)．
c．溝と隆起(gyri and sulci)(太い指様構造〈fat finger-like structure〉)(図 C-46)と脳回転様外観(cerebriform)(図 C-47)．
d．指紋様構造(fingerprint-like structure)(図 C-48)．
e．虫食い状辺縁(moth-eaten border)(図 C-48 参照)．
f．追加の特徴として：鮮明な境界(sharp demarcation)．圧排による移動を認めない(negative wobble sign)．

▶ 血管腫
a．赤色多房状構造(red lacunae)(図 C-49)．

b．青色多房状構造(blue lacunae)(図 C-50)．
c．黒色多房状構造(black lacunae)：被角血管腫(angiokeratoma)(図 C-51)．

またダーモスコピーは顕微鏡を用いずともヒゼンダニを見つける際の助けになる(図 C-52)(141 章「疥癬」参照)．

▶ 血管構造
・レベル 5，レベル 6(図 C-53，図 C-54)：ステップ 1 で非メラノサイトとメラノサイト腫瘍の血管構造の評価を含んでいた．これに関する詳細な情報やもっと高度な段階については巻末の「URL，参考文献」参照．

【Ashfaq A. Marghoob, MD／Natalia Jaimes, MD／Richard P. Usatine, MD】

(多田勝重　訳)

URL，参考文献

2 章
◆参考文献
1. American Academy of Family Physicians. *Future of Family Medicine Project*. http://www.aafp.org/online/en/home/membership/initiatives/futurefamilymed.html. Accessed March 2012.
2. Kleinman A. Prologue. In：Borkan J, Reis S, Steinmetz D, Medalie JH, eds. *Patients and Doctors：Life-Changing Stories from Primary Care*. Madison, WI：University of Wisconsin Press；1999：ix.
3. Albury WR, Weisz GM. The medical ethics of Erasmus and the physician-patient relationship. *Med Humanit*. 2001；27(1)：35-41.
4. Brody H. Family and community-reflections. In：Borkan J, Reis S, Steinmetz D, Medalie JH, eds. *Patients and Doctors：Life-Changing Stories from Primary Care*. Madison, WI：University of Wisconsin Press；1999：67-72.
5. Medalie JH. Learning from patients-reflections. In：Borkan J, Reis S, Steinmetz D, Medalie JH, eds. *Patients and Doctors：Life-changing Stories from Primary Care*. Madison, WI：University of Wisconsin Press；1999：50.
6. Rosenberg EE, Lussier MT, Beaudoin C. Lessons for clinicians from physician-patient communication literature. *Arch Fam Med*. 1997；6(3)：279-283.
7. Hojat M, Louis DZ, Markham FW, et al. Physicians' empathy and clinical outcomes for diabetic patients. *Acad Med*. 2011；86(3)：359-364.
8. DePew Z, Gossman W, Morrow LE. Association of primary care physician relationship and insurance status with reduced rates of tobacco smoking. *Chest*. 2010；138(5)：1278-1279.
9. Blanchard CG, Labrecque MS, Ruckdeschel JC, Blanchard EB. Physician behaviors, patient perceptions, and patient characteristics as predictors of satisfaction of hospitalized adult cancer patients. *Cancer*. 1991；65(1)：186-192.
10. Hall JA, Roter KL, Katz NR. Meta-analysis of correlates of provider behavior in medical encounters. *Med Care*. 1988；26(7)：657-675.
11. Candib LM. *Medicine and the Family - A Feminist Perspective*. New York, NY：Basic Books；1995：119-145.
12. Candib LM. *Medicine and the Family - A Feminist Perspective*. New York, NY：Basic Books；1995：246-273.
13. Candib LM. *Medicine and the Family - A Feminist Perspective*. New York, NY：Basic Books；1995：206-239.
14. Brown J, Stewart M, McCracken E, McWhinney IR, Levenstein J. The patient-centered clinical method. 2. Definition and application. *Fam Pract*. 1986；3(2)：75-79.
15. Leiblum SR, Schnall E, Seehuus M, DeMaria A. To BATHE or not to BATHE：patient satisfaction with visits to their family physician. *Fam Med*. 2008；40(6)：407-411.
16. Candib LM. *Medicine and the Family - A Feminist Perspective*. New York, NY：Basic Books；1995：181-205.
17. Jaques LB, Curtis P, Goldstein AO. Helping your patients stay healthy. In：Sloane PD, Slatt LM, Ebell MH, Jacques LB, eds. *Essentials of Family Medicine*. Baltimore, MD：Lippincott Williams & Wilkins；2002：117-125.
18. Epstein RM, Alper BS, Quill TE. Communicating evidence for participatory decision making. *JAMA*. 2004；291(19)：2359-2366.

3 章
◆患者向け URL
- Managing Contraception Web site has a choices section that is good for patients—**http://managingcontraception.com/**.
- NuvaRing Web site—**http://www.nuvaring.com/**.
- Mirena Web site—**http://www.mirena-us.com/**.
- Essure Web site—**http://www.essure.com/**.
- Nexplanon Web site—**http://www.nexplanon-usa.com/**.
- CDC Web site—**http://www.cdc.gov/reproductivehealth/UnintendedPregnancy/Contraception.htm**.
- ACOG Web site—**http://www.acog.org/publications/patient_education/ab020.cfm**.

◆医療従事者向け URL
- Contraceptive Technology Table of Contraceptive Efficacy—**http://www.contraceptivetechnology.org/table.html**.
- American Family Physician. *New Contraceptive Options*—**http://www.aafp.org/afp/20040215/853.html**.
- World Health Organization. Medical Eligibility Criteria for Contraceptive Use. 4th ed. 2009—**http://www.who.int/reproductivehealth/topics/en/**.

◆参考文献
1. Henshaw SK. Unintended pregnancy in the United States. *Fam Plann Perspect*. 1998；30：24-29, 46.
2. Kost K, Singh S, Vaughan B, et al. Estimates of contraceptive failure from the 2002 National Survey of Family Growth. *Contraception*. 2008；77：10.
3. Piccinino LJ, Mosher WD. Trends in contraceptive use in the United States：1982-1995. *Fam Plann Perspect*. 1998；30：4-10, 46.
4. Raine TR, Foster-Rosales A, Upadhyay UD, et al. One-year contraceptive continuation and pregnancy in adolescent girls and women initiating hormonal contraceptives. *Obstet Gynecol*. 2011；117(2 pt 1)：363-371.
5. Herndon EJ, Zieman M. New contraceptive options. *Am Fam Physician*. 2004；69：853-860.
6. World Health Organization. *Medical Eligibility Criteria for Contraceptive Use*. 4th ed. 2009. http://www.who.int/reproductivehealth/topics/en/. Accessed May 21, 2012.
7. Trussell J. Contraceptive failure in the United States. *Contraception*. 2011；83：397-404.

4 章
◆参考文献
- Callanan M, Kely P. *Final Gifts：Understanding the Special Awareness, Needs and Communications of the Dying*. Bantam Books；1992.
- Ray MC. *I Am Here to Help：A Hospice Workers Guide to Communicating with Dying People and Their Loved Ones*. Hospice Handouts, McRay Company.
- Lattanzi-Licht M, Mahoney JJ, Miller GW. *The National Hospice Organization Guide to Hospice Care：The Hospice Choice：In Pursuit of A Peaceful Death*. Simon & Schuster.
- Hanson W. *The Next Place*. Waldman House Press；1997.
- Baugher R, Calija M. *A Guide to the Bereaved Survivor*. Caring People Press. Newcastle, WA；1998.
- Brown LK, Brown M. *When Dinosaurs Die：A Guide to Understanding Death*. Little Brown & Company. Boston；1998.

◆患者向け URL
- Caring Connections—**http://www.caringinfo.org**.
- Get Palliative Care—**www.getpalliati**

vecare.org.
- National Family Caregivers Association—http://www.nfcacares.org/.
- National Hospice and Palliative Care Organization—http://www.nhpco.org.

◆医療従事者向け URL
- American Academy of Hospice and Palliative Medicine—http://www.aahpm.org/.
- National Hospice and Palliative Care Organization—http://www.nhpco.org.
- American Pain Society—http://www.ampainsoc.org.
- American Society for Bioethics and Humanities—http://www.asbh.org.
- American Society of Law, Medicine and Ethics—http://www.aslme.org.
- End-of-Life Care Consensus Panel—American College of Physicians-American Society of Internal Medicine—http://www.acponline.org/running_practice/ethics/.
- The EPEC Project（Education resource online）—http://www.epec.net.
- Palliative Care Matters—http://www.pallcare.info.

◆参考文献
1. Von Gunten CF. Interventions to manage symptoms at the end of life. J Palliat Med. 2005；8（suppl 1）：S88-S94.
2. Lynn J. Measuring quality of care at the end of life：a statement of principles. J Am Geriatr Soc. 1997；45：526-527.
3. Xu J, Kochanek KD, Tejada-Vera B. Deaths：preliminary data for 2007. National Vital Statistics Reports. Hyattsville, MD：National Center for Health Statistics；2009：58（1）.
4. Kochanek KD, Xu JQ, Murphy SL, et al. Deaths：preliminary data for 2009. National Vital Statistics Reports. Hyattsville, MD：National Center for Health Statistics；2011；59（4）.
5. Zhao Y, Encinosa W. The cost of end-of-life hospitalizations, 2007. HCUP Statistical Brief #81. November 2009, revised April 2010. Rockville, MD：Agency for Healthcare Research and Quality. http://www.hcup-us.ahrq.gov/reports/statbriefs/sb81.pdf. Accessed March 2012.
6. Emanuel EJ, Emanuel LL. Palliative and end-of-life care. In：Kasper DL, Braunwald E, Fauci AS, Hauser SL, Longo DL, Jameson JL, eds. Harrison's Principles of Internal Medicine. 16th ed. New York, NY：McGraw-Hill Companies Inc.；2005：53-66.
7. Kwak J, Healy WE. Current research findings on end-of-life decision making among racially or ethnically diverse groups. Gerontologist. 2005；45（5）：634-641.
8. Centers for Disease Control and Prevention. Vital signs：current cigarette smoking among adults aged 18 years — United States, 2009. MMWR Morb Mortal Wkly Rep. 2010；59（35）：1135-1140.
9. Centers for Disease Control and Prevention. State-specific smoking-attributable mortality and years of potential life lost — United States, 2000-2004. MMWR Morb Mortal Wkly Rep. 2009；58（02）：29-33.
10. National Center for Health Statistics. Health, United States, 2010：in brief. Hyattsville, MD. 2011.
11. Schuckit MA. Alcohol and alcoholism. In：Kasper DL, Braunwald E, Fauci AS, Hauser SL, Longo DL, Jameson JL, eds. Harrison's Principles of Internal Medicine. 16th ed. New York, NY：McGraw-Hill Companies Inc.；2005：2562-2566.
12. National Institute on Drug Abuse. InfoFacts：nationwide trends. http://www.drugabuse.gov/publications/infofacts/nationwide-trends. Accessed May 2013.
13. United States Department of Health and Human Services. Injury in the United States：2007 Chartbook. http://www.cdc.gov/nchs/data/misc/injury2007.pdf. Accessed May 2013.
14. Centers for Disease Control and Prevention. AIDS in the United States by geographic distribution. http://www.cdc.gov/hiv/resources/factsheets/geographic.htm. Accessed May 2013.
15. Wolfe MI, Nolte KB, Yoon SS. Fatal infectious disease surveillance in a medical examiner database. http://www.cdc.gov/ncidod/eid/vol10no1/02-0764.htm. Accessed May 2013.
16. Centers for Disease Control and Prevention. Drug poisoning deaths in the United States, 1980-2008. http://www.cdc.gov/nchs/data/databriefs/db81.htm. Accessed May 2013.
17. Centers for Disease Control and Prevention. Suicides due to alcohol and/or drug overdose. http://www.cdc.gov/ViolencePrevention/pdf/NVDRS_Data_Brief-a.pdf. Accessed May 2013.
18. Reisfield GM, Wilson GR. Prognostication in heart failure. Fast facts and concepts. October 2005：143. http://www.eperc.mcw.edu/EPERC/FastFactsIndex/ff_143.htm. Accessed May 2013.
19. National Hospice and Palliative Care Organization. http://www.nhpco.org（for members）. Accessed March 2012.
20. Lau F, Downing GM, Lesperance M, et al. Use of palliative performance scale in end-of-life prognostication. J Palliative Med. 2006；9（5）：1066-1075.
21. Emanuel EJ, Fairclough DL, Slutsman J, et al. Assistance from family members, friends, paid care givers, and volunteers in the care of terminally ill patients. N Engl J Med. 1999；341（13）：956-963.
22. Buckman R. How to Break Bad News：A Guide for Health Care Professionals. Baltimore, MD：Johns Hopkins University Press；1992.
23. Steinhauser KE, Christakis NA, Clipp EC, et al. Factors considered important at the end of life by patients, family physicians, and other care providers. JAMA. 2000；284（19）：1476-1482.
24. Meisel A, Snyder L, Quill T；American College of Physicians — American Society of Internal Medicine End-of-Life Care Consensus Panel. Seven legal barriers to end-of-life care：myths, realities and grains of truth. JAMA. 2000；284（19）：2495-2501.
25. Turner R. Fast facts and concepts No. 82 and 83. Medicare hospice benefit Part 1. January 2003. End-of-Life Physician Education Resource Center. http://www.eperc.mcw.edu. Accessed March 2012.
26. Field MJ, Cassel CK, eds. Approaching Death：Improving Care at the End of Life. Washington, DC：National Academy Press；1997.
27. World Health Organization. Pain ladder. http://www.who.int/entity/cancer/palliative/painladder/en/. Accessed March 1, 2007.
28. Dworkin RH, Backonja M, Rowbotham MC, et al. Advances in neuropathic pain：diagnosis, mechanisms, and treatment recommendations. Arch Neurol. 2003；60：1524-1534.
29. Clemens KE, Quednau I, Klaschik E. Use of oxygen and opioids in the palliation of dyspnea in hypoxic and non-hypoxic palliative care patients：a prospective study. Support Care Cancer. 2009；17：367-377.
30. Philip J, Gold M, Milner A, et al. A randomized, double-blind, crossover trial of the effect of oxygen on dyspnea in patients with advanced cancer. J Pain Symptom Manage. 2006；32：541-550.
31. Department of Labor. Wage and hour division. Family and Medical Leave Act. http://www.dol.gov/whd/fmla/. Accessed May 2013.
32. Larson DG, Tobin DR. End of life conversations：evolving practice and theory. JAMA. 2000；284：1573-1578.
33. Della Santina C, Bernstein RH. Whole patient assessment, goal planning, and inflection points：their role in achieving quality end-of life care. Clin Geriatr Med. 2004；20：595-620.
34. Jonsen AR, Seigler M, Winslade WJ. Clinical Ethics：A Practical Approach to Ethical Decisions in Clinical Medicine. 4th ed. New York, NY：McGraw-Hill；1998.
35. Gordon DR. Principles and practice of withdrawing life-sustaining treatments. Crit Care Clin. 2004；20：435-451.
36. Billings JA, Krakauer EL. On patient autonomy and physician responsibility in end-of-life care. Arch Intern Med. 2011；171（9）：849-853.
37. Curtis JR. Interventions to improve care during withdrawal of life-sustaining

treatments. *J Palliat Med.* 2005；8（suppl 1）：S116–S131.

5 章
◆医療従事者向け URL
International Humanitarian Efforts
- Doctors Without Borders—**http://www.doctorswithoutborders.org.**
- **http://www.globalcorps.com/jobs/ngolist.doc.**
- **http://www.exploringabroad.com/humanitarian-org.htm.**
- **http://www.internationalhealthvolunteers.org/.**
- Rick Hodes Web site—**http://rickhodes.org.**
- Calcutta Rescue—**http://www.calcuttarescue.org/** Disabled Persons
- US Department of Justice—**http://www.usdoj.gov/crt/ada/cguide.htm.**
- Social Security Administration—**http://www.ssa.gov/disability/**（information on benefits）.
- Information on Sports Events for the Disabled—**http://www.dsusa.org.**
- **http://www.disabilityinfo.gov.** Homeless
- National Coalition for the Homeless—**http://www.nationalhomeless.org/.**
- National Alliance to End Homelessness—**http://www.naeh.org/.**
- US Department of Housing and Urban Development—**http://www.hud.gov/homeless/index.cfm.**
- Veterans Affairs—**http://www1.va.gov/homeless/.**
- The Society of Student-Run Free Clinics—**http://www.studentrunfreeclinics.org/.**
- Haven for Hope—**http://www.havenforhope.org/.**

◆参考文献
1. United Nations High Commissioner for Refugees（UNHCR）. http://www.unhcr.org/pages/49c3646c11.html. Accessed November 2013.
2. Center for Disease Control（CDC）. *Frequently Asked Questions About International Emergency and Refugee Health.* http://www.cdc.gov/globalhealth/gdder/ierh/FAQ.htm. Accessed November 2013.
3. Daley WR. *Public Health Response to Hurricanes Katrina and Rita—Louisiana, 2005.* http://www.cdc.gov/mmwr/preview/mmwrhtml/mm5502a1.htm. CDC. Accessed November 2013.
4. *Injury and Illness Surveillance in Hospitals and Acute-Care Facilities After Hurricanes Katrina and Rita—New Orleans Area, Louisiana, Sept 25 to Oct 15, 2005.* http://www.cdc.gov/mmwr/preview/mmwrhtml/mm5502a4.htm. Accessed November 2013.
5. Hanzlick R. Office of the Fulton County Medical Examiner. Surveillance and Programs Br, Div of Environmental Hazards and Health Effects, Center for Environmental Health, CDC. *MMWR Morb Mortal Wkly Rep.* 1987；36（19）：297–299.
6. World Health Organization. Water-related diseases. *Malnutrition.* http://www.who.int/water_sanitation_health/diseases/malnutrition/en/. Accessed October 2013.
7. World Health Organization. *Progress on Sanitation and Drinking Water：2013 Update.* http://apps.who.int/iris/bitstream/10665/81245/1/9789241505390_eng.pdf. Accessed October 2013.
8. *World Health Organization African Region：Ethiopia.* http://www.who.int/countries/eth/en/. Accessed November 2013.
9. Department of Health and Human Services. *The Surgeon General's Call to Action to Improve the Health and Wellness of Persons with Disabilities.* Rockville, MD：Public Health Service；2005. http://www.surgeongeneral.gov/library/disabilities/calltoaction/calltoaction.pdf. Accessed April 25, 2007.
10. Prevalence of disabilities and associated health conditions among adults—United States, 1999. *MMWR Morb Mortal Wkly Rep.* 2001；50（07）：120–125.
11. Centers for Disease Control and Prevention. *National Prevention Information Network.* http://www.cdcnpin.org/scripts/population/homeless.asp. Accessed May 1, 2012.

6 章
◆患者・医療従事者向け URL
- Centers for Disease Control and Prevention. *Malaria*—**http://www.cdc.gov/malaria.**
- World Health Organization. *Malaria*—**http://www.who.int/malaria/en/.**
- PubMed Health. *Leishmaniasis*—**http://www.ncbi.nlm.nih.gov/pubmedhealth/PMH0002362/.**
- Centers for Disease Control and Prevention. *Parasites—Leishmaniasis*—**http://www.cdc.gov/parasites/leishmaniasis/.**
- Traveler's Health from the Centers for Disease Control and Prevention is a comprehensive site that includes information on more than 200 international destinations, travel vaccinations, diseases related to travel, illness and injury abroad, finding travel health specialists, insect protection, safe food and water, and a survival guide—**http://wwwnc.cdc.gov/travel/.**
- The *Yellow Book* 2012 is available online as a reference for those who advised international travelers about health risks—**http://wwwnc.cdc.gov/travel/page/yellowbook-2012-home.htm.**
- Detailed vaccine information for travel can be obtained at the CDC website on vaccinations. This includes information on yellow fever vaccine, typhoid vaccine, and routine vaccines—**http://wwwnc.cdc.gov/travel/page/vaccinations.htm.**
- Vaccine information can be looked up by specific destination on the traveler's health website—**http://wwwnc.cdc.gov/travel/.**
- US Department of State International Travel Site, including country specific information, travel alerts and travel warnings—**http://travel.state.gov/travel/travel_1744.html.**

◆参考文献
1. Kaplan JP, Bond TC, Merson MH, et al. Towards a common definition of global health. *Lancet.* 2009；373：1993–1995.
2. Brown TM, Cueto M, Fee E. The World Health Organization and the transition from "international" to global" public health. *Am J Public Health.* 2006；96：62–72.
3. Central Intelligence Agency. *The World Factbook.* http://www.cia.gov/library/publications/the-world-factbood/geos/cy.html. Accessed September 20, 2012.
4. Waterkeyn J, Carincross S. Creating demand for sanitation and hygiene through community health clubs：a cost-effective intervention in two districts in Zimbabwe. *Soc Sci Med.* 2005；61（9）：1958–1970.
5. World Health Organization. *VIP and ROEC Latrines.* http://www.who.int/water_sanitation_health/hygiene/emergencies/fs3_5.pdf. Accessed September 21, 2012.
6. UNICEF and WHO. *Progress on Drinking Water and Sanitation 2012 Update.* http://www.wssinfo.org/fileadmin/user_upload/resources/JMP-report-2012-en.pdf. Accessed September 21, 2012.
7. Epstein J, Hoffman S. Typhoid fever. In：Guerrant, RL, Walker DH, Weller PF, eds. *Tropical Infectious Diseases：Principles, Pathogens & Practice.* 2nd ed. Philadelphia, PA：Elsevier；2006：220–240.
8. Araujo-Jorge T, Callan M, Chappuis F, et al. Multisystem diseases and infections. In：Eddleston M, Davidson R, Brent A, Wilkinson R, eds. *Oxford Handbook of Tropical Medicine.* 3rd ed. New York, NY：Oxford University Press；2008：665–739.
9. Boggild AK, Van Voorhis WC, Liles WC. Travel-acquired illnesses associated with fever. In：Jong E, Sanford E, eds. *Travel and Tropical Medicine Manual.* 4th ed. Philadelphia, PA：Saunders Elsevier；2008.
10. Gilbert D, Moellering R, Eliopoulos G, Chambers H, Saag M. *The Sanford Guide to Antimicrobial Therapy.* 41st ed. Sperryville, VA：Antimicrobial Therapy；2011.
11. Cravioto A, Lanata CF, Lantagne DS, Nair GB. *Final Report of the Independent Panel of Experts on the Cholera Outbreak in Haiti 2011.* http://www.un.org/News/dh/infocus/haiti/UN-cholera-report-final.pdf. Accessed September 21, 2012.

12. Levine MM, Gotuzzo E, Sow SO. Cholera infections. In: Guerrant RL, Walker DH, Weller PF, eds. *Tropical Infectious Diseases: Principles, Pathogens & Practice*. 2nd ed. Philadelphia, PA: Elsevier; 2006: 273–282.
13. Penny ME. Diarrhoeal diseases. In: Eddleston M, Davidson R, Brent A, Wilkinson R, eds. *Oxford Handbook of Tropical Medicine*. 3rd ed. New York, NY: Oxford University Press; 2008: 213–267.
14. Centers for Disease Control and Prevention. *Cholera Diagnosis and Testing*. http://www.cdc.gov/cholera/diagnosis.html. Accessed September 21, 2012.
15. Centers for Disease Control and Prevention. *Recommendations for the Use of Antibiotics for the Treatment of Cholera*. http://www.cdc.gov/cholera/treatment/antibiotic-treatment.html. Accessed September 21, 2012.
16. Centers for Disease Control and Prevention. *Domestic Intestinal Parasite Guidelines*. http://www.cdc.gov/immigrantrefugeehealth/guidelines/domestic/intestinal-parasites-domestic.html. Accessed September 21, 2012.
17. Keiser J, Utzinger J. Efficacy of current drugs against soil-transmitted helminth infections: systematic review and meta-analysis. *JAMA*. 2008; 299(16): 1936–1948.
18. Knopp S, Mohammed K, Speich B, et al. Mebendazole administered alone or in combination with ivermectin against *Trichuris trichiura*: a randomized controlled trial. *Clin Infect Dis*. 2010; 51(12): 1420–1428.
19. World Health Organization. *Obesity and Overweight Factsheet, March 2013*. http://www.who.int/mediacentre/factsheets/fs311/en/. Accessed November 11, 2013.
20. Popkin BM. Nutritional patterns and transitions. *Pop Devel Rev*. 1993; 19(1): 138–157.
21. Branca F, Ferrari M. Impact of micronutrient deficiencies on growth: the stunting syndrome. *Ann Nutr Metab*. 2002; 46(suppl 1): S8–S17.
22. Popkin BM, Richards MK, Montiero CA. Stunting is associated with overweight in children of four nations that are undergoing the nutrition transition. *J Nutr*. 1996; 126(12): 3009–3016.
23. Damms-Machado A, Weser G, Bischoff SC. Micronutrient deficiency in obese subjects undergoing low calorie diet. *Nutr J*. 2012; 11: 34. http://www.nutritionj.com/content/11/1/34. Accessed November 11, 2013.
24. World Health Organization. *Global Prevalence of Vitamin A Deficiency in Populations at Risk 1995–2005*. In: WHO Global Database on Vitamin A Deficiency. http://whqlibdoc.who.int/publications/2009/9789241598019_eng.pdf. Accessed September 21, 2012.
25. World Health Organization. *Micronutrient Deficiencies: Vitamin A Deficiency*. http://www.who.int/nutrition/topics/vad/en/index.html. Accessed September 21, 2012.
26. West KP. Vitamin A deficiency as a preventable cause of maternal mortality in undernourished societies: plausibility and next steps. *Int J Gynaecol Obstet*. 2004; 85(suppl 1): S24–S27.
27. Hurt L, ten Asbroek A, Amenga-Etego S, et al. Effect of vitamin A supplementation on cause-specific mortality in women of reproductive age in Ghana: a secondary analysis from the ObaapaVitA trial. *Bull World Health Organ*. 2013; 91(1): 19–27.
28. McGuire S. WHO guideline: vitamin A supplementation in pregnant women. *Adv Nutr*. 2012; 3(2): 215–216.
29. Ross DA. Recommendation for vitamin A supplementation. *J Nutr*. 2002; 132(9): S2902–S2906.
30. Brown K, Wuehler S, Peerson J. The importance of zinc in human nutrition and estimation of the global prevalence of zinc deficiency. *Food Nutr Bull*. 2001; 22: 113–169.
31. Kosek M, Black R, Keusch G. Nutrition and micronutrients in tropical infectious diseases. In: Guerrant, RL, Walker DH, Weller PF, eds. *Tropical Infectious Diseases: Principles, Pathogens & Practice*. 2nd ed. Philadelphia, PA: Elsevier; 2006: 36–52.
32. World Health Organization. *Implementing the New Recommendations of the Clinical Management of Diarrhea. Guidelines for Policy Makers and Programme Managers*. Geneva, Switzerland: World Health Organization; 2006. http://whqlibdoc.who.int/publications/2006/9241594217_eng.pdf. Accessed September 21, 2012.
33. Baqui AH, Black RE, Shams EA, et al. Effect of zinc supplementation started during diarrhoea on morbidity and mortality in Bangladeshi children: community randomised trial. *BMJ*. 2002; 325: 1059.
34. Brown K, Wuehler S, Peerson J. The importance of zinc in human nutrition and estimation of the global prevalence of zinc deficiency. *Food Nutr Bull*. 2001. http://archive.unu.edu/unupress/food/fnb22-2.pdf. Accessed September 21, 2012.
35. World Health Organization. *Micronutrient Deficiencies. Iron Deficiency Anaemia*. http://www.who.int/nutrition/topics/ida/en/index.html. Accessed September 21, 2012.
36. Horton S, Miloff, A. Iodine status and availability of iodized salt: an across-country analysis. *Food Nutr Bull*. 2010; 31: 214–220.
37. World Health Organization. *Iodine Status Worldwide*. http://whqlibdoc.who.int/publications/2004/9241592001.pdf. Accessed September 21, 2012.
38. Prousky JE. Pellagra may be a rare secondary complication of anorexia nervosa: a systematic review of the literature. *Altern Med Rev*. 2003; 8(2): 180.
39. Lanska DJ. Historical aspects of the major neurological vitamin deficiency disorders: the water-soluble B vitamins. *Handbook of Clin Neurol*. 2010; 95: 445–476.
40. Tomkins A. Nutrition. In: Eddleston M, Davidson R, Brent A, Wilkinson R, eds. *Oxford Handbook of Tropical Medicine*. 3rd ed. New York, NY: Oxford University Press; 2008: 652–653.
41. Tharp M, Shear N. *Drug Eruption: Pellagra*. http://www.visualdx.com/visualdx/visualdx6/getDiagnosisText.do?moduleId=14&diagnosisId=52131&view=text&topic=1. Accessed November 11, 2013.
42. Day N. Malaria. In: Eddleston M, Davidson R, Brent A, Wilkinson R, eds. *Oxford Handbook of Tropical Medicine*. 3rd ed. New York, NY: Oxford University Press; 2008: 31–65.
43. Ashley E, White N. Malaria diagnosis and treatment. In: Jong E, Sanford E, eds. *Travel and Tropical Medicine Manual*. 4th ed. Philadelphia, PA: Saunders Elsevier; 2008: 303–321.
44. Hoffman S, Campbell C, White N. Malaria. In: Guerrant, RL, Walker DH, Weller PF, eds. *Tropical Infectious Diseases: Principles, Pathogens & Practice*. 2nd ed. Philadelphia, PA: Elsevier; 2006: 1024–1062.
45. Centers for Disease Control. *Treatment of Malaria (Guidelines for Clinicians)*. April 2011. http://www.cdc.gov/malaria/resources/pdf/clinicalguidance.pdf. Accessed September 21, 2012.
46. World Health Organization. *10 Facts on Malaria*. http://www.who.int/features/factfiles/malaria/en/index.html. Accessed September 21, 2012.
47. Centers for Disease Control and Prevention. *Parasites — Leishmaniasis*. http://www.cdc.gov/parasites/leishmaniasis/. Accessed September 15, 2012.
48. Singh S. New developments in diagnosis of leishmaniasis. *Indian J Med Res*. 2006; 123: 311–330.
49. Ryan T. Dermatology. In: Eddleston M, Davidson R, Brent A, Wilkinson R, eds. *Oxford Handbook of Tropical Medicine*. 3rd ed. New York, NY: Oxford University Press; 2008: 566.
50. Schwartz E. Leishmaniasis. In: Jong E, Sanford E, eds. *Travel and Tropical Medicine Manual*. 4th ed. Philadelphia, PA: Saunders Elsevier; 2008: 532–542.
51. Pub Med Health. *Leishmaniasis*. http://www.ncbi.nlm.nih.gov/pubmedhealth/PMH0002362/. Accessed September 15,

52. Pearson R, Weller P, Guerrant R. Chemotherapy of parasitic diseases. In：Guerrant, RL, Walker DH, Weller PF, eds. *Tropical Infectious Diseases：Principles, Pathogens & Practice*. 2nd ed. Philadelphia, PA：Elsevier；2006：142–168.
53. World Health Organization. *Prevention of Blindness and Visual Impairment, Priority Eye Diseases：Trachoma*. http://www.who.int/blindness/causes/priority/en/index2.html. Accessed September 21, 2012.
54. Yorston D. Ophthalmology. In：Eddleston M, Davidson R, Brent A, Wilkinson R, eds. *Oxford Handbook of Tropical Medicine*. 3rd ed. New York, NY Oxford University Press；2008：523.
55. Global leprosy situation. *Wkly Epidemiol Rec*. 2012；87(34)：316–328.
56. World Health Organization. *Leprosy；Fact Sheet No. 101*. http://www.who.int/mediacentre/factsheets/fs101/en/index.html. Accessed August 26, 2012.
57. World Health Organization. *Leprosy Elimination.WHO Multidrug Therapy*. http://www.who.int/lep/mdt/en/index.html. Accessed August 26, 2012.
58. Meyers W. Leprosy. In：Guerrant, RL, Walker DH, Weller PF, eds. *Tropical Infectious Diseases：Principles, Pathogens & Practice*. 2nd ed. Philadelphia, PA：Elsevier；2006：436.
59. Gormus BJ, Meyers WM. Under–explored experimental topics related to integral mycobacterial vaccines for leprosy. *Expert Rev Vaccines*. 2003；2(6)：791–804.
60. Sapienza A, Green S. Correction of the claw hand. *Hand Clin*. 2012；28(1)：53–66.
61. National Institutes of Health Clinical Guidelines Portal. *Federally Approved HIV/AIDS Medical Practice Guidelines*. http://www.aidsinfo.nih.gov/contentfiles/lvguidelines/adult_oi_041009.pdf. Accessed September 21, 2012.
62. World Health Organization. *TB/HIV FACTS 2011–2012*. http://www.who.int/tb/publications/TBHIV_Facts_for_2011.pdf. Accessed September 21, 2012.
63. Johnson J, Ellner J. Tuberculosis and atypical mycobacterial infections. In：Guerrant, RL, Walker DH, Weller PF, eds. *Tropical Infectious Diseases：Principles, Pathogens & Practice*. 2nd ed. Philadelphia, PA：Elsevier；2006：411.
64. National Institutes of Health Clinical Guidelines Portal. *Considerations for Anti-retroviral Use in Patients with Coinfections：Mycobacterium Tuberculosis Disease with HIV Coinfection*. http://www.aidsinfo.nih.gov/guidelines/html/1/adult–and–adolescent–treatment–guidelines/27/. Accessed December 9, 2013.

7 章

◆患者向け URL

- National Domestic Violence Hotline connects individuals to help in their area by using a nationwide database that includes detailed information about domestic violence shelters, other emergency shelters, legal advocacy and assistance programs, and social service programs. Help is more than 170 languages, 24 hours a day, 7 days a week—**www.ndvh.org.** Hotline 800–779–SAFE(7233) TTY：800–787–3224 available for the Deaf, Deaf–Blind and Hard of Hearing. Administrative phone：512–453–8117
- National Coalition Against Domestic Violence is a membership organization that includes service programs, reading lists, advocacy, educational materials, and coordinates a national collaborative effort to assist battered women in removing the physical scars of abuse—**www.ncadv.org.**
- Centers for Disease Control and Prevention—**http://www.cdc.gov/ViolencePrevention/pdf/IPV_factsheet–a.pdf.**

◆医療従事者向け URL

- Centers for Disease Control and Prevention. *Intimate Partner Violence*—**http://www.cdc.gov/ViolencePrevention/intimatepartnerviolence/index.html.**
- Futures without Violence—**http://www.futureswithoutviolence.org/.**
- Institute on Domestic Violence in the African American Community—**http://www.dvinstitute.org.**

◆参考文献

1. Centers for Disease Control. *Intimate Partner Violence：Definitions*. http://www.cdc.gov/ViolencePrevention/intimatepartnerviolence/definitions.html. Accessed August 2013.
2. Gilchrest VJ. Abuse of women. In：Smith MA, Shimp LA, eds. *20 Common Problems in Women's Health Care*. New York, NY：McGraw–Hill；2000：197–224.
3. Tjaden P, Thoennes N. *Extent, Nature, and Consequences of Intimate Partner Violence：Findings from the National Violence Against Women Survey*. Washington, DC：Department of Justice(US)；2000. Publication No. NCJ 181867. Office of Justice Programs. http://www.ojp.usdoj.gov/nij/pubs–sum/181867.htm. Accessed August 2013.
4. Centers for Disease Control. *Intimate Partner Violence：Consequences*. http://www.cdc.gov/ViolencePrevention/intimatepartnerviolence/consequences.html. Accessed August 2013.
5. Centers for Disease Control. *Intimate Partner Violence During Pregnancy, A Guide for Clinicians：Download Instructions*. http://www.cdc.gov/reproductivehealth/violence/IntimatePartnerViolence/ipvdp_download.htm. Accessed August 2013.
6. Centers for Disease Control. *CDC Injury Fact Book*. www.cdc.gov/ncipc/fact_book/24_Sexual_Violence.htm. Accessed August 2013.
7. Centers for Disease Control. *Intimate Partner Violence：Risk and Protective Factors*. http://www.cdc.gov/ViolencePrevention/intimatepartnerviolence/riskprotectivefactors.html. Accessed August 2013.
8. Waltermaurer E, McNutt LA, Mattingly MJ. Examining the effect of residential change on intimate partner violence risk. *J Epidemiol Community Health*. 2006；60(11)：923–927.
9. Fogarty CT, Burge S, McCord EC. Communicating with patients about intimate partner violence：screening and interviewing approaches. *Fam Med*. 2002；34(5)：369–375.
10. MacMillan HL, Wathen CN, Jamieson E, et al. Approaches to screening for intimate partner violence in health care settings：a randomized trial. *JAMA*. 2006；296(5)：530–536.
11. Chen PH, Rovi S, Vega M, et al. Screening for domestic violence in a predominantly Hispanic clinical setting. *Fam Pract*. 2005；22(6)：617–623.
12. Shakil A, Donald S, Sinacore JM, Krepcho M. Validation of the HITS domestic violence screening tool with males. *Fam Med*. 2005；37(3)：193–198.
13. Pronyk PM, Hargreaves JR, Kim JC, et al. Effect of a structural intervention for the prevention of intimate–partner violence and HIV in rural South Africa：a cluster randomised trial. *Lancet*. 2006；368(9551)：1973–1983.
14. Contantino R, Kim Y, Crane PA. Effects of a social support intervention on health outcomes in residents of a domestic violence shelter：a pilot study. *Issues Ment Health Nurs*. 2005；26(6)：575–590.
15. Tiwari A, Fong DY, Yuen KH, et al. Effect of an advocacy intervention on mental health in Chinese women survivors of intimate partner violence：a randomized controlled trial. *JAMA*. 2010；304(5)：536–543.
16. Smedslund G, Dalsbo TK, Steiro AK, et al. Cognitive behavioural therapy for men who physically abuse their female partner. *Cochrane Database Syst Rev*. 2007 Jul 18；(3)：CD006048.
17. United States Preventive Services Task Force. *Screening for Family and Intimate Partner Violence*. http://www.uspreventiveservicestaskforce.org/uspstf/uspsipv.htm. Accessed August 2013.
18. Ahmad F, Hogg–Johnson S, Stewart DE, et al. Computer–assisted screening for intimate partner violence and control：a randomized trial. *Ann Intern Med*. 2009；151(2)：93–102.
19. Houry D, Kaslow NJ, Kemball RS, et al. Does screening in the emergency

department hurt or help victims of intimate partner violence? Ann Emerg Med. 2008；51（4）：433-442.
20. MacMillan HL, Wathen CN, Jamieson E, et al. Screening for intimate partner violence in health care settings：a randomized trial. JAMA. 2009；302（5）：493-501.
21. Thompson RS, Bonomi AE, Anderson M, et al. Intimate partner violence：prevalence, types, and chronicity in adult women. Am J Prev Med. 2006；30（6）：447-457.
22. Lipsky S, Krupski A, Roy-Bryne P, et al. Effect of co-occurring disorders and intimate partner violence on substance abuse treatment outcomes. J Subst Abuse Treat. 2010；38（3）：231-244.
23. Bybee D, Sullivan CM. Predicting re-victimization of battered women 3 years after exiting a shelter program. Am J Community Psychol. 2005；36（1-2）：85-96.

8 章

◆患者向け URL
・National Sexual Violence Resource Center serves as a comprehensive collection and distribution center for information, statistics, and resources related to sexual violence—**http://www.nsvrc.org**.
・Centers for Disease Control and Prevention. Sexual Violence—**http://www.cdc.gov/ViolencePrevention/sexualviolence/index.htm**.
・National Domestic Violence Hotline, 1-800-799-SAFE；National Sexual Assault Hotline, 1-800-656-HOPE.

◆医療従事者向け URL
・*Recommended Medical Guideline Acute Sexual Assault Emergency Medical Evaluation for the State of Oregon*—**http://www.doj.state.or.us/crimev/pdf/guidelines05_000.pdf**.
・United States Department of Justice—Office on Violence Against Women, offers links to resources—**http://www.ovw.usdoj.gov/sexassault.htm**.
・Assistance with PEP decisions can be obtained by calling the National Clinician's Post-Exposure Prophylaxis Hotline（**PEPLine**）**, 1-888-448-4911**.
・National Sexual Violence Resource Center serves as a comprehensive collection and distribution center for information, statistics, and resources related to sexual violence—**http://www.nsvrc.org**.
・The American College of Obstetricians and Gynecologists provides publications about violence against women, intimate partner violence, sexual violence, adolescent dating violence, and patient education materials in both English and Spanish—**http://www.acog.org**.
・A directory of sexual assault centers in the United States can be obtained from the following URL—**http://www.nsvrc.org/publications/nsvrc-publications/directory-sexual-assault-centers-united-states**.

◆参考文献
1. Centers for Disease Control and Prevention. *Sexual Violence. Scientific Information*. http://www.cdc.gov/ViolencePrevention/sexualviolence/index.html. Accessed August 2013.
2. Black MC, Basile KC, Breiding MJ, et al. *The National Intimate Partner and Sexual Violence Survey（NISVS）：2010 Summary Report*. Atlanta, GA：National Center for Injury Prevention and Control, Centers for Disease Control and Prevention；2011. http://www.cdc.gov/ViolencePrevention/pdf/NISVS_Executive_Summary-a.pdf. Accessed August 2013.
3. Basile KC, Chen J, Lynberg MC, Saltzman LE. Prevalence and characteristics of sexual violence victimization. *Violence Vict*. 2007；22（4）：437-448.
4. Koss MP. Detecting the scope of rape：a review of prevalence research methods. *J Interpers Violence*. 1993；8：198-222.
5. Lincoln AK, Liebschutz JM, Chernoff M, et al. Brief screening for co-occurring disorders among women entering substance abuse treatment. *Subst Abuse Treat Prev Policy*. 2006；1：26.
6. Federal Bureau of Investigation. *Uniform Crime Reports for the United States*. Washington, DC：U. S. Department of Justice；2010. http://www.fbi.gov/about-us/cjis/ucr/crime-in-the-u.s/2010/crime-in-the-u.s.-2010/violent-crime/rapemain. Accessed August 2013.
7. National Institute of Justice. *Extent Nature and Consequences of Rape Victimization：Findings from the National Violence Against Women Survey（2006）*. https://www.ncjrs.gov/pdffiles1/nij/210346.pdf. Accessed August 2013.
8. World Health Organization. *World Report on Violence and Health, Sexual Violence*. Chapter 6. http://www.who.int/violence_injury_prevention/violence/global_campaign/en/chap6.pdf. Accessed August 2013.
9. Williams A. Managing adult sexual assault. *Aust Fam Physician*. 2004；33（10）：825-828.
10. Centers for Disease Control and Prevention. *Sexual Violence. Risk and Protective Factors*. http://www.cdc.gov/ViolencePrevention/sexualviolence/riskprotectivefactors.html. Accessed August 2013.
11. Weaver TL. Impact of rape on female sexuality：review of selected literature. *Clin Obstet Gynecol*. 2009；52（4）：702-711.
12. *Recommended Medical Guideline Acute Sexual Assault Emergency Medical Evaluation for the State of Oregon*. http://www.doj.state.or.us/crimev/pdf/guidelines05_000.pdf. Accessed August 2013.
13. Workowski KA, Berman S；Centers for Disease Control and Prevention. Sexual assault and STDs in sexually transmitted diseases treatment guidelines, 2010. *MMWR Recomm Rep*. 2010；59（RR-12）：90-95. http://www.guideline.gov/content.aspx?id=25597&search=sexual+assault. Accessed August 2013.
14. Smith PH, White JW, Holland LJ. A longitudinal perspective on dating violence among adolescent and college-age women. *Am J Public Health*. 2003；93（7）：1104-1109.
15. Foshee V, Bauman KE, Ennett ST, et al. Assessing the long-term effects of the Safe Dates program and a booster in preventing and reducing adolescent dating violence victimization and perpetration. *Am J Public Health*. 2004；94：619-624.
16. Centers for Disease Control and Prevention. *Sexual Violence：Prevention Strategies*. http://www.cdc.gov/ViolencePrevention/sexualviolence/prevention.html. Accessed August 2013.
17. Chen LP, Murad MH, Paras ML, et al. Sexual abuse and lifetime diagnosis of psychiatric disorders：systematic review and meta-analysis. *Mayo Clin Proc*. 2010；85（7）：618-629.
18. Paras ML, Murad MH, Chen LP, et al. Sexual abuse and lifetime diagnosis of somatic disorders：a systematic review and meta-analysis. *JAMA*. 2009；302（5）：550-561.
19. Padala PR, Madison J, Monnahan M, et al. Risperidone monotherapy for post-traumatic stress disorder related to sexual assault and domestic abuse in women. *Int Clin Psychopharmacol*. 2006；21（5）：275-280.
20. Nishith P, Nixon RD, Resick PA. Resolution of trauma-related guilt following treatment of PTSD in female rape victims：a result of cognitive processing therapy targeting comorbid depression? *J Affect Disord*. 2005；86（2-3）：259-265.
21. Vickerman KA, Margolin G. Rape treatment outcome research：empirical findings and state of the literature. *Clin Psychol Rev*. 2009；29：431-448.
22. Krakow C, Hollifield M, Johnston L, et al. Imagery rehearsal therapy for chronic nightmares in sexual assault survivors with posttraumatic stress disorder：a randomized controlled trial. *JAMA*. 2001；286（5）：537-545.
23. Burgess AW, Holmstrom LL. Adaptive strategies and recovery from rape. *Am J Psychiatry*. 1979；136：1278-1282.

9 章

◆患者向け URL
・PubMed Health. *Pterygium*—**http://www.ncbi.nlm.nih.gov/pubmedhealth/PMH0002006/**.

◆医療従事者向け URL
・Fisher JP. *Pterygium*—**http://emedici**

ne.medscape.com/article/1192527.

◆参考文献

1. Gazzard G, Saw SM, Farook M, et al. Pterygium in Indonesia：prevalence, severity and risk factors. Br J Ophthalmol. 2002；86(12)：1341–1346.
2. Liang QF, Xu L, Jin XY, et al. Epidemiology of pterygium in aged rural population of Beijing, China. Chin Med J(Engl). 2010；123(13)：1699–1701.
3. McCarty CA, Fu CL, Taylor HR. Epidemiology of pterygium in Victoria, Australia. Br J Ophthalmol. 2000；84(3)：289–292.
4. Chui J, Coroneo MT, Tat LT, et al. Ophthalmic pterygium：a stem cell disorder with premalignant features. Am J Pathol. 2011；178(2)：817–827.
5. Detorakis ET, Spandidos DA. Pathogenetic mechanisms and treatment options for ophthalmic pterygium：trends and perspectives. Int J Mol Med. 2009；23(4)：439–447.
6. Ashaye AO. Refractive astigmatism and size of pterygium. Afr J Med Med Sci. 2002；31(2)：163–165.
7. Kampitak K. The effect of pterygium on corneal astigmatism. J Med Assoc Thai. 2003；86(1)：16–23.
8. Pham TQ, Wang JJ, Rochtchina E, Mitchell P. Pterygium/pinguecula and the five-year incidence of age-related maculopathy. Am J Ophthalmol. 2005；139(3)：536–537.
9. Wang SQ, Balagula Y, Osterwalder U. Photoprotection：a review of the current and future technologies. Dermatol Ther. 2010；23(1)：31–47.

10 章

◆患者向け URL

- The American Academy of Ophthalmology—http://www.geteyesmart.org/eyesmart/diseases/chalazion-stye.cfm.
- The American Academy of Family Physicians has a patient handout in English or Spanish on stye—http://familydoctor.org/familydoctor/en/diseases-conditions/sty.html.

◆医療従事者向け URL

- Hordeolum and Stye in Emergency Medicine—http://emedicine.medscape.com/article/798940.
- Chalazion—http://emedicine.medscape.com/article/1212709.
- Chalazion Injection Demonstration—http://www.youtube.com/watch?v=yYCCkDZwKgg.
- Chalazion Incision and Curettage—http://www.youtube.com/watch?v=tdKw_zjYCf8.

◆参考文献

1. Garcia CA, Pinheiro FI, Montenegro DA, et al. Prevalence of biomicroscopic findings in the anterior segment and ocular adnexa among schoolchildren in Natal, Brazil. Arq Bras Oftalmol. 2005；68(2)：167–170.
2. Lindsley K, Nichols JJ, Dickersin K. Interventions for acute internal hordeolum. Cochrane Database Syst Rev. 2010；9：CD00742.
3. Hirunwiwatkul P, Wachirasereechai K. Effectiveness of combined antibiotic ophthalmic solution in the treatment of hordeolum after incision and curettage：a randomized, placebo-controlled trial：a pilot study. J Med Assoc Thai. 2005；88(5)：647–650.
4. Chung CF, Lai JS, Li PS. Subcutaneous extralesional triamcinolone acetonide injection versus conservative management in the treatment of chalazion. Hong Kong Med J. 2006；12(4)：278–281.
5. Ahmad S, Baig MA, Khan MA, et al. Intralesional corticosteroid injection vs surgical treatment of chalazia in pigmented patients. J Coll Physicians Surg Pak. 2006；16(1)：42–44.
6. Goawalla A, Lee V. A prospective randomized treatment study comparing three treatment options for chalazia：triamcinolone acetonide injections, incision and curettage and treatment with hot compresses. Clin Experiment Ophthalmol. 2007；35(8)：706–712.
7. Dhaliwal U, Bhatia A. A rationale for therapeutic decision-making in chalazia. Orbit. 2005；24(4)：227–230.

11 章

◆患者向け URL

- American Academy of Ophthalmology—http://www.aao.org.
- Information on nevi and ocular melanoma. What Is a Nevus?—http://www.geteyesmart.org/eyesmart/diseases/nevus.cfm.
- Ocular Melanoma Foundation. About Ocular Melanoma—http://www.ocularmelanoma.org/disease.htm.

◆医療従事者向け URL

- Medscape. Conjunctival Melanoma—http://emedicine.medscape.com/article/1191840.

◆参考文献

1. Shields CL, Demirci H, Karatza E, Shields JA. Clinical survey of 1643 melanocytic and nonmelanocytic conjunctival tumors. Ophthalmology. 2004；111(9)：1747–1754.
2. Shields CL, Fasiudden A, Mashayekhi A, Shields JA. Conjunctival nevi：clinical features and natural course in 410 consecutive patients. Arch Ophthalmol. 2004；122(2)：167–175.
3. Singh AD, Campos OE, Rhatigan RM, et al. Conjunctival melanoma in the black population [review]. Surv Ophthalmol. 1998；43(2)：127–133.
4. Folberg R, Mclean IW, Zimmerman LE. Conjunctival melanosis and melanoma. Ophthalmology. 1984；91(6)：673–678.
5. Seregard S, af Trampe E, Månsson-Brahme E, et al. Prevalence of primary acquired melanosis and nevi of the conjunctiva and uvea in the dysplastic nevus syndrome. A case-control study. Ophthalmology. 1995；102(10)：1524–1529.
6. Shields CL, Markowitz JS, Belinsky I, et al. Conjunctival melanoma：outcomes based on tumor origin in 382 consecutive cases. Ophthalmology. 2011；118(2)：389–395.
7. Shields JA, Shields CL, Mashayekhi A, et al. Primary acquired melanosis of conjunctiva：risks for progression to melanoma in 311 eyes. Ophthalmology. 2008；115(3)：511–519.
8. Yu GP, Hu DN, McCormick SA. Latitude and incidence of ocular melanoma. Photochem Photobiol. 2006；82(6)：1621–1626.
9. Shields CL, Belinsky I, Romanelli-Gobbi M, et al. Anterior segment optical coherence tomography of conjunctival nevus. Ophthalmology. 2011；118(5)：915–919.
10. Shields CL, Shields JA, Gunduz K, et al. Conjunctival melanoma：risk factors for recurrence, exenteration, metastasis, and death in 150 consecutive patients [comment]. Arch Ophthalmol. 2000；118(11)：1497–1507.

12 章

◆患者向け URL

- FamilyDoctor.org. Patient handout on Corneal Abrasions—http://familydoctor.org/familydoctor/en/prevention-wellness/staying-healthy/first-aid/corneal-abrasions.html.

◆医療従事者向け URL

- Medscape. Cao C. Corneal Foreign Body Removal—http://emedicine.medscape.com/article/82717.

◆参考文献

1. Oum BS, Lee JS, Han YS. Clinical features of ocular trauma in emergency department. Korean J Ophthalmol. 2004；18(1)：70–78.
2. Wilson SA, Last A. Management of corneal abrasions. Am Fam Physician. 2004；1(70)：123–128.
3. Weissman BA. Care of the Contact Lens Patient：Reference Guide for Clinicians. St Louis, MO：American Optometric Association；2000.
4. Turner A, Rabiu M. Patching for corneal abrasion. Cochrane Database Syst Rev. 2006；(2)：CD004764.
5. Weaver CS, Terrell KM. Evidence-based emergency medicine. Update：do ophthalmic nonsteroidal anti-inflammatory drugs reduce the pain associated with simple corneal abrasion without delaying healing [review]？Ann Emerg Med. 2003；

41(1)：134-140.
6. Upadhyaya MP, Karmacharyaa PC, Kairalaa S, et al. The Bhaktapur eye study：ocular trauma and antibiotic prophylaxis for the prevention of corneal ulceration in Nepal. Br J Ophthalmol. 2001；85：388-392.

13 章
◆患者向け URL
- PubMed Health. Conjunctivitis—http://www.ncbi.nlm.nih.gov/pubmedhealth/PMH0002005/.
- American Academy of Ophthalmology has patient information under For Patients and the Public—http://www.aao.org.
- American Academy of Ophthalmology. Conjunctivitis：What Is Pink Eye?—http://www.geteyesmart.org/eyesmart/diseases/conjunctivitis.cfm.
- Centers for Disease Control and Prevention has patient information in English and Spanish—http://www.cdc.gov.
- Centers for Disease Control and Prevention. Conjunctivitis(Pink Eye)—http://www.cdc.gov/conjunctivitis/index.html.
- The Livestrong foundation has auditory patient information on YouTube. Conjunctivitis Health Byte—http://www.youtube.com/watch?v=O8LkDfbLCaY and A Healthy Byte：Pink Eye—http://www.youtube.com/watch?v=Hp28hS7XYCo&feature=relmfu.

◆医療従事者向け URL
- Agency for Healthcare Research and Quality. Conjunctivitis guidelines—http://www.guidelines.gov/content.aspx?id=13501.

◆参考文献
1. Smith AF, Waycaster C. Estimate of the direct and indirect annual cost of bacterial conjunctivitis in the United States. BMC Ophthalmol. 2009；9：13.
2. Singh K, Axelrod S, Bielory L. The epidemiology of ocular and nasal allergy in the United States, 1988-1994. J Allergy Clin Immunol. 2010；126(4)：778-783.
3. Meltzer JA, Kunkov D, Crain EF. Identifying children at low risk for bacterial conjunctivitis. Arch Pediatr Adolesc Med. 2010；164：263-267.
4. Young RC, Hodge DO, Liesegang TJ, Baratz KH. Incidence, recurrence, and outcomes of herpes simplex virus eye disease in Olmsted County, Immesota, 1976-2007：the effect of oral antiviral prophylaxis. Arch Ophthalmol. 2010；128(9)：1178-1183.
5. Rietveld RP. Predicting bacterial cause in infectious conjunctivitis：cohort study on informativeness of combinations of signs and symptoms. BMJ. 2004；329：206-210.
6. Sambursky R, Tauber S, Schirra F, et al. The RPS adeno detector for diagnosing adenoviral conjunctivitis. Ophthalmology. 2006；113(10)：1758-1764.
7. Gross RD, Hoffman RO, Lindsay RN. A comparison of ciprofloxacin and tobramycin in bacterial conjunctivitis in children. Clin Pediatr(Phila). 1997；36(8)：435-444.
8. Miller IM, Vogel R, Cook TJ, Wittreich J. Topically administered norfloxacin compared with topically administered gentamicin for the treatment of external ocular bacterial infections. The Worldwide Norfloxacin Ophthalmic Study Group. Am J Ophthalmol. 1992；113(6)：638-644.
9. Szaflik J, Szaflik JP, Kaminska A. Clinical and microbiological efficacy of levofloxacin administered three times a day for the treatment of bacterial conjunctivitis. Eur J Ophthalmol. 2009；19(1)：1-9.
10. Everitt HA, Little PS, Smith PW. A randomized controlled trial of management strategies for acute infective conjunctivitis in general practice. BMJ. 2006；333(7563)：321.
11. Mishra GP, Tamboli V, Jwala J, Mitra AK. Recent patents and emerging therapeutics in the treatment of allergic conjunctivitis. Recent Pat Inflamm Allergy Drug Discov. 2011；5(1)：26-36.

14 章
◆患者向け URL
- PubMed Health. Scleritis—http://www.ncbi.nlm.nih.gov/pubmedhealth/PMH0001998/.
- PubMed Health. Episcleritis—http://www.ncbi.nlm.nih.gov/pubmedhealth/PMH0002014/.

◆医療従事者向け URL
- Patient.co.uk. Scleritis and Episcleritis—http://www.patient.co.uk/doctor/Scleritis-and-Episcleritis.htm.

◆参考文献
1. Galor A, Thorne JE. Scleritis and peripheral ulcerative keratitis. Rheum Dis Clin North Am. 2007；33(4)：835-854.
2. Akpek EK, Thorne JE, Qazi FA, et al. Evaluation of patients with scleritis for systemic disease. Ophthalmology. 2004；111(3)：501-506.
3. McMullen M, Kovarik G, Hodge WG. Use of topical steroid therapy in the management of nonnecrotizing anterior scleritis. Can J Ophthalmol. 1999；34(4)：214-221.
4. Williams CP, Browning AC, Sleep TJ, et al. A randomised, double-blind trial of topical ketorolac vs artificial tears for the treatment of episcleritis. Eye(Lond). 2005；19(7)：739-742.
5. Boonman ZF, de Keizer RJ, Watson PG. Smoking delays the response to treatment in episcleritis and scleritis. Eye(Lond). 2005；19(9)：945-955.
6. Tuft SJ, Watson PG. Progression of sclera disease. Ophthalmology. 1991；98(4)：467-471.

15 章
◆患者向け URL
- PubMed Health. Uveitis—http://www.ncbi.nlm.nih.gov/pubmedhealth/PMH0002000/.

◆医療従事者向け URL
- Medscape. Iritis and Uveitis—http://emedicine.medscape.com/article/798323.

◆参考文献
1. Wakefield D, Chang JH. Epidemiology of uveitis. Int Ophthalmol Clin. 2005；45(2)：1-13.
2. Gritz DC, Wong IG. Incidence and prevalence of uveitis in northern California：the Northern California Epidemiology of Uveitis Study. Ophthalmology. 2004；111(3)：491-500.
3. Brazis PW, Stewart M, Lee AG. The uveo-meningeal syndromes. Neurologist. 2004；10(4)：171-184.
4. Capsi RR. A look at autoimmunity and inflammation in the eye. J Clin Invest. 2010；120(9)：3073-3083.
5. Uyama M. Uveitis in sarcoidosis. Int Ophthalmol Clin. 2002；42(1)：143-150.

16 章
◆患者向け URL
- Glaucoma research foundation Web site has information on treatment, research progress, personal stories, and practical tips—http://www.glaucoma.org.
- PubMed Health. Glaucoma—http://www.ncbi.nlm.nih.gov/pubmedhealth/PMH0002587/.

◆医療従事者向け URL
- Medscape. Acute angle-closure glaucoma—http://emedicine.medscape.com/article/798811.
- Medscape. Primary open-angle glaucoma—http://emedicine.medscape.com/article/1206147.

◆参考文献
1. Distelhorst JS, Hughes GM. Open-angle glaucoma. Am Fam Physician. 2003；67(9)：1937-1944.
2. Quigley HA, Broman AT. The number of people with glaucoma worldwide in 2010 and 2020. Br J Ophthalmol. 2006；90(3)：262-267.
3. Erie JC, Hodge DO, Gray DT. The incidence of primary angle-closure glaucoma in Olmsted County, Minnesota. Arch Ophthalmol. 1997；115(2)：177-181.
4. Leske MC, Warheit-Roberts L, Wu SY. Open-angle glaucoma and ocular hypertension：the Long Island Glaucoma Case-control Study. Ophthalmic Epidemiol. 1996；3(2)：85-96.
5. He Z, Vingrys AJ, Armitage JA, Bui BV. The role of blood pressure in glaucoma. Clin Exp Optom. 2011；94(2)：133-149.

6. Leske MC, Wu SY, Hennis A, et al. Risk factors for incident open-angle glaucoma: the Barbados Eye Studies. Ophthalmology. 2008;115:85-93.
7. Piette SD, Sergott RC. Pathological optic-disc cupping. Curr Opin Ophthalmol. 2006;17(1):1-6.
8. Heijl A, Leske MC, Bengtsson B, et al. Reduction of intraocular pressure and glaucoma progression: results from the Early Manifest Glaucoma Trial. Arch Ophthalmol. 2002;120(10):1268-1279.

17章

◆患者向け URL
- National Eye Institute—http://www.nei.nih.gov/health/diabetic/.

◆医療従事者向け URL
- Medscape. Diabetic Retinopathy—http://emedicine.medscape.com/article/1225122.

◆参考文献
1. Congdon NG, Friedman DS, Lietman T. Important causes of visual impairment in the world today. JAMA. 2003;290(15):2057-2060.
2. Zhang X, Saaddine JB, Chou CF, et al. Prevalence of diabetic retinopathy in the United States, 2005-2008. JAMA. 2010;304(6):649-656.
3. Fong DS, Aiello LP, Ferris FL III, Klein R. Diabetic retinopathy. Diabetes Care. 2004;27(10):2540-2553.
4. Hammes HP, Kerner W, Hofer S, et al. Diabetic retinopathy in type 1 diabetes—a contemporary analysis of 8,784 patients. Diabetologia. 2011;54(8):1977-1984.
5. Romero-Aroca P, Baget-Bernaldiz M, Fernandez-Ballart J, et al. Ten-year incidence of diabetic retinopathy and macular edema. Risk factors in a sample of type 1 diabetes patients. Diabetes Res Clin Pract. 2011;94(1):126-132.
6. Semeraro F, Parrinello G, Cancarini A, et al. Predicting the risk of diabetic retinopathy in type 2 diabetic patients. J Diabetes Complications. 2011;25(5):292-297.
7. Vujosevic S, Benetti E, Massignan F, et al. Screening for diabetic retinopathy: 1 and 3 nonmydriatic 45-degree digital fundus photographs vs 7 standard early treatment diabetic retinopathy study fields. Am J Ophthalmol. 2009;148(1):111-118.
8. Chaturvedi N, Sjolie AK, Stephenson JM, et al. Effect of lisinopril on progression of retinopathy in normotensive people with type 1 diabetes. EURODIAB Controlled Trial of Lisinopril in Insulin-Dependent Diabetes Mellitus. Lancet. 1998;351:28-31.
9. Sjolie AK, Klein R, Porta M, et al. Effect of candesartan on progression and regression of retinopathy in type 2 diabetes (DIRECT-Protect 2): a randomised placebo-controlled trial. Lancet. 2008;372:1385-1393.
10. The Diabetic Retinopathy Study Research Group. Photocoagulation treatment of proliferative diabetic retinopathy: the second report of diabetic retinopathy study findings. Ophthalmology. 1978;85(1):82-106.
11. American Diabetes Association. Standards of medical care in diabetes—2009. Diabetes Care. 2009;32(suppl 1):S13-S61.
12. Sanchez CR, Silva PS, Cavallerano JD, et al. Ocular telemedicine for diabetic retinopathy and the Joslin Vision Network. Semin Ophthalmol. 2010;25(5-6):218-224.
13. Bragge P, Gruen RL, Chau M, et al. Screening for presence or absence of diabetic retinopathy: a meta-analysis. Arch Ophthalmol. 2011;129(4):435-444.
14. Aspelund T, Thórnórisdóttir O, Olafsdottir E, et al. Individual risk assessment and information technology to optimise screening frequency for diabetic retinopathy. Diabetologia. 2011;54(10):2525-2532.

18章

◆患者向け URL
- PubMed Health. High blood pressure and eye disease—http://www.ncbi.nlm.nih.gov/pubmedhealth/PMH0001994/.

◆医療従事者向け URL
- Medscape. Ophthalmologic Manifestations of Hypertension—http://emedicine.medscape.com/article/1201779.
- The Eighth Report of the Joint National Committee on Prevention, Detection, Evaluation, and Treatment of High Blood Pressure (JNC 8), 2012—http://www.nhlbi.nih.gov/guidelines/hypertension/jnc8/index.htm.

◆参考文献
1. Wong TY, Klein R, Duncan BB, et al. Racial differences in the prevalence of hypertensive retinopathy. Hypertension. 2003;41(5):1086-1091.
2. Baker ML, Hand PJ, Wang JJ, Wong TY. Retinal signs and stroke: revisiting the link between the eye and brain. Stroke. 2008;39(4):1371-1379.
3. Luo BP, Brown GC. Update on the ocular manifestations of systemic arterial hypertension. Curr Opin Ophthalmol. 2004;15(3):203-210.
4. Castro AF, Silva-Turnes JC, Gonzalez F. Evaluation of retinal digital images by a general practitioner. Telemed J E Health. 2007;13(3):287-292.
5. NIH, NHLBI, and National High Blood Pressure Education Program. The Seventh Report of the Joint National Committee on the Prevention, Detection, Evaluation, and Treatment of High Blood Pressure, 2004. Washington, DC: U.S. Department of Health and Human Services; 2006.
6. van den Born BJ, Hulsman CA, Hoekstra JB, et al. Value of routine funduscopy in patients with hypertension: systematic review. BMJ. 2005;331(7508):73.
7. Keith NM, Wagener HP, Barker NW. Some different types of essential hypertension: their course and prognosis. Am J Med Sci. 1939;197:332-343.

19章

◆患者向け URL
- The Intracranial Hypertension Research Foundation has information for patients—http://www.ihrfoundation.org.

◆医療従事者向け URL
- The Intracranial Hypertension Research Foundation has information for medical professionals including ongoing research studies and information on patient registries—http://www.ihrfoundation.org.

◆参考文献
1. Mathews MK, Sergott RC, Savino PJ. Pseudotumor cerebri. Curr Opin Ophthalmol. 2003;14(6):364-370.
2. Raoof N, Sharrack B, Pepper IM, Hickman SJ. The incidence and prevalence of idiopathic intracranial hypertension in Sheffield, UK. Eur J Neurol. 2011;18(10):1266-1268.
3. Friedman DI, Jacobson DM. Diagnostic criteria for idiopathic intracranial hypertension. Neurology. 2002;59(10):1492-1495.
4. Kharkar S, Hernandez R, Batra S, et al. Cognitive impairment in patients with pseudotumor cerebri syndrome. Behav Neurol. 2011;24(2):143-148.
5. Jacks AS, Miller NR. Spontaneous retinal venous pulsation: aetiology and significance. J Neurol Neurosurg Psychiatry. 2003;74(1):7-9.
6. Bauerle J, Nedelmann M. Sonographic assessment of the optic nerve sheath in idiopathic intracranial hypertension. J Neurol. 2011;258(11):2014-2019.
7. Waisbourd M, Leibovitch I, Goldenberg D, Kesler A. OCT assessment of morphological changes of the optic nerve head and macula in idiopathic intracranial hypertension. Clin Neurol Neurosurg. 2011;113(10):839-843.
8. George U, Bansal G, Pandian J. Magnetic resonance "flip-flop" in idiopathic intracranial hypertension. J Neurosci Rural Pract. 2011;2(1):84-86.
9. Bayraktar Z, Alcali N, Bayraktar S. Diabetic papillopathy in type II diabetic patients. Retina. 2002;22(6):752-758.
10. Friedman DI, Jacobson DM. Idiopathic intracranial hypertension. J Neuroophthalmol. 2004;24(2):138-145.
11. Ahmed RM, Wilkinson M, Parker GD, et al. Transverse sinus stenting for idiopathic intracranial hypertension: a review

of 52 patients and of model predictions. *AJNR Am J Neuroradiol.* 2011；32(8)：1408-1414.
12. Baheti NN, Nair M, Thomas SV. Long-term visual outcome in idiopathic intracranial hypertension. *Ann Indian Acad Neurol.* 2011；14(1)：19-22.

20 章

◆患者向け URL
・The National Eye Institute has information for patients—http://www.nei.nih.gov/health/maculardegen/index.asp.

◆医療従事者向け URL
・A tool for calculating the risk of advanced AMD—http://caseyamdcalc.ohsu.edu/.
・Medscape. *Exudative AMD*—http://emedicine.medscape.com/article/1236030.
・Medscape. *Nonexudative AMD*—http://emedicine.medscape.com/article/1233154.

◆参考文献
1. Friedman DS, O'Colmain BJ, Muñoz B, et al. Prevalence of age-related macular degeneration in the United States. *Arch Ophthalmol.* 2004；123：564-572.
2. Seddon JM, Chen CA. The epidemiology of age-related macular degeneration. *Int Ophthalmol Clin.* 2004；44(4)：17-39.
3. Zarbin MA. Current concepts in the pathogenesis of age-related macular degeneration. *Arch Ophthalmol.* 2004；123(4)：598-614.
4. Robman L, Baird PN, Dimitrov PN, et al. C-reactive protein levels and complement factor H polymorphism interaction in age-related macular degeneration and its progression. *Ophthalmology.* 2010；117(10)：1982-1988.
5. Chakravarthy U, Wong TY, Fletcher A, et al. Clinical risk factors for age-related macular degeneration：a systematic review and meta-analysis. *BMC Ophthalmol.* 2010；10：31.
6. Kokotas H, Grigoriadou M, Petersen MB. Age-related macular degeneration：genetic and clinical findings. *Clin Chem Lab Med.* 2011；49(4)：601-616.
7. Midena E, Degli Angeli C, Blarzino MC, et al. Macular function impairment in eyes with early age-related macular degeneration. *Invest Ophthalmol Vis Sci.* 1997；38(2)：469-477.
8. Kroll P, Meyer CH. Which treatment is best for which AMD patient? *Br J Ophthalmol.* 2006；90(2)：128-130.
9. Vedula SS, Krystolik MG. Antiangiogenic therapy with anti-vascular endothelial growth factor modalities for neovascular age-related macular degeneration. *Cochrane Database Syst Rev.* 2008；16(2)：CD005139.
10. Fadda V, Maratea D, Trippoli S, Messori A. Treatments for macular degeneration：summarizing evidence using network meta-analysis. *Br J Ophthalmol.* 2011；95(10)：1476-1477.
11. Van der Reis MI, La Heij EC, De Jong-Hesse Y, et al. A systematic review of the adverse events of intravitreal anti-vascular endothelial growth factor injections. *Retina.* 2011；31(8)：1449-1469.
12. Age-Related Eye Disease Study Research Group. A randomized, placebo-controlled, clinical trial of high-dose supplementation with vitamins C and E, beta carotene, and zinc for age-related macular degeneration and vision loss：AREDS report no. 8. *Arch Ophthalmol.* 2001；119(10)：1417-1436.
13. Mares JA, Voland RP, Sondel SA, et al. Healthy lifestyles related to subsequent prevalence of age-related macular degeneration. *Arch Ophthalmol.* 2011；129(4)：470-480.
14. Wong IY, Koo SC, Chan CW. Prevention of age-related macular degeneration. *Int Ophthalmol.* 2011；31(1)：73-82.

21 章

◆患者向け URL
・Play Hard Play Safe Web site has recommended eye protection by sport—http://www.lexeye.com.
・The National Eye Institute has information for parents, teachers, and coaches—http://www.nei.nih.gov/sports.

◆医療従事者向け URL
・Coalition to prevent eye injuries has a variety of handouts suitable for displaying or giving to patients—http://www.sportseyeinjuries.com.

◆参考文献
1. Sheppard J, Hyphema. *Medscape Reference.* http://emedicine.medscape.com/article/119016. Accessed June 15, 2012.
2. Schein OD, Hibberd PL, Shingleton BJ, et al. The spectrum and burden of ocular injury. *Ophthalmology.* 1988；95(3)：300-305.
3. Gharaibeh A, Savage HI, Scherer RW, et al. Medical interventions for traumatic hyphema. *Cochrane Database Syst Rev.* 2011；19(1)：CD005431.
4. Walton W, Von HS, Grigorian R, Zarbin M. Management of traumatic hyphema. *Surv Ophthalmol.* 2002；47(4)：297-334.
5. Rocha KM, Martins EN, Melo LA Jr, Moraes NS. Outpatient management of traumatic hyphema in children：prospective evaluation. *J AAPOS.* 2004；8(4)：357-361.
6. Harrison A, Telander DG. Eye injuries in the youth athlete：a case-based approach. *Sports Med.* 2002；131(1)：33-40.
7. Lai JC, Fekrat S, Barron Y, Goldberg MF. Traumatic hyphema in children：risk factors for complications. *Arch Ophthalmol.* 2001；119(1)：64-70.
8. Spoor TC, Kwitko GM, O'Grady JM, Ramocki JM. Traumatic hyphema in an urban population. *Am J Ophthalmol.* 1990；109(1)：23-27.

22 章

◆患者向け URL
・Mayo Clinic. *Red Eye*—http://www.mayoclinic.com/health/red-eye/MY00280.

◆医療従事者向け URL
・Medscape. *Red Eye*—http://emedicine.medscape.com/article/1192122.

◆参考文献
1. Yaphe J, Pandher K. The predictive value of the penlight test for photophobia for serious eye pathology in general practice. *Fam Pract.* 2003；20(4)：425-427.
2. American Academy of Ophthalmology Cornea/External Disease Panel, Preferred Practice Patterns Committee. *Conjunctivitis.* San Francisco, CA：American Academy of Ophthalmology；2003：25.
3. Cronau H, Kankanala RR, Mauger T. Diagnosis and management of red eye in primary care. *Am Fam Physician.* 2010；81(2)：137-144.

23 章

◆患者向け URL
Acute Otitis Media
・Medline Plus. *Ear infection-acute*—http://www.nlm.nih.gov/medlineplus/ency/article/000638.htm.
・NIDCD. *Ear Infections in Children*—http://www.nidcd.nih.gov/health/hearing/earinfections.
・FamilyDoctor.org. *Middle Ear Infections*—http://www.kidshealth.org/PageManager.jsp?dn=familydoctor&lic=44&article_set=22743.
・NHS. *Middle ear infection (otitis media)*—http://www.nhs.uk/conditions/Otitis-media/Pages/Introduction.aspx.

Otitis Media with Effusion
・Medline Plus. *Otitis Media with Effusion*—http://www.nlm.nih.gov/medlineplus/ency/article/007010.htm.

◆医療従事者向け URL
Acute Otitis Media
・Guideline：diagnosis and management of acute otitis media. Clinical Practice Guideline by the American Academy of Family Physicians, American Academy of Otolaryngology-Head and Neck Surgery, and American Academy of Pediatrics Subcommittee on Management of Acute Otitis Media. *Pediatrics.* 2004；113：1451-1465.
・NHS. *Acute otitis media*—http://www.npc.nhs.uk/merec/infect/commonintro/resources/merec_bulletin_vol17_no3_acute_otitis_media.

- pdf.
- British Columbia Medical Association. *Acute Otitis Media*（AOM）—http://www.bcguidelines.ca/pdf/otitaom.pdf.
- General Practice Notebook. *Acute Otitis Media*（AOM）—http://www.gpnotebook.co.uk/simplepage.cfm?ID=1926234161.

Otitis Media with Effusion

- British Columbia Medical Association. *Otitis Media with Effusion*（OME）—http://www.bcguidelines.ca/pdf/otitome.pdf.

◆参考文献

1. Bondy J, Berman S, Glazner J, Lezotte D. Direct expenditures related to otitis media diagnoses：extrapolations from a pediatric medicaid cohort. *Pediatrics*. 2000；105（6）：E72.
2. Paradise JL, Rockette HE, Colborn DK, et al. Otitis media in 2253 Pittsburgh-area infants：prevalence and risk factors during the first two years of life. *Pediatrics*. 1997；99（3）：318-333.
3. Schwartz LE, Brown RB. Purulent otitis media in adults. *Arch Intern Med*. 1992；152（11）：2301-2304.
4. Culpepper L, Froom J, Bartelds AI, et al. Acute otitis media in adults：a report from the International Primary Care Network. *J Am Board Fam Pract*. 1993；6：333-339.
5. Del Mar C, Glasziou P, Hayem M. Are antibiotics indicated as initial treatment for children with acute otitis media? A meta-analysis. *BMJ*. 1997；314：1526-1529.
6. Guideline：otitis media with effusion. Clinical practice guideline by the American Academy of Family Physicians, American Academy of Otolaryngology-Head and Neck Surgery, and American Academy of Pediatrics Subcommittee on Otitis Media With Effusion. *Pediatrics*. 2004；113：1412-1429.
7. Rovers MM, Schilder AG, Zielhuis GA, Rosenfeld RM. Otitis media. *Lancet*. 2004；363：465.
8. Casey JR, Adlowitz DG, Pichichero ME. New patterns in the otopathogens causing acute otitis media six to eight years after introduction of pneumococcal conjugate vaccine. *Pediatr Infect Dis J*. 2010；29（4）：304-309.
9. McEllistrem MC. Acute otitis media due to penicillin-nonsusceptible *Streptococcus pneumoniae* before and after the introduction of the pneumococcal conjugate vaccine. *Clin Infect Dis*. 2005；40（12）：1738-1744.
10. Celin SE, Bluestone CD, Stephenson J, et al. Bacteriology of acute otitis media in adults. *JAMA*. 1991；266（16）：2249-2252.
11. Ruuskanen O, Arola M, Heikkinen T, Ziegler T. Viruses in acute otitis media：increasing evidence for clinical significance. *Pediatr Infect Dis J*. 1991；10：425.9.
12. Takata GS, Chan LS, Morphew T, et al. Evidence assessment of the accuracy of methods of diagnosing middle ear effusion in children with otitis media with effusion. *Pediatrics*. 2003；112：1379-1387.
13. Williamson I. Otitis media with effusion in children. *Clin Evid*. 2011；01：502-531.
14. Foxlee R, Johansson A, Wejfalk J, Dawkins J, Dooley L, Del Mar C. Topical analgesia for acute otitis media. *Cochrane Database Syst Rev*. 2006；3：CD005657.
15. Kozyrskyj AL, Hildes-Ripstein GE, Longstaffe SE, et al. Short-course antibiotics for acute otitis media. *Cochrane Database Syst Rev*. 2000；（2）：CD001095.
16. Flynn CA, Griffin GH, Schultz JK. Decongestants and antihistamines for acute otitis media in children. *Cochrane Database Syst Rev*. 2004；3：CD001727.
17. Rosenfeld RM. Natural history of untreated otitis media. *Laryngoscope*. 2003；113：1645-1657.
18. Raimer PL. *Parents Can Be Reliable Predictors in the Resolution or Persistence of Acute Otitis Media Following Antibiotic Treatment*. University of Michigan Department of Pediatrics Evidence-based Pediatrics Web site. 2005. http://www.med.umich.edu/pediatrics/ebm/cats/omparent.htm. Accessed February 2012.
19. Spiro DM, Tay KY, Arnold DH, et al. Wait-and-see prescription for the treatment of acute otitis media：a randomized controlled trial. *JAMA*. 2006；296：1235-1241.

24 章

◆患者向け URL

- Patient.co.uk. *Otitis Externa*—http://www.patient.co.uk/health/otitis-externa.

◆医療従事者向け URL

- Medscape. *Otitis Externa*—http://emedicine.medscape.com/article/994550.

◆参考文献

1. Hajioff D, MacKeith S. Otitis externa. *Clin Evid*（Online）. 2010 Aug 03；2010. pii：0510.
2. Raza SA, Denholm SW, Wong JC. An audit of the management of otitis externa in an ENT casualty clinic. *J Laryngol Otol*. 1995；109：130-133.
3. Kaushik V, Malik T, Saeed SR. Interventions for acute otitis externa. *Cochrane Database Syst Rev*. 2010 Jan 20；（1）：CD004740.
4. Rosenfeld RM, Brown L, Cannon CR, et al；American Academy of Otolaryngology-Head and Neck Surgery Foundation. Clinical practice guideline：acute otitis externa. *Otolaryngol Head Neck Surg*. 2006；134（suppl 4）：S4-S23.
5. Waitzman AA. *Otitis Externa*. Updated January 22, 2013. http://emedicine.medscape.com/article/994550-overview. Accessed on July 28, 2013.

25 章

◆患者向け URL

- eMedicine Health. *Foreign Body, Ear*—http://www.emedicinehealth.com/foreign_body_ear/article_em.htm.
- WebMD Pain Management Center. *Objects in the Ear*—http://www.webmd.com/pain-management/tc/objects-in-the-ear-topic-overview.

◆医療従事者向け URL

- ENT USA. *External Ear Canal*—http://www.entusa.com/external_ear_canal.htm.
- Medline Plus. *Ear emergencies*—http://www.nlm.nih.gov/medlineplus/ency/article/000052.htm.
- Medscape. *Ear foreign body removal*—http://emedicine.medscape.com/article/763712.

◆参考文献

1. Baker MD. Foreign bodies of the ears and nose in childhood. *Pediatr Emerg Care*. 1987；3：67-70.
2. Ryan C, Ghosh A, Wilson-Boyd B, et al. Presentation and management of aural foreign bodies in two Australian emergency departments. *Emerg Med Australas*. 2006；18：372-378.
3. Shakeel M, Carlile A, Venkatraman J, et al. Earplugs presenting as an impacted foreign body in the ear canal. *Clin Otolaryngol*. 2013；38（3）：280-281.
4. Marin JR, Trainor JL. Foreign body removal from the external auditory canal in a pediatric emergency department. *Pediatr Emerg Care*. 2006；22：630-634.
5. Ansley JF, Cunningham MJ. Response to O'Donovan. Glue ear and foreign body. *Pediatrics*. 1999；103（4）：857.
6. Thompson SK, Wein RO, Dutcher PO. External auditory canal foreign body removal：management practices and outcomes. *Laryngoscope*. 2003；113：1912-1915.
7. DiMuzio J Jr, Deschler DG. Emergency department management of foreign bodies of the external ear canal in children. *Otol Neurotol*. 2002；23：473-475.

26 章

◆患者向け URL

- A special prefabricated pillow is available that helps relieve pressure on the ear. For more information, contact：CNH Pillow, PO Box 1247, Abilene, TX 79604；phone（800）255-7487；http://www.cnhpillow.com/.
- Medline Plus. *Ear tag*—http://nlm.nih.gov/medlineplus/ency/article/003304.htm.

◆医療従事者向け URL
- To learn how to perform an easy elliptical excision of chondrodermatitis nodularis helicis refer to the text and DVD：Usatine R, Pfenninger J, Stulberg D, Small R. *Dermatologic and Cosmetic Procedures in Office Practice*. Text and DVD. Philadelphia, PA：Elsevier；2012.
- Medscape. *Chondrodermatitis Nodularis Helicis*—http://emedicine.medscape.com/article/1119141-overview.
- Medscape. *Preauricular Cysts, Pits, and Fissures*—http://emedicine.medscape.com/article/845288-overview.

◆参考文献
1. Roth DA, Hildesheimer M, Bardenstein S, et al. Preauricular skin tags and ear pits are associated with permanent hearing impairment in newborns. *Pediatrics*. 2008；122(4)：e844-e890.
2. Magro CM, Frambach GE, Crowson AN. Chondrodermatitis nodularis helices as a marker of internal disease associated with microvascular injury. *J Cutan Pathol*. 2005；32：329-333.
3. Ostrower ST. *Preauricular Cysts, Pits, and Fissures*. http://emedicine.medscape.com/article/845288-overview#a05. Accessed July 20, 2011.
4. Sanu A, Koppana R, Snow DG. Management of chondrodermatitis nodularis chronica helicis using a "donut pillow". *J Laryngol Otol*. 2007；121(11)：1096-1098.
5. Moncrieff M, Sassoon EM. Effective treatment of chondrodermatitis nodularis chronica helices using a conservative approach. *Br J Dermatol*. 2004；150：892-894.
6. Pellegrino M, Taddeucci P, Mei S, et al. Chondrodermatitis nodularis chronics helicis and photodynamic therapy：a new therapeutic option? *Dermatol Ther*. 2011；24(1)：144-147.
7. Rex J, Ribera M, Bielsa I, et al. Narrow elliptical skin excision and cartilage shaving for treatment of chondrodermatitis nodularis. *Dermatol Surg*. 2006；32：400-404.
8. Hudson-Peacock MJ, Cox NH, Lawrence CM. The long-term results of cartilage removal alone for the treatment of chondrodermatitis nodularis. *Br J Dermatol*. 1999；141：703-705.

27 章

◆患者向け URL
- Mayo Clinic. *Nasal Polyps*—http://www.mayoclinic.com/health/nasal-polyps/DS00498.
- Medline Plus. *Nasal Polyps*—http://www.nlm.nih.gov/medlineplus/ency/article/001641.htm.

◆医療従事者向け URL
- Medscape. *Nasal Polyps*—http://emedicine.medscape.com/article/994274.
- Medscape. *Nonsurgical Treatment of Nasal Polyps*—http://emedicine.medscape.com/article/861353.

◆参考文献
1. McClay JE. *Nasal Polyps*. http://emedicine.medscape.com/article/994274. Accessed July 26, 2013.
2. Pawliczak R, Lewandowska-Polak A, Kowalski ML. Pathogenesis of nasal polyps：an update. *Curr Allergy Asthma Rep*. 2005；5：463-471.
3. Sadeghi N. *Sinonasal Papillomas*. http://emedicine.medscape.com/article/862677. Accessed July 26, 2013.
4. Kumar KK, Ganapathy K, Sumathi V, et al. Adult meningoencephalocele presenting as a nasal polyp. *J Clin Neurosci*. 2005；12：594-596.
5. Hoving EW. Nasal encephaloceles. *Childs Nerv Syst*. 2000；16：702-706.
6. Palmer CA. *Chordoma*. http://emedicine.medscape.com/article/250902. Accessed July 20, 2011.
7. Joe SA, Thambi R, Huang J. A systematic review of the use of intranasal steroids in the treatment of chronic rhinosinusitis. *Otolaryngol Head Neck Surg*. 2008；139(3)：340-347.
8. Martinez-Devesa P, Patiar S. Oral steroids for nasal polyps. *Cochrane Database Syst Rev*. 2011；6(7)：CD005232.
9. Vaidyanathan S, Barnes M, Williamson P, et al. Treatment of chronic rhinosinusitis with nasal polyposis with oral steroids followed by topical steroids：a randomized trial. *Ann Intern Med*. 2011；154(5)：293-302.
10. Van Zele T, Gevaert P, Holtappels G, et al. Oral steroids and doxycycline：two different approaches to treat nasal polyps. *J Allergy Clin Immunol*. 2010；125(5)：1069-1076.e4.
11. Johansson L, Oberg D, Melem I, Bende M. Do topical nasal decongestants affect polyps? *Acta Otolaryngol*. 2006：126：288-290.
12. Stewart RA, Ram B, Hamilton G, et al. Montelukast as an adjunct to oral and inhaled steroid therapy in chronic nasal polyposis. *Otolaryngol Head Neck Surg*. 2008；139(5)：682-687.
13. Vento SI, Ertama LO, Hytonen ML, et al. Nasal polyposis：clinical course during 20 years. *Ann Allergy Asthma Immunol*. 2000；85：209-214.

28 章

◆患者向け URL
- National Institute of Allergy and Infectious Diseases. *Sinusitis*—http://www.niaid.nih.gov/topics/sinusitis/Pages/Index.aspx.
- MedlinePlus. *Sinusitis*—http://www.nlm.nih.gov/medlineplus/sinusitis.html.

◆医療従事者向け URL
- Rosenfeld RM, Andes D, Neil B, et al. Clinical practice guideline：adult sinusitis. *Otolaryngol Head Neck Surg*. 2007；137：365-377.
- IDSA Clinical Practice Guideline for Acute Bacterial Rhinosinusitis in Children and Adults—http://cid.oxfordjournals.org/content/54/8/1041.long.

◆参考文献
1. Rosenfeld RM, Andes D, Neil B, et al. Clinical practice guideline：adult sinusitis. *Otolaryngol Head Neck Surg*. 2007；137：365-377.
2. Anand VK. Epidemiology and economic impact of rhinosinusitis. *Ann Otol Rhinol Laryngol*. 2004；193(suppl)：3-5.
3. Holleman DR Jr, Williams JW Jr, Simel DL. Usual care and outcomes in patients with sinus complaints and normal results of sinus roentgenography. *Arch Fam Med*. 1995；4：246-251.
4. Rubin MA, Gonzales R, Sande MA. Infections of the upper respiratory tract. In：Kasper DL, Braunwald E, Fauci AS, Hauser SL, Longo DL, Jameson, JL, eds. *Harrison's Principles of Internal Medicine*. New York, NY：McGraw-Hill；2005：185-188.
5. Daudia A, Jones NS. Sinus headaches. *Rhinology*. 2007；45：1-2.
6. Bhattacharyya N. Clinical and symptom criteria for the accurate diagnosis of chronic rhinosinusitis. *Laryngoscope*. 2006；116(7 pt 2 suppl 110)：1-22.
7. Benninger MS, Payne SC, Ferguson BJ, et al. Endoscopically directed middle meatal cultures versus maxillary sinus taps in acute bacterial maxillary rhinosinusitis：a meta-analysis. *Otolaryngol Head Neck Surg*. 2006；134(1)：3-9.
8. Berger G, Steinberg DM, Popoytzer A, Ophir D. Endoscopy versus radiography for the diagnosis of acute bacterial rhinosinusitis. *Eur Arch Otorhinolaryngol*. 2005；262(5)：416-422.
9. Bhattacharyya N, Lee LN. Evaluating the diagnosis of chronic rhinosinusitis based on clinical guidelines and endoscopy. *Otolaryngol Head Neck Surg*. 2010；143(1)：147-151.
10. Kassel JC, King D, Spurling GKP. Saline nasal irrigation for acute upper respiratory tract infections. *Cochrane Database Syst Rev*. 2010；(3)：CD006821.
11. Harvey R, Hannan SA, Badia L, Scadding G. Nasal saline irrigations for the symptoms of chronic rhinosinusitis. *Cochrane Database Syst Rev*. 2007；(3)：CD006394.
12. Shaikh N, Wald ER, Pi M. Decongestants, antihistamines and nasal irrigation for acute sinusitis in children. *Cochrane Database Syst Rev*. 2010；(12)：CD007909.
13. Zalmanovici Trestioreanu A, Yaphe J. Intranasal steroids for acute sinusitis.

Cochrane Database Syst Rev. 2009；（4）：CD005149.
14. Chow AW, Benninger MS, Brook I, et al. IDSA clinical practice guideline for acute bacterial rhinosinusitis in children and adults. *Clin Infect Dis.* 2012；54（8）：e72-e112.
15. Ahovuo-Salorantaa A, Rautakorpi U-M, Borisenko OV, et al. Antibiotics for acute maxillary sinusitis. *Cochrane Database Syst Rev.* 2008；（2）：CD000243.
16. Khalil HS, Nunez DA. Functional endoscopic sinus surgery for chronic rhinosinusitis. *Cochrane Database Syst Rev.* 2006；3：CD004458.
17. Guo R, Canter PH, Ernst E. Herbal medicines for the treatment of rhinosinusitis：a systematic review. *Otolaryngol Head Neck Surg.* 2006；135（4）：496-506.
18. Lal D, Scianna JM, Stankiewicz JA. Efficacy of targeted medical therapy in chronic rhinosinusitis, and predictors of failure. *Am J Rhinol Allergy.* 2009；23：396-400.

29 章

◆患者・医療従事者向け URL
・Dr. Steven R. Pohlhaus' website. *Angular Chelitis*—http://www.stevedds.com/toppage2.htm#Angular Cheilitis.
・National Center for Emergency Medicine Informatics. *Perleche*—http://www.ncemi.org/cse/cse0409.htm.

◆参考文献
1. Samaranayake LP, Wilkieson CA, Lamey PJ, MacFarlane TW. Oral disease in the elderly in long-term hospital care. *Oral Dis.* 1995；1（3）：147-151.
2. Sharon V, Fazel N. Oral candidiasis and angular cheilitis. *Dermatol Ther.* 2010；23（3）：230-242.
3. Skinner N, Junker JA, Flake D, Hoffman R. Clinical inquiries. What is angular cheilitis and how is it treated? *J Fam Pract.* 2005 May；54（5）：470-471.
4. Simons D, Brailsford SR, Kidd EA, Beighton D. The effect of medicated chewing gums on oral health in frail older people：a 1-year clinical trial. *J Am Geriatr Soc.* 2002 Aug；50（8）：1348-1353.

30 章

◆患者向け URL
・Brea Dentistry. *Torus Palatinus*—http://www.breadentistry.com/files/pdf/OPG_tor_pal.pdf.

◆医療従事者向け URL
・Otolaryngology Dr. T. Balasubramanian has posted information on his Web site including a video of surgical excision—http://www.drtbalu.co.in/torus.html.

◆参考文献
1. García-García AS, Martínez-González JM, Gómez-Font R, et al. Current status of the torus palatinus and torus madibularis. *Med Oral Patol Oral Cir Bucal.* 2010；15（2）：e353-e360.
2. Yildiz E, Deniz M, Ceyhan O. Prevalence of torus palatinus in Turkish school children. *Surg Radiol Anat.* 2005；27：368-371.
3. Al-Quran FA, Al-Dwairi ZN. Torus palatinus and torus mandibularis in edentulous patients. *J Contemp Dent Pract.* 2006；7：112-119.
4. Cagirankaya LB, Dansu O, Hatipoglu MG. Is torus palatinus a feature of a well-developed maxilla? *Clin Anat.* 2004；17：623-625.

31 章

◆患者向け URL
・Healthline. *Pharyngitis*—http://www.healthline.com/health/pharyngitis#Overview1.
・MedlinePlus. *Strep throat*—www.nlm.nih.gov/medlineplus/ency/article/000639.htm.
・FamilyDoctor.org. *Mononucleosis*—http://familydoctor.org/familydoctor/en/diseases-conditions/mononucleosis.html.

◆医療従事者向け URL
・Free clinical calculator online：Modified Centor Score for Strep Pharyngitis—http://www.mdcalc.com/modified-centor-score-for-strep-pharyngitis.

◆参考文献
1. *Vital Health and Statistics.* US Department of Health and Human Services, Series 13, Number 169 April 2011；*Ambulatory Medical Care Utilization Estimates for 2007.*
2. Bisno AL, Gerber MA, Gwaltney JM, et al. Practice guidelines for the diagnosis and management of group A streptococcal pharyngitis. *Clin Infect Dis.* 2002；35：（2）：113-125.
3. Bottin R, Marioni G, Rinaldi R, et al. Deep neck infection：a present-day complication. A retrospective review of 83 cases（1998-2001）. *Eur Arch Otorhinolaryngol.* 2003；260（10）：576-579.
4. Aung K, Ojha A, Lo C. *Viral Pharyngitis*. http://emedicine.medscape.com/article/225362-overview. Accessed July 2013.
5. Halsey E. *Bacterial Pharyngitis*. http://emedicine.medscape.com/article/225243-overview. Accessed July 2013.
6. Guilherme L, Kalil J, Cunningham M. Molecular mimicry in the autoimmune pathogenesis of rheumatic heart disease. *Autoimmunity.* 2006；39（1）：31-39.
7. Singh S, Dolan JG, Centor RM. Optimal management of adults with pharyngitis：a multi-criteria decision analysis. *BMC Med Inform Decis Mak.* 2006；6：14.
8. Choby BA. Diagnosis and treatment of streptococcal pharyngitis. *Am Fam Physician.* 2009；79（5）：383-390.
9. Aalbers J, O'Brien KK, Chan WS, et al. Predicting streptococcal pharyngitis in adults in primary care：a systematic review of the diagnostic accuracy of symptoms and signs and validation of the Centor score. *BMC Med.* 2011 Jun 1；9：67.
10. Merrill B, Kelsberg G, Jankowski TA, Danis P. Clinical inquiries. What is the most effective diagnostic evaluation of streptococcal pharyngitis? *J Fam Pract.* 2004；53（9）：734, 737-738, 740.
11. McIsaac WJ, Goel V, To T, Low DE. The validity of a sore throat score in family practice. *CMAJ.* 2000；163：811-815.
12. Ebell MH. Sore throat. In：Sloane PD, Slatt LM, Ebell MH, Jacques LB, eds. *Essentials of Family Medicine.* Baltimore, MD：Lippincott Williams & Wilkins；2002：727-738.
13. Wang LF, Kuo WR, Tsai SM, Huang KJ. Characterizations of life-threatening deep cervical space infections：a review of one hundred ninety-six cases. *Am J Otolaryngol.* 2003；24（2）：111-117.
14. Candy B, Hotopf M. Steroids for symptom control in infectious mononucleosis. *Cochrane Database Syst Rev.* 2006；3：CD004402.
15. Spinks A, Glasziou PP, Del Mar CB. Antibiotics for sore throat. *Cochrane Database Syst Rev.* 2006；（4）：CD000023.
16. Baugh RF, Archer SM, Mitchell RB, et al. Clinical practice guideline：tonsillectomy in children. *Otolaryngol Head Neck Surg.* 2011；144（suppl 1）：S1-S30.
17. Neill RA, Scoville C. Clinical inquiries. What are the indications for tonsillectomy in children? *J Fam Pract.* 2002；51（4）：314.
18. Hamm RM, Hicks RJ, Bemben DA. Antibiotics and respiratory infections：are patients more satisfied when expectations are met. *J Fam Pract.* 1996；43（1）：56-62.
19. Ong S, Nakase J, Moran GJ, et al. Antibiotic use for emergency department patients with upper respiratory infections：prescribing practices, patient expectations, and patient satisfaction. *Ann Emerg Med.* 2007；50（3）：213-220.

32 章

◆患者向け URL
・American Academy of Otolaryngology-Head and Neck Surgery—http://www.entnet.org/healthinfo/index.cfm.
・ENT USA—http://www.entusa.com.
・VoiceProblem.org—http://www.voiceproblem.org.

◆医療従事者向け URL
・VoiceProblem.org—http://www.voiceproblem.org.
・Information about laryngeal pathology as well as an extensive list of laryngologists worldwide—http://www.voicedoc

tor.net／links／physicians.html.
◆参考文献
1. Ossoff R, Shapshay S, Woodson G, Netterville J. *The Larynx*. Philadelphia, PA：Lippincott Williams & Wilkins；2003.
2. Derkay CS. Recurrent respiratory papillomatosis. *Laryngoscope*. 2001；111：57–69.
3. Gallagher TQ, Derkay CS. Recurrent respiratory papillomatosis：update 2008. *Curr Opin Otolaryngol Head Neck Surg*. 2008；16：532–542.
4. Simpson CB. Patient of the month program：breathy dysphonia. *American Academy of Otolaryngol Head Neck Surg*. 2002；31(7)：19–28.
5. Koufmann JA, Amin MA, Panetti M. Prevalence of reflux in 113 consecutive patients with laryngeal and voice disorders. *Otolaryngol Head Neck Surg*. 2000；123：385–388.
6. Koufman JA, Aviv JE, Casiano RR, Shaw GY. Laryngopharyngeal reflux：position statement of the committee on speech, voice, and swallowing disorders of the American Academy of Otolaryngology–Head and Neck Surgery. *Otolaryngol Head Neck Surg*. 2002；127：32–35.
7. Benninger MS, Gillen JB, Altman JS. Changing etiology of vocal fold immobility. *Laryngoscope*. 1998；108：1346–1349.
8. Kendall K. Presbyphonia：a review. *Curr Opin Otolaryngol Head Neck Surg*. 2007；15：137–140.
9. Reavis KM, Morris CD, Gopal DV, et al. Laryngopharyngeal reflux symptoms better predict the presence of esophageal adenocarcinoma than typical gastroesophageal reflux symptoms. *Ann Surg*. 2004；239(6)：849–858.

33 章
◆患者向け URL
・Mayo Clinic. *Black, Hairy Tongue*—http://www.mayoclinic.com/health/black–hairy–tongue/DS01134.
◆医療従事者向け URL
・Medscape. *Hairy Tongue*—http://emedicine.medscape.com/article/1075886.
◆参考文献
1. Thompson DF, Kessler TL. Drug–induced black hairy tongue. *Pharmacotherapy*. 2010；30(6)：585–593.
2. Harada Y, Gaafar H. Black hairy tongue. A scanning electron microscopic study. *J Laryngol Otol*. 1977；91：91–96.
3. Bouquot JE. Common oral lesions found during a mass screening examination. *J Am Dent Assoc*. 1986；112(1)：50–57.
4. Redman RS. Prevalence of geographic tongue, fissured tongue, median rhomboid glossitis, and hairy tongue among 3,611 Minnesota schoolchildren. *Oral Surg Oral Med Oral Pathol*. 1970；30：390–395.
6. Sarti GM, Haddy RI, Schaffer D, Kihm J. Black hairy tongue. *Am Fam Physician*. 1990；41：1751–1755.
7. Albougy HA, Naidoo S. A systematic review of the management of oral candidiasis associated with HIV／AIDS. *SADJ*. 2002；57(11)：457–466.

34 章
◆患者向け URL
・Medline Plus. *Geographic Tongue*—http://www.nlm.nih.gov/medlineplus/ency/article/001049.htm.
◆医療従事者向け URL
・Medscape. *Geographic Tongue*—http://emedicine.medscape.com/article/1078465.
・Mayo Clinic. *Geographic Tongue*—http://www.mayoclinic.com/health/geographic–tongue/DS00819.
◆参考文献
1. Redman RS. Prevalence of geographic tongue, fissured tongue, median rhomboid glossitis, and hairy tongue among 3,611 Minnesota schoolchildren. *Oral Surg Oral Med Oral Pathol*. 1970；30：390–395.
2. Shulman JD, Carpenter WM. Prevalence and risk factors associated with geographic tongue among US adults. *Oral Dis*. 2006；12：341–346.
3. Assimakopoulos D, Patrikakos G, Fotika C, Elisaf M. Benign migratory glossitis or geographic tongue：an enigmatic oral lesion. *Am J Med*. 2002；113：751–755.
4. Espelid M, Bang G, Johannessen AC, et al. Geographic stomatitis：report of 6 cases. *J Oral Pathol Med*. 1991；20：425–428.
5. Darwazeh AM, Almelaih AA. Tongue lesions in a Jordanian population. Prevalence, symptoms, subject's knowledge and treatment provided. *Med Oral Patol Oral Cir Bucal*. 2011；16：e745–e749.
6. Abe M, Sogabe Y, Syuto T, et al. Successful treatment with cyclosporin administration for persistent benign migratory glossitis. *J Dermatol*. 2007；34：340–343.
7. Reamy BV, Derby R, Bunt CW. Common tongue conditions in primary care. *Am Fam Physician*. 2010；81：627–634.
8. Ishibashi M, Tojo G, Watanabe M, et al. Geographic tongue treated with topical tacrolimus. *J Dermatol Case Rep*. 2010；4：57–59.
9. Gonsalves W, Chi A, Neville B. Common oral lesions：part 1. Superficial mucosal lesions. *Am Fam Physician*. 2007；75：501–507.

35 章
◆患者向け URL
・PubMed Health. *Gingivitis*—http://www.ncbi.nlm.nih.gov/pubmedhealth/PMH0002051/.
・The American Academy of Periodontology. *Types of Gum Disease*—http://www.perio.org/consumer/2a.html.
◆医療従事者向け URL
・Stephen JM. *Gingivitis*—http://emedicine.medscape.com/article/763801.
◆参考文献
1. Albandar JM, Brunelle JA, Kingman A. Destructive periodontal disease in adults 30 years of age and older in the United States, 1988–1994. *J Periodontol*. 1999；70：13–29.
2. Fisher MA, Borgnakke WS, Taylor GW. Periodontal disease as a risk marker in coronary heart disease and chronic kidney disease. *Curr Opin Nephrol Hypertens*. 2010；19：519–526.
3. Corbella S, Taschieri S, Francetti L, et al. Periodontal disease as a risk factor for adverse pregnancy outcomes：a systematic review and meta–analysis of case–control studies. *Odontology*. 2012；100(2)：232–240.
4. Chambrone L, Pannuti CM, Guglielmetti MR, Chambrone LA. Evidence grade associating periodontitis with preterm birth and/or low birth weight：II：a systematic review of randomized trials evaluating the effects of periodontal treatment. *J Clin Periodontol*. 2011；38：902–914.
5. Kornman KS, Crane A, Wang HY, et al. The interleukin–1 genotype as a severity factor in adult periodontal disease. *J Clin Periodontol*. 1997；24：72–77.
6. Boillot A, El Halabi B, Batty GD, et al. Education as a predictor of chronic periodontitis：a systematic review with meta–analysis population–based studies. *PLoS One*. 2011；6(7)：e21508.
7. Hanioka T, Ojima M, Tanaka K, et al. Causal assessment of smoking and tooth loss：a systematic review of observational studies. *BMC Public Health*. 2011；11：221.
8. Amaral CS, Vettore MV, Leao A. The relationship of alcohol dependence and alcohol consumption with periodontitis：a systematic review. *J Dent*. 2009；37：643–651.
9. Berchier CE, Slot DE, Haps S, Van der Weijden GA. The efficacy of dental floss in addition to a toothbrush on plaque and parameters of gingival inflammation：a systematic review. *Int J Dent Hyg*. 2008；6：265–279.
10. Parizi MT, Mohammadi TM, Afshar SK, et al. Efficacy of an electric toothbrush on plaque control compared to two manual toothbrushes. *Int Dent J*. 2011；61：131–135.
11. Gunsolley JC. Clinical efficacy of antimicrobial mouthrinses. *J Dent*. 2010；38(suppl 1)：S6–S10.
12. Chibinski AC, Pochapski MT, Farago PV, et al. Clinical evaluation of chlorhexidine for the control of dental biofilm in children with special needs. *Community

Dent Health. 2011；28：222–226.

36 章

◆患者向け URL
- The Merck Manual of Health and Aging. *Periodontal Disease*—http://www.merck.com/pubs/mmanual_ha/sec3/ch36/ch36c.html.

◆医療従事者向け URL
- Mejia L. *Drug–induced Gingival Hyperplasia*—http://emedicine.medscape.com/article/1076264.

◆参考文献
1. Arya R, Gulati S, Kabra M, et al. Folic acid supplementation prevents phenytoin–induced gingival overgrowth in children. *Neurology*. 2011；76：1338–1343.
2. Mejia L. *Drug–Induced Gingival Hyperplasia*. http://emedicine.medscape.com/article/1076264. Accessed January 23, 2012.
3. Chand DH, Quattrocchi J, Poe SA, et al. Trial of metronidazole vs. azithromycin for treatment of cyclosporine–induced gingival overgrowth. *Pediatr Transplant*. 2004；8：60–64.
4. Smith JM, Wong CS, Salamonik EB, et al. Sonic tooth brushing reduces gingival overgrowth in renal transplant recipients. *Pediatr Nephrol*. 2006；21：1753–1759.
5. Cota LO, Aquino DR, Franco GC, et al. Gingival overgrowth in subjects under immunosuppressive regimens based on cyclosporine, tacrolimus, or sirolimus. *J Clin Periodontol*. 2010；37：894–902.
6. Parraga–Linares L, Almendros–Marques N, Berini–Aytes L, Gay–Escoda C. Effectiveness of substituting cyclosporin A with tacrolimus in reducing gingival overgrowth in renal transplant patients. *Med Oral Patol Oral Cir Bucal*. 2009；14：e429–e433.
7. Ramalho VL, Ramalho HJ, Cipullo JP, et al. Comparison of azithromycin and oral hygiene program in the treatment of cyclosporine–induced gingival hyperplasia. *Ren Fail*. 2007；29：265–270.

37 章

◆患者向け URL
- MedicineNet.com. *Canker Sores（Aphthous Ulcers）*—http://www.medicinenet.com/canker_sores/article.htm.

◆医療従事者向け URL
- Dermnet NZ. *Aphthous Ulcers*—http://www.dermnetnz.org/site-age-specific/aphthae.html.
- eMedicine. *Aphthous Ulcers*—http://emedicine.medscape.com/article/867080.
- eMedicine. *Aphthous Stomatitis*—http://emedicine.medscape.com/article/1075570.
- Keogan MT. Clinical Immunology Review Series：an approach to the patient with recurrent orogenital ulceration, including Behçet's syndrome. *Clin Exp Immunol*. 2009.—http://www.ncbi.nlm.nih.gov/pmc/articles/PMC2673735/

◆参考文献
1. Messadi DV, Younai F. Aphthous ulcers. *Dermatol Ther*. 2010；23：281–290.
2. Borra RC, Andrade PM, Silva ID, et al. The Th1/Th2 immune–type response of the recurrent aphthous ulceration analyzed by cDNA microarray. *J Oral Pathol Med*. 2004；33：140–146.
3. Sun A, Wang JT, Chia JS, Chiang CP. Levamisole can modulate the serum tumor necrosis factor–alpha level in patients with recurrent aphthous ulcerations. *J Oral Pathol Med*. 2006；35：111–116.
4. Casiglia JM. Recurrent aphthous stomatitis：etiology, diagnosis, and treatment. *Gen Dent*. 2002；50：157–166.
5. Keogan MT. Clinical Immunology Review Series：an approach to the patient with recurrent orogenital ulceration, including Behçet's syndrome. *Clin Exp Immunol*. 2009 Apr；156(1)：1–11.
6. Bell J. Amlexanox for the treatment of recurrent aphthous ulcers. *Clin Drug Investig*. 2005；25：555–566.
7. Rodriguez M, Rubio JA, Sanchez R. Effectiveness of two oral pastes for the treatment of recurrent aphthous stomatitis. *Oral Dis*. 2007；13：490–494.
8. Descroix V, Coudert AE, Vige A, et al. Efficacy of topical 1％ lidocaine in the symptomatic treatment of pain associated with oral mucosal trauma or minor oral aphthous ulcer：a randomized, double-blind, placebo-controlled, parallel-group, single-dose study. *J Orofac Pain*. 2011；25：327–332.
9. Alidaee MR, Taheri A, Mansoori P, et al. Silver nitrate cautery in aphthous stomatitis：a randomized controlled trial. *Br J Dermatol*. 2005；153：521–525.
10. Rhodus NL, Bereuter J. An evaluation of a chemical cautery agent and an anti-inflammatory ointment for the treatment of recurrent aphthous stomatitis：a pilot study. *Quintessence Int*. 1998；29：769–773.
11. Femiano F, Buonaiuto C, Gombos F, et al. Pilot study on recurrent aphthous stomatitis（RAS）：a randomized placebo-controlled trial for the comparative therapeutic effects of systemic prednisone and systemic montelukast in subjects unresponsive to topical therapy. *Oral Surg Oral Med Oral Pathol Oral Radiol Endod*. 2010；109：402–407.
12. Pakfetrat A, Mansourian A, Momen-Heravi F, et al. Comparison of colchicine versus prednisolone in recurrent aphthous stomatitis：a double–blind randomized clinical trial. *Clin Invest Med*. 2010；33：E189–E195.
13. Yasui K, Kurata T, Yashiro M, et al. The effect of ascorbate on minor recurrent aphthous stomatitis. *Acta Paediatr*. 2010；99：442–445.
14. Meiller TF, Kutcher MJ, Overholser CD, et al. Effect of an antimicrobial mouthrinse on recurrent aphthous ulcerations. *Oral Surg Oral Med Oral Pathol*. 1991；72：425–429.
15. Volkov I, Rudoy I, Freud T, et al. Effectiveness of vitamin B12 in treating recurrent aphthous stomatitis：a randomized, double-blind, placebo-controlled trial. *J Am Board Fam Med*. 2009；22：9–16.

38 章

◆患者向け URL
- American Lung Association. *Getting Help to Quit Smoking*—http://www.lung.org/stop-smoking/how-to-quit/getting-help/.
- QuitSmokingSupport.com—http://www.quitsmokingsupport.com/.
- Centers for Disease Control and Prevention. *Quit Smoking*—http://www.cdc.gov/tobacco/quit_smoking/index.htm.

◆医療従事者向け URL
- Tobacco Use and Dependence Guideline Panel. *Treating Tobacco Use and Dependence：2008 Update*. Rockville, MD：US Department of Health and Human Services；2008.—http://www.ncbi.nlm.nih.gov/books/NBK63952/.
- National Cancer Institute. *Cigarette Smoking：Health Risks and How to Quit（PDQ®）*—http://www.cancer.gov/cancertopics/pdq/prevention/control-of-tobacco-use/HealthProfessional.

◆参考文献
1. van der Waal I. Potentially malignant disorders of the oral and oropharyngeal mucosa；terminology, classification and present concepts of management. *Oral Oncol*. 2009；45：317–323.
2. Warnakulasuriya S, Johnson NW, van der Waal I. Nomenclature and classification of potentially malignant disorders of the oral mucosa. *J Oral Pathol Med*. 2007；36：575–580.
3. Scully C, Bagan JV, Hopper C, Epstein JB. Oral cancer：current and future diagnostic techniques. *Am J Dent*. 2008；21：199–209.
4. Napier SS, Speight PM. Natural history of potentially malignant oral lesions and conditions：an overview of the literature. *J Oral Pathol Med*. 2008；37：1–10.
5. Reibel J. Prognosis of oral pre–malignant lesions：significance of clinical, histopathological, and molecular biological characteristics. *Crit Rev Oral Biol Med*. 2003；14：47–62.
6. Lodi G, Porter S. Management of potentially malignant disorders：evidence and critique. *J Oral Pathol Med*. 2008；37：63–69.
7. Holmstrup P, Vedtofte P, Reibel J, Stol-

tze K. Oral premalignant lesions：is a biopsy reliable? *J Oral Pathol Med*. 2007；36：262-266.
8. Holmstrup P, Vedtofte P, Reibel J, Stoltze K. Long-term treatment outcome of oral premalignant lesions. *Oral Oncol*. 2006；38：461-474.
9. Vladimirov BS, Schiodt M. The effect of quitting smoking on the risk of unfavorable events after surgical treatment of oral potentially malignant lesions. *Int J Oral Maxillofac Surg* 2009；38：1188-1193.

39 章

◆患者向け URL

- The Oral Cancer Foundation—**http://www.oralcancerfoundation.org/**.
- Centers for Disease Control and Prevention, National Oral Health Surveillance System. *Cancer of the Oral Cavity and Pharynx*—**http://www.cdc.gov/nohss/guideCP.htm**.

◆医療従事者向け URL

- National Cancer Institute. *Lip and Oral Cavity Cancer*(PDQ®)：*Treatment*—**http://www.cancer.gov/cancertopics/pdq/treatment/lip-and-oral-cavity/HealthProfessional**.
- National Cancer Institute. *Oropharyngeal Cancer*(PDQ®)：*Treatment*—**http://www.cancer.gov/cancertopics/pdq/treatment/oropharyngeal/HealthProfessional**.
- Medscape Reference. *Cancers of the Oral Mucosa*—**http://emedicine.medscape.com/article/1075729**.

◆参考文献

1. Siegel R, Naishadham D, Jemal A. Cancer statistics, 2012. *CA Cancer J Clin*. 2011；62：10-29.
2. Mignogna MD, Fedele S, Lo Russo L, et al. Oral and pharyngeal cancer：lack of prevention and early detection by health care providers. *Eur J Cancer Prev*. 2001；10(4)：381-383.
3. Pleis JR, Ward BW, Lucas JW. Summary health statistics for U. S. adults：National Health Interview Survey, 2009. National Center for Health Statistics. *Vital Health Stat 10*. 2010；(249)：1-207.
4. National Cancer Institute, Surveillance Epidemiology and End Results. *SEER Stat Fact Sheets*：*Oral Cavity and Pharynx*. http://seer.cancer.gov/statfacts/html/oralcav.html. Accessed February 17, 2012.
5. Lingen MW, Kalmar JR, Karrison T, Speight PM. Critical evaluation of diagnostic aids for the detection of oral cancer. *Oral Oncol*. 2008；44(1)：10-22.
6. Haddad RI, Shin DM. Recent advances in head and neck cancer. *N Engl J Med*. 2008；359：1139-1154.
7. National Cancer Institute. *Oral Cancer Prevention*(PDQ®). http://www.cancer.gov/cancertopics/pdq/prevention/oral/Health Professional. Accessed February 27, 2012.
8. Cleveland JL, Junger ML, Saraiya M, et al. The connection between human papillomavirus and oropharyngeal squamous cell carcinomas in the United States. *J Am Dent Assoc*. 2011；142：915-924.
9. Warnakulasuriya S. Causes of oral cancer－an appraisal of controversies. *Br Dent J*. 2009；207：471-475.
10. Rethman MP, Carpenter W, Cohen EEW, et al. Evidence-based clinical recommendations regarding screening for oral squamous cell carcinomas. *J Am Dent Assoc*. 2010；141：509-520.
11. National Cancer Institute. *Lip and Oral Cancer Treatment*(PDQ®). http://www.cancer.gov/cancertopics/pdq/treatment/lip-and-oral-cavity/HealthProfessional. Accessed February 17, 2012.
12. National Cancer Institute. *Oropharyngeal Cancer Treatment*(PDQ®). http://www.cancer.gov/cancertopics/pdq/treatment/oropharyngeal/HealthProfessional. Accessed February 17, 2012.

40 章

◆患者向け URL

- American Dental Association. *Public Resources*—**http://www.ada.org/public.aspx**.
- New York State Department of Health. *Oral Health Resources and Links*—**http://www.health.state.ny.us/prevention/dental/weblinks_oral_health.htm**.
- Smiles for Life：A National Oral Health Curriculum—**http://www.smilesforlifeoralhealth.org/**.
- Centers for Disease Control and Prevention. *Preventing Cavities, Gum Disease, Tooth Loss, and Oral Cancers at a Glance 2011*—**http://www.cdc.gov/chronicdisease/resources/publications/AAG/doh.htm**.
- World Health Organization. *Oral Health*—**http://www.who.int/oral_health/en/**.

◆参考文献

1. Ritter AV, Preisser JS, Chung Y, et al；X-ACT Collaborative Research Group. Risk indicators for the presence and extent of root caries among caries-active adults enrolled in the Xylitol for Adult Caries Trial(X-ACT). *Clin Oral Investig*. 2012 Dec；16(6)：1647-1657.
2. Griffin SO, Barker LK, Griffin PM, et al. Oral health needs among adults in the United States with chronic diseases. *J Am Dent Assoc*. 2009；140：1266-1274.
3. National Institute of Dental and Craniofacial Research. *Dental Caries*(*Tooth Decay*)*in Adults*(*Age 20 to 64*). http://www.nidcr.nih.gov/DataStatistics/FindDataByTopic/DentalCaries/DentalCariesAdults20to64.htm. Accessed July 22, 2013.
4. National Health and Nutrition Examination Survey(NHANES), 1999-2002. *NIDCR/CDC Oral Health Data Query System*. http://apps.nccd.cdc.gov/dohdrc/dqs/entry.html. Accessed July 22, 2013.
5. Johnson V, Chalmers J. *Oral Hygiene Care for Functionally Dependent and Cognitively Impaired Older Adults*. Iowa City, IA：University of Iowa College of Nursing, John A. Hartford Foundation Center of Geriatric Nursing Excellence；2011 Jul：61. http://www.guideline.gov/content.aspx?id=34447. Accessed July 22, 2013.
6. Stookey GK. The effect of saliva on dental caries. *J Am Dent Assoc*. 2008；139(suppl)：S11-S17.
7. Cappelli, DP, Mobley CC. *Prevention in Clinical Oral Health Care*. St. Louis, MO：Elsevier；2008.
8. National Institutes of Health, Consensus Development Conference Statement, March 26-28, 2001. *Diagnosis and Management of Dental Caries Throughout Life*. http://consensus.nih.gov/2001/2001DentalCaries115html.htm. Accessed July 22, 2013.

41 章

◆患者向け URL

- AAA Patient Information—**http://www.uptodate.com/contents/patient-information-abdominal-aortic-aneurysm-beyond-the-basics**.
- Vascular Disease Foundation—**http://vasculardisease.org/thoracic-aortic-aneurysm/**.
- Vascular Disease Foundation—**http://vasculardisease.org/abdominal-aortic-aneurysm/**.
- Vascular Surgery Information—**http://www.vascularweb.org/Pages/default.aspx**.
- American Heart Association：Medical Treatment for Abdominal Aortic Aneurysm—**http://my.americanheart.org/idc/groups/ahamah-public/@wcm/@sop/@scon/documents/downloadable/ucm_323780.pdf**.

◆医療従事者向け URL

- Screening for Abdominal Aortic Aneurysm—**http://annals.org/article.aspx?volume=142&issue=3&page=198**.

◆参考文献

1. Elefteriades JA. Thoracic aortic aneurysm：reading the enemy's playbook. *Curr Probl Cardiol*. 2008；33：203-277.
2. Center for Disease Control and Prevention. *Aortic Aneurysm Fact Sheet*. http://www.cdc.gov/dhdsp/data_statistics/fact_sheets/fs_aortic_aneurysm.htm. Accessed May 10, 2014.
3. Ramanath VS, Oh JK, Sundt TM, Eagle KA. Acute aortic syndromes and thoracic

aortic aneurysm. *Mayo Clin Proc*. 2009；84（5）：465-481.
4. Nordon IM, Hinchliffe RJ, Loftus IM, Thompson MM. Pathophysiology and epidemiology of abdominal aortic aneurysms. *Nat Rev Cardiol*. 2011；8：92-102.
5. Clouse WD, Hallett JW, Jr., Schaff HV, Gayari MM, Ilstrup DM, Melton LJ, 3rd. Improved prognosis of thoracic aortic aneurysms：a population-based study. *JAMA*. 1998；280（22）：1926-1929.
6. Hirsch AT, Haskal ZJ, Hertzer NR, et al. 2006 ACC/AHA Guidelines for the management of PAD. *Circulation*. 2006 Mar 21；113（11）：e463-e654.
7. Booher AM, Eagle KA. Diagnosis and management issues in thoracic aortic aneurysm. *Am Heart J*. 2011；162：38-46.e1.
8. Isselbacher EM. Thoracic and abdominal aortic aneurysms. *Circulation*. 2005；111：816-828.
9. Hiratzka LF, Bakris GL, Beckman JA, et al. ACCF/AHA/AATS/ACR/ASA/SCA/SCAI/SIR/STS/SVM guidelines for the diagnosis and management of patients with thoracic aortic disease. *Circulation*. 2010；121：e266-e369.
10. Powell JT, Greenhalgh RM. Clinical practice. Small abdominal aortic aneurysms. *N Engl J Med*. 2003；348：1895-1901.
11. Schermerhorn M. A 66-year-old man with an abdominal aortic aneurysm：review of screening and treatment. *JAMA*. 2009；302：2015-2022.
12. Lederle FA. In the clinic. Abdominal aortic aneurysm. *Ann Intern Med*. 2009；150：ITC5 1-15. quiz ITC5-16.
13. U. S. Preventive Services Task Force. *Screening for Abdominal Aortic Aneurysm*. http://www.uspreventiveservicestaskforce.org/uspstf/uspsaneu.htm. Accessed February 2005.
14. Danyi P, Elefteriades JA, Jovin IS. Medical therapy of thoracic aortic aneurysms. Are we there yet? *Circulation*. 2011；124：1469-1476.

42 章

◆患者向け URL
・AF resources for patients—**http://www.a-fib.com/**.
・StopAfib.org—**http://www.stopafib.org/**.

◆医療従事者向け URL
・Agency for Healthcare Research and Quality. *Antithrombotic Therapy for Atrial Fibrillation：American College of Chest Physicians Evidence-Based Clinical Practice Guidelines*—**http://www.guideline.gov/content.aspx?id=35270**.
・Wann LS, Curtis AB, January CT, et al. 2011 ACCF/AHA/HRS focused update on the management of patients with atrial fibrillation（updating the 2006 guideline）. Circulation. 2011；123（1）：104-123.—**http://circ.ahajournals.org/content/123/1/104.full**.

◆参考文献
1. Fuster V, Rydén LE, Cannom DS, et al. 2011 ACCF/AHA/HRS focused updates incorporated into the ACC/AHA/ESC 2006 Guidelines for the management of patients with atrial fibrillation：a report of the American College of Cardiology Foundation/American Heart Association Task Force on Practice Guidelines developed in partnership with the European Society of Cardiology and in collaboration with the European Heart Rhythm Association and the Heart Rhythm Society. *J Am Coll Cardiol*. 2011；57：e101-e198.
2. Go AS, Hylek EM, Phillips KA, et al. Prevalence of diagnosed atrial fibrillation in adults：national implications for rhythm management and stroke prevention：the AnTicoagulation and Risk Factors in Atrial Fibrillation（ATRIA）Study. *JAMA*. 2001；285：2370-2375.
3. Friberg J, Buch P, Scharling H, et al. Rising rates of hospital admissions for atrial fibrillation. *Epidemiology*. 2003；14：666-672.
4. European Heart Rhythm Association, European Association for Cardio-Thoracic Surgery, Camm AJ, et al. Guidelines for the management of atrial fibrillation：the Task Force for the Management of Atrial Fibrillation of the European Society of Cardiology（ESC）. *Eur Heart J*. 2010；31：2369-2429.
5. Miyasaka Y, Barnes ME, Gersh BJ, et al. Secular trends in incidence of atrial fibrillation in Olmsted County, Minnesota, 1980 to 2000, and implications on the projections for future prevalence. *Circulation*. 2006；114（2）：119-125. Epub 2006 Jul 3.
6. Wann LS, Curtis AB, January CT, et al. 2011 ACCF/AHA/HRS focused update on the management of patients with atrial fibrillation（updating the 2006 guideline）：a report of the American College of Cardiology Foundation/American Heart Association Task Force on practice guidelines. *Circulation*. 2011；123：104-123.
7. Wolf PA, Abbott RD, Kannel WB. Atrial fibrillation：a major contributor to stroke in elderly. The Framingham Study. *Arch Intern Med*. 1987；147：1561-1564.
8. Michelena HI, Powell BD, Brady PA, Friedman PA, Ezekowitz MD. Gender in atrial fibrillation：ten years later. *Gend Med*. 2010；7（3）：206-217.
9. Wolf PA, Abbott RD, Kannel WB. Atrial fibrillation as an independent risk factor for stroke. The Framingham Study. *Stroke*. 1991；22：983-988.
10. Bailey GW, Braniff BA, Hancock EW, et al. Relation of left atrial pathology to atrial fibrillation in mitral valvular disease. *Ann Intern Med*. 1968；69：13-20.
11. Xu J, Cui G, Esmailian F, et al. Atrial extracellular matrix remodeling and the maintenance of atrial fibrillation. *Circulation*. 2004；109：363-368.
12. Allessie M, Ausma J, Schotten U. Electrical, contractile and structural remodeling during atrial fibrillation. *Cardiovasc Res*. 2002；54：230-246.
13. Lu Z, Scherlag BJ, Lin J, et al. Atrial fibrillation begets atrial fibrillation：autonomic mechanism for atrial electrical remodeling induced by short-term rapid atrial pacing. *Circ Arrhythm Electrophysiol*. 2008；1：184-192.
14. Van Gelder IC, Groenveld HF, Crijns HJ, et al. Lenient versus strict rate control in patients with atrial fibrillation. *N Engl J Med*. 2010；362：1363-1373.
15. Vaughan Williams EM. A classification of antiarrhythmic actions reassessed after a decade of new drugs. *J Clin Pharmacol*. 1984；24：129-147.
16. Naccarelli GV, Wolbrette DL, Khan M, et al. Old and new antiarrhythmic drugs for converting and maintaining sinus rhythm in atrial fibrillation：comparative efficacy and results of trials. *Am J Cardiol*. 2003；91：15D-26D.
17. Connolly SJ, Camm AJ, Halperin JL, et al. Dronedarone in high-risk permanent atrial fibrillation. *N Engl J Med*. 2011；365（24）：2268-2276. Epub 2011 Nov 14.
18. Frick M, Frykman V, Jensen-Urstad M, et al. Factors predicting success rate and recurrence of atrial fibrillation after first electrical cardioversion in patients with persistent atrial fibrillation. *Clin Cardiol*. 2001；24：238-244.
19. Guyatt GH, Akl EA, Crowther M, et al. Antithrombotic therapy and prevention of thrombosis, 9th ed：American College of Chest Physicians evidence-based clinical practice guidelines. *Chest*. 2012；141（2）（suppl）：7S-47S.
20. Lip GY, Nieuwlaat R, Pisters R, Lane DA, Crijns HJ. Refining clinical risk stratification for predicting stroke and thromboembolism in atrial fibrillation using a novel risk factor-based approach：the euro heart survey on atrial fibrillation. *Chest*. 2010；137（2）：263-272.
21. Asher CR, Klein AL；ACUTE trial. Transesophageal echocardiography to guide cardioversion in patients with atrial fibrillation：ACUTE trial update. *Card Electrophysiol Rev*. 2003 Dec；7（4）：387-391.
22. Lopes RD, Shah BR, Olson DM, et al. Antithrombotic therapy use at discharge and 1 year in patients with atrial fibrillation and acute stroke：results from the AVAIL Registry. *Stroke*. 2011；42（12）：3477-3483.
23. Connolly SJ, Ezekowitz MD, Yusuf S, et

al. Dabigatran versus warfarin in patients with atrial fibrillation. N Engl J Med. 2009；361：1139-1151.
24. Patel MR, Mahaffey KW, Garg J, et al. Rivaroxaban versus warfarin in nonvalvular atrial fibrillation. N Engl J Med. 2011；365：883-891.
25. Granger CB, Alexander JH, McMurray JJ, et al. ARISTOTLE Committees and Investigators. Apixaban versus warfarin in patients with atrial fibrillation. N Engl J Med. 2011；365（11）：981-992.
26. Wann LS, Curtis AB, Ellenbogen KA, et al. 2011 ACCF/AHA/HRS focused update on the management of patients with atrial fibrillation（update on dabigatran）：a report of the American College of Cardiology Foundation/American Heart Association Task Force on practice guidelines. J Am Coll Cardiol. 2011；57（11）：1330-1337.
27. Vande Griend JP, Marcum ZA, Linnebur SA. A year in review：new drugs for older adults in 2011. Am J Geriatr Pharmacother. 2012；10（4）：258-263.

43 章
◆患者向け URL
・Medline Plus—http://www.nlm.nih.gov/medlineplus/ency/article/003282.htm.
◆医療従事者向け URL
・Spicknall NE, Zirwas MJ, English JC. Provide an algorithm useful in identifying the underlying cause of clubbing.
◆参考文献
1. White HA, Alcolado R, Alcolado JC. Examination of the hands：an insight into the health of a Welsh population. Postgrad Med J. 2003；79（936）：588-589.
2. Kitis G, Thompson H, Allan RN. Finger clubbing in inflammatory bowel disease：its prevalence and pathogenesis. Br Med J. 1979；2（6194）：825-828.
3. Baughman RP, Gunther KL, Buchsbaum JA, Lower EE. Prevalence of digital clubbing in bronchogenic carcinoma by a new digital index. Clin Exp Rheumatol. 1998；16（1）：21-26.
4. Toovy OT, Eisenhauer HJ. A new hypothesis on the mechanism of digital clubbing secondary to pulmonary pathologies. Med Hypotheses. 2010；759（6）：511-513.
5. Spicknall NE, Zirwas MJ, English JC. Clubbing：an update on diagnosis, differential diagnosis, pathophysiology, and clinical relevance. J Am Acad Dermatol. 2005；52（6）：1020-1028.
6. Myers KA, Farquhar DR. The rational clinical examination. Does this patient have clubbing[comment]？JAMA. 2001；286（3）：341-347.
7. Pallares-Sanmartin A, Leiro-Fernandez V, Cebreiro TL, et al. Validity and reliability of the Schamroth sign for the diagnosis of clubbing. JAMA. 2010；304（2）：159-

161.
8. Moreira AL, Porto NS, Moreira JS, et al. Clubbed fingers：radiological evaluation of the nail bed thickness. Clin Anat. 2008；21（4）：314-318.
9. Dever LL, Matta JS. Digital clubbing in HIV-infected patients：an observational study. AIDS Patient Care STDS. 2009；23（1）：19-22.

44 章
◆患者向け URL
・PubMed Health. Heart Failure Overview—http://www.ncbi.nlm.nih.gov/pubmedhealth/PMH0001211/.
・The National Heart, Lung, and Blood Institute has patient information on HF—http://www.nhlbi.nih.gov/health/health-topics/topics/hf/.
◆医療従事者向け URL
・The 2010 Heart Failure Society of America Comprehensive Heart Failure Practice Guideline—http://www.heartfailureguideline.org/.
・Management of Chronic Heart Failure. A National Clinical Guideline（Scottish）—http://www.ngc.gov/content.aspx?id=10587.
◆参考文献
1. Redfield MM, Jacobsen SJ, Burnett JC Jr, et al. Burden of systolic and diastolic ventricular dysfunction in the community：appreciating the scope of the heart failure epidemic[see comment]. JAMA. 2003；289（2）：194-202.
2. Lloyd-Jones DM, Larson MG, Leip EP, et al. Lifetime risk for developing congestive heart failure：the Framingham Heart Study[see comment]. Circulation. 2002；106（24）：3068-3072.
3. Wang CS, FitzGerald JM, Schulzer M, et al. Does this dyspneic patient in the emergency department have congestive heart failure[review]？JAMA. 2005；294（15）：1944-1956.
4. Inglis SC, Clark RA, McAlister FA, et al. Which components of heart failure programmes are effective？ A systematic review and meta-analysis of the outcomes of structured telephone support or telemonitoring as the primary component of chronic heart failure management in 8323 patients：abridged Cochrane Review. Eur J Heart Fail. 2011；139（9）：1028-1040.
5. Mant J, Al-Mohammad A, Swain S, Laramée P；Guideline Development Group. Management of chronic heart failure in adults：synopsis of the national institute for health and clinical excellence guideline. Ann Intern Med. 2011；155（4）：252-259.
6. Taylor RS, Ashton KE, Moxham T, et al. Reduced dietary salt for the prevention of cardiovascular disease. Cochrane Database Syst Rev. 2011；（7）：CD009217.
7. Mielniczuk L, Stevenson LW. Angioten-

sin-converting enzyme inhibitors and angiotensin Ⅱ type Ⅰ receptor blockers in the management of congestive heart failure patients：what have we learned from recent clinical trials[review]？Curr Opin Cardiol. 2005；20（4）：250-255.
8. Yan AT, Yan RT, Liu PP. Narrative review pharmacotherapy for chronic heart failure：evidence from recent clinical trials[review]. Ann Intern Med. 2005；142（2）：132-145.[Summary for patients in Ann Intern Med. 2005；142（2）：I53.]
9. Haney S, Sur D, Xu Z. Diastolic heart failure：a review and primary care perspective[review]. J Am Board Fam Pract. 2005；18（3）：189-198.
10. Adabag S, Roukoz H, Anand IS, Moss AJ. Cardiac resynchronization therapy in patients with minimal heart failure a systematic review and meta-analysis. J Am Coll Cardiol. 2011；58（9）：935-941.
11. Kadish A, Mehra M. Heart failure devices：implantable cardioverter-defibrillators and biventricular pacing therapy[review]. Circulation. 2005；111（24）：3327-3335.
12. Meta-analysis Global Group in Chronic Heart Failure. The survival of patients with heart failure with preserved or reduced left ventricular ejection fraction：an individual patient data meta-analysis. Eur Heart J. 2012；33（14）：1750-1757.

45 章
◆患者向け URL
・PubMed Health. Coronary Heart Disease—http://www.ncbi.nlm.nih.gov/pubmedhealth/PMH0004449/.
・The American Heart Association has information about the warning signs of heart attacks and living a healthy lifestyle—http://www.americanheart.org.
◆医療従事者向け URL
・Boudi FB. Coronary Artery Atherosclerosis—http://emedicine.medscape.com/article/153647.
・Online calculator for pre- and posttest probability of coronary artery disease based on history and physical—http://www.soapnote.org/cardiovascular/chest-pain-evaluation/.
・The National Heart, Lung, and Blood Institute—http://www.nhlbi.nih.gov/index.htm.
◆参考文献
1. Roger VL, Go AS, Lloyd-Jones DM, et al. Heart disease and stroke statistics—2012 update：a report from the American Heart Association. Circulation. 2012；125（1）：188-197. http://circ.ahajournals.org/content/early/2011/12/15/CIR.0b013e31823ac046.citation. Accessed September 3, 2012.
2. Centers for Disease Control and Pre-

vention. Prevalence of coronary heart disease—United States, 2006-2010. *MMWR Morb Mortal Wkly Rep.* 2011；60(40)：1377-1381.
3. Viles-Gonzalez JF, Fuster V, Badimon JJ. Atherothrombosis：a widespread disease with unpredictable and life-threatening consequences. *Eur Heart J.* 2004；25(14)：1197-1207.
4. Philpott S, Boynton PM, Feder G, Hemingway H. Gender differences in descriptions of angina symptoms and health problems immediately prior to angiography：the ACRE study. Appropriateness of Coronary Revascularisation study. *Soc Sci Med.* 2001；52(10)：1565-1575.
5. Pryor DB, Shaw L, McCants CB, et al. Value of the history and physical in identifying patients at increased risk for coronary artery disease. *Ann Intern Med.* 1993；118(2)：81-90.
6. Stein PD, Stein PD, Beemath A, et al. Multidetector computed tomography for the diagnosis of coronary artery disease：a systematic review. *Am J Med.* 2006；119(3)：203-216.
7. Min JK, Leipsic J, Pencina MJ, et al. Diagnostic accuracy of fractional flow reserve from anatomical CT angiography. *JAMA.* 2012；308(12)：1237-1245.
8. Smith SC Jr, Allen J, Blair SN, et al. AHA/ACC guidelines for secondary prevention for patients with coronary and other atherosclerotic vascular disease：2006 update. *Circulation.* 2006；113：2363-2372.
9. Mills EJ, Wu P, Chong G, et al. Efficacy and safety of statin treatment for cardiovascular disease：a network meta-analysis of 170,255 patients from 76 randomized trials. *QJM.* 2011；104(2)：109-124.
10. The Seventh Report of the Joint National Committee on Prevention, Detection, Evaluation and Treatment of High Blood Pressure (*JNC 7*). http://www.nhlbi.nih.gov/guidelines/hypertension/index.htm. Accessed September 3, 2012.
11. Tran H, Anand SS. Oral antiplatelet therapy in cerebrovascular disease, coronary artery disease, and peripheral arterial disease. *JAMA.* 2004；292(15)：1867-1874.
12. Ellison KE, Gandhi G. Optimising the use of beta-adrenoceptor antagonists in coronary artery disease. *Drugs.* 2005；65(6)：787-797.
13. Gibbons RJ, Abrams J, Chatterjee K, et al. ACC/AHA 2002 guideline update for the management of patients with chronic stable angina：a report of the American College of Cardiology/American Heart Association Task Force on Practice Guidelines (Committee to Update the 1999 Guidelines for the Management of Patients with Chronic Stable Angina). 2002. http://www.acc.org/clinical/guidelines/stable/stable.pdf. Accessed September 3, 2012.
14. Schofield PM. Indications for percutaneous and surgical revascularization：how far does the evidence base guide us? *Heart.* 2003；89(5)：565-570.
15. Robinson JG, Rahill-Tierney C, Lawler E, Gaziano JM. Benefits associated with achieving optimal risk factor levels for the primary prevention of cardiovascular disease in older men. *J Clin Lipidol.* 2012；6(1)：58-65.

46 章

◆患者向け URL
- Agency for Healthcare Research and Quality (AHRQ)：*Blood Thinner Pills*—http://www.ahrq.gov/consumer/btpills.htm.
- National Heart, Lung, and Blood Institute：*What Is Deep Venous Thrombosis?*—http://www.nhlbi.nih.gov/health/health-topics/topics/dvt/.
- American Academy of Orthopaedic Surgeons. *Deep Vein Thrombosis*—http://orthoinfo.aaos.org/topic.cfm?topic=A00219&return_link=0.

◆医療従事者向け URL
- *Antithrombotic and Thrombolytic Therapy, 8th Ed.*：*ACCP Guidelines*—http://chestjournal.chestpubs.org/content/133/6_suppl.

◆参考文献
1. White RH. The epidemiology of venous thromboembolism. *Circulation.* 2003；107(23)(suppl 1)：I4-I8.
2. Blann AD, Lip GYH. Venous thromboembolism. *BMJ.* 2006；332(7535)：215-219.
3. Goodacre S. In the clinic. Deep venous thrombosis. *Ann Intern Med.* 2008；149(5)：ITC3-1.
4. Wells PS, Owen C, Doucette S, et al. The Rational Clinical Examination. Does this patient have deep venous thrombosis? *JAMA.* 2006；295(2)：199-207.
5. Snow V, Qaseem A, Barry P, et al. Management of venous thromboembolism：a clinical practice guideline from the American College of Physicians and the American Academy of Family Physicians. *Ann Intern Med.* 2007；146：204.
6. Hutten BA, Prins MH. Duration of treatment with vitamin K antagonists in symptomatic venous thromboembolism [Cochrane Review]. *Cochrane Libr.* 2011 Issue 3. Chichester, UK：John Wiley and Sons, Ltd.
7. The EINSTEIN Investigators, Bauersachs R, Berkowitz SD, et al. Oral rivaroxaban for symptomatic venous thromboembolism. *N Engl J Med.* 2010；363(26)：2499-2510.
8. Schulman S, Kearon C, Kakkar AK, et al, for the RE-COVER Study Group. Dabigatran versus warfarin in the treatment of acute venous thromboembolism. *N Engl J Med.* 2009；361(24)：2342-2352.
9. Brandjes DP, Büller HR, Heijboer H, et al. Randomised trial of effect of compression stockings in patients with symptomatic proximal-vein thrombosis. *Lancet.* 1997；349(9054)：759-762.
10. Douketis J, Tosetto A, Marucci M, et al. Risk of recurrence after venous thromboembolism in men and women：patient level meta-analysis. *BMJ.* 2011；342：d813.
11. Prandoni P, Villalta S, Bagatella P, et al. The clinical course of deep-vein thrombosis. Prospective long-term follow-up of 528 symptomatic patients. *Haematologica.* 1997；82(4)：423-428.

47 章

◆患者向け URL
- The American Heart Association has information about who is at risk for bacterial endocarditis and a printable wallet card for at-risk patient, available in English or Spanish—http://www.heart.org/HEARTORG/Conditions/CongenitalHeartDefects/TheImpactofCongenitalHeartDefects/Infective-Endocarditis_UCM_307108_Article.jsp.

◆医療従事者向け URL
- The American Heart Association guidelines on endocarditis prophylaxis—http://circ.ahajournals.org/content/116/15/1736.full.pdf.
- Guidelines on Infective Endocarditis：Diagnosis, Antimicrobial Therapy, and Management of Complications—http://circ.ahajournals.org/content/111/23/e394.full.
- MedCalc has an interactive Web site with Duke criteria for infective endocarditis—www.medcalc.com/endocarditis.html.

◆参考文献
1. de Sa DD, Tleyjeh IM, Anavekar NS, et al. Epidemiological trends of infective endocarditis：a population-based study in Olmsted County, Minnesota. *Mayo Clin Proc.* 2010；85(5)：422-426.
2. Wilson LE, Thomas DL, Astemborski J, et al. Prospective study of infective endocarditis among injection drug users. *J Infect Dis.* 2002；185(12)：1761-1766.
3. Nomura A, Omata F, Furukawa K. Risk factors of mid-term mortality of patients with infective endocarditis. *Eur J Clin Microbiol Infect Dis.* 2010；29(11)：1355-1360.
4. Prendergast BD. The changing face of infective endocarditis. *Heart.* 2006；92(7)：879-885.
5. Habib G. Management of infective endocarditis. *Heart.* 2006；92(1)：124-130.
6. Baddour LM, Wilson WR, Bayer AS, et

al. American Heart Association Scientific Statement on Infective Endocarditis. *Circulation*. 2005；111：e394–e434.
7. Falagas ME, Matthaiou DK, Bliziotis IA. The role of aminoglycosides in combination with a beta–lactam for the treatment of bacterial endocarditis：a meta–analysis of comparative trials. *J Antimicrob Chemother*. 2006；57(4)：639–647.
8. Fayad G, Leroy G, Devos P, et al. Characteristics and prognosis of patients requiring valve surgery during active infective endocarditis. *J Heart Valve Dis*. 2011；20(2)：223–228.
9. Mokhles MM, Ciampichetti I, Head SJ, et al. Survival of surgically treated infective endocarditis：a comparison with the general Dutch population. *Ann Thorac Surg*. 2011；91(5)：1407–1412.
10. Kang DH, Kim YJ, Kim SH, et al. Early surgery versus conventional treatment for infective endocarditis. *N Engl J Med*. 2012；366：2466–2473.
11. Wilson W, Taubert KA, Gewitz M, et al. Prevention of infective endocarditis：a guideline from the American Heart Association. *Circulation*. 2007；116：1736–1754.

48 章
◆患者向け URL
- The National Heart Lung and Blood Institute. *What Is High Blood Pressure?*—**http://www.nhlbi.nih.gov/health/health–topics/topics/hbp/.**

◆医療従事者向け URL
- The Seventh Report of the Joint National Committee on Prevention, Detection, Evaluation, and Treatment of High Blood Pressure(JNC 7)—**http://www.nhlbi.nih.gov/guidelines/hypertension/express.pdf.**
- The Eighth Report of the Joint National Committee on Prevention, Detection, Evaluation, and Treatment of High Blood Pressure(JNC 8)—**http://www.nhlbi.nih.gov/guidelines/hypertension/jnc8/index.htm.**

◆参考文献
1. Egan BM, Zhao Y, Axon RN. US trends in prevalence, awareness, treatment and control of hypertension, 1988–2008. *JAMA*. 2010；303(2)：2043–2050.
2. Centers for Disease Control and Prevention. Vital signs：awareness and treatment of uncontrolled hypertension among adults—United States, 2003–2010. *MMWR Morb Mortal Wkly Rep*. 2012；61(35)：703–709.
3. Lewington S, Clarke R, Qizilbash N, et al. Age–specific relevance of usual blood pressure to vascular mortality：a meta–analysis of individual data for one million adults in 61 prospective studies. *Lancet*. 2002；360：1903–1913.

49 章
◆患者向け URL
- Mayo Clinic. *Pericarditis*—**http://www.mayoclinic.com/health/pericarditis/DS00505.**
- Mayo Clinic. *Pericardial Effusion*—**http://www.mayoclinic.com/health/pericardial–effusion/DS01124.**

◆医療従事者向け URL
- Medscape. *Acute Pericarditis*—**http://emedicine.medscape.com/article/156951–overview.**
- Medscape. *Pericardial Effusion*—**http://emedicine.medscape.com/article/157325.**

◆参考文献
1. Spodick DH. Acute cardiac tamponade. *N Engl J Med*. 2003；349(7)：684–690.
2. Savage DD, Garrison RJ, Brand F, et al. Prevalence and correlates of posterior extra echocardiographic spaces in a free–living population based sample(the Framingham study). *Am J Cardiol*. 1983；51(7)：1207–1212.
3. Ikaheimo MJ, Huikuri HV, Airaksinen KE, et al. Pericardial effusion after cardiac surgery：incidence, relation to the type of surgery, antithrombotic therapy, and early coronary bypass graft patency. *Am Heart J*. 1988；116(1 pt 1)：97–102.
4. Levy PY, Corey R, Berger P, et al. Etiologic diagnosis of 204 pericardial effusions. *Medicine*(Baltimore). 2003；82(6)：385–391.
5. Imazio M, Spodick DH, Brucato A, et al. Controversial issues in the management of pericardial diseases. *Circulation*. 2010；121(7)：916–928.
6. Khandaker MH, Espinosa RE, Nishimura RA, et al. Pericardial disease：diagnosis and management. *Mayo Clin Proc*. 2010；85(6)：572–593.
7. Karam N, Patel P, deFilippi C. Diagnosis and management of chronic pericardial effusions. *Am J Med Sci*. 2002；322(2)：79–87.
8. Levy PY, Moatti JP, Gauduchon V, et al. Comparison of intuitive versus systematic strategies for aetiological diagnosis of pericardial effusion. *Scand J Infect Dis*. 2005；37(3)：216–220.
9. Liebowitz D, Perlman G, Planer D, et al. Quantification of pericardial effusions by echocardiography and computed tomography. *Am J Cardiol*. 2011；107(2)：331–335.
10. Kim SH, Song JM, Jung IH, et al. Initial echocardiographic characteristics of pericardial effusion determine the pericardial complications. *Int J Cardiol*. 2009；136(2)：151–155.
11. Imazio M, Demichelis B, Parrini I, et al. Day–hospital treatment of acute pericarditis：a management program for outpatient therapy. *J Am Coll Cardiol*. 2004；43(6)：1042–1046.
12. Imazio M, Brucato A, Maestroni S, et al. Risk of constrictive pericarditis after acute pericarditis. *Circulation*. 2011；124(11)：1270–1275.
13. Mitiku TY, Heidenreich PA. A small pericardial effusion is a marker of increased mortality. *Am Heart J*. 2011；161(1)：152–157.

50 章
◆患者向け URL
- National Heart, Lung, and Blood Institute—*What Is Peripheral Arterial Disease?*—**http://www.nhlbi.nih.gov/health/dci/Diseases/pad/pad_what.html.**
- American Heart Association—*About Peripheral Arterial Disease*.—**http://www.heart.org/HEARTORG/Conditions/More/PeripheralArteryDisease/About–Peripheral–Artery–Disease–PAD_UCM_301301_Article.jsp.**
- Vascular Disease Foundation—*PAD and Related Vascular Diseases*.—**http://vasculardisease.org/padcoalition/pad–and–related–vascular–diseases/.**
- Peripheral Arterial Disease(PAD)Coalition—**http://vasculardisease.org/padcoalition/.**

◆医療従事者向け URL
- Rooke TW, Hirsch AT, Misra S, et al. 2011 ACCF/AHA focused update of the guideline for the management of patients with peripheral artery disease(updating the 2005 guideline)：a report of the American College of Cardiology Foundation/American Heart Association Task Force on Practice Guidelines. *J Am Coll Cardiol*. 2011；58(19)：2020–2045.

◆参考文献
1. Hirsch AT, Haskal ZJ, Hertzer NR, et al. ACC/AHA 2005 practice guidelines for the management of patients with peripheral arterial disease(lower extremity, renal, mesenteric, and abdominal aortic). *Circulation*. 2006；113：1474–1547.
2. Selvin E, Erlinger TP. Prevalence of and risk factors for peripheral arterial disease in the United States. Results from the National Health and Nutrition Examination Survey, 1999–2000. *Circulation*. 2004；110：738–743.
3. Ferket BS, Spronk S, Colkesen EB, et al. Systematic review of guidelines on peripheral artery disease screening. *Am J Med*. 2012；125(2)：198–208.
4. Khan NA, Rahim SA, Anand SA, et al. Does the clinical examination predict lower extremity peripheral arterial disease? *JAMA*. 2006；295(5)：536–546.
5. Norgren L, Hiatt WR, Dormandy JA, et al. Inter–society consensus for the management of peripheral arterial disease(TASC II). *J Vasc Surg*. 2007；45(suppl S)：S5.
6. Thompson PD, Zimet R, Zhang P, et al. Meta–analysis of results from eight ran-

domized, placebo-controlled trials on the effect of cilostazol on patients with intermittent claudication. *Am J Cardiol.* 2002；90：1314.
7. Armstrong DWJ, Tobin C, Matangi MF. The accuracy of the physical examination for the detection of lower extremity peripheral arterial disease. *Can J Cardiol.* 2010；26(10)：e346-e350.
8. Cournot M, Boccalon H, Cambou JP, et al. Accuracy of the screening physical examination to identify subclinical atherosclerosis and peripheral arterial disease in asymptomatic subjects. *J Vasc Surg.* 2007；46(6)：1215-1221
9. Rooke TW, Hirsch AT, Misra S, et al. 2011 ACCF/AHA focused update of the guideline for the management of patients with peripheral artery disease(updating the 2005 guideline)：a report of the American College of Cardiology Foundation/American Heart Association Task Force on Practice Guidelines. *Circulation.* 2011；124：2020-2045.
10. McDermott MM, Guralnik JM, Greenland P, et al. Statin use and leg functioning in patients with and without lower-extremity peripheral arterial disease. *Circulation.* 2003；107：757-761.
11. Carter SA, Tate RB. Value of toe pulse waves in addition to systolic pressures in the assessment of the severity of peripheral arterial disease and critical limb ischemia. *J Vasc Surg.* 1996；24：258.
12. Olin JW, Sealove BA. Peripheral artery disease：current insight into the disease and its diagnosis and management. *Mayo Clin Proc.* 2010；85(7)：678-692.
13. Stewart KJ, Hiatt WR, Regensteiner JG, Hirsch AT. Exercise training for claudication. *N Engl J Med.* 2002；347(24)：1941-1951
14. European Stroke Organization；Tendera M, Aboyans V, et al. ESC guidelines on the diagnosis and treatment of peripheral artery diseases. *Eur Heart J.* 2011；32：2851-2906.
15. Sobel M, Verhaeghe R. Antithrombotic therapy for peripheral artery occlusive disease：American College of Chest Physicians evidence-based clinical practice guidelines(8th edition). *Chest.* 2008；133：815S.

51 章

◆患者向け URL
・MedlinePlus. *Venous Insufficiency*—http://www.nlm.nih.gov/medlineplus/ency/article/000203.htm.
・MedlinePlus. *Varicose Veins*—http://www.nlm.nih.gov/medlineplus/ency/article/001109.htm.
・MedlinePlus. *Stasis Dermatitis and Ulcers*—http://www.nlm.nih.gov/medlineplus/ency/article/000834.htm.

◆医療従事者向け URL
・Medscape. *Venous Insufficiency*—http://emedicine.medscape.com/article/1085412.
・American College of Phlebology—http://www.phlebology.org/.

◆参考文献
1. White JV, Ryjewski C. Chronic venous insufficiency. *Perspect Vasc Surg Endovasc Ther.* 2005；17：319-327.
2. Beebe-Dimmer JL, Pfeifer JR, Engle JS, Schottenfeld D. The epidemiology of chronic venous insufficiency and varicose veins. *Ann Epidemiol.* 2005；15：175-184.
3. Mundy L, Merlin TL, Fitridge RA, Hiller JE. Systematic review of endovenous laser treatment for varicose veins. *Br J Surg.* 2005；92：1189-1194.
4. Reichenberg J, Davis M. Venous ulcers. *Semin Cutan Med Surg.* 2005；24：216-226.
5. Cullum N, Nelson EA, Fletcher AW, Sheldon TA. Compression for venous leg ulcers. *Cochrane Database Syst Rev.* 2000；3：CD000265.
6. Puggioni A, Lurie F, Kistner RL, et al. How often is deep venous reflux eliminated after saphenous vein ablation？ *J Vasc Surg.* 2003；38：517-511.
7. Michaels JA, Brazier JE, Campbell WB, et al. Randomized clinical trial comparing surgery with conservative treatment for uncomplicated varicose veins. *Br J Surg.* 2006；93：175-181.
8. Rautio T, Ohinmaa A, Perala J, et al. Endovenous obliteration versus conventional stripping operation in the treatment of primary varicose veins：a randomized controlled trial with the comparison of the costs. *J Vasc Surg.* 2002；35：958-965.

52 章

◆患者向け URL
・National Institutes of Health. *Understanding Your Complete Blood Count*—http://www.cc.nih.gov/ccc/patient_education/pepubs/cbc97.pdf.
・National Institutes of Health. *Understanding Your Complete Blood Count*(Spanish)—http://www.cc.nih.gov/ccc/patient_education/pepubs_sp/cbcsp.pdf.
・FamilyDoctor.org. *Anemia：Overview*—http://familydoctor.org/familydoctor/en/diseases-conditions/anemia.html.

◆医療従事者向け URL
・Medscape. *Anemia*—http://emedicine.medscape.com/article/198475.

◆参考文献
1. Clark SF. Iron deficiency anemia. *Nutr Clin Pract.* 2008；23：128-141.
2. Killip S, Bennett JM, Chambers MD. Iron deficiency anemia. *Am Fam Physician.* 2007；75：671-678.
3. Munoz M, Garcia-Erce JA, Francisco Remacha A. Disorders of iron metabolism. Part II：iron deficiency and iron overload. *J Clin Pathol.* 2011；64：287-296.
4. Scholl TO. Iron status during pregnancy：setting the stage for mother and infant. *Am J Clin Nutr.* 2005；81(5)：1218s-1222s.
5. Gisbert JP, Gomollon F. A guide to diagnosis of iron deficiency and iron deficiency anemia in digestive disease. *World J Gastroenterol.* 2009；15：4638-4643.
6. Pasricha SR, Flecknoe-Brown SC, Allen KJ, et al. Diagnosis and management of iron deficiency anaemia：a clinical update. *Med J Aust.* 2010；193：525-532.
7. Galloway MJ, Smellie SA. Investigating iron status in microcytic anaemia. *BMJ.* 2006；333：791-793.
8. Pieracci FM, Barie PS. Diagnosis and management of iron-related anemias in critical illness. *Crit Care Med.* 2006；34：1898-1905.
9. Van Vranken M. Evaluation of microcytosis. *Am Fam Physician.* 2010；82：1117-1122.
10. Brodin E, Copes R, Mattman A, Kennedy J, Kling R, Yassi A. Lead and mercury exposures：interpretation and action. *CMAJ.* 2007；176：59-63.
11. Goddard AF, James MW, McIntyre AS, Scott BB. Guidelines for the management of iron deficiency anaemia. *Gut.* 2011；60：1309-1316.
12. Zhu A, Kaneshiro M, Kaunitz JD. Evaluation and treatment of iron deficiency anemia：a gastroenterological perspective. *Dig Dis Sci.* 2010；55：548-559.

53 章

◆患者向け URL
・Pernicious Anemia Society—http://www.pernicious-anaemia-society.org.

◆医療従事者向け URL
・National Guideline Clearinghouse. *Dietary Guidelines for Americans, 2010*—http://www.guideline.gov/content.aspx?id=34277&search=Diabetes+with+other+coma%2C+type+II+or+unspecified+type%2C+not+stated+as+uncontrolled.

◆参考文献
1. Pfeiffer CM, Caudill SP, Gunter EW, Osterloh J, Sampson EJ. Biochemical indicators of B vitamin status in the US population after folic acid fortification：results from the National Health and Nutrition Examination Survey 1999-2000. *Am J Clin Nutr.* 2005；82(2)：442-450.
2. Yajnik CS, Deshpande SS, Lubree HG, et al. Vitamin B$_{12}$ deficiency and hyperhomocysteinemia in rural and urban Indians. *J Assoc Physicians India.* 2006；54：775-

782.
3. McLean ED, Allen LH, Neumann CG, et al. Low plasma vitamin B-12 in Kenyan school children is highly prevalent and improved by supplemental animal source foods. J Nutr. 2007；137(3)：676–682.
4. Fyfe JC, Madsen M, Højrup P, et al. The functional cobalamin (vitamin B_{12})–intrinsic factor receptor is a novel complex of cubilin and amnionless. Blood. 2004；103(5)：1573–1579.
5. Korenberg JR, Argraves KM, Chen XN, et al. Chromosomal localization of human genes for the ldl receptor family member glycoprotein 330 (LRP2) and its associated protein rap (LRPAP1). Genomics. 1994；22(1)：88–93.
6. Carmel R. Prevalence of undiagnosed pernicious anemia in the elderly. Arch Intern Med. 1996；156(10)：1097–100.
7. Toh BH, van Driel IR, Gleeson PA. Pernicious anemia. N Engl J Med. 1997；337(20)：1441–1448.
8. Andrès E, Affenberger S, Vinzio S, et al. Food–cobalamin malabsorption in elderly patients：clinical manifestations and treatment. Am J Med. 2005；118(10)：1154–1159.
9. Beyan C, Beyan E, Kaptan K, Ifran A, Uzar AI. Post–gastrectomy anemia：evaluation of 72 cases with post–gastrectomy anemia. Hematology. 2007；12(1)：81–84.
10. Tanner SM, Li Z, Perko JD, et al. Hereditary juvenile cobalamin deficiency caused by mutations in the intrinsic factor gene. Proc Natl Acad Sci U S A. 2005；102(11)：4130–4133.
11. Carmel R, Green R, Rosenblatt DS, Watkins D. Update on cobalamin, folate, and homocysteine. Hematology Am Soc Hematol Educ Program. 2003；62–81.
12. Thompson WG, Wrathell E. The relation between ileal resection and vitamin B_{12} absorption. Can J Surg. 1977；20(5)：461–464.
13. Behrend C, Jeppesen PB, Mortensen PB. Vitamin B_{12} absorption after ileorectal anastomosis for Crohn's disease：effect of ileal resection and time span after surgery. Eur J Gastroenterol Hepatol. 1995；7(5)：397–400.
14. Sheen E, Triadafilopoulos G. Adverse effects of long–term proton pump inhibitor therapy. Dig Dis Sci. 2011；56(4)：931–950.
15. Tomkin GH, Hadden DR, Weaver JA, Montgomery DA. Vitamin–B_{12} status of patients on long–term metformin therapy. BMJ. 1971；2(5763)：685–687.
16. Ting RZ–W, Szeto CC, Chan MH–M, Ma KK, Chow KM. Risk factors of vitamin B (12) deficiency in patients receiving metformin. Arch Intern Med. 2006；166(18)：1975–1979.
17. Schäfer G. Some new aspects on the interaction of hypoglycemia–producing biguanides with biological membranes. Biochem Pharmacol. 1976；25(18)：2015–2024.
18. Gravel RA, Mahoney MJ, Ruddle FH, Rosenberg LE. Genetic complementation in heterokaryons of human fibroblasts defective in cobalamin metabolism. Proc Natl Acad Sci U S A. 1975；72(8)：3181–3185.
19. Metz J, Bell AH, Flicker L, et al. The significance of subnormal serum vitamin B_{12} concentration in older people：a case control study. J Am Geriatr Soc. 1996；44(11)：1355–1361.
20. Klee GG. Cobalamin and folate evaluation：measurement of methylmalonic acid and homocysteine vs vitamin B (12) and folate. Clin Chem. 2000；46 (8 Pt 2)：1277–1283.
21. Clarke R, Refsum H, Birks J, et al. Screening for vitamin B–12 and folate deficiency in older persons. Am J Clin Nutr. 2003；77(5)：1241–1247.
22. Dharmarajan TS, Adiga GU, Norkus EP. Vitamin B_{12} deficiency. Recognizing subtle symptoms in older adults. Geriatrics. 2003；58(3)：30–34, 37–38.
23. Metz J. Pathogenesis of cobalamin neuropathy：deficiency of nervous system s–adenosylmethionine? Nutrition. 1993；57(1)：12–15.
24. Zhao H, Brunk UT, Garner B. Age–related lysosomal dysfunction：an unrecognized roadblock for cobalamin trafficking? Cell Mol Life Sci. 2011；3963–3969.
25. Galloway M, Hamilton M. Macrocytosis：pitfalls in testing and summary of guidance. BMJ. 2007；335(7625)：884–886.

54 章

◆患者向け URL

- Sickle Cell Disease Association of America—http://www.sicklecelldisease.org.
- American Academy of Pediatrics. Health Supervision for Children with Sickle Cell Disease—http://pediatrics.aappublications.org/content/109/3/526.full.
- National Heart, Lung, and Blood Institute. Sickle Cell Disease—http://ghr.nlm.nih.gov/condition/sickle-cell-disease.

◆医療従事者向け URL

- Geneva Foundation for Medical Education and Research. Clearinghouse for many articles and guidelines for SSA—http://www.gfmer.ch/Guidelines/Anemia_and_hemoglobinopathies/Sickle_cell_anemia.htm.
- Note that the SCDAA does not support the screening of athletes for sickle cell trait as a means to decrease heat– and exertion–related deaths among athletes—http://www.sicklecelldisease.org/index.cfm?page=sickle-cell-trait-athletics.
- Bender MA, Hobbs W. Sickle cell disease. Gene Rev. 2012, May.—http://www.ncbi.nlm.nih.gov/books/NBK1377/.

◆参考文献

1. Taylor LE, Stotts NA, Humphreys J, et al. A review of the literature on the multiple dimensions of chronic pain in adults with sickle cell disease. J Pain Symptom Manage. 2010；40(3)：416–435.
2. Steinberg MH. Sickle cell disease. Ann Int Med. 2011；155：ITC31.
3. Platt OS, Thorington BD, Brambilla DJ, et al. Pain in sickle cell disease. Rates and risk factors. N Engl J Med. 1991；325(1)：11–16.
4. Laurie GA. Acute chest syndrome in sickle cell disease. Intern Med J. 2010；40(5)：372–376.
5. Gladwin MT, Vichinsky E. Pulmonary complications of sickle cell disease. N Engl J Med. 2008；359(21)：2254–2265.
6. Smith WR, Penberthy LT, Bovbjerg VE, et al. Daily assessment of pain in adults with sickle cell disease. Ann Intern Med. 2008；148：94–101.
7. Strouse JJ, Jordan LC, Lanzkron S, et al. The excess burden of stroke in hospitalized adults with sickle cell disease. Am J Hematol. 2009；84：548–552.
8. Adams RJ, McKie VC, Hsu L, et al. Prevention of a first stroke by transfusions in children with sickle cell anemia and abnormal results on transcranial Doppler ultrasonography. N Engl J Med. 1998；339：5–11.
9. Parent F, Bachir D, Inamo J, et al. A hemodynamic study of pulmonary hypertension in sickle cell disease. N Engl J Med. 2011；365：44–53.
10. Gladwin MT, Kato GJ, Weiner D, et al. Nitric oxide for inhalation in the acute treatment of sickle cell pain crisis：a randomized controlled trial. JAMA. 2011；305(9)：893–902.
11. Steinberg MH, McCarthy WF, Castro O, et al. The risks and benefits of long–term use of hydroxyurea in sickle cell anemia：a 17.5 year follow–up. Am J Hematol. 2010；85：403–408.
12. Ware RE, Aygun B. Advances in the use of hydroxyurea. Hematology Am Soc Hematol Educ Program. 2009：62–69.
13. Smith WR, Ballas SK, McCarthy WF, et al. The association between hydroxyurea treatment and pain intensity, analgesic use, and utilization in ambulatory sickle cell anemia patients. Pain Med. 2011；12(5)：697–705.
14. Okpala I, Ibegbulam O, Duru A, et al. Pilot study of omega–3 fatty acid supplements in sickle cell disease. APMIS. 2011；119(7)：442–448.
15. Hsieh MM, Kang EM, Fitzhugh CD, et al. Allogeneic hematopoietic stem–cell transplantation for sickle cell disease. N Engl J Med. 2009；361：2309–2317.

16. Voskaridou E, Plata E, Douskou M, et al. Deferasirox effectively decreases iron burden in patients with double heterozygous HbS/b-thalassemia. *Ann Hematol*. 2011；90（1）：11-15.
17. Vichinsky E, Bernaudin F, Forni GL, et al. Long-term safety and efficacy of deferasirox（Exjade）for up to 5 years in transfusional iron-overloaded patients with sickle cell disease. *Br J Haematol*. 2011；154（3）：387-397.
18. Vichinsky EP, Neumayr LD, Gold JI, et al. Neuropsychological dysfunction and neuroimaging abnormalities in neurologically intact adults with sickle cell anemia. *JAMA*. 2010；303：1823-1831.
19. Gladwin MT, Sachdev V, Jison ML, et al. Pulmonary hypertension as a risk factor for death in patients with sickle cell disease. *N Engl J Med*. 2004；350：886-895.
20. Koshy M, Entsuah R, Koranda A, et al. Leg ulcers in patients with sickle cell disease. *Blood*. 1989；74（4）：1403-1408.

55 章

◆患者向け URL
- American Lung Association. *Asthma*—http://www.lung.org/lung-disease/asthma/.
- MedlinePlus. *Asthma*—http://www.nlm.nih.gov/medlineplus/asthma.html.

◆医療従事者向け URL
- National Asthma Education and Prevention Program. *Guidelines for the Diagnosis and Management of Asthma*—http://www.nhlbi.nih.gov/guidelines/asthma/asthsumm.pdf.
- Centers for Disease Control and Prevention. *Asthma*—http://www.cdc.gov/nchs/fastats/asthma.htm.

◆参考文献
1. Centers for Disease Control and Prevention. *Asthma FastStats*. http://www.cdc.gov/nchs/fastats/asthma.htm. Accessed June 2013.
2. Centers for Disease Control and Prevention. *Asthma in the US*. http://www.cdc.gov/VitalSigns/Asthma/index.html. Accessed June 2013.
3. *National Asthma Education and Prevention Program Expert Panel Report 3*（2007）. http://www.nhlbi.nih.gov/guidelines/asthma/asthsumm.pdf. Accessed June 2013.
4. Roett MA, Gillespie C. Asthma. In：Sloane PD, Slatt LM, Ebell MH, Smith MA, Power D, Viera AJ, eds. *Essential of Family Medicine*. Philadelphia, PA：Lippincott Williams & Wilkins；2011：607-623.
5. Arshad SH, Kurukulaaratchy RJ, Fenn M, Matthews S. Early life risk factors for current wheeze, asthma, and bronchial hyperresponsiveness at 10 years of age. *Chest*. 2005；127（2）：502-508.
6. Beasley RW, Clayton TO, Crane J, et al. Acetaminophen use and risk of asthma, rhinoconjunctivitis, and eczema in adolescents：International Study of Asthma and Allergies in Childhood Phase Three. *Am J Respir Crit Care Med*. 2011；183（2）：171-178.
7. Holgate ST. The acetaminophen enigma in asthma. *Am J Respir Crit Care Med*. 2011；183（2）：147-151.
8. Spergel JM. From atopic dermatitis to asthma. *Ann Allergy Asthma Immunol*. 2010；105（2）：99-106.
9. Global Initiative for Chronic Obstructive Lung Disease（GOLD）. *Global Strategy for the Diagnosis, Management and Prevention of COPD, 2011*. http://www.goldcopd.org/. Accessed June 2013.
10. Mendes FA, Goncalves RC, Nunes MP, et al. Effects of aerobic training on psychosocial morbidity and symptoms in patients with asthma：a randomized clinical trial. *Chest*. 2010；138（2）：331-337.
11. Lanphear BP, Hornung RW, Khoury J, et al. Effects of HEPA air cleaners on unscheduled asthma visits and asthma symptoms for children exposed to secondhand tobacco smoke. *Pediatrics*. 2011；127（1）：93-101.
12. Arvaniti F, Priftis KN, Papadimitriou A, et al. Adherence to the Mediterranean type of diet is associated with lower prevalence of asthma symptoms, among 10-12 years old children：the PANACEA study. *Pediatr Allergy Immunol*. 2011；22（3）：283-289.
13. Ducharme FM, Ni Chroinin M, Greenstone I, Lasserson TJ. Addition of long-acting beta2-agonists to inhaled steroids versus higher dose inhaled steroids in adults and children with persistent asthma. *Cochrane Database Syst Rev*. 2010；（4）：CD005533.
14. Peters SP, Kunselman SJ, Icitovic N, et al. Tiotropium bromide step-up therapy for adults with uncontrolled asthma. *N Engl J Med*. 2010；363（18）：1715-1726.
15. Busse WW, Morgan WJ, Gergen PJ, et al. Randomized trial of omalizumab（anti-IgE）for asthma in inner-city children. *N Engl J Med*. 2011；364（11）：1005-1015.
16. Hughes JR, Stead LF, Lancaster T. Antidepressants for smoking cessation. *Cochrane Database Syst Rev*. 2007；（1）：CD000031.
17. Stead LF, Perera R, Bullen C, Mant D, Lancaster T. Nicotine replacement therapy for smoking cessation. *Cochrane Database Syst Rev*. 2008；（1）：CD000146.
18. Stead LF, Bergson G, Lancaster T. Physician advice for smoking cessation. *Cochrane Database Syst Rev*. 2008；（2）：CD000165.
19. Chan WW, Chiou E, Obstein KL, et al. The efficacy of proton pump inhibitors for the treatment of asthma in adults：a meta-analysis. *Ann Intern Med*. 2011；171（7）：620-629.
20. Rowe BH, Spooner CH, Ducharme FM, et al. Corticosteroids for preventing relapse following acute exacerbations of asthma. *Cochrane Database Syst Rev*. 2007；（3）：CD000195.
21. Nurmatov U, Devereux G, Sheikh A. Nutrients and foods for the primary prevention of asthma and allergy：systematic review and meta-analysis. *J Allergy Clin Immunol*. 2011；127（3）：724-733.e1-30.
22. Loss G, Apprich S, Waser M, et al. The protective effect of farm milk consumption on childhood asthma and atopy：the GABRIELA study. *J Allergy Clin Immunol*. 2011；128（4）：766-773.e4.
23. Murphy VE, Namazy JA, Powell H, et al. A meta-analysis of adverse perinatal outcomes in women with asthma. *BJOG*. 2011；118（11）：1314-1323.
24. Belanger K, Hellenbrand ME, Holford TR, Bracken M. Effect of pregnancy on maternal asthma symptoms and medication use. *Obstet Gynecol*. 2010；115（3）：559-567.
25. Janson SL, McGrath KW, Covington JK, et al. Objective airway monitoring improves asthma control in the cold and flu season：a cluster randomized trial. *Chest*. 2010；138（5）：1148-1155.
26. Dweik RA, Boggs PB, Erzurum SC, et al. An official ATS clinical practice guideline：interpretation of exhaled nitric oxide levels（FENO）for clinical applications. *Am J Respir Crit Care Med*. 2011；184（5）：602-615.

56 章

◆患者向け URL
- American Lung Association—http://www.lungusa.org/lung-disease/copd/.
- Journal of the American Medical Association, Chronic Obstructive Pulmonary Disease, Patient Page with good diagram—http://jama.ama-assn.org/content/300/20/2448.full.pdf.
- The Family of COPD Support Programs, COPD Support, Inc. This Web site provides information and links to support groups—http://www.copd-support.com.

◆医療従事者向け URL
- Several evidence-based guidelines are available—http://www.guideline.gov/ and *search on COPD*.
- Evidence-based guidelines are also available on GOLD（GOLD）—http://www.goldcopd.org/.
- Another Web site that has links to National Heart, Lung, and Blood Institute, American Academy of Family Physicians, and others, patient education materials and an interactive tutorial—www.nlm.nih.gov/medlineplus/copd

chronicobstructivepulmonarydisease.html.

◆参考文献

1. Global Initiative for Chronic Obstructive Lung Disease(GOLD). *Global Strategy for the Diagnosis, Management and Prevention of COPD, 2011*. http://www.goldcopd.org/uploads/users/files/GOLD_Report_2011_Feb21.pdf. Accessed January 2012.
2. Centers for Disease Control and Prevention. *Chronic Obstructive Pulmonary Disease Morbidity*(Table 10.3). http://www2a.cdc.gov/drds/WorldReportData/FigureTableDetails.asp?FigureTableID=944&GroupRefNumber=T10-09. Accessed January 2012.
3. Centers for Disease Control and Prevention. *Chronic Obstructive Pulmonary Disease*(COPD). *Data and Statistics*. http://www.cdc.gov/copd/data.htm. Accessed January 2012.
4. Menezes AM, Perez-Padilla R, Jardim JR, et al. Chronic obstructive lung disease in five Latin American cities(the PLATINO study): a prevalence study. *Lancet*. 2005;366:1875-1881.
5. Lindberg A, Jonsson AC, Ronmark E, et al. Ten-year cumulative incidence of COPD and risk factors for incident disease in asymptomatic cohort. *Chest*. 2005;127:1544-1552.
6. Reilly JJ, Silverman EK, Shapiro SD. Chronic obstructive pulmonary disease. In: Kasper DL, Braunwald E, Fauci AS, Hauser SL, Longo DL, Jameson JL, eds. *Harrison's Principles of Internal Medicine*. 16th ed. New York, NY: McGraw-Hill; 2005:1547-1554.
7. Soler Artigas M, Wain LV, Repapi E, et al. Effect of five genetic variants associated with lung function on the risk of chronic obstructive lung disease, and their joint effects on lung function. *Am J Respir Crit Care Med*. 2011;184(7):786-795.
8. Hersh CP, Silverman EK, Gascon J, et al. SOX5 is a candidate gene for chronic obstructive pulmonary disease susceptibility and is necessary for lung development. *Am J Respir Crit Care Med*. 2011;183(11):1482-1489.
9. Forey BA, Thornton AJ, Lee PN. Systematic review with meta-analysis of the epidemiological evidence relating smoking to COPD, chronic bronchitis and emphysema. *BMC Pulm Med*. 2011;11:36.
10. Hersh CP, Hokanson JE, Lynch DA, et al. Family history is a risk factor for COPD. *Chest*. 2011;140(2):343-350.
11. Kornmann O, Beeh KM, Beier J, et al. Global Initiative for Obstructive Lung Disease. Newly diagnosed chronic obstructive pulmonary disease. Clinical features and distribution of the novel stages of the Global Initiative for Obstructive Lung Disease. *Respiration*. 2003;70:67-75.
12. Qaseem A, Wilt TJ, Weinberger SE, et al. Diagnosis and management of stable chronic obstructive pulmonary disease: a clinical practice guideline update from the American College of Physicians, American College of Chest Physicians, American Thoracic Society, and European Respiratory Society. *Ann Intern Med*. 2011;155(3):179-191.
13. National Guideline Clearinghouse, Agency for Healthcare Research and Quality. *Chronic Obstructive Pulmonary Disease. Management of Chronic Obstructive Pulmonary Disease in Adults in Primary and Secondary Care*. http://www.guideline.gov/content.aspx?id=23801&search=chronic+obstructive+pulmonary+disease. Accessed January 2012.
14. Yang YW, Chen YH, Wang KH, et al. Risk of herpes zoster among patients with chronic obstructive pulmonary disease: a population-based study. *CMAJ*. 2011;183:E275-E280.
15. Gadoury MA, Schwartzman K, Rouleau M, et al. Chronic Obstructive Pulmonary Disease axis of the Respiratory Health Network, Fonds de la recherche en sante du Quebec(FRSQ). Self-management reduces both short- and long-term hospitalisation in COPD. *Eur Respir J*. 2005;26(5):853-857.
16. Hughes JR, Stead LF, Lancaster T. Antidepressants for smoking cessation. *Cochrane Database Syst Rev*. 2007;(1):CD000031.
17. Stead LF, Perera R, Bullen C, et al. Nicotine replacement therapy for smoking cessation. *Cochrane Database Syst Rev*. 2008;(1):CD000146.
18. Stead LF, Bergson G, Lancaster T. Physician advice for smoking cessation. *Cochrane Database Syst Rev*. 2008;(2):CD000165.
19. Singh S, Loke YK, Enright PL, Furberg CD. Mortality associated with tiotropium mist inhaler in patients with chronic obstructive pulmonary disease: systematic review and meta-analysis of randomised controlled trials. *BMJ*. 2011;342:d3215.
20. Spencer S, Evans DJ, Karner C, Cates CJ. Inhaled corticosteroids versus long-acting beta(2)-agonists for chronic obstructive pulmonary disease. *Cochrane Database Syst Rev*. 2011;(12):CD007033.
21. Ram FS. Use of theophylline in chronic obstructive pulmonary disease: examining the evidence. *Curr Opin Pulm Med*. 2006;12(2):132-139.
22. Poole P, Black PN. Mucolytic agents for chronic bronchitis or chronic obstructive pulmonary disease. *Cochrane Database Syst Rev*. 2010;(2):CD001287.
23. Rennard SI, Calverley PM, Goehring UM, et al. Reduction of exacerbations by the PDE4 inhibitor roflumilast−the importance of defining different subsets of patients with COPD. *Respir Res*. 2011;12:18.
24. Russo RL, D'Aprile M. Role of antimicrobial therapy in acute exacerbations of chronic obstructive pulmonary disease. *Ann Pharmacother*. 2001;35(5):576-581.
25. Collet JP, Shapiro P, Ernst P, et al. Effects of an immunostimulating agent on acute exacerbations and hospitalizations in patients with chronic obstructive pulmonary disease. The PARI-IS Study Steering Committee and Research Group. Prevention of Acute Respiratory Infection by an Immunostimulant. *Am J Respir Crit Care Med*. 1997;156:1719-1724.
26. Worth H, Schacher C, Dethlefsen U. Concomitant therapy with Cineole(Eucalyptole)reduces exacerbations in COPD: a placebo-controlled double-blind trial. *Respir Res*. 2009;10:69.
27. An X, Zhang AL, Yang AW, et al. Oral ginseng formulae for stable chronic obstructive pulmonary disease: a systematic review. *Respir Med*. 2011;105:165-176.
28. Chan AW, Lee A, Suen LK, Tam WW. Tai chi Qigong improves lung functions and activity tolerance in COPD clients: a single blind, randomized controlled trial. *Complement Ther Med*. 2011;19:3-11.
29. Puhan MA, Garcia-Aymerich J, Frey M, et al. Expansion of the prognostic assessment of patients with chronic obstructive pulmonary disease: the updated BODE index and the ADO index. *Lancet*. 2009;374:704-711.
30. Stavem K, Bjortuft O, Borgan O, et al. Lung transplantation in patients with chronic obstructive pulmonary disease in a national cohort is without obvious survival benefit. *J Heart Lung Transplant*. 2006;25(1):75-84.
31. United States Preventive Services Task Force. *Screening for Chronic Obstructive Pulmonary Disease Using Spirometry*. http://www.uspreventiveservicestaskforce.org/uspstf/uspscopd.htm. Accessed January 2012.
32. Nishimura K, Izumi T, Tsukino M, Oga T. Dyspnea is a better predictor of 5-year survival than airway obstruction in patients with COPD. *Chest*. 2002;121:1434-1440.
33. Celli BR, Cote CG, Martin JM, et al. The body-mass index, airflow obstruction, dyspnea, and exercise capacity index in chronic obstructive pulmonary disease. *N Engl J Med*. 2004;350(10):1005-1012.

57 章

◆患者向け URL

・Information for patients can be accessed at the Web site of National Cancer Institute—http://www.cancer.gov/can

- More information for patients can be accessed from—http://www.mayoclinic.com/health/lung-cancer/DS00038.
- American Lung Association—http://www.lungusa.org.
- Support groups for patients and families can be found at the following Web site—http://www.lungcanceralliance.org/get-help-and-support/coping-with-lung-cancer/support-groups.html.

◆医療従事者向け URL
- Providers may find information on lung cancer and ongoing clinical trials at the following Web sites—http://www.nlm.nih.gov/medlineplus/lungcancer.html and http://www.cancer.gov/cancertopics/types/lung.

◆参考文献

1. Centers for Disease Control and Prevention. *Lung Cancer Statistics*. http://www.cdc.gov/cancer/lung/statistics/index.htm. Accessed January 2012.
2. National Cancer Institute. *SEER Stat Fact Sheets*：*Lung and Bronchus*. http://seer.cancer.gov/statfacts/html/lungb.html. Accessed January 2012.
3. Centers for Disease Control and Prevention. *Basic Information About Lung Cancer*. http://www.cdc.gov/cancer/lung/basic_info/index.htm. Accessed January 2012.
4. National Cancer Institute. *Non-Small Cell Lung Cancer Treatment*（PDQ）. http://cancer.gov/cancertopics/pdq/treatment/non-small-cell-lung/healthprofessional. Accessed January 2012.
5. Minna JD. Neoplasms of the lung. In：Kasper DL, Braunwald E, Fauci AS, Hauser SL, Longo DL, Jameson, JL eds. *Harrison's Principles of Internal Medicine*. 16th ed. New York, NY：McGraw-Hill；2005：506-516.
6. Olsson AC, Gustavsson P, Kromhout H, et al. Exposure to diesel motor exhaust and lung cancer risk in a pooled analysis from case-control studies in Europe and Canada. *Am J Respir Crit Care Med*. 2011；183(7)：941-948.
7. Chlebowski RT, Schwartz AG, Wakelee H, et al. Oestrogen plus progestin and lung cancer in postmenopausal women（Women's Health Initiative trial）：a post-hoc analysis of a randomised controlled trial. *Lancet*. 2009；374(9697)：1243-1251.
8. Goldstraw P, Ball D, Jett JR, et al. Non-small-cell lung cancer. *Lancet*. 2011；378(9804)：1727-1740.
9. Dacic S. Molecular diagnostics of lung carcinomas. *Arch Pathol Lab Med*. 2011；135(5)：622-629.
10. Rosell R, Moran T, Queralt C, et al. Screening for epidermal growth factor receptor mutations in lung cancer. *N Engl J Med*. 2009；361(10)：958-967.
11. Ray CE Jr, English B, Funaki BS, et al. Expert Panel on Interventional Radiology. ACR Appropriateness Criteria biopsies of thoracic nodules and masses. Reston, VA：American College of Radiology（ACR）；2011：7. http://www.guideline.gov/content.aspx?id=32616&search=lung+neoplasm. Accessed February 2012.
12. Yasufuku K, Pierre A, Darling G, et al. A prospective controlled trial of endobronchial ultrasound-guided transbronchial needle aspiration compared with mediastinoscopy for mediastinal lymph node staging of lung cancer. *J Thorac Cardiovasc Surg*. 2011；142(6)：1393-1400.e1.
13. Ravenel JG, Mohammed TH, Movsas B, et al., Expert Panel on Thoracic Imaging and Radiation-Oncology-Lung. ACR Appropriateness Criteria non-invasive clinical staging of bronchogenic carcinoma. Reston, VA：American College of Radiology（ACR）；2010：11. http://www.guideline.gov/content.aspx?id=32627&search=lung+neoplasm. Accessed February 2012.
14. Maziak DE, Darling GE, Inculet RI, et al. Positron emission tomography in staging early lung cancer：a randomized trial. *Ann Intern Med*. 2009；151(4)：221-228, W-48.
15. Fischer B, Lassen U, Mortensen J, et al. Preoperative staging of lung cancer with combined PET-CT. *N Engl J Med*. 2009；361(1)：32-39.
16. Goldstraw P, Crowley J, Chansky K, et al. The IASLC Lung Cancer Staging Project：proposals for revision of the TNM stage grouping in the forthcoming（seventh）edition of the TNM Classification of malignant tumours. *J Thorac Oncol*. 2007；2(8)：706-714.
17. Temel JS, Greer JA, Muzikansky A, et al. Early palliative care for patients with metastatic non-small-cell lung cancer. *N Engl J Med*. 2010；363(8)：733-742.
18. Parsons A, Daley A, Begh R, Aveyard P. Influence of smoking cessation after diagnosis of early stage lung cancer on prognosis：systematic review of observational studies with meta-analysis. *BMJ*. 2010 Jan 21；340：b5569.
19. NSCLC Meta-analysis Collaborative Group, Arriagada R, Auperin A, Burdett S, et al. Adjuvant chemotherapy, with or without postoperative radiotherapy, in operable non-small-cell lung cancer：two meta-analyses of individual patient data. *Lancet*. 2010；375(9722)：1267-1277.
20. Burdett S, Stewart L, Rydzewska L. Chemotherapy and surgery versus surgery alone in non-small cell lung cancer. *Cochrane Database of Syst Rev*. 2007；(3)：CD006157.
21. Zhang X, Zhang J, Xu J, et al. Maintenance therapy with continuous or switch strategy in advanced non-small cell lung cancer：a systematic review and meta-analysis. *Chest*. 2011；140(1)：117-126.
22. van Meerbeeck JP, Fennell DA, DeRuysscher DKM. Small-cell lung cancer. *Lancet*. 2011；378(9804)：1741-1755.
23. Murphy RA, Mourtzakis M, Chu QS, et al. Nutritional intervention with fish oil provides a benefit over standard of care for weight and skeletal muscle mass in patients with nonsmall cell lung cancer receiving chemotherapy. *Cancer*. 2011；117(8)：1775-1782.
24. Murthy RA, Mourizakis M, Chu QS, et al. Supplementation with fish oil increases first-line chemotherapy efficacy in patients with advanced nonsmall cell lung cancer. *Cancer*. 2011；117(16)：3774-3780.
25. Carr LL, Finigan JH, Kern JA. Evaluation and treatment of patients with non-small cell lung cancer. *Med Clin North Am*. 2011；95(6)：1041-1054.
26. Scott WJ, Howington J, Feigenberg S, et al. American College of Chest Physicians. Treatment of non-small cell lung cancer stage Ⅰ and stage Ⅱ：ACCP evidence-based clinical practice guidelines（2nd ed）. *Chest*. 2007 Sep；132(suppl 3)：S234-S242. http://www.guideline.gov/content.aspx?id=11415&search=lung+cancer. Accessed February 2012.
27. Manser R, Wright G, Hart D, Byrnes G, Campbell D. Surgery for local and locally advanced non-small cell lung cancer. *Cochrane Database Syst Rev*. 2005；25(1)：CD004699.
28. Gewanter RM, Movsas B, Rosenzweig KE, et al. Expert Panel on Radiation Oncology-Lung. ACR Appropriateness Criteria nonsurgical treatment for non-small-cell lung cancer：good performance status/definitive intent. Reston, VA：American College of Radiology（ACR）；2010：11. http://www.guideline.gov/content.aspx?id=23840&search=lung+cancer+acr. Accessed February 2012.
29. Decker RH, Langer CJ, Movsas B, et al., Expert Panel on Radiation Oncology-Lung. ACR Appropriateness Criteria postoperative adjuvant therapy in non-small-cell lung cancer. Reston, VA：American College of Radiology（ACR）；2010：10. http://www.guideline.gov/content.aspx?id=32607&search=lung+cancer+acr. Accessed February 2012.
30. Non-Small Cell Lung Cancer Collaborative Group. Chemotherapy and supportive care versus supportive care alone for advanced non-small cell lung cancer. *Cochrane Database Syst Rev*. 2010；(5)：CD007309.
31. Pelayo Alvarez M, Gallego Rubio Ó, Bonfill Cosp X, Agra Varela Y. Chemotherapy versus best supportive care for

extensive small cell lung cancer. Cochrane Database Syst Rev. 2009；(4)：CD001990.
32. Lester JF, MacBeth F, Toy E, Coles B. Palliative radiotherapy regimens for non-small cell lung cancer. Cochrane Database Syst Rev. 2006；(4)：CD002143.
33. Rothwell PM, Fowkes FG, Belch JF, et al. Effect of daily aspirin on long-term risk of death due to cancer：analysis of individual patient data from randomised trials. Lancet. 2011；377(9759)：31-41.
34. United States Preventive Services Task Force. Lung Cancer Screening. http://www.uspreventiveservicestaskforce.org/uspstf/uspslung.htm. Accessed January 2012.
35. Oken NM, Hocking WG, Kvale PA, et al.；PLCO Project Team. Screening by chest radiograph and lung cancer mortality：the Prostate, Lung, Colorectal, and Ovarian(PLCO) randomized trial. JAMA. 2011；306(17)：1865-1873.
36. National Lung Screening Trial Research Team, Aberle DR, Adams AM, Bery CD, et al. Reduced lung-cancer mortality with low-dose computed tomographic screening. N Engl J Med. 2011；365(5)：395-409.
37. Croswell JM, Baker SG, Marcus PM, et al. Cumulative incidence of false-positive test results in lung cancer screening：a randomized trial. Ann Intern Med. 2010；152(8)：505-512.
38. Kozower BD, Sheng S, O'Brien SM, et al. STS database risk models：predictors of mortality and major morbidity for lung cancer resection. Ann Thorac Surg. 2010；90(3)：875-881.
39. Fry WA, Menck HR, Winchester DP. The National Cancer Data Base report on lung cancer. Cancer. 1996；77(9)：1947-1955.

58 章
◆患者向け URL
・PubMed Health. Pleural Effusion—http://www.ncbi.nlm.nih.gov/pubmedhealth/PMH0001150/.
・Medline Plus. Pleural Effusion—http://www.nlm.nih.gov/medlineplus/ency/article/000086.htm.
◆医療従事者向け URL
・BTS Guidelines. Investigation of a Unilateral Pleural Effusion in Adults：British Thoracic Society Pleural Disease Guideline 2010—http://www.brit-thoracic.org.uk/Portals/0/Guidelines/PleuralDiseaseGuidelines/Pleural%20Guideline%202010/Pleural%20disease%202010%20investigation.pdf.
◆参考文献
1. Broaddus VC, Everitt JI, Black B, Kane AB. Non-neoplastic and neoplastic pleural endpoints following fiber exposure. J Toxicol Environ Health B Crit Rev. 2011；14(1-4)：153-178. Published online 2011 June 2. doi：10.1080/10937404.2011.556049.
2. Stark P. The pleura. In：Radiology. Diagnosis Imaging, Intervention, Taveras JM, Ferrucci JT, eds. Philadelphia, PA：Lippincott Williams and Wilkins, 2000：1-29.
3. Moskowitz H, Platt RT, Schachar R, Mellins H. Roentgen visualization of minute pleural effusion. An experimental study to determine the minimum amount of pleural fluid visible on a radiograph. Radiology. 1973；109(1)：33-35.
4. Moore CL, Copel JA. Point-of-care ultrasonography. N Engl J Med. 2011；364(8)：749-757.
5. Light RW, Macgregor MI, Luchsinger PC, Ball WC Jr. Pleural effusions：the diagnostic separation of transudates and exudates. Ann Intern Med. 1972；77(4)：507-513.
6. Heffner JE, Brown LK, Barbieri CA. Diagnostic value of tests that discriminate between exudative and transudative pleural effusions. Primary Study Investigators. Chest. 1997；111(4)：970-980.
7. Huggins JT, Sahn SA, Heidecker J, Ravenel JG, Doelken P. Characteristics of trapped lung：pleural fluid analysis, manometry, and air-contrast chest CT. Chest. 2007；131(1)：206-213.
8. Pollak JS. Malignant pleural effusions：treatment with tunneled long-term drainage catheters. Curr Opin Pulm Med. 2002；8(4)：302-307.
9. Genc O, Petrou M, Ladas G, Goldstraw P. The long-term morbidity of pleuroperitoneal shunts in the management of recurrent malignant effusions. Eur J Cardiothorac Surg. 2000；18(2)：143-146.
10. Nakas A, Martin Ucar AE, Edwards JG, Waller DA. The role of video assisted thoracoscopic pleurectomy/decortication in the therapeutic management of malignant pleural mesothelioma. Eur J Cardiothorac Surg. 2008；33(1)：83-88.
11. Colice GL, Curtis A, Deslauriers J, et al. Medical and surgical treatment of parapneumonic effusions：an evidence-based guideline. Chest. 2000；118(4)：1158-1171.

59 章
◆患者向け URL
・WebMD. Pneumonia—http://www.webmd.com/lung/tc/pneumonia-topic-overview.
・ALA. Pneumonia—http://www.lung.org/lung-disease/pneumonia/.
◆医療従事者向け URL
・Medscape. Bacterial Pneumonia—http://emedicine.medscape.com/article/300157.
◆参考文献
1. Ewig S, Welte T, Torres A. Is healthcare-associated pneumonia a distinct entity needing specific therapy？Curr Opin Infect Dis. 2012 Apr；25(2)：166-175.
2. Chalmers JD, Taylor JK, Singanayagam A, et al. Epidemiology, antibiotic therapy, and clinical outcomes in health care-associated pneumonia：a UK cohort study. Clin Infect Dis. 2011；53(2)：107-113.
3. Marrie TJ, Campbell GD, Walker DH, Low DE. Pneumonia. In：Kasper DL, Braunwald E, Fauci AS, Hauser SL, Longo DL, Jameson JL, eds. Harrison's Principles of Internal Medicine. 16th ed. New York, NY：McGraw-Hill；2005：1528-1541.
4. Butt S, Swiatlo E. Treatment of community-acquired pneumonia in an ambulatory setting. Am J Med. 2011；124(4)：297-300.
5. Marston BJ, Plouffe JF, File TM Jr, et al；Community-Based Pneumonia Incidence Study Group. Incidence of community-acquired pneumonia requiring hospitalization：results of a population-based active surveillance study in Ohio. Arch Intern Med. 1997；157：1709-1718.
6. File TM Jr, Marrie TJ. Burdon of community-acquired pneumonia in North American adults. Postgrad Med. 2010；122(2)：130-141.
7. File TM. Case studies of lower respiratory tract infections：community-acquired pneumonia. Am J Med. 2010；123(suppl 4)：S4-S15.
8. Xu J, Kochanek MA, Murphy SL, Tejada-Vera B. Deaths：final data for 2007. Natl Vital Stat Rep. 2010；58(19)：1-136.
9. Micek ST, Kollef KE, Reichley RM, et al. Health care-associated pneumonia and community-acquired pneumonia：a single-center experience. Antimicrob Agents Chemother. 2007；51(10)：3568-3573.
10. Marrie TJ, Raoult D, La Scola B. Legionella-like and other amoebal pathogens as agents of community-acquired pneumonia. Emerg Infect Dis. 2001；7(6)：1026-1029.
11. Benson RF, Drozanski WJ, Rowbatham TJ, Bialkowska I, Losos D, Butler JC. Serologic evidence of infection with 9 Legionella-like amoebal pathogens in pneumonia patients. Proceedings of the 95th ASM General Meeting. Washington, DC：USA；1995 May 21-25：Abstract C-200. p. 35.
12. Almirall J, Bolibar I, Balanzo X, Gonzalez CA. Risk factors for community-acquired pneumonia in adults：a population-based case control study. Eur Respir J. 1999；13(2)：349-355.
13. Eom CS, Jeon CY, Lim JW, et al. Use of acid-suppressive drugs and risk of pneumonia：a systematic review and meta-analysis. CMAJ. 2011；183(3)：310-319.
14. Mandell LA, Wunderink RG, Anzueto A, et al. Infectious Diseases Society of America/American Thoracic Society con-

sensus guidelines on the management of community-acquired pneumonia in adults. *Clin Infect Dis.* 2007；44（suppl 2）：S27-S72.
15. Campbell SG, Marrie TJ, Anstey R, et al. The contribution of blood cultures to the clinical management of adult patients admitted to the hospital with community-acquired pneumonia：a prospective observational study. Chest. 2003；123 （4）：1142-1150.
16. Badfadhel M, Clark TW, Reid C, et al. Procalcitonin and C-reactive protein in hospitalized adult patients with community-acquired pneumonia or exacerbation of asthma or COPD. *Chest.* 2011；139 （6）：1410-1418.
17. Schuetz P, Christ-Crain M, Thomann R, et al. Effect of procalcitonin-based guidelines vs standard guidelines on antibiotic use in lower respiratory tract infections：the ProHOSP randomized controlled trial. *JAMA.* 2009；302（10）：1059-1066.
18. Reynolds JH, McDonald G, Alton H, Gordon SB. Pneumonia in the immunocompetent patient, *Br J Radiol.* 2010；83 （996）：998-1009.
19. Buising KL, Thursky KA, Black JF, et al. Reconsidering what is meant by severe pneumonia：a prospective comparison of severity scores for community-acquired pneumonia. *Thorax.* 2006；61（5）：419-424.
20. Yang M, Yan Y, Yin X, et al. Chest physiotherapy for pneumonia in adults. *Cochrane Database Syst Rev.* 2010；（2）：CD006338.
21. Cosentini R, Brambilla AM, Aliberti S, et al. Helmet continuous positive airway pressure vs oxygen therapy to improve oxygenation in community-acquired pneumonia：a randomized, controlled trial. *Chest.* 2010；138（1）：114-120.
22. Bjerre LM, Verheij TJM, Kochen MM. Antibiotics for community acquired pneumonia in adult outpatients. *Cochrane Database Syst Rev.* 2009；（4）：CD002109.
23. Robenshtok E, Shefet D, Gafter-Gvili A, et al. Empiric antibiotic coverage of atypical pathogens for community-acquired pneumonia in hospitalized adults. *Cochrane Database Syst Rev.* 2008；（1）：CD004418.
24. Meijvis SC, Hardeman H, Remmelts HH, et al. Dexamethasone and length of hospital stay in patients with community-acquired pneumonia：a randomised, double-blind, placebo-controlled trial. *Lancet.* 2011；377（9782）：2023-2030.
25. Gamble JM, Eurich DT, Marrie TJ, Majumdar SR. Admission hypoglycemia and increased mortality in patients hospitalized with pneumonia. *Am J Med.* 2010；123（6）：556.e11-e16.
26. McCabe C, Kirchner C, Zhang H, et al. Guideline-concordant therapy and reduced mortality and length of stay in adults with community-acquired pneumonia：playing by the rules. *Arch Intern Med.* 2009；169（16）：1525-1531.

60 章

◆患者向け URL
・Pneumothorax.org—**http://www.pneumothorax.org/.**

◆医療従事者向け URL
・MacDuff A, Arnold A, Harvey J；BTS Pleural Disease Guideline Group. Management of spontaneous pneumothorax：British Thoracic Society pleural disease guideline 2010. Thorax. 2010；65（suppl 2）：ii18-ii31.—**http://thorax.bmj.com/content/65/Suppl_2/ii18.long.**

◆参考文献
1. Melton LJ III, Hepper NG, Offord KP. Incidence of spontaneous pneumothorax in Olmsted County, Minnesota：1950 to 1974. *Am Rev Respir Dis.* 1979；120：1379-1382.
2. Abolnik IZ, Lossos IS, Gillis D, Breuer R. Primary spontaneous pneumothorax in men. *Am J Med Sci.* 1993；305：297-303.
3. Bense L, Eklund G, Wiman LG. Smoking and the increased risk of contracting spontaneous pneumothorax. *Chest.* 1987；92：1009-1012.
4. MacDuff A, Arnold A, Harvey J；BTS Pleural Disease Guideline Group. Management of spontaneous pneumothorax：British Thoracic Society pleural disease guideline 2010. Thorax. 2010；65（suppl 2）：ii18-ii31.
5. Sadikot RT, Greene T, Meadows K, Arnold AG. Recurrence of primary spontaneous pneumothorax. *Thorax.* 1997；52：805-809.
6. Ziser A, Vaananen A, Melamed Y. Diving and chronic spontaneous pneumothorax. *Chest.* 1985；87：264-265.
7. Curtin SM, Tucker AM, Gens DR. Pneumothorax in sports：issues in recognition and follow-up care. *Phys Sportsmed.* 2000；28：23-32.

61 章

◆患者向け URL
・National Heart, Lung, and Blood Institute. *Pulmonary Embolism*—**http://www.nhlbi.nih.gov/health/health-topics/topics/pe/.**

◆医療従事者向け URL
・Medline Plus. *Pulmonary Embolism*—**www.nlm.nih.gov/medlineplus/pulmonaryembolism.html.**
・Agency for Healthcare Research and Quality. *Pulmonary Embolism*—**http://www.guideline.gov/content.aspx?id=34040.**
・Agency for Healthcare Research and Quality. *Thromboembolism in Pregnancy*—**http://www.guideline.gov/content.aspx?id=34439.**

◆参考文献
1. Silverstein MD, Heit JA, Mohr DN, et al. Trends in the incidence of deep vein thrombosis and pulmonary embolism. A 25-year population-based study. *Arch Intern Med.* 1998；158：585-593.
2. Institute for Clinical Systems Improvement（ICSI）. *Venous Thromboembolism Diagnosis and Treatment.* Bloomington, MN：Institute for Clinical Systems Improvement（ICSI）；2011 Mar：93. http://www.guideline.gov/content.aspx?id=32482&search=pulmonary+embolism. Accessed February 2012.
3. Rizkallah J, Man SF, Sin DD. Prevalence of pulmonary embolism in acute exacerbations of COPD：a systematic review and metaanalysis. *Chest.* 2009；135（3）：786-793.
4. Januel JM, Chen G, Ruffieux C, et al. Symptomatic in-hospital deep vein thrombosis and pulmonary embolism following hip and knee arthroplasty among patients receiving recommended prophylaxis：a systematic review. *JAMA.* 2012；307（3）：294-303.
5. Moser KM. Venous thromboembolism. *Am Rev Respir Dis.* 1990；141：235-249.
6. Heit JA, Silverstein MD, Mohr DN, et al. Risk factors for deep vein thrombosis and pulmonary embolism：a population-based case-control study. *Arch Intern Med.* 2000；160（6）：809-815.
7. van Langevelde K, Lijfering WM, Rosendaal FR, Cannegieter SC. Increased risk of venous thrombosis in persons with clinically diagnosed superficial vein thrombosis：results from the MEGA study. *Blood.* 2011；118（15）：4239-4241.
8. Lidegaard Ø, Løkkegaard E, Svendsen AL, Agger C. Hormonal contraception and risk of venous thromboembolism：national follow-up study. *BMJ.* 2009 Aug 13；339：b2890.
9. Parker C, Coupland C, Hippisley-Cox J. Antipsychotic drugs and risk of venous thromboembolism：nested case-control study. *BMJ.* 2010 Sep 21；341：c4245.
10. Ansell J, Hirsh J, Hylek E, Jacobson A, Crowther M, Palareti G. Pharmacology and management of the vitamin K antagonists：American College of Chest Physicians Evidence-Based Clinical Practice Guidelines（8th ed）. *Chest.* 2008；133 （suppl 6）：S160-S198.
11. Wicki J, Perneger TV, Junod AF, et al. Assessing clinical probability of pulmonary embolism in the emergency ward：a simple score. *Arch Intern Med.* 2001；161：92-97.
12. Wells PS, Anderson DR, Rodger M, et al. Derivation of a simple model to categorize patients probability of pulmonary embolism：Increasing the model's utility with the SimpliRED D-dimer. *Thromb*

Haemost. 2000 ; 83 : 416-420.
13. Iles S, Hodges AM, Darley JR, et al. Clinical experience and pretest probability scores in the diagnosis of pulmonary embolism. Q J Med. 2003 ; 96 : 211-215.
14. Le Gal G, Righini M, Roy PM, et al. Prediction of pulmonary embolism in the emergency department : the revised Geneva score. Ann Intern Med. 2006 ; 144(3) : 165-171.
15. American College of Emergency Physicians Clinical Policies Committee ; Clinical Policies Committee Subcommittee on Suspected Pulmonary Embolism. Clinical policy : critical issues in the evaluation and management of adult patients presenting with suspected pulmonary embolism. Ann Emerg Med. 2003 ; 41(2) : 257-270.
16. Lucassen W, Geersing GJ, Erkens PM, et al. Clinical decision rules for excluding pulmonary embolism : a meta-analysis. Ann Intern Med. 2011 ; 155(7) : 448-460.
17. Roy PM, Colombet I, Durieux P, et al. Systematic review and meta-analysis of strategies for the diagnosis of suspected pulmonary embolism. BMJ. 2005 Jul 30 ; 331(7511) : 259.
18. van Es J, Mos I, Douma R, et al. The combination of four different clinical decision rules and an age-adjusted D-dimer cut-off increases the number of patients in whom acute pulmonary embolism can safely be excluded. Thromb Haemost. 2012 ; 107(1) : 167-171.
19. Bettmann MA, Lyders EM, Yucel EK, et al ; Expert Panel on Cardiac Imaging. Acute Chest Pain—Suspected Pulmonary Embolism. Reston, VA : American College of Radiology(ACR) ; 2006 : 5. http://www.guideline.gov/content.aspx?id=35135. Accessed June 2013.
20. Leung AN, Bull TM, Jaeschke R, et al. An official American Thoracic Society/Society of Thoracic Radiology clinical practice guideline : evaluation of suspected pulmonary embolism in pregnancy. Am J Respir Crit Care Med. 2011 ; 184(10) : 1200-1208.
21. Dong B, Hao Q, Yue J, et al. Thrombolytic therapy for pulmonary embolism. Cochrane Database Syst Rev. 2009 ; (3) : CD004437.
22. Hull RD, Raskob GE, Brant RF, Pineo GF, Valentine KA. Relation between the time to achieve the lower limit of the APTT therapeutic range and recurrent venous thromboembolism during heparin treatment for deep vein thrombosis. Arch Intern Med. 1997 ; 157 : 2562-2568.
23. Hutten BA, Prins MH. Duration of treatment with vitamin K antagonists in symptomatic venous thromboembolism. Cochrane Database Syst Rev. 2006 ; (1) : CD001367.
24. Vardi M, Zittan E, Bitterman H. Subcutaneous unfractionated heparin for the initial treatment of venous thromboembolism. Cochrane Database Syst Rev. 2009 ; (4) : CD006771.
25. The van Gogh Investigators, Buller HR, Cohen AT, et al. Idraparinux versus standard therapy for venous thromboembolic disease. N Engl J Med. 2007 ; 357 : 1094-1104.
26. Fiessinger JN, Huisman MV, Davidson BL, et al ; THRIVE, Treatment Study Investigators. Ximelagatran vs low-molecular-weight heparin and warfarin for the treatment of deep vein thrombosis : a randomized trial. JAMA. 2005 ; 293 : 681-689.
27. Fukuda I, Taniguchi S, Fukui K, et al. Improved outcome of surgical pulmonary embolectomy by aggressive intervention for critically ill patients. Ann Thorac Surg. 2011 ; 91(3) : 728-732.
28. Aujesky D, Roy PM, Verschuren F, et al. Outpatient versus inpatient treatment for patients with acute pulmonary embolism : an international, open-label, randomised, non-inferiority trial. Lancet. 2011 ; 378(9785) : 41-48.
29. Sachdeva A, Dalton M, Amaragiri SV, Lees T. Elastic compression stockings for prevention of deep vein thrombosis. Cochrane Database Syst Rev. 2010 ; (7) : CD001484.
30. Qaseem A, Chou R, Humphrey LL, et al. Venous thromboembolism prophylaxis in hospitalized patients : a clinical practice guideline from the American College of Physicians. Ann Intern Med. 2011 ; 155(9) : 625-632.
31. Pollack CV, Schreiber D, Goldhaber SZ, et al. Clinical characteristics, management, and outcomes of patients diagnosed with acute pulmonary embolism in the emergency department : initial report of EMPEROR(Multicenter Emergency Medicine Pulmonary Embolism in the Real World Registry). J Am Coll Cardiol. 2011 ; 57(6) : 700-706.
32. Goldhaber SZ, Visani L, De Rosa M. Acute pulmonary embolism : clinical outcomes in the International Cooperative Pulmonary Embolism Registry(ICOPER). Lancet. 1999 ; 353 : 1386-1389.
33. Sanchez O, Trinquart L, Caille V, et al. Prognostic factors for pulmonary embolism : the prep study, a prospective multicenter cohort study. Am J Respir Crit Care Med. 2010 ; 181(2) : 168-173.
34. Prandoni P, Noventa F, Ghirarduzzi A, et al. The risk of recurrent venous thromboembolism after discontinuing anticoagulation in patients with acute proximal deep vein thrombosis or pulmonary embolism. A prospective cohort study in 1,626 patients. Haematologica. 2007 ; 92(2) : 199-205.
35. Kearon C. Natural history of venous thromboembolism. Circulation. 2003 ; 107 : I22-I30.
36. Nijkeuter M, Hovens MM, Davidson BL, Huisman MV. Resolution of thromboemboli in patients with acute pulmonary embolism : a systematic review. Chest. 2006 ; 129 : 192-197.
37. Menendez-Jandula B, Souto JC, Oliver A, et al. Comparing self-management of oral anticoagulant therapy with clinic management. Ann Intern Med. 2005 ; 142(1) : 1-10.

62 章

◆患者向け URL

- American Lung Association. Interstitial Lung Disease and Pulmonary Fibrosis—http://www.lung.org/lung-disease/pulmonary-fibrosis/.
- Pulmonary Fibrosis Foundation—http://www.pulmonaryfibrosis.org/.
- PubMed Health. Idiopathic Pulmonary Fibrosis—http://www.ncbi.nlm.nih.gov/pubmedhealth/PMH0001134/.

◆医療従事者向け URL

- Raghu G, Collard HR, Egan JJ, et al. An official ATS/ERS/JRS/ALAT statement : idiopathic pulmonary fibrosis : evidence-based guidelines for diagnosis and management. Am J Respir Crit Care Med. 2011 ; 183(6) : 788-824. — http://ajrccm.atsjournals.org/content/183/6/788.long#content-block.
- Medscape. Idiopathic Pulmonary Fibrosis—http://emedicine.medscape.com/article/301226.

◆参考文献

1. Raghu G, Collard HR, Egan JJ, et al. An official ATS/ERS/JRS/ALAT statement : idiopathic pulmonary fibrosis : evidence-based guidelines for diagnosis and management. Am J Respir Crit Care Med. 2011 ; 183(6) : 788-824.
2. Idiopathic Pulmonary Fibrosis Clinical Research Network, Raghu G, Anstrom KJ, King TE Jr, Lasky JA, Martinez FJ. Prednisone, azathioprine, and N-acetylcysteine for pulmonary fibrosis. N Engl J Med. 2012 ; 366(21) : 1968-1977.
3. Kubo H, Nakayama K, Yanai M, et al. Anticoagulant therapy for idiopathic pulmonary fibrosis. Chest. 2005 ; 128(3) : 1475-1482.
4. Richeldi L, Costabel U, Selman M, et al. Efficacy of a tyrosine kinase inhibitor in idiopathic pulmonary fibrosis. N Engl J Med. 2011 ; 365(12) : 1079-1087.

63 章

◆患者向け URL

- Sarcoidosis support groups—http://www.sarcoidosisonlinesites.com/index.html.

- Sarcoid Networking Association—http://www.sarcoidosisnetwork.org.

◆医療従事者向け URL
- American Lung Association. *Sarcoidosis*—http://www.lungusa.org/lung-disease/sarcoidosis.
- World Association for Sarcoidosis and Other Granulomatous Disorders—http://www.wasog.org/.
- MedlinePlus. *Sarcoidosis*—http://www.nlm.nih.gov/medlineplus/sarcoidosis.html.

◆参考文献
1. Costabel U. Sarcoidosis：clinical update. *Eur Respir J*. 2001；32：56s–68s.
2. Statement on sarcoidosis. Joint Statement of the American Thoracic Society (ATS), the European Respiratory Society (ERS) and the World Association of Sarcoidosis and Other Granulomatous Disorders (WASOG) adopted by the ATS Board of Directors and by the ERS Executive Committee, February 1999. *Am J Respir Crit Care Med*. 1999；160(2)：736–755.
3. Ali MM, Atwan AA, Gonzalez ML. Cutaneous sarcoidosis：updates in the pathogenesis. *J Eur Acad Dermatol Venereol*. 2010；24(7)：747–755.
4. Iannuzzi MC, Rybicki BA, Teirstein AS. Sarcoidosis. *N Engl J Med*. 2007；357(21)：2153–2165.
5. English JC 3rd, Patel PJ, Greer KE. Sarcoidosis. *J Am Acad Dermatol*. 2001；44(5)：725–743；quiz 44–46.
6. Newman LS, Rose CS, Maier LA. Sarcoidosis. *N Engl J Med*. 1997；336(17)：1224–1234.
7. Keary PJ, Palmer DG. Benign self-limiting sarcoidosis with skin and joint involvement. *N Z Med J*. 1976；83(560)：197–199.
8. Baughman RP, Teirstein AS, Judson MA, et al. Clinical characteristics of patients in a case control study of sarcoidosis. *Am J Respir Crit Care Med*. 2001；164(10 Pt 1)：1885–1889.
9. Baughman RP, Lower EE. Evidence-based therapy for cutaneous sarcoidosis. *Clin Dermatol*. 2007；25(3)：334–340.
10. Rose AS, Tielker MA, Knox KS. Hepatic, ocular, and cutaneous sarcoidosis. *Clin Chest Med*. 2008；29(3)：509–524, ix.
11. Abu-Hilal M, Krotva J, Chichierchio L, Obeidat N, Madanat M. Dermatologic aspects and cutaneous manifestations of sarcoidosis. *G Ital Dermatol Venereol*. 2007；145(6)：733–745.
12. Heiligenhaus A, Wefelmeyer D, Wefelmeyer E, Rosel M, Schrenk M. The eye as a common site for the early clinical manifestation of sarcoidosis. *Ophthalmic Res*. 2011；46(1)：9–12.
13. Ebert EC, Kierson M, Hagspiel KD. Gastrointestinal and hepatic manifestations of sarcoidosis. *Am J Gastroenterol*. 2008；103(12)：3184–3192；quiz 93.
14. Hoitsma E, Drent M, Sharma OP. A pragmatic approach to diagnosing and treating neurosarcoidosis in the 21st century. *Curr Opin Pulm Med*. 2010；16(5)：472–479.
15. Mehta D, Lubitz SA, Frankel Z, et al. Cardiac involvement in patients with sarcoidosis：diagnostic and prognostic value of outpatient testing. *Chest*. 2008；133(6)：1426–1435.
16. Zisman DA, Shorr AF, Lynch JP 3rd. Sarcoidosis involving the musculoskeletal system. *Semin Respir Crit Care Med*. 2002；23(6)：555–570.
17. Sharma OP. Vitamin D, calcium, and sarcoidosis. *Chest*. 1996；109(2)：535–539.
18. Ohira H, Tsujino I, Ishimaru S, et al. Myocardial imaging with 18 F-fluoro-2-deoxyglucose positron emission tomography and magnetic resonance imaging in sarcoidosis. *Eur J Nuclear Med Mol Imaging*. 2008；35(5)：933–941.
19. Burke RR, Rybicki BA, Rao DS. Calcium and vitamin D in sarcoidosis：how to assess and manage. *Semin Respir Crit Care Med*. 2010；31(4)：474–484.

64 章

◆患者向け URL
- Centers for Disease Control and Prevention—http://www.cdc.gov/tb/.
- MedlinePlus. *Tuberculosis*—http://www.nlm.nih.gov/medlineplus/tuberculosis.html.

◆医療従事者向け URL
- Centers for Disease Control and Prevention—http://www.cdc.gov/tb/.
- Lawn SD, Zumla AI. Tuberculosis. Lancet. 2011；378(9785)：57–72, http://www.thelancet.com/journals/lancet/article/PIIS0140-6736(10)62173-3/abstract.
- American Thoracic Society, CDC, and Infectious Diseases Society of America. Treatment of tuberculosis. MMWR Recomm Rep. 2003 Jun 20；54(RR-11)：1–77, http://www.cdc.gov/mmwr/preview/mmwrhtml/rr5211a1.htm.
- Occupational Safety & Health Administration. *Occupational exposure and TB*—http://www.osha.gov/SLTC/tuberculosis/index.html.

◆参考文献
1. Centers for Disease Control and Prevention. *A Global Perspective on Tuberculosis (Fact Sheet)*. http://www.cdc.gov/tb/events/WorldTBDay/resources_global.htm. Accessed January 2012.
2. Centers for Disease Control and Prevention. *Trends in Tuberculosis, 2010 (Fact Sheet)*. http://www.cdc.gov/tb/publications/factsheets/statistics/TBTrends.htm. Accessed January 2012.
3. Lawn SD, Zumla AI. Tuberculosis. *Lancet*. 2011；378(9785)：57–72.
4. Escalante P. In the clinic. Tuberculosis. *Ann Intern Med*. 2009；150(11)：ITC61–614.
5. Bailey TC, Fraser VJ, Spitznagel EL, Dunagan WC. Risk factors for a positive tuberculin skin test among employees of an urban, midwestern teaching hospital. *Ann Intern Med*. 1995；122(8)：580–585.
6. Targeted tuberculin testing and treatment of latent tuberculosis infection. This official statement of the American Thoracic Society was adopted by the ATS Board of Directors, July 1999. This is a Joint Statement of the American Thoracic Society (ATS) and the Centers for Disease Control and Prevention (CDC). This statement was endorsed by the Council of the Infectious Diseases Society of America. (IDSA), September 1999, and the sections of this statement. *Am J Respir Crit Care Med*. 2000；161(4 pt 2)：S221–S247.
7. Chen J, Zhang R, Wang J, et al. Interferon-gamma release assays for the diagnosis of active tuberculosis in HIV-infected patients：a systematic review and meta-analysis. *PLoS One*. 2011；6(11)：e26827.
8. Bamford AR, Crook AM, Clark JE, et al. Comparison of interferon-gamma release assays and tuberculin skin test in predicting active tuberculosis (TB) in children in the UK：a paediatric TB network study. *Arch Dis Child*. 2010；95(3)：180–186.
9. Sia IG, Wieland ML. Current concepts in the management of tuberculosis. *Mayo Clin Proc*. 2011；86(4)：348–361.
10. Jain AK. Tuberculosis of the spine：a fresh look at an old disease. *J Bone Joint Surg Br*. 2010；92(7)：905–913.
11. Sinclair D, Abba K, Grobler L, Sudarsanam TD. Nutritional supplements for people being treated for active tuberculosis. *Cochrane Database Sys Rev*. 2011；(11)：CD006086.
12. Farmer P, Robin S, Ramilus SL, Kim JY. Tuberculosis, poverty, and "compliance"：lessons from rural Haiti. *Semin Respir Infect*. 1991；6(4)：254–260.
13. Martineau AR, Timms PM, Bothamley GH, et al. High-dose vitamin D (3) during intensive-phase antimicrobial treatment of pulmonary tuberculosis：a double-blind randomised controlled trial. *Lancet*. 2011；377(9761)：242–250.
14. Centers for Disease Control and Prevention. Treatment of Tuberculosis, American Thoracic Society, CDC, and Infectious Diseases Society of America. *MMWR*. 2003；52(RR-11)：1–77.
15. Lienhardt C, Cook SV, Burgos M, et al. Efficacy and safety of a 4-drug fixed-dose combination regimen compared with separate drugs for treatment of pul-

monary tuberculosis：the Study C randomized controlled trial. *JAMA*. 2011；305(14)：1415–1423.
16. WHO. *Treatment of Tuberculosis：Guidelines*. 4th ed. Geneva, Switzerland：World Health Organization；2010. http://whqlibdoc.who.int/publications/2010/9789241547833_eng.pdf. Accessed January 2012.
17. Ziganshina LE, Squire SB. Fluoroquinolones for treating tuberculosis. *Cochrane Database of Syst Rev*. 2008；(1)：CD004795.
18. Blanc FX, Sok T, Laureillard D, et al. Earlier versus later start of antiretroviral therapy in HIV-infected adults with tuberculosis. *N Engl J Med*. 2011；365(16)：1471–1481.
19. Abdool Karim SS, Naidoo K, Grobler A, et al. Integration of antiretroviral therapy with tuberculosis treatment, *N Engl J Med*. 2011；365(16)：1492–1501.
20. Centers for Disease Control and Prevention. *Treatment Options for Latent Tuberculosis Infection*. http://www.cdc.gov/tb/publications/factsheets/treatment/LTBItreatmentoptions.htm. Accessed January 2012.
21. Jereb JA, Goldberg SV, Powell K. Recommendations for use of an isoniazid-rifapentine regimen with direct observation to treat latent mycobacterium tuberculosis infection weekly. *MMWR*. 2011；60(48)：1650–1653.
22. Sterling TR, Villarino ME, Borisov AS, et al. Three months of rifapentine and isoniazid for latent tuberculosis infection. *N Engl J Med*. 2011；365(23)：2155–2166.
23. Horsburgh CR Jr, Goldberg S, Bethel J, et al. Latent TB infection treatment acceptance and completion in the United States and Canada. *Chest*. 2010；137(2)：401–409.
24. Kaufmann SH, Hussey G, Lambert PH. New vaccines for tuberculosis. *Lancet*. 2010；375(9731)：2110–2119.
25. Colditz GA, Brewer TF, Berkley CS, et al. Efficacy of BCG vaccine in the prevention of tuberculosis. Meta-analysis of the published literature. *JAMA*. 1994；271(9)：698–702.
26. Centers for Disease Control and Prevention. *Vaccine and Immunizations：TB Vaccine(BCG)*. http://www.cdc.gov/tb/topic/vaccines/default.htm. Accessed May 2012.
27. Harrison SW, Ganzhorn F, Radner A. Tuberculosis. In：Sloane P, Slatt L, Ebell M, et al, eds. *Essentials of Family Medicine*. 6th ed. Philadelphia, PA：Lippencott, Williams & Wilkins. 2011.
28. Raviglione MC, O'Brien RJ. Tuberculosis. In：Kasper DL, Braunwald E, Fauci AS, Hauser SL, Longo DL, Jameson JL, eds. *Harrison's Principles of Internal Medicine*. 16th ed. New York, NY：McGraw-Hill；2005：953–966.
29. Centers for Disease Control and Prevention. *Infection Control in Health-Care Settings(Fact Sheet)*. http://www.cdc.gov/tb/publications/factsheets/prevention/ichcs.htm. Accessed January 2012.
30. Davies PD. The role of DOTS in tuberculosis treatment and control. *Am J Respir Med*. 2003；2(3)：203–209.

65 章

◆患者向け URL

- Kelly CP, LaMont JT. Patient information：antibiotic-associated diarrhea caused by Clostridium difficile(Beyond the Basics). UpToDate.—http://www.uptodate.com/contents/patient-information-antibiotic-associated-diarrhea-caused-by-clostridium-difficile-beyond-the-basics?source=search_result&search=clostridium+difficile&selectedTitle=1~2.
- JAMA Patient Page：Clostridium difficile Colitis—http://jama.ama-assn.org/content/301/9/988.full.pdf+html?sid=a210a6c7-b4e5-4dda-9891-b4209905ef90.

◆医療従事者向け URL

- Clinical Practice Guidelines for Clostridium difficile Infection in Adults：2010 Update by the Society for Healthcare Epidemiology of America(SHEA) and the Infectious Diseases Society of America(IDSA).—http://www.jstor.org/stable/10.1086/651706.

◆参考文献

1. Hessen MT. In the clinic. *Clostridium difficile* infection. *Ann Intern Med*. 2010；153(7)：ITC41–15；quiz ITC416.
2. Cohen SH, Gerding DN, Johnson S, et al. Clinical practice guidelines for *Clostridium difficile* infection in adults：2010 update by the Society for Healthcare Epidemiology of America(SHEA) and the Infectious Diseases Society of America (IDSA). *Infect Control Hosp Epidemiol*. 2010；31(5)：431–455.
3. Oughton MT, Loo VG, Dendukuri N, et al. Hand hygiene with soap and water is superior to alcohol rub and antiseptic wipes for removal of *Clostridium difficile*. *Infect Control Hosp Epidemiol*. 2009；30：939–44.
4. Owens RC Jr, Donskey CJ, Gaynes RP, et al. Antimicrobial-associated risk factors for Clostridium difficile infection. *Clin Infect Dis*. 2008；46 Suppl 1：S19–31.
5. Bartlett JG and Gerding DN. Clinical recognition and diagnosis of *Clostridium difficile* infection. *Clin Infect Dis*. 2008；46 Suppl 1：S12–8.

66 章

◆患者向け URL

- Medline Plus. *Colon cancer*—http://www.nlm.nih.gov/medlineplus/ency/article/000262.htm.
- National Cancer Institute—http://www.cancer.gov/cancertopics/pdq/treatment/colon/patient.

◆医療従事者向け URL

- National Cancer Institute—http://www.cancer.gov/cancertopics/pdq/treatment/colon/HealthProfessional.
- Medscape. *Colon Adenocarcinoma*—http://emedicine.medscape.com/article/277496-overview.

◆参考文献

1. Mayer R. Gastrointestinal tract cancer. In：Kasper DL, Braunwald E, Fauci AS, Hauser SL, Longo DL, Jameson JL, eds. *Harrison's Principles of Internal Medicine*. 16th ed. New York, NY：McGraw-Hill, 2005：523–533.
2. Edwards B, Ward E, Kohler B, et al. Annual report to the nation on the status of cancer, 1975–2006, featuring colorectal cancer trends and impact of interventions (risk factors, screening, and treatment) to reduce future rates. *Cancer*. 2010；116(3)：544–573.
3. Jemal A, Siegel R, Xu J, Ward E. Cancer statistics, 2010. *CA Cancer J Clin*. 2010；60(5)：277–300.
4. Dragovich T. *Colon Adenocarcinoma*. http://emedicine.medscape.com/article/277496-overview. Accessed June 2013.
5. Jass JR. Classification of colorectal cancer based on correlation of clinical, morphological, and molecular features. *Histopathology*. 2007；50：113–130.
6. Cancer Research UK. *Bowel Cancer*. http://info.cancerresearchuk.org/cancerstats/types/bowel/riskfactors/. Accessed June 2013.
7. Topazian M. Gastrointestinal endoscopy. In：Kasper DL, Braunwald E, Fauci AS, Hauser SL, Longo DL, Jameson JL, eds. *Harrison's Principles of Internal Medicine*. 16th ed. New York, NY：McGraw-Hill, 2005：1730–1739.
8. Niekel MC, Bipat S, Stoker J. Diagnostic imaging of colorectal liver metastases with CT, MR imaging, FDG PET, and/or FDG PET/CT：a meta-analysis of prospective studies including patients who have not previously undergone treatment. *Radiology*. 2010；257(3)：674–684.
9. Rosen MP, Bree RL, Foley WD, et al；Expert Panel on Gastrointestinal Imaging. *ACR Appropriateness Criteria® Pretreatment Staging of Colorectal Cancer*. http://www.guideline.gov/content.aspx?id=35139. Accessed June 2013.
10. Thirunavukarasu P, Sukumar S, Sathaiah M, et al. C-stage in colon cancer：implications of carcinoembryonic antigen biomarker in staging, prognosis, and management. *J Natl Cancer Inst*. 2011；103(8)：689–697.

11. Davila RE, Rajan E, Adler D, et al. ASGE guideline : The role of endoscopy in the diagnosis, staging, and management of colorectal cancer. *Gastrointest Endosc*. 2005 ; 61(1) : 1–7.
12. Figueredo A, Charette ML, Maroun J, et al. Adjuvant therapy for stage II colon cancer : a systematic review from the Cancer Care Ontario Program in evidence-based care's gastrointestinal cancer disease site group. *J Clin Oncol*. 2004 ; 22(16) : 3395–3407.
13. Laurie JA, Moertel CG, Fleming TR, et al. Surgical adjuvant therapy of large-bowel carcinoma : an evaluation of levamisole and the combination of levamisole and fluorouracil. The North Central Cancer Treatment Group and the Mayo Clinic. *J Clin Oncol*. 1989 ; 7(10) : 1447–1456.
14. André T, Boni C, Navarro M, et al. Improved overall survival with oxaliplatin, fluorouracil, and leucovorin as adjuvant treatment in stage II or III colon cancer in the MOSAIC trial. *J Clin Oncol*. 2009 ; 27(19) : 3109–3116.
15. National Cancer Institute. http://www.cancer.gov/cancertopics/pdq/treatment/colon/HealthProfessional/page9. Accessed June 2013.
16. National Cancer Institute. http://www.cancer.gov/cancertopics/pdq/treatment/colon/HealthProfessional/page4. Accessed June 2013.
17. National Cancer Institute. *Colorectal Cancer Prevention*. http://cancer.gov/cancertopics/pdq/prevention/colorectal/HealthProfessional. Accessed November 2011.
18. Rothwell PM, Wilson M, Elwin CE, et al. Long-term effect of aspirin on colorectal cancer incidence and mortality : 20-year follow-up of five randomised trials. *Lancet*. 2010 ; 376(9754) : 1741–1750.
19. Brenner H, Chang-Claude J, Seiler CM, et al. Protection from colorectal cancer after colonoscopy : a population-based, case-control study. *Ann Intern Med*. 2011 ; 154(1) : 22–30.
20. U. S. Preventive Services Task Force. *Screeening for Colorectal Cancer*. http://www.uspreventiveservicestaskforce.org/uspstf08/colocancer/colosum.htm. Accessed June 2013.
21. Meza R, Jeon J, Renehan AG, Luebeck EG. Colorectal cancer incidence trends in the United States and United kingdom : evidence of right- to left-sided biological gradients with implications for screening. *Cancer Res*. 2010 ; 70(13) : 5419–5429.
22. Zauber AG, Lansdorp-Vogelaar I, Knudsen AB, et al. Evaluating test strategies for colorectal cancer screening : a decision analysis for the U. S. Preventive Services Task Force. *Ann Intern Med*. 2008 ; 149(9) : 659–669.
23. Sandler RS, Halabi S, Baron JA, et al. A randomized trial of aspirin to prevent colorectal adenomas in patients with previous colorectal cancer. *N Engl J Med*. 2003 ; 348(10) : 883–890.
24. National Cancer Institute. *Surveillance Epidemiology and End Results*. http://seer.cancer.gov/statfacts/html/colorect.html. Accessed June 2013.
25. Anthony T, Simmang C, Hyman N, et al. Practice parameters for the surveillance and follow-up of patients with colon and rectal cancer. *Dis Colon Rectum*. 2004 ; 47(6) : 807–817.

67 章

◆患者向け URL
・National Digestive Diseases Information Clearinghouse. *Colon Polyps*—http://digestive.niddk.nih.gov/ddiseases/pubs/colonpolyps_ez/index.htm.
・Mayo Clinic. *Colon Polyps*—http://www.mayoclinic.com/health/colon-polyps/DS00511/DSECTION=4.

◆医療従事者向け URL
・Medscape. *Colonic Polyps*—http://emedicine.medscape.com/article/172674.

◆参考文献
1. Mayer R. Gastrointestinal tract cancer. In : Kasper DL, Braunwald E, Fauci AS, Hauser SL, Longo DL, Jameson, JL, eds. *Harrison's Principles of Internal Medicine*, 16th ed. New York, NY : McGraw-Hill ; 2005 : 523–533.
2. National Cancer Institute. http://seer.cancer.gov/statfacts/html/colorect.html. Accessed July 2013.
3. Enders GH. *Colon Polyps*. http://emedicine.medscape.com/article/172674-overview. Accessed July 2013.
4. Khan A, Shrier I, Gordon PH. The changed histologic paradigm of colorectal polyps. *Surg Endosc*. 2002 ; 16(3) : 436–440.
5. Barnard J. Gastrointestinal polyps and polyp syndromes in adolescents. *Adolesc Med Clin*. 2004 ; 15(1) : 119–129.
6. Noffsinger AE. Serrated polyps and colorectal cancer : new pathway to malignancy. *Annu Rev Pathol*. 2009 ; 4 : 343–364.
7. Ballinger AB, Anggiansah C. Colorectal cancer. *BMJ*. 2007 ; 335 : 715–718.
8. Mizuno S, Morita Y, Inui T, et al. *Helicobacter pylori* infection is associated with colon adenomatous polyps detected by high-resolution colonoscopy. *Int J Cancer*. 2005 ; 117(6) : 1058–1059.
9. Abbass K, Gul W, Beck G, et al. Association of *Helicobacter pylori* infection with the development of colorectal polyps and colorectal cancer. *South Med J*. 2011 ; 104(7) : 473–476.
10. American Gastroenterological Association medical position statement : hereditary colorectal cancer and genetic testing. *Gastroenterology*. 2001 ; 121(1) : 195–197.
11. Anderson JC. Risk factors and diagnosis of flat adenomas of the colon. *Expert Rev Gastroenterol Hepatol*. 2011 ; 5(1) : 25–32.
12. Beresford SA, Johnson KC, Ritenbaugh C, et al. Low-fat dietary pattern and risk of colorectal cancer : the Women's Health Initiative Randomized Controlled Dietary Modification Trial. *JAMA*. 2006 ; 295(6) : 643–654.
13. Asano TK., McLeod RS. Dietary fibre for the prevention of colorectal adenomas and carcinomas. *Cochrane Database Syst Rev*. 2002 ; (2) : CD003430.
14. Bobe G, Albert PS, Sansbury LB, et al. Interleukin-6 as a potential indicator for prevention of high risk adenoma recurrence by dietary flavonols in the polyp prevention trial. *Cancer Prev Res (Phila)*. 2010 ; 3(6) : 764–775.
15. Weingarten MAMA, Zalmanovici Trestioreanu A, Yaphe J. Dietary calcium supplementation for preventing colorectal cancer and adenomatous polyps. *Cochrane Database Syst Rev*. 2008 ; (1) : CD003548.
16. Nelson HS, Humphrey LL, Nygren P, et al. Postmenopausal hormone replacement therapy. *JAMA*. 2002 ; 288(7) : 872–881.
17. Ibrahim EM, Zekri JM. Folic acid supplementation for the prevention of colorectal adenomas : metaanalysis of interventional trials. *Med Oncol*. 2010 ; 27(3) : 915–918.
18. Baron JA, Cole BF, Sandler RS, et al. A randomized trial of aspirin to prevent colorectal adenomas. *N Engl J Med*. 2003 ; 348(10) : 891–899.
19. Higuchi T, Iwama T, Yoshinaga K, et al. A randomized, double-blind, placebo-controlled trial of the effects of rofecoxib, a selective cyclooxygenase-2 inhibitor, on rectal polyps in familial adenomatous polyposis patients. *Clin Cancer Res*. 2003 ; 9(13) : 4756–4760.
20. Botteri E, Iodice S, Raimondi S. Cigarette smoking and adenomatous polyps : a meta-analysis. *Gastroenterology*. 2008 ; 134 : 388–395.
21. Wolin KY, Yan Y, Colditz GA. Physical activity and risk of colon adenoma : a meta-analysis. *Br J Cancer*. 2011 ; 104(5) : 882–885.
22. Hassan C, Pickhardt PJ, Kim DH, et al. Systematic review : distribution of advanced neoplasia according to polyp size at screening colonoscopy. *Aliment Pharmacol Ther*. 2010 ; 31(2) : 210–217.
23. Levin B, Lieberman DA, McFarland B, et al. Screening and surveillance for the early detection of colorectal cancer and adenomatous polyps, 2008 : a joint guideline from the American Cancer Society, the US Multi-Society Task Force

on Colorectal Cancer, and the American College of Radiology. *Gastroenterology*. 2008；134：1570–1595.
24. Brown SR, Baraza W. Chromoscopy versus conventional endoscopy for the detection of polyps in the colon and rectum. *Cochrane Database Syst Rev*. 2010；(10)：CD006439.
25. United States Preventive Services Task Force. *Colorectal Cancer Screening. Summary*. http://www.ahrq.gov/clinic/colorsum.htm. Accessed July 2013.

68 章

◆患者向け URL
・National Digestive Diseases Information Clearinghouse（NDDIC）. *Diverticulosis and Diverticulitis*—http://digestive.niddk.nih.gov/ddiseases/pubs/diverticulosis/

◆医療従事者向け URL
・Medscape. *Diverticulitis*—http://emedicine.medscape.com/article/173388.

◆参考文献
1. Rafferty J, Shellito P, Hyman NH, Buie WD. Practice parameters for sigmoid diverticulitis. *Dis Colon Rectum*. 2006；49：939–944.
2. Janes SE, Meagher A, Frizelle FA. Management of diverticulitis. *BMJ*. 2006；332：271–275.
3. Etzioni DA, Mack TM, Beart RW Jr, Kaiser AM. Diverticulitis in the United States：1998–2005：changing patterns of disease and treatment. *Ann Surg*. 2009；249：210–217.
4. Jacobs DO. Clinical practice. Diverticulitis. *N Engl J Med*. 2007；357：2057–2066.
5. Szojda MM, Cuesta MA, Mulder CM, Felt-Bersma RJ. Review article：management of diverticulitis. *Aliment Pharmacol Ther*. 2007；26（suppl 2）：67–76.
6. Schwesinger WH, Page CP, Gaskill HV 3rd, et al. Operative management of diverticular emergencies：strategies and outcomes. *Arch Surg*. 2000；135：558–562；discussion 62–63.
7. Hinchey EJ, Schaal PG, Richards GK. Treatment of perforated diverticular disease of the colon. *Adv Surg*. 1978；12：85–109.
8. Wong WD, Wexner SD, Lowry A, et al. Practice parameters for the treatment of sigmoid diverticulitis — supporting documentation. The Standards Task Force. The American Society of Colon and Rectal Surgeons. *Dis Colon Rectum*. 2000；43：290–297.
9. Schilling MK, Maurer CA, Kollmar O, Buchler MW. Primary vs. secondary anastomosis after sigmoid colon resection for perforated diverticulitis（Hinchey Stage Ⅲ and Ⅳ）：a prospective outcome and cost analysis. *Dis Colon Rectum*. 2001；44：699–703；discussion 705.
10. Chautems RC, Ambrosetti P, Ludwig A, Mermillod B, Morel P, Soravia C. Long-term follow-up after first acute episode of sigmoid diverticulitis：is surgery mandatory? A prospective study of 118 patients. *Dis Colon Rectum*. 2002；45：962–966.
11. Hall JF, Roberts PL, Ricciardi R, et al. Long-term follow-up after an initial episode of diverticulitis：what are the predictors of recurrence? *Dis Colon Rectum*. 2011；54（3）：283–288.
12. Crowe FL, Appleby PN, Allen NE, Key TJ. Diet and risk of diverticular disease in Oxford cohort of European Prospective Investigation into Cancer and Nutrition（EPIC）：prospective study of British vegetarians and non-vegetarians. *BMJ*. 2011；343：d4131. doi：10.1136/bmj.d4131.
13. Strate LL, Liu YL, Syngal S, Aldoori WH, Giovannucci EL. Nut, corn, and popcorn consumption and the incidence of diverticular disease. *JAMA*. 2008；300：907–914.

69 章

◆患者向け URL
・National Digestive Diseases Information Clearinghouse（NDDIC）. *Gallstones*—http://digestive.niddk.nih.gov/ddiseases/pubs/gallstones/index.aspx.
・Medline Plus. *Gallstones*—http://www.nlm.nih.gov/medlineplus/gallstones.html.

◆医療従事者向け URL
・Ahmed A, Cheung RC, Keeffe EB. Management of gallstones and their complications—http://www.aafp.org/afp/20000315/1673.html.
・Heuman DM, Greenwald D, Soweid AM, et al. Cholelithiasis—http://emedicine.medscape.com/article/175667–overview.
・National Institute of Diabetes and Digestive and Kidney Diseases—http://www2.niddk.nih.gov/Research/ScientificAreas/DigestiveDiseases/Gastrointestinal/GBBD.htm.

◆参考文献
1. Greenberger NJ, Paumgartner G. Diseases of the gallbladder and bile ducts. In：Kasper DL, Braunwald E, Fauci AS, Hauser SL, Longo DL, Jameson JL, eds. *Harrison's Principles of Internal Medicine*, 16th ed. New York, NY：McGraw–Hill；2005：1880–1884.
2. Halldestam I, Kullman E, Borch K. Incidence of and potential risk factors for gallstone disease in a general population sample. *Br J Surg*. 2009；96（11）：1315–1322.
3. Attili AF, De Santis A, Attili F, et al. Prevalence of gallstone disease in first-degree relatives of patients with cholelithiasis. *World J Gastroenterol*. 2005；11（41）：6508–6511.
4. Ishak G, Ribeiro FS, Costa DS, et al. Gallbladder cancer：10 years of experience at an Amazon reference hospital. *Rev Col Bras Cir*. 2011；38（2）：100–104.
5. Glauser PM, Strub D, Käser SA, et al. Incidence, management, and outcome of incidental gallbladder carcinoma：analysis of the database of the Swiss association of laparoscopic and thoracoscopic surgery. *Surg Endosc*. 2010；24（9）：2281–2286.
6. Peng WK, Sheikh Z, Paterson-Brown S, Nixon SJ. Role of liver function tests in predicting common bile duct stones in acute calculous cholecystitis. *Br J Surg*. 2005；92（10）：1241–1247.
7. Jang JY, Kim SW, Lee SE, et al. Differential diagnostic and staging accuracies of high resolution ultrasonography, endoscopic ultrasonography, and multidetector computed tomography for gallbladder polypoid lesions and gallbladder cancer. *Ann Surg*. 2009；250（6）：943–949.
8. Gracie WA, Ransohoff DF. The natural history of asymptomatic gallstones：the innocent gallstone is not a myth. *N Engl J Med*. 1982；307：798–800.
9. Gurusamy KS, Samraj K. Cholecystectomy for patients with silent gallstones. *Cochrane Database Syst Rev*. 2007；(1)：CD006230.
10. Keus F, Gooszen HG, van Laarhoven CJHM. Open, small-incision, or laparoscopic cholecystectomy for patients with symptomatic cholecystolithiasis. An overview of Cochrane Hepato–Biliary Group reviews. *Cochrane Database Syst Rev*. 2010；(1)：CD008318.
11. Gurusamy KS, Samraj K. Early versus delayed laparoscopic cholecystectomy for acute cholecystitis. *Cochrane Database Syst Rev*. 2006；(4)：CD005440.
12. Asakuma M, Hayashi M, Komeda K, et al. Impact of single-port cholecystectomy on postoperative pain. *Br J Surg*. 2011；98（7）：991–995.
13. Gurusamy K, Sahay SJ, Burroughs AK, Davidson BR. Systematic review and meta-analysis of intraoperative versus preoperative endoscopic sphincterotomy in patients with gallbladder and suspected common bile duct stones. *Br J Surg*. 2011；98（7）：908–916.
14. Miller K, Hell E, Lang B, Lengauer E. Gallstone formation prophylaxis after gastric restrictive procedures for weight loss：a randomized double-blind placebo-controlled trial. *Ann Surg*. 2003；238（5）：697–702.
15. Gui GP, Cheruvu CV, West N, et al. Is cholecystectomy effective treatment for symptomatic gallstones? Clinical outcomes after long-term follow-up. *Ann R Coll Surg Engl*. 1998；80：25–32.
16. Lublin M, Crawford DL, Hiatt JR, Phillips EH. Symptoms before and after

laparoscopic cholecystectomy for gallstones. Am Surg. 2004；70（10）：863–866.
17. Luman W, Adams WH, Nixon SN, et al. Incidence of persistent symptoms after laparoscopic cholecystectomy：a prospective study. Gut. 1996；39（6）：863–866.
18. Perera E, Bhatt S, Dogra VS. Cystc duct remnant syndrome. J Clin Imaging Sci. 2011；1：2.
19. Girometti R, Brondani G, Cereser L, et al. Post–cholecystectomy syndrome：spectrum of biliary findings at magnetic resonance cholangiopancreatography. Br J Radiol. 2010；83（988）：351–361.

70 章

◆患者向け URL
・National Cancer Institute—http://www.cancer.gov/cancertopics/types/stomach/.
・Medline Plus. Stomach Cancer—http://www.nlm.nih.gov/medlineplus/stomachcancer.html.

◆医療従事者向け URL
・National Cancer Institute. Stomach Cancer—http://www.cancer.gov/cancertopics/types/stomach/.

◆参考文献
1. Howlader N, Noone AM, Krapcho M, et al, eds. SEER Cancer Statistics Review, 1975–2008. Bethesda, MD：National Cancer Institute. http://seer.cancer.gov/csr/1975_2008/, based on November 2010 SEER data submission, posted to the SEER Web site, 2011. http://seer.cancer.gov/statfacts/html/stomach.html. Accessed October 2011.
2. Mayer R. Gastrointestinal tract cancer. In：Kasper DL, Braunwald E, Fauci AS, Hauser SL, Longo DL, Jameson JL, eds. Harrison's Principles of Internal Medicine, 16th ed. New York, NY：McGraw-Hill；2005：523–533.
3. Saeki N, Saito A, Choi IJ, et al. A functional single nucleotide polymorphism in mucin 1, at chromosome 1q22, determines susceptibility to diffuse–type gastric cancer. Gastroenterology. 2011；140（3）：892–902.
4. Key C, Meisner ALW. Cancers of the Esophagus, Stomach, and Small Intestine. http://seer.cancer.gov/publications/survival/surv_esoph_stomach.pdf. Accessed October 2011.
5. Ooi CH, Ivanova T, Wu J, et al. Oncogenic pathway combinations predict clinical prognosis in gastric cancer. PLoS Genet. 2009；5（10）：e1000676.
6. American Joint Committee on Cancer. Understanding the Changes from the Sixth to the Seventh Edition of the AJCC Cancer Staging Manual. https://cancerstaging.org/references-tools/deskreferences/Documents/AJCCSummaryofChanges.pdf. Accessed May 2014.
7. Mcghan LJ, Pockai BA, Gray RJ, et al. Validation of the updated 7th edition AJCC TNM staging criteria for gastric adenocarcinoma. J Gastrointest Surg. 2012；16（1）：53–61, discussion 61.
8. Layke JC, Lopez PP. Gastric cancer：diagnosis and treatment options. Am Fam Physician. 2004；69（5）：1133–1141.
9. National Cancer Institute. Cancer Topics Fact Sheet. http://www.cancer.gov/cancertopics/factsheet/Risk/h–pylori–cancer. Accessed October 2011.
10. Mills PK, Yang RC. Agricultural exposures and gastric cancer risk in Hispanic farm workers in California. Environ Res. 2007；104（2）：282–289.
11. Cabebe EC. Mehta VK, Fisher G. Gastric Cancer. http://emedicine.medscape.com/article/278744–clinical. Accessed October 2011.
12. Li WB, Zuo XL, Li CQ, et al. Diagnostic value of confocal laser endomicroscopy for gastric superficial cancerous lesions. Gut. 2011；60（3）：299–306.
13. Gastrointestinal cancer. In：New Zealand Guidelines Group. Suspected Cancer in Primary Care：Guidelines for Investigation, Referral and Reducing Ethnic Disparities. Wellington, New Zealand：New Zealand Guidelines Group（NZGG）；2009：33–51. http://www.guideline.gov/content.aspx?id=15447&search=gastric+cancer. Accessed October 2011.
14. Goddard AF, Badreldin R, Pritchard DM, et al. The management of gastric polyps. Gut. 2010；59（9）：1270–1276.
15. Society for Surgery of the Alimentary Tract（SSAT）. Surgical Treatment of Gastric Cancer. Manchester, MA：Society for Surgery of the Alimentary Tract（SSAT）；2004：15：4.
16. Van Cutsem E, Van de Velde C, Roth A, et al. Expert opinion on management of gastric and gastro–oesophageal junction adenocarcinoma on behalf of the European Organisation for Research and Treatment of Cancer（EORTC）—gastrointestinal cancer group. Eur J Cancer. 2008；44（2）：182–194.
17. Wagner AD, Grothe W, Haerting J, et al. Chemotherapy in advanced gastric cancer：a systematic review and meta–analysis based on aggregate data. J Clin Oncol. 2006；24（18）：2903–2909.
18. GASTRIC（Global Advanced/Adjuvant Stomach Tumor Research International Collaboration）Group, Paoletti X, Oba K, Burzykowski T, et al. Benefit of adjuvant chemotherapy for resectable gastric cancer：a meta–analysis. JAMA. 2010；303（17）：1729–1737.
19. Memon MA, Subramanya MS, Khan S, et al. Meta-analysis of D1 versus D2 gastrectomy for gastric adenocarcinoma. Ann Surg. 2011；253（5）：900–911.
20. Hosono S, Arimoto Y, Ohtani H, Kanamiya Y. Meta–analysis of short–term outcomes after laparoscopy–assisted distal gastrectomy. World J Gastroenterol. 2006；12（47）：7676–7683.
21. Rothwell PM, Fowkes FG, Belch JF, et al. Effect of daily aspirin on long–term risk of death due to cancer：analysis of individual patient data from randomised trials. Lancet. 2011；377（9759）：31–41.
22. Buckland G, Agudo A, Luján L, et al. Adherence to a Mediterranean diet and risk of gastric adenocarcinoma within the European Prospective Investigation into Cancer and Nutrition（EPIC）cohort study. Am J Clin Nutr. 2010；91（2）：381–390.
23. Huang HY, Caballero B, Chang S, et al. The efficacy and safety of multivitamin and mineral supplement use to prevent cancer and chronic disease in adults：a systematic review for a National Institutes of Health state–of–the–science conference. Ann Intern Med. 2006；145（5）：372–385. 57（1）：69–74.
24. Zhou Y, Zhuang W, Hu W, et al. Consumption of large amounts of Allium vegetables reduces risk for gastric cancer in a meta-analysis. Gastroenterology. 2011；141（1）：80–89.
25. Fuccio L, Zagari RM, Eusebi LH, et al. Meta–analysis：can Helicobacter pylori eradication treatment reduce the risk for gastric cancer? Ann Intern Med. 2009；151（2）：121–128.
26. Zilberstein B, Abbud Ferreira J, Cecconello I. Management of postoperative complications in gastric cancer. Minerva Gastroenterol Dietol. 2011；57（1）：69–74.
27. Whiting J, Sano T, Saka M, et al. Follow–up of gastric cancer：a review. Gastric Cancer. 2006；9（2）：74–81.
28. Fareed KR, Kaye P, Soomro IN, et al. Biomarkers of response to therapy in oesophago–gastric cancer. Gut. 2009；58（1）：127–143.
29. Sturgeon CM, Diamandis E, eds. Use of Tumor Markers in Liver, Bladder, Cervical, and Gastric Cancers. Washington, DC：National Academy of Clinical Biochemistry（NACB）；2010：57. http://www.guideline.gov/content.aspx?id=23861&search=gastric+cancer. Accessed October 2011.

71 章

◆患者向け URL
・Agency for Healthcare Research and Quality. Treatment Options for GERD or Acid Reflux Disease：A Review of the Research for Adults—http://www.effectivehealthcare.ahrq.gov/ehc/products/165/756/gerd_consumer.pdf.
・National Digestive Diseases Information Clearinghouse（NDDIC）. Heartburn, Hiatal Hernia, and Gastroesophageal Reflux Disease（GERD）—http://digestive.niddk.nih.gov/ddiseases/pubs/gerd/gerd.pdf.

◆医療従事者向け URL
- Kahrilas PJ, Shaheen NJ, Vaezi MF. American Gastroenterological Association medical position statement on the management of gastroesophageal reflux disease. *Gastroenterology*. 2008；135(4)：1383–1391.e5—http://www.gastrojournal.org/article/S0016-5085(08)01606-5/abstract.
- National Digestive Diseases Information Clearinghouse(NDDIC). *GERD*—http://digestive.niddk.nih.gov/ddiseases/pubs/gerd/#8.

◆参考文献
1. Vakil N, Zanten SV, Kahrilas P, et al. The Montreal Definition and Classification of Gastroesophageal Reflux Disease：a global evidence-based consensus. *Am J Gastroenterol*. 2006；101(8)：1900–1920；quiz 1943.
2. Shaheen NJ, Hansen RA, Morgan DR, et al. The burden of gastrointestinal and liver diseases, 2006. *Am J Gastroenterol*. 2006；101(9)：2128–2138.
3. Herbella FA, Sweet MP, Tedesco P, et al. Gastroesophageal reflux disease and obesity. Pathophysiology and implications for treatment. *J Gastrointest Surg*. 2007；11(3)：286–290.
4. Srinivasan R, Tutuian R, Schoenfeld P, et al. Profile of GERD in the adult population of a northeast urban community. *J Clin Gastroenterol*. 2004；38(8)：651–657.
5. Hershcovici T, Mashimo H, Fass R. The lower esophageal sphincter. *Neurogastroenterol Motil*. 2011；23(9)：819–830. doi：10.1111/j.1365-2982.2011.01738.x. Epub 2011 Jun 29.
6. Kahrilas PJ, Dodds WJ, Hogan WJ, Kern M, Arndorfer RC, Reece A. Esophageal peristaltic dysfunction in peptic esophagitis. *Gastroenterology*. 1986；91(4)：897–904.
7. Williams JL. Gastroesophageal reflux disease：clinical manifestations. *Gastroenterol Nurs*. 2003；26(5)：195–200.
8. Winters C Jr, Spurling TJ, Chobanian SJ, et al. Barrett's esophagus：a prevalent, occult complication of gastroesophageal reflux disease. *Gastroenterology*. 1987；92：118–124.
9. Johansson KE, Ask P, Boeryd B, et al. Oesophagitis, signs of reflux, and gastric acid secretion in patients with symptoms of gastro-oesophageal reflux disease. *Scand J Gastroenterol*. 1986；21：837–847.
10. Lind T, Havelund T, Carlsson R, et al. Heartburn without oesophagitis：efficacy of omeprazole therapy and features determining therapeutic response. *Scand J Gastroenterol*. 1997；32：974–979.
11. Wang KK, Sampliner RE. Updated guidelines 2008 for the diagnosis, surveillance and therapy of Barrett's esophagus. *Am J Gastroenterol*. 2008；103(3)：788–797.
12. Dimache M, Turcan E, Natase M. Non-cardiac chest pain and gastroesophageal reflux disease. *Rev Med Chir Soc Med Nat Iasi*. 2010；114(2)：342–348.
13. Lichtenstein DR, Cash BD, Davila R, et al. Role of endoscopy in the management of GERD. *Gastrointest Endosc*. 2007；66(2)：219–224.
14. Sharma P, McQuaid K, Dent J, et al. A critical review of the diagnosis and management of Barrett's esophagus：the AGA Chicago Workshop. *Gastroenterology*. 2004；127：310–330.
15. Lacy BE, Weiser K, Chertoff J, et al. The diagnosis of gastroesophageal reflux disease. *Am J Med*. 2010；123(7)：583–592.
16. DeVault KR, Castell DO. Updated guidelines for the diagnosis and treatment of gastroesophageal reflux disease. *Am J Gastroenterol*. 2005；100(1)：190–200.
17. Kahrilas PJ, Shaheen NJ, Vaezi M. American Gastroenterological Association medical position statement on the management of gastroesophageal reflux disease. *Gastroenterology*. 2008；135：1383–1391.
18. Yaghoobi M, Farrokhyar F, Yuan Y, et al. Is there an increased risk of GERD after *Helicobacter pylori* eradication? A meta-analysis. *Am J Gastroenterol*. 2010；105(5)：1007–1013.
19. Hallerback B, Unge P, Carling L, et al. Omeprazole or ranitidine in long term treatment of reflux esophagitis. *Gastroenterology*. 1994；107：1305–1311.
20. Manabe N, Yoshihara M, Sasaki A, et al. Clinical characteristics and natural history of patients with low-grade reflux esophagitis. *Gastroenterol Hepatol*. 2002；17(9)：949–954.
21. Sonnenberg A, El-Serag HB. Clinical epidemiology and natural history of gastroesophageal reflux disease. *Yale J Biol Med*. 1999；72(2-3)：81–92.
22. Lundell L, Miettinen P, Myrvold HE, et al. Continued(5-year)followup of a randomized clinical study comparing antireflux surgery and omeprazole in gastroesophageal reflux disease. *J Am Coll Surg*. 2001；192(2)：172–179.
23. Dominitz JA, Dire CA, Billingsley KG, et al. Complications and antireflux medication use after antireflux surgery. *Clin Gastroenterol Hepatol*. 2006；4(3)：299–305.

72 章

◆患者向け URL
- Medline Plus. *Hemorrhoids*—http://www.nlm.nih.gov/medlineplus/hemorrhoids.html.
- National Digestive Diseases Information Clearinghouse(NDDIC). *Hemorrhoids*—http://digestive.niddk.nih.gov/ddiseases/pubs/hemorrhoids/index.aspx.

◆医療従事者向け URL
- Medscape. *Hemorrhoids*—http://emedicine.medscape.com/article/775407.
- Medscape. *Hemorrhoid surgery*—http://emedicine.medscape.com/article/195401.

◆参考文献
1. Gerhart SL, Bulkley G. Common diseases of the colon and anorectum and mesenteric vascular insufficiency. In：Kasper DL, Braunwald E, Fauci AS, Hauser SL, Longo DL, Jameson JL, eds. *Harrison's Principles of Internal Medicine*, 16th ed. New York：McGraw-Hill；2005：1801–1802.
2. Sneider EB, Maykel JA. Diagnosis and management of symptomatic hemorrhoids. *Surg Clin North Am*. 2010；90(1)：17–32.
3. Alonso-Coello P, Guyatt G, Heels-Ansdell D, et al. Laxatives for the treatment of hemorrhoids. *Cochrane Database Syst Rev*. 2005 Oct 19；(4)：CD004649.
4. Perrotti P, Antropoli C, Molino D, et al. Conservative treatment of acute thrombosed external hemorrhoids with topical nifedipine. *Dis Colon Rectum*. 2001；44：405–409.
5. Shanmugam V, Thaha MA, Rabindranath KS, et al. Rubber band ligation versus excisional haemorrhoidectomy for haemorrhoids. *Cochrane Database Syst Rev*. 2005 Jul 20；3：CD005034.
6. Mounsey AL, Henry SL. Clinical inquiries. Which treatments work best for hemorrhoids? *J Fam Pract*. 2009；58(9)：492–493.
7. Patti R, Arcara M, Bonventre S, et al. Randomized clinical trial of botulinum toxin injection for pain relief in patients with thrombosed external haemorrhoids. *Br J Surg*. 2008；95(11)：1339–1343.
8. Jayaraman S, Colquhoun PH, Malthaner RA. Stapled versus conventional surgery for hemorrhoids. *Cochrane Database Syst Rev*. 2006 Oct 18；(4)：CD005393.
9. Giordano P, Gravante G, Sorge R, et al. Long-term outcomes of stapled hemorrhoidopexy vs conventional hemorrhoidectomy：a meta-analysis of randomized controlled trials. *Arch Surg*. 2009；144(3)：266–272.
10. Joshi GP, Neugebauer EA；PROSPECT Collaboration. Evidence-based management of pain after haemorrhoidectomy surgery. *Br J Surg*. 2010；97(8)：1155–1168.
11. Watson NF, Liptrott S, Maxwell-Armstrong CA. A prospective audit of early pain and patient satisfaction following out-patient band ligation of haemorrhoids. *Ann R Coll Surg Engl*. 2006；88(3)：275–279.

73 章

◆患者向け URL
- Mayo Clinic. *Ischemic Colitis*—http://www.mayoclinic.com/health/ischemic-colitis/DS00794.
- MedlinePlus. *Mesenteric artery ischemia*—http://www.nlm.nih.gov/medlineplus/ency/article/001156.htm.

◆医療従事者向け URL
- American Gastroenterological Association（AGA）. *Guidelines*—http://www.gastro.org/practice/medical-position-statements.

◆参考文献
1. Stoney RJ, Cunningham CG. Chronic visceral ischemia. In：Yao J, Pearce W, eds. *Long-term Results in Vascular Surgery*. Norwalk, CT：Appleton & Lange；1993：305－316.
2. Higgins PD, Davis KJ, Laine L. Systematic review：the epidemiology of ischaemic colitis. *Aliment Pharmacol Ther*. 2004；19(7)：729.
3. Gandhi SK, Hanson MM, Vernava AM, et al. Ischemic colitis. *Dis Colon Rectum*. 1996；39：88－100.
4. Longstreth GF, Yao JF. Diseases and drugs that increase risk of acute large bowel ischemia. *Clin Gastroenterol Hepatol*. 2010；8(1)：49.
5. Green BT, Tendler DA. Ischemic colitis：a clinical review. *South Med J*. 2005；98(2)：217-222.
6. Cappell MS. Intestinal（mesenteric）vasculopathy II. *Gastroenterol Clin North Am*. 1998；27：827－858.
7. Wolf EL, Sprayregen S, Bakal CW. Radiology in intestinal ischemia：plain film, contrast, and other imaging studies. *Surg Clin North Am*. 1992；72：107－124.
8. Balthazar EJ, Yen BC, Gordon RB. Ischemic colitis：CT evaluation of 54 cases. *Radiology*. 1999；211(2)：381.
9. Price AB. Ischemic colitis. *Curr Top Pathol*. 1990；81：229－246.
10. Hourmand-Ollivier I, Bouin M, Saloux E, al. Cardiac sources of embolism should be routinely screened in ischemic colitis. *Am J Gastroenterol*. 2003；98(7)：1573-1577.
11. Saegesser F, Loosli H, Robinson JW, et al. Ischemic diseases of the large intestine. *Int Surg*. 1981；66：103－117.
12. Boley SJ. Colonic ischemia：twenty-five years later. *Am J Gastroenterol*. 1990；85：931－934.
13. Fitzgerald SF, Kaminski DL. Ischemic colitis. *Semin Colon Rectal Surg*. 1993；4：222－228.
14. Longo WE, Ballantyne GH, Gusberg RJ. Ischemic colitis：patterns and prognosis. *Dis Colon Rectum*. 1992；35(8)：726.

74 章

◆患者向け URL
- MedlinePlus has a wealth of information for patients with many kinds of liver diseases—http://www.nlm.nih.gov/medlineplus/.

◆医療従事者向け URL
- A number of disease-specific evidence-based guidelines can be found through the National Guideline Clearinghouse—http://www.guideline.gov.
- O'Shea RS, Dasarathy S, McCullough AJ；Practice Guideline Committee of the American Association for the Study of Liver. Alcoholic liver disease. *Hepatology*. 2010；51(1)：307-328.

◆参考文献
1. Targher G, Day CP, Bonora E. Risk of cardiovascular disease in patients with nonalcoholic fatty liver disease. *N Engl J Med*. 2010；363(14)：1341-1350.
2. Lewis JR, Mohanty SR. Nonalcoholic fatty liver disease：a review and update. *Dig Dis Sci*. 2010；55(3)：560-578.
3. Ghany M, Hoofnagle JH. Approach to the patient with liver disease. In：Kasper DL, Braunwald E, Fauci AS, Hauser SL, Longo DL, Jameson JL, eds. *Harrison's Principles of Internal Medicine*, 16th ed. New York, NY：McGraw-Hill；2005：1808-1813.
4. Dientag JL, Isselbacher KJ. Toxic and drug-induced hepatitis. In：Kasper DL, Braunwald E, Fauci AS, Hauser SL, Longo DL, Jameson JL, eds. *Harrison's Principles of Internal Medicine*, 16th ed. New York, NY：McGraw-Hill；2005：1840.
5. Dienstag JL, Isselbacher KJ. Acute viral hepatitis. In：Kasper DL, Braunwald E, Fauci AS, Hauser SL, Longo DL, Jameson JL, eds. *Harrison's Principles of Internal Medicine*, 16th ed. New York, NY：McGraw-Hill；2005：1822-1838.
6. Centers for Disease Control and Prevention. *Viral Hepatitis Statistics and Surveillance*. http://www.cdc.gov/hepatitis/Statistics/index.htm. Accessed November 2011.
7. Wolf DC, Raghuraman UV. *Autoimmune Hepatitis*. http://emedicine.medscape.com/article/172356-overview. Accessed November 2011.
8. Kamath PS, Wiesner RH, McDiarmid SV, et al. A model to predict survival in patients with end-stage liver disease. *Hepatology*. 2001；33(2)：464-470.
9. Asrani SK, Kim WR. Model for end-stage liver disease：end of the first decade. *Clin Liver Dis*. 2011；15(4)：685-698.
10. Huo TI, Wang YW, Yang YY, et al. Model for end-stage liver disease score to serum sodium ratio index as a prognostic predictor and its correlation with portal pressure in patients with liver cirrhosis. *Liver Int*. 2007 May；27(4)：498-506.
11. Li LM, Hu ZB, Zhou ZX, Chen X. Serum microRNA profiles serve as novel biomarkers for HBV infection and diagnosis of HBV-positive hepatocarcinoma. *Cancer Res*. 2010；70(23)：798-807.
12. Lin ZH, Xin YN, Dong QJ, Wang Q. Performance of the aspartate aminotransferase-to-platelet ratio index for the staging of hepatitis C-related fibrosis：an updated meta-analysis. *Hepatology*. 2011；53(3)：726-736.
13. Mohamadnejad M, Montazeri G, Fazlollahi A, et al. Noninvasive markers of liver fibrosis and inflammation in chronic hepatitis B-virus related liver disease. *Am J Gastroenterol*. 2006；101(11)：2537-2545.
14. Mailliard ME, Sorrell NF. Alcoholic liver disease. In：Kasper DL, Braunwald E, Fauci AS, Hauser SL, Longo DL, Jameson JL, eds. *Harrison's Principles of Internal Medicine*, 16th ed. New York, NY：McGraw-Hill；2005：1855-1857.
15. Gillett RC Jr, Norrell A. Considerations for safe use of statins：liver enzyme abnormalities and muscle toxicity. *Am Fam Physician*. 2011；83(6)：711-716.
16. Lok AS, McMahon BJ. Chronic hepatitis B：update 2009. *Hepatology*. 2009；50(3)：661-662. http://www.guideline.gov/content.aspx?id=15475&search=chronic+hepatitis+b. Accessed December 2011.
17. Brewer GJ. Wilson disease. In：Kasper DL, Braunwald E, Fauci AS, Hauser SL, Longo DL, Jameson JL, eds. *Harrison's Principles of Internal Medicine*, 16th ed. New York, NY：McGraw-Hill；2005：2313-2315.
18. Chung RT, Podolsky DK. Cirrhosis and its complications. In：Kasper DL, Braunwald E, Fauci AS, Hauser SL, Longo DL, Jameson JL, eds. *Harrison's Principles of Internal Medicine*, 16th ed. New York, NY：McGraw-Hill；2005：1808-1813.
19. Lindor KD, Gershwin ME, Poupon R, et al；American Association for Study of Liver Diseases. Primary biliary cirrhosis. *Hepatology*. 2009；50(1)：291-308.
20. Shi J, Wu C, Lin Y, et al. Long-term effects of mid-dose ursodeoxycholic acid in primary biliary cirrhosis：a meta-analysis of randomized controlled trials. *Am J Gastroenterol*. 2006；101(7)：1529-1538.
21. Manns MP, Woynarowski M, Kreisel W, Lurie Y. Budesonide induces remission more effectively than prednisone in a controlled trial of patients with autoimmune hepatitis. *Gastroenterology*. 2010；139(4)：1198-1206.
22. Runyon BA. Management of adult patients with ascites due to cirrhosis. *Hepatology*. 2004；39(3)：841-856.
23. O'Shea RS, Dasarathy S, McCullough AJ. Practice Guideline Committee of the American Association for the Study of Liver. Alcoholic liver disease. *Hepatology*. 2010；51(1)：307-328.

24. Finnish Medical Society Duodecim. *Viral Hepatitis*. http://www.guidelines.gov/content.aspx?id=12806&search=viral+hepatitis+b. Accessed November 2011.
25. U. S. Preventive Services Task Force. Screening for hepatitis B virus infection in pregnancy：U. S. Preventive Services Task Force reaffirmation recommendation statement. *Ann Intern Med*. 2009；150（12）：869–873.
26. Kumar M, Herrera JL. Importance of hepatitis vaccination in patients with chronic liver disease. *South Med J*. 2010；103（12）：1223–1231.
27. Senadhi V. A paradigm shift in the outpatient approach to liver function tests. *South Med J*. 2011；104（7）：521–525.
28. Kanzler S, Löhr H, Gerken G, et al. Long-term management and prognosis of autoimmune hepatitis（AIH）：a single center experience. *Z Gastroenterol*. 2001；39（5）：339–341, 344–348.
29. Barton JC, McDonnell SM, Adams PC, Brissot P. Management of hemochromatosis. Hemochromatosis Management Working Group. *Ann Intern Med*. 1998；129（11）：932–939.
30. Parés A. Primary sclerosing cholangitis：diagnosis, prognosis and treatment. *Gastroenterol Hepatol*. 2011；34（1）：41–52.

75 章

◆患者向け URL
・PubMed Health. *Acute pancreatitis*—http://www.ncbi.nlm.nih.gov/pubmedhealth/PMH0001332/.
・National Digestive Diseases Information Clearinghouse. *Pancreatitis*—http://digestive.niddk.nih.gov/ddiseases/pubs/pancreatitis/index.aspx.
・American Gastroenterological Association. *Understanding Pancreatitis*—http://www.gastro.org/patient-center/digestive-conditions/pancreatitis.

◆医療従事者向け URL
・UK Working Party on Acute Pancreatitis. UK guidelines for the management of acute pancreatitis. *Gut*. 2005；54（suppl 3）：iii1–iii9. doi：10.1136/gut.2004.057026.—http://www.ncbi.nlm.nih.gov/pmc/articles/PMC1867800/pdf/v054p0iii1.pdf.

◆参考文献
1. Frossard JL, Steer ML, Pastor CM. Acute pancreatitis. *Lancet*. 2008；371（9607）：143–152.
2. Tonsi AF, Bacchion M, Crippa S, Maleo G, Bassi C. Acute pancreatitis at the beginning of the 21st century. The state of the art. *World J Gastroenterol*. 2009；15：2945–2959.
3. Whitcomb DC. Clinical practice. Acute pancreatitis. *N Engl J Med*. 2006；354（20）：2142–2150.
4. Wu BU, Johannes RS, Sun S, Tabak Y, Conwell DL, Banks PA. The early prediction of mortality in acute pancreatitis：a large population-based study. *Gut*. 2008；57（12）：1698–1703.

76 章

◆患者向け URL
・National Digestive Diseases Information Clearing House—http://digestive.niddk.nih.gov/ddiseases/pubs/pepticulcers_ez/index.htm.
・Centers for Disease Control and Prevention—http://www.cdc.gov/ulcer/.
・Medscape. *Peptic Ulcer Disease*—http://emedicine.medscape.com/article/181753.

◆参考文献
1. Del Valle J. Peptic ulcer disease and related disorders. In：Kasper DL, Braunwald E, Fauci AS, Hauser SL, Longo DL, Jameson JL, eds. *Harrison's Principles of Internal Medicine*, 16th ed. New York, NY：McGraw-Hill；2005：1746–1762.
2. McPhee SJ, Papadakis MA, Tierney LW Jr. *Current Medical Diagnosis and Treatment*. New York, NY：McGraw-Hill；2007.
3. University of Michigan Health System. *Peptic Ulcer Disease*. http://www.cme.med.umich.edu/pdf/guideline/PUD05.pdf. Accessed October 2011.
4. Ramakrishnan K, Salinas RC. Peptic ulcer disease. *Am Fam Physician*. 2007；76（7）：1005–1012.
5. Anand BS, Bank S, Qureshi WA, et al. *Peptic Ulcer D isease*. http://emedicine.medscape.com/article/181753-overview. Accessed October 2011.
6. Aldoori WH, Giovannucci EL, Stampfer MJ, et al. A prospective study of alcohol, smoking, caffeine, and the risk of duodenal ulcer in men. *Epidemiology*. 1997；8（4）：420–424.
7. Chey WD, Wong BCY；Practice Parameters Committee of the American College of Gastroenterology. American College of Gastroenterology guideline on the management of Helicobacter pylori infection. *Am J Gastroenterol*. 2007；102：1808–1825.
8. Ford AC, Delaney B, Forman D, Moayyedi P. Eradication therapy for peptic ulcer disease in *Helicobacter pylori* positive patients. *Cochrane Database Syst Rev*. 2006；（2）：CD003840.
9. Graham DY, Rugge M. Diagnosis and evaluation of dyspepsia：clinical practice. *J Clin Gastroenterol*. 2010；44（3）：167–172.
10. Malfertheiner P, Megraud F, O'Morain CA, et al；The European Helicobacter Study Group（EHSG）. Management of Helicobacter pylori infection – The Maastricht IV/Florence Consensus Report. *Gut*. 2012；61：646–664.
11. Wang CH, Ma MH, Chou HC, et al. High-dose vs non-high-dose proton pump inhibitors after endoscopic treatment in patients with bleeding peptic ulcer：a systematic review and meta-analysis of randomized controlled trials. *Arch Intern Med*. 2010；170（9）：751–758.
12. Scheiman JM, Devereaux PJ, Herlitz J, et al. Prevention of peptic ulcers with esomeprazole in patients at risk of ulcer development treated with low-dose acetylsalicylic acid：a randomised, controlled trial（OBERON）. *Heart*. 2011；97（10）：797–802.
13. Marik PE, Vasu T, Hirani A, Pachinburavan M. Stress ulcer prophylaxis in the new millennium：a systematic review and meta-analysis. *Crit Care Med*. 2010；38（11）：2222–2228.
14. Lin PC, Chang CH, Hsu PI, et al. The efficacy and safety of proton pump inhibitors vs histamine-2 receptor antagonists for stress ulcer bleeding prophylaxis among critical care patients：a meta-analysis. *Crit Care Med*. 2010；38（4）：1197–1205.

77 章

◆患者向け URL
・National Digestive Diseases Information Clearinghouse, *Ulcerative Colitis*—http://digestive.niddk.nih.gov/ddiseases/pubs/colitis/.
・National Digestive Diseases Information Clearinghouse, *Crohn Disease*—http://digestive.niddk.nih.gov/ddiseases/pubs/crohns/.
・Crohn's and Colitis Foundation of America—www.ccfa.org.

◆医療従事者向け URL
・Kornbluth A, Sachar D；Practice Committee of the American College of Gastroenterology. Ulcerative colitis practice guidelines in adults；American College of Gastroenterology, Practice Parameters Committee. *Am J Gastroenterol*. 2010；105：501–523.
・Burger D, Travis S. Conventional medical management of IBD. *Gastroenterology*. 2011；140（6）：1827–1837.

◆参考文献
1. Cosnes J, Gower-Rousseau C, Seksik P, Cortot A. Epidemiology and natural history of inflammatory bowel diseases. *Gastroenterology*. 2011；140（6）：1785–1794.
2. Friedman S, Blumberg RS. Inflammatory bowel disease. In：Kasper DL, Braunwald E, Fauci AS, Hauser SL, Longo DL, Jameson JL, eds. *Harrison's Principles of Internal Medicine*, 16th ed. New York, NY：McGraw-Hill；2005：1776–1789.
3. Abraham C, Cho J. Inflammatory bowel disease. *N Engl J Med*. 2009；361：2066–2078.
4. Garcia Rodriguez LA, Ruigomez A, Panes J. Acute gastroenteritis is followed by an increased risk of inflammatory bowel disease. *Gastroenterology*. 2006；

5. Kornbluth A, Sachar D；Practice Committee of the American College of Gastroenterology. Ulcerative colitis practice guidelines in adults：American College of Gastroenterology, Practice Parameters Committee. Am J Gastroenterol. 2010；105：501-523.
6. Levine JS, Burakoff R. Extraintestinal manifestations of inflammatory bowel disease. Gastroenterol Hepatol(NY). 2011；7(4)：235-241.
7. Langholz E, Munkholm P, Davidsen M, et al. Course of ulcerative colitis：analysis of changes in disease activity over years. Gastroenterology. 1994；107：3-11.
8. Langholz E, Munkholm P, Davidsen M, et al. Changes in extent of ulcerative colitis：a study on the course and prognostic factors. Scand J Gastroenterol. 1996；31：260-266.
9. Lewis JD. The utility of biomarkers in the diagnosis and therapy of inflammatory bowel disease. Gastroenterology. 2011；140(6)：1817-1826.
10. van Rheenen PF, Van de Vijver E, Fidler V. Faecal calprotectin for screening of patients with suspected inflammatory bowel disease：diagnostic meta-analysis. BMJ. 2010；341：c3369.
11. Ananthakrishnan AN, McGinley EL, Binion DG. Excess hospitalization burden associated with Clostridium difficile in patients with inflammatory bowel disease. Gut. 2008；57：205-210.
12. Fletcher JG, Fider JL, Bruining DH, Huprich JE. New concepts in intestinal imaging for inflammatory bowel disease. Gastroenterology. 2011；140(6)：1795-1806.
13. Leighton JA, Shen B, Baron TH, et al；Standards of Practice Committee, American Society for Gastrointestinal Endoscopy. ASGE guideline：endoscopy in the diagnosis and treatment of inflammatory bowel disease. Gastrointest Endosc. 2006；63(4)：558-565.
14. ACR Appropriateness Criteria Crohn's Disease. http://www.guideline.gov/content.aspx?id=35137. Accessed July 2013.
15. Burger D, Travis S. Conventional medical management of inflammatory bowel disease. Gastroenterology. 2011；140(6)：1827-1837.
16. Schnitzler F, Fidder H, Ferrante M, et al. Long-term outcome of treatment with infliximab in 614 patients with Crohn's disease：results from a single-centre cohort. Gut. 2009；58：492-500.
17. Van Assche G, Vermeire S, Rutgeerts P. Safety issues with biological therapies for inflammatory bowel disease. Curr Opin Gastroenterol. 2006；22(4)：370-376.
18. Fidder H, Schnitzler F, Ferrante M, et al. Long-term safety of infliximab for the treatment of inflammatory bowel disease：a single-centre cohort study. Gut. 2009；58(4)：501-508.
19. Jess T, Riis L, Vind I, et al. Changes in clinical characteristics, course, and prognosis of inflammatory bowel disease during the last 5 decades：a population-based study from Copenhagen, Denmark. Inflamm Bowel Dis. 2007；13：481-489.
20. Olaison G, Smedh K, Sjodahl R. Natural course of Crohn's disease after ileocolic resection：endoscopically visualized ileal ulcers preceding symptoms. Gut. 1992；33：331-335.
21. Ullman TA, Itzkowitz SH. Intestinal inflammation and cancer. Gastroenterology. 2011；140(6)：1807-1816.
22. Lichtenstein GR, Abreu MT, Cohen R, Tremaine W. American gastroenterological association institute medical position statement on corticosteroids, immunomodulators, and infliximab in inflammatory bowel disease. Gastroenterology. 2006；130(3)：935-939.
23. Collins PD, Mpofu C, Watson AJ, Rhodes JM. Strategies for detecting colon cancer and/or dysplasia in patients with inflammatory bowel disease. Cochrane Database Syst Rev. 2006；(2)：CD000279.

78 章

◆患者向け URL
- Medline plus. *Bladder Cancer*—www.nlm.nih.gov/medlineplus/bladdercancer.html.
- Cancer Research, UK. *Bladder Cancer*—http://cancerhelp.cancerresearchuk.org/type/bladder-cancer/about/.
- Macmillan Cancer Support. *Bladder Cancer*—http://www.macmillan.org.uk/Cancerinformation/Cancertypes/Bladder/Bladdercancer.aspx.

◆医療従事者向け URL
- SEER Cancer Statistics Review—http://seer.cancer.gov/statfacts/html/urinb.html.

◆参考文献
1. SEER Cancer Statistics Review. http://seer.cancer.gov/statfacts/html/urinb.html. Accessed November 2011.
2. Scher HI, Motzer RJ. Bladder and renal cell carcinomas. In：Kasper DL, Braunwald E, Fauci AS, Hauser SL, Longo DL, Jameson JL, eds. Harrison's Principles of Internal Medicine, 16th ed. New York, NY：McGraw-Hill；2005：539-540.
3. Sharma S, Ksheersagar P, Sharma P. Diagnosis and treatment of bladder cancer. Am Fam Physician. 2009；80(7)：717-723.
4. American College of Radiology(ACR), Expert Panel on Urologic Imaging. ACR Appropriateness Criteria® Pretreatment Staging of Invasive Bladder Cancer(2009). http://www.guideline.gov/content.aspx?id=43878&search=bladder+cancer. Accessed July 2013.
5. Quilty PM, Kerr GR. Bladder cancer following low or high dose pelvic irradiation. Clin Radiol. 1987；38(6)：583-585.
6. Band PR, Le ND, MacArthur AC, et al. Identification of occupational cancer risks in British Columbia：a population-based case-control study of 1129 cases of bladder cancer. J Occup Environ Med. 2005；47(8)：854-858.
7. Villanueva CM, Cantor KP, King WD, et al. Total and specific fluid consumption as determinants of bladder cancer risk. Int J Cancer. 2006；118(8)：2040-2047.
8. Aben KK, Witjes JA, Schoenberg MP, et al. Familial aggregation of urothelial cell carcinoma. Int J Cancer. 2002；98(2)：274-278.
9. Gutiérrez Baños JL, Rebollo Rodrigo MH, Antolín Juárez FM, Martín García B. NMP 22, BTA stat test and cytology in the diagnosis of bladder cancer：a comparative study. Urol Int. 2001；66(4)：185-190.
10. European Association of Urology. *Guidelines on Bladder Cancer：Muscle-Invasive and Metastatic*. http://www.guidelines.gov/content.aspx?id=12524&search=bladder+cancer. Accessed July 2013.
11. Advanced Bladder Cancer Meta-analysis Collaboration. Neoadjuvant chemotherapy for invasive bladder cancer. Cochrane Database Syst Rev. 2005 Apr 18；(2)：CD005246.
12. Vale CL, Advanced Bladder Cancer Meta-analysis Collaboration. Adjuvant chemotherapy for invasive bladder cancer(individual patient data). Cochrane Database Syst Rev. 2006 Apr 19；(2)：CD006018.
13. American Urological Association guideline. http://www.guidelines.gov/content.aspx?id=11795&search=bladder+cancer. Accessed July 2013.
14. Shelley MD, Wilt TJ, Court J, et al. Intravesical bacillus Calmette-Guerin is superior to mitomycin C in reducing tumour recurrence in high-risk superficial bladder cancer：a meta-analysis of randomized trials. BJU Int. 2004；93(4)：485-490.
15. Shelley M, Court JB, Kynaston H, et al. Intravesical bacillus Calmette-Guérin in Ta and T1 bladder cancer. Cochrane Database Syst Rev. 2000；(4)：CD001986.
16. Shang PF, Kwong J, Wang ZP, et al. Intravesical Bacillus Calmette-Guérin versus epirubicin for Ta and T1 bladder cancer. Cochrane Database Syst Rev. 2011 May 11；(5)：CD006885.
17. Shelley M, Court JB, Kynaston H, et al. Intravesical bacillus Calmette-Guérin versus mitomycin C for Ta and T1 bladder cancer. Cochrane Database Syst Rev. 2003；(3)：CD003231.
18. Shelley M, Barber J, Wilt T, Mason M. Surgery versus radiotherapy for muscle invasive bladder cancer. Cochrane Database

Syst Rev. 2002；(1)：CD002079.
19. European Association of Urology. Guidelines on TaT1 (Non-Muscle Invasive) Bladder Cancer. http://www.guideline.gov/content.aspx?id=34059. Accessed July 2013.
20. Canadian Cancer Society. http://www.cancer.ca/?Val=E. Accessed July 2013.
21. Ganesan T, Khadra MH, Wallis J, Neal DE. Vitamin B12 malabsorption following bladder reconstruction or diversion with bowel segments. ANZ J Surg. 2002；72(7)：479-482.
22. Lokeshwar VB, Habuchi T, Grossman HB, et al. Bladder tumor markers beyond cytology：International consensus panel on bladder tumor markers. Urology. 2005；66：35-63.

79 章
◆患者向け URL
- National Kidney Foundation(800-622-9010)or www.kidney.org.
- National Institutes of Health, MedlinePlus. Bilateral Hydronephrosis—http://www.nlm.nih.gov/medlineplus/ency/article/000474.htm.

◆医療従事者向け URL
- Lusaya DG, Lerma EV. Hydronephrosis and Hydroureter—http://emedicine.medscape.com/article/436259.
- Vatakencherry G, Funaki BS, Ray CE Jr, et al；Expert Panel on Interventional Radiology. ACR Appropriateness Criteria® Treatment of Urinary Tract Obstruction. [online publication]. Reston, VA：ACR；2010. 7 p.—http://www.guideline.gov/content.aspx?id=23819.

◆参考文献
1. Seifter JL, Brenner BM. Urinary tract obstruction. In：Kasper DL, Braunwald E, Fauci AS, Hauser SL, Longo DL, Jameson JL, eds. Harrison's Principles of Internal Medicine, 16th ed. New York, NY：McGraw-Hill；2005：1722-1724.
2. Pepe P, Motta L, Pennisi M, Aragona F. Functional evaluation of the urinary tract by color-Doppler ultrasonography (CDU) in 100 patients with renal colic. Eur J Radiol. 2005；53(1)：131-135.
3. Blandino A, Gaeta M, Minutoli F, et al. MR pyelography in 115 patients with a dilated renal collecting system. Acta Radiol. 2001；42(5)：532-536.
4. Ramsey S, Robertson A, Ablett MJ, et al. Evidence-based drainage of infected hydronephrosis secondary to ureteric calculi. J Endourol. 2010；24(2)：185-189.
5. Gallo F, Schenone M, Giberti C. Ureteropelvic junction obstruction：which is the best treatment today? J Laparoendosc Adv Surg Tech A. 2009；19(5)：657-652.
6. Estrada CR, Cendron M. Vesicoureteral Reflux Treatment and Management. http://emedicine.medscape.com/article/439403-treatment#a1128. Accessed January 2012.
7. Modi AP, Ritch CR, Arend D, et al. Multicenter experience with metallic ureteral stents for malignant and chronic benign ureteral obstruction. J Endourol. 2010；24(7)：1189-1193.
8. Vatakencherry G, Funaki BS, Ray CE Jr；Expert Panel on Interventional Radiology. ACR Appropriateness Criteria®；Treatment of Urinary Tract Obstruction [online publication]. Reston, VA：American College of Radiology；2010. 7 p. http://www.guideline.gov/content.aspx?id=23819&search=hydronephrosis. Accessed January 2012.
9. Skoog SJ, Peters CA, Arant BS Jr, et al. Pediatric Vesicoureteral Reflux Guidelines Panel summary report：clinical practice guidelines for screening siblings of children with vesicoureteral reflux and neonates/infants with prenatal hydronephrosis. J Urol. 2010；184(3)：1145-1151.

80 章
◆患者向け URL
- National Kidney and Urologic Diseases Information Clearinghouse. Kidney Stones in Adults—http://kidney.niddk.nih.gov/-Kudiseases/pubs/stonesadults/.
- National Kidney and Urologic Diseases Information Clearinghouse. Diet for Kidney Stone Prevention—http://kidney.niddk.nih.gov/kudiseases/pubs/kidneystonediet/.
- The Oxalate Content of Food—http://www.ohf.org/docs/Oxalate2008.pdf.

◆医療従事者向け URL
- American Urologic Association. 2007 Guideline for the Management of Ureteral Calculi—http://www.auanet.org/education/guidelines/ureteral-calculi.cfm.
- European Association of Urology. Guidelines on Urolithiasis, update March 2011—http://www.uroweb.org/gls/pdf/18_Urolithiasis.pdf.

◆参考文献
1. Worcester EM, Coe FL. Calcium kidney stones. N Engl J Med. 2010；363：954-963.
2. Curhan GC. Epidemiology of stone disease. Urol Clin North Am. 2007；34(3)：287-293.
3. Asplin JR, Coe FL, Favus MJ. Nephrolithiasis. In：Longo DL, Fauci AS, Kasper DL, Hauser SL, Jameson JL, Loscalzo J, eds. Harrison's Principles of Internal Medicine, 18th ed. New York, NY：McGraw-Hill；2012. http://www.accessmedicine.com/content.aspx?aID=9131116. Accessed December 28, 2011.
4. Taylor EN, Stampfer MJ, Curhan GC. Obesity, weight gain, and the risk of kidney stones. JAMA. 2005；293(4)：455-462.
5. Frasetto L, Kohlstadt I. Treatment and prevention of kidney stones：an update. Am Fam Physician. 2011；84(11)：1234-1242.
6. Hollingsworth JM, Rogers MA, Kaufman SR, et al. Medical therapy to facilitate urinary stone passage：a meta-analysis. Lancet. 2006；368：1171-1179.

81 章
◆患者向け URL
- National Institute of Diabetes and Digestive and Kidney Diseases. Nephrotic Syndrome in Adults.—http://kidney.niddk.nih.gov/kudiseases/pubs/nephrotic/.
- National Kidney Foundation. Nephrotic Syndrome—http://www.kidney.org/atoz/content/nephrotic.cfm.

◆医療従事者向け URL
- Medscape. Nephrotic Syndrome—http://emedicine.medscape.com/article/244631.

◆参考文献
1. Parving HH, Hommel E, Mathiesen E, et al. Prevalence of microalbuminuria, arterial hypertension, retinopathy and neuropathy in patients with insulin dependent diabetes. Br Med J (Clin Res Ed). 1988；296(6616)：156-160.
2. Radhakrishnan J, Appel AS, Valeri A, Appel GB. The nephrotic syndrome, lipids, and risk factors for cardiovascular disease. Am J Kidney Dis. 1993；22(1)：135-142.
3. Richards NT, Darby S, Howie AJ, Adu D, Michael J. Knowledge of renal histology alters patient management in over 40% of cases. Nephrol Dial Transplant. 1994；9(9)：1255-1259.
4. Charlesworth JA, Gracey DM, Pussell BA. Adult nephrotic syndrome：non-specific strategies for treatment. Nephrology (Carlton). 2008；13(1)：45-50.
5. Korbet SM. Angiotensin antagonists and steroids in the treatment of focal segmental glomerulosclerosis. Semin Nephrol. 2003；23(2)：219-228.
6. Ruggenenti P, Mosconi L, Vendramin G, et al. ACE inhibition improves glomerular size selectivity in patients with idiopathic membranous nephropathy and persistent nephrotic syndrome. Am J Kidney Dis. 2000；35(3)：381-391.
7. Rossing K, Christensen PK, Hovind P, et al. Remission of nephrotic-range albuminuria reduces risk of end-stage renal disease and improves survival in type 2 diabetic patients. Diabetologia. 2005；48(11)：2241-2247.
8. Thomas ME, Harris KP, Ramaswamy C, et al. Simvastatin therapy for hypercholesterolemic patients with nephrotic syndrome or significant proteinuria. Kidney Int. 1993；44(5)：1124-1129.

9. Crook ED, Habeeb D, Gowdy O, et al. Effects of steroids in focal segmental glomerulosclerosis in a predominantly African-American population. Am J Med Sci. 2005；330（1）：19-24.
10. Ponticelli C, Passerini P. Treatment of the nephrotic syndrome associated with primary glomerulonephritis. Kidney Int. 1994；46（3）：595-604.
11. Kayali F, Najjar R, Aswad F, Matta F, Stein PD. Venous thromboembolism in patients hospitalized with nephrotic syndrome. Am J Med. 2008；121（3）：226-230.

82 章

◆患者向け URL
- National Kidney Foundation（800-622-9010）—http://www.kidney.org.
- National Kidney Disease Education Program—http://www.nkdep.nih.gov.
- PubMed Health. *Polycystic Kidney Disease*—http://www.ncbi.nlm.nih.gov/pubmedhealth/PMH0001531/.

◆医療従事者向け URL
- Roser T. *Polycystic Kidney Disease*—http://emedicine.medscape.com/article/244907.

◆参考文献
1. Asplin JR, Coe FL. Tubular disorders. In：Kasper DL, Braunwald E, Fauci AS, Hauser SL, Longo DL, Jameson JL, eds. *Harrison's Principles of Internal Medicine*, 16th ed. New York, NY：McGraw-Hill；2005：1694-1696.
2. Grantham JJ. Autosomal dominant polycystic kidney disease. Ann Transplant. 2009；14（4）：86-90.
3. Harris PC, Torres VE. Polycystic kidney disease. Annu Rev Med. 2009；60：321-337.
4. Park EY, Woo YM, Park JH. Polycystic kidney disease and therapeutic approaches. BMB Rep. 2011；44（2）：359-368.
5. Lennerz JK, Spence DC, Iskandar SS, et al. Glomerulocystic kidney：one hundred-year perspective. Arch Pathol Lab Med. 2010；134（4）：583-605.
6. Nicolau C, Torra R, Bandenas C, et al. Autosomal dominant polycystic kidney disease types 1 and 2：assessment of US sensitivity for diagnosis. Radiology. 1999；213（1）：273-276.
7. Sweeney WE Jr, Avner ED. Diagnosis and management of childhood polycystic kidney disease. Pediatr Nephrol. 2011；26（5）：675-692.
8. Barua M, Pei Y. Diagnosis of autosomal-dominant polycystic kidney disease：an integrated approach. Semin Nephrol. 2010；30（4）：356-365.
9. Klahr S, Breyer JA, Beck GJ, et al. Dietary protein restriction, blood pressure control, and the progression of polycystic kidney disease. Modification of Diet in Renal Disease Study Group. J Am Soc Nephrol. 1995；6（4）：1318.
10. Schrier R, McFann K, Johnson A, et al. Cardiac and renal effects of standard versus rigorous blood pressure control in autosomal-dominant polycystic kidney disease：results of a seven-year prospective randomized study. J Am Soc Nephrol. 2002；13（7）：1733-1739.
11. Patch C, Charlton J, Roderick PJ, Gulliford MC. Use of antihypertensive medications and mortality of patients with autosomal dominant polycystic kidney disease：a population-based study. Am J Kidney Dis. 2011；57（6）：856-862.
12. Zeltner R, Poliak R, Stiasny B, et al. Renal and cardiac effects of antihypertensive treatment with ramipril vs metoprolol in autosomal dominant polycystic kidney disease. Nephrol Dial Transplant. 2008；23（2）：573-579.
13. Walz G, Budde K, Mannaa M, et al. Everolimus in patients with autosomal dominant polycystic kidney disease. N Engl J Med. 2010；363（9）：830-840.
14. Serra AL, Poster D, Kistler AD, et al. Sirolimus and kidney growth in autosomal dominant polycystic kidney disease. N Engl J Med. 2010；363（9）：820-829.
15. Hogan MC, Masyuk TV, Page LJ, et al. Randomized clinical trial of long-acting somatostatin for autosomal dominant polycystic kidney and liver disease. J Am Soc Nephrol. 2010；21（6）：1052-1061.
16. Jacquet A, Pallet N, Kessler M, et al. Outcomes of renal transplantation in patients with autosomal dominant polycystic kidney disease：a nationwide longitudinal study. Transpl Int. 2011；24（6）：582-587.
17. Alam A, Perrone RD. Management of ESRD in patients with autosomal dominant polycystic kidney disease. Adv Chronic Kidney Dis. 2010；17（2）：164-172.
18. Klahr S, Breyer JA, Beck GJ, et al. Dietary protein restriction, blood pressure control, and the progression of polycystic kidney disease. Modification of Diet in Renal Disease Study Group. J Am Soc Nephrol. 1995；6（4）：1318.
19. Pei Y. Practical genetics for autosomal dominant polycystic kidney disease. Nephron Clin Pract. 2011；118（1）：c19-c30.
20. Norman J. Fibrosis and progression of autosomal dominant polycystic kidney disease（ADPKD）. Biochim Biophys Acta. 2011；1812（10）：1327-1336.
21. Nishiura JL, Neves RF, Eloi DR, et al. Evaluation of nephrolithiasis in autosomal dominant polycystic kidney disease patients. Clin J Am Soc Nephrol. 2009；4（4）：838-844.
22. Bae KT, Grantham JJ. Imaging for the prognosis of autosomal dominant polycystic kidney disease. Nat Rev Nephrol. 2010；6（2）：96-106.
23. Johnston O, O'Kelly P, Donohue J, et al. Favorable graft survival in renal transplant recipients with polycystic kidney disease. Ren Fail. 2005；27（3）：309-314.
24. Gonclaves S, Guerra J, Santana A, et al. Autosomal-dominant polycystic kidney disease and kidney transplantation：experience of a single center. Transplant Proc. 2009；41（3）：887-890.
25. Vora N, Perrone R, Bianchi DW. Reproductive issues for adults with autosomal dominant polycystic kidney disease. Am J Kidney Dis. 2008；51（2）：307-318.

83 章

◆患者向け URL
- National Alliance of State Prostate Cancer Coalitions—http://www.naspcc.org.
- Men's Health Network—http://www.menshealthnetwork.org.
- Links to prostate cancer online prediction tools are listed under Provider Resources below and are useful for patients in their discussions with physicians.

◆医療従事者向け URL
- The Prostate Cancer Prevention Trial Prostate Cancer Risk Calculator（PCPTRC）provides a person's estimated risk of biopsy-detectable prostate cancer and high grade prostate cancer—http://deb.uthscsa.edu/URORiskCalc/Pages/uroriskcalc.jsp.
- Prostate cancer gene 3（PCA3）data and use of finasteride can be entered into a more advanced version of this calculator on the same site.
- Prostate cancer online prediction tools are available from Memorial Sloan-Kettering Cancer Center. They can be used to in conjunction with patients to decide which treatment approaches will result in the greatest benefit at various stages of prostate cancer. The four nomograms are found at http://www.mskcc.org/mskcc/html/10088.cfm.
  1. Pretreatment（Diagnosed with Cancer But Not Yet Begun Treatment）
  2. Postradical Prostatectomy（Recurrence After Surgery）
  3. Salvage Radiation Therapy（Considering Radiation Therapy After Surgery）
  4. Hormone Refractory（Progression of Metastatic Prostate Cancer That Can No Longer Be Controlled by Hormones Alone）
- Additional tools for measuring PSA doubling time, male life expectancy and tumor volume are found at：http://nomograms.mskcc.org/Prostate/index.aspx.
- National Cancer Institute（NCI）. *Prostate Cancer*—http://www.cancer.gov/cancertopics/types/prostate.
- National Comprehensive Cancer Network（NCCN）—http://www.nccn.org/professionals/physician_gls/f_guidelines.asp.

- National Prostate Cancer Coalition（NPCC）—http://www.4npcc.org.
- Screening for Prostate Cancer：A Review of the Evidence for the U. S. Preventive Services Task Force—http://www.uspreventiveservicestaskforce.org/uspstf12/prostate/prostateart.htm.

◆参考文献

1. Lim LS, Sherin K. Screening for prostate cancer in U. S. men ACPM position statement on preventive practice. Am J Prev Med. 2008；34（2）：164-170.
2. Jemal A, Bray F, Center MM, et al. Global cancer statistics. CA Cancer J Clin. 2011；61：69.
3. Morey A, Shoskes D. The American Urological Association Educational Review Manual in Urology. 1st ed. New York, NY：Castle Connolly Graduate Medical Publishing；2007.
4. Wein A. Clinical Manual of Urology. 3rd ed. New York, NY：McGraw Hill；2001.
5. Greene KL, Albertsen PC, Babaian RJ, et al. Prostate specific antigen best practice statement：2009 update. J Urol. 2009；182（5）：2232-2241.
6. Williams SB, Salami S, Regan MM, et al. Selective detection of histologically aggressive prostate cancer：an Early Detection Research Network Prediction model to reduce unnecessary prostate biopsies with validation in the Prostate Cancer Prevention Trial. Cancer. 2012；118（10）：2651-2658. http://www.ncbi.nlm.nih.gov/pubmed/22006057. Accessed October 25, 2011.
7. U. S. Preventive Services Task Force. Screening for Prostate Cancer. Current Recommendation. May 2012. http://www.uspreventiveservicestaskforce.org/prostatecancerscreening.htm. Accessed September 1, 2012.
8. Oxley JD, Sen C. Error rates in reporting prostatic core biopsies. Histopathology. 2011；58（5）：759-765.
9. Tanaka N, Fujimoto K, Shinkai T, et al. Bone scan can be spared in asymptomatic prostate cancer patients with PSA of $\leq$ 20 ng/ml and Gleason Score of $\leq$ 6 at the initial stage of diagnosis. Jpn J Clin Oncol. 2011；41（10）：1209-1213. http://www.ncbi.nlm.nih.gov/pubmed/21862505. Accessed September 12, 2011.
10. Epstein JI, Herawi M. Prostate needle biopsies containing prostatic intraepithelial neoplasia or atypical foci suspicious for carcinoma：implications for patient care. J Urol. 2006；175（3 Pt 1）：820-834.
11. Albertsen PC, Hanley JA, Fine J. 20-year outcomes following conservative management of clinically localized prostate cancer. JAMA. 2005；293（17）：2095-2101.
12. Parsons JK, Bennett JL. Outcomes of retropubic, laparoscopic, and robotic-assisted prostatectomy. Urology. 2008；72（2）：412-416.
13. Payne H, Mason M. Androgen deprivation therapy as adjuvant/neoadjuvant to radiotherapy for high-risk localised and locally advanced prostate cancer：recent developments. Br J Cancer. 2011；105（11）：1628-1634. http://www.ncbi.nlm.nih.gov/pubmed/22009028. Accessed October 25, 2011.
14. Potosky AL, Davis WW, Hoffman RM, et al. Five-year outcomes after prostatectomy or radiotherapy for prostate cancer：the prostate cancer outcomes study. J Natl Cancer Inst. 2004；96（18）：1358-1367.
15. Merrick GS, Butler WM, Wallner KE, Galbreath RW, Adamovich E. Permanent interstitial brachytherapy in younger patients with clinically organ-confined prostate cancer. Urology. 2004；64（4）：754-759.
16. Bolla M, Collette L, Blank L, et al. Long-term results with immediate androgen suppression and external irradiation in patients with locally advanced prostate cancer（an EORTC study）：a phase III randomised trial. Lancet. 2002；360（9327）：103-106.
17. Logothetis CJ. Docetaxel in the integrated management of prostate cancer. Current applications and future promise. Oncology（Williston Park, N. Y.）. 2002；16（6 Suppl 6）：63-72.
18. Machiels J-P, Mazzeo F, Clausse M, et al. Prospective randomized study comparing docetaxel, estramustine, and prednisone with docetaxel and prednisone in metastatic hormone-refractory prostate cancer. J Clin Oncol. 2008；26（32）：5261-5268.
19. Crawford ED, Andriole GL, Marberger M, Rittmaster RS. Reduction in the risk of prostate cancer：future directions after the Prostate Cancer Prevention Trial. Urology. 2010；75（3）：502-509.
20. Klein EA, Thompson IM Jr, Tangen CM, et al. Vitamin E and the risk of prostate cancer：the Selenium and Vitamin E Cancer Prevention Trial（SELECT）. JAMA. 2011；306（14）：1549-1556.

84 章

◆患者向け URL

- Vascular Disease Foundation. Renovascular Hypertension—http://vasculardisease.org/renovascular-hypertension-ras/.
- Vascular Disease Foundation. Fibromuscular Dysplasia—http://www.vdf.org/diseaseinfo/fmd/.

◆医療従事者向け URL

- National Heart Lung and Blood Institute. Your Guide to Lowering High Blood Pressure—http://www.nhlbi.nih.gov/hbp/index.html.
- Society for Vascular Surgery：Vascular Web. Renovascular Conditions—http://www.vascularweb.org/vascularhealth/Pages/renovascular-conditions.aspx.

◆参考文献

1. Bloch MJ, Basile J. The diagnosis and management of renovascular disease：a primary care perspective. Part II. Issues in management. J Clin Hypertens（Greenwich）. 2003；5（4）：261-268.
2. Stephen C, Textor, MD Textor SC. Current approaches to renovascular hypertension. Med Clin N Am. 2009；93：717-732.
3. Garovic V, Textor SC. Renovascular hypertension and ischemic nephropathy. Circulation. 2005；112：1362-1374.
4. European Stroke Organization；Tendera M, Aboyans V, et al. ESC guidelines on the diagnosis and treatment of peripheral artery diseases. Eur Heart J. 2011；32：2851-2906.
5. Hirsch AT, Haskal ZJ, Hertzer NR, et al. ACC/AHA 2005 practice guidelines for the management of patients with peripheral arterial disease（lower extremity, renal, mesenteric, and abdominal aortic）. Circulation. 2006；113：e463.
6. Slovut DP, Olin JW. Fibromuscular dysplasia. N Engl J Med. 2004；350：1862-1871.
7. Turnbull JM. The rational clinical examination. Is listening for abdominal bruits useful in the evaluation of hypertension? JAMA. 1995；274：1299.
8. Hartman RP, Kawashima A. Radiologic evaluation of suspected renovascular hypertension. Department of Radiology, Mayo Clinic, Rochester, Minnesota. Am Fam Physician. 2009；80（3）：273-279.
9. ASTRAL Investigators；Wheatley K, Ives N, et al. Revascularization versus medical therapy for renal-artery stenosis. N Engl J Med. 2009；361：1953-1962.
10. Bax L, Woittiez AJ, Kouwenberg HJ, et al. Stent placement in patients with atherosclerotic renal artery stenosis and impaired renal function：a randomized trial. Ann Intern Med. 2009；150：840.
11. Trinquart L, Mounier-Vehier C, Sapoval M, Gagnon N, Plouin PF. Efficacy of revascularization for renal artery stenosis caused by fibromuscular dysplasia：a systematic review and meta-analysis. Hypertension. 2010；56：525-532.
12. Wheatley K, Ives N, Gray R, Kalra PA, et al. Revascularization versus medical therapy for renal-artery stenosis. N Engl J Med. 2009；361：1953-1962.
13. Dworkin LD, Cooper CJ. Renal-artery stenosis. N Engl J Med. 2009；361：1972-1978.
14. Rocha-Singh KJ, Eisenhauer AC, Textor SC, et al. Atherosclerotic Peripheral Vascular Disease Symposium II：intervention for renal artery disease. Circulation. 2008；118：2873-2878.

85 章

◆患者向け URL
- National Kidney Foundation—**http://www.kidney.org/**.
- National Institutes of Health, MedlinePlus. *Kidney Cancer*—**http://www.nlm.nih.gov/medlineplus/kidneycancer.html**.

◆医療従事者向け URL
- National Cancer Institute Surveillance Epidemiology and End Results. *SEER Stat Fact Sheets*：*Kidney and Renal Pelvis*—**http://seer.cancer.gov/statfacts/html/kidrp.html**.
- Kidney Cancer Trial Search Tool，(800) 850-9132—**http://www.kidneycancer.org/knowledge/clinical-trials/about-clinical-trials**.

◆参考文献
1. Scher HI, Motzer RJ. Bladder and renal cell carcinomas. In：Kasper DL, Braunwald E, Fauci AS, Hauser SL, Longo DL, Jameson JL, eds. *Harrison's Principles of Internal Medicine*, 16th ed. New York, NY：McGraw-Hill；2005：541-543.
2. Rini BI, Campbell SC, Escudier B. Renal cell carcinoma. *Lancet*. 2009；373：1119-1132.
3. National Cancer Institute. *SEER Stat Fact Sheets*：*Kidney and Renal Pelvis*. http://seer.cancer.gov/statfacts/html/kidrp.html. Accessed January 2012.
4. Casalino DD, Francis IR, Arellano RS, et al；Expert Panel on Urologic Imaging. *ACR Appropriateness Criteria® Follow-Up of Renal Cell Carcinoma* [online publication]. Reston, VA：American College of Radiology；2009：6. http://www.guideline.gov/content.aspx?id=15762&search=renal+cell+carcinoma. Accessed July 2013.
5. Motzer RJ, Agarwal N, Beard C, et al. NCCN clinical practice guidelines in oncology：kidney cancer. *J Natl Compr Canc Netw*. 2009；7(6)：618-630.
6. Israel GM, Casalino DD, Remer EM, et al；Expert Panel on Urologic Imaging. *ACR Appropriateness Criteria® Indeterminate Renal Masses* [online publication]. Reston, VA：American College of Radiology；2010：7. http://www.guideline.gov/content.aspx?id=32641&search=renal+cell+carcinoma. Accessed July 2013.
7. Jewett MA, Zuniga A. Renal tumor natural history：the rationale and role for active surveillance. *Urol Clin North Am*. 2008；35(4)：627-634.
8. Coppin C, Kollmannsberger C, Le L, et al. Targeted therapy for advanced renal cell cancer (RCC)：a Cochrane systematic review of published randomised trials. *BMJ (Int Ed)*. 2011；108(10)：1556-1563.
9. Escudier B, Kataja V；ESMO Guidelines Working Group. Renal cell carcinoma：ESMO clinical practice guidelines for diagnosis, treatment and follow-up. *Ann Oncol*. 2010；21 Suppl 5：v137-v139.
10. Hellenthal NJ, Underwood W, Penetrante R, et al. Prospective clinical trial of preoperative sunitinib in patients with renal cell carcinoma. *J Urol*. 2010；184(3)：859-864.
11. Butler BP, Novick AC, Miller DP, et al. Management of small unilateral renal cell carcinomas：radical versus nephron-sparing surgery. *Urology*. 1995；45：34-40.
12. Roos FC, Pahernik S, Brenner W, Thuroff JW. Imperative and elective indications for nephron-sparing surgery for renal tumors：long-term oncological follow-up. *Aktuelle Urol*. 2010；Suppl 1：S70-S76.
13. Uppot RN, Harisinghani MG, Gervais DA. Imaging-guided percutaneous renal biopsy：rationale and approach. *AJR Am J Roentgenol*. 2010；194(6)：1443-1449.
14. Venkatesan AM, Wood BJ, Gervais DA. Percutaneous ablation in the kidney. *Radiology*. 2011；261(2)：375-391.
15. Pirasteh A, Snyder L, Boncher N, et al. Cryoablation vs. radiofrequency ablation for small renal masses. *Acad Radiol*. 2011；18(1)：97-100.
16. Nabi G, Cleves A, Shelley M. Surgical management of localised renal cell carcinoma. *Cochrane Database Syst Rev*. 2010；(3)：CD006579.
17. Flanigan RC, Mickisch G, Sylvester R, et al. Cytoreductive nephrectomy in patients with metastatic renal cancer：a combined analysis. *J Urol*. 2004；171：1071-1076.
18. Karam JA, Rini BI, Varella L, et al. Metastasectomy after targeted therapy in patients with advanced renal cell carcinoma. *J Urol*. 2011；185(2)：439-444.
19. Tanis PJ, van der Gaag NA, Busch OR, et al. Systematic review of pancreatic surgery for metastatic renal cell carcinoma. *Br J Surg*. 2009；96(6)：579-592.
20. Chawla SN, Crispen PL, Hanlon AL, et al. The natural history of observed enhancing renal masses：meta-analysis and review of the world literature. *J Urol*. 2006；175：425-431.
21. Verhoest G, Avakian R, Bensalah K, et al. Urinary collecting system invasion is an independent prognostic factor of organ confined renal cell carcinoma. *J Urol*. 2009；182(3)：854-859.
22. Klatte T, Remzi M, Zigeuner RE, et al. Development and external validation of a nomogram predicting disease specific survival after nephrectomy for papillary renal cell carcinoma. *J Urol*. 2010；184(1)：53-58.
23. Lars PN, Tangen CM, Conlon SJ, et al. Predictors of survival of advanced renal cell carcinoma：long-term results from Southwest Oncology Group Trial S8949. *J Urol*. 2009；181(2)：512-516.
24. Lane BR, Kattan MW. Predicting outcomes in renal cell carcinoma. *Curr Opin Urol*. 2005；15(5)：289-297.

86 章

◆患者向け URL
- National Kidney Foundation. Clinical practice guidelines for CKD—**http://www.kidney.org/professionals/kdoqi/guidelines_ckd/toc.htm**.

◆医療従事者向け URL
- *KDIGO 2012 Clinical Practice guideline for the Evaluation and Management of Chronic Kidney Disease*—**http://www.kdigo.org/clinical_practice_guidelines/pdf/CKD/KDIGO_2012_CKD_GL.pdf**.

◆参考文献
1. National Kidney Foundation. *KDOQI Clinical Practice Guidelines for Chronic Kidney Disease*. 2002. http://www.kidney.org/professionals/kdoqi/guidelines_ckd/toc.htm.
2. Hallan SI, Dahl K, Oien CM, et al. Screening strategies for chronic kidney disease in the general population：follow-up of cross sectional health survey. *BMJ*. 2006；333(7577)：1047. Epub 2006 Oct 24.
3. Ruzicka M, Burns KD, Culleton B, et al. Treatment of hypertension in patients with nondiabetic chronic kidney disease. *Can J Cardiol*. 2007；23(7)：595-601.
4. Drüeke TB, Locatelli F, Clyne N, et al；and CREATE Investigators. Normalization of hemoglobin level in patients with chronic kidney disease and anemia. *N Engl J Med*. 2006；355(20)：2071-2084.
5. Kelly AM, Dwamena B, Cronin P, et al. Meta-analysis：effectiveness of drugs for preventing contrast-induced nephropathy. *Ann Intern Med*. 2008；148(4)：284-294.
6. Merten GJ, Burgess WP, Gray LV, et al. Prevention of contrast-induced nephropathy with sodium bicarbonate：a randomized controlled trial. *JAMA*. 2004；291(19)：2328-2334.
7. Agarwal R, Brunelli SM, Williams K, et al. Gadolinium-based contrast agents and nephrogenic systemic fibrosis：a systematic review and meta-analysis. *Nephrol Dial Transplant*. 2009；24(3)：856-863. doi：10.1093/ndt/gfn593. Epub 2008 Oct 24.

87 章

◆医療従事者向け URL
- *Urinalysis*—**http://library.med.utah.edu/WebPath/TUTORIAL/URINE/URINE.html**
- *Urine Sediment Atlas*—**https://ahdc.vet.cornell.edu/clinpath/modules/ua-sed/ua-intro.htm**

◆参考文献
1. Denker BM, Brenner BM. Azotemia and urinary abnormalities. In：Kasper DL,

Braunwald E, Fauci AS, Hauser SL, Longo DL, Jameson JL, eds. *Harrison's Principles of Internal Medicine*, 16th ed. New York, NY：McGraw–Hill；2005：250–251.
2. Jones R, Charlton J, Latinovic R, Gulliford MC. Alarm symptoms and identification of non–cancer diagnoses in primary care：cohort study. *BMJ*. 2009；339：b3094. doi：10.1136/bmj.b3094.
3. Grossfeld GD, Litwin MS, Wolf JS, et al. Evaluation of asymptomatic microscopic hematuria in adults：the American Urological Association best practice policy—part I：definition, detection, prevalence, and etiology. *Urology*. 2001；57（4）：599–603.
4. Margulis V, Sagalowsky AI. Assessment of hematuria. *Med Clin North Am*. 2011；95：153–159.
5. Tworek JA, Wilkinson DS, Walsh MK. The rate of manual microscopic examination of urine sediment：a College of American Pathologists Q–Probes study of 11,243 urinalysis tests from 88 institutions. *Arch Pathol Lab Med*. 2008；132（12）：1868–1873.
6. Bergus GR. Dysuria. In： Sloane PD, Slatt LM, Ebell MH, Smith MA, Power D, Viera AJ, eds. *Essentials of Family Medicine*, 6th ed. Baltimore, MD：Lippincott Williams & Wilkins；2012：327–336.
7. Ramchandani P, Kisler T, Francis IR, et al；Expert Panel on Urologic Imaging. *ACR Appropriateness Criteria® Hematuria*. Reston, VA：American College of Radiology；2008［online publication］. http://www.guideline.gov/content.aspx?id=15763&search=hematuria. Accessed July 2013.
8. Gupta K, Hooton TM, Naber KG, et al；Infectious Diseases Society of America, European Society for Microbiology and Infectious Diseases. International clinical practice guidelines for the treatment of acute uncomplicated cystitis and pyelonephritis in women：a 2010 update by the Infectious Diseases Society of America and the European Society for Microbiology and Infectious Diseases. *Clin Infect Dis*. 2011；52（5）：e103–e120.
9. Moyer VA；U. S. Preventive Services Task Force. Screening for bladder cancer：U. S. Preventive Services Task Force recommendation statement. *Ann Intern Med*. 2011；155（4）：246–251.

88 章
◆患者向け URL
- Centers for Disease Control and Prevention. *Sexually Transmitted Diseases* page—http://www.cdc.gov/std/.
- Planned Parenthood—http://www.plannedparenthood.org/cameron-willacy/images/South–Texas/What_Every_Woman_Needs_to_Know_English.pdf.
- Illinois Department of Public Health. *Vaginitis*—www.idph.state.il.us/public/hb/hbvaginitis.htm.

◆医療従事者向け URL
- Centers for Disease Control and Prevention. *2010 Guidelines for Treatment of Sexually Transmitted Diseases*—http://www.cdc.gov/std/treatment/2010/STD-Treatment-2010-RR5912.pdf.
- Centers for Disease Control and Prevention. *Self–Study STD Module — Vaginitis*—http://www2a.cdc.gov/STDTraining/Self–Study/vaginitis/default.htm
- Centers for Disease Control and Prevention. Vaginitis slides—http://www2a.cdc.gov/stdtraining/ready-to-use/Manuals/Vaginitis/vaginitis-slides-2010.pdf.
- eMedicine. *Vaginitis*—http://emedicine.medscape.com/article/257141-overview.
- American Family Physician. *Diagnosis of Vaginitis*—http://www.aafp.org/afp/20000901/1095.html.

◆参考文献
1. Centers for Disease Control and Prevention. *Sexually Transmitted Disease Surveillance 2001*. Atlanta, GA：U. S. Department of Health and Human Services, CDC, 2002.
2. Anderson M, Karasz A, Friedland S. Are vaginal symptoms ever normal? A review of the literature. *Med Gen Med*. 2004；6：49.
3. Zhang J, Thomas AG, Leybovich E. Vaginal douching and adverse health effects：a meta–analysis. *Am J Public Health*. 1997；87：1207–1211.
4. Hassan S, Chatwani A, Brovender H, et al. Douching for perceived vaginal odor with no infectious cause of vaginitis：a randomized controlled trial. *J Low Genit Tract Dis*. 2011；15（2）：128–133.
5. Zhang J, Hatch M, Zhang D, et al. Frequency of douching and risk of bacterial vaginosis in African–American women. *Obstet Gynecol*. 2004；104（4）：756–760.
6. Sobel JD. Vaginitis. *N Engl J Med*. 1997；337：1896–1903.
7. Monroe KW, Weiss HL, Jones M, Hook EW 3rd. Acceptability of urine screening for *Neisseria gonorrheae* and *Chlamydia trachomatis* in adolescents at an urban emergency department. *Sex Transm Dis*. 2003；30：850–853.
8. Pirotta M, Gunn J, Chondros P, et al. Effect of lactobacillus in preventing post–antibiotic vulvovaginal candidiasis：a randomised controlled trial. *BMJ*. 2004；329：548.

89 章
◆患者向け URL
- NCBI. *Atrophic Vaginitis*—www.ncbi.nlm.nih.gov.
- MedlinePlus. *Atrophic Vaginitis*—www.nlm.nih.gov/medlineplus/ency/article/000892.htm.
- Harvard Medical School. *Atrophic Vaginitis*—www.health.harvard.edu/fhg/updates/update0703c.shtml.

◆医療従事者向け URL
- eMedicine. *Vaginitis*—http://emedicine.medscape.com/article/257141.
- eMedicine. *Vulvovaginitis in Emergency Medicine*—http://emedicine.medscape.com/article/797497.
- Bachmann GA, Nevadunsky NS. Diagnosis and treatment of atrophic vaginitis. *Am Fam Physician*. 2000；61（10）：3090–3096.—http://www.aafp.org/afp/2000/0515/p3090.html.
- American Family Physician. *Diagnosis and Treatment of Atrophic Vaginitis*—http://www.aafp.org/afp/20000515/3090.html.

◆参考文献
1. Dennerstein L, Dudley EC, Hopper JL, et al. A prospective population–based study of menopausal symptoms. *Obstet Gynecol*. 2000；96：351.
2. Nappi RE, Kokot–Kierepa M. Women's voices in the menopause：results from an international survey on vaginal atrophy. *Maturitas*. 2010；67：233.
3. Pandit L, Ouslander JG. Postmenopausal vaginal atrophy and atrophic vaginitis. *Am J Med Sci*. 1997；314：228–231.
4. Bachmann GA, Nevadunsky NS. Diagnosis and treatment of atrophic vaginitis. *Am Fam Physician*. 2000；61：3090.
5. Johnston SL, Farrell SA, Bouchard C, et al. The detection and management of vaginal atrophy. *J Obstet Gynaecol Can*. 2004；26：503.
6. Nachtigall Le. Comparative study：Replens versus local estrogen in menopausal women. *Fertil Steril*. 1994；61：178.
7. Tansavatdi K, McClain B, Herrington DM. The effects of smoking on estradiol metabolism. *Minerva Ginecol*. 2004；56：105.
8. Suckling J, Lethaby A, Kennedy R. Local oestrogen for vaginal atrophy in postmenopausal women. *Cochrane Database Syst Rev*. 2006 Oct 18；（4）：CD001500.
9. Smith P, Heimer G, Lindskog M, Ulmsten U. Oestradiol–releasing vaginal ring for treatment of postmenopausal urogenital atrophy. *Maturitas*. 1993；16：145–154.
10. Dorr MB, Nelson AL, Mayer PR, et al. Plasma estrogen concentrations after oral and vaginal estrogen administration in women with atrophic vaginitis. *Fertil Steril*. 2010；94：2365.
11. Bachmann G, Bouchard C, Hoppe D, et al. Efficacy and safety of low–dose regimens of conjugated estrogens cream administered vaginally. *Menopause*. 2009；16：719.

90 章

◆患者向け URL

- Centers for Disease Control and Prevention. *Bacterial Vaginosis Fact Sheet*—http://www.cdc.gov/std/BV/STDFact-Bacterial-Vaginosis.htm.
- MedicineNet.com. *Bacterial Vaginosis*—http://www.medicinenet.com/bacterial_vaginosis/article.htm.

◆医療従事者向け URL

- Centers for Disease Control and Prevention. *2010 Guidelines for Treatment of Sexually Transmitted Diseases*—http://www.cdc.gov/std/treatment/2010/STD-Treatment-2010-RR5912.pdf.

◆参考文献

1. Centers for Disease Control and Prevention. *Guidelines for Treatment of Sexually Transmitted Diseases*. http://www.cdc.gov/std/treatment/2010/STD-Treatment-2010-RR5912.pdf. Accessed December 24, 2011.
2. Martius J, Krohn MA, Hillier SL, et al. Relationships of vaginal lactobacillus species, cervical chlamydia trachomatis, and bacterial vaginosis to preterm birth. *Obstet Gynecol*. 1988；71：89–95.
3. Gorgos LM, Marrazzo JM. Sexually transmitted infections among women who have sex with women. *Clin Infect Dis*. 2011；53(3)：S84–S91.
4. Klebanoff MA, Nansel TR, Brotman RM, et al. Personal hygienic behaviors and bacterial vaginosis. *Sex Transm Dis*. 2010；37：94.
5. Burtin P, Taddio A, Ariburnu O, et al. Safety of metronidazole in pregnancy：a meta-analysis. *Am J Obstet Gynecol*. 1995；172(2 Pt 1)：525–529.
6. Sobel JD, Ferris D, Schwebke J, et al. Suppressive antibacterial therapy with 0.75% metronidazole vaginal gel to prevent recurrent bacterial vaginosis. *Am J Obstet Gynecol*. 2006；194：1283–1289.
7. Reichman O, Akins R, Sobel JD. Boric acid addition to suppressive antimicrobial therapy for recurrent bacterial vaginosis. *Sex Transm Dis*. 2009；36：732–734.
8. Baylson FA, Nyirjesy P, Weitz MV. Treatment of recurrent bacterial vaginosis with tinidazole. *Obstet Gynecol*. 2004；104(5 Pt 1)：931–932.
9. Anukam KC, Osazuwa E, Osemene GI, et al. Clinical study comparing probiotic Lactobacillus GR-1 and RC-14 with metronidazole vaginal gel to treat symptomatic bacterial vaginosis. *Microbes Infect*. 2006；8：2772.
10. Ya W, Reifer C, Miller LE. Efficacy of vaginal probiotic capsules for recurrent bacterial vaginosis：a double-blind, randomized, placebo-controlled study. *Am J Obstet Gynecol*. 2010；203：120.

91 章

◆患者向け URL

- FamilyDoctor.org from AAFP. *Yeast Infections*—http://familydoctor.org/online/famdocen/home/women/reproductive/vaginal/206.htm.
- MedicineNet. *Vaginal Yeast Infection（Yeast Vaginitis）*—http://www.medicinenet.com/yeast_vaginitis/article.htm.
- WebMD. *Vaginal Yeast Infections*—http://women.webmd.com/tc/vaginal-yeast-infections-topic-overview.
- Womenshealth.gov. *Vaginal Yeast Infections Fact Sheet*—http://www.womenshealth.gov/publications/our-publications/fact-sheet/vaginal-yeast-infections.cfm.
- MedLinePlus. *Yeast Infections*—http://www.nlm.nih.gov/medlineplus/yeastinfections.html.
- eMedicine Health. *Candidiasis*—http://www.emedicinehealth.com/candidiasis_yeast_infection/article_em.htm.

◆医療従事者向け URL

- Centers for Disease Control and Prevention. *2010 Guidelines for Treatment of Sexually Transmitted Diseases*—http://www.cdc.gov/std/treatment/2010/STD-Treatment-2010-RR5912.pdf.
- American Family Physician. Management of vaginitis. *Am Fam Physician*. 2004；70：2125–2132.—http://www.aafp.org/afp/20041201/2125.html.
- eMedicine. *Candidiasis*—http://emedicine.medscape.com/article/213853-overview.
- eMedicine. *Vulvovaginitis in Emergency Medicine*—http://emedicine.medscape.com/article/797497-overview.

◆参考文献

1. Centers for Disease Control and Prevention. *2010 Guidelines for Treatment of Sexually Transmitted Diseases*. http://www.cdc.gov/std/treatment/2010/STD-Treatment-2010-RR5912.pdf. Accessed November 2, 2011.
2. Goldacre MJ, Watt B, Loudon N, et al. Vaginal microbial flora in normal young women. *Br Med J*. 1979；1：1450.
3. Hurley R, De Louvois J. *Candida* vaginitis. *Postgrad Med J*. 1979；55：645.
4. Sobel JD. Epidemiology and pathogenesis of recurrent vulvovaginal candidiasis. *Am J Obstet Gynecol*. 1985；152：924.
5. Shalev E, Battino S, Weiner E, et al. Ingestion of yogurt containing acidophilus compared with pasteurized yogurt as prophylaxis for recurrent candidal vaginitis and bacterial vaginosis. *Arch Fam Med*. 1996；5：593–596.
6. Cohen DA, Nsuami M, Etame RB, et al. A school-based chlamydia control program using DNA amplification technology. *Pediatrics*. 1998；(1)：101.
7. Horowitz BJ, Giaquinta D, Ito S. Evolving pathogens in vulvovaginal candidiasis：implications for patient care. *J Clin Pharmacol*. 1992；32：248.
8. Foxman B. The epidemiology of vulvovaginal candidiasis：risk factors. *Am J Public Health*. 1990；80：329.
9. Sobel JD. *Candida* vaginitis. *Infect Dis Clin Pract（Baltim Md）*. 1994；3：334.
10. Swartz JH, Lamkins BE. A rapid, simple stain for fungi in skin, nail scrapings, and hair. *Arch Dermatol*. 1964 Jan；89：89–94.
11. Sobel JD, Brooker D, Stein GE, et al. Single oral dose fluconazole compared with conventional clotrimazole topical therapy of candida vaginitis. *Am J Obstet Gynecol*. 1995；172：1263–1238.
12. Pirotta M, Gunn J, Chondros P, et al. Effect of lactobacillus in preventing post-antibiotic vulvovaginal candidiasis：a randomised controlled trial. *BMJ*. 2004；329：548.
13. Van Kessel K, Assefi N, Marrazzo J, Eckert L. Common complementary and alternative therapies for yeast vaginitis and bacterial vaginosis：a systematic review. *Obstet Gynecol Surv*. 2003；58(5)：351–358.
14. Boskey ER. Alternative therapies for bacterial vaginosis：a literature review and acceptability survey. *Altern Ther Health Med*. 2005；11(5)：38–43.

92 章

◆患者向け URL

- Centers for Disease Control and Prevention information—http://www.dpd.cdc.gov/dpdx/HTML/Trichomoniasis.htm.
- MedlinePlus. *Trichomoniasis*—http://www.nlm.nih.gov/medlineplus/ency/article/001331.htm.
- Centers for Disease Control and Prevention. *STDs：Trichomoniasis*—http://www.cdc.gov/std/trichomonas/default.htm.
- PubMed Health. *Trichomoniasis*—http://www.ncbi.nlm.nih.gov/pubmedhealth/PMH0002307/.
- MedLinePlus. *Trichomoniasis*—http://www.nlm.nih.gov/medlineplus/trichomoniasis.html.
- eMedicine Health. *Trichomoniasis*—http://www.emedicinehealth.com/trichomoniasis/article_em.htm.

◆医療従事者向け URL

- Medscape. *Trichomoniasis*—http://emedicine.medscape.com/article/230617.
- eMedicine. *Trichomoniasis*—http://emedicine.medscape.com/article/787722.
- Centers for Disease Control and Prevention. *2010 Guidelines for Treatment of Sexu-

ally Transmitted Diseases—http://www.cdc.gov/std/treatment/2010/STD-Treatment-2010-RR5912.pdf.

◆参考文献

1. Sutton M, Sternberg M, Koumans EH, et al. The prevalence of *Trichomonas vaginalis* infection among reproductive-age women in the United States, 2001-2004. *Clin Infect Dis*. 2007；45：1319.
2. Weinstock H, Berman S, Cates W Jr. Sexually transmitted diseases among American youth：incidence and prevalence estimates, 2000. *Perspect Sex Reprod Health*. 2004；36(1)：6-10.
3. Centers for Disease Control and Prevention. *2010 Guidelines for Treatment of Sexually Transmitted Diseases*. http://www.cdc.gov/std/treatment/2010/STD-Treatment-2010-RR5912.pdf. Accessed 1 December, 2011.
4. Gjerdngen D, Fontaine P, Bixby M, et al. The impact of regular vaginal pH screening on the diagnosis of bacterial vaginosis in pregnancy. *J Fam Pract*. 2000；49：3-43.
5. Cotch MF, Pastorek JG 2nd, Nugent RP, et al. Trichomonas vaginalis associated with low birth weight and preterm delivery：the Vaginal Infections and Prematurity Study Group. *Sex Transm Dis*. 1997；24：353-360.
6. Sorvillo F, Smith L, Kerndt P, Ash L. *Trichomonas vaginalis*, HIV, and African-Americans. *Emerg Infect Dis*. 2001；7(6)：927-932.
7. Van Der PB, Kraft CS, Williams JA. Use of an adaptation of a commercially available PCR assay aimed at diagnosis of chlamydia and gonorrhea to detect *Trichomonas vaginalis* in urogenital specimens. *J Clin Microbiol*. 2006；44：366-373.
8. Nye MB, Schwebke JR, Body BA. Comparison of APTIMA *Trichomonas vaginalis* transcription-mediated amplification to wet mount microscopy, culture, and polymerase chain reaction for diagnosis of trichomoniasis in men and women. *Am J Obstet Gynecol*. 2009；200：188-197.
9. Epling J. What is the best way to treat trichomoniasis in women? *Am Fam Physician*. 2001；64：1241-1244.
10. Mammen-Tobin A, Wilson JD. Management of metronidazole-resistant *Trichomonas vaginalis*—a new approach. *Int J STD AIDS*. 2005；16(7)：488-490.
11. Hager WD. Treatment of metronidazole-resistant *Trichomonas vaginalis* with tinidazole：case reports of three patients. *Sex Transm Dis*. 2004；31(6)：343-345.
12. d'Oro LC, Parazzini F, Naldi L, La Vecchia C. Barrier methods of contraception, spermicides, and sexually transmitted diseases：a review. *Genitourin Med*. 1994；70：410.

93 章

◆患者向け URL

- eMedicine Health. *Cervicitis*—http://www.emedicinehealth.com/cervicitis/article_em.htm.
- eMedicine Health. *Chlamydia*—http://www.emedicinehealth.com/chlamydia/article_em.htm.
- CDC. *Chlamydia*—http://www.cdc.gov/std/Chlamydia/STDFact-Chlamydia.htm.

◆医療従事者向け URL

- CDC. *Sexually Transmitted Diseases*(*STDs*) 2010：*Diseases Characterized by Urethritis and Cervicitis*—http://www.cdc.gov/std/treatment/2010/urethritis-and-cervicitis.htm.
- Medscape. *Chlamydial Genitourinary Infections*—http://emedicine.medscape.com/article/214823-overview.
- Medscape. *Cervicitis*—http://emedicine.medscape.com/article/253402.

◆参考文献

1. Centers for Disease Control and Prevention. *Sexually Transmitted Diseases*(*STDs*) *2010*：*Diseases Characterized by Urethritis and Cervicitis*. http://www.cdc.gov/std/treatment/2010/urethritis-and-cervicitis.htm. Accessed December 2, 2011.
2. Centers for Disease Control and Prevention. *Sexually Transmitted Disease Surveillance, 2009*—*Chlamydia*. http://www.cdc.gov/std/stats09/default.htm. Accessed December 25, 2011.
3. World Health Organization. *Chlamydia Trachomatis. Initiative for Vaccine Research*. http://www.who.int/vaccine_research/diseases/soa_std/en/index.html. Accessed December 2, 2011.
4. Centers for Disease Control and Prevention. http://www.cdc.gov/std/Chlamydia/STDFact-Chlamydia.htm. Accessed December 2, 2011.
5. Skolnik NS. Screening for *Chlamydia trachomatis* infection. *Am Fam Physician*. 1995；51：821-826.
6. Martius J, Krohn MA, Hillier SL, et al. Relationships of vaginal lactobacillus species, cervical *Chlamydia trachomatis*, and bacterial vaginosis to preterm birth. *Obstet Gynecol*. 1988；71：89-95.
7. Ness RB, Goodman MT, Shen C, Brunham RC. Serologic evidence of past infection with *Chlamydia trachomatis*, in relation to ovarian cancer. *J Infect Dis*. 2003；187：1147-1152.
8. Datta SD, Sternberg M, Johnson RE, et al. Gonorrhea and *Chlamydia* in the United States among persons 14 to 39 years of age, 1999 to 2002. *Ann Intern Med*. 2007；147：89.
9. Monroe KW, Weiss HL, Jones M, Hook EW 3rd. Acceptability of urine screening for *Neisseria gonorrhoeae* and *Chlamydia trachomatis* in adolescents at an urban emergency department. *Sex Transm Dis*. 2003；30：850.
10. Rietmeijer CA, Bull SS, Ortiz CG, et al. Patterns of general health care and STD services use among high-risk youth in Denver participating in community-based urine *Chlamydia* screening. *Sex Transm Dis*. 1998；25：457.
11. Doshi JS, Power J, Allen E. Acceptability of chlamydia screening using self-taken vaginal swabs. *Int J STD AIDS*. 2008；19：507-509.
12. Bachmann LH, Johnson RE, Cheng H, et al. Nucleic acid amplification tests for diagnosis of *Neisseria gonorrhoeae* and *Chlamydia trachomatis* rectal infections. *J Clin Microbiol*. 2010；48：1827-1832.
13. Bachmann LH, Johnson RE, Cheng H, et al. Nucleic acid amplification tests for diagnosis of *Neisseria gonorrhoeae* oropharyngeal infections. *J Clin Microbiol*. 2009；47：902-907.
14. Chernesky M, Freund GG, Hook E, 3rd, et al. Detection of *Chlamydia trachomatis* and *Neisseria gonorrhoeae* infections in North American women by testing Sure-Path liquid-based Pap specimens in APTIMA assays. *J Clin Microbiol*. 2007；45：2434-2438.
15. Lau C-Y, Qureshi AK. Azithromycin versus doxycycline for genital chlamydial infections：A meta-analysis of randomized clinical trials. *Sex Transm Dis*. 2002；29：497-502.

94 章

◆患者向け URL

- MedlinePlus. *Breast infection*—http://www.nlm.nih.gov/medlineplus/ency/article/001490.htm.
- National Health Service(Brittan)Direct Online Health Encyclopaedia—http://www.nhsdirect.nhs.uk/articles/article.aspx?articleId=62.

◆医療従事者向け URL

- eMedicine. *Breast Abscess and Masses*—http://www.emedicine.com/EMERG/topic68.htm.
- Andolsek KM and Copeland JA. Benign breast conditions and disease：Mastitis. In：Tayor RB ed. *Family Medicine Principles and Practice*. 6th ed. New York, NY：Springer, 2003：898.

◆参考文献

1. Foxman B, D'Arcy H, Gillespie B, et al. Lactation mastitis：Occurrence and medical management among 946 breast-feeding women in the United States. *Am J Epidemiol*. 2002；155：103.
2. Kvist LJ, Rydhstroem H. Factors related to breast abscess after delivery：a population-based study. *BJOG*. 2005；112：1070.
3. Berens PD. Prenatal, intrapartum, and postpartum support of the lactating mother. *Pediatr Clin North Am*. 2001；48：365.

4. Dixon JM. ABC of breast diseases. Breast infection. *BMJ*. Oct 8 1994；309（6959）：946-949.
5. Stevens DL, Bisno AL, Chambers HF, et al. Practice guidelines for the diagnosis and management of skin and soft-tissue infections. *Clin Infect Dis*. 2005；41：1373-1406.

95 章

◆患者向け URL
- Breast cancer support group for survivors—**http://bcsupport.org/**.
- Breastcancer.org—**http://www.breastcancer.org/**.

◆医療従事者向け URL
- American Academy of Family Physicians. *Breast Cancer*—**http://www.aafp.org/online/en/home/clinical/exam/breastcancer.html**.
- U. S. Preventive Services Task Force. *Screening for Breast Cancer*—**http://www.uspreventiveservicestaskforce.org/uspstf/uspsbrca.htm**.
- National Cancer Institute. *Breast Cancer*—**http://www.cancer.gov/cancertopics/types/breast**.

◆参考文献
1. Siegel R, Ward E, Brawley O, Jemal A. Cancer statistics, 2011：the impact of eliminating socioeconomic and racial disparities on premature cancer deaths. *CA Cancer J Clin*. 2011；61（4）：212-236.
2. Jemal A, Bray F, Center MM, et al. Global cancer statistics. *CA Cancer J Clin*. 2011；61（2）：69-90.
3. Hortobagyi GN, Sinigletary SE, Strom EA. Treatment of locally advanced and inflammatory breast cancer. In：Harris JR, Lippman ME, Morrow M, Osborne CK, eds. *Diseases of the Breast*, 2nd ed. Philadelphia：Lippincott Williams & Wilkins；2000：645-660.
4. Hance KW, Anderson WF, Devesa SS, et al. Trends in inflammatory breast carcinoma incidence and survival：the surveillance, epidemiology, and end results program at the national cancer institute. *J Natl Cancer Inst*. 2005；97（13）：966-975.
5. Kleer CG, van Golen KL, Merajver SD. Molecular biology of breast cancer metastasis：inflammatory breast cancer：Clinical syndrome and molecular determinants. *Breast Cancer Res*. 2000；2（6）：423-429.
6. Krainer M, Silva-Arrieta S, FitzGerald MG, et al. Differential contributions of BRCA1 and BRCA2 to early-onset breast cancer. *N Engl J Med*. 1997；336（20）：1416-1421.
7. Smith RA, Saslow D, Sawyer KA, et al. American Cancer Society guidelines for breast cancer screening：update 2003. *CA Cancer J Clin*. 2003；53（3）：141-169.
8. U. S. Preventive Services Task Force. *Guide to Clinical Preventive Services*, 3rd ed. http://www.ahrq.gov/clinic/uspstfix.htm. Accessed February 24, 2012.
9. Burke W, Daly M, Garber J, et al. Recommendations for follow-up care of individuals with an inherited predisposition to cancer. II. BRCA1 and BRCA2. *JAMA*. 1997；277（12）：997-1003.
10. Warner E, Plewes DB, Hill KA, et al. Surveillance of BRCA1 and BRCA2 mutation carriers with magnetic resonance imaging, ultrasound, mammography, and clinical breast examination. *JAMA*. 2004；292（11）：1317-1325.
11. Trecate G, Vergnaghi D, Manoukian S, et al. MRI in the early detection of breast cancer in women with high genetic risk. *Tumori*. 2006；92（6）：517-523.
12. Smart CR, Hartmann WH, Beahrs OH, Garfinkel L. Insights into breast cancer screening of younger women. Evidence from the 14-year follow-up of the Breast Cancer Detection Demonstration Project. *Cancer*. 1995；72（4 Suppl）：1449-1456.
13. Barlow WE, Lehman CD, Zheng Y, et al. Performance of diagnostic mammography for women with signs or symptoms of breast cancer. *J Natl Cancer Inst*. 2002；94（15）：1151-1159.
14. Vandeweyer E, Hertens D, Nogaret JM, Deraemaecker R. Immediate breast reconstruction with saline-filled implants：No interference with the oncologic outcome? *Plast Reconstr Surg*. 2001；107（6）：1409-1412.
15. Brito RA, Valero V, Buzdar AU, et al. Long-term results of combined-modality therapy for locally advanced breast cancer with ipsilateral supraclavicular metastases：The University of Texas M. D. Anderson Cancer Center experience. *J Clin Oncol*. 2001；19（3）：628-633.
16. Lyman GH, Giuliano AE, Somerfield MR, et al. American Society of Clinical Oncology. American Society of Clinical Oncology guideline recommendations for sentinel lymph node biopsy in early-stage breast cancer. *J Clin Oncol*. 2005；23（30）：7703-7720.
17. Goldhirsch A, Glick JH, Gelber RD, et al. Meeting highlights：international expert consensus on the primary therapy of early breast cancer 2005. *Ann Oncol*. 2005；16（10）：1569-1583.
18. Fisher B, Gunduz N, Saffer EA. Influence of the interval between primary tumor removal and chemotherapy on kinetics and growth of metastases. *Cancer Res*. 1983；43（4）：1488-1492.
19. Smith RA, Cokkinides V, Brawley OW. Cancer screening in the United States, 2009：a review of current American Cancer Society guidelines and issues in cancer screening. *CA Cancer J Clin*. 2009；59（1）：27-41.
20. National Cancer Institute. *Breast Cancer Screening*（PDQ）. http://www.cancer.gov/cancertopics/pdq/screening/breast/HealthProfessional/page2. Accessed February 24, 2012.
21. American College of Obstetricians-Gynecologists. Practice bulletin no. 122：breast cancer screening. *Obstet Gynecol*. 2011；118（2 Pt 1）：372-382.
22. Bevers TB, Anderson BO, Bonaccio E, et al. National Comprehensive Cancer Network. NCCN clinical practice guidelines in oncology：breast cancer screening and diagnosis. *J Natl Compr Canc Netw*. 2009；7（10）：1060-1096.
23. US Preventive Services Task Force. Screening for breast cancer：U. S. Preventive Services Task Force recommendation statement. *Ann Intern Med*. 2009；151（10）：716-726, W-236.
24. Canadian Task Force on the Periodic Health Examination. *Screening for Breast Cancer*. http://www.canadiantaskforce.ca/recommendations/2011_01_eng.html. Accessed February 24, 2012.

96 章

◆患者向け URL
- Breastcancer.org. *Paget Disease of the Nipple*—**www.breastcancer.org/symptoms/types/pagets/**.
- Imaginis. *Paget Disease of the Nipple*—**http://imaginis.com/breasthealth/pagets_disease.asp**.
- Macmillan Cancer Support. *Paget Disease of the Breast*—**http://www.macmillan.org.uk/Cancerinformation/Cancertypes/Breast/Aboutbreastcancer/Typesandrelatedconditions/Pagetsdisease.aspx**.

◆医療従事者向け URL
- Medscape. *Mammary Paget Disease*—**http://emedicine.medscape.com/article/1101235-overview**.
- National Cancer Institute. *Paget Disease of the Nipple*—**http://www.cancer.gov/cancertopics/factsheet/Sites-Types/pagets-breast**.

◆参考文献
1. SEER Brest Cancer. *Cancer Statistics Review 1975-2008. Table 4.1. Cancer of the Female Breast*（Invasive）. http://seer.cancer.gov/csr/1975_2008/results_merged/sect_04_breast.pdf. Accessed January 7, 2012.
2. Chaudary MA, Millis RR, Lane EB, Miller NA. Paget's disease of the nipple：a ten year review including clinical, pathological, and immunohistochemical findings. *Breast Cancer Res Treat*. 1986；8（2）：139-146.
3. Chen CY, Sun LM, Anderson BO. Paget disease of the breast：changing patterns of incidence, clinical presentation, and treatment in the U. S. *Cancer*. 2006；107（7）：1448-1458.
4. Ashikari R, Park K, Huvos AG, Urban JA. Paget's disease of the breast. *Cancer*.

1970；26(3)：680–685.
5. Morrogh M, Morris EA, Liberman L, et al. MRI identifies otherwise occult disease in select patients with Paget disease of the nipple. *J Am Coll Surg*. 2008；206(2)：316–321.
6. Crignis GS, Abreu Ld, Buçard AM, Barcaui CB. Polarized dermoscopy of mammary Paget disease. *An Bras Dermatol*. 2013；88(2)：290–292.
7. Caliskan M, Gatti G, Sosnovskikh I, et al. Paget's disease of the breast：the experience of the European institute of oncology and review of the literature. *Breast Cancer Res Treat*. 2008；112(3)：513–521. http://www.springerlink.com/content/6270v27346461v08/. Accessed February 25, 2008.
8. Marshall JK, Griffith KA, Haffty BG, et al. Conservative management of Paget disease of the breast with radiotherapy：10– and 15–year results. *Cancer*. 2003；97(9)：2142–2149.
9. Pezzi CM, Kukora JS, Audet IM, et al. Breast conservation surgery using nipple–areolar resection for central breast cancers. *Arch Surg*. 2004；139(1)：32–37.

97 章

◆患者向け URL
- Centers for Disease Control and Prevention：Information on the Arthritis Self–Management Program is available in English and Spanish—**http://www.cdc.gov/arthritis/interventions/self_manage.htm#1.**

◆医療従事者向け URL
- Centers for Disease Control and Prevention：Information on arthritis and other rheumatologic conditions—**http://www.cdc.gov/arthritis/.**
- American College of Rheumatology：Clinical support, including practice guidelines, classification criteria, and clinical forms—**http://www.rheumatology.org/practice/clinical/index.asp.**

◆参考文献
1. Centers for Disease Control and Prevention(CDC). Prevalence of doctor–diagnosed arthritis and arthritis–attributable activity limitation – United States, 2007–2009. *MMWR Morb Mortal Wkly Rep*. 2010；59(39)：1261–1265. http://www.cdc.gov/mmwr/preview/mmwrhtml/mm5939a1.htm?s_cid=mm5939a1_w. Accessed May 1, 2014.
2. Yelin E, Murphy L, Cisternas MG, et al. Medical care expenditures and earnings losses among persons with arthritis and other rheumatic conditions in 2003, and comparisons to 1997. *Arthritis Rheum*. 2007；56(5)：1397–1407.
3. Kelley GA, Kelley KS, Hootman JM, Jones DL. Effects of community–deliverable exercise on pain and physical function in adults with arthritis and other rheumatic diseases：a meta–analysis. *Arthritis Care Res*(Hoboken). 2011；63(1)：79–93.

98 章

◆患者向け URL
- Arthritis Foundation. *Osteoarthritis*—http://www.arthritis.org/osteoarthritis.php.
- PubMed Health. *Osteoarthritis*—http://www.ncbi.nlm.nih.gov/pubmedhealth/PMH0001460/.
- FamilyDoctor.org. *Osteoarthritis*—http://familydoctor.org/familydoctor/en/diseases–conditions/osteoarthritis.html.

◆医療従事者向け URL
- American College of Rheumatology Subcommittee on Osteoarthritis Guidelines. *Recommendations for the Medical Management of Osteoarthritis of the Hip and Knee*—**http://www.rheumatology.org/practice/clinical/guidelines/oa-mgmt.asp.**

◆参考文献
1. Sharma L, Kapoor D, Issa S. Epidemiology of osteoarthritis：an update [review]. *Curr Opin Rheumatol*. 2006；18(2)：147–156.
2. Zhang Y, Jordan JM. Epidemiology of osteoarthritis. *Clin Geriatr Med*. 2010；26(3)：355–369.
3. Valedez AM, Spector TD. The clinical relevance of genetic susceptibility to osteoarthritis. *Best Pract Res Clin Rheumatol*. 2010；24(1)：3–14.
4. American College of Rheumatology. http://www.rheumatology.org/practice/clinical/classification/oaknee.asp. Accessed April 6, 2012.
5. http://www.rheumatology.org/practice/clinical/classification/oa-hip/oahip.asp. Accessed April 6, 2012.
6. http://www.rheumatology.org/practice/clinical/classification/oa-hand/oshand.asp. Accessed April 6, 2012.
7. Ottawa panel evidence–based clinical practice guidelines for therapeutic exercises and manual therapy in the management of osteoarthritis [review] [178 refs]. *Phys Ther*. 2005；85：907–971.
8. Hochberg MC, Altman RD, April KT, et al. American College of Rheumatology 2012 recommendations for the use of nonpharmacologic and pharmacologic therapies in osteoarthritis of the hand, hip and knee. *Arthritis Care Res*. 2012；64(4)：465–474.
9. Barnes CL, Cawley PW, Hederman B. Effect of CounterForce brace on symptomatic relief in a group of patients with symptomatic unicompartment osteoarthritis：a prospective 2–year investigation. *Am J Orthop*. 2002；31：396–401.
10. Towheed TE, Maxwell L, Judd MG, et al. Acetaminophen for osteoarthritis. *Cochrane Database Syst Rev*. 2006 Jan 25；(1)：CD004257.
11. Sinusas, K. Osteoarthritis：diagnosis and treatment. *Am Fam Physician*. 2012；85(1)：49–56.

99 章

◆患者向け URL
- Information on RA is available at **http://www.rheumatoidarthritis.com/ra/** and **http://www.ra.com/.**
- American College of Rheumatology. *Rheumatoid Arthritis*—**http://www.rheumatology.org/practice/clinical/patients/diseases_and_conditions/ra.asp.**

◆医療従事者向け URL
- Saag KG, Teng GG, Patkar NM, et al. American College of Rheumatology 2008 recommendations for the use of nonbiologic and biologic disease–modifying antirheumatic drugs in RA. *Arthritis Rheum* 2008；59(6)：762–784— **http://www.rheumatology.org/practice/clinical/guidelines/recommendations.pdf.**

◆参考文献
1. Rindfleisch JA, Muller D. Diagnosis and management of rheumatoid arthritis. *Am Fam Physician*. 2005；72(6)：1037–1047, 1049–1050.
2. American College of Rheumatology/European League Against Rheumatism. 2010 Rheumatoid arthritis classification criteria. *Arthritis Rheum*. 2010；62(9)：2569–2581.
3. Saraux A, Berthelot JM, Chales G, et al. Ability of the American College of Rheumatology 1987 criteria to predict rheumatoid arthritis in patients with early arthritis and classification of these patients two years later. *Arthritis Rheum*. 2001；44(11)：2485–2491.
4. Vliet Vlieland TP, Breedveld FC, Hazes JM. The 2–year follow–up of a randomized comparison of in–patient multidisciplinary team care and routine out–patient care for active rheumatoid arthritis. *Br J Rheum*. 1997；36(1)：82–85.
5. American College of Rheumatology Subcommittee on Rheumatoid Arthritis Guidelines. Guidelines for the management of rheumatoid arthritis：2002 Update.[see comment]. *Arthritis Rheum*. 2002；46(2)：328–346.
6. Saag KG, Teng GG, Patkar NM, et al. American College of Rheumatology 2008 recommendations for the use of nonbiologic and biologic disease–modifying antirheumatic drugs in rheumatoid arthritis. *Arthritis Rheum*. 2008；59(6)：762–784.

100 章

◆患者向け URL
- The National Psoriasis Foundation—http://www.psoriasis.org.
- The Psoriasis Association—https://www.psoriasis-association.org.uk/.

◆医療従事者向け URL
- American Academy of Dermatology—http://www.aad.org.
- International Federation of Psoriasis Associations—http://www.ifpa-pso.org.
- Geneva Foundation for Medical Education and Research. Clearing house for many articles and guidelines for psoriasis—http://www.gfmer.ch.
- US National Library of Medicine. *Psoriasis*—http://www.nlm.nih.gov.

◆参考文献
1. Gottlieb AB, Lebwohl M, Totoritis MC, et al. Clinical and histologic response to single-dose treatment of moderate to severe psoriasis with an anti-CD80 monoclonal antibody. *J Am Acad Dermatol*. 2002；47(5)：692-700.
2. Kane D, Stafford L, Bresnihan B, FitzGerald O. A prospective, clinical and radiological study of early psoriatic arthritis：an early synovitis clinic experience. *Rheumatology (Oxford)*. 2003；42(12)：1460-1468.
3. Kurd SK, Gelfand JM. The prevalence of previously diagnosed and undiagnosed psoriasis in US adults：results from NHANES 2003-2004. *J Am Acad Dermatol*. 2009；60(2)：218-224.
4. American Academy of Dermatology Work Group；Menter A, Korman NJ, Elmets CA, et al. Guidelines of care for the management of psoriasis and psoriatic arthritis：section 6. Guidelines of care for the treatment of psoriasis and psoriatic arthritis：case-based presentations and evidence-based conclusions. *J Am Acad Dermatol*. 2011；65(1)：137-174.
5. Shbeeb M, Uramoto KM, Gibson LE, O'Fallon WM, Gabriel SE. The epidemiology of psoriatic arthritis in Olmsted County, Minnesota, USA, 1982-1991. *J Rheumatol*. 2000；27(5)：1247-1250.
6. Koo J. Population-based epidemiologic study of psoriasis with emphasis on quality of life assessment. *Dermatol Clin*. 1996；14(3)：485-496.
7. Johnson MA, Armstrong AW. Clinical and histologic diagnostic guidelines for psoriasis：a critical review. *Clin Rev Allergy immunol*. 2013；44(2)：166-172.
8. Ayala F. Clinical presentation of psoriasis. *Reumatismo*. 2007；59(suppl 1)：40-45.
9. Clarke P. Psoriasis. *Aust Fam Physician*. 2011；40(7)：468-473.
10. Nevitt GJ, Hutchinson PE. Psoriasis in the community：prevalence, severity and patients' beliefs and attitudes towards the disease. *Br J Dermatol*. 1996；135(4)：533-537.
11. Meier M, Sheth PB. Clinical spectrum and severity of psoriasis. *Curr Probl Dermatol*. 2009；38：1-20.
12. Van Voorhees A, Feldman SR, Koo JYM, et al.；National Psoriasis Foundation. *The Psoriasis and Psoriatic Arthritis Pocket Guide：Treatment Algorithms and Management Options*. 3rd ed. http://www.psoriasis.org/document.doc?id=354. Accessed March 1, 2014.
13. Lowes MA, Kikuchi T, Fuentes-Duculan J, et al. Psoriasis vulgaris lesions contain discrete populations of Th1 and Th17 T cells. *J Invest Dermatol*. 2008 May；128(5)：1207-1211.
14. Marble DJ, Gordon KB, Nickoloff BJ. Targeting TNFalpha rapidly reduces density of dendritic cells and macrophages in psoriatic plaques with restoration of epidermal keratinocyte differentiation. *J Dermatol Sci*. 2007；48(2)：87-101.
15. Hsu S, Papp KA, Lebwohl MG, et al. Consensus guidelines for the management of plaque psoriasis. *Arch Dermatol*. 2012；148(1)：95-102.
16. Bailey EE, Ference EH, Alikhan A, Hession MT, Armstrong AW. Combination treatments for psoriasis：a systematic review and meta-analysis. *Arch Dermatol*. 2012；148(4)：511-522.
17. Guenther L, Gulliver W. Psoriasis comorbidities. *J Cutan Med Surg*. 2009；13(suppl 2)：S77-S87.
18. Han C, Lofland JH, Zhao N, Schenkel B. Increased prevalence of psychiatric disorders and health care-associated costs among patients with moderate-to-severe psoriasis. *J Drugs Dermatol*. 2011；10(8)：843-850.

101 章

◆患者向け URL
- American College of Rheumatology. Patient education handout：*Spondyloarthritis (Spondyloarthropathy)*—http://www.rheumatology.org/practice/clinical/patients/diseases_and_conditions/spondyloarthritis.asp.
- The Spondylitis Association of America—http://www.spondylitis.org.
- PubMed Health. *Ankylosing Spondylitis*—http://www.ncbi.nlm.nih.gov/pubmedhealth/PMH0001457/.

◆医療従事者向け URL
- Assessment of SpondyloArthritis International Society. *Ankylosing Spondylitis Disease Activity Score Information and Online Calculator*—http://www.Asas-Group.Org/Research.Php?Id=01#Null.
- Medscape. Brent LH. *Ankylosing Spondylitis and Undifferentiated – Spondyloarthropathy*—http://emedicine.medscape.com/article/332945.
- Assessment of SpondyloArthritis International Society (ASAS) and European League Against Rheumatism (EULAR)；Zochling J, van der Heijde D, Burgos-Vargas R, et al. ASAS/EULAR recommendations for the management of ankylosing spondylitis. *Ann Rheum Dis*. 2006；65(4)：442-452.—http://www.ncbi.nlm.nih.gov/pmc/articles/PMC1798102/.

◆参考文献
1. Rudwaleit M, van der HD, Khan MA, et al. How to diagnose axial spondyloarthritis early. *Ann Rheum Dis*. 2004；63(5)：535-543.
2. Kim Th, Uhm WS, Inman RD. Pathogenesis of ankylosing spondylitis and reactive arthritis [review] [73 refs]. *Curr Opin Rheumatol*. 2005；17(4)：400-405.
3. Sieper J, Rudwaleit M. Early referral recommendations for ankylosing spondylitis (including pre-radiographic and radiographic forms) in primary care [review]. *Ann Rheum Dis*. 2005；64(5)：659-663.
4. Zochling J, Braun J. Management and treatment of ankylosing spondylitis [review]. *Curr Opin Rheumatol*. 2005；17(4)：418-425.
5. Kimel M, Revicki D, Rao S, et al. Norms-based assessment of patient-reported outcomes associated with adalimumab monotherapy in patients with ankylosing spondylitis. *Clin Exp Rheumatol*. 2011；29(4)：624-632.
6. Braun J, van der Horst-Bruinsma IE, Huang F, et al. Clinical efficacy and safety of etanercept versus sulfasalazine in patients with ankylosing spondylitis：a randomized, double-blind trial. *Arthritis Rheum*. 2011；63(6)：1543-1551.
7. Martin-Mola E, Sieper J, Leirisalo-Repo M, et al. Sustained efficacy and safety, including patient-reported outcomes, with etanercept treatment over 5 years in patients with ankylosing spondylitis. *Clin Exp Rheumatol*. 2010；28(2)：238-245.
8. Bakland G, Gran JT, Nossent JC. Increased mortality in ankylosing spondylitis is related to disease activity. *Ann Rheum Dis*. 2011；70(11)：1921-1925.

102 章

◆患者向け URL
- Written and auditory patient information is available in English and Spanish at Family Doctor.org—http://familydoctor.org/familydoctor/en/diseases-conditions/low-back-pain.html.
- Yoga therapy for back pain. Audio and visual instructions for patients wanting to use yoga—http://www.samata.com/video4.php.
- YouTube. *Gentle yoga routine for lower back relief*—http://www.youtube.com/watch?v=u0BLxSY2L3Y.

◆医療従事者向け URL
- A comprehensive list of red flags for back pain can be found in family practice note-

book—http://www.fpnotebook.com/Ortho/Sx/LwBckPnRdFlg.htm.
- WebMD Back Pain Health Center. Useful for patients and providers—http://www.webmd.com/back-pain/default.htm.

◆参考文献
1. Jordan KP, Kadam UT, Hayward R, et al. Annual consultation prevalence of regional musculoskeletal problems in primary care : an observational study. *BMC Musculoskelet Disord*. 2010 ; 11 : 144.
2. Hoy D, Brooks P, Blyth F, Buchbinder R. The epidemiology of low back pain. *Best Pract Res Clin Rheumatol*. 2010 ; 24(6) : 769-781.
3. Briggs AM, Smith AJ, Straker LM, Bragge P. Thoracic spine pain in the general population : prevalence, incidence and associated factors in children, adolescents and adults. A systematic review. *BMC Musculoskelet Disord*. 2009 ; 10 : 77.
4. Martin BI, Deyo RA, Mirza SK, et al. Expenditures and health status among adults with back and neck problems. *JAMA*. 2008 ; 299 : 656-664.
5. Henschke N, Maher CG, Refshauge KM. Screening for malignancy in low back pain patients : a systematic review. *Eur Spine J*. 2007 ; 16(10) : 1673-1679.
6. Koes BW, van Tulder M, Lin CW, et al. An updated overview of clinical guidelines for the management of non-specific low back pain in primary care. *Eur Spine J*. 2010 ; 19(12) : 2075-2094.
7. Rubinstein SM, van Middelkoop M, Assendelft WJ, et al. Spinal manipulative therapy for chronic low-back pain. *Cochrane Database Syst Rev*. 2011 : CD008112.
8. Costa Lda C, Maher CG, McAuley JH, et al. Prognosis for patients with chronic low back pain : inception cohort study. *BMJ*. 2009 ; 339 : b3829.
9. Mello M, Elfering A, Egli Presland C, et al. Predicting the transition from acute to persistent low back pain. *Occup Med*(*Lond*). 2011 ; 61(2) : 127-131.

[103] 章
◆患者向け URL
- American Association of Neurological Surgeons (AANS). *Lumbar Spinal Stenosis*—http://www.aans.org/Patient%20Information/Conditions%20and%20Treatments/Lumbar%20Spinal%20Stenosis.aspx.
- MedlinePlus. *Lumbar Spinal Stenosis*—http://www.nlm.nih.gov/medlineplus/spinalstenosis.html.
◆医療従事者向け URL
- The North American Spine Society. *Evidence-Based Clinical Guidelines for Multidisciplinary Spine Care*—https://www.spine.org/Documents/Research ClinicalCare/Guidelines/LumbarStenosis.pdf.

◆参考文献
1. The North American Spine Society. *Evidence-Based Clinical Guidelines for Multidisciplinary Spine Care*. http://www.spine.org/Documents/LumbarStenosis11.pdf. Accessed September 12, 2012.
2. Katz JN, Harris MB. Lumbar spinal stenosis. *N Engl J Med*. 2008 ; 358 : 818-825.
3. Suri P, Rainville J, Kalichman L, Katz JN. Does this older adult with lower extremity pain have the clinical syndrome of lumbar spinal stenosis? *JAMA*. 2012 ; 304 : 2628-2636
4. Kalichman L, Cole R, Kim DH, et al. Spinal stenosis prevalence association with symptoms : the Framingham Study. *Spine J*. 2009 ; 9 : 545-950.
5. Benoist M. The natural history of lumbar degenerative spinal stenosis. *Joint Bone Spine*. 2002 ; 69 : 450.

[104] 章
◆患者向け URL
- MedlinePlus. *Compression Fractures of the Back*—http://www.nlm.nih.gov/medlineplus/ency/article/000443.htm.
◆医療従事者向け URL
- American Academy of Orthopaedic Surgeons. *The Treatment of Symptomatic Osteoporotic Spinal Compression Fractures : Guideline and Evidence Report*. 2010.—http://www.aaos.org/research/guidelines/SCFguideline.pdf.
- National Guideline Clearinghouse. *ACR Appropriateness Criteria Management of Vertebral Compression Fractures*.—http://guidelines.gov/content.aspx?id=32646.

◆参考文献
1. Holroyd C, Cooper C, Dennison E. Epidemiology of osteoporosis. *Best Pract Res Clin Endocrinol Metab*. 2008 ; 22(5) : 671-685.
2. Esses SI, McGuire R, Jenkins J, et al. The treatment of symptomatic osteoporotic spinal compression fractures. *J Am Acad Orthop Surg*. 2011 ; 19(3) : 176-182.
3. Cooper C, Atkinson EJ, O'Fallon WM, Melton LJ. Incidence of clinically diagnosed vertebral fractures : a population-based study in Rochester, Minnesota, 1985-1989. *J Bone Miner Res*. 1992 ; 7(2) : 221-227.
4. Bartynski WS, Heller MT, Grahovac SZ, Rothfus WE, Kurs-Lasky M. Severe thoracic kyphosis in the older patient in the absence of vertebral fracture : association of extreme curve with age. *AJNR Am J Neuroradiol*. 2005 ; 26(8) : 2077-2085.
5. Tannenbaum C, Clark J, Schwartzman K, et al. Yield of laboratory testing to identify secondary contributors to osteoporosis in otherwise healthy women. *J Clin Endocrinol Metab*. 2002 ; 87(10) : 4431-4437.
6. Knopp-Sihota JA, Newburn-Cook CV, Homik J, Cummings GG, Voaklander D. Calcitonin for treating acute and chronic pain of recent and remote osteoporotic vertebral compression fractures : a systematic review and meta-analysis. *Osteoporos Int*. 2012 ; 23(1) : 17-38.
7. American Academy of Orthopaedic Surgeons. *The Treatment of Symptomatic Osteoporotic Spinal Compression Fractures : Guideline and Evidence Report*. 2010. http://www.aaos.org/research/guidelines/SCFguideline.pdf. Accessed August 24, 2012.
8. Lindsay R, Silverman SL, Cooper C, et al. Risk of new vertebral fracture in the year following a fracture. *JAMA*. 2001 ; 285(3) : 320-323.
9. Black DM, Arden NK, Palermo L, Pearson J, Cummings SR. Prevalent vertebral deformities predict hip fractures and new vertebral deformities but not wrist fractures. Study of Osteoporotic Fractures Research Group. *J Bone Miner Res*. 1999 ; 14(5) : 821-828.
10. Papaioannou A, Watts NB, Kendler DL, Yuen CK, Adachi JD, Ferko N. Diagnosis and management of vertebral fractures in elderly adults. *Am J Med*. 2002 ; 113(3) : 220-228.

[105] 章
◆患者向け URL
- The Arthritis Foundation. *Gout Living*—http://www.arthritis.org/goutliving-basics.php.
- MedlinePlus. *Gout*—http://www.nlm.nih.gov/medlineplus/goutandpseudogout.html.
- The American College of Rheumatology. *Gout*—http://www.rheumatology.org/practice/clinical/patients/diseases_and_conditions/gout.asp.
◆医療従事者向け URL
- Medscape. *Gout and Pseudogout*—http://emedicine.medscape.com/article/329958.
◆参考文献
1. Choi HK, Curhan G. Gout : epidemiology and lifestyle choices. *Curr Opin Rheumatol*. 2005 ; 17(3) : 341-345.
2. Neogi T. Gout. *N Engl J Med*. 2011 ; 362 : 443-452.
3. Singh JA, Reddy SG, Kundukulam J. Risk factors for gout and prevention : a systematic review of the literature. *Curr Opin Rheumatol*. 2011 ; 23(2) : 192-202.
4. Silman AJ, Hochberg MC. *Epidemiology of the Rheumatic Diseases*. New York, NY : Oxford University Press ; 1993.
5. Wortmann RL. Recent advances in the management of gout and hyperuricemia. *Curr Opin Rheumatol*. 2005 ; 17(3) : 319-324.
6. Terkeltaub RA, Furst DE, Bennett K, et

al. High versus low dosing of oral colchicine for early acute gout flare：twenty-four-hour outcome of the first multicenter, randomized, double-blind, placebo-controlled, parallel-group, dose-comparison colchicine study. *Arthritis Rheum*. 2010；62（4）：1060-1080.
7. Choi HK, Soriano LC, Zhang Y, Rodriguez LA. Antihypertensive drugs and risk of incident gout among patients with hypertension：population based case-control study. *BMJ*. 2012；344：d8190.
8. Winklerprins VJ, Weismantel AM, Trinh TH. Clinical inquiries. How effective is prophylactic therapy for gout in people with prior attacks? *J Fam Pract*. 2004；53（10）：837-838.
9. Borstad GC, Bryant LR, Abel MP, et al. Colchicine for prophylaxis of acute flares when initiating allopurinol for chronic gouty arthritis. *J Rheumatol*. 2004；31（12）：2429-2432.
10. Sundy JS, Baraf HS, Yood RA, et al. Efficacy and tolerability of pegloticase for the treatment of chronic gout in patients refractory to conventional treatment. *JAMA*. 2011；306（7）：711-720.

106 章
◆患者向け URL
・Patient.co.uk. *Olecranon Bursitis*—http://www.patient.co.uk/health/Olecranon-Bursitis.htm.
◆医療従事者向け URL
・American Academy of Family Physicians. *Diagnostic and Therapeutic Injection of the Elbow Region*（includes a description of aspiration technique）—http://www.aafp.org/afp/2002/1201/p2097.html.
◆参考文献
1. Stell IM. Septic and non-septic olecranon bursitis in the accident and emergency department－an approach to management. *J Accid Emerg Med*. 1996；13（5）：351-353.
2. Laupland KB, Davies HD. Calgary home parenteral therapy program study group. Olecranon septic bursitis managed in an ambulatory setting. The Calgary home parenteral therapy program study group. *Clin Invest Med*. 2001；24：171-178.
3. Wasserman AR, Melville LD, Birkhahn RH. Septic bursitis：a case report and primer for the emergency clinician. *J Emerg Med*. 2009；37（3）：269-272.
4. Work Loss Data Institute. *Elbow*（Acute and Chronic）. *National Guidelines Institute*. http://guidelines.gov/content.aspx?id=33179. Updated April 28, 2011. Accessed November 21, 2011.
5. Cardone DA, Tallia AF. Diagnostic and therapeutic injection of the elbow region. *Am Fam Physician*. 2002；66（11）：2097-2100.
6. Sheon RP, Kotton CN. *Septic Bursitis*. UpToDate. http://www.utdol.com/utd/content/topic.do?topicKey=skin_inf/12648. Accessed February 24, 2008.
7. Perez C, Huttner A, Assal M, et al. Infectious olecranon and patellar bursitis：short-course adjuvant antibiotic therapy is not a risk factor for recurrence in adult hospitalized patients. *J Antimicrob Chemother*. 2010；65（5）：1008-1014.

107 章
◆患者向け URL
・American Academy of Orthopedic Surgeons. Patient information handout under *Broken Collarbone*—http://orthoinfo.aaos.org/topic.cfm?topic=A00072.
◆医療従事者向け URL
・Medscape. *Clavicle Fractures*—http://emedicine.medscape.com/article/1260953.
・Duke University online. *Wheeless' Textbook of Orthopaedics*—http://www.wheelesonline.com/ortho/clavicle_fractures.
◆参考文献
1. Zlowodzki M, Zelle BA, Cole PA, et al；Evidence-Based Orthopaedic Trauma Working Group. Treatment of acute midshaft clavicle fractures：systematic review of 2144 fractures：on behalf of the Evidence-Based Orthopaedic Trauma Working Group. *J Orthop Trauma*. 2005；19（7）：504-507.
2. Kubiak R, Slongo T. Operative treatment of clavicle fractures in children：a review of 21 years. *J Pediatr Orthop*. 2002；22：736-739.
3. Andersen K, Jensen PO, Lauritzen J. Treatment of clavicular fractures. Figure-of-eight bandage versus a simple sling. *Acta Orthop Scand*. 1987；58（1）：71-74.
4. Preston CF, Egol KA. Midshaft clavicle fractures in adults. *Bull NYU Hosp Jt Dis*. 2009；67（1）：52-57.
5. Khan LA, Bradnock TJ, Scott C, Robinson CM. Fractures of the clavicle. *J Bone Joint Surg Am*. 2009；91（2）：447-460.
6. Robinson CM, Cairns DA. Primary nonoperative treatment of displaced lateral fractures of the clavicle. *J Bone Joint Surg Am*. 2004；86-A（4）：778-782.

108 章
◆患者向け URL
・WebMD. *Colles' Fracture*—http://www.webmd.com/a-to-z-guides/colles-fracture.
◆医療従事者向け URL
・*Wheeless' Textbook of Orthopaedics* has additional information about the types of distal radius fractures, classification systems, and radiographic findings—http://www.wheelessonline.com/ortho/12591.
◆参考文献
1. Masud T, Jordan D, Hosking DJ. Distal forearm fracture history in an older community-dwelling population：the Nottingham Community Osteoporosis（NOCOS）Study. *Age Ageing*. 2001；30：255-258.
2. Mallmin H, Ljunghall S. Incidence of Colles' fracture in Uppsala. A prospective study of a quarter-million population. *Acta Orthop Scand*. 1992；63（2）：213-215.
3. Kanterewicz E, Yanez A, Perez-Pons A, et al. Association between Colles' fracture and low bone mass：age-based differences in postmenopausal women. *Osteoporos Int*. 2002；13（10）：824-828.
4. Haentjens P, Autier P, Collins J, et al. Colles fracture, spine fracture, and subsequent risk of hip fracture in men and women. A meta-analysis. *J Bone Joint Surg Am*. 2003；85-A（10）：1936-1943.
5. Oyen J, Brudvik C, Gjesdal CG, et al. Osteoporosis as a risk factor for distal radial fractures：a case-control study. *J Bone Joint Surg Am*. 2011；93（4）：348-356.
6. Newport ML. Upper extremity disorders in women. *Clin Orthop*. 2000；（372）：85-94.
7. Handoll HH, Huntley JS, Madhok R. External fixation versus conservative treatment for distal radial fractures in adults. *Cochrane Database Syst Rev*. 2007；18（3）：CD006194.
8. Arora R, Lutz M, Deml C, et al. A prospective randomized trial comparing nonoperative treatment with volar locking plate fixation for displaced and unstable distal radial fractures in patients sixty-five years of age and older. *J Bone Joint Surg Am*. 2011；93（23）：2146-2153.
9. Foldhazy Z, Törnkvist H, Elmstedt E, et al. Long-term outcome of nonsurgically treated distal radial fractures. *J Hand Surg Am*. 2007；32（9）：1374-1384.

109 章
◆患者向け URL
・Patient.co.uk. *Metatarsal Fractures*—http://www.patient.co.uk/health/Metatarsal-Fractures.htm.
◆医療従事者向け URL
・MD＋CALC. *Ottawa Ankle Rules*—http://www.mdcalc.com/ottawa-ankle-rules.
◆参考文献
1. Hasselman CT, Vogt MT, Stone KL, et al. Foot and ankle fractures in elderly white women. Incidence and risk factors. *J Bone Joint Surg Am*. 2003；85-A（5）：820-824.
2. Cakir H, Van Vliet-Koppert ST, Van Lieshout EM, et al. Demographics and outcome of metatarsal fractures. *Arch Orthop Trauma Surg*. 2011；131（2）：241-245.
3. Finestone A, Milgrom C, Wolf O, et al. Epidemiology of metatarsal stress frac-

tures versus tibial and femoral stress fractures during elite training. Foot Ankle Int. 2011；32(1)：16-20.
4. Lehman RC, Torg JS, Pavlov H, Delee JC. Fractures of the base of the fifth metatarsal distal to the tuberosity：a review. Foot Ankle. 1987；7：245-252.
5. Banal F, Gandjbakhch F, Foltz V, et al. Sensitivity and specificity of ultrasonography in early diagnosis of metatarsal bone stress fractures：a pilot study of 37 patients. J Rheumatol. 2009；36(8)：1715-1719.
6. Stiell IG, Greenberg GH, Mcknight RD, et al. Decision rules for the use of radiography in acute ankle injuries. Refinement and prospective validation. JAMA. 1993；269：1127-1132.
7. Konkel KF, Menger AG, Retzlaff SA. Nonoperative treatment of fifth metatarsal fractures in an orthopaedic suburban private multi-speciality practice. Foot Ankle Int. 2005；26：704-707.
8. Portland G, Kelikian A, Kodros S. Acute surgical management of Jones' fractures. Foot Ankle Int. 2003；24：829-833.
9. Hatch RL, Alsobrook JA, Clugston JR. Diagnosis and management of metatarsal fractures. Am Fam Physician. 2007；76(6)：817-826.

110 章

◆患者向け URL
・FamilyDoctor.org has written and auditory information in English and Spanish—http://familydoctor.org/familydoctor/en/diseases-conditions/hip-fractures.html.
・The American Academy of Orthopedic Surgeons(http://www.aaos.org/) has a patient handout called "Live it Safe — Prevent Broken Hips"—http://orthoinfo.aaos.org/topic.cfm?topic=A00305.
・Mayo Health on hip fractures with the option to view with larger type—http://www.mayoclinic.com/health/hip-fracture/DS00185.

◆医療従事者向け URL
・eMedicine article：Davenport M. Hip Fracture in Emergency Medicine—http://emedicine.medscape.com/article/825363-overview.
・Validated hip fracture risk assessment tools
・FRAX, the World Health Organization fracture risk assessment tool—http://www.shef.ac.uk/FRAX/.
・QFracture, a United Kingdom tool—http://www.qfracture.org/.

◆参考文献
1. National Center for Health Statistics. Center for Disease Control. Department of Health and Human Services. National Health and Nutrition Examination Survey(NHANES) 2005-2006. http://www.cdc.gov/nchs. Accessed June 2, 2008.
2. Robbins JA, Schott AM, Garnero P, et al. Risk factors for hip fracture in women with high BMD：EPIDOS study. Osteoporos Int. 2005；16(2)：149-154.
3. Armstrong ME, Spencer EA, Cairns BJ, et al. Body mass index and physical activity in relation to the incidence of hip fracture in postmenopausal women. J Bone Miner Res. 2011；26(6)：1330-1338.
4. Eom Cs, Park SM, Myung DK, et al. Use of acid-suppressive drugs and risk of fracture：a meta-analysis of observational studies. Ann Fam Med. 2011；9(3)：257-267.
5. Puar Th, Khoo JJ, Cho LW, et al. Association between glycemic control and hip fracture. J Am Geriatr Soc. 2012；60(8)：1493-1497.
6. Nguyen ND, Pongchaiyakul C, Center JR, et al. Identification of high-risk individuals for hip fracture：a 14-year prospective study. J Bone Miner Res. 2005；20(11)：1921-1928.
7. Brunner LC, Eshilian-Oates L, Kuo TY. Hip fractures in adults. Am Fam Physician. 2003；67(3)：537-542.
8. Kern LM, Powe NR, Levine MA, et al. Association between screening for osteoporosis and the incidence of hip fracture. Ann Intern Med. 2005；142(3)：173-181.
9. Porthouse J, Cockayne S, King C, et al. Randomised controlled trial of calcium and supplementation with cholecalciferol(vitamin D3) for prevention of fractures in primary care. BMJ. 2005；330(7498)：1003.
10. Gillespie WJ, Gillespie LD, Parker MJ. Hip protectors for preventing hip fractures in older people. Cochrane Database Syst Rev. 2010；(10)：CD001255.
11. Aung K, Htay T. Thiazine diuretics and the risk of hip fracture. Cochrane Database Syst Rev. 2011；(10)：CD005185.
12. Yang S, Nguyen ND, Eisman JA, Nguyen TV. Association between beta-blockers and fracture risk：a Bayesian meta-analysis. Bone. 2012；51(5)：969-974.
13. Dell R. Fracture prevention in Kaiser Permanente Southern California. Osteoporos Int. 2011；22(suppl 3)：457-460.
14. Panula J, Pihlajamäki H, Mattila VM, et al. Mortality and cause of death in hip fracture patients aged 65 or older：a population-based study. BMC Musculoskelet Disord. 2011；12：110.

111 章

◆患者向け URL
・The American Academy of Family Physicians has a patient algorithm for knee pain—http://familydoctor.org/familydoctor/en/health-tools/search-by-symptom/knee-problems.html.
・The National Institute of Health through the National Institute for Arthritis and Musculoskeletal and Skin Diseases has patient information on several types of knee problems—http://www.niams.nih.gov/Health_Info/Knee_Problems/default.asp.

◆医療従事者向け URL
・The Ottawa and Pittsburgh Knee Rules are available in an online calculator—http://www.mdcalc.com/ottawa-and-pittsburg-knee-rules.
・Dr. Hutchinson's Knee Exam from the University of British Columbia—http://www.youtube.com/user/BJSMVideos.

◆参考文献
1. Walden M, Hagglund M, Werner J, Ekstrand J. The epidemiology of anterior cruciate ligament injury in football(soccer)：a review of the literature from a gender-related perspective. Knee Surg Sports Traumatol Arthrosc. 2011；19(1)：3-10.
2. Owens BD, Mountcastle SB, Dunn WR, et al. Incidence of anterior cruciate ligament injury among active duty U. S. military servicemen and servicewomen. Mil Med. 2007；172(1)：90-91.
3. Cimino PM. The incidence of meniscal tears associated with acute anterior cruciate ligament disruption secondary to snow skiing accidents. Arthroscopy. 1994；10(2)：198-200.
4. Bhattacharya T, Gale D, Dewire P, et al. The clinical importance of meniscal tears demonstrated by magnetic resonance imaging in osteoarthritis of the knee. J Bone Joint Surg Am. 2003；85-A：4-9.
5. Ebell MH. Evaluating the patient with a knee injury. Am Fam Physician. 2005；71(6)：1169-1172.
6. Bachmann KM, Haberzeth S, Steurer J, Ter Riet G. The accuracy of the Ottawa knee rule to rule out knee fractures：a systematic review. Ann Intern Med. 2004；140(2)：121-124.
7. David K, Frank B. Anterior cruciate ligament rupture. Br J Sports Med. 2005；39：324-329.
8. New Zealand Guidelines Group(NZGG). The Diagnosis and Management of Soft Tissue Knee Injuries：Internal Derangements. Wellington, NZ：New Zealand Guidelines Group(NZGG), 2003：100.
9. Legnani C, Terzaghi C, Borgo E, Ventura A. Management of anterior cruciate ligament rupture in patients aged 40 years and older. J Orthop Traumatol. 2011；12(4)：177-184.
10. Greis PE, Bardana DD, Holmstrom MC, Burks RT. Meniscal injury I：basic science and evaluation. J Am Acad Orthop Surg. 2002；10(2)：168-176.
11. Suter LG, Fraenkel L, Losina E, et al. Medical decision making in patients with knee pain, meniscal tear, and osteoarthritis. Arthritis Rheum. 2009；61(11)：1531-

1538.
12. Barber-Westin SD, Noyes FR, Smith ST, Campbell TM. Reducing the risk of noncontact anterior cruciate ligament injuries in the female athlete. *Phys Sportsmed*. 2009；37(3)：49-61.
13. Olsen OE, Myklebust G, Engebretsen L, Holme I, Bahr R. Exercises to prevent lower limb injuries in youth sports：cluster randomised controlled trial. *BMJ*. 2005；330(7489)：449.
14. Muaidi QI, Nicholson LL, Refshauge KM, et al. Prognosis of conservatively managed anterior cruciate ligament injury：a systematic review. *Sports Med*. 2007；37(8)：703-716.

112 章
◆患者向け URL
- PubMed Health. *Dupuytren's Contracture*—http://www.ncbi.nlm.nih.gov/pubmedhealth/PMH0002213/.
- American Family Physician(AAFP). *Dupuytren's Disease：What You Should Know*—http://www.aafp.org/afp/2007/0701/p90.html.

◆医療従事者向け URL
- Mayo Clinic. *Dupuytren's Contracture*—http://www.mayoclinic.com/health/dupuytrens-contracture/DS00732.
- American Family Physician(AAFP). Trojian TH, Chu SM. Dupuytren's disease：diagnosis and treatment *Am Fam Physician*. 2007；76(1)：86-89—http://www.aafp.org/afp/2007/0701/p86.html.
- Medscape. *Dupuytren Contracture*—http://emedicine.medscape.com/article/329414.

◆参考文献
1. Draviaraj KP, Chakrabarti I. Functional outcome after surgery for Dupuytren's contracture：a prospective study. *J Hand Surg Am*. 2004；29(5)：804-808.
2. Gudmundsson KG, Arngrimsson R, Sigfusson N, et al. Epidemiology of Dupuytren's disease：clinical, serological, and social assessment. The Reykjavik study. *J Clin Epidemiol*. 2000；53(3)：291-296.
3. Hindocha S, McGrouther DA, Bayat A. Epidemiological evaluation of Dupuytren's disease incidence and prevalence rates in relation to etiology. *Hand*(NY). 2009；4(3)：256-269.
4. Saar JD, Grothaus PC. Dupuytren's disease：an overview. *Plast Reconstr Surg*. 2000；106(1)：125-134.
5. Lo S, Pickford M. Current concepts in Dupuytren's disease. *Curr Rev Musculoskeletal Med*. 2013；6(1)：26-34.
6. Peimer CA, Blazar P, Coleman S, et al. Dupuytren contracture recurrence following treatment with collagenase clostridium histolyticum(CORDLESS study)：3-year data. *J Hand Surg Am*. 2013；38(1)：12-22.

113 章
◆患者向け URL
- American College of Rheumatology
  - *Giant Cell Arteritis*—http://www.rheumatology.org/practice/clinical/patients/diseases_and_conditions/giantcellarteritis.asp.
  - Spanish version—http://www.rheumatology.org/practice/clinical/patients/diseases_and_conditions/giantcellarteritis-esp.asp.
  - *Polymyalgia Rheumatica*—http://www.rheumatology.org/practice/clinical/patients/diseases_and_conditions/polymyalgiarheumatica.asp.
  - Spanish version—http://www.rheumatology.org/practice/clinical/patients/diseases_and_conditions/polymyalgiarheumatica-esp.asp.

◆医療従事者向け URL
- Dasgupta B, Borg FA, Hassan N, et al. BSR and BHPR guidelines for the management of polymyalgia rheumatica. *Rheumatology*. 2010；49(1)：186-190.—http://rheumatology.oxfordjournals.org/content/49/1/186.long.
- Dasgupta B, Borg FA, Hassan N, et al. BSR and BHPR guidelines for the management of giant cell arteritis. *Rheumatology*. 2010；49(8)：1594-1597.—http://rheumatology.oxfordjournals.org/content/49/8/1594.long.
- Grossman JM, Gordon R, Ranganath VK, et al. American College of Rheumatology 2010 recommendations for the prevention and treatment of glucocorticoid-induced osteoporosis. *Arthritis Care Res*(Hoboken). 2010；62(11)：1515-1526.—http://www.rheumatology.org/practice/clinical/guidelines/GIOP_Guidelines_Nov_2010.pdf.

◆参考文献
1. Hernandez-Rodriguez J, Cid MC, Lopez-Soto A, Espigol-Frigole G, Bosch X. Treatment of polymyalgia rheumatic：a systematic review. *Arch Intern Med*. 2009；169：1839-1850.
2. Smeeth L, Cook C, Hall AJ. Incidence of diagnosed polymyalgia rheumatica and temporal arteritis in the United Kingdom, 1990-2001. *Ann Rheum Dis*. 2006；65(8)：1093-1098. Epub 2006 Jan 13.
3. Dasgupta B, Borg FA, Hassan N, et al. for the BHPR Standards, Guidelines and Audit Working Group. BSR and BHPR guidelines for the management of giant cell arteritis. *Rheumatology*(Oxford). 2010；49(8)：1594-1597. Epub 2010 Apr 5.
4. Meliconi R, Pulsatelli L, Uguccioni M, et al. Leukocyte infiltration in synovial tissue from the shoulder of patients with polymyalgia rheumatica. Quantitative analysis and influence of corticosteroid treatment. *Arthritis Rheum*. 1996；39(7)：1199-1207.
5. Dasgupta B, Borg FA, Hassan N, et al. for the BSR and BHPR Standards, Guidelines and Audit Working Group. BSR and BHPR guidelines for the management of polymyalgia rheumatica. *Rheumatology*(Oxford). 2010；49(1)：186-190. Epub 2009 Nov 12.
6. Hunder GG, Bloch DA, Michel BA, et al. The American College of Rheumatology 1990 criteria for the classification of giant cell arteritis. *Arthritis Rheum*. 1990；33(8)：1122-1128.
7. Karassa FB, Matsagas MI, Schmidt WA, Ioannidis JP. Meta-analysis：test performance of ultrasonography for giant-cell arteritis. *Ann Intern Med*. 2005；142(5)：359-369.
8. Mukhtyar C, Guillevin L, Cid MC, et al. for the European Vasculitis Study Group. EULAR recommendations for the management of large vessel vasculitis. *Ann Rheum Dis*. 2009；68(3)：318-323. Epub 2008 Apr 15.
9. Salvarani C, Cantini F, Hunder GG. Polymyalgia rheumatic and giant-cell arteritis. *Lancet*. 2008；372：234.
10. Mukhtyar C, Guillevin L, Cid MC, et al. EULAR recommendations for the management of large vessel vasculitis. *Ann Rheum Dis*. 2009；68：318-323.
11. Grossman JM, Gordon R, Ranganath VK, et al. American College of Rheumatology 2010 recommendations for the prevention and treatment of glucocorticoid-induced osteoporosis. *Arthritis Care Res*(Hoboken). 2010；62(11)：1515-1526.
12. Ferraccioli G, Salaffi F, De Vita S, et al. Methotrexate in polymyalgia rheumatica：preliminary results of an open, randomized study. *Rheumatology*. 1996；23(4)：624-628.
13. Salvarani C, Macchioni P, Manzini C, et al. Infliximab plus prednisone or placebo plus prednisone for the initial treatment of polymyalgia rheumatica：a randomized trial. *Ann Intern Med*. 2007；146(9)：631-639.
14. Nuenninghoff DM, Hunder GG, Christianson TJ, et al. Incidence and predictors of large-artery complication(aortic aneurysm, aortic dissection, and/or large-artery stenosis)in patients with giant cell arteritis：a population-based study over 50 years. *Arthritis Rheum*. 2003；48(12)：3522-3531.

114 章
◆患者向け URL
- PubMed Health. *Acne*—http://www.ncbi.nlm.nih.gov/pubmedhealth/PMH0001876/.

◆医療従事者向け URL
- Usatine R, Pfenninger J, Stulberg D, Small

R. *Dermatologic and Cosmetic Procedures in Office Practice*. Philadelphia, PA：Elsevier；2012 — Covers how to do acne surgery, steroid injections for acne, chemical peels, PDT and laser treatment for acne. It is also available as an app at **www.usatinemedia.com**.

◆参考文献
1. Purdy S, de Berker D. Acne vulgaris. *Clin Evid*（*Online*）．2011；2011：1714.
2. Smith EV, Grindlay DJ, Williams HC. What's new in acne? An analysis of systematic reviews published in 2009–2010. *Clin Exp Dermatol*. 2011；36：119–122.
3. Ismail NH, Manaf ZA, Azizan NZ. High glycemic load diet, milk and ice cream consumption are related to acne vulgaris in Malaysian young adults：a case control study. *BMC Dermatol*. 2012；12：13.
4. Kwon HH, Yoon JY, Hong JS, Jung JY, Park MS, Suh DH. Clinical and histological effect of a low glycaemic load diet in treatment of acne vulgaris in Korean patients：a randomized, controlled trial. *Acta Derm Venereol*. 2012；92（3）：241–246.
5. Smith RN, Mann NJ, Braue A, Mäkeläinen H, Varigos GA. The effect of a high-protein, low glycemic-load diet versus a conventional, high glycemic-load diet on biochemical parameters associated with acne vulgaris：a randomized, investigator-masked, controlled trial. *J Am Acad Dermatol*. 2007；57（2）：247–256.
6. Strauss JS, Krowchuk DP, Leyden JJ, et al. Guidelines of care for acne vulgaris management. *J Am Acad Dermatol*. 2007；56：651–663.
7. Shirakawa M, Uramoto K, Harada FA. Treatment of acne conglobata with infliximab. *J Am Acad Dermatol*. 2006；55：344–346.
8. Grunwald MH, Amichai B. Nodulocystic eruption with musculoskeletal pain. *J Fam Pract*. 2007；56：205–206.
9. AHRQ. *Management of Acne*. http://www ahrq gov/clinic/epcsums/acnesum htm ［serial online］. 2001.
10. Draelos ZD, Carter E, Maloney JM, et al. Two randomized studies demonstrate the efficacy and safety of dapsone gel, 5％ for the treatment of acne vulgaris. *J Am Acad Dermatol*. 2007；56：439–410.
11. Webster GF, Guenther L, Poulin YP, et al. A multicenter, double-blind, randomized comparison study of the efficacy and tolerability of once-daily tazarotene 0.1％ gel and adapalene 0.1％ gel for the treatment of facial acne vulgaris. *Cutis*. 2002；69（suppl 2）：4–11.
12. Garner SE, Eady EA, Popescu C, Newton J, Li WA. Minocycline for acne vulgaris：efficacy and safety. *Cochrane Database Syst Rev*. 2003；（1）：CD002086.
13. Maleszka R, Turek-Urasinska K, Oremus M, et al. Pulsed azithromycin treatment is as effective and safe as 2-week-longer daily doxycycline treatment of acne vulgaris：a randomized, double-blind, noninferiority study. *Skinmed*. 2011；9：86–94.
14. Wu CQ, Grandi SM, Filion KB, Abenhaim HA, Joseph L, Eisenberg MJ. Drospirenone-containing oral contraceptive pills and the risk of venous and arterial thrombosis：a systematic review. *BJOG*. 2013；120（7）：801–810.
15. Shaw JC. Low-dose adjunctive spironolactone in the treatment of acne in women：a retrospective analysis of 85 consecutively treated patients. *J Am Acad Dermatol*. 2000；43：498–502.
16. Sato K, Matsumoto D, Iizuka F, et al. Anti-androgenic therapy using oral spironolactone for acne vulgaris in Asians. *Aesthetic Plast Surg*. 2006；30：689–694.
17. Brown J, Farquhar C, Lee O, et al. Spironolactone versus placebo or in combination with steroids for hirsutism and/or acne. *Cochrane Database Syst Rev*. 2009；CD000194.
18. Krunic A, Ciurea A, Scheman A. Efficacy and tolerance of acne treatment using both spironolactone and a combined contraceptive containing drospirenone. *J Am Acad Dermatol*. 2008；58：60–62.
19. Enshaieh S, Jooya A, Siadat AH, Iraji F. The efficacy of 5％ topical tea tree oil gel in mild to moderate acne vulgaris：a randomized, double-blind placebo-controlled study. *Indian J Dermatol Venereol Leprol*. 2007；73：22–25.
20. Karvonen SL. Acne fulminans：report of clinical findings and treatment of twenty-four patients. *J Am Acad Dermatol*. 1993；28：572–579.
21. Seukeran DC, Cunliffe WJ. The treatment of acne fulminans：a review of 25 cases. *Br J Dermatol*. 1999；141：307–309.
22. Tanghetti E, Dhawan S, Green L, et al. Randomized comparison of the safety and efficacy of tazarotene 0.1％ cream and adapalene 0.3％ gel in the treatment of patients with at least moderate facial acne vulgaris. *J Drugs Dermatol*. 2010；9：549–558.
23. Leyden J, Thiboutot DM, Shalita AR, et al. Comparison of tazarotene and minocycline maintenance therapies in acne vulgaris：a multicenter, double-blind, randomized, parallel-group study. *Arch Dermatol*. 2006；142：605–612.
24. Yeung CK, Shek SY, Bjerring P, et al. A comparative study of intense pulsed light alone and its combination with photodynamic therapy for the treatment of facial acne in Asian skin. *Lasers Surg Med*. 2007；39：1–6.
25. Wiegell SR, Wulf HC. Photodynamic therapy of acne vulgaris using 5-aminolevulinic acid versus methyl aminolevulinate. *J Am Acad Dermatol*. 2006；54：647–651.
26. Horfelt C, Funk J, Frohm-Nilsson M, et al. Topical methyl aminolaevulinate photodynamic therapy for treatment of facial acne vulgaris：results of a randomized, controlled study. *Br J Dermatol*. 2006；155：608–613.

115 章
◆患者向け URL
- National Rosacea Society. Its mission is to improve the lives of people with rosacea by raising awareness, providing public health information, and supporting medical research—**http://www.rosacea.org/**.

◆医療従事者向け URL
- The National Rosacea Society also has an excellent set of materials that are geared for physicians—**http://www.rosacea.org/**.

◆参考文献
1. Zhao YE, Wu LP, Peng Y, Cheng H. Retrospective analysis of the association between Demodex infestation and rosacea. *Arch Dermatol*. 2010；146：896–902.
2. Wilkin J, Dahl M, Detmar M, et al. Standard classification of rosacea：report of the National Rosacea Society Expert Committee on the Classification and Staging of Rosacea. *J Am Acad Dermatol*. 2002；46：584–587.
3. van Zuuren EJ, Kramer S, Carter B, et al. Interventions for rosacea. *Cochrane Database Syst Rev*. 2011；（3）：CD003262.
4. Yoo J, Reid DC, Kimball AB. Metronidazole in the treatment of rosacea：do formulation, dosing, and concentration matter? *J Drugs Dermatol*. 2006；5：317–319.
5. Kocak M, Yagli S, Vahapoglu G, Eksioglu M. Permethrin 5％ cream versus metronidazole 0.75％ gel for the treatment of papulopustular rosacea. A randomized double-blind placebo-controlled study. *Dermatology*. 2002；205：265–270.
6. Gollnick H, Blume-Peytavi U, Szabo EL, et al. Systemic isotretinoin in the treatment of rosacea- doxycycline- and placebo-controlled, randomized clinical study. *J Dtsch Dermatol Ges*. 2010；8：505–515.
7. Schechter BA, Katz RS, Friedman LS. Efficacy of topical cyclosporine for the treatment of ocular rosacea. *Adv Ther*. 2009；26：651–659.

116 章
◆患者向け URL
- American Osteopathic College of Dermatology. *Pseudofolliculitis*—**http://aocd.org/skin/dermatologic_diseases/pseudofolliculitis.html**.
- Skin Channel. *Acne Keloidalis Nuchae*—**http://skinchannel.com/acne/acne-keloidalis-nuchae/**.

◆医療従事者向け URL
- eMedicine. *Pseudofolliculitis*—http://emedicine.medscape.com/article/1071251.
- eMedicine. *Acne Keloidalis*—http://emedicine.medscape.com/article/1072149.
- DermNet NZ. *Acne Keloidalis*—http://dermnetnz.org/acne/keloid-acne.html.

◆参考文献
1. Coquilla BH, Lewis CW. Management of pseudofolliculitis barbae. *Mil Med*. 1995；160(5)：263-269.
2. Sperling LC, Homoky C, Pratt L, Sau P. Acne keloidalis is a form of primary scarring alopecia. *Arch Dermatol*. 2000；136(4)：479-484.
3. Chui CT, Berger TG, Price VH, Zachary CB. Recalcitrant scarring follicular disorders treated by laser-assisted hair removal：a preliminary report. *Dermatol Surg*. 1999；25(1)：34-37.
4. Hage JJ, Bowman FG. Surgical depilation for the treatment of pseudofolliculitis or local hirsutism of the face：experience in the first 40 patients. *Plast Reconstr Surg*. 1991；88：446-451.
5. Cook-Bolden FE, Barba A, Halder R, Taylor S. Twice-daily applications of benzoyl peroxide 5％ clindamycin 1％ gel versus vehicle in the treatment of pseudofolliculitis barbae. *Cutis*. 2004；73(suppl 6)：18-24.
6. Brown LA Jr. Pathogenesis and treatment of pseudofolliculitis barbae. *Cutis*. 1983；32(4)：373-375.
7. Ross EV, Cooke LM, Timko AL, et al. Treatment of pseudofolliculitis barbae in skin types Ⅳ, Ⅴ, and Ⅵ with a long-pulsed neodymium：yttrium aluminum garnet laser. *J Am Acad Dermatol*. 2002；47(2)：263-270.
8. Kauvar AN. Treatment of pseudofolliculitis with a pulsed infrared laser. *Arch Dermatol*. 2000；136(11)：1343-1346.

117 章
◆患者向け URL
- Medline Plus. *Hidradenitis Suppurativa*—http://www.nlm.nih.gov/medlineplus/hidradenitissuppurativa.html.

◆医療従事者向け URL
- Medscape. *Hidradenitis Suppurativa*—http://emedicine.medscape.com/article/1073117-overview.

◆参考文献
1. Jemec GB, Wendelboe P. Topical clindamycin versus systemic tetracycline in the treatment of hidradenitis suppurativa. *J Am Acad Dermatol*. 1998；39：971-974.
2. Gener G, Canoui-Poitrine F, Revuz JE, et al. Combination therapy with clindamycin and rifampicin for hidradenitis suppurativa：a series of 116 consecutive patients. *Dermatology*. 2009；219：148-154.
3. van der Zee HH, Boer J, Prens EP, Jemec GBE. The effect of combined treatment with oral clindamycin and oral rifampicin in patients with hidradenitis suppurativa. *Dermatology*. 2009；219：143-147.
4. Yazdanyar S, Boer J, Ingvarsson G, et al. Dapsone therapy for hidradenitis suppurativa：a series of 24 patients. *Dermatology*. 2011；222(4)：342-346.
5. Boer J, Nazary M. Long-term results of acitretin therapy for hidradenitis suppurativa. Is acne inversa also a misnomer? *Br J Dermatol*. 2011；164：170-175.
6. Delage M, Samimi M, Atlan M, et al. Efficacy of infliximab for hidradenitis suppurativa：assessment of clinical and biological inflammatory markers. *Acta Derm Venereol*. 2011；91：169-171.
7. Miller I, Lynggaard CD, Lophaven S, et al. A double-blind placebo-controlled randomized trial of adalimumab in the treatment of hidradenitis suppurativa. *Br J Dermatol*. 2011；165：391-398.
8. Highton L, Chan WY, Khwaja N, Laitung JK. Treatment of hidradenitis suppurativa with intense pulsed light：a prospective study. *Plast Reconstr Surg*. 2011；128：459-466.
9. Kagan RJ, Yakuboff KP, Warner P, Warden GD. Surgical treatment of hidradenitis suppurativa：a 10-year experience. *Surgery*. 2005；138：734-740.
10. Rieger UM, Erba P, Pierer G, Kalbermatten DF. Hidradenitis suppurativa of the groin treated by radical excision and defect closure by medial thigh lift：aesthetic surgery meets reconstructive surgery. *J Plast Reconstr Aesthet Surg*. 2009；62：1355-1360.

118 章
◆参考文献
1. Studdiford J, Stonehouse A. Bullous eruption on the posterior thigh 1. *J Fam Pract*. 2005；54：1041-1044.
2. Koning S, Verhagen AP, van-Suijlekom-Smit LWA, et al. Interventions for impetigo. *Cochrane Database Syst Rev*. 2012；CD003261.
3. Stevens DL, Bisno AL, Chambers HF, et al. Practice guidelines for the diagnosis and management of skin and soft-tissue infections. *Clin Infect Dis*. 2005；41：1373-1406.
4. Naimi TS, LeDell KH, Como-Sabetti K, et al. Comparison of community- and health care-associated methicillin-resistant *Staphylococcus aureus* infection. *JAMA*. 2003；290：2976-2984.
5. Tong SY, Andrews RM, Kearns T, et al. Trimethoprim-sulfamethoxazole compared with benzathine penicillin for treatment of impetigo in aboriginal children：a pilot randomised controlled trial. *J Paediatr Child Health*. 2010；46(3)：131-133.
6. Wendt C, Schinke S, Württemberger M, et al. Value of whole-body washing with chlorhexidine for the eradication of methicillin-resistant *Staphylococcus aureus*：a randomized, placebo-controlled, double-blind clinical trial. *Infect Control Hosp Epidemiol*. 2007；28(9)：1036-1043.

119 章
◆患者向け URL
- PubMed Health. *Folliculitis*—http://www.ncbi.nlm.nih.gov/pubmedhealth/PMH0001826/.

◆医療従事者向け URL
- Medscape. *Folliculitis*.—http://emedicine.medscape.com/article/1070456.

◆参考文献
1. Luelmo-Aguilar J, Santandreu MS. Folliculitis recognition and management. *Am J Clin Dermatol*. 2004；5(5)：301-310.
2. Habif T. *Clinical Dermatology*. 5th ed. Philadelphia, PA：Saunders Elsevier；2010.
3. Levy AL, Simpson G, Skinner RB Jr. Medical pearl：circle of desquamation, a clue to the diagnosis of folliculitis and furunculosis caused by *Staphylococcus aureus*. *J Am Acad Dermatol*. 2006；55(6)：1079-1080.
4. Stulberg DL, Penrod MA, Blatny RA. Common bacterial skin infections. *Am Fam Physician*. 2002；66(1)：119-124.
5. Neubert U, Jansen T, Plewig G. Bacteriologic and immunologic aspects of Gram-negative folliculitis：a study of 46 patients. *Int J Dermatol*. 1999；38(4)：270-274.
6. Ferri FF. *Ferri's Clinical Advisor 2012.*, Philadelphia, PA：Elsevier；2012.
7. Boer A, Herder N, Winter K, Falk T. Herpes folliculitis：clinical histopathological, and molecular pathologic observations. *Br J Dermatol*. 2006；154(4)：743-746.
8. Weinberg JM, Mysliwiec A, Turiansky GW, et al. Viral folliculitis. Atypical presentations of herpes simplex, herpes zoster, and molluscum contagiosum. *Arch Dermatol*. 1997；133(8)：983-986.
9. Fearfield LA, Rowe A, Francis N, et al. Itchy folliculitis and human immunodeficiency virus infection：clinicopathological and immunological features, pathogenesis and treatment. *Br J Dermatol*. 1999；141(1)：3-11.
10. Labandeira J, Suarez-Campos A, Toribio J. Actinic superficial folliculitis. *Br J Dermatol*. 1998；138(6)：1070-1074.
11. Nervi SJ, Schwartz RA, Dmochowski M. Eosinophilic pustular folliculitis：a 40 year retrospect. *J Am Acad Dermatol*. 2006；55(2)：285-289.
12. Rajendran PM, Dolev JC, Heaphy MR Jr, Maurer T. Eosinophilic folliculitis

before and after the introduction of anti-retroviral therapy. *Arch Dermatol.* 2005；141（10）：1227-1231.
13. Jang KA, Kim SH, Choi JH, et al. Viral folliculitis on the face. *Br J Dermatol.* 2000；142（3）：555-559.
14. Toutous-Trellu L, Abraham S, Pechère M, et al. Topical tacrolimus for effective treatment of eosinophilic folliculitis associated with human immunodeficiency virus infection. *Arch Dermatol.* 2005；141（10）：1203-1208.
15. Strauss JS, Krowchuk DP, Leyden JJ, et al. Guidelines of care for acne vulgaris management. *J Am Acad Dermatol.* 2007；56（4）：651-663.
16. Gupta AK, Batra R, Bluhm R, et al. Skin diseases associated with *Malassezia* species. *J Am Acad Dermatol.* 2004；51（5）：785-798.

120 章

◆患者向け URL
・International Hyperhidrosis Society—http://www.sweathelp.org.
◆医療従事者向け URL
・Medscape. *Pitted Keratolysis*—http://emedicine.medscape.com/article/1053078-overview.
◆参考文献
1. Shenoi SD, Davis SV, Rao S, et al. Dermatoses among paddy field workers－a descriptive, cross-sectional pilot study. *Indian J Dermatol Venereol Leprol.* 2005；71：254-258.
2. Conklin RJ. Common cutaneous disorders in athletes. *Sports Med.* 1990；9：100-119.
3. Bolognia J, Jorizzo J, Rapini R. *Dermatology.* 2nd ed. Philadelphia, PA：Mosby 2008：1088-1089.
4. Takama H, Tamada Y, Yano K, et al. Pitted keratolysis：clinical manifestations in 53 cases. *Br J Dermatol.* 1997；137（2）：282-285.
5. Longshaw C, Wright J, Farrell A, et al. Kytococcus sedentarius, the organism associated with pitted keratolysis, produces two keratin-degrading enzymes. *J Appl Microbiol.* 2002；93（5）：810-816.
6. Vadoud-Seyedi J. Treatment of plantar hyperhidrosis with botulinum toxin type A. *Int J Dermatol.* 2004；43（12）：969-971.

121 章

◆患者向け URL
・PubMed Health. *Erythrasma*—http://www.ncbi.nlm.nih.gov/pubmedhealth/PMH0002441/.
・Dermnet NZ. *Erythrasma*—http://www.dermnetnz.org/bacterial/erythrasma.html.
◆医療従事者向け URL
・Medscape. *Erythrasma*—http://emedicine.medscape.com/article/1052532.
◆参考文献
1. Kibbi AG, Bahhady RF, Saleh Z, Haddad FG. *Erythrasma.* http://emedicine.medscape.com/article/1052532-overview#a0199. Accessed April 2, 2012.
2. Ahmed I, Goldstein B. Diabetes mellitus. *Clin Dermatol.* 2006；24（4）：237-246.
3. Holdiness MR. Management of cutaneous erythrasma. *Drugs.* 2002；62（8）：1131-1141.
4. James WD, Berger TG, Elston DM. *Andrew's Diseases of the Skin Clinical Dermatology.* 10th ed. London, UK：Saunders/Elsevier；2006.
5. Karakatsanis G, Vakirlis E, Kastoridou C, Devliotou-Panagiotidou D. Coexistence of pityriasis versicolor and erythrasma. *Mycoses.* 2004；47（7）：343-345.
6. Holdiness MR. Erythrasma and common bacterial skin infections. *Am Fam Physician.* 2003；15：67（2）：254.
7. Miller SD, David-Bajar K. Images in clinical medicine. A brilliant case of erythrasma. *N Engl J Med.* 2004；14：351（16）：1666.
8. Avci O, Tanyildizi T, Kusku E. A comparison between the effectiveness of erythromycin, single-dose clarithromycin and topical fusidic acid in the treatment of erythrasma. *J Dermatolog Treat.* 2013；24（1）：70-74.

122 章

◆患者向け URL
・Medline Plus for patients—http://www.nlm.nih.gov/medlineplus/cellulitis.html.
◆医療従事者向け URL
・Guidelines on the management of cellulitis in adults from Ireland—http://www.gain-ni.org/Library/Guidelines/cellulitis-guide.pdf.
・Practice Guidelines for the Diagnosis and Management of Skin and Soft Tissue Infections from the Infectious Diseases Society of America—http://cid.oxfordjournals.org/content/41/10/1373.full.
◆参考文献
1. Chira S, Miller LG. *Staphylococcus aureus* is the most common identified cause of cellulitis：a systematic review. *Epidemiol Infect.* 2010；138：313-317.
2. Khawcharoenporn T, Tice A. Empiric outpatient therapy with trimethoprim-sulfamethoxazole, cephalexin, or clindamycin for cellulitis. *Am J Med.* 2010；123：942-950.
3. Moran GJ, Krishnadasan A, Gorwitz RJ, et al. Methicillin-resistant *S. aureus* infections among patients in the emergency department. *N Engl J Med.* 2006；355：666-674.
4. Stevens DL, Bisno AL, Chambers HF, et al. Practice guidelines for the diagnosis and management of skin and soft-tissue infections. *Clin Infect Dis.* 2005；41：1373-1406.
5. Wells RD, Mason P, Roarty J, Dooley M. Comparison of initial antibiotic choice and treatment of cellulitis in the pre- and post-community-acquired methicillin-resistant *Staphylococcus aureus* eras. *Am J Emerg Med.* 2009；27：436-439.
6. Morris AD. Cellulitis and erysipelas. *Clin Evid（Online）.* 2008 Jan 2；2008：1708.
7. Hepburn MJ, Dooley DP, Skidmore PJ, et al. Comparison of short-course（5 days）and standard（10 days）treatment for uncomplicated cellulitis. *Arch Intern Med.* 2004；164：1669-1674.

123 章

◆患者向け URL
・Skinsight. *Abscess*—http://www.skinsight.com/adult/abscess.htm.
◆医療従事者向け URL
・Gillian R. How do you treat an abscess in the era of increased community-associated MRSA（MRSA）？*J Emerg Med.* 2011；41：276-281.
・ScienceDirect. *How Do You Treat an Abscess in the Era of Increased Community-associated Methicillin-resistant Staphylococcus Aureus（MRSA）?*—http://www.sciencedirect.com/science/article/pii/S0736467911004252.
◆参考文献
1. Moran GJ, Krishnadasan A, Gorwitz RJ, et al. Methicillin-resistant *S. aureus* infections among patients in the emergency department. *N Engl J Med.* 2006；355：666-674.
2. Gillian R. How do you treat an abscess in the era of increased community-associated methicillin-resistant *Staphylococcus aureus*（MRSA）？*J Emerg Med.* 2011；41：276-281.
3. Abrahamian FM, Shroff SD. Use of routine wound cultures to evaluate cutaneous abscesses for community-associated methicillin-resistant *Staphylococcus aureus*. *Ann Emerg Med.* 2007；50：66-67.
4. Sorensen C, Hjortrup A, Moesgaard F, Lykkegaard-Nielsen M. Linear incision and curettage vs. deroofing and drainage in subcutaneous abscess. A randomized clinical trial. *Acta Chir Scand.* 1987；153：659-660.
5. Usatine R, Pfenninger J, Stulberg D, Small R. *Dermatologic and Cosmetic Procedures in Office Practice.* Philadelphia, PA：Elsevier；2012.
6. O'Malley GF, Dominici P, Giraldo P, et al. Routine packing of simple cutaneous abscesses is painful and probably unnecessary. *Acad Emerg Med.* 2009；16：470-473.
7. Duong M, Markwell S, Peter J, Barenkamp S. Randomized, controlled trial of antibiotics in the management of commu-

nity-acquired skin abscesses in the pediatric patient. *Ann Emerg Med.* 2010；55：401–407.
8. Schmitz GR, Bruner D, Pitotti R, et al. Randomized controlled trial of trimethoprim-sulfamethoxazole for uncomplicated skin abscesses in patients at risk for community-associated methicillin-resistant *Staphylococcus aureus* infection. *Ann Emerg Med.* 2010；56：283–287.
9. Rajendran PM, Young D, Maurer T, et al. Randomized, double-blind, placebo-controlled trial of cephalexin for treatment of uncomplicated skin abscesses in a population at risk for community-acquired methicillin-resistant Staphylococcus aureus infection. *Antimicrob Agents Chemother.* 2007；51：4044–4048.
10. Markowitz N, Quinn EL, Saravolatz LD. Trimethoprim-sulfamethoxazole compared with vancomycin for the treatment of *Staphylococcus aureus* infection. *Ann Intern Med.* 1992；117：390–398.

124 章

◆患者向け URL
・United States Centers for Disease Control and Prevention. *Necrotizing Fasciitis*—http://www.cdc.gov/features/necrotizingfasciitis/.

◆医療従事者向け URL
・Practice Guidelines for the Diagnosis and Management of Skin and Soft Tissue Infections—http://cid.oxfordjournals.org/content/41/10/1373.full#sec-6.

◆参考文献
1. Dufel S, Martino M. Simple cellulitis or a more serious infection? *J Fam Pract.* 2006；55：396–400.
2. Usatine RP, Sandy N. Dermatologic emergencies. *Am Fam Physician.* 2010；82：773–780.
3. Koukouras D, Kallidonis P, Panagopoulos C, et al. Fournier's gangrene, a urologic and surgical emergency：presentation of a multi-institutional experience with 45 cases. *Urol Int.* 2011；86：167–172.
4. Trent JT, Kirsner RS. Diagnosing necrotizing fasciitis. *Adv Skin Wound Care.* 2002；15：135–138.
5. Cheng NC, Chang SC, Kuo YS, et al. Necrotizing fasciitis caused by methicillin-resistant *Staphylococcus aureus* resulting in death. A report of three cases. *J Bone Joint Surg Am.* 2006；88：1107–1110.
6. Horseman MA, Surani S. A comprehensive review of *Vibrio vulnificus*：an important cause of severe sepsis and skin and soft-tissue infection. *Int J Infect Dis.* 2011；15：e157–e166.
7. Stevens DL, Bisno AL, Chambers HF, et al. Practice guidelines for the diagnosis and management of skin and soft-tissue infections. *Clin Infect Dis.* 2005；41：1373–1406.
8. Cheung JP, Fung B, Tang WM, Ip WY. A review of necrotising fasciitis in the extremities. *Hong Kong Med J.* 2009；15：44–52.
9. Angoules AG, Kontakis G, Drakoulakis E, et al. Necrotising fasciitis of upper and lower limb：a systematic review. *Injury.* 2007；38（suppl 5）：S19–S26.
10. Endorf FW, Cancio LC, Klein MB. Necrotizing soft-tissue infections：clinical guidelines. *J Burn Care Res.* 2009；30：769–775.
11. Escobar SJ, Slade JB Jr, Hunt TK, Cianci P. Adjuvant hyperbaric oxygen therapy（HBO2）for treatment of necrotizing fasciitis reduces mortality and amputation rate. *Undersea Hyperb Med.* 2005；32：437–443.
12. Kao LS, Lew DF, Arab SN, et al. Local variations in the epidemiology, microbiology, and outcome of necrotizing soft-tissue infections：a multicenter study. *Am J Surg.* 2011；202：139–145.

125 章

◆患者向け URL
・KidsHealth. *Chickenpox*—http://www.kidshealth.org/parent/infections/skin/chicken_pox.html.
・MedlinePlus. *Chickenpox*—http://www.nlm.nih.gov/medlineplus/chickenpox.html.

◆医療従事者向け URL
・Centers for Disease Control and Prevention. *Varicella（Chickenpox）Vaccination*—http://www.cdc.gov/vaccines/vpd-vac/varicella/default.htm.
・Centers for Disease Control and Prevention. *Slide Set：Overview of VZV Disease & Vaccination for Healthcare Professionals*—http://www.cdc.gov/vaccines/vpd-vac/shingles/downloads/VZV_clinical_slideset_Jul2010.ppt.

◆参考文献
1. Wharton M. The epidemiology of varicella-zoster infections. *Infect Dis Clin North Am.* 1996；10（3）：571–581.
2. Tunbridge AJ, Breuer J, Jeffery KJ；British Infection Society. Chickenpox in adults—clinical management. *J Infect.* 2008 Aug；57（2）：95–102.
3. Centers for Disease Control and Prevention（CDC）. Decline in annual incidence of varicella—selected states, 1990-2001. *MMWR Morb Mortal Wkly Rep.* 2003；52（37）：884–885.
4. Marin M, Güris D, Chaves SS, Schmid S, Seward JF；Advisory Committee on Immunization Practices, Centers for Disease Control and Prevention. Prevention of varicella：recommendations of the Advisory Committee on Immunization Practices（ACIP）. *MMWR Recomm Rep.* 2007 Jun；56（RR-4）：1–40. CDC. http://www.cdc.gov/mmwr/preview/mmwrhtml/rr5604a1.htm. Accessed January 30, 2014.
5. Enders G, Miller E, Cradock-Watson J, et al. Consequences of varicella and herpes zoster in pregnancy：prospective study of 1739 cases. *Lancet.* 1994；343：1548.
6. Grose C. Variation on a theme by Fenner：the pathogenesis of chickenpox. *Pediatrics.* 1981；68（5）：735–737.
7. Schlossberg D, Littman M. Varicella pneumonia. *Arch Intern Med.* 1988；148（7）：1630–1632.
8. Belay ED, Bresee JS, Holman RC, et al. Reye's syndrome in the United States from 1981 through 1997. *N Engl J Med.* 1999；340（18）：1377–1382.
9. Ogilvie MM. Antiviral prophylaxis and treatment in chickenpox. A review prepared for the UK advisory group on chickenpox on behalf of the british society for the study of infection. *J Infect.* 1998；36（suppl 1）：31–38.
10. Centers for Disease Control and Prevention（CDC）Advisory Committee on Immunization Practices（ACIP）recommended immunization schedules for persons aged 0 through 18 years and adults aged 19 years and older—United States, 2013. *MMWR Surveill Summ.* 2013 Feb；62（suppl 1）：1.
11. VariZIG for prophylaxis after exposure to varicella. *Med Lett Drugs Ther.* 2006 Aug 14；48（1241）：69–70.

126 章

◆患者向け URL
・Centers for Disease Control and Prevention. *Vaccine Information Statements*—http://www.cdc.gov/vaccines/pubs/vis/.
・Medinfo UK. *Shingles（Herpes Zoster）*—http://www.medinfo.co.uk/conditions/shingles.html.
・The Skin Site. *Herpes Zoster（Shingles）*—http://www.skinsite.com/info_herpes_zoster.htm.
・MedlinePlus. *Shingles*—http://www.nlm.nih.gov/medlineplus/ency/article/000858.htm.

◆医療従事者向け URL
・MedlinePlus. *Shingles*—http://emedicine.medscape.com/article/218683.
・Stankus SJ, Dlugopolski M, Packer D. Management of herpes zoster（shingles）and PHN. *Am Fam Physician.* 2000；61：2437–2444—http://www.aafp.org/afp/20000415/2437.html.

◆参考文献
1. Usatine RP, Clemente C. Is herpes zoster unilateral? *West J Med.* 1999；170（5）：263.
2. Gnann JW Jr, Whitley RJ. Clinical practice. Herpes zoster. *N Engl J Med.* 2002；347（5）：340–346.
3. Oxman MN. Immunization to reduce

the frequency and severity of herpes zoster and its complications. *Neurology*. 1995；45（12 suppl 8）：S41-S46.
4. Harpaz R, Ortega-Sanchez IR, Seward JF；Advisory Committee on Immunization Practices（ACIP）Centers for Disease Control and Prevention（CDC）. Prevention of herpes zoster：recommendations of the Advisory Committee on Immunization Practices（ACIP）. *MMWR Recomm Rep*. 2008；57（RR-5）：1-30.
5. Stankus SJ, Dlugopolski M, Packer D. Management of herpes zoster（shingles）and postherpetic neuralgia. *Am Fam Physician*. 2000；61（18）：2437-2444, 2447-2448.
6. Opstelten W, Van Essen GA, Schellevis F, et al. Gender as an independent risk factor for herpes zoster：a population-based prospective study. *Ann Epidemiol*. 2006；16（9）：692-695.
7. Yawn BP, Saddier P, Wollan PC, et al. A population-based study of the incidence and complication rates of herpes zoster before zoster vaccine introduction. *Mayo Clin Proc*. 2007；82（11）：1341-1349.
8. Adour KK. Otological complications of herpes zoster. *Ann Neurol*. 1994；35（suppl）：S62-S64.
9. Arvin AM, Pollard RB, Rasmussen LE, Merigan TC. Cellular and humoral immunity in the pathogenesis of recurrent herpes viral infections in patients with lymphoma. *J Clin Invest*. 1980；65（4）：869-878.
10. Tyring SK, Beutner KR, Tucker BA, et al. Antiviral therapy for herpes zoster：randomized, controlled clinical trial of valacyclovir and famciclovir therapy in immunocompetent patients 50 years and older. *Arch Fam Med*. 2000；9（9）：863-869.

127 章

◆患者向け URL
・American Family Physician. *What You Should Know About HZO*—http://www.aafp.org/afp/2002/1101/p1732.html.
・EyeMDLink.com. *Eye Herpes（Ocular Herpes）*—http://www.eyemdlink.com/Condition.asp?ConditionID=223.

◆医療従事者向け URL
・Medscape. *Herpes Zoster Ophthalmicus*—http://emedicine.medscape.com/article/783223.
・Shaikh S, Ta CN. Evaluation and management of HZO. *Am Fam Physician*. 2002；66：1723-1730—http://www.aafp.org/afp/20021101/1723.html.

◆参考文献
1. Pavan-Langston D. Herpes zoster ophthalmicus. *Neurology*. 1995；45（12 suppl 8）：S50-S51.
2. Severson EA, Baratz KH, Hodge DO, Burke JP. Herpes zoster ophthalmicus in Olmsted County, Minnesota：have systemic antivirals made a difference? *Arch Ophthalmol*. 2003；121（3）：386-390.
3. Zaal MJ, Völker-Dieben HJ, D'Amaro J. Prognostic value of Hutchinson's sign in acute herpes zoster ophthalmicus. *Graefes Arch Clin Exp Ophthalmol*. 2003；241（3）：187-191.
4. Liesegang TJ. Corneal complications from herpes zoster ophthalmicus. *Ophthalmology*. 1985；92（3）：316-324.
5. Liesegang TJ. Herpes zoster ophthalmicus natural history, risk factors, clinical presentation, and morbidity. *Ophthalmology*. 2008；115（suppl 2）：S3-S12.
6. Albrecht Ma. *Clinical Features of Varicella-Zoster Virus Infection：Herpes Zoster*. http://www.uptodate.com/contents/clinical-manifestations-of-varicella-zoster-virus-infection-herpes-zoster. Accessed September 3, 2012.
7. McGill J, Chapman C, Mahakasingam M. Acyclovir therapy in herpes zoster infection. A practical guide. *Trans Ophthalmol Soc U K*. 1983；103（pt 1）：111-114.
8. Gnann JW Jr, Whitley RJ. Clinical practice. Herpes zoster. *N Engl J Med*. 2002；347（5）：340-346.
9. Oxman MN. Immunization to reduce the frequency and severity of herpes zoster and its complications. *Neurology*. 1995；45（12 suppl 8）：S41-S46.
10. Miserocchi E, Waheed NK, Dios E, et al. Visual outcome in herpes simplex virus and varicella zoster virus uveitis：a clinical evaluation and comparison. *Ophthalmology*. 2002；109（8）：1532-1537.
11. Zaal MJ, Volker-Dieben HJ, D'Amaro J. Visual prognosis in immunocompetent patients with herpes zoster ophthalmicus. *Acta Ophthalmol Scand*. 2003；81（3）：216-220.

128 章

◆患者向け URL
・National Institute of Allergy and Infectious Diseases. *Genital Herpes*—http://www.niaid.nih.gov/topics/genitalherpes/Pages/default.aspx.
・Centers for Disease Control and Prevention. *Genital Herpes—CDC Fact Sheet*—http://www.cdc.gov/std/Herpes/STDFact-Herpes.htm.
・Skinsight. *HerpeticWhitlow—Information for Adults*—http://www.skinsight.com/adult/herpeticWhitlow.htm.

◆医療従事者向け URL
・Medscape. *Herpes Simplex*—http://emedicine.medscape.com/article/218580.
・Medscape. *Dermatologic Manifestations of Herpes Simplex*—http://emedicine.medscape.com/article/1132351.
・Usatine RP, Tinitigan R. Nongenital HSV. *Am Fam Physician*. 2010；82：1075-1082—http://www.aafp.org/afp/2010/1101/p1075.html.
・Emmert DH. Treatment of common cutaneous HSV infections. *Am Fam Physician*. 2000；61：1697-1704—http://www.aafp.org/afp/20000315/1697.html.

◆参考文献
1. Whitley RJ, Kimberlin DW, Roizman B. Herpes simplex viruses. *Clin Infect Dis*. 1998；26：541-555.
2. Centers for Disease Control and Prevention. *2010 Guidelines for Treatment of Sexually Transmitted Diseases*. http://www.cdc.gov/std/treatment/2010/STD-Treatment-2010-RR5912.pdf. Accessed December 1, 2011.
3. Gill MJ, Arlette J, Buchan K. Herpes simplex virus infection of the hand. A profile of 79 cases. *Am J Med*. 1988；84：89-93.
4. Fleming DT, McQuillan GM, Johnson RE, et al. Herpes simplex virus type 2 in the United States, 1976 to 1994. *N Engl J Med*. 1997；337：1105-1111.
5. Mertz GJ. Epidemiology of genital herpes infections. *Infect Dis Clin North Am*. 1993；7：825-839.
6. Clark JL, Tatum NO, Noble SL. Management of genital herpes. *Am Fam Physician*. 1995；51：175-182, 187-188.
7. Centers for Disease Control and Prevention（CDC）. Seroprevalence of herpes simplex virus type 2 among persons aged 14-49 years—United States, 2005-2008. *MMWR Morb MortalWkly Rep*. 2010；59（15）：456-459.
8. Emmert DH. Treatment of common cutaneous herpes simplex virus infections. *Am Fam Physician*. 2000；61（6）：1697-1706, 1708.
9. Spruance SL, Stewart JC, Rowe NH, et al. Treatment of recurrent herpes simplex labialis with oral acyclovir. *J Infect Dis*. 1990；161：185-190.
10. Sacks SL, Thisted RA, Jones TM, et al. Docosanol 10％ Cream Study Group. Clinical efficacy of topical docosanol 10％ cream for herpes simplex labialis：a multi-center, randomized, placebo-controlled trial. *J Am Acad Dermatol*. 2001；45（2）：222-230.
11. Usatine RP, Tinitigan R. Nongenital herpes simplex virus. *Am Fam Physician*. 2010；82（9）：1075-1082.
12. Spruance SL, Rowe NH, Raborn GW, et al. Perioral famciclovir in the treatment of experimental ultraviolet radiation-induced herpes simplex labialis：a double-blind, dose-ranging, placebo-controlled, multicenter trial. *J Infect Dis*. 1999；179：303-310.
13. Amir J, Harel L, Smetana Z, Varsano I. Treatment of herpes simplex gingivostomatitis with aciclovir in children：a randomised double blind placebo controlled study. *BMJ*. 1997；314（7097）：1800-1803.
14. Glenny AM, Fernandez Mauleffinch LM, Pavitt S, Walsh T. Interventions for the prevention and treatment of herpes

simplex virus in patients being treated for cancer. *Cochrane Database Syst Rev.* 2009；（1）：CD006706.
15. Spruance SL, Bodsworth N, Resnick H, et al. Single-dose, patient-initiated famciclovir：a randomized, double-blind, placebo-controlled trial for episodic treatment of herpes labialis. *J Am Acad Dermatol.* 2006；55（1）：47-53.
16. Hull C, McKeough M, Sebastian K, Kriesel J, Spruance S. Valacyclovir and topical clobetasol gel for the episodic treatment of herpes labialis：a patient-initiated, double-blind, placebo-controlled pilot trial. *J Eur Acad Dermatol Venereol.* 2009；23（3）：263-267.
17. Spruance SL, Rea TL, Thoming C, Tucker R, Saltzman R, Boon R. Penciclovir cream for the treatment of herpes simplex labialis. A randomized, multicenter, double-blind, placebo-controlled trial. Topical Penciclovir Collaborative Study Group. *JAMA.* 1997；277（17）：1374-1379.
18. Sacks SL, Thisted RA, Jones TM, et al.；Docosanol 10％ Cream Study Group. Clinical efficacy of topical docosanol 10％ cream for herpes simplex labialis：a multi-center, randomized, placebo-controlled trial. *J Am Acad Dermatol.* 2001；45（2）：222-230.
19. Spruance SL, Nett R, Marbury T, Wolff R, Johnson J, Spaulding T. Acyclovir cream for treatment of herpes simplex labialis：results of two randomized, double-blind, vehicle-controlled, multi-center clinical trials. *Antimicrob Agents Chemother.* 2002；46（7）：2238-2243.
20. Rooney JF, Straus SE, Mannix ML, et al. Oral acyclovir to suppress frequently recurrent herpes labialis. A double-blind, placebo-controlled trial. *Ann Intern Med.* 1993；118（4）：268-272.
21. Baker D, Eisen D. Valacyclovir for prevention of recurrent herpes labialis：2 double-blind, placebo-controlled studies. *Cutis.* 2003；71（3）：239-242.

129章
◆患者向け URL
・Centers for Disease Control and Prevention. *Molluscum*（*Molluscum Contagiosum*）—**http://www.cdc.gov/ncidod/dvrd/molluscum/.**
・Pubmed Health. *Molluscum Contagiosum*—**http://www.ncbi.nlm.nih.gov/pubmedhealth/PMH0001829/.**
・American Academy of Dermatology. *Molluscum Contagiosum*—**http://www.aad.org/skin-conditions/dermatology-a-to-z/molluscum-contagiosum.**
・eMedicine Health. *Molluscum Contagiosum*—**http://www.emedicinehealth.com/molluscum_contagiosum/article_em.htm.**
・MedlinePlus. *Molluscum Contagiosum*—**http://www.nlm.nih.gov/medlineplus/ency/article/000826.htm.**

◆医療従事者向け URL
・eMedicine. *Molluscum Contagiosum*—**http://emedicine.medscape.com/article/910570.**
・Centers for Disease Control and Prevention. *Clinical Information*：*Molluscum Contagiosum*—**http://www.cdc.gov/ncidod/dvrd/molluscum/clinical_overview.htm.**

◆参考文献
1. Konya J, Thompson CH. Molluscum contagiosum virus：antibody responses in persons with clinical lesions and seroepidemiology in a representative Australian population. *J Infect Dis.* 1999；179（3）：701-704.
2. Dohil MA, Lin P, Lee J, et al. The epidemiology of molluscum contagiosum in children. *J Am Acad Dermatol.* 2006；54（1）：47-54.
3. Calista D, Boschini A, Landi G. Resolution of disseminated molluscum contagiosum with highly active anti-retroviral therapy（HAART）in patients with AIDS. *Eur J Dermatol.* 1999；9（3）：211-213.
4. Schwartz JJ, Myskowski PL. Molluscum contagiosum in patients with human immunodeficiency virus infection. *J Am Acad Dermatol.* 1992；27（4）：583-588.
5. Cotell SL, Roholt NS. Images in clinical medicine. Molluscum contagiosum in a patient with the acquired immunodeficiency syndrome. *N Engl J Med.* 1998；338（13）：888.
6. van der Wouden JC, van der Sande R, van Suijlekom-Smit LW, et al. Interventions for cutaneous molluscum contagiosum. *Cochrane Database Syst Rev.* 2009 Oct 7；（4）：CD004767.
7. Syed TA, Lundin S, Ahmad M. Topical 0.3％ and 0.5％ podophyllotoxin cream for self-treatment of molluscum contagiosum in males. A placebo-controlled, double-blind study. *Dermatology.* 1994；189（1）：65-68.
8. Hengge UR, Esser S, Schultewolter T, et al. Self-administered topical 5％ imiquimod for the treatment of common warts and molluscum contagiosum. *Br J Dermatol.* 2000；143（5）：1026-1031.
9. Barba AR, Kapoor S, Berman B. An open label safety study of topical imiquimod 5％ cream in the treatment of Molluscum contagiosum in children. *Dermatol Online J.* 2001；7（1）：20.
10. Theos AU, Cummins R, Silverberg NB, Paller AS. Effectiveness of imiquimod cream 5％ for treating childhood molluscum contagiosum in a double-blind, randomized pilot trial. *Cutis.* 2004；74（2）：134-138, 141-142.
11. Papa CM, Berger RS. Venereal herpes-like molluscum contagiosum：treatment with tretinoin. *Cutis.* 1976；18（4）：537-540.
12. Silverberg NB, Sidbury R, Mancini AJ. Childhood molluscum contagiosum：experience with cantharidin therapy in 300 patients. *J Am Acad Dermatol.* 2000；43（3）：503-507.
13. Yoshinaga IG, Conrado LA, Schainberg SC, Grinblat M. Recalcitrant molluscum contagiosum in a patient with AIDS：combined treatment with CO_2 laser, trichloroacetic acid, and pulsed dye laser. *Lasers Surg Med.* 2000；27（4）：291-294.
14. Hanna D, Hatami A, Powell J, et al. A prospective randomized trial comparing the efficacy and adverse effects of four recognized treatments of molluscum contagiosum in children. *Pediatr Dermatol.* 2006；23（6）：574-579.
15. Wetmore SJ. Cryosurgery for common skin lesions. Treatment in family physicians' offices. *Can Fam Physician.* 1999；45：964-974.
16. Lee R, Schwartz RA. Pediatric molluscum contagiosum：reflections on the last challenging poxvirus infection, part 1. *Cutis.* 2010；86（5）：230-236.

130章
◆患者向け URL
・AFP Patient Information. *Am Fam Physician.* 2011；84（3）：296—**http://www.aafp.org/afp/2011/0801/p296.html.**
・eMedicine Health—**http://www.emedicinehealth.com/warts/article_em.htm.**
・BUPA. *Warts and Verrucas Patient Information*—**http://www.bupa.co.uk/individuals/health-information/directory/w/warts-and-verrucas?tab=Resources.**
・FamilyDoctor.org. American Academy of Family Physicians. *Warts*—**http://familydoctor.org/209.xml.**
・MayoClinic.com. *Common Warts*—**http://www.mayoclinic.com/health/common-warts/DS00370.**

◆医療従事者向け URL
・eMedicine. *Nongenital Warts*—**http://emedicine.medscape.com/article/1133317.**
・For information on treating warts including how to dilute Candida antigen：Usatine R, Pfenninger J, Stulberg D, Small R. *Dermatologic and Cosmetic Procedures in Office Practice.* Philadelphia, PA：Elsevier；2012. This can also be purchased as an electronic application at **www.usatinemedia.com.**
・Cutaneous warts：An evidence-based approach to therapy. *Am Fam Physician.* 2005；72：647-652.—**http://www.aafp.org/afp/20050815/647.html.**
・Medline Plus. *Warts*—**http://www.nlm.nih.gov/medlineplus/ency/article/000885.htm.**
・Cochrane review. *Topical Treatments for Cutaneous Warts*—**http://www.cochra**

ne.org/reviews/en/ab001781.html.

◆参考文献

1. Mulhem E, Pinelis S. Treatment of nongenital cutaneous warts. Am Fam Physician. 2011；84（3）：288–293.
2. Micali G, Dall'Oglio F, Nasca MR, et al. Management of cutaneous warts：an evidence–based approach. Am J Clin Dermatol. 2004；5（5）：311–317.
3. Kilkenny M, Marks R. The descriptive epidemiology of warts in the community. Australas J Dermatol. 1996；37：80–86.
4. Sterling JC, Handfield–Jones S, Hudson PM；British Association of Dermatologists. Guidelines for the management of cutaneous warts. Br J Dermatol. 2001；144（1）：4–11.
5. Gibbs S, Harvey I, Sterling JC, Stark R. Local treatments for cutaneous warts. Cochrane Database Syst Rev. 2001；（2）：CD001781.
6. Massing AM, Epstein WL. Natural history of warts. A two–year study. Arch Dermatol. 1963；87：306–310.
7. Rivera A, Tyring SK. Therapy of cutaneous human papillomavirus infections. Dermatol Ther. 2004；17（6）：441–448.
8. Micali G, Dall'Oglio F, Nasca MR. An open label evaluation of the efficacy of imiquimod 5％ cream in the treatment of recalcitrant subungual and periungual cutaneous warts. J Dermatolog Treat. 2003；14：233–236.
9. Hengge UR, Esser S, Schultewolter T, et al. Self–administered topical 5％ imiquimod for the treatment of common warts and molluscum contagiosum. Br J Dermatol. 2000；143：1026–1031.
10. Grussendorf–Conen EI, Jacobs S. Efficacy of imiquimod 5％ cream in the treatment of recalcitrant warts in children. Pediatr Dermatol. 2002；19：263–266.
11. Yilmaz E, Alpsoy E, Basaran E. Cimetidine therapy for warts：a placebo–controlled, double–blind study. J Am Acad Dermatol. 1996；34（6）：1005–1007.
12. Tabrizi SN, Garland SM. Is cryotherapy treating or infecting? Med J Aust. 1996；164（5）：263.
13. Wenner R, Askari SK, Cham PM, et al. Duct tape for the treatment of common warts in adults：a double–blind randomized controlled trial. Arch Dermatol. 2007；143（2）：309–313.
14. Allen AL, Siegfried EC. What's new in human papillomavirus infection. Curr Opin Pediatr. 2000；12：365–369.
15. Sterling JC, Handfield–Jones S, Hudson PM. Guidelines for the management of cutaneous warts. Br J Dermatol. 2001；144：4–11.

131 章

◆患者向け URL

・KidsHealth. Warts—http://www.kidshealth.org/parent/infections/skin/wart.html.
・American Academy of Dermatology. Warts—http://www.aad.org/public/Publications/pamphlets/Warts.htm.
・MedlinePlus. Warts—http://www.nlm.nih.gov/medlineplus/ency/article/000885.htm.

◆医療従事者向け URL

・Bacelieri R, Johnson SM. Cutaneous warts. An evidence–based approach to therapy. Am Fam Physician. 2005；72：647–652.—http://www.aafp.org/afp/20050815/647.html.
・Cochrane Review. Topical Treatments for Cutaneous Warts—http://www.cochrane.org/reviews/en/ab001781.html.
・Treatment of warts is covered extensively in Usatine R, Pfenninger J, Stulberg D, Small R. Dermatologic and Cosmetic Procedures in Office Practice. Philadelphia, PA：Elsevier Inc.；2012. This can also be purchased as an electronic application at www.usatinemedia.com.

◆参考文献

1. Williams H, Pottier A, Strachan D. Are viral warts seen more commonly in children with eczema? Arch Dermatol. 1993；129：717–720.
2. Mulhem E, Pinelis S. Treatment of nongenital cutaneous warts. Am Fam Physician. 2011；84（3）：288–293.
3. Sterling JC, Handfield–Jones S, Hudson PM；British Association of Dermatologists. Guidelines for the management of cutaneous warts. Br J Dermatol. 2001；144（1）：4–11.
4. Gibbs S, Harvey I. Topical treatments for cutaneous warts. Cochrane Database Syst Rev. 2006；(3)：CD001781.
5. Lockshin NA. Flat facial warts treated with fluorouracil. Arch Dermatol. 1979；115：929–1030.
6. Lee S, Kim J–G, Chun SI. Treatment of verruca plana with 5％ 5–fluorouracil ointment. Dermatologica. 1980；160：383–389.
7. Cutler K, Kagen MH, Don PC, et al. Treatment of facial verrucae with topical imiquimod cream in a patient with human immunodeficiency virus. Acta Derm Venereol. 2000；80：134–135.
8. Kim MB. Treatment of flat warts with 5％ imiquimod cream. J Eur Acad Dermatol Venereol. 2006；20（10）：1349–1350.
9. Schwab RA, Elston DM. Topical imiquimod for recalcitrant facial flat warts. Cutis. 2000；65：160–162.
10. Ritter SE, Meffert J. Successful treatment of flat warts using intralesional Candida antigen. Arch Dermatol. 2003；139（4）：541–542.
11. Kartal Durmazlar SP, Atacan D, Eskioglu F. Cantharidin treatment for recalcitrant facial flat warts：a preliminary study. J Dermatolog Treat. 2009；20（2）：114–119.
12. Tabrizi SN, Garland SM. Is cryotherapy treating or infecting? Med J Aust. 1996；164（5）：263.

132 章

◆患者向け URL

・eMedicineHealth. Genital Warts（HPV Infection）—http://www.emedicinehealth.com/genital_warts/article_em.htm.
・PubMed Health. Genital Warts—http://www.ncbi.nlm.nih.gov/pubmedhealth/PMH0001889/.
・American Academy of Dermatology. Genital Warts—http://www.aad.org/skin–conditions/dermatology–a–to–z/genital–warts.
・MedlinePlus. Genital Warts—http://www.nlm.nih.gov/medlineplus/ency/article/000886.htm.

◆医療従事者向け URL

・Centers for Disease Control and Prevention. Genital Warts—http://www.cdc.gov/std/treatment/2010/genital–warts.htm.
・Medscape. Genital Warts—http://emedicine.medscape.com/article/1133201.
・Medscape. Genital Warts in Emergency Medicine—http://emedicine.medscape.com/article/763014.

◆参考文献

1. Centers for Disease Control and Prevention. 2010 Guidelines for Treatment of Sexually Transmitted Diseases. http://www.cdc.gov/std/treatment/2010/STD–Treatment–2010–RR5912.pdf. Accessed December 1, 2011.
2. Burk RD, Kelly P, Feldman J, et al. Declining prevalence of cervicovaginal human papillomavirus infection with age is independent of other risk factors. Sex Transm Dis. 1996；23：333–341.
3. Palefsky JM. Cutaneous and genital HPV–associated lesions in HIV–infected patients. Clin Dermatol. 1997；15：439–447.
4. Usatine R, Stulberg D. Cryosurgery. In：Usatine R, Pfenninger J, Stulberg D, Small R, eds. Dermatologic and Cosmetic Procedures in Office Practice. Philadelphia, PA：Elsevier；2012：182–198.
5. Gotovtseva EP, Kapadia AS, Smolensky MH, Lairson DR. Optimal frequency of imiquimod（Aldara）5％ cream for the treatment of external genital warts in immunocompetent adults：a meta–analysis. Sex Transm Dis. 2008；35（4）：346–351.
6. Mayeaux EJ Jr, Dunton C. Modern management of external genital warts. J Low Genit Tract Dis. 2008；12：185–192.
7. Langley PC, Tyring SK, Smith MH. The cost effectiveness of patient–applied versus provider–administered intervention strategies for the treatment of external genital warts. Am J Manag Care. 1999；5

（1）：69–77.
8. Centers for Disease Control and Prevention（CDC）. FDA licensure of quadrivalent human papillomavirus vaccine（HPV4, Gardasil）for use in males and guidance from the Advisory Committee on Immunization Practices（ACIP）. *MMWR Morb Mortal Wkly Rep*. 2010；59（20）：630–632.

133 章

◆患者向け URL
- MayoClinic. *Planter Warts*—http://www.mayoclinic.com/health/plantar–warts/DS00509.
- MedlinePlus. *Warts*—http://www.nlm.nih.gov/medlineplus/warts.html.
- Fort Drum Medical Activity. *Patient Education Handouts*：*Warts and Plantar Warts*—http://www.drum.amedd.army.mil/pt_info/handouts/warts_Plantar.pdf.

◆医療従事者向け URL
- Bacelieri R, Johnson SM. Cutaneous warts：an evidence–based approach to therapy. *Am Fam Physician*. 2005；72：647–652—http://www.aafp.org/afp/20050815/647.html.
- Medscape. *Nongenital Warts*—http://emedicine.medscape.com/article/1133317.

◆参考文献
1. Laurent R, Kienzler JL. Epidemiology of HPV infections. *Clin Dermatol*. 1985；3（4）：64–70.
2. Johnson ML, Roberts J. Skin conditions and related need for medical care among persons 1–74 years. Rockville, MD：US Department of Health, Education, and Welfare；1978：1–26.
3. Williams HC, Pottier A, Strachan D. The descriptive epidemiology of warts in British schoolchildren. *Br J Dermatol*. 1993；128：504–511.
4. Kilkenny M, Merlin K, Young R, Marks R. The prevalence of common skin conditions in Australian school students：1. Common, plane and plantar viral warts. *Br J Dermatol*. 1998；138：840–845.
5. Holland TT, Weber CB, James WD. Tender periungual nodules. Myrmecia（deep palmoplantar warts）. *Arch Dermatol*. 1992；128（1）：105–106, 108–109.
6. Beutner, KR. Nongenital human papillomavirus infections. *Clin Lab Med*. 2000；20：423–430.
7. Berman A, Domnitz JM, Winkelmann RK. Plantar warts recently turned black. *Arch Dermatol*. 1982；118：47–51.
8. Landsman MJ, Mancuso JE, Abramow SP. Diagnosis, pathophysiology, and treatment of plantar verruca. *Clin Podiatr Med Surg*. 1996；13（1）：55–71.
9. Gibbs S, Harvey I. *Cochrane Summaries*. *Topical Treatments for Cutaneous Warts*. http://www.cochrane.org/reviews/en/ab001781.html. Accessed April 1, 2008.
10. Cockayne S, Hewitt C, Hicks K, et al. Cryotherapy versus salicylic acid for the treatment of plantar warts（verrucae）：a randomized controlled trial. *BMJ*. 2011 342：d3271.

134 章

◆患者向け URL
- Doctor fungus—http://www.doctorfungus.org/.

◆医療従事者向け URL
- Fungal skin—http://www.dermnetnz.org/fungal/.
- Doctor fungus—http://www.doctorfungus.org/.
- World of dermatophytes—http://www.provlab.ab.ca/mycol/tutorials/derm/dermhome.htm.
- Swartz–Lamkins fungal stain can be easily purchased online—http://www.delasco.com/pcat/1/Chemicals/Swartz_Lamkins/dlmis023/.

◆参考文献
1. Thomas B. Clear choices in managing epidermal tinea infections. *J Fam Pract*. 2003；52：850–862.
2. Crawford F, Hart R, Bell–Syer S, et al. Topical treatments for fungal infections of the skin and nails of the foot. *Cochrane Database Syst Rev*. 2000；（2）：CD001434.
3. Crawford F, Hollis S. Topical treatments for fungal infections of the skin and nails of the foot. *Cochrane Database Syst Rev*. 2007 Jul 18；（3）：CD001434.
4. Gonzalez U, Seaton T, Bergus G, et al. Systemic antifungal therapy for tinea capitis in children. *Cochrane Database Syst Rev*. 2007 Oct 17；（4）：CD004685.
5. Bell–Syer SE, Hart R, Crawford F, et al. Oral treatments for fungal infections of the skin of the foot. *Cochrane Database Syst Rev*. 2002；（2）：CD003584.
6. Tey HL, Tan AS, Chan YC. Meta–analysis of randomized, controlled trials comparing griseofulvin and terbinafine in the treatment of tinea capitis. *J Am Acad Dermatol*. 2011；64：663–670.

135 章

◆患者・医療従事者向け URL
- Medscape. *Cutaneous Candidiasis*—http://emedicine.medscape.com/article/1090632.
- Medscape. *Intertrigo*—http://emedicine.medscape.com/article/1087691.

◆参考文献
1. Scheinfeld N. *Cutaneous Candidiasis*. Updated August 2, 2011. http://emedicine.medscape.com/article/1090632. Accessed September 5, 2011.
2. Pappas PG, Rex JH, Sobel JD, et al. Guidelines for treatment of candidiasis. *Clin Infect Dis*. 2004；38：161–189.
3. Spraker MK, Gisoldi EM, Siegfried EC, et al. Topical miconazole nitrate ointment in the treatment of diaper dermatitis complicated by candidiasis. *Cutis*. 2006；77（2）：113–120.

136 章

◆患者向け URL
- VisualDxHealth. *Ringworm*—http://www.visualdxhealth.com/adult/tineaCorporis.htm.
- Medline Plus Medical Encyclopedia—http://www.nlm.nih.gov/medlineplus/ency/article/000877.htm.

◆医療従事者向け URL
- eMedicine topic—http://www.emedicine.com/DERM/topic421.htm.
- Doctor Fungus—http://www.doctorfungus.org/.
- Swartz–Lamkins fungal stain can be easily purchased online—http://www.delasco.com/pcat/1/Chemicals/Swartz_Lamkins/dlmis023/.

◆参考文献
1. Thomas B. Clear choices in managing epidermal tinea infections. *J Fam Pract*. 2003；52：850–862.
2. Crawford F, Hollis S. Topical treatments for fungal infections of the skin and nails of the foot. *Cochrane Database Syst Rev*. 2007；3：CD001434.
3. Budimulja U, Bramono K, Urip KS, et al. Once daily treatment with terbinafine 1% cream（Lamisil）for one week is effective in the treatment of tinea corporis and cruris. A placebo–controlled study. *Mycoses*. 2001；44：300–306.
4. Lebwohl M, Elewski B, Eisen D, Savin RC. Efficacy and safety of terbinafine 1% solution in the treatment of interdigital tinea pedis and tinea corporis or tinea cruris. *Cutis*. 2001；67：261–266.
5. Boonk W, de Geer D, de Kreek E, et al. Itraconazole in the treatment of tinea corporis and tinea cruris：comparison of two treatment schedules. *Mycoses*. 1998；41：509–514.
6. Voravutinon V. Oral treatment of tinea corporis and tinea cruris with terbinafine and griseofulvin：A randomized double blind comparative study. *J Med Assoc Thai*. 1993；76：388–393.
7. Gupta AK, Chaudhry M, Elewski B. Tinea corporis, tinea cruris, tinea nigra, and piedra. *Dermatol Clin*. 2003；21（3）：395–400.
8. Hand JW, Wroble RR. Prevention of tinea corporis in collegiate wrestlers. *J Athl Train*. 1999；34（4）：350–352.

137 章

◆患者向け URL
- Medline Plus. *Jock Itch*—http://www.nlm.nih.gov/medlineplus/ency/article/000876.htm.

◆医療従事者向け URL
- DermNet NZ. *Fungal Skin Infections*—http://www.dermnetnz.org/fungal/.
- Doctor Fungus—http://www.doctorfungus.org/.
- Medscape. *Tinea Cruris*—http://emedicine.medscape.com/article/1091806.

◆参考文献
1. Panackal AA, Halpern EF, Watson AJ. Cutaneous fungal infections in the United States：analysis of the National Ambulatory Medical Care Survey（NAMCS）and National Hospital Ambulatory Medical Care Survey（NHAMCS）, 1995-2004. *Int J Dermatol*. 2009；48（7）：704-712.
2. Wiederkehr M, Schwartz RA. *Tinea Cruris*. http://emedicine.medscape.com/article/1091806-overview. Accessed April 2, 2012.
3. Ingordo V, Naldi L, Fracchiolla S, Colecchia B. Prevalence and risk factors for superficial fungal infections among Italian Navy cadets. *Dermatology*. 2004；209（3）：190-196.
4. Patel GA, Wiederkehr M, Schwartz RA. Tinea cruris in children. *Cutis*. 2009；84（3）：133-137.
5. Selden ST. *Intertrigo*. http://emedicine.medscape.com/article/1087691-overview. Accessed April 2, 2012.
6. Drake LA, Dinehart SM, Farmer ER, et al. Guidelines of care for superficial mycotic infections of the skin：tinea corporis, tinea cruris, tinea faciei, tinea manuum, and tinea pedis. Guidelines/Outcomes Committee. American Academy of Dermatology. *J Am Acad Dermatol*. 1996；34（2 pt 1）：282-286.
7. Nadalo D, Montoya C, Hunter-Smith D. What is the best way to treat tinea cruris? *J Fam Pract*. 2006；55：256-258.
8. Singal A, Pandhi D, Agrawal S, Das S. Comparative efficacy of topical 1％ butenafine and 1％ clotrimazole in tinea cruris and tinea corporis：a randomized, double-blind trial. *J Dermatolog Treat*. 2005；16（506）：331-335.
9. Nozickova M, Koudelkova V, Kulikova Z, Malina L, Urbanowski S, Silny W. A comparison of the efficacy of oral fluconazole, 150 mg/week versus 50 mg/day, in the treatment of tinea corporis, tinea cruris, tinea pedis, and cutaneous candidosis. *Int J Dermatol*. 1998；37：703-705.
10. Boonk W, de Geer D, de Kreek E, Remme J, van Huystee B. Itraconazole in the treatment of tinea corporis and tinea cruris：comparison of two treatment schedules. *Mycoses*. 1998；41：509-514.
11. Voravutinon V. Oral treatment of tinea corporis and tinea cruris with terbinafine and griseofulvin：a randomized double blind comparative study. *J Med Assoc Thai*. 1993；76：388-393.

138 章

◆患者向け URL
- eMedicineHealth. *Athlete's Foot*—http://www.emedicinehealth.com/athletes_foot/article_em.htm.

◆医療従事者向け URL
- Medscape. *Tinea Pedis*—http://emedicine.medscape.com/article/1091684.

◆参考文献
1. Robbins C. *Tinea Pedis*. http://www.emedicine.com/DERM/topic470.htm. Accessed June 24, 2007.
2. Seebacher C, Bouchara JP, Mignon B. Updates on the epidemiology of dermatophyte infections. *Mycopathologia*. 2008；166（5-6）：335-352.
3. Crawford F, Hart R, Bell-Syer S, Torgerson D, Young P, Russell I. Topical treatments for fungal infections of the skin and nails of the foot. *Cochrane Database Syst Rev*. 2000；CD001434.
4. Kienke P, Korting HC, Nelles S, Rychlik R. Comparable efficacy and safety of various topical formulations of terbinafine in tinea pedis irrespective of the treatment regimen：results of a meta-analysis. *Am J Clin Dermatol*. 2007；8（6）：357-364.
5. Bell-Syer SE, Hart R, Crawford F, Torgerson DJ, Tyrrell W, Russell I. Oral treatments for fungal infections of the skin of the foot. *Cochrane Database Syst Rev*. 2002；CD003584.
6. Thomas B. Clear choices in managing epidermal tinea infections. *J Fam Pract*. 2003；52：850-862.
7. Zatcoff RC, Smith MS, Borkow G. Treatment of tinea pedis with socks containing copper-oxide impregnated fibers. *Foot（Edinb）*. 2008；18（3）：136-141.

139 章

◆患者向け URL
- Skin Sight. *Tinea Versicolor*—http://www.skinsight.com/adult/tineaVersicolor.htm.

◆医療従事者向け URL
- Medscape. *Tinea Versicolor*—http://emedicine.medscape.com/article/1091575.

◆参考文献
1. Bolognia J, Jorizzo J, Rapini R. *Dermatology*. St. Louis, MO：Mosby；2003.
2. Hu SW, Bigby M. Pityriasis versicolor：a systematic review of interventions. *Arch Dermatol*. 2010；146（10）：1132-1140.
3. Lange DS, Richards HM, Guarnieri J, et al. Ketoconazole 2％ shampoo in the treatment of tinea versicolor：a multicenter, randomized, double-blind, placebo-controlled trial. *J Am Acad Dermatol*. 1998；39（6）：944-950.
4. Bhogal CS, Singal A, Baruah MC. Comparative efficacy of ketoconazole and fluconazole in the treatment of pityriasis versicolor：a one year follow-up study. *J Dermatol*. 2001；28（10）：535-539.
5. Farschian M, Yaghoobi R, Samadi K. Fluconazole versus ketoconazole in the treatment of tinea versicolor. *J Dermatolog Treat*. 2002；13（2）：73-76.
6. Gupta AK, Del Rosso JQ. An evaluation of intermittent therapies used to treat onychomycosis and other dermatomycoses with the oral antifungal agents. *Int J Dermatol*. 2000；39（6）：401-411.
7. Wahab MA, Ali ME, Rahman MH, et al. Single dose（400 mg）versus 7 day（200 mg）daily dose itraconazole in the treatment of tinea versicolor：a randomized clinical trial. *Mymensingh Med J*. 2010；19（1）：72-76.
8. Faergemann J, Gupta AK, Mofadi AA, et al. Efficacy of itraconazole in the prophylactic treatment of pityriasis（tinea）versicolor. *Arch – Dermatol*. 2002；138：69-73.

140 章

◆患者向け URL
- eMedicineHealth. *Lice*—http://www.emedicinehealth.com/lice/article_em.htm.
- Centers for Disease Control and Prevention. *Parasites（Lice）*—http://www.cdc.gov/parasites/lice/index.html.

◆医療従事者向け URL
- Centers for Disease Control and Prevention. *Parasites*—http://www.cdc.gov/ncidod/dpd/parasites/lice/default.htm.
- Medscape. *Pediculosis（Lice）*—http://emedicine.medscape.com/article/225013.

◆参考文献
1. Usatine RP, Halem L. A terrible itch. *J Fam Pract*. 2003；52（5）：377-379.
2. Araujo A, Ferreira LF, Guidon N, et al. Ten thousand years of head lice infection. *Parasitol Today*. 2000；16（7）：269.
3. Roberts RJ. Clinical practice. Head lice. *N Engl J Med*. 2002；346：1645.
4. Frankowski BL, Weiner LB. Head Lice. *Pediatrics*. 2002；110（3）：638-643.
5. Pickering LK, Baker CJ, Long SS, McMillan JA. *Red Book：2006 Report of the Committee on Infectious Diseases*, 27th ed. Elk Grove Village, IL：American Academy of Pediatrics；2006：488-493.
6. Maguire JH, Pollack RJ, Spielman A. Ectoparasite infestations and arthropod bites and stings. In：Kasper DL, Fauci AS, Longo DL, Braunwald EB, Hauser SL, Jameson JL, eds. *Harrison's Principles of Internal Medicine*, 16th ed. New York, NY：McGraw-Hill；2005：2601-2602.
7. Flinders DC, De Schweinitz P. Pediculosis and scabies. *Am Fam Physician*. 2004；69（2）：341-348.
8. Darmstadt GL. Arthropod bites and infestations. In：Behrman RE, Kliegman RM, Jenson HB, eds. *Nelson Textbook of Pediatrics*, 16th ed. Philadelphia, PA：

9. Jahnke C, Bauer E, Hengge UR, Feldmeier H. Accuracy of diagnosis of pediculosis capitis：visual inspection vs wet combing. Arch Dermatol. 2009；145(3)：309–313.
10. Hipolito RB, Mallorca FG, Zuniga-Macaraig ZO, et al. Head lice infestation：single drug versus combination therapy with one percent permethrin and trimethoprim/sulfamethoxazole. Pediatrics. 2001；107(2)：E30.
11. Meinking TL, Clineschmidt CM, Chen C, et al. An observer-blinded study of 1％ permethrin creme rinse with and without adjunctive combing in patients with head lice. J Pediatr. 2002；141(5)：665–670.
12. Meinking TL, Serrano L, Hard B, et al. Comparative in vitro pediculicidal efficacy of treatments in a resistant head lice population in the United States. Arch Dermatol. 2002；138(2)：220–224.
13. Meinking TL, Villar ME, Vicaria M, et al. The clinical trials supporting benzyl alcohol lotion 5％(Ulesfia)：a safe and effective topical treatment for head lice (pediculosis humanus capitis). Pediatr Dermatol. 2010；27(1)：19–24.
14. Stough D, Shellabarger S, Quiring J, Gabrielsen AA Jr. Efficacy and safety of spinosad and permethrin creme rinses for pediculosis capitis (head lice). Pediatrics. 2009；124(3)：e389–e395.
15. Ivermectin Lotion 0.5％(Sklice) Clinical Review(NDA). http://www.fda.gov/downloads/Drugs/DevelopmentApprovalProcess/DevelopmentResources/UCM295584.pdf. Accessed April 13, 2012.
16. Lebwohl M, Clark L, Levitt J. Therapy for head lice based on life cycle, resistance, and safety considerations. Pediatrics. 2007；119(5)：965–974.
17. Dodd CS. Interventions for treating head lice. Cochrane Database Syst Rev. 2006；(4)：CD001165.

141 章
◆患者向け URL
・Centers for Disease Control and Prevention. Scabies—http://www.cdc.gov/parasites/scabies/.
・PubMed Health. Scabies—http://www.ncbi.nlm.nih.gov/pubmedhealth/PMH0001833/.
◆医療従事者向け URL
・Medscape. Scabies—http://emedicine.medscape.com/article/1109204.
・DermNet NZ. Scabies—http://dermnetnz.org/arthropods/scabies.html.
◆参考文献
1. Hay RJ, Steer AC, Engelman D, Walton S. Scabies in the developing world－its prevalence, complications, and management. Clin Microbiol Infect. 2012 Apr；18(4)：313–323.
2. Hengge UR, Currie B, Jäger G, et al. Scabies：a ubiquitous neglected skin disease. Lancet Infect Dis. 2006；6(12)：769–779.
3. Paller AS, Mancini AJ. Scabies. In：Paller AS, Mancini AJ, eds. Hurwitz Clinical Pediatric Dermatology：A Textbook of Skin Disorders of Childhood and Adolescence. Philadelphia, PA：Saunders；2006：479–488.
4. Centers for Disease Control and Prevention. Scabies：Epidemiology and Risk Factors. http://www.cdc.gov/parasites/scabies/epi.html. Accessed April 2012.
5. Albrecht J, Bigby M. Testing a test. Critical appraisal of tests for diagnosing scabies. Arch Dermatol. 2011；147(4)：494–497.
6. Fox GN, Usatine RP. Itching and rash in a boy and his grandmother. J Fam Pract. 2006；55(8)：679–684.
7. Dupuy A, Dehen L, Bourrat E, et al. Accuracy of standard dermoscopy for diagnosing scabies. J Am Acad Dermatol. 2007；56(1)：53–62.
8. Walter B, Heukelbach J, Fengler G, et al. Comparison of dermoscopy, skin scraping, and the adhesive tape test for the diagnosis of scabies in a resource-poor setting. Arch Dermatol. 2011；147(4)：468–473.
9. Lacarrubba F, Musumeci ML, Caltabiano R, et al. High-magnification videodermatoscopy：a new noninvasive diagnostic tool for scabies in children. Pediatr Dermatol. 2001；18(5)：439–441.
10. Walton SF, Currie BJ. Problems in diagnosing scabies, a global disease in human and animal populations. Clin Microbiol Rev. 2007；20(2)：268–279.
11. Centers for Disease Control and Prevention. Scabies：Treatment. http://www.cdc.gov/parasites/scabies/treatment.html. Accessed April 2012.
12. Strong M, Johnstone PW. Interventions for treating scabies. Cochrane Database Syst Rev. 2007；3：CD000320.
13. Currie BJ, McCarthy JS. Permethrin and ivermectin for scabies, N Engl J Med. 2010；362(8)：717–725.
14. Carson CF, Hammer KA, Riley TV. Melaleuca alternifolia(Tea Tree)oil：a review of antimicrobial and other medicinal properties. Clin Microbiol Rev. 2006；19(1)：50–62.

142 章
◆患者・医療従事者向け URL
・eMedicine. Dermatology—http://emedicine.medscape.com/article/1108784.
・eMedicine. Pediatrics—http://emedicine.medscape.com/article/998709.
・CDC—http://www.cdc.gov/parasites/zoonotichookworm/health_professionals/index.html
◆参考文献
1. Wolff K and Johnson RA. Fitzpatrick's Color Atlas & Synopsis of Clinical Dermatology. 6th ed. New York, NY：McGraw-Hill；2009.
2. Bowman D, Montgomery S, Zajac A, et al. Hookworms of dogs and cats as agents of cutaneous larva migrans. Trends Parasitol. 2010；26(4)：162–167.
3. Heukelbach J, Feldmeier H. Epidemiological and clinical characteristics of hookworm-related cutaneous larva migrans. Lancet Infect Dis. 2008；8(5)：302–309.
4. Feldmeier H, Heukelbach J. Epidermal parasitic skin diseases：a neglected category of poverty-associated plagues. Bull World Health Organ. 2009；87(2)：152–159.
5. Montgomery S. Cutaneous larva migrans. In：Infectious Disease Related to Travel. CDC Yellow Book. 2012. http://wwwnc.cdc.gov/travel/yellowbook/2012/chapter-3-infectious-diseases-related-to-travel/cutaneous-larva-migrans.htm. Accessed October 26, 2012.
6. Hotez P, Brooker S, Bethony J, et al. Hookworm infection. N Engl J Med. 2004；351(8)：799–807.
7. Jelinek T, Maiwald H, Nothdurft H, Loscher T. Cutaneous larva migrans in travelers：synopsis of histories, symptoms and treating 98 patients. Clin Infect Dis. 1994；19：1062–1066.

143 章
◆患者向け URL
・American Academy of Dermatology—www.skincarephysicians.com/eczemanet/.
・The National Eczema Association—www.nationaleczema.org/.
◆医療従事者向け URL
・Medscape. Atopic dermatitis—http://emedicine.medscape.com/article/1049085-overview.
◆参考文献
1. Hanifin JM, Cooper KD, Ho VC, et al. Guidelines of care for atopic dermatitis. J Am Acad Dermatol. 2004；50：391–404.
2. Orfali RL, Shimizu MM, Takaoka R, et al. Atopic dermatitis in adults：clinical and epidemiological considerations. Rev Assoc Med Bras. 2013 May–Jun；59(3)：270–275.
3. Rance F, Boguniewicz M, Lau S. New visions for atopic eczema：an iPAC summary and future trends. Pediatr Allergy Immunol. 2008；19(suppl 19)：17–25.
4. Ingordo V, D'Andria G, D'Andria C. Adult-onset atopic dermatitis in a patch test population. Dermatology. 2003；206(3)：197–203.
5. Katsarou A, Armenaka M. Atopic dermatitis in older patients：particular points. J Eur Acad Dermatol Venereol. 2011 Jan；25(1)：12–18.

6. Wüthrich B, Schmid-Grendelmeier P. The atopic eczema/dermatitis syndrome. Epidemiology, natural course, and immunology of the IgE-associated ("extrinsic") and the nonallergic ("intrinsic") AEDS. J Investig Allergol Clin Immunol. 2003；13(1)：1-5.
7. Simpson EL. Prevalence and morphology of hand eczema in patients with atopic dermatitis. Dermatitis. 2006；17：123-127.
8. Huang JT, Abrams M, Tlougan B, et al. Dilute bleach baths for Staphylococcus aureus colonization in atopic dermatitis to decrease disease severity. Pediatrics. 2009；123(5)：e808-e814.
9. Chisolm SS, Taylor SL, Balkrishnan R, et al. Written action plans：potential for improving outcomes in children with atopic dermatitis. J Am Acad Dermatol. 2008；59：677-683.

144 章
◆患者向け URL
- PubMed Health. Contact Dermatitis—http://www.ncbi.nlm.nih.gov/pubmedhealth/PMH0001872/.
- The T. R. U. E. Test website has a wealth of information on reading labels, common allergens and patch testing for patients—http://www.truetest.com/.

◆医療従事者向け URL
- American Family Physician. Diagnosis and Management of Contact Dermatitis—http://www.aafp.org/afp/2010/0801/p249.html.
- The T. R. U. E. Test website has a wealth of information on patch testing for healthcare professionals—http://www.truetest.com/.

◆参考文献
1. Usatine RP. A red twisted ankle. West J Med. 1999；171：361-362.
2. Halstater B, Usatine RP. Contact dermatitis. In：Milgrom E, Usatine RP, Tan R, Spector S, eds. Practical Allergy. Philadelphia, PA：Elsevier；2004.
3. Usatine RP, Riojas M. Diagnosis and management of contact dermatitis. Am Fam Physician. 2010；82：249-255.
4. Beltrani VS, Bernstein IL, Cohen DE, Fonacier L. Contact dermatitis：a practice parameter. Ann Allergy Asthma Immunol. 2006；97：S1-S38.
5. Krob HA, Fleischer AB Jr, D'Agostino R Jr, Haverstock CL, Feldman S. Prevalence and relevance of contact dermatitis allergens：a meta-analysis of 15 years of published T. R. U. E. test data. J Am Acad Dermatol. 2004；51：349-353.
6. Bourke J, Coulson I, English J. Guidelines for the management of contact dermatitis：an update. Br J Dermatol. 2009；160：946-954.
7. Belsito D, Wilson DC, Warshaw E, et al. A prospective randomized clinical trial of 0.1% tacrolimus ointment in a model of chronic allergic contact dermatitis. J Am Acad Dermatol. 2006；55：40-46.
8. Nicholson PJ, Llewellyn D, English JS. Evidence-based guidelines for the prevention, identification and management of occupational contact dermatitis and urticaria. Contact Dermatitis. 2010；63：177-186.

145 章
◆患者向け URL
- DermNet—http://www.dermnetnz.org/dermatitis/hand-dermatitis.html.

◆医療従事者向け URL
- Medscape. Dyshidrotic eczema—http://emedicine.medscape.com/article/1122527.
- Medscape. Vesicular Palmoplantar Eczema—http://emedicine.medscape.com/article/1124613.

◆参考文献
1. Warshaw E, Lee G, Storrs FJ. Hand dermatitis：a review of clinical features, therapeutic options, and long-term outcomes. Am J Contact Dermat. 2003；14：119-137.
2. Bolognia J. Dermatology. St. Louis, MO：Mosby；2003.
3. Warshaw EM, Ahmed RL, Belsito DV, et al；North American Contact Dermatitis Group. Contact dermatitis of the hands：cross-sectional analyses of North American Contact Dermatitis Group Data, 1994-2004. J Am Acad Dermatol. 2007；57(2)：301-314.
4. Li LF, Wang J. Contact hypersensitivity in hand dermatitis. Contact Dermatitis. 2002；47：206-209.
5. Bourke J, Coulson I, English J. Guidelines for the management of contact dermatitis：an update. Br J Dermatol. 2009；160：946-954.
6. Nicholson PJ, Llewellyn D, English JS. Evidence-based guidelines for the prevention, identification and management of occupational contact dermatitis and urticaria. Contact Dermatitis. 2010；63：177-186.
7. Kucharekova M, Van De Kerkhof PC, Van Der Valk PG. A randomized comparison of an emollient containing skin-related lipids with a petrolatum-based emollient as adjunct in the treatment of chronic hand dermatitis. Contact Dermatitis. 2003；48：293-299.
8. Belsito DV, Fowler JF Jr, Marks JG Jr, et al；Multicenter Investigator Group. Pimecrolimus cream 1%：a potential new treatment for chronic hand dermatitis. Cutis. 2004；73(1)：31-38.
9. Belsito D, Wilson DC, Warshaw E, et al. A prospective randomized clinical trial of 0.1% tacrolimus ointment in a model of chronic allergic contact dermatitis. J Am Acad Dermatol. 2006；55：40-46.
10. Warshaw EM. Therapeutic options for chronic hand dermatitis. Dermatol Ther. 2004；17：240-250.
11. Schmitt J, Schmitt N, Meurer M. Cyclosporin in the treatment of patients with atopic eczema－a systematic review and meta-analysis. J Eur Acad Dermatol Venereol. 2007；21：606-619.
12. Ruzicka T, Lynde CW, Jemec GBE, et al. Efficacy and safety of oral alitretinoin (9-cis retinoic acid) in patients with severe chronic hand eczema refractory to topical corticosteroids：results of a randomized, double-blind, placebo-controlled, multicentre trial. Br J Dermatol. 2008；158：808-817.

146 章
◆患者向け URL
- American Academy of Dermatology. Nummular Dermatitis—http://www.aad.org/skin-conditions/dermatology-a-to-z/nummular-dermatitis.
- British Association of Dermatologists. Discoid Eczema—http://www.bad.org.uk/site/811/Default.aspx.

◆医療従事者向け URL
- Medscape. Nummular Dermatitis—http://emedicine.medscape.com/article/1123605.

◆参考文献
1. Bolognia J. Dermatology. St. Louis, MO：Mosby/Elsevier；2008.
2. Miller J. Nummular Dermatitis. http://emedicine.medscape.com/article/1123605. Updated May 20, 2011. Accessed November 12, 2011.
3. Tanaka T, Satoh T, Yokozeki H. Dental infection associated with nummular eczema as an overlooked focal infection. J Dermatol. 2009；36(8)：462-465.
4. Aoyama H, Tanaka M, Hara M, Tabata N, Tagami H. Nummular eczema：an addition of senile xerosis and unique cutaneous reactivities to environmental aeroallergens. Dermatology. 1999；199(2)：135-139.
5. Wilkinson DS. Discoid eczema as a consequence of contact with irritants. Contact Dermatitis. 1979；5(2)：118-119.
6. Moore MM, Elpern DJ, Carter DJ. Severe, generalized nummular eczema secondary to interferon alfa-2b plus ribavirin combination therapy in a patient with chronic hepatitis C virus infection. Arch Dermatol. 2004；140(2)：215-217.
7. Shen Y, Pielop J, Hsu S. Generalized nummular eczema secondary to peginterferon Alfa-2b and ribavirin combination therapy for hepatitis C infection. Arch Dermatol. 2005；141(1)：102-103.
8. Bettoli V, Tosti A, Varotti C. Nummular eczema during isotretinoin treatment. J Am Acad Dermatol. 1987；16(3 pt 1)：

9. Adachi A, Horikawa T, Takashima T, Ichihashi M. Mercury-induced nummular dermatitis. *J Am Acad Dermatol*. 2000；43（2）：383-385.
10. Gutman AB, Kligman AM, Sciacca J, James WD. Soak and smear：a standard technique revisited. *Arch Dermatol*. 2005；141（12）：1556-1569.
11. Roberts H, Orchard D. Methotrexate is a safe and effective treatment for paediatric discoid（nummular）eczema：a case series of 25 children. *Australas J Dermatol*. 2010；51（2）：128-130.
12. Drake LA, Millikan LE. The antipruritic effect of 5％ doxepin cream in patients with eczematous dermatitis. Doxepin Study Group. *Arch Dermatol*. 1995；131（12）：1403-1408.
13. Boyle RJ, Bath-Hextall FJ, Leonardi-Bee J, Murrell DF, Tang ML. Probiotics for treating eczema. *Cochrane Database Syst Rev*. 2008；（4）：CD006135.

147 章

◆患者向け URL

- PubMed Health. *Lichen simplex chronicus*—**http://www.ncbi.nlm.nih.gov/pubmedhealth/PMH0001875/**.
- American Osteopathic College of Dermatology. *Prurigo Nodularis*—**http://www.aocd.org/skin/dermatologic_diseases/prurigo_nodularis.html**.
- American family Physician. *Neurotic Excoriations*—**http://www.aafp.org/afp/2001/1215/p1981.html**.

◆医療従事者向け URL

- Medscape. *Lichen simplex chronicus*—**http://emedicine.medscape.com/article/1123423**.
- Medscape. *Prurigo Nodularis*—**http://emedicine.medscape.com/article/1088032**.
- Medscape. *Neurotic Excoriations*—**http://emedicine.medscape.com/article/1122042**.

◆参考文献

1. Scheinfeld, N. *Neurotic Excoriations*. http://emedicine.medscape.com/article/1122042. Updated August 3, 2011. Accessed November 15, 2011.
2. Hogan, D. *Lichen Simplex Chronicus*. http://emedicine.medscape.com/article/1123423. Updated June 4, 2010. Accessed November 15, 2011.
3. Hogan, D. *Prurigo Nodularis*. http://emedicine.medscape.com/article/1088032. Updated July 9, 2010. Accessed November 17, 2011.
4. Krishnan A, Koo J. Psyche, opioids, and itch：therapeutic consequences. *Dermatol Ther*. 2005；18（4）：314-322.
5. Engin B, Tufekci O, Yazici A, Ozdemir M. The effect of transcutaneous electrical nerve stimulation in the treatment of lichen simplex：a prospective study. *Clin Exp Dermatol*. 2009；34：324-328.
6. Gencoglan G, Inanir I, Gunduz K. Treatment of prurigo nodularis and lichen simplex chronicus with gabapentin. *Dermatol Ther*. 2010；23：194-198.
7. Solak O, Kulac M, Yaman M, et al. Lichen simplex chronicus as a symptom of neuropathy. *Clin Exp Dermatol*. 2008；34：476-480.
8. Kirtak N, Inaloz S, Akcali C, et al. Association of serotonin transporter gene-linked polymorphic region and variable number of tandem repeat polymorphism of the serotonin transporter gene in lichen simplex chronicus patients with psychiatric status. *Int J Dermatol*. 2008；47：1069-1072.
9. Maurer T. Dermatologic manifestations of HIV infection. *Top HIV Med*. 2005 Dec-2006 Jan；13（5）：147-154.
10. Hundley JL, Yosipovitch G. Mirtazapine for reducing nocturnal itch in patients with chronic pruritus：a pilot study. *J Am Acad Dermatol*. 2004；50：889-891.
11. Drake LA, Millikan LE. The antipruritic effect of 5％ doxepin cream in patients with eczematous dermatitis. Doxepin Study Group. *Arch Dermatol*. 1995；131：1403-1408.
12. Aschoff R, Wozel G. Topical tacrolimus for the treatment of lichen simplex chronicus. *J Dermatolog Treat*. 2007；18：115-117.
13. Wong SS, Goh CL. Double-blind, right/left comparison of calcipotriol ointment and betamethasone ointment in the treatment of prurigo nodularis. *Arch Dermatol*. 2000；136：807-808.
14. Saraceno R, Nistico SP, Capriotti E, et al. Monochromatic excimer light（308 nm）in the treatment of prurigo nodularis. *Photodermatol Photoimmunol Photomed*. 2008；24（1）：43-45.
15. Siepmann, D Luger T, Stander S. Antipruritic effect of cyclosporine microemulsion in prurigo nodularis：results of a case series. *J Dtsch Dermatol Ges*. 2008；6：941-945.

148 章

◆患者向け URL

- eMedicineHealth.com is a consumer health site with information and support groups—**http://www.emedicinehealth.com/hives_and_angioedema/article_em.htm**.

◆医療従事者向け URL

- Well-written guideline based on a joint initiative of a number of European dermatology, allergy, and immunology organizations—**http://onlinelibrary.wiley.com/doi/10.1111/j.1398-9995.2009.02178.x/full**.

◆参考文献

1. Zuberbier T, Asero R, Bindslev-Jensen C, et al. EAACI/GA（2）LEN/EDF/WAO guideline：management of urticaria. *Allergy*. 2009；64：1427-1443.
2. Baxi S, Dinakar C. Urticaria and angioedema. *Immunol Allergy Clin North Am*. 2005；25：353-367, vii.
3. Usatine RP. Urticaria and angioedema. In：Milgrom E, Usatine RP, Tan R, Spector S, eds. *Practical Allergy*. Philadelphia, PA：Elsevier；2003：78-96.
4. Finn AF Jr, Kaplan AP, Fretwell R, et al. A double-blind, placebo-controlled trial of fexofenadine HCl in the treatment of chronic idiopathic urticaria. *J Allergy Clin Immunol*. 1999；104：1071-1078.
5. Ortonne JP, Grob JJ, Auquier P, Dreyfus I. Efficacy and safety of desloratadine in adults with chronic idiopathic urticaria：a randomized, double-blind, placebo-controlled, multicenter trial. *Am J Clin Dermatol*. 2007；8：37-42.
6. Ortonne JP. Chronic urticaria：a comparison of management guidelines. *Expert Opin Pharmacother*. 2011；12（17）：2683-2693.
7. Okubo Y, Shigoka Y, Yamazaki M, Tsuboi R. Double dose of cetirizine hydrochloride is effective for patients with urticaria resistant：a prospective, randomized, non-blinded, comparative clinical study and assessment of quality of life. *J Dermatolog Treat*. 2013；24（2）：153-160.
8. Grattan C, Powell S, Humphreys F. Management and diagnostic guidelines for urticaria and angio-oedema. *Br J Dermatol*. 2001；144：708-714.
9. Lin RY, Curry A, Pesola GR, et al. Improved outcomes in patients with acute allergic syndromes who are treated with combined H1 and H2 antagonists. *Ann Emerg Med*. 2000；36：462-468.
10. Goldsobel AB, Rohr AS, Siegel SC, et al. Efficacy of doxepin in the treatment of chronic idiopathic urticaria. *J Allergy Clin Immunol*. 1986；78：867-873.
11. Weinstein ME, Wolff AH, Bielory L. Efficacy and tolerability of second- and third-generation antihistamines in the treatment of acquired cold urticaria：a meta-analysis. *Ann Allergy Asthma Immunol*. 2010；104：518-522.
12. Pollack CV Jr, Romano TJ. Outpatient management of acute urticaria：the role of prednisone. *Ann Emerg Med*. 1995；26：547-551.
13. Vena GA, Cassano N, D'Argento V, Milani M. Clobetasol propionate 0.05％ in a novel foam formulation is safe and effective in the short-term treatment of patients with delayed pressure urticaria：a randomized, double-blind, placebo-controlled trial. *Br J Dermatol*. 2006；154：353-356.
14. Sagi L, Solomon M, Baum S, et al. Evidence for methotrexate as a useful treatment for steroid-dependent chronic urticaria. *Acta Derm Venereol*. 2011；91：303-306.

15. Stolz LE, Horn PT. Ecallantide：a plasma kallikrein inhibitor for the treatment of acute attacks of hereditary angioedema. *Drugs Today*（Barc）. 2010；46：547–555.

149 章

◆患者向け URL
- PubMed Health. *Seborrheic Dermatitis*—http://www.ncbi.nlm.nih.gov/pubmedhealth/PMH0001959/.

◆医療従事者向け URL
- Medscape. *Seborrheic Dermatitis*—http://emedicine.medscape.com/article/1108312.

◆参考文献
1. Usatine RP. A red rash on the face. *J Fam Pract*. 2003；52：697–699.
2. Gaitanis G, Magiatis P, Hantschke M, Bassukas ID, Velegraki A. The Malassezia genus in skin and systemic diseases. *Clin Microbiol Rev*. 2012；25(1)：106.
3. Naldi L, Rebora A. Seborrheic dermatitis. *N Engl J Med*. 2009；360(4)：387–396.
4. Hay RJ. Malassezia, dandruff and seborrheic dermatitis：an overview. *Br J Dermatol*. 2011；165（suppl 2）：2–8.
5. Yamamoto T, Tsuboi R. Interleukin–2–induced seborrheic dermatitis–like eruption. *J Eur Acad Dermatol Venereol*. 2008；22(2)：244–245.
6. Sudan BJ, Brouillard C, Sterboul J, Sainte–Laudy J. Nicotine as a hapten in seborrheic dermatitis. *Contact Dermatitis*. 1984；11(3)：196–197.
7. Kitamura K, Aihara M, Osawa J, Naito S, Ikezawa Z. Sulfhydryl drug–induced eruption：a clinical and histological study. *J Dermatol*. 1990；17(1)：44–51.
8. Tegner E. Seborrheic dermatitis of the face induced by PUVA treatment. *Acta Derm Venereol*. 1983；63(4)：335–339.
9. Barzilai A, David M, Trau H, Hodak E. Seborrheic dermatitis–like eruption in patients taking isotretinoin therapy for acne：retrospective study of five patients. *Am J Clin Dermatol*. 2008；9(4)：255–261.
10. Danby FW, Maddin WS, Margesson LJ, Rosenthal D. A randomized, double–blind, placebo–controlled trial of ketoconazole 2％ shampoo versus selenium sulfide 2.5％ shampoo in the treatment of moderate to severe dandruff. *J Am Acad Dermatol*. 1993；29：1008–1012.
11. Pierard–Franchimont C. A multicenter randomized trial of ketoconazole 2％ and zinc pyrithione 1％ shampoos in severe dandruff and seborrheic dermatitis. *Skin Pharmacol Appl Skin Physiol*. 2002；15(6)：434–441.
12. Aly R. Ciclopirox gel for seborrheic dermatitis of the scalp. *Int J Dermatol*. 2003；42（suppl 1）：19–22.
13. Lebwohl M, Plott T. Safety and efficacy of ciclopirox 1％ shampoo for the treatment of seborrheic dermatitis of the scalp in the US population：results of a double–blind, vehicle–controlled trial. *Int J Dermatol*. 2004；43（suppl 1）：17–20.
14. Chosidow O, Maurette C, Dupuy P. Randomized, open–labeled, non–inferiority study between ciclopiroxolamine 1％ cream and ketoconazole 2％ foaming gel in mild to moderate facial seborrheic dermatitis. *Dermatology*. 2003；206：233–240.
15. Pierard GE, Pierard–Franchimont C, Van CJ, Rurangirwa A, Hoppenbrouwers ML, Schrooten P. Ketoconazole 2％ emulsion in the treatment of seborrheic dermatitis. *Int J Dermatol*. 1991；30：806–809.
16. Katsambas A, Antoniou C, Frangouli E, Avgerinou G, Michailidis D, Stratigos J. A double–blind trial of treatment of seborrheic dermatitis with 2％ ketoconazole cream compared with 1％ hydrocortisone cream. *Br J Dermatol*. 1989；121：353–357.
17. Dupuy P, Maurette C, Amoric JC, Chosidow O. Randomized, placebo–controlled, double–blind study on clinical efficacy of ciclopiroxolamine 1％ cream in facial seborrheic dermatitis. *Br J Dermatol*. 2001；149：1033–1037.
18. Vena GA, Micali G, Santoianni P, Cassano N, Peruzzi E. Oral terbinafine in the treatment of multi–site seborrheic dermatitis：a multicenter, double–blind placebo–controlled study. *Int J Immunopathol Pharmacol*. 2005；18：745–753.
19. Scaparro E, Quadri G, Virno G, Orifici C, Milani M. Evaluation of the efficacy and tolerability of oral terbinafine（Daskil）in patients with seborrheic dermatitis. A multicentre, randomized, investigator–blinded, placebo–controlled trial. *Br J Dermatol*. 2001；149(4)：854–857.
20. Firooz A, Solhpour A, Gorouhi F, et al. Pimecrolimus cream, 1％, vs hydrocortisone acetate cream, 1％, in the treatment of facial seborrheic dermatitis：a randomized, investigator–blind, clinical trial. *Arch Dermatol*. 2006；142：1066–1067.
21. Freeman SH. Efficacy, cutaneous tolerance and cosmetic acceptability of desonide 0.05％ lotion（Desowen）versus vehicle in the short–term treatment of facial atopic or seborrheic dermatitis. *Australas J Dermatol*. 2002；43(3)：186–189.
22. Rigopoulos D, Ioannides D, Kalogeromitros D, Gregoriou S, Katsambas A. Pimecrolimus cream 1％ vs. betamethasone 17–valerate 0.1％ cream in the treatment of seborrheic dermatitis. A randomized open–label clinical trial. *Br J Dermatol*. 2004；149：1071–1075.
23. Warshaw EM, Wohlhuter RJ, Liu A, et al. Results of a randomized, double–blind, vehicle–controlled efficacy trial of pimecrolimus cream 1％ for the treatment of moderate to severe facial seborrheic dermatitis. *J Am Acad Dermatol*. 2007；57(2)：257–264.
24. Parsad D, Pandhi R, Negi KS, Kumar B. Topical metronidazole in seborrheic dermatitis—a double–blind study. *Dermatology*. 2001；202：35–37.
25. Koca R. Is topical metronidazole effective in seborrheic dermatitis? A double–blind study. *Int J Dermatol*. 2003；42(8)：632–635.
26. Satchell AC, Saurajen A, Bell C, Barnetson RS. Treatment of dandruff with 5％ tea tree oil shampoo. *J Am Acad Dermatol*. 2002；47(6)：852–855.
27. Smith SA, Baker AE, Williams JH. Effective treatment of seborrheic dermatitis using a low dose, oral homeopathic medication consisting of potassium bromide, sodium bromide, nickel sulfate, and sodium chloride in a double–blind, placebo–controlled study. *Altern Med Rev*. 2002；7(1)：59–67.

150 章

◆患者向け URL
- The National Psoriasis Foundation—http://www.psoriasis.org/.

◆医療従事者向け URL
- Hsu S, Papp KA, Lebwohl MG, et al. Consensus guidelines for the management of plaque psoriasis. *Arch Dermatol*. 2012；148(1)：95–102—http://archderm.ama–assn.org/cgi/content/short/148/1/95.
- Guidelines of Care for the Management of Psoriasis and Psoriatic Arthritis：6 parts published in *Journal of the American Academy of Dermatology* from 2008 to 2010.
- National Guideline Clearinghouse. Guidelines of Care for the Management of Psoriasis and Psoriatic Arthritis. Section 3. Guidelines of Care for the Management and Treatment of Psoriasis with Topical Therapies—http://www.guidelines.gov/content.aspx?id=14572&search=psoriasis.
- The National Psoriasis Foundation（NPF）. This includes a pocket guide that can be downloaded as a PDF. This excellent pocket guide includes treatment algorithms for specific patient types, combination therapies, and transitional strategies for switching meds. By joining the NPF you can get this printed guide for your pocket—http://www.psoriasis.org/health–care–providers/treating–psoriasis.
- Medscape. *Psoriasis*—http://emedicine.medscape.com/article/1943419.

◆参考文献
1. Menter A, Korman NJ, Elmets CA, et al. Guidelines of care for the management of psoriasis and psoriatic arthritis. Section 3. Guidelines of care for the management and treatment of psoriasis with topical therapies. *J Am Acad Dermatol*. 2009；60：

643–659.
2. Gelfand JM, Stern RS, Nijsten T, et al. The prevalence of psoriasis in African Americans：results from a population-based study. *J Am Acad Dermatol*. 2005；52：23–26.
3. Henseler T, Christophers E. Psoriasis of early and late onset：characterization of two types of psoriasis vulgaris. *J Am Acad Dermatol*. 1985；13：450–456.
4. Menter A, Weinstein GD. An overview of psoriasis. In：Koo YM, Lebwohl MD, Lee CS, eds. *Therapy of Moderate-to-Severe Psoriasis*. London, UK：Informa Healthcare；2008：1–26.
5. Jankovic S, Raznatovic M, Marinkovic J, et al. Risk factors for psoriasis：a case-control study. *J Dermatol*. 2009；36：328–334.
6. Callen JP, Krueger GG, Lebwohl M, et al. AAD consensus statement on psoriasis therapies. *J Am Acad Dermatol*. 2003；49：897–899.
7. van de Kerkhof PCM. Clinical features. In：van de Kerkhof PCM, ed. *Textbook of Psoriasis*. Oxford, UK：Blackwell Science；2003：3–29.
8. Afifi T, de Gannes G, Huang C, Zhou Y. Topical therapies for psoriasis：evidence-based review. *Can Fam Physician*. 2005；51：519–525.
9. Nast A, Kopp I, Augustin M, et al. German evidence-based guidelines for the treatment of Psoriasis vulgaris（short version）. *Arch－Dermatol Res*. 2007；299：111–138.
10. de Jager ME, de Jong EM, van de Kerkhof PC, Seyger MM. Efficacy and safety of treatments for childhood psoriasis：a systematic literature review. *J Acad Dermatol*. 2010；62：1013–1030.
11. Bruner CR, Feldman SR, Ventrapragada M, Fleischer AB Jr. A systematic review of adverse effects associated with topical treatments for psoriasis. *Dermatol Online J*. 2003；9：2.
12. Mason J, Mason AR, Cork MJ. Topical preparations for the treatment of psoriasis：a systematic review. *Br J Dermatol*. 2002；146：351–364.
13. Brune A, Miller DW, Lin P, et al. Tacrolimus ointment is effective for psoriasis on the face and intertriginous areas in pediatric patients. *Pediatr Dermatol*. 2007；24：76–80.
14. Lebwohl M, Freeman AK, Chapman MS, et al. Tacrolimus ointment is effective for facial and intertriginous psoriasis. *J Am Acad Dermatol*. 2004；51：723–730.
15. Martin EG, Sanchez RM, Herrera AE, Umbert MP. Topical tacrolimus for the treatment of psoriasis on the face, genitalia, intertriginous areas and corporal plaques. *J Drugs Dermatol*. 2006；5：334–336.
16. Ibbotson SH, Bilsland D, Cox NH, et al. An update and guidance on narrowband ultraviolet B phototherapy：a British Photodermatology Group Workshop Report. *Br J Dermatol*. 2004；151：283–297.
17. Asawanonda P, Nateetongrungsak Y. Methotrexate plus narrowband UVB phototherapy versus narrowband UVB phototherapy alone in the treatment of plaque-type psoriasis：a randomized, placebo-controlled study. *J Am Acad Dermatol*. 2006；54：1013–1018.
18. Lebwohl M, Drake L, Menter A, et al. Consensus conference：acitretin in combination with UVB or PUVA in the treatment of psoriasis. *J Am Acad Dermatol*. 2001；45：544–553.
19. Rosmarin DM, Lebwohl M, Elewski BE, Gottlieb AB. Cyclosporine and psoriasis：2008 National Psoriasis Foundation Consensus Conference. *J Am Acad Dermatol*. 2010；62：838–853.
20. Saporito FC, Menter MA. Methotrexate and psoriasis in the era of new biologic agents. *J Am Acad Dermatol*. 2004；50：301–309.
21. Montaudie H, Sbidian E, Paul C, et al. Methotrexate in psoriasis：a systematic review of treatment modalities, incidence, risk factors and monitoring of liver toxicity. *J Eur Acad Dermatol Venereol*. 2011；25（suppl 2）：12–18.
22. Kalb RE, Strober B, Weinstein G, Lebwohl M. Methotrexate and psoriasis：2009 National Psoriasis Foundation Consensus Conference. *J Am Acad Dermatol*. 2009；60：824–837.
23. Pearce DJ, Klinger S, Ziel KK, et al. Low-dose acitretin is associated with fewer adverse events than high-dose acitretin in the treatment of psoriasis. *Arch Dermatol*. 2006；142：1000–1004.
24. Sbidian E, Maza A, Montaudie H, et al. Efficacy and safety of oral retinoids in different psoriasis subtypes：a systematic literature review. *J Eur Acad Dermatol Venereol*. 2011；25（suppl 2）：28–33.
25. Reich K, Burden AD, Eaton JN, Hawkins NS. Efficacy of biologics in the treatment of moderate to severe psoriasis：a network meta-analysis of randomized controlled trials. *Br J Dermatol*. 2012；166：179–188.
26. Sivamani RK, Goodarzi H, Garcia MS, et al. Biologic therapies in the treatment of psoriasis：a comprehensive evidence-based basic science and clinical review and a practical guide to tuberculosis monitoring. *Clin Rev Allergy Immunol*. 2013；44（2）：121–140.
27. Gottlieb A, Korman NJ, Gordon KB, et al. Guidelines of care for the management of psoriasis and psoriatic arthritis：section 2. Psoriatic arthritis：overview and guidelines of care for treatment with an emphasis on the biologics. *J Am Acad Dermatol*. 2008；58：851–864.
28. Gordon KB, Papp KA, Langley RG, et al. Long-term safety experience of ustekinumab in patients with moderate to severe psoriasis（partⅡ of Ⅱ）：results from analyses of infections and malignancy from pooled phaseⅡ and Ⅲ clinical trials. *J Am Acad Dermatol*. 2012；66：742–751.
29. Lebwohl M, Leonardi C, Griffiths CE, et al. Long-term safety experience of ustekinumab in patients with moderate-to-severe psoriasis（partⅠ of Ⅱ）：results from analyses of general safety parameters from pooled phase 2 and 3 clinical trials. *J Am Acad Dermatol*. 2012；66：731–741.
30. Spuls PI, Bossuyt PM, van Everdingen JJ, et al. The development of practice guidelines for the treatment of severe plaque form psoriasis. *Arch Dermatol*. 1998；134：1591–1596.
31. Hsu S, Papp KA, Lebwohl MG, et al. Consensus guidelines for the management of plaque psoriasis. *Arch Dermatol*. 2012；148：95–102.
32. Owen CM, Chalmers RJ, O'Sullivan T, Griffiths CE. A systematic review of antistreptococcal interventions for guttate and chronic plaque psoriasis. *Br J Dermatol*. 2001；145：886–890.
33. Pariser DM, Leonardi CL, Gordon K, et al. Integrated safety analysis：Short- and long-term safety profiles of etanercept in patients with psoriasis. *J Am Acad Dermatol*. 2012；67（2）：245–256.

151 章

◆患者向け URL

・Mayo Clinic. *Pityriasis Rosea*—http://www.mayoclinic.com/health/pityriasis-rosea/DS00720.
・WebMD. *Pityriasis Rosea：Topic Overview*—http://www.webmd.com/skin-problems-and-treatments/tc/pityriasis-rosea-topic-overview.

◆医療従事者向け URL

・Medscape. *Pityriasis Rosea in Emergency Medicine*—http://emedicine.medscape.com/article/762725.
・American Academy of Dermatology. *Pityriasis Rosea*—http://www.aad.org/skin-conditions/dermatology-a-to-z/pityriasis-rosea.

◆参考文献

1. Stulberg DH, Wolfrey J. Pityriasis rosea. *Am Fam Physician*. 2004；69：87–92, 94.
2. Browning JC. An update on pityriasis rosea and other similar childhood exanthems. *Curr Opin Pediatr*. 2009；21（4）：481–485.
3. Youngquist S, Usatine R. It's beginning to look a lot like Christmas. *West J Med*. 2001；175（4）：227–228.
4. Habif TP. *Clinical Dermatology*. 5th ed. St Louis, MO：Mosby；2009：316–319.
5. Sharma PK, Yadav TP, Gautam RK, et al. Erythromycin in pityriasis rosea：a dou-

ble-blind, placebo-controlled clinical trial. *J Am Acad Dermatol.* 2000；42（2 pt 1）：241-244.
6. Rasi A, Tajziehchi L, Savabi-Nasab S. Oral erythromycin is ineffective in the treatment of pityriasis rosea. *J Drugs Dermatol.* 2008；7（1）：35-38.
7. Amer H, Fischer H. Azithromycin does not cure pityriasis rosea. *Pediatrics.* 2006；117（4）：1702-1705.
8. Chuh AA, Dofitas BL, Comisel GG, et al. Interventions for pityriasis rosea. *Cochrane Database Syst Rev.* 2007；（2）：CD005068.

152 章

◆患者向け URL

・Online support group for LP—**http://www.mdjunction.com/lichen-planus.**
・Online support group for oral LP—**http://bcdwp.web.tamhsc.edu/iolpdallas/.**

◆医療従事者向け URL

・Usatine RP, Tinitigan M. Diagnosis and treatment of LP. *Am Fam Physician.* 2011；84（1）：53-60. Available online—**http://www.aafp.org/afp/2011/0701/p53.html#afp20110701p53-b14.**

◆参考文献

1. Chuang T-Y, Stitle L. http://emedicine.medscape.com/article/1123213-overview. Accessed September 20, 2011.
2. Wolff K, Johnson RA. *Fitzpatrick's Color Atlas and Synopsis of Clinical Dermatology.* 6th ed. New York, NY：McGraw-Hill；2009；128-133.
3. Zakrzewska JM, Chan ES-Y, Thornhill MH. A systematic review of placebo-controlled randomized clinical trials of treatments used in oral lichen planus. *Br J Dermatol.* 2005；153：336-341.
4. Laeijendecker R, Tank B, Dekker SK, Neumann HA. A comparison of treatment of oral lichen planus with topical tacrolimus and triamcinolone acetonide ointment. *Acta Derm Venereol.* 2006；86（3）：227-229.
5. Habif TP. *Clinical Dermatology：A Color Guide to Diagnosis and Therapy.* 5th ed. Philadelphia, PA：Mosby；2010.
6. Shengyuan L, Songpo Y, Wen W, et al. Hepatitis C virus and lichen planus：a reciprocal association determined by a meta-analysis. *Arch Dermatol.* 2009；145（9）：1040-1047.
7. Di Fede O, Belfiore P, Cabibi D, et al. Unexpectedly high frequency of genital involvement in women with clinical and histological features of oral lichen planus. *Acta DermVenereol.* 2006；86（5）：433-438.
8. Imail SB, Kumar SK, Zain RB. Oral lichen planus and lichenoid reactions：etiopathogenesis, diagnosis, management and malignant transformation. *J Oral Sci.* 2007；49（2）：89-106.
9. Cevacso NC, Bergfeld WF, Remzi BK, de Knott HR. A case-series of 29 patients with lichen planopilaris：the Cleveland Clinic Foundation experience on evaluation, diagnosis, and treatment. *J Am Acad Dermatol.* 2007；57（1）：47-53.
10. Lodi G, Scully C, Carrozzo M, et al. Current controversies in oral lichen planus：report of an international consensus meeting, part 2. Clinical management and malignant transformation. *Oral Surg Oral Med Oral Pathol Oral Radiol Endod.* 2005；100：164-178.
11. Cribier B, Frances C, Chosidow O. Treatment of lichen planus. An evidence-based medicine analysis of efficacy. *Arch Dermatol.* 1998；134（12）：1521-1530.
12. Corrocher G, Di Lorenzo G, Martinelli N, et al. Comparative effect of tacrolimus 0.1％ ointment and clobetasol 0.05％ ointment in patients with oral lichen planus. *J Clin Periodontol.* 2008；35（3）：244-249.
13. Carbone M, Arduino PG, Carrozzo M, et al. Topical clobetasol in the treatment of atrophic-erosive oral lichen planus：a randomized controlled trial to compare two preparations with different concentrations. *J Oral Pathol Med.* 2009；38（2）：227-233.
14. Choonhakarn C, Busaracome P, Sripanidkulchai B, Sarakam P. The efficacy of aloe vera gel in the treatment of oral lichen planus：a randomized controlled trial. *Br J Dermatol.* 2008；158（3）：573-577.
15. Salazar SN. Efficacy of topical Aloe vera in patients with oral lichen planus：a randomized double-blind study. *J Oral Pathol Med.* 2010；39（10）：735-740.
16. Conrotto D, Carbone M, Carrozzo M, et al. Ciclosporine vs. clobetasol in the topical management of atrophic and erosive oral lichen planus：a double-blind, randomized controlled trial. *Br J Dermatol.* 2006；152（1）：139-145.
17. Swift JC, Rees TD, Plemons JM, et al. The effectiveness of 1％ pimecrolimus cream in the treatment of oral erosive lichen planus. *J Periodontol.* 2005；76（4）：627-635.
18. Volz T, Caroli U, Ludtke H, et al. Pimecrolimus cream 1％ in erosive oral lichen planusus—a prospective randomized double-blind vehicle-controlled study. *Br J Dermatol.* 2008；159（4）：936-941.
19. Thongprasom K, Carrozzo M, Furness S, Lodi G. Interventions for treating oral lichen planus. *Cochrane Database Syst Rev.* 2011 Jul 6；（7）：CD001168.
20. Rajar UD, Majeed R, Parveen N, et al. Efficacy of aloe vera gel in the treatment of vulval lichen planus. *J Coll Physicians Surg Pak.* 2008；18（10）：612-614.
21. McPherson T, Cooper S. Vulval lichen sclerosis and lichen planus. *Dermatol Ther.* 2010；23（5）：523-532.
22. Thongprasom K, Dhanuthai K. Steroids in the treatment of lichen planus：a review. *J Oral Sci.* 2008；50（4）：377-385.
23. Asch S, Goldenberg G. Systemic treatment of cutaneous lichen planus：an update. *Cutis.* 2011；87（3）：129-134.
24. Wackernagel A, Legat FJ, Hofer A, et al. Psoralen plus UVA vs. UVB-311 nm for the treatment of lichen planus. *Photodermatol Photoimmunol Photomed.* 2007；23（1）：15-19.
25. van der Hem PS, Egges M, van der Wal JE, Roodenburg JL. CO_2 laser evaporation of oral lichen planus. *Int J Oral Maxillofac Surg.* 2008；37（7）：630-633.
26. Cafaro A, Albanese G, Arduino PG, et al. Effect of low-level laser irradiation on unresponsive oral lichen planus：early preliminary results in 13 patients. *Photomed Laser Surg.* 2010；28（suppl 2）：S99-S103.

153 章

◆患者向け URL

・FamilyDoctor.org. *Reactive Arthritis*—**http://familydoctor.org/familydoctor/en/diseases-conditions/reactive-arthritis.html.**

◆医療従事者向け URL

・Medscape. *Reactive Arthritis*—**http://emedicine.medscape.com/article/331347.**

◆参考文献

1. Hannu T. Reactive arthritis. *Best Pract Res Clin Rheumatol.* 2011；25（3）：347-357.
2. Colmegna I, Cuchacovich R, Espinoza LR. HLA-B27-associated reactive arthritis：pathogenetic and clinical considerations. *Clin Microbiol Rev.* 2004；17（2）：348-369.
3. Kvien TK, Gaston JS, Bardin I, et al. Three months treatment of reactive arthritis with azithromycin：a EULAR double blind, placebo controlled study. *Ann Rheum Dis.* 2004；63（9）：1113-1119.
4. Putschky N, Pott HG, Kuipers JG, et al. Comparing 10-day and 4-month doxycycline courses for treatment of *Chlamydia trachomatis*-reactive arthritis：a prospective, double-blind trial. *Ann Rheum Dis.* 2006；65（11）：1521-1524.
5. Clegg DO, Reda DJ, Weisman MH, et al. Comparison of sulfasalazine and placebo in the treatment of reactive arthritis（Reiter's syndrome）. A Department of Veterans Affairs Cooperative Study. *Arthritis Rheum.* 1996；39（12）：2021-2027.

154 章

◆患者向け URL

・Health-Disease—a family medical guide—**http://www.health-disease.org/**

skin-disorders/erythroderma.htm.
◆医療従事者向け URL
- Medscape. *Erythroderma*（*Generalized Exfoliative Dermatitis*）—http://emedicine.medscape.com/article/1106906.
- DermNet NZ. *Erythroderma*—http://www.dermnetnz.org/reactions/erythroderma.html.
- DermIS. *Congenital Ichthyosiform and Psoriatic Erythroderma*—http://www.dermis.net/dermisroot/en/list/erythroderma/search.htm.
◆参考文献
1. Rothe MJ, Bialy TL, Grant-Kels JM. Erythroderma. *Dermatol Clin*. 2000；18：405-415.
2. Karakayli G, Beckham G, Orengo I, Rosen T. Exfoliative dermatitis. *Am Fam Physician*. 1990；59（3）：625-630.
3. Rothe JH, Bernstein ML, Grant-Kels JM. Life-threatening erythroderma：diagnosing and treating the "red man". *Clin Dermatol*. 2005；23（2）：206-217.
4. Grant-Kels JM, Bernstein ML, Rothe MJ. Exfoliative dermatitis. In：Wolff K, Goldsmith LA, Katz SI, Gilchrest B, Paller AS, Leffell DJ, eds. *Fitzpatrick's Dermatology in General Medicine*. 7th ed. http://www.accessmedicine.com/content.aspx?aID=2984502#2984502.
5. Sehgal VN, Srivastava G. Erythroderma/generalized exfoliative dermatitis in pediatric practice：an overview. *Int J Dermatol*. 2006；45：831-839.

155 章
◆患者向け URL
- MedlinePlus. *Cutaneous skin tag*—http://www.nlm.nih.gov/medlineplus/ency/article/000848.htm.
◆医療従事者向け URL
- For quick cryosurgery of skin tags, the Cryo Tweezer can be ordered from—http://www.brymill.com/.

For detailed information on the treatment of skin tags see：
- Usatine R, Pfenninger J, Stulberg D, and Small R. *Dermatologic and Cosmetic Procedures in Office Practice*. Elsevier, Inc., Philadelphia. 2012.
- Usatine R, Stulberg D, Colver G. *Cutaneous Cryosurgery*. 4th Edition. Taylor and Francis, London, 2014.

Both are available electronically through www.usatinemedia.com.
◆参考文献
1. Banik R, Lubach D. Skin tags：localization and frequencies according to sex and age. *Dermatologica*. 1987；174（4）：180-183.
2. Demir S, Demir Y. Acrochordon and impaired carbohydrate metabolism. *Acta Diabetol*. 2002；39（2）：57-59.
3. Eads TJ, Chuang TY, Fabre VC, et al. The utility of submitting fibroepithelial polyps for histological examination. *Arch Dermatol*. 1996；132（12）：1459-1462.
4. Feito-Rodríguez M, Sendagorta-Cudós E, Moratinos-Martínez M, et al. Dermatoscopic characteristics of acrochordon-like basal cell carcinomas in Gorlin-Goltz syndrome. *J Am Acad Dermatol*. 2009；60（5）：857-861.
5. Horenstein MG, Prieto VG, Burchette JL Jr, Shea CR. Keratotic melanocytic nevus：a clinicopathologic and immunohistochemical study. *J Cutan Pathol*. 2000；27（7）：344-350.
6. Lortscher DN, Sengelmann RD, Allen SB. Acrochordon-like basal cell carcinomas in patients with basal cell nevus syndrome. *Dermatol Online J*. 2007；13（2）：21.
7. Fredriksson CH, Ilias M, Anderson CD. New mechanical device for effective removal of skin tags in routine health care. *Dermatol Online J*. 2009；15（2）：9.

156 章
◆患者向け URL
- MedkinePlus. *Seborrheic keratosis*—http://www.nlm.nih.gov/medlineplus/ency/article/000884.htm.
◆医療従事者向け URL
- Medscape. *Seborrheic Keratosis*—http://emedicine.medscape.com/article/1059477.

For detailed information on the treatment of SKs see：
- Usatine R, Pfenninger J, Stulberg D, and Small R. *Dermatologic and Cosmetic Procedures in Office Practice*. Elsevier, Inc., Philadelphia. 2012
- Usatine R, Stulberg D, and Colver G. *Cutaneous Cryosurgery*. 4th Edition. Taylor and Francis, London, 2014

Both are available electronically through www.usatinemedia.com.
◆参考文献
1. Tindall JP, Smith JG. Skin lesions of the aged and their association with internal changes. *JAMA*. 1963；186：1039-1042.
2. Gill D, Dorevitch A, Marks R. The prevalence of seborrheic keratoses in people aged 15 to 30 years. *Arch Dermatol*. 2000；136：759-762.
3. Balin AK. *Seborrheic Keratosis*. http://emedicine.medscape.com/article/1059477-overview#a0104. Accessed May 29, 2011.
4. Mandinova A, Kolev V, Neel V, et al. A positive FGFR3/FOXN1 feedback loop underlies benign skin keratosis versus squamous cell carcinoma formation in humans. *J Clin Invest*. 2009；119（10）：3127-3137.
5. Ponti G, Luppi G, Losi L. Leser-Trélat syndrome in patients affected by six multiple metachronous primitive cancers. *J Hematol Oncol*. 2010；3：2.
6. Lindelof B, Sigurgeirsson B, Melander S. Seborrheic keratoses and cancer. *J Am Acad Dermatol*. 1992；26（6）：947-950.
7. Brodell EE, Smith E, Brodell RT. Exacerbation of seborrheic dermatitis by topical fluorouracil. *Arch Dermatol*. 2011；147（2）：245-246.
8. Cascajo CD, Reichel M, Sanchez JL. Malignant neoplasms associated with seborrheic keratoses. An analysis of 54 cases. *Am J Dermatopathol*. 1996；18（3）：278-282.

157 章
◆患者向け URL
- Skinsight.com. *Sebaceous Hyperplasia*—http://www.skinsight.com/adult/sebaceousHyperplasia.htm.
◆医療従事者向け URL
- Medscape. *Sebaceous Hyperplasia*—http://emedicine.medscape.com/article/1059368-overview.
◆参考文献
1. Eisen DB, Michael DJ. Sebaceous lesions and their associated syndromes：part 1. *J Am Acad Dermatol*. 2009；61：549-560.
2. Boschnakow A, May T, Assaf C, et al. Ciclosporin A-induced sebaceous gland hyperplasia. *Br J Dermatol*. 2003；149（1）：198-200.
3. Oh ST, Kwon HJ. Premature sebaceous hyperplasia in a neonate. *Pediatr Dermatol*. 2007；24：443-445.
4. Zouboulis CC, Boschnakow A. Chronological ageing and photoageing of the human sebaceous gland. *Clin Exp Dermatol*. 2001；26（7）：600-607.
5. Al-Daraji WI, Wagner B, Ali RBM, McDonagh AJG. Sebaceous hyperplasia of the vulva：a clinicopathological case report with a review of the literature. *J Clin Pathol*. 2007；60（7）：835-837.
6. Zaballos P, Ara M, Puig S, Malvehy J. Dermoscopy of sebaceous hyperplasia. *Arch Dermatol*. 2005；141：808.
7. Gold MH, Bradshaw WL, Boring MM, et al. Treatment of sebaceous hyperplasia by photodynamic therapy with 5-aminolevulinic acid and a blue light source or intense pulsed light source. *J Drugs Dermatol*. 2004；3（suppl 6）：S6-S9.

158 章
◆患者向け URL
- American Osteopathic College of Dermatology. *Dermatofibroma*—http://www.aocd.org/skin/dermatologic_diseases/dermatofibroma.html.
- Skinsight. *Dermatofibroma*—http://www.skinsight.com/adult/dermatofibroma.htm.
◆医療従事者向け URL
- Medscape. *Dermatofibroma*—http://emedicine.medscape.com/article/1056742.
◆参考文献
1. Pierson JC. *Dermatofibroma*. http://

emedicine.medscape.com/article/1056742-overview#a0104. Accessed July 2011.
2. Han TY, Chang HS, Lee JH, et al. A clinical and histopathological study of 122 cases of dermatofibroma(benign fibrous histiocytoma). Ann Dermatol. 2011；23(2)：185-192.
3. Chen TC, Kuo T, Chan HL. Dermatofibroma is a clonal proliferative disease. J Cutan Pathol. 2000；27：36-39.
4. Yazici AC, Baz K, Ikizoglu G, et al. Familial eruptive dermatofibromas in atopic dermatitis. J Eur Acad Dermatol Venereol. 2006；20(1)：90-92.
5. Lang KJ, Lidder S, Hofer M, et al. Rapidly evolving giant dermatofibroma. Case Report Med. 2010；2010：620910.
6. Jung KD, Lee DY, Lee JH, et al. Subcutaneous dermatofibroma. Ann Dermatol. 2011；23(2)：254-257.
7. Zaballos P, Puig S, Llambrich A, Malvehy J. Dermoscopy of dermatofibromas：a prospective morphological study of 412 cases. Arch Dermatol. 2008；144(1)：75-83.
8. Rosmaninho A, Farrajota P, Peixoto C, et al. Basal cell carcinoma overlying a dermatofibroma：a revisited controversy. Eur J Dermatol. 2011；21(1)：137-138.
9. Kovach BT, Boyd AS. Melanoma associated with dermatofibroma. J Cutan Pathol. 2007；34(5)：420-492.
10. Papalas JA, Balmer NN, Wallace C, Sangüeza OP. Ossifying dermatofibroma with osteoclast-like giant cells：report of a case and literature review. Am J Dermatopathol. 2009；31(4)：379-833.
11. Garrido-Ruiz MC, Carrillo R, Enguita AB, Peralto JL. Signet-ring cell dermatofibroma. Am J Dermatopathol. 2009；31(1)：84-87.
12. Mentzel T, Kutzner H, Rutten A, Hugel H. Benign fibrous histiocytoma(dermatofibroma)of the face：clinicopathologic and immunohistochemical study of 34 cases associated with an aggressive clinical course. Am J Dermatopathol. 2001；23(5)：419-426.
13. Sardana K, Garg VK. Multiple dermatofibromas on face treated with carbon dioxide laser：the importance of laser parameters. Indian J Dermatol Venereol Leprol. 2008；74(2)：170.
14. Kwinter J, DeKoven J. Generalized eruptive histiocytoma treated with isotretinoin. J Cutan Med Surg. 2009；4(4)：490-491.
15. Niemi KM. The benign fibrohistiocytic tumours of the skin. Acta Derm Venereol Suppl(Stockh). 1970；50(63)：(suppl 63)：1-66.
16. Fletcher CD. Benign fibrous histiocytoma of subcutaneous and deep soft tissue：a clinicopathologic analysis of 21 cases. Am J Surg Pathol. 1990；14：801-809.
17. Mentzel T, Kutzner H, Rütten A, Hügel H. Benign fibrous histiocytoma(dermatofibroma)of the face：clinicopathologic and immunohistochemical study of 34 cases associated with an aggressive clinical course. Am J Dermatopathol. 2001；23：419-426.

159 章

◆患者向け URL

- MedlinePlus. Medical Encyclopedia—http://www.nlm.nih.gov/medlineplus/ency/article/001464.htm.
- PubMed Health. Pyogenic granuloma—http://www.ncbi.nlm.nih.gov/pubmedhealth/PMH0002435/.

◆医療従事者向け URL

- Medscape. Pediatric Pyogenic Granuloma—http://emedicine.medscape.com/article/910112.
- Medscape. Oral Pyogenic Granuloma—http://emedicine.medscape.com/article/1077040.
- Usatine R, Pfenninger J, Stulberg D, Small R. Dermatologic and Cosmetic Procedures in Office Practice. Philadelphia, PA：Elsevier；2012. The book has many photographs and descriptions that provide details of how to surgically treat PGs. It is also available as an electronic application, with video included, at www.usatinemedia.com.

◆参考文献

1. Lin RL, Janniger CK. Pyogenic granuloma. Cutis. 2004；74(4)：229-233.
2. Teknetzis A, Tonannides D, Vakali G, et al. Pyogenic granulomas following topical application of tretinoin. J Eur Acad Dermatol Venereol. 2004；18(3)：337-339.
3. Yuan K, Lin MT. The roles of vascular endothelial growth factor and angiopoietin-2 in the regression of pregnancy pyogenic granuloma. Oral Dis. 2004；10(3)：179-185.
4. Blickenstaff RD, Roenigk RK, Peters MS, et al. Recurrent pyogenic granuloma with satellitosis. J Am Acad Dermatol. 1989；21：1241-1244.
5. Zaballos P, Llambrich A, Cuellar F, et al. Dermoscopic findings in pyogenic granuloma. Br J Dermatol. 2006；154(6)：1108-1111.
6. Goldenberg G, Krowchuk DP, Jorizzo JL. Successful treatment of a therapy-resistant pyogenic granuloma with topical imiquimod 5% cream. J Dermatolog Treat. 2006；17(2)：121-123.
7. Gilmore A, Kelsberg G, Safranek S. Clinical inquiries. What's the best treatment for pyogenic granuloma? J Fam Pract. 2010；59(1)：40-42.

160 章

◆患者向け URL

- VisualDxHealth—http://www.visualdxhealth.com/adult/nevus.htm.
- MedlinePlus. Moles—http://www.nlm.nih.gov/medlineplus/moles.html.
- American Osteopathic College of Dermatology—http://www.aocd.org/skin/dermatologic_diseases/moles.html.

◆医療従事者向け URL

- Medscape. Melanocytic Nevi—http://emedicine.medscape.com/article/1058445-overview.

◆参考文献

1. Aguilera P, Puig S, Guilabert A, et al. Prevalence study of nevi in children from Barcelona. Dermoscopy, constitutional and environmental factors. Dermatology. 2009；18(3)：203-214.
2. Schafer T, Merkl J, Klemm E, et al. The epidemiology of nevi and signs of skin aging in the adult general population：results of the KORA-Survey 2000. J Invest Dermatol. 2006；126(7)：1490-1496.
3. McCalmont T. Melanocytic Nevi. http://emedicine.medscape.com/article/1058445-overview#a0199. Accessed October 2011.
4. Zembowicz A, Phadke PA. Blue nevi and variants：an update. Arch Pathol Lab Med. 2011；135(3)：327-336.
5. Gandini S, Sera F, Cattaruzza MS, et al. Meta-analysis of risk factors for cutaneous melanoma：I. Common and atypical nevi. Eur J Cancer. 2005；41(1)：28-44.
6. Aalborg J, Morelli JG, Mokrohisky ST, et al. Tanning and increased nevus development in very-light-skinned children without red hair. Arch Dermatol. 2009；145(9)：989-996.
7. Mahé E, Beauchet A, Aegerter P, Saiag P. Neonatal blue-light phototherapy does not increase nevus count in 9-year-old children. Pediatrics. 2009；123(5)：e896-e900.
8. Harrison SL, Buettner PG, MacLennan R. Body-site distribution of MN in young Australian children. Arch Dermatol. 1999；135(1)：47-52.
9. Zalaudek I, Docimo G, Argenziano G. Using dermoscopic criteria and patient-related factors for the management of pigmented melanocytic nevi. Arch Dermatol. 2009；145(7)：816-826.
10. Lee TK, Rivers JK, Gallagher RP. Site-specific protective effect of broad-spectrum sunscreen on nevus development among white schoolchildren in a randomized trial. J Am Acad Dermatol. 2005；52(5)：786-792.
11. Sommer LL, Barcia SM, Clarke LE, Helm KF. Persistent melanocytic nevi：a review and analysis of 205 cases. J Cutan Pathol. 2011；38(6)：503-507.
12. Goodson AG, Florell SR, Boucher KM, Grossman D. Low rates of clinical recurrence after biopsy of benign to moderately dysplastic melanocytic nevi. J Am Acad Dermatol. 2010；62(4)：591-596.

161章

◆患者向け URL

- PubMed Health. *Birthmarks–Pigmented*—http://www.ncbi.nlm.nih.gov/pubmedhealth/PMH0001831/.
- Medline Plus. *Giant congenital nevi*—http://www.nlm.nih.gov/medlineplus/ency/article/001453.htm.
- Nevus support group—http://www.nevus.org.

◆医療従事者向け URL

- Medscape. *Congenital Nevi*—http://emedicine.medscape.com/article/1118659.

◆参考文献

1. Lyon VB. Congenital melanocytic nevi. *Pediatr Clin North Am*. 2010；57：1155–1176.
2. Gallus S, Naldi L；Oncology Study Group of the Italian Group for Epidemiologic Research in Dermatology. Distribution of congenital melanocytic naevi and congenital naevus–like naevi in a survey of 3406 Italian schoolchildren. *Br J Dermatol*. 2008；159(2)：433–438.
3. Krengel S, Hauschild A, Schafer T. Melanoma risk in congenital melanocytic naevi：a systematic review. *Br J Dermatol*. 2006；155(1)：1–8.
4. Bett BJ. Large or multiple congenital melanocytic nevi：occurrence of cutaneous melanoma in 1008 persons. *J Am Acad Dermatol*. 2005；52(5)：793–797.
5. Marghoob AA, Agero AL, Benvenuto–Andrade C, et al. Large congenital melanocytic nevi, risk of cutaneous melanoma, and prophylactic surgery. *J Am Acad Dermatol*. 2006；54(5)：868–870.
6. Sahin S, Levin L, Kopf AW, et al. Risk of melanoma in medium–sized congenital melanocytic nevi：a follow–up study. *J Am Acad Dermatol*. 1998；39：428–433.
7. Seidenari S, Pellacani G, Martella A, et al. Instrument–, age– and site–dependent variations of dermoscopic patterns of congenital melanocytic naevi：a multicentre study. *Br J Dermatol*. 2006；155(1)：56–61.
8. Arneia JS, Gosain AK. Giant congenital melanocytic nevi. *Plast Reconstr Surg*. 2009；124(suppl 1)：e1–e13.
9. Kinsler V, Bulstrode N. The role of surgery in the management of congenital melanocytic naevi in children：a perspective from Great Ormond Street Hospital. *J Plast Reconstr Aesthet Surg*. 2009；62(5)：595–601.
10. Ferguson RE Jr, Vasconez HC. Laser treatment of congenital nevi. *J Craniofac Surg*. 2005；16(5)：908–914.
11. Habif T. *Clinical Dermatology：A Color Guide to Diagnosis and Therapy*. 4th ed. St. Louis, MO：Mosby；2003.

162章

◆患者向け URL

- Nevus Outreach. *Other Kinds of Nevi*—http://www.nevus.org/other-kinds-of-nevi_id559.html.
- Genetics Home Reference. *Epidermal Nevus*—http://ghr.nlm.nih.gov/condition/epidermal-nevus.

◆医療従事者向け URL

- Medscape. *Nevus Sebaceous*—http://emedicine.medscape.com/article/1058733–overview.
- Medscape. *Epidermal Nevus Syndrome*—http://emedicine.medscape.com/article/1117506–overview.

◆参考文献

1. Vidaurri–de la Cruz H, Tamayo–Sanchez L, Duran–McKinster C, et al. Epidermal nevus syndromes：clinical findings in 35 patients. *Pediatr Dermatol*. 2004；21(4)：432–439.
2. Rogers M, McCrossin I, Commens C. Epidermal nevi and the epidermal nevus syndrome. A review of 131 cases. *J Am Acad Dermatol*. 1989；20(3)：476–488.
3. Brandling–Bennett HA, Morel KD. Epidermal nevi. *Pediatr Clin North Am*. 2010；57：1177–1198.
4. Menascu S, Donner EJ. Linear nevus sebaceous syndrome：case reports and review of the literature. *Pediatr Neurol*. 2008；38(3)：207–210.
5. Happle R. The group of epidermal nevous syndromes. Part I. Well–defined phenotypes. *J Am Acad Dermatol*. 2010；63：1–22.
6. Hammadi AA. *Nevus Sebaceous*. Last updated June 9, 2010. http://emedicine.medscape.com/article/1058733–overview. Accessed August 2013.
7. Carlson JA, Cribier B, Nuovo G, et al. Epidermodysplasia verruciformis–associated and genital–mucosal high–risk human papillomavirus DNA are prevalent in nevus sebaceus of Jadassohn. *J Am Acad Dermatol*. 2008；59(2)：279–294.
8. Boyce S, Alster TS. CO_2 laser treatment of epidermal nevi：long–term success. *Dermatol Surg*. 2002；28(7)：611–614.
9. Davison SP, Khachemoune A, Yu D, Kauffman LC. Nevus sebaceus of Jadassohn revisited with reconstruction options. *Int J Dermatol*. 2005；44(2)：145–150.
10. Aguayo R, Pallarés J, Casanova JM, et al. Squamous cell carcinoma developing in Jadassohn's sebaceous nevus：case report and review of the literature. *Dermatol Surg*. 2010；36(11)：1763–1768.
11. Davies D, Rogers M. Review of neurological manifestations in 196 patients with sebaceous naevi. *Australas J Dermatol*. 2002；43(1)：20–23.

163章

◆患者向け URL

- MedlinPlus. *Moles*—http://www.nlm.nih.gov/medlineplus/moles.html.
- National Cancer Institute. *Common Moles, Dysplastic Nevi, and Risk of Melanoma*—http://www.cancer.gov/cancertopics/wyntk/moles-and-dysplastic-nevi.
- The National Center for Biotechnology Information. *Familial Atypical Multiple Mole Melanoma Syndrome*—http://www.ncbi.nlm.nih.gov/booksNBK7030/.

◆医療従事者向け URL

- DermAtlas—http://www.dermatlas.com.
- Medscape. *Atypical Mole(Dysplastic Nevus)*—http://emedicine.medscape.com/article/1056283–overview.

◆参考文献

1. Clarke LE. Dysplastic nevus. *Clin Lab Med*. 2011；31：255–265.
2. Mooi WJ. The dysplastic naevus. *J Clin Pathol*. 1997；50：711–715.
3. Friedman RJ, Farber MJ, Warycha MA, et al. The "dysplastic" nevus. *Clin Dermatol*. 2009；27：103–115.
4. Stierner U, Augustsson A, Rosdahl I, Suurküla M. Regional distribution of common and dysplastic naevi in relation to melanoma site and sun exposure. A case–control study. *Melanoma Res*. 1992；1(5–6)：367–375.
5. Woodhouse J, Maytin EV. Eruptive nevi of the palms and soles. *J Am Acad Dermatol*. 2005；52(5 suppl 1)：S96–S100.
6. Friedman RJ, Farber MJ, Warycha MA, et al. The "dysplastic" nevus. *Clin Dermatol*. 2009；27：103–115.
7. Elder DE. Dysplastic naevi：an update. *Histopathology*. 2010；56(1)：112–120.
8. Burroni M, Sbano P, Cevenini G, et al. Dysplastic naevus vs. in situ melanoma：digital dermoscopy analysis. *Br J Dermatol*. 2005；152(4)：679–684.
9. Trock B, Synnestvedt M, Humphreys T. Natural history of dysplastic nevi. *J Am Acad Dermatol*. 1993；29(1)：51–57.
10. Gandini S, Sera F, Cattaruzza MS, et al. Meta–analysis of risk factors for cutaneous melanoma：I. Common and atypical naevi. *Eur J Cancer*. 2005；41(1)：28–44.
11. Marghoob AA, Kopf AW, Rigel DS, et al. Risk of cutaneous malignant melanoma in patients with "classic" atypical–mole syndrome. A case–control study. *Arch Dermatol*. 1994；130：993–998.
12. Oliveria SA, Chau D, Christos PJ, et al. Diagnostic accuracy of patients in performing skin self–examination and the impact of photography. *Arch Dermatol*. 2004；140(1)：57–62.
13. Friedman RJ, Gutkowicz–Krusin D, Farber MJ, et al. The diagnostic performance of expert dermoscopists vs a computer–vision system on small–diameter melanomas. *Arch Dermatol*. 2008；144：476–482.

164 章

◆患者向け URL
- Skin Cancer Foundation has an excellent website with photos and patient information—http://www.skincancer.org/ak/index.php.

◆医療従事者向け URL
- Cox NH, Eedy DJ, Morton CA. Guidelines for management of Bowen's disease：2006 update. Br J Dermatol 2007；156(1)：11–21.

For detailed information on the treatment of AKs and Bowen disease see：
- Usatine R, Pfenninger J, Stulberg D, Small R. Dermatologic and Cosmetic Procedures in Office Practice. Elsevier, Inc., Philadelphia. 2012.
- Usatine R, Stulberg D, Colver G. Cutaneous Cryosurgery. 4th Edition. Taylor and Francis, London, 2014.

Both are available electronically through www.usatinemedia.com.

◆参考文献
1. Bonerandi JJ, Beauvillain C, Caquant L, et al. Guidelines for the diagnosis and treatment of cutaneous squamous cell carcinoma and precursor lesions. J Eur Acad Dermatol Venereol. 2011；25(suppl 5)：1–51.
2. Leffell DJ. The scientific basis of skin cancer. J Am Acad Dermatol. 2000；42(1 pt 2)：18–22.
3. Anwar J, Wrone DA, Kimyai-Asadi A, Alam M. The development of actinic keratosis into invasive squamous cell carcinoma：evidence and evolving classification schemes. Clin Dermatol. 2004；22(3)：189–196.
4. Criscione VD, Weinstock MA, Naylor MF, et al. Actinic keratoses：natural history and risk of malignant transformation in the Veterans Affairs Topical Tretinoin Chemoprevention Trial. Cancer. 2009；115(11)：2523–2530.
5. de Berker D, McGregor JM, Hughes BR. Guidelines for the management of actinic keratoses. Br J Dermatol. 2007；156(2)：222–230.
6. Zouboulis CC, Röhrs H.［Cryosurgical treatment of actinic keratoses and evidence-based review］. Hautarzt. 2005；56(4)：353–358.
7. Thai K-E, Fergin P, Freeman M, et al. A prospective study of the use of cryosurgery for the treatment of actinic keratoses. Int J Dermatol. 2004；43(9)：687–692.
8. Smith SR, Morhenn VB, Piacquadio DJ. Bilateral comparison of the efficacy and tolerability of 3％ diclofenac sodium gel and 5％ 5-fluorouracil cream in the treatment of actinic keratoses of the face and scalp. J Drugs Dermatol. 2006；5(2)：156–159.
9. Gupta AK, Davey V, Mcphail H. Evaluation of the effectiveness of imiquimod and 5-fluorouracil for the treatment of actinic keratosis：critical review and meta-analysis of efficacy studies. J Cutan Med Surg. 2005；9(5)：209–214.
10. Hadley G, Derry S, Moore RA. Imiquimod for actinic keratosis：systematic review and meta-analysis. J Invest Dermatol. 2006；126(6)：1251–1255.
11. Lebwohl M, Swanson N, Anderson LL, et al. Ingenol mebutate gel for actinic keratosis. N Engl J Med. 2012；366(11)：1010–1019.
12. Siller G, Gebauer K, Welburn P, Katsamas J, Ogbourne SM. PEP005（ingenol mebutate）gel, a novel agent for the treatment of actinic keratosis：results of a randomized, double-blind, vehicle-controlled, multicentre, phase IIa study. Australas J Dermatol. 2009；50(1)：16–22.
13. Rosen RH, Gupta AK, Tyring SK. Dual mechanism of action of ingenol mebutate gel for topical treatment of actinic keratoses：rapid lesion necrosis followed by lesion-specific immune response. J Am Acad Dermatol. 2012；66(3)：486–493.
14. Cox NH, Eedy DJ, Morton CA. Guidelines for management of Bowen's disease：2006 update. Br J Dermatol. 2007；156(1)：11–21.
15. Ahmed I, Berth-Jones J, Charles-Holmes S, O'Callaghan CJ, Ilchyshyn A. Comparison of cryotherapy with curettage in the treatment of Bowen's disease：a prospective study. Br J Dermatol. 2000；143(4)：759–766.

165 章

◆患者向け URL
- Skinsight. Keratoacanthoma—http://www.skinsight.com/adult/KA.htm.

◆医療従事者向け URL
- Medscape. Keratoacanthoma—http://emedicine.medscape.com/article/1100471.

For detailed information on the treatment of KAs see：
- Usatine R, Pfenninger J, Stulberg D, Small R. Dermatologic and Cosmetic Procedures in Office Practice. Elsevier, Inc., Philadelphia. 2012.
- Usatine R, Stulberg D, Colver G. Cutaneous Cryosurgery. 4th Edition. Taylor and Francis, London, 2014.

Both are available electronically through www.usatinemedia.com.

◆参考文献
1. Karaa A, Khachemoune A. Keratoacanthoma：a tumor in search of a classification. Int J Dermatol. 2007；46(7)：671–678.
2. Ko CJ. Keratoacanthoma：facts and controversies. Clin Dermatol. 2010；28(3)：254–261.
3. Clausen OP, Aass HC, Beigi M, et al. Are keratoacanthomas variants of squamous cell carcinoma? A comparison of chromosomal ーaberrations by comparative genomic hybridization. J Invest Dermatol. 2006；126(10)：2308–2315.
4. Chuang TY. Keratoacanthoma. Updated July 2005. http://www.emedicine.com/derm/topic206.htm. Accessed on May 28, 2006.
5. Beham A, Regauer S, Soyer HP, Beham-Schmid C. Keratoacanthoma：a clinically distinct variant of well differentiated squamous cell carcinoma. Adv Anat Pathol. 1998；5(5)：269–280.

166 章

◆患者向け URL
- Medline Plus. Melanoma—http://www.nlm.nih.gov/medlineplus/melanoma.html.

◆医療従事者向け URL
- The Skin Cancer Foundation. Melanoma 1-800-SKIN-490 or http://www.skincancer.org.
- National Cancer Institute. Melanoma—http://www.cancer.gov/cancertopics/types/melanoma.
- Dermoscopy.org：A website on dermoscopy to learn how to improve early diagnosis of melanoma—http://www.dermoscopy.org/.

◆参考文献
1. Clark WH Jr, Mihm MC Jr. Lentigo maligna and lentigo-maligna melanoma. Am J Pathol. 1969；55(1)：39–67.
2. Cohen LM. Lentigo maligna and lentigo maligna melanoma. J Am Acad Dermatol. 1995；33(6)：923–936.
3. Swetter SM, Boldrick JC, Jung SY, et al. Increasing incidence of lentigo maligna melanoma subtypes：northern California and national trends 1990–2000. J Invest Dermatol. 2005；125(4)：685–691.
4. Jelfs PL, Giles G, Shugg D, et al. Cutaneous malignant melanoma in Australia, 1989. Med J Aust. 1994；161(3)：182–187.
5. Weinstock MA, Sober AJ. The risk of progression of lentigo maligna to lentigo maligna melanoma. Br J Dermatol. 1987；116(3)：303–310.
6. Schiffner R, Schiffner-Rohe J, Vogt T, et al. Improvement of early recognition of lentigo maligna using dermatoscopy. J Am Acad Dermatol. 2000；42(1 pt 1)：25–32.
7. Dalton SR, Gardner TL, Libow LF, Elston DM. Contiguous lesions in lentigo maligna. J Am Acad Dermatol. 2005；52：859–862.
8. Bichakjian CK, Halpern AC, Johnson TM, et al. Guidelines of care for the management of primary cutaneous melanoma. J Am Acad Dermatol. 2011；65(5)：1032–1047.
9. Buettiker UV, Yawalkar NY, Braathen LR, Hunger RE. Imiquimod treatment of lentigo maligna：an open-label study of 34 primary lesions in 32 patients. Arch Dermatol. 2008；144(7)：943–945.
10. Erickson C, Miller SJ. Treatment

options in melanoma in situ：topical and radiation therapy, excision and Mohs surgery. *Int J Dermatol*. 2010；49（5）：482–491.
11. Huang CC. New approaches to surgery of lentigo maligna. *Skin Therapy Lett*. 2004；9（5）：7–11.
12. Mahoney MH, Joseph M, Temple CL. The perimeter technique for lentigo maligna：an alternative to Mohs micrographic surgery. *J Surg Oncol*. 2005；91（2）：120–125.
13. de Moraes AM, Pavarin LB, Herreros F, et al. Cryosurgical treatment of lentigo maligna. *J Dtsch Dermatol Ges*. 2007；5（6）：477–480.
14. The National Comprehensive Cancer Network. *National Clinical Guidelines in Oncology*：Melanoma, 2009. http://www.mmmp.org/mmmpFile/image/conv%20ther/NCCN%20guidelines_Melanoma.pdf. Accessed April 20, 2012.

167 章
◆患者・医療従事者向け URL
- Medscape. *Cutaneous Horn*—http://emedicine.medscape.com/article/1056568.
- Skinsight. *Cutaneous Horn*—http://www.skinsight.com/adult/cutaneousHorn.htm

◆参考文献
1. Mantese SA, Diogo PM, Rocha A, et al. Cutaneous horn：a retrospective histopathological study of 222 cases. *An Bras Dermatol*. 2010；85（2）：157–163.
2. Vera-Donoso CD, Lujan S, Gomez L, et al. Cutaneous horn in glans penis：a new clinical case. *Scand J Urol Nephrol*. 2009；43（1）：92–93.
3. Yu RC, Pryce DW, Macfarlane AW, Stewart TW. A histopathological study of 643 cutaneous horns. *Br J Dermatol*. 1991；124：499–452.
4. Solivan GA, Smith KJ, James WD. Cutaneous horn of the penis：its association with squamous cell carcinoma and HPV-16 infection. *J Am Acad Dermatol*. 1990；23（5 pt 2）：969–972.
5. Onak Kandemir N, Gun BD, Barut F, et al. Cutaneous horn-related Kaposi's Sarcoma：a case report. *Case Report Med*. 2010；2010. pii：825949.
6. Michal M, Bisceglia M, Di Mattia A, et al. Gigantic cutaneous horns of the scalp：lesions with a gross similarity to the horns of animals：a report of four cases. *Am J Surg Pathol*. 2002；26：789–794.
7. Mencia-Gutiérrez E, Gutiérrez-Diaz E, Redondo-Marcos I, et al. Cutaneous horns of the eyelid：clinicopathological study of 48 cases. *J Cutan Pathol*. 2004；31：539–543.

168 章
◆患者向け URL
- The Skin Cancer Foundation—http://www.skincancer.org/skin-cancer-information/basal-cell-carcinoma
- MedlinePlus. *Basal cell carcinoma*—http://www.nlm.nih.gov/medlineplus/ency/article/000824.htm
- PubMed Health. *Basal cell carcinoma*—http://www.ncbi.nlm.nih.gov/pubmedhealth/PMH0001827/

◆医療従事者向け URL
- Medscape. *Basal cell carcinoma*—http://emedicine.medscape.com/article/276624-overview

Chapters and videos on diagnosing and surgically managing melanoma can be found in the following book/DVD or electronic application：
- Usatine R, Pfenninger J, Stulberg D, Small R. *Dermatologic and Cosmetic Procedures in Office Practice*. Philadelphia, PA：Elsevier, Inc.；2012.

Information about smartphone and tablet apps of this resource can be viewed at http://www.usatinemedia.com.

◆参考文献
1. Ormerod A, Rajpara S, Craig F. Basal cell carcinoma. *Clin Evid*（Online）. 2010；2010：1719.
2. Jackson SM, Nesbitt LT. *Differential Diagnosis for the Dermatologist*. Berlin, Germany：Springer；2008：1360.
3. Madan V, Hoban P, Strange RC, et al. Genetics and risk factors for basal cell carcinoma. *Br J Dermatol*. 2006；154（suppl 1）：5–7.
4. Jarell AD, Mully TW. Basal cell carcinoma on the ear is more likely to be of an aggressive phenotype in both men and women. *J Am Acad Dermatol*. 2012；66（5）：780–784.
5. Welsch MJ, Troiani BM, Hale L, et al. Basal cell carcinoma characteristics as predictors of depth of invasion. *J Am Acad Dermatol*. 2012；67（1）：47–53.
6. Thissen MR, Neumann MH, Schouten LJ. A systematic review of treatment modalities for primary basal cell carcinomas. *Arch Dermatol*. 1999；135（10）：1177–1183.
7. Geisse J, Caro I, Lindholm J, et al. Imiquimod 5％ cream for the treatment of superficial basal cell carcinoma：results from two phase Ⅲ, randomized, vehicle-controlled studies. *J Am Acad Dermatol*. 2004；50（5）：722–733.
8. MacFarlane DF, Tal El AK. Cryoimmunotherapy：superficial basal cell cancer and squamous cell carcinoma in situ treated with liquid nitrogen followed by imiquimod. *Arch Dermatol*. 2011；147（11）：1326–1327.
9. Hoff Von DD, LoRusso PM, Rudin CM, et al. Inhibition of the hedgehog pathway in advanced basal-cell carcinoma. *N Engl J Med*. 2009；361（12）：1164–1172.
10. van der Pols JC, Williams GM, Pandeya N, et al. Prolonged prevention of squamous cell carcinoma of the skin by regular sunscreen use. *Cancer Epidemiol Biomarkers Prev*. 2006；15（12）：2546–2548.
11. Wolff T, Tai E, Miller T. *Screening for Skin Cancer：An Update of the Evidence for the U. S. Preventive Services Task Force*［Internet］. Rockville（MD）：Agency for Healthcare Research and Quality（US）；2009 Feb. http://www.ncbi.nlm.nih.gov/books/NBK34051/
12. Marcil I, Stern RS. Risk of developing a subsequent nonmelanoma skin cancer in patients with a history of nonmelanoma skin cancer：a critical review of the literature and meta-analysis. *Arch Dermatol*. 2000；136（12）：1524–1530.

169 章
◆患者向け URL
- The Skin Cancer Foundation. *Squamous Cell Carcinoma*—http://www.skincancer.org/skin-cancer-information/squamous-cell-carcinoma.
- PubMed Health. *Squamous Cell Carcinoma*—http://www.ncbi.nlm.nih.gov/pubmedhealth/PMH0001832/.
- Skinsight. *Squamous Cell Carcinoma*—http://www.skinsight.com/adult/squamousCellCarcinomaSCC.htm.
- MedlinePlus. *Squamous Cell Carcinoma*—http://www.nlm.nih.gov/medlineplus/ency/article/000829.htm.

◆医療従事者向け URL
- Medscape. *Head and Neck Cutaneous Squamous Cell Carcinoma*—http://emedicine.medscape.com/article/1965430-overview.
- Skinsight. INFORMED：*Melanoma and Skin Cancer Early Detection*—http://www.skinsight.com/info/for_professionals/skin-cancer-detection-informed/skin-cancer-education.
- Chapters and videos on diagnosing and surgically managing SCC can be found in the following book/DVD or electronic app：Usatine R, Pfenninger J, Stulberg D, Small R. *Dermatologic and Cosmetic Procedures in Office Practice*. Philadelphia, PA：Elsevier；2012.
  - Information about smartphone and tablet apps of this resource can be viewed at www.usatinemedia.com.

◆参考文献
1. Lewis KG, Weinstock MA. Nonmelanoma skin cancer mortality（1988–2000）：the Rhode Island follow-back study. *Arch Dermatol*. 2004；140（7）：837–842.
2. Weinberg AS, Ogle CA, Shim EK. Metastatic cutaneous squamous cell carcinoma：an update. *Dermatol Surg*. 2007；33（8）：885–899.
3. American Cancer Society. *Cancer Facts & Figures 2010*. http://www.cancer.org/

research/cancerfactsfigures/cancerfacts figures/cancer-facts-and-figures-2010. Accessed June 1, 2012.
4. Bolognia JL, Jorizzo JL, Schaffer JV. *Dermatology*. 3rd ed. Philadelphia, PA：Saunders；2012：2776.
5. Berg D, Otley CC. Skin cancer in organ transplant recipients：epidemiology, pathogenesis, and management. *J Am Acad Dermatol*. 2002；47(1)：1-17；quiz 18-20.
6. Motley R, Kersey P, Lawrence C. British Association of Dermatologists, British Association of Plastic Surgeons. Multiprofessional guidelines for the management of the patient with primary cutaneous squamous cell carcinoma. *Br J Plast Surg*. 2003；56(2)：85-91.
7. Green A, Williams G, Neale R, et al. Daily sunscreen application and betacarotene supplementation in prevention of basal-cell and squamous-cell carcinomas of the skin：a randomised controlled trial. *Lancet*. 1999；354：723-729. Erratum：*Lancet*. 1999；354：1038.
8. van der Pols JC, Williams GM, Pandeya N, Logan V, Green AC. Prolonged prevention of squamous cell carcinoma of the skin by regular sunscreen use. *Cancer Epidemiol Biomarkers Prev*. 2006；15(12)：2546-2548.
9. Wolff T, Tai E, Miller T. *Screening for Skin Cancer：An Update of the Evidence for the U.S. Preventive Services Task Force*. Rockville, MD：Agency for Healthcare Research and Quality；2009. http://www.ncbi.nlm.nih.gov/books/NBK34051/.
10. Brantsch KD, Meisner C, Schönfisch B, et al. Analysis of risk factors determining prognosis of cutaneous squamous-cell carcinoma：a prospective study. *Lancet Oncol*. 2008；9(8)：713-720.
11. Marcil I, Stern RS. Risk of developing a subsequent nonmelanoma skin cancer in patients with a history of nonmelanoma skin cancer：a critical review of the literature and metaanalysis. *Arch Dermatol*. 2000；136(12)：1524-1530.

170 章

◆患者向け URL

- Medline Plus. *Melanoma*—**http://www.nlm.nih.gov/medlineplus/melanoma.html**.
- The Skin Cancer Foundation. *Melanoma*—**http://www.skincancer.org/skin-cancer-information/melanoma**.
- American Cancer Society. *Skin Cancer – Melanoma*—**http://www.cancer.org/cancer/skincancer-melanoma/index**.

◆医療従事者向け URL

- Medscape. *Cutaneous Melanoma*—**http://emedicine.medscape.com/article/1100753**.
- National Cancer Institute. *Melanoma*—**http://www.cancer.gov/cancertopics/types/melanoma**.
- Skinsight. *INFORMED：Melanoma and Skin Cancer Early Detection*—**http://www.skinsight.com/info/for_professionals/skin-cancer-detection-informed/skin-cancer-education**.
- Chapters and videos on diagnosing and surgically managing melanoma can be found in the following book/DVD or electronic application：Usatine R, Pfenninger J, Stulberg D, Small R. *Dermatologic and Cosmetic Procedures in Office Practice*. Philadelphia, PA：Elsevier；2012.
- Information about smartphone and tablet apps of this resource can be viewed at **www.usatinemedia.com**.

◆参考文献

1. Siegel R, Naishadham D, Jemal A. Cancer statistics, 2012. *CA Cancer J Clin*. 2012；62(1)：10-29.
2. Jemal A, Saraiya M, Patel P, et al. Recent trends in cutaneous melanoma incidence and death rates in the United States, 1992-2006. *J Am Acad Dermatol*. 2011；65(5 suppl 1)：S17-S25.e1-e3.
3. Rigel DS. Trends in dermatology：melanoma incidence. *Arch Dermatol*. 2010；146(3)：318.
4. Thomas L, Tranchand P, Berard F, Secchi T, Colin C, Moulin G. Semiological value of ABCDE criteria in the diagnosis of cutaneous pigmented tumors. *Dermatology*. 1998；197(1)：11-17.
5. MD JLB, MD JLJ, MD RPR. *Dermatology e-dition：Text with Continually Updated Online Reference*. 2nd ed. St. Louis, MO：Mosby；2007：2584.
6. Gualandri L, Betti R, Crosti C. Clinical features of 36 cases of amelanotic melanomas and considerations about the relationship between histologic subtypes and diagnostic delay. *J Eur Acad Dermatol Venereol*. 2009；23(3)：283-287.
7. Benelli C, Roscetti E, Pozzo VD, Gasparini G, Cavicchini S. The dermoscopic versus the clinical diagnosis of melanoma. *Eur J Dermatol*. 1999；9(6)：470-476.
8. Dolianitis C, Kelly J, Wolfe R, Simpson P. Comparative performance of 4 dermoscopic algorithms by nonexperts for the diagnosis of melanocytic lesions. *Arch Dermatol*. 2005；141(8)：1008-1014.
9. Zager JS, Hochwald SN, Marzban SS, et al. Shave biopsy is a safe and accurate method for the initial evaluation of melanoma. *J Am Coll Surg*. 2011；212(4)：454-460；discussion 460-462.
10. Dalton SR, Gardner TL, Libow LF, Elston DM. Contiguous lesions in lentigo maligna. *J Am Acad Dermatol*. 2005；52(5)：859-862.
11. Ng JC, Swain S, Dowling JP, Wolfe R, Simpson P, Kelly JW. The impact of partial biopsy on histopathologic diagnosis of cutaneous melanoma：experience of an Australian tertiary referral service. *Arch Dermatol*. 2010；146(3)：234-239.
12. Coit DG, Andtbacka R, Bichakjian CK, et al. NCCN Melanoma Panel. Melanoma. *J Natl Compr Canc Netw*. 2009；7(3)：250-275.
13. Kunishige JH, Brodland DG, Zitelli JA. Surgical margins for melanoma in situ. *J Am Acad Dermatol*. 2012；66(3)：438-444.
14. Lens MB, Dawes M, Goodacre T, Bishop JAN. Excision margins in the treatment of primary cutaneous melanoma：a systematic review of randomized controlled trials comparing narrow vs wide excision. *Arch Surg*. 2002；137(10)：1101-1105.
15. Chang KH, Dufresne R, Cruz A, Rogers GS. The operative management of melanoma：where does Mohs surgery fit in? *Dermatol Surg*. 2011；37(8)：1069-1079.
16. Balch CM, Gershenwald JE, Soong S-J, et al. Final version of 2009 AJCC melanoma staging and classification. *J Clin Oncol*. 2009；27(36)：6199-6206.
17. Lee B, Mukhi N, Liu D. Current management and novel agents for malignant melanoma. *J Hematol Oncol*. 2012；5(1)：3.
18. Green AC, Williams GM, Logan V, Strutton GM. Reduced melanoma after regular sunscreen use：randomized trial follow-up. *J Clin Oncol*. 2011；29(3)：257-263.
19. Wolff T, Tai E, Miller T. *Screening for Skin Cancer：An Update of the Evidence for the U.S. Preventive Services Task Force*. Rockville, MD：Agency for Healthcare Research and Quality；2009. http://www.ncbi.nlm.nih.gov/books/NBK34051/.
20. Tsao H, Atkins MB, Sober AJ. Management of cutaneous melanoma. *N Engl J Med*. 2004；351(10)：998-1012.
21. Levi F, Randimbison L, Te V-C, La Vecchia C. High constant incidence rates of second cutaneous melanomas. *Int J Cancer*. 2005；117(5)：877-879.

171 章

◆患者向け URL

- Skinsight. *Granuloma Annulare：Information for Adults*—**http://www.skinsight.com/adult/granulomaAnnulare.htm**.

◆医療従事者向け URL

- Medscape. *Granuloma Annulare*—**http://emedicine.medscape.com/article/1123031**.

◆参考文献

1. Cyr PR. Diagnosis and management of granuloma annulare. *Am Fam Physician*. 2006；74(10)：1729-1714.
2. Ghadially R, Garg A. *Granuloma Annulare*. http://emedicine.medscape.com/article/1123031-overview. Accessed May 10, 2012.

3. Ko CJ, Glusac EJ, Shapiro PE. Noninfectious granulomas. In：Elder DE, ed. Lever's Histopathology of the Skin. 10th ed. Philadelphia, PA：Lippincott Williams & Wilkins；2009；361-364.
4. Fayyazi A, Schweyer S, Eichmeyer B, et al. Expression of IFN-gamma, coexpression of TNF-alpha and matrix metalloproteinases and apoptosis of T lymphocytes and macrophages in granuloma annulare. Arch Dermatol Res. 2000；292：384-390.
5. Macaron NC, Cohen C, Chen SC, Arbiser JL. gli-1 Oncogene is highly expressed in granulomatous skin disorders, including sarcoidosis, granuloma annulare, and necrobiosis lipoidica diabeticorum. Arch Dermatol. 2005；141：259-262.
6. Habif TP. Clinical Dermatology. 4th ed. St Louis, MO：Mosby；2004.
7. Smith MD, Downie JB, DiCostanzo D. Granuloma annulare. Int J Dermatol. 1997；36：326-333.
8. Martinón-Torres F, Martinón-Sánchez JM, Martinón-Sánchez F. Localized granuloma annulare in children：a review of 42 cases. Eur J Pediatr. 1999；158(10)：866.
9. Blume-Peytavi U, Zouboulis CC, Jacobi H, et al. Successful outcome of cryosurgery in patients with granuloma annulare. Br J Dermatol. 1994；130(4)：494-497.
10. Lebwohl MG, Berth-Jones M, Coulson I. Treatment of Skin Disease, Comprehensive Therapeutic Strategies. 2nd ed. St. Louis, MO：Mosby；2006：251.
11. Marcus DV, Mahmoud BH, Hamzavi IH. Granuloma annulare treated with rifampin, ofloxacin, and minocycline combination therapy. Arch Dermatol. 2009；145(7)：787-789.
12. Czarnecki DB, Gin D. The response of generalized granuloma annulare to dapsone. Acta Derm Venereol (Stockh). 1986；66：82-84.
13. Schnopp C, Tzaneva S, Mempel M, et al. UVA1 phototherapy for disseminated granuloma annulare. Photodermatol Photoimmunol Photomed. 2005；21(2)：68-71.
14. Badavanis G, Monastirli A, Pasmatzi E, Tsambaos D. Successful treatment of granuloma annulare with imiquimod cream 5%：a report of four cases. Acta Derm Venereol. 2005；85(6)：547-548.
15. Jain S, Stephens CJM. Successful treatment of disseminated granuloma annulare with topical tacrolimus. Br J Dermatol. 2004；150：1042-1043.
16. Looney M. Isotretinoin in the treatment of granuloma annulare. Ann Pharmacother. 2004；38(2)：494-497.
17. Smith KJ, Norwood C, Skelton H. Treatment of disseminated granuloma annulare with a 5-lipoxygenase inhibitor and vitamin E. Br J Dermatol. 2002；146(4)：667-670.
18. Reisenauer A, White KP, Korcheva V, White CR. Non-infectious granulomas. In：Bolognia JL, Jorizzo JL, Schaffer JV, eds. Dermatology. 2nd ed. Philadelphia, PA：Elsevier；2012.

172 章

◆患者向け URL

・American Autoimmune Related Diseases Association, Inc. Tel：800-598-4668—http://www.aarda.org/.
・Crohn's and Colitis Foundation of America. Tel：800-932-2423—http://www.ccfa.org.

◆医療従事者向け URL

・Medscape. Pyoderma Gangrenosum—http://emedicine.medscape.com/article/1123821.
・MayoClinic. Pyoderma Gangrenosum—http://www.mayoclinic.com/health/pyoderma-gangrenosum/DS00723.
・Wollina U. PG － a review. Orphanet J Rare Dis. 2007；2：19—http://www.ncbi.nlm.nih.gov/pmc/articles/PMC1857704/.

◆参考文献

1. Brooklyn T, Brooklyn T, Dunnill G, Probert C. Diagnosis and treatment of pyoderma gangrenosum. BMJ. 2006；333(7560)：181-184.
2. Jackson JM, Callen JP. Pyoderma Gangrenosum. http://emedicine.medscape.com/article/1123821-overview. Accessed March 30, 2012.
3. Mir-Madjlessi SH, Taylor JS, Farmer RG. Clinical course and evolution of erythema nodosum and pyoderma gangrenosum in chronic ulcerative colitis：a study of 42 patients. Am J Gastroenterol. 1985；80(8)：615-620.
4. McCallum DI, Kinmont PD. Dermatological manifestations of Crohn's disease. Br J Dermatol. 1968；80(1)：1-8.
5. Habif T. Clinical Dermatology. 4th ed. Philadelphia, PA：Mosby；2004：653-654.
6. Keltz M, Lebwohl M, Bishop S. Peristomal pyoderma gangrenosum. J Am Acad Dermatol. 1992；27(2 pt 2)：360-364.
7. Su WP, Schroeter AL, Perry HO, Powell FC. Histopathologic and immunopathologic study of pyoderma gangrenosum. J Cutan Pathol. 1986；13(5)：323-330.
8. Banga F, Schuitemaker N, Meijer P. Pyoderma gangrenosum after caesarean section：a case report. Reprod Health. 2006；3：9.
9. Weenig RH, Davis MD, Dahl PR, Su WP. Skin ulcers misdiagnosed as pyoderma gangrenosum. N Engl J Med. 2002；347(18)：1412-1418.
10. Miller J, Yentzer BA, Clark A, et al. Pyoderma gangrenosum：a review and update on new therapies. J Am Acad Dermatol. 2010；62(4)：646-654.
11. Reichrath J, Bens G, Bonowitz A, Tilgen W. Treatment recommendations for pyoderma gangrenosum：an evidence-based review of the literature based on more than 350 patients. J Am Acad Dermatol. 2005；53(2)：273-283.
12. Chow RK, Ho VC. Treatment of pyoderma gangrenosum. J Am Acad Dermatol. 1996；34(6)：1047-1060.
13. De la Morena F, Martín L, Gisbert JP, et al. Refractory and infected pyoderma gangrenosum in a patient with ulcerative colitis：response to infliximab. Inflamm Bowel Dis. 2007；13(4)：509-510.
14. Brooklyn TN, Dunnill MG, Shetty A, et al. Infliximab for the treatment of pyoderma gangrenosum：a randomised, double blind, placebo controlled trial. Gut. 2006；55(4)：505-509.
15. Eaton PA, Callen JP. Mycophenolate mofetil as therapy for pyoderma gangrenosum. Arch Dermatol. 2009；145(7)：781-785.

173 章

◆患者向け URL

・National Heart, Lung, and Blood Institute. What Is Sarcoidosis?—http://www.nhlbi.nih.gov/health/dci/Diseases/sarc/sar_whatis.html.

◆医療従事者向け URL

・Medscape. Dermatologic Manifestations of Sarcoidosis—http://emedicine.medscape.com/article/1123970.

◆参考文献

1. Yeager H, Sina B, Khachemoune A. Dermatologic disease. In：Baughman RP, ed. Sarcoidosis. New York, NY：Taylor & Francis；2006：593-604.
2. English JC 3rd, Patel PJ, Greer KE. Sarcoidosis. J Am Acad Dermatol. 2001；44(5)：725-743, quiz 744-746.
3. Khatri KA, Chotzen VA, Burrall BA. Lupus pernio：successful treatment with a potent topical corticosteroid. Arch Dermatol. 1995；131(5)：617-618.
4. Grutters JC, van den Bosch JM. Corticosteroid treatment in sarcoidosis. Eur Respir J. 2006；28(3)：627-636.
5. Mosam A, Morar N. Recalcitrant cutaneous sarcoidosis：an evidence-based sequential approach. J Dermatolog Treat. 2004；15(6)：353-359.
6. Baughman RP. Infliximab for refractory sarcoidosis. Sarcoidosis Vasc Diffuse Lung Dis. 2001；18(1)：70-74；erratum in：Sarcoidosis Vasc Diffuse Lung Dis. 2001；18(3)：310.
7. Kouba DJ, Mimouni D, Rencic A, Nousari HC. Mycophenolate mofetil may serve as a steroid-sparing agent for sarcoidosis. Br J Dermatol. 2003；148(1)：147-148.
8. Baughman RP, Judson MA, Teirstein AS, et al. Thalidomide for chronic sarcoidosis. Chest. 2002；122(1)：227-232.
9. Heath CR, David J, Taylor SC. Sarcoid-

osis：are there differences in your skin of color patients? *J Am Acad Dermatol*. 2012；66(1)：121.e1–e14.

174 章

◆患者向け URL

- Cutaneous Lymphoma Foundation. *About Cutaneous Lymphoma*—http://www.clfoundation.org/about-cutaneous-lymphoma.
- National Cancer Institute. *General Information About Mycosis Fungoides and the Sézary Syndrome*—http://www.cancer.gov/cancertopics/pdq/treatment/mycosisfungoides/Patient.

◆医療従事者向け URL

- National Cancer Institute. *Mycosis Fungoides and the Sézary Syndrome Treatment*—http://www.cancer.gov/cancertopics/pdq/treatment/mycosisfungoides/HealthProfessional.
- Skin Cancer Foundation—http://www.skincancer.org.
- Medscape. *Cutaneous T-Cell Lymphoma*—http://emedicine.medscape.com/article/209091.

◆参考文献

1. Li JY, Horwitz S, Moskowitz A, et al. Management of cutaneous T cell lymphoma：new and emerging targets and treatment options. *Cancer Manag Res*. 2012；4：75–89.
2. Criscione VD, Weinstock MA. Incidence of cutaneous T-cell lymphoma in the United States, 1973–2002. *Arch Dermatol*. 2007；143(7)：854–859.
3. Mahan RD, Usatine RP. Hurricane Katrina evacuee develops a persistent rash. *J Fam Pract*. 2007；56(5)：454–457.
4. Hoppe RT, Kim YH. *Clinical manifestations, pathologic features, and diagnosis of mycosis fungoides*. Updated August 2, 2012. http://www.uptodate.com/contents/clinical-manifestations-pathologic-features-and-diagnosis-of-mycosis-fungoides?source=search_result&search=Hoppe+RT%2C+Kim+YH.+Clinical+Features%2C+Diagnosis%2C+and+Staging+of+Mycosis+Fungoides+and+S%C3%A9zary+Syndrome&selectedTitle=1~150. Accessed September 1, 2012.
5. Adriana N, Schmidt AN, Jason B, et al. Conjugal transformed mycosis fungoides：the unknown role of viral infection and environmental exposures in the development of cutaneous T-cell lymphoma. *J Am Acad Dermatol*. 2006；54(5)：S202–S205.
6. Hodak E, Klein T, Gabay B, et al. Familial mycosis fungoides：report of 6 kindreds and a study of the HLA system. *J Am Acad Dermatol*. 2005；52(3)：393–402.
7. Navi D, Huntley A. Imiquimod 5 percent cream and the treatment of cutaneous malignancy. *Dermatol Online J*. 2004；10(1)：4.
8. Girardi M, Heald PW, Wilson LD. The pathogenesis of mycosis fungoides. *N Engl J Med*. 2004；350(19)：1978–1988.
9. Pinter-Brown LC. Cutaneous T-Cell Lymphoma：overview of CTCL. Updated May 17, 2011. http://emedicine.medscape.com/article/209091-overview. Accessed April 6, 2012.
10. Pimpinelli N, Olsen EA, Santucci M, et al. Defining early mycosis fungoides. *J Am Acad Dermatol*. 2005；53(6)：1053–1063.
11. Querfeld C, Rosen ST, Guitart J, et al. Phase II trial of subcutaneous injections of human recombinant interleukin-2 for the treatment of mycosis fungoides and Sézary syndrome. *J Am Acad Dermatol*. 2007；56(4)：580–583.
12. Honda KS. HIV and skin cancer. *Dermatol Clin*. 2006；24(4)：521–530.
13. Blume JE, Oseroff AR. Aminolevulinic acid photodynamic therapy for skin cancers. *Dermatol Clin*. 2007；25(1)：5–14.
14. Hoppe RT, Kim YH. *Treatment of Early Stage (IA to IIA) Mycosis Fungoides and Sézary Syndrome*. Updated February 23, 2012. http://www.uptodate.com/contents/treatment-of-advanced-stage-iib-to-iv-mycosis-fungoides-and-sezary-syndrome. UpToDate® www.uptodate.com. Accessed April 3, 2012.
15. Ahern K, Gilmore ES, Poligone B. Pruritus in cutaneous T-cell lymphoma：a review. *J Am Acad Dermatol*. 2012；26：1–9.
16. Ponte P, Serrao V, Apetato M. Efficacy of narrowband UVB vs. PUVA in patients with early-stage mycosis fungoides. *J Eur Acad Dermatol Venereol*. 2010；24(6)：716–721.
17. Boztepe G, Sahin S, Ayhan M, et al. Narrowband ultraviolet B phototherapy to clear and maintain clearance in patients with mycosis fungoides. *J Am Acad Dermatol*. 2005；53(2)：242–246.
18. Nayak CS. Photodynamic therapy in dermatology. *Indian J Dermatol Venereol Leprol*. 2005；71(3)：155–160.
19. Suzuki SY, Ito K, Ito M, Kawai K. Prognosis of 100 Japanese patients with mycosis fungoides and Sézary syndrome. *J Dermatol Sci*. 2012；57(1)：37–43.

175 章

◆患者向け URL

- Erythema multiforme—http://www.nlm.nih.gov/medlineplus/ency/article/000851.htm.

◆医療従事者向け URL

- Medscape. *Erythema Multiforme*—http://emedicine.medscape.com/article/1122915.
- Medscape. *Stevens-Johnson Syndrome*—http://emedicine.medscape.com/article/1197450.

◆参考文献

1. Shaw JC. Erythema multiforme. In：Noble J, Green H, Levinson W, et al, eds. *Textbook of Primary Care Medicine*. 3rd ed. St. Louis, MO：Mosby；2001：815–816.
2. Tan SK, Tay YK. Profile and pattern of Stevens-Johnson syndrome and toxic epidermal necrolysis in a general hospital in Singapore：treatment outcomes. *Acta Derm Venereol*. 2012；92(1)：62–66.
3. Finkelstein Y, Soon GS, Acuna P, et al. Recurrence and outcomes of Stevens-Johnson syndrome and toxic epidermal necrolysis in children. *Pediatrics*. 2011；128(4)：723–728.
4. Del Pozzo-Magana BR, Lazo-Langner A, Carleton B. A systematic review of treatment of drug-induced Stevens-Johnson syndrome and toxic epidermal necrolysis in children. *J Popul Ther Clin Pharmacol*. 2011；18：e121–e133.
5. Plaza JA. *Erythema Multiforme*. Updated July 29, 2011. http://www.emedicine.com/derm/topic137.htm. Accessed January 2012.
6. Darmstadt GL. Erythema multiforme. In：Long S, Pickering L, Prober C, eds. *Principles and Practice of Pediatric Infectious Diseases*. 2nd ed. New York, NY：Churchill Livingstone；2003：442–444.
7. Morelli JG. Vesiculobullous disorders. In：Behrman R, Kliegman RM, Jenson HB, eds. *Nelson Textbook of Pediatrics*. 19th ed. Philadelphia, PA：Saunders；2011：2241–2249.
8. Weston WL. Herpes associated erythema multiforme. *J Invest Dermatol*. 2005；124(6)：xv–xvi.
9. Chosidow OM, Stern RS, Wintroub BU. Cutaneous drug reactions. In：Kasper DL, Fauci AS, Longo DL, Braunwald EB, Hauser SL, Jameson JL, eds. *Harrison's Principles of Internal Medicine*. 16th ed. New York, NY：McGraw-Hill；2005：318–324.
10. Sanmarkan AD, Tukaram S, Thappa DM, et al. Retrospective analysis of Stevens-Johnson syndrome and toxic epidermal necrolysis over a period of 10 years. *Indian J Dermatol*. 2011；56(1)：25–29.
11. Worswick S, Cotliar J. Stevens-Johnson syndrome and toxic epidermal necrolysis：a review of treatment options. *Dermatol Ther*. 2011；24(2)：207–218.
12. Bastuji-Garin S, Fouchard N, Bertocchi M, et al. SCORTEN：a severity of illness score for toxic epidermal necrolysis. *J Invest Dermatol*. 2000；115(2)：149–153.
13. The Stevens-Johnson syndrome/toxic epidermal necrolysis spectrum of disease. In：Habif T, ed. *Clinical Dermatology*. 4th ed. Philadelphia, PA：Elsevier；2004：627–631.

176 章

◆患者向け URL

- PubMed Health. *Erythema Nodosum*—http://www.ncbi.nlm.nih.gov/pubmedhealth/PMH0001884/.
- MedicineNet. *Erythema Nodosum*—http://www.medicinenet.com/erythema_nodosum/article.htm.

◆医療従事者向け URL

- Medscape. *Erythema Nodosum*—http://emedicine.medscape.com/article/1081633-overview.
- Schwartz RA, Nervi SJ. Erythema nodosum：a sign of systemic disease. *Am Fam Physician*. 20071；75(5)：695–700—http://www.aafp.org/afp/2007/0301/p695.html.

◆参考文献

1. Schwartz RA, Nervi SJ. Erythema nodosum：a sign of systemic disease. *Am Fam Physician*. 2007；75(5)：695–700.
2. Atzeni F, Carrabba M, Davin JC, et al. Skin manifestations in vasculitis and erythema nodosum. *Clin Exp Rheumatol*. 2006；24(1 suppl 40)：S60–S66.
3. Garcia-Porrua C, González-Gay MA, Vázquez-Caruncho M, et al. Erythema nodosum：etiologic and predictive factors erythema nodosum and erythema induratum in a defined population. *Arthritis Rheum*. 2000；43：584–592.
4. Gonzalez-Gay MA, Garcia-Porrua C, Pujol RM, Salvarani C. Erythema nodosum：a clinical approach. *Clin Exp Rheumatol*. 2001；19(4)：365–368.
5. Cribier B, Caille A, Heid E, Grosshans E. Erythema nodosum and associated diseases. A study of 129 cases. *Int J Dermatol*. 1998；37(9)：667–672.
6. Hannuksela M. Erythema nodosum. *Clin Dermatol*. 1986；4(2)：88–95.
7. Requena L, Requena C. Erythema nodosum. *Dermatol Online J*. 2002；8(1)：4.
8. Fox MD, Schwartz RA. Erythema nodosum. *Am Fam Physician*. 1992；46(3)：818–822.
9. Body BA. Cutaneous manifestations of systemic mycoses. *Dermatol Clin*. 1996；14：125–135.
10. Ozols II, Wheat LJ. Erythema nodosum in an epidemic of histoplasmosis in Indianapolis. *Arch Dermatol*. 1981；117：709–712.
11. Gilchrist H, Patterson JW. Erythema nodosum and erythema induratum (nodular vasculitis)：diagnosis and management. *Dermatol Ther*. 2010；23(4)：320–327.
12. Cho KH, Kim YG, Yang SG, et al. Inflammatory nodules of the lower legs：a clinical and histological analysis of 134 cases in Korea. *J Dermatol*. 1997；24：522–529.
13. Van Brakel WH, Khawas IB, Lucas SB. Reactions in leprosy：an epidemiological study of 386 patients in west Nepal. *Lepr Rev*. 1994；65(3)：190–203.
14. Ubogy Z, Persellin RH. Suppression of erythema nodosum by indomethacin. *Acta Derm Venereol*. 1982；62：265.
15. Allen RA, Spielvogel RL. Erythema nodosum. In：Lebwohl MG, Heymann WR, Berth-Jones J, Coulson I, eds. *Treatment of Skin Disease*. 3rd ed. Philadelphia, PA：Saunders；2010：223–225.
16. Gilchrist H, Patterson JW. Erythema nodosum and erythema induratum (nodular vasculitis)：diagnosis and management. *Dermatol Ther*. 2010；23(4)：320–327.
17. Davis MD. Response of recalcitrant erythema nodosum to tetracyclines. *J Am Acad Dermatol*. 2011；64(6)：1211–1212.

177 章

◆患者向け URL

- MedicineNet. *Vasculitis (Arteritis, Angiitis)*—http://www.medicinenet.com/vasculitis/article.htm.
- National Kidney and Urologic Diseases Information Clearinghouse. *Henoch-Schönlein Purpura*—http://kidney.niddk.nih.gov/kudiseases/pubs/HSP/.
- National Heart Blood and Lung Institute. *What Is Vasculitis?*—http://www.nhlbi.nih.gov/health/dci/Diseases/vas/vas_whatis.html.

◆医療従事者向け URL

- Roane DW, Griger DR. An approach to diagnosis and initial management of systemic vasculitis. *Am Fam Physician* 1999；60：1421–1430—http://www.aafp.org/afp/991001ap/1421.html.
- Sharma P, Sharma S, Baltaro R, Hurley J. Systemic vasculitis. *Am Family Physician* 2011；83(5)：556–565—http://www.aafp.org/afp/2011/0301/p556.html.

◆参考文献

1. Stone JH, Nousari HC. "Essential" cutaneous vasculitis：what every rheumatologist should know about vasculitis of the skin. *Curr Opin Rheumatol*. 2001；13(1)：23–34.
2. Gardner-Medwin JM, Dolezalova P, Cummins C, Southwood TR. Incidence of Henoch-Schönlein purpura, Kawasaki disease, and rare vasculitides in children of different ethnic origins. *Lancet*. 2002；360(9341)：1197–202.
3. Michel BA, Hunder GG, Bloch DA, Calabrese LH. Hypersensitivity vasculitis and Henoch-Schönlein purpura：a comparison between the 2 disorders. *J Rheumatol*. 1992；19：721.
4. Calabrese LH, Michel BA, Bloch DA, et al. The American College of Rheumatology 1990 criteria for the classification of hypersensitivity vasculitis. *Arthritis Rheum*. 1990；33：1108.
5. Sharma P, Sharma S, Baltaro R, Hurley J. Systemic vasculitis. *Am Fam Physician*. 2011；83(5)：556–565.
6. Martinez-Taboada VM, Blanco R, Garcia-Fuentes M, Rodriguez-Valverde V. Clinical features and outcome of 95 patients with hypersensitivity vasculitis. *Am J Med*. 1997；102：186–191.
7. Poterucha TJ, Wetter DA, Gibson LE, Camilleri MJ, Lohse CM. Histopathology and correlates of systemic disease in adult Henoch-Schönlein purpura：a retrospective study of microscopic and clinical findings in 68 patients at Mayo Clinic. *J Am Acad Dermatol*. 2013；68：420–424.
8. Robinson S, Roth J, Blanchard S. Light-headedness and a petechial rash. *J Fam Pract*. 2013 Apr；62(4)：203–205.
9. Sais G, Vidaller A, Jucgla A, et al. Colchicine in the treatment of cutaneous leukocytoclastic vasculitis. Results of a prospective, randomized controlled trial. *Arch Dermatol*. 1995；131：1399–1402.
10. Weiss PF, Feinstein JA, Luan X, et al. Effects of corticosteroid on Henoch-Schönlein purpura：a systematic review. *Pediatrics*. 2007；120：1079–1087.
11. Saulsbury FT. Henoch-Schönlein purpura. *Curr Opin Rheumatol*. 2001；13：35–40.
12. Roane DW, Griger DR. An approach to diagnosis and initial management of systemic vasculitis. *Am Fam Physician*. 1999；60：1421–1430.

178 章

◆患者向け URL

- PubMed Health. *Systemic Lupus Erythematosus*—http://www.ncbi.nlm.nih.gov/pubmedhealth/PMH0001471/.
- Mayo Clinic. *Lupus*—http://www.mayoclinic.com/health/lupus/DS00115.
- Womenshealth.gov. *Lupus Fact Sheet*—http://womenshealth.gov/publications/our-publications/fact-sheet/lupus.cfm.
- Lupus Foundation—http://www.lupus.org.

◆医療従事者向け URL

- Medscape. *Systemic Lupus Erythematosus (SLE)*—http://emedicine.medscape.com/article/332244.
- Medscape. *Discoid Lupus Erythematosus*—http://emedicine.medscape.com/article/1065529.

◆参考文献

1. Lawrence RC, Helmick CG, Arnett FC, et al. Estimates of the prevalence of arthritis and selected musculoskeletal disorders in the United States. *Arthritis Rheum*. 1998；41(5)：778–799.
2. Danchenko N, Satia JA, Anthony MS. Epidemiology of systemic lupus erythematosus：a comparison of worldwide disease burden. *Lupus*. 2006；15(5)：308–318.
3. Pistiner M, Wallace DJ, Nessim S, et al. Lupus erythematosus in the 1980 s：a

survey of 570 patients. *Semin Arthritis Rheum*. 1991；21（1）：55-64.
4. Healy E, Kieran E, Rogers S. Cutaneous lupus erythematosus－a study of clinical and laboratory prognostic factors in 65 patients. *Ir J Med Sci*. 1995；164（2）：113-115.
5. Rowell NR. Laboratory abnormalities in the diagnosis and management of lupus erythematosus. *Br J Dermatol*. 1971；84（3）：210-216.
6. Nagata S, Hanayama R, Kawane K. Autoimmunity and the clearance of dead cells. *Cell*. 2010；140（5）：619-630.
7. Gill JM, Quisel AM, Rocca PV, Walters DT. Diagnosis of systemic lupus erythematosus. *Am Fam Physician*. 2003；68（11）：2179-2186.
8. Hochberg MC. Updating the American College of Rheumatology revised criteria for the classification of SLE［letter］. *Arthritis Rheum*. 1997；40（9）：1725.
9. Tan EM, Cohen AS, Fries JF, et al. The 1982 revised criteria for the classification of systemic lupus erythematosus. *Arthritis Rheum*. 1982；25（11）：1271-1277.
10. Kao AH, Navratil JS, Ruffing MJ, et al. Erythrocyte C3d and C4d for monitoring disease activity in systemic lupus erythematosus. *Arthritis Rheum*. 2010；62（3）：837-844.
11. Provost TT. The relationship between discoid and systemic lupus erythematosus. *Arch Dermatol*. 1994；130（10）：1308-1310.
12. Lander SA, Wallace DJ, Weisman MH. Celecoxib for systemic lupus erythematosus：case series and literature review of the use of NSAIDs in SLE. *Lupus*. 2002；11（6）：340-347.
13. Fessler BJ, Alarcon GS, McGwin G Jr, et al；LUMINA Study Group. Systemic lupus erythematosus in three ethnic groups：XVI. Association of hydroxychloroquine use with reduced risk of damage accrual. *Arthritis Rheum*. 2005；52（5）：1473-1480.
14. Parker BJ, Bruce IN. High dose methylprednisolone therapy for the treatment of severe systemic lupus erythematosus. *Lupus*. 2007；16（6）：387-393.
15. Fortin PR, Abrahamowicz M, Ferland D, et al；Canadian Network For Improved Outcomes in Systemic Lupus. Steroid-sparing effects of methotrexate in systemic lupus erythematosus：a double-blind, randomized, placebo-controlled trial. *Arthritis Rheum*. 2008；59（12）：1796-1804.
16. FDA news release. *FDA Approves Benlysta to Treat Lupus*. http://www.fda.gov/News Events/Newsroom/PressAnnouncements/ucm246489.htm. Accessed February 18, 2012.
17. Erkan D, Lockshin MD. New treatments for antiphospholipid syndrome. *Rheum Dis Clin North Am*. 2006；32（1）：

129-148.
18. Cervera R, Khamashta MA, Font J, et al；European Working Party on Systemic Lupus Erythematosus. Morbidity and mortality in systemic lupus erythematosus during a 10-year period：a comparison of early and late manifestations in a cohort of 1,000 patients. *Medicine（Baltimore）*. 2003；82（5）：299-308.

179 章

◆患者向け URL
・The Myositis Association—**http://www.myositis.org**.
・National Institute of Neurological Disorders and Stroke. *NINDS Dermatomyositis Information Page*—**http://www.ninds.nih.gov/disorders/dermatomyositis/dermatomyositis.htm**.
◆医療従事者向け URL
・Medscape. *Dermatomyositis*—**http://emedicine.medscape.com/article/332783**.
・MedicineNet. *Polymyositis & Dermatomyositis*—**http://www.medicinenet.com/polymyositis/article.htm**.
◆参考文献
1. Robinson AB, Reed AM. Clinical features, pathogenesis and treatment of juvenile and adult dermatomyositis. *Nat Rev Rheumatol*. 2011；7（11）：664-675.
2. Connors GR, Christopher-Stine L, Oddis CV, Danoff SK. Interstitial lung disease associated with the idiopathic inflammatory myopathies：what progress has been made in the past 35 years? *Chest*. 2010；138（6）：1464-1474.
3. Dalakas MC. Immunotherapy of inflammatory myopathies：practical approach and future prospects. *Curr Treat Options Neurol*. 2011；13（3）：311-323.
4. Trallero-Araguás E, Rodrigo-Pendás J, Selva-O'Callaghan A, et al. Usefulness of anti-p155 autoantibody for diagnosing cancer-associated dermatomyositis. *Arthritis Rheum*. 2012；64（2）：523-532.
5. Bohan A, Peter JB. Polymyositis and dermatomyositis（first of two parts）. *N Engl J Med*. 1975；292（7）：344-347.
6. Bohan A, Peter JB. Polymyositis and dermatomyositis（second of two parts）. *N Engl J Med*. 1975；292（8）：403-407.
7. Marie I. Morbidity and mortality in adult polymyositis and dermatomyositis. *Curr Rheumatol Rep*. 2012；14（3）：275-285.
8. Madan V, Chinoy H, Griffiths CE, Cooper RG. Defining cancer risk in dermatomyositis. Part Ⅰ. *Clin Exp Dermatol*. 2009；34（4）：451-455.
9. Schmeling H, Stevens S, Goia C, et al. Nailfold capillary density is importantly associated over time with muscle and skin disease activity in juvenile dermatomyositis. *Rheumatology*. 2011；50（5）：885-893.

10. Selva-O'Callaghan A, Fonollosa-Pla V, Trallero-Araguás E, et al. Nailfold capillary microscopy in adults with inflammatory myopathy. *Semin Arthritis Rheum*. 2010；39（5）：398-404.
11. Fathi M, Dastmalchi M, Rasmussen E, et al. Interstitial lung disease, a common manifestation of a newly diagnosed polymyositis and dermatomyositis. *Ann Rheum Dis*. 2004；63（3）：297-301.
12. Wang DX, Shu XM, Tian XL, et al. Intravenous immunoglobulin therapy in adult patients with polymyositis/dermatomyositis：a systematic literature review. *Clin Rheumatol*. 2012；31（5）：801-806.
13. Aggarwal R, Oddis CV. Therapeutic approaches in myositis. *Curr Rheumatol Rep*. 2011；13（3）：182-191.
14. Chung Y, Alexanderson H, Pipitone N, et al. Creatine supplements in patients with idiopathic inflammatory myopathies who are clinically weak after conventional pharmacologic treatment：six-month, double-blind, randomized, placebo controlled trial. *Arthritis Rheum*. 2007；57（4）：694-702.
15. Callen JP. Dermatomyositis：diagnosis, evaluation and management. *Minerva Med*. 2002；93（3）：157-167.
16. Callen JP, Wortmann RL. Dermatomyositis. *Clin Dermatol*. 2006；24（5）：363-373.
17. Choy EH, Isenberg DA. Treatment of dermatomyositis and polymyositis. *Rheumatology（Oxford）*. 2002；41（1）：7-13.
18. Habif T. *A Color Guide to Diagnosis and Therapy, Clinical Dermatology*. 4th ed. St. Louis, MO：Mosby；2004.
19. Mimori T, Nakashima R, Hosono Y. Interstitial lung disease in myositis：clinical subsets, biomarkers, and treatment. *Curr Rheumatol Rep*. 2012；14（3）：264-274.
20. Hornung T, Ko A, Tuting T, et al. Efficacy of low-dose methotrexate in the treatment of dermatomyositis skin lesions. *Clin Exp Dermatol*. 2011；37（2）：139-142.
21. Choy EH, Hoogendijk JE, Lecky B, Winer JB. Immunosuppressant and immunomodulatory treatment for dermatomyositis and polymyositis. *Cochrane Database Syst Rev*. 2005；20（3）：CD003643.
22. Zahr ZA, Baer AN. Malignancy in myositis. *Curr Rheumatol Rep*. 2011；13（3）：208-215.
23. Mahler EA, Blom M, Voermans NC, et al. Rituximab treatment in patients with refractory inflammatory myopathies. *Rheumatology*. 2011；50（12）：2206-2213.
24. Madan V, Chinoy H, Griffiths CE, Cooper RG. Defining cancer risk in dermatomyositis. Part Ⅱ. Assessing diagnostic usefulness of myositis serology. *Clin Exp Dermatol*. 2009；34（5）：561-565.
25. Titulaer MJ, Soffietti R, Dalmau J, et al；European Federation of Neurological

Societies. Screening for tumors in paraneoplastic syndromes：report of an EFNS Task Force. *Eur J Neurol.* 2011；18（1）：19–27.
26. Selva-O'Callaghan A, Grau JM, Gámez-Cenzano C, et al. Conventional cancer screening versus PET/CT in dermatomyositis/polymyositis. *Am J Med.* 2010；123（6）：558–562.

180 章
◆患者向け URL
- American College of Rheumatology. *Scleroderma*（Also Known as Systemic Sclerosis）—http：//www.rheumatology.org/practice/clinical/patients/diseases_and_conditions/scleroderma.asp.
- Scleroderma Foundation—http：//www.scleroderma.org/.
- International Scleroderma Network—http：//www.sclero.org.

◆医療従事者向け URL
- National Institute of Arthritis and Musculoskeletal and Skin Diseases. Handout on Health：*Scleroderma*—http：//www.niams.nih.gov/Health_Info/Scleroderma/default.asp.
- Medscape. *Scleroderma*—http：//emedicine.medscape.com/article/331864.

◆参考文献
1. Lawrence RC, Helmick CG, Arnett FC, et al. Estimates of the prevalence of arthritis and selected musculoskeletal disorders in the United States. *Arthritis Rheum.* 1998；41（5）：778–799.
2. Chifflot H, Fautrel B, Sordet C, et al. Incidence and prevalence of systemic sclerosis：a systematic literature review. *Semin Arthritis Rheum.* 2008；37（4）：223–235.
3. Steen VD, Lucas M, Fertig N, Medsger TA Jr. Pulmonary arterial hypertension and severe pulmonary fibrosis in systemic sclerosis patients with a nucleolar antibody. *J Rheumatol.* 2007；34（11）：2230–2235.
4. Akesson A, Wollheim FA. Organ manifestations in 100 patients with progressive systemic sclerosis：a comparison between the CREST syndrome and diffuse scleroderma. *Br J Rheumatol.* 1989；28（4）：281–286.
5. Medsger TA Jr, Masi AT. Survival with scleroderma II. A life-table analysis of clinical and demographic factors in 358 male U. S. veteran patients. *J Chronic Dis.* 1973；26（10）：647–660.
6. Tuffanelli DL, Winkelmann RK. Systemic scleroderma, a clinical study of 727 cases. *Arch Dermatol.* 1961；84：359–371.
7. Janosik DL, Osborn TG, Moore TL, et al. Heart disease in systemic sclerosis. *Semin Arthritis Rheum.* 1989；19（3）：191–200.
8. Byers RJ, Marshall DA, Freemont AJ. Pericardial involvement in systemic sclerosis. *Ann Rheum Dis.* 1997；56（6）：393–394.
9. American Rheumatism Association Diagnostic and Therapeutic Criteria Committee. Preliminary criteria for the classification of systemic sclerosis（scleroderma）. Subcommittee for scleroderma criteria of the American Rheumatism Association Diagnostic and Therapeutic Criteria Committee. *Arthritis Rheum.* 1980；23（5）：581–590.
10. Reveille JD, Solomon DH. Evidence-based guidelines for the use of immunologic tests：anticentromere, Scl-70, and nucleolar antibodies. *Arthritis Rheum.* 2003；49（3）：399–412.
11. Kreuter A, Breuckmann F, Uhle A, et al. Low-dose UVA1 phototherapy in systemic sclerosis：effects on acrosclerosis. *J Am Acad Dermatol.* 2004；50（5）：740–747.
12. Seyger MM, van den Hoogen FH, de Boo T, de Jong EM. Low-dose methotrexate in the treatment of widespread morphea. *J Am Acad Dermatol.* 1998；39（2 pt 1）：220–225.
13. Kreuter A, Gambichler T, Breuckmann F, et al. Pulsed high-dose corticosteroids combined with low-dose methotrexate in severe localized scleroderma. *Arch Dermatol.* 2005；141（7）：847–852.
14. Thompson AE, Shea B, Welch V, et al. Calcium-channel blockers for Raynaud's phenomenon in systemic sclerosis. *Arthritis Rheum.* 2001；44（8）：1841–1847.
15. Clifford PC, Martin MF, Sheddon EJ, et al. Treatment of vasospastic disease with prostaglandin E1. *Br Med J.* 1980；281（6247）：1031–1034.
16. Fries R, Shariat K, von Wilmowsky H, Bohm M. Sildenafil in the treatment of Raynaud's phenomenon resistant to vasodilatory therapy. *Circulation.* 2005；112（19）：2980–2985.
17. Falanga V, Medsger TA Jr. D-penicillamine in the treatment of localized scleroderma. *Arch Dermatol.* 1990；126（5）：609–612.
18. Tashkin DP, Elashoff R, Clements PJ, et al. Cyclophosphamide versus placebo in scleroderma lung disease. *N Engl J Med.* 2006；354（25）：2655–2666.
19. Steen VD, Medsger TA Jr. Case-control study of corticosteroids and other drugs that either precipitate or protect from the development of scleroderma renal crisis. *Arthritis Rheum.* 1998；41（9）：1613–1619.
20. Tyndall AJ, Bannert B, Vonk M, et al. Causes and risk factors for death in systemic sclerosis：a study from the EULAR Scleroderma Trials and Research（EUSTAR）database. *Ann Rheum Dis.* 2010；69（10）：1809–1815.

181 章
◆参考文献
1. Bolognia JL, Jorizzo JL, Rapini RP. *Dermatology.* London, UK：Elsevier Health Sciences；2003.
2. Spitz JL. *Genodermatoses：A Clinical Guide to Genetic Skin Disorders.* －Philadelphia, PA：Lippincott Williams & Wilkins；2004.
3. Schachner LA, Hansen RC. *Pediatric Dermatology.* 3rd ed. New York, NY：Mosby；2003.
4. James WD, Berger TG, Elston DM. *Andrews' Diseases of the Skin：Clinical Dermatology.* 10th ed. Philadelphia, PA：Elsevier Health Sciences；2005.

182 章
◆患者向け URL
- Patient.co.uk. *Bullous Pemphigoid*—http：//www.patient.co.uk/showdoc/23069059/.
- International Pemphigus & Pemphigoid Foundation—http：//www.pemphigus.org/wordpress/diseases/pemphigoid/.

◆医療従事者向け URL
- eMedicine. *Bullous Pemphigoid*—http：//emedicine.medscape.com/article/1062391.

◆参考文献
1. Langan SM, Smeeth L, Hubbard R, et al. Bullous pemphigoid and pemphigus vulgaris－incidence and mortality in the UK：population based cohort study. *BMJ.* 2008；337：a180.
2. Zillikens D, Rose PA, Balding SD, et al. Tight clustering of extra-cellular BP180 epitopes recognized by bullous pemphigoid autoantibodies. *J Invest Dermatol.* 1997；109：573–579.
3. Yancey KB, Egan CA. Pemphigoid：clinical, histologic, immunopathologic, and therapeutic considerations. *JAMA.* 2000；284：350–356.
4. Kroumpouzos G, Cohen LM. Specific dermatoses of pregnancy：an evidence-based systematic review. *Am J Obstet Gynecol.* 2003；188（4）：1083–1092.
5. Bingham EA, Burrows D, Sandford JC. Prolonged pruritus and bullous pemphigoid. *Clin Exp Dermatol.* 1984；9：564–570.
6. Habif TP. *Clinical Dermatology：A Color Guide to Diagnosis and Therapy.* 4th ed. St. Louis, MO：Mosby；2004.
7. Schmidt E, Zillikens D. Modern diagnosis of auto-immune blistering skin diseases. *Autoimmun Rev.* 2010；10：84–89.
8. Kuechle MK, Stegemeir E, Maynard B, Gibson LE. Drug-induced linear IgA bullous dermatosis：report of six cases and review of the literature. *J Am Acad Dermatol.* 1994；30：187–192.
9. Khumalo N, Kirtschig G, Middleton P, et al. Interventions for bullous pemphi-

goid. *Cochrane Database Syst Rev.* 2003；(3)：CD002292.
10. Joly P, Roujeau JC, Benichou J, et al. A comparison of oral and topical corticosteroids in patients with bullous pemphigoid. *N Engl J Med.* 2002；346：321–327.
11. Kirtschig G, Middleton P, Bennett C, et al. Interventions for bullous pemphigoid. *Cochrane Database Syst Rev.* 2010；(10)：CD002292.
12. Fivenson DP, Breneman DL, Rosen GB, et al. Nicotinamide and tetracycline therapy of bullous pemphigoid. *Arch Dermatol.* 1994；130(6)：753–758.
13. Böhm M, Beissert S, Schwarz T, et al. Bullous pemphigoid treated with mycophenolate mofetil. *Lancet.* 1997；349(9151)：541.
14. Mazzi G, Raineri A, Zanolli FA, et al. Plasmapheresis therapy in pemphigus vulgaris and bullous pemphigoid. *Transfus Apher Sci.* 2003；28(1)：13–18.
15. Kasperkiewicz M, Shimanovich I, Ludwig RJ, et al. Rituximab for treatment-refractory pemphigus and pemphigoid：a case series of 17 patients. *J Am Acad Dermatol.* 2011；65(3)：552–558.
16. Cusano F, Iannazzone SS, Riccio G, Piccirillo F. Coexisting bullous pemphigoid and psoriasis successfully treated with etanercept. *Eur J Dermatol.* 2010；20(4)：520.
17. Fairley JA, Baum CL, Brandt DS, Messingham KA. Pathogenicity of IgE in autoimmunity：successful treatment of bullous pemphigoid with omalizumab. *J Allergy Clin Immunol.* 2009；123(3)：704–705.

183 章

◆患者向け URL
- MedlinePlus. *Pemphigus*—http://www.nlm.nih.gov/medlineplus/pemphigus.html.
- Mayo Clinic. *Pemphigus*—http://www.mayoclinic.com/health/pemphigus/DS00749.
- International Pemphigus Pemphigoid Foundation—http://www.pemphigus.org/.

◆医療従事者向け URL
- Medscape. *Pemphigus Vulgaris*—http://emedicine.medscape.com/article/1064187.
- Information on how to perform the appropriate biopsy can be found in Usatine R, Pfenninger J, Stulberg D, Small R. *Dermatologic and Cosmetic Procedures in Office Practice.* Philadelphia, PA：Elsevier；2012. The text and the accompanying videos can also be purchased as an electronic application at http://www.usatinemedia.com.

◆参考文献
1. Bystryn JC, Rudolph JL. Pemphigus. *Lancet.* 2005；366：61–73.
2. Ettlin DA. Pemphigus. *Dent Clin North Am.* 2005；49：107–1ix.
3. Bickle K, Roark TR, Hsu S. Autoimmune bullous dermatoses：a review. *Am Fam Physician.* 2002；65：1861–1870.
4. Chams-Davatchi C, Esmaili N, Daneshpazhooh M, et al. Randomized controlled open-label trial of four treatment regimens for pemphigus vulgaris. *J Am Acad Dermatol.* 2007；57：622–628.
5. Beissert S, Mimouni D, Kanwar AJ, Solomons N, Kalia V, Anhalt GJ. Treating pemphigus vulgaris with prednisone and mycophenolate mofetil：a multicenter, randomized, placebo-controlled trial. *J Invest Dermatol.* 2010；130：2041–2048.
6. Harman KE, Albert S, Black MM. Guidelines for the management of pemphigus vulgaris. *Br J Dermatol.* 2003；149：926–937.
7. Frew JW, Martin LK, Murrell DF. Evidence-based treatments in pemphigus vulgaris and pemphigus foliaceus. *Dermatol Clin.* 2011；29：599–606.
8. Martin LK, Werth VP, Villanueva EV, Murrell DF. A systematic review of randomized controlled trials for pemphigus vulgaris and pemphigus foliaceus. *J Am Acad Dermatol.* 2011；64：903–908.
9. Singh S. Evidence-based treatments for pemphigus vulgaris, pemphigus foliaceus, and bullous pemphigoid：a systematic review. *Indian J Dermatol Venereol Leprol.* 2011；77：456–469.
10. Beissert S, Werfel T, Frieling U, et al. A comparison of oral methylprednisolone plus azathioprine or mycophenolate mofetil for the treatment of pemphigus. *Arch Dermatol.* 2006；142：1447–1454.
11. Werth VP, Fivenson D, Pandya AG, et al. Multicenter randomized, double-blind, placebo-controlled, clinical trial of dapsone as a glucocorticoid-sparing agent in maintenance-phase pemphigus vulgaris. *Arch Dermatol.* 2008；144：25–32.
12. Sami N, Qureshi A, Ruocco E, Ahmed AR. Corticosteroid-sparing effect of intravenous immunoglobulin therapy in patients with pemphigus vulgaris. *Arch Dermatol.* 2002；138：1158–1162.
13. Gurcan HM, Jeph S, Ahmed AR. Intravenous immunoglobulin therapy in autoimmune mucocutaneous blistering diseases：a review of the evidence for its efficacy and safety. *Am J Clin Dermatol.* 2010；11：315–326.
14. Amagai M, Ikeda S, Shimizu H, et al. A randomized double-blind trial of intravenous immunoglobulin for pemphigus. *J Am Acad Dermatol.* 2009；60：595–603.
15. Hertl M, Zillikens D, Borradori L, et al. Recommendations for the use of rituximab (anti-CD20 antibody) in the treatment of autoimmune bullous skin diseases. *J Dtsch Dermatol Ges.* 2008；6：366–373.
16. El Tal AK, Posner MR, Spigelman Z, Ahmed AR. Rituximab：a monoclonal antibody to CD20 used in the treatment of pemphigus vulgaris. *J Am Acad Dermatol.* 2006；55：449–459.
17. Tee SI, Yosipovitch G, Chan YC, et al. Prevention of glucocorticoid-induced osteoporosis in immunobullous diseases with alendronate：a randomized, double-blind, placebo-controlled study. *Arch Dermatol.* 2012；148：307–314.

184 章

◆患者向け URL
- MedlinePlus. *Porphyria*—http://www.nlm.nih.gov/medlineplus/ency/article/001208.htm.
- Genetics Home Reference. *Epidermolysis Bullosa Simplex*—http://ghr.nlm.nih.gov/condition=epidermolysisbullosasimplex.
- National Institute of Arthritis and Musculoskeletal and Skin Diseases. *Epidermolysis Bullosa*—http://www.niams.nih.gov/Health_Info/Epidermolysis_Bullosa/default.asp.
- PubMed Health. *Dermatitis Herpetiformis*—http://www.ncbi.nlm.nih.gov/pubmedhealth/PMH0002451/.
- DermNet NZ. *Pityriasis Lichenoides*—http://dermnetnz.org/scaly/pityriasis-lichenoides.html.

◆医療従事者向け URL
- Medscape. *Porphyria Cutanea Tarda*—http://emedicine.medscape.com/article/1103643.
- Medscape. *Epidermolysis Bullosa*—http://emedicine.medscape.com/article/1062939.
- Medscape. *Dermatitis Herpetiformis*—http://emedicine.medscape.com/article/1062640.
- Medscape. *Pityriasis Lichenoides*—http://emedicine.medscape.com/article/1099078.

◆参考文献
1. Elder GH. Porphyria cutanea tarda and related disorders. In：Kadish K, Smith K, Guilard R, eds. *The Porphyrin Handbook.* Volume 14. San Diego, CA：Elsevier Science；2003：67ff.
2. Jalil S, Grady JJ, Lee C, Anderson, KE. Associations among behavior-related susceptibility factors in porphyria cutanea tarda. *Clin Gastroenterol Hepatol.* 2010；8(3)：297–302, 302e–1.
3. Horn HM, Tidman MJ. The clinical spectrum of epidermolysis bullosa. *Br J Dermatol.* 2002；146(2)：267–274.
4. Fine JD, Johnson LB, Weiner M, et al. Epidermolysis bullosa and the risk of life-threatening cancers：the National EB Registry experience, 1986–2006. *J Am Acad Dermatol.* 2009；60(2)：203–211.
5. Paller AS, Mancini AJ. Bullous diseases in children. In：Paller AS, Mancini AJ, eds. *Hurwitz's Clinical Pediatric Dermatol-*

ogy. 3rd ed. Philadelphia, PA：Elsevier 2006；345.
6. Patel GK, Finlay AY. Staphylococcal scalded skin syndrome：diagnosis and management. Am J Clin Dermatol. 2003；4(3)：165-175.
7. Bowers S, Warshaw EM. Pityriasis lichenoides and its subtypes. J Am Acad Dermatol. 2006；55(4)：557-572.
8. Ersoy-Evans S, Greco MF, Mancini AJ, et al. Pityriasis lichenoides in childhood：a retrospective review of 124 patients. J Am Acad Dermatol. 2007；56(2)：205-210.
9. Magro C, Crowson AN, Kovatich A, Burns F. Pityriasis lichenoides：a clonal T-cell lymphoproliferative disorder. Hum Pathol. 2002；33(8)：788-795.
10. Pinton PC, Capezzera R, Zane C, De Panfilis G. Medium-dose ultraviolet A1 therapy for pityriasis lichenoides et varioliformis acuta and pityriasis lichenoides chronica. J Am Acad Dermatol. 2002；47(3)：410-414.
11. Patient.co.uk. Dermatitis Herpetiformis. http：//www.patient.co.uk/showdoc/40001007/. Accessed October 7, 2007.
12. AGA Institute. AGA Institute Medical Position Statement on the Diagnosis and Management of Celiac Disease. Gastroenterology. 2006；131(6)：1977-1980.

185 章

◆患者向け URL
- The National Alopecia Areata Foundation **http：//www.naaf.org/** publishes a newsletter and can provide information regarding these support groups as well as hairpiece information.
- National Institute of Arthritis and Musculoskeletal and Skin Disease—**http：//www.niams.nih.gov/hi/topics/alopecia/ff_alopecia_areata.htm**.

◆医療従事者向け URL
- Medscape. Alopecia Areata—**http：//emedicine.medscape.com/article/1069931**.
- British Association of Dermatologists' guidelines for the management of alopecia areata 2012—**http：//www.guideline.gov/content.aspx?id=37715 or**
- **http：//www.bad.org.uk/Portals/_Bad/Guidelines/Clinical%20Guidelines/Alopecia%20areata%20guidelines%202012.pdf**

◆参考文献
1. Usatine RP. Bald spots on a young girl. J Fam Pract. 2004；53：33-36.
2. Firooz A, Firoozabadi MR, Ghazisaidi B, Dowlati Y. Concepts of patients with alopecia areata about their disease. BMC Dermatol. 2005；5：1.
3. Springer K, Brown M, Stulberg DL. Common hair loss disorders. Am Fam Physician. 2003；68：93-102.
4. Choi HJ, Ihm CW. Acute alopecia totalis. Acta Dermatovenerol Alp Panonica Adriat. 2006；15：27-34.
5. Blaumeiser B, van der Goot I, Fimmers R, et al. Familial aggregation of alopecia areata. J Am Acad Dermatol. 2006；54：627-632.
6. Price VH. Treatment of hair loss. N Engl J Med. 1999；341：964-973.
7. Cotellessa C, Peris K, Caracciolo E, et al. The use of topical diphenylcyclopropenone for the treatment of extensive alopecia areata. J Am Acad Dermatol. 2001；44：73-76.
8. Kuldeep C, Singhal H, Khare AK, et al. Randomized comparison of topical betamethasone valerate foam, intralesional triamcinolone acetonide and tacrolimus ointment in management of localized alopecia areata. Int J Trichology. 2011；3：20-24.
9. Delamere FM, Sladden MM, Dobbins HM, Leonardi-Bee J. Interventions for alopecia areata. Cochrane Database Syst Rev. 2008 Apr 16；(2)：CD004413.
10. Hay IC, Jamieson M, Ormerod AD. Randomized trial of aromatherapy. Successful treatment for alopecia areata. Arch Dermatol. 1998；134：1349-1352.

186 章

◆患者向け URL
- Trichotillomania Support and Therapy Site. Emphasis on Growth—**http：//www.trichotillomania.co.uk/**.
- WebMD. Mental Health and Trichotillomania—**http：//www.webmd.com/anxiety-panic/guide/trichotillomania**.
- Traction Alopecia：Causes and Treatment Options—**http：//www.traction-alopecia.com/**.
- National Organization for Rare Disorders, Inc. Trichotillomania—**http：//www.kumed.com/healthwise/healthwise.aspx?DOCHWID=nord768**.
- MedlinePlus. Trichotillomania—**http：//www.nlm.nih.gov/medlineplus/ency/article/001517.htm**.
- Mental Health America. Trichotillomania—**http：//www.nmha.org/go/information/get-info/trichotillomania**.

◆医療従事者向け URL
- Medscape. Trichotillomania—**http：//emedicine.medscape.com/article/1071854**.
- Traction Alopecia—**http：//www.emedicine.com/derm/topic895.htm**.

◆参考文献
1. Springer K, Brown M, Stulberg DL. Common hair loss disorders. Am Fam Physician. 2003；68：93-102, 107-108.
2. Messinger ML, Cheng TL. Trichotillomania. Pediatr Rev. 1999；20：249-250.
3. Bloch MH, Landeros-Weisenberger A, Dombrowski P, et al. Systematic review：pharmacological and behavioral treatment for trichotillomania. Biol Psychiatry. 2007；62(8)：839-846.
4. Streichenwein SM, Thornby JI. A long-term, double-blind, placebo-controlled crossover trial of the efficacy of fluoxetine for trichotillomania. Am J Psychiatry. 1995；152：1192-1196.
5. Christenson GA, Crow SJ. The characterization and treatment of trichotillomania. J Clin Psychiatry. 1996；57(suppl 8)：42-47.
6. Ninan PT, Rothbaum BO, Marsteller FA, et al. A placebo-controlled trial of cognitive-behavioral therapy and clomipramine in trichotillomania. J Clin Psychiatry. 2000；61：47-50.
7. Van Ameringen M, Mancini C, Patterson B, et al. A randomized, double-blind, placebo-controlled trial of olanzapine in the treatment of trichotillomania. J Clin Psychiatry. 2010；71(10)：1336-1343.
8. Golubchik P, Sever J, Weizman A, Zalsman G. Methylphenidate treatment in pediatric patients with attention-deficit/hyperactivity disorder and comorbid trichotillomania：a preliminary report. Clin Neuropharmacol. 2011；34(3)：108-110.

187 章

◆患者向け URL
- Cicatricial Alopecia Research Foundation—**http：//www.carfintl.org/faq.html**.
- American Hair Loss Association—**http：//www.americanhairloss.org/**.

◆医療従事者向け URL
- Medscape. Scarring Alopecia—**http：//emedicine.medscape.com/article/1073559-overview**.
- Price V, Mirmirani P. Cicatricial Alopecia：An Approach to Diagnosis and Management. New York, NY：Springer；2011.

◆参考文献
1. Ochoa BE, King LE Jr, Price VH. Lichen planopilaris：annual incidence in four hair referral centers in the United States. J Am Acad Dermatol. 2008；58：352-353.
2. Wolff K, Johnson RA, Suurmond D. Fitzpatrick's Color Atlas & Synopsis of Clinical Dermatology. 5th ed. New York, NY：McGraw-Hill；2005.
3. Sperling LC, Cowper SE. The histopathology of primary cicatricial alopecia. Semin Cutan Med Surg. 2006；25：41-50.
4. Olsen EA, Bergfeld WF, Cotsarelis G, et al. Summary of North American Hair Research Society (NAHRS)-sponsored Workshop on Cicatricial Alopecia, Duke University Medical Center, February 10 and 11, 2001. J Am Acad Dermatol. 2003；48：103-110.
5. Price V, Mirmirani P. Cicatricial Alopecia：An Approach to Diagnosis and Management. New York, NY：Springer；2011.

6. Moreno-Ramirez D, Camacho MF. Frontal fibrosing alopecia：a survey in 16 patients. *J Eur Acad Dermatol Venereol*. 2005；19：700-705.
7. Chandrawansa PH, Giam YC. Folliculitis decalvans—a retrospective study in a tertiary referred centre, over five years. *Singapore Med J*. 2003；44：84-87.
8. Henderson CL, Lafleur L, Sontheimer RD. Sarcoidal alopecia as a mimic of discoid lupus erythematosus. *J Am Acad Dermatol*. 2008；59：143-145.
9. Price VH. The medical treatment of cicatricial alopecia. *Semin Cutan Med Surg*. 2006；25：56-59.
10. Mirmirani P, Willey A, Price VH. Short course of oral cyclosporine in lichen planopilaris. *J Am Acad Dermatol*. 2003；49：667-671.
11. Mirmirani P, Karnik P. Lichen planopilaris treated with a peroxisome proliferator-activated receptor gamma agonist. *Arch Dermatol*. 2009；145：1363-1366.
12. Chiang C, Sah D, Cho BK, et al. Hydroxychloroquine and lichen planopilaris：efficacy and introduction of Lichen Planopilaris Activity Index scoring system. *J Am Acad Dermatol*. 2010；62：387-392.
13. Cho BK, Sah D, Chwalek J, et al. Efficacy and safety of mycophenolate mofetil for lichen planopilaris. *J Am Acad Dermatol*. 2010；62：393-397.
14. Donovan JC, Samrao A, Ruben BS, Price VH. Eyebrow regrowth in patients with frontal fibrosing alopecia treated with intralesional triamcinolone acetonide. *Br J Dermatol*. 2010；163：1142-1144.
15. Powell JJ, Dawber RP, Gatter K. Folliculitis decalvans including tufted folliculitis：clinical, histological and therapeutic findings. *Br J Dermatol*. 1999；140：328-333.
16. Paquet P, Pierard GE.［Dapsone treatment of folliculitis decalvans］［in French］. *Ann Dermatol Venereol*. 2004；131：195-197.
17. Gul U, Gonul M, Cakmak SK, et al. A case of generalized discoid lupus erythematosus：successful treatment with imiquimod cream 5％. *Adv Ther*. 2006；23：787-792.
18. Duteille F, Le FB, Hepner LD, Pannier M. The limitation of primary excision of cicatricial alopecia：a report of 63 patients. *Ann Plast Surg*. 2000；45：145-149.

188 章

◆患者向け URL

- *Melanonychia*—http://www.diseasesatoz.com/melanonychia.htm.
- DermIS（*Onychogryphosis*）—http://www.dermis.net/dermisroot/en/35644/diagnose.htm.

◆医療従事者向け URL

- Emedicine. *Nail Surgery*—http://www.emedicine.com/derm/topic818.htm.
- Color pictures at Dermatlas.org—http://www.dermatlas.com/derm/ and select body site：nails（all）.
- Medscape. *Melanonychia*—http://emedicine.medscape.com/article/1375850-overview#showall.
- Medscape Education. *Examining the Fingernails*—http://www.medscape.org/viewarticle/571916_2
- DermnetNZ."*Nail Diseases*"—http://dermnetnz.org/hair-nails-sweat/nails.html.

◆参考文献

1. Ruben B. Pigmented lesions of the nail unit：clinical and histopathologic features. *Semin Cutan Med Surg*. 2010；29：148-158.
2. Tosti A, Piraccini BM, de Farias DC. Dealing with melanonychia. *Semin Cutan Med Surg*. 2009；28：49-54.
3. Grossman M, Scher RK. Leukonychia. Review and classification. *Int J Dermatol*. 1990；29：535-541.
4. Baran R, Kechijian P. Diagnosis and management. *J Am Acad Dermatol*. 1989；21：1165-1175.
5. Daniel CR, Zaias N. Pigmentary abnormalities of the nails with emphasis on systemic diseases. *Dermatol Clin*. 1988；6：305-313.
6. Noronha PA, Zubkov B. Nails and nail disorders in children and adults. *Am Fam Physician*. 1997；55：2129-2140.
7. Farnell EA 4th. Bilateral thumbnail deformity. *J Fam Pract*. 2008；57（11）：743-745.
8. Vittorio CC, Phillips KA. Treatment of habit-tic deformity with fluoxetine. *Arch Dermatol*. 1997；133（10）：1203-1204.

189 章

◆患者向け URL

- Medscape. *Nail Diseases In Childhood*—http://www.medscape.com/viewarticle/585158_8.
- DermNet NZ. *Subungual Melanoma*—http://dermnetnz.org/hair-nails-sweat/melanoma-nailunit.html.

◆医療従事者向け URL

- DermNet NZ. *Nail Diseases*—http://dermnetnz.org/hair-nails-sweat/nails.html.
- eMedicine. *Nail Surgery*—http://www.emedicine.com/derm/topic818.htm.
- Braun RP, Baran R, Le Gal FA, et al. Diagnosis and management of nail pigmentation. *J Am Acad Dermatol*. 2007；56：835-847.
- Jellinek N. Nail matrix biopsy of longitudinal melanonychia：diagnostic algorithm including the matrix shave biopsy. *J Am Acad Dermatol*. 2007；56：803-810.
- Usatine R. Nail procedures. In：Usatine R, Pfenninger J, Stulberg D, Small R, eds. *Dermatologic and Cosmetic Procedures in Office Practice*. Philadelphia, PA：Elsevier；2012：216-228. The whole procedure depicted in **Figure 189-11** is described in detail.

◆参考文献

1. Baran R, Kechijjian P. Longitudinal melanonychia（melanonychia striata）：diagnosis and management. *J Am Acad Dermatol*. 1989；21：1165-1175.
2. Ruben B. Pigmented lesions of the nail unit：clinical and histopathologic features. *Semin Cutan Med Surg*. 2010；29：148-158.
3. Finley RK, Driscoll DL, Blumenson LE, Karakousis CP. Subungual melanoma：an eighteen year review. *Surgery*. 1994；116：96-100.
4. Goettmann-Bonvallot S, André J, Belaich S. Longitudinal melanonychia in children：a clinical and histopathologic study of 40 cases. *J Am Acad Dermatol*. 1999；41：17-22.
5. Papachristou DN, Fortner JG. Melanoma arising under the nail. *J Surg Oncol*. 1982；21：219-222.
6. Mikhail GR. Hutchinson's sign. *J Dermatol Surg Oncol*. 1986；12：519-521.
7. Baran R, Perrin C. Linear melanonychia due to subungual keratosis of the nail bed：report of two cases. *Br J Dermatol*. 1999；140：730-733.
8. Moehrle M, Metzger S, Schippert W, et al."Functional"surgery in subungual melanoma. *Dermatol Surg*. 2003；29（4）：366-374.
9. O'Leary JA, Berend KR, Johnson JL, et al. Subungual melanoma：a review of 93 cases with identification of prognostic variables. *Clin Orthop Relat Res*. 2000；378：206-212.

190 章

◆患者向け URL

- Ingrown Toenails information at the familydoctor.org website—http://familydoctor.org/online/famdocen/home/common/skin/disorders/208.html.
- eMedicineHealth. *Ingrown Toenails*—http://www.emedicinehealth.com/ingrown_toenails/article_em.htm.

◆医療従事者向け URL

- Medscape eMedicine. *Ingrown Nails*—http://emedicine.medscape.com/article/909807.
- Usatine R, Pfenninger J, Stulberg D, Small R. *Dermatologic and Cosmetic Procedures in Office Practice*. Philadelphia, PA：Elsevier；2012（with DVD）. The "Nail Procedures" chapter provides details, photographs, and videos of how to per-

form ingrown toenail surgeries. Available as an electronic app as well—http://usatinemedia.com.
・http://itunes.apple.com/us/app/dermatologic-cometic-procedures/id479310808?ls

◆参考文献

1. Siegle RJ, Swanson NA. Nail surgery：a review. J Dermatol Surg Oncol. 1982；8(8)：659-666.
2. Connolly B, Fitzgerald RJ. Pledgets in ingrowing toenails. Arch Dis Child. 1988；63：71.
3. Nazari S. A simple and practical method in treatment of ingrown nails：splinting by flexible tube. J Eur Acad Dermatol Venereol. 2006；20(10)：1302-1306.
4. Arai H. Formable acrylic treatment for ingrowing nail with gutter splint and sculptured nail. Int J Dermatol. 2004；43(10)：759-765.
5. Ishibashi M, Tabata N, Suetake T, et al. A simple method to treat an ingrowing toenail with a shape-memory alloy device. J Dermatolog Treat. 2008；19(5)：291-292.
6. Reyzelman AM, Trombello KA, Vayser DJ, et al. Are antibiotics necessary in the treatment of locally infected ingrown toenails? Arch Fam Med. 2000；9：930.
7. Altinyazar HC, Demirel CB, Koca R, Hosnuter M. Digital block with and without epinephrine during chemical matricectomy with phenol. Dermatol Surg. 2010；36(10)：1568-1571.
8. Grieg JD, Anderson JH, Ireland AJ, Anderson JR. The surgical treatment of ingrowing toenails. J Bone Joint Surg Br. 1991；73：131.
9. Vaccari S, Dika E, Balestri R, et al. Partial excision of matrix and phenolic ablation for the treatment of ingrowing toenail：a 36-month follow-up of 197 treated patients. Dermatol Surg. 2010；36(8)：1288-1293.
10. Rounding C, Bloomfield S. Surgical treatments for ingrowing toe-nails. Cochrane Database Syst Rev. 2005；(2)：CD001541.
11. Bostanci S, Kocyigit P, Gurgey E. Comparison of phenol and sodium hydroxide chemical matricectomies for the treatment of ingrowing toenails. Dermatol Surg. 2007；33：680-685.
12. Bos AM, van Tilburg MW, van Sorge AA, Klinkenbijl JH. Randomized clinical trial of surgical technique and local antibiotics for ingrowing toenail. Br J Surg. 2007；94：292-296.

191 章

◆患者向け URL

・eMedicineHealth. Onychomycosis—http://www.emedicinehealth.com/onychomycosis/article_em.htm.
・Familydoctor.org website. Fungal Infections of Fingernails and Toenails—http://familydoctor.org/online/famdocen/home/common/infections/common/fungal/663.html.
・MedicineNet. Fungal Nails（Onychomycosis, Tinea Unguium）—http://www.medicinenet.com/fungal_nails/article.htm.

◆医療従事者向け URL

・Tosti A. Onychomycosis—http://emedicine.medscape.com/article/1105828-overview. Accessed November 25, 2011.
・Roger P, Bassler M；American Family Physician. Treating Onychomycosis—http://www.aafp.org/afp/20010215/663.html. Accessed November 25, 2011.
・Elewski BE. Onychomycosis：pathogenesis, diagnosis, and management. Clin Microbiol Rev. 1998；11：415-429—http://www.ncbi.nlm.nih.gov/pmc/articles/PMC88888/. Accessed November 25, 2011.
・DermNetNZ. Fungal Nail Infections—http://dermnetnz.org/fungal/onychomycosis.html. Accessed November 25, 2011.
・Roberts DT, Taylor WD, Boyle J. Guidelines for treatment of onychomycosis. Br J Dermatol. 2003；148：402-410—http://www.ncbi.nlm.nih.gov/pubmed/12653730. Accessed November 25, 2011.

◆参考文献

1. Kemna ME, Elewski BE. A U. S. epidemiologic survey of superficial fungal diseases. J Am Acad Dermatol. 1996；35(4)：539-542.
2. Gupta AK. Prevalence and epidemiology of onychomycosis in patients visiting physicians' offices：a multicenter Canadian survey of 15,000 patients. J Am Acad Dermatol. 2000；43：244.
3. Erbagci Z, Tuncel A, Zer Y, Balci I. A prospective epidemiologic survey on the prevalence of onychomycosis and dermatophytosis in male boarding school residents. Mycopathologia. 2005；159：347.
4. Sahin I, Kaya D, Parlak AH, et al. Dermatophytoses in forestry workers and farmers. Mycoses. 2005；48：260.
5. Sigurgeirsson B, Steingrímsson O. Risk factors associated with onychomycosis. J Eur Acad Dermatol Venereol. 2004；18：48.
6. Harrell TK, Necomb WW, Replogle WH, et al. Onychomycosis：improved cure rates with itraconazole and terbinafine. J Am Board Fam Pract. 2000；13(4)：268-273.
7. Elewski BE, Leyden J, Rinaldi MG, Atillasoy E. Office practice-based confirmation of onychomycosis：a US nationwide prospective survey. Arch Intern Med. 2002；162：2133.
8. Weinberg JM, Koestenblatt EK, Tutrone WD, et al. Comparison of diagnostic methods in the evaluation of onychomycosis. J Am Acad Dermatol. 2003；49(2)：193-197.
9. Hsiao YP, Lin HS, Wu TW, et al. A comparative study of KOH test, PAS staining and fungal culture in diagnosis of onychomycosis in Taiwan. J Dermatol Sci. 2007；45(2)：138-140.
10. Bornstein E. A review of current research in light-based technologies for treatment of podiatric infectious disease states. J Am Podiatr Med Assoc. 2009；99(4)：348-352.
11. Bell-Syer S, Porthouse J, Bigby M. Oral treatments for toenail onychomycosis. Cochrane Database Syst Rev. 2004；(2)：CD004766.
12. Crawford F, Hart R, Bell-Syer S, et al. Topical treatments for fungal infections of the skin and nails of the foot. Cochrane Database Syst Rev. 1999；(3)：CD001434.
13. Havu V, Heikkila H, Kuokkanen K, et al. A double-blind, randomized study to compare the efficacy and safety of terbinafine（Lamisil）with fluconazole（Diflucan）in the treatment of onychomycosis. Br J Dermatol. 2000；142(1)：97-102.
14. Gupta AK, Joseph WS. Ciclopirox 8% nail lacquer in the treatment of onychomycosis of the toenails in the United States. J Am Podiatr Med Assoc. 2000；90(10)：495-501.
15. Baran R, Kaoukhov A. Topical antifungal drugs for the treatment of onychomycosis：an overview of current strategies for monotherapy and combination therapy. J Eur Acad Dermatol Venereol. 2005；19：21.
16. Derby R, Rohal P, Jackson C, et al. Novel treatment of onychomycosis using over-the-counter mentholated ointment：a clinical case series. J Am Board Fam Med. 2011；24：69.
17. Bristow IR, Spruce MC. Fungal foot infection, cellulitis and diabetes：a review. Diabet Med. 2009；26：548.

192 章

◆患者向け URL

・eMedicineHealth. Paronychia（Nail Infection）—http://www.emedicinehealth.com/paronychia_nail_infection/article_em.htm.
・Familydoctor.org. Paronychia information—http://familydoctor.org/online/famdocen/home/common/skin/disorders/937.html.

◆医療従事者向け URL

・Rockwell PG. Acute and chronic paronychia. Am Fam Physician. 2001；63：1113-1116—http://www.aafp.org/afp/20010315/1113.html.
・Medscape. Dermatologic Manifestations of Paronychia—http://emedicine.medscape.com/article/1106062.

◆参考文献

1. Rockwell PG. Acute and chronic paronychia. Am Fam Physician. 2001；63(6)：

1113–1116.
2. Hochman LG. Paronychia：more than just an abscess. *Int J Dermatol*. 1995；34：385–386.
3. Tosti A, Piraccini BM, Ghetti E, Colombo MD. Topical steroids versus systemic antifungals in the treatment of chronic paronychia：an open, randomized double-blind and double dummy study. *J Am Acad Dermatol*. 2002；47：73.
4. Tosti A, Piraccini BM, D'Antuono e, et al. Paronychia associated with antiretroviral therapy. *Br J Dermatol*. 1999；140 (6)：1165–1168.
5. Canales FL, Newmeyer WL 3d, Kilgore ES. The treatment of felons and paronychias. *Hand Clin*. 1989；5：515–523.
6. Keyser JJ, Littler JW, Eaton RG. Surgical treatment of infections and lesions of the perionychium. *Hand Clin*. 1990；6(1)：137–153.
7. Zuber T, Mayeaux EJ Jr. *Atlas of Primary Care Procedures*. Philadelphia, PA：Lippincott, Williams, & Wilkins；2003：233–238.
8. Brook I. Aerobic and anaerobic microbiology of paronychia. *Ann Emerg Med*. 1990；19：994–996.

193 章

◆患者向け URL

- National Psoriasis Foundation. *Hands, Feet and Nails*—http://www.psoriasis.org/page.aspx?pid=445.
- eMedicineHealth. *Nail Psoriasis*—http://www.emedicinehealth.com/nail_psoriasis/article_em.htm.

◆医療従事者向け URL

- Medscape. *Nail Psoriasis：Overview of Nail Psoriasis*—http://emedicine.medscape.com/article/1107949.
- DermNet NZ. *Nail Psoriasis*—http://dermnetnz.org/scaly/nail-psoriasis.html.

◆参考文献

1. Jiaravuthisan MM, Sasseville D, Vender RB, et al. Psoriasis of the nail. Anatomy, pathology, clinical presentation, and a review of the literature on thereapy. *J Am Acad Dermatol*. 2007；57(1)：1–27.
2. Noronha PA, Zubkov B. Nails and nail disorders in children and adults. *Am Fam Physician*. 1997；55(6)：2129–2140.
3. Edwards F, de Berker D. Nail psoriasis：clinical presentation and best practice recommendations. *Drugs*. 2009；69 (17)：2351–2361.
4. Jiaravuthisan MM, Sasseville D, Vender RB, et al. Psoriasis of the nail：anatomy, pathology, clinical presentation, and a review of the literature on therapy. *J Am Acad Dermatol*. 2007；57(1)：1–27.
5. Grammer-West NY, Corvette DM, Giandoni MB, Fitzpatrick JE. Clinical pearl：nail plate biopsy for the diagnosis of psoriatic nails. *J Am Acad Dermatol*.

1998；38(2 pt 1)：260–262.
6. de Berker D. Management of psoriatic nail disease. *Semin Cutan Med Surg*. 2009；28(1)：39–43.
7. de Berker DA, Lawrence CM. A simplified protocol of steroid injection for psoriatic nail dystrophy. *Br J Dermatol*. 1998；138(1)：90–95.
8. Tosti A, Piraccini BM, Cameli N, et al. Calcipotriol in nail psoriasis a controlled double-blind comparison with betamethasone dipropionate and salicylic acid. *Br J Dermatol*. 1998；139(4)：655–659.
9. Feliciani C, Zampetti A, Forleo P, et al. Nail psoriasis：combined therapy with systemic cyclosporine and topical calcipotriol. *J Cutan Med Surg*. 2004；8(2)：122–125.
10. Cassell S, Kavanaugh AF. Therapies for psoriatic nail disease. A systematic review. *J Rheumatol*. 2006；33(7)：1452–1456.
11. André J. Artificial nails and psoriasis. *J Cosmet Dermatol*. 2005；4(2)：103–106.

194 章

◆患者向け URL

- eMedicineHealth. *Subungual Hematoma*—http://www.emedicinehealth.com/subungual_hematoma_bleeding_under_nail/article_em.htm.
- WebMD. *Subungual Hematoma*—http://www.webmd.com/skin-problems-and-treatments/bleeding-under-nail.

◆医療従事者向け URL

- American Family Physician. *Fingertip Injuries*—http://www.aafp.org/afp/20010515/1961.html.
- InteliHealth. *Nail Trauma*—http://www.intelihealth.com/IH/ihtIH/WSIHW000/9339/25971.html.

◆参考文献

1. Roser SE, Gellman H. Comparison of nail bed repair versus nail trephination for subungual hematomas in children. *J Hand Surg Am*. 1999；24：1166–1170.
2. Meek S, White M. Subungual haematomas：is simple trephining enough? *J Accid Emerg Med*. 1998；15：269–271.
3. Gavin LA, Lanz MJ, Leung DY, Roesler TA. Chronic subungual hematomas：a presumed immunologic puzzle resolved with a diagnosis of child abuse. *Arch Pediatr Adolesc Med*. 1997；151：103–105.
4. Seaberg DC, Angelos WJ, Paris PM. Treatment of subungual hematomas with nail trephination：a prospective study. *Am J Emerg Med*. 1991；9：209–210.
5. Zook EG, Guy RJ, Russell RC. A study of nail bed injuries：causes, treatment, and prognosis. *J Hand Surg Am*. 1984；9：247–252.
6. Zacher JB. Management of injuries of the distal phalanx. *Surg Clin North Am*. 1984；64：747–760.
7. Hart RG, Kleinert HE. Fingertip and

nail bed injuries. *Emerg Med Clin North Am*. 1993；11：755–765.

195 章

◆患者向け URL

- WebMD. *Skin Problems of Pregnancy*—http://www.webmd.com/baby/skin-conditions-pregnancy.
- American Pregnancy Association. *Skin Changes During Pregnancy*—http://www.americanpregnancy.org/pregnancyhealth/skinchanges.html.
- WebMD. *Cosmetic Procedures, Birthmarks, and Other Abnormal Skin Pigmentation*—http://www.webmd.com/healthy-beauty/cosmetic-procedures-birthmarks.
- WebMD. *Hyperpigmentation, Hypopigmentation, and Your Skin*—http://www.webmd.com/skin-problems-and-treatments/guide/hyperpigmentation-hypopigmentation.

◆医療従事者向け URL

- American Academy of Family Physicians. *Common Hyperpigmentation Disorders in Adults：Part II*—http://www.aafp.org/afp/20031115/1963.html.
- Kang HY, Ortonne JP. What should be considered in treatment of melasma. *Ann Dermatol*. 2010；22(4)：373–378—http://pdf.medrang.co.kr/Aod/022/Aod022-04-01.pdf.

◆参考文献

1. Rigopoulos D, Gregoriou S, Katsambas A. Hyperpigmentation and melasma. *J Cosmet Dermatol*. 2007；6：195–202.
2. Elling SV, Powell FC. Physiological changes in the skin during pregnancy. *Clin Dermatol*. 1997；15：35–43.
3. Grimes PE. Melasma. Etiologic and therapeutic considerations. *Arch Dermatol*. 1995；131：1453–1457.
4. Hassan I, Kaur I, Sialy R, Dash RJ. Hormonal milieu in the maintenance of melasma in fertile women. *J Dermatol*. 1998；25：510–512.
5. Vazquez M, Maldonado H, Benmaman C, Sanchez JL. Melasma in men. A clinical and histologic study. *Int J Dermatol*. 1988；27：25–27.
6. Ortonne JP, Arellano I, Berneburg M, et al. A global survey of the role of ultraviolet radiation and hormonal influences in the development of melasma. *J Eur Acad Dermatol Venereol*. 2009；23：1254–1262.
7. Rajaratnam R, Halpern J, Salim A, Emmett C. Interventions for melasma. *Cochrane Database Syst Rev*. 2010 Jul 7；(7)：CD003583.
8. Ribas J, Schettini AP, Cavalcante Mde S. Exogenous ochronosis hydroquinone induced：a report of four cases. *An Bras Dermatol*. 2010；85(5)：699–703.
9. Kang HY, Valerio L, Bahadoran P, Ortonne JP. The role of topical retinoids

in the treatment of pigmentary disorders：an evidence-based review. *Am J Clin Dermatol.* 2009；10：251-260.
10. Taylor SC, Torok H, Jones T, et al. Efficacy and safety of a new triple-combination agent for the treatment of facial melasma. *Cutis.* 2003；72(1)：67-72.
11. Kunachak S, Leelaudomlipi P, Wongwaisayawan S. Dermabrasion：a curative treatment for melasma. *Aesthetic Plast Surg.* 2001；25：114-117.
12. Kang HY, Ortonne J. What should be considered in treatment of melasma. *Ann Dermatol.* 2010；22：373-378.
13. Vazquez M, Sanchez JL. The efficacy of a broad-spectrum sunscreen in the treatment of chloasma. *Cutis.* 1983；32：92.

196 章
◆患者向け URL
- eNational Institutes of Health. *Vitiligo*—http://health.nih.gov/topic/Vitiligo.
- National Organization for Albinism and Hypopigmentation—http://www.healthfinder.gov/orgs/HR2242.htm.
- National Vitiligo Foundation—http://nvfi.org/index.php.
- MedLine Plus. *Vitiligo*—http://www.nlm.nih.gov/medlineplus/ency/article/003224.htm.

◆医療従事者向け URL
- Medscape. *Vitiligo*—http://emedicine.medscape.com/article/1068962.
- National Vitiligo Foundation. *A Handbook for Physicians*—http://nvfi.org/pages/info_physician_handbook.php.

◆参考文献
1. Taïeb A, Picardo M；VETF Members. The definition and assessment of vitiligo：a consensus report of the Vitiligo European Task Force. *Pigment Cell Res.* 2007；20(1)：27-35.
2. Njoo MD, Westerhof W. Vitiligo：pathogenesis and treatment. *Am J Clin Dermatol.* 2001；2(3)：167-181.
3. Krüger C, Schallreuter KU. A review of the worldwide prevalence of vitiligo in children/adolescents and adults. *Int J Dermatol.* 2012 Oct；51(10)：1206-1212.
4. Karaca N, Ozturk G, Gerceker BT, et al. TLR2 and TLR4 gene polymorphisms in Turkish vitiligo patients. *J Eur Acad Dermatol Venereol.* 2013 Jan；27(1)：e85-e90.
5. Alghamdi KM, Kumar A, Taïeb A, Ezzedine K. Assessment methods for the evaluation of vitiligo. *J Eur Acad Dermatol Venereol.* 2012 Dec；26(12)：1463-1471.
6. Schallreuter KU, Lemke R, Brandt O, et al. Vitiligo and other diseases：coexistence or true association? Hamburg study on 321 patients. *Dermatology.* 1994；188(4)：269-275.
7. Hegedüs L, Heidenheim M, Gervil M, et al. High frequency of thyroid dysfunction in patients with vitiligo. *Acta Derm Venereol.* 1994；74(2)：120-123.
8. Rogosić V, Bojić L, Puizina-Ivić N, et al. Vitiligo and glaucoma－an association or a coincidence? A pilot study. *Acta Dermatovenerol Croat.* 2010；18(1)：21-26.
9. Barona MI, Arrunátegui A, Falabella R, Alzate A. An epidemiologic case-control study in a population with vitiligo. *J Am Acad Dermatol.* 1995；33(4)：621-625.
10. Hacker SM. Common disorders of pigmentation：when are more than cosmetic cover-ups required? *Postgrad Med.* 1996；99(6)：177-186.
11. Bacigalupi RM, Postolova A, Davis RS. Evidence-based, non-surgical treatments for vitiligo：a review. *Am J Clin Dermatol.* 2012；13(4)：217-237.
12. Hossani-Madani AR, Halder RM. Topical treatment and combination approaches for vitiligo：new insights, new developments. *G Ital Dermatol Venereol.* 2010；145(1)：57-78.
13. Kwinter J, Pelletier J, Khambalia A, Pope E. High-potency steroid use in children with vitiligo：a retrospective study. *J Am Acad Dermatol.* 2007；56(2)：236-241.
14. Forschner T, Buchholtz S, Stockfleth E. Current state of vitiligo therapy－evidence-based analysis of the literature. *J Dtsch Dermatol Ges.* 2007；5(6)：467-475.
15. Alghamdi KM, Khurrum H, Taieb A, Ezzedine K. Treatment of generalized vitiligo with anti-TNF-α agents. *J Drugs Dermatol.* 2012；11(4)：534-539.
16. Whitton ME, Pinart M, Batchelor J, et al. Interventions for vitiligo. *Cochrane Database Syst Rev.* 2010；(1)：CD003263.
17. Hofer A, Hassan AS, Legat FJ, et al. Optimal weekly frequency of 308-nm excimer laser treatment in vitiligo patients. *Br J Dermatol.* 2005；152(5)：981-985.
18. Viles J, Monte D, Gawkrodger DJ. Vitiligo. *BMJ.* 2010；341：c3780.
19. Horev A, Weintraub AY, Sergienko R, et al. Pregnancy outcome in women with vitiligo. *Int J Dermatol.* 2011；50(9)：1083-1085.

197 章
◆患者向け URL
- DermNet NZ. *Photosensitivity(Sun Allergy)*—http://dermnetnz.org/reactions/photosensitivity.html.
- The Skin Cancer Foundation. *Photosensitivity－A Reason To Be Even Safer in the Sun*—http://www.skincancer.org/photosensitivity-a-reason-to-be-even-safer-in-the-sun.html.

◆医療従事者向け URL
- American Academy of Family Physicians. *Common Hyperpigmentation Disorders in Adults：Part I*—http://www.aafp.org/afp/20031115/1955.html.
- eMedicine. *Drug-Induced Photosensitivity*—http://emedicine.medscape.com/article/1049648.
- DermNet NZ. *Polymorphic Light Eruption*—http://www.dermnetnz.org/reactions/pmle.html.
- Darby-Stewart AL, Edwards FD, Perry KJ. Hyperpigmentation and vesicles after beach vacation. Phytophotodermatitis. *J Fam Pract.* 2006；55：1050-1053.
- Phytophotodermatitis case report and review—http://www.skinandaging.com/content/what-caused-this-rash-on-this-man%E2%80%99s-wrist-and-hand.
- eMedicine. *Sunscreens and Photoprotection*—http://emedicine.medscape.com/article/1119992.

◆参考文献
1. Morison WL, Stern RS. Polymorphous light eruption：a common reaction uncommonly recognized. *Acta Derm Venereol.* 1982；62：237-240.
2. Hasan T, Ranki A, Jansen CT, Karvonen J. Disease associations in polymorphous light eruption：a long-term follow-up study of 94 patients. *Arch Dermatol.* 1998；134：1081-1085.
3. Stern RS, Shear NH. Cutaneous reactions to drugs and biological modifiers. In：Arndt KA, LeBoit PE, Robinson JK, Wintroub BU, eds. *Cutaneous Medicine and Surgery.* Vol. 1. Philadelphia, PA：Saunders；1996：412.
4. Gonzalez E, Gonzalez S. Drug photosensitivity, idiopathic photodermatoses, and sunscreens. *J Am Acad Dermatol.* 1996；35：871-875.
5. Yashar SS, Lim HW. Classification and evaluation of photodermatoses. *Dermatol Ther.* 2003；16(1)：1-7.
6. Dawe RS, Ferguson J. Diagnosis and treatment of chronic actinic dermatitis. *Dermatol Ther.* 2003；16：45-51.
7. Fourtanier A, Moyal D, Seité S. Sunscreens containing the broad-spectrum UVA absorber, Mexoryl SX, prevent the cutaneous detrimental effects of UV exposure：a review of clinical study results. *Photodermatol Photoimmunol Photomed.* 2008；24：164-174.
8. Faurschou A, Wulf HC. The relation between sun protection factor and amount of sunscreen applied in vivo. *Br J Dermatol.* 2007；156：716-719.
9. Bilsland D, George SA, Gibbs NK, et al. A comparison of narrow band phototherapy(TL-01) and photochemotherapy(PUVA) in the management of polymorphic light eruption. *Br J Dermatol.* 1993；129：708-712.
10. Metelitsa AI, Lauzon GJ. Tobacco and the skin. *Clin Dermatol.* 2010；4：384-390.
11. Patel DC, Bellaney GJ, Seed PT, et al. Efficacy of short-course oral prednisolone in polymorphic light eruption：a

randomized controlled trial. *Br J Dermatol*. 2000；143：828-831.
12. Neumann R, Rappold E, Pohl-Markl H. Treatment of polymorphous light eruption with nicotinamide：a pilot study. *Br J Dermatol*. 1986；115(1)：77-80.
13. Lautenschlager S, Wulf HC, Pittelkow MR. Photoprotection. *Lancet*. 2007；370：528-537.
14. Dawe R, Russell S, Ferguson J. Borrowing from museums and industry：two photoprotective devices. *Br J Dermatol*. 1996；135：1016-1017.
15. Morison WL. Photosensitivity. *N Engl J Med*. 2004；350：1111-1117.

198 章
◆患者向け URL
・Wikipedia. *Erythema Ab Igne*—http://en.wikipedia.org/wiki/Erythema_ab_igne.
◆医療従事者向け URL
・Medscape. *Erythema Ab Igne*—http://emedicine.medscape.com/article/1087535.
・DermNet NZ. *Erythema Ab Igne*—http://dermnetnz.org/vascular/erythema-ab-igne.html.
◆参考文献
1. Meffert JJ, Davis BM. Furniture-induced erythema ab igne. *J Am Acad Dermatol*. 1996；34(3)：516-517.
2. Helm TN, Spigel GT, Helm KF. Erythema ab igne caused by a car heater. *Cutis*. 1997；59(2)：81-82.
3. Bilic M, Adams BB. Erythema ab igne induced by a laptop computer. *J Am Acad Dermatol*. 1984；50(6)：973-974.
4. El-Ghandour A, Selim A, Khachemoune A. Bilateral lesions on the legs. *J Fam Pract*. 1987；56(1)：37-39.
5. Weber MB, Ponzio HA, Costa FB, Camini L. Erythema ab igne：a case report. *An Bras Dermatol*. 1985；80(2)：187-188.
6. Runger TM. Disorders due to physical agents. In：Bolognia J, Jorizzo JL, Rapini RP, eds. *Dermatology*. Vol 2. London, UK：Mosby；1983：1385-1409.
7. Jones CS, Tyring SK, Lee PC, Fine JD. Development of neuroendocrine (Merkel cell) carcinoma mixed with squamous cell carcinoma in erythema ab igne. *Arch Dermatol*. 1988；124(1)：110-113.
8. Arrington JH 3rd, Lockman DS. Thermal keratoses and squamous cell carcinoma in situ associated with erythema ab igne. *Arch Dermatol*. 1979；115(10)：1226-1228.
9. Hewitt JB, Sherif A, Kerr KM, Stankler L. Merkel cell and squamous cell carcinomas arising in erythema ab igne. *Br J Dermatol*. 1993；128(5)：591-592.
10. Sahl WJ Jr, Taira JW. Erythema ab igne：treatment with 5-fluorouracil cream. *J Am Acad Dermatol*. 1992；27(1)：109-110.

199 章
◆患者向け URL
・MedlinePlus. *Cherry Angioma*—http://www.nlm.nih.gov/medlineplus/ency/article/001441.htm.
・SkinCancerNet (American Academy of Dermatology). *Skin Examinations*—http://www.skincarephysicians.com/skincancernet/skin_examinations.html.
◆医療従事者向け URL
・Medscape. *Laser Treatment of Acquired and Congenital Vascular Lesions*—http://emedicine.medscape.com/article/1120509.
◆参考文献
1. Habif TP. Acquired vascular lesions. In：*Clinical Dermatology：A Color Guide to Diagnosis and Therapy*. 5th ed. Philadelphia, PA：Mosby；1990：904-912. http://www.clinderm.com. Accessed March 28, 1992.
2. Brauer JA, Anolik R, Tzu J, et al. Glomuvenous malformations (familial generalized multiple glomangiomas). *Dermatol Online J*. 1991；17(10)：9. http://dermatology.cdlib.org/1710/1990-11/9_1990-11/article.html. Accessed March 28, 1992.
3. Young RB, Brown NJ, Reed MW, et al. Angiosarcoma. *Lancet Oncol*. 1990；11(10)：983-991. http://www.mdconsult.com/das/article/body/326552771-2/jorg=journal&source=&sp=23684736&sid=0/N/767926/s14702045107002 31.pdf?issn=1470-2045. Accessed March 28, 1992.
4. Hefazi M, Maleki M, Mahmoudi M, et al. Delayed complications of sulfur mustard poisoning in the skin and the immune system of Iranian veterans 16-20 years after exposure. *Int J Dermatol*. 2006；45(9)：1025-1031.
5. Asgari MM, Cockerell CJ, Weitzul S. The head-tilt maneuver. *Arch Dermatol*. 2007；143：75-77.
6. Suhonen R, Kuflik EG. Venous lakes treated by liquid nitrogen cryosurgery. *Br J Dermatol*. 1997；137：1018-1019.
7. Hong SK, Lee HJ, Seo JK, et al. Reactive vascular lesions treated using ethanolamine oleate sclerotherapy [21 patient study, 5 of whom had venous lakes；95% of patients had complete remission]. *Dermatol Surg*. 1990；36(7)：1148-1152.
8. Sainsbury DC, Kessell G, Fall AJ, et al. Intralesional bleomycin injection treatment for vascular birthmarks：a 5-year experience at a single United Kingdom unit [164-patient study]. *Plast Reconstr Surg*. 1991；127(5)：2031-2044.
9. Bernstein EF. The pulsed-dye laser for treatment of cutaneous conditions [17-page review article with before and after pics on using the pulsed laser]. *G Ital Dermatol Venereol*. 2009；144(5)：557-572.
10. Bekhor PS. Long-pulsed Nd：YAG laser treatment of venous lakes：report of a series of 34 cases. *Dermatol Surg*. 2006；32：1151-1154.
11. Fodor L, Ramon Y, Fodor A, et al. A side-by-side prospective study of intense pulsed light and Nd：YAG laser treatment for vascular lesions. *Ann Plastic Surg*. 2006；56：164-170.
12. Parsi K, Kossard S. Multiple hereditary glomangiomas：successful treatment with sclerotherapy. *Australas J Dermatol*. 2002；43：43-47.

200 章
◆患者向け URL
・HHT Foundation International. Excellent patient information on HHT can be found at the Foundation's website—http://www.hht.org.
・Covermark. Port-wine stains are often psychologically detrimental. Cosmetic makeup may be purchased through Covermark—http://www.covermark.com.
・Dermablend is another effective cosmetic product for port-wine stains—http://www.dermablend.com.
◆医療従事者向け URL
・Medscape. *Laser Treatment of Acquired and Congenital Vascular Lesions*—http://emedicine.medscape.com/article/1120509.
◆参考文献
1. Grand'Maison A. Hereditary hemorrhagic telangiectasia. *CMAJ*. 2009；180(8)：833-835. http://www.ncbi.nlm.nih.gov/pmc/articles/PMC2665965/pdf/1800833.pdf. Accessed March 28, 2012.
2. Habif TP. Vascular tumors and malformations. In：*Clinical Dermatology：A Color Guide to Diagnosis and Therapy*. 5th ed. Philadelphia, PA：Mosby, 2010：891-903. http://www.clinderm.com. Accessed March 28, 2012.
3. Jermann M, Eid K, Pfammatter T, Stahel R. Maffucci's syndrome. *Circulation*. 2001；104：1693.
4. Shovlin CL, Guttmacher AE, Buscarini E, et al. Diagnostic criteria for hereditary haemorrhagic telangiectasia (Rendu-Osler-Weber syndrome). *Am J Med Genet*. 2000；91：66-67.
5. Akhyani M, Farnaghi F, Seirafi H, et al. The association between nuchal nevus flammeus and alopecia areata：a case-control study. *Dermatology*. 2005；211(4)：334-337.
6. Van Cutsem E, Rutgeerts P, Vantrappen G. Treatment of bleeding GI vascular malformations with oestrogen-progesterone. *Lancet*. 1990；335：953-955.

7. Lanigan SW, Taibjee SM. Recent advances in laser treatment of port-wine stains. Br J Dermatol. 2004；151（3）：527-533.
8. Gupta N, Kabra M. Maffucci syndrome. Indian Pediatr. 2007；44（2）：149-150.
9. Silapunt S, Goldberg LH, Thurber M, Friedman PM. Basal cell carcinoma arising in a port-wine stain. Dermatol Surg. 2004；30（9）：1241-1245.

201 章

◆患者向け URL
- MedlinePlus. *Drug Allergies*—http://www.nlm.nih.gov/medlineplus/ency/article/000819.htm.
- Mayo Clinic. *Stevens-Johnson Syndrome*—http://www.mayoclinic.com/print/stevens-johnson-syndrome/DS00940/DSECTION=all&METHOD=print.

◆医療従事者向け URL
- Patient.co.uk. *Drug Eruptions*—http://www.patient.co.uk/doctor/Drug-Eruptions.htm.
- DermNet NZ. *Drug Eruptions*—http://dermnetnz.org/reactions/drug-eruptions.html.
- Medscape. *Drug Eruptions*—http://emedicine.medscape.com/article/1049474-overview.

If the skin eruption is rare, serious, or unexpected, the drug reaction should be reported to the manufacturer and FDA.

◆参考文献
1. Sánchez-Borges M. NSAID hypersensitivity（respiratory, cutaneous, and generalized anaphylactic symptoms）. Med Clin North Am. 2010；94（4）：853-864.
2. Pichler WJ, Adam J, Daubner B, et al. Drug hypersensitivity reactions：pathomechanism and clinical symptoms. Med Clin North Am. 2010；94（4）：645-664.
3. Phillips EJ, Chung WH, Mockenhaupt M, et al. Drug hypersensitivity：pharmacogenetics and clinical syndromes. J Allergy Clin Immunol. 2011；127（suppl 3）：S60-S66.
4. Nigen S, Knowles SR, Shear NH. Drug eruptions：approaching the diagnosis of drug-induced skin diseases. J Drugs Dermatol. 2003；2（3）：278-299.
5. Habif T. *Skin Disease Diagnosis and Treatment*. 2nd ed. Philadelphia, PA：Mosby；2005.
6. Cacoub P, Musette P, Descamps V, et al. The DRESS syndrome：a literature review. Am J Med. 2011；124（7）：588-597.
7. Kano Y, Ishida T, Kazuhisa K, Shiohara T. Visceral involvements and long-term sequelae in drug-induced hypersensitivity syndrome. Med Clin North Am. 2010；94（4）：743-759.
8. van der Linden PD, van der Lei J, Vlug AE, Stricker BH. Skin reactions to antibacterial agents in general practice. J Clin Epidemiol. 1998；（51）：703-708.
9. Gerson D, Sriganeshan V, Alexis JB. Cutaneous drug eruptions：a 5-year experience. J Am Acad Dermatol. 2008 Dec；59（6）：995-999.
10. Fernando SL, Broadfoot J. Prevention of severe cutaneous adverse drug reactions：the emerging value of pharmacogenetic screening. CMAJ. 2010；182（5）：476-480.
11. Scherer K, Bircher AJ. Danger signs in drug hypersensitivity. Med Clin North Am. 2010；94（4）：681-689.
12. Chosidow OM, Stern RS, Wintroub BU. Cutaneous drug reactions. In：Kasper DL, Fauci AS, Longo DL, Braunwald EB, Hauser SL, Jameson JL, eds. *Harrison's Principles of Internal Medicine*. 16th ed. New York, NY：McGraw-Hill；2005：318-324.
13. Schnyder B. Approach to the patient with drug allergy. Med Clin North Am. 2010；94（4）：665-679.
14. Alves DW, Chen IA. Warfarin-induced skin necrosis. Hosp Physician. 2002；38（8）：39-42.
15. Stewart AJ, Penman ID, Cook MK, Ludlam CA. Warfarin-induced skin necrosis. Postgrad Med J. 1999；75：233-235.
16. Mockenhaupt M, Norgauer J. Cutaneous adverse drug reactions：Stevens-Johnson syndrome and toxic epidermal necrolysis. Allergy Clin Immunol Int. 2002；14：143-150.

202 章

◆患者向け URL
- MedlinePlus. *Keloids*—http://www.nlm.nih.gov/medlineplus/ency/article/000849.htm.
- Skinsight. *Keloid Information for Adults*—http://www.skinsight.com/adult/keloid.htm.

◆医療従事者向け URL
- Medscape. *Keloid and Hypertrophic Scar*（Dermatology）—http://emedicine.medscape.com/article/1057599.
- Medscape. *Keloids*（Plastic Surgery）—http://emedicine.medscape.com/article/1298013.
- Usatine R, Pfenninger J, Stulberg D, Small R. Dermatologic and Cosmetic Procedures in Office Practice. Philadelphia, PA：Elsevier；2012. Available as a text with DVD or electronic application. Contains details, photographs and videos on how to use cryosurgery and intralesional injections to treat keloids—http://usatinemedia.com/Usatine_Media_LLC/DermProcedures_Overview.html.

◆参考文献
1. Chike-Obi CJ, Cole PD, Brissett AE. Keloids：pathogenesis, clinical features, and management. Semin Plast Surg. 2009；23：178-184.
2. Alhady SM, Sivanantharajah K. Keloids in various races. A review of 175 cases. Plast Reconstr Surg. 1969；44（6）：564-566.
3. Juckett G, Hartman-Adams H. Management of keloids and hypertrophic scars. Am Fam Physician. 2009；80（3）：253-260.
4. Urioste SS, Arndt KA, Dover JS. Keloids and hypertrophic scars：review and treatment strategies. Semin Cutan Med Surg. 1999；18：159-171.
5. Leventhal D, Furr M, Reiter D. Treatment of keloids and hypertrophic scars：a meta-analysis and review of the literature. Arch Facial Plast Surg. 2006；8：362-368.
6. O'Brien L, Pandit A. Silicon gel sheeting for preventing and treating hypertrophic and keloid scars. Cochrane Database Syst Rev. 2006；（1）：CD003826.
7. Williams CC, De Groote S. Clinical inquiry：what treatment is best for hypertrophic scars and keloids? J Fam Pract. 2011；60（12）：757-758.
8. Shaffer JJ, Taylor SC, Cook-Bolden F. Keloidal scars：a review with a critical look at therapeutic options. J Am Acad Dermatol. 2002；46：S63.
9. Patel PJ, Skinner RB Jr. Experience with keloids after excision and application of 5% imiquimod cream. Dermatol Surg. 2006；32：462.
10. Stashower ME. Successful treatment of earlobe keloids with imiquimod after tangential shave excision. Dermatol Surg. 2006；32：380-386.
11. Malhotra AK, Gupta S, Khaitan BK, Sharma VK. Imiquimod 5% cream for the prevention of recurrence after excision of presternal keloids. Dermatology. 2007；215：63-65.
12. Layton AM, Yip J, Cunliffe WJ. A comparison of intralesional triamcinolone and cryosurgery in the treatment of acne keloids. Br J Dermatol. 1994；130：498-501.
13. Alster TS, Williams CM. Treatment of keloid sternotomy scars with 585 nm flashlamp-pumped pulsed-dye laser. Lancet. 1995；345：1198.
14. Asilian A, Darougheh A, Shariati F. New combination of triamcinolone, 5-fluorouracil, and pulsed-dye laser for treatment of keloid and hypertrophic scars. Dermatol Surg. 2006；32：907-915.
15. Yosipovitch G, Widijanti SM, Goon A, Chan YH, Goh CL. A comparison of the combined effect of cryotherapy and corticosteroid injections versus corticosteroids and cryotherapy alone on keloids：a controlled study. J Dermatolog Treat. 2001；12：87-89.
16. Boutli-Kasapidou F, Tsakiri A, Anagnostou E, Mourellou O. Hypertrophic and keloidal scars：an approach to poly-

therapy. *Int J Dermatol.* 2005；44：324-327.
17. Layton AM, Yip J, Cunliffe WJ. A comparison of intralesional triamcinolone and cryosurgery in the treatment of acne keloids. *Br J Dermatol.* 1994；130：498-501.
18. Darougheh A, Asilian A, Shariati F. Intralesional triamcinolone alone or in combination with 5-fluorouracil for the treatment of keloid and hypertrophic scars. *Clin Exp Dermatol.* 2009；34：219-223.
19. Sclafani AP, Gordon L, Chadha M, Romo T, III. Prevention of earlobe keloid recurrence with postoperative corticosteroid injections versus radiation therapy：a randomized, prospective study and review of the literature. *Dermatol Surg.* 1996；22：569-574.

203 章
◆患者向け URL
・There are patient advocacy groups for several genetic skin conditions. A quick search online can obtain their websites and contact information.
・The American Academy of Dermatology has a summer camp that is free of charge for children with skin conditions called Camp Discovery. Information can be found at **http://www.campdiscovery.org/**.
◆医療従事者向け URL
・A helpful free online resource for the genodermatoses, or any genetic disease for that matter, is the Online Mendelian Inheritance of Man website at **http://www.omim.org**.
・For information on laboratories that perform rare genetic tests and clinics that perform prenatal diagnostic testing for certain conditions, see **http://www.genetests.org**.
・Skin Advocate is a free application for mobile devices that is provided by the Society of Investigative Dermatology. It lists contact information for various patient advocacy groups.
◆参考文献
1. Spitz J. *Genodermatoses：A Clinical Guide to Genetic Skin Disorders.* 2nd ed. Philadelphia, PA：Lippincott Williams & Wilkins；2005.
2. James W, Berger T, Elston D. *Andrews' Diseases of the Skin：Clinical Dermatology.* 11th ed. Amsterdam, The Netherlands：Elsevier；2011.
3. Hazan C, Orlow S, Schagger J. X-linked recessive ichthyosis. *Dermatol Online J.* 2005；11(4)：12.
4. Khachemoune A, Lockshin B. Chronic papules on the back and extremities. *J Fam Pract.* 2004；53(5)：361-363.
5. Casals M, Campoy A, Aspiolea F, et al. Successful treatment of linear Darier's disease with topical adapalene. *J Eur Acad Dermatol Venerol.* 2009；23(2)：237-238.
6. Pérez-Carmona L, Fleta-Asín B, Moreno-García-Del-Real C, et al. Successful treatment of Darier's disease with topical pimecrolimus. *Eur J Dermatol.* 2011；21(2)：301-302.
7. Rubegni P, Poggiali S, Sbano P, et al. A case of Darier's disease successfully treated with topical tacrolimus. *J Eur Acad Dermatol Venereol.* 2006；20(1)：84-87.
8. Bolognia J, Jorizzo J, Rapini R. *Dermatology.* London, UK：Mosby；2003.

204 章
◆医療従事者向け URL
・Medscape. *Erythema Annulare Centrifugum*—**http://emedicine.medscape.com/article/1122701-overview**.
・Medscape. *Erythema Annulare Centrifugum*—**http://www.patient.co.uk/doctor/Erythema-Annulare-Centrifugum.htm**.
◆参考文献
1. Kim KJ, Chang SE, Choi JH, et al. Clinicopathologic analysis of 66 cases of erythema annulare centrifugum. *J Dermatol.* 2002；29(2)：61-67.
2. Brand ME, Usatine RP. Persistent itchy pink rings. *J Fam Pract.* 2005；54(2)：131-133.
3. Garcia-Doval I, Pereiro C, Toribio J. Amitriptyline-induced erythema annulare centrifugum. *Cutis.* 1999；63(1)：35-36.
4. Kuroda K, Yabunami H, Hisanaga Y. Etizolam-induced superficial erythema annulare centrifugum. *Clin Exp Dermatol.* 2002；27(1)：34-36.
5. Tageja N, Giorgadze T, Zonder J. Dermatological complications following initiation of lenalidomide in a patient with chronic lymphocytic leukemia. *Intern Med J.* 2011；41(3)：286-288.
6. Al Hammadi A, Asai Y, Patt M, Sasseville D. Erythema annulare centrifugum secondary to treatment of finasteride. *J Drugs Dermatol.* 2007；6(4)：260-463.
7. Rosina P, Francesco S, Barba A. Erythema annulare centrifugum and pregnancy. *Int J Dermatol.* 2002；41(8)：516-517.
8. Gonzalez-Vela MC, Gonzalez-Lopez MA, Val-Bernal JF, et al. Erythema annulare centrifugum in a HIV-positive patient. *Int J Dermatol.* 2006；45(12)：1432-1435.
9. Weyers W, Diaz-Cascajo C, Weyers I. Erythema annulare centrifugum：results of a clinicopathologic study of 73 patients. *Am J Dermatopathol.* 2003；25(6)：451-462.
10. White JW. Gyrate erythema. *Dermatol Clin.* 1985；3：129-139.
11. Hsu S, Le FH, Khoshevis MR. Differential diagnosis of annular lesions. *Am Fam Physician.* 2001；64(2)：289-296.
12. Zackheim H, McCalmont T. Mycosis fungoides：the great imitator. *J Am Acad Dermatol.* 2002；47(6)：914-918.
13. Gniadecki R. Case report：calcipotriol for erythema annulare centrifugum. British Association of Dermatologists. *Br J Dermatol.* 2002；146：317-319.
14. Reuter J, Braun-Falco M, Termeer C, Bruckner-Tuderman L. Erythema annulare centrifugum Darier：successful therapy with topical calcitriol and 311 nm-ultraviolet B narrow band phototherapy [in German]. *Hautarzt.* 2007；58(2)：146-148.
15. Minni J, Sarro R. A novel therapeutic approach to erythema annulare centrifugum. *J Am Acad Dermatol.* 2006；54(3 suppl 2)：S134-S135.
16. De Aloe G, Rubegni P, Risulo M, et al. Erythema annulare centrifugum successfully treated with metronidazole. *Clin Exp Dermatol.* 2005；30(5)：583-584.
17. Knott L. http://www.patient.co.uk/doctor/Erythema-Annulare-Centrifugum.htm. Accessed on July 6, 2014.

205 章
◆患者向け URL
・PubMed Health. *Corns and Calluses*—**http://www.ncbi.nlm.nih.gov/pubmedhealth/PMH0002212/**.
◆医療従事者向け URL
・Medscape. *Corns*—**http://emedicine.medscape.com/article/1089807**.
◆参考文献
1. Garrow AP, Silman AJ, Macfarlane GJ. The Cheshire Foot Pain and Disability Survey：a population survey assessing prevalence and associations. *Pain.* 2004；110(1-2)：378-384.
2. Freeman DB. Corns and calluses resulting from mechanical hyperkeratosis. *Am Fam Physician.* 2002；65(11)：2277-2280.
3. McGlamry ED, Banks AS. Lesser ray deformities. In：Downey MS, McGlamry MC, eds. *McGlamry's Comprehensive Textbook of Foot and Ankle Surgery.* 3rd ed. Vol. 1. Philadelphia, PA：Lippincott Williams & Wilkins；2001：253-372.

206 章
◆患者向け URL
・PubMed Health. *Bunions*—**http://www.ncbi.nlm.nih.gov/pubmedhealth/PMH0002211/**.
◆医療従事者向け URL
・Medscape. *Bunion*—**http://emedicine.medscape.com/article/1235796**.
◆参考文献
1. McGlamry ED, Banks AS. *McGlamry's Comprehensive Textbook of Foot and Ankle Surgery.* 3rd ed. Vol 2. Philadelphia, PA：Lippincott Williams & Wilkins；2001

66.
2. Chang TJ. *Master Techniques in Podiatric Surgery：The Foot and Ankle*. Philadelphia, PA：Lippincott Williams & Wilkins；2005：560.

207 章
◆患者向け URL
・MedlinePlus. *Hammer Toe*—http://www.nlm.nih.gov/medlineplus/ency/article/001235.htm.
◆医療従事者向け URL
・Medscape. *Hammertoe Deformity*—http://emedicine.medscape.com/article/1235341.
◆参考文献
1. McGlamry ED, Banks AS. *McGlamry's Comprehensive Textbook of Foot and Ankle Surgery*. 3rd ed. Philadelphia, PA：Lippincott Williams & Wilkins；2001：66.
2. Yu GV, Judge MS, Hudson JR, Seidelmann FE. Predislocation syndrome. Progressive subluxation/dislocation of the lesser metatarsophalangeal joint. *J Am Podiatr Med Assoc.* 2002；92(4)：182–199.

208 章
◆患者・医療従事者向け URL
・Cleveland Clinic. *Lower Extremity（Leg and Foot）Ulcers*—http://my.clevelandclinic.org/heart/disorders/vascular/legfootulcer.aspx.
・Yale School of Medicine. *Foot ulcers*—http://medicine.yale.edu/surgery/vascular/care/conditions/foot_ulcers.aspx#page1.
◆参考文献
1. Singh N, Armstrong DG, Lipsky BA. Preventing foot ulcers in patients with diabetes. *JAMA.* 2005；293：217–228.
2. La Fontaine J, Allen M, Davis C, Harkless LB, Shireman PK. Current concepts in diabetic microvascular dysfunction. *J Am Podiatr Med Assoc.* 2006；96(3)：245–252.
3. Monteiro-Soares M, Vaz-Carneiro A, Sampaio S, Dinis-Ribeiro M. Validation and comparison of currently available stratification systems for patients with diabetes by risk of foot ulcer development. *Eur J Endocrinology.* 2012；167(3)：401–407.
4. Sykes MT, Godsey JB. Vascular evaluation of the problem diabetic foot. *Clin Podiatr Med Surg.* 1998；15(1)：49–82.
5. Armstrong DG, Lavery LA, Harkless LB. Validation of a diabetic wound classification system. The contribution of depth, infection, and ischemia to risk of amputation. *Diabetes Care.* 1998；21(5)：855–859.
6. American Diabetes Association Guidelines. Preventive foot care in people with diabetes. *Diabetes Care.* 2000；23(suppl 1)：S55–S56.

209 章
◆患者向け URL
・MedlinePlus. *Diabetes：Foot Ulcers*—http://www.nlm.nih.gov/medlineplus/ency/patientinstructions/000077.htm.
・FamilyDoctor. *Diabetic Neuropathy：What is a Total Contact Cast?*—http://familydoctor.org/familydoctor/en/diseases-conditions/diabetic-neuropathy/treatment/what-is-a-total-contact-cast.html.
◆医療従事者向け URL
・Medscape. *Diabetic Ulcers*—http://emedicine.medscape.com/article/460282.
◆参考文献
1. Levin ME. Pathogenesis and general management of foot lesions in the diabetic patient. In：Bowker JH, Pfeifer MA, eds. *Levin and O'Neal's The Diabetic Foot.* 6th ed. St. Louis, MO：CV Mosby；2001：219–260.
2. Reiber GE, Smith DG, Wallace C, et al. Effect of therapeutic footwear on foot reulceration in patients with diabetes：a randomized controlled trial. *JAMA.* 2002；287：2552–2558.
3. Armstrong DG, Lavery LA, Harkless LB. Validation of a diabetic wound classification system. The contribution of depth, infection, and ischemia to risk of amputation. *Diabetes Care.* 1998；21(5)：855–859.
4. Lavery LA, Vela SA, Lavery DC, Quebedeaux TL. Reducing dynamic foot pressures in high-risk diabetic subjects with foot ulcerations. A comparison of treatments. *Diabetes Care.* 1996；19(8)：818–821.
5. Fleischli JG, Lavery LA, Vela SA, Ashry H, Lavery DC. Comparison of strategies for reducing pressure at the site of neuropathic ulcers. *J Am Podiatr Med Assoc.* 1997；87(10)：466–472.
6. Rizzo L, Tedeschi A, Fallani E, et al. Custom-mode orthesis and shoes in a structured follow-up program reduces the incidence of neuropathic ulcers in high-risk diabetic foot patients. *Int J Low Extrem Wounds.* 2012 Mar；11(1)：59–64.

210 章
◆患者向け URL
・ePodiatry.com. *Charcot's Foot（Charcot's Arthropathy or Neuroarthropathy）*—http://www.epodiatry.com/charcot-foot.htm.
◆医療従事者向け URL
・Medscape. *Charcot Arthropathy*—http://emedicine.medscape.com/article/1234293.
・Sommer TC, Lee TH. Charcot foot：the diagnostic dilemma. *Am Fam Physician.* 2001；64：1591–1598—http://www.aafp.org/afp/20011101/1591.html.
◆参考文献
1. Brodsky J, Rouse AM. Exostectomy for symptomatic bony prominences in diabetic Charcot feet. *Clin Orthop Relat Res.* 1993；296：21–26.
2. Fryksberg R. Osteoarthropathy. *Clin Podiatr Med Surg.* 1987；4(2)：351–359.
3. Botek G, Anderson MA, Taylor R. Charcot neuroarthropathy：an often overlooked complication of diabetes. *Cleve Clin J Med.* 2010；77(9)：593–599.
4. Armstrong DG, Todd WF, Lavery LA, Harkless LB, Bushman TR. The natural history of acute Charcot's arthropathy in a diabetic foot specialty clinic. *J Am Podiatr Med Assoc.* 1997；87(6)：272–278.
5. Levin ME. Pathogenesis and general management of foot lesions in the diabetic patient. In：Bowker JH, Pfeifer MA, eds. *Levin and O'Neal's The Diabetic Foot.* 6th ed. St. Louis, MO：Mosby；2001：219–260.

211 章
◆患者向け URL
・MedicineNet. *Gangrene*—http://www.medicinenet.com/gangrene/article.htm.
・eMedicineHealth. *Gangrene*—http://www.emedicinehealth.com/gangrene/article_em.htm.
◆医療従事者向け URL
・Medscape. *Toe Amputation*—http://emedicine.medscape.com/article/1829931.
・Medscape. *Gas Gangrene in Emergency Medicine*—http://emedicine.medscape.com/article/782709.
◆参考文献
1. American Diabetes Association Guidelines. Preventive foot care in people with diabetes. *Diabetes Care.* 2000；23(suppl 1)：S55–S56.
2. Sykes MT, Godsey JB. Vascular evaluation of the problem diabetic foot. *Clin Podiatr Med Surg.* 1998；15(1)：49–82.
3. La Fontaine J, Allen M, Davis C, Harkless LB, Shireman PK. Current concepts in diabetic microvascular dysfunction. *J Am Podiatr Med Assoc.* 2006；96(3)：245–252.
4. Tooke JE. A pathophysiological framework for the pathogenesis of diabetic microangiopathy. In：Tooke JE ed. *Diabetic Angiopathy.* New York, NY：Oxford University Press；1999：187.

212 章
◆患者向け URL
・The National Cancer Institute. *Kaposi Sarcoma Treatment*—http://www.cancer.gov/cancertopics/pdq/treatment/

kaposis/patient/.

◆医療従事者向け URL

・The National Cancer Institute has information for health professionals—
http://www.cancer.gov/cancertopics/pdq/treatment/kaposis/HealthProfessional.

◆参考文献

1. Alamartine E. Up-to-date epidemiological data and better treatment for Kaposi's sarcoma. *Transplantation*. 2005；80(12)：1656-1667.
2. Shiels MS, Pfeiffer RM, Hall HI, et al. Proportions of Kaposi sarcoma, selected non-Hodgkin lymphomas, and cervical cancer in the United States occurring in persons with AIDS, 1980-2007. *JAMA*. 2011；305(14)：1450-1459.
3. Serraino D, Piselli P, Angeletti C, et al. Kaposi's sarcoma in transplant and HIV-infected patients：an epidemiologic study in Italy and France. *Transplantation*. 2005；80(12)：1699-1704.
4. Atzori L, Fadda D, Ferreli C, et al. Classic Kaposi's sarcoma in southern Sardinia, Italy. *Br J Cancer*. 2004；91(7)：1261-1262.
5. Onyango JF, Njiru A. Kaposi's sarcoma in a Nairobi hospital. *East Afr Med J*. 2004；81(3)：120-123.
6. Sullivan RJ, Pantanowitz L, Dezube B. Targeted therapy in Kaposi sarcoma. *BioDrugs*. 2009；23(2)：69-75.
7. Cheung MC, Pantanowitz L, Dezube BJ. AIDS-related malignancies：emerging challenges in the era of highly active antiretroviral therapy. *Oncologist*. 2005；10(6)：412-426.
8. Walmsley S, Northfelt DW, Melosky B, et al. Treatment of AIDS-related cutaneous Kaposi's sarcoma with topical alitretinoin(9-cis-retinoic acid)gel. Panretin Gel North American Study Group. *J Acquir Immune Defic Syndr*. 1999；22：235-246.
9. Cooley HD, Volberding P, Martin F, et al. Final results of a phase III randomized trial of pegylated liposomal doxorubicin versus liposomal daunorubicin in patients with AIDS-related Kaposi's sarcoma [abstract]. *Proc Am Soc Clin Oncol*. 2002；21：411a；1640.
10. Gill PS, Tulpule A, Espina BM, et al. Paclitaxel is safe and effective in the treatment of advanced AIDS related Kaposi's sarcoma. *J Clin Oncol*. 1999；17：1876-1883.
11. Krown SE, Li P, Von Roenn JH, et al. Efficacy of low-dose interferon with antiretroviral therapy in Kaposi's sarcoma：a randomized phase II AIDS Clinical Trials Group study. *J Interferon Cytokine Res*. 2002；22：295-303.
12. Boudreaux AA, Smith LL, Cosby CD, et al. Intralesional vinblastine for cutaneous Kaposi's sarcoma associated with acquired immunodeficiency syndrome. A clinical trial to evaluate efficacy and discomfort associated with infection. *J Am Acad Dermatol*. 1993；28：61-65.
13. Swift PS. The role of radiation therapy in the management of HIV-related Kaposi's sarcoma. *Hematol Oncol Clin North Am*. 1996；10：1069-1080.
14. Stebbing J, Sanitt A, Nelson M, et al. A prognostic index for AIDS-associated Kaposi's sarcoma in the era of highly active antiretroviral therapy. *Lancet*. 2006；367(9521)：1495-1502.

213 章

◆患者向け URL

・Centers for Disease Control and Prevention. *Gonorrhea*—http://www.cdc.gov/std/Gonorrhea/STDFact-gonorrhea.htm.
・Centers for Disease Control and Prevention. *Chlamydia*—http://www.cdc.gov/std/chlamydia/default.htm.

◆医療従事者向け URL

・The Centers for Disease Control and Prevention(CDC)website has the latest epidemiologic data and management recommendations—http://www.cdc.gov/std/default.htm.
・The newest CDC Treatment Guidelines are at http://www.cdc.gov/std/treatment.

◆参考文献

1. Terris MK. *Urethritis*. http://emedicine.medscape.com/article/438091. Accessed September 2, 2012.
2. U. S. Centers for Disease Control and Prevention. http://www.cdc.gov/stats10/chlamydia.htm. Accessed February 21, 2013.
3. Brill JR. Diagnosis and treatment of urethritis in men. *Am Fam Physician*. 2010；81(7)：873-878.
4. Sugunendran H, Birley HD, Mallinson H, et al. Comparison of urine, first and second endourethral swabs for PCR based detection of genital *Chlamydia trachomatis* infection in male patients. *Sex Transm Infect*. 2001；77(6)：423-426.
5. Geisler WM, Yu S, Hook EW III. Chlamydial and gonococcal infection in men without polymorphonuclear leukocytes on Gram stain：implications for diagnostic approach and management. *Sex Transm Dis*. 2005；32(10)：630-634.
6. Bowden FJ. Reappraising the value of urine leukocyte esterase testing in the age of nucleic acid amplification. *Sex Transm Dis*. 1998；25(6)：322-326.
7. Bremnor J, Sadovsky R. Evaluation of dysuria in adults. *Am Fam Physician*. 2002；65(8)：1589-1596.
8. Centers for Disease Control and Prevention(CDC). *Sexually Transmitted Diseases Treatment Guidelines, 2010：Gonococcal Infections*. http://www.cdc.gov/std/treatment/2010/gonococcal-infections. htm. Accessed September 2, 2012.
9. Update to CDC's Sexually Transmitted Diseases Treatment Guidelines, 2010：oral cephalosporins no longer a recommended treatment for gonocaccal infections. *MMWR Morb MortalWkly Rep*. 2012；61(31)：590-594. http://www.cdc.gov/mmwr/preview/mmwrhtml/mm6131a3.htm?s_cid=mm6131a3_w. Accessed September 2, 2012.
10. Centers for Disease Control and Prevention(CDC). *Sexually Transmitted Diseases Treatment Guidelines, 2010：Chlamydial Infections*. http://www.cdc.gov/std/treatment/2010/chlamydial-infections.htm. Accessed September 2, 2012.

214 章

◆患者向け URL

・The Centers for Disease Control and Prevention division of parasitic diseases has information on many parasitic diseases—http://www.cdc.gov/parasites.

◆医療従事者向け URL

・Centers for Disease Control and Prevention(CDC). *Parasites*—http://www.cdc.gov/parasites.
・The Medical Letter's "Drugs for Parasitic Infections" is available online at www.medletter.com for individual and institutional subscribers.

◆参考文献

1. Centers for Disease Control and Prevention. *Parasites*. http://www.cdc.gov/parasites. Accessed September 11, 2011.
2. The Medical Letter. Drugs for parasitic infections. Treatment guidelines. 2nd ed. 2010. http://secure.medicalletter.org/system/files/private/parasitic.pdf. Accessed September 11, 2011.
3. Swanson SJ, Phares CR, Mamo B, et al. Albendazole therapy and enteric parasites in United States-bound refugees. *N Engl J Med*. 2012；366(16)：1498-1507.

215 章

◆患者向け URL

・Centers for Disease Control and Prevention(CDC). *Lyme Disease*—http://www.cdc.gov/lyme/.
・Centers for Disease Control and Prevention(CDC). *Tick Removal*—http://www.cdc.gov/lyme/removal/index.html.

◆医療従事者向け URL

・Centers for Disease Control and Prevention(CDC). *Lyme Disease*—http://www.cdc.gov/lyme/.

◆参考文献

1. Sternbach G, Dibble CL. Willy Burgdorfer：Lyme disease. *J Emerg Med*. 1996；14(5)：631-634.
2. Centers for Disease Control and Prevention. Lyme disease－United States, 2003-2005. *MMWR Morb MortalWkly Rep*.

2007；56(23)：573–576.
3. Centers for Disease Control and Prevention. *Lyme Disease*. http://www.cdc.gov/lyme/. Accessed January 22, 2012.
4. Meyerhoff JO. *Lyme Disease*. http://emedicine.medscape.com/article/330178. Accessed January 22, 2012.
5. Wormser GP, Dattwyler RJ, Shapiro ED, et al. The clinical assessment, treatment, and prevention of Lyme disease, human granulocytic anaplasmosis, and babesiosis：clinical practice guidelines by the Infectious Diseases Society of America. *Clin Infect Dis*. 2006；43(9)：1089–1134.
6. Kaiser. *Lyme Disease Executive Summary*. http://www.harp.org/eng/kaiserslymesummary.htm. Accessed January 22, 2012.
7. Columbia University Medical Center Lyme and Tick-Borne Diseases Research Center. http://www.columbia-lyme.org/index.html. Accessed January 22, 2012.
8. American College of Physicians. *Differential Diagnosis of Lyme Disease*. http://www.acponline.org/journals/news/jun07/critters.pdf. Accessed January 22, 2012.

216 章

◆患者向け URL
- Centers for Disease Control and Prevention. *Meningococcal disease*—**http://www.cdc.gov/meningococcal/about/index.html.**
- MedlinePlus. *Meningitis*—**http://www.nlm.nih.gov/medlineplus/meningitis.html.**

◆医療従事者向け URL
- Infectious Disease Society of America guidelines on bacterial meningitis—**http://www.idsociety.org/uploadedFiles/IDSA/Guidelines-Patient_Care/PDF_Library/Bacterial%20Meningitis(1).pdf.**

◆参考文献
1. Schuchat A, Robinson K, Wenger JD, et al. Bacterial meningitis in the United States in 1995. Active Surveillance Team. *N Engl J Med*. 1997；337(14)：970–976.
2. Scheld WM, Koedel U, Nathan B, Pfister HW. Pathophysiology of bacterial meningitis：mechanism(s) of neuronal injury. *J Infect Dis*. 2002；186(suppl 2)：S225.
3. Chaudhuri A, Martinez-Martin P, Kennedy PG, et al. EFNS guideline on management of community-acquired bacterial meningitis：report of an EFNS Task Force on acute bacterial meningitis in older children and adults. *Eur J Neurol*. 2008；15(7)：649–659.
4. Durand ML, Calderwood SB, Weber DJ, et al. Acute bacterial meningitis in adults. A review of 493 episodes. *N Engl J Med*. 1993；328(1)：21.
5. van de Beek D, de Gans J, Spanjaard L, Weisman SI, Reitsma JB, Vermeulen M. Clinical features and prognostic factors in adults with bacterial meningitis. *N Engl J Med*. 2004；351(18)：1849.
6. Attia J, Hatala R, Cook DJ, Wong JG. The rational clinical examination. Does this adult patient have acute meningitis? *JAMA*. 1999；282(2)：175–181.
7. Thomas KE, Hasbun R, Jekel J, Quagliarello VJ. The diagnostic accuracy of Kernig's sign, Brudzinski's sign, and nuchal rigidity in adults with suspected meningitis. *Clin Infect Dis*. 2002；35(1)：46–52.
8. Waghdhare S, Kalantri A, Joshi R, Kalantri S. Accuracy of physical signs for detecting meningitis：a hospital-based diagnostic accuracy study. *Clin Neurol Neurosurg*. 2010；112(9)：752–757.
9. Tunkel AR, Hartman BJ, Kaplan SL, et al. Practice guidelines for the management of bacterial meningitis. *Clin Infect Dis*. 2004；39(9)：1267–1284.
10. Spanos A, Harrell FE Jr, Durack DT Differential diagnosis of acute meningitis. An analysis of the predictive value of initial observations. *JAMA*. 1989；262(19)：2700.
11. Sinner SW, Tunkel AR. Antimicrobial agents in the treatment of bacterial meningitis. *Infect Dis Clin North Am*. 2004；18(3)：581.
12. Liu C, Bayer A, Cosgrove SE, et al；Infectious Diseases Society of America. Clinical practice guidelines by the Infectious Diseases Society of America for the treatment of methicillin-resistant *Staphylococcus aureus* infections in adults and children. *Clin Infect Dis*. 2011；52(3)：e18–e55.
13. Thigpen MC, Whitney CG, Messonnier NE, et al；Emerging Infections Programs Network. Bacterial meningitis in the United States, 1998–2007. *N Engl J Med*. 2011；364(21)：2016.
14. Edmond K, Clark A, Korczak VS, Sanderson C, Griffiths UK, Rudan I. Global and regional risk of disabling sequelae from bacterial meningitis：a systematic review and meta-analysis. *Lancet Infect Dis*. 2010；10(5)：317–328.

217 章

◆患者向け URL
- PubMed Health. *Osteomyelitis*—**http://www.ncbi.nlm.nih.gov/pubmedhealth/PMH0001473/.**
- Mayo Clinic. *Osteomyelitis*—**http://www.mayoclinic.com/health/osteomyelitis/DS00759/.**
- Medline Plus. *Osteomyelitis*—**http://www.nlm.nih.gov/medlineplus/ency/article/000437.htm.**

◆医療従事者向け URL
- Medscape. *Osteomyelitis*—**http://emedicine.medscape.com/article/1348767.**
- Liu C, Bayer A, Cosgrove SE, et al. Clinical practice guidelines by the Infectious Diseases Society of America for the treatment of methicillin-resistant *Staphylococcus aureus* infections in adults and children. *Clin. Infect Dis*. 2011. doi：10.1093/cid/ciq146.—**http://cid.oxfordjournals.org/content/early/2011/01/04/cid.ciq146.full.**
- Lipsky BA, Berendt AR, Cornia PB, et al. 2012 Infectious Diseases Society of America clinical practice guideline for the diagnosis and treatment of diabetic foot infections. *Clin Infect Dis*. 2012；54(12)：132–173.—**http://www.idsociety.org/uploadedFiles/IDSA/Guidelines-Patient_Care/PDF_Library/2012%20Diabetic%20Foot%20Infections%20Guideline.pdf.**

◆参考文献
1. Pineda C, Espinosa R, Pena A. Radiographic imaging in osteomyelitis：the role of plain radiography, computed tomography, ultrasonography, magnetic resonance imaging, and scintigraphy. *Semin Plast Surg*. 2009；23(2)：80–89.
2. Zimmerli W. Clinical practice. Vertebral osteomyelitis. *N Engl J Med*. 2010；362(11)：1022–1029.
3. Calhoun JH, Manring MM, Shirtliff M. Osteomyelitis of the long bones. *Semin Plast Surg*. 2009；23(2)：59–72.
4. Hatzenbuehler J, Pulling TJ. Diagnosis and management of osteomyelitis. *Am Fam Physician*. 2011；84(9)：1027–1033.
5. Kowalski TJ, Berbari EF, Huddleston PM, Steckelberg JM, Osmon DR. Do follow-up imaging examinations provide useful prognostic information in patients with spine infection? *Clin Infect Dis*. 2006；43(2)：172–179.

218 章

◆患者向け URL
- Centers for Disease Control and Prevention(CDC). *Sexually Transmitted Diseases(STDs)：Syphilis–CDC Fact Sheet*—**http://www.cdc.gov/std/syphilis/stdfact-syphilis.htm.**

◆医療従事者向け URL
- Medscape. *Syphilis*—**http://emedicine.medscape.com/article/229461-overview.**
- The Centers for Disease Control and Prevention. *Sexually Transmitted Diseases Treatment Guidelines*—**http://www.cdc.gov/std/treatment/2010/toc.htm.**(Also available to download as an e-book for Apple iPad, iPhone, or iPod Touch—**http://www.cdc.gov/std/2010-ebook.htm.)**

◆参考文献
1. Centers for Disease Control and Prevention(CDC). *Sexually Transmitted Diseases Surveillance. Syphilis*. http://www.cdc.gov/std/stats10/Syphilis.htm. Accessed September 2, 2012.

2. Centers for Disease Control and Prevention (CDC). *Sexually Transmitted Diseases. Syphilis.* http://www.cdc.gov/std/syphilis/. Accessed September 2, 2012.
3. Horberg MA, Ranatunga DK, Quesenberry CP, et al. Syphilis epidemiology and clinical outcomes in HIV-infected and HIV-uninfected patients in Kaiser Permanente Northern California. *Sex Transm Dis.* 2010；37(1)：53-58.
4. Centers for Disease Control and Prevention (CDC). Syphilis testing algorithms using treponemal tests for initial screening — four laboratories, New York City, 2005-2006. *MMWR Morb MortalWkly Rep.* 2008；57(32)：872-875.
5. Centers for Disease Control and Prevention (CDC). *Sexually Transmitted Diseases Treatment Guidelines, 2010：Diseases Characterized by Genital, Anal, or Perianal Ulcers.* http://www.cdc.gov/std/treatment/2010/genital-ulcers.htm#syphilis. Accessed September 23, 2011.

219 章

◆患者向け URL

- ADA. Provides information and support—**http://www.diabetes.org/**.
- MedlinePlus. *Diabetes*—**http://www.nlm.nih.gov/medlineplus/diabetes.html**.

◆医療従事者向け URL

- Handelsman Y, Mechanick JI, Blonde L, et al, AACE Task Force for Developing Diabetes Comprehensive Care Plan. AACE medical guidelines for clinical practice for developing a DM comprehensive care plan. *Endocr Pract.* 2011；17 (suppl 2)：1-53.
- ADA. Standards of medical care in diabetes — 2008. *Diabetes Care.* 2008；31：S1-S108.
- Centers for Disease Control and Prevention. *Diabetes Public Health Resource*—**http://www.cdc.gov/diabetes/**.
- National Diabetes Information Clearing House. *Diabetes*—**http://diabetes.niddk.nih.gov/**.
- National Institute of Diabetes and Digestive and Kidney Diseases—**http://www2.niddk.nih.gov/**.

◆参考文献

1. Centers for Disease Control and Prevention. *Diabetes Fact Sheet (2011).* http://www.cdc.gov/diabetes/pubs/pdf/ndfs_2011.pdf. Accessed August 2013.
2. Burchfiel CM, Hamman RF, Marshall JA, et al. Cardiovascular risk factors and impaired glucose tolerance：the San Luis Valley Diabetes Study. *Am J Epidemiol.* 1990；131(1)：57-70.
3. Juonala M, Magnussen CG, Berenson GS, et al. Childhood adiposity, adult adiposity, and cardiovascular risk factors. *N Engl J Med.* 2011；365(20)：1876-1885.
4. Handelsman Y, Mechanick JI, Blonde L, et al. AACE Task Force for Developing Diabetes Comprehensive Care Plan. American Association of Clinical Endocrinologists medical guidelines for clinical practice for developing a diabetes mellitus comprehensive care plan. *Endocr Pract.* 2011；17(suppl 2)：1-53.
5. Pan A, Sun Q, Bernstein AM, et al. Red meat consumption and risk of type 2 diabetes：3 cohorts of US adults and an updated meta-analysis. *Am J Clin Nutr.* 2011；94(4)：1088-1096.
6. Grøntved A, Hu FB. Television viewing and risk of type 2 diabetes, cardiovascular disease, and all-cause mortality：a meta-analysis. *JAMA.* 2011；305(23)：2448-2455.
7. Yeboah J, Bertoni AG, Herrington DM, et al. Impaired fasting glucose and the risk of incident diabetes mellitus and cardiovascular events in an adult population：MESA (Multi-Ethnic Study of Atherosclerosis). *J Am Coll Cardiol.* 2011；58(2)：140-146.
8. Noble D, Mathur R, Dent T, et al. Risk models and scores for type 2 diabetes：systematic review. *BMJ.* 2011；343：d7163.
9. Wilson PW, Meigs JB, Sullivan L, et al. Prediction of incident diabetes mellitus in middle-aged adults：the Framingham Offspring Study. *Arch Intern Med.* 2007；167：1068-1074.
10. Sibbald RG, Landolt SJ, Toth D. Skin and diabetes. *Endocrinol Metab Clin North Am.* 1996；25(2)：463-472.
11. Litonjua P, Pinero-Pilona A, Aviles-Santa L, et al. Prevalence of acanthosis nigricans in newly-diagnosed type 2 diabetes. *Endocr Pract.* 2004；10：101-106.
12. van der Ven A, Chapman CB, Bowker JH. Charcot neuroarthropathy of the foot and ankle. *J Am Acad Orthop Surg.* 2009；17(9)：562-571.
13. American Diabetes Association. *Diagnosing Diabetes and Learning About Prediabetes.* http://www.diabetes.org/diabetes-basics/diagnosis/?loc=DropDownDB-diagnosis. Accessed August 2013.
14. Rolka DB, Narayan KM, Thompson TJ, et al. Performance of recommended screening tests for undiagnosed diabetes and dysglycemia. *Diabetes Care.* 2001；24：1899-1903.
15. Patel A, MacMahon S, Chalmers J, et al. The Advance Collaborative Group. Intensive blood glucose control and vascular outcomes in patients with type 2 diabetes. *N Engl J Med.* 2008；358(24)：2560-2572.
16. Gerstein HC, Miller ME, Byington, RP, et al. Action to Control Cardiovascular Risk in Diabetes Study Group. Effects of intensive glucose lowering in type 2 diabetes. *N Engl J Med.* 2008；358：2545-2559.
17. Hemmingsen B, Lund SS, Gluud C, et al. Intensive glycaemic control for patients with type 2 diabetes：systematic review with meta-analysis and trial sequential analysis of randomised clinical trials. *BMJ.* 2011；343：d6898.
18. Currie CJ, Peters JR, Tynan A, et al. Survival as a function of HbA(1c) in people with type 2 diabetes：a retrospective cohort study. *Lancet.* 2010；375(9713)：481-489.
19. American Diabetes Association Position Statement. Standards of medical care in diabetes-2012. *Diabetes Care.* 2012；35(suppl 1)：S11-S63.
20. Thomas D, Elliott EJ. Low glycaemic index, or low glycaemic load, diets for diabetes mellitus. *Cochrane Database Syst Rev.* 2009；(1)：CD006296.
21. Nikooyeh B, Neyestani TR, Farvid M, et al. Daily consumption of vitamin D or vitamin D + calcium-fortified yogurt drink improved glycemic control in patients with type 2 diabetes：a randomized clinical trial. *Am J Clin Nutr.* 2011；93(4)：764-771.
22. Jorde R, Figenschau Y. Supplementation with cholecalciferol does not improve glycaemic control in diabetic subjects with normal serum 25-hydroxyvitamin D levels. *Eur J Nutr.* 2009；48(6)：349-354.
23. Mitri J, Muraru MD, Pittas AG. Vitamin D and type 2 diabetes：a systematic review. *Eur J Clin Nutr.* 2011；65(9)：1005-1015.
24. Norris SL, Zhang X, Avenell A, et al. Long-term non-pharmacological weight loss interventions for adults with type 2 diabetes mellitus. *Cochrane Database Syst Rev.* 2005；(3)：CD004095.
25. Andrews RC, Cooper AR, Montgomery AA, et al. Diet or diet plus physical activity versus usual care in patients with newly diagnosed type 2 diabetes：the Early ACTID randomised controlled trial. *Lancet.* 2011；378(9786)：129-139.
26. Umpierre D, Ribeiro PA, Kramer CK, et al. Physical activity advice only or structured exercise training and association with HbA1c levels in type 2 diabetes：a systematic review and meta-analysis. *JAMA.* 2011；305(17)：1790-1799.
27. Deakin TA, McShane CE, Cade JE, Williams R. Group based training for self-management strategies in people with type 2 diabetes mellitus. *Cochrane Database Syst Rev.* 2005；(2)：CD003417.
28. Loveman E, Royle P, Waugh N. Specialist nurses in diabetes mellitus. *Cochrane Database Syst Rev.* 2003；(2)：CD003286.
29. Frosch DL, Uy V, Ochoa S, Mangione CM. Comparative effectiveness of goal setting in diabetes mellitus group clinics：randomized clinical trial. *Ann Intern Med.* 2011；171(22)：2011-2017.
30. Weinger K, Beverly EA, Lee Y, et al. Quality of life, glucose monitoring, and

frequency of diabetes self-care. *Arch Intern Med*. 2011；171(22)：1990-1999.
31. Malanda UL, Welschen LM, Riphagen II, et al. Self-monitoring of blood glucose in patients with type 2 diabetes mellitus who are not using insulin. *Cochrane Database Syst Rev*. 2012；(1)：CD005060.
32. Naik AD, Palmer N, Petersen NJ, et al. Comparative effectiveness of goal setting in diabetes mellitus group clinics：randomized clinical trial. *Arch Intern Med*. 2011；171(5)：453-459.
33. Mann JF, Schmieder RE, McQueen M, et al, for the ONTARGET investigators. Renal outcomes with telmisartan, ramipril, or both, in people at high vascular risk(the ONTARGET study)：a multicentre, randomised, double-blind, controlled trial. *Lancet*. 2008；372：547-553.
34. ACCORD Study Group, Cushman WC, Evans GW, Byington RP. Effects of intensive blood-pressure control in type 2 diabetes mellitus. *N Engl J Med*. 2010；362(17)：1575-1585.
35. Redon J, Mancia G, Sleight P, et al. Safety and efficacy of low blood pressures among patients with diabetes：subgroup analyses from the ONTARGET(ONgoing Telmisartan Alone and in combination with Ramipril Global Endpoint Trial). *J Am Coll Cardiol*. 2012；59(1)：74-83.
36. Inzucchi SE. Oral antihyperglycemic therapy for type 2 diabetes. Scientific review. *JAMA*. 2002；287：360-372.
37. Saenz A, Fernandez-Esteban I, Mataix A, et al. Metformin monotherapy for type 2 diabetes mellitus. *Cochrane Database Syst Rev*. 2005；(3)：CD002966.
38. Turner RC, Cull CA, Frighi V, et al. Glycemic control with diet, sulfonylurea, metformin, or insulin in patients with type 2 diabetes mellitus：progressive requirement for multiple therapies(UKPDS 49). *JAMA*. 1999；281：2005-2012.
39. Klarenbach S, Cameron C, Singh S, Ur E. Cost-effectiveness of second-line antihyperglycemic therapy in patients with type 2 diabetes mellitus inadequately controlled on metformin. *CMAJ*. 2011；183(16)：E1213-E1220.
40. Monami M, Lamanna C, Marchionni N, Mannucci E. Comparison of different drugs as add-on treatments to metformin in type 2 diabetes：a meta-analysis. *Diabetes Res Clin Pract*. 2008；79(2)：196-203.
41. Gross JL, Kramer CK, Leitao CB, et al. Effect of antihyperglycemic agents added to metformin and a sulfonylurea on glycemic control and weight gain in type 2 diabetes：a network meta-analysis. *Ann Intern Med*. 2011；154(10)：672-679.
42. Effect of intensive blood-glucose control with metformin on complications in overweight patients with type 2 diabetes(UKPDS 34). UK Prospective Diabetes Study(UKPDS)Group. *Lancet*. 1998；352(9131)：854-865.
43. Horvath K, Jeitler K, Berghold A, et al. Long-acting insulin analogues versus NPH insulin (human isophane insulin) for type 2 diabetes mellitus. *Cochrane Database Syst Rev*. 2007；(2)：CD005613.
44. Goudswaard AN, Furlong NJ, Valk GD, et al. Insulin monotherapy versus combinations of insulin with oral hypoglycaemic agents in patients with type 2 diabetes mellitus. *Cochrane Database Syst Rev*. 2004；(4)：CD003418.
45. Liu JP, Zhang M, Wang W, Grimsgaard S. Chinese herbal medicines for type 2 diabetes mellitus. *Cochrane Database Syst Rev*. 2004；(3)：CD003642.
46. Sridharan K, Mohan R, Ramaratnam S, Panneerselvam D. Ayurvedic treatments for diabetes mellitus. *Cochrane Database Syst Rev*. 2011；(12)：CD008288.
47. Twigg SM, Kamp MC, Davis TM, et al. Prediabetes：a position statement from the Australian Diabetes Society and Australian Diabetes Educators Association. *Med J Aust*. 2007；186(9)：461-465.
48. Lindström J, Ilanne-Parikka P, Peltonen M, et al, for the Finnish Diabetes Prevention Study Group. Sustained reduction in the incidence of type 2 diabetes by lifestyle intervention：follow-up of the Finnish Diabetes Prevention Study. *Lancet*. 2006；368(9548)：1673-1679.
49. Tuomilehto J, Lindstrom J, Eriksson JG, et al. Prevention of type 2 diabetes mellitus by changes in lifestyle among subjects with impaired glucose tolerance. *N Engl J Med*. 2001；344(18)：1343-1350.
50. DeFronzo RA, Tripathy D, Schwenke DC, et al. Pioglitazone for diabetes prevention in impaired glucose tolerance. *N Engl J Med*. 2011；364(12)：1104-1115.
51. Gillies CL, Abrams KR, Lambert PC, et al. Pharmacological and lifestyle interventions to prevent or delay type 2 diabetes in people with impaired glucose tolerance：systematic review and meta-analysis. *BMJ*. 2007；334(7588)：299.
52. Strippoli GFM, Craig ME, Craig JC, et al. Antihypertensive agents for preventing diabetic kidney disease. *Cochrane Database Syst Rev*. 2005；(4)：CD004136.
53. Neubauer AS, Ulbig MW. Laser treatment in diabetic retinopathy. *Ophthalmologica*. 2007；221(2)：95-102.
54. Grover SA, Coupal L, Zowall H, et al. Evaluating the benefits of treating dyslipidemia：the importance of diabetes as a risk factor. *Am J Med*. 2003；115(2)：122-128.
55. U. S. Preventive Services Task Force. Screening for type 2 diabetes mellitus in adults：U. S. Preventive Services Task Force recommendation statement. *Ann Intern Med*. 2008；148(11)：846-854.

220章

◆患者向け URL
- PubMed Health. *Acanthosis nigricans*—http://www.ncbi.nlm.nih.gov/pubmedhealth/PMH0001855/.
- MedlinePlus. *Acanthosis nigricans*—http://www.nlm.nih.gov/medlineplus/ency/article/000852.htm.

◆医療従事者向け URL
- Diabetes Public Health Resource, National Center for Chronic Disease Prevention and Health Promotion of the Centers for Disease Control and Prevention—http://www.cdc.gov/diabetes/.

◆参考文献
1. Kong AS, Williams RL, Smith M, et al. Acanthosis nigricans and diabetes risk factors：prevalence in young persons seen in southwestern US primary care practices. *Ann Fam Med*. 2007；5：202-208.
2. Litonjua P, Pinero-Pilona A, Aviles-Santa L, et al. Prevalence of acanthosis nigricans in newly-diagnosed type 2 diabetes. *Endocr Pract*. 2004；10：101-106.
3. Rendon MI, Cruz PD, Sontheimer RD, Bergstresser PR. Acanthosis nigricans：a cutaneous marker of tissue resistance to insulin. *J Am Acad Dermatol*. 1989；29(3 pt 1)：461-469.
4. Kapoor S. Diagnosis and treatment of acanthosis nigricans. *Skinmed*. 2010；8(3)：161-164.
5. Elmer KB, George RM. HAIR-AN syndrome：a multisystem challenge. *Am Fam Physician*. 2001；63：2385-2390.
6. Downs AM, Kennedy CT. Somatotrophin-induced acanthosis nigricans. *Br J Dermatol*. 1999；141：390-391.
7. Blomberg M, Jeppesen EM, Skovby F, Benfeldt E. FGFR3 mutations and the skin：report of a patient with a FGFR3 gene mutation, acanthosis nigricans, hypochondroplasia and hyperinsulinemia and review of the literature. *Dermatology*. 2010；220(4)：297-305.
8. Stulberg DL, Clark N. Hyperpigmented disorders in adults：part II. *Am Fam Physician*. 2003；68：1963-1968.
9. Sibbald RG, Landolt SJ, Toth D. Skin and diabetes. *Endocrinol Metab Clin North Am*. 1996；25(2)：463-472.
10. Hermanns-Le T, Scheen A, Pierard GE. Acanthosis nigricans associated with insulin resistance：pathophysiology and management. *Am J Clin Dermatol*. 2004；5(3)：199-203.
11. Wasniewska M, Arrigo T, Crisafulli G, et al. Recovery of acanthosis nigricans under prolonged metformin treatment in an adolescent with normal weight. *J Endocrinol Invest*. 2009；32：939-940.
12. Sheretz EF. Improved acanthosis nigricans with lipodystrophic diabetes during

dietary fish oil supplementation. *Arch Dermatol.* 1988；124：1094–1096.

13. Rosenbach A, Ram R. Treatment of acanthosis nigricans of the axillae using a long–pulsed(5–msec)alexandrite laser. *Dermatol Surg.* 2004；30(8)：1158–1160.

221 章

◆患者向け URL

- American Diabetes Association. *Skin Complications*—http://www.diabetes. org/living–with–diabetes/complications/skin-complications.html?loc=DropDownLWD–skin.

◆医療従事者向け URL

- Skinsight. *Diabetic Dermopathy*—http://www.skinsight.com/adult/diabeticDermopathy.htm

◆参考文献

1. Sibbald RG, Landolt SJ, Toth D. Skin and diabetes. *Endocrinol Metab Clin North Am.* 1996；25(2)：463–472.
2. Goyal A, Raina S, Kaushal SS, et al. Pattern of cutaneous manifestations in diabetes mellitus. *Indian J Dermatol.* 2010；55(1)：39–41.
3. Ragunatha S, Anitha B, Inamadar AC, et al. Cutaneous disorders in 500 diabetic patients attending diabetic clinic. *Indian J Dermatol.* 2011；56(2)：160–164.
4. Brugler A, Thompson S, Turner S, et al. Skin blood flow abnormalities in diabetic dermopathy. *J Am Acad Dermatol.* 2011；65(3)：559–563.
5. Shemer A, Bergnan R, Linn S, et al. Diabetic dermopathy and internal complications in diabetes mellitus. *Int J Dermatol.* 1998；37(2)：113–115.
6. Abdollahi A, Daneshpazhooh M, Amirchaghmaghi E, et al. Dermopathy and retinopathy in diabetes：is there an association. *Dermatology.* 2007；214(2)：133–136.
7. Kiziltan ME, Benbir G. Clinical and nerve conduction studies in female patients with diabetic dermopathy. *Acta Diabetol.* 2008；45(2)：97–105.
8. McCash S, Emanuel PO. Defining diabetic dermopathy. *J Dermatol.* 2011；38(10)：988–992.
9. DiabetesNet.com. *Skin Complications：Necrobiosis Lipoidica.* http://www.diabetesnet.com/diabetes_complications/diabetes_skin_changes.php. Accessed November 2011.

222 章

◆患者向け URL

- American Diabetes Association—http://www.diabetes.org.
- American Diabetes Association. *Skin Complications*—http://www.diabetes. org/living–with–diabetes/complications/skin-complications.html?loc=DropDownLWD–skin.
- American Osteopathic College of Dermatology. *Necrobiosis Lipoidica Diabeticorum*—http://www.aocd.org/skin/dermatologic_diseases/necrobiosis_lipoid.html.

◆医療従事者向け URL

- Medscape. *Necrobiosis Lipoidica*—http://emedicine.medscape.com/article/1103467–overview.

◆参考文献

1. Noz KC, Korstanje MJ, Vermeer BJ. Cutaneous manifestations of endocrine disorders：a guide for dermatologists. *Am J Clin Dermatol.* 2003；4(5)：315–331.
2. Sibbald RG, Landolt SJ, Toth D. Skin and diabetes. *Endocrinol Metab Clin North Am.* 1996；25(2)：463–472.
3. Ahmed K, Muhammad Z, Qayum I. Prevalence of cutaneous manifestations of diabetes mellitus. *J Ayub Med Coll Abbottabad.* 2009；21(2)：76–79.
4. Pavlović MD, Milenković T, Dinić M, et al. The prevalence of cutaneous manifestations in young patients with type 1 diabetes. *Diabetes Care.* 2007；30(8)：1964–1967.
5. O'Reilly K, Chu J, Meehan S, et al. Necrobiosis lipoidica. *Dermatol Online J.* 2011；17(10)：18.
6. Roche–Gamón E, Vilata–Corell JJ, Velasco–Pastor M. Familial necrobiosis lipoidica not associated with diabetes. *Dermatol Online J.* 2007；13(3)：26.
7. Ngo B, Wigington G, Hayes K, et al. Skin blood flow in necrobiosis lipoidica diabeticorum. *Int J Dermatol.* 2008；47(4)：354–358.
8. Eisendle K, Baltaci M, Kutzner H, Zelger B. Detection of spirochaetal microorganisms by focus floating microscopy in necrobiosis lipoidica in patients from central Europe. *Histopathology.* 2008；52(7)：877–884.
9. Lynch M, Callagy G, Mahon S, Murphy LA. Arcuate plaques of the face and scalp. Atypical necrobiosis lipoidica(ANL)of the face and scalp. *Clin Exp Dermatol.* 2010；35(7)：799–800.
10. Alonso ML, Ríos JC, González–Beato MJ, Herranz P. Necrobiosis lipoidica of the glans penis. *Acta Derm Venereol.* 2011；91(1)：105–106.
11. Mistry N, Chih–Ho Hong H, Crawford RI. Pretibial angioplasia：a novel entity encompassing the clinical features of necrobiosis lipoidica and the histopathology of venous insufficiency. *J Cutan Med Surg.* 2011；15(1)：15–20.
12. Patsatsi A, Kyriakou A, Sotiriadis D. Necrobiosis lipoidica：early diagnosis and treatment with tacrolimus. *Case Rep Dermatol.* 2011；3(1)：89–93.
13. Mahé E, Zimmermann U. Significant improvement in ulcerative necrobiosis lipoidica with doxycycline. *Ann Dermatol Venereol.* 2011；138(10)：686–688.
14. Durupt F, Dalle S, Debarbieux S, et al. Successful treatment of necrobiosis lipoidica with antimalarial agents. *Acta Derm Venereol.* 2009；89(6)：651–652.
15. Benedix F, Geyer A, Lichte V, et al. Response of ulcerated necrobiosis lipoidica to clofazimine. *Acta Derm Venereol.* 2010；90(1)：104–106.
16. Tan E, Patel V, Berth–Jones J. Systemic corticosteroids for the outpatient treatment of necrobiosis lipoidica in a diabetic patient. *J Dermatolog Treat.* 2007；18(4)：246–248.
17. Moore AF, Abourizk NN. Necrobiosis lipoidica：an important cutaneous manifestation of diabetes that may respond to antiplatelet therapy. *Endocr Pract.* 2008；14(7)：947–948.
18. Hu SW, Bevona C, Winterfield L, et al. Treatment of refractory ulcerative necrobiosis lipoidica diabeticorum with infliximab：report of a case. *Arch Dermatol.* 2009；145(4)：437–439.
19. Suárez–Amor O, Pérez–Bustillo A, Ruiz–González I, Rodríguez–Prieto MA. Necrobiosis lipoidica therapy with biologicals：an ulcerated case responding to etanercept and a review of the literature. *Dermatology.* 2010；221(2)：117–121.
20. Taniguchi T, Amoh Y, Tanabe K, et al. Treatment of intractable skin ulcers caused by vascular insufficiency with allogeneic cultured dermal substitute：a report of eight cases. *J Artif Organs.* 2012；15(1)：77–82.
21. Berking C, Hegyi J, Arenberger P, et al. Photodynamic therapy of necrobiosis lipoidica–a multicenter study of 18 patients. *Dermatology.* 2009；218(2)：136–139.
22. Souza AD, El–Azhary RA, Gibson LE. Does pancreas transplant in diabetic patients affect the evolution of necrobiosis lipoidica？ *Int J Dermatol.* 2009；48(9)：964–970.

223 章

◆患者向け URL

- MedlinePlus. *High blood cholesterol levels*—http://www.nlm.nih.gov/medlineplus/ency/article/000403.htm.
- MedlinePlus. *Familial Hypercholesterolemia*—http://www.nlm.nih.gov/medlineplus/ency/article/000392.htm.
- MedlinePlus. *Xanthoma*—www.nlm.nih.gov/medlineplus/ency/article/001447.htm.

◆医療従事者向け URL

- Medscape. *Familial Hypercholesterolemia*—http://emedicine.medscape.com/article/121298.
- Medscape. *Xanthomas*—http://emedicine.medscape.com/article/1103971.

◆参考文献

1. Centers for Disease Control and Prevention. Schober SE, Carroll MD, Lacher

1. DA, Hirsch R. High serum total cholesterol — an indicator for monitoring cholesterol lowering efforts：U. S. adults, 2005-2006. NCHS Data Brief. http://www.cdc.gov/nchs/data/databriefs/db02.pdf. Accessed August 2013.
2. QuickStats：Average total cholesterol level among men and women aged 20-74 years — National Health and Nutrition Examination Survey, United States, 1959-1962 to 2007-2008. *MMWR Morb MortalWkly Rep*. September 25, 2009；58（37）：1045. http://www.cdc.gov/mmwr/preview/mmwrhtml/mm5837a9.htm. Accessed September 2012.
3. Vital signs：prevalence, treatment, and control of high levels of low-density lipoprotein cholesterol — United States, 1999-2002 and 2005-2008. *MMWR Morb MortalWkly Rep*. 2011；60（04）：109-114. http://www.cdc.gov/mmwr/preview/mmwrhtml/mm6004a5.htm?s_cid=mm6004a5_w. Accessed January 2012.
4. Prevalence of abnormal lipid levels among youths — United States, 1999-2006. *MMWR Morb MortalWkly Rep*. 2010；59（02）：29-33. http://www.cdc.gov/mmwr/preview/mmwrhtml/mm5902a1.htm. Accessed August 2013.
5. Third report of the National Cholesterol Education Program（NCEP）Expert Panel on Detection, Evaluation, and Treatment of High Blood Cholesterol in Adults.（Adult Treatment Panel III）, Executive Summary.（NCEP/NHLBI., 2004-07-13）. http://www.nhlbi.nih.gov/guidelines/cholesterol/index.htm. Accessed August 2013.
6. Szalat R, Arnulf B, Karlin L, et al. Pathogenesis and treatment of xanthomatosis associated with monoclonal gammopathy. *Blood*. 2011；118（14）：3777-3784.
7. Akasaka E, Matsuzaki Y, Kimura K, et al. Normolipidaemic xanthomatosis with systemic involvement of the skin, bone and pharynx. *Clin Exp Dermatol*. 2012；37（3）：305-307.
8. Institute for Clinical Systems Improvement（ICSI）. *Lipid Management in Adults*. Bloomington, MN：Institute for Clinical Systems Improvement（ICSI）；2009, updated 2011. http://www.guideline.gov/content.aspx?id=36062. Accessed August 2013.
9. Smart NA, Marshall BJ, Daley M, et al. Low-fat diets for acquired hypercholesterolaemia. *Cochrane Database Syst Rev*. 2011；(2)：CD007957.
10. Shafiq N, Singh M, Kaur S, Khosla P, Malhotra S. Dietary treatment for familial hypercholesterolaemia. *Cochrane Database Syst Rev*. 2010；(1)：CD001918.
11. Hooper L, Summerbell CD, Thompson R, et al. Reduced or modified dietary fat for preventing cardiovascular disease. *Cochrane Database Syst Rev*. 2011；(7)：CD002137.
12. Brugts JJ, Yetgin T, Hoeks SE, et al. The benefits of statins in people without established cardiovascular disease but with cardiovascular risk factors：meta-analysis of randomised controlled trials. *BMJ*. 2009；338：b2376.
13. Studer M, Briel M, Leimenstoll B, Glass TR, Bucher HC. Effect of different antilipidemic agents and diets on mortality：a systematic review. *Arch Intern Med*. 2005；165：725-730.
14. Zhou Z, Rahme E, Pilote L. Are statins created equal? Evidence from randomized trials of pravastatin, simvastatin, and atorvastatin for cardiovascular disease prevention. *Am Heart J*. 2006；151：273-281.
15. Sattar N, Preiss D, Murray HM, et al. Statins and risk of incident diabetes：a collaborative meta-analysis of randomised statin trials. *Lancet*. 2010；375：735-742.
16. Abourbih S, Filion KB, Joseph L, et al. Effect of fibrates on lipid profiles and cardiovascular outcomes：a systematic review. *Am J Med*. 2009；122：962.e1-e8.
17. Wider B, Pittler MH, Thompson-Coon J, Ernst E. Artichoke leaf extract for treating hypercholesterolaemia. *Cochrane Database Syst Rev*. 2009；(4)：CD003335.
18. Becker DJ, Gordon RY, Halbert SC, et al. Red yeast rice for dyslipidemia in statin-intolerant patients：a randomized trial. *Ann Intern Med*. 2009；150（12）：830-839.
19. Liu ZL, Liu JP, Zhang AL, et al. Chinese herbal medicines for hypercholesterolemia. *Cochrane Database Syst Rev*. 2011；(7)：CD008305.
20. Hooper L, Thompson RL, Harrison RA, et al. Risks and benefits of omega 3 fats for mortality, cardiovascular disease, and cancer：systematic review. *BMJ*. 2006；332：752-760.
21. Pan A, Yu D, Demark-Wahnefried W, et al. Meta-analysis of the effects of flaxseed interventions on blood lipids. *Am J Clin Nutr*. 2009；90（2）：288-297.
22. Rajaram S, Haddad EH, Mejia A, Sabaté J. Walnuts and fatty fish influence different serum lipid fractions in normal to mildly hyperlipidemic individuals：a randomized controlled study. *Am J Clin Nutr*. 2009；89（5）：S1657-S1663.
23. Sabaté J, Oda K, Ros E. Nut consumption and blood lipid levels：a pooled analysis of 25 intervention trials. *Arch Intern Med*. 2010；170（9）：821-827.
24. Buchwald H, Varco RL, Matts JP, et al. Effect of partial ileal bypass surgery on mortality and morbidity from coronary heart disease in patients with hypercholesterolemia. Report of the Program on the Surgical Control of the Hyperlipidemias（POSCH）. *N Engl J Med*. 1990；323（14）：946-955.
25. Buchwald H, Rudser KD, Williams SE, et al. Overall mortality, incremental life expectancy, and cause of death at 25 years in the program on the surgical control of the hyperlipidemias. *Ann Surg*. 2010；251（6）：1034-1040.
26. Basar E, Oguz H, Ozdemir H, et al. Treatment of xanthelasma palpebrarum with argon laser photocoagulation. Argon laser and xanthelasma palpebrarum. *Int Ophthalmol*. 2004；25（1）：9-11.
27. Scheel AK, Schettler V, Koziolek M, et al. Impact of chronic LDL apheresis treatment on Achilles tendon affection in patients with severe familial hypercholesterolemia：a clinical and ultrasonographic 3-year follow-up study. *Atherosclerosis*. 2004；174（1）：133-139.
28. Brunner E, Rees K, Ward K, Burke M, Thorogood M. Dietary advice for reducing cardiovascular risk. *Cochrane Database Syst Rev*. 2007；(4)：CD002128.
29. United States Preventive Services Task Force. *Screening for Lipid Disorders in Adults*. 2008. http://www.uspreventiveservicestaskforce.org/uspstf/uspschol.htm. Accessed January 2012.
30. Taylor F, Ward K, Moore THM, et al. Statins for the primary prevention of cardiovascular disease. *Cochrane Database Syst Rev*. 2011；(1)：CD004816.
31. Pignone MP, Phillips CJ, Lannon CM, et al. *Screening for Lipid Disorders. April 2001*. http://www.uspreventiveservicestaskforce.org/uspstf08/lipid/lipides.pdf. Accessed January 2012.
32. Grady D, Chaput L, Kristof M. *Systematic Review of Lipid Lowering Treatment to Reduce Risk of Coronary Heart Disease in Women*. Rockville, MD：Agency for Healthcare Research and Quality；2003.
33. Helfand M, Carson S. *Screening for Lipid Disorders in Adults：Selective Update of 2001 US Preventive Services Task Force Review. June 2008*. http://www.ncbi.nlm.nih.gov/books/NBK33494/. Accessed August 2013.
34. Fair KP. Xanthoma treatment and management. In：emedicine. Medscape. http://emedicine.medscape.com/article/1103971-treatment#a1128. Accessed August 2013.
35. Cohen DE, Anania FA, Chalasani N；National Lipid Association Statin Safety Task Force Liver Expert Panel. An assessment of statin safety by hepatologists. *Am J Cardiol*. 2006；97：C77-C81.
36. Pasternak RC, Smith SC Jr, Bairey-Merz CN, et al；American College of Cardiology American Heart Association National Heart, Lung and Blood Institute. ACC/AHA/NHLBI clinical advisory on the use and safety of statins. *J Am Coll Cardiol*. 2002；40：567-572.

224 章

◆患者向け URL
- Medline Plus. *Obesity*—http://www.nlm.nih.gov/medlineplus/obesity.html.

◆医療従事者向け URL
- NHLBI. *Clinical Guidelines on the Identification, Evaluation, and Treatment of Overweight and Obesity in Adults*（1998 guideline, BMI calculator, tip sheet, evidence tables）—http://www.nhlbi.nih.gov/guidelines/obesity/ob_home.htm.
- Centers for Disease Control and Prevention. *Overweight and Obesity*—http://www.cdc.gov/obesity/index.html.

◆参考文献

1. Centers for Disease Control and Prevention. Prevalence of Obesity in the United States, 2009–2010. http://www.cdc.gov/nchs/data/databriefs/db82.pdf. Accessed August 2013.
2. Hu FB, Li TY, Colditz GA, et al. Television watching and other sedentary behaviors in relation to risk of obesity and type 2 diabetes mellitus in women. *JAMA*. 2003；289（14）：1785–1791.
3. Finkelstein EA, Trogdon JG, Cohen JW, Dietz W. Annual medical spending attributable to obesity：payer– and service–specific estimates. *Health Aff*. 2009；28（5）：w822–w831.
4. Loos RJ. Recent progress in the genetics of common obesity. *Br J Clin Pharmacol*. 2009；68（6）：811–829.
5. Dodor BA, Shelley MC, Hausafus CO. Adolescents' health behaviors and obesity：does race affect this epidemic? *Nutr Res Pract*. 2010；4（6）：528–534.
6. Zhang N, Yuan C, Li Z, et al. Meta–analysis of the relationship between obestatin and ghrelin levels and the ghrelin/obestatin ratio with respect to obesity. *Am J Med Sci*. 2011；341（1）：48–55.
7. Wang C, Coups EJ. Causal beliefs about obesity and associated health behaviors：results from a population–based survey. *Int J Behav Nutr Phys Act*. 2010；7：19.
8. Hubert HB, Snider J, Winkleby MA. Health status, health behaviors, and acculturation factors associated with overweight and obesity in Latinos from a community and agricultural labor camp survey. *Prev Med*. 2005；50（6）：642–651.
9. Larson NI, Story MT, Nelson MC. Neighborhood environments：disparities in access to healthy foods in the U. S. *Am J Prev Med*. 2009；36（1）：74–81.
10. Ludwig J, Sanbonmastu L, Gennetian L, et al. Neighborhoods, obesity, and diabetes—a randomized social experiment. *N Engl J Med*. 2011；365（16）：1509–1519.
11. Mozaffarian D, Hao T, Rimm EB, et al. Changes in diet and lifestyle and long–term weight gain in women and men. *N Engl J Med*. 2011；364（25）：2392–2404.
12. Anderson B, Rafferty AP, Lyon–Callo S, et al. Fast–food consumption and obesity among Michigan adults. *Prev Chronic Dis*. 2011；Jul；8（4）：A71.
13. National Heart Lung and Blood Institute. *Clinical Guidelines on the Identification, Evaluation, and Treatment of Overweight and Obesity in Adults*. http://www.nhlbi.nih.gov/guidelines/obesity/ob_home.htm. Accessed August 2013.
14. Soylu AC, Levent E, Sariman N, et al. Obstructive sleep apnea syndrome and anthropometric obesity indexes. *Sleep Breath*. 2011 Dec 3.
15. Onat A, Hergenc G, Yuksel H, et al. Neck circumference as a measure of central obesity：associations with metabolic syndrome and obstructive sleep apnea syndrome beyond waist circumference. *Clin Nutr*. 2009；28（1）：46–51.
16. Rabkin SW. Epicardial fat：properties, function and relationship to obesity. *Obes Rev*. 2007；8（3）：253–261.
17. Vernon G, Baranova A, Younossi ZM. Systematic review：the epidemiology and natural history of non–alcoholic fatty liver disease and non–alcoholic steatohepatitis in adults. *Aliment Pharmacol Ther*. 2011；34（3）：274–285.
18. Douketis JD, Macie C, Thabane L, Williamson DF. Systematic review of long–term weight loss studies in obese adults：clinical significance and applicability to clinical practice. *Int J Obes*（Lond）. 2005；29（10）：1153–1167.
19. Jolly K, Lewis A, Beach J, et al. Comparison of range of commercial or primary care led weight reduction programmes with minimal intervention control for weight loss in obesity：Lighten Up randomised controlled trial. *BMJ*. 2011；343：d6500.
20. Shaw KA, Gennat HC, O'Rourke P, Del Mar C. Exercise for overweight or obesity. *Cochrane Database Syst Rev*. 2006；（4）：CD003817.
21. Thorogood A, Mottillo S, Shimony A, et al. Isolated aerobic exercise and weight loss：a systematic review and meta–analysis of randomized controlled trials. *Am J Med*. 2011；124（8）：747–755.
22. Shaw KA, O'Rourke P, Del Mar C, Kenardy J. Psychological interventions for overweight or obesity. *Cochrane Database Syst Rev*. 2005；（3）：CD003818.
23. Appel LJ, Clark JM, Yeh HC, et al. Comparative effectiveness of weight–loss interventions in clinical practice. *N Engl J Med*. 2011；365（21）：1959–1968.
24. Wadden TA, Volger S, Sarwer DB, et al. A two–year randomized trial of obesity treatment in primary care practice. *N Engl J Med*. 2011；365（21）：1969–1979.
25. Padwal RS, Rucker D, Li SK, Curioni C, Lau DCW. Long–term pharmacotherapy for obesity and overweight. *Cochrane Database Syst Rev*. 2003；（4）：CD004094.
26. Snow V, Barry P, Fitterman N, et al. Pharmacologic and surgical management of obesity in primary care：a clinical practice guideline from the American College of Physicians. *Ann Intern Med*. 2005；142（7）：525–531.
27. Greenway FL, Caruso MK. Safety of obesity drugs. *Expert Opin Drug Saf*. 2005；4（6）：1083–1095.
28. Gadde KM, Allison DB, Ryan DH, et al. Effects of low–dose, controlled–release, phentermine plus topiramate combination on weight and associated comorbidities in overweight and obese adults（CONQUER）：a randomised, placebo–controlled, phase 3 trial. *Lancet*. 2011；377（9774）：1341–1352.
29. Pitter MH, Ernst E. Complementary therapies for reducing body weight：a systematic review. *Int J Obes*（Lond）. 2005；29（9）：1030–1038.
30. Onakpoya IJ, Wider B, Pittler MH, Ernst E. Food supplements for body weight reduction：as systematic review of systematic reviews. *Obesity*（Silver Spring）. 2011；19（2）：239–244.
31. Colquitt JL, Picot J, Loveman E, Clegg AJ. Surgery for obesity. *Cochrane Database Syst Rev*. 2009；（2）：CD003641.
32. Pontiroli AE, Morabito A. Long–term prevention of mortality in morbid obesity through bariatric surgery. a systematic review and meta–analysis of trials performed with gastric banding and gastric bypass. *Ann Surg*. 2011；253（3）：484–487.
33. MacDonald KG Jr, Long SD, Swanson MS, et al. The gastric bypass operation reduces the progression and mortality of non–insulin–dependent diabetes mellitus. *J Gastrointest Surg*. 1997；1（3）：213–220.
34. Picot J, Jones J, Colquitt JL, et al. The clinical effectiveness and cost–effectiveness of bariatric（weight loss）surgery for obesity：a systematic review and economic evaluation. *Health Technol Assess*. 2009；13（41）：1–190.
35. Reoch J, Mottillo S, Shimony A, et al. Safety of laparoscopic vs open bariatric surgery：a systematic review and meta–analysis. *Arch Surg*. 2011；146（11）：1314–1322.
36. Zingmond DS, McGory ML, Ko CY. Hospitalization before and after gastric bypass surgery. *JAMA*. 2005；294（15）：1918–1924.
37. Flum DR, Salem L, Elrod JA, et al. Early mortality among Medicare beneficiaries undergoing bariatric surgical procedures. *JAMA*. 2005；294（15）：1903–1908.
38. Heber D, Greenway FL, Kaplan LM, et al. Endocrine and nutritional management of the post–bariatric surgery patient：an Endocrine Society Clinical Practice Guideline. *J Clin Endocrinol Metab*. 2010；95（11）：4823–4843.
39. ter Bogt NC, Bemelmans WJ, Beltman FW, et al. Preventing weight gain by lifestyle intervention in a general practice

setting：three-year results of a randomized controlled trial. *Arch Intern Med.* 2011；171(4)：306-313.

40. US Preventive Services Task Force. *Screening for Obesity in Adults.* http://www.uspreventiveservicestaskforce.org/uspstf/uspsobes.htm. Accessed August 2013.

41. Centers for Disease Control and Prevention. *Overweight and Obesity. Health Consequences.* http://www.cdc.gov/obesity/causes/health.html. Accessed August 2013.

42. Srinivasan SR, Bao W, Wattigney WA, Berenson GS. Adolescent overweight is associated with adult overweight and related multiple cardiovascular risk factors：the Bogalusa Heart Study. *Metabolism.* 1996；45(2)：235-240.

43. American Academy of Pediatrics. Committee on Nutrition. Prevention of pediatric overweight and obesity. *Pediatrics.* 2003；112(2)：424-430.

44. Harrington M, Gibson S, Cottrell RC. A review and meta-analysis of the effect of weight loss on all-cause mortality risk. *Nutr Res Rev.* 2009；22(1)：93-108.

225 章

◆患者向け URL

- MedlinePlus. *Osteoporosis*—http://www.nlm.nih.gov/medlineplus/osteoporosis.html.
- MedlinePlus. *Kyphosis*—http://www.nlm.nih.gov/medlineplus/ency/article/001240.htm.
- Osteoporosis Foundation—http://www.nof.org/.

◆医療従事者向け URL

- National Institute of Arthritis and Musculoskeletal and Skin Diseases. *The NIH Osteoporosis and Related Bone Diseases National Resource Center*—http://www.niams.nih.gov/Health_Info/Bone/default.asp.
- American Association of Clinical Endocrinologists. *Medical Guidelines for Clinical Practice for the Diagnosis and Treatment for Postmenopausal Osteoporosis*—https://www.aace.com/files/osteo-guidelines-2010.pdf.
- The FRAX tool has been developed by the World Health Organization(WHO)to evaluate fracture risk of patients. It can be very helpful in making treatment choices：http://www.shef.ac.uk/FRAX/. It is also available as an iTunes app.

◆参考文献

1. The WHO Study Group. *Assessment of Fracture Risk and Its Application to Screening for Postmenopausal Osteoporosis.* Technical Report Series. No. 843. Geneva, Switzerland：World Health Organization；1994.

2. U.S. Preventive Services Task Force. Screening for osteoporosis：U.S. Preventive Services Task Force Recommendation Statement. *Ann Intern Med.* 2011；154(5)：356-364.

3. Watts NB, Bilezikian JP, Camacho PM, et al. American Association of Clinical Endocrinologists medical guidelines for clinical practice for the prevention and treatment of postmenopausal osteoporosis：2010 edition. *Endocr Pract.* 2010；16(suppl 3)：1-37. https://www.aace.com/files/osteo-guidelines-2010.pdf. Accessed August 2013.

4. Institute for Clinical Systems Improvement(ICSI). *Diagnosis and Treatment of Osteoporosis.* http://www.guideline.gov/content.aspx?id=34270&search=osteoporosis. Accessed August 2013.

5. Kanis JA, Borgstrom F, De Laet C, et al. Assessment of fracture risk. *Osteoporos Int.* 2005；16：581-589.

6. Mauck KF, Cuddihy MT, Atkinson EJ, Melton LJ 3rd. Use of clinical prediction rules in detecting osteoporosis in a population-based sample of postmenopausal women. *Arch Intern Med.* 2005；165：530-536.

7. Sawka AM, Boulos P, Beattie K, et al. Hip protectors decrease hip fracture risk in elderly nursing home residents：a bayesian meta-analysis. *J Clin Epidemiol.* 2007；60：336-344.

8. Bischoff-Ferrari HA, Willett WC, Wong JB, et al. Prevention of nonvertebral fractures with oral vitamin D dose dependency. A meta-analysis of randomized controlled trials. *Arch Intern Med.* 2009；169(6)：551-561.

9. Avenell A, Gillespie WJ, Gillespie LD, O'Connell D. Vitamin D and vitamin D analogues for preventing fractures associated with involutional and post-menopausal osteoporosis. *Cochrane Database Syst Rev.* 2009；(2)：CD000227.

10. Trivedi DP, Doll R, Khaw KT. Effect of four monthly oral vitamin D3(cholecalciferol)supplementation on fractures and mortality in men and women living in the community：randomised double blind controlled trial. *BMJ.* 2003；326：469-472.

11. Wells GA, Cranney A, Peterson J, et al. Alendronate for the primary and secondary prevention of osteoporotic fractures in postmenopausal women(Cochrane Review). *Cochrane Database Syst Rev.* 2008；(1)：CD001155.

12. Park-Wyllie LY, Mamdani MM, Juurlink DN, et al. Bisphosphonate use and the risk of subtrochanteric or femoral shaft fractures in older women. *JAMA.* 2011；305：783-789.

13. Ruggiero SL, Dodson TB, Assael LA, et al. Association of Oral and Maxillofacial Surgeons. American Association of Oral and Maxillofacial Surgeons position paper on bisphosphonate-related osteonecrosis of the jaws. *J Oral Maxillofac Surg.* 2009；67(suppl 5)：2-12.

14. Sambrook PN, Roux C, Devogelaer JP, et al. Bisphosphonate and glucocorticoid osteoporosis in men：results of a randomized controlled trial comparing zoledronic acid with risedronate. *Bone.* 2012；50(1)：289-295.

15. Saylor PJ, Lee RJ, Smith MR. Emerging therapies to prevent skeletal morbidity in men with prostate cancer. *J Clin Oncol.* 2011；29(27)：3705-3714.

16. Chesnut CH, Silverman S, Andriano K, et al. A randomized trial of nasal spray salmon calcitonin in postmenopausal women with established osteoporosis：the prevent recurrence of osteoporotic fractures study. *Am J Med.* 2000；109：267-276.

17. Wong WW, Lewis RD, Steinberg FM, et al. Soy isoflavone supplementation and bone mineral density in menopausal women：a 2-y multicenter clinical trial. *Am J Clin Nutr.* 2009；90(5)：1433-1439.

18. Guideline synthesis. *Screening and Risk Assessment for Osteoporosis in Postmenopausal Women.* http://www.guideline.gov/syntheses/synthesis.aspx?id=38658&search=osteoporosis. Accessed August 2013.

19. Recommendations for the prevention and treatment of glucocorticoid-induced osteoporosis：2001 update. American College of Rheumatology Ad Hoc Committee on Glucocorticoid-Induced Osteoporosis. *Arthritis Rheum.* 2001；44：1496-1503.

226 章

◆患者向け URL

- Information from the American Thyroid Association—http://www.thyroid.org/patient-thyroid-information/.
- Web-based resources—http://www.nlm.nih.gov/medlineplus/thyroiddiseases.html.

◆医療従事者向け URL

- Baskin HJ, Cobin RH, Duick DS, et al. American Association of Clinical Endocrinologists. American Association of Clinical Endocrinologists medical guidelines for clinical practice for the evaluation and treatment of hyperthyroidism and hypothyroidism. *Endocr Pract.* 2002；8(6)：457-469.

◆参考文献

1. Wang C, Crapo LM. The epidemiology of thyroid disease and implications for screening. *Endocrinol Metab Clin North Am.* 1997；26(1)：189-218.

2. McDermott MT. In the clinic. Hypothyroidism. *Ann Intern Med.* 2009；151(11)：ITC61.

3. Fatourechi V. Subclinical hypothyroidism：an update for primary care physicians. *Mayo Clin Proc.* 2009；84(1)：65-71.

4. Jameson JL, Weetman AP. Disorders of the thyroid gland. In：Kasper DL,

Braunwald E, Fauci AS, Hauser SL, Longo DL, Jameson JL, eds. Harrison's Principles of Internal Medicine. 16th ed. New York, NY：McGraw-Hill；2005：2109-2113.
5. Zulewski H, Müller B, Exer P, et al. Estimation of tissue hypothyroidism by a new clinical score：evaluation of patients with various grades of hypothyroidism and controls. J Clin Endocrinol Metab. 1997；82：771-776.
6. Siminoski K. Does this patient have a goiter? JAMA. 1995；273(10)：813-819.
7. Surks MI, Boucai L. Age- and race-based serum thyrotropin reference limits. J Clin Endocrinol Metab. 2010；95(2)：496-502.
8. Zelmanovitz F, Genro S, Gross JL. Suppressive therapy with levothyroxine for solitary thyroid nodules：a double-blind controlled clinical study and cumulative meta-analyses. J Clin Endocrinol Metab. 1998；3：3881-3885.
9. Singer PA, Cooper DS, Levy EG, et al. Treatment guideline for patients with hyperthyroidism and hypothyroidism. JAMA. 1995；273(10)：808-812.
10. Bolk N, Visser TJ, Nijman J, et al. Effects of evening vs morning levothyroxine intake：a randomized double-blind crossover trial. Ann Intern Med. 2010；170(22)：1996-2003.
11. Villar HCCE, Saconato H, Valente O, Atallah ÁN. Thyroid hormone replacement for subclinical hypothyroidism. Cochrane Database Syst Rev. 2007；(3)：CD003419.
12. Rojdmark J, Jarhult J. High long term recurrence rate after subtotal thyroidectomy for nodular goitre. Eur J Surg. 1995；161：725-727.
13. United States Preventive Services Task Force. Screening for Thyroid Disease. http://www.uspreventiveservicestaskforce.org/uspstf/uspsthyr.htm. Accessed August 2013.
14. Surks MI, Ortiz E, Daniels GH, et al. Subclinical thyroid disease：scientific review and guidelines for diagnosis and management. JAMA. 2004；291：228-238.
15. Negro R, Schwartz A, Gismondi R, et al. Universal screening versus case finding for detection and treatment of thyroid hormonal dysfunction during pregnancy. J Clin Endocrinol Metab. 2010；95(4)：1699-1707.
16. Comtois R, Faucher L, Lafleche L. Outcome of hypothyroidism cause by Hashimoto's thyroiditis. Arch Intern Med. 1995；155(13)：1404-1408.
17. Vanderpump MP, Tunbridge WM, French JM, et al. The incidence of thyroid disorders in the community：a twenty-year follow-up of the Whickham Survey. Clin Endocrinol(Oxf). 1995；43(1)：55-68.
18. Wirsing N, Hamilton A. How often should you follow up on a patient with newly diagnosed hypothyroidism? J Fam Pract. 2009；58(1)：40-41.
19. Shin DY, Kim EK, Lee EJ. Role of ultrasonography in outcome prediction in subclinical hypothyroid patients treated with levothyroxine. Endocr J. 2010；57(1)：15-22.
20. Rosário PW, Bessa B, Valadão MM, Purisch S. Natural history of mild subclinical hypothyroidism：prognostic value of ultrasound. Thyroid. 2009；19(1)：9-12.
21. Boelaert K, Newby PR, Simmonds MJ, et al. Prevalence and relative risk of other autoimmune diseases in subjects with autoimmune thyroid disease. Am J Med. 2010；123(2)：183.e1-e9.

227 章

◆患者向け URL
・Information from the American Thyroid Association—http://www.thyroid.org/patient-thyroid-information/.
・National Library of Medicine—http://www.nlm.nih.gov/medlineplus/thyroiddiseases.html.
・National Graves' Disease Foundation—http://www.ngdf.org.

◆医療従事者向け URL
・Bahn RS, Burch HB, Cooper DS, et al. Hyperthyroidism and other causes of thyrotoxicosis：management guidelines of the American Thyroid Association and the American Association of Clinical Endocrinologists. Thyroid. 2011；21(6)：593-641.
・Stagnaro-Green A, Abalovich M, Alexander E, et al. American Thyroid Association Taskforce on thyroid disease during pregnancy and postpartum. Thyroid. 2011；21(10)：1081-1125.

◆参考文献
1. Jameson JL, Weetman AP. Disorders of the thyroid gland. In：Kasper DL, Braunwald E, Fauci AS, Hauser SL, Longo DL, Jameson JL, eds. Harrison's Principles of Internal Medicine. 16th ed. New York, NY：McGraw-Hill；2005：2109-2113.
2. Brent GA. Graves' disease. N Engl J Med. 2008；358(24)：2594-2605.
3. Ross DS. Radioiodine therapy for hyperthyroidism. N Engl J Med. 2011；364：542-550.
4. Douglas RS, Naik V, Hwang CJ, et al. B cells from patients with Graves' disease aberrantly express the IGF-1 receptor：implications for disease pathogenesis. J Immunol. 2008；181(8)：5768-5774.
5. Jabbour SA. Cutaneous manifestations of endocrine disorders. Am J Clin Dermatol. 2003；4(5)：315-331.
6. Costagliola S, Marganthaler NG, Hoermann R, et al. Second generation assay for thyrotropin receptor antibodies has superior diagnostic sensitivity for Graves' disease. J Clin Endocrinol Metab. 1999；84：90-97.
7. Bahn RS, Burch HB, Cooper DS, et al. Hyperthyroidism and other causes of thyrotoxicosis：management guidelines of the American Thyroid Association and the American Association of Clinical Endocrinologists. Thyroid. 2011；21(6)：593-641.
8. Siegel RD, Lee SL. Toxic nodular goiter－toxic adenoma and toxic multinodular goiter. Endocrinol Metab Clin North Am. 1998；27(1)：151-166.
9. Abraham P, Avenell A, Watson W, et al. Antithyroid drug regimen for treating Graves' hyperthyroidism. Cochrane Database Syst Rev. 2005；2：CD003420.
10. Marcocci C, Kahaly GJ, Krassas GE, et al. Selenium and the course of mild Graves' orbitopathy. N Engl J Med. 2011；364(20)：1920-1931.
11. Zang S, Ponto KA, Kahaly GJ. Clinical review：Intravenous glucocorticoids for Graves' orbitopathy：efficacy and morbidity. J Clin Endocrinol Metab. 2011；96(2)：320-332.
12. Bartalena L, Baldeschi L, Dickinson AJ, et al. Consensus statement of the European Group on Graves' Orbitopathy (EUGOGO) on management of Graves' orbitopathy. Thyroid. 2008；18(3)：333-346.
13. Kaplan MM, Meier DA, Dworkin HJ. Treatment of hyperthyroidism with radioactive iodine. Endocrinol Metab Clin North Am. 1998；27(1)：205-222.
14. Boulos PR, Hardy I. Thyroid-associated orbitopathy：a clinicopathologic and therapeutic review. Curr Opin Ophthalmol. 2004；15(5)：389-400.
15. Törring O, Tallstedt L, Wallin G, et al. Graves' hyperthyroidism：treatment with antithyroid drugs, surgery, or radioiodine－a prospective, randomized study. J Clin Endocrinol Metab. 1996；81：2986-2993.
16. Boelaert K, Newby PR, Simmonds MJ, et al. Prevalence and relative risk of other autoimmune diseases in subjects with autoimmune thyroid disease. Am J Med. 2010；123(2)：183.e1-e9.

228 章

◆患者向け URL
・National Endocrine and Metabolic Diseases Information Service. Acromegaly—http://www.endocrine.niddk.nih.gov/pubs/acro/acro.aspx.

◆医療従事者向け URL
・Medscape. Acromegaly—http://emedicine.medscape.com/article/116366.

◆参考文献
1. Melmed S. Acromegaly pathogenesis and treatment. J Clin Invest. 2009；119(11)：3189-3202.
2. Mestron A, Webb SM, Astorga R, et al. Epidemiology, clinical characteristics, outcome, morbidity and mortality in acromegaly based on the Spanish Acromegaly Registry (Registro Espanol de

Acromegalia, REA). *Eur J Endocrinol.* 2004；151(4)：439–446.
3. Paisley AN, Banerjee M, Rezai M, et al. Changes in arterial stiffness but not carotid intimal thickness in acromegaly. *J Clin Endocrinol Metab.* 2011；96(5)：1486–1492.
4. Manara R, Maffei P, Citton V, et al. Increased rate of intracranial saccular aneurysms in acromegaly：an MR angiography study and review of the literature. *J Clin Endocrinol Metab.* 2011；96(5)：1292–1300.
5. Grynberg M, Salenave S, Young J, Chanson P. Female gonadal function before and after treatment of acromegaly. *J Clin Endocrinol Metab.* 2010；95(10)：4518–4525.
6. Giustina A, Chanson P, Bronstein MD, et al. Acromegaly Consensus Group. A consensus on criteria for cure of acromegaly. *J Clin Endocrinol Metab.* 2010；95(7)：3141–3148.
7. Melmed S, Colao A, Barkan A, et al. Guidelines for acromegaly management：an update. *J Clin Endocrinol Metab.* 2009；94：1509–1517.
8. Puig-Domingo M, Resmini E, Gomez-Anson B, et al. Magnetic resonance imaging as a predictor of response to somatostatin analogs in acromegaly after surgical failure. *J Clin Endocrinol Metab.* 2010；95(11)：4973–4978.
9. Baris D, Gridley G, Ron E, et al. Acromegaly and cancer risk：a cohort study in Sweden and Denmark. *Cancer Causes Control.* 2002；13(5)：395–400.

229 章
◆患者向け URL
- Cushing's Help and Support—http://www.cushings-help.com.
- Pituitary Disorders：Education and Support—http://www.pituitarydisorder.net.
- Cushing's Understanding Support and help Organization—http://www.cush.org.

◆医療従事者向け URL
- The diagnosis of Cushing's syndrome：an Endocrine Society clinical practice guideline. http://www.guideline.gov/content.aspx?id=12953. Full PDF file—http://www.endo-society.org/guidelines/final/upload/Cushings_Guideline.pdf.
- The National Guidelines Clearinghouse summary—http://www.guideline.gov/content.aspx?id=12953.

◆参考文献
1. Lindholm J, Juul S, Jorgensen JO, et al. Incidence and late prognosis of Cushing's syndrome：a population-based study. *J Clin Endocrinol Metab.* 2001；86：117–123.
2. Etxabe J, Vazquez JA. Morbidity and mortality in Cushing's disease：an epidemiological approach. *Clin Endocrinol (Oxf).* 1994；40：479–484.
3. Carpenter PC. Diagnostic evaluation of Cushing's syndrome. *Endocrinol Metab Clin North Am.* 1988；17(3)：445.
4. Hutter AM Jr, Kayhoe DE. Adrenal cortical carcinoma. Clinical features of 138 patients. *Am J Med.* 1966；41(4)：572.
5. Luton JP, Cerdas S, Billaud L, et al. Clinical features of adrenocortical carcinoma, prognostic factors, and the effect of mitotane therapy. *N Engl J Med.* 1990；322(17)：1195.
6. Hellman L, Weitzman ED, Roffwarg H, et al. Cortisol is secreted episodically in Cushing's syndrome. *J Clin Endocrinol Metab.* 1970；30：686.
7. Boyar RM, Witkin M, Carruth A, Ramsey J. Circadian cortisol secretory rhythms in Cushing's disease. *J Clin Endocrinol Metab.* 1979；48：760.
8. Ilias I, Torpy DJ, Pacak K, et al. Cushing's syndrome due to ectopic corticotropin secretion：twenty years' experience at the National Institutes of Health. *J Clin Endocrinol Metab.* 2005；90：4955.
9. Carey RM, Varma SK, Drake CR Jr, et al. Ectopic secretion of corticotropin-releasing factor as a cause of Cushing's syndrome. A clinical, morphologic, and biochemical study. *N Engl J Med.* 1984；311：13.
10. Nieman LK, Biller BM, Findling JW, et al. The diagnosis of Cushing's syndrome：an Endocrine Society Clinical Practice Guideline. *J Clin Endocrinol Metab.* 2008；93：1526.
11. Krieger DT, Allen W, Rizzo F, Krieger HP. Characterization of the normal temporal pattern of plasma corticosteroid levels. *J Clin Endocrinol Metab.* 1971；32：266–284.
12. Refetoff S, Van Cauter E, Fang VS, Laderman C, Graybeal ML, Landau RL. The effect of dexamethasone on the 24-hour profiles of adrenocorticotropin and cortisol in Cushing's syndrome. *J Clin Endocrinol Metab.* 1985；60：527–535.
13. Pfohl B, Sherman B, Schlechte J, Stone R. Pituitary adrenal axis rhythm disturbances in psychiatric depression. *Arch Gen Psychiatry.* 1985；42：897–903.
14. Ross RJ, Miell JP, Holly JM, et al. Levels of GH binding activity, IGFBP-1, insulin, blood glucose and cortisol in intensive care patients. *Clin Endocrinol (Oxf).* 1991；35：361–367.
15. Liddle GW. Tests of pituitary-adrenal suppressibility in the diagnosis of Cushing's syndrome. *J Clin Endocrinol Metab.* 1960；20：1539.
16. Strott CA, Nugent CA, Tyler FH. Cushing's syndrome caused by bronchial adenomas. *Am J Med.* 1968；44：97.
17. Oldfield EH, Doppman JL, Nieman LK, et al. Petrosal sinus sampling with and without corticotropin-releasing hormone for the differential diagnosis of Cushing's syndrome. *N Engl J Med.* 1991；325：897.
18. Von Werder K, Muller OA, Stalla GK. Somatostatin analogs in ectopic corticotropin production. *Metabolism.* 1996；45：129.
19. Plotz D, Knowlton AI, Ragan C. The natural history of Cushing's disease. *Am J Med.* 1952；13：597–614.
20. Hermus AR, Smals AG, Swinkels LM, et al. Bone mineral density and bone turnover before and after surgical cure of Cushing's syndrome. *J Clin Endocrinol Metab.* 1995；80：2859–2865.
21. Colao A, Pivonello R, Spiezia S, et al. Persistence of increased cardiovascular risk in patients with Cushing's disease after five years of successful cure. *J Clin Endocrinol Metab.* 1999；84：2664–2672.

230 章
◆患者向け URL
National Headache Foundation has information for patients on many topics including the following：
- *Migraine*—http://www.headaches.org/education/Headache_Topic_Sheets/Migraine.
- *Medication Overuse Headache*—http://www.headaches.org/education/Headache_Topic_Sheets/Analgesic_Rebound.
- *Cluster Headache*—http://www.headaches.org/education/Headache_Topic_Sheets/Cluster_Headaches.
- *New Daily Persistent Headache*—http://www.headaches.org/education/Headache_Topic_Sheets/New_Daily_Persistent_Headache.

◆医療従事者向け URL
- The Institute for Clinical Systems Improvement has a comprehensive guideline on the diagnosis and treatment of headache—http://www.icsi.org/guidelines_and_more/gl_os_prot/other_health_care_conditions/headache/headache_diagnosis_and_treatment_of_guideline_.html.
- The International Headache Society has a searchable website to assist with headache classification using ICHD-II criteria—http://ihs-classification.org/en/02_klassifikation/.

◆参考文献
1. Stovner LJ, Andree C. Prevalence of headache in Europe：a review for the Eurolight project. *J Headache Pain.* 2010；11(4)：289–299.
2. Bigal ME, Lipton RB. The differential diagnosis of chronic daily headaches：an algorithmic-based approach. *J Headache Pain.* 2007；8(5)：263–272.
3. Loder E, Rizzoli P. Tension-type headache. *BMJ.* 2008；336(7635)：88–92.
4. Sprenger T, Goadsby PJ. Migraine patho-

genesis and state of pharmacological treatment options. *BMC Med*. 2009；7：71.
5. Leroux E, Ducros A. Cluster headache. *Orphanet J Rare Dis*. 2008；3：20.
6. Chandana SR, Mowa S, Arora M, Singh T. Primary brain tumors in adults. *Am Fam Physician*. 2008；77(10)：1423-1430.
7. Headache Classification Subcommittee of the International Headache Society. *The International Classification of Headache Disorders*. 2nd ed.：*Cephalalgia*. 2004；24 (suppl 1)：9-160.
8. Buse DC, Rupnow MFT, Lipton RB. Assessing and managing all aspects of migraine：migraine attacks, migraine-related functional impairment, common comorbidities, and quality of life. *Mayo Clin Proc*. 2009；84(5)：422-435.
9. Pringsheim T, Davenport WJ, Becker WJ. Prophylaxis of migraine headache. *CMAJ*. 2010；182(7)：E269-E276.
10. Frampton JE. OnabotulinumtoxinA：a review of its use in the prophylaxis of headaches in adults with chronic migraine. *Drugs*. 2012；72(6)：825-845.
11. Linde K, Allais G, Brinkhaus B, et al. Acupuncture for migraine prophylaxis. *Cochrane Database Syst Rev*. 2009 Jan 21；(1)：CD001218.
12. Jackson JL, Shimeall W, Sessums L, et al. Tricyclic antidepressants and headaches：systematic review and meta-analysis. *BMJ*. 2010；341：c5222.
13. Linde K, Allais G, Brinkhaus B, et al. Acupuncture for tension-type headache. *Cochrane Database Syst Rev*. 2009 Jan 21；(1)：CD007587.
14. Evers S, Jensen R. Treatment of medication overuse headache - guideline of the EFNS headache panel. *Eur J Neurol*. 2011；18(9)：1115-1121.

231 章

◆患者向け URL
・The National Stroke Association has patient information including signs of a stroke and *HOPE：The Stroke Recovery Guide*—http://www.stroke.org.
・The Internet Stroke Center has a section for patients and families with patient education about signs of a stroke and living after a stroke—http://www.strokecenter.org.
・The National Institute of Neurologic Diseases and Stroke has written and auditory patient information in English and Spanish—http://www.ninds.nih.gov.
◆医療従事者向け URL
・The Internet Stroke Center has a large collection of stroke scales and clinical assessment tools, a neurology image library, listings of professional resources, and evidence-based diagnosis and management strategies—http://www.strokecenter.org.
・Guidelines for early management of adults with ischemic stroke from the American Heart Association and other partners—http://stroke.ahajournals.org/content/38/5/1655.full.

◆参考文献
1. Stansbury JP, Jia H, Williams LS, et al. Ethnic disparities in stroke：epidemiology, acute care, and postacute outcomes. *Stroke*. 2005；36(2)：374-386.
2. Schneider AT, Kissela B, Woo D, et al. Ischemic stroke subtypes：a population-based study of incidence rates among blacks and whites. *Stroke*. 2004；35(7)：1552-1556.
3. Elkind MS. Inflammation, atherosclerosis, and stroke. *Neurologist*. 2006；12(3)：140-148.
4. Sanossian N, Ovbiagele B. Multimodality stroke prevention. *Neurologist*. 2006；12(1)：14-31.
5. Zhang Y, Tuomilehto J, Jousilahti P, et al. Lifestyle factors on the risks of ischemic and hemorrhagic stroke. *Arch Intern Med*. 2011；171(20)：1811-1818.
6. Howard G, Cushman M, Kissela BM, et al；Reasons for Geographic and Racial Differences in Stroke (REGARDS) Investigators. Traditional risk factors as the underlying cause of racial disparities in stroke：lessons from the half-full (empty?) glass. *Stroke*. 2011；42(12)：3369-3375.
7. Tonarelli SB, Hart RG. What's new in stroke? The top 10 for 2004/05. *J Am Geriatr Soc*. 2006；54(4)：674-679.
8. Maiser SJ, Georgiadis AL, Suri MF, et al. Intravenous recombinant tissue plasminogen activator administered after 3 h following onset of ischaemic stroke：a metaanalysis. *Int J Stroke*. 2011；6(1)：25-32.
9. Frey JL, Jahnke HK, Goslar PW, et al. TPA by telephone：extending the benefits of a comprehensive stroke center. *Neurology*. 2005；64(1)：154-156.
10. Baker WL, Phung OJ. Systematic review and adjusted indirect comparison meta-analysis of oral anticoagulants in atrial fibrillation. *Circ Cardiovasc Qual Outcomes*. 2012；5(5)：711-719.
11. Rerkasem K, Rothwell PM. Carotid endarterectomy for symptomatic carotid stenosis. *Cochrane Database Syst Rev*. 2011；13(4)：CD001081.
12. United States Preventive Services Task Force, *Aspirin for the Prevention of Cardiovascular Disease：Recommendation Statement*, AHRQ Publication No. 09-05129-EF-2. Rockville, MD：Agency for Healthcare Research and Quality；2009. http://www.ahrq.gov/clinic/uspstf09/aspirincvd/aspcvdrs.htm. Accessed September 2, 2012.
13. Askoxylakis V, Thieke C, Pleger ST, et al. Long-term survival of cancer patients compared to heart failure and stroke：a systematic review. *BMC Cancer*. 2010；10：105.

232 章

◆患者向け URL
・MedlinePlus. *Subdural Hematoma*—http://www.nlm.nih.gov/medlineplus/ency/article/000713.htm.
◆医療従事者向け URL
・Medscape. *Subdural Hematoma*—http://emedicine.medscape.com/article/1137207.
・MD＋CALC. *Glasgow Coma Scale Calculator*—http://www.mdcalc.com/glasgow-coma-scale-score.
◆参考文献
1. Tallon JM, Ackroyd-Stolarz S, Darim Sa, Clarke DB. The epidemiology of surgically treated acute subdural and epidural hematomas in patients with head injuries：a population-based study. *Can J Surg*. 2008；51(5)：339-345.
2. Frontera JA, Egorova N, Moskowitz AJ. National trend in prevalence, cost, and discharge disposition after subdural hematoma from 1998-2007. *Crit Care Med*. 2011；39(7)：119-125.
3. Munro PT, Smith RD, Parke TR. Effect of patients' age on management of acute intracranial haematoma：prospective national study. *BMJ*. 2002；325(7371)：1001.
4. Minns RA. Subdural haemorrhages, haematomas, and effusions in infancy. *Arch Dis Child*. 2005；90(9)：883-884.
5. Bershad EM, Farhadi S, Suri MF, et al. Coagulopathy and inhospital deaths in patients with acute subdural hematoma. *J Neurosurg*. 2008；109(4)：664-669.
6. Karnath B. Subdural hematoma. Presentation and management in older adults. *Geriatrics*. 2004；59(7)：18-23.
7. Miranda LB, Braxton E, Hobbs J, Quigley MR. Chronic subdural hematoma in the elderly：not a benign disease. *J Neurosurg*. 2011；114(1)：72-76.

233 章

◆患者向け URL
・eMedicineHealth. *Normal Pressure Hydrocephalus*—http://www.emedicinehealth.com/normal_pressure_hydrocephalus/article_em.htm.
・The National Institute of Neurologic Disorders and Stroke. *Normal Pressure Hydrocephalus Information Page*—http://www.ninds.nih.gov/disorders/normal_pressure_hydrocephalus/normal_pressure_hydrocephalus.htm.
◆医療従事者向け URL
・Medscape. *Normal Pressure Hydrocephalus*—http://emedicine.medscape.com/article/1150924.
◆参考文献
1. Trenkwalder C, Schwarz J, Gebhard J, et al. Starnberg trial on epidemiology of

Parkinsonism and hypertension in the elderly. Prevalence of Parkinson's disease and related disorders assessed by a door-to-door survey of inhabitants older than 65 years. *Arch Neurol*. 1995；52(10)：1017-1022.
2. Tisell M, Hoglund M, Wikkelso C. National and regional incidence of surgery for adult hydrocephalus in Sweden. *Acta Neurol Scand*. 2005；112(2)：72-75.
3. Verrees M, Selman WR. Management of normal pressure hydrocephalus. *Am Fam Physician*. 2004；70(6)：1071-1078.
4. Ogino A, Kazui H, Miyoshi N, et al. Cognitive impairment in patients with idiopathic normal pressure hydrocephalus. *Dement Geriatr Cogn Disord*. 2006；21(2)：113-119.
5. McGirt MJ, Woodworth G, Coon AL, et al. Diagnosis, treatment, and analysis of long-term outcomes in idiopathic normal-pressure hydrocephalus. *Neurosurgery*. 2005；57(4)：699-705；discussion 699-705.
6. Algin O, Hakyemez B, Ocakoglu G, Parlak M. MR cisternography：is it useful in the diagnosis of normal-pressure hydrocephalus and the selection of "good shunt responders"? *Diagn Interv Radiol*. 2011；17(2)：105-111.
7. Vanneste J, Augustijn P, Dirven C, et al. Shunting normal-pressure hydrocephalus：do the benefits outweigh the risks? A multicenter study and literature review. *Neurology*. 1992；42(1)：54-59.
8. Cage TA, Auguste KI, Wrensch M, et al. Self-reported functional outcome after surgical intervention in patients with idiopathic normal pressure hydrocephalus. *J Clin Neurosci*. 2011；18(5)：649-654.
9. Lim TS, Yong SW, Moon SY. Repetitive lumbar punctures as treatment for normal pressure hydrocephalus. *Eur Neurol*. 2009；62(5)：293-297.
10. Siraj S. An overview of normal pressure hydrocephalus and its importance：how much do we really know? *J Am Med Dir Assoc*. 2011；12(1)：19-21.

234 章
◆患者向け URL
- The American Academy of Family Physicians has written and auditory information in English and in Spanish—http://www.familydoctor.org.
- FamilyDoctor.org. Bell's Palsy Overview—http://familydoctor.org/familydoctor/en/diseases-conditions/bells-palsy.html.
- The National Institute of Neurologic Disorders and Stroke has written and auditory patient information in English and Spanish—http://www.ninds.nih.gov/disorders/bells/bells.htm.

◆医療従事者向け URL
- The Cochrane Collaborative contains updated systematic reviews of steroid and/or antiviral treatment of Bell's palsy—http://onlinelibrary.wiley.com/doi/10.1002/14651858.CD001942.pub4/full.

◆参考文献
1. Morris AM, Deeks SL, Hill MD, et al. Annualized incidence and spectrum of illness from an outbreak investigation of Bell's palsy. *Neuroepidemiology*. 2002；21(5)：255-261.
2. Campbell KE, Brundage JF. Effects of climate, latitude, and season on the incidence of Bell's palsy in the US Armed Forces, October 1997 to September 1999. *Am J Epidemiol*. 2002；156(1)：32-39.
3. Shmorgun D, Chan WS, Ray JG. Association between Bell's palsy in pregnancy and pre-eclampsia. *QJM*. 2002；95(6)：359-362.
4. Berg T, Jonsson L, Engstrom M. Agreement between the Sunnybrook, House-Brackmann, and Yanagihara facial nerve grading systems in Bell's palsy. *Otol Neurotol*. 2004；25(6)：1020-1026.
5. Salinas RA, Alvarez G, Daly F, Ferreira J. Corticosteroids for Bell's palsy (idiopathic facial paralysis). *Cochrane Database Syst Rev*. 2010；(3)：CD001942.
6. Lockhart P, Daly F, Pitkethly M, et al. Antiviral treatment for Bell's palsy (idiopathic facial paralysis.) *Cochrane Database Syst Rev*. 2009；(4)：CD001869.
7. Chen N, Zhou M, He L, et al. Acupuncture for Bell's palsy. *Cochrane Database Syst Rev*. 2010；(8)：CD002914.
8. Chuang DC. Free tissue transfer for the treatment of facial paralysis. *Facial Plast Surg*. 2008；24(2)：194-203.

235 章
◆患者向け URL
- Neurofibromatosis, Inc. has a variety of resources including NF specialists by location—http://www.nfinc.org.

◆医療従事者向け URL
- Neurofibromatosis, Inc. has a variety of patient education materials, information about local support groups, ongoing clinical trials, and camp New Friends for children with NF—http://www.nfinc.org.
- The National Institute of Neurological Diseases and Stroke has patient information at its *Neurofibromatosis Information Page*—http://www.ninds.nih.gov/disorders/NF/NF.htm.

◆参考文献
1. Yohay K. Neurofibromatosis types 1 and 2. *Neurologist*. 2006；12(2)：86-93.
2. Hirsch NP, Murphy A, Radcliffe JJ. Neurofibromatosis：clinical presentations and anaesthetic implications. *Br J Anaesth*. 2001；86(4)：555-564.
3. Hyman SL, Shores A, North KN. The nature and frequency of cognitive deficits in children with neurofibromatosis type 1. *Neurology*. 2005；65(7)：1037-1044.
4. Nakayama J, Kiryu H, Urabe K, et al. Vitamin D3 analogues improve café au lait spots in patients with von Recklinghausen's disease：experimental and clinical studies. *Eur J Dermatol*. 1999；9(3)：202-206.
5. Shimbashi T, Kamide R, Hashimoto T. Long-term follow-up in treatment of solar lentigo and café-au-lait macules with Q-switched ruby laser. *Aesthetic Plast Surg*. 1997；21(6)：445-448.
6. Yoshida Y, Sato N, Furumura M, Nakayama J. Treatment of pigmented lesions of neurofibromatosis 1 with intense pulsed-radio frequency in combination with topical application of vitamin D_3 ointment. *J Dermatol*. 2007；34(4)：227-230.

236 章
◆患者向け URL
- Alcoholics Anonymous (AA) — meetings and the Big Book are free. The Big Book is online for free in three languages.—http://www.alcoholics-anonymous.org/.
- Narcotics Anonymous (NA) — meetings are free. The "Basic Text" costs $10；it is similar to the AA big book, but the language is more up to date and readable.—http://www.na.org/index.htm.
- Cocaine Anonymous (CA) — meetings are free. Their first book "Hope, Faith and Courage：Stories from the Fellowship of Cocaine Anonymous" was published in 1994 and sells for $10.—http://www.ca.org/.
- Crystal Meth Anonymous (12-step meetings)—http://www.crystalmeth.org/.

◆医療従事者向け URL
- The National Institute on Drug Abuse (NIDA). *Medical Consequences of Drug Abuse*—http://www.nida.nih.gov/consequences/.
- Substance Abuse and Mental Health Services Administration—http://www.samhsa.gov/.
- Drug Enforcement Agency. *Multi-Media Library* (includes many images of illegal drugs)—http://www.usdoj.gov/dea/multimedia.html.

◆参考文献
1. Substance Abuse and Mental Health Services Administration, *Results from the 2010 National Survey on Drug Use and Health：Summary of National Findings*, NSDUH Series H-41, HHS Publication No. (SMA) 11-4658. Rockville, MD：Substance Abuse and Mental Health Services Administration；2011. http://www.

samhsa.gov/data/NSDUH/2k10NSDUH/2k10Results.pdf.
2. The National Institute on Drug Abuse (NIDA). *Medical Consequences of Drug Abuse*. http://www.nida.nih.gov/consequences/. Accessed April 24, 2012.
3. Baler RD, Volkow ND. Addiction as a systems failure：focus on adolescence and smoking. *J Am Acad Child Adolesc Psychiatry*. 2011；50(4)：329-339.
4. Dick DM, Bierut LJ. The genetics of alcohol dependence. *Curr Psychiatry Rep*. 2006；8：151-157.
5. Dick DM, Plunkett J, Wetherill LF, et al. Association between GABRA1 and drinking behaviors in the collaborative study on the genetics of alcoholism sample. *Alcohol Clin Exp Res*. 2006；30(7)：1101-1110.
6. The American Psychiatric Association. *Diagnostic and Statistical Manual of Mental Disorders*, 5th ed (DSM-V). Washington, DC：American Psychiatric Association, 2013.
7. Fiore MC, Bailey WC, Cohen SJ, et al. *Treating Tobacco Use and Dependence. Quick Reference Guide for Clinicians*. Rockville, MD：U.S. Department of Health and Human Services, Public Health Service；2000.
8. Ewing JA. Detecting alcoholism：the CAGE questionnaire. *JAMA*. 1984；252(14)：1905-1907.
9. Passik SD, Kirsh KL, Whitcomb L, et al. A new tool to assess and document pain outcomes in chronic pain patients receiving opioid therapy. *Clin Ther*. 2004；26(4)：552-561.

237 章
◆患者向け URL
- 1-800-QUIT NOW — This free telephone quit line service refers callers to their own state's quit line via this national routing number. In some counties free nicotine patches are available to callers.
- The American Legacy Foundation's Became an EX Program—**http://www.becomeanex.org/**.

The EX Plan is a free quit smoking program that helps you relearn life without cigarettes. Before you actually stop smoking, they will show you how to deal with the very things that trip up so many people when they try to stop smoking. So you will be more prepared to stop and stay off tobacco.

- Office on Smoking and Health at the Centers for Disease Control and Prevention. *Smoking & Tobacco Use*—**http://www.cdc.gov/tobacco**.

The Smoking and Tobacco Use website of the Centers for ─ Disease Control and Prevention (CDC) provides tobacco use data and statistics；information about the health effects of smoking, smokeless tobacco products, and secondhand smoke；resources for tobacco cessation and youth smoking prevention；and products and materials that can help motivate behavior change. Visitors to the CDC website can find links to clinician and patient resources, such as a quit guideline.

◆医療従事者向け URL
- *Treating Tobacco Use and Dependence 2008 Update*. Excellent clinical practice guideline. **http://www.ahrq.gov/clinic/tobacco/treating_tobacco_use08.pdf**.
- American Academy of Family Physicians' Tobacco Cessation Program. **http://www.askandact.org**.

The American Academy of Family Physicians' (AAFP) tobacco cessation program, "Ask and Act," encourages family physicians to *ask* their patients about tobacco use, then *act* to help them quit. Through the Ask and Act program, AAFP members have access to a variety of free resources to help patients quit using tobacco, such as a quit smoking prescription pad and a wallet card with quitline information.

- American Academy of Family Physicians. *Pharmacologic Product Guide：FDA-Approved Medications*—**http://www.aafp.org/online/etc/medialib/aafp_org/documents/clinical/pub_health/askact/prescribguidelines.Par.0001.File.tmp/PRESCRIBINGGUIDE2010.pdf**.

This is an excellent guide to pharmacologic intervention that summarizes precautions, dosing, adverse effects, advantages, disadvantages, and costs for the 7 FDA-approved medications for treatment of tobacco addiction.

- Smoking Cessation Leadership Center—**http://smokingcessationleadership.ucsf.edu**.

The Smoking Cessation Leadership Center aims to increase smoking cessation rates and increase the number of health professionals who help smokers quit. The site not only provides tobacco cessation resources for providers to pass on to patients, it also offers a variety of tools, materials, and training courses aimed toward improving the delivery of tobacco cessation intervention in clinical settings. 1800-QUIT-NOW cards can be ordered online at this website, which provides telephone cessation resources for all 50 states in the United States.

- Nicotine and Tobacco Dependence Website—**http://www.nicotineandtobaccodependence.com/**.

A companion to the book Nicotine and Tobacco Dependence (Peterson, Vander Werg and Jaén, 2011), it provides book owners with easy-to-print forms, including a Nicotine and Tobacco Dependence Intake Form；Minnesota Nicotine Withdrawal Scale-Revised (MSW-R)；Decisional Balance Exercise；Tobacco Use Diary；Physical, Behavioral, and Psychologic Strategies to Quit Tobacco；and a Sample Treatment Manual for 8 sessions for ─ intensive tobacco treatment.

- American Academy of Family Physicians. *Tar Wars*—**http://www.tarwars.org/online/tarwars/home.html**.

This is a tobacco-free education program for kids from the AAFP involving classroom presentations and poster contests.

◆参考文献
1. U.S. Department of Health and Human Services. *Preventing Tobacco Use Among Youth and Young Adults：A Report of the Surgeon General*. Atlanta, GA：U.S. Department of Health and Human Services, Centers for Disease Control and Prevention, National Center for Chronic Disease Prevention and Health Promotion, Office on Smoking and Health；2012. http://www.surgeongeneral.gov/library/preventing-youth-tobacco-use/index.html.
2. Schroeder SA. A 51-year-old woman with bipolar disorder who wants to quit smoking. *JAMA*. 2009；301(5)：522-531.
3. U.S. Department of Health and Human Services. *How Tobacco Smoke Causes Disease：The Biology and Behavioral Basis for Smoking-Attributable Disease：A Report of the Surgeon General*. Atlanta, GA：U.S. Department of Health and Human Services, Centers for Disease Control and Prevention, National Center for Chronic Disease Prevention and Health Promotion, Office on Smoking and Health；2010. http://www.surgeongeneral.gov/library/tobaccosmoke/.
4. Benowitz NL. Clinical pharmacology of nicotine：implications for understanding, preventing, and treating tobacco addiction. *Clin Pharmacol Ther*. 2008；83(4)：531-541.
5. Fiore MC, Jaén CR, Baker TB, et al. *Treating Tobacco Use and Dependence：2008 Update. Clinical Practice Guideline*. Rockville, MD：U.S. Department of Health and Human Services, Public Health Service；2008.
6. Model D. Smoker's face. An underrated clinical sign? *Br Med J (Clin Res Ed)*. 1985；291(6511)：1760-1762.
7. American Psychiatric Association. *Diagnostic and Statistical Manual of Mental Disorders, Fourth Edition, Text Revision (DSM-IV-TR)*. Arlington, VA：American Psychiatric Publishing；2000.
8. Peterson AL, Vander Weg MW, Jaén CR. *Advances in Psychotherapy — Evidence-Based Practice. Vol. 21. Nicotine and Tobacco Dependence*. Cambridge, MA：Hogrefe；2011.

238 章
◆患者向け URL
- The National Institute on Alcohol Abuse and Alcoholism—**http://www.niaaa.nih.gov**.
- *Rethinking Drinking*, a booklet for people

who wish to consume alcohol—http://rethinkingdrinking.niaaa.nih.gov.
・Faces and Voices of Recovery—http://www.facesandvoicesofrecovery.org/.
・Alcoholics Anonymous—http://www.aa.org.

◆医療従事者向け URL
・*Helping Patients Who Drink Too Much*：*A Clinician's Guide*—http://www.niaaa.nih.gov/publications/clinical-guides-and-manuals/helping-patients-who-drink-too-much-clinicians-guide.

◆参考文献

1. U. S. Department of Health & Human Services. *Helping Patients Who Drink Too Much*：*A Clinician's Guide*. Bethesda, MD：National Institutes of Health；2007.
2. Whitlock EP, Polen MR, Green CA, Orleans T, Klein J. Behavioral counseling interventions in primary care to reduce risky/harmful alcohol use by adults：a summary of the evidence for the U. S. Preventive Services Task Force. *Ann Intern Med*. 2004；140(7)：557–568, I564.
3. Grant BF, Dawson DA, Stinson FS, Chou SP, Dufour MC, Pickering RP. The 12-month prevalence and trends in DSM-IV alcohol abuse and dependence：United States, 1991–1992 and 2001–2002. *Drug Alcohol Depend*. 2004；74(3)：223–234.
4. Hasin DS, Stinson FS, Ogburn E, Grant BF. Prevalence, correlates, disability, and comorbidity of DSM-IV alcohol abuse and dependence in the United States：results from the national epidemiologic survey on alcohol and related conditions. *Arch Gen Psychiatry*. 2007；64(7)：830–842.
5. Dick DM, Bierut LJ. The genetics of alcohol dependence. *Curr Psychiatry Rep*. 2006；8(2)：151–157.
6. Enoch MA. The influence of gene-environment interactions on the development of alcoholism and drug dependence. *Curr Psychiatry Rep*. 2012；14(2)：150–158.
7. Moss HB, Chen CM, Yi Hy. Subtypes of alcohol dependence in a nationally representative sample. *Drug Alcohol Depend*. 2007；91(2–3)：149–158.
8. Lynskey MT, Agrawal A, Heath AC. Genetically informative research on adolescent substance use：methods, findings, and challenges. *J Am Acad Child Adolesc Psychiatry*. 2010；49(12)：1202–1214.
9. Enoch M-A. The role of early life stress as a predictor for alcohol and drug dependence. *Psychopharmacology (Berl)*. 2011；214(1)：17–31.
10. Chartier KG, Hesselbrock MN, Hesselbrock VM. Development and vulnerability factors in adolescent alcohol use. *Child Adolesc Psychiatr Clin N Am*. 2010；19(3)：493–504.
11. Hingson RW, Heeren T, Winter MR. Age of alcohol-dependence onset：associations with severity of dependence and seeking treatment. *Pediatrics*. 2006；118(3)：e755–e763.
12. Rubinsky AD, Kivlahan DR, Volk RJ, Maynard C, Bradley KA. Estimating risk of alcohol dependence using alcohol screening scores. *Drug Alcohol Depend*. 2010；108(1–2)：29–36.
13. American Psychiatric Association. *Diagnostic and Statistical Manual of Psychiatric Disorders*. 5th ed. Washington, DC：American Psychiatric Publishing；2013.
14. Saha TD, Chou SP, Grant BF. Toward an alcohol use disorder continuum using item response theory：results from the National Epidemiologic Survey on Alcohol and Related Conditions. *Psychol Med*. 2006；36(7)：931–941.
15. Dawson DA, Grant BF, Li TK. Quantifying the risks associated with exceeding recommended drinking limits. *Alcohol Clin Exp Res* 2005；29(5)：902–908.
16. Boschloo L, Vogelzangs N, Smit JH, et al. The performance of the Alcohol Use Disorder Identification Test (AUDIT) in detecting alcohol abuse and dependence in a population of depressed or anxious persons. *J Affect Disord*. 2010；126(3)：441–446.
17. Hock B, Schwarz M, Limmer C, et al. Validity of carbohydrate-deficient transferrin (%CDT), gamma-glutamyltransferase (gamma-GT) and mean corpuscular erythrocyte volume (MCV) as biomarkers for chronic alcohol abuse：a study in patients with alcohol dependence and liver disorders of non-alcoholic and alcoholic origin. *Addiction*. 2005；100(10)：1477–1486.
18. Finney JW, Hahn AC, Moos RH. The effectiveness of inpatient and outpatient treatment for alcohol abuse：the need to focus on mediators and moderators of setting effects. *Addiction*. 1996；91(12)：1773–1796.
19. Longabaugh R, McCrady B, Fink E, et al. Cost effectiveness of alcoholism treatment in partial vs inpatient settings. Six-month outcomes. *J Stud Alcohol*. 1983；44(6)：1049–1071.
20. McLellan AT, Lewis DC, O'Brien CP, Kleber HD. Drug dependence, a chronic medical illness：implications for treatment, insurance, and outcomes evaluation. *JAMA*. 2000；284(13)：1689–1695.
21. Parthasarathy S, Chi FW, Mertens JR, Weisner C. The role of continuing care in 9-year cost trajectories of patients with intakes into an outpatient alcohol and drug treatment program. *Med Care*. 2012；50(5)：540–546.
22. Willenbring ML, Olson DH. A randomized trial of integrated outpatient treatment for medically ill alcoholic men. *Arch Intern Med*. 1999；159(16)：1946–1952.
23. Bouza C, Angeles M, Munoz A, Amate JM. Efficacy and safety of naltrexone and acamprosate in the treatment of alcohol dependence：a systematic review. *Addiction*. 2004；99(7)：811–828.
24. Johnson BA, Rosenthal N, Capece J, et al. Topiramate for the treatment of alcohol dependence：results from a multi-site trial. *Alcohol Clin Exp Res*. 2007；31(s2)：261A.
25. Anton RF, O'Malley SS, Ciraulo DA, et al. Combined pharmacotherapies and behavioral interventions for alcohol dependence：the COMBINE study：a randomized controlled trial. *JAMA*. 2006；295(17)：2003–2017.
26. Mason BJ, Goodman AM, Chabac S, Lehert P. Effect of oral acamprosate on abstinence in patients with alcohol dependence in a double-blind, placebo-controlled trial：the role of patient motivation. *J Psychiatr Res*. 2006；40(5)：383–393.
27. Mann KF, Lemenager KF, Smolka M, the Project PREDICT Research Group. Craving subtypes as predictors for treatment response：results from the PREDICT Study. *Alcohol Clin Exp Res*. 2008；32(suppl 1a)：281A.
28. Fink EB, Longabaugh R, McCrady BM, et al. Effectiveness of alcoholism treatment in partial versus inpatient settings：twenty-four month outcomes. *Addict Behav*. 1985；10(3)：235–248.
29. O'Malley SS, Rounsaville BJ, Farren C, et al. Initial and maintenance naltrexone treatment for alcohol dependence using primary care vs specialty care：a nested sequence of 3 randomized trials. *Arch Intern Med*. 2003；163(14)：1695–1704.
30. Willenbring ML, Olson DH, Bielinski J. Integrated outpatient treatment for medically ill alcoholic men：results from a quasi-experimental study. *J Stud Alcohol*. 1995；56(3)：337–343.
31. Solberg LI, Maciosek MV, Edwards NM. Primary care intervention to reduce alcohol misuse. ranking its health impact and cost effectiveness. *Am J Prev Med*. 2008；34(2)：143–152.
32. Miller WR, Walters ST, Bennett ME. How effective is alcoholism treatment in the United States? *J Stud Alcohol*. 2001；62(2)：211–220.
33. Dawson DA, Grant BF, Stinson FS, Chou PS, Huang B, Ruan WJ. Recovery from DSM-IV alcohol dependence：United States, 2001–2002. *Addiction*. 2005；100(3)：281–292.
34. Delucchi KL, Kline Simon AH, Weisner C. Remission from alcohol and other drug problem use in public and private treatment samples over seven years. *Drug Alcohol Depend*. 2012；124(1–2)：57–62.
35. Hayashida M, Alterman AI, McLellan AT, et al. Comparative effectiveness and costs of inpatient and outpatient detoxification of patients with mild-to-moderate

alcohol withdrawal syndrome. *N Engl J Med*. 1989；320（6）：358-365.

239 章
◆患者向け URL
- Crystal Meth Anonymous（12-step meetings）—http://www.crystalmeth.org/.
- Substance Abuse & Mental Health Services Administration（SAMHSA）. *Substance Abuse Treatment Facility Locator*—http://www.findtreatment.samhsa.gov/.
- ADA Division of Communications；Journal of the American Dental Association；ADA Division of Scientific Affairs. For the dental patient methamphetamine use and oral health. *J Am Dent Assoc*. 2005；136（10）：1491—http://www.ada.org/sections/professionalResources/pdfs/patient_55.pdf.
- PBS. *Frontline：the Meth Epidemic：How Meth Destroys the Body*—http://www.pbs.org/wgbh/pages/frontline/meth/body/.

◆医療従事者向け URL
- National Institute on Drug Abuse—http://www.nida.nih.gov/DrugPages/Methamphetamine.html.
- American Society of Addiction Medicine：Research & Treatment—http://www.asam.org/research-treatment/treatment.

◆参考文献
1. United Nations Office of Drugs and Crime（UNODC）. *2010 World Drug Report*. Vienna, Austria：UNODC；2010. http://www.unodc.org/unodc/en/data-and-analysis/WDR-2010.html. Accessed April 3, 2012.
2. Monitoring the Future. *Trends in Lifetime Prevalence of Use of Various Drugs for Eight, Tenth and Twelfth Graders*. http://monitoringthe-future.org/data/11data/pr11t1.pdf. Accessed April 3, 2012.
3. Substance Abuse and Mental Health Services Administration, Drug Abuse Warning Network. *2009：National Estimates of Drug-Related Emergency Department Visits*. HHS Publication No.（SMA）11-4659, DAWN Series D-35. Rockville, MD：Substance Abuse and Mental Health Services Administration；2011.
4. Iritani BJ, Hallfors DD, Bauer DJ. Crystal methamphetamine use among young adults in the USA. *Addiction*. 2007；102：1102-1113.
5. Quest Diagnostics. *Press Release*. "Hawaii, Arkansas and Oklahoma Lead the Nation for Methamphetamine Use in the Workforce, Reveals Quest Diagnostics Drug Testing Index（TM）：Five-year Data Suggest Methamphetamine's National Decline Has Halted and That the Drug's Stronghold May Be Moving Eastward." Madison, NJ：PRNewswire；Sept 2, 2011. http://ir.questdiagnostics.com/phoenix.zhtml?c=82068&p=irol-newsArticle_pf&ID=1603058&highlight=. Accessed April 3, 2012.
6. Lynn Police Department. *The Ingredients of Meth*. http://www.lynnpolice.org/ingredients_of_meth.htm. Accessed April 3, 2012.
7. Lineberry TW, Bostwick JM. Methamphetamine abuse：a perfect storm of complications. *Mayo Clin Proc*. 2006；81（1）：77-84.
8. American Dental Association. *Methamphetamine Use（Meth Mouth）*. http://www.ada.org/2711.aspx. Accessed April 3, 2012.
9. Klasser G, Epstein J. Methamphetamine and its impact on dental care. *J Can Dent Assoc*. 2005；71（10）：759-762.
10. Shaner JW, Kimmes N, Saini T, Edwards P. "Meth mouth"：rampant caries in methamphetamine abusers. *AIDS Patient Care STDS*. 2006；20（3）：146-150.
11. Rawson RA, Condon TP. Why do we need an Addiction supplement focused on methamphetamine? *Addiction*. 2007；102（suppl 1）：1-4.
12. Cruickshank CC, KR Dyer. A review of the clinical pharmacology of methamphetamine. *Addiction*. 2009；104：1085-1099.
13. Gourlay DL, Heit HA, Caplan YH. Urine drug testing in clinical practice. California Academy of Family Physicians Monograph Edition 4, 2010. http://www.familydocs.org/files/UDTmonograph_for_web.pdf. Accessed April 3, 2012.
14. Richard J. *Methamphetamine Toxicity*. http://emedicine.medscape.com/article/820918. Accessed April 3, 2012.
15. Pennay AE, Lee NK. Putting the call out for more research：the poor evidence base for treating methamphetamine withdrawal. *Drug Alcohol Rev*. 2011；30：216-222.
16. Rawson RA, Marinelli-Casey P, Anglin MD, et al. A multisite comparison of psychosocial approaches for the treatment of methamphetamine dependence. *Addiction*. 2004；99：708-717.
17. Petry NM, Peirce JM, Stitzer ML, et al. Effect of prize-based incentives on outcomes in stimulant abusers in outpatient psychosocial treatment programs：a National Drug Abuse Treatment Clinical Trials Network Study. *Arch Gen Psychiatry*. 2005；62（10）：1148-1156.
18. Karila L, Weinstein W, Aubin HJ, et al. Pharmacological approaches to methamphetamine dependence：a focused review. *Br J Clin Pharmacol*. 2010；69（6）：578-592.

240 章
◆患者向け URL
- eMedicineHealth. *Cocaine Abuse*—http://www.emedicinehealth.com/cocaine_abuse/article_em.htm.
- The Substance Abuse and Mental Health Services Administration（SAMHSA）provides an online resource for locating drug and alcohol abuse treatment programs—http://findtreatment.samhsa.gov/TreatmentLocator/faces/quickSearch.jspx.
- The SAMHSA referral helpline in English and Spanish 1-800-662-HELP.
- National Institute on Drug Abuse. *Preventing Drug Abuse among Children and Adolescents（In Brief）*［for parents］—http://www.drugabuse.gov/prevention/prevopen.html.
- Cocaine Anonymous（CA）. Meetings are free. "Hope, Faith and Courage：Stories from the Fellowship of Cocaine Anonymous" now has a new second volume to go with the first volume both can be ordered online—http://www.ca.org/.

◆医療従事者向け URL
- National Institute on Drug Abuse. *Cocaine*—http://www.nida.nih.gov/drugpages/cocaine.html.
- MedlinePlus. *Cocaine*—http://www.nlm.nih.gov/medlineplus/cocaine.html.
- U. S. Drug Enforcement Administration. *Cocaine*—http://www.usdoj.gov/dea/concern/cocaine.html.

◆参考文献
1. Degenhardt L, Chiu WT, Sampson N, et al. Epidemiological patterns of extra-medical drug use in the United States：evidence from the National Comorbidity Survey Replication, 2001-2003. *Drug Alcohol Depend*. 2007；90（2-3）：210-223.
2. National Survey on Drug Use and Health. *Substance Abuse and Mental Health Services Administration*. http://www.samhsa.gov. Accessed May 14, 2012.
3. Wagner FA, Anthony JC. Malefemale differences in the risk of progression from first use to dependence upon cannabis, cocaine, and alcohol. *Drug Alcohol Depend*. 2007；86（2-3）：191-198.
4. Lejuez CW, Bornovalova MA, Reynolds EK, et al. Risk factors in the relationship between gender and crack/cocaine. *Exp Clin Psychopharmacol*. 2007；15（2）：165-175.
5. Bierut LJ, Dinwiddie SH, Begleiter H, et al. Familial transmission of substance dependence：alcohol, marijuana, cocaine, and habitual smoking：a report from the Collaborative Study on the Genetics of Alcoholism. *Arch Gen Psychiatry*. 1998；55（11）：982-988.
6. Mendelson JH, Mello NK. Cocaine and other commonly abused drugs. In：Kasper DL, Braunwald E, Fauci AS, Hauser SL, Longo DL, Jameson JL, eds.

7. Burnett LB. *Cocaine Toxicity in Emergency Medicine Treatment and Management*. http://emedicine.medscape.com/article/813959, updated Mar 19, 2010. Accessed May 14, 2012.
8. Kang SY, Magura S, Shapiro JL. Correlates of cocaine/crack use among inner-city incarcerated adolescents. *Am J Drug Alcohol Abuse*. 1994；20(4)：413–429.
9. Bernstein KT, Bucciarelli A, Piper TM, et al. Cocaine- and opiate-related fatal overdose in New York City, 1990–2000. *BMC Public Health*. 2007；7：31.
10. Nyenwe EA, Loganathan RS, Blum S, et al. Active use of cocaine：an independent risk factor for recurrent diabetic ketoacidosis in a city hospital. *Endocr Pract*. 2007；13(1)：22–29.
11. Chung C, Tumeh PC, Birnbaum R, et al. Characteristic purpura of the ears, vasculitis, and neutropenia—a potential public health epidemic associated with levamisole-adulterated cocaine. *J Am Acad Dermatol*. 2011；65：722–725.
12. Gross RL, Brucker J, Bahce-Altuntas A, et al. A novel cutaneous vasculitis syndrome induced by levamisole-contaminated cocaine. *Clin Rheumatol*. 2011；30：1385–1392.
13. Gulati S, Donato AA. Lupus anticoagulant and ANCA associated thrombotic vasculopathy due to cocaine contaminated with levamisole：a case report and review of the literature. *J Thromb Thrombolysis*. 2012；34(1)：7–10.
14. Jenkins J, Babu K, Hsu-Hung E, et al. ANCA-positive necrotizing vasculitis and thrombotic vasculopathy induced by levamisole-adulterated cocaine：a distinctive clinicopathologic presentation. *J Am Acad Dermatol*. 2011；65：e14–e16.
15. Larocque A, Hoffman RS. Levamisole in cocaine：unexpected news from an old acquaintance. *Clin Toxicol* (Phila). 2012；50：231–241.
16. Yacoubian GS Jr, Wish ED, Choyka JD. A comparison of the OnTrak Testcup–5 to laboratory urinalysis among arrestees. *J Psychoactive Drugs*. 2002；34(3)：325–329.
17. Sen A, Fairbairn T, Levy F. Best evidence topic report. Beta-blockers in cocaine induced acute coronary syndrome. *Emerg Med J*. 2006；23(5)：401–402.
18. Carroll KM, Onken LS. Behavioral therapies for drug abuse. *Am J Psychiatry*. 2005；162(8)：1452–1460.
19. de Lima MS, de Oliveira Soares BG, Reisser AA, Farrell M. Pharmacological treatment of cocaine dependence：a systematic review. *Addiction*. 2002；97(8)：931–949.
20. Nunes EX, Levin FR. Treatment of depression in patients with — alcohol or other drug dependence：a meta-analysis. *JAMA*. 2004；291(15)：1887–1896.
21. Shorter D, Kosten TR. Novel pharmacotherapeutic treatments for cocaine addiction. *BMC Med*. 2001；9：119.
22. Dutra L, Stathopoulou G, Basden SL, et al. A meta-analytic review of psychosocial interventions for substance use disorders. *Am J Psychiatry*. 2008；165：179–187.
23. Secades-Villa R, García-Rodríguez O, García-Fernández G, et al. Community reinforcement approach plus vouchers among cocaine-dependent outpatients：twelve-month outcomes. *Psychol Addict Behav*. 2011；25(1)：174–179.
24. Dias AC, Araujo MR, Laranjeira R. Evolution of drug use in a cohort of treated crack cocaine users. *Rev Saude Publica*. 2011；45(5)：938–948.
25. Larson MJ, Paasche-Orlow M, Cheng DM, et al. Persistent pain is associated with substance use after detoxification：a prospective cohort analysis. *Addiction*. 2007；102(5)：752–760.
26. Dryden-Edwards R. Cocaine Abuse. http://www.emedicinehealth.com/cocaine_abuse/article_em.htm. Accessed July 19, 2014.

241 章

◆患者向け URL
- Narcotics Anonymous. Provides information about meetings and literature in more than 40 different languages— http://www.na.org/.
- Cocaine Anonymous. Provides information about meetings and other resources — http://www.ca.org/.

◆医療従事者向け URL
- OpioidRisk. *Substance Abuse Assessment Tools* (screening instruments for adults including the ASSIST, CAGE-AID, and DAST are available)— http://www.opioidrisk.com/node/773.
- The Center for Adolescent Substance Abuse Research. *The CRAFFT Screening Tool*— http://www.ceasar-boston.org/clinicians/crafft.php.
- The National Institute on Drug Abuse. *Medical Consequences of Drug Abuse*— http://www.nida.nih.gov/consequences/.
- Substance Abuse and Mental Health Services Administration. *Substance Abuse Treatment Facility Locator* (information on treatment programs in the United States)— http://www.findtreatment.samhsa.gov.

◆参考文献
1. Mathers BM, Degenhardt L, Phillips B, et al. Global epidemiology of injecting drug use and HIV among people who inject drugs：a systematic review. *Lancet*. 2008；372(9651)：1733–1745.
2. Chatterjee A, Tempalski B, Pouget ER, et al. Changes in the prevalence of injection drug use among adolescents and young adults in large U. S. metropolitan areas. *AIDS Behav*. 2011；15(7)：1570–1578.
3. Armstrong GL. Injection drug users in the United States, 1979–2002：an aging population. *Arch Intern Med*. 2007；167(2)：166–173.
4. Golub ET, Strathdee SA, Bailey SL, et al；DUIT Study Team. Distributive syringe sharing among young adult injection drug users in five U. S. cities. *Drug Alcohol Depend*. 2007；91(suppl 1)：S30–S38.
5. Bailey SL, Ouellet LJ, Mackesy-Amiti ME, et al. DUIT Study Team. Perceived risk, peer influences, and injection partner type predict receptive syringe sharing among young adult injection drug users in five U. S. cities. *Drug Alcohol Depend*. 2007；91(suppl 1)：S18–S29.
6. Substance Abuse and Mental Health Services Administration. *Treatment Episode Data Set* (TEDS). *1999–2009*. (National Admission to Substance Abuse Treatment Services, DASIS Series：S–56, HHS Publication No. 9SMA 11–4646.) Rockville, MD：Substance Abuse and Mental Health Services Administration；2011.
7. Baciewicz GJ. *Injecting Drug Use*. Updated December 15, 2011. http://www.emedicine.com/med/topic586.htm. Accessed April 16, 2012.
8. Johnston LD, O'Malley PM, Bachman JG, Schulenberg JE. *Monitoring the Future：National Results on Adolescent Drug Use：Overview of Key Findings, 2009*. (NIH Publication No. 10–7583). Bethesda, MD：National Institute on Drug Abuse.
9. Schulden JD, Thomas YF, Compton W. Substance abuse in the United States：findings from recent epidemiologic studies. *Curr Psychiatry Rep*. 2009；11(5)：353–359.
10. National Institute on Drug Abuse. *Principles of Drug Addiction Treatment：A Research Based Guide*. 2nd ed. (NIH Publication No. 09–4180, revised April 2009.) Bethesda, MD：National Institutes of Health and U. S. Department of Health and Human Services；2009.
11. *Principles of Drug Abuse Treatment for Criminal Justice Populations—A Research-Based Guide*. http://www.drugabuse.gov/drugpages/cj.html. Accessed May 6, 2012.
12. U. S. Preventive Services Task Force. *Screening for Illicit Drug Use*. http://www.uspreventiveservicestaskforce.org. Accessed April 16, 2012.

索 引

和文索引

あ

アウスピッツ徴候　529
亜鉛欠乏症　31
亜急性皮膚ループスエリテマトーデス　655
アキレス腱付着部症　352
悪臭　319
悪性黒子　593
悪性黒子型メラノーマ(LMM)　593
悪性黒色腫(メラノーマ)　613
悪性線維性組織球腫　566
悪性貧血　180
アクネ　388,396
アクネ菌　388
アクロコルドン　555
足　765
アシクロビル　427
足白癬　460,474
アスピリン　154
アスリートフット　474
あせも　674
アゾール系　462
アタマジラミ　481
アダリムマブ　350
アデノウイルス　59
アトピー性皮膚炎　405,488,491,511,515
アトピーの三徴　492
アトラス　2
アピキサバン　148
アフタ性潰瘍　122
アブレーション　146
アミオダロン　145
アミノ米虫　787
アリルアミン系　462
アルカプトン尿症　56
アルコール　270,875
アルコール依存症　885
アルコール使用障害(AUD)　885
アルコール多飲　264
アルツハイマー病　867
アレルギー性結膜炎　59
アレルギー性接触皮膚炎　497
アレルギー性肉芽腫性血管炎　653
アレルギー反応　419
アロプリノール　290
アロマセラピー　697
アンジオテンシンⅡ　151
アンジオテンシンⅡ受容体拮抗薬(ARB)　151,815
アンフェタミン　902

い

胃潰瘍　255,272
胃癌　253,274
異型痺瘡　402
異形成性母斑　582,619
異型白癬　467
移行上皮癌　282
医師-患者間　3,6
萎縮性舌炎　180
萎縮性腟炎　316
胃食道逆流　154,274
胃切除　182
イソトレチノイン　704
一過性脳虚血発作(TIA)　861
遺伝性血管浮腫　518
遺伝性出血性毛細血管拡張症　744
遺伝性皮膚疾患　757
異物肉芽腫　635
いぼ　596
違法薬物　873
イミキモド　704
胃リンパ腫　253
いんきんたむし　471
咽頭炎　104
咽頭喉頭逆流症　111
陰部ヘルペス　435
インフリキシマブ　350
インスリン抵抗性　812

う

ウイルス性肝炎　265
ウイルス性疾患　426
ウイルス性髄膜炎　793
ウイルス性発疹　752
ウイルス性毛嚢炎　410
ウィルソン病　265
ウィルヒョウの3要素　155
ウェゲナー肉芽腫症　63,652
植込み型除細動器(ICD)　152
植込み型ループレコーダー　143
ウェルズスコア　220
う蝕　130
うっ血性心不全　193,200,210,221,292
うっ血乳頭　73
うっ滞性皮膚炎　545,821,823
ウッド灯　462,688,727
うつ病　864
ウルソデオキシコール酸　252
暈状母斑　571,731
運動リハビリテーション　152
運動療法　171

え

衛生環境　28
エクスタシー　874
壊死性筋膜炎　419,422
壊死性丹毒　423
壊死性軟部組織感染症　423
エストロゲン　316,318
壊疽性膿皮症　626,629
エドキサバン　148
エーラス-ダンロス症候群　135
エルシニア属　239
遠位橈尺関節亜脱臼　372
円形脱毛症　693,723
塩酸フルオキセチン　699
炎症後色素脱失　730
炎症性関節炎　793

炎症性痤瘡　388
炎症性線状疣贅状表皮母斑(ILVEN)　579
炎症性腸疾患(IBD)　242,246,248,260,263,275
炎症性症候群　790
炎症性貧血　179
遠心性環状紅斑　469,624,643,762
円板状エリテマトーデス(DLE)　655,671,701,728
円板状湿疹　509
円板状狼瘡　127
塩分制限　152
延命治療　18

お

黄色腫　292,563,824
黄色ブドウ球菌　718
黄疸　265
太田母斑　56,572
オスラー-ウェーバー-ランデュ症候群　744
オスラー結節　160
オーバーラップ症候群　665
オピオイド依存症　904
オペスタチン　829
オランザピン　699
温熱性紅斑　738

か

外陰腟カンジダ症　321
外陰腟扁平苔癬　317
開脚性歩行　866
壊血病　653
外耳炎　88
外耳道異物　91
疥癬　406,442,483,484,496,515
回虫　787
外麦粒腫　52
外反ストレス　378
外反母趾　769,772
開放隅角緑内障　67
潰瘍性大腸炎(UC)　149,263,275,626
解離性蜂巣炎　701
火焔状母斑　744
嗅ぎタバコ斑　127
角化棘細胞腫(KA)　590
角化症　596
核酸増殖検査(NAAT)　786
覚醒剤　892
顎跛行　385
隔壁性脂肪織炎　646
角膜異物　56
角膜炎　58,60,64,66,80
角膜潰瘍　58,60,64,66,80
角膜上皮剥離　56
過形成ポリープ　244
鵞口瘡　127,463
過食症　132
画像ツール　2

家族計画　8
家族性異型多発性母斑黒色腫(FAMM)　583
家族性腺腫性ポリポーシス　244,254
家族性非症候性胸部大動脈瘤症候群　135
下大静脈フィルター　158
滑液包炎　344,346
滑液包内血腫　367
褐色細胞腫　303
活動性結核　40
カテーテルアブレーション　146
カテーテル導尿　287
カーニー複合　851
化膿性関節炎　365,367,379
化膿性汗腺炎　421
化膿性筋炎　425
化膿性筋膜炎　423
化膿性脊椎炎　358
化膿性椎間板炎　362
化膿性椎体　362
化膿性肉芽腫　121,566,619
化膿性膿瘍　358
過敏症症候群　641
過敏性腸症候群　790
カフェオレ斑　577,870
下部食道括約筋(LES)　256
カプトプリルレノグラフィ　303
貨幣状湿疹　469,509,515,533,541,588,610,624,693
貨幣状皮膚炎　509
下壁梗塞　271
カポジ肉腫　782
カポジ肉腫関連ヘルペスウイルス(KSHV)　782
ガマ腫　805
鎌状赤血球形質　186
鎌状赤血球症(SCD)　184,803
鎌状赤血球貧血(SSA)　184
髪　693
加齢黄斑変性　74
カレン徴候　270
肝　252
眼外傷　77
桿菌性血管腫　568
眼型酒さ　80,395
肝頸静脈逆流　151
間欠性跛行　168
間欠的緊張性頭痛(TTH)　858
眼瞼黄色腫　52
眼瞼黄色腫症　634
眼瞼病変　81
肝細胞障害　265
間擦疹　415,464,473
カンジダ感染症　415
カンジダ亀頭炎　463
カンジダ症　124,127,463,524,534,546
カンジダ腟炎　322
肝疾患　264
間質性角膜炎　433
間質性肺炎(IP)　223
患者教育　8

索引

患者のケア 2
環状型サルコイドーシス 634
環状肉芽腫 468,622,634,823
汗疹 674
乾性壊疽 779
癌性髄膜炎 798,867
肝性脳症 267
関節炎 340
関節穿刺液検査 343
関節リウマチ(RA)
　341,345,348,367,379,382,385
乾癬
　117,468,495,511,526,545,660
汗腺腫 563,581,634
乾癬性関節炎(PsA) 351,527
乾癬性紅皮症 527
感染性心内膜炎 349
汗腺膿瘍 401
乾燥症 761
癌胎児性抗原(CEA) 241
感嘆符毛 693
冠動脈疾患(CHD) 153
陥入爪 712
肝斑 560,726
カンピロバクター属 239
眼部帯状疱疹 432
汗疱 506
汗疱状湿疹 494,506,693
顔面神経麻痺 793
顔面膿皮症 396
緩和ケア 11,16

き

気管支炎 213
気管支喘息 199,213
偽関節 370
気胸 137,154,216,221
起坐呼吸 151
寄生虫 787
寄生虫性毛囊炎 409
寄生虫妄想症 515
偽性乳頭浮腫 74
偽性跛行 170
偽性毛囊炎 398,408,410,634
偽痛風 365,367,379
喫煙者 874
基底細胞癌(BCC)
　53,442,560,596,599,610,923
基底細胞母斑症候群 413
亀頭炎 463
偽肉腫様皮膚線維腫 566
機能性ディスペプシア(FD) 274
偽ハッチンソン徴候 709
偽膜性腸炎 238
奇脈 166
虐待 41,43
逆流性食道炎(GERD) 256
休止期脱毛 695,703
吸収不良症候群 182
丘疹膿疱型酒さ 394
丘疹落屑性 522
急性壊死性潰瘍性歯肉炎
　(ANUG) 119
急性下肢虚血(ALI) 169
急性冠症候群 153
急性心膜炎 166
急性蕁麻疹 516
急性膵炎 269
急性爪囲炎 720
急性爪甲周囲炎 438
急性胆嚢炎 252,271
急性中耳炎 84
急性痘瘡状苔癬状粃糠疹
　(PLEVA) 675,690
急性疼痛 185
急性尿細管壊死 287
急性熱性好中球性皮膚症 629

急性皮膚ループスエリテマトーデ
　ス 655
急性閉塞隅角緑内障
　58,61,64,66,81
急性網膜壊死 433
吸入副腎皮質ホルモン(ICS)
　194
胸腔ドレーン 217
胸鎖関節脱臼 368
狭窄性腱鞘炎 382
強指症 670
狭心痛 257
胸水 166,208
蟯虫 787
強直性脊椎炎 355,358
胸痛 213
強皮症 660,667
胸部大動脈瘤(TAA) 134
強膜 54
強膜炎 60,62,66,79
胸膜炎 166
胸膜癒着 210
局所性強皮症 668
虚血性潰瘍 774
虚血性大腸炎 262,278
虚血性腸炎 239
巨細胞性動脈炎(GCA) 383
巨大コンジローマ 452
魚鱗癬 493
切れ痔 246
筋骨格 339
菌状息肉症(MF)
　511,630,636,671,764

く

口周囲皮膚炎 524
クッシング症候群 303,830,850
クッシング病 850
グッドパスチャー症候群 224
クモ咬傷 629
くも状血管腫 265
くも膜下出血 864
クラミジア 785
クラミジア頸管炎 327
グラム陰性菌性毛囊炎 410
グリソンスコア 296
クリッペル-トレノネー-ウェー
　バー症候群 744
クリーピング病 489
クリプトスポリジウム属 239
クリンダマイシン 704
グルカゴン負荷試験 814
グルテン過敏性腸炎 692
グレイ-ターナー徴候 270
グレリン 829
グロヴァー病 760
クロストリジウム性筋壊死 425
グローバル・ヘルス 26
クロピドグレル 154
クロミプラミン 699
グロムス腫瘍 720,741
クロルヘキシジン 120
クローン病 149,274,275,626
群発頭痛 858

け

鶏眼 457,766
頸管結紮術 10
経口抗真菌薬 478
経口ステロイド 813
経口避妊薬 8
憩室炎 242,247,263
頸静脈怒張 151
経食道心エコー検査 147
経蝶形骨洞下垂体手術 849
経皮的腎結石摘出術(PCNL)
　290
下痢 805
ケジラミ 481
血液 177
結核 39,230
血管炎 649
血管腫 923
血管性間欠跛行 360
血管性多形皮膚萎縮 738
血管内アブレーション 175
血管肉腫 741
血管浮腫 516
結合型避妊パッチ 10
結合組織疾患 655
血腫 753
結晶性関節炎 340,363
血清反応陰性強直性脊椎炎 349
血清反応陰性脊椎関節症 345
血清レニン活性 303
結石 287
結節性黄色腫 825
結節性基底細胞癌 562
結節性硬化症 294,871
結節性紅斑(EN) 631,645,823
結節性耳輪皮膚軟骨炎 93
結節性痛風 343
結節性痒疹 513,546
血栓性静脈炎 155,156,419
血栓塞栓性動脈塞栓症 168
血栓溶解療法 222
血尿 282,289,310
血便 240
結膜 54
結膜炎 50,58,59,64,66,79
結膜下出血 80
結膜メラノーマ 54,56
ケブネル現象 448,529,542,729
ケーラー紅色肥厚症 607
ケラチン 704
ケラトアカントーマ 590,609
ケロイド 754
ケロイド性毛囊炎 398
牽引試験 700
牽引性脱毛症 694,697,703
腱炎 344
幻覚剤 874
限局皮膚硬化型全身性硬化症
　(LcSSc) 668
肩鎖関節脱臼 368
懸垂線維腫(軟性線維腫) 555
原虫 788
原発性アルドステロン症 303
原発性カンジダ皮膚感染 465
原発性硬化性胆管炎(PSC)
　267,276
原発性高血圧症 162
原発性後天性メラノーシス
　(PAM) 54
原発性自然気胸(PSP) 216
原発性胆汁性胆管炎(PBC) 264
原発性肺癌 203
原発性肥大性骨関節症 149
顕微鏡的血尿 282
腱膜症 766
瞼裂斑 50

こ

抗CCP抗体 349
抗アルドステロン薬 151
抗胃壁細胞抗体 183
口蓋隆起 103
口角口唇炎 101
抗核抗体 349
硬化性苔癬 317,671
高カルシウム血症 204,228,270
抗カルジオリピン抗体 806
高眼圧 68

睾丸萎縮 266
抗凝固療法 147,157
口腔 113
口腔咽頭 101
口腔咽頭癌(OPC) 128
口腔衛生状態 114,119
口腔癌 124,128
口腔カンジダ症 115,546
口腔乾燥症 132
口腔内鵞口瘡 460
高血圧 71,162,307
高血圧性網膜症 70,71,162
高血糖緊急症 816
高血糖高浸透圧症候群(HHS)
　816
抗甲状腺薬 845
抗コリン薬 201
虹彩炎 58,60,64,80
好酸球性毛囊炎 408,410
咬傷 488,546
溝状舌 117
甲状腺炎 845
甲状腺機能異常 362
甲状腺機能亢進症 303,842
甲状腺機能低下症
　164,665,838,867
甲状腺ペルオキシダーゼ抗体
　838
紅色陰癬 413,464,469,473
口唇炎 493
口唇癌 129
抗真菌外用薬 477
口唇ヘルペス 435
口唇メラニン斑 574
抗ストレプトリジンO抗体 652
硬性下疳 805
光線角化症
　560,586,592,596,609,660
光線過敏症 733
光線性皮膚疾患 726
光線性表在性毛囊炎 410
光線性面皰 389
鉤虫 490
後天性血管奇形 741
後天性血管腫 741
後天性囊胞疾患 294
後天性表皮水疱症 674,679
後天性免疫不全症候群(AIDS)
　782
喉頭 108
喉頭癌 110
光毒性皮膚炎 733
抗内因子抗体 183
口内炎 122
紅板症 116,126
紅斑毛細血管拡張型酒さ 394
紅皮症 550
後腹膜線維症 286
項部ケロイド痤瘡
　389,398,408,515,634,701
咬耗症 127
硬膜外血腫 864
硬膜下血腫 863
抗ミトコンドリア抗体 264
咬耗症 132
肛門腫瘤 260
肛門脱 260
抗利尿ホルモン分泌異常症
　(SIADH) 204
鉤蟲爪 704
コカイン 874,896,902
股関節炎 170
股関節骨折 375
呼吸器 189
国際人道支援 21
コクシジオイデス症 233
黒色丘疹性皮膚病 558
黒色腫 560,584,593

和文索引

黒色線条　708,725
黒色爪　716
黒色表皮腫　738,817
黒色疣贅　457
黒毛舌　114
骨棘　801
国境なき医師団　19
骨減少　833
骨髄異形成症候群　183
骨髄炎　362,379,799
骨折　361,368,370,374
骨粗鬆症　372,376,803,833
骨粗鬆症性椎体骨折　358
ゴットロン徴候　662
骨軟骨腫　380
骨肉腫　379
骨嚢胞　380
骨盤内炎症性疾患（PID）　327
骨密度測定装置（DEXA）　835
固定性地図状紅斑　762
固定薬疹　748
古典的壊疽性膿皮症　628
股部白癬　459,471
コメド母斑　572
コラゲナーゼ製剤　381
ゴーリン症候群　600
コルヒチン　167
コーレス骨折　370
コレステロール結石　250
コレステロール塞栓症　653
コレラ　29
コロモジラミ　481
根拠に基づいた医学（EBM）　908
昆虫咬傷　519
昆虫媒介性疾患　32

さ

サイアザイド系利尿薬　164
再灌流療法　171
細菌性結膜炎　59
細菌性心内膜炎　158
細菌性髄膜炎　796
細菌性腟症　318
細菌性動脈瘤　160
再石灰化　131
再発性アフタ性口内炎（RAS）　122
再発性呼吸器乳頭腫症　111
再発性多発軟骨炎　64
酢酸アルミニウム　645
鎖骨遠位端骨折　370
鎖骨偽関節　369
鎖骨骨幹部骨折　369
鎖骨骨折　368
左室駆出率　151
左心室肥大　162
嗄声　108
痤瘡様　388
サラセミア　179
サルコイドーシス　225,233,396,631,660,764
サルコイドーシス性皮膚病変　823
サルモネラ属　239
サンゴ状結石　288
酸蝕症　132
酸素飽和度　201
霰粒腫　52

し

シアノコバラミン　180
指炎　352
ジェーンウェー病変　160
紫外線　733
痔核　259
痔核クッション　259
色素異常性固定性紅斑　762
色素結石　250
色素性光線角化症　560
色素性紫斑病　652
色素性脂漏性角化症黄斑　566
色素沈着　54
色素の脱失　729
子宮外妊娠　248
子宮平滑筋腫　286
持久性隆起性紅斑　762
糸球体腎炎　160,310
糸球体性赤血球　310
糸球体嚢胞腎（GCK）　294
糸球体濾過量（GFR）　307
子宮平滑筋腫　286
シクロスポリン　120
歯垢　119,131
ジゴキシン　143
自己免疫性肝炎　265
脂質異常症　290,824
歯周病　118
自傷性皮膚炎　512
視神経炎　74
ジスルフィラム-エタノール反応　889
脂腺過形成　561
自然気胸（SP）　216
自然災害　20
事前指示書　15
脂腺母斑　579
持続的ドレナージ　331
持続陽圧呼吸（CPAP）　202,214
耳帯状疱疹　430
市中肺炎（CAP）　211
膝蓋骨脱臼　379
膝関節　377
湿疹　504,509
湿疹様皮膚炎　545
湿性壊疽　780
失明　67,69
歯肉炎　118
歯肉癌　128
歯肉増殖症　119,120
嗜癖　874
ジベルばら色粃糠疹　539,764
脂肪織炎　646
脂肪腫　634
しみ　726
社会的正義　19
ジャクー関節症　342
尺側偏位　348
若年性黄色肉芽腫　78
若年性ポリープ　245
シャムロス徴候　149
シャルコー関節　777
シャンバーグ病　652,820
臭気試験　315
重症下肢虚血（CLI）　169
舟状骨骨折　358
修正ウェルズスコア　156
修正版ジュネーブスコア　220
縦割黒爪症　704
集簇性痤瘡　388
舟底足　777
十二指腸潰瘍　272
終末期医療　11
絨毛性腺腫　244
手根骨骨折　372
酒さ　389,394,524,660,665
酒さ様皮膚炎　394
酒さ鼻　395
手掌腱膜　381
手掌紅斑　265
ジュネーブスコア　220
腫瘍随伴性天疱瘡　682
循環器　133
春季カタル　61
上位運動ニューロン疾患　868
障害を持つ人たちへのケア　23
消化管間質腫瘍　253
消化管出血　790
消化器　237
消化性潰瘍（PUD）　272
上強膜炎　60,62,66,79
小細胞肺癌　204
掌蹠角化症　457
掌蹠乾癬　527
掌蹠疣贅　455
常染色体優性多発性嚢胞腎（ADPKD）　293
常染色体劣性多発性嚢胞腎（ARPKD）　293
条虫　788
小腸閉塞　248
上部消化管内視鏡検査　274
静脈うっ滞　419
静脈還流異常　156
静脈血栓塞栓症（VTE）　155
静脈湖　741
静脈跛行　170
静脈不全　173
静脈不全潰瘍　630
静脈瘤　173
小葉毛細管腺腫　566
少量デキサメタゾン抑制試験　853
食道炎　255,257
食道癌　255
食道静脈瘤　264
食道裂孔ヘルニア　257
植物性光線皮膚炎　491
食毛症　698
女性　313
女性化乳房　266
女性虐待スクリーニングツール　43
ショールサイン　662
ジョーンズ骨折　374
シラミ　481
視力障害　385
脂漏性角化症　337,445,449,557,588,595,596,619,923
脂漏性乾癬　473
脂漏性湿疹　703
脂漏性皮膚炎　396,488,495,522,533,760
腎　281
腎移植　295
心因性皮膚病　512
腎盂腎炎　248,286,311,803
真菌　459,793
心筋梗塞　137,166
真菌性毛囊炎　410
神経　857
神経筋再訓練プログラム　381
神経根障害　793
神経根症性骨折　358
神経障害性潰瘍　775
神経性擦過傷　513
神経性皮膚炎　513
神経線維腫　556,566
神経線維腫症1型（NF-1）　869
神経梅毒　804
腎血管性高血圧（RVH）　299
腎結石　248,287
人工弁　158
腎細胞癌（RCC）　304
真珠腫　86
滲出性中耳炎　84
真珠様陰茎丘疹（PPP）　452
尋常性乾癬　415,523,527,764
尋常性魚鱗癬　761
尋常性痤瘡　388,396,400
尋常性天疱瘡　407,673,681,753
尋常性白斑　729
尋常性疣贅　443
尋常性狼瘡　634
新生児ヘルペス　437
新生児ループス　656
腎性全身性線維症（NSF）　302,309
真性毛嚢炎　400
腎疝痛　288
心臓再同期療法　152
心臓腫瘍　161
靭帯骨棘形成　355
身体障害　23
身体の虐待　41
身体的暴力　42
心的外傷後ストレス障害（PTSD）　46
伸展性旋回性紅斑　762,764
人道支援　21
腎動脈硬化（RAS）　299
真皮母斑　571
深部静脈血栓症（DVT）　155,170,173,218
心不全（HF）　150,151
心房細動（AF）　139
心房粗動　142
心膜液　164
心膜炎　154,164,257
心膜脂肪ストライプ　166
心膜穿刺　167
心膜ドレナージ　167
心膜摩擦音　164,165
蕁麻疹　516,643,793
蕁麻疹様　747
蕁麻疹様血管炎　519

す

膵炎　252,269,803
膵管融合不全　270
推算糸球体濾過量（eGFR）　307
水腎症　285
水痘　426,691
水痘・帯状疱疹ウイルス　426,429,432
水痘ワクチン　428,431
スイート症候群　629
水囊腫　52
水疱症　673,687
水疱性鼓膜炎　87
水疱性膿痂疹　405
水疱性類天疱瘡　407,643,673,678,753
髄膜炎　796,864
髄膜炎菌　796
髄膜炎菌血症　652
睡眠時無呼吸　162,832
頭蓋内感染症　867
スタージ-ウェーバー症候群　744
スタチン　154,816,827
スタッコ角化症　558
頭痛　385,858
スティーブンス-ジョンソン症候群（SJS）　641,652,747
ステロイド　911
ステロイド外用薬　911
ステロイドミオパチー　665
ステロイド誘発性痤瘡様皮膚炎　396
ストリッピング　175
ストリートメディシン　26
スパイロメトリー　190
スピッツ母斑　571
ズビニ鉤虫　787
スピロヘータ　791
スミス骨折　370
スルホニル尿素（SU）薬　815
スワブテスト　328
スワンネック変形　357

せ

性感染症(STD)　314,328,785
性器疣贅　442,450
正常圧水頭症　866
生殖器　281
青色母斑　571
精神疾患　48
精神性皮膚疾患　512
声帯ポリープ　111
成長期脱毛　695
成長ホルモン　847
性的虐待　41,48
性的暴力　45
脊髄癆　805
脊柱管狭窄[症]　358,360,803
赤痢アメーバ　239,788
セザリー症候群　636
癤　403,421
舌癌　128
赤血球円柱　310
接合部母斑　570
接触皮膚炎　407,473,488,491,
　　495,497,511,515,524,728
節足動物刺咬反応　676
絶対的不整　141
絶対リスク減少(ARR)　908
線維筋性異形成(FMD)　299
線維筋痛症
　　340,344,345,349,385
線維上皮ポリープ　555
繊維性丘疹　562,568
線維腺腫　334
腺癌　204
前癌状態　586
尖圭コンジローマ　260,442,451
全血球検査　183
潜在性静脈血栓症　219
潜在性結核　39,230
潜在梅毒　804
穿刺吸引針生検　334
前十字靱帯(ACL)　377
腺腫性ポリープ　244
線状IgA水疱性皮膚症　674,680
線状出血　160,723,725
線状扁平苔癬　581
全身性エリテマトーデス(SLE)
　　396,655,695,728
全身性炎症反応症候群(SIRS)
　　270
全身性強皮症　668
全身性血管炎　629
喘息　190
選択的腎静脈レニン測定　303
先端巨大症　847
センチネルリンパ節生検　612
線虫　787
蟯虫　787
先天性化膿性肉芽腫　569
先天性水痘　426
先天性母斑　575
先天性メラニン細胞性母斑　575
先天梅毒　805
全頭脱毛症　693
前頭部線維性脱毛症　701
前房出血　77
前房蓄膿　81
前房ぶどう膜炎　433
前立腺炎　298
前立腺癌　296
前立腺上皮内異形成　298
前立腺特異抗原(PSA)　296
前立腺肥大症　286,298

そ

爪囲炎　713,718
造影剤関連腎症　302

爪郭角度　149
爪下血腫　724
爪下メラノーマ　708,725
早期癌　586
爪甲白斑症　704
巣状糸球体硬化症　291
爪床母斑　725
相対リスク減少(RRR)　908
僧帽弁逸脱症　161
足関節上腕血圧比(ABI)　169
足趾上腕血圧比(TBI)　169
足底疣贅　413,455
側頭動脈炎(TA)　383
続発性自然気胸(SSP)　216
側副靱帯損傷　378
足部痛風　364
粟粒結核　233
鼠径部肉芽腫　403
鼠径リンパ肉芽腫　403
ソタロール　143
ソマトスタチン受容体リガンド
　　849
ソラレン　735
ソロモン症候群　579

た

第Ⅹa因子阻害薬　148,158
帯下　314
退行性化膿性肉芽腫　568
大細胞肺癌　205
代謝性アシドーシス　152
帯状疱疹　429
帯状疱疹後神経痛　430
帯状疱疹ワクチン　431,435
苔癬　533
大腿骨頭部骨折　376
大腿静脈　173
大腸癌　240,246,248,263
大腸血管拡張症　242,246
大腸ポリープ　242,244
大動脈炎　135,805
大動脈解離　257,271
大動脈縮窄症　303
大動脈二尖弁　135
大動脈瘤(AA)　134
第二期梅毒　524,541,695
体外白癬　331,407,459,466,
　　510,541,624,764
大麻　874
大量飲酒　885
大量デキサメタゾン抑制試験
　　854
唾液中コルチゾール　852
唾液分泌減少　131
タクロリムス　696
多形紅斑(EM)
　　124,641,680,691,748,753,808
多形紅斑様蕁麻疹　519
多形水疱性紅斑　689
多形日光疹　665,733
多源性心房頻拍　142
脱灰　131
脱白　368
脱色素性母斑　572,731
脱毛[症]　693,697,700
脱毛性毛髪炎　409,701
ターナー症候群　135
ターナー徴候　270
ダニ咬傷　793
ダニ媒介疾患　791
多嚢胞性卵巣症候群
　　388,813,830,817
タバコ　131
タバコ嗜癖　877
タバコ嗜癖の離脱症状　880
多発筋炎　665
多発梗塞性認知症　867

多発性硬化症　862
多発性骨髄腫　362
多発性嚢胞腎(PKD)　293
ダビガトラン　148,158
ダーモスコピー　617,913
ダリエー徴候　518,673
ダリエー病　631,723,758
樽状胸　198
胆管炎　271
単関節炎　363
ダンサー骨折　374
短時間作用型β刺激薬(SABA)
　　194
胆汁うっ滞　265
胆汁酸吸着薬　827
単純性血管腫　744
単純性紅斑　762
単純嚢胞　294
単純ヘルペス　808
単純ヘルペスウイルス(HSV)
　　435
単純ヘルペス感染症　405
弾性ストッキング　158,175,222
弾性線維性仮性黄色腫　826
男性ホルモン性脱毛症　703
胆石　250,270
胆石疝痛　251,271,274,289
丹毒　417
短軟毛　693
胆嚢癌　250
胆嚢摘出後症候群　253
胆嚢摘出術　252
タンポナーデ　166

ち

地図状舌　116
腟炎　314
腟洗浄　314
腟のpH　315,320
チャージ-ストラウス症候群
　　653
中咽頭カンジダ症　465
中央遠心性瘢痕性脱毛症　701
中耳炎　84
注射薬物使用　901
虫垂炎　242,248,271
中足骨折　374
肘頭滑液包炎　366
中毒性多結節性甲状腺腫　845
中毒性皮膚壊死症(TEN)
　　641,747
腸管寄生虫　30
腸間膜虚血　263,271
蝶形紅斑　523
長時間作用型β刺激薬(LABA)
　　194,201
腸チフス　28
腸閉塞　271
直接塗抹標本　315
直接トロンビン阻害薬　148,158
直接服薬確認療法(DOTS)　230
直接免疫蛍光抗体法(DIF)
　　677,679
直流カルディオバージョン　146
治療必要数(NNT)　908
鎮痛薬　16

つ

椎間板ヘルニア　356,358
槌趾　771
椎体形成術　362
椎体骨折　356,361
痛風　342,345,349,363,365,367,
　　379,419
痛風結節　826
爪　693

爪乾癬　353,527,721
爪真菌症　714
爪穿孔術　726
爪掃除　718
爪の色素沈着　708
爪の正常変異　704
爪白癬　462,474,714,723
爪肥厚症　704

て

手足口病　125
低アルブミン血症　293
低血糖　862
低酸素血症　213
ディスコイド疹　655
定着抵抗性　238
低分子ヘパリン(LMWH)　157
デキサメタゾン　853
滴状乾癬　527,541
デジタル写真　3
手湿疹　504
デスモグレイン　683
鉄芽球性貧血　179
鉄欠乏症　31
鉄欠乏性貧血　178,790
デニーモルガン線　493
テネスムス　240
手白癬　460
デポ・プロベラ　10
デュピュイトラン拘縮　382
デュピュイトラン病　381
転移性癌腫　635
転移性腫瘍　362
電気的オールタナンス　166
電撃性痤瘡　389
電撃性酒さ　380
転子下骨折　376
転子間骨折　376
点状角質融解症　412
伝染性軟属腫
　　52,440,452,562,826
癜風　459,478,524,541
天疱瘡　673,678,681

と

橈骨遠位端骨折　370
糖質ステロイド　911
透析　295
凍瘡状狼瘡　631
倒置乾癬　527
疼痛　185
糖尿病　68,291,774,775,812
糖尿病ケトアシドーシス(DKA)
　　816
糖尿病神経障害　777
糖尿病性水疱　674
糖尿病非増殖性網膜症　812
糖尿病皮膚障害　819
糖尿病網膜症　68,76,812
頭皮乾癬　527
頭部白癬　524,695,703
動脈血酸素分圧(PaO$_2$)　201
動脈塞栓症　168
トキシコデンドロン皮膚炎　500
ドキシサイクリン　704
毒素性ショック症候群　425
特発性器質化肺炎(COP)　224
特発性血小板減少性紫斑病　652
特発性細菌性腹膜炎(SBP)　266
特発性滴状低メラニン症　639
特発性頭蓋内圧亢進症(IIH)　73
特発性肺線維症(IPF)　223
特発性膜性腎症　291
トコジラミ　488
ドパミン作動薬　849
ドメスティックバイオレンス

42
ドメスティックバイオレンスのスクリーニング 44
トラコーマ 36,61
トリアムシノロン 696
トリコモナス迅速テスト 326
トリコモナス腟炎 325
ドレナージ 720
トレポネーマ検査 804
トロポニン 154

な

ナイアシン 827
ナイアシン欠乏症 32
内因子 180
内痔核 242,246
内視鏡下乳頭括約筋切開術(EST) 252
内臓リーシュマニア症 34
内麦粒腫 52
内反ストレス 378
内分泌 811
鉛中毒 179
軟骨芽肉腫 379
軟性下疳 438,808
軟性線維腫（懸垂線維腫） 555
軟属腫小体 442
難聴 88
難民 19

に

ニキビ 388
ニキビ嚢胞 421
肉眼的血尿 282,310
肉芽腫 566
肉芽腫性膿皮症肉症 634
肉芽腫性酒さ 634
ニコチン性口内炎 127
ニコチン置換療法 881
ニコルスキー現象 673
二次癌 130
二次性高血圧［症］ 162,299
二次性後天性メラノーシス 56
日光黒子 560,594,619
ニトログリセリン 154
乳癌 332
乳酸値 262
乳腺炎 330
乳頭腺腫 337
乳頭ドルーゼン 74
乳頭乳輪 336
乳頭浮腫 73
乳頭分泌 335
乳び胸 208
乳房 330
乳房カンジダ症 466
乳房痛 335
乳房膿瘍 330
乳房パジェット病 336
尿中遊離コルチゾール 852
尿沈渣 309
尿道炎 785
尿路感染症(UTI) 786
尿路結石［症］ 248,287
妊娠性歯肉炎 121
妊娠性疱疹 520
妊娠性類天疱瘡 674,678
認知行動療法 359
認知症 13,864

ね

ネオアジュバント療法 283
ネクスプラノン 10
熱傷 407
熱傷後水疱 674

ネフローゼ症候群 290
粘液水腫 165,671
粘液水腫性昏睡 839
粘液嚢胞 720
粘膜皮膚リーシュマニア症 35
粘膜類天疱瘡 674

の

膿痂疹 400,405,488
膿胸 208
脳血管障害(CVA) 860
脳腫瘍 862,864
脳脊髄炎 794
脳卒中 143,860,868
膿尿 310
膿疱性乾癬 527
膿瘍 403,420
ノロウイルス 239

は

肺炎 152,192,199,206,221,271
肺炎球菌 796
肺炎球菌多糖ワクチン 215
肺炎随伴性胸水 208,210
肺癌 149,200,202
肺気腫 196
肺機能検査 190
肺気量 193
肺結核 192,200
敗血症 864
敗血症性関節炎 340
肺血栓塞栓症 218
肺線維症 223
肺塞栓［症］ 137,155,257
梅毒 438,524,533,541,546,660,695,753,784,804
稗粒腫 562
ハウスダスト 193
パーキンソン病 867
白衣高血圧 164
白色海綿状母斑 127
白色爪 716
白線 127
白癬 459,464,488,534,715
白内障 76
白板［症］ 116,126,131,546,639,729
麦粒腫 52
バザン硬結性紅斑 425
パジェット細胞 337
バージャー病 168
バセドウ眼症 843
ばち指 149,224
白血球エラスターゼ反応 786
白血球円柱 311
白血病 120,121
ハッチンソン骨折 370
ハッチンソン徴候 433,709
抜毛症 695,697,703
パテルギー 626
バートン骨折 370
鼻茸 96
バニオン 769
ばね指 382
羽ばたき振戦 267
馬尾神経症状 358
ばら色粃糠疹 530,538,545,624,753,808
パルビツール酸系 902
斑丘疹 747
半月断裂 377
瘢痕性脱毛症 700
瘢痕性類天疱瘡 674,679
斑状強皮症 634,667,668
汎小葉性気腫 199
ハンセン病 37

反応性関節炎 117,345,349,379,534,547
汎発性脱毛症 693
晩発性皮膚ポルフィリン症(PCT) 675,687,688,693
ハンマー趾 766
ハンマン-リッチ症候群 225

ひ

非アルコール性脂肪肝炎（NASH） 265
非アルコール性脂肪性肝疾患（NAFLD） 264,830
皮角 592,596
被角血管腫 741,923
光アレルギー性皮膚炎 733
非乾酪性肉芽腫 228
ピークフロー 190
肥厚性瘢痕 566,756
肥厚性皮膚骨膜症 149
皮脂欠乏性湿疹 761
皮脂欠乏性皮膚炎 511
皮脂腺癌 52
皮脂腺嚢胞 421
非腫瘍性過誤腫 245
非小細胞肺癌 204
微小変化型ネフローゼ症候群 291
非ステロイド性抗炎症薬（NSAIDs） 278,290,350
ヒストプラズマ症 233
ビスホスホネート 837
ビスモデギブ 605
ヒ素中毒 413
肥大性骨関節症 149,150
ビタミンA欠乏症 30
ビタミンB_3欠乏症 32
ビタミンB_{12}欠乏症 180
ビタミンB_{12}濃度 183
ビダール苔癬 533
ピチロスポルム属 478
非定型壊疽性膿皮症 628
ヒト蟯虫 787
非特異的腰痛 358
人食いバクテリア 423
ヒトパピローマウイルス(HPV) 128,443,448,451,455
ヒトヘルペスウイルス8(HHV-8) 782
ヒト免疫不全ウイルス(HIV) 39,150,158,183,782
非トレポネーマ検査 804
避難民 21
泌尿器 281
避妊 8
皮膚 387
皮膚T細胞性リンパ腫(CTCL) 533,636,652
皮膚アミロイドーシス 671
皮膚炎 491
皮膚癌 599
皮膚カンジダ症 534
皮膚筋炎 661
鼻副鼻腔 96
皮膚血管炎 643
皮膚糸状菌症 415
皮膚真菌感染症 491,496
皮膚線維腫 442,563,619,756,923
皮膚線維肉腫 566
皮膚幼虫移行症 469,489
ビブリオ属 239
皮膚リーシュマニア症 34
ヒポクラテス爪 149
非ポリープ性大腸癌 245
非ポリポーシス性大腸直腸癌 254

肥満 828
肥満細胞放出症候群 520
びまん皮膚硬化型全身性硬化症（DcSSc） 668
非メラノサイト腫瘍 923
鼻毛様体神経 766
非物理学的カルディオバージョン 146
病院壊疽 423
表在拡大型黒色腫 337
ひょう疽 437,438,720
表層角膜炎 433
表皮カンジダ症 473
表皮水疱症 689
表皮嚢胞 403,421
表皮包有嚢胞 566,634
表皮母斑 572,579
びらん型扁平苔癬 124
微量アルブミン尿 817
微量元素欠乏症 30
ビリルビンカルシウム結石 250
疲労骨折 374
脾彎曲部 262
貧血 178
貧血性母斑 572,731

ふ

ファンコーニ貧血 871
フィッツ-ヒュー-カーティス症候群 271
フィブラート 827
フェニトイン 120
フェノール 713
フェリチン 178
フォローアップ 18
フォン・ヒッペル-リンダウ症候群 304
腹腔鏡下胆嚢摘出術 252
副甲状腺機能亢進症 163,270,303,362
複合母斑 570
伏在静脈 173
副耳 93
副腎皮質刺激ホルモン(ACTH) 850
副腎皮質刺激ホルモン放出ホルモン(CRH) 850
副鼻腔炎 97
腹部大動脈瘤(AAA) 134,137,289
腐骨 800
ブシャール結節 344
浮腫 151,290
ブシュケ-レーベンシュタイン腫瘍 452
浮腫性水疱 676
フッ化物 132
物質乱用障害 874
フッ素化 132
物理的蕁麻疹 517
ブドウ球菌性熱傷様皮膚症候群 407,644
ぶどう膜炎 58,60,64,80
ブプレノルフィン 902
不明熱 161
ブラックヒール 457
ブラッシング 120
ブルーム症候群 871
プレドニゾン 385
ブロー液 645
フロッシング 120
プロテウス症候群 871
プロトンポンプ阻害薬(PPI) 182
フローボリューム 191
糞線虫 788

へ

閉経 316
閉塞性血栓性血管炎 168
閉塞性痤瘡 388
ヘイリー-ヘイリー病 760
ベーカー囊胞 156,170
ベタメタゾン 696
ベーチェット病 124
ベッカー母斑 572
ヘテロ接合型家族性高コレステロール血症 825
ヘノッホ-シェーンライン紫斑病（HSP) 649
ヘバーデン結節 344
ヘビースモーカー 114
ヘモクロマトーシス 265,349
ペラグラ 32
ヘラルドパッチ 539
ヘリオトロープ疹 662,689
ヘルパンギーナ 124
ヘルフォルト症候群 631
ヘルペス性湿疹 406
ヘルペス性ひょう疽 720
ベル麻痺 792,867
ヘロイン 874
ヘロイン中毒 901
弁機能不全 173
変形性関節症 341,344,356,379,385
変形性膝関節症 346
変形性手指関節症 347
ペンシルキャップ変形 532
片頭痛 858,862
ベンゾジアゼピン 902
胼胝 457,766
鞭虫 788
扁平黄色腫 825
扁平コンジローム 805
扁平細胞癌 596
扁平上皮癌（有棘細胞癌）(SCC) 606
扁平足 770,772
扁平苔癬 116,127,449,511,542,634,660,701
扁平母斑 571
扁平疣贅 448
鞭毛 326

ほ

蜂窩織炎 156,365,379,403,417,421,424,713,793
膀胱炎 248,284
膀胱癌 282
芳香属アミン 319
膀胱尿管逆流症 286
房室ブロック 792
疱疹状天疱瘡 674
疱疹状皮膚炎 679,692
暴力予防介入プログラム 48
飽和脂肪酸 827
ボーエン病 337,546,586,609
ほくろ 612
拇指圧痕像 262
母指狭窄性腱鞘炎 372
ホスピスケア 15
ポックスウイルス科 441
発疹性黄色腫 825
ホットタブ毛嚢炎 410
ポートワイン母斑 744
母斑 570,575,579,582,709
ホームレス 24
ボランティア医師 20
ホルモン含有腟リング 10

ま

マイコバクテリウム 37
マクマリーテスト 378
摩擦性水疱 674
末期腎不全（ESRD) 307
マックューン-オールブライト症候群 871
末梢神経障害 793
末梢動脈疾患（PAD) 168,779
マーフィー徴候 252
マフッチ症候群 744
マホガニー斑 529
摩耗症 132
マラセチア属真菌 522
マラリア 32
マルジョラン潰瘍 607
マルファン症候群 134
慢性アルコール中毒 867
慢性胃炎 255
慢性過敏性肺臓炎 224
慢性気管支炎 192,199
慢性骨髄炎 801
慢性コンパートメント症候群 170
慢性歯肉炎 119
慢性腎臓病（CKD) 307
慢性蕁麻疹 516
慢性苔癬状粃糠疹 691
慢性単純性苔癬 495,513,533,546,823
慢性疼痛症候群 185
慢性皮膚エリテマトーデス 546
慢性皮膚粘膜カンジダ症 466
慢性閉塞性肺疾患（COPD) 149,151,192,196,206
慢性連日性頭痛（CDH) 858
マンモグラフィ 334,335

み

水疱瘡 426
水虫 474
ミノキシジル 699
未分画ヘパリン（UFH) 157
耳 84
ミュータンスレンサ球菌 131
ミルメシア 455
ミレーナ IUD 10

む

無菌性髄膜炎 798
無色素性悪性黒色腫 445
虫刺され 407
無症候性胆石症 250
ムチランス関節炎 353

め

眼 49
明細胞癌 304
メサラジン坐薬 278
メズサの頭 267
メタボリックシンドローム 288,819
メタンフェタミン 874,892
メチルフェニデート 699
メディカルホーム 25
メトトレキサート 354,536
メトホルミン 182,814,815
メトロニダゾール 320
メニスカスサイン 209
眼の発赤 79
メラニン欠乏性黒色腫 457
メラノサイト 729,914
メラノサイト腫瘍 923
メラノサイト性母斑 556,570

メラノーシス 55
メラノーマ（悪性黒色腫）78,560,593,612,708,742
メルケル細胞癌 610
免疫再構築症候群（IRIS) 40
面皰 388

も

毛孔性角化症 493
毛孔性扁平苔癬 701
毛細血管拡張性運動失調症 871
毛状白板症 115,127
毛瘤 408
毛嚢炎 389,403,406,407,756
毛髪胃石 698
毛包性ムチン沈着症 695
網膜芽細胞腫 78
モザイク様足底疣贅 456
モース手術 610
モートン神経腫 773
モノフィラメント 812
モラレ髄膜炎 798

や

夜間発作性呼吸困難 151
薬剤起因性の色素沈着 747
薬剤性過敏症症候群（DIHS) 747
薬剤性肝障害 264
薬剤性骨髄炎 798
薬剤性腸炎 278
薬剤性二次性咳嗽 193
薬剤性ループス 660
薬疹 438,747,808
薬物中毒 12
薬物誘発性黒毛舌 114
薬物乱用 875
薬物乱用性頭痛 859
薬理学的カルディオバージョン 144

ゆ

有棘細胞癌（扁平上皮癌）(SCC) 445,586,590,606
有鉤条虫 788
疣贅 445,556,560
遊走性紅斑 764,792
尤度比（LR) 908

よ

癰 403,421
葉酸 183
葉状魚鱗癬 761
ヨウ素欠乏症 31
腰椎分離すべり症 360
腰背部痛 357
腰部脊柱管狭窄症（LSS) 360
翼状片 50,81

ら

ライエル症候群 641
ライター症候群 547
ライトの基準 209
ライム病 491,791,868
ラクトバチラス 319
落葉状天疱瘡 674,682
ラテックスアレルギー反応 501
ラムゼイ・ハント症候群 430
卵巣嚢腫 248
ランバート-イートン症候群 204
ランブル鞭毛虫 239,788
卵胞刺激ホルモン（FSH) 317

り

リウマチ 339
リウマチ結節 624,634
リウマチ性多発筋痛症（PMR) 344,345,349,383
リウマトイド結節 341,349
リーシュマニア症 34
リステリア 796
リスフラン関節損傷 374,375
リズムコントロール 143
離脱症状 876,880
利尿薬 815
リバーロキサバン 148,158
リファンピシン 703
リポイド類壊死 634,821
リモデリング 190
隆起性皮膚線維肉腫 756
硫酸第一鉄（FeSO$_4$) 180
瘤腫型酒さ 395
良性移動性舌炎 116
良性腫瘍 555
良性線維性組織球腫 563
良性母斑 55,570
緑内障 66,68,76
緑膿菌性毛囊炎 410
淋菌 785
淋菌性結膜炎 60
リンパ腫様丘疹症 691
リンパ浮腫 156

る

類乾癬 639
ループス 655,764
ループ利尿薬 293

れ

レイプ 45
レザー-トレラット徴候 557
レチノイド 390
裂肛 260
レッシュ-ナイハン症候群 288
裂離骨折 374
レートコントロール 143
レバミゾール混入のコカイン 898
レボチロキシン 841

ろ

ロイス-ディーツ症候群 135
老人性血管腫 568,741
老人性白斑 731
肋軟骨炎 154,166
路上生活者 24
ロッキー山紅斑熱 652,793
ロート斑 160

わ

ワルダイエル咽頭輪 130
ワルファリン 148,158
ワルファリン起因性の皮膚壊死 747

欧文索引

数字

2010 ACR/EULAR 関節リウマチ分類基準 348
Ⅲ音 151
Ⅳ音 162

ギリシャ文字

α_1-アンチトリプシン欠損[症] 197,265
α遮断薬 290
β遮断薬 143,151

A

AA（aortic aneurysm） 134
AAA（abdominal aortic aneurysm） 134
abdominal aortic aneurysm（AAA） 134
ABI 169
abscess 420
absolute risk reduction（ARR） 908
acanthosis nigricans 817
ACE 阻害薬 151,164,815
ACL（anterior cruciate ligament） 377
ACL 断裂 377
acne inversa 402
acne vulgaris 388
acquired immunodeficiency syndrome（AIDS） 782
acquired vascular skin lesion 741
acromegary 847
ACTH 850
actinic keratosis 586
acute necrotizing ulcerative gingivitis（ANUG） 119
acute otitis media 84
ADPKD（autosomal dominant polycystic kidney disease） 293
AF（atrial fibrillation） 139
age-related macular degeneration 74
AIDS（acquired immunodeficiency syndrome） 782
AIDS 関連カポジ肉腫 783
alcohol use disorder（AUD） 885
ALI 169
alopecia areata 693
amyopathic dermatomyositis 665
angioedema 516
angular cheilitis 101
ankylosing spondylitis 355
anterior cruciate ligament（ACL） 377
ANUG（acute necrotizing ulcerative gingivitis） 119
aortic aneurysm（AA） 134
aphthous ulcer 122
apple-core 変化 243
ARB 151,815
ARPKD（autosomal recessive polycystic kidney disease） 293
ARR（absolute risk reduction） 908
arthritis 340
Asboe-Hansen 徴候 673
asthma 190
atopic dermatitis 491
atrial fibrillation（AF） 139
AUD（alcohol use disorder） 885
autosomal dominant polycystic kidney disease（ADPKD） 293
autosomal recessive polycystic kidney disease（ARPKD） 293
A 型肝炎 265
A 群β溶連菌（GABHS） 104

B

back pain 357
bacterial endocarditis 158
bacterial vaginosis 318
bamboo spine 355
basal cell carcinoma（BCC） 442,599,610
BATHE 8
BCC（basal cell carcinoma） 442,599,610
BCG ワクチン 236
Bell's palsy 867
benign nevi 570
black hairy tongue 114
bladder cancer 282
BNP 151
Borrelia burgdorferi 791
Bowen disease 586
BP180 678
BP230 678
BRCA 遺伝子変異 334
breast abcess 330
breast cancer 332
bullous disease 673
bullous pemphigoid 678
bunion deformity 769
B 型肝炎 265

C

C1 インヒビター 518
CAD（coronary artery disease） 139
call 766
Candida albicans 101,321
candidiasis 463
CAP（community-acquired pneumonia） 211
carpet tack sign 658
Ca 拮抗薬 120,143
CDH（chronic daily headache） 858
CEA 241
cellulitis 417
cerebral vascular accident（CVA） 860
CHA$_2$DS$_2$-VASc スコア 147
CHADS$_2$ スコア 147
chalazion 52
Charcot arthropathy 777
CHD（coronary heart disease） 153
cheloid（keloid） 754
chickenpox 426
Child-Pugh 分類 268
Chlamydia trachomatis 36,327
cholera 29
chondrodermatitis nodularis helicis 93
chronic daily headache（CDH） 858
chronic kidney disease（CKD） 307
chronic obstructive pulmonary disease（COPD） 149,151,192,196,206
CKD（chronic kidney disease） 307
clavicular fracture 368
CLI 169
Clostridium difficile 感染症 238
Clostridium difficile 腸炎 263
clubbing 149
clue cell 320
cocaine 896
colon cancer 240
colon polyp 244
common wart 443
community-acquired pneumonia（CAP） 211
compression fracture 361
conjunctivitis 59
COP（cryptogenic organizing pneumonia） 224
COPD（chronic obstructive pulmonary disease） 149,151,192,196,206
corn 766
corneal abrasion 56
corneal foreign body 56
coronary heart disease（CHD） 153
CPAP 202,214
CPPD 343
CRH 850
crotchrot 471
cryptogenic organizing pneumonia（COP） 224
CTCL（cutaneous T-cell lymphoma） 636
Curaçao の診断基準 744
Cushing disease 850
Cushing syndrome 850
cutaneous horn 596
cutaneous larva migrans 489
cutaneous T-cell lymphoma（CTCL） 636
CVA（cerebral vascular accident） 860
C 型肝炎 265
C ペプチド 814

D

DASH 164
DcSSc（diffuse cutaneous systemic sclerosis） 668
deep venous thrombosis（DVT） 155,170,173,218
dental caries 131
dermatitis herpetiformis 692
dermatofibroma 563
dermatomyositis 661
dermatomyositis sine myositis 665
dermoscopy 913
DEXA 835
diabetes mellitus 812
diabetic dermopathy 819
diabetic retinopathy 68
DIF 677,679
diffuse cutaneous systemic sclerosis（DcSSc） 668
DIHS 747
directly observed therapy, short-course（DOTS） 230
discoid lupus erythematosus（DLE） 655,671
distal radius fracture 370
diverticulitis 247
DKA 816
DLE（discoid lupus erythematosus） 655,671
DMARDs 350
DMSO 460
DOTS（directly observed therapy, short-course） 230
DRESS 747
dry gangrene 779
Duke の診断基準 158
Dupuytren disease 381
DVT（deep venous thrombosis） 155,170,173,218
dyslipidemia 824
dysplastic nevi 582
D 型肝炎 265
D ダイマー 220

E

eat-me シグナル 655
EBM（evidence-based medicine） 908
eGFR 307
EGFR 遺伝子変異 204
EGFR-チロシンキナーゼ阻害薬 204
EM（erythema multiforme） 641
EN（erythema nodosum） 645
end-stage renal disease（ESRD） 307
epidermal nevus 579
episcleritis 62
erythema ab igne 738
erythema annulare centrifugum 762
erythema multiforme（EM） 641
erythema nodosum（EN） 645
erythrasma 413
erythroderma 550
erythroplakia 126
ESRD（end-stage renal disease） 307
EST 252
evidence-based medicine（EBM） 908
eye trauma 77
E 型肝炎 265

F

familial atypical mole and melanoma（FAMM） 583
FAMM（familial atypical mole and melanoma） 583
FAMM 症候群 583
FD（functional dyspepsia） 274
FDG-PET 206
FeSO$_4$ 180
fibromuscular dysplasia（FMD） 299
find-me シグナル 655
flat wart 448
FMD（fibromuscular dysplasia） 299
folliculitis 408
FRAX 834
FSH 317
functional dyspepsia（FD） 274
fungal infection 459

G

GABHS（group A β-hemolytic Streptococcus） 104
gallstone 250
gastric cancer 253
gastroesophageal reflux disease（GERD） 256
GCA 383
GCK（glomerulocystic kidney） 294
genital wart 450
genodermatose 758
geographic tongue 116
GERD（gastroesophageal reflux disease） 256
GFR 307
gingival overgrowth 120
gingivitis 118
glaucoma 67
glomerulocystic kidney（GCK） 294
gout 363
granuloma annulare 622
group A β-hemolytic Streptococcus（GABHS） 104

H

HAART療法 784
hammer toe 771
hand eczema 504
HCAP 211
heart failure（HF） 151
Helicobacter pylori 253
hemorrhoid 259
herpes simplex virus（HSV） 435
HF（heart failure） 151
HHS 816
HHV-8（human herpesvirus 8） 782
hidradenitis suppurativa 402
HIV（human immunodeficiency virus） 39,150,158,183,782
HIV曝露後の予防（PEP） 47
HIV網膜症 70
HLA-B27 355
HMG-CoA還元酵素阻害薬 154,816
hoarseness 108
hordeolum 52
HPV（human papilloma virus） 128,443,448,451,455
HSP 649
HSV（herpes simplex virus） 435
human herpesvirus 8（HHV-8） 782
human immunodeficiency virus（HIV） 39,150,158,183,782
human papilloma virus（HPV） 128,443,448,451,455
hydronephrosis 285
hypertensive retinopathy 71
hyperthyroidism 842
hyphema 77
hypothyroidism 838

I

IBD（inflammatory bowel disease） 263,275
ICD 152
ICS 194
idiopathic intracranial hypertension（IIH） 73
idiopathic pulmonary fibrosis（IPF） 223

IgA血管炎 649
IGRA 232
IIH（idiopathic intracranial hypertension） 73
ILVEN（inflammatory linear verrucous epidermal nevus） 579
Imerslund-Gräsbeck症候群 182
immune reconstitutuion inflammatory syndrome（IRIS） 40
impetigo 405
incomplete lupus 656
inflammatory bowel disease（IBD） 263,275
inflammatory linear verrucous epidermal nevus（ILVEN） 579
interstitial pneumonia（IP） 223
intestinal parasite 30
intimate partner violence 42
iodine deficiency 31
IP（interstitial pneumonia） 223
IPF（idiopathic pulmonary fibrosis） 223
IRIS（immune reconstitutuion inflammatory syndrome） 40
iritis 64
iron deficiency 31
iron deficiency anemia 178
ischemic colitis 262
ischemic ulcer 774
IVCフィルター 222

K

KA（keratoacanthoma） 590
Kaposi sarcoma 782
Kaposi sarcoma-associated herpesvirus（KSHV） 782
keloid（cheloid） 754
keratoacanthoma（KA） 590
kidney stone 287
kissing wart 443
knee 377
KOH（法） 315,460,468,475,478,716
KPS 13
KSHV（Kaposi sarcoma-associated herpesvirus） 782

L

LABA 194,201
lamb excrescence 161
LcSSc（limited cutaneous systemic sclerosis） 668
leishmaniasis 34
lentigo maligna 593
lentigo maligna melanoma（LMM） 593
LES 256
leukoplakia 126
lice 481
lichen planus 542
likelihood ratio（LR） 908
limited cutaneous systemic sclerosis（LcSSc） 668
liver disease 264
LMM（lentigo maligna melanoma） 593
LMWH（low molecular weight heparin） 157
Löfgren症候群 226,631,646
low molecular weight heparin（LMWH） 157
LR（likelihood ratio） 908
LSS（lumbar spinal stenosis） 360

lumbar spinal stenosis（LSS） 360
lung cancer 203
Lyme disease 791

M

malaria 32
Malassezia furfur 478
mastitis 330
melanoma 613
melasma 726
meningitis 796
metatarsal fracture 374
methamphetamine 892
meth mites 894
meth mouth 894
MF（mycosis fungoides） 636
Miescherの放射状肉芽腫 647
molluscum contagiosum 440
morphea 667
MTP関節 771
Mycobacterium leprae 38
mycosis fungoides（MF） 636

N

NAAT 786
NAFLD（nonalcoholic fatty liver disease） 264,830
nasal polyp 96
NASH（nonalcoholic steatohepatitis） 265
necrobiosis lipoidica 821
necrotizing fasciitis 422
nephrogenic systemic fibrosis（NSF） 302
nephrotic syndrome 290
neurofibromatosis type 1（NF-1） 869
neuropathic ulcer 775
nevus sebaceous 579
NF-1（neurofibromatosis type 1） 869
niacin deficiency 32
NNT（number needed to treat） 908
nonalcoholic fatty liver disease（NAFLD） 264,830
nonalcoholic steatohepatitis（NASH） 265
normal pressure hydrocephalus 866
NSAIDs 278,290,350
NSF（nephrogenic systemic fibrosis） 302
number needed to treat（NNT） 908
nummular eczema 509

O

obesity 829
olecranon bursitis 366
onychocryptosis 712
onychomycosis 714
OPC（oropharyngeal cancer） 128
oropharyngeal cancer（OPC） 128
osteoarthritis 345
osteomyelitis 799
osteopenia 833
osteoporosis 833
otitis externa 88
otitis media with effusion 84

P

PAD（peripheral arterial disease）

168,779
Paget disease of the breast 336
PAM（primary acquired melanosis） 54
pancreatitis 269
PaO$_2$ 201
papilledema 73
paronychia 718
PBC（primary biliary cirrhosis） 264
PCNL 290
PCT（porphyria cutanea tarda） 688
pearly penile papule（PPP） 452
pellagra 32
pelvic inflammatory disease（PID） 327
pemphigus 681
PEP 47
peptic ulcer disease（PUD） 272
pericardial effusion 164
pericardial fat stripe 166
pericarditis 164
periodontal disease 118
peripheral arterial disease（PAD） 168,779
pharyngitis 104
photosensitivity 733
PID（pelvic inflammatory disease） 327
PIP関節 771
pitted keratolysis 412
pityriasis lichenoides et varioliformis acuta（PLEVA） 690
pityriasis rosea 538
Pityrosporum 478
PKD（polycystic kidney disease） 293
plantar wart 455
Plasmodium falciparum 32
pleural effusion 208
PLEVA（pityriasis lichenoides et varioliformis acuta） 690
PMR（polymyalgia rheumatica） 383
pneumothorax 216
podagra 364
polycystic kidney disease（PKD） 293
polymyalgia rheumatica（PMR） 383
porphyria cutanea tarda（PCT） 688
PPD試験 351
PPI 182
PPP（pearly penile papule） 452
PPS 13
preauricular tag 93
primary acquired melanosis（PAM） 54
primary biliary cirrhosis（PBC） 264
primary sclerosing cholangitis（PSC） 267,276
primary spontaneous pneumothorax（PSP） 216
prostate cancer 296
PRの低下 166
PSA 296
PsA（psoriatic arthritis） 351
PSC（primary sclerosing cholangitis） 267,276
pseudofolliculitis 398
psoriasis 526
psoriatic arthritis（PsA） 351
psoriatic nail 721
PSP（primary spontaneous

pneumothorax) 216
P-SPIKES 14
pterygium 50
PTSD 46
PUD(peptic ulcer disease) 272
pulmonary embolism 218
punched out erosion 364
PUPPP(pruritic urticarial papules and plaques of pregnancy) 520
pyoderma gangrenosum 626
pyogenic granuloma 566

Q

QRS 低電位 166

R

RA(rheumatoid arthritis) 348
RAI 療法 845
RAS(recurrent aphthous stomatitis) 122
RAS(renal artery stenosis) 299
RCC(renal cell carcinoma) 304
reactive arthritis 547
recurrent aphthous stomatitis (RAS) 122
red eye 79
relative risk reduction(RRR) 908
renal artery stenosis(RAS) 299
renal cell carcinoma(RCC) 304
renovascular hypertension(RVH) 299
rheumatoid arthritis(RA) 348
rosacea 394
RRR(relative risk reduction) 908
RVH(renovascular hypertension) 299

S

SABA 194
Samitz 徴候 664
sarcoidosis 225,631
SBP(spontaneous bacterial peritonitis) 266
scabies 484
scarring alopecia 700
SCC(squamous cell carcinoma) 606
SCD(sickle cell disease) 184
scleritis 62
scleroderma 667
sebaceous hyperplasia 561
seborrheic dermatitis 522
seborrheic keratosis 557
secondary spontaneous pneumothorax(SSP) 216
sexually transmitted disease (STD) 785
SIADH 204
sickle cell anemia(SSA) 184
sickle cell disease(SCD) 184
SIRS(systemic inflammatory response syndrome) 270
SJS(Stevens-Johnson syndrome) 641,652,747
skin tag 555
SLE(systemic lupus erythematosus) 396,655,695,728
SP(spontaneous pneumothorax) 216
spontaneous bacterial peritonitis (SBP) 266
spontaneous pneumothorax(SP) 216
squamous cell carcinoma(SCC) 606
SSA(sickle cell anemia) 184
SSP(secondary spontaneous pneumothorax) 216
STD(sexually transmitted disease) 314,328,785
Stevens-Johnson syndrome(SJS) 641,652,747
subdural hematoma 863
subungual hematoma 725
SU 薬 815

syphilis 804
systemic inflammatory response syndrome(SIRS) 270
systemic lupus erythematosus (SLE) 396,655,695,728
S 状結腸直腸連結部 262

T

TA(temporal arteritis) 383
TAA(thoracic aortic aneurysm) 134
tabacco addiction 878
TBI 169
temporal arteritis(TA) 383
TEN(toxic epidermal necrolysis) 641,747
tention-type headache(TTH) 858
thoracic aortic aneurysm(TAA) 134
TIA(transient ischemic attack) 861
tinea corporis 466
tinea cruris 471
tinea pedis 474
tinea versicolor 478
TNF 阻害薬 350
torus palatinus 103
toxic epidermal necrolysis(TEN) 641,747
traction alopecia 697
transient ischemic attack(TIA) 861
trichomonas vaginitis 325
Trichophyton rubrum 471,474,714
trichotillomania 697
T. R. U. E. テスト 501
TTH(tention-type headache) 858
tuberculosis 230
typhoid fever 28

U

UC(ulcerative colitis) 263,275
UFH(unfractionated heparin) 157
ulcerative colitis(UC) 263,275
unfractionated heparin(UFH) 157
urethritis 785
urinary tract infection(UTI) 786
urticaria 516
UTI(urinary tract infection) 786
uveitis 64

V

vaginitis 314
vasculitis 649
Vaughan Williams 分類 144
venous insufficiency 173
venous thromboembolism(VTE) 155
vitiligo 729
VTE(venous thromboembolism) 155
vulvovaginal candidiasis 321

W

water-bottle heart 165
water-melon stomach 670
whiff test 315
Wickham 線条 449,542
WPW 症候群 143

X

xanthoma 824
X 染色体魚鱗癬 758

Z

zinc deficiency 31
zoster 429
zoster ophthalmicus 432

◆ 総監訳
- **小林裕幸**（こばやし ひろゆき）　筑波大学附属病院水戸地域医療教育センター・水戸協同病院総合診療科
副センター長／教授
- **徳田安春**（とくだ やすはる）　群星沖縄臨床研修センター センター長
- **渡辺重行**（わたなべ しげゆき）　筑波大学附属病院水戸地域医療教育センター・水戸協同病院
センター長／教授

カラー版
国際診療のための内科アトラス大事典

2019年2月9日　初版第1刷発行

編　集	リチャード・P・ユーサティーン
	ゲイリー・フェレンチック／E・J・メイヨーJr.
	ミンディ・A・スミス／ハイディ・S・チャムリー
総監訳	小林裕幸／徳田安春／渡辺重行
発行人	西村正徳
発行所	西村書店
	東京出版編集部
	〒102-0071 東京都千代田区富士見2-4-6
	Tel.03-3239-7671　Fax.03-3239-7622
	www.nishimurashoten.co.jp
印　刷	三報社印刷株式会社
製　本	株式会社難波製本

本書の内容を無断で複写・複製・転載すると，著作権および出版権の侵害となることがありますので，ご注意下さい．

ISBN978-4-89013-489-2